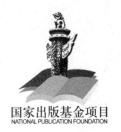

国家出版基金项目
NATIONAL PUBLICATION FOUNDATION

现代农业科技专著大系

人与动物共患病

ZOONOSES

（下册）

田克恭　主编
张仲秋　主审

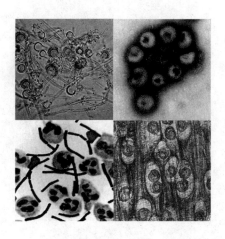

中国农业出版社

内容提要

本书由我国从事人与动物共患病研究和防控的专家、学者，结合各自的研究工作，参考大量国内外文献撰写而成，是一部全面系统论述人与动物共患病的专著。全书分五篇，共137章，有插图（包括彩图）1 200余幅。第一篇为总论；第二篇至第五篇为各论，分别论述了人与动物共患病毒病149种、细菌病125种、真菌病25种、寄生虫病113种，共计412种。总论较系统地阐述了人与动物共患病的基本概念、分类、起源与演化、流行特点及防控对策，并分别从分类地位、病原、所致疾病、自然宿主、传播途径、易感动物、对人的致病力等方面对全书涉及的412种人与动物共患病进行总结概括。各论内容基本涵盖了目前世界上已知的主要人与动物共患病。每种疫病均从病原学、流行病学（包括发生与分布）、对动物与人的致病性、诊断、防制和公共卫生影响等方面进行了详细的阐述。书中内容翔实新颖，图文并茂，既保留了学科的传统内容，又反映了国内外学术研究的最新进展，是集理论性、实用性、专业性与普及性为一体的大型参考书。

本书可供医学、兽医学、生物学等专业科研单位、防疫机构、大专院校的专业人员参考使用。

编 辑 委 员 会

孙金福　　索　勋　　滕　颖　　田克恭　　涂长春
汪昭贤　　王传彬　　王金秀　　王乐元　　王立林
王晓佳　　王晓英　　王志亮　　王忠田　　尉　雁
尉继征　　魏财文　　吴佳俊　　吴培星　　吴淑勤
夏宁邵　　夏应菊　　夏玉坤　　肖　璐　　谢毓芬
徐在海　　薛长湖　　薛青红　　严若峰　　杨　林
杨晓野　　姚站馨　　尹慧琼　　于三科　　于珊珊
于学东　　遇秀玲　　原　霖　　翟新验　　战大伟
张　杰　　张　瑾　　张　军　　张　强　　张存帅
张剑锐　　张龙现　　张淼洁　　张文杰　　张西臣
张艳宇　　张永国　　张云霞　　章金刚　　赵　慧
赵　婷　　赵德明　　赵海龙　　郑海学　　赵金凤
周　智　　朱长光　　朱武洋　　朱晓光　　朱兴全
訾占超

主　　审

张仲秋

副　主　审

徐百万　　王功民

审　稿　人　员（按姓名汉语拼音排序）

陈西钊　　康　凯　　李向东　　李钟铎　　刘　群
苏敬良　　孙　明　　田克恭　　汪昭贤　　王立林
王晓英　　谢毓芬　　杨晓野　　遇秀玲　　翟新验
章金刚

序

　　人与动物共患病又称人畜共患病或人兽共患病，是指在人类和其他脊椎动物之间自然传播的疾病和感染。历史上，天花、鼠疫等人与动物共患病的暴发曾给人类带来巨大灾难。近年来，一方面某些老的人与动物共患病死灰复燃、卷土重来，如狂犬病、布鲁菌病、结核病等；另一方面新的人与动物共患病不断涌现，时有暴发，如牛海绵状脑病、严重急性呼吸综合征、高致病性禽流感等。而新发人与动物共患病往往传染性强、流行范围广、传播速度快，发病率与死亡率高、危害性巨大。因此，人与动物共患病已成为影响全球公共卫生安全的重大问题，越来越受到国际社会和各国政府的高度关注，《人与动物共患病》的出版正是适应了这种需求，意义重大。

　　回顾近年发生的重大人与动物共患病，如高致病性禽流感、猪链球菌病、西尼罗病毒感染等，常常使人与动物均不能幸免。因此，要想有效控制人与动物共患病的暴发，应当加强多部门间的合作与协调，构架以"一个机构、三个体系、一个平台"为特色的我国现代公共卫生体系。即成立一个由国务院牵头、以人医和兽医行政主管部门为主、多部门共同参与的公共卫生事务机构；在此基础上构建人医、兽医一体化快速反应、疫情监测与科学研究的体系，共同负责人与动物共患病的预警、监督和防控；同时搭建一个平台，赋予与国际组织和各国政府共享资源与协调的职责。

　　田克恭研究员组织国内多个单位百余位人医、兽医、公共卫生领域的专家，秉承"同一个世界，同一个健康"的理念，共同编写完成了《人与动物共患病》一书，从公共卫生的角度全面客观地分析每种病原体对人与动物的影响，阐明人、动物、病原体三者之间的相互关系和有机联系。不论是参与编写的人员组成，还是编写的思路和理念，均很好地体现了人医与兽医的合作与协调。作者从病原学、流行病学、对动物与人的致病性、诊断、防治和公共卫生影响等方面，对 412 种人与动物共患病逐一进行了详细阐述，在保留传统理论、方法与技术的基础上，归纳总结了国内外最新研究成果，并融入了编者的实践与经验，基本涵盖了目前世界上已知的主要人与动物共患病。该书编排结构严谨，文字叙述精炼，内容翔实，图文并茂，是一部全面系统论述人与动物共患病的专著。

我相信该书对我国从事医学、兽医学、公共卫生学等领域科研单位和防疫机构的专业人员具有很好的指导意义，同时对高等医学和兽医院校师生也是一部难得的大型参考书。

中国工程院院士
军事医学科学院军事兽医研究所研究员 夏咸柱

前　言

　　人与动物共患病又称人畜共患病或人兽共患病，是指在人类和其他脊椎动物之间自然传播的疾病和感染。

　　人与动物共患病种类繁多，许多人与动物共患病属烈性传染病，传播途径复杂多样，既可通过同源性链在动物与动物或人与人之间传播，又可通过异源性链在动物与人或人与动物之间流行。近年来，严重急性呼吸综合征、高致病性禽流感等新发人与动物共患病在世界范围内的流行，严重威胁着人类的健康和生命安全，给经济发展和社会稳定带来巨大影响。由此可见，人与动物共患病已经成为影响全球公共卫生安全的重大问题，系统编写一本有关人与动物共患病的参考书具有重要意义。

　　参考国内外已经出版的人与动物共患病著作，考虑到我们当前面临的人与动物共患病防控的复杂形势以及国内外疫情的不确定性，本书的编写着重突出以下三个特点。一是全面性：立足国内已有的，兼顾国外已经发生、流行，尚未传入但有可能传入我国的人与动物共患病；立足危害巨大、影响深远的，包括死灰复燃的老病和新近流行的新病，兼顾偶有报道、危害和致病作用尚不明确的，或仅在局部地区散发的人与动物共患病。二是系统性：首先，按照病毒、细菌、真菌、寄生虫4大类病原各成一篇进行编排；其次，每一篇按照病原的分类地位各成一章进行编排，每一章再按照每种疫病各成一节进行编排。力求从全书目录的编排即可了解相似疫病之间的关系，便于读者阅读时相互参考和借鉴。三是协调性：人与动物共患病强调的是人、动物、病原体三者之间的相互作用关系。不应仅仅从医学的角度或是兽医学的角度去看问题，而是秉承"同一个世界，同一个健康"的理念，从公共卫生的角度全面客观地分析病原体对人和动物的影响，阐明三者之间的相互关系和有机联系，从而达到保护人类、保护动物、保护环境的目的。

　　全书共分五篇，第一篇为总论，第二篇至第五篇分别论述了人与动物共患病毒病 149 种、细菌病 125 种、真菌病 25 种、寄生虫病 113 种，共计 412 种。每一篇均采用国际公认最新分类体系，以科为基本单元分章编排，每一章以每种疫病为单元按照权威分类体系逐节论述。具体地讲，人与动物共患病毒病以 dsDNA 病毒、ssDNA 病毒、dsDNA RT 病毒、ssRNA RT 病毒、dsRNA 病毒、（一）ssRNA 病毒、（十）ssRNA 病毒及朊病毒为顺序，从章到节按照国际病毒分类委员会（International Committee on Taxonomy of Viruses，ICTV）第八次报告（2005）系统编排。人与动物共患细菌病依据《伯杰氏系统细菌学手册》第二版（2005）（*Bergey's Manual of Systematic Bacteriology，2nd Edition*）编排，科的分类以 16S rRNA 寡核苷酸编目为主要依据，同时兼顾表型分析，属内以第一个种为代表种、其他疫病按照英文名称首字母顺序的方式编排。人与动物共患真菌病以《安·贝氏真菌字典》（*Ainsworth & Bisby's Dictionary of the Fungi*，简称《真菌字典》）第十版（2008）为依据，同时兼顾 Ainsworth（1973）分类系统。本篇在吸收了《真菌字典》第十版（2008）和《世界真菌科》（2007）（*Fungal Families of the World*，2007）的编排思想及体例的基础上，以科为基本分类单元，共分三部分讲述，即单科、多科和未分科真菌所致疫病。人与动物共患寄生虫病以原虫、吸虫、绦虫、线虫、棘头虫和外寄生虫的顺序进行编排，原虫、吸虫、绦虫和线虫部分采用了与病毒、细菌和真菌相同的编排方法，以科为基本单元分章编排。棘头虫和外寄生虫的分类比较复杂，尽量以科为章进行编排，将棘头虫在一章内编排。

图文并茂是本书的另一大特色。全书引用国内外授权图片共计 1 200 余幅，每一幅图均与版权持有者联系并最终获得授权。搜索图片并联系授权的过程历时半年之久。这些图片主要由 Elsevier 和 Springer Science＋Business Media 等出版商，Emerging Infectious Diseases 和 BioMed Central 等杂志、期刊，phil. cdc. gov、www. doctorfungus. org 和 www. mycology. adelaide. edu. au 等网站以及 Fred Murphy 博士、徐在海研究员和遇秀玲博士等专家学者提供。在全书的结尾列出了所有提供图片的版权持有者名单，在此一并致以衷心的感谢！

本书由田克恭、遇秀玲于 2005 年 2 月开始构思,按照将全书分为人与动物共患传染病和寄生虫病两大部分的思路,拟定了编写目录,提出了编写要求,提供了以狂犬病和炭疽为样板的编写体例。2005 年 9 月田克恭召集遇秀玲、刘群、康凯、章金刚讨论全书目录、编写内容、进度和人员分工,商定病毒病部分的黄病毒科、披膜病毒科、布尼病毒科由李钟铎负责组织编写,陈水平协助;与肝炎相关的病毒科属、副黏病毒科中的亨尼帕病毒属和反转录病毒科由章金刚负责组织编写;病毒病其余部分由田克恭负责组织编写。细菌病由康凯负责组织编写,其中的立克次体、无浆体、巴通体、柯克斯体、衣原体、支原体和螺旋体由遇秀玲负责组织编写。真菌病由汪昭贤负责组织编写。寄生虫病由刘群负责组织编写。全书中人与水生动物共患病部分由黄倢负责组织编写。

2007 年全书初稿完成后,田克恭、李向东对病毒病和细菌病部分,遇秀玲对真菌病部分,刘群对寄生虫病部分进行了整理和补充,并提出了需新增加疫病的目录,交由各章节作者进一步修改完善;2008 年 5 月田克恭、李钟铎、章金刚对各自负责编写的病毒病部分,康凯、苏敬良对细菌病部分,汪昭贤对真菌病部分,刘群对寄生虫病部分在认真审阅的基础上,进一步提出了补充、修改意见。2009 年 3 月补充、修改完成后,田克恭、王立林、遇秀玲对传染病部分进行了全面整理和进一步补充,同时对传染病部分所涉及的所有图片与原作者及出版商进行联系,获得了使用授权;刘群对寄生虫病部分进行了全面整理和进一步补充,对寄生虫病部分涉及的所有图片与原作者及出版商进行联系,获得了使用授权。本书前后历时七年,三易全稿,参加编写的作者共 151 人,在此对为本书付出辛勤劳动的所有作者,特别是李钟铎、汪昭贤、徐在海等前辈的悉心指点和鼎力支持表示衷心感谢!

本书承蒙中国动物疫病预防控制中心鼎力支持,张仲秋研究员自始至终关心本书的编写工作,认真审阅了全部内容并提出了具体的书面修改意见;中国工程院院士、军事医学科学院军事兽医研究所夏咸柱研究员自始至终关心、鼓励、支持本书的编写并欣然作序。在此一并表示衷心感谢！

本书涉及的疫病种类、数量较多，参考文献浩如烟海，科技发展日新月异，限于编者水平有限，书中难免存在遗漏和错误之处，恳请专家和读者批评指正！

田克恭

目 录

第一篇 总　　论

第二篇　人与动物共患病毒病

第三篇 人与动物共患细菌病

第四篇　人与动物共患真菌病

第五篇　人与动物共患寄生虫病

索引

图片致谢

主要参考文献

第四十五章　梭菌科细菌所致疾病

根据《伯杰氏系统细菌学手册》第二版（2005），梭菌科（Clostridiaceae）在分类上属厚壁菌门（Firmicutes）、梭菌纲（Clostridia）、梭菌目（Clostridiales），本科包括梭菌属（Clostridium）等 19 个属。其中梭菌属为其模式属。梭菌科细菌呈杆状，大小为（0.3～2.0）μm ×（1.5～2.0）μm，常排列成对或呈短链状，有圆的或渐尖的末端；通常多形态，以周生鞭毛运动，能形成椭圆或球形的芽孢、厌氧生长的革兰氏染色阳性大杆菌。因梭菌芽孢常比菌体大，致使菌体呈梭状而得名。芽孢圆形或椭圆形，位于菌体中央、顶端或偏端。除产气荚膜梭菌无鞭毛、有荚膜外，其他菌种均有鞭毛、无荚膜。多数梭菌专性厌氧，少数微需氧，大多数梭菌不产生过氧化氢酶，对蛋白质分解和糖类发酵能力随菌种而异：溶组织梭菌分解蛋白，产气荚膜梭菌发酵糖类，产芽孢梭菌既分解蛋白又发酵糖类。破伤风梭菌两种能力均无。梭菌广泛分布于自然界，尤以土壤中最多。有些梭菌作为正常菌丛寄居在人或动物肠道内，部分梭菌对人或动物致病，它们大多产生强烈的外毒素，其中以破伤风梭菌和肉毒梭菌的毒力最强。梭菌包括腐败梭菌、产气荚膜梭菌、诺氏梭菌、溶组织梭菌和索氏梭菌，可产生多种具有致死性或溶血性外毒素。

梭菌属细菌所致疾病

一、气性坏疽与恶性水肿

恶性水肿（Malignant edema）是能够引起多种家畜创伤感染而导致急性、产气性水肿的传染性疾病，主要由以腐败梭菌为主的多种梭菌引起。其临床特征是局部炎性水肿，并伴有发热和全身毒血症，病原主要为腐败梭菌（Clostridium septicum）、产气荚膜梭菌（Clostridium perfringens）和诺氏梭菌（Clostridium novyi），另外还包括溶组织梭菌（Clostridium histolyticum）、索氏梭菌（Clostridium sordellii）等。

在医学上，这类病原引起的疾病称为气性坏疽（Gas gangrene），是一种严重危害人类健康的烈性传染病，亦称为"梭菌性肌炎"或"梭菌性肌坏死"，通常由于肢体遭受严重碾压或穿通伤造成深层肌肉广泛性挫裂伤、组织大量坏死，于数小时或数日之后发生严重急性感染所致。表现为局部创伤处呈特殊的胀裂样剧痛，一般止痛药不能控制。

羊经口感染腐败梭菌时称羊快疫，是较普遍存在的疾病；创伤感染腐败梭菌时叫恶性水肿，较少见，也有产后引起恶性水肿的报道；猪感染 C 型产气荚膜梭菌称猪痢（又称坏死性肠炎）。

（一）病原

1. 分类地位　腐败梭菌、产气荚膜梭菌、诺氏梭菌、溶组织梭菌和索氏梭菌均属梭菌科（Clostridiaceae）、梭菌属（Clostridium），可产生多种致死性或溶血性外毒素。

2. 形态学基本特征与培养特性

（1）腐败梭菌　腐败梭菌又称败毒梭菌，为革兰氏染色阳性大杆菌，大小为（0.8～1.0）μm ×（2～10）μm，多呈链状，无荚膜，能运动。固体培养基上不呈现单个菌落，而似一层薄纱样蔓延的菌苔，具溶血性。在动物腹膜或肝脏表面上的菌体，常形成无关节、微弯曲的长丝或有关节的链条，在诊断上有一定的参考价值。

（2）产气荚膜梭菌 产气荚膜梭菌为革兰氏染色阳性粗大杆菌，陈旧培养物革兰氏染色往往呈阴性，菌体两端钝圆，大小为（0.6～2.4）μm×（1.3～19.0）μm，单独或成双排列，也有成短链条状的，有荚膜，产生中间或偏端芽孢，人工培养时不易形成芽孢。在厌氧肉肝汤中生长迅速，36～37℃培养4～5 h，生长旺盛，产生大量气体。在普通肉汤中亦能生长，用固体培养基好氧培养时表面不生长。接种于血液琼脂平板，于36～37℃厌氧条件下培养24 h，形成1～3 mm、半透明、灰白色、表面光滑、边缘整齐的圆形菌落，菌落周围呈现α、β双溶血环。在牛奶培养基中产生暴烈发酵反应。

（3）诺氏梭菌 诺氏梭菌为革兰氏染色阳性大杆菌，常带深染的近末端芽孢，具运动性，无荚膜。在普通人工培养基上生长缓慢或不生长。初次分离培养需严格厌氧条件和血液或血清的存在。在固体培养基上，呈薄纱样菌苔，甚至产生运动性菌落。如出现单个菌落，多呈扁平、不规则，并且相当粗糙，似地图样。在血液琼脂平板上，菌落周围呈现一条狭窄的不完全的溶血带。

（4）溶组织梭菌 溶组织梭菌为大型杆菌，大小为（0.5～0.8）μm×（3～5）μm，菌体粗细均匀，菌端圆形，单个或成双，但24 h以上的培养物则出现不规则形、长弯状菌体。在培养基中可迅速形成芽孢，芽孢为椭圆形，位于偏端，直径大于菌体。有鞭毛，有运动性，无荚膜。本菌对厌氧条件要求不严格，在血液琼脂培养基上，菌落周围有狭窄的不完全的溶血带。菌落呈圆形至不规则形，扁平或略凸起，半透明至不透明，灰白色。在熟肉培养基中生长良好。本菌不发酵糖类，对蛋白质有强烈的分解作用。消化明胶、牛乳、酪蛋白、胶原、血红素。产生硫化氢，不产生靛基质。

（5）索氏梭菌 索氏梭菌为革兰氏染色阳性大杆菌，大小为（0.5～1.7）μm×（1.6～20.6）μm，单个或成双，芽孢为卵圆形，位于菌体的中间或次极端，并常以游离芽孢形式存在，有周鞭毛，能运动。本菌为专性厌氧菌。最适生长温度30～37℃。6.5％NaCl、20％胆汁或pH8.5能抑制本菌生长。在厌氧血液琼脂培养基上培养48 h，形成直径1～4 mm圆形至不规则形、灰色或乳白色、半透明或不透明菌落。本菌能发酵葡萄糖，不发酵乳糖、蔗糖、水杨苷和甘露醇；分解牛乳、酪素和肉渣，但速度缓慢；液化明胶，水解马尿酸，产吲哚，脲酶试验和卵磷脂试验阳性。

3. 理化特性 腐败梭菌、产气荚膜梭菌、诺氏梭菌、溶组织梭菌等的繁殖体，对热及化学药剂无特殊抵抗力，但形成芽孢之后则具有较强的抵抗力。芽孢具抵抗干燥的能力，在土壤中可存活长达数年。500倍升汞水溶液10 min、5％福尔马林15 min即可杀死芽孢。对煮沸的抵抗力，腐败梭菌2～15 min，产气荚膜梭菌8～10 min，诺氏梭菌60 min，溶组织梭菌60～90 min。一般消毒药，如10％～20％漂白粉溶液、3％～5％硫酸、石炭酸合剂、3％～5％氢氧化钠可于短时间内杀灭腐败梭菌菌体。诺氏梭菌芽孢在95℃可存活15 min，湿热105～120℃5～6 min可将其杀死，在5％石炭酸、1％福尔马林中能存活1 h。

（二）流行病学

1. 传染来源 腐败梭菌、产气荚膜梭菌、诺氏梭菌和溶组织梭菌在自然界中广泛分布，可见于土壤、污水、饲料、食物和粪便等中。是人和动物胃肠道中的正常寄居微生物。据报道，8％～21％的土壤样品可分离到腐败梭菌。当食物和肠道内容物中菌数含量超过正常限度，或在菌体形成芽孢过程中分泌毒素时，引起疾病。在死于不同疾病的各种动物尸体中都容易分离出产气荚膜梭菌，因此在进行病因分析时，应考虑它在疾病过程中的病原学意义。

2. 传播途径 这几种细菌经创伤等途径进入机体，当创伤较深且缺氧时，便由芽孢变为繁殖体，继而在局部生长繁殖，分泌多种外毒素和酶，使组织炎症加剧、坏死，血管壁的完整性亦被破坏，引起伤口内的肌肉进一步坏死和腐化。细菌在其中迅速繁殖，造成局灶性坏死，并导致多脏器功能衰竭。但这些细菌的入侵能力都很低，感染的重要前提是入侵的局部需要有较低的氧化还原电势。

3. 易感动物 马、牛、羊等家畜易感。犬、猫以及绝大部分家禽均不自然发病。实验动物中，以豚鼠较为敏感。

对小动物的致病性，按其易感性由大到小依次为：①腐败梭菌：豚鼠，家兔，小鼠，大鼠，鸽。

②产气荚膜梭菌：豚鼠，小鼠，家兔，大鼠，鸽，麻雀。③诺氏梭菌：豚鼠，小鼠，大鼠，兔，鸽。④溶组织梭菌：豚鼠，兔，小鼠，大鼠。

4. 流行特征　恶性水肿主要为散发，以伤口易发炎、恶化的炎热季节为多发。在我国，5～8月发病率最高。动物感染主要是由于外伤，如去势、断尾、不正常分娩、外科手术、注射时消毒不严，以及家畜间斗殴、顶撞等。病畜在本病的传染方面不起直接作用，但可加重外界环境的污染程度。人和动物的年龄、性别、品种与发病无关。气性坏疽多数在伤后3天发病。可以发生于任何人种、职业、年龄。据统计，人气性坏疽发病率战时比平时高10～100倍。

5. 发生与分布　气性坏疽和恶性水肿的发生见于全世界。病原菌在外界的分布极为广泛。除在健康人和动物的肠内容物中存在外，也存在于含有机物丰富的表层土壤、尘埃和水中。据报道，8%～21%的土壤样品可以分离到腐败梭菌。尽管如此，疾病的发生率并不高，这是由于病原菌的入侵能力很低的缘故。

腐败梭菌引起羊快疫。以绵羊多发，不同年龄和性别的绵羊均可感染，但以营养在中等以上的绵羊多发，易感年龄多在6～18个月龄之间。在我国西北、东北地区以及河北、山西、四川、江苏等地均有发生，其中以西北地区最为严重，呈地方流行性，有时呈暴发性流行。

诺氏梭菌引起羊黑疫，流行情况与羊快疫相似，但以1～2岁的绵羊多发。

人的气性坏疽则多见于战伤。此外，某些大的自然灾害（如地震等）也能引发本病。

（三）对动物与人的致病性

1. 对动物的致病性　病原菌群主要引起动物发生恶性水肿。以马及绵羊较为多见，牛、猪和山羊较少发生，禽类则极为罕见。潜伏期一般约12～27 h。

各种动物感染发病的共同特征是大多数病程极短，往往看不到任何前驱症状，发病突然，死亡快。病畜往往傍晚吃饱而归，次日早或在使役中，或在放牧途中，无任何前期症状而突然发病。表现为呼吸急促，烦躁不安，挣扎冲撞，不听使唤，精神不振，腹痛，呼吸困难，全身肌肉震颤，流涎，不久倒地，四肢游泳样划动，频繁挣扎起立。以后头颈直，肩胛部和股部肌肉震颤，体温正常或稍低，心跳快而弱，呼吸困难，反应迟钝，大小便失禁。病程2～12 h，也有达24 h以上者。急性或亚急性病牛有的发生腹泻，肛门排出含有多量黏液、色呈酱红色并带有血腥异臭的粪便，有的排粪呈喷射状水样。病畜表现里急后重。死后不久，腹部迅速膨大，口鼻常有白色或带血泡沫流出。

（1）羊　感染产气荚膜梭菌，大体剖检可见小肠呈出血性肠炎，充满气体及出血性内容物；心包中充满大量心包液及纤维素性渗出物；肺呈间质性水肿，小叶间隔增厚；小脑蚓部可形成疝等病变（彩图45-1）。

（2）猪　感染C型产气荚膜梭菌，又称猪痢、坏死性肠炎。该病主要侵害于1～3日龄仔猪，1周龄以上仔猪很少发病。病死率一般为20%～70%，最高可达100%。常在仔猪出生后数小时至1～2天发病，发病后数小时至2天可死亡。在急性病例常突然不吃母奶，不见拉稀即死亡。病程稍长的病例，可见病仔猪不吃奶，精神沉郁，离群独处，怕冷，四肢无力，行走摇摆，腹泻，排出灰黄色或灰绿色稀粪，后变为红色糊状，故称红痢。粪便很臭，常混有坏死组织碎片及多量小气泡。病猪脱水明显，消瘦，被毛无光。体温不高，很少升到41℃以上，大多数病仔猪死亡，少部分耐过。

（3）禽类　一般表现为发病突然，呈急性经过，病程1～3天以上者可见精神委顿，羽毛蓬乱，嗜睡，寒战，食欲减退或废绝，排黄色黏性、带血的粪便。大多数病鸡鸡冠、眼睑青紫，少数苍白。部分病鸡有斜颈、步态僵直等神经症状。

（4）家兔　最显著的症状是急性下痢，临死前水泻，精神沉郁，不食，臀部及后腿污染粪便，有特殊腥臭味。大多数在出现水泻的当天或次日即死亡，少数拖延至1周或更久，但最终死亡。

2. 对人的致病性

（1）产气荚膜梭菌

1）气性坏疽　产气荚膜梭菌侵入局部，尤其是下肢软组织，快速繁殖并产生各种毒素和侵袭酶，引起局部组织坏死、肿胀，表现为感染局部严重肿胀（水肿伴气肿）和剧烈疼痛，有腐败恶臭味和捻发音。病变发展迅速，最终导致患侧肢体组织坏死。细菌毒素或坏死组织的毒素产物侵入血液后，引起毒血症，表现为高热、寒战，甚至休克等全身中毒症状。

2）食物中毒 产气荚膜梭菌的部分产芽孢菌株在芽孢形成的过程中可产生肠毒素。误食含菌的食物后，细菌的芽孢出芽、增殖，释放肠毒素，主要作用于十二指肠和空肠的肠黏膜细胞和上皮细胞，影响其能量代谢，导致离子和大分子物质的流失。临床表现为下消化道感染症状，即腹痛、腹泻为主，而无呕吐和发热等症状。病情不重，但较难诊断。

3）坏死性肠炎 产气荚膜梭菌C型变种可产生毒素，引起人类坏死性肠炎。误食含菌的食物24 h内，即可引起肠黏膜出血性坏死和炎症，临床表现为剧烈的腹痛、血便，可并发肠梗阻、肠穿孔、急性腹膜炎和周围循环衰竭等临床症状。该病发病急，死亡率高（高达40%）。

（2）腐败梭菌 人感染腐败梭菌，可引起淤斑及出血性水疱（彩图45-2A）。

（3）诺氏梭菌 诺氏梭菌感染的主要表现为伤口的局部感染，感染局部严重水肿和疼痛，有腐败恶臭味。与产气荚膜梭菌混合感染时伴有严重的气肿和捻发音。

（4）索氏梭菌 作为气性坏疽病原菌之一，索氏梭菌也可产生多种毒性物质，引起局部伤口感染，尤其是腹部、阴茎等部位的感染。也可侵入血液，引起菌血症或败血症。

（四）诊断

1. 动物的临床诊断

（1）牛、马 病初减食，体温升高，伤口周围出现气性炎性水肿，并迅速扩散蔓延。肿胀部位初期坚实，灼热、疼痛，后变无热痛，触之柔软，有轻度捻发音，尤以触诊部上方明显；切开肿胀部，则见皮下和肌肉结缔组织内流出多量淡红褐色带少许气泡、味酸臭的液体。随着炎性气性水肿的急剧发展，全身症状严重，表现高热稽留，呼吸困难，脉搏细速，发绀，偶有腹泻，多在1～3天内死亡。因去势感染时，多于术后2～5天，在阴囊、腹下发生弥漫性气性炎性水肿，病畜呈现疝痛，腹壁知觉过敏及上述全身症状。因分娩感染，病畜表现阴户肿胀，阴道黏膜充血发炎，有不洁红褐色恶臭液体流出。阴部呈气性炎性水肿，并迅速蔓延至腹下、股部，以致发生运动障碍和重症的全身症状。

（2）猪、绵羊 经外伤或分娩感染时，症状与上述牛、马相似；羊经消化道感染腐败梭菌时，则往往引起另一种称之为羊快疫的疾病，临床症状不明显而突然死亡。猪经胃黏膜感染，称为胃型或快疫型，常见胃黏膜肿胀增厚，形成所谓"橡皮胃"，有时病菌也可进入血液转移至某部肌肉，局部也出现气性炎性水肿和严重全身症状，并于1～2天内死亡。而猪坏死性肠炎（猪痢）多发生在3日龄以内仔猪，以排血痢，病程短，死亡率高，病变肠段为深红色，界线分明，肠黏膜坏死，肠浆膜下肠系膜和肠系膜淋巴结有小气泡形成等为特征，一般可以做出诊断。

2. 人的临床诊断 凡创伤或手术后，伤口突然有剧烈的胀裂样疼痛，局部迅速肿胀，如有明显的中毒症状，应高度怀疑梭菌性感染。该病潜伏期数小时至1周，多在3天以内。临床上可见伤口内流出带有恶臭的浆液性或血性液体。轻压伤口边缘，可见气泡和血性液体溢出。伤口内肌肉色泽暗红、肿胀、失去弹性，刀割时不收缩，也不出血（彩图45-2B、C）。也可有严重毒血症的全身性临床表现。患者极度软弱、高热、表情淡漠、烦躁不安并有恐惧感，但神志清醒。脉率增快的程度与体温不成比例。晚期也可有黄疸出现和血压下降。

3. 实验室诊断

（1）细菌学检查 伤口渗液做细菌涂片检查，可见粗大的革兰氏染色阳性杆菌，有助于及时诊断。因厌氧性链球菌和脆弱类杆菌感染时，也可在感染组织内产生气体，应与本病作病原学鉴别；本病偶有其他化脓性细菌混合感染，故渗液需同时作一般细菌和厌氧菌培养。动物要采取病变组织，主要是肝浆膜作触片染色镜检。如观察到丝状排列的革兰氏染色阳性大杆菌，即可确诊为腐败梭菌感染。而后，取病变组织进行细菌分离培养和鉴定。厌气培养获得纯培养物后，接种鉴别培养基，观察培养特性和生化特性。并可将病料作1:10乳化接种家兔、豚鼠、小鼠或鸽等动物肌肉内，观察致病特点。一般在接种后 18～24 h 动物死亡，局部呈现明显的出血性水肿，肌肉湿润、呈鲜红色；将局部水肿液或肝等病料涂片作镜检，如发现病原菌即可确诊。此外，还可应用免疫荧光抗体技术诊断本病。

（2）血象和放射性检查　人气性坏疽的诊断还可通过血象和放射性检查。患者红细胞数可迅速降至 $(1～2)×10^{12}/L$，血红蛋白降至 30～40 g/L，白细胞数一般不超过 $(12～15)×10^9/L$。X 线检查发现肌群内有积气阴影，是早期诊断的主要依据之一。CT 和核磁共振能帮助了解气体和坏死程度。

（五）防制措施

1. 恶性水肿的防制措施

（1）预防　①平时防止动物出现外伤，注意创伤的合理治疗。各种外科手术以及注射等，应注意无菌操作及术后的护理。②对发病动物立即进行隔离治疗，对圈舍进行全面清扫、消毒，每隔 2 天给圈舍地面铺撒一薄层石灰粉。全群用氨苄青霉素和链霉素合剂，逐只肌内注射。同时配合疗法强心、补液。③对该病常发地区，可对动物应用含有腐败梭菌和产气荚膜梭菌的多联灭活疫苗进行免疫。

（2）治疗　恶性水肿病发病较急，病程较短，一旦出现临床症状则治愈率较低，没有治疗价值。可尝试对有临床症状的发病人或动物进行患部冷敷。后期可将患部切开，清除腐败组织和渗出液，用 0.1‰高锰酸钾或 3‰过氧化氢溶液充分冲洗。然后撒上磺胺粉，用浸湿过氧化氢液的纱布堵塞，并配合用青链霉素全身治疗。

2. 气性坏疽的防制措施

（1）预防　①对已确认的患者，应采取隔离措施，病人用过的一切衣、物、敷料、器材应单独收集，进行消毒。②注射梭菌类毒素疫苗。

（2）治疗　本病的早期诊断和及时治疗非常重要，是保存伤肢和抢救生命的关键。

1）手术治疗　在病变区域作广泛、多处纵切开，包括伤口及其周围水肿或皮下水肿区。伤口要敞开，并用大量 3‰过氧化氢或 1∶5 000 高锰酸钾溶液冲洗或湿敷。如伤肢毁损严重，动脉搏动已经消失，并有严重毒素血症时，应考虑做高位截肢术，残端全部开放。

2）抗生素治疗　肌内注射或静脉滴注大剂量青霉素 G 每天 1 000～2 000 U，至毒血症和局部情况好转后减量使用。如患者对青霉素过敏，可静脉滴注红霉素每天 1.5～1.8 g。

3）抗毒素治疗　可用多价气性坏疽精制抗毒素进行治疗。

4）辅助疗法　高压氧可作为手术的辅助疗法。清创手术后进行第一次高压氧舱治疗，以后可根据病情，重复进行。

（六）公共卫生影响

气性坏疽是一种严重危害人类健康的烈性传染病，具有发病急、病程短、治愈率低的特点。其病原菌在自然界分布极其广泛，除寄生于人与动物胃肠道外，也广泛存在于土壤、尘埃及水中，其芽孢抵抗力较强，可存活数年。人气性坏疽主要见于战争创伤，在战时发病率比平时高 10～100 倍。战时其公共卫生学意义更加明显。

（蒋玉文　陈小云　张云霞）

◆ **我国已颁布的相关标准**

GB/T 4789.13—2003　食品卫生微生物学检验　产气荚膜梭菌检验

WS/T 7—1996　产气荚膜梭菌食物中毒诊断标准及处理原则

◆ **参考文献**

褚福勇，段永贵，杨绍东．2004．羊黑疫的诊断与治疗［J］．新疆畜牧业，35（6）：32.

费恩阁，李德昌，丁壮．2004．动物疫病学［M］．北京：中国农业出版社：128-130.

Brazier J S，Morris T E，Duerden B I．2003．Heat and acid tolerance of Clostridium novyi Type A spores and their survival prior to preparation of heroin for injection. Anaerobe，9：141-144.

T G C Murrell．1983．Pigbel in Papua New Guinea：An Ancient Disease Rediscovered. International Journal of Epidemiology，12（2）：211－214.

Tomomichi Matsuda, YujiOkada, EijiInagi, et al. 2007. Enteritis necroticans 'pigbel' in a Japanese diabetic adult. Pathology International，57：622－626.

二、破 伤 风

破伤风（Tetanus）是一种人与动物共患传染病，由破伤风梭菌侵入伤口所产生的强烈外毒素引起的一种急性、中毒性传染病。又名强直症、锁口风。人类与动物破伤风主要通过伤口感染发病，主要临床表现为牙关紧闭、肌肉僵直、全身肌肉阵发性痉挛。本病病死率极高。近年来，由于卫生条件改善，普遍预防接种等，人群发病率已明显下降，但边缘和农村地区仍有发病。

（一）病原

1. 分类地位 破伤风梭菌（*Clostridium tetani*）在分类上属梭菌科（*Clostridiaceae*）、梭菌属（*Clostridium*）。该菌能产生多种外毒素，其中最主要为破伤风毒素（又称破伤风痉挛素，tetanospasmin）和破伤风溶解素（tetanolysin）。破伤风毒素是引起动物特征性强直症状的决定性因素，亦是仅次于肉毒毒素的毒性最强的细菌毒素。

2. 形态学基本特征与培养特性

（1）形态学特征 破伤风梭菌菌体长 $2.5\sim5\ \mu m$、宽 $0.5\sim1.1\ \mu m$，能形成芽孢，有鞭毛，无荚膜。该菌有繁殖期和芽孢期。繁殖期时，菌体有丰富的周鞭毛，能缓慢运动。成熟期时，失去鞭毛，菌体顶端有一个芽孢。芽孢比菌体大，形似鼓槌状。

（2）培养特征 破伤风梭菌为专性厌氧菌，理想的培养条件是 37℃，pH7.0～7.5，厌氧。新鲜培养物革兰氏染色阳性，陈旧培养物或者组织标本中，染色不定，有时呈革兰氏染色阴性，可能是由于繁殖体为革兰氏染色阳性，带上芽孢的菌体易转为革兰氏阴性的缘故。本菌对营养要求不高，在普通琼脂平板上培养 24～48 h 后，可形成直径 1 mm 以上的不规则菌落，中心紧密，周边疏松，似羽毛状，易在培养基表面迁徙扩散。在血液琼脂平板上有明显溶血环，在庖肉培养基中培养，肉汤混浊，肉渣部分被消化，微变黑，产生气体，生成甲基硫醇（有腐败臭味）及硫化氢。一般不发酵糖类，能液化明胶，产生硫化氢，形成吲哚，不能还原硝酸盐为亚硝酸盐。对蛋白质有微弱消化作用。

3. 理化特性 破伤风梭菌的繁殖体抵抗力不强，但芽孢在外环境中极为稳定，在土壤中能生存数十年。能抵御乙醇、酚甚至甲醛的作用。能耐煮沸 40～50 min。对青霉素敏感，磺胺类有抑菌作用。在碘液、过氧化氢及 121℃、103 kPa、15 min 作用下失去感染性。5% 碳酸 10～12 h 可杀灭。而经乙醇作用的芽孢仍能芽生并引起疾病。阳光照射下可生存 18 天以上，在阴暗处，特别在泥土中可生存多年。

（二）流行病学

1. 传染来源 破伤风梭菌在自然界中分布广泛，普遍存在于土壤和牛、羊、马等家畜的肠道和粪便中，故传染来源相当广泛。另外，某些人群的粪便中也存在此菌，但人的肠道并非该菌的自然贮存地，而仅是该菌的传播通道。在我国，应用人、畜粪便作肥料非常普遍，有利于此菌的传播。温血动物如食肉动物、食草动物等均为本病原的真宿主，其他动物则为偶然或次要宿主。

家禽虽然不发生破伤风，但粪便检出阳性率达 15%。英国某医院对地板尘土进行检验，测得每克尘土中含破伤风芽孢 5 000～10 000 个。因此，街道、商场、学校、会议或娱乐场所以及宿舍的灰尘，均为该菌芽孢存在的场所。

2. 传播途径 创伤或外伤感染是本病的主要侵入途径。清洁伤口或消毒完全的伤口很少发病。深部创伤感染的机会较大。动物感染破伤风的途径也主要是外伤，尤其是去势、剪毛、断尾、断脐、去角时更易引起感染。破伤风梭菌没有侵袭力，只在污染的局部组织中生长繁殖，一般不入血流。

3. 易感动物 破伤风的易感动物范围很广。不同品种、年龄、性别的动物均可发生破伤风，但幼畜较老龄畜更易感。一般认为，马、骡、驴最为敏感，猪、羊、牛次之，犬、猫发病较少，家禽发病罕见。实验动物中，豚鼠易感，小鼠次之，家兔较差，鸡、鹅等则有抵抗力。由于破伤风梭菌的致病作用主要依赖毒素，因此动物对本病的敏感性在很大程度上取决于对毒素的敏感性。人与马有同等的敏感性，鸡具有极强的抵抗力，比马高360 000倍。

4. 流行特征 本病多为散发，极少发生大流行。一般来说，幼畜比成年动物发病多。在家畜中本病与性别无明显关系。有报道，男人比女人发病多，新生儿及幼儿较成年人发病为多。地区性的发生与温度有关，本病多发于热带，有时呈瘟疫式流行，在温带多呈散发；潮湿多雨季节发病也较多。

本病无严格的地区性，但与环境条件有一定关系。如平原农耕地区、交通沿线、降水量多、低洼潮湿、马属动物较集中、粪便污染较大、其他牲畜饲养较多，以及未进行破伤风类毒素接种和防疫措施不健全的地区，是本病多发地区。

5. 发生与分布 破伤风梭菌宿主众多，而动物的广泛分布又造成更多的地区污染，加上其芽孢的抵抗力和繁殖力极强，因而造成本病呈世界性分布，难以彻底控制和扑灭。研究表明，动物粪便中破伤风梭菌检出阳性率，马16%～18%，牛0%～20%，绵羊25%，犬50%以上，鼠30%，家禽15%。

全球每年约有100万人患病，发展中国家发病率更高。非洲是世界上发病严重的地区，亚洲次之，欧洲由于公共卫生措施改进及广泛使用白百破三联苗，因此发病率下降。北美洲由于推广使用破伤风类毒素，发病较少。本病在我国各地早有发生，但由于破伤风多为散发，并未像其他烈性传染病那样制订防疫条例，也未进行系统调查研究，因此缺乏系统资料，但有资料表明我国新生儿的发病率呈上升趋势。

本病在我国以猪多发，不仅病畜发病数与死亡数多，而且发病率与死亡率较高；马驴次之，牛、羊、骆驼均有发病。

（三）对动物与人的致病性

1. 对动物的致病性 由于入侵细菌的数量、细菌繁殖条件、动物的种类与年龄、感染途径及与中枢神经距离的不同，该病潜伏期有很大差异。一般为1～2周，但幼畜可以短到1天，也有长达40天至数个月的。破伤风梭菌产生的神经毒素是仅次于肉毒毒素的剧毒物质，能引起动物运动神经中枢反射兴奋性增高和全身肌肉或某些肌群呈持续性痉挛收缩。致死率很高。

2. 对人的致病性 成年人破伤风多见于战伤。平时除创伤感染（彩图45-3）外，分娩时断脐不洁，手术器械灭菌不严，均可引起发病。新生儿破伤风（俗称脐风）尤为常见（彩图45-4）。新生儿破伤风芽孢一般由脐带的创口进入，偶可由外部伤口进入，最早可在出生后2天，最晚可在生后14天以上发病。但潜伏期一般为5～7天，所以俗称"四六风"或"七日风"。新生儿破伤风早期症状可有牙关紧闭，吸乳困难，继之面肌痉挛呈苦笑面容。四肢肌肉阵发性强直性痉挛，腹直肌痉挛强直如板状，颈项强直呈角弓反张。呼吸肌、喉肌痉挛可致窒息、呼吸衰竭、心力衰竭，最后可因窒息而死。病死率约50%，新生儿和老年人尤高。

（四）诊断

1. 动物的临床诊断

（1）马属动物 潜伏期通常为4～20天，病初稍显运动强拘，咀嚼及吞咽缓慢。随后症状加剧，出现全身性肌肉痉挛和破伤风等综合性症状。在头部由于咬肌、舌肌和咽喉肌痉挛，由轻症的开口困难和采食咽下障碍到重症的牙关紧闭，不能饮水和采食，还伴有流涎、口臭，并发出特异的吸啜音，有的误咽，继发肺炎而死亡。又因耳肌、动眼肌及鼻肌痉挛，呈现两耳竖立，不能转动；眼球深陷，瞳孔放大，瞬膜突出，当高抬马头时，其突出更加明显；鼻孔开张呈喇叭状，呼吸急促。由于全身肌肉紧张，硬固如板，头颈伸直，不能转动，背腰强硬，背最长肌过度收缩而形成凹背或后弓反张，有的相反形成弯弓或鲤背，有的头颈向一侧弯曲；腹部卷缩，沿肋软骨部成一陷沟，尾根高举，偏向一侧，四肢强直、开放如木马，关节屈曲困难，运步显著障碍，如强令转弯、后退或过门槛时更为困难。病畜反射兴奋性增强，如音响、光线、触摸等轻微刺激，亦能引起病畜惊恐、痉挛状态的增强、发抖和出汗。患畜意识始终不显变化，虽有食欲，但采食困难甚或不能采食和饮水。呼吸肌有膈肌痉挛，呼吸浅表而加快，有的发生急性肺水肿，有的因误咽而发生坏疽性肺炎，呼吸因而更为困难，伴发咳嗽，气喘，严重时常引起窒息死亡。

病驴症状一般不如马、骡明显，尤其不常见到瞬膜露出，反射兴奋性亦多不强。

（2）牛　患牛因反刍和嗳气停止，腹肌紧缩，阻碍第一胃的运动而发生臌胀。其他症状略似于马，但较缓和，反射兴奋不明显，死亡率亦较低。国外报道，有脊柱高度向上弯曲即前弓反张的病例，有的为显著挺直性痉挛，有的在产犊后 3 周于三叉神经，舌咽神经和颈神经范围内发生局部强直症，还有报道呈现头部和颈部肌肉的局部强直症。通常牛破伤风主要发生于产后，特别多见于胎衣留滞和腐败性子宫炎。

（3）绵羊和山羊　强拘性的高跷式步态及角弓反张症状特别明显，且常发生轻度臌胀。并发急性肠卡他而引起剧烈的腹泻。羔羊常因脐带感染而发病，有时呈厩舍流行。绵羊发病致死率较高，羔羊可达 100%。

（4）马鹿　周伟平等（2003）报道了一起马鹿产后破伤风的病例。患鹿瞬膜露出，小刺激、突然高抬头时，更为明显，两眼凝视，瞳孔散大，鼻孔开张，呈喇叭状，咬肌痉挛，牙关紧闭，已无法嚼草，双耳直立。颈部肌肉强直，转弯困难，站立四肢开张。运步强拘，行走困难，多站少卧，起立极为困难。反刍停止，收腹，大小便少，体温不高，呼吸喘粗，心跳次数增多。

（5）猪　患猪牙关紧闭，角弓反张或偏侧反张，瞬膜露出，四肢、两耳及尾均呈现强直症状。

（6）犬　多为局部强直症状，特别是幼犬，仅出现一时性的牙关紧闭。如发生全身性病状，则呈现反射兴奋性增高、易惊、呈口角向后吊起的特殊歪曲容貌，额向正中线皱起，耳竖立互相并拢，眼球上翻转，瞬膜突出，磨牙和四肢伸出，脊柱伸直或向下弯曲。

（7）猫　猫的破伤风少见，但有报道在外伤后 14 天发病，初现局部强直症，迅即转为全身性破伤风症状。

（8）其他动物　骆驼破伤风症状与牛相同。我国新疆骆驼发病较多。家禽破伤风虽然罕见，但也有病例报告。一般认为是在例外情况下发生。

2. 人的临床诊断　破伤风常需根据有外伤或不洁的接生史及典型的临床表现即可诊断。人破伤风的典型症状是：肌肉强直、肌肉痉挛。强直症状持续于整个病程，可从触诊得知。肌肉痉挛仅发生于疾病严重时期，破伤风梭菌可以侵犯人的口部与面部肌肉而使其发生痉笑，也可以侵害全身肌肉而发生全身抽搐。这两种症状有助于诊断，但非常温和的病例，凭临床表现是难以诊断的。

在临床症状出现前 1~2 天，患者初见迷走神经症状，身体不适，焦虑不安或恐惧，偶尔出汗或寒战，咽喉痛或轻微头痛。继之表现为颌部强直以至牙关紧闭。

局部性破伤风可呈现为本病最温和的症状。强直及痉挛仅限于感染创邻近肌肉。这种情况多见于战时曾接受破伤风抗毒素预防注射者。如果局部症状是全身性的前驱症状，则渐次发展到对侧肢体及背腹肌肉，以至全身。

全身性破伤风，在前驱症期之后，出现逐渐加重的颌肌痉挛，由头部及颈部肌肉扩及躯干和四肢，最后呈现全身性强直和痉挛。

肌肉强直多自嚼肌开始，以至颈部、躯干、四肢，即所谓下行型。如伤在下肢，则自局部痉挛开始，渐次扩展到全身。嚼肌运动障碍形成牙关紧闭，不能饮食。颜面肌肉紧张强直时，前额发生皱襞，口缝外斜，齿牙外露，唇沟上下凹，状如苦笑，也叫痉笑，又称为破伤风容貌。背部肌肉紧张时，引起角弓反张；腹肌紧张时，腹部硬如板；肋肌紧张时，胸廓固定于吸气状态，此时呼吸只有借助膈运动；四肢紧张时，伸肌常较显著。

反射机能亢进，而意识完全清楚。对微小的刺激，如光线、声响等敏感。患者多有发热，除因肌肉强烈痉挛引起外，还可由于继发感染或临死前体温调节紊乱所致。本病热型稍有特征，即死前死后的高热达 41℃以上，甚至高达 45℃。病程中的热并无定型，通常多微热，或为平温；若有急剧上升的高热系继发肺炎之故。

患者内脏无障碍，血压无变化，白细胞计数可增加，红细胞数接近正常，偶有轻度蛋白增加。

3. 实验室诊断　破伤风梭菌分布广泛，如果病人无临床症状，即使伤口找到破伤风梭菌也不能作为诊断的依据。故破伤风的诊断主要根据有无创伤病史和临床症状，一般不需作微生物检验，仅在必要时才进行检验。取创伤渗出物或坏死组织镜检，或加热80℃经20 min以杀死无芽孢杂菌，接种血液琼脂培养基或庖肉培养基，在厌氧条件下培养24～48 h，挑选可疑菌落进行鉴定，也可取培养滤液0.1 mL接种小鼠，作毒力和毒力保护试验。

（五）监测

开展新生儿破伤风病例监测是消除新生儿破伤风的主要策略之一，为了准确掌握发病情况，必须加强对新生儿破伤风的监测。

1. 标准病例的定义　为保证监测质量，监测系统采用以下标准病例定义。

（1）新生儿破伤风疑似病例　①任何经过培训的卫生人员报告的新生儿破伤风病例（未调查）；②任何出生后吸吮及哭闹正常，第2～28天发生的病因不明的死亡病例和出现吸吮困难的病例。

（2）新生儿破伤风确诊病例　①出生后正常吸吮及哭闹；②出生后第2～28天发病；③发病后不能吸吮或进食困难，随后发生肌肉强直和/或痉挛。

（3）新生儿破伤风排除病例　①可疑病例经调查后不符合确诊病例诊断标准可被排除，排除病例应有明确诊断；②未进行调查的疑似病例分类为确诊病例。

2. 病例报告与调查

（1）根据《传染病防治法》的要求，任何医疗卫生单位或人员发现新生儿破伤风疑似病例后，城镇于12 h内，农村于24 h内向发病地区的卫生防疫机构报告，卫生人员要按要求填写传染病报告卡。

（2）村级医疗单位直接报告乡卫生院，乡级每10天将资料汇总报告县卫生防疫站，县卫生防疫站每10天将资料汇总报告地卫生防疫站，地卫生防疫站每10天将各县资料报告省卫生防疫站，省卫生防疫站每月将资料录入计算机，传送至中国预防医学科学院。县卫生防疫站或乡卫生院的人员在接到病例报告后，应于1周内开展病例调查，以确诊或排除病例，确定发生原因，并指导预防。

3. 主动监测和"零"病例报告　新生儿破伤风主动监测是指各监测单位加强对新生儿破伤风病例的主动搜索，实行"零"病例报告制度。由于新生儿破伤风就诊率低，漏报率高，因此为提高监测系统的敏感性，保证监测质量，应加强对新生儿破伤风病例的主动搜索，加强对新生儿破伤风和原因不明的新生儿死亡的报告，并实施"零"病例报告制度。

（六）防制措施

1. 动物的防制措施

（1）预防

1）加强饲养管理，减少或杜绝动物发生外伤的机会　本病是经伤口感染的，因此防止和及时处理外伤感染是预防本病的关键。一旦发生外伤，应注意伤口消毒，严重创伤时，需进行外科处理。

2）被动免疫　注射高效价破伤风抗毒素，使动物获得抗体以预防和治疗破伤风。由于抗体在机体中只能存在1～2周，最多3周时间，因此必须明确使用目的，常用于可能感染破伤风的创伤之后，在施行大手术时也可考虑。马可注射1 500～3 000 U。或一次注射3 000 U，再注射类毒素0.5 mL，并于第2周和第3周各注射1次，效果更佳。

3）主动免疫　注射"明矾沉降破伤风类毒素"。对大家畜，实施1年1次连续2年的预防注射具有稳定的效果，而对羊、猪等1～2年屠宰的经济家畜，注射1次即可。

（2）治疗　动物的治疗与人破伤风疗法相同。如创伤处理、加强护理、全身疗法、中药疗法，中西医结合综合治疗等。

症状较重的马、骡等，静脉注射破伤风抗毒素30 000～60 000 U；症状严重的马、骡等，静脉注射60 000～90 000 U并结合其他疗法综合治疗。

对兴奋不安的动物给予镇静剂：一般先用氯丙嗪肌内注射或水合氯醛灌肠，还可使用解痉剂，如硫酸镁（25％）肌内注射或静脉注射；在某些肌肉强直痉挛严重的部位，还可使用1‰普鲁卡因穴位注射。

对症治疗：对不能饮食的动物，应予补液、补糖。出现酸中毒时，可静脉注射5％碳酸氢钠液。心脏衰弱时，皮下或静脉注射强心剂。

2. 人的防制措施

（1）预防　破伤风一旦发病，治疗困难，应以预防为主。

1）主动免疫　平时对战士、建筑工人等接种吸附精制破伤风类毒素全程基础免疫，以刺激机体自动产生抗毒素。当受伤后有可能感染时，应加强免疫一次吸附精制破伤风类毒素。婴幼儿需接种白百破三联疫苗，其他年龄组人需接种白喉、破伤风类毒素二联疫苗。以后每10年常规加强注射一次。

对孕妇，应进行一次破伤风免疫。1个或2个单位的破伤风类毒素，即能提供足够的免疫力，其新生儿也可防止破伤风。孕妇未能接受破伤风免疫时，在脐端局部应用抗生素也能极大降低新生儿破伤风的发病率。

对高危县育龄期妇女或孕妇妇女实施破伤风类毒素免疫预防。高危地区除因绝育无生育能力的妇女外，凡未婚或采用其他计划生育措施的，或当时不计划再生育的18～35岁育龄期妇女，均为免疫接种对象，有些县免疫对象的年龄范围为15～35岁。应特别注意在常规孕期保健时，检查所有孕妇的TT免疫史，在需要时提供破伤风类毒素免疫服务。

2）紧急预防　如遇严重污染创伤或受伤前未经全程基础免疫者，除用类毒素加强免疫外，可再注射破伤风抗毒素（Tetanus antitoxin，TAT）。即在一臂注射抗毒素，另一臂注射类毒素，6～12周后再注射一针类毒素。实践证明，同时注射抗毒素和类毒素，预防效果好，且互不干扰。

3）推广新法接生　20世纪50年代以来，我国采用新法接生的策略已使新生儿破伤风发病率大幅度下降，今后继续推广新法接生应作为控制新生儿破伤风的主要策略。新法接生的基础是"三洁"，即手洁，消毒阴部皮肤和使用消毒脐带剪。

通过下述方式可实现"三洁"：①在医院或乡卫生院分娩，严格进行科学接生，即助产全过程应进行无菌操作。②在家中由接受过培训的接生员进行新法接生。③在家中应用消毒产包进行新法接生。

（2）治疗

1）镇痉止抽　若已确诊为破伤风时，应及时采取适当的镇静和肌肉解痉措施，并及早进行气管切开或插管及插入鼻饲管，以减轻病人的痛苦和预防病人呼吸肌痉挛而窒息死亡。

2）清创治疗　应进行病灶的清创或扩创。特别应注意清除创口内的异物，并采用双氧水及高锰酸钾液冲洗。

3）抗菌治疗　破伤风在体内敏感的药物有甲硝唑、青霉素类、头孢类、大环内酯类抗生素及四环素。大剂量的青霉素（或四环素）能有效地抑制破伤风梭菌在局部病灶中繁殖，并且对混合感染的其他细菌也有作用，故亦可用于治疗。有报道甲硝唑口服比青霉素肌内注射的效果更好。但还应注意伤口感染中除破伤风梭菌外，还可能有其他细菌如金黄色葡萄球菌、大肠杆菌等细菌感染，应同时应用其他敏感抗生素。

4）特异治疗　一旦发现病人，应立即注射破伤风抗毒素，要早期足量，每次可肌内或静脉注射6万～10万U，注射前必须作皮肤试验，防止马抗毒素血清过敏性休克的发生。国外已开始用人的破伤风丙种球蛋白（Teatanus immunoglobulin，TIG）进行治疗，既可避免过敏反应，还可提高疗效。此外，苯二氮䓬类药已成为破伤风的主要对症药，可以使病人保持不痉挛，并免除麻醉药物的健忘症效应。在痉挛症状得到控制后，这类药物应逐渐减量应用，至少2周以上，以免反跳效应。

5）其他治疗　除药物治疗外，病人室内安静、弱光，给病人治疗处理时动作轻柔，以减少各种刺激也很重要。病情稳定以后应进行积极的营养支持。破伤风存活者常有严重的精神状态不正常，因此，恢复后需要精神疗法。

（七）公共卫生影响

破伤风梭菌在自然界分布广泛，其芽孢在土壤中能生存数十年，感染动物种类非常多，贮存宿主也很广泛，对公共卫生安全具有较大的威胁。目前仍是非洲、拉丁美洲及部分发展中国家的公共卫生难题。近年来，随着对破伤风免疫力度的加大，以及医疗水平和医疗条件的提高，情况才有所好转，但仍不断有人感染本病而死亡。同时，由于破伤风毒素毒力极强，据估计，不足每千克体重 2.5 ng 的剂量即可使人致死，每千克体重 0.3 ng 的剂量可致死豚鼠，因而，它有可能被极端分子用作生物武器，对此应有足够的警惕。

（蒋玉文　陈小云）

◆ **我国已颁布的相关标准**

GB 16393—1996　新生儿破伤风诊断标准及处理原则

WS 272—2007　新生儿破伤风诊断标准

◆ **参考文献**

费恩阁，李德昌，丁壮. 2004. 动物疫病学 ［M］. 北京：中国农业出版社：126 - 128.

陶延胜. 2005. 静注双氧水、氯丙嗪治疗家畜破伤风 ［J］. 青海畜牧兽医杂志，35（3）：20.

周伟平，孙力. 2003. 马鹿破伤风的诊疗 ［J］. 中国兽医杂志，39（6）：32 - 33.

Finn C W，Silver R P，et al. 1984. The structural gene for tetanus neurotoxin is on a plasmid. Science，224：881 - 884.

三、肉毒中毒

肉毒中毒（Botulism）是由肉毒梭菌引起的一种人与动物共患传染病。人和动物肉毒中毒多由伤口或经消化道食入引起感染。本病多取急性经过，表现为运动神经进行性麻痹。麻痹开始于颅神经，后可累及肢体。目前，肉毒梭菌根据其抗原性可分为 A、B、C、D、E、F 共 6 个型，其中 C 型又分为 C_α 和 C_β 两个亚型，原分类中的 G 型现已归为另外的种，称阿根廷梭菌（*Clostridium argentinense*）。其中能够引起人类中毒的只有 A、B、E 型，少数情况下还有 F 型。C 和 D 型只引起动物疾病。

（一）病原

1. 分类地位　肉毒梭菌（*Clostridium botulinum*）在分类上属梭菌科（Clostridiaceae）、梭菌属（*Clostridium*）。

2. 形态学基本特征与培养特性

（1）形态学特征　肉毒梭菌为严格的厌氧杆状菌，有鞭毛，没有荚膜，可形成芽孢，芽孢比繁殖体宽，呈梭状，新鲜培养基的培养物革兰氏染色为阳性（彩图 45 - 5 A），产生剧烈的细菌外毒素——肉毒毒素。肉毒梭菌为大杆菌，大小为（0.5～2.4）μm×（3.0～22）μm，各型菌大小差异较大。两侧平行，两端钝圆，直杆状或稍弯曲，经孔雀绿染色，芽孢呈绿色着染（彩图 45 - 5 B），芽孢为卵圆形，位于次极端，或偶有位于中央，常见很多游离芽孢。

（2）培养特征　在固体培养基表面形成不正圆形，大约 3 mm 左右的菌落。菌落半透明，表面呈颗粒状，边缘不整齐，界线不明显，向外扩散，呈绒毛网状，常常扩散成菌苔。在血平板上，出现与菌落几乎等大或者较大的溶血环（彩图 45 - 5 C）。在乳糖卵黄牛奶平板上，菌落下培养基为乳浊，菌落表面及周围形成彩虹薄层，不分解乳糖；分解蛋白的菌株，菌落周围出现透明环（彩图 45 - 5 D）。

3. 理化特性　肉毒梭菌芽孢一般于 15℃开始发育，适宜生长和产生毒素温度为 25～35℃，培养基的最适 pH 为 6.0～8.2。其所有菌株在 45℃以上都受到抑制，80℃经 20 min 可被杀死，但其芽孢的耐热力很强，能耐受煮沸 5 h。干热 180℃ 5～15 min 可杀死芽孢。芽孢在动物尸体中能存活半年以上，10%盐酸 1 h、20%福尔马林 24 h 才能将其破坏。分解蛋白型的肉毒梭菌芽孢比非分解蛋白型的肉毒梭菌芽孢对热具有更强的抵抗力，如分解蛋白的 A 型肉毒梭菌芽孢，100℃ 30 min 或 120℃ 4 min，方可被灭活。而分解糖的 E 型肉毒梭菌芽孢，80℃ 20 min 就能被杀灭。

肉毒毒素的抵抗力也较强，正常胃液和消化酶于 24 h 内不能将其破坏，在 pH3.6～8.5 范围内，毒性不减弱，可被胃肠道吸收而中毒，但 pH 在 8.5 以上，毒素即被破坏。在动物尸体、骨头、腐烂植物、青贮饲料和发霉的青干草中可保持毒力数月。在 80℃ 20 min 或 100℃ 15 min 可被破坏。肉毒毒素是已知毒素中毒性最强的一种，它比氰化钾毒力还大 1 万倍，人服 0.1μg 即可致命，纯化的肉毒毒素 1 mg 能杀死 2 亿只小鼠。将肉毒毒素经甲醛作用后成为类毒素，具有良好的抗原性。

（二）流行病学

1. 传染来源 肉毒梭菌为腐物寄生菌，主要存在于土壤、江河湖海的淤泥、尘土和动物的粪便当中，一般认为土壤是肉毒中毒的主要传染源。其芽孢很容易污染生的、熟的食品和谷物。人类食源性肉毒中毒的来源，主要是罐头食品，尤其是家庭制作的罐头食品。动物肉毒中毒的来源主要是污染的饲料、青草、饮水。某些动物可能是该病的携带者和传播者。

2. 传播途径 肉毒梭菌是一种典型的腐物寄生菌，侵入人及家畜肠道内不能生长繁殖，但在消毒不彻底或污染的罐头、香肠、豆制品等食物中，在厌氧的环境下生长繁殖，并产生强烈的外毒素。当被人或动物食入或由伤口处进入后，即发生感染。肉毒毒素不管是食入的，还是从肠道内或伤口内产生的，均能吸收入血，进入周围胆碱能神经终端，包括神经肌肉连接处、节后副交感神经末端及周围神经节。

与典型的外毒素不同，肉毒毒素并非由生活的细菌释放，而是在细菌细胞内产生无毒的前体毒素，待细菌死亡自溶后游离出来，经肠道中的胰蛋白酶或细菌产生的蛋白激酶作用后方具有毒性，且能抵抗胃酸和消化酶的破坏。根据毒素抗原性不同，可分为 A～G 7 个型。其中主要引起人类食物中毒的为 A、B、E 型。各型之间抗原性不同，其毒性只能被相应的抗毒素所中和。肉毒毒素是一种嗜神经毒素，经肠道吸收后进入血液，作用于脑神经核、神经接头处以及植物神经末梢，阻止乙酰胆碱的释放。妨碍神经冲动的传导而引起肌肉松弛性麻痹。肉毒中毒的发生，主要由于豆类、肉类、腊肠及罐头食品等被肉毒梭菌或芽孢污染，在厌氧条件下繁殖产生外毒素，被人食入所引起。

3. 易感动物 所有温血动物包括鸟类都可发生感染，但其易感程度有较大的差异。家畜的易感性递减顺序为单蹄兽，家禽，反刍兽，猪。貂也有特别高的易感性。在肉毒梭菌的各个血清型中：A 型可感染人及鸡、貂；B 型感染人及马、牛、貂、鸡；E 型感染人及鱼、水禽；C、D 型仅感染动物；F 型仅感染人；G 型可感染人，对动物的感染性尚不清楚。

4. 流行特征 动物肉毒中毒在我国西北和东北地区多发。无性别、年龄差异。发病季节主要在 5～10 月份，冬季为零星发生。本病不为直接接触所感染。

人的肉毒中毒主要是由于食入含有肉毒梭菌或肉毒梭菌毒素的食品所致。它是细菌性中毒中症状最重、病死率最高的一种毒素型食物中毒，多以暴发形式发生。而且多以一户或连其亲属，近邻因食入含相同毒素的食品而发病。媒介食品可因饮食习惯和膳食结构不同而异。国外多为火腿、香肠和罐头食品；我国主要见于家庭自制发酵豆和面制品，也见于肉类和其他食品。该病多取急性经过，并以运动神经性麻痹为特征。

5. 发生与分布 自从 1896 年 Van Ermengein 首次在荷兰因食用火腿引起肉毒中毒暴发并分离出肉毒梭菌以来，世界各地陆续报道本病。我国 1958 年首次报告新疆察布查尔锡伯自治县由于食用面酱半成品引起肉毒中毒之后，相继报告该地区由其他谷类、豆类发酵食品等引起的肉毒中毒。

肉毒梭菌在自然界的分布具有某种区域性差异，显示出生态上的差别倾向。A、B 型的分布最广，其芽孢在各大洲的许多国家均有检出，但 A 型多见于北美洲西部，B 型多见于欧洲和北美洲东部。E 型多见于西欧、俄罗斯、日本和加拿大。C、A 型的芽孢一般多存在于动物的尸体中，或在腐尸附近的土壤中；E 型菌及其芽孢存在于海洋的沉积物和水产品的肠道内，E 型菌及其芽孢适应于深水的低温环境，使 E 型菌在海洋地区广泛分布。越来越多的调查结果表明，各型菌的分布都是相当广泛的。在我国，新疆和青海以 A 型为主，西藏和吉林以 E 型多见，其他地区以 B 型多见。

在美国，平均每年报道的肉毒中毒有约 110 例，其中约 25％为食源性肉毒中毒，72％为婴儿型肉毒中毒，其余为伤口型肉毒中毒。最近几年，发生食源性和婴儿型肉毒中毒的病例略有改变，但伤口型肉毒中毒的病例有所增加，主要原因是吸毒人员增多，尤其是在加利福尼亚。

我国以 A 型的发生频率居首位，其次是 B 型、E 型。据统计自 1958—1989 年的 31 年间，我国发生 A、B、E 三型肉毒中毒共 745 起 2 861 人，死亡率达 14.7％。2002 年 2 月，新疆伊犁地区连续发生 3 起因食用自制臭豆腐、自制豆瓣酱造成肉毒毒素中毒，经抢救，5 人死亡。

动物肉毒中毒在澳大利亚、南非、美国、土耳其、荷兰、日本、法国及俄罗斯等地均有发生的报道。我国动物肉毒中毒多发生于西北地区，以牛、羊多发。在季节分布上，以夏季多发。我国牛、羊、水貂肉毒中毒，一般以 C 型为主；马肉毒中毒为 A 型和 B 型。

（三）对动物与人的致病性

1. 对动物的致病性 动物肉毒中毒主要由 C 型和 D 型所引起。潜伏期随吸收的毒素量的多少而异，一般在数小时至数天之间。病程分为 4 型：超急性型、急性型、亚急性型和慢型。除超急性型病例外，一般可见运动神经麻痹症状。

（1）牛和羊 在南非、澳大利亚、美国和土耳其的某些地区，肉毒中毒曾引起牛的大批死亡。本病暴发是因牛对矿物质的摄食不足而发生异食癖，形成了寻食动物死尸的习惯，而动物死尸中又多含有肉毒毒素或芽孢。我国西藏、甘肃等地暴发的原因也是如此。病牛表现为厌食，沉郁，昏迷，鼻镜干燥，瘤胃弛缓，泌乳下降。

（2）马 健康马服用一定量的肉毒梭菌或芽孢并不发病。马即使发生肉毒中毒，以常规方法也难以从马血清中检测到毒素的存在。后来证实，肉毒中毒是成年马和驹神经麻痹症的重要原因之一。马对肉毒毒素极为敏感。以静脉注射足以在几分钟内致死成年马的剂量注入小鼠腹腔，小鼠仍可存活。马的肉毒中毒亦表现为渐进性、全身性运动麻痹。并可有便秘、瞳孔散大、尿频和呼吸困难。常发生于 2～4 周龄驹。患驹站立困难，步态僵硬。试图吮乳，但咽下障碍，乳汁往往顺嘴角外流。3 周龄以下驹，常在临床症状发生后 24 h 内死亡，死亡率在 90％以上。成年马的症状与驹基本相同，但肌肉无力现象不太明显。死亡率近 100％。

（3）禽 禽肉毒中毒是一种世界性的疾病。鸡的肉毒中毒首先于 1927 年由 Bengston 报道，他证实了 C 型肉毒梭菌对鸡的致病性。现在已知，禽类肉毒中毒主要由 A 型和 C 型毒素引起，但也有 B 型和 E 型的报道。一般认为，鸡的肉毒中毒是由于啄食了腐败动物的尸体或尸体上的蝇蛆而引起。啄食腐烂的蔬菜也能引起。因为啄食的这类东西多含肉毒毒素。此外，啄食的芽孢在肠道中繁殖并产生致死毒素可能是禽类发病的重要原因之一。

雏鸭发生肉毒中毒后，表现精神委顿，喜卧，多呈闭眼缩颈姿势。重症病雏孤立一隅，颈部及腿部肌肉明显麻痹，头颈向前垂伸，甚至垂于地面不能抬起，全身倦怠软弱无力。排稀粪。随着病情发展，病雏极度衰弱，以致昏迷死亡。剖检可见心外膜、心耳出现不同程度出血和淤血，嗉囊、胃肠空虚，咽喉和会厌黏膜有针尖大出血点。肺脏极度水肿、充血，脑膜出血。1952 年夏天，美国西部发生一起严重的鸭肉毒中毒，大约有 400 万～500 万只鸭死亡。

（4）貂 貂肉毒中毒较常见，而且多为暴发，死亡率较高。主要由 C 型毒素引起。水貂摄取含对鼠 100 倍致死量的毒素，即引起死亡。本病的潜伏期因食入的毒素量而异，短为几小时，长则数天，一般为 8～10 h 到 24 h。最早发病者为发育健壮、食量较大的貂。患貂表现为骨骼肌渐进性麻痹，寻衅和防御动作消失或迟钝。这是貂肉毒中毒的重要症状。有的水貂出现流涎和口吐白沫，瞳孔散大，眼球突出。本病多取急性经过，有的无临床症状而突然死亡，死前呈现阵挛性抽搐。

（5）其他动物 犬及某些野生动物（如狐狸、猴等）对肉毒毒素亦有较高的敏感性。猪的肉毒中毒报道极少。目前尚未见到母猪因钙磷缺乏，引起异食导致肉毒中毒而发生流产、木乃伊的确切报道。

2. 对人的致病性 引起人肉毒中毒的毒素主要为 A、B、E 三型。人的肉毒中毒分为 3 种类型：食源型、伤口型、婴儿型。尽管这3种类型在病的发生上不同，但临床症状基本一致，表现为全身无力、视力模糊不清、吞咽及呼吸困难，严重者可因呼吸衰竭或心力衰竭而死亡。因毒素不直接刺激肠黏膜，故无明显的消化道症状。本病潜伏期一般为18～72h。

（1）食源型肉毒中毒　主要是摄入被肉毒素或梭菌芽孢污染的食物引起，特点是神志清楚、不发热，但有对称性、下运动神经元性麻痹，而无感觉障碍。先出现视力模糊，眼睑下垂，眼球震颤、瞳孔散大、语言障碍、吞咽困难、呼吸困难、流涎、步态踉跄、恶心、呕吐、腹痛、腹泻，最后因呼吸肌麻痹引起呼吸功能衰竭而死亡。据统计，病死率在30%左右。

（2）伤口型肉毒中毒　此型较少见。症状与食源型肉毒中毒相似，但潜伏期稍长。此型中毒即使在使用抗菌药物预防伤口感染的情况下仍能发生。就诊时可表现为伤口已经愈合。

（3）婴儿型肉毒中毒　此型比较多见。主要是肠道中感染的细菌产生毒素引起。婴幼儿摄入芽孢后，因肠道正常菌群不健全，导致感染菌易于繁殖，产生毒素，病情轻重不一，轻者仅表现生长发育差。严重者可引起暴发性麻痹，甚至发生呼吸衰竭，可成为婴幼儿猝死的原因之一。

（四）诊断

1. 动物的临床诊断　动物明显的肉毒中毒症状是渐进性咀嚼和吞咽麻痹，流涎。患畜病初期试图采食，但咀嚼无力，吞咽困难，以致草团集于舌根部或含于口中，不能咽下。病初期一切反射无异常，后期发生昏迷。多数病畜无明显体温变化，血检结果无特征性变化。羊还可见第三眼睑下垂。禽类表现为不能飞翔或不想走动、拒食、羽毛松乱、颈肌麻痹。病畜尸体多无特征性变化。神经系统的明显变化是脑膜充血和出血。心脏病变是心外膜和心内膜多见有出血点。在多数病例中，消化系统病变明显，舌发生水肿性肿胀，胃黏膜有出血点，肠血管明显充血。在呼吸系统，可见气管黏膜充血。

2. 人类肉毒中毒的诊断　按照《肉毒梭菌食物中毒诊断标准及处理原则》（WS/T83—1996）进行。

（1）符合肉毒梭菌食物中毒的流行病学特点　大规模流行时较易诊断，如摄入可疑食品，尤其是家庭自制的谷物、豆类发酵食品以及越冬保藏的肉类和罐头食品；婴儿的蜂蜜和糖浆食品。中毒多发生在冬春季节。

（2）临床表现有特有的对称性脑神经受损的症状　中毒患者有典型的临床症状如眼肌麻痹，吞咽、言语和呼吸困难等。但散发肉毒中毒的病例易与其他神经肌肉失常病如林-巴氏综合征、肌无力和狂犬病等相混淆，应予以鉴别。

（3）实验室诊断　按照《食品卫生微生物学检验　肉毒梭菌及肉毒毒素检验方法》（GB4789.12—1994）操作，从可疑食品中检出肉毒毒素并确定其类别。操作时，将粪便、食物或呕吐物煮沸1 h，以杀灭非芽孢的细菌繁殖体及杂菌，接种血平板，厌氧培养48 h，将培养出的细菌按其特性进行鉴定。因肉毒梭菌在自然界中分布广泛，检出细菌并无诊断价值。分离培养的目的在于以培养物作毒素检验。但在婴儿粪便中检出肉毒梭菌则意义较大。目前国际公认的最敏感、最可信的诊断方法是小鼠生物试验法，需24～96 h得出结果。最近，美国又建立了双抗夹心ELISA法，并经美国食品药品管理局和美国分析化学家协会（Association of Official Analytical Chemists，AOAC）批准成为第二个官方认可的检测方法。检测肉毒梭菌基因的PCR方法已有报道。王兴民等建立的PCR诊断方法，可从3×10^3个细菌中检测出A型肉毒神经毒素基因。

（五）防制措施

1. 动物的防制措施

（1）动物的预防　①严禁饲喂变质的牧草。发现多数动物有异食癖时，应变更饲料搭配。不用腐败或变质的食品或罐头甚至动物尸体等饲喂畜禽。②控制圈舍或饲料、饲草库的鼠害。③免疫接种　在本病多发地区，可用同型或多价类毒素或明矾菌苗进行预防接种。我国已有肉毒梭菌中毒症（C型）灭活疫苗可用于牛、羊、骆驼、水貂等的C型肉毒梭菌中毒症。

（2）动物的治疗　本病病程一般较急，发病后大多难以治愈。但对于大家畜或发病早的病例，可使用抗毒素血清治疗。

2. 人的防制措施

（1）人的预防　预防的原则是加强食品卫生的管理。主要的预防措施为：①控制细菌产生毒素，要低温贮藏。禁止食用腐败的食物。同时要防止食品重复污染。食前加热破坏毒素。②对罐头食品和一些豆制品（如臭豆腐、大酱等）进行严格的卫生检查。③对未发病者，立即注射多价抗毒素 1 000～2 000 U，以防止发病。

（2）人的治疗

1）一般性对症治疗　尽早用 5% 碳酸氢钠溶液或 1∶4 000 高锰酸钾溶液洗胃。洗胃后，可从胃管注入 50% 硫酸镁导泻，以促进毒素的排泄。发生呼吸困难和麻痹的患者，可以用呼吸机。

2）抗毒素血清治疗　食源型肉毒中毒病人，采集必要的检测标本后，应即刻进行多价（A、B、E）抗毒素血清治疗，不必等待检验结果。先作抗毒素血清皮肤试验，阴性者可给予 50 000～100 000 U，1/2 量肌内注射，另 1/2 作静脉滴注。必要时，于 4～6 h 后重复注射一次。皮试阳性者，应采用脱敏法注射。

3）抗生素治疗　用大剂量青霉素治疗，可以杀灭肠道和伤口内的肉毒梭菌，防止继续产生肉毒毒素，减少毒素的吸收。

（六）公共卫生影响

肉毒梭菌在自然界分布广泛，对公共卫生安全威胁较大。虽然目前还未证实人和畜肉毒中毒之间的流行病学关系，但已从动物粪便中分离到 A 型肉毒梭菌芽孢，也从死于其他疾病的牛肠道和肝脏中分离到 A 型和 B 型肉毒梭菌。因此，某些动物可能是该菌的携带者和传播者。这将进一步加大肉毒中毒的防控难度。

（蒋玉文　陈小云）

◆ **我国已颁布的相关标准**

WS/T 83—1996　肉毒梭菌食物中毒诊断标准及处理原则

◆ **参考文献**

林修光，冠运同．2003. 肉毒梭菌与食物中毒 ［J］．食品科学，24（8）：194-196.

罗建忠，殷泰平．2003. 伊犁地区连续 3 起肉毒梭菌毒素中毒资料分析 ［J］．预防医学文献信息，9（1）：106-107.

王兴民，孟筱琦，王成怀．1997. A 型肉毒神经毒素基因的 PCR 检测及 A 型肉毒梭菌的鉴定 ［J］．中华微生物学与免疫学杂志，17（3）：176-181.

张西云，杨家华．2000. D 型肉毒梭菌毒素海猪家兔免疫试验和高免血清效价测定试验 ［J］．中国畜牧兽医，31（8）：43-44.

Thomas R B. 2001. Clostridium botulism (botulism). In：Mandell, Douglas, bernett, ed. Principles and Practice of Infectious Diseases. 5th ed. Harcourt Asia：Churchill Livingstone, 2543-2547.

四、艰难梭菌感染

艰难梭菌感染（Clostridium difficile infection）主要以发热、腹痛、水样腹泻及伪膜性结肠炎为主要临床症状，是一种人与动物共患传染病，引起人与动物的伪膜性肠炎和抗生素相关性腹泻。艰难梭菌是一种条件致病菌，为普遍存在于新生儿和儿童的正常菌群。已有资料表明，24%—岁以下的儿童携带艰难梭菌，且产毒菌株居多。而健康成年人中艰难梭菌的分离率远低于儿童，且为非毒性菌株。艰难梭菌引起动物感染主要为马驹的小肠结肠炎、成年马的大肠炎以及仓鼠的盲肠炎。

（一）病原

1. 分类地位　艰难梭菌（*Clostridium difficile*）分类上属梭菌科（Clostridiaceae）、梭菌属（*Clostridium*）。根据其抗原性的不同，可分成 A、B、C、D、F、G、H、I、K 及 X 10 个血清型。但

这种分型方法，对于本菌感染的防治意义不大。本菌可产生一种或两种外毒素，即毒素 A（肠毒素）和毒素 B（细胞毒素），有 10%～25%菌株不产生毒素。

2. 形态学基本特征与培养特性

（1）形态学特征　艰难梭菌为革兰氏染色阳性，菌体粗长，两端钝圆，大小为（3.1～6.4）$\mu m\times$（1.3～1.6）μm。可形成芽孢，呈卵圆形，新形成的芽孢多位于偏端，随着芽孢的成熟，逐渐移位于近端。以周生鞭毛运动。

（2）培养特征　艰难梭菌为专性厌氧菌，生长温度范围为 25～45℃，适宜培养温度为 30～37℃。在一般培养基上不生长。在 CCFA（环丝氨酸、头孢西丁、果糖、琼脂）培养基上形成的菌落，在短波长（365 nm）紫外光照射下发出黄绿色荧光，可供做艰难梭菌菌落的鉴别。固体培养基加 0.1%的牛黄胆酸钠能促进芽孢形成。该菌在肉汤培养基中大量产气，主要为氢气和氨，部分菌株可产生硫化氢。固体培养基上，厌氧培养 24～48 h，可见到黄色扁平、有脐凹、表面毛玻璃状、边缘不整齐，直径为 2～4 mm 的菌落。此菌落形态有特征性，易与其他细菌区别。

3. 理化特性　本菌生长对厌氧条件要求极为严格，最好能在无氧环境中操作和培养。在有氧环境中，本菌易形成芽孢，芽孢对外界环境具有较强的抵抗力。Kim 等曾从医院里放置几年的各种物品表面，分离培养出艰难梭菌。

（二）流行病学

1. 传染来源　艰难梭菌广泛分布于自然界、人及各种动物的生活环境中，是人和动物肠道中的正常菌群，在无腹泻的正常人及新生儿粪便及外环境中均能分离到。属于内源性致病菌。医院病房是其常栖处。

2. 传播途径　主要经过粪-口途径感染，即经过胃消化后存活的芽孢，最终在肠道中定植。抗生素治疗引起肠道正常菌群失衡后，艰难梭菌芽孢开始增殖。该菌在结肠上皮细胞表面定植后，产生毒素引起疾病。

3. 易感动物　马驹、成年马、仓鼠、豚鼠、猪都对本病易感。

4. 流行特征　多为散发，有时呈地区性流行。主要感染新生畜及刚断奶幼畜。近来研究发现，艰难梭菌感染还能引起母猪死亡。当动物发生应激，饲养环境较差，日粮改变，以及使用某些种类的抗生素时，容易诱发本病。对人来说，主要感染婴儿。

5. 发生与分布　艰难梭菌最早是 1935 年从一新生儿粪便中分离到的。当时，该菌被认为是健康新生儿的正常菌群。自 1978 年明确了艰难梭菌与抗生素使用及伪膜性结肠炎发生有关以来，人、畜带菌状况以及该菌的传播方式就成了人们关注的焦点和调研的重点。

曾有调查资料表明，1 岁以内的婴儿，尤其出生后 1 个月之内的新生儿的带菌率高达 30% 左右，粪便含菌数达 $10^2\sim10^7$ 个/g。健康成年人携带艰难梭菌的概率约为 11%，粪便含菌数达 $10^2\sim10^6$ 个/g，老年人又回升至 $10^7\sim10^9$ 个/g。据统计，美国每年发生艰难梭菌相关性腹泻病例约 30 万例，每年用于治疗该病的费用超过 11 亿美元。瑞典自 1995 年以来，每年艰难梭菌相关性腹泻病例一直稳定在每 10 万人 50 例的水平。加拿大在 1991—2003 年，发病率为每 10 万人 35～156 例，并且 65 岁以上的患者，发病率高达每 10 万人 102～866 例。

Martirosian 等在 2005 年的 11 个月内，在美国加州大学医学中心急诊室抽取了 56 份腹泻病人的粪便样品和 14 份环境样品。采用加入牛磺胆酸钠、环丝氨酸、头孢酊和两性霉素 B 的哥伦比亚血琼脂平板（TCCCA），在粪便样品和环境样品中分别分离出 18 株和 5 株艰难梭菌。18 株粪便样品分离菌中，11 株含毒素 A 和毒素 B（Tcd A+/Tcd B+），1 株仅含毒素 B（Tcd A-/Tcd B+），6 株不含毒素。5 株环境样品分离菌中，3 株含毒素，2 株不含毒素。这一研究表明，急诊室患者及其室内环境是艰难梭菌的重要传染源。

艰难梭菌对东欧的养猪业造成了威胁，其所致的产后母猪死亡，不仅影响到动物的健康，也使养殖业蒙受了严重的经济损失。

（三）对动物与人的致病性

1. 对动物的致病性 艰难梭菌引起动物感染，主要疾病为马驹的小肠结肠炎、成年马的大肠炎以及仓鼠的盲肠炎，该病致死率很高。但一般认为，艰难梭菌是一种机会性致病菌。由于本菌能引起仓鼠和豚鼠的感染及发病，因此，在对本病的研究中，一般选用仓鼠或豚鼠作为实验动物。

最近瑞士 Kiss 等报道了艰难梭菌在东欧引起产后母猪死亡的案例。该病主要表现为母猪产后死亡率迅速增加，出现腹泻、呼吸困难及死亡等症状。对产后出现关节炎、子宫炎、无乳（MMA）的母猪使用恩诺沙星，仍有 13% 的母猪死亡。大体病变包括结肠系膜水肿，胸膜积水，腹水等。镜检可见结肠外壁有散在化脓点，结肠黏膜聚集了嗜中性粒细胞和纤维。

2. 对人的致病性 能引起人的伪膜性肠炎和抗生素相关性腹泻。对人的致病性差别悬殊，有的仅是无症状的携带病原菌，有的为轻重不同的腹泻，有的为典型的伪膜性结肠炎或有中毒性巨结肠的暴发性结肠炎。

国外报道，成人在患艰难梭菌性结肠炎后，可继发反应性关节炎（Reactive arthritis，ReA）。最近法国的 Löffler 等报道了两例儿童发生艰难梭菌相关的反应性关节炎病例。儿童的临床症状与成人相似，都在腹泻后，出现多发性关节炎。关节炎为不对称性，具自限性，用非甾族抗炎症药物（NSAID）治疗有较好效果。据作者介绍，本病的发生与环境应激及使用抗生素有一定关系。

（四）诊断

1. 动物的临床诊断 动物艰难梭菌感染，有可能仅表现为无症状的携带病原菌，在一定条件下发病，引起结肠炎，一般在抗生素治疗 1～2 周后发生腹泻，并有轻度发热、下腹部疼痛。严重的病例，可出现伪膜性肠炎，并可发展为肠穿孔，导致动物死亡。

2. 人类的临床诊断

（1）诊断要点 人类艰难梭菌相关性腹泻的临床诊断有 3 个要点：①有较严重的基础性疾病。②有典型的临床表现。③腹泻前使用过抗生素。

（2）主要的临床表现

1）无结肠炎的抗生素性腹泻 常于抗生素应用 1 周内发生，但也有例外。主要症状为开始腹痛，呈轻度痉挛性；大便稀，每天 2～3 次或稍多，粪略呈绿色，带少许黏液。常无全身症状。抗生素停用后，腹泻即逐渐停止。

2）结肠炎腹泻 逐渐起病、腹泻、伴下腹痛、便急、大便稀，可有全身症状，如发热、乏力等。检查腹部有压痛。可有末梢血白细胞增多。如丢失水分过多可有脱水和电解质紊乱等表现。乙状结肠检查，可见弥漫性或斑片状黏膜充血、炎症，但无典型伪膜。

3）伪膜性结肠炎 有腹泻、伴较重痉挛性腹痛，大便呈水样，便次可多、可少，视直肠受累程度而定。下腹部弥漫性压痛，类似外科急腹症。直肠指诊，可触知直肠黏膜不平滑，为小片伪膜覆盖于黏膜表面所致。

约半数病人粪便有白细胞，末梢血白细胞增多，可高达 $30 \times 10^9/L$，表示疾病处于进展期。亦可有电解质紊乱。个别因蛋白丢失过多而有严重低蛋白血症。病人因此而有腹水、全身水肿。乙状结肠镜检查：可发现特征性伪膜，黄白色，隆起的小斑片，直径约 2～5 mm，散在分布于黏膜表面。据此，伪膜性结肠炎即可确立。但未见伪膜者，亦不能否定，因约 30% 病例，其伪膜位于乙状结肠镜达不到的结肠部位。

4）暴发性结肠炎 当引起暴发性结肠炎时，炎症严重，而且容易深达肌层，造成结肠的穿孔，引起局限性腹膜炎。严重暴发性结肠炎时，结肠深肌层受累而失去其肌张力，造成肠扩张，即为中毒性巨结肠。如此时不能及时治疗，可迅速导致肠穿孔、弥漫性腹膜炎、败血症而引起死亡。暴发性结肠炎起病突然，常发生于平素身体很好的病人，或者出现于某些感染性疾病的过程中，病人有发热、全身中毒症状。持续性、局限性腹痛。腹部检查有腹胀、局限性压痛、腹肌紧张、肠鸣音减弱，有败血症表现。因中毒性肠扩张而引起麻痹性肠梗阻表现，此时病人腹泻反而减轻，但全身状态却恶化，应引起特别注意。X线腹部平片：在一个很长的麻痹的结肠段中存在大量肠腔积气。因此对于任何一个病人，在应用抗生素治疗过程中，若发生中毒性巨结肠、局限性腹膜炎或者有麻痹性肠梗阻时，均应考虑暴发性结肠炎的可能。早期应用乙状结肠镜检查及粪便的艰难梭菌培养及其毒素检查，可帮助早期诊断。严重的中毒性结肠炎预后差，病死率高，可达 30%～40%。

3. 实验室诊断

（1）细菌毒素检测 取粪便上清作细菌毒素细胞学鉴定，是确诊本病的"黄金标准"。从粪便中分离培养出艰难梭菌则并非必需，因为还可能存在非致病性菌株。培养技术已经成熟，用环丝氨酸-头孢酮-果糖琼脂培养基（CCFA）、厌氧、孵育 24～48 h。伪膜性结肠炎的病人，一般粪培养阳性率达 95%。在美国常用 ELISA 方法检测毒素进行诊断，该方法快速、简便。

（2）粪便镜检 有白细胞；少数有红细胞，较重可有肠积气、局限性腹膜炎。

（3）血象检查 人感染本菌时，感染者末梢血的白细胞增多，严重者可有类白血病样反应。

（五）防制措施

1. 动物的防制措施

（1）动物的预防 预防动物艰难梭菌感染，关键是要禁止滥用抗生素，以免破坏肠道的正常菌群，引起艰难梭菌异常增殖。

其次要保持动物饲养环境的清洁卫生，经常冲洗动物粪便，并定期消毒。

此外，免疫学防制措施也在研究之中。2005 年 O'Brien 等将制备的抗艰难梭菌表层蛋白（SLP）抗体注射仓鼠后，攻以致死量的艰难梭菌，结果试验组仓鼠的存活时间比对照组显著延长，表面抗SLP抗体能调理艰难梭菌的感染进程，因而可用于多组分的抗艰难梭菌相关性腹泻疫苗。此外，还有研究者采用抗毒素抗体，能对致死量的艰难梭菌攻击形成 100% 的保护。

（2）动物的治疗 治疗的主要目的是恢复动物的正常菌群，因此，一旦确诊就应当立即停用抗生素，并给予支持疗法，纠正水电解质平衡紊乱。同时，采用微生态制剂治疗，往往能取得较理想的疗效。

2. 人的防制措施

（1）人的预防 由于目前仍难以避免艰难梭菌感染治疗后复发，故关键在预防。主要的预防措施有：①限制和正确使用抗菌药，尤其是林可霉素、克林霉素、第三代头孢菌素及其他广谱抗菌药等易引起艰难梭菌感染的药物。②隔离患者，严格执行消毒隔离措施，如医务人员严格洗手，接触患者时戴手套，使用一次性医疗器械如体温计，以防止交叉感染。③保持医院环境清洁。对反复使用的设备及易于被粪便污染的场所，采用有效的消毒剂，充分消毒。④口服免疫球蛋白，使预防艰难梭菌相关性腹泻在动物试验中获得成功。此外，毒素 A 疫苗的研究正在进行中。

（2）人的治疗 人类艰难梭菌感染的治疗原则是，一旦确诊即停用全身性的抗生素。如原发疾病确需用抗生素者，宜选针对性强的窄谱抗生素，如亚胺培南，头孢美唑等。且不能用麻醉剂止痛，亦不能用抗痉剂及止泻剂。支持治疗应包括补液，纠正电解质紊乱和酸中毒，偶尔需要静脉高营养。对重病人的激素应用，目前尚未肯定。

（六）公共卫生影响

艰难梭菌芽孢广泛分布于自然界、人及各种动物的生活环境中，在健康人和动物消化道内容物或粪便中也可存在，但却极少致宿主患病，这表明肠道的正常菌群能有效抑制艰难梭菌的病原作用。因此，从理论上讲，本菌的公共卫生影响应该是有限的。但由于过度使用抗生素以及机体抵抗力的下降，又常导致艰难梭菌感染而引起人和动物发病，近年来，人类感染发病数呈逐年上升趋势，而动物感染发病后又有新的临床表现，可引起一定程度的人或动物死亡，严重威胁人和动物的健康。因此，曾一度被忽视的艰难梭菌感染再次引起了人们的关注。

（蒋玉文 陈小云）

◆ **参考文献**

刘杨．2001．艰难梭菌相关性腹泻的治疗和预防［J］．中国抗感染化疗杂志，1（2）：125 - 126．

王隽，苏文金．1996．艰难梭菌黏附的研究进展［J］．中国微生态学杂志，8（2）：50 - 53．

Kiss D，Bilker G．2005．A new periparturient disease in Eastern Europe，Clostridium difficile causes postparturient sow losses．Theriogenology，63：17 - 23．

Löffler H A，Pron B，Mouy R，et al．2004．Clostridium difficile-associated reactive arthritis in two children. Joint bone spine，71：60 - 62．

O' brien J B，McCabe M S，Athié-Morales V，et al．2005．Passive immuneisation of hamsters against clostridium difficile infection using antibodies to surface layer proteins．FEMS Microbiology Letters，246：199 -205．

第四十六章　支原体科细菌所致疾病

支原体是一类没有细胞壁，只有细胞膜的原核细胞微生物。根据《伯杰氏系统细菌学手册》第二版（2005），支原体科（Mycoplasmataceae）在分类上属厚壁菌门（Firmicutes）、柔膜体纲（Mollicutes）、支原体目（Mycoplasmatales）。其下有支原体属（*Mycoplasma*）、附红细胞体属（*Eperythrozoon*）、血巴通体属（*Haemobartonella*）和脲原体属（*Ureaplasma*）。

支原体广泛分布于污水、土壤、植物、动物和人体中，腐生、共生或寄生，有 30 多种对人或畜禽有致病性，其中附红细胞体对动物和人均有致病性。

附红细胞体属细菌所致疾病

附 红 细 胞 体 病

附红细胞体病（Eperythrozoonosis）简称附红体病，是由附红细胞体感染引起的一种人与动物共患传染病。多呈隐性感染，临床主要表现为发热、黄疸、贫血、淋巴结肿大等。

（一）病原

1. 分类地位　附红细胞体简称附红体，是寄生于动物和人红细胞表面、血浆和骨髓中的微生物小体。对于其分类地位，目前仍有争议。最早认为是一种血液原虫，将其引起的疾病称为"类边虫病"，后发现其生物学特征与立克次体相近，1984 年《伯杰氏细菌学鉴定手册》第八版将附红细胞体归纳为立克次氏体目（Rickettsiales）、无浆体科（Anoplasmataceae）、附红细胞体属（*Eperythrozoon*）。1997 年 Neimark 等对附红体进行 DNA 测序、PCR 扩增和 16S rRNA 基因序列分析，结果表明其应归为支原体目、支原体科、支原体属。2005 年《伯杰氏系统细菌学手册》第二版（2005）第二册将其归为支原体科，并独立成属。

目前已发现的附红体有 14 个种，原名称基本源于寄生宿主。在新命名中为了保持延续性并避免与已存在的支原体属种名混淆，对支原体属已有的种名如 felis、muris、suis，加上前缀 'haemo'，对支原体属不存在的种名，则保留其原来的名称命名方式。主要有寄生于猪的猪附红体（*E. haemosuis*）、小附红体（*E. parvum*）；寄生于绵羊、山羊及鹿类中的绵羊附红体（*E. ovis*）；寄生于鼠的球状附红体（*E. coccoides*）；寄生于牛的温氏附红体（*E. wenyoni*）以及兔附红体（*E. lepus*）、犬附红体（*E. perekropori*）、猫附红体（*E. haemofelis*）和人附红体（*E. humanus*）等。

2. 形态学基本特征与培养特性　附红体呈多形性，如点状、杆状、球形等，大小不一，寄生在人、牛、羊及啮齿类中的较小，直径 $0.3\sim0.8\mu m$；在猪体中的较大，直径 $0.8\sim1.5\mu m$。通常在红细胞的表面或边缘，数量不等，数量多者可在红细胞边缘形成链状，也可游离于血浆中。加压情况下可通过 $0.1\sim0.45\mu m$ 滤膜，革兰氏染色阴性，姬姆萨染色呈紫红色（彩图 46-1），瑞氏染色呈蓝色。鲜血滴片直接镜检可见其呈不同形式运动。

通常认为附红体不能在无细胞培养基上生长，也不能在血液外组织培养，在红细胞上以二分裂或出芽方式增殖。但 1996 年 Nonaka 等以加入肌苷的 rEM 为基础培养液，72h 不换红细胞，培养猪附红体获得成功。我国有张守发培养牛附红体、律祥君用猪血厌氧培养附红体获得成功的报道。

3. 理化特性 附红体对热、干燥及常用消毒药物敏感，60℃水浴中 1min 即停止运动，100℃水浴中 1min 可灭活。对常用消毒剂均敏感，70%酒精、0.5%石炭酸、含氯消毒剂 5min 内可杀死，0.1%甲醛、0.05%苯酚溶液、乙醚、氯仿可迅速将其灭活。但附红体耐低温，4℃可存活 60 天，−30℃可存活 120 天，−70℃可存活数年。对四环素类药物敏感。

（二）流行病学

1. 传染来源 在多种动物和人体内均可检出附红体，其在一些啮齿类、家畜、禽鸟类及人类体内专性寄生。这些宿主一般既是被感染者，又是传染源。动物血液中的附红体可通过各种途径传播。有报道人因与家畜接触而导致感染，但目前还未得到足够的流行病学调查结果和试验数据证实。

2. 传播途径 附红体的传播途径目前尚不明确。可能的传播途径有接触传播、血源性传播、垂直传播及经媒介传播。血源性传播可能由注射器、动物打号器、断尾术、去势术等造成，传播媒介已知有虻、刺蝇、蚊子、蜱、螨、虱等，卵生动物不能经卵垂直传播。

3. 易感动物

（1）自然宿主 附红体的宿主范围广，易感动物有猪、牛、羊、犬、猫、兔、马、驴、骡、骆驼、鸡和鼠等。感染率很高，但多为隐性感染，当自身抵抗力下降和环境条件恶劣时，可引起发病或流行。除羊和山羊附红细胞体外，其余均具有宿主特异性。

人普遍易感，但常呈地区性分布，在畜牧业发达地区高发，感染率可高达 87%。发病率与性别、年龄及职业无明显关系，但有慢性疾病及免疫力低下者发病率往往显著高于健康人群。

（2）实验动物 到目前为止，尚无人工感染实验动物的文献报道。自然条件下鼠、兔、犬、猫、猪、禽均为易感动物。

4. 流行特征 本病发生有明显的季节性，虽然一年四季均可发生，但多发于高温多雨、吸血虫媒繁殖滋生的季节，夏秋季为发病高峰。流行形式有散发性，也有地方流行性。动物一般在饲养密度较高、封闭饲养的圈舍内多发。在环境条件恶劣，饲养管理不好、应激、动物抵抗力下降及并发感染其他疾病时，可能表现暴发流行。附红体可通过胎盘，由母畜传染给胎儿，发生垂直传播，导致仔畜死亡率升高。

从近年的报道看，我国人和动物附红体病发病率均呈上升趋势，这可能与可造成动物和人免疫缺陷的疾病感染率增加及人们对该病的认识水平提高有关。

5. 发生与分布 附红体病分布广泛，迄今已有美国、南非、阿尔及利亚、肯尼亚、伊朗、英国、法国、挪威、芬兰、澳大利亚、苏联、荷兰、尼日利亚、日本、马达加斯加、葡萄牙、西班牙、奥地利、比利时、印度、朝鲜、新西兰、以色列、埃及和中国等近 30 个国家先后报告发现病例。该病历史悠久，早在 1928 年 Schilling 等就已从啮齿动物中发现附红体，此后，许多学者从不同国家和地方发现了多种动物的附红体，但直到 1980 年 Puntarie 等才正式描述了人的附红体病。

我国 1980 年首次在家兔中发现附红体，其后相继在牛、羊、猪、犬等多种家畜中检出附红体，20世纪 80 年代初在人群中也证实了附红体病的存在。目前约有十多个省（自治区、直辖市）、20 余个县报道发生过本病，有些地区发病率较高，比如内蒙古 1994—1996 年随机抽取的 1 529 人中 35.5%感染本病，57%孕妇感染，感染者的新生儿感染率达到 100%。

（三）对动物与人的致病性

1. 对动物的致病性 本病多呈隐性感染，只有当受染红细胞达 50%以上或受染机体免疫功能低下时，才出现体征。

（1）猪 通常发生在哺乳母猪、妊娠母猪以及受到高度应激的育肥猪，特别是断奶仔猪或阉割后几周的猪多发。急性感染时，其临床特征为急性黄疸性贫血和发热（彩图 46 - 2）。体表苍白，高热达42℃，有时可见黄疸，皮肤表面出血斑、点，四肢、尾部、特别是耳部边缘发紫，耳郭边缘甚至大部分耳郭可能会发生坏死。感染后存活猪生长缓慢。母猪发病时，厌食、发热，乳房及会阴部水肿 1~3 天；

受胎率低，不发情、流产、产死胎、弱胎。产出的仔猪往往苍白贫血，有时不足标准体重，易于发病。

（2）其他动物　牛、犬、山羊被感染后一般不发病或出现轻微贫血。临床发病时均以高热、贫血、黄疸为主要症状，有时脾增大，从腹壁可触及。鸡可见冠苍白而称其为"白冠病"。羊可见病性生长缓慢、贫血、黄疸，症状较重者还可能引起死亡，特别是受到应激的动物。

2. 对人的致病性　疫区中人感染率相当高，但多表现为亚临床感染，出现临床症状和体征可诊断为附红体病者，多为重度感染（60％以上红细胞有附红体）或自身免疫力低下者。

发病者主要临床表现有发热，体温可达 40℃，并伴有多汗，关节酸痛；可视黏膜及皮肤黄染，乏力，嗜睡等贫血症状；淋巴结肿大，常见于颈部浅表淋巴结；肝脾肿大、皮肤瘙痒、脱发等。小儿患病时，有时腹泻。

（四）诊断

1. 临床诊断　本病呈地方流行或散发，夏秋季常见，应激状态、有慢性基础病和自身免疫力低下者多发，对近期与动物有密切接触史或去过疫区的，临床表现主要为发热、贫血、黄疸、淋巴结肿大等可考虑本病并做出初步诊断。确诊需依据实验室病原检查结果，并排除相关疾病。

2. 实验室诊断　病原体检查阳性，即可确诊。

（1）鲜血压片检查　新鲜血液加等量生理盐水置显微镜下观察可见在血浆中转动或翻滚，遇红细胞即停止运动的菌体。

（2）涂片染色检查　新鲜血液涂片、固定，显微镜下观察，姬姆萨染色红细胞表面可见紫红色小体或瑞氏染色呈淡蓝色的小体时，可判为阳性。

其他血象、血液生化结果支持贫血诊断。补体结合试验、间接血凝试验、荧光抗体试验、酶联免疫吸附试验等血清学检测呈阳性反应时，有助于诊断。

（3）分子生物学诊断　随着生物技术和基因检测水平的发展，附红细胞体的检测方法越来越全面。Yasuko Rikihisa 等 1997 年首次扩增出附红细胞体的 16S r RNA，之后基于该基因序列建立各种 PCR 方法用于病原的诊断检测和流行病学研究。另外还可利用 DNA 探针、DNA 杂交方法、原位杂交技术等方法。

（五）防制措施

1. 动物的防制措施　本病多为隐性感染，无诱发因素时一般不会发病或流行，目前尚无疫苗用于预防接种。

（1）综合性措施　加强饲养管理，注意环境卫生及定期消毒，给予全价饲料，增强机体抵抗力，减少不良应激等对本病的预防及控制有重要意义。加强对引进动物的检疫工作，同时流行季节加强灭蚊、灭蝇工作，加强对动物免疫及治疗用注射器及手术器械的消毒管理，亦可减少传播本病的机会。

（2）治疗　明确诊断后，可按体重选用四环素、土霉素等药物进行治疗。

2. 人的防制措施

（1）综合性措施　目前对本病的流行环节尚不明确，且感染者多不表现症状，在临床诊疗中不被重视，常造成漏诊或误诊。防制措施主要为流行季节防蚊、灭蚊，防止吸血虫媒的叮咬，加强环境卫生管理，接触感染动物后或进入疫区时，必要时可进行药物预防。目前尚无疫苗可用于预防接种。

（2）治疗　确诊患者及时选用四环素、多西环素或氨基糖苷类抗生素进行治疗。多西环素每次 0.1g、每天 2 次，四环素每次 0.5g、每天 4 次，阿米卡星每天 0.4～0.8g，口服 7 天为一个疗程。

此外可采取一般支持疗法和对症治疗。

（六）公共卫生影响

从近年的研究报道可知，尽管附红体的传播途径尚不十分明确，但感染动物传播给人的可能性是存在的，特别是与人密切接触的家畜和宠物可能带来的跨种间传播，需给予必要的重视。近年来随着引起动物免疫缺陷的疾病不断发生，附红体造成的流行也有增加的趋势，给养殖业，特别是养猪业带来了较大的经济损失。另据报道，人附红体的感染相当普遍，人感染本病原后虽然不都表现临床症状，但会增加对其他疾病的易感性，同时人感染本病后可通过输血和垂直传播引起其他人群和胎儿感染。因此从公共卫生的角度出发，对近年来发生的附红体病也不能掉以轻心。

（遇秀玲）

◆ **参考文献**

房春林，杨光友．2005．猪和兔附红细胞体的体外培养［J］．中国兽医科技，35（3）：190-193．

马杏宝，王龙英，魏梅雄．2005．中国附红细胞体及附红细胞体病的研究近况［J］．上海预防医学杂志，17（11）：516-519．

马亦林．2005．传染病学［M］．第4版．上海：上海科学技术出版社：443-446．

舍英，杜跃峰，侯金凤．1995．附红细胞体病的研究现状［J］．中国人兽共患病杂志，11（1）：45-50．

张浩吉，谢明权，张健骓，等．2005．猪附红细胞体16S rRNA基因的序列测定和系统进化分析［J］．畜牧兽医学报，36（6）：596-601．

张守发，张国宏，宁建臣，等．2002．牛附红细胞体体外培养试验［J］．中国兽医科技，32（8）：27-29．

R. E. 布坎南，N. E. 吉本斯．1984．伯杰氏细菌学鉴定手册［M］．北京：科学出版社：1228-1270．

Brenner DJ，Krieg NR，Staley JT. 2005. Bergey's Manual of Systematic Bacteriology. 2nd Edition，2：215.

Hu Z，Yin J，Shen K. 2009. Outbreaks of hemotrophic mycoplasma infections in China. Emerging Infectious Diseases，15（7）：1139-1140.

Neimark H，Hoff B，Ganter M. 2004. Mycoplasma ovis comb. nov. (formerly Eperythrozoon ovis)，an epierythrocytic agent of haemolytic anaemia in sheep and goats. Int. J. Syst. Evol. Microbiol，54：365-371.

Neimark H，Johansson K E，Rikihisa Y，et al. 2001. Proposal to transfer some members of the genera Haemobartonella and Eperythrozoon to the genus Mycoplasma with descriptions of 'Candidatus Mycoplasma haemofelis'，'Candidatus Mycoplasma haemomuris'，'Candidatus Mycoplasma haemosuis' and 'Candidatus Mycoplasma wenyonii'. Int. J. Syst. Evol. Microbiol，51：891-899.

Neimark H，Peters W，Robinson B L. 2005. Phylogenetic analysis and description of Eperythrozoon coccoides，proposal to transfer to the genus Mycoplasma as Mycoplasma coccoides comb. nov. and Request for an Opinion. Int. J. Syst. Evol. Microbiol，55：1385-1391.

Robson S. 2007. Eperythrozoonosis in sheep. Primefact，466：1-2.

第四十七章 丹毒丝菌科细菌所致疾病

根据《伯杰氏系统细菌学手册》第二版（2005），丹毒丝菌科（Erysipelotrichaceae）在分类上属厚壁菌门（Firmicutes）、柔膜体纲（Mollicutes），目尚未确定。本科包括丹毒丝菌属（*Erysipelothrix*）、*Bulleidia*、*Holdemania* 及 *Solobacterium* 共 4 个属，其中，丹毒丝菌属为其模式属。

丹毒丝菌属细菌所致疾病

丹毒丝菌（*Erysipelothrix* Rosenbach，1909）是一种微弯的细杆菌，大小为（0.2～0.4）μm×（0.8～2.5）μm。有形成长丝的倾向，常有 60 μm 以上的长丝，为革兰氏阳性、不运动、无芽孢、无荚膜的化能异养菌。不抗酸，兼性厌氧。接触酶阴性，最适生长温度 30～37℃。发酵作用弱，仅发酵葡萄糖和少数其他碳水化合物，产酸不产气。广泛分布于自然界，通常寄生于哺乳动物、鸟类和鱼；有的菌对哺乳动物和鸟类致病。模式种为猪红斑丹毒丝菌（*Erysipelothrix rhusiopathiae*）。红斑丹毒丝菌（以前称隐袭丹毒丝菌）是一种革兰氏阳性、无荚膜、不形成芽孢、不活动的微嗜氧杆菌，分布于全世界。红斑丹毒丝菌主要是腐生性的，可感染各种活的动物，包括昆虫、贝壳类动物、鱼、鸟和哺乳动物（特别是猪）。人感染主要是职业性的，多为用手操作可食或不可食动物（感染动物尸体，提取的油脂，骨、壳）时被刺伤而感染，非皮肤感染罕见，通常表现关节炎和心内膜炎。

丹毒丝菌感染

丹毒丝菌感染（Erysipelothrix rhusiopathiae infection）是由红斑丹毒丝菌引起的一种急性、热性人与动物共患传染病。猪感染后又称猪丹毒（Erysipelas suis）。本病广泛分布于世界各地，对养猪业危害极大。人感染后又称为类丹毒，目前已被充分界定的由红斑丹毒丝菌引起的人类感染有 3 种：类丹毒、弥漫性皮肤型和菌血症型。

（一）病原

1. 分类地位　红斑丹毒丝菌（*Erysipelothrix rhusiopathiae*）俗称猪丹毒杆菌（*Bacillus rhusiopathiae*），在分类上属丹毒丝菌科（Erysipelotrichaceae）、丹毒丝菌属（*Erysipelothrix*），依据菌体可溶性耐热肽聚糖的抗原性进行分型，目前共有 25 个血清型和 1a、1b 及 2a、2b 亚型。从急性败血症患者中分离的菌株多为 1a 型，从亚急性及慢性病例分离的菌株则多为 2 型。

2. 形态学基本特征与培养特性　红斑丹毒丝菌是一种纤细的小杆菌，直形或稍弯，两端钝圆（图 47-1），大小为（0.2～0.4）μm×（0.8～2.5）μm，在感染动物的组织触片或血片中，呈单个、成对或小丛状排列。革兰氏染色阳性（图 47-2），但易脱色，染色不匀。在陈旧的肉汤培养物中和慢性猪丹毒病的动物心内膜疣状物上，多呈长丝状，成丛排列。无鞭毛，不产生芽孢和荚膜。

本菌为微需氧菌，在普通培养基上能生长。但若在培养基中加入少许血液或血清并在 10%二氧化碳中培养，则生长更佳。生长最适 pH7.4～7.8，最适温度37℃。在固体培养基上培养24 h可长出光滑型（S）、粗糙型（R）或中间型（I）菌落。光滑型菌落的菌株毒力极强，来自急性病猪的分离物，菌落表面光滑细致，边缘整齐，有微蓝色红光，菌体短细，在鲜血琼脂上呈 α 溶血。粗糙型菌落多见于久经培养或从慢性病猪、带菌猪分离的菌株，菌落较大，表面粗糙，边缘不整齐，呈土黄色，菌体大，呈长链状，毒力极低，抗原也与光滑型有所不同。中间型菌株的菌落为金黄色，其毒力介于光滑型和粗糙型之间。

　　本菌明胶穿刺培养3～4天后，呈试管刷状生长。不液化明胶，糖发酵极弱，可发酵葡萄糖和乳糖。

　　3. 理化特性　红斑丹毒丝菌对腐败、烟熏、胃酸、盐腌和干燥环境有较强抵抗力，干燥状态下可存活3周，在深埋的尸体中可存活9个月。在盐腌或熏制的肉品中，该菌能存活3～4个月，在肝、脾中经4℃ 159 天仍有毒力。对阳光和直射光较敏感，70℃ 5～15 min 可完全杀死。对常用消毒剂抵抗力不强，0.5%甲醛数十分钟可将其杀死。用10%生石灰或0.1%过氧乙酸涂刷墙壁和喷洒猪圈是目前较好的消毒方法。可耐受 0.2%苯酚，对青霉素敏感。

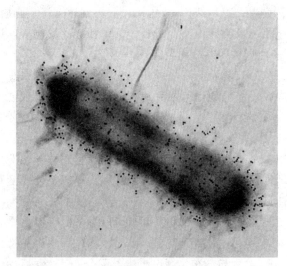

图 47 - 1　红斑丹毒丝菌（免疫金标，ER21 单抗）

[引自 Microbes and Infection，2，Yoshihiro Shimoji. Pathogenicity of Erysipelothrix rhusiopathiae：virulence factors and protective immunity，965 - 972，Copyright Elsevier（2000），经 Elsevier 授权]

　　（二）流行病学

　　1. 传染来源　被红斑丹毒丝菌感染的发病动物和带菌动物是主要传染源。病猪的内脏（如肝、脾、肾）、各种分泌物和排泄物都含有病菌，随粪、尿和口、鼻、眼分泌物排出体外，污染饲料、饮水、土壤、用具和圈舍等，导致本病传播。

　　人类感染常因接触受感染动物或其污染的物品所致。

　　2. 传播途径　感染的途径有消化道感染，病猪、带菌猪及其他带菌动物通过分泌物或排泄物，污染饮水、饲料或土壤，经过消化道传染给易感猪；也可经动物损伤皮肤而感染发病；或者经吸血昆虫，如蚊、蝇、虱、蜂等叮咬，可传播本病。屠宰场、肉食品加工厂的废品、废水、食堂泔水、动物性蛋白饲料等喂猪是引起本病发生的一个常见原因。

　　人类受感染主要是职业性损伤，多因处理受感染动物及其产品、废物和捕捞、加工鱼类时经损伤的皮肤感染。

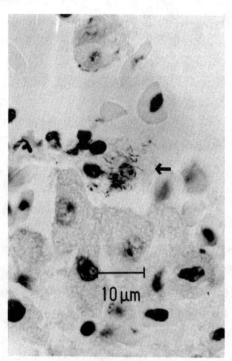

图 47 - 2　鸟类感染红斑丹毒丝菌，肝细胞内可见革兰氏阳性菌体

[引自 Marion J. Morgan，James O. Britt，James M. Cockrill，et al. Erysipelothrix rhusiopathiae infection in an emu（Dromaius novaehollandiae）. J Vet Diagn Invest，1994，6：378 - 379，经 The American Association of Veterinary Laboratory Diagnosticians 授权]

　　3. 易感动物

　　（1）自然宿主　各种年龄的猪对本病均易感，但 3月龄以下的猪很少发病，以3～6月龄架子猪发病最多。其他家畜（牛、羊、犬、马）、禽类（鸡、鸭、鹅、火鸡、鸽)、野鸟(孔雀、鹌鹑、金丝鸟、画眉)及人对本病均有易感性。另外,本菌还能感染吸血昆虫、贝类、鱼类、两栖类、鸟和哺乳动物等,现已从 50 多种野生哺乳动物和半数左右的啮齿动物、30 多种野鸟体内分离到红斑丹毒丝菌。

(2)实验动物 小鼠和鸽子最易感,肌内或皮下注射接种 3~5 天后,呈败血症死亡,死后剖检脾肿大,肝有坏死灶。家兔和豚鼠对该菌抵抗力较强。

4. 流行特征 呈散发或地方性流行,有时也有暴发性流行。流行有明显的季节性,多发生在夏季,5~8 月是流行的高峰期,特别是在气候闷热,暴雨之后常暴发流行,其他月份仅有零星散发。但有地区以 4~5 月和 11 月多发,气温偏高且四季气温变化不大的地区,发病无季节性。本病发生也有一定的地区性,在一些寒冷地区很少发生,环境条件改变和一些应激因素如饲料突然改变、气温变化、疲劳等也能诱发本病。

类丹毒的季节性发生率与猪丹毒平行,以夏季和初秋最高。多为零星散发,发病与职业密切相关,感染者多为屠宰加工人员、兽医、渔民、水产品加工人员及肉食品加工、处理人员。

5. 发生与分布 红斑丹毒丝菌分布广泛,动物的带菌率和发病率与饲养条件、气候变化及动物年龄密切相关,是一种"自然性传染病"。猪丹毒广泛流行于全世界所有养猪国家,我国也广泛存在。我国流行的猪丹毒以急性型和亚急性型为主,慢性型较少。最早发生于四川,1946 年后其他各省也有相应报道,1952—1953 年江西 40 个县调查发病率 68%,死亡率 20%。其后,我国对猪丹毒进行了许多研究工作,先后制成了 3 种疫苗,为预防本病创造了有利条件,使本病得到了有效控制。目前集约化养猪场发病比较少见,但仍未完全控制。

类丹毒散发于五大洲,我国也是类丹毒的散发地区。从事屠宰业、水产业、食品加工业人员及主炊的主妇易患本病。

(三)对动物与人的致病性

1. 动物的致病性

(1)猪 猪感染红斑丹毒丝菌后,发病潜伏期多为 3~5 天,短则 1~2 天,长者达 8 天以上。根据临床病程的长短,可分为最急性型、急性型、亚急性型和慢性型。

1)最急性型 在流行初期,最急性型和急性型多见。最急性型又称无色型或闪电型,在没有任何临床症状表现的情况下,突然死亡,病程极短,剖检无明显可见病理变化。

2)急性型 又称败血型,多数病例有明显症状,表现体温突然升高(42~43℃),稽留不退,食欲突然减退或废绝,虚弱,不愿走动,躺卧地上,有时呕吐。发病初期,粪便干硬,附有黏液,后期可能下痢。眼结膜充血,分泌物却很少。呼吸和心跳均加快,黏膜发绀。发病 1~2 天后或在死亡前,部分病猪于胸、腹和股内侧皮肤较薄的部位出现大小和形状不等的红斑,初呈淡红色,颜色逐渐加深,用指触压可退色,去指后迅速恢复原状。病程约 2~4 天,有些猪经过 3~4 天后,体温降至正常以下而死。哺乳仔猪和断奶仔猪发生猪丹毒,往往取急性经过,突然发病,表现神经症状,很快死亡,病程不超过1 天。

3)亚急性型 又称疹块型,症状比急性型轻,特征是在皮肤上出现规则的疹块。病初时,精神不振,食欲不佳,体温高达 41℃左右,少数病猪体温超过 42℃。体温升高 1~2 天后,在胸、腹、背、颈、肩、臀、四肢等皮肤上出现扁平凸起、大小和数量不等的疹块,界限清楚,呈方形、菱形、圆形或不规则形,俗称"打火印"(彩图 47-1)。色泽初期为淡红色,随后变成紫色或紫黑色。疹块发生后体温开始下降,病势渐轻,经数日后疹块颜色消退,原来凸起的疹块表面下陷,表面结痂。轻者脱痂自愈,重者在疹块表面形成浆液性疱疹,疱疹液干涸后形成硬痂,剥落后留下疤痕,多转为慢性型,有的转为败血症,多于 1~2 周恢复。

4)慢性型 多由急性或亚急型转变而来,主要症状为心内膜炎(呼吸困难、黏膜发绀、听诊有杂音)、关节炎(四肢关节肿大、病腿僵硬、跛行)和皮肤坏死(局部皮肤肿胀隆起、坏死、干硬、似皮革,最后脱落)。心内膜炎患猪大多发生死亡。

（2）禽类　以鸽、火鸡和鸭最易感，鸡一般为散发。病禽精神不振，步态不稳，羽毛松乱，体温升高。皮肤、冠、髯青紫。火鸡突然暴发，少数死亡，有时皮肤上有大块皮革状条痕，有时腹泻，粪黄绿色。火鸡病死率一般为 2.5%～25%，高者可达 50%，幼鸭最高病死率可达 25%。

2. 对人的致病性　类丹毒潜伏期通常 1～4 天。根据临床症状，可分为局限型、弥漫性皮肤损害和系统性感染。

（1）局限型感染　最为常见。感染通常发生于手指或手，其特征是在感染部位的周围发生进展缓慢、分散、轻微隆起、几乎是青紫色的红斑区。肿胀的红斑区随着中心部位颜色的消退而向周边移行，肿胀组织压之不凹陷，损伤消退时一般无痂皮脱落，感染部位有烧灼感、刺痛感，有时很痒，但不化脓。感染可向其他手指缓慢发展，但很少波及指端及腕部以上皮肤。损害向外周蔓延时，中心部分炎症消退。系统症候甚少，邻近关节可有无菌性关节炎。

（2）弥漫性皮肤损害　罕见。皮肤损害可由接种处向近端发展，或在远隔部位出现。患者常有发热及关节痛，但血培养常为阴性。病人发热、不适、关节和肌肉疼痛，常有严重头痛，可能引起心内膜炎，偶可发生败血症，此时局部病变可移行至面部、躯干和身体的其他部分。全身型皮疹呈弥漫性，炎症比局限型更明显，并可伴有隆起的伪足，形成环状、卵圆形或形态奇异的皮疹。败血型皮疹分布全身，可出现红色盘状红斑，融合成大片，常发生严重的紫癜样皮疹。

（3）丹毒丝菌系统性感染　罕见。迄今为止报道的菌血症患者中，约 90% 为心内膜炎，其临床症候与其他微生物所致的心内膜炎相似。猪红斑丹毒丝菌心内膜炎与职业关系密切，易侵害主动脉瓣。疑似菌血症或心内膜炎病人，常规血培养即可使细菌生长并分离。局灶性感染包括脑脓肿、骨髓炎及慢性关节炎。

（四）诊断

1. 猪丹毒的临床诊断　可根据流行病学、临床症状及尸体剖检等进行综合诊断，必要时进行病原学和血清学检查。

（1）尸体剖检　主要病变有急性胃肠炎（以幽门和十二指肠严重）；全身淋巴结肿大，呈弥漫性紫红色；肾呈红色、肿大（大红肾），脾肿大呈樱红色，切面白髓周围有颜色深于红髓的圆形红晕（死后速切速看）；慢性者在心脏瓣膜（特别是二尖瓣）上有溃疡性或菜花样赘生物及四肢关节的慢性炎症变化。

（2）病原菌检查　可采取耳静脉血、刺破疹块边缘部皮肤取血，或取病死猪的心血、脾、肝、肾、淋巴结等制作抹片，革兰氏或瑞氏法染色、镜检，也可培养、分离、鉴定病原，发现本菌即可确诊。

（3）动物试验　动物试验对本病菌的检出率比培养高得多，是诊断本病的重要方法。用上述原始检验样本制成生理盐水混悬液，或挑取培养后的可疑菌落接种肉汤，取 37℃ 24 h 的培养物接种动物。小鼠皮下或腹腔内接种 0.1～0.2 mL，鸽胸肌接种 0.5～1.0 mL，动物在接种后 2～4 天发病死亡，取其心血或脾、肝等进行涂片，染色镜检，并同时接种血琼脂平板证实。

（4）血清学试验　主要是对慢性猪丹毒进行诊断。常用的方法有血清或全血平板凝集试验、琼脂凝胶扩散试验、荧光抗体试验（直接法和间接法）和抗猪丹毒血清培养凝集试验。

2. 类丹毒的临床诊断　根据临床症状、患者的职业、接触史及外伤史、引起感染的特定环境等可作出初步诊断。但确诊需从病变边缘采取皮肤活组织样本（全身性感染可采血液）进行培养、分离和鉴定病原菌。

（五）防制措施

1. 猪丹毒的防制措施　我国是猪丹毒流行比较严重的国家之一，给养猪业造成严重的经济损失。由于多种动物都可感染发病，因此本病是一种潜在的、危害性较大的疫病，要重点做好防治工作。

（1）猪丹毒的预防

1）加强饲养管理，防止病原的传入　从其他地区或猪场引进猪只时，必须隔离观察2～4周，确认无病后再合入猪群。

2）定期疫苗免疫接种　在疫区，每年春、秋或夏、冬季节定期给猪普遍进行免疫接种。目前使用的菌苗主要有猪丹毒弱毒菌苗、氢氧化铝甲醛菌苗、GC 系弱毒菌苗（后者既可注射，又可口服）。哺乳仔猪在断奶后应补行免疫接种。郑福荣等（1992）报道，以猪丹毒豚鼠系弱毒菌株（G370 菌株）制成的冻干菌苗，经 3 个省、4 个地区免疫接种不同类型的猪 95 724 头，8 个月后仍有良好免疫效力，且有较好的安全性。该苗还可以用于猪群的紧急口服免疫接种。

3）对发病动物的扑灭措施　猪群或其他动物发生丹毒时，对发病动物立即进行隔离治疗，同时观察发病动物群的动态，测体温。对发病动物圈舍及用具进行彻底消毒。急宰动物的肉尸可进行高温处理，血液及割去的病变组织、器官进行化制或深埋。

（2）猪丹毒的治疗　青霉素为治疗猪丹毒的首选抗生素，早期治疗效果好，每次可按 80 万～160 万 U 肌内注射，配合高免血清效果更好。首次应用时可用血清稀释青霉素，以获得较好疗效。以后可单独用青霉素或血清维持治疗 2～3 次。高免血清每天注射 1 次，直至体温、食欲恢复正常为止。如青霉素疗效不佳时，可改用四环素或土霉素、红霉素，药物要保证剂量、疗程，停药不能过早。

2. 类丹毒的防制措施

（1）类丹毒的预防　①加强农贸市场检疫和肉品卫生检验，发现病猪应立即进行隔离和消毒；杜绝病、死猪肉上市销售。②从事有感染本病菌危险性的职业人员（兽医、屠宰及肉品加工人员、渔民及鱼品加工人员、野味加工人员等），应加强个人防护，防止皮肤创伤，尽可能戴上手套操作，以保护手部不受感染。一旦受到损伤，应采取适当方法处理，以免受到感染。

（2）类丹毒的治疗　分离到的猪红斑丹毒丝菌，对青霉素、头孢菌素和氧氟沙星等敏感。对红霉素、四环素和氯霉素有部分抗药性。对万古霉素、增效新诺明及磺胺药则有抗药性。治疗应首选青霉素 G。对无合并症的皮肤损害者，青霉素口服 5～7 天，常能收到较好疗效。治疗能加速愈合，但复发亦难幸免。菌血症患者应以青霉素静脉注射治疗。心内膜炎患者，采用青霉素日用量 1 200 万～2 000 万 U 治疗，持续 4～6 周。青霉素过敏病人，可用头孢菌素。对 β－内酰胺过敏的丹毒丝菌感染者，可考虑用喹诺酮类，特别是氧氟沙星和环丙沙星治疗。心内膜炎病人可能须作瓣膜置换。

（六）公共卫生影响

红斑丹毒丝菌是土壤中的常在菌，对环境有较强的抵抗力，且带菌动物既多又广，很难消灭本病。因此应进行有计划的免疫接种，加强兽医卫生管理。发生疫情时，应尽快做出诊断，划定疫点、疫区范围，并将疫情上报，进行封锁。对全部畜群进行体温监测，对体温升高并已出现症状的动物应及时用青霉素治疗或扑杀。对体温不高的动物，应立即用抗血清作紧急预防注射。病死猪或扑杀的病猪可就地化制，内脏、血液等应就地深埋或烧毁。病死畜舍及处理病死畜的场所、工具、运输车辆应进行全面消毒，粪便及废弃物应进行生物热发酵处理，疫区应终止猪只交易，直至解除封锁。

从事屠宰、饲养、兽医等职业的人员，工作前应检查手、脚有无外伤，做好防护工作，工作后进行消毒。发现可疑感染时，应及时确诊治疗。

（薛青红　康凯）

◆ **我国已颁布的相关标准**

NY/T 566—2002　猪丹毒诊断技术

◆ **参考文献**

费恩阁，李德昌，丁壮 . 2004. 动物疫病学［M］. 北京：中国农业出版社：83 - 89.

陆承平 . 2001. 兽医微生物学［M］. 北京：中国农业出版社：305 - 306.

文心田 . 2004. 动物防疫检疫手册［M］. 成都：四川科学技术出版社：175 - 180.

张彦明 . 2003. 兽医公共卫生学［M］. 北京：中国农业出版社：210 - 212.

Bishara J, Robenshtok E, Weinberger M, et al. 1999. Infective endocarditis in renal transplant recipients. Transpl Infect Dis, 1 (2): 138 - 143.

Haesebrouck F, Pasmans F, Chiers K, et al. 2004. Efficacy of vaccines against bacterial diseases in swine: what can we expect? Vet Microbiol, 100 (3 - 4): 255 - 268.

Imada Y, Takase A, Kikuma R, et al. 2004. Serotyping of 800 strains of Erysipelothrix isolated from pigs affected with erysipelas and discrimination of attenuated live vaccine strain by genotyping. J Clin Microbiol, 42 (5): 2121 - 2126.

Maestre A, Ramos J M, Elia M, et al. 2001. Endocarditis caused by Erysipelothrix rhusiopathiae: a rare professional disease difficult to diagnose. Enferm Infecc Microbiol Clin, 19 (9): 456 - 457.

Sato H, Yamazaki Y, Tsuchiya K, et al. 1998. Use of the protective antigen of Erysipelothrix rhusiopathiae in the enzyme-linked immunosorbent assay and latex agglutination. Zentralbl Veterinarmed B, 45 (7): 407 -420.

第四十八章 芽孢杆菌科细菌所致疾病

根据《伯杰氏系统细菌学手册》第二版（2005），芽孢杆菌科（Bacillaceae）在分类上属厚壁菌门（Firmicutes）、芽孢杆菌纲（Bacilli）、芽孢杆菌目（Bacillales），其下包括芽孢杆菌属（Bacillus）等 17 个属。其中芽孢杆菌属为其模式属。

芽孢杆菌属细菌所致疾病

芽孢杆菌为能形成芽孢（内生孢子）的杆菌或球菌。好氧或兼性厌氧，一般为革兰氏染色阳性，大多数有动力，无荚膜，多数溶血，通常过氧化氢酶阳性。DNA 的 G+C mol% 为 32～62。发现于不同的生境，少数种对脊椎动物和非脊椎动物致病。芽孢杆菌包括芽孢杆菌属、芽孢乳杆菌属、梭菌属、脱硫肠状菌属和芽孢八叠球菌属等。在某种环境下，菌体内的结构发生变化，经过前孢子阶段，形成一个完整的芽孢。芽孢对热、放射线和化学物质等有很强的抵抗力。自然界分布广，存在于土壤、水、空气以及动物肠道等处。

芽孢杆菌属内存在着多种多样的菌种和菌株，《伯杰氏细菌学鉴定手册》第八版将该属中细菌分为 2 群，第 I 群包括 22 个种，普遍认为是可区分的群体，分别为枯草芽孢杆菌（Bacillus subtilis）、短小芽孢杆菌（Bacillus pumilus）、地衣芽孢杆菌（Bacillus licheniformis）、蜡状芽孢杆菌（Bacillus cereus）、炭疽芽孢杆菌（Bacillus anthracis）、苏云金芽孢杆菌（Bacillus thuringiensis）、巨大芽孢杆菌（Bacillus megaterium）、多黏芽孢杆菌（Bacillus polimyxa）、坚实芽孢杆菌（Bacillus firmus）和球形芽孢杆菌（Bacillus sphaericus）等；第 II 群包括 26 个种，这 26 个种迄今还未获得广泛承认。自 20世纪 70 年代以来，随着分子生物学技术的发展，分子数据开始应用于细菌分类。通过 DNA 杂交、多位点酶切电泳（multilocus enzyme electrophoresis）、基因序列分析（sequence analysis）及 PCR 等分子生物学技术的研究，蜡状芽孢杆菌、炭疽芽孢杆菌和苏云金芽孢杆菌具有高度同源性，有学者建议将它们划为同一个种，均为蜡状芽孢杆菌群的成员，但迄今为止还没有达成一致意见。

芽孢杆菌属大多数与人类或动物疾病的联系很小，导致人和动物致病的主要为第 I 群的炭疽芽孢杆菌和蜡状芽孢杆菌。

一、炭　疽

炭疽（Anthrax）是由炭疽芽孢杆菌引起的一种人与动物共患急性传染病。食草大家畜为其主要易感动物。动物炭疽的病变特点是天然孔出血，血液凝固不良，败血症变化，脾脏显著肿大和皮下、浆膜下结缔组织出血性胶样浸润。人类炭疽主要通过患病或死亡的食草动物感染发病，临床主要表现为皮肤坏死及特异的黑痂，或表现为肺部、肠道及脑膜的急性感染，有时伴发败血症。炭疽在我国列为乙类传染病，发生肺炭疽按甲类传染病处理。

（一）病原

1. 分类地位　在《伯杰氏细菌学鉴定手册》第八版中，炭疽芽孢杆菌（Bacillus anthracis）属芽孢杆菌科（Bacillaceae）、芽孢杆菌属（Bacillus）的第Ⅰ群细菌，可引起动物和人类炭疽。炭疽杆菌的抗原组成有荚膜抗原、菌体抗原、保护性抗原及芽孢抗原4种。荚膜抗原是一种多肽，能抑制调理作用，与细菌的侵袭力有关，也能抗吞噬，有利于细菌的生长和扩散；菌体抗原虽无毒性，但具种特异性；保护性抗原具有很强的免疫原性；芽孢抗原有免疫原性及血清学诊断价值。炭疽杆菌繁殖体分泌的炭疽毒素是由水肿因子（EF）、保护性抗原（PA）和致死因子（LF）所组成的复合多聚体。

2. 形态学基本特征与培养特性　炭疽杆菌菌体较大，长4～10μm、宽1～3μm，能形成荚膜（图48-1和彩图48-1 A、B）和芽孢、无鞭毛、不运动，形态呈棒状，两端截平，排列成链，似竹节状，革兰氏染色阳性（图48-2、彩图48-1 C）、姬姆萨染色呈蓝色（彩图48-1 D）。炭疽杆菌为需氧和兼性需氧，在普通琼脂平板上长成灰白色、不透明、扁平、表面粗糙的菌落，边缘不整齐，低倍镜下呈卷发样（彩图48-2）。二氧化碳条件下培养，菌落光滑而黏稠，用针挑时可拉出较长细丝。炭疽芽孢杆菌光滑型和粗糙型两种菌落形态见彩图48-3。炭疽杆菌在适当浓度青霉素作用下，形态变异而形成大而均匀的圆球状，成串珠状，称为串珠试验，对菌有鉴别意义。肉汤培养时因形成长链，呈絮状发育，管底有絮状、卷绕成团的沉淀，液体透明，振荡后均匀混浊，不形成菌膜或壁环。

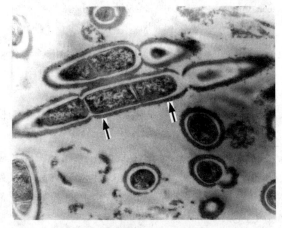 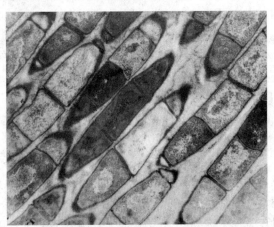

图 48-1　炭疽杆菌感染小鼠，在血管中的中晚期菌体，
可见典型荚膜形成（×24 000）
（遇秀玲供图）

图 48-2　炭疽杆菌菌体呈链状排列，其两端菌体
外侧呈尖圆形或钝圆状（×3 500）
（遇秀玲供图）

3. 理化特性　炭疽杆菌的繁殖体对外界理化因素的抵抗力不强，其繁殖体在56℃ 2h、60℃ 15min、75℃ 1min即可杀灭。常规消毒方法即可灭活，但其芽孢抵抗力很强，干燥状态下可存活若干年。炭疽杆菌的芽孢对碘敏感，1∶2 500碘液10min即可杀死。120℃高压蒸汽灭菌10min，干热140℃ 2～3h可破坏芽孢。20%漂白粉和20%石灰乳浸泡2天，3%过氧化氢1h，0.5%过氧乙酸10min均可将炭疽芽孢杀死。该菌对青霉素、链霉素、红霉素、氯霉素等多种抗生素及磺胺类药物高度敏感，可用于临床治疗。

（二）流行病学

1. 传染来源　患病动物及其尸体是主要的传染源。细菌大量存在于病畜的脏器组织中，可通过其排泄物、分泌物，特别是濒死动物天然孔流出的血液，污染饲料、饮水、牧场、土壤、用具等，如不及时消毒处理或处理不彻底，则可形成长久的疫源地。炭疽病人也是传染来源，但人对人的直接接触传播极为罕见。被污染的环境形成的尘埃、气溶胶及恐怖活动分子施放的炭疽芽孢，亦可成为重要的传染来源。

2. 传播途径　动物采食时，接触被炭疽芽孢污染的土壤和饮水，或者吃了带菌的骨、肉、血粉等，而通过消化道感染；动物呼吸时，吸入含有炭疽芽孢的尘埃，可通过呼吸道感染；炭疽杆菌也可通过皮肤伤口感染；另外，由于昆虫叮咬发病的病例虽少，但确有报道。芽孢侵入动物机体后发芽形成繁殖体，然后细菌繁殖产生致死性毒力因子，引起动物发病和死亡。

人类主要是通过直接或间接接触患病的牲畜，进食染病的牲畜肉类，吸入含有炭疽杆菌的气溶胶或尘埃，以及接触污染的毛皮等畜产品而感染该病（图48-3）。

炭疽杆菌病属于自然疫源性人与动物共患传染病，其传播媒介包括以食草动物为主的动物、人类，以及被炭疽杆菌污染了的用品、交通工具、饲料、饮水和土壤等。

3. 易感动物

（1）自然宿主　各种动物对炭疽杆菌均有不同程度的易感性，羊、牛、马等食草动物最易感，鹿、驴、骡、骆驼次之，再次为猪、犬、猫等杂食动物。野生食肉动物如狮、豹、狼、貉、獾、貂、鼬亦可感染，禽类一般不感染。

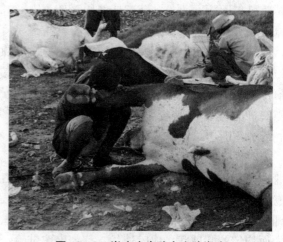

图48-3　炭疽病牛致人皮肤炭疽

［引自 Robert N. Peck，Daniel W. Fitzgerald. Cutaneous Anthrax in the Artibonite Valley of Haiti：1992—2002. Am. J. Trop. Med. Hyg.，2007，77（5）：806-811，经 Am. J. Trop. Med. Hyg. 授权］

造成家畜感染的主要原因有：①历史性疫源地，家畜在这些地方放牧、饮水会导致疾病新的流行；②使用被炭疽芽孢污染的饲料喂养家畜；③健康动物与患病动物混养，造成交叉感染；④在皮毛加工厂附近放牧或饮水。

人类炭疽的流行常发生在动物炭疽的流行之后，人对炭疽普遍易感，发病情况与职业、受感染的机会、接触频率和剂量以及病菌的毒力有关。

（2）实验动物　小鼠、豚鼠、猴、兔均易感，大鼠有抵抗力。各种品系的小鼠对炭疽强毒菌均较敏感，皮下注射致死剂量为10～30 CFU，吸入感染的致死剂量为30～50 CFU。炭疽芽孢对豚鼠的致死剂量皮下注射为100～300 CFU，吸入感染为300～500 CFU。对非人灵长类动物，如恒河猴的致死剂量皮下注射为500～5 000 CFU，吸入感染为500～10 000 CFU。

（3）易感人群　人对炭疽的易感性无种族、年龄与性别的差异，各年龄人群均可感染发病，主要决定于接触机会的多少。一般成年男人为农牧业的主要劳动力，故发病主要以青壮年男性为多。

4. 流行特征　本病常呈地方性流行，发病率的高低与炭疽芽孢的污染程度有关。动物炭疽的流行与当地气候有明显的相关性，夏季气候炎热多雨，炭疽芽孢易发芽繁殖，大雨过后洪水冲刷易促成芽孢的扩散；另外，夏季虻、蝇等昆虫活动频繁，也是造成炭疽传播的有利条件，因此，每年的7～9月是炭疽的高发季节。

人类炭疽按流行病学可分为工业型和农业型，从流行病学角度讲，工业型炭疽不是原发流行型，农业型才是原发流行型。工业型炭疽多发生于从事屠宰、皮毛加工、肉食品加工、畜产品收购等工作的人员。农业型炭疽多见于农民、牧民和基层兽医。

5. 发生与分布　炭疽散布于世界各地，尤以南美洲、亚洲及非洲等牧区较多见，四季均可发生，呈地方性流行，为一种自然疫源性疾病，严重影响动物和人类健康。炭疽流行主要在发展中国家，尤以非洲西部流行较为严重。在欧洲，土耳其、希腊、阿尔巴尼亚、意大利南部、罗马尼亚和西班牙中部为炭疽主要危害地区。不同地区发病率高低与当地的气候、土壤条件有关，即在尸体排出物中炭疽杆菌能否形成芽孢以及其后能否在土壤中生长繁殖。炭疽芽孢具有在外环境中长期生存的能力，合适的土壤环境中可持久维持"繁殖体-芽孢-繁殖体"的增殖过程，当达到感染动物的有效剂量时，才能感染在此处活动的家畜。

炭疽是一个古老的疾病。Kayer 于1850年从濒死的病羊血中看到不运动的杆菌。1875年 Cohn 正式将本病病原命名为炭疽芽孢杆菌。1881年巴斯德将炭疽杆菌在42～43℃传代培养获得人工减毒株，开创了活疫苗免疫接种预防感染病的先例。此后，炭疽专业国际会议分别于1989年、1995年、1998年和 2001 年四次在英美等国召开。

时至今日，炭疽对人类健康仍然构成严重威胁，在世界各地频繁出现暴发流行。近年来非洲最严重的人间流行发病达万余人。1997 年澳大利亚、法国的牛群，美国得克萨斯州的鹿和加拿大北部的美洲野牛均暴发炭疽。炭疽是美国北达科他州的一种地方病，经常在家畜中暴发，导致畜牧业经济损失。另外，炭疽病为土耳其中东部地区的一种地方病，可通过接触有病或死亡的动物（一般为牛和羊）或动物制品获得感染，大多数人的临床病例是皮肤性炭疽病。

我国 30 多个省（自治区、直辖市）都不同程度地有炭疽的发生和流行。据不完全统计，1956—1998 年我国炭疽累计发病 113 495 例，死亡 4 168 例，病死率 3.64%，平均发病率 0.28/10 万。其中有三次流行高峰，1957，1963 和 1977 年，平均发病率分别为 0.54/10 万，0.65/10 万和 0.54/10 万。近 10 年来，我国炭疽主要发生在西北、西南的 10 个高发省、自治区、直辖市，占全国总发病数的 90% 以上，发病频率平均在 0.16/10 万～10.82/10 万之间，这些地区以农牧业为主。通过对畜间连续监测发现，我国南方以牛炭疽为主，其次是猪、犬、马和羊；北方主要是羊炭疽，其次为牛、马、驴、骡。

（三）对动物与人的致病性

炭疽杆菌繁殖体能分泌炭疽毒素，此毒素是由水肿因子（EF）、保护性抗原（PA）和致死因子（LF）所组成的复合多聚体。3 种成分单个注入动物体内均无毒性，但保护性抗原加水肿因子或致死因子则可分别引起水肿、坏死或动物死亡。

1. 对动物的致病性 炭疽芽孢杆菌能致各种家畜、野兽的炭疽，潜伏期长短不一，一般为 1～5 天。国际动物卫生法典报道的潜伏期为 20 天。野兽的炭疽例如非洲绿猴的吸入性炭疽见彩图 48-4 和彩图 48-5。动物炭疽临床表现为最急性型、急性型和亚急性型或慢性型 3 种类型。

（1）**最急性型** 常见于反刍动物，表现为无症状死亡。濒死时常见体温高达 42℃，肌肉震颤，呼吸困难，黏膜充血，随即动物间或性抽搐、虚脱、最后死亡。死后血液凝固不良，自然孔出血，尸僵不全。

（2）**急性型** 常见于马，随感染部位不同而表现不同，摄食芽孢后见有舌炭疽，引起肠炎和结肠绞痛，可见肠炭疽痈，伴有高热和抑郁，腹下乳房、肩部和咽喉部常有水肿。

（3）**亚急性型或慢性型** 常见于猪、犬和猫，表现为发热性咽炎，伴以喉部、耳下部及附近淋巴结肿胀，精神沉郁，吞咽困难，呼吸加快，黏膜发绀，唇部可见血性水疱，不能进食，常在圈中走动，烦躁不安，最后窒息死亡。也有自愈者。另外，猪对炭疽杆菌的抵抗力较强，不少病例临床症状不明显，只屠宰后发现有病变，在实际工作中应予以注意。犬常见面颊部或足部生有炭疽痈。

2. 对人的致病性 炭疽芽孢杆菌可引起人类炭疽，潜伏期一般为 1～5 天，长者可达 60 天，肺炭疽可短至 12h，肠炭疽也可于 24h 发病。

人类感染炭疽的概率相对较低，感染的危险性大约为 1/10 万，目前还没有人与人直接接触感染炭疽的证据。人类感染根据感染途径可分为皮肤炭疽、肺炭疽和肠炭疽 3 种类型，最终均可能发展为系统性致死性感染。

（1）**皮肤炭疽** 最常见，约占炭疽的 90%。病菌从皮肤伤口进入人体，经 12～36h 局部出现小疖肿，继之形成水疱、脓疱，最后中心形成炭色坏死焦痂，"炭疽"之名由此而得（彩图 48-6）。病人有高热、寒战，轻症 2～3 周自愈，重症发展成败血症而死亡。

（2）**肺炭疽** 是最危险的一种，因吸入炭疽芽孢所致，也可继发于皮肤炭疽。多发生于毛皮工人。吸入的炭疽杆菌芽孢进入肺泡，被巨噬细胞吞噬并进入纵隔淋巴结，在此可存留长达 60 天，并芽生成繁殖体，繁殖体一旦形成，疾病则迅速发展。起病多急骤，病初呈感冒样症状，且在缓解后再突然起病。病情大多危重，若不及时诊断与抢救，则常发展成严重的支气管肺炎及全身中毒症状，2～3 天内可死于中毒性休克。

（3）**肠炭疽** 因食入未煮透的病畜肉制品所致。细菌可能通过黏膜伤口侵入，并进入淋巴系统。临床表现为发热、有连续性呕吐、腹痛、便血和肠麻痹，若不及时治疗，2～3 天内死于毒血症。有时，肺炭疽和肠炭疽可引起急性出血性脑膜炎而死亡。

另外，炭疽杆菌感染人引起脑膜炎组织病理见彩图 48－7。

（四）诊断

1. 动物的临床诊断　根据流行病学结合临床症状，可初步作出诊断。起病急，并有如下 3 种表现之一。

（1）最急性型　多见于反刍动物，表现为体温升高可达 42℃，肌肉震颤，呼吸困难，黏膜充血，随即动物间或性抽搐、虚脱、最后死亡。死后血液凝固不良，口腔、鼻腔、肛门、阴门等自然孔出血，尸僵不全。

（2）急性型　常见于马，可见肠炭疽痛，伴有高热和抑郁，腹下乳房、肩部和咽喉部常有水肿。

（3）亚急性型或慢性型　犬、猫、猪等表现为发热性咽炎，咽喉部淋巴结肿，犬面颊部或足部炭疽痛。

2. 人的临床诊断　如果没有明确的流行病学资料，如当地是否有皮肤炭疽的病人、与病畜的接触史等，胃肠型和肺型炭疽诊断比较困难，而且这两种病型可能很快发展为系统性感染，并因治疗不及时而死亡。皮肤炭疽具一定特征性，一般不难作出诊断。

（1）具有疑似上述临床症状和致病特点，并且有与被确诊或可疑的动物或被污染环境及动物产品接触的流行病学史。

（2）疑似临床表现符合炭疽感染的特征，未分离出炭疽杆菌并排除其他病原感染的诊断，但仅一项实验室检查结果支持炭疽感染；或临床表现符合炭疽，有明确的暴露于炭疽的流行病学史，但无炭疽感染的实验室证据。

（3）确诊临床有符合皮肤炭疽、肺炭疽或肠炭疽的表现，并从受影响的组织或部位分离出炭疽杆菌；或临床表现符合皮肤炭疽、肺炭疽或肠炭疽，并有两种以上的实验室检查结果支持炭疽感染。

3. 实验室诊断　根据典型临床症状和病理变化可做出初步诊断，确诊需进一步做实验室诊断。

（1）动物炭疽病实验室诊断

1）病料采集　动物如怀疑感染炭疽，不可进行尸体剖检，尤其不能在田间解剖病死动物，此时可采集动物血液送检。

2）病原检查　新鲜病料可直接触片镜检或培养增菌后进行细菌学检查，或进行噬菌体敏感性试验、串珠试验；陈旧腐败病料、处理过的材料、环境（土壤）样品可先采用选择性培养基，以解决样品污染问题，或进行 Ascoli 试验、免疫荧光试验，结果阳性者；从受影响的组织或部位的标本经 PCR 检测出炭疽杆菌 DNA。

3）血清学检查　做琼脂扩散试验、补体结合试验、ELISA，结果阳性者。

（2）人炭疽病实验室诊断

1）血常规检查　主要为白细胞计数升高。一般为 $10×10^9 \sim 20×10^9/L$，病情严重时高达 $60×10^9 \sim 80×10^9/L$。

2）病原检查　皮肤损害的分泌物，痰、呕吐物、排泄物，或血液、脑脊液等标本中，显微镜检查发现炭疽芽孢杆菌，并进行细菌分离培养获得炭疽芽孢杆菌。另外，可直接使用临床标本进行 PCR 检测，也应对分离获得的培养物检测。检出具有毒力的（即通过 PCR 检验 pag 和 cya 基因均为阳性）的炭疽杆菌，可作出确切诊断。

3）血清学检查　目前多采用 ELISA，恢复期血清中针对炭疽杆菌毒素的抗体较急性期血清升高 4 倍以上，可作出确切诊断。

（五）防制措施

炭疽是一种人与动物共患的急性烈性传染病，又是造成生物恐怖和达到军事目的最可能使用的重要生物战剂。在我国人的传染病疫情报告中列为乙类传染病，但发生肺炭疽时要按甲类传染病处理。在我国动物传染病名录中将其列为二类动物疫病，但若出现暴发流行，则按一类动物疫病处置。

1. 动物的防制措施

（1）综合性措施　控制和消灭传染源是防治炭疽的主要措施，要尽可能从根本上解决外环境的污染问题。

一旦确定发生本病，应立即按照《炭疽防治技术规范》的有关要求采取措施封锁疫区，隔离病畜，消毒圈舍、用具和周围环境。对炭疽病畜应严格按照国家有关规定进行不放血扑杀，其口、鼻、肛门、阴门等腔道开口均应用含氯消毒剂浸泡的棉花或纱布塞紧，尸体用消毒剂浸泡的床单包裹，安全运输至指定地点进行无害化处理，对场地进行严格消毒和监控。如就地焚烧，应挖坑垫起尸体，用油或木柴焚烧，焚烧要彻底，以免留下后患。

（2）疫苗免疫接种　要控制炭疽，就要从根本上解决外环境的污染问题。有效和比较容易实施的方法就是对食草家畜，尤其是炭疽常发地区的家畜每年定期接种炭疽疫苗。1930年研制成功的无荚膜弱毒株Sterne疫苗仍在世界许多国家的家畜中应用，每年接种一次。我国通常使用的菌苗包括Ⅱ号炭疽芽孢苗和无毒炭疽芽孢苗。Ⅱ号炭疽芽孢苗适用于牛、马、驴、骡、羊和猪，注射24天后可产生较强免疫力，免疫期为1年，一般不引起接种反应。无毒炭疽芽孢苗为无荚膜弱毒株Sterne生产的苗，免疫原性好，疫苗接种2周后可完全终止畜间炭疽的暴发流行。但山羊对该芽孢苗反应强烈，偶尔会发生接种反应，引起水肿，甚至死亡，故禁用。

（3）对病死动物要坚决做到"四不准、一处理"　即不准宰杀、不准食用、不准出售、不准转运，按规定进行无害化处理。

（4）治疗　以抗生素为主，几乎所有的炭疽菌株都对抗生素敏感，首选青霉素。应在发病早期，静脉注射青霉素钠盐，按每千克体重12 000～17 000U给药，6～8h后再用一般标准青霉素疗法，链霉素对大动物使用剂量为每千克体重5～10mg，小动物为每千克体重25～100mg，青霉素和链霉素合用效果更好。

同时可使用动物的抗炭疽血清，使用剂量为大家畜每次100～300mL，中等家畜每次30～60mL，必要时可在12h后再注射1次，抗血清必须和抗生素联合使用。

2. 人的防制措施

（1）预防

1）宣传教育　在炭疽的预防和控制中，卫生宣传是最简明有效的办法。通过广播、宣传画、通告等多种生动、形象具体的方式向群众宣传炭疽的传播方式和危害性，提高群众对炭疽的警惕性，一经发现疑似疫情应立即向当地兽医站或卫生防疫站报告，严禁剥食不明原因死亡的动物，死于炭疽动物的尸体必须焚烧。

2）消除污染　污染芽孢的粪肥、饲料等均可采用焚烧处理；不宜焚烧的物品可用含2%碱的开水煮30min到1h，再用清水洗净，或用4%甲醛溶液浸泡4h，或用121℃高压蒸汽消毒30min；污染场地（住房，厩舍，周围环境）可用5%福尔马林按500mL/m²喷洒消毒3次，或用20%的漂白粉水溶液按200 mL/m²喷雾作用1～2h；排泄物等按5∶1稀释污物加漂白粉，搅匀作用12 h后弃去。土壤（炭疽尸体停放处）消毒，应该去掉20cm厚的地表土，焚烧或加热121℃ 30min，如不易做到这一点，可用5%的甲醛溶液500 mL/m²消毒3次，亦可用氯胺或10%的漂白粉乳浸渍，处理2次。

3）免疫接种　人类炭疽疫苗的关键保护性因素是保护性抗原，它是一种能够允许毒素进入细胞的蛋白质。在美国，现在使用的炭疽疫苗是由无荚膜的减毒疫苗株770 - NP1 - R生产的含保护性抗原的亚单位疫苗AVA（anthrax vaccine absorbed，BioThrax®），该疫苗自1970年由美国食品药品管理局认可。其蛋白含量5～20 μg/mL，含保护性抗原高于35%。对于预防潜在的暴露于气溶胶性炭疽孢子产生的炭疽病，美国疾病控制与预防中心建议60天口服抗生素联合3个剂量系列的疫苗接种，每隔2周服用一次。对于炭疽暴露后的预防，该疫苗目前还没有获得美国FDA的认可，因为在禁忌使用抗生素的情况下（如妊娠妇女或儿童），采用抗生素进行暴露后的预防会产生许多问题。另外，人们关心的是炭疽暴露可能会涉及炭疽芽孢杆菌抗生素耐药菌株，如未来涉及炭疽耐药菌株的生物恐怖袭击等。为此，科研人员主要集中于应用抗炭疽芽孢杆菌毒素组分的多克隆和单克隆抗体的被动免疫的研究。自2001年，单克隆和多克隆抗体的分离及商品化有了显著发展，如这些抗体在炭疽致死毒素的预防和治疗中起到有效的中和作用。一些新产品已完成了第一阶段的临床试验，为加入到美国国家战略储备奠定了基础。

我国现在人用炭疽疫苗为以 A16R 减毒株生产的，为 50%甘油芽孢悬液，每毫升含芽孢 40 亿，活存率在 50%以上。皮上划痕接种 1 次，每毫升可接种 20 人份。疫苗接种后 1 周开始产生免疫力，2 周可达到保护水平，半年后开始下降，约可维持 1 年。

（2）治疗 人类炭疽的治疗原则是：早期诊断，早期治疗；杀灭体内细菌，中和体内毒素；抗生素和抗血清联合使用；防止呼吸衰竭和并发炭疽脑膜炎。

1）抗生素治疗 治疗炭疽，青霉素 G 为首选抗生素，在中度无并发症的人类病例中，每 6h 口服青霉素 G 500mg，疗程为 5～7 天。通常疗法是成人一般剂量为 160 万～310 万 U，分 2～4 次肌内注射。肺型炭疽、败血症型炭疽或脑膜炎型炭疽的病人，剂量增至每天 1 000 万 U 以上，并进行静脉滴注，疗程为 5～7 天，也可用链霉素协同作用，链霉素每天给药 1～2g，对青霉素有过敏反应的患者，可选用其他抗生素，红霉素作为替代药物，每天静脉内给予 1～4g。

2）对症治疗 炭疽病人通常伴有高热，一般均需从静脉补充液体，发现弥散性血管内凝血时，在监视凝血时间情况下，给予肝素及潘生丁。重症炭疽病人及早考虑预防心功能不全，优先考虑预防性给予快速强心制剂毒毛旋毛苷或毛花苷丙。

3）抗生素与精制抗炭疽血清联合使用对抢救危重病人十分重要 精制抗炭疽血清对消退病人严重水肿、中和体内毒素、降低病人持续高热、恢复心血管功能、缩短病程等方面，均有抗生素所不及的治疗效果。美国人类基因组科学公司近期研制开发的防治炭疽的人源单克隆抗体，已经美国 FDA 批准进入一期临床研究，有望成为预防和治疗炭疽的新药。

（六）公共卫生影响

近十年来，每年报告的动物炭疽发病地区和发病数均呈逐渐上升态势，因炭疽属于自然疫源性疾病，发生过的地域即成为新的疫源地，炭疽芽孢抵抗力极强，一旦被其污染，传染性可保持若干年，当环境条件适宜炭疽杆菌芽孢繁殖时，就多半会发生从动物到人类的流行过程。发病地区应采取措施封锁疫区，隔离病畜，消毒圈舍、用具和周围环境，对病患尸体进行无害化处理。

当发现疑似炭疽病人时，应立即对病人隔离治疗。接触者应进行医学观察并用抗生素类药物进行预防。病人周围一定范围内的人员、非直接接触者，应接种炭疽疫苗。接触过污染物品的人员也应用抗生素类药物进行预防。处理污染物品时穿着的防护衣物，应焚毁或高压灭菌。

炭疽杆菌是重要的生物战剂。20 世纪 50—60 年代美国就已经将其武器化了。1991 年 8 月伊拉克向联合国武器核查小组承认，该国在 1991 年海湾战争前对炭疽杆菌的进攻性使用进行了研究。1995 年伊拉克进一步承认武器化了炭疽杆菌。武器化的炭疽杆菌作为生物战剂，可经伤口感染，也可以气溶胶方式经空气传播，气溶胶传播效应大，短期内可使大批人、畜感染，同时还可污染土壤、水源、装备、服装等，人、畜与污染物接触或吸入再生气溶胶可致感染，亦可通过染菌媒介生物感染，一旦使用，对人民生命财产危害极大，同时造成极大的社会恐慌。如 2001 年美国"9·11"事件后炭疽被用作制造恐怖事件的工具，引起了国际社会的极度恐慌。因此，提示我们有必要加强全社会对这一疾病的认识，普及有关防治知识，以增加民众对炭疽的应急反应能力，将其带来的影响控制到最小限度。

（田克恭 毛开荣 王晓英）

◆ 我国已颁布的相关标准

GB 17015—1997 炭疽诊断标准及处理原则

WS 283—2008 炭疽诊断标准

NY/T 561—2002 动物炭疽诊断技术

SN/T 1214—2003 国境口岸处理炭疽杆菌污染可疑物品操作规程

SN/T 1700—2006　动物皮毛炭疽 Ascoli 反应操作规程

◆ **参考文献**

陈宁庆.2001.实用生物毒素学［M］.北京：中国科学技术出版社：151-172.

董树林.1999.新中国炭疽防治成果与研究进展［J］.中华流行病学杂志，20（3）：135-137.

郭立力，赵树强，臧永起.2002.炭疽——一种人畜共患病的防治［J］.动物科学与动物医学，19（9）：25-28.

梁旭东.2001.炭疽防治手册［M］.北京：中国农业出版社：51-52.

鹿侠.2002.世界卫生组织推荐的监测标准——人类炭疽［J］.口岸卫生控制，7（2）：45-46.

马晓冬.2003.炭疽芽孢杆菌及炭疽疾病概述［J］.微生物学免疫学进展，31（3）：51-55.

王浴生，周黎明.2004.生物恐怖性炭疽杆菌病与抗生素的防治［J］.四川生理科学杂志，26（3）：119-123.

张致一，陈锦英.2003.炭疽芽孢杆菌的感染与生物恐怖［J］.环境与健康杂志，20（5）：318-320.

John D G. in. 2008. Countering Anthrax：Vaccines and Immunoglobulins. VACCINES，46：129.

Schneemann A，Manchester M. 2009. Anti-toxin antibodies in prophylaxis and treatment of inhalation anthrax. Future Microbiol，4；35-43.

二、蜡状芽孢杆菌感染

蜡状芽孢杆菌感染（Bacillus cereus infection）是由蜡状芽孢杆菌引起的以食物中毒为主要临床特征的一种机会性人与动物共患病。蜡状芽孢杆菌是一种在自然界中广泛分布的好氧、中温、产芽孢的杆菌，是食品和化妆品中常见的污染菌，本菌在特定条件下对人有致病性，可引起人胃肠道及胃肠道外感染，主要引起食物中毒。蜡状芽孢杆菌食物中毒有两种不同的临床表现。由污染的米饭所引起的呕吐型，潜伏期短，以上部胃肠道症状为主，类似葡萄球菌食物中毒；而由一般食品所引起的腹泻型，潜伏期较长，以下部胃肠道症状为主，很像魏氏梭菌食物中毒。本病呈世界性分布。我国全国范围内均有本病报道。

（一）病原

1. 分类地位　在《伯杰氏细菌学鉴定手册》第八版中，蜡状芽孢杆菌（Bacillus cereus）为芽孢杆菌科（Bacillaceae）、芽孢杆菌属（Bacillus）的第 I 群细菌，可引起动物和人类疾病，尤其是引起人的食物中毒。蜡状芽孢杆菌在胃肠道和非胃肠道感染中都是一种致病因素。肠毒素、呕吐毒素（cereulide）、溶血素、磷脂酶 C 以及如 β-内酰胺酶、蛋白酶和胶原酶等酶类均被认为是蜡状芽孢杆菌潜在的致病因子。蜡状芽孢杆菌细胞的一个特殊表面结构 S 层，在细菌黏附于宿主细胞以及噬细胞作用和增强抗辐射能力方面具有重要作用。

2. 形态学基本特征与培养特性　蜡状芽孢杆菌为革兰氏阳性大杆菌（彩图 48-8 A），大小为（1.0～1.2）$\mu m \times$（3～5）μm，菌体两端较平整，多数呈链状排列，但链的稳定性决定于菌落形态。在幼龄菌体内有脂类球状小体或空泡样结构，并可出现异染颗粒。芽孢呈椭圆形，位于菌体中央或稍偏一端，不突出菌体。不形成荚膜，有的有周鞭毛而能运动（彩图 48-8 B）。

本菌为需氧菌，但可厌氧生长。可生长温度为 10～45℃，最适生长温度为 30～32℃。在 pH4.9～9.3 均能生长。营养要求不高，在普通培养基上生长良好。在普通肉汤中呈混浊生长，可形成菌膜或菌环，摇振易乳化；在普通琼脂平板上，形成圆形、灰白色、不透明、边缘不整齐而往往呈扩散状、表面粗糙似毛玻璃状、直径 3～10mm 的大菌落，对光观察好似白蜡状。偶有产生黄绿色荧光色素者，有的产生淡红褐色弥散性色素，有的在含铁丰富的淀粉培养基上产生红色色素；在血琼脂平板上，形成浅灰色、不透明、似毛玻璃状的菌落，呈现 α 溶血，少数可为 β 溶血；在甘露醇卵黄多黏菌素平板上，形成灰白色或微带红色、扁平、表面粗糙、周围具有紫红色背景环绕白色环晕的菌落。

本菌可分解葡萄糖、麦芽糖、蔗糖、水杨苷、甘油和海藻糖产酸，不分解木糖、阿拉伯糖、山梨醇、卫茅醇、肌醇和乳糖，水解七叶苷。VP、硝酸盐还原、柠檬酸盐利用等试验阳性，吲哚和甲基红试验阴性。可产生触酶、卵磷脂酶、酪蛋白酶、淀粉酶、明胶酶和青霉素酶，而脲酶不定。能使紫乳迅速陈化，还原美蓝，对 γ 噬菌体不易感。在炭疽 Ascoli 沉淀反应中可表现阳性，但不与炭疽荧光抗体发生反应。

3. 理化特性 本菌耐热，其37℃16h 的肉汤培养物的 D 80℃值（在80℃时使细菌数减少90％所需的时间）约为 10～15min；使肉汤中细菌（2.4×10⁷/mL）转为阴性需 100℃ 20 min。食物中毒菌株的游离芽孢能耐受 100℃ 30min，而干热 120℃经 60 min 才能杀死。

本菌对氯霉素、红霉素、四环素、庆大霉素敏感；对青霉素、磺胺噻唑和呋喃西林耐药。

（二）流行病学

1. 传染来源 蜡状芽孢杆菌在自然界分布很广，污染来源主要为泥土、尘埃、空气，其次为昆虫、苍蝇、不洁的用具与容器。受该菌污染的食物在通风不良及温度较高的条件下存放时，其芽孢便可发芽，繁殖并产生毒素，若食用前不加热或加热不彻底，即可引起食物中毒。此菌引起的食物中毒，可以在集团中大规模暴发，也可有家庭暴发或散在发生，这与葡萄球菌引起的食物中毒相似。

2. 传播途径 食品中蜡状芽孢杆菌的来源主要为外界污染。由于食品在加工、运输、保藏及销售过程中的不卫生情况，造成食品中该细菌大量污染。可通过昆虫、不洁的用具和不卫生的食品从业人员造成该菌的传播。主要传播途径为粪-口途径，通过污染的食品经胃肠道引起胃肠道感染。也可通过食品从业人员的呼吸道、眼部及皮肤破损的伤口引起胃肠道外感染。

3. 易感动物 蜡状芽孢杆菌在自然界广泛存在，为一种条件致病菌，在一定条件下对人有致病性，偶尔能导致人的眼部感染，甚至是心内膜炎、脑膜炎和菌血症等疾病，但最常见的是导致两种不同类型的食物中毒：腹泻型和呕吐型。自然情况下，也可引起牛的乳腺炎、驴的皮下水肿、犬和猫腹泻等。

4. 流行特征 蜡样芽孢杆菌作为一种食源性疾病的报道较多，在各种食品中的检出率也较高。蜡状芽孢杆菌食物中毒有明显的季节性，通常以夏秋季，尤其是 6～10 月最为多见。引起中毒的食品常于食前由于保存温度不当，放置时间较长，给污染食品中的蜡状芽孢杆菌或食品经加热而残存的芽孢以生长繁殖的条件，因而导致食物中毒。中毒的发病率较高，一般为 60％～100％。中毒的发生与性别和年龄无关。潜伏期的长短与中毒症状有关。以呕吐症状为主的中毒，其潜伏期较短，通常在进食 5h 后发病。以腹泻症状为主的中毒，潜伏期较长，通常在 8h 以后发病。

蜡状芽孢杆菌食物中毒所涉及的食品种类繁多。最容易受污染的食物是米饭、馒头、面条、包子、面包以及豆制品等。对于淀粉类食物，尤其是剩米饭或剩面条，在留作下顿或第二天当作泡饭或炒面食用时，往往由于被污染的蜡状芽孢杆菌的大量生长繁殖而引起食物中毒。另外，熟肉制品和乳制品也容易受蜡状芽孢杆菌污染，也同样可引起蜡状芽孢杆菌性食物中毒。在我国引起中毒的食品以米饭、米粉最为常见。欧美一些国家大多由甜点心、肉饼、色拉和乳、肉类食品引起，此外因进食米饭或油炒饭而发生中毒的也不少见。食物受蜡状芽孢杆菌污染的机会很多，带菌率较高，肉及其制品为 13％～26％，乳及乳制品为23％～77％，米饭为 10％，豆腐为 4％，蔬菜为 1％。该菌污染产毒的食品一般无腐败变质的异味，不易被发觉，污染食品后能大量增殖并可产生致吐肠毒素和致腹泻肠毒素。食物中毒多因食品在食用前保存温度较高（20℃以上）和放置时间较长所致。

5. 发生与分布 蜡状芽孢杆菌分布比较广泛，由 Frankland 于 1887 年发现，1906 年 Lubenau 首次报告了需氧芽孢杆菌引起的食物中毒，其后在世界范围内陆续有关于需氧芽孢杆菌引起的食物中毒的报告，但这些报告叙述的情况都不够详细，大多缺乏完整的试验依据，未能引起注意。至 1950 年，Hauge 在对奥斯陆某医院职工和病员进食甜食后所引起的食物中毒中，才明确指出蜡状芽孢杆菌的致病作用。其后，丹麦、意大利、荷兰、匈牙利、瑞典、罗马尼亚、美国、苏联、德国和加拿大等从1951—1974 年陆续报道了蜡状芽孢杆菌引起的类似疾病的暴发。

蜡状芽孢杆菌食物中毒有两种不同的临床表现。由污染的米饭所引起的呕吐型，潜伏期短，以上部胃肠道症状为主，类似葡萄球菌食物中毒；而由一般食品所引起的腹泻型，潜伏期较长，以下部胃肠道症状为主，很像产气荚膜梭菌（*Clostridium perfringens*）食物中毒。自 1974 年英国报道了米饭引起的呕吐型食物中毒后，澳大利亚、芬兰、荷兰、日本和美国等也相继有报告。我国自 1973 年南京首次报道了某托儿所儿童因进食泡米饭引起呕吐症状为主的蜡状芽孢杆菌食物中毒后，迄今为止，差不多全国各省、直辖市都有相关中毒报道，且在某些地区，由蜡状芽孢杆菌引起的食物中毒在细菌性食物中毒中占首位。

通过对中毒食品的检验和人体试验以及一般食品的调查，证明食品中蜡状芽孢杆菌的含量与能否引起中毒有密切的关系。蜡状芽孢杆菌中毒的菌量范围一般为 $10^6 \sim 10^8/g$ 食物，当然中毒与否还与菌株型别和毒力、食品类别和摄入量以及个体差异等有关。大体说来，本菌在食物中含量 $>10^5/g$（mL）时，发生中毒的危险很大。从目前的报道看，由蜡状芽孢杆菌引起的食物中毒在亚洲以呕吐型比较常见，而在欧洲和北美地区则以腹泻型更常见。目前，美国、澳大利亚和欧盟几个成员国都在其国内法规和法令中对各类食品中的蜡状芽孢杆菌数量有所限定。

目前，北欧的一些国家公布了比较令人信服的蜡状芽孢杆菌食物中毒的数据，蜡状芽孢杆菌引发的食物中毒占食物中毒总数（病毒引起的除外）挪威为 33%（1988—1993），冰岛为 47%（1985—1992），芬兰为 22%（1992），荷兰为 8.5%，丹麦为 5%（1990—1992），法国为 4%～5%（1998—2000）；其他国家曾报道的数据远远低于该比例，如英格兰和威尔士（0.7%），日本（0.8%），美国（1.3%）以及加拿大（2.2%）。最近在挪威和荷兰，通对蜡状芽孢杆菌进行有效的监控，已认定蜡状芽孢杆菌是食品中最常检出的病原微生物。而我国虽然有蜡状芽孢杆菌食物中毒的报告，但资料不十分完整。

（三）对动物与人的致病性

蜡样芽孢杆菌在自然界广泛存在，经常可以从土壤和生长的植物中分离出来，为一种条件致病菌，在一定条件下对人有致病性。

1. 对动物的致病性　蜡状芽孢杆菌可产生溶血素、卵磷脂酶、肠毒素以及对小鼠的致死毒素。该菌肠毒素可分为致腹泻肠毒素和致呕吐肠毒素，前者不耐热，致猴腹泻，家兔肠袢试验阳性，可致死小鼠，皮内注射可在豚鼠真皮产生局部坏死反应，在家兔皮肤可增进血管的通透性，对胰蛋白酶耐受，有抗原性；后者具有耐热性，致猴呕吐，家兔肠袢试验阴性，对胃蛋白酶和胰蛋白酶耐受，无抗原性。自然情况下，可引起牛的乳腺炎、驴的皮下水肿，以及犬和猫腹泻等。

2. 对人的致病性　一般认为，蜡状芽孢杆菌引起食物中毒是由于活菌和其所产生的肠毒素所致。大量活菌的存在，不仅可使毒素量增高，且可促进中毒发生。蜡状芽孢杆菌有产生和不产生肠毒素的菌株之分，产肠毒素菌株又可分为产呕吐型毒素和腹泻型毒素菌株。最新研究结果表明，蜡状芽孢杆菌腹泻型细胞肠毒素有 3 种，分别为溶血素 BL（Hbl）、非溶血性肠毒素（Nhe）和细胞毒素 K（CytK）。溶血性肠毒素和非溶血性肠毒素分别为同源的三组分肠毒素，细胞毒素 K 为单一蛋白质毒素，与产气荚膜梭菌的 β 毒素相似。腹泻型肠毒素相对分子质量较大，约为 55 000～60 000；蜡状芽孢杆菌呕吐型肠毒素（cereulide）引起人呕吐型食物中毒。它含有由 4 个氨基酸的 3 个重复序列及含氧酸组成的一个环状结构，相对分子质量为 1 200，该毒素对热、pH 和蛋白水解具有抵抗力，但不具有抗原性。主要作用是抑制肝细胞线粒体脂肪酸氧化，导致肝衰竭。编码呕吐型肠毒素的基因位于类 PXO1 质粒中。

尽管细菌在各种食品中均可产生致腹泻肠毒素，但由于其对热敏感，且不耐酸，故在食物中产生的毒素不是中毒的主要原因，一般认为腹泻型食物中毒是由残留下来的蜡状芽孢杆菌或孢子进入体内，在小肠中生长、产生肠毒素引起的。多数情况下，引起该类食物中毒的食品中蜡状芽孢杆菌的数量在 $10^5 \sim 10^8$ CFU/g，也有在数量较低的情况下（$10^3 \sim 10^4$ CFU/g）导致食物中毒的。其症状类似于产气荚膜梭状芽孢杆菌食物中毒：水样腹泻、腹部痉挛和疼痛，呕吐很少见。常因食用肉类、海鲜、乳品和蔬菜等食物引起，潜伏期一般为 6～15h，一般持续 24h。而致呕吐毒素是该菌在食物中预先产生的，该毒素非常稳定，进入人体后在胃中与其受体 5-HT3 结合，导致呕吐。所以尽管有时食物中检出的蜡状芽孢杆菌数量很低（10^2 CFU/g），却仍能引发呕吐中毒。呕吐型食物中毒的潜伏期一般为 0.5～6h，一般限于富含淀粉质的食品，特别是炒饭和米饭。主要症状为恶心、呕吐，有时有腹泻、头晕、发热和四肢无力等症状，与金黄色葡萄球菌引发的食物中毒相似。呕吐型食物中毒，除毒素的因素外，细菌也起一定的作用，但毒素是主要的，感染是次要的。

本菌在特定条件下对人有致病作用，感染可分为胃肠道感染和胃肠道外感染。

（1）胃肠道感染 Hauge（1950、1955）在对挪威首都奥斯陆 4 次暴发的约 600 余例胃肠炎患者研究后，发表了蜡状芽孢杆菌食物中毒的第一个报告，明确了本菌在食品中繁殖可引起胃肠炎。近年来国内外对蜡状芽孢杆菌研究的兴趣日益增加，是由于与蜡状芽孢杆菌相关的疾病正不断增加，尤其是其引起的食物中毒。

（2）胃肠道外感染 除最常见的食物中毒外，蜡状芽孢杆菌可造成多种严重程度不等的胃肠道外感染，严重的甚至导致死亡。有研究者曾先后报告了从支气管炎、脑膜炎、菌血症、心内膜炎等患者中检出蜡状芽孢杆菌。英国某妇产医院也曾有暴发由蜡状芽孢杆菌引起新生儿上呼吸道感染和脐带炎的报告，这是本菌在人群中于胃肠道外感染的首次暴发流行。此后，国际上陆续有关于蜡状芽孢杆菌引起新生儿、早产儿以及免疫抑制患者脑膜炎和菌血症的报道。近 20 年来，国际上报道由该菌引起的全眼球炎亦呈上升趋势，眼球很少能保全。

（四）诊断

发生食物中毒时，首先采取有代表性的可疑中毒食物进行检验，最好选取病人吃剩的残余食物。同时采取呕吐物及腹泻粪便进行微生物学检查，结合中毒的临床表现和流行病学资料，满足以下 1～2 项实验室诊断者，可作出蜡状芽孢杆菌食物中毒的诊断。

1. 流行病学特点 ①引起中毒的食品多为剩米饭、米粉、甜酒酿、剩菜、甜点心及乳、肉类食品。②引起中毒食品常因食前保存温度较高（20℃以上）和放置时间较长，使食品中的蜡状芽孢杆菌得到繁殖。

2. 临床表现

（1）呕吐型 以恶心、呕吐为主，并有头晕、四肢无力、潜伏期较短（一般为 0.5～5h）。

（2）腹泻型 以腹痛、腹泻为主，潜伏期较长（一般为 8～16h）。

3. 实验室诊断

（1）蜡状芽孢杆菌的分离培养、生化鉴定及分型 在同起食物中毒中，如从不同来源的标本均有蜡状芽孢杆菌检出，则应进行生化学和血清学分型或噬菌体分型。在吃剩的可疑食物或呕吐物中检出有毒力的蜡状芽孢杆菌，或检出的蜡状芽孢杆菌与从病人粪便中的分离菌具有相同的生化型和血清型。分离培养可用甘露醇卵黄多黏菌素 B 选择性琼脂平板或卵黄琼脂平板，获得疑似菌后再做生化试验鉴定，并应与其他类似菌相区别。

（2）菌数测定 蜡状芽孢杆菌可以在各种食品中存在，但由此发生中毒的并不多，其引起中毒的原因是食品中菌数含量高。一般认为该菌的中毒菌量为每克（g）（或每毫升）（mL）食品中均≥10^5（按 GB 4789.14）。

（3）肠毒素试验 可测定腹泻毒素与呕吐毒素。腹泻毒素测定方法包括：①家兔肠管结扎试验；②血管通透性试验；③毒素致死试验；④免疫反应检查。在病人吃剩的食物或呕吐物中检出腹泻毒素，或采取含菌食物用敏感动物猴子进行试验，复制出呕吐毒素中毒症状。

（4）在病人恢复期的血清中有对分离菌的抗体存在，其滴度较发病初期有显著升高。

（5）近年来用分子生物学手段（PCR）检测产毒株的报道也较多，如 P F Horwood 等人根据 NRPS 基因的两个可变区的序列，针对产呕吐毒素的菌株设计了特异性的引物，进行 PCR 以检测蜡状芽孢杆菌是否是产毒菌株，取得了良好的效果。该法灵敏度更高，而且检测速度更快。

（五）防制措施

对蜡状芽孢杆菌引起的食物中毒，应从以下几方面进行预防工作。

1. 做好食品的冷藏和加热 本菌在 15℃以下不繁殖，各种食品特别是营养丰富、水分含量较高适宜于细菌生长的食品，必须注意冷藏。米饭熟后，或维持在 63℃以上或迅速冷却。烹调必须充分加热，使之灭菌。

2. 食品不放置过久　蜡状芽孢杆菌繁殖至食物中毒菌量需要一定的温度和时间，因此缩短熟食品的放置时间颇为重要。在温热季节，每天的米饭，吃多少做多少，避免剩下隔日炒饭、做汤饭。

3. 搞好环境卫生和个人卫生　本菌常见于泥土和灰尘，搞好环境卫生，保持厨房整洁，有助于控制污染源和减少本菌的污染。严格要求食品从业人员认真执行卫生制度，以防治通过工作人员造成本菌的中毒流行。

（六）公共卫生影响

近年来，卫生部食物中毒事件网络直报系统中的数据表明，蜡状芽孢杆菌引起食物中毒的事件不断发生，尤其是学校和企事业单位集体食堂发生大规模食物中毒，严重影响了人民健康。随着乳品工业、快餐食品、婴儿食品、学生配餐和快餐业的迅速发展，有可能导致蜡状芽孢杆菌大规模的食物中毒事件。因此从食品安全的角度来看，很有必要对我国食品中蜡状芽孢杆菌的检出率、分布情况和毒素基因的分布及毒素产生的情况进行调查，以查明污染源、污染途径，制订相应的检测标准和卫生安全标准，为应对可能出现的突发食物中毒事件提供科学依据。

为加强蜡状芽孢杆菌食物中毒的预防措施，主要做到不吃馊饭、馊菜，不吃未经彻底加热的剩饭、剩面类食物。对于剩下来的米饭或面条，在确定不变质的情况下，食用前进行彻底加热。奶类、肉类及米饭等食品，在低温条件下短时间存放。

（王晓英）

◆ **我国已颁布的相关标准**

GB/T 4789.14—2003　食品卫生微生物学检验　蜡样芽孢杆菌检验

WS/T 82—1996　蜡样芽孢杆菌食物中毒诊断标准及处理原则

◆ **参考文献**

李勇．2005．营养与食品卫生学［M］．北京：北京大学医学出版社：654-657.

孟昭赫．1990．食品卫生检验方法注解［M］．北京：人民卫生出版社：408-412.

郁庆福．1995．现代卫生微生物学［M］．北京：人民卫生出版社：193-202.

Anja K，Kari L，Markus H. 2000. Epidemiology and pathogenesis of Bacillus cereus infections. Microbes and Infection，2：189-198.

Lotte PSA，Annette F，Per EG. 2008. From soil to gut：Bacillus cereus and its food poisoning toxins FEMS Microbiol Rev，32：579-606.

Lund T，De Buyser ML，Granum PE. 2000. A new cytotoxin from Bacillus cereus that may cause necrotic enteritis. Mol Microbiol，38：254-261.

Maarten HL，Jeroen RV，et al. 2005. Bacillus cereus meningoencephalitis in preterm infants：Neuroimaging Characteristics. AJNR Am J Neuroradiol，26：2137-2143.

Nicholaus JH，Robert L S，and Ken B W，et. 2003. Bacillus cereus bacteremia in a preterm neonate. Journal of Clinical Microbiology，3441-3444.

第四十九章 李斯特菌科细菌所致疾病

根据《伯杰氏系统细菌学手册》第二版（2005），李斯特菌科（Listeriaceae）在分类上属厚壁菌门（Firmicutes）、芽孢杆菌纲（Bacilli）、芽孢杆菌目（Bacillales），其下包括李斯特菌属（*Listeria*）和索丝菌属（*Brochothrix*）。其中李斯特菌属为其模式属。

李斯特菌属细菌所致疾病

李斯特菌在环境中无处不在，在绝大多数食品中都能找到李斯特菌。肉类、蛋类、禽类、海产品、乳制品、蔬菜等都已被证实是李斯特菌的感染源。李斯特菌中毒严重的可引起血液和脑组织感染，很多国家都已经采取措施来控制食品中的李斯特菌，并制定了相应的标准。目前国际上公认的李斯特菌共有7个菌株：即单核细胞增生李斯特菌（*L. monocylogenes*）、绵羊李斯特菌（*L. iuanuii*）、英诺克李斯特菌（*L. innocua*）、威尔斯李斯特菌（*L. welshimeri*）、西尔李斯特菌（*L. seeligeri*）、格氏李斯特菌（*L. grayi*）及默氏李斯特菌（*L. murrayi*）。

该属中单核细胞增生李斯特菌是唯一能引起人与动物疾病的病原菌，它能引起人、畜的李氏特菌病，感染后主要表现为败血症、脑膜炎和单核细胞增多。它广泛存在于自然界中，食品中存在的单增李氏菌对人类的安全具有危险，该菌在4℃的环境中仍可生长繁殖，是冷藏食品威胁人类健康的主要病原菌之一。该菌具有以下特点：①分布广 存在于土壤、水域（地表水、污水、废水）、昆虫、植物、蔬菜、鱼、鸟、野生动物、家禽。②生存环境可塑性大 能在2～42℃下生存（也有报道0℃能缓慢生长），能在冰箱冷藏室内较长时间生长繁殖。③适应范围大 酸性、碱性条件下都适应。④带菌较高的食品有：牛奶和乳制品、肉类（特别是牛肉）、蔬菜、沙拉、海产品、冰激凌等。

李 斯 特 菌 病

李斯特菌病（Listeriosis）是由单核细胞增生李斯特菌引起的一种食源性、散发性人与动物共患传染病。人和家畜以流产、脑膜炎和败血症为主要特征，家禽和啮齿类动物以心肌炎、坏死性肝炎和单核细胞增多为主要特征。人类李斯特菌病自1926年首次报道以来，发病率明显增加，引起了普遍关注。

（一）病原

1. 分类地位 单核细胞增生李斯特菌（*Listeria monocylogenes*，LM）在分类上属李斯特菌科（Listeriaceae）、李斯特菌属（*Listeria*）。

溶血素O是单核细胞增生李斯特菌的重要毒力因子。根据菌体（O）抗原和鞭毛（H）抗原进行血清分型，可将该菌分为7个血清型和11个亚型，其中牛羊感染以I型和4b型较为常见，猪、禽、啮齿类则多见于I型；90%以上人类李斯特菌病由1/2a、1/2b和4b 3个血清型引起。

2. 形态学基本特征与培养特性 单核细胞增生李斯特菌为革兰氏染色阳性短小杆菌，大小为(0.5～2.0) μm×(0.4～0.5) μm；需氧或兼性厌氧，无荚膜和芽孢。形态呈多样性，临床标本直接涂片镜检，细菌为革兰氏阳性球菌、双球菌或球杆菌，在血平皿上可形成β-溶血环。在25℃和37℃生长良好，4℃下也能缓慢生长，在20～25℃培养时可形成周身鞭毛，能运动。但在37℃培养时不形成鞭毛。分离常用血液琼脂培养基，形成小点（深层菌落）和细小、扁平、淡蓝色、透明的表面菌落。明胶穿刺培养，形成一棵"倒栽的杉树"或沿穿刺线出现一排不连续的菌落。能发酵多种糖类，产酸不产气，过氧化氢酶阳性，不产生硫化氢和吲哚，不还原硝酸盐，选择性培养常用含0.1％亚碲酸钾的培养基，在琼脂表面形成黑色、边缘发绿的特征性菌落。

3. 理化特性　本菌对外界抵抗力较强，耐碱不耐酸，在pH 5.0以下缺乏耐受性，pH 5.0以上才能繁殖，pH 9.6仍能生长。在培养基上可存活几个月，在土壤、牛奶、青贮饲料和粪便中能存活数年。抗干燥能力强，在干粪中能存活两年以上。低温可延长其存活时间。对热有一定耐受性，65℃ 30～40 min、55℃湿热40 min才能将其杀死。对常用消毒药物敏感，70％酒精作用5 min或3％石炭酸、2.5％氢氧化钠液或2.5％福尔马林作用20 min均能杀灭本菌。对青霉素有抵抗力，对链霉素敏感，但易产生抗药性。对四环素类和磺胺类药物敏感。

（二）流行病学

1. 传染来源　本菌在自然界分布广泛，动物是重要的贮存宿主。流行病学研究证明，李斯特菌病的流行多为食物源性。患病和带菌的人和动物是本病的传染源，其排泄物和分泌物（如粪、尿、乳汁、黏液及眼、鼻、生殖道分泌物）都含有本菌，这些排泄物和分泌物污染土壤、饲料（尤其是青贮饲料）、食物、饮水、蔬菜及环境而传播本病。健康带菌动物可能是人类李斯特菌的主要传染源。

2. 传播途径　动物李斯特菌病的传播途径尚不完全清楚。自然感染可能是通过消化道、呼吸道、结膜炎以及破损皮肤。污染的饲料和饮用水是主要的传染媒介。冬季缺乏青绿饲料，天气骤变，会有内寄生虫或沙门菌感染，均可成为本病发生的诱因。

人主要通过污染的食物感染本菌，还可经呼吸道感染，吸入含有该菌的灰尘，直接接触病畜，均可引发局部感染。孕妇感染后经胎盘或产道感染胎儿或新生儿是本病的重要特点之一。

3. 易感动物

（1）自然宿主　本病宿主范围非常广泛，已知有44种哺乳动物和22种鸟类、禽类、鱼类、甲壳类动物等对本病易感。自然发病在家畜以牛、兔、犬和猫最易感，羊、猪和鸡次之。马属动物对其有一定的抵抗力，发病率高，病死率低。家禽发病以鸡、火鸡、鹅较多，鸭较少。多种野兽、野禽、啮齿动物，特别是鼠类都容易感染，且为本菌的贮存宿主。

（2）实验动物　家兔和小鼠易感性最强，豚鼠和大鼠次之。

（3）易感人群　孕妇、婴儿、老年人、体弱者，以及饮酒过度、滥用药物、免疫功能低下者易感染发病。

4. 流行特征　本病多为散发性，偶见地方性流行，发病率较低，病死率较高。各种年龄的动物都可感染发病，但幼龄动物较成年动物易感性高，发病也较急。动物发病多见于冬末春初（缺乏青饲料、天气骤变、有内寄生虫或沙门菌感染），妊娠母畜感染后常发生流产。

人的病例多见于温带，热带少见，多见于夏末秋初。婴儿，尤其是新生儿发病率较高。老年人、孕妇及免疫功能缺陷者也易受到感染而发病。近年来报道的病人以城市居民为多，发病者多无动物接触史，可能通过饮食途径感染该菌。

本病发病有季节性，人多在夏末至秋初发病，家养动物多在冬末至春初发病。

5. 发生与分布　20世纪50年代中国农业科学院哈尔滨兽医研究所，首先从患病动物分离到该病病原，以后各地陆续有发病报道。20世纪80年代，人类因食用被污染的动物源性食物而发生李斯特菌病，才认识到它也是人的一种食源性传染病，并受到人们的广泛关注。

目前李斯特菌病遍布世界各地，温带比热带多见。以欧美国家报道最多，尤其以高纬度的北方各国发生较多，如英国、瑞典、德国、荷兰、美国、俄罗斯、法国、乌拉圭、匈牙利、意大利。南非、大洋洲、亚洲等地也有发生。本病的发生与土壤类型有关，土壤肥沃、富于腐殖质的地区多发，而白垩土或沙壤地区少见。

（三）对动物与人的致病性

1. 对动物的致病性 动物自然感染的潜伏期约2～3周，短的可能几天，长的可达2月之久。各种动物患病后的临床症状表现不一，幼龄动物常以败血症为主，成年动物常以脑炎为主，妊娠动物常发生流产，并都有神经症状。

（1）猪 病猪最初体温升高，而后常降至常温或常温以下，突然发病，以急性型出现，大多数表现为脑膜炎，病初为间歇性神经兴奋，常表现运动失常，作转圈运动。多数可见视力障碍，无目的行走或后退，或以头抵地不动。有的表现两前肢或四肢麻痹，有的口吐白沫，肌肉阵发性痉挛，侧卧于地，四肢呈游泳状运动，有的头颈及四肢强直，呈破伤风症状。一般经1～4天死亡，病程较长的为7～9天，个别可达一个月以上。妊娠母猪无明显症状而发生流产。仔猪感染以败血症为主，体温显著升高达42℃，食欲减退或废绝，有的表现口渴、咳嗽、腹泻、皮疹、呼吸困难、耳部及腹部皮肤发绀。病程约1～3天，死亡率高。

（2）绵羊和山羊 初期体温升高1～2℃，不久降至常温。精神沉郁、呆立、低头垂耳、轻热、流涎、流鼻涕、流眼泪、不随群行动、不听驱使。咀嚼吞咽迟缓，鼻镜稍干，眼结膜充血。发展到一定阶段呈现脑炎、脑膜炎症状，表现为头颈一侧性麻痹，弯向对侧，该侧耳下垂，眼半闭，以至视力消失。沿头的方向旋转或作圆圈运动，不能强使改变，遇障碍物，则以头抵靠而不动。颈项强硬，有的呈现角弓反张。后期卧地不起，呈昏迷状态，四肢划动作游泳状。病程一般约3～7天，长的1～3周或更长。成年羊多为症状不明显的亚临床感染，妊娠母羊常发生流产。羔羊常发生急性败血症而很快死亡。病死率高，随年龄增长而下降。

（3）牛 病牛有轻热、舌麻痹，采食、咀嚼、吞咽困难，流涎、流鼻液。不安，不听驱使。头颈呈现一侧性耳下垂的麻痹症状，弯向对侧。眼半闭，有时沿头的方向作转圈运动。随着病程的进展，逐步出现全身衰弱、运动失调、步行踉跄、昏迷，常顽强地僵卧于一侧，直至死亡。妊娠母牛多在无明显症状的情况下发生流产。水牛在感染后常突然发生大脑炎，出现牛的类似症状，但病程短，病死率比牛高。

（4）马 主要表现为脑脊髓炎症状。发热，容易兴奋，共济失调，四肢、下颌及咽部部分麻痹，意识迟钝，视力显著减弱。幼驹可见轻度腹痛、不安、黄疸、血尿等症状。

（5）兔 出现明显症状者较少，多不出现症状而急性死亡。幼兔多呈急性败血症，有的精神委顿，独蹲一处，不愿走动。有的出现痉挛，口流白沫，神志不清。神经症状呈间歇发作，发作时无目的地向前冲撞，或转圈运动，最后倒地，头向后仰，抽搐，以至衰竭死亡。妊娠母兔患病时，在妊娠后期出现化脓性子宫内膜炎，腹膜炎，引起流产。其他啮齿动物通常表现为败血症。

（6）家禽 主要表现为败血症。精神沉郁、不食、下痢、短时间内死亡。病程长的表现痉挛、斜颈等神经症状。

（7）毛皮动物 黑银狐、北极狐、水貂、毛丝鼠和海狸鼠均易感，特别是幼龄毛皮动物最易感。北极狐幼兽表现精神沉郁与兴奋交替出现，部分拒食、共济失调、后肢麻痹，有的出现圆圈运动。常发生结膜炎、角膜炎、下痢和呕吐，成年兽除上述症状外，还出现咳嗽、呼吸困难等症状。银狐的症状基本同上述，其粪便中含有黏液和血液，肺部可听到湿性啰音。

妊娠水貂突然拒食、共济失调，常躲于小室内，很快死亡。

毛丝鼠常侵害神经系统，体温升高达39℃以上，失明惊厥，肝脏和肠道受损后，出现下痢等症状。

2. 对人的致病性 潜伏期数小时至数周不等。非妊娠患者中表现为脑膜炎者占50%～60%，败血症而无局灶性病变者占25%～30%，脑实质病变者占10%，心内膜炎者占5%。少数由血源性传播引起的症状是内眼炎、颈淋巴腺炎、肺炎、脓胸、心肌炎、细菌性动脉瘤、骨髓炎、关节炎等。

（1）脑膜炎　多数患者起病急，有高热、剧烈头痛、脑膜刺激征，半数以上患者有神志改变，重者有昏迷。约 1/4 患者有抽搐和中枢神经系统局限性症状。少数起病慢，病程较长且有反复。

（2）败血症　有脑膜炎者多数同时有败血症存在，有些患者仅表现为败血症，其临床表现和其他细菌引起者并无特殊之处。约 1/4 患者病初有恶心、呕吐、腹痛及腹泻等胃肠道症状。畏寒、发热、乏力、低血压及心动过速等均较常见。

（3）中枢神经系统实质性损害　患者表现为弥漫性或局灶性脑炎、脑干脑炎、脑和脊髓脓肿，约有半数患者同时有脑膜炎症状和脑脊液改变，可出现抽搐、偏瘫、脑疝或其他局灶性征象。

（4）心内膜炎　多数发生于原有瓣膜病变患者，病程为亚急性，住院前平均有症状时间为 5 周，发热过程中常有杂音改变或新出现以及栓塞出现，主要发生于脑部和肺部，病死率为 48％。

（5）婴儿败血症性肉芽肿病　母亲多数在妊娠后期有突然发冷、发热、全身疼痛、腹痛、腹泻等症状，数日后自愈。新生儿李斯特菌病可分为迟发型和早发型。早发型可在产后数小时内发病，或产后 2～5 天，平均 1.5 天发病，一般为早产儿，主要临床症状为呼吸道和中枢神经系统症状，有呼吸窘迫、气急、发绀、呼吸不齐或暂停等。呕吐、尖叫、抽搐等亦较常见。迟发型在产后 1～3 周发病，认为是通过产道后或产后感染，主要表现为脑膜炎，有拒食、多哭、易激惹、高热，很快发生抽搐和昏迷。

（6）病灶性感染　多由败血症时期传播所致，包括眼内炎、化脓性关节炎、肝脓肿、骨髓炎、胆囊炎、腹膜炎及胸膜、肺部感染。

（四）诊断

1. 动物的诊断　由于本病症状的多样性，临床诊断比较困难。当病畜出现特殊神经症状，如呈现败血症，孕妇流产，血液中单核细胞增多，发病率低，病死率高，多发于春秋季节，剖检见有脑及脑膜充血、水肿，肝有小坏死灶及败血变化，脑组织学检查见嗜中性粒细胞和单核细胞灶状浸润，以及血管周围单核细胞管套等，可作为本病诊断的重要依据。但最后确诊尚须借助于实验室检查。

（1）细菌学检查　细菌学检查是诊断本病的关键。采集血、肝、脾、肾、脑脊髓液、脑的病变组织，作触片或涂片，革兰氏染色，若见到革兰氏阳性、呈 V 形或并列的细小杆菌时，可作初步诊断。再取上述材料做细菌的培养、分离和鉴定。

（2）动物接种　动物接种可选用家兔、小鼠、雏鸽或幼豚鼠，将上述病料做成悬液，滴入眼内或注射入脑腔、腹腔或静脉内，本菌能很快引起败血症而导致动物死亡。用家兔或豚鼠滴眼感染，1 天后发生结膜炎，不久发生败血症死亡。妊娠 2 周的动物接种后常发生流产。

（3）血清学诊断　凝集反应、补体结合反应可用于诊断，但与其他革兰氏阳性菌（如葡萄球菌，肠球菌等）有交叉反应，须作交叉吸收试验，才能得出可靠的诊断。

（4）分子生物学诊断　常用的分子生物学方法有 PCR 方法、探针杂交法等。PCR 方法检测的特异性引物常针对毒力基因设计，如溶血素基因（hly）、iap 基因等；或根据 16S/23S rRNA 基因等。DNA 探针杂交法由 Datta 等首次报道，其所用 DNA 探针为 β 溶血素基因中一段 500bp 序列。

2. 人的诊断　人类李斯特菌病临床症状的多样性和血清检测的无严格特异性，为本病的诊断带来一定困难，因此确诊该病必须依赖细菌培养。

细菌学检查是诊断本病的关键，在疾病早期取血、骨髓、脑脊液、受损皮肤或黏膜以及新生儿脐带残端、羊水、粪、尿作细菌培养，均可分离到致病菌。从上述标本分离到类白喉样杆菌或其他未能鉴定的革兰氏阳性杆菌时，切不可认为是污染菌，而应进一步作生化和动物致病性检查，以确认李斯特菌。

因李斯特菌与其他革兰氏阳性菌有相同的抗原，可发生交叉反应，故血清抗体检查对诊断本病帮助不大。

近年来又采用单克隆抗体技术或分子杂交法，以快速检测食物或周围环境中的李斯特菌。以李斯特菌属特异性单克隆抗体建立的酶免疫检测技术，间接免疫荧光、ELISA 方法和夹心 ELISA 方法，在病原性李斯特菌的检测方面实现了突破，利用免疫学方法把单核细胞增生李斯特菌与非病原性李斯特菌分开。

在应用分子生物学技术进行单核细胞增生李斯特菌的快速检测方面，PCR 技术及磁免疫 PCR 技术可敏感、特异、快速地检测单核细胞增生李斯特菌。

3. 鉴别诊断　应注意区别绵羊的李斯特菌病和伯尔纳病、多头蚴病、慢性型羔羊痢疾、软肾病、狂犬病、酮病和瘤胃酸中毒，注意区别牛的李斯特菌病和散发性脑脊髓炎、衣原体感染和传染性鼻气管炎病毒所致的脑炎，注意区别猪的李斯特菌病和伪狂犬病、传染性脑脊髓炎。

（五）防制措施

1. 动物的防制措施

（1）预防　试验证明，灭活的强毒菌株接种小鼠可产生长达数月的免疫力，而无毒力的活菌接种小鼠只能产生短期的抵抗力。

预防本病，应注意搞好环境卫生，正确处理粪便，消灭猪舍附近的鼠类，被污染的水源可用漂白粉消毒。防止其他疾病感染，增强动物抵抗力。

对病畜应隔离治疗。屠宰病畜时应注意防止病原扩散，对污染的所有场所和工具进行彻底消毒。病畜尸体一律深埋，防止人感染本病。平时做好卫生防疫工作和饲养管理工作，不给牛、羊饲喂青贮塔表层变质和低质量的青贮饲料，驱除鼠类及其他鸟类，驱除寄生虫，特别不要从疫区引入病禽。剖检病禽时应注意消毒和防止病菌散播。

（2）治疗　Levine 曾于 1965 年报道了单核细胞增生李斯特菌对抗生素和其他药物的敏感性。应采用链霉素与其他广谱抗菌药物治疗病畜，病初大剂量使用，可取得满意疗效。对败血型疾病，最好青霉素与庆大霉素联合应用。牛、羊李斯特菌病发病急、死亡快，确诊后可用磺胺嘧啶钠给全群注射，连用 3 天，再口服长效磺胺，经 3 周左右可控制疫情。

2. 人的防制措施

（1）预防　应避免进食生牛奶、生蔬菜，肉类应彻底加热。积极治疗孕妇李斯特菌病，以预防新生儿或胎儿感染。医院里的李斯特菌病患者，应及时与免疫机能障碍的患者相隔离。加强卫生监督，对食品的加工、储藏、消毒、运输及销售应避免污染。

（2）治疗　体外敏感试验证明，李斯特菌对青霉素、氨苄西林、红霉素、氯霉素、利福平、四环素及氨基糖苷类抗生素敏感。庆大霉素和妥布霉素较链霉素、卡那霉素和阿米卡星抗菌活力更强。青霉素或氨苄西林和庆大霉素有协同作用。

氨苄西林是首选药物，其有效性和安全性已经临床应用证明，对妊娠妇女及婴儿使用均安全。病情严重或免疫缺损者应加用庆大霉素。头孢菌素对李斯特菌有抑菌作用，但有不少菌株耐药，报道常有疗效不佳者，故不宜应用。

（六）公共卫生影响

单核细胞增生李斯特菌是一种人与动物共患病的病原菌。它能引起人、兽的李斯特菌病，感染后主要表现为败血症、脑膜炎和单核细胞增多。它广泛存在于自然界中，食品中存在的单增李氏菌对人类的安全具有威胁，该菌在 4℃ 的环境中仍可生长繁殖，是冷藏食品威胁人类健康的主要病原菌之一。因此，人们应平时注意饮食卫生，防止通过污染的植物、蔬菜或乳肉蛋等引起的感染。

（康凯　薛青红）

◆ **参考文献**

费恩阁，李德昌，丁壮. 2004. 动物疫病学 ［M］. 北京：中国农业出版社：79 - 83.

陆承平. 2001. 兽医微生物学 ［M］. 北京：中国农业出版社：302 - 305.

王季午，马亦林，翁心华. 2005. 传染病学 ［M］. 上海：上海科学技术出版社：497 - 500.

张彦明. 2003. 兽医公共卫生学 ［M］. 北京：中国农业出版社：213 - 215.

Borucki M K，Gay C C，Reynolds J，et al. 2005. Genetic diversity of Listeria monocytogenes strains from a high-prevalence dairy farm. Appl Environ Microbiol，71（10）：5893 – 5899.

Gasanov U，Hughes D，Hansbro P M. 2005. Methods for the isolation and identification of Listeria spp. and Listeria monocytogenes：a review. FEMS Microbiol Rev，29（5）：851 – 875.

Jemmi T，Stephan R. 2006. Listeria monocytogenes：food-borne pathogen and hygiene indicator. Rev Sci Tech，25（2）：571 – 580.

Liu D. 2006. Identification，subtyping and virulence determination of Listeria monocytogenes，an important foodborne pathogen. J Med Microbiol，55（6）：645 – 659.

Ramaswamy V，Cresence V M，Rejitha J S，et al. 2007. Listeria-review of epidemiology and pathogenesis. J Microbiol Immunol Infect，40（1）：4 – 13.

Zundel E，Bernard S. 2006. Listeria monocytogenes translocates throughout the digestive tract in asymptomatic sheep. J Med Microbiol，55（12）：1717 – 1723.

第五十章 葡萄球菌科细菌所致疾病

根据《伯杰氏系统细菌学手册》第二版（2005），葡萄球菌科（Staphylococcaceae）在分类上属厚壁菌门（Firmicutes）、芽孢杆菌纲（Bacilli）、芽孢杆菌目（Bacillales），是一类革兰氏阳性菌，包括葡萄球菌属（*Staphylococcus*）、盐水球菌属（*Salinlcoccus*）、孪生球菌属（*Gemella*）、巨型球菌属（*Macrococcus*）和 *Jeotgalicoccus* 共 5 个属，其中的葡萄球菌属是一类重要的病原体。

葡萄球菌属细菌所致疾病

葡萄球菌属细菌革兰氏染色阳性，呈球状，直径 0.5～1.5μm，常形成葡萄串样不规则堆团。该属细菌至少包含 33 个种和亚种，根据血浆凝固酶试验分为血浆凝固酶阳性葡萄球菌和血浆凝固酶阴性葡萄球菌两大类，前者包括金黄色葡萄球菌、中间葡萄球菌等，后者包括表皮葡萄球菌、腐生葡萄球菌等。

该属细菌广泛存在于哺乳动物、鸟类的皮肤和呼吸道、上消化道、泌尿生殖道黏膜，土壤、水、空气中许多菌株是潜在致病菌。葡萄球菌属细菌通过皮肤、分泌物或动物产品在人和动物中广泛传播。当葡萄球菌属细菌经伤口侵入机体后大多可引起人和动物不同部位的化脓性疾病（皮肤、乳腺、耳部、关节、内脏）。此外，葡萄球菌毒素是引起人食物中毒的一个重要原因。

引起人与动物共患病的葡萄球菌主要有金黄色葡萄球菌、中间葡萄球菌、猪葡萄球菌。金黄色葡萄球菌中的耐甲氧西林金黄色葡萄球菌（methicillin resistant *Staphylococcus aureus*，MRSA）可对多种抗生素产生耐药性，具有十分重要的公共卫生意义。

一、金黄色葡萄球菌感染

金黄色葡萄球菌感染（Staphylococcus aureus infection）是由金黄色葡萄球菌引起以多种组织器官发生化脓性炎症为主要临床症状的一种人与动物共患病。金黄色葡萄球菌为球形，常聚集排列成葡萄串状，因大多数菌株可产生色素使菌落呈现淡黄色或橙色，故此得名。该菌广泛分布在自然界的土壤、水、空气中，健康人和动物的体表、黏膜也普遍带菌。金黄色葡萄球菌感染可引起人的内部器官的化脓性感染，如呼吸道感染等。也可引起多种动物的多种器官组织的炎症，如牛羊的乳腺炎等。自 20 世纪 60 年代首次发现甲氧西林耐药金黄色葡萄球菌（MRSA）以来，MRSA 的致病性和公共卫生意义被人们广泛关注。

（一）病原

1. 分类地位 根据《伯杰氏系统细菌学手册》第二版（2005），金黄色葡萄球菌（*Staphylococcus aureus*）在分类上属葡萄球菌科（Staphylococcaceae）、葡萄球菌属（*Staphylococcus*）。1994 年出版的《伯杰氏细菌学鉴定手册》（第九版）中，将葡萄球菌属归于革兰氏阳性菌，属微球菌科（Micrococcaceae）、葡萄球菌属（*Staphylococcus*）。

2. 形态学基本特征与培养特性 球菌，形态排列以葡萄状不规则丛集状排列为特征，直径 0.8～1.0μm。无芽孢、鞭毛，有些菌株具有荚膜或黏层。菌落光滑、低凸、闪光、奶油状，并且有完整的边缘。菌落的颜色有白色、金黄色、柠檬色等。本菌为革兰氏染色阳性。

本菌对营养要求不高。在普通培养基上生长良好。如加入血液、血清或葡萄糖时生长更佳。需氧或兼性厌氧，最适生长温度 37℃，但在 10～45℃也可生长，最适生长 pH7.4。细菌耐盐性强，在 10%～15%氯化钠培养基中也能生长。在普通琼脂平板上培养 24～48h 后，形成圆形、扁平、边缘整齐、表面光滑的不透明菌落，菌落具有光泽，直径 1～2mm。血液琼脂上形成的菌落较大，有些菌株具有溶血性。具有溶血作用的菌株多为病原菌。大多数菌株产生类胡萝卜素，使得细菌呈现深橙色到浅黄色，菌落色素不稳定，取决于生长条件，固体培养基中含有碳水化合物、牛乳或血清等时，产生色素较多。在氧气及二氧化碳环境下易形成色素，无氧条件下不形成色素。

3. 理化特性　金黄色葡萄球菌对理化因子的抵抗力较强。在干燥的脓、血中可生存数月。此菌对热的抵抗力也很强，80℃可生存 30min，煮沸可迅速使其死亡。3%～5%石炭酸溶液 3～15min 即可使其灭活。70%酒精几分钟即可将其杀死。

（二）流行病学

1. 传染来源　金黄色葡萄球菌广泛存在于自然界，在空气、水、土壤和居室等外环境中均可被发现。在人和动物的皮肤、鼻腔、消化道等部位均存在金黄色葡萄球菌。健康人的外耳道和鼻腔的带菌率 40%～44%，皮肤带菌率 85%～100%。新生儿出生后第二周，鼻腔的带菌率达 80%～100%。

有调查显示，速冻食品的金黄色葡萄球菌污染率为 21.47%，其中速冻饺子达 42.5%，冻肉达 30%。另据我国学者调查，鲜牛奶中金黄色葡萄球菌的污染率达 41.48%，消毒牛乳为 6.67%。

在一些医护人员体表常常带有致病性耐药菌株，常成为医院内感染的传染源和传播者。耐甲氧西林金黄色葡萄球菌（MRSA）常常是医院感染的重要病原菌，其感染的治疗颇为困难，病死率高。据统计，耐甲氧西林金黄色葡萄球菌所致感染占金黄色葡萄球菌感染的 20%～50%。

2. 传播途径　主要通过接触传播即易感人群从携带者或感染者身上获得，消毒不彻底的医疗器械和体表所携带病原菌的医务人员也是其重要的传播媒介。

食品在生产加工运输过程中受到金黄色葡萄球菌的污染，被人误食后可引起食物中毒和胃肠炎。

由于该菌可在人或动物体表定植，因此很容易通过破裂和损伤的皮肤及黏膜进入机体组织，引起毛囊炎、疖、痈、蜂窝织炎、脓肿、伤口化脓以及坏死性皮炎等。

3. 易感动物

（1）自然宿主　有创口的外科患者、严重烧伤患者、新生儿、老年人、流感和麻疹伴肺部病变者、免疫缺陷者、粒细胞减少者、恶性肿瘤患者、糖尿病患者、医护人员，长期与他人生活在有限空间的囚犯、住集体宿舍的学生、士兵、运动员，从事活畜禽加工的工人等人群易感。金黄色葡萄球菌可感染多种动物，乳牛、马、猪、羊、犬、兔、鸡、鸭、鸟类、小鼠和豚鼠等均能感染发病，尤其对乳牛、鸡和兔危害较大。不同种属间的动物对金黄色葡萄球菌的易感性有差异，同一种属的不同个体对金黄色葡萄球菌的易感性亦不同。

（2）实验动物　家兔最为易感，豚鼠、小鼠也可感染发病。

4. 流行特征　近 30 年来，金黄色葡萄球菌通过社区和医院传播方式感染逐年增多。耐甲氧西林金黄色葡萄球菌感染在社区获得性感染中所占比例也逐年上升，以通过皮肤直接接触传播，也可通过共同运动器械、餐具等间接传播。耐甲氧西林金黄色葡萄球菌感染不仅发生在社区家庭成员之间，还可发生于学校、幼儿园和监狱等人口集中的社区中。职业运动员之间也可传播。

金黄色葡萄球菌引起的食物中毒一般呈现季节分布，多见于春夏季。由于此时中毒食品种类多，如奶、肉、蛋、鱼及其制品受到污染或储存不当均可诱发金黄色葡萄球菌引起的食物中毒。

5. 发生与分布　Oston 于 1880 和 1882 年对葡萄球菌引起的疾病和其在败血症及脓肿形成中的作用研究中，第一次对金黄色葡萄球菌进行了临床观察和实验室研究。其后的 100 多年，金黄色葡萄球菌通过社区传播和医院传播的方式广泛发生于世界各地。

自 20 世纪 40 年代青霉素问世后，金黄色葡萄球菌引起的感染性疾病受到较大的控制，但随着青霉素的广泛使用，有些金黄色葡萄球菌产生青霉素酶，能水解 β-内酰胺环，表现为对青霉素的耐药。因而人们又研究出一种新的能耐青霉素酶的半合成青霉素，即甲氧西林（methicillin）。1959 年应用于临床后曾有效地控制了金黄色葡萄球菌产酶株的感染。可时隔两年，Jevons 在英国首次发现耐甲氧西林金黄色葡萄球菌，60 年代中期扩展至欧洲许多国家及加拿大，70 年代末耐甲氧西林金黄色葡萄球菌急剧增多，且耐药范围日益扩大，耐药程度也日益严重。1997 年日本首次报道发现第一株万古霉素中度耐药金黄色葡萄球菌（vancomycin intermediate *Staphylococcus aureus*，VISA）后，美国、法国等也陆续报道，2002 年 7 月美国疾病控制与预防中心（CDC）确证并公布了世界第一例真正的万古霉素耐药金黄色葡萄球菌（vancomycin resistant *Staphylococcus aureus*，VRSA）。

据估计，全世界大概有 20 亿人携带金黄色葡萄球菌，其中的 5 300 万人携带耐甲氧西林金黄色葡萄球菌。美国约有 9 500 万人携带金黄色葡萄球菌，其中 250 万人携带耐甲氧西林金黄色葡萄球菌。耐甲氧西林金黄色葡萄球菌在全世界的分布具有不均一性，但在大多数国家，该菌已经成为最常见的医院内感染耐药菌。最近一项 SENTRY 全球耐药监测项目表明，目前在亚太和欧美许多地区，耐甲氧西林金黄色葡萄球菌的发生率高达 40%～50%，在欧洲其发生率呈现出从北到南逐渐升高的趋势。

在北美，根据美国统计局 1998—2005 年的数据显示，住院病人中耐甲氧西林金黄色葡萄球菌的发生率为 49.9%～63%，而门诊病人发生率达到 36.3%～63%。日本报道耐甲氧西林金黄色葡萄球菌感染率为 66.8% 2005 年我国 5 家教学医院监测的结果显示，耐甲氧西林金黄色葡萄球菌发生率平均为 51.3%。

1972 年首次分离到了动物源耐甲氧西林金黄色葡萄球菌，样品来源于患乳房炎奶牛的牛奶。随后，在宠物、家畜（如猪、犬、马、羊、兔、牛、鸡）上也分别分离到了耐甲氧西林金黄色葡萄球菌。从鸡中也检测到了耐甲氧西林凝固酶阴性葡萄球菌。2008 年，我国也报道了从动物体内分离的耐甲氧西林葡萄球菌。

目前，耐甲氧西林金黄色葡萄球菌在临床兽医上广泛出现，如美国、韩国、日本、加拿大、丹麦、荷兰、新加坡、德国、比利时、瑞士、中国等国均有报道。感染动物以猪、牛和鸡为主，但也可从犬、马、牛奶和屠宰场环境中分离到。与人类感染耐甲氧西林金黄色葡萄球菌的比率较高，一般大于 50% 相比，动物感染耐甲氧西林金黄色葡萄球菌的比率变化很大，在 0.18%～49% 之间。

金黄色葡萄球菌感染已经成为全球性难题。

（三）对动物与人的致病性

金黄色葡萄球菌是一种重要的人与动物共患病的传染源，主要存在于宿主的鼻咽黏膜部和皮肤上，也存在于会阴部、胃肠道和生殖道。金黄色葡萄球菌还可寄生于一些家养动物，如牛、羊、马、犬、鸡等。

金黄色葡萄球菌是人和动物黏膜的专性寄生菌。当机体抵抗力减弱时，常导致局部化脓性炎症病变，如皮下脓肿、疖、痈、蜂窝织炎、化脓性结膜炎，以及外伤、烧伤时的创面感染等。金黄色葡萄球菌感染可引起多种动物的多种器官组织的炎症，如牛羊的乳腺炎、马的创伤性感染、脓肿、蜂窝织炎、鸡的关节炎、腱鞘炎，猪的皮炎、流产，羊的皮炎等。当葡萄球菌通过血源感染时也可发生内部器官的化脓性感染，如呼吸道感染（脓胸、肺炎）、心内膜炎、心包炎，以及肝、脾脓肿等，严重时还可引发生脓毒症、败血症。

金黄色葡萄球菌致病力强弱主要取决于其产生的毒素和侵袭性酶，包括溶血毒素（hemolysins）、肠毒素（enterotoxins）、中毒休克综合征毒素-1（toxic shock syndrome toxin-1，TSST-1）及其他蛋白等。金黄色葡萄球菌产生的 TSST-1 可致人的变态反应，引发中毒性休克综合征；而肠毒素引发的食物中毒也较为多见，主要表现为呕吐和腹泻。

1. 对动物的致病性

（1）牛、羊乳房炎　金黄葡萄球菌感可引起奶牛乳房炎及绵羊传染性乳房炎，不但使其泌乳能力丧失，而且可导致死亡，是影响乳品工业经济效益的重要疾病之一。

引起奶牛乳房炎的致病菌约有150多种，但金黄色葡萄球菌是引起奶牛乳房炎的主要病原，可通过接触传播。由金黄色葡萄球菌引起的乳房炎很难治愈，而且对抗生素产生耐药性的菌株已经相当普遍。金黄色葡萄球引起的乳牛乳房炎以浆液性、坏死性乳房炎为特征，可分为急性乳房炎和慢性乳房炎两种病型。急性感染表现为高热，精神沉郁，食欲不振，乳区发炎、肿胀、坚实、疼痛；患区呈炎症反应，含有大量脓性絮片的微黄色至微红色浆液性分泌液及白细胞渗入到间质组织中。受害小叶水肿、增大、有轻微疼痛。重症患区红肿，迅速增大、变硬、发热、疼痛。乳房皮肤绷紧，呈蓝红色，仅能挤出少量微红色至红棕色含絮片分泌液，带有恶臭味，并伴有全身症状，有时表现为化脓性炎症。慢性金黄色葡萄球菌性乳房炎多不表现症状，病初常被忽视，但产奶量下降，后期会导致可以触知的纤维化，结缔组织增生、硬化、缩小，乳池黏膜出现息肉并增厚。

绵羊传染性乳房炎是由金黄葡萄球菌引起的一种病程短促的急性坏疽性乳房炎。感染后24h发病，常于2～3天死亡。乳房发热、疼痛、高度肿胀。乳房皮肤绷紧呈蓝红色，从脐到耻骨皮下组织水肿。乳房分泌物呈红色至黑红色，带恶臭味。继发巴斯德菌感染时，乳房分泌液呈水样，含有黄白色絮片。可摸到乳房中有豌豆大至鸡蛋大坚硬结节。继之，触摸有波动感。从乳房中排出一种带有臭味的棕色分泌液。接着患侧乳房硬化。病羊食欲不振和虚弱。因乳房疼痛，放牧时后腿拖地前进，并抵制羔羊吮乳。羔羊表现为皮炎或脓毒血症。

（2）马的创伤性感染 马的金黄色葡萄球菌病主要是经创伤感染，多发生在皮肤、皮下组织、阴囊、乳房等处。该菌感染常引起母马的乳腺炎，阉割马的精索脓肿，其特征为局灶性溃疡和化脓，肿块大小、数量差异很大，部位不定。感染局部初期呈结节状、圆形、分叶或带蒂，内部由稠密的纤维结缔组织组成。肿块破溃后流出稠厚的脓汁，并常有充满脓汁的瘘管伸向肿块深处。精索内形成的瘘管久不愈合。脓肿可能转移到其他组织或器官，形成新的脓肿或化脓块。有的病灶脓汁中可见有沙粒状菌胶团块，似放线菌脓块中的硫黄颗粒。

（3）禽类关节炎、腱鞘炎 金黄色葡萄球菌常引起幼雏鸡败血症、育成鸡和种鸡关节炎、成鸡慢性局灶性病变。一般认为6～12周龄的育成鸡是发生关节炎的高峰期。雏鸡感染多呈急性过程，而鸟类对葡萄球菌的感染具有一定的抵抗性。葡萄球菌引起的腱鞘炎，在肉鸡生产中已成为全球关注的问题。葡萄球菌引起的病主要是腱鞘、关节和黏液囊的局部化脓（滑膜炎-关节炎）、败血症、脐炎、眼炎，偶见细菌性心内膜炎和脑脊髓炎。感染早期呈菌血症症状，发热，胫跗关节与其临近的腱鞘肿胀，病禽跛行，精神沉郁，不愿走动，有的鸡排黄白色或灰白色的稀粪。病初食欲正常，而后逐渐下降，消瘦，最后营养不良而死。

（4）其他动物感染 犬感染金黄色葡萄球菌后可表现为毛囊炎、疖、脓疱、蜂窝织炎及眼和尿道感染。在实验动物中，兔对金黄色葡萄球菌极易感染发病，且较敏感，不同途径感染可导致上呼吸道感染、肠炎、乳房炎及转移性脓毒血症，静脉注射后48h即可致死。猴金黄色葡萄球菌病以急性出血性肠炎为特征，常突然发病，以恒河猴、短尾猴和熊猴多发，主要经消化道感染。

2. 对人的致病性

（1）皮肤软组织感染 葡萄球菌性皮肤软组织感染临床较多见，如毛囊炎、疖、痈和蜂窝织炎等（彩图50-1）。大部分为原发，细菌通过皮肤的创伤而侵入体内，也可由其他局部化脓性感染直接扩散而来，或由淋巴道或血行性感染所致。不清洁、搔抓及机体抵抗力低下可为以上几种感染的诱因。

金黄色葡萄球菌普遍存在于特应性皮炎的患者，这些患者对于该菌的抵抗力较低，并常出现并发症。金黄色葡萄球菌感染常导致腋下及头皮等部位感染，这些部位大面积的暗疮可增加患者术后感染的风险。金黄色葡萄球菌感染还可导致皮肤烫伤综合征。

（2）内脏器官感染 当皮肤或者黏膜的屏障遭到破坏时，该菌可感染机体的其他组织。内脏器官的金黄色葡萄球菌感染可以导致非常严重的后果，病原的迅速扩散可能会引起心内膜炎及肺炎。

金黄色葡萄球菌引起的肺炎占成人肺炎的2%～3%，幼儿、老年体弱及手术者发病率较高，临床上分为原发性和继发性两类。原发性常见于流感、麻疹及抗菌药物使用过程中，以发热、咳嗽、咳脓血痰、胸痛为主要临床症状，肺内可见单个或多个脓肿灶。继发性又称血源性，发病较慢，临床上以高热、寒战、呼吸困难等败血症状为突出表现，重者有神志障碍、呼吸衰竭及休克；肺内为多发性小脓肿出血（彩图50-2），皮肤及其他部位可见原发性化脓灶。

（3）肠毒素引起的食物中毒　金黄色葡萄球菌可在一定条件下产生肠毒素，肠毒素可耐受100℃煮沸30min而不被破坏。当金黄色葡萄球菌污染了含淀粉及水分较多的食品，如牛奶和奶制品、肉、蛋等，在温度条件适宜时，经数小时即可产生相当数量的肠毒素，进食了被肠毒素污染的食物可引起食物中毒。毒素刺激中枢神经系统引起中毒反应，主要以恶心、呕吐和腹泻为主。中毒的潜伏期短，发病较急，受吃进肠毒素量及病人易感性的影响。虽然呕吐是这一中毒的主要特征，也不是所有病人都有。有的患者只腹泻而没有恶心，或有呕吐不腹泻的。重症患者有时呕血、便血，甚至虚脱、休克。中度病人时有头疼、抽搐、出汗等。大多数病人体温低于正常，个别可能发热。病程通常1～2天，预后良好，偶尔也有死亡病例，或恢复较慢、身体无力达一周者。

近年来的研究显示金黄色葡萄球菌的肠毒素不仅可引起食物中毒，在该菌引起的化脓性感染中也起重要作用。金黄色葡萄球菌产生的肠毒素能刺激淋巴细胞大量活化，促使炎症细胞因子产生显著增加，致使炎症细胞浸润，组织坏死，导致肺脏、肾脏等器官组织的损伤，最后发展到多个器官功能障碍，危及患者生命。

由于长期使用抗生素，使人的正常菌群受到抑制而发生菌群失调，从而耐药性葡萄球菌大量繁殖，产生毒素，引起肠黏膜病变；肠黏膜被一层伪膜覆盖，病人呕吐、腹泻不止，久治不愈，此为伪膜性肠炎。

（4）中毒性休克综合征（TSS）　金黄色葡萄球菌可产生外毒素TSST-1，是中毒性休克综合征的病原，其特征为高热、呕吐、腹泻、意识模糊和皮疹，可很快进展为严重而难治的休克和多脏器功能衰竭，有时可见指尖脱皮及眼结膜充血（彩图50-3）。

（5）其他　金黄色葡萄球菌感染还可引起脑膜炎、骨髓炎、心内膜炎、小肠结肠炎等，此外，金黄色葡萄球菌引发的菌血症是严重烧伤患者死亡的常见原因之一。由于患者的抵抗力较弱，人造器官的安装，如人工心脏瓣膜、关节造形术会增加金黄色葡萄球菌菌血症的风险；人造关节安装可能会带来脓毒性关节炎的风险。此外，耐甲氨苄西林金黄色葡萄球菌菌株的大量出现增加了治疗的难度。

（四）诊断

1. 临床诊断　根据本病的流行病学特点和临床表现，可对典型的皮炎型和关节炎型病例做出初步诊断。要确诊或对其他病型做出诊断需依靠实验室方法。

2. 实验室诊断

（1）显微镜检查　取病料（化脓性病灶取脓汁、渗出液，乳腺炎取乳汁，败血症取血液，中毒症状取剩余食物、呕吐物、粪便，其他病变根据情况可取胸水、腹水或其离心沉淀物）直接涂片，革兰氏染色后镜检。依据镜下细菌的形态、排列和染色特性，可做初步诊断。

（2）分离培养　根据不同标本分别采取不同的分离培养方法。脓汁、创伤分泌物、拭子等可直接接种进行分离培养；血液、脑脊液等标本，需先增菌，再做分离培养；呕吐物、粪便，以及残存食物等带有污染性标本，需用选择性培养基，如高盐甘露醇琼脂，进行分离培养。

高盐甘露醇培养基上形成1mm左右，凸起、黄色的菌落，菌落周围的培养基由红色变成黄色。转种血琼脂平皿（36±1）℃，培养18～24h，形成白色或金黄色、凸起、圆形、不透明、表面光滑、周围有β溶血环的菌落。

（3）生化鉴定　葡萄球菌的鉴定必须在确定菌属无误的基础上进行种的鉴定。革兰氏阳性球菌一些菌属间的细菌在形态学上很相似，极易造成菌属间的鉴定错误，为此可借助一些要点加以区别。

金黄色葡萄球菌的生化反应特点为：血浆凝固酶试验阳性（出现纤维素凝块），DNA酶反应阳性，甘露醇发酵试验阳性。

（4）血清学诊断　可用荧光抗体技术检测金黄色葡萄球菌抗原，反向间接血凝试验检测肠毒素，以及琼脂扩散法、对流免疫电泳、放射免疫分析法等进行血清学检测。

（5）分子生物学诊断　RT-PCR和定量PCR可对临床上分离到的金黄色葡萄球菌进行快速鉴定，多用于食品卫生检验中检测金黄色葡萄球菌的肠毒素，也可通过检测耐热核酸酶鉴定金黄色葡萄球菌种属。基因探针法也可用于检测某些非均一耐药基因。

（6）动物接种试验　用分离的葡萄球菌培养物，接种于40～50日龄健康鸡的胸肌，经20h可见注射部位出现炎性肿胀，破溃后流出大量渗出液。24h开始死亡。症状与病理变化大体与自然病例相似，可作出诊断。

（五）防制措施

1. 动物的防制措施

（1）预防　金黄色葡萄球菌广泛分布于自然界，主要是通过受损处的皮肤和黏膜感染，引起发病。尤其在管理不善、体质下降的动物群中，更易暴发流行。因此预防本病的发生，主要是做好经常性的兽医卫生工作。①防止皮肤外伤　圈、舍、笼及运动场地应经常打扫，注意清除带有锋利尖锐的物品，防止划破皮肤。如发现皮肤有损伤，应及时给予处置，防止感染。②定期或不定期进行圈、舍、笼及运动场的卫生消毒，以杜绝传染源。③加强饲养管理，增强动物的抵抗力。④发现可疑病例，应尽快确诊，并及时选用抗生素进行预防性治疗。

（2）治疗　可使用青霉素、链霉素、四环素、红霉素、氟喹诺酮类及磺胺类药等治疗，同时应对环境及畜群进行全面消毒。由于金黄色葡萄球菌极易产生耐药性，选用抗生素药物进行治疗时应先进行药敏试验。

2. 人的防制措施

（1）预防　①对入院病例进行筛查。确诊耐甲氧西林金黄色葡萄球菌携带或感染患者应隔离。②在医疗卫生场所和人群集中的公共场所，定期使用医用酒精或季铵盐类消毒剂与酒精联合使用对环境和物品表面进行消毒。医疗器械应按照严格的消毒程序进行消毒后才能使用。③金黄色葡萄球菌的传播通过人与人接触、宠物，被污染的环境，因此经常洗手是有效的预防方式，如果周围人群中有耐甲氧西林金黄色葡萄球菌感染者，还应使用含消毒剂成分（如氯已定）的洗手液洗手或清洗全身。④金黄色葡萄球菌是猪舍空气中的主要细菌，养猪设施应至少距居民区200m远，以避免威胁人类健康。⑤活畜禽养殖和生产者应佩戴防尘口罩，并应在离开工作场所前更换衣服和沐浴，以防止易感人群（儿童、老人和免疫功能缺陷人员）接触黏附在衣服和皮肤上的细菌。

无论人或动物，当金黄色葡萄球菌感染后，均可产生免疫性，但免疫力不持久，均不能防止再感染。以金黄色葡萄球菌表面蛋白（iron-regulated surface determinant B, IsdB）为基础的疫苗已在动物模型上取得了很好的效果，目前正在临床试验中。

（2）治疗

1）一般治疗　及时诊断，及早应用适宜的抗菌药物，是治疗严重金黄色葡萄球菌感染获得成功的关键。除抗菌药物外，还应重视提高人体免疫功能，纠正水、电解质紊乱，抢救感染性休克和保护心、肺、肾、肝等重要脏器功能等综合措施。肾上腺皮质激素是否采用，必须充分权衡其利弊后而决定，除非有严重毒血症，并与有效抗菌药物合用，一般以不用为妥。丙种球蛋白适用于低球蛋白血症等抗体缺陷性疾病患者。

2）外科处理　脓液的充分引流，常是处理某些伴有脓肿的金黄色葡萄球菌感染的先决条件。疖、甲沟炎、麦粒肿等表浅感染，在自行穿破或切开排脓后即迅速痊愈，一般无需抗菌药物。皮下深部脓肿或骨髓炎有脓肿形成时则须切开引流，肺脓肿可采取体位引流，这些感染均需加用抗菌药物治疗。多房性肝脓肿主要依靠药物治疗，单房较大脓肿则在内科药物治疗效果不满意时，考虑外科引流。

3）抗菌治疗　金黄色葡萄球菌感染患者有全身症状或局部病灶呈迅速发展趋势时，应立即采用积极的抗菌治疗。常用药物有：①β-内酰类，包括青霉素类、头孢菌素类；②糖肽类万古霉素、杆菌肽、替考拉宁等；③红霉素等大环内类抗生素；④林可霉素和氯林可霉素；⑤氨基糖苷类抗生素如庆大霉素、阿米卡星、奈替米星；⑥利福霉素类如利福平；⑦喹诺酮类如环丙沙星等；⑧半合成四环素类如多西环素、米诺环素等；⑨复方磺胺甲噁唑；⑩其他如氯霉素、磷霉素等。

对于耐甲氧西林金黄色葡萄球菌引起的严重侵袭性感染，如肺炎、败血症，一般现根据药物敏感性选择合适的抗生素。万古霉素作为治疗侵袭性耐甲氧西林金黄色葡萄球菌感染的一线药物，但是近年来万古霉素中度敏感的金黄色葡萄球菌（VISA）和万古霉素耐药的金黄色葡萄球菌（VRSA）的出现预示着万古霉素对金葡菌的敏感性正在下降。目前，已经有一些万古霉素的替代药物通过了美国食品和药品管理局的批准，包括利奈唑胺（linezolid）、达托霉素（daptomycin）、替加环素（tigecycline）、奎奴普丁/达福普丁（quinupristin/dalfopristin），还有一些正在研究的药物对耐甲氧西林金黄色葡萄球菌也有很好的抗菌活性，如头孢比普（ceftobiprole）和 3 种新的糖肽类药物：oritavancin、dalbavancin 和 telavancin。

此外，临床上也采用金黄色葡萄球菌的抗毒素血清。多采用肌内注射而不采用静脉注射。给病人局部注射（脓疖）或静脉注射（败血症）多价（混合）金黄色葡萄球菌噬菌体，也可收到良好疗效。

（六）公共卫生影响

金黄色葡萄球菌可产生肠毒素而引起人的食物中毒，因此应禁止食用病死动物，同时应在屠宰、加工过程中加强兽医监督、卫生检验和消毒工作，防止本菌对人类食品的污染。

金黄色葡萄球菌在医院感染中占有重要地位，仅次于大肠杆菌，居第 2 位（占医院全部感染的10%）。从 20 世纪 60 年代起，耐药菌株的出现给葡萄球菌所致感染的治疗和预防带来了极大困难。耐甲氧西林金黄色葡萄球菌于 1961 年首先在英国发现，其后各国相继报道，其感染快速遍及全球各地，临床分离耐甲氧西林金黄色葡萄球菌阳性率越来越高，耐药程度日益加重。2002 年 7 月美国疾病控制与预防中心确证并公布了世界第一例真正的万古霉素耐药金黄色葡萄球菌（VRSA）。在全球约 20 亿金黄色葡萄球菌携带者中耐甲氧西林金黄色葡萄球菌的比例达到 2.7%，医院的金黄色葡萄球菌感染患者中耐甲氧西林金黄色葡萄球菌的比例约为 60%。随着耐甲氧西林金黄色葡萄球菌社区感染比例的增加，其感染大流行的风险和可能性正在逐渐增加。耐甲氧西林金黄色葡萄球菌不仅在人群中加速传播，在各种畜禽和宠物中感染的比例也在不断增加，有报道称动物源耐甲氧西林金黄色葡萄球菌可能来源于人类。人与畜禽及其产品的密切接触，使得耐甲氧西林金黄色葡萄球菌的防控成为重要的公共卫生问题。

（魏财文 康凯 顾小雪）

◆ **我国已颁布的相关标准**

　　GB/T 14926.14—2001 实验动物 金黄色葡萄球菌检测方法

　　WS/T 80—1996 葡萄球菌食物中毒诊断标准及处理原则

◆ **参考文献**

李仰兴，赵建宏，杨敬芳.2000. 革兰氏阳性球菌与临床感染 [M]. 北京：科学出版社.

马亦林.2005. 传染病学 [M]. 上海：上海科学技术出版社：461-472.

斯崇文，贾辅忠.2004. 感染病学 [M]. 北京：人民卫生出版社：466-480.

吴清民.2001. 兽医传染病学 [M]. 北京：中国农业大学出版社：290-294，459-461.

杨正时，房海.2002. 人与动物病原细菌学 [M]. 石家庄：河北科学技术出版社：315-331.

Belkum A V, Melles D C, Peeters K J, et al. 2008. Methicillin - resistant and Suscep tible S taphylococcus aureus Sequence Type 398 in Pigs and Humans. Emerg. Infect. Dis., 14 (3)：479-483.

Deurenberg RH, Vink C, Kalen IC S, et al. 2007. The molecular evolution of methicillin2resistant S taphylococcus aureus. Clin M icrobiol Infect，13 (3)：222-235.

Guilarde, A. O., M. D. Turchi, et al. 2006. Staphylococcus aureus bacteraemia：incidence, risk factors and predictors for death in a Brazilian teaching hospital. J Hosp Infect，63 (3)：330-336.

Huijsdens XW, Van Dijke B J, Spalburg E, et al. 2006. Community -acquired MRSA and Pig - farming. Ann. Clin. Microbiol. Antimicrob.，(5)：26.

Leonard FC，Markey BK．2008．Meticillin-resistant Staphylococcus aureus in animals：a review．Vet J.，175（1）：27－36.

Lewis H C，Mobak K，Reese C，et al．2008．Pigs as Source ofMethicillin－resistant S taphylococcus aureus CC398 Infections in Humans，Denmark．Emerg. Infect. Dis.，14（9）：1383－1389.

Moon J S，Lee A R，Kang H M，et al．2007．Phenotyp ic and Genetic Antibiogram of Methicillin－resistant Staphylococci Isolated from BovineMastitis in Korea．J. Dairy Sci.，90（3）：1176－1185.

NematiM，Hermans K，Lipinska U，et al．2008．Antimicrobial Resistance of Old and Recent S taphylococcus aureus Isolates fromPoultry：First Detection of Livestock－associated Methicillin－resistant Strain ST398．Antimicrob. Agents Chemother，52（10）：3817－3819.

Saginur，R.，K. N. Suh．2008．"Staphylococcus aureus bacteraemia of unknown primary source：where do we stand?" Int J Antimicrob Agents，32（Suppl 1）：21－25.

Schwarz S，Kadlec K，Strommenger B．2008．Methicillin－resistant S taphylococcus aureus and S taphylococcus pseudintermedius Detected in the Bft－Germ Vet Monitoring Program 2004—2006 inGermany．J. Antimicrob. Chemoth.，61（2）：282－285.

Sergio D M，Koh T H，Hsu LY，et al．2007．Investigation of Methicillin－resistant S taphylococcus aureus in Pigs Used for Research．J. Med. Microbiol.，(56)：1107－1109.

Smith T C，Male M J，Harper A L，et al．2009．Methicillin－resistant Staphylococcus aureus Strain ST398 is Present in Midwestern U. S. Swine and Swine Workers．Plosone，4（1）：1－6.

Van Duijkeren E，Jansen M D，Flemming S C，et al．2007．Methicillin resistant taphylococcus aureus in Pigswith Exudative Ep idermitis．Emerg. Infect. Dis.，9（18）：1408－1410.

Van Loo I H，Diederen B M，Savelkoul P H，et al．2007．Methylicillin－resistant Staphylococcus aureus in Meat Products，the Netherlands．Emerg. Infect. Dis.，13（11）：1753－1755.

Witte W，Strommenger B，Stanek C，et al．2007．Methicillin－resistant S taphylococcus aureus ST398 in Humans and Animals Central Europe．Emerg. Infect. Dis.，2（13）：255－258.

二、中间葡萄球菌感染

中间葡萄球菌感染（Staphylococcus intermedius infection）是由中间葡萄球菌引起的人，犬、猫、鸽、狐、貂、马等动物的感染，以局部化脓性炎症多见，有时可发生菌血症、败血症等。中间葡萄球菌是一种凝固酶阳性的新菌种，属于动物源性细菌，近年来，它成为人类（尤其是动物爱好者）感染较常见的葡萄球菌。

（一）病原

1. 分类地位　中间葡萄球菌最早于 1976 年由 Hajak 首次报告从动物中分离出一种凝固酶阳性的葡萄球菌，根据《伯杰氏系统细菌学手册》第二版（2005），中间葡萄球菌（*Staphylococcus intermedius*）在分类上属葡萄球菌科（Staphylococcaceae）、葡萄球菌属（*Staphylococcus*）。

2. 形态学基本特征与培养特性　中间葡萄球菌是直径为 $0.8\sim1.5\mu m$、无动力、无芽孢的革兰氏阳性球菌。

本菌在普通琼脂平板上形成 5～6.5mm 直径的圆形、边缘整齐、光滑型的灰白色菌落，β 溶血或不溶血，不产生色素，兼性厌氧，触酶阳性，凝固酶（用兔血浆或牛血浆）阳性（100％），用人血浆约 44％菌株阳性，在有氧条件下可分解葡萄糖、半乳糖、果糖、甘露糖、蔗糖和甘油。86％菌株分解甘露醇和乳糖而产酸，不分解阿拉伯糖、麦芽糖和木糖。VP 阴性，MR 阳性，ONPG 试验阳性（100 ％）。能还原硝酸盐。酸性及碱性磷酸酶阳性，76％菌株水解精氨酸，不水解七叶苷，94％菌株能产生明胶酶和尿素酶，耐热核酸酶阳性，在 0％～12.5％氯化钠琼脂平板上生长良好，在 45℃也能生长。其 DNA 的 G＋C mol％为 31.4～36.1。

中间葡萄球菌的不同分离株表现出不同的基因型和表型。

3. 理化特性　中间葡萄球菌对阿莫西林/棒酸、头孢曲松、庆大霉素和万古霉素100％敏感，对氯霉素和克林霉素的敏感率为98％，对青霉素、四环素耐药，前者耐药性达70％～90％，后者耐药性达40％。

（二）流行病学

1. 传染来源　中间葡萄球菌是真正的动物机会致病菌，传染源是带菌动物。一般定居于鼻的通道远端、外部鼻孔和皮肤、外生殖道黏膜表面，尤其是近黏膜与皮肤的边缘，也在胃肠道短暂出现。中间葡萄球菌是健康犬的口、鼻、皮肤上的共生菌，尤其是犬齿龈的优势菌群（占39％）。

2. 传播途径　通过直接和间接接触传播。人感染中间葡萄球菌与犬接触密切相关，18％的人被犬咬伤伤口感染的病例中分离到中间葡萄球菌，手术感染也会导致中间葡萄球菌入侵人体。但它是否也能像金黄色葡萄球菌一样，在人体某一部位定植，进而感染开放的伤口尚不清楚。

3. 易感动物

（1）自然宿主　中间葡萄球菌是犬、猫化脓性皮肤炎症的主要致病菌，鸽、狐、貂、马等动物也可能感染。

（2）易感人群　中间葡萄球菌以前被认为仅是动物的致病菌，1989年Talan等首次报告，从被犬咬伤后的人的感染伤口中可分离到此菌。多数情况下，人感染中间葡萄球菌是由于犬咬伤引起的，但免疫缺陷的人也可能感染此菌。

（三）对动物与人的致病性

1. 对动物的致病性

（1）犬、猫　主要引起幼犬、猫及成年犬、猫脓皮病，伴有细胞介导的迟发型变态反应，内分泌失调，抗生素使用失当所致葡萄球菌化脓性皮炎。临床上，浅表性脓皮病主要特征是形成脓疱和滤泡性丘疹，深层脓皮病常局限于病犬脸部、四肢和指（趾）间，也可能呈全身性感染，病变部位常有脓性分泌物。12周龄以内的幼犬易发生蜂窝织炎（幼犬脓皮病），主要表现为淋巴结肿大、口腔、耳和眼周围肿胀，形成脓肿和脱毛等，感染犬发热、厌食和精神沉郁。犬的慢性脓皮病或脓皮病反复发生可能是多因素综合（细胞介导的超敏性、内分泌紊乱）造成的。

患病犬四肢及周围的皮下组织因充满带血的渗出液而增厚。真皮和皮下组织出血、水肿，有广泛炎症，真皮组织有血管炎，某些血管中有纤维蛋白血栓。镜检可见退化的炎性细胞。

研究发现中间葡萄球菌产肠毒素，引起犬中毒性休克，患病犬的肠毒素产量较健康犬明显升高，表现为皮下组织损伤、坏死，毛细血管再充盈和弥散性血管内凝血。中间葡萄球菌还可产白细胞毒素。

中间葡萄球菌还可引起耳炎、呼吸道、生殖道、血液、淋巴系统、骨髓、关节、伤口、结膜、眼睑等感染，导致骨髓炎（尤其是蝶形脊椎炎）和关节炎，乳腺炎，外耳炎和三磷酸尿石病。这类感染大多数为条件性感染，往往继发于其他疾病或感染。

（2）其他动物　中间葡萄球菌还可引起马的皮炎、创伤感染、脓肿、蜂窝织炎，鸭、鸽的败血症、关节炎。

2. 对人的致病性　有人因被犬咬伤后被中间葡萄球菌感染的病例，表现为伤口有脓性分泌物、蜂窝织炎。也有人未接触动物感染中间葡萄球菌的病例。中间葡萄球菌常从患者口腔分泌物中分离培养出来，尤其是中老年住院患者。国内外正常人口腔正常菌群中没有培养出该菌的报道。有报道称中间葡萄球菌与食物中毒有关。

（四）诊断

中间葡萄球菌可根据动物或患者临床情况以及标本类型选择培养基进行接种，同时要进行涂片，进行革兰氏染色，观察细菌形态。如为革兰氏阳性葡萄状球菌，可根据培养及生化特性与相关菌属进行鉴别。其生化特征为凝固酶阳性、有β-D-半乳糖苷酶或焦谷氨酸芳胺酶活性，产3-羟基丁酮，多黏菌素抗性。由于它既溶血，又凝固酶阳性，易与金黄色葡萄球菌、尤其是甲氧西林耐药金黄色葡萄球菌混淆。

（五）防制措施

1. 动物的防制措施　对于脓肿和积脓需要进行排脓处理。大多数浅表性脓皮病可局部使用抗菌剂，如 3%六氯酚。而对于弥散性或深部组织脏器感染则需要全身行治疗，可选用氟喹诺酮类、红霉素、林可霉素、加强磺胺类等。其中氟喹诺酮类药物是治疗犬浅表及深层脓皮病有效、安全的广谱抗生素。应注意，葡萄球菌对青霉素、链霉素、四环素等很容易产生抗性，应选用抗青霉素酶的青霉素或经过细菌药敏试验后选择用药。

2. 人的防制措施　临床合理使用抗生素，特别应加强与细菌实验室的联系，及时调整治疗方案。同时，由于大部分患者有 71.7%动物密切接触史，从事防疫工作的医务人员应加强对这方面工作的重视，加强对宠物爱好者卫生防疫上的宣传工作。

（六）公共卫生影响

中间葡萄球菌是真正的动物机会致病菌，当机体免疫力低下时极易感染此菌，特别容易造成医源性的院内感染，属于院内感染的重要病源之一。更由于大部分抗生素耐药，给临床治疗带来一定困难。因此必须提高医源性感染的认识，有效控制和避免医源性感染的发生。

近年来，我国宠物爱好者日益增多，而犬、猫正是此病的带菌者，极易造成公共卫生方面的隐患。

（顾小雪）

◆ **参考文献**

侯加法 . 2002. 小动物疾病学 [M] . 北京：中国农业出版社：133 - 134.

李仰兴，赵建宏，杨敬芳 . 2007. 革兰氏阳性球菌与临床感染 [M] . 北京：科学出版社：24 - 27.

吴信法 . 1998. 兽医细菌学 [M] . 北京：中国农业出版社：174 - 187.

杨正时，房海 . 2002. 人与动物病原细菌学 [M] . 石家庄：河北科学技术出版社：315 - 331.

张旭，曾玲 . 2003. 中间型葡萄球菌的鉴定及抗生素敏感性观察 [J] . 实用医技杂志，10 (5)：504 - 505.

中国农业科学院哈尔滨兽医研究所 . 1998. 兽医微生物学 [M] . 北京：中国农业出版社：143 - 148.

D. C. 赫什，N. J. 麦克劳克伦，R. L. 沃克 . 2007. 兽医微生物学 [M] . 王凤阳，范泉水，译 . 北京：科学出版社：227 - 236.

Christiane Werchenthin, Marisa Cardoso, Jean-Louis Martel, et al. 2001. Antimicrobial resistance in staphylococci from animals with particular reference to bovine Staphylococcus aureus, porcine Staphylococcus hyicus, and canine Staphylococcus intermedius. Vet. Res. , 32：341 - 362.

C. Girard, R. Higgins. 1999. Staphylococcus intermedius cellulitis and toxic shock in a dog. Can Vet J, 40：501 - 502.

Danny W. Scott, Jeanine Peters, William H. Miller. 2006. Efficacy of orbifloxacin tablets for the treatment of superficial and deep pyoderma due to Staphylococcus intermedius infection in dogs. CVJ, 47：999 - 1002.

ISabelle Mahoudeau, Xavier Delabranche, Gilles Prevost, et al. 1997. Frequency of Isolation of Staphylococcus intermedius from Humans. Journal of Clinical Microbiology, 35 (8)：2153 - 2154.

Keiko Futagawa-Saito, Tsukasa Sugiyama, Sayaka Karube, et al. 2004. Prevalence and Characterization of Leukotoxin-Producing Staphylococcus intermedius in Isolates from Dogs and Pigeons. Journal of Clinical Microbiology, 42 (11)：5324 - 5326.

Sudha Pottumarthy, Jeffrey M. Schapiro, Jennifer L, et al. 2004. Clinical Isolates of Staphylococcus intermedius Masquerading as Methicillin-Resistant Staphylococcus aureus. Journal of Clinical Microbiology, 12：5881 - 5884.

Takashi Sasaki, Ken Kikuchi, Yoshikazu Tanaka, et al. 2007. Reclassification of Phenotypically Identified Staphylococcus intermedius Strains. Journal of Clinical Microbiology, 45 (9)：2770 - 2778.

Yoshihisa Wakita, Akira Shimizu, Vaclav Hajek, et al. 2002. Characterization of Staphylococcus intermedius from Pigeons, Dogs, Foxes, Mink, and Horses by Pulsed-Field Gel Electrophoresis. J Vet Med Sci. , 64 (3)：237 - 243.

三、猪葡萄球菌感染

猪葡萄球菌感染（Staphylococcus hyicus infection）是由猪葡萄球菌引起的主要是猪、牛、马等动物的感染。感染猪主要表现为渗出性皮炎（exudative epidermitis，EE），出现全身油脂样渗出、形成皮痂并脱落，并可导致脱水，感染牛偶致乳腺炎。近年来，也出现了猪葡萄球菌引起人类感染的报告。

（一）病原

1. 分类地位 猪葡萄球菌最早于 1953 年被 Sompolinsky 首次报告为猪微球菌，是从猪的表皮分泌物分离的，1965 年被 Baird - Parker 确定为一种葡萄球菌。根据《伯杰氏系统细菌学手册》第二版（2005），猪葡萄球菌（*Staphylococcus hyicus*）在分类上属葡萄球菌科（Staphylococcaceae）、葡萄球菌属（*Staphylococcus*）。

1978 年，Devriese 等将 168 株猪葡萄球菌进行分类研究，其中 132 株不产生色素，但产生耐热核酸酶，将其分类为猪葡萄球菌猪亚种（*S. hyicus* subsp. *hyicus*），其余 36 株产色素分类为猪葡萄球菌产色亚种（*S. hyicus* subsp. *chromogenes*）。产色亚种已于 1986 年上升成为产色葡萄球菌（*S. chromogenes*）种。

2. 形态学基本特征与培养特性 猪葡萄球菌为直径 0.6～1.3μm、无动力、无芽孢、无荚膜的革兰氏阳性球菌。多以成对、四联体或丛集状存在，偶尔亦有单个存在的。

本菌对生长条件要求不高，可以在普通的琼脂板上生长，也可以在选择性指示培养基上生长，不产生色素。在肉汤培养基中培养，浊度较均匀，但底部有沉淀。本菌为兼性厌氧菌，在有氧及厌氧条件下均能生长，在 10%氯化钠肉汤中和在 15℃均能生长。

本菌具有凝血酶阳性，酯酶阳性，透明质酸酶阳性，热稳定性、DNA 酶阳性，接触酶阳性，VP 试验阴性，氧化酶阴性，在血琼脂板上没有溶血现象。糖发酵中果糖、葡萄糖、乳糖和蔗糖等为阳性，麦芽糖、甘露醇、木糖等为阴性。这些生化特性在常规方法中区分该病和其他来源于葡萄球菌时非常有用。

3. 理化特性 猪葡萄球菌像绝大多数葡萄球菌那样对不利的条件具有很强的抵抗力，并能在环境中存活很长时间，在猪舍装置和地面存活数周，在干燥的脓汁或血液中可以存活 2～3 个月，80℃条件下 30 min 才能杀灭，但煮沸可迅速使其死亡。葡萄球菌对消毒剂的抵抗力不强，一般的消毒剂均可杀灭。

对磺胺类、青霉素、红霉素等抗菌药物较敏感，但易产生耐药性。丹麦 1999 年的监测数据表明，75%猪葡萄球菌有青霉素耐药性、36%有链霉素耐药性、24%有四环素耐药性。

（二）流行病学

1. 传染来源 带菌猪是该病的主要传染源。其他动物（反刍类，如牛和鸟类，如鸡）也可分离出猪葡萄球菌，虽然其表现型和遗传型与猪源分离株不同，但也暗示了反刍类和鸟类成为传染源的可能。针对渗出性皮炎，其他动物，如马、犬、牛、山羊和鸡，对猪来说可能不是主要传染源。

猪葡萄球菌是主要的皮肤常驻菌群，也定居在上呼吸道。根据在仔猪中试验性复制渗出性皮炎的能力，猪葡萄球菌的菌株可以分成有毒力型和无毒力型，这两种类型的菌株可同时存在于发病的和健康的仔猪皮肤上。该菌对于猪来说是常见的一种共栖菌，经常可从健康猪鼻黏膜、结膜、耳朵或鼻、口部皮肤以及在小母猪和种母猪的生殖道内分离到该菌。该菌在皮肤里大量存在，并可从局部淋巴结和流出的血液中分离到。很少存在于牛的皮肤和乳汁中。

2. 传播途径 皮肤创伤是主要的传染途径，也可通过直接皮肤接触或间接接触污染的墙壁和用具。该菌在感染猪舍空气中浓度可达 $2.5 \times 10^4 /m^3$，表明该菌可以通过空气传播。

仔猪出生时可通过母猪生殖道感染。从母猪生殖道中分离到的猪葡萄球菌和从它们的幼仔皮肤上分离到的猪葡萄球菌菌株无区别，这表明仔猪在通过产道时发生感染。

3. 易感动物

（1）自然宿主 各种动物包括猪、牛、马、鸡均能感染该病。动物对该病的易感性，与表皮或黏膜创伤的有无、机体抵抗力的强弱、葡萄球菌污染的程度，以及动物所处的环境有密切关系。

该病主要感染哺乳仔猪和刚断奶仔猪，但强毒株也能造成更大的猪发病。当饲养环境变化时特别是皮肤损伤时更容易感染发病。

牛偶然感染致乳腺炎。

（2）实验动物 猪葡萄球菌的培养滤液中有可以导致仔猪发生渗出性皮炎的外毒素。从发病和健康猪分离菌株的培养上清液可以使 1 日龄雏鸡的表皮脱落。猪葡萄球菌的表皮脱落毒素对猪和鸡有侵袭性，但对鼠无影响。

（3）易感人群 人被猪咬伤或伤后会发生感染。

4. 流行特征 猪葡萄球菌病的发生和流行无明显的季节性，一年四季均有发生，以雨季、潮湿时节发生较多。

渗出性皮炎可能在一些猪群的各窝仔猪间呈低发病率的散发，病死率低，发病率一般在 2%～5% 之间，一般经 30～40 天可自行康复，某些环境卫生差的猪场发病率能达到 10% 左右，在另一些猪群中则可能呈流行性发生，感染所有窝的仔猪。当饲养环境发生变化时或引起免疫抑制的因素（转群、断奶、混群、饲料突然改变或通风不良、免疫抑制性疾病）存在时，会导致该病的发生。该病通常在无免疫力的猪群引进了无菌动物之后发生，并常常连续感染几窝产自无免疫力母猪的仔猪，群体中的所有各窝仔猪都能被感染，其死亡率可达 70%。疫病暴发通常具有自限性，并能持续 2～3 个月，但当没有免疫力的母猪引入被感染的猪舍或接触感染动物时，可能会持续存在或再次发生。暴发可能从断奶仔猪开始，这是将不同窝的无免疫力仔猪和有免疫力带菌仔猪混养的结果，然后疾病在分娩群中传开。该病痊愈后严重影响仔猪的生长速度，造成巨大的经济损失。

5. 发生与分布 猪渗出性皮炎因其临床症状而被认识已 150 多年（Spinola，1842），所有主要养猪的国家都有该病的记录，并在某些地区发病率增高。这种增高反映了养猪生产规模化、断奶提早、动物密度增加等变化。

该病在所有国家都呈散发性，但对个别猪群的影响可能很大，特别是新建立或重新扩充的群体。据泰国对规模化猪场保育猪的 10 种主要疾病统计，渗出性皮炎发生率为 25.3%，仅次于链球菌病（31.6%），名列第二位。在美国最常见的保育猪疾病是链球菌病，渗出性皮炎。近些年来，虽然在我国造成的危害还未达到严重的程度，但在某些猪场（群）猪渗出性皮炎已成为一个严重问题，也已成为猪的常见病，就某些猪场而言，可能是猪的一种新传染病。

（三）对动物与人的致病性

1. 对动物的致病性

（1）猪渗出性皮炎（Swine exudative epidermitis，SEE） SEE 是由猪葡萄球菌所致的哺乳猪和刚断奶仔猪的一种急性和超急性感染，是一种高度接触性皮肤疾病，多见于 5～6 日龄仔猪，经 4～6 天发病。临床症状首先是皮肤排出物增多，肤色呈红或铜色。在腋下和肋部出现薄的、灰棕色片状渗出物，经 3～5 天扩展到全身各处，其颜色很快变暗并富含脂质。触摸患猪皮肤温度增高，被毛粗乱，渗出物直连到眼睑毛上，并可出现口腔溃疡、蹄球部的角质脱落。食欲不振是本病的特征。发病严重的仔猪体重迅速减轻并会在 24h 内死亡；通常病猪在 3～10 天内死亡。病猪不呈现瘙痒症状，发热也不常见。

一窝仔猪中患病的严重程度不同，有些仔猪仅较少皮肤感染而呈慢性疾病。轻度感染猪皮肤黄色，被毛较多，只在腋下或肋部，或靠近面部擦伤、腿部损伤，及靠近咬合不好的齿龈处出现少数渗出物斑块。耐过猪生长明显减缓，整群的生产性能在疾病暴发期间可下降 35%，在感染一年后下降 9%。成年猪发病程度不一，但局部损伤可发生于背部及侧腹部，也可能发生乳房炎、子宫炎、关节炎。

早期病变包括皮肤变红和出现清亮的渗出物，轻刮腹部的皮肤即可剥离。早期病变常出现于口、眼、耳周围及腹部，表皮脱落，形成结痂，生成水泡和脓疱（表皮内水疱性和化脓性皮炎）。较晚的病例由于泥土和粪便黏在感染皮肤上而致患猪覆盖一层厚的、棕色、油腻并有臭味的痂。在恢复期，皮肤变干并结痂，可持续数天到数周。因患渗出性皮炎而死亡的猪，尸体脱水并消瘦。外周淋巴结通常水肿和肿大，大多数动物空腹，在肾的髓质切片中可见尿酸盐结晶，在肾盂中常有黏液或结晶物质聚积，并可能出现肾炎。

（2）其他动物感染　猪葡萄球菌还可引起猪的败血性多发性关节炎，母猪流产，牛的皮肤感染和乳腺炎，马的关节骨髓炎、皮炎、创伤感染、脓肿、蜂窝织炎，驴、鹿的皮肤感染，鹿的少毛症，鸡的滑液囊炎-关节炎-骨膜炎、皮炎、败血症。

2. 对人的致病性　人可在被猪咬伤或抓伤后发生局部感染，伤口常很深，且多发生在臀部和大腿的外侧。各种感染的严重程度不同，从简单的伤口感染到蜂窝织炎和脓肿形成都有。有报告称 1997 年以前没有由猪葡萄球菌引起人类感染的报告，但有人被驴咬伤后发生猪葡萄球菌引起的伤口感染。

（四）诊断

1. 动物的临床诊断　通常根据临床症状即可对幼仔猪做出诊断。病猪不发热，无瘙痒，病变全身化，以及同一窝仔猪中外观表现的严重程度不同，这些都是该病的特征。由于发病猪中可同时存在多达 8 个不同类型的猪葡萄球菌，从而使诊断变得复杂。Wegener 发现从每头病猪的皮肤上任选出的 10 个猪葡萄球菌分离株中，平均包含 1.9 种不同的抗菌型和 2.3 种不同的抗生素型，而从肝、脾中分离到的菌株的多样性则稍低一些。由于诊断实验室中缺少简便的方法来区分毒力型菌株和非毒力型菌株，所以各型猪葡萄球菌都应被看做是潜在的毒力型毒株。因此，要选用对所有各型都有效的抗菌药。

易与 SEE 混淆的其他皮肤病变有猪痘（局部损伤，很少致死）、疥癣（瘙痒、可找到螨）、癣（扩散性的表层病变，可分离到真菌）、玫瑰糠疹（环状扩散，不致死，病变部不含脂质）、缺锌（断奶猪，对称性干燥病变）、增生性皮肤病（在长白猪中遗传的致死性肺炎）以及局部创伤。这种细菌还能在其他病理条件下如仔猪关节炎和母猪膀胱炎，甚至健康猪的皮肤上分离到。

2. 实验室诊断

（1）显微镜检查　同本章金黄色葡萄球菌感染。猪葡萄球菌为革兰氏阳性球菌。

（2）分离培养　同本章金黄色葡萄球菌感染。猪葡萄球菌可以在含 50 mL/ L 牛血清琼脂板上生长，长成光滑、灰白色、直径为 3～5 mm 的菌落，常呈不规则成堆排列，形似葡萄串状，在绵羊血琼脂上培养 24h 形成 3～4mm 瓷白色、不溶血的菌落。

（3）猪葡萄球菌的鉴定

1）生化反应　猪葡萄球菌生化特征为凝固酶阳性，VP 试验阴性，糖发酵中麦芽糖、甘露醇阴性等。目前国内外均有市售不同类型的快速微量生化反应系统（试剂盒），例如，API Staph－Ident System、DMSS Staph Trac Strip system、Vitek Automicrobic System、ID32 Staph Rapidec Staph、Micro Scam Pos Combo Panel System 等，还可用 Staph－Zym 试纸条进行鉴定。

2）药物敏感性试验。

（4）PCR 诊断　猪葡萄球菌经过 PCR 检测，可分为有毒力型和无毒力型。PCR 检测方法具有快速、准确、取样少和相对经济等特点，具有较高的敏感性，且可通过邮寄病料实现异地诊断。

（五）防制措施

1. 预防　母猪进入产房前应清洗、消毒，然后放进清洁、消毒处理过的圈舍。对母猪或小猪的局部损伤，应立即治疗有助于预防本病。修剪初生小猪的牙齿，保证围栏表面光滑，采用柔软、干燥的畜床，比如软木的锯屑或切碎的稻草，可以降低发病率。

用分离于发病猪场的菌株制成的自家菌苗来免疫产前母猪，可能有助于保护新引进母猪所产的仔猪。抗体能有效中和表皮脱落毒素对皮肤的侵害。该毒素有可能作为单一的保护性抗原，但在临床上尚未得到证实，所以自家疫苗应该用菌体细胞和含有表皮脱落毒素的培养上清液来制造。

2. 治疗　及早治疗效果最好，严重感染的动物则可能不见效果。全身性治疗可减轻皮肤病变的程度，使之仅发生浅层的病变，并促进愈合过程。猪葡萄球菌很容易产生耐药性，这种耐药性主要是由质粒介导。联合使用三甲氧苄二氨嘧啶和磺胺或林可霉素和壮观霉素在体外对猪葡萄球菌有良好的抑制作用。在抗菌治疗时应给予体液替代品或至少保障患畜清洁饮水供给，并应使用抗生素或皮肤消毒药，如西曲溴铵、卫康进行局部治疗，以加速康复和防止感染扩散，治疗必须持续 5 天以上；有临床症状的仔猪可能恢复较慢，表现为发育障碍。

（六）公共卫生影响

　　世界主要养猪国家都报道了渗出性皮炎，并且其在某些地区发病率呈不断升高的趋势。我国近年来也有猪渗出性皮炎的研究报道，猪渗出性皮炎已成为严重影响养猪业发展的疫病之一。近年来出现了一些猪葡萄球菌引起人类感染的报告，因此猪葡萄球菌感染极易造成公共卫生方面的隐患。

（顾小雪）

◆ **参考文献**

费恩阁，李德昌，丁壮．2004．动物疫病学［M］．北京：中国农业出版社：101-107．

李仰兴，赵建宏，杨敬芳．2007．革兰氏阳性球菌与临床感染［M］．北京：科学出版社：27-30．

陆承平．2001．兽医微生物学［M］．北京：中国农业出版社：215-223．

吴信法．1998．兽医细菌学［M］．北京：中国农业出版社：174-187．

杨正时，房海．2002．人与动物病原细菌学［M］．石家庄：河北科学技术出版社：315-331．

中国农业科学院哈尔滨兽医研究所．1998．兽医微生物学［M］．北京：中国农业出版社：143-148．

B. E. Straw，J. J. Zimmerman，S. D. Allaire．2008．猪病学［M］．赵德明，张仲秋，沈建忠，译．第9版．北京：中国农业大学出版社：763-767．

D. C. 赫什，N. J. 麦克劳克伦，R. L. 沃克．2007．兽医微生物学［M］．王凤阳，范泉水，译．第2版．北京：科学出版社：227-236．

Christiane Werchenthin，Marisa Cardoso，Jean-Louis Martel，et al. 2001. Antimicrobial resistance in staphylococci from animals with particular reference to bovine Staphylococcus aureus，porcine Staphylococcus hyicus，and canine Staphylococcus intermedius. Vet. Res，32：341-362．

第五十一章 肠球菌科细菌所致疾病

根据《伯杰氏系统细菌学手册》第二版（2005），肠球菌科（Enterococcaceae）在分类上属厚壁菌门（Firmicutes）、芽孢杆菌纲（Bacilli）、乳杆菌目（Lactobacillales），其下包括肠球菌属（*Enterococcus*）、四联球菌属（*Tetragenococcus*）、漫游球菌属（*Vagococcus*）、*Atopobacter* 和 *Melissococcus* 共 5 个属。其中肠球菌属为其模式属。

肠球菌属细菌所致疾病

肠 球 菌 感 染

肠球菌感染（Enterococcus infection）是由肠球菌属细菌引起的一种人与动物共患传染病，临床上粪肠球菌（*Enterococcus faecalis*）和屎肠球菌（*Enterococcus faecium*）在人的感染致病中最为常见。

（一）病原

1. 分类地位 肠球菌原归类于链球菌属，兰氏分群 D 群，但是种系分类法证明粪肠球菌和屎肠球菌不同于链球菌属的细菌。Schleifer 和 Kilpper-Bälz 于 1984 年将其命名为肠球菌属，同年 Collins 等又将链球菌属中几个 D 群抗血清的种转至肠球菌属。根据 16S RNA 序列分析，表型特征等可将其分为 5 群 19 个种。

2. 形态学基本特征与培养特性 肠球菌为革兰氏染色阳性球菌，圆形或椭圆形（彩图 51-1），呈链状排列。大小为（0.6～2.0）μm×（0.6～2.5）μm，不形成芽孢，无鞭毛，需氧或兼性厌氧。能在 10℃和 45℃生长，并可在 0.1％美蓝、6.5％氯化钠、40％胆汁、pH9.6 的培养基上生长，还能耐受 60℃至少 30min。这些特点与 A、B、C 群链球菌截然不同。最适合的生长温度为 35℃。在 40％胆汁中能水解七叶苷。本菌对营养要求较高，在含有血清的培养基上生长良好。在血平板上经 37℃培养 24h 后，可形成灰白色、不透明、表面光滑、直径 0.5～1 mm 大小的圆形菌落，有些粪肠球菌在添加兔、马或人血的培养基上为 β 溶血，但在添加了羊血的培养基上则不溶血，其他菌株多为 α 溶血或不溶血。

3. 理化特性 肠球菌能在 10℃和 45℃的环境中生长，60℃ 30min 不能杀灭，耐盐（6.5％氯化钠），耐碱（pH9.6）。

4. 耐药性 肠球菌对低浓度的多种抗生素先天耐药，包括氨基糖苷类、β-内酰胺类（第三代头孢菌素）、喹诺酮类等药物，临床分离的屎肠球菌对高浓度的青霉素也具有先天耐药性。除先天耐药以外，肠球菌还可以通过质粒接合等方式获得耐药性，如对糖肽类药物（万古霉素、替考拉定等）的耐药，以及对 β-内酰胺类药物和氨基糖苷类药物的协同耐药。

耐万古霉素肠球菌（VRE）是临床感染治疗中一个非常严重的问题，因为万古霉素是治疗顽固性肠球菌感染的最后防线。VRE 的万古霉素耐药基因包括 vanA、vanB、vanC、vanD、vanE、vanG 6 种，其中 vanA 和 vanB 转移能力强，临床意义较大。vanA 对万古霉素、磷霉素均高度耐药，vanB 对万古霉素呈不同程度的耐药，但对磷霉素敏感。耐万古霉素肠球菌在美国医院广泛存在，菌血症感染发生率从 1989 年的 0.4％上升至 1999 年的 25.2％，2006 年的调查更是达到了 28.5％。欧洲耐万古霉素肠球菌的流行情况在不同国家差异较大，其中意大利和英国的发生率较高。在欧洲，多种家畜体内也曾分离到耐万古霉素肠球菌，这与家畜使用万古霉素类似药物阿伏帕星相关。序列分析显示，人源与动物源耐万古霉素肠球菌的 vanA 基因高度一致，当欧盟禁止动物使用阿伏帕星后，人源耐万古霉素肠球菌分离率有所下降，这些都表明 vanA 基因可在人和动物之间的转移。

利奈唑胺、奎诺普瑞斯汀/达福普瑞斯汀（quiniprustin-dalfopristin）、替加环素、达托霉素对耐万古霉素肠球菌具有一定治疗作用，然而也有报道奎奴普丁/达福普汀对粪肠球菌无效。呋喃妥因对部分轻度尿路感染病人有疗效。平板霉素为全新的抗生素分子，近期报道对耐万古霉素肠球菌有效。

（二）流行病学

1. 传染来源 肠球菌广泛存在于各种环境，土壤、食品、水、植物、动物、鸟类和昆虫等均有肠球菌存在。主要栖息于人和其他动物的胃肠道和女性的生殖道。胆道、肛门周围、阴道、男性的尿道、口咽部有时亦可分离出本属菌。不同种类肠球菌的流行取决于宿主的不同年龄及其他诸多条件的影响。成年人每克粪便可有粪肠球菌多达 $10^5 \sim 10^7$ CFU，其数量仅次于大肠菌群。因此，正常人、家畜及家禽均可成为传染源。但最主要的细菌来源为内源性，细菌由肠道进到动物与人的其他部位和组织而引起感染。亦可有外源性感染，如人与动物、动物与动物之间的密切接触。

2. 传播途径 无论是内源性还是外源性感染，肠球菌均经受损的皮肤、黏膜、组织器官的被膜等正常屏障系统，到达非肠道部位而引起感染。各种创伤、人及动物的褥疮等亦为常见的细菌入侵门户。人或动物吸入或由外伤处进入肠球菌后，即引起肺部和皮下组织的感染，也可播散至全身，引起各种内脏器官发生感染。

3. 易感动物 在人类，肠球菌多侵犯免疫功能低下的人群。如患有各种严重疾病的人，如恶性肿瘤、糖尿病、肝硬化、肾功能衰竭者，以及长期应用免疫抑制剂者、多种抗生素以及抗肿瘤的各种化疗药物者、各种创伤及其他手术治疗者等。此外老年人由于免疫功能降低亦为肠球菌感染的易感对象。

动物肠球菌，如鸟肠球菌（*Enterococcus avium*）、粪肠球菌等，是动物胃肠道和生殖道的常驻菌群，当动物抵抗力下降时，可引起动物感染而致病。

4. 流行特征 肠球菌毒力并不强，在人类多感染有基础性疾病，或者各种原因引起的免疫功能低下者。在动物中，多感染老、幼及患病的畜禽。多为散发，一般不会发生暴发性流行。引起人与动物共患的肠球菌主要为粪肠球菌，其次为屎肠球菌、鸟肠球菌和坚忍肠球菌。

5. 发生与分布 肠球菌为人、禽类及哺乳动物肠道的正常寄居菌。现已成为医院内感染的重要病原菌，对多种抗生素多重耐药性菌株的不断出现，使其受到医学界的广泛关注。在美国肠球菌为医院内感染的第二致病菌，菌血症的第三致病菌。在我国，肠球菌引起医院内感染时有发生，是革兰氏阳性球菌引起感染的重要致病菌。同时，耐万古霉素肠球菌的出现，给临床治疗带来了极大的困难。

在临床分离菌中粪肠球菌占 80％～95％、屎肠球菌占 5％～15％，其余少数为坚韧肠球菌和其他肠球菌。欧洲 27 个国家分离出的 4 208 株肠球菌，其中粪肠球菌占 83％，屎肠球菌占 13.6％，其他占 3.4％。中国医科大学第一附属医院从 1997 年 1 月至 2000 年 12 月自临床感染的标本中分离出 182 株肠球菌，其中粪肠球菌占 97.5％，屎肠球菌占 2.5％。

（三）对动物与人的致病性

1. 对动物的致病性 肠球菌为条件性致病菌，在动物免疫力降低时，引起发病。主要临床表现为菌血症、心内膜炎、泌尿系统感染、腹腔感染等。

2. 对人的致病性 人肠球菌感染多见于抗生素大量使用或宿主免疫力低下者，此时，宿主与肠球菌间的共生状态失衡，肠球菌离开正常寄居部位进入其他组织器官，它首先在宿主组织局部聚集达到阈值密度，然后在黏附素的作用下，黏附于宿主细胞的胞外矩阵蛋白，分泌细胞溶解素、明胶酶等毒性物质侵袭破坏宿主组织细胞，并通过质粒接合转移使致病性在肠球菌种间扩散，耐受宿主的非特异性免疫应答，引起感染性疾病的发生发展。

（1）尿道感染 尿路感染为粪肠球菌所致感染中最为常见的，在尿路感染中占 10%，在医院内尿路感染的病原体中占 16%。其发生多与留置导尿管、其他器械操作和尿路结构异常有关。一般表现为膀胱炎、肾盂肾炎，少数表现为肾四周脓肿等。

（2）腹腔、盆腔感染 腹腔、盆腔感染在肠球菌感染中居第 2 位。腹腔、盆腔感染中肠球菌的检出率为 7.6%，低于大肠杆菌和脆弱拟杆菌居第 3 位，常与后两者之一混合感染。

（3）菌血症 肠球菌是医院感染菌血症中排在第 3 位的病原菌，医院院内感染菌血症中肠球菌所致者占 8%。多发生于有严重基础疾患的患者，且大多数为住院时间长并接受了抗生素治疗的免疫功能低下的患者。病死率 12.6%~57%。

（4）心内膜炎 肠球菌为引起心内膜炎的第 3 位病原菌，约 5%~20% 的心内膜炎由该菌引起。常见于老年人，以及瓣膜病或泌尿生殖道退行性病变的患者。起病多呈亚急性，临床表现与其他心内膜炎相似。病死率 20%~40%。

（5）脑膜炎 肠球菌不是细菌性脑膜炎的主要致病菌，从脑脊液分离的肠球菌也很少见。据报道，病例主要为患有慢性基础疾患并接受免疫抑制治疗的成年人，以及新生儿。肠球菌性脑膜炎患者的死亡率较之流感嗜血菌、脑膜炎球菌和肺炎双球菌性脑膜炎的死亡率都要高。病死率为 13%。

（6）其他 肠球菌还可引起外科伤口、烧伤创面、皮肤软组织及骨关节感染。虽然痰或支气管分泌物中经常分离到肠球菌，但该菌很少引起呼吸道感染；亦很少引起原发性蜂窝织炎。有文献报道，在老年人和重症监护室患者，肠球菌也可引起肺炎。

（四）诊断

1. 人的临床诊断 对于有基础疾病的患者、长期应用免疫抑制剂治疗者、接受化学药物及放射治疗者、应用多种抗生素者及 65 岁以上老年人、长期住院者、接受器官移植者等，均为肠球菌感染的高危人群，应特别注意肠球菌感染的可能性。由于肠球菌引起的心内膜炎、尿路感染、脑膜炎、菌血症、败血症等，临床表现与其他细菌引起者无任何区别，故确定诊断以及鉴别诊断均须依赖细菌培养的结果。鉴于肠球菌感染在动物的发病率较低，且对动物养殖业影响有限，有关动物肠球菌感染的临床诊断罕见报道。

2. 实验室诊断

（1）血象 血白细胞可增高达 $10 \times 10^9 \sim 20 \times 10^9 / L$，中性粒细胞占 80% 以上。

（2）细菌学检查 力争在应用抗生素之前，采集血、尿、骨髓、脑脊液、感染灶的分泌物、脓等标本，尽快进行细菌培养。涂片染色显微镜检查可能见存在单个、成双或短链排列卵圆形革兰氏阳性球菌，标本接种于血液琼脂平板进行培养，若标本中含有杂菌，如革兰氏阴性菌可选用叠氮胆汁七叶苷琼脂，哥伦比亚多黏菌素（CNA）和苯乙基乙酸琼脂（PEA）等选择鉴别培养基。

（3）细菌核酸检查 利用 16S rRNA 或 23S rRNA 区的特异性核酸序列，用 PCR 扩增后测序即可鉴定肠球菌。若将 PCR 产物再用特异性探针进行反相杂交，可进一步鉴定。利用分子生物学检测方法，一天即可出结果。

（五）防制措施

1. 动物的防制措施 由于肠球菌感染在动物中的发病率较低，对动物养殖业的影响有限，且有些微生态制剂是以该菌的某些菌株制备的，以预防和治疗动物肠道菌群失调性疾病，因而与本病诊断方面相关的研究和临床资料相似，对该病防治方面的研究和报道极少。

2. 人的防制措施

（1）预防 ①对已感染耐药肠球菌的患者，应进行隔离，选择有效抗生素进行治疗，以求尽快清除病原菌。②对细菌污染的物品和用具，可采用加热法（100℃ 10min）灭菌处理。③医护工作人员可穿隔离衣和戴手套，防止传染给其他病人。应特别注意各种医疗器械的消毒。④尽量缩短患者的住院时间，以降低发生感染的机会。治疗时，尽可能选择窄谱抗生素，并采取增强免疫功能的治疗措施，以减少感染耐药菌的机会。

（2）治疗　人类肠球菌感染的治疗，已成为全世界医疗工作中的一大难题。不但由于感染者多为免疫功能低下且患有其他严重疾病者，而且还因为肠球菌对多种常用抗生素不敏感，耐药程度不断增高。

1）药物治疗　应力求培养并鉴定感染的肠球菌的种类，及时进行抗生素的敏感性试验，依据药敏试验结果选择有效的抗菌药物。常用的药物有：青霉素每天 1 000 万～2 000 万 U，氨苄西林每天 6～12g，分 3 次静脉滴入；万古霉素每天 1.0～1.5g，分 2 次静脉滴入；亦可试用环丙沙星或新的氟喹诺酮类药物，如左旋氧氟沙星等药。近年来，国外报道一种新的抗生素奎诺普瑞斯汀/达福普瑞斯汀，对肠球菌感染有较理想的治疗作用，但有一定的不良反应，如恶心、呕吐等。

2）其他治疗　重症患者多为机体免疫功能低下者，故应给予免疫增强剂，如胸腺肽、丙种球蛋白、少量新鲜血浆等。还应积极治疗其基础性疾病。根据患者的具体情况，适当给予对症及支持治疗等，都是必不可少的综合治疗措施。

（六）公共卫生影响

肠球菌是作为正常菌群存在于人和动物的消化道内，且主要经受损的皮肤、黏膜、组织器官的被膜等正常屏障系统，到达非肠道部位而引起感染。肠球菌引起的医院内泌尿道感染仅次于大肠杆菌，在医院内菌血症的致病性中位于第 3 位。肠球菌感染主要发生于免疫力低下的人和动物，在正常情况下，发病率很低。此外，部分肠球菌菌株已被用于多种微生态制剂。因此，本病的公共卫生学意义有限。但随着人口老龄化，健康水平相应降低，细菌耐药性的增强，致使更多的人将面临肠球菌的威胁。

（陈小云　蒋玉文　赵婷）

◆ **参考文献**

李仲兴，赵建宏，杨敬芳．2007．革兰氏阳性球菌与临床感染［M］．北京：科学出版社：321－423．

斯崇文，贾辅忠，李家泰．2004．感染病学［M］．北京：人民卫生出版社：492－498．

Arestrup FM，Agerso Y，Gerner-Smidt P，et al. 2000. Comparison of antimicrobiol resistance phenotypes and resistance genes in Enterococcus faecalis and Enterococcus faecium from humans in the community, broilers and pigs in Denmark. Clin Inf Dis, 30（3）：466－471.

Leavis H L，Bonten M J，Willems RJ. 2006. Identification of high-risk enterococcal clonal complexes: global dispersion and antibiotic resistance. Curr Opin Microbiol，9：454－460.

Ogier J C，Serror P. 2008. Safety assessment of dairy microorganisms: The enterococcus genus. Int J Food Microbiol, 6（3）：291－301.

第五十二章　链球菌科细菌所致疾病

根据《伯杰氏系统细菌学手册》第二版（2005），链球菌科（Streptococcaceae）在分类上属厚壁菌门（Firmicutes）、芽孢杆菌纲（Bacilli）、乳杆菌目（Lactobacillales），其中包括链球菌属（*Streptococcus*）和乳球菌属（*Lactococcus*）共2个属。其中链球属为其模式属。

第一节　链球菌概述

链球菌病是由链球菌属中致病性链球菌所致的人类和动物共患的一种多型性传染病。链球菌属细菌为革兰氏阳性球菌，呈双球或长短不一的链状排列。其种类很多，广泛分布于自然界，水、尘埃、动物体表、消化道、呼吸道、泌尿生殖道黏膜、乳汁等都有存在。有的种可引起皮肤、呼吸道及软组织感染，如肺炎、菌血症、心内膜炎、脑膜炎、泌尿道炎症和关节炎等疾病，严重威胁人、畜健康，是重要的细菌性传染病之一。

一、分类地位

分类学上关于链球菌属的定义是：不产芽孢的革兰氏阳性细菌，细菌形态为卵圆形，直径0.5～2.0μm，细胞成对或成链排列，有些种具有荚膜。化能异养，生长要求复杂。发酵葡萄糖的主要产物是乳酸，但不产气。兼性厌氧，接触酶阴性，通常溶血。生长温度在25～45℃，最适温度37℃。DNA的G+C mol％为36～46。致病因子主要有溶血毒素、红斑毒素、肽聚糖多糖复合物内毒素、透明质酸酶、DNA酶（有扩散感染作用）和NAD酶（有白细胞毒性）等。

链球菌种类繁多，目前已明确的共有30多种。链球菌依据在血琼脂平板培养基上的溶血现象而分为3类：①α溶血性链球菌（甲型溶血性链球菌），此类菌所产生的溶血为不完全溶血（溶血环中的红细胞没有完全溶解），多为条件性致病菌；②β溶血性链球菌（乙型溶血性链球菌），β溶血为完全溶血（溶血环中的红细胞完全溶解），溶血性链球菌致病力强，常引起动物和人类的多种疾病；③γ链球菌，此类链球菌不产生溶血素，因而亦称非溶血性链球菌，一般不致病，常存在于乳类和粪便中。在很多情况下，要将α溶血性链球菌和γ链球菌区分开是没有意义的，实际上很多链球菌只能被简单描述为"非β溶血性链球菌"，因为溶血现象不是完全取决于链球菌的种属，还和红细胞的年龄、种属、培养基中的其他成分、培养的条件等因素有关，某些链球菌在某些条件下能呈现β溶血，但是换一个条件可能变为α溶血或不溶血。

对链球菌分类的另一种方法是根据其细胞壁中多糖抗原不同进行的，亦即兰氏（Lancefield）血清学分类法，该分类法可将链球菌分为A、B、C、D、E、F、G、H、K、L、M、N、O、P、Q、R、S、T以及U、V群，共20个血清群。有一些链球菌没有兰氏血清分类法中分类的抗原，还有一些链球菌的抗原是新发现的，因此无法用兰氏血清分类法进行分群。兰氏分类法分出的菌群很难和链球菌的种类建立联系，因为同一个种属中的链球菌可能被兰氏分类法划分为不同的血清群，而同一个血清群里的链球菌可能属于不同的种属。到目前为止，无乳链球菌是唯一可以用兰氏分类法分出的菌群，故又称B群链球菌。此外，感染人的化脓链球菌是最常见的β溶血性A群链球菌，常常也被称为 A 群链球菌。

二、人与动物共患的危险性

要明确哪些链球菌对动物有致病性以及对人类的危害是有困难的，用常规方法很难确定一些链球菌的种。在很多情况下，临床分离到的链球菌只用兰氏分类法进行分类，不再明确到种。目前只有少数有自然宿主的链球菌被证实对动物有感染性（如猪链球菌、犬链球菌）。一些链球菌是感染人的，并且没有动物的自然宿主，但是可以从人传染给动物，例如，化脓链球菌是人的病原菌，可以导致人的咽炎、皮肤病和许多其他感染，同时可以感染牛乳房，从而污染牛奶，导致饮奶的人发病。媒体不止一次报道过从宠物犬身上分离出化脓链球菌。还曾有报道一家人反复感染咽炎，最后在治疗全家人的同时对宠物也施治，使得全家人的咽炎最终得到根治。

还有一些链球菌在人和动物身上都能分离到，但是人与动物共患的风险性似乎不存在也不重要。无乳链球菌是一种重要的人类致病病原，主要导致新生儿的脑脊髓炎、败血症等，也能引发牛、马、犬、兔子、豚鼠和小鼠的感染和奶牛的乳房炎；但是，通过研究发现感染人的菌种通常在生化、代谢或血清型上都与感染动物的不同。大量的人感染无乳链球菌而发病的临床病例说明，该病是在人际间传播。人与动物交叉传播是极其罕见的，重要性也有限。

对于另外一些链球菌而言，人与动物共患的危险性是不确定的。虽然这些链球菌从人和动物身上都能分离到，但是人类的感染与动物源性的分离株有多大关系并不十分清楚。如牛链球菌群，该菌群成员构成复杂，种属特性至今没有研究得很清楚。在患有心内膜炎、败血症、泌尿道感染或其他感染的患者血液培养物中常能发现牛链球菌的踪影。同时，在正常人和动物的体液中牛链球菌也同样存在。停乳链球菌似马亚种是人和动物身上的共栖菌，同时也是一种病原可以导致多种疾病。

还有肺炎链球菌，能引发人的肺炎、脑膜炎（彩图 52-1 A）、中耳炎、鼻窦炎等多种疾病，同时能引起马的呼吸系统疾病。从马身上分离到的 3 型与人的 3 型肺炎球菌最为相近。对于其他动物，尤其是豚鼠、大鼠，肺炎链球菌是可以导致呼吸系统疾病的病原菌，但也可以是共栖菌。肺炎链球菌能从人传染给动物，曾有报道，患病的儿童将病原传染给猫，从而引发幼猫的败血症和脓毒性关节炎（表 52-1）。

表 52-1 与兽医学及医学有关的链球菌

革兰氏分群	菌 名	溶血素	宿 主	所致疾病	天然寄生部位
A	化脓链球菌 (S. pyogenes)	β	人	猩红热、脓肿、风湿等	人上呼吸道
			牛	乳腺炎（罕见）	
			驹	淋巴腺炎	
B	无乳链球菌 (S. agalactiae)	β (α, γ)	牛、绵羊、山羊	慢性乳腺炎	乳腺管
			人及犬	新生儿（犬）败血症	母体阴道
			猫	肾及尿路感染	
C	停乳链球菌 (S. dysgalactiae)	α (β, γ)	牛	急性乳腺炎	口腔、生殖器
			羔羊	多发性关节炎	
	停乳链球菌似马亚种 (S. dysgalactiae subsp. equisimilis)	β	马	脓肿、心内膜炎及乳腺炎	皮肤、阴道
			猪、牛、犬、禽	各种化脓	
	马链球菌马亚种 (S. equi subsp. equi)	β	马	马腺疫、乳腺炎及出血性紫癜	马扁桃体
	马链球菌兽疫亚种 (S. equi subsp. zooepidemicus)	β	马	乳腺炎、流产、继发性肺炎	阴道及皮肤
			牛	子宫炎及乳腺炎	
			猪	败血症、关节炎	母猪黏膜及皮肤

（续）

革兰氏分群	菌　名	溶血素	宿　主	所致疾病	天然寄生部位
			禽	败血症、心内膜炎	
			绵羊、山羊	败血症	扁桃体
			羔羊	心包炎及肺炎	
			人	败血症（从牛乳感染）	
D	马肠链球菌（S. equinus）	α	多种动物	机会感染	多种动物肠道
	牛链球菌（S. bovis）	α	多种动物	机会感染	
E（P，U，V）	类猪链球菌（S. porcinus）	β	猪	下腭脓肿及淋巴腺炎	黏膜
G	犬链球菌（S. canis）	β	食肉兽	新生畜败血症、生殖道、皮肤及伤口感染	生殖道及直肠黏膜
			牛	偶发性乳腺炎	
R（D）	猪链球菌2型（S. suis Ⅱ）	α	猪（断奶至6月龄）	脑膜炎、关节炎、败血症、急性死亡	扁桃体及鼻腔
			人	脑膜炎、败血症、中毒休克综合征	猪
S（D）	猪链球菌1型（S. suis Ⅰ）	α（β）	猪（2～4周龄）	脑膜炎、关节炎、肺炎及败血症	扁桃体及鼻腔
未定型	乳房链球菌（S. uberis）	α（γ）	牛	乳腺炎	皮肤、阴道及扁桃体
	肺炎链球菌（S. pneumoniae）	α	人及灵长类	肺炎、败血症及脑膜炎	上呼吸道
			豚鼠、大鼠	肺炎	
	肠链球菌（S. faecalis）	α	牛	卡他性肠炎	不详
	海豚链球菌（S. iniae）	β	海豚、虹鳟鱼、人等	脑膜炎、败血症、海豚皮肤脓肿、与鱼接触人的菌血症	某些鱼类

引自陆承平《兽医微生物学》表7-4。

三、在自然界的分布

　　链球菌分布广泛，常以共栖菌和致病菌的方式存在于大多数健康的哺乳动物，也存在于人，也可从冷血动物分离到。有些链球菌有益于动物和人类的健康，但有相当一部分对人和动物有致病作用。但其致病作用一般要在多种诱因作用下才能发生。如饲养管理不当，环境卫生差，夏季气候炎热、干燥，冬季寒冷潮湿，乍寒乍暖，以及遗传因素等使动物抵抗力降低时，都可能引起某种动物发病。猪链球菌病常因高温高湿引起大面积流行，如1998年江苏省南通疫情和2005年四川省资阳、内江疫情均发生在6、7月的高温季节。而羊链球菌病流行与气候有密切关系。在气温0～-30℃或以下，尤其在大风雪时死亡剧增。马腺疫的暴发流行，常常也归咎于诱因的作用，在查不出入侵的传染源时，常可见到自然发生的病例。说明链球菌病要在一系列诱因作用下，才能导致发病。

四、鉴别诊断

　　链球菌病根据临床症状和病理变化可以作出初步诊断，实验室检查根据不同的病型采取相应的病料，如脓肿、化脓灶、肝、脾、肾、血液、关节囊液、脑脊髓液及脑组织等，制成涂片，用碱性美蓝染色液和革兰氏染色液染色，显微镜检测，见到单个、成对、短链或呈长链的球菌，并且革兰氏染色呈紫色，即可初步诊断。进一步确诊还可进行细菌分离培养鉴定、动物接种试验、生化学特性、Lancefield血清学分型、分子生物学检测等。

（一）β 溶血链球菌

进行 Lancefield 血清学分型试验，Lancefield 抗原为 A、C 和 G 者，仅利用 β 溶血无法进一步区分，可借助生物反应予以区分（表 52 - 2）。

表 52 - 2　β 溶血性链球菌的鉴别

菌　种	革兰氏分群	Bac	Pyr	Cam	VP	Hip	Arg	Esc	Str	Sbl	Tre	Rib
化脓链球菌	A	+	+	−	−	−	+	v	−	−	NA	−
无乳链球菌	B	−	−	+	−	+	−	−	−	−	NA	NA
停乳链球菌		−	−	−	−	−	+	v	−	v	+	+
停乳亚种	C											
似马亚种	A、C、G、L	−	−	−	−	−	+	+	−	−	+	+
马链球菌												NA
马亚种	C											
兽疫亚种	C	−	−	−	−	−	+	v	+	−	v	NA
犬链球菌	G	−	−	−	−	−	+	−	−	−	v	NA
咽峡炎链球菌	A、C、G、F	−	−	−	+	−	+	+	−	−	+	NA
星座链球菌												
咽炎亚种	C	−	−	−	+	−	+	+	−	−	+	NA
猪链球菌	E、P、U、V	−	+	−	−	+	+	v	+	−	+	NA
海豚链球菌		−	+	−	−	−	+	+	+	−	NA	NA
福卡链球菌	C、F	+	−	−	−	−	+	+	−	−	NA	NA
负鼠链球菌		−	−	−	−	−	−	−	−	−	+	NA

注：Bac 为杆菌肽；Pyr 为吡咯烷酮基芳香基酰胺酶；Cam 为 CAMP 反应；Hip 为水解马尿酸；Arg 为精氨酸脱氨基；Esc 为水解七叶苷；Str 为水解淀粉；Sbl、Tre、Rib 分别代表山梨醇、海藻糖、核糖产酸。＋为 95％以上为阳性；－为 95％以上为阴性；v 为 6％～94％为阳性反应；NA 为未应用。停乳链球菌停乳亚种为非溶血链球菌。

（二）非 β 溶血链球菌

非 β 溶血的 B 群链球菌（表 52 - 3）可经溶血反应分为 α 溶血和非溶血链球菌，其中 α 溶血性链球菌可引起人的脓毒性咽喉炎及软腭淤斑等症状（彩图 52 - 1 B、C、D）。Lancefield 抗原为 D 的非 β 溶血链球菌可能为牛链球菌，但并不具有特异性，因肠球菌属和片球菌属 Lancefield 抗原也是 D，结合生化试验有助于三者的鉴别。

表 52 - 3　非 β 溶血链球菌的区别

链球菌种类	奥普托欣敏感性	可溶胆汁	七叶苷胆汁
肺炎链球菌	+	+	−
草绿色链球菌	−	−	−
牛链球菌	−	−	+

注：肺炎链球菌某些菌株也表现为 PYR 阳性，草绿色链球菌七叶苷胆汁反应也可呈弱阳性。

（三）非溶血链球菌

见表 52 - 4。

表 52-4 非溶血性链球菌鉴别诊断

菌 种	兰氏分群	Opt	BS	BE	Pyr	Esc	Vp	Man	Mel	Sbl	Tre	St
肺炎链球菌		+	+	−	−	v	−	−	+	−	v	−
牛链球菌/马肠链球菌复合群	D											
马肠链球菌	D	−	−	+	−	+	+	−	−	−	v	−
解没食子酸链球菌（I）	D	−	+	+	−	+	+	+	+	−	+	+
巴氏链球菌（Ⅱ/2）	D	−	−	+	−	+	+	+	+	−	−	−
婴儿链球菌（Ⅱ/1）	D	−	−	−	−	v	+	−	+	−	−	−
巴黎链球菌	D	−	−	+	−	+	+	−	−	−	−	v
猪链球菌	1～35（R、S、T）	−	−	−	−	+	+	+	+	+	+	+

注：Opt 为奥普托欣，BS 为胆汁溶解，BE 为胆汁-七叶苷反应 n，Pyr 为 pyrrolidonylarylamidase reaction，Esc 为水解七叶苷，Man 为甘露醇，Mel 为蜜二糖，Sbl 为山梨醇，Tre 为海藻糖产酸，St 为淀粉水解。

（何孔旺 赵婷）

◆ **参考文献**

蔡宝祥．2001．家畜传染病学［M］．北京：中国农业出版社：91-100．

何孔旺，陆承平．2000．猪链球菌 2 型的致病特性与毒力因子［J］．中国兽医科技，30（9）：17-20．

陆承平．2003．兽医微生物学［M］．北京：中国农业出版社：204-212．

倪艳秀，何孔旺，王继春，等．2002．猪链球菌 2 型的 PCR 快速检测［J］．中国兽医学报，22（5）：474-476．

潘耀谦，张春杰，刘思当．2004．猪病诊治彩色图谱［M］．北京：中国农业出版社：123-138．

翁心华，卢洪洲．1997．链球菌感染的发病机理与临床［J］．中国实用内科杂志，17（3）：173．

杨正时，房海．2003．人及动物病原细菌学［M］．石家庄：河北科学技术出版社：332-354．

姚火春，陈国强，陆承平．1999．猪链球菌 1998 分离株病原特性鉴定［J］．南京农业大学学报，22（2）：67-70．

Richard F. 2002. What Happened to the Streptococci：Overview of Taxonomic and Nomenclature Changes. Clinical Microbiology Reviews，613-630．

第二节　链球菌属细菌所致疾病

一、化脓链球菌感染

化脓链球菌感染（Streptococcus pyogenes infection）是由化脓链球菌引起以前期化脓性疾病和后期并发非化脓性疾病为主要临床特征的一种人与动物共患病，是医学临床上最常见的链球菌病之一。在人类，化脓性链球菌感染不仅可以引起猩红热，还可以引起咽炎、急性扁桃体炎、丹毒、脓疱病、产褥热、蜂窝织炎。非化脓性后遗症包括风湿热和急性肾小球肾炎。在动物，也能引起猪、牛、羊、犬、鸡的多种疾病。

（一）病原

1. 分类地位　化脓链球菌（*Streptococcus pyogenes*）在分类上属链球菌科（Streptococcaceae）、链球菌属（*Streptococcus*）中的重要种，是包括 β-溶血性、对杆菌肽敏感、吡咯烷芳基胺酶（PYR）阳性、培养基呈现大菌落、Lancefield 抗原为 A 群的链球菌。该群菌有许多毒力因子，为溶血性链球菌中最常见的、链球菌属中致病力最强的一个种。2002 年 Facklam 将链球菌分为四大类，即 β-溶血性链球菌、非 β-溶血性链球菌、草绿色链球菌和罕见的链球菌。其中 β-溶血性链球菌中包含了化脓性链球菌群，化脓性链球菌就属于化脓链球菌群中的 A 群性链球菌群，故又称为 A 群链球菌（Group A Streptococci，GAS）。

2. 形态学基本特征与培养特性　化脓链球菌无鞭毛，无芽孢，形态呈圆形或卵圆形，直径为 0.5～1.0 μm，长短不一，呈链状排列。该菌为需氧或兼性厌氧菌，有氧时生长较好，对营养要求较高，最初分离物尤其是这样。普通培养基上不宜生长，但在培养基中加入血液、血清和腹水后，能够生长。最适生长温度为 35～37℃，最适 pH 为 7.4～7.6。

在固体培养基上呈短链，约由 4～8 个细胞组成，少数成堆排列。在液体培养基中一般链较长，细菌链的长短与细菌的培养条件有关。在血琼脂平板上经 35℃ 培养 18～24h，可以形成表面光滑、圆形突起的透明或半透明的灰白色小菌落，直径约为 0.5～0.75 mm。在肉汤培养基中，幼龄时多见荚膜，以后逐渐消失。在血清肉汤培养基中，35℃ 培养 18～24h，管底呈絮状或颗粒状沉淀生长，且链较长。

3. 理化特性　本菌对外界因素抵抗力不强，60℃ 30min 可杀灭，煮沸可立即致死。各种常用的消毒药可在 15～30min 内杀死该菌。对青霉素类、头孢类、磺胺类等多种抗生素敏感。从已报告的含有耐药基因的化脓性链球菌检测来看，部分耐药基因阳性的化脓性链球菌对红霉素、大环内酯类耐药。

（二）流行病学

1. 传染来源　病人、病畜或带菌者、带菌动物。

化脓链球菌分布很广，常存在于人的皮肤或口腔、呼吸道黏膜表面，可引起人的多种疾病。人是 A 群链球菌的自然保存宿主，人的口腔、咽喉、呼吸道、血、各种伤口及损伤渗出物和炎症流出物均可以成为传染来源，并曾有医护人员阴道、肛门带菌而引起病房暴发流行的报道。

2. 传播途径　呼吸道飞沫传播可以引起咽峡炎、猩红热、肺炎等病的发生，皮肤、黏膜在手术、外伤、产妇生产损伤时，本菌可以通过直接接触而传播。进食被本菌污染的食物亦可使咽部感染。在家庭成员之间，由于生活密切接触，常可引起续发病例。生活贫困、卫生条件差，居住拥挤、接触密切等均有助于本菌的传播。

3. 易感动物

（1）自然宿主　猪、牛等家畜偶尔感染，实验动物中恒河猴、豚鼠可自然感染，小鼠、兔可以人工感染。

（2）易感人群　本菌可以侵袭任何年龄的人，但发病者多为儿童和老人，以及其他原因引起的免疫力低下者，感染后可以获得一定的免疫力。

4. 流行特征　化脓链球菌可以引起全身各处的化脓性疾病以及后期并发的非化脓性疾病。不同的疾病流行特征又有所区别。

（1）猩红热　19 世纪及 20 世纪中期以前，猩红热在世界范围有过多次大流行。近 40 年来发病率及病死率明显下降，严重病例已少见。

（2）急性咽峡炎和急性扁桃体炎　在冬春季多发，大多数咽炎病例为 5～10 岁儿童。

（3）丹毒　由于皮肤微小损伤或发生退行性变化及局部循环障碍时有利于丹毒的发生，有报道在因丹毒住院的患者中年龄在 50 岁及以上的人占一半以上，而且多有足癣、下肢静脉曲张、慢性皮肤病等疾病存在。

（4）中毒性休克样综合征（Toxic shock-like syndrome，TSLS）　又称为链球菌中毒休克综合征（Streptococcal toxic shock syndrome，STSS）。由于病因多为皮肤和软组织感染（占 70%），所以呈散发。自 20 世纪 80 年代中期以后，此类病征明显增多。既往这种严重感染多见于幼儿和老人，近年来则可见于健康的 20～50 岁青壮年。

5. 发生与分布　本菌感染呈世界性分布。在 20 世纪 40 年代应用抗生素以前，化脓链球菌的感染是很常见的，脓疱病、猩红热、败血症等均为儿童多发病，重症患者常可导致死亡。随后由于抗生素的广泛应用，生存环境和生活水平的不断改善，由本菌引起的感染基本上得到了控制，在经济文化发达的国家和地区，已很少见到严重的感染报道。但自 80 年代中期以来，欧、美、澳大利亚等地区相继报道侵袭性 A 组链球菌感染率又在增高，深部组织感染、菌血症、中毒性休克、败血症、多脏器损害等病例明显增多，尽管有现代化的治疗，病死率仍高达 30%。1982—1993 年这 12 年间，澳大利亚儿童医院统计发现，前 6 年化脓链球菌感染发病者原来为健康儿童的占 47%，后 6 年则为 80%；出现并发症者前 6 年为 20%，后 6 年升至 40%，说明病情较前严重。为何化脓链球菌严重感染又死灰复燃并且出现暴发流行，首先考虑到是病原菌致病力增强，但目前还未找到真正原因。在美国亚利桑那州皮马（Pima）地区 5 年（1985—1990）的调查中，1988 年以前无中毒性休克病例，1988 年后则占 8%，平均发病率为 4.3/10 万，而土著美国人则高达 46.0/10 万，似乎表明化脓链球菌感染与人群经济、文化及免疫状态有关。病死率为 20%，但小于 5 岁者有 40%，大于 65 岁者为 31%。青壮年较小儿和老年人预后好，可能与免疫状态有关。

（三）对动物与人的致病性

1. 对动物的致病性　在家畜中化脓链球菌主要引起牛乳腺炎，有报道还可引起猪的骨髓炎、关节炎，牛的疣状心内膜炎、骨折后感染，牛的流产胎儿中也曾分离到该菌。2006 年，Garcia 等报道了一例由该菌造成的恒河猴中毒性休克，病变类似于人类的风湿性心脏病，并能从病猴的心内血、肝脏、胎盘和流产胎儿组织中分离到该菌。

实验动物中，对兔、小鼠、豚鼠均有致病性。兔人工感染可引起肌炎、筋膜炎、肾小球肾炎等。小鼠肌内注射该菌后可以引起迟发性死亡，这种死亡可能是由化脓链球菌的荚膜造成的，与菌株毒力无关。雄性小鼠比雌性小鼠更易感，BALB/c、C57BL/10 和 DBA/2 品系的小鼠有耐受力，而 C3H/HeN、CBA/J 品系小鼠易感。豚鼠可以自然感染该菌，主要表现为中耳炎、肺炎、淋巴结炎、尿结石等疾病。另外，该菌人工感染恒河猴能引起咽炎，可作为人类咽炎的动物模型。

2. 对人类的致病性　化脓链球菌能引起人的多种疾患，这些疾患主要可以归结为三类：

（1）**化脓性感染**　指化脓链球菌引起的各类化脓性炎症。如咽炎，扁桃腺炎、丹毒、脓皮病、心内膜炎、蜂窝织炎、淋巴管炎、产褥热以及败血病等各组织系统的感染。

（2）**中毒性疾病**　主要指链球菌中毒性休克综合征和猩红热。

1）**链球菌中毒性休克综合征**（Streptococcal toxic shock syndrome，STSS）　是由于链球菌侵入呼吸道、破损皮肤以及流产后阴道感染等造成。表现为上呼吸道感染、高热、咽痛、皮疹、肢体剧烈疼痛、坏死性筋膜炎和肌炎、肝功能异常、肾功能衰竭、休克、多脏器功能衰竭等严重症状。

2）**猩红热**　猩红热是一种急性传染病，患者多为儿童，本病通过呼吸道传播，潜伏期平均为 3 天，临床特征为发热、咽峡炎、全身弥漫性针尖样大小红色皮疹。可分为 5 个型。

①普通型猩红热：首先是起病急骤，发热，咽峡炎，草莓舌。其次，发病 1～2 天内出现猩红热样皮疹，皮肤呈弥漫性充血潮红，其间有针尖大小猩红色红点疹，压之褪色，亦可呈"鸡皮疹"或"粟粒疹"。皮肤皱褶处有密集的红点疹。呈皮折红线（即巴氏线）。同时有杨梅舌和口周苍白。2～5 天后皮疹消退。疹退后皮肤有脱屑或脱皮。

②轻型猩红热：发热，咽峡炎，皮疹均很轻，持续时间短，脱屑也轻。

③中毒型猩红热：严重的毒血症，可出现中毒性心肌炎和感染性休克。

④脓毒型猩红热：表现为严重的化脓性病变。咽峡炎明显，可有坏死及溃疡。咽部炎症常向周围组织蔓延，引起邻近器官组织的化脓性病灶或细菌入血循环，引起败血症及迁徙性化脓性病变。

⑤外科或产科型猩红热：皮疹常在伤口周围首先出现且明显，然后遍及全身，常无咽峡炎。

（3）**非化脓性感染**　此类感染研究较多的是咽炎、急性风湿热和肾小球肾炎。

①咽炎：由本病引起的咽炎常表现为感染 2～4 天后突然发病。临床症状表现为发热、咽喉痛、头痛和腹痛。后期表现为咽炎和咽喉肿痛，扁桃腺常有灰白色分泌物，颈前淋巴结柔软、肿大。产 A、B、C 毒素的 A 群 β-溶血性链球菌，引起的咽炎并发症多为化脓性表现，如扁桃腺脓肿和菌血症等。

非化脓性表现常为急、慢性风湿热、肾小球肾炎、毒素介导的链球菌毒素休克综合征。无并发症时，链球菌咽炎常为自限性。

②急性风湿热（ARF）：与 A 群链球菌引起的咽炎有关，肾小球肾炎则与 A 群链球菌引起的咽炎、皮肤感染有关。急性风湿热是迟发性、多系统胶原性脉管疾病，主要临床表现为心脏炎症、多关节炎、皮下结节、红斑狼疮和舞蹈病。急性风湿热常于 A 群链球菌感染性咽炎发生 2～5 周后发作。临床表现有心音低沉、心室扩大、充血性心衰或少见的心跳停止和死亡。关节炎通常是可转移的，累及多个关节。心脏炎症时，皮下同时出现无痛结节，并且常出现在四肢远端如手、脚等多骨的区域。红斑狼疮引起身体躯干、四肢部位出现突起的、中心较淡的红斑。舞蹈病为神经系统疾病，以肌肉痉挛为特征。急性风湿热期间或几个月后可发展为肌无力。急性风湿热通常持续 3～6 个月，对这些疾病的不同诊断依赖于各种综合征表现，包括风湿性关节炎、系统性红斑狼疮、镰刀细胞性贫血、风疹等。

③急性肾小球性肾炎：与肾小球弥散性损伤、高血压、血红蛋白尿和蛋白尿有关。风湿热常于链球菌咽炎 1～5 周后发病，而肾小球肾炎常于咽炎后 10 天或皮肤感染超过 3 周后发作，这些疾病的临床表现有乏力、不适、厌食、头痛、水肿和循环充血，如高血压和脑病。

（四）诊断

1. 动物的临床诊断　动物感染缺乏典型症状，需要依赖病原学检验进行诊断。

2. 人的临床诊断

（1）一般感染的临床诊断

1）临床表现　急性起病的有发热、咽峡炎或皮肤软组织感染，出现猩红热样皮疹等。

2）流行病学资料　近一周与猩红热或急性咽峡炎患者有接触史。一般感染根据临床表现和流行病学资料，辅以实验室诊断可以确诊。

（2）链球菌中毒性休克综合征的临床诊断　国际公认中毒性休克样综合征（或链球菌中毒性休克综合征）的诊断标准为：①发热；②低血压、休克；③猩红热样或红斑样皮疹，后期脱皮；④伴有 3 个及 3 个以上重要器官的损害，如脑功能异常、肝功能受损、成人型呼吸窘迫综合征、肾功能衰竭等。

（3）猩红热的诊断

1）疑似病例　发热，猩红热样皮疹，白细胞总数和中性粒细胞增多。

2）临床诊断病例　具备疑似病例特征和猩红热 5 个型中任何一型的特征。

3）确诊病例　具备临床诊断病例特征，咽拭子或脓液培养分离出 A 组链球菌。

3. 实验室诊断

（1）血象检查　感染的人或动物白细胞数量增加。人的外周血白细胞增高达 $10 \times 10^9 \sim 20 \times 10^9 / L$，中性粒细胞占 80% 以上，胞质内可有中毒性颗粒。出疹后嗜酸性粒细胞可增多达 5%～10%。革兰氏染色可看见有阳性、链状排列球菌，接种到血液琼脂平板并可在平板中放置杆菌肽纸片，37℃培养后，菌落出现 β 溶血，并在纸片周围有明显的抑菌圈，然后进行接触酶试验等理化特性鉴定。对照尿液、血液样品，有必要先进行增菌培养，然后再接种血液平板。

（2）细菌培养　通常采取咽拭子、感染部位脓性分泌物，重症患者的血液、脑脊液及胸、腹腔渗出液多做几次细菌培养，并做药敏试验。除做溶血反应外，还应依血清分类法确定其组别及型别。

（3）血清学检查　可检测血清中抗链球菌溶血素 O 抗体，对于人而言效价 1∶400 以上有辅助诊断意义。

（五）防制措施

1. 动物的防制措施　动物对化脓性链球菌易感性较差，感染少见，如发生感染可采用青霉素等敏感抗生素进行治疗。

2. 人的防制措施

（1）预防　化脓性链球菌尚无疫苗，对于咽峡炎和猩红热患者应尽早隔离治疗，咽培养 3 次阴性后方可解除隔离。有条件时可对带菌者也进行隔离和治疗。对于皮肤和软组织感染者的分泌物及污染的敷料要进行认真的消毒处理。对易感人群的密切接触者可选用青霉素等药物进行预防。对发生呼吸道感染地方性流行时，应避免组织集体活动，减少飞沫传播病原而造成感染的机会。改善环境卫生和注意个人卫生。

（2）治疗

1）抗菌治疗　化脓性链球菌大多数菌株对青霉素敏感，可作为首选药物。对非侵袭性轻症感染者，每天 80 万～320 万 U，分 3～4 次肌内注射，连用 5 天。对侵袭性严重感染者应加大剂量，成年人每天 600 万～2 000 万 U，儿童 20 万 U，分为 4 次静脉滴注。对青霉素过敏者可用红霉素或氯林可霉素，红霉素每天 20～40mg/kg，分 4 次口服或由静脉滴注，氯林可霉素成人每天 1.2～1.8g，小儿每千克体重 8～16mg，分 3～4 次口服。疗程延长至病情缓解，细菌阴转、血象正常。

2）中毒性休克综合征的治疗　应予积极的病原治疗，抗生素治疗应加大青霉素的使用剂量。在积极的支持疗法的同时还应抗休克治疗，例如：扩充血容量、纠正酸中毒及电解质失衡、输新鲜血浆或全血、应用血管活性药，必要时短程使用肾上腺皮质激素，保护心肾功能等。

3）脓肿及坏死性筋膜炎的治疗　给予大剂量的抗生素治疗。脓肿形成后，必须切开引流。坏死性筋膜炎和肌炎患者，必须尽早进行外科处理，早期给予彻底的清创治疗，已有坏死组织出现，则需进行手术治疗，创面太大者还须进行植皮手术治疗。

4）并发症的治疗　猩红热在病愈后 3 周左右，少数患者可出现心、肾的变态反应性并发症，如风湿热和肾小球肾炎。一旦出现并发症，急性期均应卧床休息并给予青霉素 G 疗程不少于 2 周。如患者不能坚持长疗程，可定期做咽拭子培养，发现 A 组链球菌时用青霉素 G 治疗，每天 40 万～80 万 U，肌内注射，10～14 天为一疗程。青霉素过敏者，可用红霉素，儿童用量为每千克体重 40mg，成人每天 1～2g，分 4 次口服，疗程同上。风湿性关节炎者应给予水杨酸制剂，若有严重的心肌炎可用激素治疗。风湿热和急性肾小球肾炎具体的治疗方法，参见儿、内科有关的治疗方法。

（六）公共卫生影响

化脓性链球菌是人类链球菌感染最为常见菌种，在抗生素发现以前，人群感染十分普遍，儿童受累最为严重，抗生素广泛应用之后，本菌引起的感染基本上得到了控制。然而，自 20 世纪 80 年代中期以来，欧、美等地区报道侵袭性感染率又在增高，2003—2004 年，欧洲 11 个国家的化脓性链球菌感染率达 3/100 000；1995 年 1 月至 1999 年 12 月，对美国 2～65 岁的 13 214 912 人进行流行病学调查发现，感染率为 3.5/100 000，据统计，全美每年有 9 600～9 700 人感染化脓性链球菌，1100～1300 人死亡。作为一种古老的病原菌，化脓性链球菌还在继续危害人类健康，这也注定了人类与它的斗争是旷日持久的。

（赵　婷）

◈ **我国已颁布的相关标准**

GB/T 4789.11—2003　食品卫生微生物学检验　溶血性链球菌检验

◈ **参考文献**

李仲兴，赵建宏，杨敬芳．2007．革兰氏阳性球菌与临床感染［M］．北京：科学出版社：153 - 163.

Garcia A，Paul K，Beall B，et al．2006．Toxic shock due to Streptococcus pyogenes in a rhesus monkey（Macaca mulatta）. J Am Assoc Lab Anim Sci，45（5）：79 - 82.

Goodfellow A M，Gardiner D L．1997．Searching for acute poststreptococcal glomerulonephritis-associated Streptococcus pyogenes in Australian aboriginal communities．Adv Exp Med Biol，418：103 - 108.

Lamagni T L，Darenberg J，Luca-Harari B，et al．2008．Epidemiology of severe Streptococcus pyogenes disease in Europe．J Clin Microbiol，46（7）：2359 - 2367.

Roberts S，Scott J R，Husmann L K，et al．2006．Murine models of Streptococcus pyogenes infection．Curr Protoc Microbiol，Chapter 9：Unit 9D 5.

Siegert J，Sastalla I，Chhatwal G S，et al．2006．Vaccination equally enables both genetically susceptible and resistant mice to control infection with group A streptococci. Microbes Infect，8（2）：347－353.

Sumby P，Tart A H，Musser J M. 2008. A non－human primate model of acute group a Streptococcus pharyngitis. Methods Mol Biol，431：255－267.

Tappe D，Schubert B，Frosch M，et al. 2004. Group A streptococcal infection after bovine bone fragment injury. Lancet Infect Dis，4（10）：646.

二、无乳链球菌感染

无乳链球菌感染（Streptococcus agalactiae infection）是由无乳链球菌引起的一种人与动物共患病。无乳链球菌属于 B 群链球菌，主要可引起牛、山羊和绵羊的乳房炎、新生儿肺炎、脑膜炎、败血症及妇女阴道炎、宫颈炎、附件炎等生殖系统疾病。在自然界分布广泛，凡有乳牛的地方均有存在，健康乳牛的皮肤、乳头及乳房内可分离到这类细菌，在健康人粪便、胃肠道及泌尿生殖系统也有此种细菌的存在。

（一）病原

1. 分类地位　按照《伯杰氏细菌学鉴定手册》1994 年第九版，无乳链球菌（*Streptococcus agalactiae*）在分类上属链球菌科（Streptococcaceae）、链球菌属（*Streptococcus*），根据细菌细胞壁多糖抗原血清学特点，无乳链球菌被列为 B 群链球菌（Group B streptococcus，GBS），是唯一的 B 群链球菌成员，在人医常将其称作 B 群链球菌或 B 族链球菌，简写为 GBS。

按荚膜多糖成分的不同，B 群菌至少可分为 10 个血清型（Ⅰa、Ⅰb、Ⅱ～Ⅸ），目前还有许多未定型的菌株。人类感染以Ⅰa、Ⅲ及Ⅴ型最常见，占分离菌株的 60% 以上，从奶牛体分离的菌株多不能定型，另有少数菌株为Ⅰa、Ⅲ和Ⅳ型，犬、猫、猪、鱼等动物分离菌株的血清型与人类相似，多为Ⅰa、Ⅲ和Ⅴ型。

2. 形态学基本特征与培养特性　革兰氏染色阳性。菌体为圆形或卵圆形，直径 0.6～1.2μm，链状或成对排列，液体培养基中培养，一般形成较长的链。无鞭毛和芽孢，有的菌株具有荚膜，牛源无乳链球菌多无荚膜。

需氧或兼性厌氧，体外生长对营养要求较高，普通培养基生长不良，在 5% 血液琼脂上生长良好，形成淡灰白色、隆起、闪光的小菌落。初代分离需置 5% 二氧化碳的环境中，可促进细菌生长。最适生长温度为 36～37℃，10℃和 45℃均不生长。在 6.5% 氯化钠培养液中不生长，水解马尿酸钠，有氧条件下利用甘油产酸。在血清肉汤中生长初期均匀混浊，后期在管底呈絮状沉淀，上部清亮。无乳链球菌的一些菌株可产生黄色、柠檬色或砖红色色素。血液琼脂上多为 β 溶血，但溶血环较狭窄，有的菌株可产生 α 或 γ 溶血反应。

通过培养、生化、血清学特点、抗生素耐药情况分析，来自于人和牛的无乳链球菌有明显差别。多数分离于牛的菌株可溶解兔红细胞、不产生色素，乳糖发酵阳性，对杆菌肽敏感，常具有 X 抗原；而人的分离株各项指标则相反，从犬、猫、猴分离的菌株与人源菌株更为接近。

3. 理化特性　无乳链球菌能在 40% 的胆汁中存活。对热、干燥及消毒药的抵抗力不强。巴氏消毒法可以很快灭活。常规消毒药作用 15min 可以杀死该菌。

（二）流行病学

1. 传染来源　无乳链球菌主要来自牛和人，也曾从马、猪、犬、鱼等动物体内分离到。该菌是人体的常见菌，有资料报道 50% 以上健康人粪便及 25% 健康人泌尿生殖系统带有此菌。关于家畜能否传播该菌给人尚无确切证据。有报道，来自人的无乳链球菌菌株比较源于牛的毒力更强，人型无乳链球菌能引发奶牛乳房炎，而从奶牛场工人的咽部中只分离到人型无乳链球菌，而未分离到牛型无乳链球菌。另有试验证实牛源无乳链球菌不能感染鱼。

无乳链球菌主要在同种动物内传播，患病及隐性感染牛、绵羊、山羊、鱼类等动物是重要传染源。

新生儿早期感染无乳链球菌，主要是通过母婴传播途径，妇女泌尿生殖道为该菌主要的传染源。

2. 传播途径　对于人类而言，本菌常定植于女性的阴道和直肠，但阴道内定植的无乳链球菌也来源于直肠。新生儿感染该菌主要通过母亲的垂直传播造成，呼吸道是重要的感染途径，母婴传播率平均为 46%（34%~72%），此外医院院内感染也是一种因素。成人之间可通过性活动传播。

奶牛无乳链球菌，主要通过直接接触传播，也可通过挤奶工的手、挤乳机的乳杯和蝇类等途径间接传播。该菌可经乳头管进入乳池内，也可经消化道、生殖道、乳房皮肤的外伤进入体内，通过血液循环到达乳房引起感染。鱼类可以通过同居、浸入、肌内注射、腹腔注射等多种途径人工感染，在自然条件下可能通过水体传播。

3. 易感动物　无乳链球菌主要感染牛、人、鱼，偶尔感染马、鸡、骆驼、犬、猫、猴、海豚、翡翠巨蜥、青蛙、鱼等动物，仓鼠、小鼠等实验动物可以人工感染。

4. 流行特征　无乳链球菌感染引起奶牛乳房炎的发病率与泌乳期、季节、胎次、饲养管理等因素有密切关系。发病率随奶牛产奶量的增加、泌乳时间的延长而升高；7~9 月乳房炎发病率最高，12 月至翌年 2 月发病率最低；在奶牛的 3、4 胎次时发病率最高，头胎最低，另外不洁、拥挤、阴暗、潮湿等不良的饲养环境，都会增加乳房炎的发病率。

人类感染无乳链球菌多为散发，无明显的季节性，妇女阴道带菌率较高，20 岁以下的孕妇无乳链球菌带菌率又明显高于 20 岁以上的孕妇。孕妇感染该菌的危险因素主要有肥胖、糖耐量异常、多次妊娠、低龄或高龄产妇等。在阴道带菌产妇中，肥胖、妊娠期糖尿病、妊娠期糖耐量减低的发生率显著高于阴性组，多次妊娠妇女的带菌率明显高于初次妊娠者。无乳链球菌对婴儿危害最大，病死率高低与新生儿出生体重、胎龄等因素密切相关。成人对该菌的易感性较弱，高危人群包括高龄人群及受到创伤、患有糖尿病、恶性肿瘤、肝脓肿、艾滋病以及有手术史者，病例的致死率为 31%。Morve 等提出糖尿病患者易感染无乳链球菌，在成人菌血症患者中，有 50% 患有糖尿病。

5. 发生与分布　目前奶牛乳房炎广泛分布于世界各奶牛养殖国家和地区，其中相当一部分乳房炎是由无乳链球菌所致，在我国有 10%~30% 的奶牛乳房炎由无乳链球菌引起。20 世纪末，全世界约有 2.2 亿头奶牛，近 1/3 的奶牛患有乳房炎，每年造成的损失高达 350 亿美元。日本、美国及欧洲等发达国家和地区的奶牛乳房炎发病率在 20%~50% 之间，我国的奶牛乳房炎发病率始终在高位运行，各地区报道多在 40%~80% 之间。

中国农业科学院兰州兽医研究所，在 1980—1989 年对我国 22 个城市 32 个奶牛场 10 371 头成母牛进行乳房炎流行病学调查，结果显示，临床型乳房炎的发病率平均为 33.41%；隐性乳房炎平均阳性率为 73.91%，乳区患病率为 44.74%。1999—2001 年，该所对我国 6 个城市 105 个个体奶牛场 2 173 头成年泌乳牛 8 540 个乳区进行了流行病学调查，结果表明，临床型乳房炎平均发病率为 5.38%（4.17%~7.36%），乳区发病率为 1.65%（1.35%~2.06%）；隐性型乳房炎平均发病率为 59.36%（49.86%~67.57%），乳区发病率为 31.62%（23.94%~41.27%）。2002—2008 年我国奶牛乳房炎发病率呈上升趋势，北京、上海、新疆、哈尔滨、河南等地报道发病率多在 60% 以上，这与我国奶牛业近年来发展迅猛，但饲养管理水平和预防措施跟不上有关。

鱼类感染无乳链球菌可追溯到 1966 年，之后发现该菌可以感染多种淡水和海水鱼，如金体美洲鳊鱼、海峡鲱鱼、大鳞油鲱、硬头海鲶、鲻鱼、钉头鱼、菱体兔齿鲷、细须石首鱼、平口石首鱼、魟鱼、银色犬牙石首鱼、大底鳉、条纹鲈鱼、蓝鱼、罗非鱼等。鱼群感染该菌的报道见于科威特、美国、以色列、洪都拉斯、巴西等国家，美国阿拉巴马和佛罗里达海岸的鱼群中曾多次暴发感染。目前，世界范围内链球菌对鱼类造成相当高的发病率和死亡率，估计每年的损失高达 1 500 亿美元。

无乳链球菌对妇女致病的报道最早见于 20 世纪 30 年代。从 60 年代以来，新生儿感染的报道明显增多，尤其是新生儿脑膜炎。70 年代开始，该菌已经成为新生儿呼吸道和妇女生殖器官感染的重要病原菌。

孕妇及新生儿的无乳链球菌带菌率，国内外报道存在差异。欧美发达国家报道孕妇产道检出率较高，一般为 25%～35%。发展中国家报道的带菌率，离散度较大，在 1.6%～20% 之间。Yow 报道，新生儿体表带菌率大致与母体相当。而我国调查显示，孕妇带菌率为 8%～15%，新生儿带菌率则偏低。

在美国，妇女产后子宫内膜炎和菌血症约 20% 由无乳链球菌引起，每年由无乳链球菌引起的产后子宫内膜炎和败血症的发病率分别为 0.1% 和 0.2%。我国学者报道，在非妊娠妇女中，由无乳链球菌引起的阴道炎、宫颈炎、附件炎的比例甚高，检出率分别为 83%、29% 和 28%。

在美国、英国、瑞典等国家，无乳链球菌已成为新生儿细菌感染的主要病原菌之一（22%～60%），也是新生儿死亡的主要原因。美国的发病率是英国、瑞典、芬兰的 5～20 倍，这种差异可能与不同国家妊娠妇女阴道带菌率、菌型及体内保护性抗体水平不同有关。华盛顿地区研究表明，其无乳链球菌感染发病率每年每 1 000 人高达 4 人，丹麦、瑞典、赞比亚和英国该菌感染发病率分别为每年每 1 000 人 0.25～0.35 人、0.8 人、0.2 人和 1.4 人。无乳链球菌感染病死率各国报道亦不同，瑞典、芬兰的无乳链球菌感染病死率分别为 5.6% 和 13%，英国、赞比亚、美国则高达 22%、42%、33%。

近年来在英国、美国等国家，无乳链球菌感染发生率有所下降，但仍是新生儿感染的首要原因。在我国，该菌已成为新生儿感染性疾病的主要致病菌，但引起的后果远不如西方国家严重，病死率低于国外报道，预后较好。有人认为与如下因素有关：①我国婴儿从母体获得的无乳链球菌抗体明显高于国外，绝大多数已达保护水平；②我国细菌的血清型与国外存在差异，细菌毒性也有所不同；③个体防御能力存在人种差异；④我国普遍使用抗生素，可能使无乳链球菌感染程度有所下降。

（三）对动物与人的致病性

1. 对动物的致病性

（1）奶牛 无乳链球菌主要引起奶牛的隐性乳房炎，偶尔引起临床型乳房炎。隐性乳房炎主要表现为产奶量下降，无其他明显症状。

临床型乳房炎，根据乳汁和乳房变化的严重程度分为轻度、重度两种，轻度临床型乳房炎，主要表现为乳汁中有絮片、凝块，有时呈水样，乳房轻度发热和疼痛或不热不痛，可能肿胀；重度临床型乳房炎，表现为患病乳区急性肿胀，热、硬、疼、痛，乳汁异常，分泌减少。

（2）鱼类 鲕鱼感染后，表现出多种链球菌感染的典型症状，行为异常包括水面游泳不稳和转圈、身躯呈 C 型弯曲，眼睛异常包括混浊、眼周围及眼内出血化脓、眼球突出，常见表皮、肌肉骨骼系统发红和出血，头部和身体表面，尤其是口、鼻、鳃盖、鳍部位出血明显。剖检典型症状的鲕鱼，可见头腔出血，体腔腹水，胃空虚，出血性肠炎。

（3）其他动物 无乳链球菌偶尔可以感染犬、猫、马、海豚等动物，有报道从患有败血症、皮肤病的犬、猫，患有肾炎、牙周炎的马匹，及发生坏死性肌炎、筋膜炎的瓶嘴海豚体内分离到无乳链球菌。然而由于感染病例少并未引起人们足够的重视。

2. 对人的致病性

（1）对婴儿的影响 1973 年 Franeiosi 和 Baker 首次根据发病时间、感染菌型及临床特征，将无乳链球菌感染分为早发型及晚发型。

1）早发型 常发生在出生后 5～7 天内，尤其是出生后 24h 内，早产儿出生后 6h 内即可出现症状。临床主要表现为肺炎，败血症和/或脑膜炎。呼吸暂停、呻吟呼吸、青紫等呼吸道症状是最早出现的症状，25% 的患儿以低血压为首发症状。脑膜炎患儿呼吸窘迫是最常见的表现，在出生后 24h 内出现持续抽搐、昏迷者预后不良。该型患儿多由 Ⅰ、Ⅱ 型无乳链球菌所致，尤以 Ⅰa 型更为多见。脑膜炎病例，80% 由 Ⅲ 型所致。本型主要的高危因素有早产、低体重、早破膜、母亲有产褥热及分娩时阴道带菌等。本型大多数由宫内感染。

2）晚发型 多见于出生后 7 天至 3 月龄婴儿，主要表现为脑膜炎，90% 由无乳链球菌 Ⅲ 型所致。本型病情稍轻，死亡率为 10%～15%，多无产科并发症。本型感染发生与母婴垂直传播或生后水平传播都有一定关系。该型存活婴儿 30%～50% 留有严重神经系统后遗症，主要包括脑积水、智力障碍、脑室炎、瘫痪、癫痫、小头畸形、耳聋和皮质盲等。

据统计，无乳链球菌引起新生儿感染中，90%的病例有败血症表现，40%的病例有呼吸道症状，30%的病例为脑膜炎。

（2）对孕产妇的影响　宫颈、阴道、直肠、肛门和泌尿道感染对孕妇的影响较大。研究证明，无乳链球菌广泛定植于泌尿生殖道，与宿主的严重感染性疾病有密切关系，例如绒膜羊膜炎、产后子宫内膜炎、胎盘慢性感染败血症、败血症泌尿道感染、化脓性关节炎等；若在宫颈发现有大量无乳链球菌，可引发胎膜早破、晚期流产、早产、胎儿生长受限等一系列妊娠并发症。

（3）其他人群　无乳链球菌对成人侵袭力较弱，见于慢性病患者、年长和体弱者，主要引起软组织脓肿、肾盂肾炎、肺炎、子宫内膜炎和皮肤感染等。

（四）诊断

1. 动物的临床诊断

（1）隐性乳房炎　无症状，需借助乳汁体细胞计数、加利福尼亚乳房炎试验（CMT）等方法进行诊断。

（2）临床型乳房炎　可直接通过观察乳房和乳汁变化做出初步诊断。

2. 人的临床诊断

（1）婴儿感染诊断　早产儿、体重轻的婴儿易感性高，感染婴儿临床多表现为肺炎、败血症和脑膜炎症状，结合发病时间、母体既往病史以及并发症情况可以初步诊断，但需要与其他原因引起的肺炎、脑膜炎、败血症进行区别。

（2）孕产妇感染诊断　肥胖、糖耐量异常、多次妊娠、低龄或高龄孕产妇易感性高，感染者临床多表现为泌尿生殖道炎症及胎膜早破、晚期流产、早产等产科疾病。

3. 实验室诊断

（1）从患病动物或人的易感材料中分离获得病原体，进行培养特性、形态学观察以及生化、血清群鉴定是实验室确诊的最基本手段。其他的常用诊断方法包括：乳胶凝集试验、对流免疫电泳试验、ELISA、协同凝集试验、核酸探针检测、荧光原位杂交法、脉冲场凝胶电泳法、PCR等。

（2）区分无乳链球菌的不同血清型，还需提取菌体荚膜抗原与标准的型特异性抗血清进行免疫学试验，常用的血清学方法为毛细管沉淀反应试验。

（五）防制措施

1. 动物的防制措施

（1）综合性措施　由于乳房炎对奶牛业危害巨大，因此国内外专家在防控方面作了大量的研究工作，目前已总结出了一套行之有效的奶牛乳房炎防制措施，该措施适用于各种原因引起的奶牛乳房炎。

1）加强饲养管理　保持牛舍、运动场的清洁、干燥，定期进行消毒。对挤乳用具要定期维修，减少各种外伤因素和应激反应。根据奶牛的营养需要，给予全价日粮，维持机体最佳生理功能，保持内外环境稳定，并且搞好环境卫生和个体卫生。

2）规范挤奶操作　挤奶前用40～50℃温水、0.02%～0.03%氯化钠溶液、0.002 5%碘液等清洗乳房，然后用单独的消毒毛巾或纸巾擦干。人工挤奶要做好挤奶工的手臂消毒，采取拳握式挤奶。机械挤奶，挤奶前要严格做好挤奶机的管道、乳杯及其内鞘的清洗消毒。操作时要维持机器正常功能，勿使真空压力过高，抽奶频率不应过快，不要跑空机等，挤奶后要严格进行乳头药浴。

3）乳头药浴　挤奶结束后乳头管括约肌尚未收缩，病原体极易从此侵入乳房。因此，挤奶后乳头药浴杀灭病原菌十分必要。药浴常用药物有4%次氯酸钠、0.5%～1%碘伏、0.3%～0.5%洗必泰，其中以洗必泰效果最好，它可在乳头上形成一层保护膜，防止环境病原菌侵入。药浴时将乳头在药浴杯中浸泡0.5min，应长期坚持，不能时用时停。在环境卫生较差的牛场，在挤奶前清洗乳头后，弃掉每一乳头的最初1～2把奶，挤奶后再对每一乳头进行药浴，等待30s擦干，对于预防乳房炎非常必要。

4）加强干乳期乳房炎的防治　干奶期的防治是控制乳房炎最有效的时机，国际上多采用长效抗生素软膏，我国主要采用乳房内注射长效抗菌药物进行干奶期乳房炎的防治。北京市奶牛研究所研制的药剂（含有青霉素、新霉素的一次性 6A－Ⅰ型缓释药物），药效可维持数周。另有报道，自制干奶期注射剂（豆奶 100mL、青霉素 80 万 U、链霉素 100 万 U 制成乳悬液）效果极佳。

5）加强对乳房炎的监控　每月定期检测奶牛隐性乳房炎，发现后及时进行治疗，对于治疗效果差、长期不愈的病牛要坚决淘汰。此外，加强对其相关病的治疗，如子宫内膜炎、胎衣不下等，这些疾病有时可继发乳房炎。

（2）**药物治疗**　对于无乳链球菌引起的临床型乳房炎，可采用病原菌敏感药物进行治疗。青霉素、邻氯青霉素、庆大霉素、氧氟沙星、环丙沙星、万古霉素、氨苄青霉素、盐酸黄连素等药物都可以抑杀无乳链球菌，对于轻度病例可采用乳池内药物注射，连续 2～4 天，对于严重感染病例还需配合全身给药。需要注意的是长期使用抗生素会增加耐药菌株的产生，同时也会影响牛奶的品质。为克服这些问题，可以口服中药进行治疗，有报道许多中药组方效果接近甚至好于抗生素等药物。

对于隐性乳房炎，国内外均不主张抗生素治疗，而是提倡提高自身抗感染能力，降低其阳性率。发现患牛可以采用内服左旋咪唑、芸苔子，补充维生素 E，肌内注射亚硒酸钠等方法进行治疗。

（3）**疫苗免疫预防**　无乳链球菌引起的奶牛乳房炎由于不产生明显免疫力，目前尚无可靠的牛无乳链球菌的疫苗。

2. 人的防制措施

（1）**药物预防和治疗**　新生儿早发型无乳链球菌感染与母亲阴道无乳链球菌带菌有关，且多在宫内感染，因而应用高效、安全的抗菌药物选择性治疗临产及分娩时高危产妇（无乳链球菌带菌，早破膜，产褥热等），可有效预防无乳链球菌感染和传播。1996 年，美国疾病预防控制中心针对妊娠期无乳链球菌感染的预防和控制提出两种方案供临床选择，并得到美国妇产科学会和美国儿科学会的赞同。

方案 1：对所有孕产妇于妊娠 35～37 周进行无乳链球菌培养，阳性者进行预防性治疗。如有新生儿无乳链球菌感染史，本次妊娠有无乳链球菌菌尿，妊娠 37 周前分娩，也应进行预防性治疗。对于无乳链球菌携带状态不详的孕妇，以下情况可进行预防性治疗：产时体温≥38℃，破膜时间≥18 h。

方案 2：对具有下列高危因素孕妇，不进行筛查，直接给予预防性治疗：妊娠 37 周前分娩，产时体温≥38℃，破膜时间≥18 h，有新生儿无乳链球菌感染史，本次妊娠有无乳链球菌菌尿。

预防无乳链球菌感染的抗生素用法如下：青霉素 G，首次剂量 500 万 U 静脉注射；或氨苄青霉素负荷量 2g 静脉注射。无乳链球菌菌株对红霉素、头孢菌素、林可霉素均敏感，亦可作为选择性的预防药物。目前无乳链球菌在世界范围内的耐药现象呈逐年上升趋势，近期我国报道显示，妊娠妇女生殖道无乳链球菌对青霉素及氨苄青霉素敏感或中度敏感，对头孢类敏感，而对红霉素、克林霉素的耐药率分别为 9%、21%。

如果婴儿发生感染，必须及时给予敏感抗生素治疗，同时根据病情进行综合治疗（如激素治疗、对症治疗和支持治疗等）和精心护理。

（2）**疫苗免疫**　提纯的Ⅰa、Ⅱ和Ⅲ型无乳链球菌荚膜多糖，安全、无毒、具有免疫原性，可以作为疫苗使用。给妊娠期妇女进行荚膜多糖菌苗免疫接种，其体内产生的特异性抗体可通过胎盘传递给新生儿，是未来预防无乳链球菌感染的重要措施之一。

由于荚膜多糖是半抗原，重复注射并不能产生增强的免疫效应，为此有学者将荚膜多糖与破伤风类毒素等蛋白载体共价结合，合成荚膜多糖-蛋白结合物菌苗，使之成为 T 细胞依赖性抗原，多糖部分决定了免疫反应的特异性，蛋白部分增强抗原的免疫原性，使机体产生持久有效的抗体。

目前，疫苗还停留在试验阶段，何种疫苗最好、何时应用效果最佳等问题仍有争论。但大量的动物试验已为其将来在临床上的应用提供了依据。

（3）**免疫球蛋白治疗**　静脉注射免疫球蛋白，对无乳链球菌感染保护作用在新生动物试验中得到证实。近年来人们已进行静脉注射高效价免疫球蛋白及直接针对无乳链球菌特异性抗原决定簇的单克隆抗体的研究，对那些无乳链球菌阳性妊娠妇女，分娩时给予无乳链球菌高效价免疫球蛋白或单克隆抗体，可有效防止母亲及新生儿的无乳链球菌感染，但不能阻止发生早产或胎膜早破。

（六）公共卫生影响

无乳链球菌为人体的共栖菌，对孕妇和新生儿的危害最大，因此应做好孕妇的筛查工作，及时给予药物预防是控制母子感染的重要手段。有报道，来源于犬、猫和人的无乳链球菌有很高的相似性，虽然目前尚没有证实犬、猫能否传播无乳链球菌给人，但随着宠物与人类关系的日益密切，人们应越加重视宠物携带的致病菌可能给人带来的危害。

（赵　婷）

◆ 参考文献

金慧心，王艳，张丹莹．1998．关于无乳链球菌感染的新进展［J］．黑龙江医学，12（174）：12．

刘文利，段春华，韩征军．2004．奶牛乳房炎的防治［J］．动物医学与动物科学，21（10）：58-60．

潘虎，刘纯传，张礼华，等．1996．我国部分地区奶牛乳房炎的病因及发病情况调查［J］．中国兽医科技，26（2）：16-17．

申阿东，杨永弘，江载芳．1994．新生儿B族链球菌感染研究进展［J］．实用儿科临床杂志，9（1）：39-40．

朱敏，范建霞，程利南．2005．围产期B族链球菌感染的研究进展［J］．中华妇产科杂志，40（2）：137-141．

Brochet M，Couve E，Zouine M，et al. 2006. Genomic diversity and evolution within the species Streptococcus agalactiae. Microbes Infect，8（5）：1227-1243．

Finch L A，Martin D R. 1984. Human and bovine group B streptococci：two distinct populations. J Appl Bacteriol，57（2）：273-278．

Garcia J C，Klesius P H，Evans J J，et al. 2005. Non-infectivity of cattle Streptococcus agalactiae in Nile tilapia，Oreochromis niloticus and channel catfish，Ictalurus punctatus. Aquaculture，281（2008）：151-154．

Persson E，Berg S，Trollfors B，et al. 2004. Serotypes and clinical manifestations of invasive group B streptococcal infections in western Sweden 1998—2001. Clin Microbiol Infect，10（9）：791-796．

Walsh J A，Hutchins S. 1989. Group B streptococcal disease：its importance in the developing world and prospect for prevention with vaccines. Pediatr Infect Dis J，8（5）：271-277．

三、停乳链球菌感染

停乳链球菌感染（Streptococcus dysgalactiae infection）是由停乳链球菌引起的一种人与动物共患病。停乳链球菌是牛、羊乳房炎的重要致病菌，为人类呼吸道、胃肠道和泌尿生殖道的共生菌，偶尔引起人感染发病。

（一）病原

1. 分类地位　传统的停乳链球菌属于兰氏血清C群，主要分离于患有乳房炎的牛和多发性关节炎的羔羊。1984年Farrow等认为传统的停乳链球菌、类马链球菌、L群链球菌、人G群链球菌4种链球菌应合并为一个种，统称为停乳链球菌（*Streptococcus dysgalactiae*）。1996年Vandamme等基于生理学、细胞壁蛋白分析结果，建议将停乳链球菌分为两个不同亚种，从动物来源的菌株称停乳链球菌停乳亚种（*S. dysgalactiae* subsp. *dysgalactiae*），属于C、L群链球菌；从人来源的菌株称停乳链球菌似马亚种（*S. dysgalactiae* subsp. *equisimilis*），属C、G群链球菌。1998年Verbnica等采用多位点酶电泳法（MEE）和DNA杂交试验对停乳链球菌又进行了重新划分，将来源于动物的α溶血C群链球菌，即传统的停乳链球菌称作停乳链球菌停乳亚种；将来源于人和动物的β溶血的C群链球菌、传统的类马链球菌、β溶血L群链球菌以及来源于人的β溶血G群链球菌统一称作停乳链球菌似马亚种。目前这一分类方法已经被广为接受。

2. 形态学基本特征与培养特性　革兰氏阳性球菌，在有氧、厌氧和加入5％二氧化碳的情形下均能生长，不能在10℃和45℃生长。在普通培养基中生长不良，在血液培养基中长成淡灰白色、隆起、闪光菌落，停乳链球菌停乳亚种菌落周围多为α-溶血或不溶血，停乳链球菌似马亚种菌落周围多为β-溶血。在血清肉汤中生长时，初期均匀混浊，后来在管底呈絮状沉淀，上部清朗。利用核糖、淀粉，海藻糖产酸，不能利用阿拉伯糖、菊糖、棉子糖。可产生碱性磷酸酶，精氨酸水解酶，亮氨酸芳基酰胺酶，β-D-葡萄糖醛酸酶，多数菌株产生透明质酸酶，所有菌株 VP 试验阴性。停乳链球菌两个亚种的鉴别见表 52-5。

表 52-5　停乳链球菌停乳亚种和停乳链球菌似马亚种的鉴别

项　目	停乳链球菌 停乳亚种（C 群）	停乳链球菌 似马亚种（C 群）	停乳链球菌 似马亚种（G 群）	停乳链球菌 似马亚种（L 群）
溶血	α	β	β	β
马尿酸盐水解	-	-	-	+
糖原产酸	-	-	-	+
山梨醇产酸	+	-	-	+
β-D-半乳糖苷酶	-	+	+	+
杆菌肽耐药	-	+	+	-

3. 理化特性　停乳链球菌对大多数抗生素敏感，对热、干燥及消毒药的抵抗力不强。巴氏灭菌法可很快杀死该菌，一般消毒药 15min 可以杀灭该菌。

4. 毒力因子及致病机理　停乳链球菌似马亚种，部分菌株具有 A 抗原，通过 DNA 杂交试验证实其同时具有与化脓性链球菌相似的毒力因子基因，如类 emm 基因（重型多形性红斑），超抗原基因 speG 等。

停乳链球菌停乳亚种具有多种与宿主细胞相互作用的或外分泌的因子，但这些因子在奶牛乳房炎传播和致病中的作用目前还不十分清楚。停乳链球菌停乳亚种能与特定的宿主胞内、胞外蛋白结合，如 IgG、纤连蛋白、白蛋白、纤维蛋白原、胶原、玻璃黏连蛋白、纤溶酶原、α_2-巨球蛋白等，该过程由细菌表面蛋白调节，可能与细菌吸附、进入宿主细胞以及抗吞噬功能有关。目前参与这一过程的部分细菌表面蛋白已经明确，如 mig 基因表达的 Mig 蛋白可与 α_2-巨球蛋白和 IgG 结合，fnbA 和 fnbB 基因表达的 FnBA 和 FnBB 属于微生物表面黏附基质分子识别元件（microbial surface components recognizing adhesive matrix molecules，MSCRAMMs）并能与纤连蛋白结合，dmgA 基因表达的 DmgA（类 M 蛋白）可与纤维蛋白原结合。停乳链球菌停乳亚种吸附进入乳腺上皮细胞涉及受体调节细胞内吞机制，依赖于细胞激酶，完整的微丝，真核细胞蛋白质重头合成等条件。在进入乳腺上皮细胞后，停乳链球菌停乳亚种可以长时间存活并保持活力不变，这一特点大概与该菌的免疫逃避和持续性感染相关。另外，停乳链球菌停乳亚种可以产生透明质酸酶和纤维蛋白酶，对促进该菌在组织中的扩散有一定作用。

（二）流行病学

1. 传染来源　停乳链球菌停乳亚种广泛分布于牛、羊饲养场所，为一种环境致病因子，并可定植于牛、羊的乳腺，健康动物的损伤皮肤、生殖道分泌物、扁桃体也可分离到停乳链球菌。停乳链球菌似马亚种是人呼吸道、胃肠道和泌尿生殖道的共生菌，在人的咽喉、感染伤口、脓肿、蜂窝织炎中分离频率较高，C 群和 G 群感染较 L 群更为常见。马的呼吸道，猪的鼻喉分泌物、扁桃体、阴道、包皮分泌物常可以分离到停乳链球菌似马亚种。L 群链球菌主要分离于患有各种感染疾病的犬以及外伤感染的猪。

2. 传播途径　停乳链球菌停乳亚种主要通过直接接触传播，也可以通过挤奶工的手、挤乳机的乳杯和蝇类等间接传播。犊牛和羊羔吮吸被停乳链球菌污染的母乳可经消化道感染。人、马、猪主要通过呼吸道、消化道和破损的皮肤感染停乳链球菌似马亚种。母猪的阴道分泌物及乳汁可能是仔猪的感染来源，皮肤创伤、脐、扁桃体是进入血流的主要途径。

3. 易感动物　停乳链球菌停乳亚种主要感染牛、羊；停乳链球菌似马亚种可以感染人、马、猪、犬等动物。有报道，停乳链球菌的两个亚种都可以感染鱼。在实验动物中，家兔和小鼠对停乳链球菌停乳亚种最为敏感。

4. 流行特征 作为奶牛乳房炎的重要病原体，停乳链球菌所致奶牛乳房炎的流行特点与奶牛乳房炎总的流行特点是一致的，发病率随奶牛产奶量的增加、泌乳时间的延长而升高，夏季为高发季节，在奶牛三四胎次时多发，不洁、拥挤、阴暗、潮湿等不良的环境因素也会增加发病率。

停乳链球菌似马亚种是人类创伤感染、咽炎、中耳炎等感染常见致病菌，估计 5%～8% 的人链球菌感染由该菌引起，患有基础性疾病，如糖尿病、免疫抑制性疾病、心脑血管疾病、癌症等疾病的人易感性更高。猪和马的停乳链球菌似马亚种感染以散发为主，感染发病率较猪链球菌和马链球菌低。

5. 发生与分布 停乳链球菌停乳亚种广泛分布于各牛、羊养殖国家。1992 年 McDougalls 等报道新西兰某些牛场，在引起奶牛临床乳房炎致病微生物分离总数中，停乳链球菌占到 4.1%。1991 年 Jonsson 等对瑞典 8 个养殖区 1 481 头患有乳房炎母牛不同乳区进行细菌分离，结果显示停乳链球菌和乳房链球菌是最主要的病原菌，分离率分别占到 34.4% 和 19.5%。1992 年 Waage 等在挪威 24 个地区进行了维持 1 年的临床乳房炎调查，1 040 头临床型乳房炎的 1 361 个乳区，金黄色葡萄球菌分离频率最高（44.3%），其次为停乳链球菌，占到 18.2%。我国各地报道的奶牛乳房炎停乳链球菌检出率差异较大，在 3%～65% 之间，但多数报道在 10% 以上。

猪的停乳链球菌似马亚种感染并没有引起人们足够的关注，然而有研究显示该菌对猪的危害十分普遍。1997 年日本 Katsumi 等报道，对屠宰检验患有心内膜炎的 495 头猪进行病原检验，发现有 75 头（15.2%）为该菌感染引起，仅低于猪链球菌感染的 127 头（25.7%）。1998 年 Katsumi 等又对分离于各种感染猪的 170 株 β 溶血链球菌进行了鉴定，发现其中 132 株为停乳链球菌（77.6%），检验中大多数心内膜炎和关节炎病猪为 C 群停乳链球菌感染，而淋巴结炎病猪主要为 L 群停乳链球菌感染。

在一些情况下，停乳链球菌似马亚种可能成为马"链球菌感染"的主要致病菌。2007 年意大利某农场 26 匹马暴发类似于马腺疫的疾病，经检验有 14 匹马由停乳链球菌似马亚种感染引起，6 匹马为马链球菌兽疫亚种引起，而未发现马链球菌马亚种感染。

停乳链球菌似马亚种虽为人体的共栖菌，但引起的侵袭性感染呈上升趋势。2005 年 Lopardo 等报道阿根廷 95 名各类链球菌侵袭性感染患者中有 19 名为停乳链球菌似马亚种感染，2008 年 Siljander 等报道芬兰的 90 名急性非坏死性蜂窝织炎患者中，22% 的人由该菌引起。在日本，由停乳链球菌似马亚种引起的严重侵袭性感染病例在不断增加。1998—2004 年我国台湾省累计有 86 人感染停乳链球菌似马亚种，其中有 48 人表现为蜂窝织炎。2003 年韩秀兰等首次报道了内地停乳链球菌似马亚种在人群中的暴发，共有 17 人感染，主要表现为发热症状。近些年来我国内地还有个别的肺炎、肾小球肾炎、创伤感染等病例报告，随着对链球菌感染的重视，病例报告可能还会不断增加。

（三）对动物与人的致病性

1. 对动物的致病性 停乳链球菌停乳亚种主要引起牛、羊乳房炎以及羔羊、犊牛的多发性关节炎，偶尔引起牛、羊菌血症和脑膜炎。

停乳链球菌似马亚种引起马的脓肿、心内膜炎、乳腺炎和类马腺疫；猪的各种化脓感染以及心内膜炎、淋巴结炎、关节炎、脑膜炎。

2. 对人类的致病性 停乳链球菌似马亚种是人类化脓性咽喉炎、蜂窝织炎、伤口感染的主要致病菌，也有报道该菌可以引起人的败血症、菌血症、脓肿、肺炎、产褥热、子宫内膜炎、脓性胸膜炎、脑膜炎、腹膜炎、败血性关节炎、心内膜炎、脊椎骨髓炎、椎间盘炎、急性肾小球肾炎、链球菌毒素类休克综合征（Streptococcal toxic shock-like syndrome，STSLS）等疾病。

（四）诊断

1. 动物的临床诊断

（1）牛、羊的诊断

1）牛、羊乳房炎 临床乳房炎表现为乳房的红、肿、热、痛，乳汁形成凝块、絮状物等，隐性乳房炎无症状，需要借助乳汁体细胞计数、CMT 试验等方法进行诊断。

2）牛、羊关节炎 羔羊、犊牛多发，单个或多个关节肿大、发热、触压疼痛，跛行或难以行走。

（2）马的诊断　停乳链球菌引起的马乳房炎可参考牛、羊乳房炎的诊断方法进行诊断；该菌引起马的其他病症需要与马链球菌引起的感染进行鉴别。

（3）猪的诊断　猪感染停乳链球菌特征表现为关节炎、心内膜炎及淋巴结炎等，由于与猪链球菌和马链球菌感染临床表现相似，需要通过微生物检验进行鉴别。

2. 人的临床诊断　人感染停乳链球菌主要表现为咽炎、蜂窝织炎、创伤感染等疾病相关症状，患有糖尿病、心脑血管疾病、癌症等疾病的患者易感性更高，并且可能表现出肺炎、脑炎、STSLS等重症特征。

3. 实验室诊断　从患病动物或人的易感材料中分离获得病原体，进行形态学观察、生化和血清群鉴定可以确诊，病原也可采用法国生物梅里埃公司生产 API 20E 试剂条和 ATB 自动分析仪进行快速鉴定。

（五）防制措施

停乳链球菌引起的奶牛乳房炎防治方法参见无乳链球菌，马和猪停乳链球菌似马亚种感染防制措施分别参见马链球菌感染和猪链球菌感染；人和动物感染停乳链球菌似马亚种可选用青霉素、头孢菌素等敏感抗生素进行治疗，病情严重者需进行综合治疗。

（六）公共卫生影响

停乳链球菌似马亚种常见于人类的各种化脓感染，对患有某些基础疾病的人危害较大。如果该菌污染食物将对人群健康构成极大威胁，美国曾发生一起因食用污染食品造成人群的暴发流行，有 231 人食用沙拉鸡，2 天后其中 72 人（31%）发生急性咽峡炎。近些年来该菌感染病例还在不断增加，其引起的危害应引起人们足够的重视。

（赵　婷）

◆ **参考文献**

高恒远. 2002. G 群链球菌引起的肺部感染 2 例 [J]. 安徽医学，23（4）：52.

管大伟，邓小玲，柯碧霞，等. 2007. β-溶血性 G 群链球菌致病性探讨 [J]. 疾病控制杂志，11（6）：590-594.

Brandt C M，Haase G，Schnitzler N，et al. 1999. Characterization of Blood Culture Isolates of Streptococcus dysgalactiae subsp. equisimilis Possessing Lancefield's Group A Antigen. J Clin Microbiol，37（12）：4194-4197.

Calvinho L F，Almeida R A and Oliver S P. 1998. Potential virulence factors of Streptococcus dysgalactiae associated with bovine mastitis. Vet Microbiol，61（1-2）：93-110.

Delia L，Lu's M F，Juan J R，et al. 2008. Digestive pathway of infection in Streptococcus dysgalactiae polyarthritis in lambs. Small Ruminant Research，78（2008）：202-205.

Facklam R. 2002. What Happened to the Streptococci：Overview of Taxonomic and Nomenclature Changes. Clin Microbiol Rev，15（4）：613-630.

Ikebe T，Murayama S，Saitoh K，et al. 2004. Surveillance of severe invasive group-G streptococcal infections and molecular typing of the isolates in Japan. Epidemiol Infect，132（1）：145-149.

Jonsson P，Olsson S O，Olofson A S，et al. 1991. Bacteriological investigations of clinical mastitis in heifers in Sweden. J Dairy Res，58（2）：179-185.

Laus F，Preziuso S，Spaterna A，et al. 2007. Clinical and epidemiological investigation of chronic upper respiratory diseases caused by beta-haemolytic Streptococci in horses. Comp Immunol Microbiol Infect Dis，30（4）：247-260.

Lindgren P E，McGavin M J，Signäs C，et al. 1993. Two different genes coding for fibronectin-binding proteins from Streptococcus dysgalactiae. The complete nucleotide sequences and characterization of the binding domains. Eur J Biochem，214（3）：819-827.

Lopardo H A，Vidal P，Sparo M，et al. 2005. Six-month multicenter study on invasive infections due to Streptococcus pyogenes and Streptococcus dysgalactiae subsp. equisimilis in Argentina. J Clin Microbiol，43（2）：802-807.

Sachse S，Seidel P，Gerlach D，et al. 2002. Superantigen-like gene（s）in human pathogenic Streptococcus dysgalactiae，subsp equisimilis：genomic localisation of the gene encoding streptococcal pyrogenic exotoxin G（speG（dys））. FEMS Immunol Med Microbiol，34（2）：159-167.

Siljander T，Karppelin M，Vahakuopus S，et al. 2008. Acute bacterial，nonnecrotizing cellulitis in Finland：microbiological findings. Clin Infect Dis，46（6）：855 - 861.

Song X M，Perez-Casal J，Bolton A，et al. 2001. Surface-expressed mig protein protects Streptococcus dysgalactiae against phagocytosis by bovine neutrophils. Infect Immun，69（10）：6030 - 6037.

Vandamme P，Pot B，Falsen E，et al. 1996. Taxonomic study of lancefield streptococcal groups C，G，and L（Streptococcus dysgalactiae）and proposal of S. dysgalactiae subsp. equisimilis subsp. nov. Int J Syst Bacteriol，46（3）：774 - 781.

Vasi J，Frykberg L，Carlsson L E，et al. 2000. M - Like Proteins of Streptococcus dysgalactiae. Infect Immun，68（1）：294 - 302.

Vieira V V，Teixeira L M，Zahner V，et al. 1998. Genetic relationships among the different phenotypes of Streptococcus dysgalactiae strains. Int J Syst Bacteriol，48（4）：1231 - 1243.

Waage S，Mork T，Roros A，et al. 1999. Bacteria associated with clinical mastitis in dairy heifers. J Dairy Sci，82（4）：712 - 719.

四、马链球菌感染

马链球菌感染（Streptococcus equi infection）是由马链球菌引起的一种人与动物共患病。马链球菌属 C 群链球菌，包括马链球菌马亚种（S. equi subsp. equi）、马链球菌兽疫亚种（S. equi subsp. zooepidemicus）、马链球菌似马亚种（S. equi subsp. equisimilis）和马链球菌反刍亚种（S. equi subsp. ruminatorum）4 个亚种，马亚种主要感染马，引起马发热，鼻、咽黏膜及邻近淋巴结的化脓感染为特征的马腺疫；兽疫亚种可感染多种动物，能引起马、牛、羊、猪、鸡等动物的多种炎症及败血症，偶尔可以感染人；反刍亚种是 2004 年鉴定的新亚种，分离于患有乳房炎的绵羊、山羊。

（一）病原

1. 分类地位 马链球菌（Streptococcus equi）属兰氏血清 C 群链球菌，按照《伯杰氏细菌学鉴定手册》1994 年第九版的分类体系，马链球菌分为 3 个亚种，即马链球菌马亚种、马链球菌似马亚种和马链球菌兽疫亚种。1998 年马链球菌似马亚种被划入停乳链球菌。2004 年 Fernandez 等从感染乳房炎的绵羊和山羊分离到 6 株马链球菌，鉴于其与已知的马链球菌马亚种和兽疫亚种生物型和核糖型方面的差异，提出设立为新的亚种，即马链球菌反刍亚种，模式菌株为 CECT 5772^T。

2. 形态学基本特征与培养特性 马链球菌是革兰氏阳性球菌，直径为 0.6～1.0 μm，该菌一般为成对或短链状排列，在脓汁或含血清的肉汤中常形成很长的链，有些菌株具有荚膜。初次分离为非黏液性菌落，通过菌落大小可与其他链球菌相鉴别。

该菌对营养的要求较高，在普通培养基中生长不良，其营养至少需要维生素 B 和二氧嘧啶。生长的最低温度为 20℃，在血清肉汤中培养 24～48h 轻微混浊，在管底很快形成黏稠沉淀，上部清亮。在血琼脂平板上，形成小的水滴样，有光泽的扁平菌落，可见明显的 β-溶血环。含有 6.5% 氯化钠的胱氨酸肉汤中不生长。马链球菌 3 个亚种的鉴别见表 52 - 6。

表 52 - 6 马链球菌不同亚种的鉴别

亚科	CAMP	马尿酸盐	七叶苷	β-甘露糖酶	山梨醇	乳糖	核糖	蔗糖	甲基-β-D-吡喃葡萄糖苷
马亚种	-	-	v	v	-	-	-	+	+
兽疫亚种	-	-	v	-	+	+	-	+	+
反刍亚种	+	+	-	-	+	+	+	+	-

注：＋表示阳性，－表示阴性，v 表示可变。

资料引自 Femandez E，Blume V，Garrido P，et al.

3. 理化特性　马链球菌对热的抵抗力不强，常规的消毒方法即可灭活。在 50～60℃热水中 30min 灭活，95℃沸水中 1～5min 死亡。2％石炭酸、0.1％升汞、2％来苏儿、0.5％漂白粉等常规消毒剂均能在 1min 内杀死该菌。

（二）流行病学

1. 传染来源　患病及带菌的鸡、羊、猪、马等动物是马链球菌的主要传染源，其污染的饲料、饮水、空气可以造成该菌的散播。

2. 传播途径　马链球菌主要通过消化道和呼吸道感染，也可经直接接触、皮肤和黏膜伤口感染，气候变化、温度骤变、阴暗潮湿、空气混浊，饲喂劣质饲料等不良的环境和饲养因素是造成动物感染的主要诱因。

人类摄入被马链球菌兽疫亚种污染的牛奶或其他食品，与病猪、马等动物接触可感染发病。该菌曾引起人类咽炎暴发流行，传播途径即为人饮用未经巴氏消毒的牛奶和含有这种菌的自制奶酪。马链球菌兽疫亚种是马呼吸道感染最常见的致病菌，有报道该菌曾引起人的脑膜炎，患病原因经查可能是患者与自己饲养的病马密切接触，由马的呼吸道传染给人造成。

3. 易感动物

（1）马链球菌兽疫亚种　绵羊、山羊、美洲驼、猪、鸡、野鸡、鸭、火鸡、鸽、鹅、鹌鹑、马、牛、犬等动物以及人均有易感性，以绵羊、山羊、鸡、猪的感染发病最为常见。实验动物中，家兔和小鼠最为敏感，大鼠和豚鼠有一定的抵抗力。

（2）马链球菌马亚种　在自然条件下，马、骡、驴等单蹄兽都可感染，其中 1 岁左右的幼驹最易感，哺乳马驹和 5 岁以上者很少发病。猪、牛、羊、犬等少受感染。实验动物中，猫和小鼠对本菌非常敏感，兔和豚鼠不敏感。

（3）马链球菌反刍亚种　绵羊、山羊。

4. 流行特征　在禽类中鸡对马链球菌兽疫亚种最敏感，该菌多感染幼龄鸡，一般不引起成年鸡发病。世界各地均有鸡链球菌病的发生，多呈地方流行性，死亡率为 0.5％～50％。

羊感染马链球菌兽疫亚种，常呈地方流行性或散发，具有明显的季节性，多在冬春季节发生。发病率 15％～24％，死亡率较高，如不及时治疗致死率可达 90％左右。

猪感染马链球菌兽疫亚种与感染猪链球菌的流行特点相似，呈地方流行性，一年四季均有发生，通常在炎热的夏季暴发，各日龄猪均可感染，但以断奶幼龄猪多见。流行病学调查表明，除新出现的猪链球菌 2 型外，马链球菌兽疫亚种仍是我国各地猪链球菌病的主要病原。

马腺疫常呈地方流行性，在气候寒冷及多变季节容易发病，该病传播快，发病率高，但死亡率不高。

人感染马链球菌兽疫亚种多为散发，年龄较大者以及儿童较易感，食用该菌污染的奶制品可以造成暴发。

5. 发生与分布　马链球菌是感染猪、马、羊、鸡等动物的常见菌，感染呈世界性分布，目前仍是各国畜牧养殖业的一大危害。人类感染马链球菌兽疫亚种的报道较少，以散发病例为主，偶有暴发。

1976 年 Kohler 等从瑞典一患有淋巴结炎男孩咽喉分离到马链球菌兽疫亚种。1993 年澳大利亚报道一例肾小球肾炎病例，原因为食用未经巴氏消毒的牛奶而感染发病。1998 年德国报道一例败血症病例，经青霉素和庆大霉素治疗康复。2003 年瑞典报道一例由于频繁和马接触而感染的病例，该病例因发生脑膜炎而死亡。2003 年芬兰报道一起由食用未经巴氏消毒的山羊奶酪而造成暴发的疫情，共有 7 人感染，病例年龄中值为 70 岁，病例中 6 人发生败血症，1 人发生化脓性关节炎。2006 年西班牙暴发了一起更为严重的疫情，原因为食用未彻底巴氏消毒的奶酪而感染，共有 15 人感染，病例年龄中值为 70 岁，6 人表现为原发性菌血症，4 人为动脉瘤相关性菌血症，2 人为败血性关节炎，2 人肺炎，1 人脑膜炎，最终造成 5 人死亡。中国香港也有人感染该菌发生败血症的报道。

（三）对动物与人的致病性

1. 对动物的致病性　马链球菌兽疫亚种可引起多种动物的败血症、关节炎、肺炎等疾病，见于文献的主要病症有：绵羊、山羊败血症，羔羊心包炎，山羊乳房炎，美洲驼羊肺炎；猪败血症、关节炎、淋巴结炎；禽类败血症、心内膜炎、关节炎；马乳腺炎、流产，马驹败血症，肺炎、关节炎、腹泻；牛子宫炎、乳房炎；犬败血症、创伤感染、急性出血坏死性肺炎等。马链球菌兽疫亚种对猪的致病性参见"猪链球菌感染"一节。马链球菌马亚种仅引起马腺疫，马链球菌反刍亚种可引起绵羊、山羊的乳房炎。以下就马链球菌对绵羊、鸡、马的致病性进行细述。

（1）马链球菌兽疫亚种

1）绵羊

①最急性型：病羊病初症状不明显，常在24h内死亡。

②急性型：病羊体温升高至41℃以上，精神萎靡，头颈低垂，弓背，呆立不动。眼结膜充血，流泪，随后出现化脓性分泌物。鼻腔内流出浆液性或脓性鼻液。咽喉肿胀，下颌淋巴结肿大，呼吸困难，咳嗽。粪便有时带有黏液或血液。急性病例多数由于窒息而死，病程2～3天。

③亚急性型：体温升高，食欲减退，流黏液性透明鼻液，咳嗽，呼吸困难，喜卧。粪便稀软带有黏液或血液。病程一般为1～2周。

④慢性型：一般为轻度发热，消瘦，嗜睡，食欲减退甚至废绝，流鼻涕，咳嗽。后期病羊则表现声音嘶哑、呻吟，前或后肢跪地不起，脖颈伸长、抽搐而死。有的出现咳嗽、关节炎、肠炎症状。病程可持续1个月。妊娠羊在预产期2周左右发生流产。临死时有磨牙、抽搐、惊厥等神经症状。

病羊剖检情况：尸僵不全，各脏器广泛出血、肿胀。急性死亡者咽喉部黏膜水肿多汁，黏膜有斑块状出血。咽背淋巴结肿大，表面有出血点，切面有黏性脓性坏死。心外膜出血，肝肿大，表面紫红色，切面黄褐色，胆囊肿大，肠黏膜出血。亚急性病例主要表现为纤维素性胸膜肺炎及卡他性化脓性肺炎特征。慢性病例呈现慢性肺炎变化，扁桃体出血、化脓、坏死。

2）鸡　鸡感染链球菌临床上表现为急性和亚急性/慢性两种病型。

①急性型：主要为败血症症状。表现为精神委靡，食欲废绝，腹泻，偶有肢体麻木等神经症状。病程1～5天，病死率20%。剖检可见皮下、浆膜及肌肉出血、水肿，肝肿大，表面有红色、黄褐色、白色坏死点。脾肿大，肾肿大，肺淤血水肿。部分病例喉头有干酪样粟粒大小坏死，气管和支气管黏膜出血，心包积液，心冠状脂肪出血、心内膜出血，心肌布满出血点。腹膜炎，卡他性肠炎，十二指肠、直肠出血。

②亚急性/慢性型：病程比较缓慢。精神不振，食欲下降，喜蹲伏，跛行，头部震颤，消瘦。剖检可见，纤维素性关节炎，腱鞘炎，输卵管炎，纤维素性心包炎，肝周炎，坏死性心肌炎，心瓣膜炎。

（2）马链球菌马亚种　引起马腺疫，根据临床症状的差异可以分为如下3型。

①一过型腺疫：鼻腔黏膜潮红，流出浆液性或黏液性鼻液，下颌淋巴结轻度肿胀。

②典型腺疫：体温39～41℃，鼻腔流出黏性至脓性鼻液，下颌淋巴结肿大，表面凹凸不平，触之硬实，界限清楚，如鸡蛋大甚至拳头大，周围发生炎症时，肿胀加剧，充满于整个下颌间隙，界限不清，热痛明显，以后随着炎症的发展，局部组织肿胀化脓，肿胀完全成熟，自行破溃，流出大量黄白色黏稠脓汁，体温恢复正常，随后，创内肉芽组织新生，逐渐愈合。病程约2～3周。

③恶性型腺疫：如果病马抵抗力很弱，则马腺疫链球菌可由下颌淋巴结的化脓灶转移到其他淋巴结，形成化脓灶，甚至转移至肺和脑等器官，发生脓肿，体温多稽留不降，常因极度衰弱或继发脓毒败血症死亡。

2. 对人的致病性　马链球菌马亚种基本上不感染人。马链球菌反刍亚种对免疫缺陷病人可能具有致病性，2007年有研究者报告了一例感染该菌而发生死亡的病例，该病例为一名艾滋病患者。

马链球菌兽疫亚种偶尔引起人类的感染，可导致肺炎、菌血症、心内膜炎、脑膜炎、败血性关节炎、深部静脉血栓、肾炎和宫颈淋巴腺炎等疾病。

（四）诊断

1. 动物的临床诊断 鸡、羊感染马链球菌兽疫亚种急性病例表现为败血症状，病程短，死亡率高，剖检可见广泛的浆膜、黏膜出血，肝、肾、脾等脏器的出血肿大，亚急性及慢性病例病程稍长，羊剖检多见肺炎、关节炎变化，鸡表现为纤维素性关节炎、腱鞘炎、心包炎、肝周炎、坏死性心肌炎、心瓣膜炎等病理变化。

马腺疫表现为鼻、咽黏膜及邻近淋巴结的化脓感染等症状及病理变化，根据典型症状可做出初步诊断，马腺疫诊断标准参见农业行业标准《马腺疫诊断技术》（NY/T 571—2002）。猪感染马链球菌兽疫亚种临床诊断要点，参见猪链球菌感染。

2. 人的临床诊断 人类感染多有接触带菌、患病动物或食用污染肉类及奶制品的历史。临床表现为菌血症、肺炎、脑膜炎、关节炎、心内膜炎等链球菌感染症状。

3. 实验室诊断 采集患病动物或人的组织、脓汁、分泌物及血液等材料进行细菌的分离培养，根据菌落特点及培养物涂片镜检、生化鉴定结果可以确诊。

（五）防制措施

1. 动物的防制措施

（1）综合性措施 加强饲养管理，保证饲料质量，做好冬春补饲和保暖防寒工作，以提高畜禽的抵抗力。保持圈舍的清洁、干燥、通风，经常清理粪便，定期更换褥草；避免从疫区引进动物；引进动物要隔离饲养，确定健康后方能合群；加强动物的疫病检查，发现发病立即隔离治疗；建立定期消毒制度。

当发生疫情时，应采取紧急措施。尽快做出确诊，划定疫区疫点，隔离病畜，封锁疫区，并将疫情上报主管部门。选用3％来苏儿、0.1％强力消毒灵、10％石灰乳等消毒剂对整个污染圈舍、用具进行彻底消毒，对粪及污物等堆积发酵；对全群动物进行全面检查，发现体温升高和临床表现的患病和可疑动物进行隔离治疗或淘汰；对假定健康动物采用抗生素作预防性治疗或用疫苗紧急接种。患病或死亡的动物是本病的主要传染源，因此，应严格禁止擅自宰杀和自行处理，须在兽医监督下，送指定屠宰场，按有关法规处理。猪感染马链球菌兽疫亚种的防制措施，参见猪链球菌感染。

（2）药物治疗

1）禽类马链球菌感染治疗 病鸡每次肌内注射2万U青霉素，每天2次，连用3天。另外新生霉素、氨苄青霉素、土霉素、金霉素、四环素、盐酸林可霉素、庆大霉素、磺胺类药物等均可用于治疗。

2）羊马链球菌感染治疗 青霉素每次80万～160万U，每天肌内注射2次，连用3～4天；20％磺胺嘧啶钠5～10mL，每天肌内注射2次，或磺胺嘧啶每次5～6g（小羊减半），每天内服1～3次，连用2～3天。病情严重者，用5％葡萄糖生理盐水250～500 mL、30％安乃近注射液5 mL、20％安钠咖注射液5 mL、10％维生素C注射液10 mL混合一次静脉注射。

3）马腺疫治疗 病初，下颌淋巴结轻度肿胀未化脓时，用磺胺或青霉素进行治疗，每天2～3次，至恢复为止。下颌淋巴结开始化脓而没有破溃的硬固肿胀，可涂擦鱼石脂或10％～20％松节油软膏等，促使脓肿成熟，脓肿出现柔软而波动时可手术切开脓灶、充分排出脓汁，同时用0.1％高锰酸钾溶液冲洗，经数日可治愈。对继发肺炎、腮腺炎的马，应采取综合治疗。

（3）疫苗免疫预防 我国已研制出用于预防猪、羊链球菌的灭活疫苗和弱毒苗，在流行季节前进行注射可以起到良好的预防作用。马腺疫灭活疫苗同样具有较好的免疫效果，但制苗株必须与流行株菌型一致才有作用。

2. 人的防制措施 加强食品的监管，避免感染或污染的动物制品上市，做好奶制品常规消毒，养成良好的饮食习惯，对肉类制品一定要煮熟后才可食用，对于经常接触动物及其制品的高危人群应做好自我防护。感染后尽早采用青霉素等敏感抗生素进行治疗，根据病情采取对症和综合治疗。

（六）公共卫生影响

马链球菌虽然广泛分布于世界各畜牧养殖国家，但人类感染并不多见。目前报道的病例多由食用未经消毒的牛、羊奶制品而感染，因此如果能做好奶制品的消毒管理工作，人类感染的概率将明显降低。马链球菌主要危害儿童、老人、体质差的人群，对于此类人群应特别注意动物制品的食用卫生问题。当然马等带菌动物也是人类感染该菌的重要传染源，且该菌在多种家畜中广泛存在，其潜在的公共卫生危害值得关注。

（赵 婷）

◆ **参考文献**

蔡宝祥.2001. 家畜传染病学［M］. 第4版. 北京：中国农业出版社：91-100.

费恩阁，李德昌，丁壮.2004. 动物疫病学［M］. 北京：中国农业出版社：89-101.

李仲兴，赵建宏，杨敬芳.2007. 革兰氏阳性球菌与临床感染［M］. 北京：科学出版社：172-177.

Bordes-Benitez A，Sanchez-Onoro M，Suarez-Bordon P，et al. 2006. Outbreak of Streptococcus equi subsp. zooepidemicus infections on the island of Gran Canaria associated with the consumption of inadequately pasteurized cheese. Eur J Clin Microbiol Infect Dis，25（4）：242-246.

Fernandez E，Blume V，Garrido P，et al. 2004. Streptococcus equi subsp. Ruminatorum subsp. nov. ，isolated from mastitis in small ruminants. Int J Syst Evol Microbiol，54：2291-2296.

Ferrandiere M，Cattier B，Dequin P F，et al. 1998. Septicemia and meningitis due to Streptococcus zooepidemicus. Eur J Clin Microbiol Infect Dis，17（4）：290-291.

Francis A J，Nimmo G R，Efstratiou A，et al. 1993. Investigation of milk-borne Streptococcus zooepidemicus infection associated with glomerulonephritis in Australia. J Infect，27（3）：317-323.

Helene M，Estelle J B，Abderrahmane B，et al. 2007. Fatal Streptococcus equi subsp. ruminatorum infection in a man. Emerg Infect Dis，13（12），1964-1966.

Kohler W，Cederberg A. 1976. Streptococcus zooepidemicus（group C streptococci）as a cause of human infection. Scand J Infect Dis，8（3）：217-218.

Ural O，Tuncer I，Dikici N，et al. 2003. Streptococcus zooepidemicus meningitis and bacteraemia. Scand J Infect Dis，35（3）：206-207.

五、犬链球菌感染

犬链球菌感染（Streptococcus canis infection）是由犬链球菌引起的一种人与动物共患病。犬链球菌属兰氏 G 群链球菌，通常分布于动物特别是犬和猫的皮肤和黏膜，可导致犬、猫的败血症、关节炎等，偶尔引起奶牛的乳房炎，人类感染后可发生败血症、脑膜炎，但人类感染并不多见。

（一）病原

1. 分类地位 犬链球菌（*Streptococcus canis*）是 1986 年 Devriese 等报告的一个新种，按照《伯杰氏细菌学鉴定手册》1994 年第九版的分类体系，犬链球菌属链球菌科（Streptococcaceae）、链球菌属（*Streptococcus*），按照兰氏分类法犬链球菌属 G 群链球菌。犬链球菌的模式菌株为 DSM 20715，G＋C mol％为 39.5。

2. 形态学基本特征与培养特性 犬链球菌为革兰氏阳性球菌，成对或链状排列。菌落圆形，边缘整齐。在肉汤中培养呈沉淀生长，在血琼脂上，形成宽的 β-溶血环，可产生链球菌溶血素 O。不能耐受 6.5％氯化钠和 40％胆汁，不水解马尿酸盐和淀粉。L-氨基肽酶、碱性磷酸酶、亮氨酸芳氨酶和精氨酸双水解酶阳性。

分离于犬和牛的犬链球菌，具有 α 或 β-半乳糖苷酶阳性、透明质酸酶和溶纤蛋白酶阴性、海藻糖阴性的生化反应特性，与人源 G 群链球菌（停乳链球菌似马亚种，*S. dysgalactiae* subsp. *equisimilis*）有明显差异，鉴别方法见表 52-7。

表 52 - 7 犬链球菌与停乳链球菌鉴别简表

生化特征	犬链球菌	停乳链球菌
透明质酸酶活性	−	+
纤溶蛋白酶	−	D
α-半乳糖苷酶阳性	D+	−
β-半乳糖苷酶阳性	+	−
β-葡萄苷酸酶	D−	+
海藻糖产酸	D−	+

注：−表示＞90％为阴性；＋表示＞90％为阳性；D−表示 75％～90％为阴性；D＋表示 75％～90％为阳性。

（二）流行病学

犬、猫为犬链球菌的主要传染源和易感动物。正常犬和猫的消化道和生殖道分布有该菌，皮肤、皮下组织、外耳、泌尿生殖道、呼吸道等组织器官感染损伤常可以分离到犬链球菌，有报道从临床感染犬分离的 254 株溶血性链球菌中，有 154 株为犬链球菌（60.6％）。大鼠、水貂、小鼠、兔和狐狸等动物曾分离到犬链球菌，通常认为该菌为这些动物的条件致病菌。

犬、猫感染以散发为主，但集中饲养可能会暴发，Pesavento 等报道，美国加利福尼亚北部、南部以及北卡罗来纳 3 个地区的猫收容所在两年内先后暴发了犬链球菌感染，共有 150 多只猫感染发病，死亡率高达 30％。新生猫主要经母猫产道感染，也可能经脐带血管扩散形成菌血症。

犬链球菌偶尔可引起奶牛乳房炎，发生率小于 1％。Watts 等报道，从牛乳腺分离的 317 株链球菌中只有 8 株为犬链球菌。但也有感染率较高的报道，2002 年德国北莱茵—威斯特法伦州隐性乳房炎阳性的奶牛场，49 头奶牛（196 个奶样）中有 11 头奶牛的奶样分离到犬链球菌（共分离到 31 株）。犬链球菌可以通过奶牛之间的直接接触以及不洁挤奶用具的间接接触而传播。有研究者报道了一起由患有慢性鼻窦炎的猫引发的奶牛乳房炎暴发，说明该菌可在猫和奶牛之间传播。

人感染该菌的报道较为少见，法国一所医院 1997—2002 年 5 年间分离的 6 404 株链球菌中，仅 80 株为犬链球菌（1.25％），感染病例基本都患有心血管疾病、肿瘤疾病、糖尿病等基础性疾病，并以混合感染居多，皮肤损伤是最为常见的感染途径。我国目前尚无感染病例报告。

（三）对动物与人的致病性

1. 对动物的致病性 犬链球菌可引起犬的多发性关节炎、外耳炎、毒素休克综合征、心内膜炎、纤维素性心包炎、流产、坏死性筋膜炎、坏死性肌炎以及新生犬败血症等疾病；猫感染该菌可引起败血症、毒素休克综合征、脑膜炎、溃疡性皮炎、坏死性鼻窦炎、淋巴结炎、胸膜炎、关节炎、心肌炎、坏死性筋膜炎、坏死性肌炎等；牛感染可引起乳房炎。另有零星报道，犬链球菌能引起大鼠淋巴结炎和港湾海豚败血症。

2. 对人的致病性 犬链球菌能引起人类败血症、脑膜炎和原发性腹膜炎等疾病，Galperine 等对 1997—2002 年 5 年间的 54 名犬链球菌感染者进行了追溯性研究，发现多数感染者（46 人）具有明显症状，其中 35 人为软组织感染、5 人为菌血症、3 人为尿道感染、2 人为骨髓炎、1 人为肺炎，感染者大部分为呈良性经过，仅 2 人因败血症死亡。

（四）诊断

1. 临床诊断 犬链球菌是犬猫皮肤、皮下组织、呼吸道、泌尿生殖道感染的常见致病菌，并能引起败血症、脑膜炎、毒素休克综合征、坏死性肌炎、坏死性筋膜炎等多种严重疾病，另外该菌还是犬的外耳感染和心内膜炎的主要致病菌。

人感染多表现为软组织感染，患者常有心血管疾病、糖尿病、癌症等基础疾病和皮肤损伤历史。

2. 实验室诊断 从感染材料中进行细菌的分离培养，在血液琼脂平板上犬链球菌可形成很宽的溶血环具有一定诊断意义，结合生化鉴定和血清学试验结果可以确诊。针对 16S rRNA，基因的种特异性区域设计的引物进行 PCR,可以对犬链球菌进行快速鉴定。

(五)防制措施

被感染的人和动物可采用青霉素 G、庆大霉素等敏感抗生素进行抗菌治疗,病情严重者需要进行综合治疗。轻微感染者不处理或仅需局部处理即可自愈。

(六)公共卫生影响

G 群链球菌正常存在于人的皮肤、咽喉、胃肠道和女性生殖道,但大部分为停乳链球菌。犬链球菌感染人的情况并不多见,且病例常为患有基础性疾病(如心血管疾病、糖尿病、癌症等)的特定人群,对于感染者及时给予抗菌治疗一般都能治愈,因此该菌对人类的危害是有限的。犬、猫作为犬链球菌携带者,具有将该菌传染给人的可能,曾有个别报道人因被犬咬伤或舔舐伤口而发生感染。随着犬、猫等宠物饲养量的增加以及与人们的密切接触,人们应更加重视宠物携带犬链球菌的潜在危害。

(赵 婷)

◆ 参考文献

Clemetson L L and Ward A C. 1990. Bacterial flora of the vagina and uterus of healthy cats. J Am Vet Med Assoc, 196 (6): 902 - 906.

Devriese L A, Cruz Colque J I, De Herdt P, et al. 1992. Identification and composition of the tonsillar and anal enterococcal and streptococcal flora of dogs and cats. J Appl Bacteriol, 73 (5): 421 - 425.

Devriese L A, Hommez J, Kilpper-Balz R, et al. 1986. Streptococcus canis sp. nov.: a species of group G streptococci from animals. Int. J. Syst. Bacteriol, 36: 422 - 425.

DeWinter L M, Low D E, Prescott J F. 1999. Virulence of Streptococcus canis from canine streptococcal toxic shock syndrome and necrotizing fasciitis. Vet Microbiol, 70 (1 - 2): 95 - 110.

Galperine T, Cazorla C, Blanchard E, et al. 2007. Streptococcus canis infections in humans: retrospective study of 54 patients. J Infect, 55 (1): 23 - 26.

Hassan A A, Akineden O, Usleber E. 2005. Identification of Streptococcus canis isolated from milk of dairy cows with subclinical mastitis. J Clin Microbiol, 43 (3): 1234 - 1238.

Hassan A A, Khan I U, Abdulmawjood A, et al. 2003. Development of PCR assays for detection of Streptococcus canis. FEMS Microbiol Lett, 219 (2): 209 - 214.

Ling G V, Ruby A L. 1978. Aerobic bacterial flora of the prepuce, urethra, and vagina of normal adult dogs. Am J Vet Res, 39 (4): 695 - 698.

Pesavento P A, Bannasch M J, Bachmann R, et al. 2007. Fatal Streptococcus canis infections in intensively housed shelter cats. Vet Pathol, 44 (2): 218 - 221.

Stafford Johnson J M, Martin M W, Stidworthy M F. 2003. Septic fibrinous pericarditis in a cocker spaniel. J Small Anim Pract, 44 (3): 117 - 120.

Takeda N, Kikuchi K, Asano R, et al. 2001. Recurrent septicemia caused by Streptococcus canis after a dog bite. Scand J Infect Dis, 33 (12): 927 - 928.

Watts, J. L. 1988. Characterization and identification of streptococci isolated from bovine mammary glands. J. Dairy Sci, 71: 1616 - 1624.

六、牛链球菌感染

牛链球菌感染(Streptococcus bovis infection)是由牛链球菌引起的一种人与动物共患病。牛链球菌是存在于多种动物肠道的正常菌群或机会致病菌,可引起鸽的败血症,并与人的感染性心内膜炎、结肠癌、中枢神经系统感染、脑膜炎、腹腔感染和骨髓炎等疾患相关。

(一)病原

1. 分类地位 牛链球菌(*Streptococcus bovis*)为兰氏分类法的 D 群链球菌,从人分离的牛链球菌按其能否发酵甘露醇而分成 2 个生物型，能发酵甘露醇的菌株称生物Ⅰ型，即传统意义上的牛链球菌菌株；不能利用甘露醇的菌株，通常被认为是牛链球菌的变种。牛链球菌生物Ⅱ型又可分成生物型Ⅱ/1和生物型Ⅱ/2，β-葡糖苷酸酶和 β-甘露糖苷酶阴性菌株为生物Ⅱ/1 型，阳性菌株为生物Ⅱ/2 型。

1984 年，Farrow 等根据 DNA-DNA 杂交试验将众多的牛链球菌及其类似种马肠链球菌分离株分为 6 个 DNA 群。DNA 1 群包括马肠链球菌和牛链球菌；DNA 2、3 和 4 群包括 3 个未命名的基因种；DNA 5 群为解糖链球菌；DNA 6 群为不解乳链球菌。Schlegel 等利用 16S rDNA 序列分析表明，DNA 3 群的参考菌株不属于马肠链球菌/牛链球菌复合群，而属于猪链球菌。Rodriguez 等证明 DNA 5 群属于肠球菌属，应为解糖肠球菌。2003 年，Schlegel 等将马肠链球菌/牛链球菌复合群进行了重新划分，认为该复合群包括 7 个不同的种和亚种，即马肠链球菌（S. equinus）、解没食子酸链球菌解没食子酸亚种（S. gallolyticus subsp. gallolyticus）、解没食子酸链球菌巴氏亚种（S. gallolyticus subsp. pasteurianus）、解没食子酸链球菌马其顿亚种（S. gallolyticus subsp. macedonicus）、婴儿链球菌婴儿亚种（S. infantarius subsp. infantarius）、婴儿链球菌结肠亚种（S. infantarius subsp. coli）和非解乳链球菌（S. alactolyticus）。Poyart 等基于超氧歧化酶（sodA）基因测序，建议将婴儿链球菌结肠亚种作为一个新种，命名为巴黎链球菌（S. lutetiensis）。解没食子酸链球菌解没食子酸亚种属于牛链球菌生物Ⅰ型，解没食子酸链球菌巴氏亚种属于牛链球菌生物Ⅱ/2 型，婴儿链球菌婴儿亚种和巴黎链球菌属于牛链球菌生物Ⅱ/1 型。

2. 形态学基本特征与培养特性　牛链球菌为革兰氏阳性球菌，成对或呈短链排列，无运动性，不形成芽孢。在羊血平板上 37℃培养 24h 后生长为直径 1mm 的圆形菌落，α-溶血或不溶血，不着色。兼性厌氧，5% 的二氧化碳环境可促进其生长。在脑心浸液培养基中呈匀质生长。在含 6.5% 氯化钠的肉汤中生长情况不同。可利用葡萄糖、果糖、甘露糖、乳糖、半乳糖、麦芽糖、蔗糖、棉子糖和硫醇产酸。对阿拉伯糖、木糖、甘露醇、山梨醇、海藻糖或菊糖的发酵作用不稳定，不利用甘油产酸。通常水解淀粉并发酵产酸。牛链球菌生物Ⅰ型在含有蔗糖的培养基上可以产生细胞外多糖，而生物Ⅱ型不能。

牛链球菌与草绿色链球菌关系密切，表现为 VP 试验阳性和精氨酸水解阴性，与变异链球菌和唾液链球菌变种相似。牛链球菌与变异链球菌在山梨醇发酵上可以进行鉴别，前者为阴性，后者为阳性。牛链球菌依多可分解淀粉，不能产生尿素酶等特点，可以与唾液链球菌区分。

3. 理化特性　45℃培养基中可以生长，可以耐受 40% 的胆汁，对各种消毒剂敏感。对 β-内酰胺类抗生素敏感。有研究报道，分离于人的 64 株牛链球菌对青霉素、头孢菌素、万古霉素敏感，但 60% 的菌株对红霉素、三甲氧苄啶-磺胺甲基异噁唑耐药，50% 的菌株对克林霉素耐药。

（二）流行病学

牛、马、羊、猪、豚鼠、鸡、鸽、犬、大熊猫、单峰驼、黑鹿、考拉、驯鹿、袋鼠、负鼠等动物和人的胃肠道及粪便中可以分离出牛链球菌，多为正常菌群，偶尔可引起牛乳房炎、鸽败血症以及人类感染。

鸽采用静脉注射可以人工感染发病，而口服不感染，在自然情况下可能是由于该菌进入血液而致鸽发病。各日龄鸽均可感染牛链球菌，在欧洲有些鸽舍，牛链球菌已经变成了成鸽和幼鸽的重要威胁者，危害仅次于沙门菌。

5%~16% 的正常人肠道含有牛链球菌，而结肠癌患者肠道的检出率高达 56%，据此有学者判断该菌可能是结肠肿瘤的致病因子，然而也有研究者认为结肠肿瘤特异地使牛链球菌过渡生长或迁移。人的牛链球菌感染与肝脏疾病具有相关性，有报道 55%（11/20）的牛链球菌菌血症和 60.7%（17/28）的牛链球菌心内膜炎病例患有肝病，这可能与肝网状内皮系统受损、机体免疫力下降以及肝分泌胆盐和/或免疫球蛋白变化有利于肠道细菌通过肠黏膜屏障进入门静脉血流等因素有关。牛链球菌感染（牛链球菌菌血症和心内膜炎）与胃肠疾病（特别是结肠疾病）也具有相关性，48.5%（98/202）的牛链球菌感染者有胃肠紊乱表现，58%（11/19）的心内膜炎患者和 46%（11/24）的菌血症患者有结肠疾病。

1945 年 McNeal 和 Blevin 首次报道了牛链球菌可以引起人的感染性心内膜炎。目前在欧美一些国家，牛链球菌已成为人感染性心内膜炎的主要致病菌之一，12.4％～15.1％的患者由该菌引起。2007年黄仁刚等首次报道了我国牛链球菌感染病例，6例患者均为感染性脑膜炎。我国尚无牛链球菌心内膜炎病例报告，这可能和我国广泛使用抗生素以及检测手段有一定的关系。

（三）对动物与人的致病性

1. 对动物的致病性 牛链球菌可引起鸽的败血症，临床表现为突然死亡、不能飞行、跛足、瘦弱、过多排尿、腹泻、排黏绿粪便等症状。病理剖检可见肝脏、肾脏、脾脏肿大充血，偶有肠炎、肺炎、肺充血、气囊炎、关节炎、胸肌变质等病变。

牛链球菌胃内的常在菌，偶尔可引起牛的乳房感染，表现为乳房炎症及乳汁性状变化。

2. 对人的致病性 牛链球菌主要引起人的菌血症、败血症、心内膜炎，与结肠肿瘤、胃肠道疾病、肝脏疾病密切相关，几种病征常同时并存。另有报道牛链球菌也可以引起人的细菌性脑膜炎、脑脓肿、硬脊膜下脓肿、急性胆囊炎、泌尿系统感染、内源性眼内炎、化脓性脊椎炎、脊椎骨髓炎、关节盘炎、腹膜炎等疾病。

（四）诊断

1. 鸽的临床诊断 感染鸽主要表现为，突然死亡、不能飞行、跛足、瘦弱、过多排尿、腹泻等。剖检可见，肝脏、肾脏、脾脏肿大充血，胸肌、肝脏、心脏或肾脏出现广泛的凝固性坏死。

牛链球菌引起的鸽败血症通常无关节肿大，这一点可与沙门菌感染引起的败血症进行区别。

2. 人的临床诊断 牛链球菌性脑膜炎表现为发热、头痛、恶心、呕吐，血液白细胞和中性粒细胞比例增高，脑脊液呈化脓性改变等特点。另外，牛链球菌与人的感染性心内膜炎、结肠癌等多种疾病相关，可依据不同疾病的特点或诊断标准进行临床诊断。

（1）感染性心内膜炎诊断标准（Duke临床诊断标准）

1）主要标准

①血培养阳性：

A. 2次血培养获感染性心内膜炎常见病原菌（如牛链球菌等）。

B. 持续血培养阳性：一是间隔＞12 h，≥2次血培养阳性；二是连续3次，或≥4次血培养中大多数为阳性（每次间隔≥1 h）。

②心内膜受累的证据：

A. 超声心动图提示感染性心内膜炎：一是在瓣膜或支持结构上、移植物上、血流途径中的漂浮物，而又无其他解剖解释；二是脓肿；三是人工瓣膜出现新的裂痕。

B. 新出现瓣膜返流（增强或改变了原来不明显的杂音）。

2）次要标准

①基础状况：有基础心脏病或静脉药物成瘾者；

②发热：体温≥38℃；

③血管现象：栓塞、细菌性动脉瘤、化脓性肺梗死、室壁瘤、颅内出血、结膜淤点；

④免疫学征象：肾小球肾炎、Olser结、Roth斑、类风湿因子等阳性；

⑤微生物证据：血培养阳性但不符合主要标准要求，或心内膜炎病原血清学试验阳性；

⑥超声心动图表现：与感染性心内膜炎相似，但未达到主要标准。

凡符合两项主要诊断标准，或一项主要诊断标准和三项次要诊断标准，或五项次要诊断标准可确诊感染性心内膜炎。

（2）结肠癌临床诊断

1）症状 最早期可有腹胀、不适、消化不良样症状（但不少早期结肠癌患者在临床上毫无症状），随着病情的发展，出现大便次数增多、大便带血和黏液、腹部包块、腹痛、腹泻或便秘、肠梗阻以及全身乏力、体重减轻和贫血等。

2）结肠镜检查 结肠镜观察到异常黏膜、憩室或息肉，取可疑的病灶活检可以确诊。

3）其他诊断方法　包括粪便大肠脱落标志物检测，血清中大肠癌特异标志物检测，CT 或磁共振成像模拟肠镜检查等。

（3）实验室诊断　采集患病人或动物的粪便、血液、组织（脑膜炎症状患者采集脑脊液）等材料进行细菌的分离培养和生化鉴定可以确诊。细菌学鉴定可采用商品化的链球菌鉴定试条或微生物分析系统进行快速诊断。

（五）防制措施

1. 预防　牛链球菌是一种机会性条件致病菌，其预防措施保持清洁卫生，以增强机体免疫力和保健为主。

2. 治疗　牛链球菌引起的感染患者，选用青霉素、头孢菌素或万古霉素进行病原治疗具有一定疗效，对于出现并发症或病情严重的病例需要根据具体情况进行综合治疗。

（1）感染性心内膜炎治疗

1）药物治疗　静脉滴注青霉素 G 每天 1 000 万～3 000 万 U，连续用药 4 周，亦可选用青霉素联合庆大霉素连续治疗 2 周。对青霉素过敏者选用头孢曲松，对青霉素和头孢菌素过敏者选用万古霉素，用药时间均为连续 4 周。

2）手术治疗　对于出现以下指征者需要及时进行手术治疗：①由于瓣膜功能失代偿所致中、重度充血性心力衰竭；②人工瓣膜运动过强、不稳定；③难于控制的感染，表现为持续菌血症、单纯药物疗效不满意，不理想；④瓣膜修复术后，心内膜炎有效抗菌治疗后复发。

（2）结肠癌治疗　手术切除癌变结肠是目前的主要治疗方法，并可辅以化疗、免疫治疗、中药以及其他支持治疗。

（六）公共卫生影响

牛链球菌是人类心内膜炎的重要病原菌，并与结肠癌有密切相关性，对于患有肿瘤疾病、胃肠道疾病、肝病的人群更易发生该菌引起的菌血症和心内膜炎。在当今社会，环境和食品安全问题日益突出，加之人口老龄化，各种肿瘤等慢性病的增加，这都将给牛链球菌感染造成更多可乘之机。

（赵　婷）

◆ **参考文献**

黄仁刚，江南，周忠华，等．2007．牛链球菌脑膜炎 6 例临床分析［J］．现代诊断与治疗，18（3）：189-190.

李仲兴．2006．牛链球菌群感染的研究进展［J］．临床荟萃，21（24）：1802-1804.

林东昉．2001．感染性心内膜炎的诊断与治疗［J］．中国抗感染化疗杂志，1（2）：115-117.

许彦梅，徐建国．2008．牛链球菌的研究进展［J］．中国人兽共患病学报，24（9）：870-873.

BayerAS，BolgerAF，TaubertKA，et al. 1998. Diagnosis and Management of Infective Endocarditis and Its Complications. Circulation，98：2937.

De HP，Desmidt M，Haesebrouck F，et al. 1992. Experimental Streptococcus bovis infections in pigeons. Avian Dis，36（4）：916-925.

Ghali M B，Scott P T，Al Jassim R A. 2004. Characterization of Streptococcus bovis from the rumen of the dromedary camel and Rusa deer. Lett Appl Microbiol，39（4）：341-346.

Laura J T，Kathryn L R. 2007. Streptococcus bovis：Answers and Questions. Clinical. Microbiology Newsletter，29（7）：49-55.

Poyart C，Quesne G，Trieu-Cuot P. 2002. Taxonomic dissection of the Streptococcus bovis group by analysis of manganese-dependent superoxide dismutase gene（sodA）sequences：reclassification of 'Streptococcus infantarius subsp. coli' as Streptococcus lutetiensis sp. nov. and of Streptococcus bovis biotype 11. 2 as Streptococcus pasteurianus sp. nov. Int J Syst Evol Microbiol，52（Pt 4）：1247-1255.

Schlegel L，Grimont F，Ageron E，et al. 2003. Reappraisal of the taxonomy of the Streptococcus bovis/Streptococcus equinus complex and related species：description of Streptococcus gallolyticus subsp. gallolyticus subsp. nov.，S. gallolyticus subsp. macedonicus subsp. nov. and S. gallolyticus subsp. pasteurianus subsp. nov. Int J Syst Evol Microbiol，53（Pt 3）：631-645.

七、猪链球菌感染

猪链球菌感染（Streptococcus suis infection）是由猪链球菌引起的一种人与动物共患病。猪链球菌是一种重要的人与动物共患病病原，可引起猪的多种炎症和败血症，人感染致病性猪链球菌后，通常会发生脑膜炎、心内膜炎、败血症以及中毒性休克等严重病症。猪链球菌对养猪业以及人的生命安全都构成了极大的威胁。

（一）病原

1. 分类地位 猪链球菌（*Streptococcus suis*）为链球菌属成员，根据荚膜多糖抗原的差异，猪链球菌有 35 个血清型（1～34 及 1/2）及相当数量无法定型的菌株，其中猪链球菌 2 型是重要的人畜共患病病原，并被公认为毒力最强的血清型。在北美地区，分离率较高的血清型主要为 2 型（18%），1/2 型（11%），3 型（11%），4 型（5%），7 型（7%）和 8 型（7%），而未定型菌株分离率也高达 24%。

按兰氏分群法过去将猪链球菌划入 D 群，现在则将猪链球菌 1 型归为 R 群，2 型归为 S 群，15 型归为 T 群，另外尚有一些菌株不能分群。

2. 形态学基本特征与培养特性 猪链球菌为革兰氏阳性球菌，菌体呈球形、卵圆形（图 52-1），直径 0.5～2μm，在固体培养基中常单个或成双排列，偶见短链，液体培养液中可形成长链。

需氧或兼性厌氧，营养要求较高，在普通琼脂平板上生长较差，在血液平板上生长良好。增菌培养可用 5% 兔血清肉汤或其他营养丰富的肉汤，5% 二氧化碳有助于其生长，但非必需。在绵羊或马血液平板上，37℃培养 18～24h，可形成露珠样、灰白色半透明菌落，直径约 1mm，菌落周围有轻微溶血环（α 溶血）；在血清肉汤中先均匀混浊，后在试管底部形成沉淀，上部清朗，不形成菌膜。

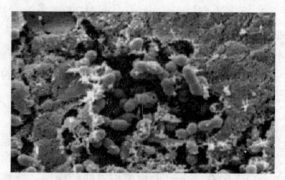

图 52-1 猪链球菌（扫描电镜）
［引自 Shiranee Sriskandan, Josh D. Slater. Invasive Disease and Toxic Shock due to Zoonotic Streptococcus suis: An Emerging Infection in the East?. PLoS Medicine, 2006, 3 (5): 595-597, 经 PLoS Medicine 授权］

3. 理化特性 对环境的抵抗力较强，在 4℃冷藏的生肉中可存活 42 天，常温下粪便中存活 8 天，在灰尘中生存不超过 24h，脓汁和渗出物可存活数周，冷冻 6 个月保持特性不变，在 50℃水中能存活 2h，在 60℃水中能存活 10min，在煮沸水中立即死亡。常用的消毒剂和清洁剂均可在 3～5min 内使其失活，在日光直射 2h 死亡。

4. 毒力因子及致病机理 针对猪链球菌 2 型毒力因子的研究较多，已知的毒力因子主要包括荚膜多糖（CPS）、溶菌酶释放蛋白（MRP）、细胞外蛋白因子（EF）、猪溶血素、血清混浊因子（SOF）、精氨酸脱亚氨酸酶、纤维蛋白（原）结合蛋白、IgG 结合蛋白、黏附素等。由于各研究者研究方法和毒力评价指标的差异，一些毒力因子与毒力的关系尚存在争议。

2007 年 Chen 等首次发现，致人链球菌毒素休克综合征（STSS）猪链球菌 2 型（中国分离株）基因组中存在毒力岛（pathogenicity island, PAI）特征片段，该片段长度约为 89kb，故命名为 89K。89K 仅存在于我国致人 STSS 菌株，而我国的无致病菌株以及国外强致病菌株无该序列。89K 位于 50S 核糖体基因 3' 末端，G+C mol% 为 36.8，远低于基因组的 G+C mol% 41.3，密码子使用偏嗜性也不同于全基因组，说明其很可能是通过水平基因转移的方式从外源菌获得。对 89K 的功能序列分析显示，其含有 1 个 zeta-毒素、3 个 ABC 转运体盒、2 个二元调控系统（TCS）、3 种 T4SS 组分等基因序列，此外还具有多种转座序列。

有研究者比较分析人感染猪链球菌 2 型流行株 ST7、传统高致病力菌株 ST1 以及中等致病力菌株

ST25 的基因组序列后发现，ST1 较 ST25，获得了 136 个基因组岛，其中包括 5 个毒力岛；ST7 较 ST1，获得了 5 个基因组岛，这一研究说明，毒力岛在猪链球菌 2 型的毒力增强以及流行过程中可能扮演着重要角色。基于上述研究，我国学者徐建国等对人感染猪链球菌 2 型的致病机制提出了"两阶段"假说：第一阶段是高致病群或流行群猪链球菌进入机体，病原菌在血液中繁殖，与宿主免疫系统相互作用导致促炎症细胞因子大量产生，其中包括 IL-1β、IL-6、IL-8、IL-12p701、TNF-α 等，在感染后 13h 即导致患者休克和猝死。如果宿主能够度过第一阶段，便进入感染的第二阶段，猪链球菌随血流到达各个脏器（如肝脏、脾脏、心脏等）、关节，通过致病因子引发相关疾病，病程多为数天时间。在第二阶段，猪链球菌还会突破血脑屏障，入侵中枢神经系统，出现脑膜炎症状。

（二）流行病学

1. 传染来源　猪是猪链球菌的自然宿主，病猪和隐性感染猪是该病的最主要传染源。病猪的鼻液、尿液、血液、肌肉、内脏和关节内均可检出病原体，对病死猪的处置不当和运输工具的污染是造成本病传播的重要因素。猪链球菌定植于猪的上呼吸道（特别是扁桃体和鼻腔）、生殖道和消化道，猪扁桃体可长时间（数周至数月）带菌，亚临床健康携带状态至少可达 45 天，4 周至 6 月龄的猪扁桃体带菌率为 32%～50%。另外，野猪、马、牛、羊、犬、猫、鸟等动物体内也曾分离到猪链球菌。

2. 传播途径　本菌除广泛存在于自然界外，也常存在于正常动物和人的呼吸道、消化道、生殖道。猪之间主要通过鼻与鼻之间接触或近距离通过气溶胶传播本病，也可以通过损伤皮肤、消化道途径感染，母猪可通过子宫或阴道带菌而传染仔猪。隐性感染猪更易于通过密切接触传播给其他猪，疫情暴发的原因通常是由于引进了隐性感染猪造成。家蝇是猪链球菌传播媒介，能携带猪链球菌 2 型长达 5 天，并可在农场间传播。老鼠与猪之间据认为也可发生传播。

人感染猪链球菌主要由猪传染而来，但尚未发现人传人的现象。养猪人员、屠宰厂工人、猪贩、猪肉加工者等经常接触猪和猪肉制品者是高危人群。其传播途径主要有：①经破损的皮肤和黏膜传播，一般是由于饲养、贩运、屠宰、加工人员等在接触病死猪时，致病菌经破损皮肤和黏膜侵入人体而感染。②经口传播，主要有两种形式，一是人吃了未煮熟的病猪肉或内脏而感染；二是厨具交叉污染，如在刚刚切过生猪肉的菜板上制作凉拌菜等。

3. 易感动物

（1）自然宿主　猪、野猪、马属动物、牛、羊、犬、猫、鸟类、兔、水貂和鱼等对猪链球菌均有易感性。

（2）实验动物　家兔和豚鼠有一定的易感性，小鼠不太易感。

（3）易感人群　经常与猪及猪肉接触的人群易感性高，如饲养人员、屠宰人员、肉联厂工人等，此类人群年感染率约为 3/100 000。

4. 流行特征　该病一年四季都可发生，但以 5～11 月份发生较多，在北方一般为 7～10 月，南方则以 4～5 月为主。不同年龄、品种和性别的猪均易感，但仔猪断奶后易感性随日龄的增加而降低，4～12 周龄的仔猪易发生暴发流行，尤其在断奶及混群时易出现发病高峰。猪感染猪链球菌发病呈地方性流行，发病率为小于 1% 到 50% 以上，一般很少超过 5%。老疫区多呈散发，发病率和死亡率较低。新疫区多呈暴发性，流行迅猛，疫情严重。现代集约化密集型养猪更易流行，在规模化猪场，猪链球菌病已成为一种常见病和多发病，经常成为一些病毒性疾病的继发病，或与一些细菌性疾病混合感染。气候变化、卫生条件差、多雨和潮湿、高温、长途运输等诱因，可促进本病的发生。带菌率和发病率并无相关性，即使带菌率达 100%，有明显症状的发病率也不会超过 5%。

2005 年我国四川省资阳市及周边地区发生的猪群暴发猪链球菌病具有 5 个特点：①生猪发病急，死亡快，生猪一般发病几小时死亡；②生猪发病呈点状散发，流行病学调查表明，疫点之间无流行病学联系；③病原污染面大；④疫情发生与饲养条件差有直接关系，疫情全部发生在散养户，饲养卫生条件普遍较差；⑤人感染死亡病例多。

人感染猪链球菌病以散发为主，感染人多有与猪及猪肉接触的历史。2005年四川省的人感染猪链球菌的疫情表现为少见的暴发流行。主要有以下特征：①人间疫情呈现"多点散发"的特点，病例数较多，发病时间比较集中，疫点与疫点之间并无直接相关性；男性发病明显多于女性，各年龄段均可发病。发病时间相对集中在6—8月的高温季节。②猪群疫情发生在人群疫情之前，猪疫情轻的疫区人疫情也轻。③患病的人大都有与病死猪接触史，特别是宰杀病猪史，多数患者手掌或手臂有显性外伤。④从病死猪中分离的病原体与从病人血液或脑脊液中分离的病原体一致，皆为猪链球菌2型。⑤采取禁止宰杀病死猪等综合性措施之后，人群疫情迅速下降。

5. 发生与分布 1954年在英国首次从暴发败血症、脑膜炎和关节炎的乳猪中分离到猪链球菌。之后，荷兰、美国、澳大利亚、丹麦、日本、泰国、新加坡、加拿大、芬兰、挪威、巴西、西班牙、英国、德国、比利时、爱尔兰等许多国家都发生了猪链球菌导致的猪只发病。我国早在20世纪50、60年代就有猪链球菌病的发生，70年代后发病增加，但其病原主要为马链球菌兽疫亚种。1990年广东省首次发现猪2型链球菌的存在。1997年上海地区分离到1株猪链球菌2型。1998—1999年，连续两年夏季，在江苏省南通地区猪群大面积暴发流行猪链球菌2型，造成数万头猪只死亡，发病率和死亡率均在50%左右，并导致特定人群感染致死。2005年7月四川省资阳市及其周边暴发猪链球菌2型，近千头猪只发病死亡，同时也造成人的感染死亡。

人感染猪链球菌的报道首次见于1968年的丹麦。之后，中国香港、荷兰、英国、法国、加拿大、比利时、德国、瑞典、西班牙、新西兰、泰国、中国台湾和内地、日本、韩国、奥地利、匈牙利、意大利、新加坡、希腊、克罗地亚、越南、澳大利亚、老挝、菲律宾等国家和地区也先后报道了感染病例。1968—1994年间欧洲报道的75例患者中，总的病死率为11%。同一时期亚洲报道的67例患者中，病死率为12%（我国香港1981—1983年间报道的病死率为19%）。截至2008年，全球约有700余例猪链球菌感染人的病例报告，累计感染病例居前五位的国家分别为中国（332例）、越南（293例）、泰国（118例）、荷兰（41例）和英国（15例）。

我国人感染猪链球菌发病的报道最早见于1998年的江苏，之后在广西、重庆、四川和广东等地区相继有散发和暴发。其中2起重大的疫情由猪链球菌2型引起，1998年江苏南通猪链球菌病暴发流行过程中，有25人感染猪链球菌2型发病，死亡14人，病死率为56%，中毒性休克综合征患者病死率为81%（13/16），脑膜炎患者病死率为11%（1/9）。2005年7月四川省发生了更为严重的疫情，累计报告人感染猪链球菌病例215例，死亡人数39人，疫情病死率为18.14%。

（三）对动物与人的致病性

1. 对动物的致病性 猪感染猪链球菌的潜伏期为7天，可表现为败血型、脑膜炎型和淋巴结脓肿型等类型。

（1）败血型 分为最急性、急性和慢性三类。

1）最急性型 发病急、病程短，常无任何症状即突然死亡。体温高达41~43℃，呼吸迫促，多在24h内死于败血症。

2）急性型 多突然发生，体温升高大40~43℃，呈稽留热。呼吸迫促，鼻镜干燥，从鼻腔中流出浆液性或脓性分泌物。结膜潮红，流泪。颈部、耳郭、腹下及四肢下端皮肤呈紫红色，并有出血点。多在1~3天死亡。

3）慢性型 表现为多发性关节炎。关节肿胀，跛行或瘫痪，最后因衰弱、麻痹致死。

败血型猪剖检可见鼻黏膜紫红色、充血及出血，喉头、气管充血，常有大量泡沫。肺充血肿胀。全身淋巴结有不同程度的肿大、充血和出血。脾肿大1~3倍，呈暗红色，边缘有黑红色出血性梗死区。胃和小肠黏膜有不同程度的充血和出血，肾肿大、充血和出血，脑膜充血和出血，有的脑切面可见针尖大的出血点。

（2）脑膜炎型 以脑膜炎为主，多见于仔猪。主要表现为神经症状，如磨牙、口吐白沫，转圈运动，抽搐、倒地四肢划动似游泳状，最后麻痹而死。病程短的几小时，长的1~5天，致死率极高。

剖检可见脑膜充血、出血甚至溢血，个别脑膜下积液，脑组织切面有点状出血，其他病变与败血型相同。

（3）淋巴结脓肿型 以颌下、咽部、颈部等处淋巴结化脓和形成脓肿为特征。剖检可见关节腔内有黄色胶冻样或纤维素性、脓性渗出物，淋巴结脓肿。有些病例心瓣膜上有菜花样赘生物。

有人从具有临床症状的猫、马和一些反刍动物中也分离到猪链球菌。猫感染猪链球菌最为常见的临床症状是肺炎和浸润皮炎。马感染猪链球菌出现脑膜炎、咽喉感染、化脓性肺炎和脊髓炎。牛的感染表现为脑膜炎、关节炎、肺炎、腹膜炎、败血症。

2. 对人的致病性 人的猪链球菌感染的潜伏期平均为 2～7 天（3h 至 9 天）。起病很急，表现为畏寒、发热、恶心、呕吐、腹痛、腹泻、皮肤与黏膜淤点（斑）（彩图 52-2）、脑膜炎及心脏、胃肠道等出血（彩图 52-3、彩图 52-4）的症状；有些患者还伴有多脏器功能衰竭和感染性休克等。临床上通常分为 4 个型。

（1）普通型 起病较急，临床表现为畏寒、发热、头痛、头昏、全身不适、乏力、腹痛、腹泻，无休克、昏迷。外周血白细胞计数升高，中性粒细胞比例升高。

（2）休克型 起病急骤，高热、寒战、头痛、头昏、全身不适、乏力，部分病人出现恶心、呕吐、腹痛、腹泻，皮肤出血点、淤点、淤斑，血压下降，脉压差缩小。早期多伴有胃肠道症状、休克，病情进展快，很快转入多器官衰竭，如呼吸窘迫综合征、心力衰竭、弥散性血管内凝血和急性肾衰、肝功能不全等，预后较差，病死率极高。

（3）脑膜炎型 起病急，发热、畏寒、全身不适、乏力、头痛、头昏、恶心、呕吐（可能为喷射性呕吐），重者可出现昏迷。皮肤没有出血点、淤点、淤斑，无休克表现。脑膜刺激征阳性，脑脊液呈化脓性改变。该型的临床表现较轻，预后较好，病死率较低，但可发生因干扰第八神经所致的感知性耳聋（54％～67％），以及运动功能失调，并发吸收性肺炎，继发性大脑缺氧等并发症。脑膜炎是大多数病例的主要临床表现。

（4）混合型 患者在中毒性休克综合征基础上，出现化脓性脑膜炎表现。

也有专家根据临床轻重截然不同的表现而分为三型，即轻型败血症型、脑膜炎型和中毒性休克综合征型。这三种类型在临床诊断和实验室确诊中所占的比例分别为 24％、52％、24％和 12％、50％、38％。中毒性休克综合征型的表现复杂，可出现休克、呼吸窘迫综合征、心力衰竭、弥散性血管内凝血、急性肾功能衰竭、软组织坏死和坏疽性筋膜炎等器官损害。其他的并发症尚有肌炎、听力障碍、疱疹、肺炎、消化道出血和胸、腹水等。出现淤点（斑）者占 76％，意识障碍者占 36％，听力下降者占 24％。

（四）诊断

1. 猪的临床及实验室诊断标准 疑似猪链球菌病：符合败血症、脑膜炎、淋巴结脓肿临床症状或符合对应的病理变化者。

确诊病例：符合疑似病例的临床症状或剖检变化，并且符合下列实验室检测结果之一者。

（1）涂片镜检 组织触片或血液涂片，可见革兰氏阳性球形或卵圆形细菌，无芽孢，有的可形成荚膜，常呈单个、双连的细菌，偶见短链排列。

（2）分离培养 该菌为需氧或兼性厌氧，在血液琼脂平板上接种，37℃培养 24h，形成无色露珠状细小菌落，菌落周围有溶血现象。镜检可见长短不一链状排列的细菌。

（3）必要时用 PCR 方法进行菌型鉴定。

2. 人的临床及实验室诊断标准 应综合考虑病例的流行病学史、临床表现和实验室检测结果进行诊断。

（1）疑似病例 具有①流行病史（发病前 7 天内有与病死猪、羊接触史，如宰杀、洗切、销售等）＋②全身中毒症状（急性起病，畏寒、发热，可伴头痛、头昏、全身不适、乏力、腹痛、腹泻、昏迷等）＋③白细胞升高（严重患者发病初期白细胞可以降低或正常）、中性粒细胞比例升高。

（2）临床诊断病例　具有①流行病史＋②中毒性休克综合征（血压下降，成人收缩压在 12 kPa 以下，伴有下列两项或两项以上：肾功能不全，凝血功能障碍，肝功能不全，急性呼吸窘迫综合征，全身淤点、淤斑，软组织坏死，筋膜炎，肌炎，坏疽）；或①流行病史＋②脑膜炎（脑膜刺激征阳性，脑脊液化脓性改变）。

（3）实验室确诊病例　疑似病例或临床诊断病例中，具备全血或尸检标本等无菌部位的标本纯培养，经形态学、生化反应和 PCR 法检测猪链球菌特异性毒力基因（cps2A、mrp、gapdh、sly、ef）鉴定为猪链球菌。

（五）防制措施

1. 猪的防制措施

（1）综合性措施　加强猪群饲养管理，注意猪只的合理饲养密度和日粮搭配，提高猪只的抗病能力，改善环境卫生，保持圈舍清洁、干燥、通风，减少猪只的应激因素，定期进行猪体、猪舍、用具的清洗消毒。引进动物时须经检疫和隔离观察，严禁从疫区购入病猪和带菌猪，对病死猪进行无害化处理。

发现患有本病或疑似本病的猪，应当及时向当地动物防疫监督机构报告，当地动物防疫监督机构接到疫情报告后，按国家动物疫情报告管理的有关规定上报。疫情确诊后，动物防疫监督机构应及时上报同级兽医行政主管部门，由兽医行政主管部门通报同级卫生部门。

发现疑似或确诊病例时，可参照农业部 2005 年制定的《猪链球菌病应急防治技术规范》进行疫情处置。

（2）疫苗接种　由于致病性猪链球菌的血清型较多，交叉免疫保护程度较低，因此在使用疫苗时，尽量要选用多价菌苗进行免疫接种，种母猪在产前 45～30 天接种；种公猪每年至少接种 2～3 次；仔猪可在 35～45 日龄进行首免，15～30 天后加强免疫 1 次；发病猪场可对 15 日龄的仔猪进行首免，60 日龄加强免疫 1 次。针对我国多次暴发的猪链球菌病 2 型，可采用猪链球菌 2 型灭活疫苗进行预防，该疫苗效果良好，曾在控制疫情中起到积极作用。

（3）治疗　在发病早期，选用敏感药物可以起到良好的治疗作用。大多数猪链球菌分离株对青霉素中度敏感，对阿莫西林、氨苄青霉素、三甲氧苄二氨嘧啶/磺胺嘧啶等高度敏感，而对四环素、林可霉素、红霉素、卡那霉素、新霉素、链霉素则普遍耐药。

对败血症型及脑膜脑炎型，应早期大剂量使用抗生素或磺胺类药物。青霉素每头每次 40 万～100 万 U，每天肌内注射 2～4 次；洁霉素每天每千克体重 5mg，肌内注射；磺胺嘧啶钠注射液每千克体重 1mg，每天肌内注射。为了巩固疗效，应连续用药 5 天以上。对淋巴结脓肿，待脓肿成熟后，及时切开，排除脓汁，用 3% 双氧水或 0.1% 高锰酸钾液冲洗后，涂以碘酊。据报道用乙基环丙沙星治疗猪链球菌病，每千克体重 2.5～10.0mg，每 12h 注射 1 次，连用 3 天，能迅速改善症状，疗效明显优于青霉素。

2. 人的防制措施

（1）综合性措施　控制生猪疫情，没有生猪疫情就没有人的感染；实行生猪集中屠宰制度，统一检疫，严禁屠宰病、死猪；同时加强上市猪肉的检疫与管理，禁售病、死猪肉；加强屠夫、生肉销售人员的个人防护对于预防人感染此病也非常重要；应该对高危人群（如从事猪或猪副产品工作者，特别是接触病猪或病猪肉者）宣传猪链球菌感染的危害，告知其在接触猪或生猪肉时应采取预防措施，如戴手套，适当处理或包扎伤口等，做好自身防护；经常接触猪和猪肉的人工作中应戴保护性手套，同时使皮肤受伤降低到最低程度；在国外还建议凡是接触猪或生猪肉的企业不能雇用有脾切除手术史的人；在处理病猪或病猪肉时如果有伤口存在，建议预防性服用青霉素。

（2）治疗　治疗原则为早发现、早诊断、早治疗；入住传染病房，隔离治疗；临床治疗包括一般治疗、病原治疗、抗休克治疗、弥散性血管内凝血治疗等。参见《人-猪链球菌病治疗方案》。

（六）公共卫生影响

猪链球菌是一种人与动物共患病病原菌，人感染后能引起脑膜炎、败血症等严重疾病，为人类健康的一大威胁。截至 2008 年，除中国之外已有十几个国家和地区有病例报告，感染病例累计有 750 多人，病死率在 10% 以上，其危害已引起世界各国的高度关注。由于我国是养猪大国，且民间散养模式广泛存在，猪链球菌对我国造成的危害远比其他国家和地区严重，特别是经历了 2005 年四川省暴发的猪链球菌重大疫情，人们更加重视生猪饲养、屠宰、销售、食用等各个环节的安全问题，对于高危人群必须做好自身防护，对于政府应加强检疫和疫情监测，对于消费者应养成良好的饮食卫生习惯，这样才能更好地预防和控制猪链球菌病可能造成的危害。

（赵　婷）

◆ **我国已颁布的相关标准**

GB/T 19915.9—2005　猪链球菌 2 型溶血素基因 PCR 检测方法

◆ **参考文献**

陈华成，杨雪丽，王俊东．2007．人-猪链球菌病的研究进展 [J]．河南预防医学杂志，18（2）：147-150.

丁壮．2006．猪链球菌及链球菌病研究进展 [J]．第六次全国会员代表大会暨第 11 次学术研讨会，85-93.

廖家武．2007．人感染猪链球菌病研究进展 [J]．医学动物防制，23（9）：709-711.

陆承平．2005．猪链球菌病与猪链球菌 2 型 [J]．科技导报，23（9）：9-10.

陆承平．2001．兽医微生物学 [M]．第 3 版．北京：中国农业出版社：204-212.

吕强，吴建林，袁珩，等．2005．四川省人感染猪链球菌病流行病学调查分析 [J]．预防医学情报杂志，21（4）：379-383.

王华，赵云玲，王君玮，等．2006．猪链球菌病流行病学及其疫苗研究现状 [J]．动物医学进展，27（9）：27-31.

Chen C，Tang J，Dong W．2007．A glimpse of streptococcal toxic shock syndrome from comparative genomics of S. suis 2 Chinese isolates．PLos One，2（3）：315.

Higgins R，Gottschalk M．1998．Distribution of Streptococcus suis capsular types in 1997．Can Vet J，39（5）：299-300.

Wertheim H F，Nghia H D，Taylor W，et al．2009．Streptococcus suis：An Emerging Human Pathogen．Clin Infect Dis，48（5）：617-625.

Ye C，Zheng H，Zhang J，et al．2009．Clinical，Experimental，and Genomic Differences between Intermediately Pathogenic，Highly Pathogenic，and Epidemic Streptococcus suis．J Infect Dis，199（1）：97-107.

八、海豚链球菌感染

海豚链球菌感染（Streptococcus iniae infection）是由海豚链球菌引起的一种人与动物共患病。海豚链球菌是最早发现于鱼类的链球菌，可感染多种养殖和野生鱼类，发生脑膜炎、体表溃疡等病症，引起鱼类的大量死亡。也可感染人类，引起败血性蜂窝织炎、骨髓炎、心内膜炎、脑膜炎甚至败血症等，属于有一定感染风险的人鱼共患病原菌。人类海豚链球菌病主要通过伤口等途径传染，与携带病菌的鱼接触是感染的主要途径，免疫功能低下者易发生海豚链球菌感染。目前发现的海豚链球菌病的临床症状有发热、局部组织炎症、心内膜炎、脓毒性动脉炎、脑膜炎等，严重时可表现为败血症。首例确诊的人类海豚链球菌病例出现于 1991 年的美国德克萨斯，目前感染最多的是在加拿大，至少发生了 22 例海豚链球菌感染。近年来，在中国香港和新加坡也相继发现了海豚链球菌病例。

（一）病原

1. 分类地位　按照《伯杰氏细菌学鉴定手册》1994 年第九版的分类体系，海豚链球菌（Streptococcus iniae）属链球菌科（Streptococcaceae）链球菌属（Streptococcus）；按照革兰氏链球菌血清分型系统，海豚链球菌不属于血清型 A-V 群，目前对于海豚链球菌是否存在不同的血清型还未有定论。部分分离菌株有 α 或 β 溶血素、上皮细胞黏附或侵袭因子等。海豚链球菌的溶血素为链球菌溶血素 S

（SLS）的功能性同系物，与局部组织损害有关。

2. 形态学基本特征与培养特性　海豚链球菌呈球形或卵圆形，直径 $0.5\sim2.0\mu m$，无鞭毛，不运动；培养物呈链状排列，链长度4～20个菌体不等，液体培养时多呈长链状排列，长度因菌株来源或培养基不同而异；菌体革兰氏染色阳性，但老龄培养物可呈革兰氏染色阴性；为兼性厌氧菌，营养要求较高，需加有血液、血清等才能良好生长。生长温度为 $25\sim45$℃，最佳生长温度为37℃；可在血琼脂板上形成直径 $0.1\sim1.0$mm、光滑、圆形突起的灰白或白色小菌落，液体培养起初培养物开始呈均匀混浊，随着细菌形成长链可呈颗粒状沉淀于管底，上清透明。大多数海豚链球菌不能在 6.5% NaCl 培养基中生长。

3. 理化特性　海豚链球菌对外界抵抗力不强，对一般的消毒剂敏感，从已分离的海豚链球菌来看，该菌一般不具有抗药性，对青霉素类、大环内酯类、四环素类及万古霉素等多种抗生素敏感。

（二）流行病学

1. 传染来源　海豚链球菌主要感染鱼类，最早发现的病例是亚马孙淡水河豚（*Inia geoffrensis*），目前已确认大多数鱼类链球菌感染的主要种类，包括海水和淡水养殖鱼类及野生鱼类，特别是珊瑚礁鱼类。1999 年加勒比海各国曾发生大规模的珊瑚礁鱼类海豚链球菌的感染和死亡。通常认为带菌的野生鱼类是养殖鱼类海豚链球菌感染的主要传染源。

2. 传播途径　鱼类海豚链球菌的感染通常与体表受伤、环境应激等状态有关。鱼类感染试验表明，该病可通过注射、鼻孔感染等方式传播，但不能通过眼睛接种感染鱼类。目前认为养殖鱼类的链球菌感染，可能是带菌野生鱼类经水体传播，再经鼻孔或受伤体表入侵养殖鱼体而引起。

3. 易感动物

（1）罗非鱼（*Oreochromis niloticus*）　罗非鱼是受海豚链球菌危害最为严重的鱼类之一，在美国、以色列、澳大利亚、日本等国的罗非鱼养殖中，均发生过海豚链球菌感染，严重时死亡率达 50% 左右。发病鱼表现为运动失调、体腔有积液、肛门、口腔和胸鳍基部有淤血点等，并伴有严重的弥漫性脑膜炎和眼色素层炎。海豚链球菌被美国罗非鱼协会认为是影响罗非鱼养殖业的最重要的致病菌。

（2）美国红鱼（红拟石首鱼）（*Sciaenops ocellatus*）　海水养殖的美国红鱼海豚链球菌的最早病例是在 1996 年于美国发现的，症状表现为鱼体消瘦、皮肤溃疡、眼球突出、行动迟缓、运动机能失调等症状，与淡水罗非鱼的症状相似。危害较为严重的地区有美国、以色列等。我国浙江沿海网箱养殖的美国红鱼，于 2001 年前后曾发生过海豚链球菌感染，症状与国外报道相似。

（3）篮子鱼（*Siganus* spp.）　1998 年 8—9 月在日本石恒岛，发生因海豚链球菌感染而引起养殖白斑篮子鱼（*Siganus canaliculatus*）和刺篮子鱼（*Siganus spinus*）的大量死亡，10 天内死亡率达 50% 以上，患病鱼表现为肝脏发红等症状。1999 年巴林群岛发生因海豚链球菌感染而引起白斑篮子鱼大量死亡，发病鱼表现为体色发黑、肝脾肿大、腹水等症状。

（4）野生鱼类　野生鱼类海豚链球菌感染主要发生于珊瑚礁鱼类。1999 年 7—9 月，加勒比海东南各岛国发生了大规模的海豚链球菌感染事件，主要是底栖珊瑚礁鱼类，累及国家有巴巴多斯、格林纳达、圣文森特、多马哥等国，造成 31 万美元的经济损失，也使旅游业的损失巨大。野生鱼类被认为是海豚链球菌的自然宿主，传染养殖鱼类。

此外，海豚链球菌易感鱼类还有虹鳟、香鱼、条纹鲈、尖纹鲈、金头鲷、舌齿鲈、杂斑狗鱼、鲟鱼等 20 余种养殖鱼类。

4. 流行特征　本病可发生于淡水和海水养殖鱼类，呈急性暴发，或为慢性流行。从大规模野生鱼类特别是珊瑚礁鱼类发生的疾病来看，野生鱼类在病原携带和传播中可能起重要作用。海豚链球菌可借水体传播，并通过鱼体表伤口及鼻孔等入侵鱼类。此外，境外引种也是海豚链球菌流行传播的重要原因。经对 1996—2000 年以色列网箱养殖鱼类感染的海豚链球菌进行随机引物扩增多态性分析，结果表明，以色列菌株与美国德克萨斯分离株相同，证明以色列的海豚链球菌来源于美国带菌的引种鱼。

水体环境应激是海豚链球菌发生的重要因素，特别是鱼类长期生存于高浓度的氨氮浓度时，对致病菌的抵抗力可明显降低，更易发生链球菌的感染；网箱养殖鱼类海豚链球菌病的发生与海流、台风等有较密切的关系。

5. 发生与分布 海豚链球菌感染鱼类可发生于世界各地，特别是20世纪90年代后，海豚链球菌引起的鱼类疾病呈急剧上升趋势。危害较为严重的国家有美国、以色列、日本、澳大利亚和中国等。

（三）对动物与人的致病性

1. 对动物的致病性 海豚链球菌对其他动物的致病性报道较少，到目前为止，未发现因海豚链球菌感染而引起其他动物疾病的报道。小鼠是较好的评价海豚链球菌对哺乳动物致病力的实验动物。对小鼠有致病力的菌株对人有潜在致病性。从我国网箱养殖美国红鱼分离的海豚链球菌，对小鼠有极强的毒力，其致病力比对美国红鱼高数十倍以上。但由于菌株的不断体外传代，其致病力较易丧失。

2. 对人的致病性 海豚链球菌可感染人类，临床症状有发热、局部组织炎症、心内膜炎、脓毒性动脉炎、脑膜炎等，严重时可表现为败血症。

海豚链球菌感染的危险人群是接触感染或带菌鱼类者，伤口感染是目前已知的唯一感染途径，因此养殖渔民未曾发生海豚链球菌感染病例，发生感染病例主要是剖鱼或带伤口接触鱼者，其中由罗非鱼刺伤引起感染者占很大比例。目前，还没有证据表明海豚链球菌可通过消化道途径传播和感染。海豚链球菌感染者年龄为40～81岁，平均年龄为70岁，表明免疫功能低下是导致海豚链球菌感染的主要原因。对来自加拿大鱼市场的罗非鱼，进行海豚链球菌分离培养，分离率达63%以上。此外石斑鱼、鳟鱼、米氏杜父鱼等也是重要的海豚链球菌携带者。我国养殖的鱼类中，美国红鱼、西伯利亚鲟均发现了携带海豚链球菌。海豚链球菌可通过受伤皮肤进入人体，随血液快速扩散到全身并不断繁殖。典型患者先在受伤部位出现红肿，然后出现高热和寒战，并伴发蜂窝织炎、败血症、骨髓炎、心内膜炎、脑膜炎等症状。

在1999年世界卫生组织与联合国粮农组织编制的《水产养殖产品食品安全指南》中，海豚链球菌被列入具有生物学危害及其相关危险性的细菌，认为其可能对处理受感染鱼的工人具有职业危害性，其危害性要低于肠杆菌、弧菌、气单胞菌、肉毒梭菌和李斯特菌。

（四）诊断

1. 鱼类的临床诊断 不同的鱼类临床症状大致相同，主要有以下表现。

（1）运动机能失调 出现运动迟缓、失去方向性等症状，与链球菌感染脑部运动中枢有关。

（2）体表症状 患病鱼可出现体色发黑、体表消瘦、眼突、角膜混浊、体表溃疡等症状，其中体表溃疡可见于多种鱼类的海豚链球菌感染，罗非鱼感染还可出现肛门、口腔和鳍基部淤血点等。

（3）剖检变化 主要表现为腹水、肝脾肿大、肝脏发红等症状。链球菌可通过感染鱼类巨噬细胞，经血液循环，进入并穿越血脑屏障，最终侵袭中枢神经系统，引发全身性败血症和细菌性脑炎，还可侵袭眼眶引发眼色素层炎症。

2. 人的临床诊断 目前人类的海豚链球菌感染，均经带菌鱼或水体通过伤口途径，未发现经消化道传染的病例。因此人类海豚链球菌感染通常具有明显的临床表现，主要有：①曾带伤接触鱼或因剖鱼受伤（潜伏期为5～10天），受伤部位出现红肿，继而高热达38℃以上，或出现寒战等临床症状；②血液白细胞、中性粒细胞显著升高。严重时可出现膝痛、间隙性出汗、呼吸困难、神志不清等症状，有些病人还可出现后背痛、骨髓炎等症状；70岁左右是疾病的高发年龄。

鱼的接触史是海豚链球菌病区别于其他类似疾病的重要依据。

3. 实验室诊断

（1）分离培养 采用血琼脂、脑心浸液平板等培养基从可疑样品中分离培养海豚链球菌，37℃培养48～72h，可长出0.1～1.0mm大小、光滑、圆形突起的灰白或白色小菌落；挑取菌落涂片镜检，发现链状球形菌体，可初步确定为链球菌引起的疾病。

（2）确诊

1）菌株的生化鉴定法 一般采用生化鉴定法对链球菌进行菌种鉴定，常用的有API20和VITEK鉴定系统。但现有的细菌鉴定体系中，尚没有针对海豚链球菌的种。生化鉴定的结果多为停乳链球菌或乳房链球菌。

2）血清学诊断　目前分离到的海豚链球菌都不在兰氏链球菌血清体系中，因此不能用兰氏体系进行定型。海豚链球菌目前的血清型背景不清，至少存在两种不同的血清型菌株。目前尚未见采用抗链球菌血清而成功诊断链球菌病的报道。

3）分子鉴定　PCR技术是目前常用的海豚链球菌鉴定法。

（五）防制措施

海豚链球菌是海水和淡水养殖鱼类重要的病原菌，尤其是罗非鱼等养殖鱼类主要的致病菌，给水产养殖业造成了巨大的经济损失。海豚链球菌可通过伤口等途径感染人，引起人类疾病，是一种人鱼共患病。最早发现人感染海豚链球菌是在1991年，近年来，在各大洲陆续发现了一些海豚链球菌感染病例，并有增多趋势，但未发现死亡病例。因此海豚链球菌的疫病等级还未确定，但应该作为一种潜在的威胁人类健康的人鱼共患病加以关注。

1. 鱼类的防制措施

（1）综合性措施　鱼类链球菌病的发生与放养密度过高、换水率偏低、饵料鲜度差、投饵量大等相关，改善饲养条件、减少鱼体应激、保持良好的水质状况是控制鱼类链球菌病的重要措施。在低溶氧条件下，牙鲆发生链球菌感染死亡的比率要比高溶氧时高60%左右；其次，水体消毒、排污、及时捞取死鱼等也是控制链球菌感染的重要措施；引进新的鱼苗和鱼种时，需进行必要的病原检测，特别是对链球菌敏感鱼类，发病季节要做好预防工作。

（2）药物治疗　鱼类发生链球菌感染后，除及时捞除死亡和发病鱼、排污外，还应立即进行水体消毒，投喂各种抗菌药物。海豚链球菌对多种抗生素敏感，常用的药物有青霉素类、大环内酯类、四环素类等。对于发生的罗非鱼链球菌病，日本采用连续投喂红霉素7~14天的办法控制，我国多采用含氯制剂和氨苄青霉素消毒水体，同时投喂土霉素5~7天，可基本控制链球菌病害。投喂药物的同时，减少饵料投放、加喂维生素C等方法也可增强疗效。

（3）疫苗免疫接种　美国、日本、以色列、西班牙等国均采取注射链球菌疫苗的方法预防海豚链球菌感染。日本对牙鲆链球菌感染，采用福尔马林灭活疫苗腹腔或肌内注射免疫，注射后10天即可有预防效果，免疫保护期达11个月以上。我国对于鱼类链球菌病的研究较少，目前还没有研制相应的疫苗。

2. 人的防制措施　人发生海豚链球菌感染，临床上最常用的药物是青霉素类，严重患者亦获得良好的治疗效果。发现的患者均得到有效治愈，未有因海豚链球菌感染而死亡的病例报道。

罗非鱼引发海豚链球菌病的报道多发生于加拿大，且多在华人群体中，这与华人爱吃罗非鱼，在剖鱼时受鱼刺刺伤概率较高有关。

目前发生的海豚链球菌病均为散发病例，未见在人群中传播，也未见疫苗应用于人的报道。美国农业部曾告诫人们不要垂钓或食用珊瑚礁鱼类，也不要到有死亡鱼的海域游泳，以减少传染风险。

（六）公共卫生影响

近年来，因海豚链球菌感染而发生的鱼病有上升的趋势。一方面与养殖环境的恶化有关，另一方面与海豚链球菌检出率提高密切相关。在我国水产养殖品种中，受海豚链球菌感染的鱼类有美国红鱼、罗非鱼、鲟鱼、黄颡鱼。另外，蛙类、中华鳖也有较高背景的链球菌感染，但缺乏准确的资料来证明。对我国主要的养殖鱼类，有关海豚链球菌感染或携带状况，需做全面系统的分析，对其公共卫生风险进行准确的评估。

在我国大陆地区，目前尚未有人感染海豚链球菌的报道，但从周边国家病例的发生及我国居民食用和宰杀鱼的习惯来看，人感染的可能性很大。这可能是因为各级医院检出海豚链球菌的技术较为薄弱，未能及时发现病例。另外可能是各级医疗部门对海豚链球菌病缺乏足够的认识。但随着临床医学和微生物检测技术的不断发展，人们会对海豚链球菌的重视程度日益加深，这种新的人鱼共患病定会在不久的将来受到社会越来越多的关注。

（钱　冬）

◆ **参考文献**

杜佳垠，吴晓慧．1999．牙鲆链球菌的防治［J］．中国水产，7：29－30．

杜佳垠．2001．海水养殖鱼类链球菌病［J］．渔业现代化，5：28－29．

联合国粮农组织，亚太组织水产养殖中心网，世界卫生组织．2000．水产养殖产品食品安全指南［M］．北京：人民卫生出版社．

钱云霞，邵健忠，王国良．2001．海水养殖鱼类细菌性疾病研究概况［J］．海洋湖沼通报，10（2）：78－86．

沈智华，钱冬，许文军，等．2005．红拟石首鱼海豚链球菌的分离、鉴定及致病性研究［J］．水生生物学报，29（6），678－683．

沈智华．2005．美国红鱼海豚链球菌的分离、鉴定及致病性及检测技术研究［D］．浙江大学硕士论文．

Bowser P R，Wooster G A，Getchell，et al. 1998. Streptococcus iniae infection of tilapia Oreochromis niloticus in a recirculation production facility. J World Aquacult Soc，29：335－339.

Colorni A，Diamant A，Eldar A，et al. 2002. Streptococcus iniae infection in Red Sea cage-cultured and wild fishes. Dis Aquat Org，49：165－170.

Eldar A，Perl S，Frelier PF，et al. 1999. Red drum Sciaenops ocellatus mortalities associated with Streptococcus iniae infection. Dis Aquat Organ，36（2）：121－127.

Ferguson H W，John V S，Roach C J，et al. 2000. Caribbean reef fish mortality associated with Streptococcus iniae. Vet Record，147：662－664.

Koh T H，Kurup A，Chen J. 2004. Streptococcus iniae Discitis in Singapore. Emerging Infect Dis，10（9）：1694－1696.

Lau S K P，Woo P C Y，Tse H，et al. 2003. Invasive Streptococcus iniae Infections Outside North America. JCM，41（3）：1004－1009.

Pier G，Medin S. 1976. Streptococcus iniae sp nov，a beta-hemolytic streptococcus isolated from an Amazon freshwater dolphin，Iniae geoffrensis. Internat J Syst Bacteriol，26（4）：545－553.

Weinstein M R，Litt M，Kertesz D A，et al. 1997. Invasive infections due to a fish pathogen，Streptococcus iniae. New Eng. J Med，337：589－594.

九、米勒链球菌感染

米勒链球菌感染（Streptococcus miller infection）是由米勒链球菌引起的、临床症状以化脓性感染为特征的一种人与动物共患病。米勒链球菌是哺乳动物和人体口腔、上呼吸道、消化道和泌尿生殖道的正常菌群。近来发现该菌群与脓肿及人体其他化脓性感染密切相关，为口腔和内脏链球菌性脓肿最常见的病因之一。迄今已从阑尾炎、肝脓肿、腹膜炎、心内膜炎、脑膜炎、皮肤及软组织感染和产妇、新生儿感染的病变标本中检出，因此日益受到人们的重视。

（一）病原

1. 分类地位　米勒链球菌群（*Streptococcus miller* group，SMG）包括一大群生物学性状相似的链球菌，曾被称为 MG 链球菌、微小溶血性链球菌、厌氧链球菌、微需氧链球菌以及中性链球菌等。后来，Faeklam 将米勒链球菌群分为两类：一类无 β 溶血活性，能发酵乳糖，称为 MG-中间型链球菌；另一类亦无 β 溶血活性，但不发酵乳糖，命名为咽峡炎-星座链球苗。美国 CDC 根据细菌的溶血和发酵乳糖能力，将米勒链球菌群分为三类：即咽峡炎链球菌（*S. anginosus*）、MG-中间型链球菌（*S. intermedius*）和咽峡炎-星座链球菌（*S. constellatus*）。1987 年 Coykendall 按照 API 快速链球菌系统（API Rapid Strep System），将 SMG 分为 3 个生物型：生物型 1 有溶血能力，但不分解七叶苷与乳糖；生物型 2 能分解七叶苷及淀粉，溶血能力不定；生物型 3 类似生物型 2，但能分解甘露醇与蜜三糖。Yakushlji 等（1988、1990）先后指出，由于米勒链球菌群多糖抗原不同，可将其分为 a~k 11 个血清型。Whiley 等（1990）对 21 株米勒链球菌群作 DNA－DNA 杂交和 SDS－PAGE 多肽图谱分析，发现米勒链球菌群具有 4 个同源性的群，其中 1~3 群分别与星座链球菌、中间型链球菌及咽峡炎链球菌密切相关，第 4 群为中间型链球菌的变种。随后，Winstanley 等（1992）根据热解质谱测定和常规表型试验，证实米勒链球菌群有 5 个明显不同的群。第 1～3 群为 DNA 同源性，相当于星座链球菌、咽峡炎链球菌和中间型链球菌。第 4 群是具有 Lancefield C 抗原及 β 溶血的菌株，第 5 群则可能是咽峡炎链球菌的一种新的生物型。

2. 形态学基本特征与培养特性　米勒链球菌菌落细小，呈灰白色，表面突起或枕头状。兼性厌氧或厌氧，在有氧环境中生长不佳，增加二氧化碳有助于初次分离培养。在血平板上多呈 β 溶血或不溶血，罕见 α 溶血。常用的培养基有 SSB 琼脂培养基、脑心浸液培养基（BHI）和 Todd－Hewitt 肉汤培养基（THB）等，新霉素血琼脂平板为其选择培养基。

3. 理化特性　米勒链球菌对青霉素、头孢菌素、克林霉素和万古霉素均敏感。

（二）流行病学

1. 传染来源　米勒链球菌是人体口腔、上呼吸道、消化道和泌尿生殖道的正常菌群。健康人群包括成人和儿童的口腔中可以分离出该菌，主要寄生在齿龈缝隙和义齿表面，在呼吸道、胃肠道及胃肠生殖道中以正常菌群形式分布。医疗环境不卫生，手术器械消毒不当，也可以成为该病传播的一个传染源。

猪口腔中的病原菌也是感染人类的一个传染源。

2. 传播途径　米勒链球菌是条件性致病菌，只有在机体抵抗力下降时才发生感染。主要发生的是内源性感染。此外，也可以通过医疗手术、猪啃咬等外源性途径感染。

3. 易感动物

（1）自然宿主　米勒链球菌是猪体和人体口腔、上呼吸道、消化道和泌尿生殖道的正常菌群。

（2）易感人群　主要集中在由直接或间接原因引起的免疫系统功能衰弱的人群中，尤其是有皮肤疾病或是创伤的患者。

4. 流行特征　近年来研究发现，米勒链球菌感染与身体各部位化脓性感染关系密切。感染一般都是内源性的，常常伴随着皮肤疾病和创伤。一般情况是由于系统引起的免疫系统功能降低，引发的内源性感染。然而，和很多条件性感染不同的是，感染发生的概率和年龄没有明显的关系。另一个显著的特点是报道的病例中，男性的比例占优势，10 岁后的女性感染的报道较少。

5. 发生与分布　米勒链球菌感染发生主要以点状散发为主，主要发生的人群为免疫抵抗能力下降的人群。Gossling 等（1988）分析了 192 例米勒链球菌群化脓性感染，发现 81 例（42%）发生于鼻窦炎、牙周病、口腔手术和小肠病变以后，29 例（15%）和 8 例（4%）分别有外科手术史和组织外伤史。糖尿病、酒精中毒或长期使用糖皮质激素时，易受米勒链球菌群感染。

Barnham（1988）报道了一例由猪啃咬造成的米勒链球菌感染的病例，患者为男性，20 岁，在切除猪只牙齿的时候伤到手，然后一周后发生腹痛、乏力、呕吐、厌食和寒颤症状，啃咬部位没有感染症状，但是体温升到 40.8℃。对血液进行病菌分离培养后，对患者进行抗生素治疗后 8 天康复。肝功能检测正常。

米勒链球菌感染世界各地均有分布。

（三）对动物与人的致病性

1. 对动物的致病性　Kuriyama 等（2000）将星座链球菌的培养液注入小鼠的颌下，发现小鼠的颌下发生脓肿，但均未死亡。

2. 对人的致病性　米勒链球菌感染能够引起人体多个部位的感染，包括口腔及其周围组织感染、牙周病、牙源性脓肿、鼻窦炎、颅内和脊髓感染、心血管系统感染、传染性心内膜炎、呼吸道感染、胸膜肺疾病、腹部感染和肝脓肿等疾病。

与致病有关的成分或结构中，多数学者认为透明质酸酶是重要的致病因素。Unsworth 等（1989）发现，从化脓性病灶或脓肿中分离的 58 株米勒链球菌群，有 48 株透明质酸酶阳性（87%），而从正常菌群寄居的无感染征象部位分离的 97 株米勒链球菌群，透明质酸酶阳性率仅为 25%。此外，从口腔、牙齿表面分离的米勒链球菌群透明质酸酶常呈阳性，故推测深部组织的米勒链球菌群感染可能是牙源性的。致病因素尚有多糖荚膜、免疫抑制因子等，后者能抑制 T、B 淋巴细胞对促有丝分裂原的反应，从而阻碍血流或病灶组织中病原体的清除。

（四）诊断

1. 动物的临床诊断　实验动物注射此菌后通常表现出注射部位的脓肿。

2. 人的临床诊断　根据感染的部位不同，感染通常表现出不同的症状，临床上主要表现为牙周病、牙源性脓肿、鼻窦炎、传染性心内膜炎、呼吸道感染、胸膜肺疾病、腹部感染和肝脓肿等疾病。通常临床伴有发热症状。

3. 实验室诊断

（1）病原菌分离培养及生化鉴定　米勒链球菌除常规的实验室分离培养诊断方法外，两种快速法已成为实验室重要的诊断手段。

1）二乙酰测定法　二乙酰为焦糖气味的挥发性物质。在链球菌中，唯有米勒链球菌群在生长繁殖过程中释放较多量（>20mg/L）的二乙酰。待检菌株接种于哥伦比亚血琼脂平板（内含 5% 绵羊血），37℃培养18h，将 $2cm^2$ 的琼脂切下并置于 5ml 的小瓶中，于 56℃水浴30min，使挥发性成分进入气态相，通过气相色谱仪作分析鉴定。结果表明，所有米勒链球菌群菌株的色谱图在 90s 均出现一个独特的"高峰"，而其他链球菌，如化脓性链球菌、停乳链球菌等则无此种"高峰"出现。因此，如链球菌菌株产生二乙酰的浓度大于 15mg/L，即能做出诊断。

2）5h 快速鉴定试验　主要由 VP 试验、精氨酸水解和山梨醇发酵试验组成，对于无溶血的米勒链球菌群在 5h 内可做出鉴定。Ruoff 等（1986）检测了 77 株米勒链球菌群，其结果均表现为 VP 试验阳性、精氨酸水解试验阳性和山梨醇发酵试验阴性，与其他种类的链球菌明显不同，以此可用来鉴定米勒链球菌群。

（2）分子生物学方法　Olson 等（2010）建立了一种实时 PCR，该方法探针针对的基因是 cpn60，该方法对三个亚型的米勒链球菌鉴定率分别为星座链球菌（96%），中间型链球菌（94%），咽峡炎链球菌（60%）。为了提高特异性，分别设计了针对 16S rRNA 的探针，其中针对星座链球菌的 16S_SA 特异性达到了 100%。针对中间型链球菌和咽峡炎链球菌的 16S_SCI 特异性也达到 100%。此方法能够检测出在纯培养物中<10 基因组当量，在样品痰中>10^4 基因组当量。此方法的建立，大大提高了在多种菌感染的样本中对米勒链球菌的检出率。

（五）防制措施

1. 动物的防制措施　关于自然状态下此菌造成动物感染的报道较少。

2. 人的防制措施

（1）预防　避免淋雨受寒、疲劳、醉酒等诱发因素。对于易感人群可注射肺炎链球菌疫苗。适宜接种人群为肺炎链球菌易感的 2 岁以上儿童和成人，包括 65 岁以上的老年人、慢性心肺疾病患者、脾功能不全或无脾者、霍奇金病、多发性骨髓瘤、糖尿病、肝硬化、肾衰竭、艾滋病病毒感染、器官移植及其他与免疫抑制有关疾病的病人。

与动物接触的过程中，做好防护工作，尽量避免被啃咬。

（2）治疗　手术引流是临床上治疗米勒链球菌感染引起的脓肿的主要手段，同时伴随着抗生素治疗。抗生素首选青霉素，除了少数菌株之外，其他菌株均较敏感。若感染引发肝脓肿，或持续性外科脓血症，建议疗程时间为 28 天或更长。还可以选择的抗生素包括：红霉素，克林霉素和头孢菌素。不同菌株对四环素的敏感性不同。磺胺类药物对米勒链球菌没有作用，常作为米勒链球菌分离培养的选择性药物。

（六）公共卫生影响

米勒链球菌是猪体和人体口腔、上呼吸道、消化道和泌尿生殖道的正常菌群，被认为是一种机会致病菌，在机体抵抗力低下时可致病。近年来临床标本中分离的米勒链球菌引起的化脓性感染日渐增多，应该引起临床重视，并要求合理使用抗生素。医疗感染也是该病一个主要的感染途径，患者手术后，一般身体虚弱，从而造成感染机会。预防该类感染的办法是应严格无菌操作，加强护理，避免医院感染的发生。

（刘奇 田克恭）

◆ **参考文献**

单小云，胡野. 1994. 米勒链球菌研究进展 [J]. 国外医学：微生物学分册，17 (4)：162 - 164.

A. B. Olson，C. D. Sibley，L. Schmidt，et al. Development of real-time PCR assays for detection of the Streptococcus milleri group from cystic fibrosis clinical specimens by targeting the cpn60 and 16S rRNA genes. J Clin Microbiol，48 (4)：1150 - 1160.

J. M. 1990. Whitworth Lancefield group F and related streptococci. J Med Microbiol，33 (3)：135 - 151.

M. Barnham. 1988. Pig bite injuries and infection：report of seven human cases. Epidemiol Infect，101 (3)：641 - 645.

P. F. 1989. Unsworth Hyaluronidase production in Streptococcus milleri in relation to infection. J Clin Pathol，42 (5)：506 - 510.

R. A. Whiley，H. Fraser，J. M. Hardie，et al. 1990. Phenotypic differentiation of Streptococcus intermedius，Streptococcus constellatus，and Streptococcus anginosus strains within the "Streptococcus milleri group". J Clin Microbiol，28 (7)：1497 - 1501.

T. Kuriyama，K. Nakagawa，S. Kawashiri，et al. 2000. The virulence of mixed infection with Streptococcus constellatus and Fusobacterium nucleatum in a murine orofacial infection model. Microbes Infect，2 (12)：1425 - 1430.

T. G. Winstanley，J. T. Magee，D. I. Limb，et al. 1992. A numerical taxonomic study of the "Streptococcus milleri" group based upon conventional phenotypic tests and pyrolysis mass spectrometry. J Med Microbiol，36 (3)：149 - 155.

第五十三章 放线菌科细菌所致疾病

根据《伯杰氏系统细菌学手册》第二版（2005），放线菌科（Actinomycetaceae）在分类上属放线菌门（Actinobacteria）、放线菌纲（Actinobacteria）、放线菌亚纲（Actinobacteridae）、放线菌目（Actinomycetales）、放线菌亚目（Actinomycinene），其下包括放线菌属（Actinomyces）、隐秘杆菌属（Arcanobacterium）、活动弯曲杆菌属（Mobiluncus）、Actinobaculum 和 Varibaculum 共 5 个属。其中放线菌属为其模式属。

放线菌属细菌所致疾病

放 线 菌 病

放线菌病（Actinomycosis）是由放线菌引起的一类人与动物共患的传染病，分布广泛，可引起牛、马、猪和人的慢性肉芽肿性疾病，以脓肿、多数瘘管形成、脓液中含有颗粒或革兰氏染色阳性的纤细菌丝组成的团块为特征。

（一）病原

1. 分类地位 放线菌在分类上属放线菌科（Actinomycetaceae）、放线菌属（Actinomyces），同属的病原菌还有牛放线菌（A. bovis）、伊氏放线菌（A. israelii）、黏性放线菌（A. viscosus）、埃里克森氏放线菌（A. ericksonii）、内斯兰德氏放线菌（A. naeslundii）、龋齿放线菌（A. odontolyticus）、化脓放线菌（A. pyogenes）、猪放线菌（A. suis）和丙酸放线菌（A. propionicus）。

其中伊氏放线菌是人放线菌病的主要病原，牛放线菌是牛和猪放线菌病的主要病原，伊氏放线菌、黏性放线菌、内斯兰德氏放线菌、龋齿放线菌、化脓放线菌、猪放线菌亦有一定致病性。

2. 形态学基本特征与培养特性 放线菌革兰氏染色阳性（彩图 53-1 A），有发育良好的菌丝和孢子，菌丝多无隔，呈单细胞结构；菌丝和孢子内无形态固定的细胞核，只有核质体分散在细胞之中。细胞壁的化学组成与细菌类似，而与真菌有显著不同，对溶菌酶和抗生素如青霉素敏感。需在厌氧或微需氧条件下生长，生长缓慢，一般经 3~10 天培养才可见。放线菌在脑心浸液琼脂及斜面培养基上生长的菌落形态见彩图 53-1 B、C。

牛放线菌的形态随生长环境而异，在培养基上呈杆状或棒状，可形成 Y、V 或 T 形排列的无隔菌丝，直径为 0.6~0.7μm。在病灶中可形成肉眼可见的帽针头大的黄白色小菌块，呈硫黄颗粒状，此颗粒放在载玻片上压平后，镜检呈菊花状，菌丝末端膨大，呈放射状排列。革兰氏染色，菌块中央呈阳性，周围膨大部分呈阴性。初代培养时，需厌氧，pH 7.2~7.4，最适温度 37℃。培养基中含有甘油、血清或葡萄糖时生长良好。在血琼脂上 37℃厌氧培养 2 天，可见半透明、乳白色、不溶血的粗糙菌落，紧贴在培养基上，呈小米粒状，无气生菌丝。该菌能分解葡萄糖、果糖、乳糖、麦芽糖、蔗糖，产酸不产气；不分解木糖、鼠李糖和甘露醇，不液化明胶，不还原硝酸盐。

伊氏放线菌为革兰氏染色阳性，非抗酸性丝状杆菌，断裂后的形态类似白喉杆菌。在病变组织的脓样分泌物中可形成肉眼可见的黄色小颗粒（称硫黄色颗粒），此颗粒由放线菌分泌的多糖蛋白黏合菌丝形成，有一定的特征性。厌氧培养较困难，5％二氧化碳可促进生长。无氧条件下，在含糖肉汤或肉渣培养基中，37℃ 3～6 天可形成灰色球形小菌落。本菌可还原硝酸盐、分解木糖，可与牛型放线菌相鉴别。

3. 理化特性 各种放线菌对干燥、高热、低温抵抗力都很弱，80℃ 5min 即可将其杀死。对常用消毒剂抵抗力较弱，对青霉素、链霉素、四环素、头孢霉素、林可霉素及磺胺类药物敏感，对石炭酸抵抗力较强，因药物很难渗透到脓灶中，故不易达到杀菌目的。

（二）流行病学

1. 传染来源 放线菌种类很多，在自然界分布极广，空气、土壤、水源中广泛存在，少数菌株对动物和人有致病性。放线菌正常寄居在人和动物的口腔、上呼吸道、胃肠道和泌尿生殖道。可自黏膜破损处进入机体，引起发病。组织损伤、炎症和混合细菌感染是放线菌致病的重要诱因。

2. 传播途径 本病既不能由动物传播给人，也不能在人际间传播。

动物患病主要经损伤的皮肤、黏膜感染，且多为内源性感染。组织的氧化还原势能是动物机体对内源性厌氧菌的主要防御机制。外科手术、创伤、慢性和反复的病毒和细菌性感染形成的组织损伤等，皆能降低局部组织的氧化还原势能，促使厌氧放线菌大量繁殖，侵犯周围组织形成感染。牛放线菌常存在于污染的饲料和饮水中，当动物的口腔黏膜被草芒、谷糠或其他粗饲料刺破时，细菌乘机由伤口侵入柔软组织，如舌、唇、齿龈、腭和附近淋巴结，有时损害到喉、食道、瘤胃、肝、肺及浆膜，导致动物发病。牛犊换牙、吃带刺的饲料均可诱发感染。

人口腔中的牙垢、龋齿、牙周脓肿和扁桃体中都可以找到伊氏放线菌，但都以非致病性方式寄生在人体中。当机体抵抗力下降，特别是在局部损伤和组织发炎后造成局部缺氧时，都可能引起内源性感染。人的颈面放线菌病，通常在口腔卫生不良而有牙齿腐蚀、牙周病或牙龈炎的情况下，由于牙科诊疗操作或其他损伤造成黏膜破损而发生；颈部放线菌的直接蔓延、腹部或腹部脏器放线菌病的传播、口腔中致病性放线菌的吸入感染，都可引起胸部放线菌病；腹部放线菌病病原菌主要是由口腔吞入肠道，若肠道有损伤，放线菌可致局部感染。

颈面放线菌病或吸入齿龈感染者口腔中的感染性碎屑可导致肺放线菌病；带菌的阑尾和胃肠穿孔可引起腹部放线菌病；胃肠放线菌病则与胃肠道黏膜损伤有关。

3. 易感动物

（1）自然宿主 人和多种动物对本病易感。家畜中牛和猪为主要易感动物，其中幼牛和老龄母猪发病较多。在自然感染情况下，马、绵羊、山羊及野生反刍动物较少发病。

（2）实验动物 豚鼠和家兔对牛放线菌略有敏感性，人工感染仓鼠成功，小鼠不敏感。

4. 流行特征 本病无明显的季节性，呈零星散发，各种年龄均可受到感染，人以 15～35 岁从事农业的劳动者多见，男女比例约为 2：1。家畜则以年幼的发病较多，牛最常被侵害，尤其是 2～5 岁的牛。

5. 发生与分布 放线菌病散发于全世界，我国也有存在。我国曾报道人放线菌病 40 多例。一般认为多属内源性感染，发病与人种无关，任何年龄都可发病。极少数患者有明显免疫缺陷或/和感染放线菌的致病性较强时，可引起严重的血型散播。动物放线菌病主要侵害牛，常发生于低湿地带放牧的动物。牛的放线菌病在粗放管理的农业地区比集中管理的山区更为常见。

（三）对动物与人的致病性

1. 对动物的致病性

（1）牛 由于发病部位不同，其临床表现也各异。

颌骨放线菌病最多见，病牛多表现为上、下颌骨肿大，界限明显，肿胀进展缓慢，一般经 6 个月以上才出现小而坚实的硬块，有时肿大发展甚快，牵连整个头骨。肿部初期疼痛，晚期无痛觉。病牛呼吸、吞咽和咀嚼困难，消瘦较快。有时皮肤化脓破溃，形成瘘管经久不愈。头、颈、颌部组织也常发生硬结。

舌放线菌病常不被察觉。当舌肌受害较严重时，咀嚼和食团的形成常受到影响，病牛吃食困难、精神迟钝、结膜苍白、痴呆，瘤胃蠕动正常或减弱，排粪量减少。检查舌部，可在舌背隆起前方的一处或数处见有圆形或横条状破损，周围被灰白色堤状边缘所包围，中间形成一小凹窝，其中常刺有植物碎片或芒刺。有的病例在舌根两侧有直径 1mm 左右的灰白色颗粒，内含豆渣样物或脓样物。严重者，舌高度肿大，部分舌体垂伸于口外，舌尖部可能溃烂。病后期，由于舌部结缔组织高度增生，肿大的舌体呈木板状，即所谓"木舌"。

当病菌波及咽喉和其他脏器时，呼吸稍粗，咳嗽，口、鼻不洁，流涎，口味恶臭。吸气时有哨音或喘气狭窄音，病牛表现吐草翻胃，虽有食欲，但吞咽困难，常处于半饥饿状态，日渐消瘦，毛焦吊，经过长期慢性消耗，最后衰竭死亡。病程一般为数月至数年。

咽部和喉部周围有放线菌块时，常可摸到与皮肤粘连的肿大淋巴结。

皮肤和皮下的放线菌病，主要发生在下颌骨的后面、颊部或颈部。形成与皮肤粘连的坚韧肿块，无热无痛，逐渐增大，突出于皮肤表面。局部皮肤肥厚，被毛脱落，破溃后流出脓汁，或长出蘑菇状突起的肉芽组织。

肺放线菌病主要发生于膈叶，结节较大，由肉芽组织构成的肿块内散发有多数小的化脓灶，脓汁含有砂粒状菌块，结节周围被厚层的结缔组织性包膜所包围。

乳房患病时，呈弥散性肿大或有局灶性硬结，乳汁较稠，混有脓汁。

食管患病时，表现食管狭窄的症状。瓣胃的放线菌病表现为创伤性瓣胃炎症状。

（2）猪　多见乳房肿大、畸形，其中有大小不一的脓肿，多系小猪牙齿咬伤而引起的感染，也可见腭骨肿或扁桃体肿。

（3）马　主要发生于精索，呈现硬实无痛觉的硬结，有时也可在颌骨、颈部、鬐甲部发生放线菌肿。

（4）兔　本菌可侵袭兔下颌骨、鼻骨、足、跗关节、腰椎骨造成脊髓炎。病兔表现下颌骨或其他部位骨髓的肿胀，采食困难。与此同时受害的皮下组织出现炎症，肿胀甚至形成脓肿或蒂囊肿，随着病程的延长，结缔组织内出现增生，形成致密的肿瘤样团块。病变的组织中可充满脓汁，最后由于组织破溃形成瘘管，脓汁从瘘管内排出。主要的病变多见于头、颈部。

2. 对人的致病性　放线菌病可发生于人体的任何组织，但也有一定的高发部位。据统计，发病于颈面部的占 60%～63%、腹部占 18%～28%、胸部占 10%～15%，其他部位仅占 8% 左右。临床上一般将广义的放线菌病分为以下几型：

（1）颈面部放线菌病　为最常见的一型放线菌病。好发于颈面交接部位及下颌角、牙槽嵴。初发症状为病变部位局部轻度水肿和疼痛，或无痛性皮下肿块，随之肿块逐渐变硬、增大如木板样，并与皮肤粘连，皮肤表面呈暗红色或紫红色、高低不平。继而肿块软化形成脓肿（彩图 53 - 2 A），脓肿破溃后形成多个排脓窦道，流出带硫黄色颗粒的脓液，愈合后留下萎缩性瘢痕。皮损外围处可不断形成新的结节、脓肿、瘘管和萎缩性瘢痕。病原菌还可沿导管进入唾液腺和泪腺，或直接蔓延至眼眶、耳、累及颅骨者可引起脑膜炎和脑脓肿。

（2）肺部放线菌病　大多由口腔或腹部直接蔓延而来，亦可见于血行播散，病变常见于肺门区和肺下叶。患者有发热、盗汗、贫血、消瘦、咳嗽、胸痛、咳脓性痰，有时带血。可扩展到心包、心肌、累及并穿破胸膜和胸壁，在体表形成多数瘘管，排出脓液。

（3）腹部放线菌病　多系口腔、胸部或血行转移而来。腹部贯通伤是重要的致病因素。患者一般有发热、畏寒、贫血、盗汗、消瘦等症状，常见于回盲部形成局部脓肿并最终形成疤痕（彩图 53 - 2 B）。临床上类似阑尾炎，向上扩展可累及肝脏，穿破膈肌进入胸部，向后可侵犯腰椎引起腰肌脓肿，严重的可累及腹内几乎所有脏器，损害穿破皮肤可在体表形成多个瘘管排出脓液。

（4）皮肤和其他部位放线菌病　原发性皮肤放线菌病常由外伤引起，开始为皮下结节，后溃破成瘘管排出脓液，萎缩性斑痕可向四周和深部组织发展，局部纤维化成硬块状。

其他感染部位有肾、膀胱、骨及脑等。

（四）诊断

1. 动物的临床诊断 放线菌病的临床症状和病理变化比较特殊，不易与其他传染病混淆，故诊断不难。必要时取脓汁少许，用生理盐水稀释，找出硫黄色颗粒，在水内洗净，置载玻片上加 1 滴 15％ 氢氧化钾，覆以盖玻片，置显微镜下观察，可见排列成放射状的菌丝。若以生理盐水替代氢氧化钾溶液，覆以盖玻片挤压后再进行革兰氏染色镜检，油镜可见排列不规则、Ⅴ 型或 Ｙ 型分支菌丝，无菌鞘，即可做出诊断。

2. 人的临床诊断 人放线菌病的早期诊断有利于及早治疗、改善预后。但由于该病发病部位广泛、临床表现多样，因此必须依靠病史、临床表现及辅助检查明确诊断。

3. 实验室诊断 最主要和简单的方法是寻找硫黄颗粒，可用针管吸取脓液，或用刮匙刮瘘管壁，然后仔细寻找脓液中是否有颗粒，颗粒大小为 0.03～0.3mm，黄白色，质硬，压成碎片后镜下检查是否有放射状排列的菌丝，颗粒压碎后可接种于脑心浸膏血琼脂或硫乙醇钠肉汤中，37℃厌氧培养 4～6 天，可见有细菌生长。

如未发现颗粒但高度可疑，可取脓液、脑脊液、痰等标本涂片革兰氏染色后油镜检查，同时作标本厌氧培养，但生长缓慢，需两周以上。亦可取活组织作切片染色检验（彩图 53-1 D）。

近年来应用分子生物学技术鉴定，如 DNA-PCR 指纹分析，快速酶试验结合数值分类已成功地用于放线菌分离株的快速鉴定。

4. 鉴别诊断 临床表现有化脓性损害，瘘管和排出的脓液中有颗粒者，标本直接检查，组织病理发现颗粒或革兰氏阳性纤细分支菌丝，厌氧培养有放线菌生长即可确诊。

应和诺卡菌病鉴别，诺卡菌有时呈中国汉字笔画样，部分抗酸染色阳性，培养时需氧，临床上放线菌病比诺卡菌病有更明显的纤维化和瘢痕形成。

放线菌病还应与梅毒、结核、鼻疽、炭疽、各种恶性肿瘤、阑尾炎、伤寒、肠结核、肝脓肿、阿米巴病、腰肌脓肿、骨膜炎、葡萄状菌病及各种深部真菌病相鉴别。

（五）防制措施

1. 动物的防制措施

（1）预防 预防动物放线菌病的主要措施是去除粗糙的饲料和芒刺，将干草、谷糠浸软后再饲喂，修正幼畜锐齿，以防止口腔黏膜损伤；如有损伤，应及时处理治疗。注意饲料及饮水卫生，应避免在低湿地带放牧。

（2）治疗

1）碘剂治疗 ①静脉注射 10％碘化钠溶液，并经常给病部涂抹碘酒。碘化钠的用量为 20～25mL，每周一次，直到痊愈为止。由于侵害的是软组织，故静脉注射相当有效，轻型病例往往 2～3 次即可治愈。②内服碘化钾，每次 1～1.5g，每天 3 次，作成水溶液服用，直到肿胀完全消失为止。③用碘化钾 2g 溶于 1mL 蒸馏水中，再与 5％碘酒 2mL 混合，一次注射于患部。

如果应用碘剂引起碘中毒，应立即停止治疗 5～6 天或减少用量。中毒的主要症状是流泪、流鼻、食欲消失及皮屑增多。

2）手术治疗 对于较大的脓肿，用手术切开排脓，然后给伤口内塞入碘酒纱布，1～2 天更换一次，直到伤口完全愈合为止。

3）抗生素治疗 给患部周围注射链霉素，每天 1 次，连续 5 天为一疗程。链霉素与碘化钾同时应用，效果更为显著。

2. 人的防制措施

（1）预防 ①注意口腔卫生，及早治疗病变牙齿、牙周和扁桃体疾病。②呼吸道、消化道炎症或溃疡灶应及早处理，以免形成慢性感染灶。③医务人员应加强对放线菌的认识和警惕，可疑病人及早进行病原学和病理学检查。

　　(2) 治疗　放线菌病的治疗常采用药物、手术及支持疗法等综合治疗措施，尤其是对重症、多发病人。

　　药物治疗首选青霉素，大剂量，疗程要长，一般为 200 万～2 000 万 U，静脉滴注，疗程 6～18 个月。也可选用林可霉素、红霉素、克林霉素、利福平和磺胺类。脓肿要充分切开引流，形成瘘管者需彻底切除，并尽量切除感染组织，颈面部放线菌病可用 X 射线治疗，每次 1.5Gy，每周 2 次，连续 6～10 次。口服碘化钾有助于肉芽组织的吸收和药物的渗入。

(六) 公共卫生影响

　　本病对畜牧业有较大危害，并影响人类健康。在预防上，应建立合理的饲养管理制度，遵守兽医卫生制度，防止皮肤、黏膜发生损伤，有损伤时应及时处理治疗。

　　放线菌病的软组织和内脏器官病灶，治疗比较容易恢复，但如骨质发生改变，则预后不良。如出现慢性化脓性感染，应考虑本病的可能，尽早诊断，及时治疗，防止病变扩散。

(薛青红　康凯)

◆ **我国已颁布的相关标准**

　　SB/T 10464—2008　家畜放线菌病病原体检验方法

◆ **参考文献**

费恩阁，李德昌，丁壮. 2004. 动物疫病学 [M]. 北京：中国农业出版社：135-139.

贡联兵. 2003. 细菌性疾病及其防治 [M]. 北京：化学工业出版社：126-127.

陆承平. 2001. 兽医微生物学 [M]. 北京：中国农业出版社：339-340.

张彦明. 2003. 兽医公共卫生学 [M]. 北京：中国农业出版社：218-220.

Bittencourt JA, Andreis EL, Lima EL, et al. 2004. Actinomycosis simulating malignant large bowel obstruction. Braz J Infect Dis, 8 (2): 186-189.

Campeanu I, Bogdan M, Mosoia L, et al. 2004. Hepatic actinomycosis-pseudotumoral form Chirurgia (Bucur), 99 (2): 157-161.

Dokic M, Begovic V, Loncarevic S, et al. 2004. Actinomycosis-a multidisciplinary approach to a clinical problem. Vojnosanit Pregl, 61 (3): 315-319.

Felekouras E, Menenakos C, Griniatsos J, et al. 2004. Liver resection in cases of isolated hepatic actinomycosis: case report and review of the literature. Scand J Infect Dis, 36 (6-7): 535-538.

Nistal M, Gonzalez-Peramato P, Serrano A, et al. 2004. Xanthogranulomatous funiculitis and orchiepididymitis: report of 2 cases with immunohistochemical study and literature review. Arch Pathol Lab Med., 128 (8): 911-914.

Tarner IH, Schneidewind A, Linde HJ, et al. 2004. Maxillary actinomycosis in an immunocompromised patient with longstanding vasculitis treated with mycophenolate mofetil. J Rheumatol, 31 (9): 1869-1871.

第五十四章　嗜皮菌科细菌所致疾病

根据《伯杰氏系统细菌学手册》第二版（2005），嗜皮菌科（Dermatophilaceae）在分类上属放线菌门（Actinobacteria）、放线菌纲（Actinobacteria）、放线菌亚纲（Actinobacteridae）、放线菌目（Actinomycetales）、微球菌亚目（Micrococcineae），其下包括嗜皮菌属（Dermatophilus）和短状杆菌属（Brachybacterium）共2个属。其中嗜皮菌属为其模式属。

嗜皮菌属细菌所致疾病

嗜 皮 菌 病

嗜皮菌病（Dermatophilosis）是由刚果嗜皮菌引起的以食草动物为主、人与动物共患的一种皮肤传染病，主要侵害反刍动物，曾属于世界动物卫生组织（OIE）法定报告疾病。本病以前曾有过多种名称，如绵羊真菌性皮炎（Mycotic dermatitis）、绵羊团毛病（Lumpy wool）、莓状腐蹄病（Strawberry foot rot）以及牛羊皮肤链丝菌病（Cutaneous streptothricosis）等。主要感染皮肤，其他部位很少被病菌感染。人和动物嗜皮菌病多由表皮感染，表现为渗出性、脓疱性皮炎，以浅表的渗出性、脓疱性皮炎、局限性的痂块和脱屑性皮疹为特征。山羊可出现化脓性淋巴腺炎。

（一）病原

1. 分类地位　刚果嗜皮菌（*Dermatophilus congolensis*）在分类上属嗜皮菌科（Dermatophilaceae）、嗜皮菌属（*Dermatophilus*），为嗜皮菌属的代表种。

2. 形态学基本特征与培养特性　刚果嗜皮菌为革兰氏染色阳性。形成分隔的分枝状的长菌丝，并且横向分裂成多排球杆状或卵圆状球菌，宽 $2\sim5\mu m$。在涂片染色中，容易看到4个或4个以上横排的球状菌。成团的球状菌被胶状囊膜包裹，囊膜消失后，每个球状体就是一个有感染力的游动孢子，其鞭毛由5根以上的鞭毛组成。在涂片检查时，如果在载玻片上涂抹时用力过大，则可能破坏菌体结构。在湿润的或继发感染的结痂中只有球状菌。本菌革兰氏染色效果不佳，由1:10姬姆萨染液染色30min，与浅色或粉色复染的角质细胞或嗜中性粒细胞形成反差，更能区别厚涂片中深染的细菌。本菌姬姆萨染色见彩图54-1。

本菌可用血液琼脂培养基分离培养。在沙氏琼脂或 Czapek 培养基上都不生长。微氧条件可促进其生长。最适温度为37℃（25～40℃都可生长），最适 pH 7.2～7.5，需氧或兼性厌氧，含10%二氧化碳环境生长加速，并能形成气生菌丝。培养24 h 后，培养基中可见粗糙的、有β溶血的、直径大约1 mm 的淡灰色菌落。在空气中培养24 h，也产生类似的针尖大小的菌落，48 h 菌落长到1 mm 左右。粗糙型菌落是由分枝菌丝形成。如果继续在空气中培养，则能刺激黄色的球状菌生长。光滑型菌落通常为淡黄色。从早期培养物中取出的球状菌能正常运动。在普通肉汤、厌氧肝汤和0.1%葡萄糖肉汤等液体培养基中生长时，初呈轻度混浊，以后出现白色絮片状物，逐渐沉下，不易摇散，有时出现白色菌环。

3. 理化特性　刚果嗜皮菌的孢子对环境抵抗力较强。抗干燥，抗热，在干痂中可存活42个月。对青霉素、链霉素、土霉素、螺旋霉素等抗生素敏感。

（二）流行病学

1. 传染来源 本病的传染源为病畜和带菌畜。刚果嗜皮菌是病畜皮肤的专性寄生菌，并能存活于落屑痂皮和干燥土壤中，直到下一个潮湿季节，通过接触而感染。痂块和培养物都可以感染人。咬蝇、家蝇、毛囊有嗜皮菌寄生的牛等都可以是带菌者。垂直传播也有可能。

2. 传播途径 刚果嗜皮菌主要通过直接接触、经损伤的皮肤感染或经吸血昆虫（虻、蚊、蝇、蜱）的叮咬传播，也可经污染的厩舍、饲槽、用具而间接接触传播。病畜皮肤病变中的菌丝或孢子，特别是游动孢子，易随病畜渗出物与雨水扩散。刚果嗜皮菌能产生游动孢子，孢子耐热、耐干燥。

3. 易感动物 本病无宿主专一性，易感动物的种类很多，且不同年龄和性别的动物都可发病。受该病影响较大的有牛、绵羊、马，其次山羊、犬、猫，其他如驴、猪、鹿、长颈鹿、大小羚羊、斑马、狐、浣熊、袋鼠、松鼠、野兔、刺猬、黑熊、草原小啮齿动物、爬行动物等都曾有自然发病的报道。不同品种的动物对本病的易感性有差异。家禽有抵抗力。偶尔也感染人，尤其是从事本菌研究的人员和病鹿的管理人员。

实验动物中，小鼠、豚鼠、家兔、绵羊等都易感。世界动物卫生组织列出的参考诊断方法，选用家兔为实验动物。

4. 流行特征 本病多发生于气候炎热的春末夏初多雨季节，长期淋雨、被毛潮湿能促使该病发生。幼龄动物发病率较高。营养不良时动物也易发生本病，而且病情更为严重。

本病一般呈散发性或呈地方性流行。

5. 发生与分布 本病最早于1915年在刚果（今扎伊尔）发现，现分布于非洲、欧洲、美洲、亚洲和大洋洲许多国家。在热带亚热带地区，如西非、中非、加勒比地区的岛屿，该病的感染率接近10%，严重影响牛的生产和劳动能力。从疫情看，有扩大趋势。在尼日利亚、加纳、苏丹、几内亚、肯尼亚、布隆迪、乍得、南非、塞内加尔、澳大利亚、新西兰、加拿大、巴西、英国、德国、法国、爱尔兰、印度、以色列等国相继发现本病。在非洲许多国家，本病是仅次于牛肺疫的一种严重传染病。

我国于1969年首先在甘肃牛中发现本病，1980年之后，相继在四川、青海的牦牛、贵州的水牛、云南的水牛和山羊中发现，并分得病原菌。据报道甘南地区的牦牛感染率竟达52%。

（三）对动物与人的致病性

1. 对动物的致病性 本病可感染多种动物，尤其是食草动物。引起发病动物形成不易剥离的成丛的面包样痂皮，最后痂块变得坚硬如角质，并融合及至脱毛。

在自然发病的情况下，本病的潜伏期为：羔羊14天或出生后几天；绵羊莓样蹄腐烂2～4周，有的达117天。犊牛2～14天；其他牛类约1个月。人工感染发病潜伏期，犊牛5～7天，家兔4～5天。

（1）牛嗜皮菌病 成年牛潜伏期约为1个月，犊牛约为2～14天。早期症状常不明显而被忽视。牛的典型病变有：①鱼鳞癣型。常见有痂块。揭去皮肤痂皮后活组织检查见彩图54-2。②结节型趋向于更大结节的形成，与并发牛螨侵扰有关，结节可大到12 cm，厚2 cm，结节表面呈脓性喷火口状。③肿瘤型。由一个毛囊向周围发展成组织细胞瘤而形成头形病损。④鳞状型。由于毛囊炎的炎性细胞浸润真皮，使皮肤明显增厚，继而形成不全角化，常见于阴户、肛门周围。

幼畜可见到伴有红斑，剧烈浆液性渗出和皮肤增厚起皱引起的大面积皮肤病损。严重病例的体况不断下降，终至转归死亡。

（2）绵羊嗜皮菌病 羔羊潜伏期从生后几天到14天，也有更长者。病变以一个小区充血开始，其后出现渗出和形成痂块。病变向侧方扩大并继续渗出，其后角质化，痂块与其下皮肤分开，新生表皮层又被感染，如此过程反复进行。慢性病变时，痂块皮肤分开并被周围的羊毛纤维保持呈圆锥形。病羊因剧烈瘙痒摩擦或啃咬患部。有羔羊出生后数日严重发病的报道。

（3）其他动物 临床症状与牛相似。本病预后，根据气候条件、受害动物年龄和全身抵抗力不同而有差异。干燥气候常导致自愈，否则可能有20%以上病例转归死亡。

2. 对人的致病性 1961年在美国的纽约州橘子郡首次报道人的嗜皮菌病例。有4人因修整和处理鹿尸体而感染。这些人手臂侧面有疖肿，1人前臂出现小突起。病损于感染后2～7天发生，以多数无痛、苍白色、有浆液或由白色到黄色渗出液、5mm大小的突起开始。每个小突起绕以充血带，而后破溃成红色火山口样的空洞，但不像动物病损那样联合或扩展。病损褐色痂块形成后又持续1周。在3～4天内痊愈。无全身症状，也未发现传染其他人。1984年从事嗜皮菌研究的两名工作人员，在皮肤划破后涂其培养物引起前臂皮肤发病，2天后出现小突起，随后形成痂块，8天后用抗生素治疗有效。

（四）诊断

1. 动物的临床诊断

（1）牛嗜皮菌病　最先见到的损害是皮肤上出现小丘疹，波及几个毛囊和邻近表皮，分泌浆液性渗出物，与被毛凝结在一起，呈"油漆刷子"状。被毛和细胞碎屑凝结在一起，其下形成痂块，呈灰色或黄褐色，高出皮肤，呈圆形，大小不等。

皮肤损害通常从背部开始，蔓延至中间肋骨外部，有的可波及颈、前躯、胸下和乳房后部，有的则在腋部、肉垂、腹股沟部及阴囊处发病，有的牛仅在四肢弯曲部发病。病畜可能自愈，此时痂块自然脱落。

幼犊的病损常始于鼻镜，后蔓延至头颈部。其大小如噬菌斑样，厚2mm，造成被毛脱落、皮肤潮红，如环境潮湿，病损直径可达7mm。1月龄以上犊牛的病变为圆形痂块，隐藏于被毛中，揭开痂块，遗留有渗出的出血面。严重者可因衰竭而死亡。

（2）绵羊嗜皮菌病　开始时呈小面积充血，1周后出现渗出物发展成角化物而形成痂块。病损继续发展，痂块与皮肤脱离，将周围羊毛包裹在内，痂块脱落后形成凹陷基底，潮湿出血。有时，病变与四肢被毛凝结在一起，从蹄冠到膝关节或踝关节形成痂块，此即以往所称的莓状腐蹄病。生后数天的羔羊，病情较为严重，有的归于死亡。

（3）马嗜皮菌病　病损一般原发于背部、腰部和臀部。急性病例，病变常不被注意。体表触诊可感觉到被毛下有痂块存在，痂块常呈灰色，剥离后，基部凹陷，有脓汁。慢性病例主要见由落屑和被毛凝结而成的隆起的坚硬痂块，皮肤弹力减退或丧失，并可引起皮肤皲裂。

2. 人的临床诊断　首先应询问有无与病畜的接触史。一般无全身症状，多于手臂皮肤上出现伴有渗出性皮炎的结节和痂块。结节直径约5mm，苍白色，周围有充血带，有黄色浆液渗出，结节破溃后形成红色凹窝，而后结痂。痊愈后痂皮脱落。

由于典型的牛嗜皮菌病变特征都有明确的示病性，所以大多数情况下，无需再作分离培养。根据皮肤出现渗出性皮炎和痂块，体温无显著变化，可初步诊断为本病，但确诊要依靠细菌分离。

3. 实验室诊断　根据世界动物卫生组织《2008年陆生动物诊断检测和疫苗手册》（*Manual of Diagnostic Tests and Vaccines for Terrestrial Animals*，2008）所规定的检测方法诊断。

（1）镜检　无菌取湿痂块，加少许生理盐水研碎后制成涂片，姬姆萨染色，镜检，见到2～5μm宽的菌丝，其顶端断裂成球状，而脱离丝体的球状体多成团，似"八联球菌"，这一形态具有诊断意义。

（2）细菌分离培养　虽然嗜皮菌病变特征和菌体形态都很明显，多数情况下无需再做分离培养，但只有通过细菌分离才能确诊。

细菌分离培养时，可将刚取下的无污染湿润结痂湿性表面材料或无污染结痂水乳剂，直接进行划线接种。但是生长相对缓慢的刚果嗜皮菌容易被快速生长的其他细菌所掩盖。因此，对污染的样品需要特殊的分离技术。也可使用Haalstra's法进行分离。将小片痂块放在加有1mL无菌蒸馏水的小瓶中，并在室温放置3～4h，然后将开口的小瓶置于蜡烛罐15min，用接种环取表面液体样品并作培养。这种方法的分离效果取决于结痂中释放刚果嗜皮菌运动球状菌的数量，及其对蜡烛罐中二氧化碳的趋化性。还可使用每毫升含1000U多黏菌素B的血琼脂选择性培养基，当污染菌对这种抗生素敏感时，这种培养基是有效的。

（3）免疫组织化学法　该方法鉴定刚果嗜皮菌抗原和诊断嗜皮菌病是最可靠、最敏感的免疫学技术。用常规技术可从接种了刚果嗜皮菌的动物中获得多克隆抗体，但这种方法可能与诺卡菌属的某些菌株发生交叉反应，所以最好使用特异的单克隆抗体，将薄的热固定结痂乳剂涂片或压印片染色，试验应设标准阳性和阴性对照。

（4）血清学试验　上述试验技术比血清学方法更有价值，除胎儿外，所有反刍动物血清中可检查到嗜皮菌抗体，临床感染后抗体水平升高。ELISA 是一种敏感而方便的检测技术。流行病学研究中，抗体滴度比基础值升高就可确诊动物感染此病，目前 ELISA 仅用于疾病的研究和调查，常规诊断中不大使用。

（5）分子生物学方法　随机扩增多态性 DNA 和脉冲场凝胶电泳技术（PGFE）可用于嗜皮菌的基因分型。

（五）防制措施

1. 动物的防制措施

（1）预防　目前尚无可使用的疫苗。本病的主要预防措施在于严格隔离病畜；尽量防止家畜淋雨；消灭体外寄生虫，防止吸血昆虫；在购进羊时，要加强检疫；羊舍建筑要规范，及时清除粪便。此外，加强对污染圈舍、用具的消毒，可选用 60℃ 左右 5% 来苏儿溶液或 1% 过氧乙酸进行消毒，每天 1 次，连用 3～5 天。

刚果嗜皮菌可产生用于渗透进入表皮屏障和与宿主炎症性反应相互作用的毒力因子，如溶血素、脂质酶类、神经酰胺酶及蛋白水解酶类。这些毒力因子被视作制备疫苗的抗原。尽管相关的疫苗仍未面市，但是相关的疫苗研发工作正在进行中。

（2）治疗　①采用抗生素和药浴法：每千克体重用青霉素 7 万 U、链霉素 70mg 在病灶周围分点肌内注射，每天 1 次，连用 2～3 天；同时，在天气晴朗时，应用 1% 明矾溶液药浴一次。②患部皮肤用温肥皂水湿润清洗，除去痂皮和渗出物后，涂以 1% 龙胆紫；同时消灭体外寄生虫。

2. 人的防制措施

（1）预防　避免与病畜接触。需要接触时，应做好个人防护，防止皮肤发生创伤，出入畜舍要进行消毒。同时，要尽量避免被虻、蚊、蝇、蜱等媒介昆虫叮咬。

（2）治疗

1）局部疗法　先以温肥皂水湿润皮肤痂皮，除去病变部全部痂皮和渗出物，然后用 1% 龙胆紫溶液或水杨酸酒精溶液涂擦。也可用生石灰 454g，硫黄粉 908g，加水 9 092mL，文火煎 3h，趁温热涂患部。

2）全身疗法　抗生素疗法尚无明确效果的定论。但是经体外试验，嗜皮菌对青霉素、氨苄西林、链霉素、阿米卡星、红霉素、四环素、磺胺类、氯霉素、诺氟沙星等抗生素敏感。

（六）公共卫生影响

嗜皮菌病传染性强、发病集中、病情顽固，并可招致一定数量病畜死亡，曾被世界动物卫生组织列为 B 类疾病，因此，本病的发生和流行对畜牧业的生产和制革工业的发展造成严重影响，同时对公共卫生的危害很大。在饲养、治疗和管理病畜时，应加强防护，至少应戴手套和采取常用的卫生防疫措施，防止发生创伤。同时，加强对集市贸易检疫和家畜运输检疫。

（陈小云　蒋玉文　原霖）

◆ 参考文献

世界动物卫生组织 . 2002. 哺乳动物、禽、蜜蜂 A 和 B 类疾病诊断试验和疫苗标准手册［M］. 农业部畜牧兽医局，译 . 第 4 版 . 北京：中国农业科学技术出版社：9.

王莉，郭锁链，陈宝柱，等 . 2004. 奶牛嗜皮菌病的诊断与病因分析［J］. 畜牧与饲料科学，1：42.

中国农业科学院哈尔滨兽医研究所 . 1999. 动物传染病学［M］. 北京：中国农业出版社 .

中国人民解放军兽医大学编 . 1993. 人兽共患病学（中册）［M］. 北京：蓝天出版社 .

Eileen M. Burd, Lydia A. Juzych, James T. 2007. Rudrik Pustular. Dermatitis Caused by Dermatophilus congolensis. Journal of Clinical Microbiology, 45 (5)：1655 - 1658.

José L, Alfredo G, Nicholas CA. 2004. Evaluation of randomly amplified polymorphic DNA and pulsed field gel electrophoresis techniques for molecular typing of Dermatophilus congolensis. FEMS Microbiology Letters，240：87 - 97.

第五十五章 棒状杆菌科细菌所致疾病

根据《伯杰氏系统细菌学手册》第二版（2005），棒状杆菌科（Corynebacteriaceae）在分类上属放线菌门（Actinobacteria）、放线菌纲（Actinobacteria）、放线菌亚纲（Actinobacteridae）、放线菌目（Actinomycectales）、棒状杆菌亚目（Corynebacterineae），其下仅有棒状杆菌属（*Corynebacterium*）1个属。该科细菌种类较多，菌体为 (0.3～0.8) $\mu m \times$ (1～5) μm 细长弯曲的棒状。革兰氏染色阳性，菌体粗细不一，常一端或两端膨大呈棒状。排列不规则，呈栅栏状，无荚膜，无鞭毛，可产生芽孢。用美蓝或奈瑟染色后，菌体两端或一端可见着色较深的异染颗粒。细菌衰老时异染颗粒可消失，有鉴定意义。其中白喉棒状杆菌致病性强，可引起白喉。此外，还有假白喉棒状杆菌、结膜干燥杆菌、阴道棒状杆菌、痤疮棒状杆菌等，一般统称为类白喉杆菌（*Diphtheroid bacilli*）。这些菌分别寄生于人的鼻腔、咽喉、眼结膜、外阴和皮肤等处，一般无致病性，多为条件致病菌。

棒状杆菌属细菌所致疾病

一、白　喉

白喉（Diphtheria）是由白喉棒状杆菌的外毒素所引起的一种人与动物共患传染病。临床特征为咽、喉、鼻部黏膜充血、肿胀并有不易脱落的灰白色假膜形成。此外，外毒素可以引起并发症，如心肌炎和末梢神经麻痹。本病呈世界性分布，四季均可发病，以秋冬季较多。

（一）病原

1. 分类地位　白喉棒状杆菌（*Corynebacterium diphtheria*）来源于希腊语，意思是"隐藏的皮革"，在分类上属棒状杆菌科（Corynebacteriaceae）、棒状杆菌属（*Corynebacterium*）。

2. 形态学基本特征与培养特性　白喉棒状杆菌，俗称白喉杆菌，革兰氏染色阳性。菌体细长微弯，常一端或两端膨大，像火柴棒样，呈 L、Y 或 V 形不规则排列。菌体经姬姆萨染色呈蓝色；经孔雀绿染色，芽孢呈绿色着染（彩图 55-1 A、B）。菌体两端有特殊染色的异染颗粒，故可用美蓝、Neisser 或 Albert 等染色法涂片镜检。核糖核酸和多偏磷酸盐在细菌衰老时异染颗粒被消耗而不明显，且细胞壁易被染色，而造成染色不定。

该菌需氧或兼性厌氧。在血清凝固的培养基上生长迅速，涂片染色异染颗粒明显，其在麦克劳德培养基（McLeod's agar）及血平板上形成的菌落见彩图 55-1 C、D。亚碲酸钾培养基常常被用于鉴别白喉杆菌，后者的菌落成黑色，从而其他菌常常被抑制。

3. 理化特性　该菌比较脆弱，对湿热抵抗力不强，煮沸 1 min 死亡，但对寒冷和干燥抵抗力强，在分泌物中，尤其是阴暗处能存活 1～3 个月；对化学消毒剂敏感，普通消毒液如碘酒、来苏儿、漂白粉等，在常用浓度下短时间内可杀死细菌；对磺胺类药物抵抗力较强，但对许多抗生素，如青霉素及红霉素等敏感。

（二）流行病学

1. 传染来源　病人和带菌者是主要的传染源。该病的病人在潜伏期便有传染性，因此不典型或轻症病人、康复期带菌者和健康带菌者是重要的传染源。据报道，未经治疗患者具有 2～3 周的传染性；经合理抗菌治疗的病人其传染性一般持续时间为 4 天；康复期带菌者的带菌时间不超过 12 天。健康带菌者一般占总人数的 1%，但流行时可以达到 10%～20%，甚至有报道认为流行期的 80% 病人是由带菌者传播感染的。此外，已经从马、牛、猴等动物体内分离出白喉棒状杆菌，目前尚不认为动物是自然宿主。

2. 传播途径 本菌主要存在于假膜及鼻咽腔或鼻分泌物内，经呼吸道飞沫传播，人由于吸入含有白喉棒状杆菌的气溶胶或尘埃而感染致病。也可能通过被病人污染的器物传播，偶尔也可经皮肤、黏膜的损伤而传播。

3. 易感动物

（1）自然宿主 目前一般认为人是该病的自然宿主，但马、牛、猴等动物也可感染。人不分性别和年龄，普遍对白喉易感，但是不同年龄阶段的差异较大，主要取决于体内的抗体水平。

（2）实验动物 一般选择豚鼠做毒力试验，也可选择家兔和小鸡。

（3）易感人群 人群普遍易感，易感性的高低取决于体内抗毒素的量。儿童易感性最高；新生儿通过胎盘及母乳获得免疫力，到 1 岁时几乎全消失。以后随着年龄的增长易感性逐渐增高。由于白喉预防接种的广泛开展，儿童免疫力普遍增强，疾病高发年龄后移。患病后可获得持久性免疫，偶有数次发病者。

4. 流行特征 本病呈世界性分布，虽然四季均可发病，但该菌对寒冷和干燥抵抗力强，以秋冬季发生较多；城市人群交往频繁，发病率较高；一些与外界不常接触的特殊人群（如收容所、福利院）可发生暴发流行；目前成人免疫执行力度不够，因此成人白喉病例增多。

5. 发生与分布 白喉在过去是相当普遍的疾病，在欧洲和美国曾引起大规模的流行，其中儿童的死亡率较高。19 世纪 80 年代在欧洲和美国发生的白喉大流行期间，一些地方的病死率高达 50%。据报道在新英格兰某些城镇，10 岁以下儿童的死亡率为 80%。

白喉的预防制剂可以明显降低白喉的死亡率。一是抗毒素的使用，使得白喉在欧洲的病死率下降到了 15%；虽然 20 世纪 20 年代美国每年有 10 万左右的患者，但死亡人数减少至 1 万人上下。二是白喉疫苗的使用，以英国为例，第二次世界大战前每年白喉的报告病例数在 50 000 次左右，死亡数在 2 900 例；二战后，其报告数和死亡数分别只有战前的 1/6 和 1/10。美国在 1984—2004 年报告的病例数只有 54 个。二战后的希腊也一直在推行白喉疫苗免疫，在 20 世纪 60—80 年代，其报告数和死亡数一直在下降。高质量的白喉疫苗和严格的免疫计划使得白喉的发病率在发达国家被控制在极低水平，美国、日本、瑞士等许多地区已多年无白喉病例。

缺乏合理的免疫计划，仍会使白喉有可乘之机。自 1989 年开始，苏联及其加盟共和国的白喉报告和死亡例数突然增加，1990 年发病 1 436 人，1995 年达高峰，发病 50 425 人；进行广泛预防接种后，1998 年的发病人数下降为 2 720 人。10 年来共发病 157 000 例，死亡 5 000 例。研究结果显示，这与当地实行的疫苗接种计划有很大关系，不合理的免疫计划很可能是此次疫情暴发的主要原因。目前，白喉仍威胁非洲、亚洲等贫穷国家百姓的健康与生命。

（三）对动物与人的致病性

1. 对动物的致病性 一般认为该病的天然宿主是人，但研究人员也从马等动物体内分离出白喉棒状杆菌。

2. 对人的致病性 白喉的潜伏期为 2～5 天，长的可达 10 天。白喉的致病性主要表现为白喉病灶部位的局部假膜性炎症和外毒素引起的并发症。

临床上往往根据白喉病灶部位的不同，将白喉分为咽、喉、鼻、其他部位 4 种类型。

（1）咽白喉 是最常见的临床类型（彩图 55-2），占发病人数的 80% 左右。它还可以根据假膜大小和病情轻重，进一步细分为轻型、普通型、重型和极重型。

（2）喉白喉 主要发生在幼儿，其中 1/4 为原发性。

（3）鼻白喉 此型较为少见，多见于婴幼儿，常与咽、喉白喉同时发生。

（4）其他部位白喉 多发生于皮肤（彩图 55-3），此外眼结膜、耳、口腔前部、新生儿脐带、食管、胃、颈部及腿部等（彩图 55-4），也可发生白喉，但极少见。

白喉的外毒素是致病的主要因素。人体对外毒素吸收量愈大，其中毒症状亦愈重。通过淋巴和血液，外毒素进入血液循环，与各组织细胞结合，引起组织器官病变，其中以心肌、末梢神经、肾上腺等较重，从而引起全身中毒症状。外毒素如仅仅吸附于细胞表面或存在于血液中，则可为抗毒素所中和，若已进入细胞内，则不能被抗毒素中和，这也是白喉的治疗必须在早期的主要原因。

（四）诊断

1. 动物的临床诊断 虽然目前一般只认为人是白喉的唯一天然宿主，但是科研人员已经从动物身上分离到白喉杆菌。因此有必要进一步对不同动物模型展开研究。

2. 人的临床诊断

（1）咽白喉

1）轻型咽白喉 咽痛、轻度炎症或扁桃体肿大；有少量纤维蛋白性渗出物、无假膜形成或仅有点状、小片状假膜；白喉流行时，此型最多见，易被误诊为急性扁桃体炎。

2）普通型咽白喉 身体乏力、恶心、呕吐、头痛、中等发热。扁桃体中度红肿，有乳白色或灰白色大片假膜，偶尔为黄色或暗黑色。

3）重型咽白喉 全身症状严重，极度乏力、高热；常常并发心肌炎和周围神经麻痹；在 $12\sim24$ h 内形成大片假膜，假膜厚呈黄色、污秽灰色，甚至黑色。

4）极重型咽白喉 起病急，假膜多因出血呈黑色。扁桃体和咽部高度肿胀；颈部淋巴结肿大，软组织水肿明显，形如"牛颈"；全身中毒症状严重，重症病例可引起循环衰竭。如不及时治疗，病死率极高。

（2）喉白喉 约占流行总量的 20% 左右。少数为原发性，由于毒素吸收少，全身中毒症状并不严重。但少数仍会出现犬吠样咳嗽，甚至失声。严重者出现绀紫现象，甚至昏迷，因窒息而死亡。继发性喉白喉常发生在咽白喉基础上，伴有喉白喉的临床表现，全身中毒症状严重。

（3）鼻白喉 较为少见，多见于婴幼儿，常与咽、喉白喉同时发生。主要表现为鼻塞、鼻孔周围皮肤糜烂、结痂和经久不愈，鼻前庭可见白色假膜。继发性鼻白喉，除上述症状外，中毒症状明显。

（4）其他部位白喉 以皮肤白喉为主，其中眼、耳及外阴部白喉多为继发性。皮肤白喉多发在热带地区，多发于四肢，愈合后可有黑色素沉着。

白喉的诊断还应注意与其他疾病的区别。比如，咽白喉应注意与急性扁桃体炎、鹅口疮、传染性单核细胞增多症鉴别；喉白喉应同急性喉炎、喉头水肿、气管异物鉴别；鼻白喉应同慢性鼻炎、鼻内异物鉴别。值得注意的是，目前百白破疫苗的接种使得临床诊断不再典型，如轻症患者尤其是免疫过的患者症状类似于链球菌引起的咽炎，表现于无典型的咽部假膜形成。

3. 实验室诊断

（1）血象和尿常规 白喉患者的白细胞、中性粒细胞百分比均应轻度升高，还可见尿蛋白，中毒症状重者可有红、白细胞及管型。

（2）细菌学检查 包括直接的涂片镜检和分离鉴定，如发现革兰氏阳性、有异染性（串珠状）的棒状杆菌，呈 L、V 形等排列，可以初步怀疑；分离培养及生化鉴定方法常常使用包括亚碲酸钾培养基、哥伦比亚血培养基、吕氏血清斜面及普通血平板，其中亚碲酸钾培养基用于白喉杆菌的筛选鉴别，是目前国际上通用的棒状杆菌筛选鉴别培养基。

（3）白喉杆菌毒力试验 包括：①体内试验，主要指豚鼠皮内接种试验，该试验是疫苗生产企业在白喉疫苗减毒过程中使用的经典方法，动物毒力试验也可用家兔及小鸡进行。②体外试验，方法包括 PCR 扩增白喉外毒素基因以及 Elek 平板试验等。

（五）防制措施

1. 动物的防制措施 虽然目前一般只认为人是白喉的唯一天然宿主，但是科研人员已经从动物身上分离到白喉杆菌，因此有必要进一步对不同动物模型展开研究。

2. 人的防制措施

（1）预防 1888 年 Emil Roux 和 Alexandre Yersin 首次分离出了白喉毒素，这也是人类发现的第一种细菌毒素。随后的 1909 年，Smith 等发明了灭活白喉毒素的方法，但是直到 1922 年，Ramon 等才成功用稀甲醛处理白喉毒素获得类毒素，应用于白喉的预防，这是白喉预防史上划时代成果，此后被各国推广使用。

白喉疫苗和治疗制剂大致经历了毒素、抗毒素混合制剂阶段（1912—1923），液体类毒素阶段（1923—1932）和精制吸附类毒素阶段（1932 年以后）。目前，精制白喉类毒素和用铝佐剂吸附的精制白喉类毒素在世界各国广泛使用，1978 年世界卫生组织开始推行扩大规划免疫，全球白喉发病率进一步下降。美国、日本、瑞士等许多地区已多年无白喉病例，我国的发病数也很少，但是在非洲的贫穷国家和我国周边的落后国家仍在流行。

（2）治疗　"一早、一足"对于白喉的治疗非常重要。

1)"早"　即强调治疗的时间，凡临床症状提示白喉的即可开始抗毒素治疗。抗毒素可以中和游离的毒素，但不能中和已结合的毒素，故应尽量早用。治疗白喉应首选白喉抗毒素。1890 年，贝林和北里柴三郎首先成功利用白喉抗毒素血清治愈了一例白喉病人。随后，白喉抗毒素血清被迅速应用于白喉患者，白喉病死率的骤降使得数以万计人的生命得以拯救。在使用抗毒素的同时必须配合使用抗生素，它能抑制白喉杆菌生长从而阻止毒素的产生。首选为青霉素，也可使用红霉素。

2)"足"　即强调应一次足量给予白喉抗毒素。其剂量可以根据病情的严重程度和病程的长短而定，不受体重和年龄限制。使用抗毒素前，必须先做皮肤试验，阳性者脱敏。

3) 对症治疗　烦躁不安者，可用镇静剂；中毒症状严重者可以使用激素；同时注意饮食，注意补充维生素 B_1 和维生素 C。

（六）公共卫生影响

在未出现抗毒素血清和白喉疫苗之前，白喉曾是危害人类健康的主要病原之一。可以通过飞沫、污染的器具等方式进行传播，使得该病在寒冷季节，尤其在人口密度大的城市流行迅速；该病对儿童的致死率较高，因此应该加强对适龄儿童的全面免疫接种。

由于白喉的传播途径多，速度快，当发现白喉病人时，应立即对病人隔离治疗。对于白喉病人接触过的器物应当进行消毒。病人周围一定范围内未免疫接种人员应紧急免疫接种。当发生水灾、地震等灾害后，灾民的临时安置往往比较简陋，屋内空气流通不畅、卫生条件差，为白喉的传播提供了条件；灾民的投亲靠友，援助人员的流动也为疫情的传播创造了可乘之机。所以应该重视在灾害期间对白喉等呼吸道疾病的防治工作。应及时给适龄儿童和高危人员进行免疫接种，搞好环境卫生，减少人员的流动，重视安置点的通风环境，防止白喉的发生和流行。

（吴佳俊　张云霞）

◆ **我国已颁布的相关标准**

GB15997—1995　白喉诊断标准及处理原则

WS 275—2007　白喉诊断标准

SN/T 1613—2005　国境口岸白喉监测规程

◆ **参考文献**

Ana Luíza Mattos-Guaraldi, et al. 2003. Diphtheria remains a threat to health in the developing world-an overview. Mem Inst Oswaldo Cruz, Rio de Janeiro, 98 (8): 987 - 993.

Capiau C, Poolman J, Hoet B, et al. 2003. Development and clinical testing of multivalent vaccines based on a diphtheria-tetanus-acellular pertussis vaccine: difficulties encountered and lessons learned. Vaccine, 21: 2273 - 2287.

Kristine M. Bisgard, et al. 1998. Respiratory Diphtheria in the United States, 1980 through 1995. American Journal of Public Health, 88: 787 - 791.

Michael Schwanig. 1997. Migration: Public health issues (Polio, Hepatitis A, Hepatitis B, Tuberculosis, Diphtheria). Biologicals, 25: 187 - 193.

Popovic T, Mazurova I K., Efstratiou A, et al. 2000. Molecular epidemiology of Diphtheria. The Journal of Infectious

Diseases，181（Suppl 1）：168 - 177.

Thad R W，et al. 2006. Update on adolescent immunization：Review of pertussis and the efficacy，safety，and clinical use of vaccines that contain tetanus-diphtheria-acellular pertussis. Journal of Pediatric Health Care，20（4）：229 - 237.

Vitek C R，Wharton M. 1998. Diphtheria in the Former Soviet Union：Reemergence of a pandemic disease. Emerging Infectious Diseases，4（4）：539 - 550.

二、伪结核棒状杆菌感染

伪结核棒状杆菌感染（Corynebacterium pseudotuberculosis infection）是由伪结核棒状杆菌引起的多种动物和人共患的慢性传染病。表现为皮下淋巴结形成局灶性脓肿，包括羊干酪性淋巴结炎，骆驼脓肿，马溃疡性淋巴结炎和人的化脓性淋巴管炎，受害的皮下及淋巴结出现化脓性病变，呈脓性干酪样坏死，有的还可侵入体内，在肝、脾、肺、子宫角、肠系膜等处发生大小不等的结节，内含黄白色的脓性干酪样物质。患病动物体温升高，食欲减退，精神差，消瘦，严重者导致死亡。

（一）病原

1. 分类地位　伪结核棒状杆菌（*Corynebacterium pseudotuberculosis*）也有文献将其称为假结核棒状杆菌，在伯杰氏系统细菌学手册中分类属放线菌及其他细菌类群中的棒状菌群的棒状杆菌属（*Corynebacterium*）。该菌为兼性细胞内寄生菌，能够产生坏死性、溶血性外毒素，其主要成分为磷脂酶。该菌与结核分支杆菌有着非常相似的菌体表层构成成分，都含有多量的脂质类物质。一般认为这种物质能够抵抗吞噬细胞的消化作用。该菌能够抵抗溶菌酶的作用。

2. 形态学基本特征与培养特性　伪结核棒状杆菌大小为（0.5～0.6）μm×（1.0～3.0）μm，具多形性，呈不规则小杆状、球状或丝状，有时一端或两端膨大呈棒状。排列不规则，常呈歪斜的栅栏状，亦可成双或散在。细胞内多呈杆状或长丝状。本菌不形成芽孢、鞭毛、荚膜。革兰氏染色阳性而抗酸染色阴性，美蓝染色着色不均，两端着色较深，有异染颗粒。

需氧兼性厌氧，最适生长温度37℃，最适 pH7.0～7.2。普通培养基上生长贫瘠，添加血液、血清、葡萄糖等有助于本菌生长。血清琼脂板上的菌落为细小颗粒样、半透明、边缘不整齐。时间延长后变为不透明，初次分离生长缓慢，48 h 后形成灰白色圆形小菌落，继续培养菌落增大，呈现干燥松脆的同心圆外观，菌落易推动和破碎，颜色因菌株的不同而呈乳白色至橙黄色。在血液琼脂板上培养24 h 生成黄白色、不透明、凸起，表面无光泽，直径约为 1 mm 菌落。初代培养时可出现狭窄 β 溶血环，经多代培养后逐渐消失。

伪结核棒状杆菌感染巨噬细胞的情况见彩图 55 - 5。

3. 理化特性　本菌常栖居于粪肥、土壤、动物肠道和皮肤上，对干燥和冷冻的抵抗力极强，如无日光照射，在冻肉和粪便中可存活数月。在水和牛奶中可活数周。本菌对热的抵抗力弱，日光直射、加热 65℃以上 10 min 即可杀死。对一般消毒药抵抗力不大，各种消毒剂均能迅速将其杀死。

（二）流行病学

1. 传染来源　主要是病人和患病动物，恢复期和健康带菌现象也较常见。这些带菌的人和动物易被漏诊或忽略，传播本病的危险性较大。

2. 传播途径　伪结核棒状杆菌所致的脓肿破溃后，脓汁及病畜的分泌物、排泄物可污染饲料、饮水、环境及空气。主要经口腔黏膜和皮肤伤口感染，也可经呼吸道感染。但必须在消化道或呼吸道有创面的情况下才引起发病。蚊蝇叮咬可以引起机械性传播。

人通过食入被伪结核棒状杆菌污染的肉品或奶制品以及皮肤黏膜伤口感染，也可经呼吸道感染。

3. 易感动物

（1）自然宿主　动物中绵羊、山羊、马、牛、骡、骆驼、犬、鹿、猴、鸡和鸽、犀牛均对伪结核棒状杆菌易感。以羊和骆驼的伪结核棒状杆菌病较多见。其次是马伪结核棒状杆菌病。人感染后可发生化脓性淋巴管炎，出现体表淋巴管肿胀热痛及化脓等症状。

（2）实验动物　小鼠、兔和豚鼠等经人工感染后可引起其皮肤、肌肉、内脏脓肿，以至死亡。大部分菌株的无细胞滤液对豚鼠、小鼠、家兔是致死的。

4. 流行特征　本病可常年发生，温凉山区以初春和秋末为高发季节，河谷亚热带地区发病无明显季节性，可能与虫媒——蜱的活动有关。也有人认为本病的发生与啮齿类动物的活动有关。

羊伪结核棒状杆菌病主要发生于成年山羊，羔羊发生较少。主要侵害 2～4 岁的山羊，1 岁以内和 5 岁以上者较少发生。饲养管理差，饥饱不定，厩舍污秽的羊群易发本病。

骆驼伪结核棒状杆菌病多发生于当年 12 月至次年 3 月。气候干燥，牧草枯萎，倒换牧场，管理役不善时发病较多。当呼吸道存在炎症或发生流感时可促使本病严重化。幼驼较成年驼多发，母驼比公驼多发。一般呈地方性流行或散发。

5. 发生与分布　本病的分布几乎遍布全世界，在各国又有多发区。不同地区发病率高低与当地的气候、土壤条件有关，在不同宿主中感染分布不一样。在美国，加利福尼亚州等的马匹发生伪结核棒状杆菌感染表现为皮下脓肿。在南美、澳大利亚及新西兰的绵羊感染较多发生，常为散发，偶尔也有地方性流行。德国、法国、保加利亚及波兰均有本病发生的报道。而我国部分牧区经常发生骆驼脓肿和羊干酪性淋巴结炎。骆驼脓肿在内蒙古、甘肃、新疆、青海和宁夏等省、自治区存在，呈散发或地方性流行，病死率最高可达 20% 以上。羊干酪性淋巴结炎发生于我国的陕西、甘肃、新疆、云南和广东等地，一些羊群的患病率也多在 30% 以上，个别羊群高达 80% 以上。本病的患病率随年龄增长而升高，不同品种、性别的山羊都可发生。但也有报道称以母山羊和奶山羊占大多数。病死率不高，但影响产奶。

（三）对动物与人的致病性

1. 对动物的致病性

（1）干酪性淋巴结炎　绵羊和山羊感染后，全身症状不明显，只见体表淋巴结肿大，无痛而柔软。化脓成熟时，流出的脓汁初期稀薄，以后逐渐变成干酪样；严重的由于剧痛，可引起运动障碍，一般很少死亡。

（2）骆驼脓肿　由口腔黏膜或皮肤破损感染时，脓肿限于局部，可波及临近淋巴结，但不转移至其他部位，易于痊愈呼吸道感染时，经 1～15 天的潜伏期之后，肺部发生脓肿，体温升高，呼吸加快，约 2 周死亡。症状轻微的，在 1～2 周后转为慢性，症状类似感冒，胸前淋巴结肿大，有的肿胀可以转移至皮下、四肢腱鞘、骨髓、肾或心包，发生脓肿。更为严重的可发生全身脓肿，病驼消瘦、贫血以至死亡。剖检肺有一至数个脓肿，连接支气管的脓肿可形成空洞。体表转移性脓肿以背部棘突两侧、肛周、股部和臂部肌肉的腱鞘较为常见。

（3）溃疡性淋巴管炎　马属动物感染后，细菌通过创伤侵入真皮和皮下淋巴间隙，在此处生长繁殖，并沿淋巴管逐渐蔓延，发生进行性炎症，形成结节和溃疡。当细菌转入内脏，特别是肾、肺、肝时，则形成化脓灶，使病情恶化，甚至引起死亡（图 55-1）。

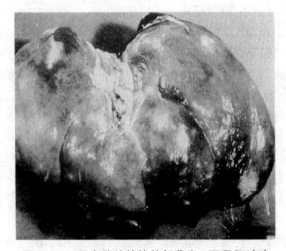

图 55-1　马患伪结核棒状杆菌病，可见肝脏暗色肿大，表面有多处隆起的白色坏死灶及粟粒状脓肿

（引自 K. B. Poonacha, J. M. Donahue. J Vet Diagn Invest, 1995, 7: 563-564, 经 The American Association of Veterinary Laboratory Diagnosticians 授权）

2. 对人的致病性　人感染伪结核棒状杆菌后，可以发生化脓性淋巴管炎，表现为体表淋巴管肿胀，有热痛及化脓等。经常与患病动物接触的工人和临床兽医等容易感染此病。机会性感染还包括结膜炎、角膜炎、甲状腺脓肿、肺炎等。

（四）诊断

1. 动物的临床诊断　本病的主要临床症状是在发病动物体表各处形成核桃大至碗口大、数量不等的脓肿。脓肿破溃后，流出大量白色黏稠或稀薄的脓汁，有的脓汁内还含有大量的坏死组织。另外，体表的脓肿常可转移到深部肌肉和内脏等处，引起脓毒败血症而死亡。整个病程约 20~30 天，有的可延长至 1 年左右。

（1）羊　羊感染伪结核棒状杆菌，病程缓慢，一般无明显全身症状，主要表现为淋巴结肿大，侵犯乳房可引起乳房肿大变硬，表面凸凹不平。有时表现有慢性支气管炎；有些羊只表现行动迟缓、消瘦、贫血。在屠宰羊的检验中，绵羊伪结核病变检出率为 9.5%、山羊病变检出率为 1%。病变多发生于肩前淋巴结，其次是股前淋巴结、颌下淋巴结、支气管淋巴结、纵隔淋巴结、胃淋巴结、肠淋巴结及乳房淋巴结等。

（2）骆驼　骆驼感染伪结核棒状杆菌，淋巴结或肺脏发生大小不等的脓肿，体表脓肿破溃后，流出白色黏稠脓汁，如干酪样。

（3）马　马感染伪结核棒状杆菌，表现为后肢溃疡性淋巴管炎。淋巴管肿胀，疼痛，跛行。部分马感染可形成皮下脓肿。

2. 人的临床诊断　具有上述临床症状和致病特点，并且有与被确诊或可疑的动物或被污染环境及动物产品接触的流行病学史。临床有符合伪结核棒状杆菌病的表现，并从脓肿及分离出伪结核棒状杆菌。

3. 实验室诊断

（1）伪结核棒状杆菌病的症状复杂，因此流行病学资料和临床症状只能作为初步诊断的依据，欲确诊，必须进行病原菌分离鉴定，方能作出动物或人感染本菌的最终结论。

（2）检查时，可采取未破溃的脓肿内存物等病料标本做涂片检查，并分离培养细菌，然后根据形态、染色特征、培养特征、生化反应及动物试验结果等，作出最终诊断。

（五）防制措施

1. 动物的防制措施

（1）综合性措施　伪结核棒状杆菌往往污染垫草和地面，因此应定期对畜舍彻底消毒，对动物的伤口及幼畜的脐带严格消毒处理。平时应注意保持动物皮肤和环境的清洁卫生，对皮肤损伤要及时治疗，对于吸血昆虫和啮齿类动物应尽量予以消灭。出现患病动物应及时隔离。对羊群剪毛时，应先剪青年羊和健康成年羊，最后剪体表淋巴结肿大的羊，剪毛时不损伤肿大的淋巴结，剪毛后应对剪刀消毒。有人主张平时在饲草中添加益生素可有效降低该病的发病率。

（2）疫苗免疫接种　国内外目前尚无防治该病的有效方法，菌苗的研制与应用也处于试验阶段。近年有人研制出第一代全细胞灭活疫苗，区域试验证明能减少本病的发生。

一些学者曾先后研制伪结核棒状杆菌菌苗，并进行了免疫试验，但效果不够理想。

据甘肃农业大学的试验，在骆驼脓肿流行地区，每半年接种 1 次骆驼伪结核棒状杆菌明矾福尔马林菌苗，可使发病率由 23% 降至 6.6%。用羊伪结核棒状杆菌灭活氢氧化铝菌苗，以 4 周的间隔给绵羊免疫 2 次，对羊干酪性淋巴结炎有保护作用。5~8 周龄羔羊血清还存在抗溶血素，因此免疫预防以 2~3 月龄进行为好。

（3）治疗　药敏试验表明，伪结核棒状杆菌对青霉素、庆大霉素及卡那霉素等高度敏感。但由于伪结核棒状杆菌病所形成的病灶表面包有一层厚而致密的纤维性肉芽肿性包囊，诸多药物都难以通过这层包囊渗入其内，这是该病难以治疗的最主要原因之一。研究发现，有些药物虽能由较薄或开放部位进入脓肿内，但由于其穿透性和残效期所限，加之脓汁干稠，药物难以均匀扩散于整个脓肿，因而不能彻底杀死脓肿内的病原菌。从临床应用结果来看，对体表出现化脓性干酪性淋巴结炎的患病动物，早期应用青霉素可取得满意效果。

2. 人的防制措施　可能接触到病人、患病动物的工作人员，需注意个人防护，防止皮肤发生外伤。

同时搞好饮食卫生，牛奶应煮沸后饮用。对已经感染的人员，抗生素治疗首选药物是青霉素，对青霉素过敏者可选用相应的敏感抗生素。

（六）公共卫生影响

近十年来，我国每年报告的动物伪结核棒状杆菌发病地区和发病数均呈少量上升态势，我国农业部在 2005 年 5 月 24 日颁布实施的第 53 号《中华人民共和国农业部令》中，第三类病原微生物的马病病原微生物中列出了"溃疡性淋巴管炎假结核棒状杆菌"。世界上几乎所有养羊的国家或地区都有本病存在，有的国家发病率高达 50%～80%。本病发展缓慢、致死性低，所以常被人们忽视。它是国际上公认的难以防治的传染病之一，一旦侵入动物群则很难彻底清除。发病地区应采取措施封锁疫区，隔离患病动物，消毒圈舍、用具和周围环境，对病患动物尸体、排泄物、分泌物等进行无害化处理。

当发现伪结核棒状杆菌感染病人时，应立即进行抗生素治疗。接触者应进行医学观察并用抗生素类药物进行预防。病人周围一定范围内的人员，接触过污染物品的人员也应用抗生素类药物进行预防。分泌物、排泄物以及脓肿破溃部位都要进行相应的消毒处理。

（范　薇）

◆ 参考文献

杜瑛嫒 . 1997. 假结核棒状杆菌致甲状腺脓肿一例 [J] . 上海医学检验杂志，12（2）：123.

东秀珠，蔡妙英，等 . 好氧和兼性厌氧的革兰氏阳性杆菌 . 2002. 常见细菌系统鉴定手册 [M] . 北京：科学出版社：267-294.

李国瑜，苏贵军 . 2008. 青海省骆驼伪结核棒状杆菌病发生情况的调查 [J] . 青海畜牧兽医杂志，38（1）：39.

于恩庶，等 . 1996. 中国人兽共患病学 [M] . 第 2 版 . 福州：福建科学技术出版社：285-294.

赵宏坤，范伟兴，胡敬东，等 . 2000. 羊伪结核病研究进展 [J] . 中国预防兽医学报，22（3）：236-237.

Dorella F A，Pacheco L G C，Oliveira S C，et al. 2006. Corynebacterium pseudotuberculosis：microbiology，biochemical properties，pathogenesis and molecular studies of virulence. Vet Res，37：201-218.

Manning E B，Cushing H F，Hietala S，et al. 2007. Impact of Corynebacterium pseudotuberculosis infection on serologic surveillance for Johne's disease in goats. J Vet Diagn Invest，19：187-190.

第五十六章 分支杆菌科细菌所致疾病

分支杆菌是一类细长或稍弯的杆菌，因有分支生长趋势而得名。据《伯杰氏系统细菌学手册》第二版（2005），分支杆菌科（Mycobacteriaceae）在分类上属放线菌门（Actinobacteria）、放线菌纲（Actinobacteria）、放线菌亚纲（Actinobacteridac）、放线菌目（Actinomycetales）、棒状杆菌亚目（Corynebacterineae），其下只有分支杆菌属（Mycobacterium）1 个属。分支杆菌种类较多，迄今已达 150 种以上，可分为结核分支杆菌复合群（Mycobacterium tuberculosis complex，MTBC）、非结核分支杆菌（Nontuberculosis mycobacteria，NTM）和麻风分支杆菌（Mycobacterium leprae）三类，其中结核分支杆菌复合群包括结核分支杆菌、牛分支杆菌、非洲分支杆菌、田鼠分支杆菌，其 DNA 有 85%～100%相关性，分类地位相近。此菌属最显著特性为其胞壁中含有大量类脂，可达菌体干重的 40%左右，故生长形成粗糙的畏水性菌落，而且也难以用一般染料染色。然而若设法使之着色后，又不易以含有 3%盐酸酒精脱色，这种能抵抗盐酸酒精脱色的细菌称为抗酸杆菌。

分支杆菌属细菌所致疾病

一、结核分支杆菌病

结核分支杆菌病（Tuberculosis）是由结核分支杆菌复合群中的结核分支杆菌（Mycobacterium tuberculosis）、牛分支杆杆菌（M. bovis）和鸟分支杆菌（M. avium）所引起的人与动物共患慢性传染病。人群中儿童、动物中奶牛最为易感，可以导致肺脏、乳房和胃肠结核的形成。随着动物奶制品在人类饮食中的推广与普及，人结核病发病率也随之上升，动物结核病和人类结核病呈明显的流行病学相关性。

（一）病原

1. 分类地位 分支杆菌在分类上属分支杆菌科（Mycobacteriaceae）、分支杆菌属（Mycobacterium）。分支杆菌属分类鉴定一直采用以表型特征为主的方法。传统分型鉴定主要依靠以下试验：①培养鉴定试验，按常规制备对硝基苯甲酸和噻吩-2-羧酸肼培养基，取试验菌株菌悬液（10^{-2}/mL）0.1 mL 接种，37℃培养，4 周看结果。②生化试验，进行 68℃耐热过氧化氢酶试验、硝酸还原试验和吐温-80 水解试验等。

传统方法不是十分准确，对新分离菌株的分类鉴定，需要进行多种信息的综合。现在的趋势是按照种系进化关系，用多相分类鉴定方法确定精确的位置和定种。概括地讲，多相分类是传统的表型分类、鉴定（形态和生理生化特征）、数值分类及化学分类和分子分类等各种方法的综合选择应用，使分类、鉴定方法更客观合理，更能反映种系间进化关系，多相分类是研究各级分类单位最有效的手段。

分子生物学技术的引入，特别是以 PCR 为基础各种技术的发展，为分支杆菌分类鉴定开辟了崭新的途径。PCR-RFLP 是一种快速、简便、准确的技术。16S rDNA、23S rDNA、16～23S rDNA 间隔区序列（IGS）以及 hsp65 基因是可选择的不同等级分类单位的核酸靶序列，尤其是 16～23S rDNA IGS，其可变性高，信息量大，是分支杆菌最理想的分类鉴定单位。当然，分子分类、鉴定方法研究刚刚起步，处于试验研究阶段，对结果的分析和解释是比较困难的，尚不能用复杂的数值分类法或统计学方法分析处理。需用大量菌株（参考与分离菌株）筛选合适的分子分类、鉴定指标，使分子分类鉴定方法实用化。

表 56-1 16～23S rDNA IGS、PCR 及 RFLP

片段范围 （bp）	菌 种	DNA 片段大小（bp）		
		PCR 扩增片段	HaeⅢ 酶切片段	MspI 酶切片段
	分支杆菌			
300～350	戈登分支杆菌（*Mycobacterium gordonae*）	340		190 150
	蟾蜍分支杆菌（*Mycobacterium xenopi*）	340	180 100 50	190 90
	结核分支杆菌 H$_{37}$R$_V$（*Mycobacterium tuberculosis* H$_{37}$R$_V$）	350	205 95 55	190 170
	卡介苗 BCG（*Mycobacterium bovis* BCG）	350	2 059 575	190 170
	猴分支杆菌（*Mycobacterium simiae*）	350	2 059 575	190 170
	海洋分支杆菌（*Mycobacterium marinum*）	350	205 160	220 150
	鸟分支杆菌（*Mycobacterium avium*）	350	205 140	240 105
	堪萨斯分支杆菌（*Mycobacterium kansasii*）	350		210 154
370～400	胃分支杆菌（*Mycobacterium gastri*）	370	230 150	230 130
	蛙分支杆菌（*Mycobacterium ranae*）	380	210 140	200 130 70
	土地分支杆菌（*Mycobacterium terrae*）	380 316	298 210 100	
	牛分支杆菌（*Mycobacterium bovis*）	400	2 409 575	240 160
460～500	偶然分支杆菌（*Mycobacterium fortuitum*）	470	210 160 100	190 154 100
	副偶然分支杆菌（*Mycobacterium parafortuitum*）	470	310 160	250 170
	龟分支杆菌（*Mycobacterium chelonae*）	470 350	340 250 180	470 140 100
	不产色分支杆菌（*Mycobacterium nonchromogenicum*）	480	300 200	190 160 100
	次要分支杆菌（*Mycobacterium triviale*）	480	210 170 110	200 150
	草分支杆菌（*Mycobacterium. phlei*）	480	24 016 090	21 019 075
510～600	母牛分支杆菌（*Mycobacterium vaccae*）	516 350		350 300 210
	淡黄分支杆菌（*Mycobacterium flavescens*）	575 324	575 190 140	575 190 150
700～	苏加分支杆菌（*Mycobacterium szulgai*）	708 340	708 190 190	708 190 150
	非分支杆菌			
380～	肺炎球菌（*Streptococcus pneumoniae*）	380 28		
470～	甲链球菌（*Streptococcus α*）	470 298	470 180 120	
	铜绿假单胞菌（*Pseudomonas aeruginosa*）	479		
	肺炎克雷伯菌（*Klebsiella pneumoniae*）	479 398 288		
560～	金黄色葡萄球菌（*Staphylococcus aureus*）	562		340 160 75
	表皮葡萄球菌（*Staphylococcus epidermidis*）	562 355	562 260 100 75	
900～	假白喉杆菌（*Corynebaeterium pseudodiphtheriticum*）	955 562		
	卡他球菌（*Neisseria catarrhal*）	1 259 891 562		
460～	星状诺卡菌（*Nocardia asteroides*）	470	240 160	210 130
	短小棒状杆菌（*Corynebacterium parvum*）	460 280		
	北京棒状杆菌（*Corynebacterium pekinense*）	460 280		
500～	红球菌属（*Rhodococcus* spp.）	516 380	380 300 120	380 240 160

2. 形态学基本特征与培养特性 结核分支杆菌为细长略带弯曲的杆菌，呈单个或分枝状排列，无鞭毛、无芽孢。大小为（1～4）μm×0.4 μm。牛分支杆菌则比较粗短。在陈旧病灶和培养物中，

形态常不典型，可呈颗粒状、串球状、短棒状或长丝形等。近年发现结核分支杆菌在细胞壁外尚有一层荚膜，一般因制片时遭受破坏而不易看到。若在制备电镜标本固定前用明胶处理，可防止荚膜脱水收缩。在电镜下可看到菌体外有一层较厚的透明区，即荚膜，荚膜对结核分支杆菌有一定的保护作用。

分支杆菌属细菌细胞壁脂质含量较高，约占干重的60%，特别是有大量分支菌酸包围在肽聚糖层外面，可影响染料穿入。分支杆菌一般用齐尼抗酸染色法，以5%石炭酸复红加温染色后可以着色，但用3%盐酸酒精不易脱色。若再加用美蓝复染，则分支杆菌呈红色，而其他细菌和背景中物质为蓝色。结核分支杆菌抗酸性与胞壁内所含分枝菌酸残基和胞壁固有层的完整性有关。在体内外经青霉素、环丝氨酸或溶菌酶诱导可影响结核分支杆菌细胞壁中肽聚糖的合成，导致其变为 L 型，呈颗粒状或丝状。在临床结核性冷脓疡和痰标本中，甚至可见有非抗酸性革兰氏染色阳性颗粒，过去称为 Much 颗粒。该颗粒在体内或细胞培养中能返回为抗酸性杆菌，故亦为 L 型。

结核分支杆菌细胞壁脂质含量较高，影响营养物质吸收，故生长缓慢。在一般培养基中每分裂1代需耗时 18~24 h，营养丰富时只需 5 h。最适 pH 6.5~6.8，最适温度为37℃，生长缓慢，接种后培养3~4周才出现肉眼可见的菌落。在固体培养基上，菌落为干燥、坚硬、表面呈颗粒状、乳酪色或黄色，形似菜花样。在液体培养基内呈粗糙皱纹状菌膜生长，若在液体培养基内加入水溶性脂肪酸，如吐温-80，可降低结核分支杆菌表面疏水性，使呈均匀分散生长，有利于作药物敏感试验等。

结核分支杆菌初次分离需要营养丰富的培养基。常用的有罗氏固体培养基，内含蛋黄、甘油、马铃薯、无机盐和孔雀绿等。孔雀绿可抑制杂菌生长，便于分离和长期培养。蛋黄含脂质生长因子，能刺激生长。根据接种菌多少，一般 2~4 周可见菌落生长。在液体培养基中可能由于接触营养面大，细菌生长较为迅速，一般 1~2 周即可生长。临床标本检查液体培养比固体培养的阳性率高数倍。

3. 理化特性 由于结核分支杆菌富含类脂和蜡脂，因此对外界环境抵抗力较强。在干痰中存活 6~8 个月，冰点下能存活 4~5 个月，在污水中可保持活力 11~15 个月，在粪便中存活几个月，若黏附于尘埃上，可保持传染性 8~10 天。对酸、碱、消毒剂的耐受力较强，在 3%盐酸或氢氧化钠溶液中能耐受 30min，因而常以酸碱中和处理严重污染的检材，杀死杂菌和消化黏稠物质，提高检出率。对消毒剂5%石炭酸、4%氢氧化钠和 3%福尔马林敏感，对湿热、紫外线、酒精的抵抗力弱，在液体中加热 62~63℃ 15min，直射日光下 2~3h，75%酒精内数分钟即死亡。结核分支杆菌对链霉素、利福平、异烟肼等抗结核药物较易产生耐药性。耐药菌株常伴有活力和毒力减弱，如异烟肼耐药菌株对豚鼠的毒力消失，但对人类仍有一定的致病性。

（二）流行病学

我国是发展中国家，属于结核病高发区，结核病至今仍是危害我国国民健康的重要慢性传染病之一。由于艾滋病病毒感染、流动人口增多以及耐药菌株的增加，使结核发病率又有上升的趋势。

1. 传染来源 开放性肺结核病人是本病主要的传染源。许多动物如牛、猴、山羊、猪、绵羊、马、猫、犬、狐、鹿、美洲野牛、水牛、野兔、雪貂、野猪、羚羊、骆驼等都可以患结核病。人群和这些动物经常接触，既可以把自身所患的病传染给动物，也可以被患病动物所传染。

2. 传播途径 人和动物结核病，传播途径主要为呼吸道，部分由消化道传播。开放性肺结核病人是主要传染源，呼吸道为主要传播途径，如食用未经消毒的牛奶或污染了结核菌的其他食物可引起消化道传播，经皮肤或胎盘传染者极少。

呼吸道传播是牛结核病的主要传播途径。吸入了被污染的飞沫或媒介是传播牛结核病的最主要方式，只需很少量的牛分支杆菌即可引起感染。动物园中的动物和野生动物间常以此方式传播牛结核病，如英国的欧洲獾和新西兰的刷尾袋鼩。采食被污染的饲料和饮水是另一种重要的传播途径，动物可通过饮食有传染性的黏液、鼻汁、粪便和尿液等或食入了被污染奶牛的牛奶而经口感染。由于牛分支杆菌具有长时间在体外存活的能力，因此食入被牛分支杆菌污染的食物即可造成种间疾病的传播。此外，还有通过撕咬传播和垂直传播的报道。

3. 易感动物

（1）自然宿主 奶牛对牛分支杆菌最为易感，其次为水牛、黄牛、牦牛等。牛分支杆菌也能感染包括人在内的许多哺乳动物，包括鹿、猪、山羊、骆驼、犬、猫等家养动物，还包括野猪、羊驼、獾、松鼠、野牛、猴、狒狒、狮子、大象等50种温血脊椎动物，还能感染20多种禽类。这些感染的野生动物，构成病原储备库，严重影响牛分支杆菌的防控效果。犬对结核分支杆菌也比较易感。犬的结核病主要是由结核分支杆菌和牛分支杆菌所致，极少数由鸟分支杆菌所引起。病犬能在整个病期随着痰、粪尿、皮肤病灶分泌物排出病原，因此，对人有很大威胁。

（2）实验动物 豚鼠对结核分支杆菌、牛分支杆菌都有高度敏感性，感染结核分支杆菌、牛分支杆菌后的病变与人类进行性结核病变和牛分支杆菌病变相似，是结核分支杆菌和牛分支杆菌分离、鉴别、诊断和各种抗结核病药物的筛选以及病理研究的最佳动物。小鼠、兔、猴也是结核分支杆菌复合群易感实验动物，大量应用于研究工作中。

4. 流行特征 长久以来，结核病在我国广泛流行蔓延，是危害儿童健康和生命的严重疾病。近10～20年来虽然结核病的流行情况有了明显好转，但仍是我国最主要的慢性传染病之一。结核病的易感者主要为儿童，儿童结核病的传染源主要是成人患者，尤其是家庭内传染极为重要，接触活动性肺结核病人的儿童，其结核病感染率、发病率与患病率都较一般儿童显著为高，因此防止结核病人接触儿童对儿童结核病的防治有重要意义。同时，儿童初染结核病是成年期续发结核病的主要来源，因此要控制和消灭结核病，必须十分重视儿童结核病的防治。

近年来，由于艾滋病的流行及耐药结核菌株的出现，结核病这一全球性疾病变得更为危险，在一些结核病早已得到控制的发达国家如美国，近几年结核病发病率已出现回升趋势，引起了全世界的关注。艾滋病和结核病可以相互加剧病情，由于艾滋病削弱了机体免疫系统的功能，艾滋病阳性患者感染结核杆菌后更容易发展成为结核病；而结核杆菌感染可导致艾滋病阳性患者死亡，据统计约有15%的艾滋病病人死于结核病。

牛结核病虽然是一个古老的疫病，但社会的发展赋予其一些新的流行特点。随着牛奶在人们正常饮食中比例的加大，人结核病的发病率也在上升，二者呈明显的流行病学相关性。特别是人口流动和耐药菌株的传播使得牛结核病的流行日趋严重。由于野生动物獾和狐狸等动物结核病的出现，增加了牛结核病感染的机会。野生动物通过排泄物将结核杆菌排出体外，污染了饲草、饲料和饮水等，家畜采食后感染结核杆菌，进而造成牛结核病的发生。因此，控制牛结核病，必须兼顾野生动物结核病的防制。此外，检疫不严格、未能及时消除传染源、盲目引种，对检出的阳性牛不能及时处理，未能从根本上消灭传染源及人、畜间相互感染等也是造成牛结核病不断发生和流行的重要原因。

5. 发生与分布

（1）人结核病地区分布和流行情况 据世界卫生组织报告，全球有20亿人已感染了结核菌，我国为5.5亿人。感染结核分支杆菌后约有1/10的人在一生中有发生结核病的危险。据报道，当前全球约1/3的人感染过结核杆菌，每年有800万新发结核病患者，有300万人死于结核病，结核病是全世界由单一致病菌导致死亡人数最多的疾病。全球80%的结核病患者分布在22个结核病高负担国家。中国是结核病高负担国家之一，结核病患者人数居世界第二位。据2000年全国结核病流行病学抽样调查，全国活动性肺结核患病率为367/10万，涂片阳性肺结核患病率为122/10万，菌阳患病率为160/10万，推算全国有450万活动性肺结核患者，其中涂片阳性肺结核患者150万，菌阳肺结核患者200万。

（2）牛结核病地区分布和流行情况 牛结核病在世界范围内均有发生，是世界性疾病，由于牛和人类的关系（牛奶、牛肉及制品等）较其他动物更为密切，因此有5%～10%以上的人结核是由牛分支杆菌引起，牛结核是其他动物结核病最大的传染源，因此预防和根除牛结核病是摆在兽医科技工作者面前的严峻课题。

1）美洲 美国是世界上第一个实行根除牛结核病的国家。1917年实行联邦和州合作，实施消灭牛结核病计划，1922年初牛结核病发病率下降至4%，1940年下降至0.48%，以后一直呈零星散发的趋势，1967 年部分州宣布为无牛结核病地区。目前，美国全国已经是无牛结核病国家。但由于野生动物和观赏动物结核病以及人类结核病存在，随时有感染牛的可能，所以美国牛群仍处在不断的检疫和高度警惕之中。2003 年广东检验检疫总局从美国引进的 142 头良种奶牛中，检出 19 例患有结核病、副结核的阳性种牛，并进行了扑杀和销毁处理，此举打破了美国 25 年来没有牛结核病的说法。这表明美国在长达近百年的牛结核病根除过程中，奶牛结核病仍然没有完全被根除。同时，墨西哥和巴西等国家牛结核病感染率均很高，1995 年和 1996 年墨西哥肉牛结核病感染率分别为 0.02％和 0.05％，奶牛结核病感染率分别为 2％和 8.3％；在对巴西从 1985—1995 年 10 年间的检测统计结果表明，1985 年牛结核病感染率为 5％，1995 年则增为 21％，这表明奶牛结核病的感染和蔓延呈上升趋势。

2）欧洲　原欧共体国家于 20 世纪 50 年代签署了控制牛结核病的贸易协定，一直到 20 世纪末，控制牛结核病的发展仍然不平衡。北欧的丹麦、比利时、挪威、德国和荷兰等国已基本消灭了牛结核病，英国和法国处在控制状态。2000 年英国提供数据表明，全国兽群中本病发生率为 2.8％，过去十几年间英国西南部的发病率呈指数上升。目前对于牛结核病的控制采取"检和灭"的策略，用分支杆菌粗制抗原对动物进行皮肤试验，检出阳性即予以扑杀。在大不列颠和爱尔兰，獾被认为是本病的主要传染源，目前正在进行大量试验来评价獾在牛分支杆菌控制中的作用。

3）大洋洲　澳大利亚、新西兰等国家已经消灭了牛结核病，但近年来由于野生动物獾和狐狸等动物结核病的出现，致使牛又感染了结核病。研究结果证实，獾的粪便和痰均可传播结核病菌，消灭獾是已根除牛结核病国家减少牛结核病再次暴发的最有效途径。

4）非洲　1998 年，在非洲的 55 个国家中，有 25 个国家零星（或很低）报道了牛结核病发生事件；6 个国家报道了牛结核病的存在；只有马维拉和马里 2 个国家报道牛结核病存在高的发病率；4 个国家没有报道；其余 18 个国家没有疾病方面的数据。在所有的非洲国家中，只有 7 个国家考虑到牛结核病是必须申报的疾病而采取检疫和部分扑杀措施，只有 15％的结核病牛群采取检疫和扑杀措施，其余 48 个国家采取的控制措施不当或根本就没有采取任何措施。因此，大约 85％的牛群和 82％的非洲人生活在采取部分控制措施或根本没有采取任何控制措施的环境中。1996—2000 年南非克洛格国家公园暴发了牛结核病。据统计公园南部的水牛感染率达 42％，中部地区的感染率为 21％，该结核病的自然宿主是水牛，这种无种界限的相互传播是以前未曾报道的。

5）亚洲　奶牛结核病在亚洲各国均有不同程度的存在和发生，在亚洲的 36 个国家中，16 个国家零星（或很低）报道了牛结核病发生事件，巴林描述有牛结核病的存在，10 个国家没有报道牛结核病的存在，其余 9 个国家没有这方面的数据。亚洲国家中，只有 7 个国家采取检疫和部分扑杀的控制政策，并考虑进行申报，其余 29 个国家只采取了部分控制政策或根本没有采取控制措施。在亚洲国家中，因牛结核病感染，只有 6％的牛和低于 1％的水牛采取了申报检疫和扑杀政策，94％的牛和 99％的水牛采取了部分控制措施和没有采取任何控制措施。因此，大约 94％的亚洲人生活在采取部分控制措施或根本没有采取任何控制措施的环境中。2002 年，韩国在亚洲首次报道了雄性麋鹿因感染牛分支杆菌而死亡。

6）拉丁美洲和加勒比海　在 34 个拉丁美洲和加勒比海国家中，12 个国家报道过牛结核病零星散发或低的发病率，7 个国家报道牛结核病为地方疾病，只有多米尼加共和国报道牛结核病存在高发病率，12 个国家没有报道牛结核病，2 个国家没有牛结核病方面的数据。

目前，正在进行或基本完成牛结核病根除计划的国家包括：欧洲的大部分国家、美国、加拿大、日本和新西兰。被认为无牛结核病的国家包括：澳大利亚、丹麦、法国、德国（2001 年有 4 起牛结核病发生）、卢森堡、芬兰、荷兰和瑞典。

中国动物疫病预防控制中心发布的 2009 年全国畜间主要人畜共患传染病疫情通报显示，2009 年1—6 月份全国畜间结核病共报告发病动物 2 378 头，分布在 10 个省、自治区、直辖市和新疆生产建设兵团的 118 个县（区、旗），541 个村（养殖场）。7—12 月份全国畜间共报告发病动物 3 140 头，分布在 8 个省、自治区、直辖市和新疆生产建设兵团的 110 个县（区、旗），288 个村（养殖场）。上半年共在全国 2 225 个县（区、旗）监测牛 2 059 477 头，检出阳性畜 4 820 头（只），阳性率为 0.13%。其中阳性率前 5 位的省份为重庆（3.57%）、浙江（2.57%）、湖南（1.48%）、云南（1.42%）和辽宁（1.22%）。共在全国 2 110 个县（区、旗）监测牛 2 849 399 头，检出阳性畜 12 795 头（只），阳性率为 0.45%（其中奶牛阳性率 0.46%，其他牛阳性率 0.37%）。阳性率前 5 位的省份为四川（5.59%）、湖北（2.83%）、重庆（2.78%）、山西（2.03%）和陕西（1.66%）。监测无阳性动物的省份有吉林、福建、海南、西藏和宁夏 5 个省、自治区。

（三）对动物与人的致病性

1. 对动物的致病性　潜伏期一般为 3～6 周，有的可长达数月或数年。

（1）临床症状　临床上通常呈慢性经过，以肺结核、乳房结核和肠结核最为常见。肺结核以长期顽固性干咳为特征，且以清晨最为明显。患畜容易疲劳，逐渐消瘦，病情严重者可见呼吸困难。

乳房结核一般先是乳房淋巴结肿大，继而后方乳腺区发生局限性或弥漫性硬结，硬结无热无痛，表面凹凸不平。泌乳量下降，乳汁变稀，严重时乳腺萎缩，泌乳停止。

肠结核主要症状为消瘦，持续下痢与便秘交替出现，粪便常带血或脓汁。

（2）病理变化　在肺脏、乳房和胃肠黏膜等处形成特异性白色或黄白色结节。结节大小不一，切面干酪样坏死或钙化，有时坏死组织溶解和软化，排出后形成空洞。胸膜和肺膜可发生密集的结核结节，形如珍珠状。

（3）危害　动物结核病以牛最为严重。牛结核病也是一种危害严重的人与动物共患传染病，我国将其列为二类动物疫病。它不但会造成严重经济损失，更严重的是影响奶牛业发展，而且由于公共卫生原因，还会引起严重社会问题，如 2003 年广东发生奶牛结核病，引起多方关注，还一度引发市民恐慌。

2. 对人的致病性　对人具有致病性的主要是人型和牛型结核分支杆菌。人感染结核菌后不一定发病，潜伏期长短不一，有的可以潜伏 10～20 年，有的潜伏期在 3～5 年左右，也有短至几个月的。

（1）临床症状　呼吸道症状有咳嗽、咳痰、痰血或咯血。可有胸痛，胸闷或呼吸困难。咳痰量不多，有空洞时可较多，有时痰中有干酪样物，约 1/3～1/2 肺结核有痰血或咯血，多少不一，已稳定、痊愈者可因继发性支气管扩张或钙化等导致咳血。咳嗽、咳痰、痰血或咯血 2 周以上，是筛选 80% 结核传染源的重要线索指征。一般肺结核无呼吸困难，大量胸水、自发气胸或慢纤洞型肺结核及并发肺心、呼衰、心衰者常有呼吸困难。全身症状常有低热、盗汗、消瘦、乏力、女性月经不调等。

病灶小或位置深者多无异常体征，范围大者可见患侧呼吸运动减弱，叩浊，呼吸音减弱或有支气管肺泡呼吸音。大量胸水可有一侧胸中下部叩诊浊音或实音。锁骨上下及肩胛间区的啰音，尤其是湿啰音往往有助于结核的诊断。上胸内陷，肋间变窄，气管纵隔向患侧移位均有提示诊断意义。

皮肤结核是结核菌感染皮肤而引起的，且大部分（70%～80% 或以上）是人型结核菌引起，少部分（5%～25%）由牛型结核菌引起。发病的诱发因素是人体抵抗力下降，全身状况差，结核菌通过血流和淋巴回流感染皮肤而发生。由于机体免疫力、结核菌的毒性和入侵途径的不同，在临床上可有不同类型，分为局限型和血源型。常见的皮肤结核有寻常狼疮、瘰疬性皮肤结核、疣状皮肤结核、丘疹坏死性皮肤结核、硬红斑等（彩图 56-1），组织病理特征见彩图 56-2。

（2）病理变化　结核杆菌的致病作用可能是细菌在组织细胞内顽强增殖引起炎症反应，且与诱导机体产生迟发型变态反应性损伤有关。结核杆菌可通过呼吸道、消化道和破损的皮肤黏膜进入机体，侵犯多种组织器官，引起相应器官的结核病，其中以肺结核最常见，人也会发生胎盘结核，人胎盘结核组织病理学见彩图 56-3。人类肺结核有两种表现类型。

1）原发感染　原发感染是首次感染结核杆菌，多见于儿童。结核杆菌随同飞沫和尘埃通过呼吸道进入肺泡，被巨噬细胞吞噬后，由于细菌胞壁的碳酸脑苷脂抑制吞噬体与溶酶体结合，不能发挥杀菌溶菌作用，致使结核杆菌在细胞内大量生长繁殖，最终导致细胞死亡崩解，释放出的结核杆菌或在细胞外繁殖侵害，或被另一巨噬细胞吞噬再重复上述过程，如此反复引起渗出性炎症病灶，称为原发灶。原发灶内的结核杆菌可经淋巴管扩散到肺门淋巴结，引起淋巴管炎和淋巴结肿大，X 线胸片显示哑铃状阴影，称为原发综合征。随着机体抗结核免疫力的建立，原发灶大多可钙化而自愈。但原发灶内可长期潜伏少量结核杆菌，不断刺激机体强化已建立起的抗结核免疫力，也可作为以后内源性感染的来源。只有极少数免疫力低下者，结核杆菌可经淋巴、血流扩散至全身，导致全身粟粒性结核或结核性脑膜炎。

2）继发感染　继发感染也称原发后感染，多见于成年人。大多为内源性感染，极少由外源性感染所致。继发性感染的特点是病灶局限，一般不累及邻近淋巴结，主要表现为慢性肉芽肿性炎症，形成结核结节，发生纤维化或干酪样坏死。病变常发生在肺尖部位。

（3）危害　结核病防治直接关系群众健康、经济发展和社会稳定。结核病仍然是传染病中的主要杀手。随着耐药性的增加，结核病又可能产生更严重的流行和威胁。

世界卫生组织于 1993 年史无前例地宣布：全球结核病紧急状态。随着全球结核病流行的加剧，1998 年又重申，遏制结核病行动刻不容缓。目前，全球 1/3 的人口（约 20 亿）已感染了结核菌，95% 发生在发展中国家。其中包括 2 000 万活动性结核病患者。目前，每年新增加 800 万～1 000 万肺结核病患者，其中 75% 的人年龄在 15～50 岁。全球每天有 8 000 人死于结核病，每年则达 300 万人，其中发展中国家占 98%。

中国是全球 22 个结核病高发病率的国家之一。结核病人数位居世界第二，仅次于印度。全国约1/3 的人口（4 亿）感染了结核菌，其中 10% 的人发生结核病。如果得不到有效控制，在未来 10 年里，可能有 3 000 万人发生结核病。值得注意的是，全球艾滋病病毒感染人数已超过 4 000 万，我国实际感染人数也在 50 万人以上。而艾滋病病毒与结核菌的双重感染是控制结核病的新问题。

目前，全球 20 亿结核菌感染者中，有 5 000 万人感染了耐药结核分支杆菌。世界卫生组织在 55 个国家和地区的统计显示：结核杆菌耐药率为 20%～50%，耐多药率为 5%～20%。我国的状况同样令人担忧，初始耐药率为 28.1%，继发耐药率为 41.1%，属高耐药国家。其中耐多药结核病的情况更严重，高达 15%。一旦形成耐多药结核病，治疗将变得极为困难：医疗费用将上升百倍以上，同时药物的副作用明显增大，且疗效很差。特别是由体内排出的耐药结核杆菌还会传染给他人，甚至引起暴发性流行。

（四）诊断

1. 动物的临床诊断要点　本病奶牛最易感，其次为水牛、黄牛、牦牛。临床通常呈慢性经过，以肺结核、乳房结核和肠结核最为常见。本病依据流行病学特点、临床特征、病理变化可做出初步诊断。分离出结核分支杆菌（包括牛结核分支杆菌、结核分支杆菌）判为结核病牛；牛型结核分支杆菌结核菌素皮内变态反应试验阳性的牛，判为结核病牛。

2. 人的临床诊断要点　肺结核的诊断通常主要是问病史查体征，痰菌检查（涂片或培养），胸部 X 线检查（拍胸片或胸透），结核菌素试验（皮内，可不同浓度同时），以及其他特殊检查如免疫血清学，纤支镜活检与其他病理检查等。痰菌检查因其特异性高，在确诊、选择化疗、观察疗效调整方案，以及确定是否痊愈和游行病学调查中具有重要作用，应放在肺结核病诊断的首要地位，因此要求树立肺结核诊断痰菌检查第一的观点。在肺结核诊断中，菌阳肺结核一旦在痰中查到结核菌即可定诊。同时，也可以采用结核菌素试验、全血 γ-干扰素试验、纤维支气管镜检查等方法辅助进行检查，提高痰菌检出率和病理检出率，有助于肺结核的确诊。

3. 实验室诊断要点

（1）根据结核菌感染的类型，采取病灶部位的适当标本进行直接涂片染色、分离培养和动物试验检查。

（2）其他支持性实验室检查　用酶联免疫吸附试验、聚合酶链式反应、全血 γ-干扰素试验等方法对病人血清、脑脊液、浆膜腔液进行检测。

（五）防制措施

1. 动物的防制措施　采取以"监测、检疫、扑杀和消毒"相结合的综合性防控措施。由于牛，特别是奶牛结核病是动物结核病的主要危害，所以动物结核病的监测对象主要是牛。通常监测比例可采用：种牛、奶牛 100％，规模场肉牛 10％，其他牛 5％，疑似病牛 100％。如在牛结核病净化群中（包括犊牛群）检出阳性牛时，应及时扑杀阳性牛，其他牛按假定健康群处理。成年牛净化群，用牛型结核分支杆菌结核菌素皮内变态反应试验，于每年春秋两季各进行一次监测。一般犊牛应于 20 日龄时进行第一次监测，于 100～120 日龄时进行第二次监测。并按规定使用和填写监测结果报告，及时上报。应将结核病监测合格作为奶牛场、种畜场的必备条件。

异地调运的动物，必须来自于非疫区，凭当地动物防疫监督机构出具的检疫合格证明调运。调入动物后应隔离饲养 30 天，经当地动物防疫监督机构检疫合格后，方可解除隔离。

应用牛型结核分支杆菌结核菌素皮内变态反应试验，对污染牛群进行反复监测，每次间隔 3 个月，发现阳性牛应及时扑杀，按规定处理。凡牛型结核分支杆菌结核菌素皮内变态反应试验疑似反应者、疑似结核病牛或牛型结核分支杆菌结核菌素皮内变态反应试验可疑畜，须隔离复检。复检于 60 天后进行，结果为阳性者，则按阳性牛处理；若仍呈疑似反应，则间隔 60 天再复检一次，结果仍为可疑反应者，视同阳性牛处理。

奶牛群中检出并剔出结核病牛后，牛舍、用具及活动场所等要进行紧急消毒处理。平时也要经常性消毒。饲养场及牛舍出入口处，应设置消毒池，内置有效消毒剂，如 3％～5％来苏儿溶液或 20％石灰乳等。消毒药要定期更换，以保证一定的药效。牛舍内的一切用具应定期消毒；产房每周进行一次大消毒，分娩室在临产牛生产前及分娩后各进行一次消毒。

2. 人的防制措施

（1）预防　早期发现传染源并合理治疗结核菌涂片阳性病人，是预防结核病的根本措施。卡介苗接种是预防结核病的有效措施之一，广泛接种卡介苗能大大地降低结核病的发病率。根据统计调查，未接种组的发病率比接种组高 4～5 倍，婴儿因免疫力低，为卡介苗接种的主要对象。6 个月以内健康儿童可直接接种，较大儿童须作结核菌素试验，阴性者接种。一般在接种后 6～8 周如结核菌素试验转阳，则表示接种者已产生免疫力。试验阴性者应再行接种。皮内接种卡介苗后，结合菌素试验转阳率可达 96％～99％，阳性反应可维持 5 年左右。

对有下述指征的儿童，可用异烟肼预防性服药，每天每千克体重 10mg，疗程 6～12 个月。①密切接触家庭内开放性肺结核者；②3 岁以下婴幼儿未接种卡介苗而结核菌素试验阳性者；③结核菌素试验新近由阴性转为阳性；④结核菌素试验阳性伴结核中毒症状者；⑤结核菌素试验阳性，新患麻疹或百日咳小儿；⑥结核菌素试验阳性而需较长时间使用肾上腺皮质激素或其他免疫抑制剂者。

（2）治疗　人类结核病的治疗主要有两种方式。

1）抗菌治疗　主要是抗结核治疗，其用药原则是早期、联合、全程、规律、适量。异烟肼为首选药和必选药，适用于全身各部位的结核病。该药副作用小，周围神经炎可用维生素 B_6 防止；可引起精神兴奋，癫痫儿慎用；少数病人可引起肝细胞性黄疸。利福平是对耐药菌感染及短程化疗的主要药物。饭后或与对氨柳酸、巴比妥类同时服用，会减少本药吸收，故应空腹服用。本药可致胃肠反应，与异烟肼合用对肝损害增加，偶可引起过敏反应，如发热、皮疹等。服该药时排泄物呈红色。其他药还有链霉素、比嗪酰胺、乙胺丁醇等。

2）化疗　是目前治疗与控制结核病最有效的手段，目前推行的化疗是全程督导下的短程化疗，世界卫生组织将其与控制传染源并列为控制结核病两大战略。化疗的基本原则是早期、联合、适量、规律、全程。①早期是指于病变早期阶段开始治疗或已确诊的菌阳病人尽早开始治疗。②联合是利用多种药物的交叉杀菌作用防止耐药的产生，并对已耐少数药物的菌株也能杀灭，我国目前推荐的化疗方案强化期至少联用三种药。③适量在于防止剂量不足，诱发耐药，又要防止过大剂量引起的毒副反应，应按病人年龄，体重参照剂量表选取适当剂量。④规律即严格按方案规定的用药次数，间隔和用药时间，避免漏服、中断而保持稳定有效的血药浓度，防止过高过低，过低时降低杀灭菌效用，且可诱导耐药。⑤全程即要求完成化疗 6 或 8 个月疗程，或根据病情规定的疗程，现代化疗方案治疗 2 个月，90％痰菌可阴转，症状亦可消失，但病灶中非敏感菌与细胞内菌（顽固菌）可依然存活，故必须坚持用药，经历一较长的持续期或巩固期才能将其杀灭，以防止以后的恶化或复发。

（六）公共卫生影响

结核分支杆菌和牛结核分支杆菌都能感染人和多种动物，尤其是牛，可引起人与人之间、动物与动物之间以及人与动物之间的相互传播，造成严重公共卫生问题。其中，牛在结核病传播中具有特殊的公共卫生意义。牛结核病在世界各国均有发生，在我国依然是最常见的多发性疾病，其传染流行不仅会严重影响到畜牧业的持续健康发展，而且还威胁着人类的身心健康。因此，早在 1960 年世界卫生组织专家委员会第七次会议就指出：在那些还流行牛结核病的国家中，人始终受到该病的威胁，除非消灭牛结核病，否则人结核病的控制是不会成功的。

（毛开荣　丁家波　范运峰　池丽娟）

◆ **我国已颁布的相关标准**

GB 15987—1995　传染性肺结核诊断标准及处理原则

GB 16853—1997　结核病检测标准

GB/T 14926.48—2001　实验动物　结核分支杆菌检测方法

GB/T 18645—2002　动物结核病诊断技术

WS 196—2001　结核病分类

WS 288—2008　肺结核诊断标准

SN/T 1262—2003　国境口岸结核病检验规程

SN/T 1283—2003　国境口岸结核病监测规程

SN/T 1310—2003　猴结核皮内变态反应操作规程

SN/T 1685—2005　猴结核病旧结核菌素变态反应试验操作规程

◆ **参考文献**

靳晓红，刘元东．2002．分枝杆菌种的基因快速鉴定技术［J］．国外医学：临床生物化学与检验学分册.23（2）．

施浩强编译，龚蕴贞校．人用和兽用新结核病疫苗评估的协调策略［J］.2002．国外医学：预防、诊断、治疗用生物制品分册［J］，25（4）：159-162．

刘恩国，王春来，张秀华，等．2005．牛结核病病原生态学和流行病学研究［J］．中国畜牧兽医.32（3）．

中华医学会．2004．临床技术操作规范—结核病分册［M］．北京：人民军医出版社．

Al Zahrani K，Al Jahdali H，Porrier L，et al. 2000. Accuracy and utility of commercially aviailable amplication and serologic tests for the diagnosis of minimal pulmonary tuberculosis. Am J Respir Crit Care Med，162：1323-1329.

Bergman J S，Woods G L. 1996. Clinical evaluation of the Roche Amplicor PCR Mycobacterium tuberculosis test for detection of M. tuberculosis in respiratory specimens. J Clin Mircobiol，34：1083-1085.

Garg S K，Tuwari R P，Tiwari D，et al. 2003. Diagnosis of tuberculosis：available technologies，limitations，and possibilities. J Clin Lab Anal，17：155-163.

Gupta U D，Katoch V M. 2009. Animal models of tuberculosis for vaccine development. Indian J Med Res，129：11-18.

Jeong Y J，Lee K S. 2008. Pulmonary tuberculosis：up-to-date imaging and management. AJR Am J Roentgenol，191：834-844.

McMurray D N. 2001. A coordinated strategy for evaluating new vaccines for human and animal tuberculosis. Tuberculosis，81：141-146.

Scarparo C，Piccoli P，Rigon A，et al. 2000. Comparison of enhanced Mycobacterium tuberculosis amplified direct test with Cobas Amplicor Mycobacterium tuberculosisassay for direct detection of Mycobacterium tuberculosis complex in respiratory and extrapulmonary specimens. J Clin Mircobiol，38：1559-1562.

Smith M B，Bergmann J S，Onoroto M，et al. 1999. Evaluation of the enhanced amplified Mycobacterium tuberculosis direct test for direct detection of Mycobacterium tuberculosis complex in respiratory specimens. Arch Patho Lab Med，123：1101-1103.

二、海洋分支杆菌感染

海洋分支杆菌感染（Mycobacterium marinum infection）是由海洋分支杆菌引起的一种人与动物共患病。海洋分支杆菌是一种非结核、非典型的分支杆菌，广泛存在于植物、海水鱼和淡水鱼中。感染海洋分支杆菌可引起蛙、鱼和其他冷血动物结核样疾病，人类末梢肉芽肿性疾患。海洋分支杆菌最早发现于1926年费城水族馆的海水鱼中，人类皮肤感染的最早报道是在1951年。海洋分支杆菌生长缓慢，适宜生长温度为25～32℃，人类感染通常发生在手、肘部和足部皮肤，在皮肤擦伤或刺伤处形成结节状或溃疡样皮肤损伤。如果皮肤表面有刮伤或擦伤会增加海洋分支杆菌感染的机会，其对水族设备清洁工、渔民、海鲜操作工是一种职业性危害。目前没有人与人之间传播的报道。

（一）病原

1. 分类地位　海洋分支杆菌（*Mycobacterium marinum*）在分类上属分支杆菌属（*Mycobacterium*）、非结核分支杆菌 Runyon Ⅰ群。

依据病理生理和遗传性质的不同，可将海洋分支杆菌分为2个不同的种群，一类可感染人类并引起鱼类急性致死性疾病，另一类可引起鱼类慢性进行性疾病但不感染人类。

2. 形态学基本特征与培养特性　海洋分支杆菌是一种光照产色菌，当暴露在光线下培养时可产生黄色素。最宜生长温度是25～32℃，在37℃上生长缓慢或根本不生长。从病鱼和鱼池中分离的海洋分支杆菌为中等长至长的杆菌，用浓蛋培养基稀释接种，需30℃培养7天或更久，菌落光滑或粗糙（彩图56-4）。暗中生长的菌落无色素，光照下或短时间受光，幼龄菌落鲜黄色。在油酸卵清蛋白琼脂上，形成圆顶或中央圆顶菌落，边缘整齐或略不规则，光照下菌落呈鲜黄色。

（二）流行病学

1. 传染来源　蛙、鱼和其他冷血动物易感染海洋分支杆菌，在其皮肤或皮下发生结节或溃疡样病灶，是人类感染该菌的主要传染来源。在正常环境下，普通人群感染海洋分支杆菌是罕见的，渔场工人、水族饲养者和游泳爱好者是海洋分支杆菌的易感人群，而且有刮伤或擦伤时会增加感染的机会。

2. 传播途径　水是海洋分支杆菌的传播途径，而伤口是其主要侵入门户。不存在人与人之间的传播。

3. 易感动物

（1）自然宿主　蛙、鱼和其他冷血动物均易感，海豚、海牛和其他水栖哺乳动物也可感染该病。同时，非洲蟾蜍和蛇类动物也有感染情况出现。

（2）实验动物　根据试验目的不同，许多鱼和蛙类动物均用作研究，包括豹蛙、斑马鱼、青鳉、金鱼等。

4. 发生与分布　海洋分支杆菌分布于土壤、水洼、鱼塘、游泳池、水族缸等，鱼类、蛙类都是该菌的自然宿主。高密度、高水温养殖系统更容易污染海洋分支杆菌，水质差、营养缺乏也是该病发生的原因之一。严格检疫、控制饲料质量、定时清洁场所可减少该病发生的机会。

尽管特殊的发病条件使得人类发生该病较为罕见，但在过去的30年里，美国每年都有稳定病例的发生。据统计，每100 000位成年人每年发生的病例为0.27例，其中绝大多数病患是皮肤感染，少数为骨髓炎、腱鞘炎、关节炎和弥散性感染。未见医源性感染。任何种族，任何性别，任何年龄都有可能感染，但儿童较少见。

（三）对动物与人的致病性

1. 对动物的致病性　海洋分支杆菌是鱼分支杆菌病的病原之一。鱼分支杆菌病是一种弥散性感染性疾病，已发现有150多种鱼感染此病，发病率在10%～22%之间，并伴随几个月到几年鱼的瘦弱和死亡。鱼类感染海洋分支杆菌后，主要症状为皮肤出现结节或溃疡，其他症状包括体重降低、溃疡难以愈合、腹部隆起、食欲减弱、鱼鳍糜烂、体色不正常、眼突出、脊柱畸形、行为迟钝。也可能未见任何外观病症而死亡，死后检查显示内脏的内外布满结节，特别是肾脏、脾脏和肝脏。

小鼠腹腔注射大量菌液会引起尾、足和阴囊的溃疡，有时发生内脏病变和死亡，静脉注射后，只有尾部发生病变；经皮下或呼吸接种豚鼠，不发病，腹腔注射偶尔引起阴囊病变；腹腔或静脉注射小鸡，不发病。

2. 对人的致病性　水环境下皮肤受伤是感染海洋分支杆菌的诱因，易感人群主要包括渔场工人、水族饲养者和游泳爱好者。自 1951 年报道首例人类感染海洋分支杆菌病以来，相继在瑞典、荷兰、比利时、英国、美国、泰国发生人类感染海洋分支杆菌的事件，我国也有相关报道。海洋分支杆菌感染往往局限于人的体表组织，尤其是四肢，如肘部、膝部、脚、手指和脚趾。破损皮肤感染，潜伏期为 2～3 周，形成皮肤肉芽肿（彩图 56 - 5），有 25％～50％的病例会发展成溃疡，进一步会波及损害肌腱和骨骼，引起关节炎类症状。海洋分支杆菌感染所致肉芽肿的组织病理学见彩图 56 - 6。轻度感染几个月后会自然痊愈，深度感染需要进行药物治疗。海洋分支杆菌感染将提高免疫功能低下人群的易感性，出现弥散性疾病。

（四）诊断

海洋分支杆菌感染的诊断需综合多方面的因素，包括流行病学调查、临床症状和实验室检测等方面。该病的确诊取决于海洋分支杆菌的分离和鉴定。首先采集皮肤损伤或内部关节组织的活体样本，进行耐酸染色，如姜尼氏染色和 Fite 染色，确定是否为耐酸杆菌。然后在感染部位取样，接种于 Lowenstein-Jensen、巧克力和 7H11 等培养基平板，如在 25～32℃培养 7～21 天，生长成不运动的耐酸杆菌菌落，且暴露在光下生成黄色素，不生成烟酸或硝酸盐产物，生成尿素酶，在 25℃时可生成少量过氧化氢酶，即初步诊断为海洋分支杆菌感染。在进行细菌培养特性鉴定的同时，对破损皮肤或内部关节组织的活体样本做组织病理分析非常重要。早期损伤是混合炎症样浸润，其周围常聚集大量多形核白细胞；感染中期以结节样肉芽肿为特征，常伴随星形脓肿，并在肉芽肿中心的坏死位置出现不规则的空腔，其内充满中性粒细胞和耐酸性杆菌。表皮常显示多发性乳头瘤、角化过度、溃疡和严重的炎症浸润。传统诊断耗时较长，分子诊断通过鉴别分支杆菌 16S rRNA 基因或分支杆菌热休克蛋白（HSP65）基因的 PCR 限制性多肽长度分析来完成。

（五）防制措施

1. 动物的防制措施　对于鱼类而言，保障鱼体健康，维持其正常免疫水平，及时清除水体里的有机废物，保持良好水质条件，保证提供营养丰富饵料是预防海洋分支杆菌感染的主要措施。由于海洋分支杆菌的耐受性强，鱼塘、水族缸等一旦发生污染，必须进行彻底消毒来预防疾病的再次发生。目前尚无有效的疫苗用于鱼类海洋分支杆菌病的预防。一旦确认鱼发生海洋分支杆菌感染，应当将病鱼或濒死鱼从鱼塘移出进行隔离或直接处死，以免健康鱼摄食死鱼引起疾病传播。红霉素、链霉素、卡那霉素、二甲胺四环素可以用来治疗海洋分支杆菌感染，但疗效难以保证，并且添加了以上抗生素的饵料要至少投喂 1 个月，必要时可长达 3 个月。

2. 人的防制措施　对于人类而言，当进行与鱼相关的操作时需戴上厚实手套，当皮肤有割伤、擦伤或被坚硬鱼鳍扎伤时，尽量避免与水接触；工作完毕后彻底清洁手脚。游泳池应进行经常性的常规消毒。人被确诊为海洋分支杆菌感染后，首先需进行外科清创，接着化学治疗。海洋分支杆菌对异烟肼、链霉素和对氨基水杨酸有抗性，对利福平、乙胺丁醇敏感，其次敏感药为强力霉素、磺胺类药物和大环内酯类抗生素（如克拉霉素和阿奇霉素），二甲胺四环素、卷须霉素、联磺甲氧苄啶也有一定的疗效。其中利福平日服二次，每次 600 mg，克拉霉素日服二次，每次 500 mg；二甲胺四环素日服二次，每次 100 mg，联磺甲氧苄啶日服二次，每次 160～800 mg。根据病菌的感染程度和临床症状，化学治疗的疗程从 6 周到 18 个月不等。当出现腱鞘炎或持续性疼痛时，要进行必要的外科清创，大多数皮肤损伤不必进行外科排脓。有的病例可不经化学治疗而自愈。

（六）公共卫生影响

海洋分支杆菌能感染人和至少 150 种以上蛙、鱼等水生动物，目前尚未发现人与人之间传播该病。

人类患病均与和水生环境接触有关，应当充分认识其潜在危险性，并合理建议有皮肤破损和受伤的人群放弃从事水中的活动，减少感染该病。同时，我们应当加大对水生环境、患病鱼群的综合处置，减少水质中海洋分支杆菌的存在，杜绝疾病传播。

（宋晓玲　石存斌　范运峰）

◆ 参考文献

Aubry A，Chosidow O，Caumes E，et al. 2002. Sixty-three cases of Mycobacterium marinum infection：clinical features，treatment，and antibiotic susceptibility of causative isolates. Arch Intern Med，162：1746 - 1752.

Cai L，Chen X，Zhao T，et al. 2006. Identification of Mycobacterium marinum 65 kD heat shock protein gene by polymerase chain reaction restriction analysis from lesions of swimming pool granuloma. Chinese Medical Journal，119（1）：43 - 48.

Gluckman S L. 1995. Mycobacterium marinum. Clin Dermatol，13：273 - 276.

Kelly R. 1976. Mycobacterium marinum infection from a tropical fish tank，treatment with trimethoprim and sulphamethoxazole. Med J Aust，2（18）：681 - 682.

Kiesch N. 2000. Aquariums and mycobacterioses. Rev Med Brux，21（4）：255 - 256.

Lim Y W，Chia J，Looi K P. 2000. A case report of Mycobacterium marinum infection of the hand. Singapore Med，41（5）：221 - 223.

Petrini B. 2006. Mycobacterium marinum：ubiquitous agent of waterborne granulomatous skin infections. Eur J Clin Microbiol Infect Dis，25：609 - 613.

Stamm L M，Brown E L. 2004. Mycobacterium marinum：the generalization and specialization of a pathogenic mycobacterium. Microbes infect，6：1418 - 1428.

Vazquez J A，Sobel J D. 1992. A case of disseminated Mycobacerium marinum infection in an immunocompetent patient. Eur J Clin Microbiol Infect Dis，11：908 - 911.

Woods G. 2000. Susceptibility testing for mycobacteria. Clin Infect Dis，31：1209 - 1215.

三、溃疡分支杆菌感染

　　溃疡分支杆菌感染（Mycobacterium ulcerans infection）引起 Buruli 溃疡病（Buruli ulcer disease，BUD），又称 Bairnsdale 溃疡病，是由溃疡分支杆菌引起的一种人与动物共患传染病。人类溃疡分支杆菌感染为通过接触来自沼泽或池塘的水、植物、泥土及水面空气中由溃疡分支杆菌组成的悬浮颗粒，以及水生昆虫咬伤皮肤或接触破损皮肤而感染引起的一种慢性溃疡性皮肤病，临床主要表现为皮肤和软组织广泛凝固性坏死而形成溃疡，通常是在腿部和臂部形成大面积溃疡。自然感染的动物见于马、猫、考拉、环尾袋貂及羊驼等，其所致皮损与人类相似。

（一）病原

　　1. 分类地位　溃疡分支杆菌（*Mycobacterium ulcerans*）在分类上属分支杆菌科（Mycobacteriaceae）、非结核分支杆菌属（*Non-tuberculous mycobacterium*，NTM）。根据细菌菌落形态、颜色、光照对其的影响、培养温度及生长速度，Runyon 等将非结核分支杆菌属分为 4 群：Ⅰ群为光产色菌，如猿猴分支杆菌、堪萨斯分支杆菌、海分支杆菌；Ⅱ群为暗产色菌，如苏加分支杆菌、蟾蜍分支杆菌、瘰疬分支杆菌、戈登分支杆菌；Ⅲ群为不产色菌，如鸟分支杆菌复合群（*M. avium* complex，MAC）、玛尔摩分支杆菌、土地分支杆菌、溃疡分支杆菌、嗜血分支杆菌；Ⅳ群为快生长菌，如偶然分支杆菌、龟分支杆菌、脓肿分支杆菌、耻垢分支杆菌。

　　2. 形态学基本特征与培养特性　形态染色特性酷似结核分支杆菌，细长略弯曲，该菌呈杆状、条索状或链状排列，无鞭毛、无芽孢。在电镜下可看到菌体外有一层较厚的透明区，即荚膜，荚膜对溃疡分支杆菌有一定的保护作用。

　　本菌生长缓慢，最适宜生长环境是 32℃，pH5.4～7.4 的罗氏培养基，经 6～8 周可形成粗糙、微黄或无色、表面凸起或平坦、轮廓不规则的菌落。在生化反应方面，硝酸盐反应阴性，烟酸试验阳性，触酶试验阳性，中性红试验阳性。豚鼠接种不敏感，小鼠足垫接种可获得成功。

3. 理化特性 其理化特性有别于结核分支杆菌，对酸、碱比较敏感；对常用的抗结核分支杆菌的抗生素耐受；生长温度不如结核分支杆菌严格。用齐-尼（Ziehl-Neelsen）抗酸性染色（以 5% 苯酚复红加温染色后可染上，不易被 3% 盐酸乙醇脱色，再用亚甲蓝复染），溃疡分支杆菌染成红色，而其他非抗酸性细菌及细胞等呈蓝色。

（二）流行病学

1. 传染源 普遍认为溃疡分支杆菌通常与热带雨林或温和环境中某些植物的根共生，存在于泥土中，当土壤受到人为或自然因素破坏时，细菌就会进入土壤下流动缓慢或停滞的水中繁殖。因此，土壤、水、植物或昆虫中的病原体可能通过皮肤的破损处进入体内。此外，在动物的粪便中也检测到该病原体。

2. 传播途径 溃疡分支杆菌感染人类的方式可能为直接感染或皮肤外伤感染。人接触来自沼泽或池塘的水、植物、泥土及水面空气中由溃疡分支杆菌组成的悬浮颗粒时可被感染，水生昆虫咬伤皮肤或接触破损皮肤也可使人致病。野生动物在传播过程中是否起重要作用及其他传播方式仍在调查之中。

3. 易感动物 自然感染见于马、猫、考拉、环尾袋貂及羊驼。家兔、九带犰狳、小鼠及大鼠是常用的实验动物。溃疡分支杆菌可感染各年龄段的男女，多见于妇女和儿童，尤其是 15 岁以下的男童。

4. 流行特征 该病无季节性，四季均可发病，经常发生在流速缓慢的河流、池塘、沼泽、湖泊的水体务农者中，并以 15 岁以下在溪水中玩耍、游泳的儿童中发病率最高，男女感染率无差别，尚无人与人之间传播的证据。

5. 发生与分布 1897 年，一名在乌干达坎帕拉门戈医院工作的英国医生 Albert Cook 爵士描述了与 Buruli 溃疡相一致的皮肤溃疡。1948 年，澳大利亚人 Mac Callum 等对该病做了详细描述，并最早分离出致病微生物溃疡分支杆菌。1961 年 Clancey 等报道了在乌干达 Buruli 地区大宗病例后，此病便以该地区命名。自 1980 年以来，该病已迅速在世界若干地区出现，特别在西非，1998 年 2 月世界卫生组织在日内瓦总部成立了全球 Buruli 溃疡行动委员会（Global Buruli Ulcer Initiative, GBUI）。针对不断扩大的地域传播、严重后果和该病的有限知识，2004 年世界卫生大会通过了一项决议以加强 Buruli 溃疡的监测和控制以及为其控制加快研究以开发更好的工具。

Buruli 溃疡主要分布在非洲、东南亚、拉丁美洲和西太平洋等热带和亚热带地区。全球已经有 30 多个国家报道了此病的发生。西非是近 10 年发病率正在急剧上升的地区，几乎波及到几内亚湾沿岸所有的国家。其中乌干达、刚果、科特迪瓦、加纳和贝宁是最严重的地区，某些地区发病率高达 22%。1993 年以来，加纳报道了超过 11 000 个病例；在澳大利亚，Buruli 溃疡主要发生在维多利亚海岸和昆士兰。我国也已经有此病的报道，但发生的程度尚不清楚。

（三）对动物与人的致病性

1. 对动物的致病性 A van Zyl 等第一次报道了感染马的病例，临床表现为：精神沉郁，食欲下降，流涕，体重下降，体温正常，病变开始出现坚实的皮下小结节，脂样的外壳，随后开始脱毛，破溃后形成一暴露肌肉和皮下脂肪的溃疡面。此外感染还见于猫、考拉、环尾袋貂及羊驼等，其所致皮损与人类相似。

2. 对人的致病性 Buruli 溃疡常见于妇女和儿童，发病部位多在四肢，也可以发生在躯干、头颈部，甚至眼睛等部位。病变开始出现坚实无痛性的皮下小结节，或为小丘疹，经过一段时间后（数周至数月不等），病变中心破溃流出较多淡黄色无臭味液体形成坏死性溃疡，边缘呈穿凿性缓慢扩大，周围皮肤隆起，有浸润及色素沉着，表面干燥，溃疡底部为黏着性灰色假膜，一般溃疡较为表浅，个别可深及骨膜；溃疡面积大小不等，小的只有 $1 \sim 2 cm^2$，严重的患者溃疡面积较大，有时可波及整个肢体，达到体表面积的 15%。溃疡持续时间不定，有的几个月后可自行痊愈，长者可达十几年。患者没有全身症状，皮损为单发的结节或溃疡，局部淋巴结不肿大，不发热，但与其他细菌共感染时，可有发热、畏寒等症状。个别病例因继发感染致败血症或伴发破伤风而引起严重的全身疾病，甚至死亡。溃疡有自愈现象，但大多数患者是需要治疗的。后期溃疡愈合时，机化的疤痕组织挛缩，可导致肢体畸形、活动障碍。Buruli 溃疡的后遗症包括关节挛缩、半脱位、废用性萎缩、畸形、功能障碍、淋巴水肿等。

（四）诊断

1. 动物的临床诊断 该病与人的疾病过程相似，都有一典型的 Buruli 溃疡的特征，临床诊断可以参照人的临床诊断，进一步确诊须借助于实验室诊断。

2. 人的临床诊断 按照 WHO 的诊断标准，在流行地区根据临床表现和体征，诊断一般并不困难，但在发病率低或在此病尚未被充分认识的地区，往往被误诊为其他疾病。Buruli 溃疡特点有：Buruli 溃疡常见于妇女和儿童，在非洲 70% 的病人年龄在 15 岁以下；发病部位多在拇指、小腿、膝部和足踝部；病人最初的主诉往往是在皮肤上有一无痛性小结节、或小皮疹、或斑疹，部分病人有瘙痒感。经过数周至数月，结节中央破溃，皮肤、皮下脂肪继而大量坏死，并向周围扩展。溃疡底部有黄褐色覆盖物伴有淡黄色渗出液。溃疡边缘具有潜行性，周围皮肤水肿变硬，色素沉着，这便是典型的 Buruli 溃疡。溃疡的另一特点是溃疡面显得比较"干净"，病变严重者侵犯筋膜、肌腱、神经或骨膜；症状持续时间长；患者没有全身症状，继发感染可能会伴有如发热中毒等全身症状；溃疡有自愈现象，但大多数病人是需要治疗的。后期溃疡愈合时，形成疤痕组织，导致肢体挛缩畸形，影响肢体功能；分泌物抗酸染色可见抗酸阳性杆菌，组织病理切片皮肤皮下脂肪大量凝固性坏死，并有大量抗酸杆菌。

镜下观察：病变早期皮肤表皮、真皮、皮下组织坏死，细胞肿胀，细胞核消失，而细胞膜完整，其显著的特征是出现"鬼影细胞"，即肿胀坏死的脂肪细胞。坏死组织部位有细小钙质沉着，网状纤维增加，周围有少量肉芽组织增生，少量慢性炎性细胞浸润。溃疡期真皮深层凝固性坏死，胶原纤维变性，淋巴细胞浸润，中小血管出现炎性反应和闭塞及神经组织受损。溃疡后期，大约溃疡形成 3 周后，部分病灶内可见到巨细胞和泡沫细胞，表皮下有带状分布的淋巴细胞浸润，坏死组织上方可出现结核结节样肉芽组织。

3. 实验室诊断

（1）直接涂片检查 取溃疡基底部渗出物，抗酸染色显示细胞外有抗酸杆菌。

（2）病理活检 选择包括溃疡坏死底部和溃疡潜行性边缘皮下组织做组织病理切片，HE，抗酸染色。根据病理特点及可见细胞外抗酸杆菌可确诊。

（3）细菌分离培养 从病变区采取渗出液或活组织进行细菌培养以获得诊断。

（4）PCR 技术 近年来将分子生物技术用于诊断 Buruli 溃疡，提高了诊断率。

运用普通 PCR 技术检测 Buruli 溃疡分支杆菌的 IS2404 基因。引物为：F（上游）：5′- GCG-CAGATCAACTTCGCGGT - 3′；R（下游）5′- GCCCGATTGGTGCTCGGTCA - 3′。反应条件：94℃ 变性 2min；94℃ 45s，56℃ 30s，72℃ 45s，扩增 35 个循环，最后 72℃ 延伸 10min，扩增片段大小为 154bp。

（5）鉴别诊断 Buruli 溃疡主要是与其他皮肤皮下组织炎性疾病相鉴别。结核杆菌引起的结节或溃疡，抗酸杆菌常常是位于吞噬细胞内，而 Buruli 溃疡位于细胞外，可与之鉴别。与皮肤结核性病变（疣状皮肤结核、寻常狼疮等）主要区别是，后者有结节，有肉芽肿形成，有坏死，但坏死较彻底呈干酪样，而 Buruli 溃疡早期有结节但一般没有肉芽肿形成，有坏死但是非干酪样的。与深部真菌病鉴别：两者都可呈慢性非特异性炎症，但后者抗酸染色阴性。与其他的非典型分支杆菌引起的皮肤病在光镜下鉴别比较困难，但 Buruli 溃疡有较独特的临床表现，病原学检查做 PCR 检测可鉴别。

（五）防制措施

1. 动物的防制措施 未处理的水很可能含有溃疡分支杆菌，是动物感染 Buruli 溃疡的重要传染来源，因此，应注意动物饮用水的卫生，加强对生活环境的卫生防疫和水体净化消毒等。此外还要采取灭蚊及伤口护理等措施。

2. 人的防制措施

（1）预防 到目前为止，尚无有效的预防方法。卡介苗预防接种对 Buruli 溃疡有短期的保护作用，从长远观点来看，一种可把新出现的流行地区确定为目标的安全有效疫苗可能是与 Buruli 溃疡作斗争的最有效办法。现在的预防措施常从切断传播途径着手。在流行区，人们外出劳动时要穿长衣长裤，以预防外伤和昆虫叮咬。

（2）治疗 根据 WHO 治疗建议如下：利福平和链霉素/阿米卡星联合用药约 8 周，作为所有类型的活动性疾病的第一线治疗，结节或不复杂病例无需住院；外科手术切除坏死组织、修复皮肤缺损和矫正畸形；最大限度减少干预或预防残疾。

（六）公共卫生影响

Buruli 溃疡是一种危害公共卫生健康的疾病，近 10 年来，全球 Buruli 溃疡发病率不断增加，在免疫正常的人群中已成为继结核和麻风之后第三种最常见的分支杆菌性疾病。1998 年 2 月世界卫生组织在日内瓦总部成立了全球 Buruli 溃疡行动委员会（Global Buruli Ulcer Initiative，GBUI），其旨在加强人群的健康教育，增强防病意识，提高治疗水平。流行国家以及未报告 Buruli 溃疡但与流行国家有共同边界的国家的监测也十分重要。目前对其研究虽已取得了很大的进展，但对其传播途径、治疗及预防的研究还不够深入，药物治疗疗效不理想，部分药物虽在离体试验或动物模型中已证实有抗溃疡分支杆菌的作用，但尚未进行人体试验，这些问题均亟待解决。

（邱鹏 田克恭）

◆ 参考文献

李妍，张建中 . 2004. Buruli 溃疡病研究进展 [J] . 中国防痨杂志，26（5）：298 - 300.

王睿，李聪然，梁蓓蓓 . 2006. 非结核分枝杆菌感染特点与药物选择研究进展 [J] . 国际呼吸杂志，26（4）：280 - 282.

周学鲁 . 2000. Buruli 溃疡 [J] . 中华皮肤科杂志，33（6）：451 - 452.

A van Zyl，J Daniel，J Wayne et al. 2010. Mycobacterium ulcerans infections in two horses in south-eastern Australia. Australian Veterinary Journal，88（3）：101 - 106.

Clancey JK，Dodge OG，Lunn HF，et al. 1961. Mycobacterial skin ulcers in Uganda. Lancet，2：951 - 954.

Elsner L，Wayne J，O' Brien CR et al. 2008. Localised Mycobacterium ulcerans infection in a cat in Australia. J Feline Med Surg，10：407 - 412.

Espey D K，Djomand G，Diomande I，et al. 2002. A pilot study of treatment of Buruli ulcer with rifampin and dapsone [J] . Int J Infect Dis，6（1）：60 - 65.

George KM，Pascopella，Welty，et al. 2000. A Mycobacterium ulcerans toxin，mycolactone causes apoptosis in guinea pigs and tissue culture cells. Infect Immun，68：877 - 883.

Goutzamanis，Gilbert. 1995. Mycobacterium ulcerans infection in Australian children：report of eight cases and review. Clin Infect Dis，21：1186 - 1192.

Johnson P，Hayman J，Quek T et al. 2007. Consensus recommendations for the diagnosis，treatment and control of Mycobacterium ulcerans infection（Bairnsdale orBuruli ulcer）in Victoria，Australi，186：64 - 68.

Johnson PDR，Azuolas J，Lavender CJ et al. 2007. Mycobacterium ulcerans in mosquitoes captured during an outbreak of Buruli ulcer，southeastern Australia. Emerg Infect Dis，13：1653 - 1660.

Johnson，Veitch，Leslie et al. 1996. The emergence of Mycobacterium ulcerans infection near Melbourne. Med J Aust，164：76 - 78.

Junichiro En，Masamichi Goto，Kazue Nakanaga et al. 2008. Mycolactone Is Responsible for the Painlessness of Mycobacterium ulcerans Infection（Buruli Ulcer）in a Murine Study. Infection and immunity，76（5）：2002 - 2007.

Krieg R E，Wolcott J H，Meyers. 1979. Mycobacterium ulcerans infection：treatment with rifampin，hyperbaric oxygenation，and heat [J] . Aviat Space Environ Med，50（9）：888 - 892.

Miriam Eddyani，Martine Debacker，Anandi Martin et al. 2008. Primary Culture of Mycobacterium ulcerans from Human Tissue Specimens after Storage in Semisolid Transport Medium. Journal of clinical microbiology，46（1）：69 - 72.

Portaels，Elsen，Guimaraes-Peres A，et al. 1999. Insects in the transmission of Mycobacterium ulcerans infection. Lancet，353：986.

R. Phillips，Horsfield，Kuijper，et al. 2005. Sensitivity of PCR Targeting the IS2404 Insertion Sequence of Mycobacterium ulcerans in an Assay Using Punch Biopsy Specimens for Diagnosis of Buruli Ulcer. Journal of clinical microbiology，43

(8)：3650-3656.

Stienstra Y，van der Graaf W T，te Meerman GJ，et al. 2001. Susceptibility to development of Mycobacterium ulcerans disease：review of possible risk factors [J] . Trop Med Int Health，6 (7)：554-562.

Tyler Wagner，ric Benbow，Meghan Burns et al. 2008. A Landscape-based Model for Predicting Mycobacterium lcerans Infection (Buruli Ulcer Disease) Presence in Benin，West Africa. EcoHealth，5，69-79.

Van der Werf T S，Van der Graaf W T，Tappero J W，et al. 1999. Mycobacterium ulcerans infection [J] . Lancet，354 (9183)：1013-1018.

Veitch，Johnson，Flood et al. 1997. A large localized outbreak of Mycobacterium ulcerans infection on a temperate southern Australian island. Epidemiol Infect，119：313-318.

Weir E. 2002. Buruli ulcer：the third most common mycobacterial infection [J] .CMAJ，166 (13)：1691.

World Health Organization. WHO Global Buruli Ulcer Initiative Web Site. Available at：http：//www. who. int/buruli/en/.

四、副 结 核

副结核（Paratuberculosis）是由副结核分支杆菌引起的一种人与动物共患传染病。人类的副结核是由食用该菌污染的牛奶或奶制品而造成的，引起人的过敏性肠道症状、溃疡性结肠炎或克罗恩病（Crohn's disease）。克罗恩病是人慢性炎症性肠道疾病（Inflammatory bowel disease，IBD），其特征为肠道组织发生广泛性炎症反应与肉芽肿。动物副结核又称副结核性肠炎或Johne病，其病变特征是顽固性腹泻、渐进性消瘦、慢性肉芽肿回肠炎，肠黏膜增厚并形成皱襞。

（一）病原

1. 分类地位 副结核分支杆菌（*Mycobacterium paratuberculosis*，MP）在分类上属分支杆菌属（*Mycobacterium*）。近年来研究结果表明，该菌与禽分支杆菌有较多的相似性，变态反应也与禽分支杆菌有明显交叉，又名为禽分支杆菌副结核亚种（*M. avium* subsp. *paratuberculosis*，MAP）。

2. 形态学基本特征与培养特性 副结核分支杆菌为短杆菌，大小为（0.2～0.5）μm×（0.5～1.5）μm，是一种细长杆菌，有的呈短棒状，有的呈球杆状，常呈丛排列，无鞭毛，无运动力，不形成荚膜和芽孢，革兰氏染色阳性，抗酸染色阳性，但偶尔较长的类型表现染色和不染色节段相交替。本菌为需氧菌，最适生长温度37.5℃，最适pH6.8～7.2。生长缓慢，原代分离极为困难，需在培养基中添加草分支杆菌素抽提物，一般需6～8周，长者可达6个月，才能发现小菌落。粪便分离率较低，而病变肠段及肠淋巴结分离率较高，病料需先用4%硫酸或2%氢氧化钠处理，经中和再接种选择性培养基，如Herrald卵黄培养基、小川氏培养基、Dubos培养基或Waston-Reid培养基。少数培养可采用不加死菌的合成培养基。分支杆菌素（mycobactins）是由不同分支杆菌衍生而来的一种铁螯合生长因子。在含有热杀死草分支杆菌的甘油琼脂板上培养4～6周后，出现微白色、隆起、圆形菌落。在含热杀死草分支杆菌的甘油蛋培养基上培养4～6周后，形成细小、微白色、隆起、圆形、边缘薄、略不规则的菌落。老的菌落形态变得更为隆起、有放射条纹或不规则褶皱，暗淡黄白色。该菌在含羊脑和热杀死草分支杆菌的甘油蛋培养基上生长较旺盛。

3. 理化特性 对自然环境抵抗力较强。在河水中可存活163天，在粪便和土壤中可存活11个月，在牛乳和甘油盐水中可存活10个月，用巴斯德消毒法不能够杀灭副结核分支杆菌。对热较敏感，60℃30 min、80℃1～15 min可被杀死。在5%草酸、4%氢氧化钠、5%硫酸液体中30 min仍保持活力。3%～5%石炭酸5 min、3%来苏儿30 min、3%福尔马林、10%～20%漂白粉20 min可杀灭本菌。对氯化锌四氮唑（1：40 000）、链霉素（2 mg/mL）、利福平（0.25 mg/mL）敏感，对异烟肼、噻吩二羧酸酰肼、青霉素有耐药性。

（二）流行病学

1. 传染来源 病畜和带菌畜是主要传染源，反刍动物对副结核分支杆菌易感，其中奶牛最易感。牛奶或奶制品是人类克隆病的主要感染源，其次是被副结核分支杆菌污染的环境，水源等。人与人的直接接触传播未见报道。

2. 传播途径 主要传播途径是动物采食污染的饲料和饮水，消化道是最常见的感染途径，也可通过精液或胎盘感染。最易感时期是出生后 3 个月的哺乳期，犊牛因摄取成年牛粪便污染的奶或饮水而感染。一般感染后 3～6 年不发病（有的达 10 年以上），而成为隐性感染。人类克隆病主要是通过食入含有副结核分支杆菌的奶类等食品及被其污染的水源等途径感染。

3. 易感动物

（1）自然宿主 反刍动物如牛、绵羊、山羊、鹿及骆驼对本菌易感，母牛多见，尤其是处在妊娠、分娩及泌乳期的母牛最易感。马、水牛、猪等也有自然感染的报告。

（2）实验动物 家兔、豚鼠、大鼠、小鼠、鸡等小型实验动物都可用来进行副结核感染研究。但鼠类实验动物最为易感，特别是 BALB/c、C57/B6、SCID 系鼠类。

4. 流行特征 本病无明显季节性，但常发生于春秋两季。潜伏期长，可达 6～12 个月或更长，主要呈散发，有时呈地方性流行。在青黄不接、草料供应不上、羊只体质不良时，羊只发病率上升。转入青草期，病羊症状减轻，病情大见好转。此病公牛和阉牛比母牛少见很多，高产牛的症状较低产牛严重。

5. 发生与分布 副结核广泛流行于世界各国，遍及五大洲。养牛发达国家如美国、英国、独联体、德国、加拿大、澳大利亚、意大利、丹麦、比利时、日本等受害最为严重。我国辽宁、黑龙江、内蒙古、贵州、陕西、河北等许多地区相继发生本病，几乎遍及东北、西北、华北等地区。近年来由于奶牛和肉牛发展非常迅速，生产规模越来越大，集约化程度越来越高，牛流动范围越来越广，副结核也呈上升趋势。

（三）对动物与人的致病性

1. 对动物的致病性 幼龄期动物易感染副结核，尤其在 1 月龄内最易感。发病时临床表现为渐进性消瘦，周期性、顽固性下痢，下痢呈喷射状，恶臭，粪便中常混有脱落的肠黏膜和血液。在发病后期则极度消瘦，有时可见到下颌和腹下水肿，最后衰竭而死。

2. 对人的致病性 发病缓慢，病程迁延，反复加重和缓解。少数发病急骤，腹痛轻重不一，多位于右下腹或脐周，常为痉挛样疼痛，伴有肠鸣音增强。常见腹泻，每天 3～5 次，呈糊状或稀水样便，少数有典型脂肪泻，病变累及结肠，则出现黏液稀便或脓血便，有时可见消化道出血。右下腹多见腹块，质中，压痛。腹痛加剧、腹胀、纳差、便秘，可出现肠梗阻。直肠肛周病变可见瘘管、肛裂、脓肿等。发热、消瘦、贫血、低蛋白血症、营养不良、水、电解质紊乱等全身性病变。部分病人有杵状指、结节性红斑、虹膜睫状体炎、关节炎及肝、脾肿大等肠外表现。

（四）诊断

1. 动物临床诊断 顽固性腹泻，呈间歇性或持续性，重者粪便如水样，喷射状排出或稀粥样，恶臭，含有蛋白块、气泡和大量黏液。随腹泻症状的延续，病畜出现贫血、进行性消瘦，极度消瘦。许多牛发病之后，高度渴感而大量饮水，下颌间隙和胸部等处出现不同程度的浮肿，肿胀面积大小不一，无热、无痛。

2. 人临床诊断 青壮年患者有慢性反复发作的右下腹疼痛、腹泻、腹部压痛、肿块等表现，特别在 X 线胃肠检查发现病变主要在回肠末段与邻近结肠，或同时有其他肠段的节段性病变者可考虑本病。纤维结肠镜检查及活检有非干酪性肉芽肿等病变时可作出诊断。

3. 实验室诊断

（1）患持续性下痢和进行性消瘦的病牛，可多次采其粪便或直肠刮取物，涂片、抗酸染色，如发现红色成丛的两端钝圆的中小杆菌，即可确诊。但如结果为阴性，需进行分离培养。分离培养时生前可采取粪便或直肠刮取物，死后可采取病变肠段或肠淋巴结，用酸或碱处理并中和，接种固体培养基 37℃ 培养 5～7 周。发现有菌落生长时，进行抗酸染色、镜检。

（2）其他支持性实验室检查 变态反应、琼脂免疫扩散试验、补体结合试验、ELISA、胶体金技术、细胞免疫测定法、交叉免疫电聚焦技术、核酸探针、PCR等。

（五）防制措施

1. 动物的防制措施

（1）综合性措施　因病牛往往在感染后期才出现症状，因此用药治疗似无意义。预防本病在于加强饲养管理，特别对幼年牛更要注意给予足够的营养，以增强其抵抗力，不要从疫区引进牛只，如已引进则必须进行检查确认健康时方可混群。对曾有过病牛的假定健康牛群，在随时做好观察、定期进行临床检查的基础上，对所有牛只，每隔3个月做一次变态反应，变态反应阴性牛方可调出，连续3次检查不出现阳性的牛，可视为健康牛。对变态反应阳性和临床症状明显的排菌牛，应隔离分批扑杀。被污染的牛舍、栏杆、饲槽、用具、绳索、运动场要用生石灰、来苏儿、氢氧化钠、漂白粉、石炭酸等消毒液进行喷雾、浸泡或冲洗，粪便应堆积高温发酵后作肥料。

（2）疫苗免疫接种　欧美一些副结核严重的国家由于流行面广、感染率高，承受不了检出扑杀的巨大经济损失，通过长期试验认为，对新生犊牛进行免疫接种、配合必要的兽医卫生措施是控制本病的最有效办法。如果严格执行这一防制措施，经过5～10年可以消除副结核。因犊牛的接种免疫效果不佳以及接种牛对变态反应呈阳性反应等问题，未能在世界各国推广。副结核是在幼龄期感染的（1月龄前最易感），并存在较高的垂直传播，因此仅靠主动免疫防止感染较为困难。在实际应用中，副结核疫苗只是抗临床发病，不能彻底清除排菌牛。另外接种副结核疫苗的牛对结核菌素和副结核菌素皮内变态反应阳性，对识别结核病牛造成困难，从而影响牛结核病的检疫，只有几个国家使用此方法。目前他们使用的疫苗有两种，一是弱毒活疫苗，一是灭活疫苗。英国及一些东欧国家采用弱毒活疫苗，而美国、挪威等国家使用灭活疫苗。

2. 人的防制措施

（1）预防　现在克罗恩病确切致病因素还不是很清楚，可能包括感染因素和自身免疫等非感染因素，但能够从病人肠道内检测到MAP的IS900 PCR扩增片段，而且有自身免疫抑制病病人检出率极高，所以加强自身抵抗力，注意饮食等是较好的预防措施。

（2）治疗　对症治疗，使用水杨酸偶氮磺胺吡啶（SASP）、肾上腺糖皮质激素、抗生素，手术治疗等。

（六）公共卫生影响

近年来由于奶牛和肉牛业发展迅速，生产规模逐渐增大，集约化程度越来越高，牛流动范围也越广，副结核呈上升趋势。牛群副结核的潜在危险，一些劣质奶及其乳产品的出现，加之人类免疫抑制性疾病的发病率增加，使人克罗恩病的发病率增大。定期检疫、处理或隔离病牛，并采取卫生消毒措施。对具有明显临诊症状的开放性病牛和细菌学检查阳性的病牛，要及时捕杀处理，防止其继续扩散。加强食品卫生的检疫力度，及时发现淘汰劣质奶，将其影响控制到最小程度。

（乔明明　陈西钊　范运峰）

◆ **我国已颁布的相关标准**

NY/T 539—2002　副结核病诊断技术

SN/T 1084—2002　副结核病皮内变态反应操作规程

SN/T 1085—2002　副结核病补体结合试验操作规程

SN/T 1472—2004　副结核病细菌学检查操作规程

SN/T 1907—2007　副结核分支杆菌PCR检测技术操作规程

◆ **参考文献**

李三星，王敏．1994. 关于副结核的研究进展 [J]．辽宁畜牧兽医，4：37-39.

陆承平．2001. 兽医微生物学 [M]．北京：中国农业出版社：332-339.

潘其英．1997. 克隆病与副结核杆菌 [J]．中华内科杂志，36（4）：223-224.

王玉梅，郑海洪，赵林山，等．2001．牛副结核及预防 [J]．黑龙江畜牧兽医，10：28.

曾锐，欧阳钦．2006．克罗恩病肠组织中副结核分枝杆菌 DNA 检出率分析 [J]．四川医学，27（3）：240 -242.

Autschbach F，Eisold S，Hinz U，et al. 2005. High prevalence of Mycobacterium avium subspecies paratuberculosis IS900 DNA in gut tissues from individuals with Crohn's disease. Gut，54：944 - 949.

Bernstein C N，Nayar G，Hamel A，et al. 2003. Study of animal-borne infections in the mucosas of patients with inflammatory bowel disease and population-based controls. J Clin Microbiol，41：4986 - 4990.

Chacon O，Bermadez L E，and Barletta R G. 2004. Johen's disease, inflammatory bowel disease，and Myobacterium paratuberculosis. Annu Rev Microbiol，58：329 - 363.

Cheng J，Bull T J，Dalton P，et al. 2005. Mycobacterium avium subspecies paratuberculosis in the inflamed gut tissues of patients with Crohn's disease in China and its potential relationship to the consumption of cow's milk：a preliminary study. World Journal of Microbiology Biotechnology，21：1175 - 1179.

Cocito C，Gilot P，Coene M，et al. 1994. Paratuberculosis. Clin Microbiol Rev，7：328 - 345.

Harris N B，Barletta R G. 2001. Mycobacterium avium subsp. Paratuberculosis in Veterinary Medicine. Clin Microbiol Rev，14：489 - 512.

Nakase H.，Nishio A，Tamaki H，et al. 2006. Specific antibodies against recombinant protein of insertion element 900 of Mycobacterium avium subspecies paratuberculosis in Japanese patients with Crohn's disease. Inflamm Bowel Dis.，12：62 - 69.

五、麻　风

麻风（Leprosy）是由麻风分支杆菌引起的慢性接触性传染病，常发生于热带和亚热带地区，严重威胁着人民的健康。1971 年 Kirchheimer 等报道了哺乳动物犰狳能够感染该病，从而将其确认为一种人与动物共患病，随后，1979 年 Meyers 等报道黑长尾猴也可感染该病。人类麻风主要通过与麻风患者长期直接接触而感染发病，临床主要表现为各种皮肤损害和外周神经受累。犰狳、黑长尾猴动物麻风的临床症状与人相似。

（一）病原

1. 分类地位　麻风分支杆菌（*Mycobacterium leprae*）在分类上属分支杆菌科（Mycobacteriaceae）、分支杆菌属（*Mycobacterium*）。该菌不能刺激机体产生有效的保护性抗体，同时不能达到完全不与其他分支杆菌发生交叉反应。因此，麻风杆菌的血清型鉴定较为困难。

2. 形态学基本特征与培养特性　麻风分支杆菌长 $1\sim8\mu m$、宽 $0.3\sim0.5\mu m$，无鞭毛及芽孢，形态呈微弯的棒状。该菌的形态在其死亡后或经治疗后，可以发生明显的改变，如变短形成球杆状、断裂呈念珠状，甚至成为颗粒状。革兰氏染色及抗酸染色均呈阳性，常聚集成束或球状排列。该菌最合适的培养温度是 $27\sim30℃$，目前体外培养尚未取得成功。1960 年和 1971 年，Shepard 和 Kirchheimer 相继建立了小鼠足垫感染模型和犰狳麻风感染模型，在细菌的接种培养上和麻风动物模型的建立上获得了巨大的成绩。现在，小鼠足垫感染模型已经作为测定麻风分支杆菌耐药性的标准试验方法。

3. 理化特性　麻风分支杆菌对外界理化因素有一定的抵抗力，在干的鼻分泌物中可以存活 9 天，在 4℃ 条件下，组织中的麻风分支杆菌可以保持 $7\sim13$ 天的活力不变。但该菌在日光曝晒下 $2\sim3h$ 就会死亡，60℃ 处理 1h 或紫外线照射 2h，便会丧失活力，一般用煮沸、高压蒸气、紫外线照射等处理即可达到杀灭该菌的效果。

（二）流行病学

1. 传染来源　麻风病人是本病主要的传染源，细菌大量存在于瘤型和界线类偏瘤型麻风患者的皮肤、黏膜和鼻分泌物中。

犰狳、黑长尾猴是麻风分支杆菌的天然宿主和潜在的传染源，但是它们在人类麻风杆菌传播中的作用仍保持未知。

2. 传播途径　人类主要是通过同患病人群的长期密切接触，经皮肤而感染。同时，经呼吸道感染也是一种重要的感染方式，病菌进入人体后，可能经血液循环到全身，最后定居于体表皮肤和神经。另外，有报道婴幼儿可以通过哺乳而感染麻风分支杆菌。

目前，虽然发现犰狳、黑长尾猴可以携带麻风分支杆菌，但是动物的感染来源、传播途径，以及在人类麻风病流行中的作用尚不清楚。一些资料显示犰狳感染麻风分支杆菌可能是由于试验攻毒动物尸体处理不当而引起的，可能是接触了污染的土壤和植被，或可能接触了人类患者丢弃的衣物、生活用品等。麻风分支杆菌在动物体内的传播，可能是由水平传播和垂直传播两方面共同组成。虽然临床事例表明，很多人类麻风患者均有和犰狳直接或间接的接触史，并同时和其他患者没有接触，但缺乏动物向人类传播的直接证据。

3. 易感动物

（1）自然宿主　人对麻风杆菌普遍易感，但多数人感染后不发病而成为病原携带者，当机体的免疫力下降或有缺陷时，即可导致发病。犰狳、黑长尾猴也可以感染该菌，并可能引起人类麻风病的发生。

（2）实验动物　小鼠、大鼠、地鼠、犰狳最易感，黑长尾猴次之。其中，小鼠、大鼠、地鼠等实验动物可以通过人工感染足垫的方式来进行，细菌在足垫内局部繁殖6~8个月。犰狳、黑长尾猴除了人工感染外，也可以通过自然感染携带病原菌。

4. 流行特征　麻风病常呈地方性流行，发病率的高低与机体的免疫状态有密切的关系。一般年龄越小，免疫系统发育不完全，对麻风越敏感，男性的发病率高于女性。同时，麻风还有家庭聚集倾向，这与家庭成员的遗传因素、接触频繁有直接关系。但是，在多年的预防控制下，很多国家和地区麻风病的发病率明显下降，表明遗传因素在麻风病的流行中不占主导地位。

同时，虽然犰狳、黑长尾猴等易感动物在麻风病流行过程中的作用尚不清楚，但是 Bruce（2000）的研究表明，71%非亚洲麻风患者均和犰狳有直接或间接的接触史，其疾病的暴发和犰狳的接触有密切的关系。

5. 发生与分布　在过去的20多年里，全球麻风形势稳步下降。在2008年初，随着刚果民主共和国和莫桑比克实现了消灭麻风这一公共卫生问题的目标（定义为登记的患病率<1/10 000），在1985年的122个疾病流行国中，只有巴西、尼泊尔、东帝汶民主共和国3个国家还没有实现消灭麻风的目标。这3个国家的病例数占2007年所有新病例的17%，2008年初所有登记病例的23%。

我国目前绝大多数县（市）已达到基本消灭麻风病的目标。但近年来，在全国整体疫情保持平稳的同时，部分地区疫情仍无明显改善，甚至呈上升趋势。目前，全国尚有现症病人6 300余例，其中需要治疗的3 100余例。年新发现麻风病人1 600余例，年复发病约160例。其中，现症病人的62%、新发现病人的61%、尚未达标县（市）的69%及患病率大于1/10 000的43个县（市）位于云南、贵州、四川、湖南和西藏5个省份。

（三）对动物与人的致病性

1. 对动物的致病性　自然界中，犰狳、黑长尾猴对麻风分支杆菌敏感，可以获得自然感染。犰狳的生物学特性使其成为研究麻风病的动物模型，其潜伏期一般为9个月。通过皮下、皮内、静脉接种麻风分支杆菌，40%以上的犰狳在感染后可以出现和人类瘤型麻风相似的病变，严重感染可以持续34个月之久。犰狳感染麻风和人类相同的是由于巨噬细胞的大量感染而造成的皮肤、鼻神经、眼神经以及末端神经的损伤，同时，两者都不产生细胞免疫。两者之间不同的是，犰狳感染麻风后其瘤样病变分布于肺、心、胃、膀胱以及脑等脏器，这些脏器都不是人类瘤型麻风侵害的靶器官，同时，肝、脾、骨髓的瘤样病变也较人类感染的大。

2. 对人的致病性　潜伏期一般为3~5年，最短者仅数十日，长者可达10年以上。人类感染可以分为2型（结核样型麻风、瘤型麻风）及2类（界线类麻风、未定类麻风）（彩图56-7）。2型为麻风病临床表现的两个极端。

（1）结核样型麻风　多见于在面部、四肢等皮肤上出现边缘清晰、数量较少、个体较大、淡红色的斑疹。同时，累及外周神经少但反应强烈，进一步可以导致肌肉萎缩、运动障碍和畸形。

（2）瘤型麻风 主要表现为面部、四肢等皮肤出现数量较多、分布对称、边缘不整的浅红色斑。皮肤浸润损害加深，形成较大的结节和斑块。晚期多数皮损融合，形成弥漫性损伤。神经受累症状出现较晚，但在后期由于广泛对称的神经干受累，可发展为严重的肌肉萎缩和残疾。

（3）界线类麻风 此类麻风处于结核样型麻风和瘤型麻风的中间，兼有两种麻风的皮肤表现。若不及时治疗，可以向2型极端麻风转变。

（4）未定类麻风 为各型麻风的共同早期临床症状。根据机体免疫状态的变化，可以向自愈或向其他各种类型麻风病发展。

（四）诊断

1. 动物的临床诊断 犰狳麻风分支杆菌感染不产生明显的临床症状，难以通过表面观察将其与健康动物区分开来，必须通过实验室诊断来确定。

2. 人的临床诊断 本病根据临床表现特点，尤其是麻风患者出现典型皮肤损伤并伴随神经症状，并结合流行病学调查，使得诊断一般不甚困难。当早期症状不典型或较轻时，常易误诊或漏诊，同时应当加强同其他临床症状相似疾病的鉴别诊断，鉴别时要抓住麻风病一般有出现红斑、浅感觉障碍及周围神经肿大的特点。

3. 实验室诊断

（1）人感染可以通过皮肤刮片查找抗酸菌和活检组织病理检查。犰狳感染可以通过皮肤、淋巴结、血液以及其他组织样品的直接抹片和病理组织学来检测。

（2）其他支持性实验室检查 从受影响的组织或部位的标本经 PCR 检测出麻风分支杆菌 DNA；经其他公认的实验室检测方法（如血清学）证实麻风感染。

（五）防制措施

1. 动物的防制措施 虽然犰狳、黑长尾猴动物麻风和人类麻风的关系尚未完全清楚，但是一些研究表明犰狳、黑长尾猴等动物可以成为麻风分支杆菌的携带者，并可能将病菌传播给人类引起人的感染。这就要求我们在麻风防治工作中重视犰狳等动物在其传播过程中起到的作用，尽量减少人类与犰狳的接触，并慎重处理人工感染或自然感染的犰狳等动物的尸体。

2. 人的防制措施

（1）预防 预防本病的主要措施是早期发现、隔离治疗病人。同时加强对流行病区人群的宣传教育，对防止麻风流行极为重要。到目前为止尚无完全成熟的麻风菌苗。但一些国家使用卡介苗同时预防肺结核和麻风，对麻风保护率从 20%～80% 不等。印度曾经在卡介苗中添加热灭活麻风分支杆菌，使保护率达到 64%。

（2）治疗 麻风治疗的两大难题是耐药菌和持久菌的存在。目前临床上应用两种以上作用机制不同的有效杀菌化学药物联合使用的方式来治疗麻风患者。具体的药物选择包括利福平、氯法齐明、氨苯砜、乙硫（或丙硫）异烟胺。其中，氨苯砜的作用机制可能和其能阻断细菌的叶酸合成，从而影响菌体核蛋白的合成而导致细菌无法繁殖有关。利福平的作用机制为选择性抑制细菌的 DNA 依赖 RNA 聚合酶，阻止 RNA 合成，从而阻断细菌的菌体蛋白合成。氯法齐明的作用机制尚不明确，但有研究表明其与利福平有相似的作用机制。丙硫异烟胺在临床用药中常常作为氯法齐明的替代药物。

（六）公共卫生影响

近十年，随着世界卫生组织消灭麻风的战略计划（2000—2005）和进一步减轻麻风负担和维持麻风控制活动的全球战略（2006—2010）的制定和实施，全球麻风负担正在呈现稳步下降的趋势。但是，犰狳、黑长尾猴等动物在麻风病传播过程中的作用越来越受到人们的重视，很大比例的非亚洲患者，发现与犰狳这种动物有直接或间接的接触史。虽然两者之间的关系还不完全清楚，但是我们应对犰狳、黑长尾猴等动物具备向人类传播麻风病潜在的风险保持高度警惕。

（范运峰）

◆ **我国已颁布的相关标准**

　　GB 15973—1995　麻风病诊断标准及处理原则

　　WS 291—2008　麻风病诊断标准

　　SN/T 1340—2003　国境口岸麻风病监测规程

◆ **参考文献**

马亦林.2005. 传染病学［M］. 上海科学技术出版社：769-778.

屠宇平，译，杨小平，校. 2005. 2004 年全球麻风形势［J］. 疾病监测，20（6）：333-334.

屠宇平，译，杨小平，校. 2007. 2007 年全球麻风形势［J］. 疾病监测，22（9）：647-648.

中国疾病预防控制中心. 全国麻风病防治规划（2006—2010）.

Britton W J，Lockwood D N. 2004. Leprosy. Lancet，363：1209-1219.

Bruce S，Schroeder T L，Ellner K，et al. 2000. Armadillo exposure and Hansen's disease：an epidemiologic survey in southern Texas. J Am Acad Dermatol，42：223-228.

Heather K，Hamilton M D，William R，et al. 2008. The role of the armadillo and sooty mangabey monkey in human leprosy. Int J Dermatol，47：545-550.

Lockwood D N，Suneetha S. 2005. Leprosy：too complex a disease for a simple elimination paradigm. Bull World Health Organ，83：230-235.

Monot M，Honore N，Garnier T，et al. 2005. On the origin of leprosy. Science，308：1040-1042.

Scollard D M，Adams L B，Gillis T P，et al. 2006. The continuing challenges of leprosy. Clin Microbiol Rev，19：338-381.

Storrs E E，Binford C H，Migaki G. 1978. Animal model of human disease：lepromatous leprosy. Am J Pathol，92（3）：813-816.

Truman R. 2005. Leprosy in wild armadillos. Lepr Rev，76：198-208.

Walsh G P，Meyers W M，Binford C H. 1986. Naturally acquired leprosy in the nine-banded armadillo：a decade of experience 1975-1985. J Leukoc Biol，40：645-656.

World Health Organization. 2008. Weekly epidemiological record，Global leprosy situation beginning of 2008，83：293-300.

第五十七章　诺卡菌科细菌所致疾病

根据《伯杰氏系统细菌学手册》第二版（2005），诺卡菌科（Nocardiaceae）在分类上属放线菌门（Actinobacteria）、放线菌纲（Actinobacteria）、放线菌亚纲（Actinobacteridae）、放线菌目（Actino-mycetales）、棒状杆菌亚目（Corynebacterinene），其下包括诺卡菌属（*Nocardia*）和红球菌属（*Rhodococcus*）2个属。其中诺卡菌属为其模式属。

诺卡菌科细菌是一类需氧、容易培养的革兰氏阳性放线菌。该类菌广泛存在于自然界的土壤和水中。其中诺卡菌属和红球菌属细菌可侵入人和动物体内造成感染。

第一节　诺卡菌属细菌所致疾病

诺　卡　菌　病

诺卡菌病（Nocardiosis）是由诺卡菌引起的一种人与动物共患传染病，又名土壤丝菌病，旧称奴卡氏菌病，病原主要包括星形诺卡菌和巴西诺卡菌。其中星形诺卡菌主要引起肺部感染，而巴西诺卡菌经常引起皮下病变。人类和动物诺卡菌病多由外伤进入皮肤或经呼吸道吸入引起感染，表现为皮肤、皮下组织和肺、脑的急性或慢性化脓性或肉芽肿性病变。

（一）病原

1. 分类地位　诺卡菌在分类上属诺卡菌科（Nocardiaceae）、诺卡菌属（*Nocardia*）。部分为非致病性的，致病性的主要包括星形诺卡菌（*Nocardia asteroides*）和巴西诺卡菌（*Nocardia brasiliensis*）。

2. 形态学基本特征与培养特性　诺卡菌为革兰氏阳性需氧放线菌（彩图 57-1 A），部分抗酸（彩图 57-1 B），纤细菌丝可以分支，直径 1μm 左右。在苏木精-伊红染色时不着色，因此常规病理染色检查阴性。用改良的革兰氏染色时，常为杆菌样菌体。希氏高碘酸染色法（PAS）染色对诺卡菌着色不良。银染色阳性。菌丝可以断裂形成杆菌或球菌样体。不形成芽孢。

（1）星形诺卡菌　在病灶内，菌体不能形成颗粒。取患者痰液、脓汁、脑脊液或病灶内渗出液等病料，制成涂抹标本片，用革兰氏染色法染色，可见革兰氏阳性或部分抗酸染色的纤细分支菌丝。

将病料接种于葡萄糖蛋白胨琼脂培养基上，置于 37℃ 培养，形成颗粒状菌落或球形菌落，或菌落呈堆状，表面高低不平、湿润、光滑，色泽由橘黄到橘红，表面覆盖等量白色菌丝。在蔗糖硝酸盐琼脂中培养，形成菲薄、扩展、橙色菌落，无气生菌丝体，无可溶性色素。在蛋白胨牛肉提取物琼脂培养基上，长成多褶皱、浅黄色后变为深黄至微黄红色的菌落，无可溶性色素。在酵母葡萄糖琼脂培养基上，长成平坦至多褶菌落，呈本色至暗红色。有些菌株产生白色气生菌丝。在马铃薯培养基上，长成多褶的菌落，由微白色变为黄色至几乎红砖色。7H10 琼脂平板培养的星状诺卡菌菌落形态见彩图 57-2 A。

（2）巴西诺卡菌　角状分枝的菌丝，带有少数短而直的气生菌丝，然后广泛扩展。气生菌丝长，分枝短而呈结节状，分裂形成卵圆形和柱形孢子。抗酸性染色不定，革兰氏染色阳性，Fite-Faraco 染色见彩图 57-2 B。

在甘油硝酸盐琼脂培养基上，生长呈堆状的粉色菌团，在菌团的边缘上，有很少的气生菌丝体。在葡萄糖营养琼脂培养基上，菌落为淡黄色，呈脐状堆叠。在酵母葡萄糖琼脂培养基上，生长呈黄色至微黄橙色、有细皱褶的菌落。有些菌落不产生气生菌丝；有些菌株形成微白色气生菌丝丛。少数菌株形成琥珀色至褐色可溶性色素。在马铃薯培养基上，菌落小、隆起、淡粉色，薯块和溶体褪色。然后，生长呈暗淡黄色，于斜面顶端呈圆形、环层状。气生菌丝呈白色。在血清琼脂培养基上，生长呈隆起、盘卷、略呈微粉色菌落。在蛋培养基上，3天内长成少数圆形无色菌落，以后见不规则隆起的粉色菌团，呈疣状，呈中等液化。

3. 理化特性　本菌耐高温，在45℃亦可生长。在55℃可生存8 h。

（二）流行病学

1. 传染来源　诺卡菌属为外源性需氧放线菌，在自然界广泛存在，主要存在于土壤中，是土壤微生物体系的主要组成部分，也可存在于水、草地、空气和腐败的植物及蔬菜中。

2. 传播途径　当人或动物吸入污染诺卡菌的尘埃可以引起肺部感染，或由外伤进入人或动物后可引起皮下组织的感染，发生诺卡菌肿或诺卡菌性足菌肿。也可扩散至全身，引起各种内脏器官发生感染。给奶牛乳房进行灌注治疗时，如污染了诺卡菌，常常引起诺卡菌性乳房炎。人或动物患白血病或其他疾病时，机体衰弱，抵抗力降低，可促其感染诺卡菌。

3. 易感动物　诺卡菌可导致奶牛的乳房炎以及导致伴侣动物的皮下脓肿和肺炎。犬经常因为吸入含有细菌的土壤而患病。

实验动物中，星形诺卡菌对家兔、豚鼠和小鼠有致病性。巴西诺卡菌对豚鼠有致病性。

4. 流行特征　诺卡菌病一般为散发，且不会由病人或患病动物传染给健康人或动物而引起发病。人的诺卡菌病比较多发，可以发生于任何人种、职业、年龄。肺部感染病例多发生在干热多风的地区。也有机会性感染，可以有基础性疾病，如白血病、淋巴瘤、红斑狼疮、创伤、结核等。发病的易感因素为皮质激素、免疫抑制剂或广谱抗生素的应用、肾移植、恶性肿瘤、烧伤、艾滋病等。但其中的暴发型可发生于健康者。本病多为局灶性，少为系统性，系统性感染常见于免疫功能低下和慢性消耗性疾病，如白血病，肿瘤等。在美国，诺卡菌病主要表现为肺部疾病和脑脓肿，在拉丁美洲，本病引起皮下感染则更为普遍。若发生扩散性诺卡菌病，则预后不良。此外，诺卡菌还能引起硬脊膜外脓肿，但很少见。据统计，英国每年仅1 000例左右。

动物诺卡菌病则较为少见，热带、亚热带和潮湿地区发病比较多。

5. 发生与分布　诺卡菌病发生于世界各地，无地域差别。其病原广泛存在于自然界的土壤和淡水中。在墨西哥中部高原地区及巴西部分地区形成高发流行区，为外源性感染。1888年Edmond Nocard首次从患淋巴结炎的牛身上分离出星形诺卡菌，2年后Eppinger报道了首例人的诺卡菌病。巴西诺卡菌于1909年由Lindenberg发现，1958年定名为巴西诺卡菌。由星形诺卡菌所引起的诺卡菌病较多，约占90%。由巴西诺卡菌所引起的疾病比较少，约占7%，分布范围也比较小，主要发生于热带，因此多见于中美洲和非洲，但巴西诺卡菌的致病力很强。

人的诺卡菌病一般为散发，比较少见。不同地区发病率的高低也不一样，一般在热带和亚热带地区发生较多。Inamadar等（2003）报道了10例原发性诺卡菌病皮肤感染的病例。其中9例为男性农民，一例为家庭主妇。10位患者共同的临床表现是足菌肿，从6位患者体内分离培养出巴西诺卡菌。

我国1960年首次报道了诺卡菌引起足菌肿的病例，近年报道的病例不断增多，主要为肺部感染。张玄等（2000）首次发现了隆乳术后发生星形诺卡菌感染的病例。皮肤感染者多有外伤史。国外有因车祸受伤后，开放性骨折处皮肤发生诺卡菌感染，也有胸外科手术后发生感染的病例。

（三）对动物与人的致病性

1. 对动物的致病性　动物诺卡菌病主要发生于牛和犬。

（1）牛诺卡菌乳房炎　本病由星形诺卡菌引起。常在新的泌乳期突然发生，并迅速呈现急性临床症状。被侵害的乳腺首先呈现肿胀、硬固，病牛体温升高达40.5～41.7℃，泌乳有脓渗出物。不同菌株的毒力有差异。低毒力菌株仅引起温和型临床疾病，表现为无明显症状的慢性温和型。

（2）牛皮疽 又称牛皮肤诺卡菌病，是由皮疽诺卡菌（*N. farcinica*）引起的一种慢性传染病，以皮下及其淋巴管肉芽性化脓性炎症为特征。多发生于热带国家。在热带非洲可全年发生，而炎热多雨时病例明显增加。传染源主要是患畜所排出的脓汁，通过接触，经皮肤浅表创伤而传染健康牛，也可经蜱传播。

（3）犬诺卡菌病 由星形诺卡菌引起，一般呈慢性经过。犬胸性诺卡菌病，主要见于幼犬，并常与犬瘟热间发，偶尔也发生于银狐、鼬鼠、水獭和猫。局部诺卡菌病，如分支菌病见于犬。通常是通过皮肤创伤而感染，个别病例可能经呼吸道感染。

（4）猫诺卡菌病 多为一过性。

2. 对人的致病性 潜伏期一般较长，为数日到数月。人的诺卡菌病多为急性或慢性化脓性疾病，常侵害皮肤、内脏和四肢等，发生肺、脑及全身性诺卡菌病和诺卡菌性足菌肿。Brannan 等（2004）曾报道了 1 例原发性眼睑的淋巴和皮肤巴西诺卡菌感染的病例。患者表现为眶隔前蜂窝织炎、眼睑破损后出现下颌下淋巴结化脓。

（四）诊断

1. 动物感染的临床诊断

（1）牛诺卡菌乳房炎 主要表现有以下几点：①乳腺向外糜烂形成窦道；②侵害乳房的其他乳腺；③侵害乳腺上的淋巴结；④侵入血液循环系统，向全身扩散，蔓延到其他脏器或器官，发生诺卡氏菌肺炎和淋巴管炎，妊娠母牛发生流产。在短暂时间内，乳房实质变为坏死和纤维变性。

（2）牛皮疽 患牛的皮肤和皮下出现豌豆大至榛子大的坚韧结节，有时这些结节呈索状排列，触摸稍有疼痛。病变可沿着受侵害的淋巴管蔓延至其他体表部位。有的病例整个体表布满结节，结节之间的淋巴管变粗。以后结节逐渐软化，常自行破溃，排出一种灰绿色无臭味而黏稠的脓汁，干燥后形成痂块。但有的结节和变粗的淋巴管则始终保持坚韧不变。本病呈慢性经过，拖延数月。患牛迅速消瘦，有的于 6 周内变为恶病质而死亡，但在海拔较高地区的干旱季节可持续 1 年以上，最后亦转为恶病质而死亡。

（3）犬诺卡菌病 患犬四肢、耳下部或颈部发生蜂窝织炎，并伴有相应淋巴结的肿胀，以后逐渐形成脓肿，切开后流出混浊的灰白或棕红色黏稠脓汁，其中含有肉眼可见的大头针大的菌落。这种蜂窝织炎在呈现中等度疼痛的情况下，进展缓慢，脓肿破溃后则迅速愈合，但往往在动物体的其他部位又出现新病变。在出现体表病变后，常常继发渗出性胸膜炎及慢性增生性胸膜炎，有的病例可发生支气管肺炎。全身性症状为发热、恶病质、呼吸困难及咳嗽。

（4）猫诺卡菌病 呈现脓肿和溃疡。

2. 人类感染的临床诊断 有肺、脑、皮肤或其他脏器感染性炎症表现而病原体不明者，应考虑诺卡菌病的可能。本病的诊断困难，因为病原体广泛存在，常为实验室污染，病人需进行病原体检查，阳性结果结合临床表现才能诊断。

（1）肺部诺卡菌病 先呈急性或亚急性经过，以后转为慢性，类似肺结核。病人食欲不振、衰弱、低热、盗汗、咳嗽。肺部出现多发性脓疡，继而咳出带有臭味的脓痰，咳血，进而肺部形成空洞。日久蔓延到胸膜，穿破胸壁，形成脓瘘。急性发作的临床症状，类似支气管肺炎或大叶性肺炎。胸部特征，肺部病灶叩诊发生浊音区，呼吸音减弱，可听到啰音。X 线检查，胸部有多发性小空洞性阴影或粟粒性播散性小结节阴影。局限病灶类似结核结节或似将消散的肺炎。

（2）脑诺卡菌病 多由肺部诺卡菌性病灶转移而来，原发者很少。一般侵害脑膜、脑实质，形成多发性脑脓肿，出现脑膜刺激症状及脑占位性体征。头晕，头痛，恶心，呕吐，不规则发热，白细胞增加，视力障碍，意识模糊，视乳头淤血水肿，中心有暗点，盲点扩大，颈部强直等。

（3）全身性诺卡菌病 常由肺部诺卡菌性病变开始，通过血行播散到全身，肾脏最常被侵害，肝脏、脾脏次之，亦可侵害肾上腺及腹膜以及皮下结缔组织等，形成化脓灶或菌肿，以化脓灶较多见。血沉加快，白细胞增高。

（4）菌肿性诺卡菌病 菌肿性诺卡菌病多发于手、足和身体其他部位的皮下组织等处。临床症状类似马杜拉霉菌性菌肿。局部发生脓疱结节，形成肿块，多发性脓肿（彩图 57-1 C）。可自行破溃，突破皮肤形成瘘管；向下侵害深部组织及骨骼，可使骨组织破坏，四肢变形，组织水肿，纤维增生；病变向周围蔓延扩大，形成有颗粒状边缘的多发性瘘管，经常排出脓性分泌物。在脓汁中，不同菌株会产生不同颜色的颗粒，这是鉴别菌种的依据之一。开放性窦道，常伴有继发感染症状。X 线检查可见骨质破坏或疏松和小骨的融合现象。若无继发感染，血沉和白细胞数正常。

3. 实验室诊断

（1）直接镜检 取痰、脓液、脑脊液、组织块等先经消化，再离心集菌即可制片。革兰氏染色呈阳性，细长、弯曲有分支的菌丝，部分断裂成杆状，直径 0.5～1μm，分支间距较长。抗酸染色时，有部分抗酸性。

（2）培养 取材后接种于不含抗生素或磺胺类药物的培养基中，在有氧情况下培养，结合形态、生理特性进行菌种鉴定。常规鉴别菌种比较困难，目前正在研究建立分子生物学方法。

（3）组织病理学检查 诺卡菌性病理变化为慢性肉芽肿性病变。在组织内形成多发性脓疡。开始多为化脓性损害，初发结节的病灶内有多数多核粒细胞浸润，亦见纤维蛋白、淋巴细胞、浆细胞等聚集，结节长大、中央坏死、形成空洞或纤维化损害。但极少形成干酪样坏死，此点可与结核相鉴别。诺卡菌在 HE 染色时不着色，因此常规病理染色检查阴性。用改良的革兰氏染色时，常为杆菌样菌体，容易和结核菌混淆。PAS 染色对诺卡菌着色不良。银染色阳性。

（4）血清学方法 以细菌培养液、经过处理的细菌匀浆或者分离的菌体作为抗原，利用免疫扩散技术来侦测血清中的抗体。

（5）核酸鉴定方法 通过 PCR 扩增特异性基因片段对该菌进行鉴定。

（五）防制措施

1. 动物的防制措施

（1）预防 诺卡菌病尚无特异预防办法。为防止创伤感染，首先应防止发生外伤。发生外伤时，要及时治疗。为预防诺卡菌性乳房炎的发生，在灌注治疗乳房炎时，应注意无菌操作。

目前尚无可供使用的疫苗。将星形诺卡菌或巴西诺卡菌感染动物后，在动物体内能产生沉淀素及补体结合性抗体，但无特异性。

（2）治疗 磺胺类与甲氧苄氨嘧啶、阿米卡星、头孢菌素类、庆大霉素等对治疗诺卡菌病均有良好的效果。

2. 人的防制措施

（1）预防 主要的预防措施有：①增强人群体质，避免皮肤黏膜创伤，尤其在流行区。②提高对本病的认识，早期诊断、早期治疗。

（2）治疗

1）磺胺类药物 诺卡菌对青霉素不敏感，对丁胺卡那和磺胺类药物敏感。因此，诺卡菌病的首选药物为磺胺类药物。如磺胺嘧啶、磺胺甲基异噁唑等，亦可加用甲氧苄氨嘧啶增强疗效。每天使用 4～6g 以上的磺胺药。疗程应维持在 3～6 个月，有迁延性脓肿或免疫力低下者应连续治疗 1 年。目前最广泛用于治疗诺卡菌病的方案为磺胺甲基异噁唑 800～1 250mg，甲氧苄啶 160～200mg，每天 2 次，口服；或复方新诺明每天 2g。

2）其他抗菌药物 对磺胺类药物过敏的患者，可改用以下几种抗菌药物，提倡联合用药。急性期可用链霉素每天 1～2g，肌内注射；或阿米卡星每次 0.2～0.4g，每天 2 次，肌内注射；或二甲基四环素每天 200～600mg，效果较理想，可能为磺胺药的有效替代药物。还可选用氨苄西林每天 1～6g，红霉素每天 1～3g。有脑部感染者可加用环丝氨酸 250mg，每 6h 一次，应注意其中枢神经系统的毒副作用。阿米卡星与亚胺培南联合用药可用于较严重的感染。新的抗生素如头孢菌素和喹诺酮类药也可试用。

3）手术疗法 对脓胸、脑脓肿、肺脓肿等病灶，应同时引流或切开排脓。其他灶性病变亦应辅以手术处理，切除病灶可以缩短疗程、改善预后。

（六）公共卫生学意义

诺卡菌病一般为散发，且不会由病人或患病动物传染给健康人或动物而引起发病，因而其公共卫生学意义不大。

（陈小云　蒋玉文　原　霖）

◆ **参考文献**

张玄，徐咏涛，李世荣. 2000. 隆乳术后诺卡菌感染 1 例 [J]. 第三军医大学学报，22（8）：723.

Barbara A. Brown-Elliott, June M. Brown, Patricia S. 2006. Conville, Clinical and Laboratory Features of the Nocardia spp. Based on Current Molecular Taxonomy. Clinical Microbiology Review，19（2）：259 -282.

Boiron P, Locci R, Goodfellow M, et al. 1998. Nocardia, Nocardiosis and Mycetoma. Medical Mycology, 36 （suppl. 1）：26 - 37.

Brannan PA, Kersten RC, Hudak DT, et al. 2004. Primary Nocardia brasiliensis of the eyelid. Am J Ophthalmol, 138 （3）：498 - 499.

Márcio Garcia Ribeir, Tatiana Salerno, Ana Luiza de Mattos-guaraldi. 2008. Nocardiosis：An Overview And Additional Report of 28 Cases in Cattle And Dogs. Rev. Inst. Med. trop. S. Paulo, 0（3）：177 - 185.

Michael A. Saubollel, Den Sussland. 2003. Nocardiosis：Review of Clinical and Laboratory Experience. Journal of Clinical Microbiology，41（10）：4497 - 4501.

第二节　红球菌属细菌所致疾病

马红球菌感染

马红球菌感染（Rhodococcus equi infection）是由马红球菌引起的一种人与动物共患传染病。马红球菌感染可引起马驹的红球菌性肺炎、猪和牛等动物肝部的肉芽肿。马红球菌是人的机会致病菌，多经尿路感染，也可经肺部、血液及胸部感染。可引起艾滋病、血液病、骨髓炎和肾移植等患者肺部感染。

（一）病原

1. 分类地位 马红球菌（Rhodococcus equi）在分类上属诺卡菌科（Nocardiaceae）、红球菌属（Rhodococcus）。

2. 形态学基本特征与培养特性 马红球菌是一种兼性需氧、革兰氏阳性杆菌，不形成芽孢，无运动性。新鲜菌落涂片进行革兰氏染色，菌体呈多形态性，大部分菌体呈两端钝圆的短粗杆状、球杆状，少数菌体呈卵圆形、球形、分枝状、栅栏状排列。陈旧培养物，菌体则以球形为主。在液体培养基中呈短链排列。

本菌生长缓慢，在普通琼脂上能生长，在营养肉汤中呈均匀混浊生长。在 35℃培养 24 h，形成直径 0.5 mm 左右、不透明或淡黄色稍凸起的菌落；培养 48 h 后，菌落直径增大至 1～2 mm，易乳化、不溶血，出现黏液状，部分菌落出现淡红、淡橙色素；72h 后绝大部分菌落产生鲜明的橘红、橙红色素，不溶血。在马铃薯或牛奶琼脂上形成的色素更为明显。在含有 1：500 的亚碲酸钾琼脂上形成的菌落呈湿润黑色。本菌不溶血，不发酵糖类，不产生靛基质，不液化明胶，能还原硝酸盐。

3. 理化特性 本菌对一般理化因素有中等抵抗力。60℃经过 1 h 死亡。耐 2.5％草酸 60 min。2％福尔马林、5％石炭酸可迅速杀死。在肥沃的中性（pH 7.3）土壤中可长期存活。马粪为良好的生长环境，在温湿季节能大量繁殖。

（二）流行病学

1. 传染来源 红球菌属分布范围广，在土壤、岩石、地下水、底沉积物、昆虫内脏及动物的粪便中都能存活。其中马红球菌广泛存在于马、猪、牛、羊等动物体内，是其体内的正常菌群，在一定条件下可引起猪、牛、羊等兽类发病。

2. 传播途径　本病主要通过患驹的分泌物、排泄物所污染的食物及饮水经消化道传染，偶尔也可经呼吸道传染。

人的感染部位较为广泛，如呼吸系统、泌尿系统、伤口、胸腔等，其中以呼吸系统感染居多，其次是泌尿系统感染，最近有报道可能发生食源性传播。

3. 易感动物　本病主要感染马、猪、牛、山羊、绵羊等动物。过去引起人类发病极为罕见。近年来，从人类感染性标本中检出本菌的报道呈上升趋势，尤其易发生于艾滋病损患者，可引起艾滋病、骨髓炎和肾移植等患者的肺部感染。因此作为食草动物致病菌的马红球菌已成为人类机会致病菌。

4. 流行特征　本病可呈散发或地方性流行。多见于 2～3 月龄以上的马驹。在马场常发生于产驹季节，传播较快。流行期长的可达 2～3 个月，短的仅十数天。某些病毒的感染、寄生虫的侵袭及各种应激反应可成为本病暴发的诱因。

马红球菌能产生 ST、LT 毒素，对青霉素、先锋霉素耐药。人类食用不熟的猪、牛、羊肉，特别是各种烤肉串，常使人致病，引起免疫功能正常人的腹泻及败血症，导致艾滋病、血液病和肾移植等免疫功能受损患者的肺部感染。

5. 发生与分布　1932 年 Magnusson 首先从一例患脓毒症的马驹中分离出本菌，1967 年 Golub 首次报道了人感染该菌的病例。后来印度、澳大利亚和美国也先后报道了这种病菌所致的感染。我国于 1982 年解放军农牧大学研究者分离出本菌，证明我国也有这种病菌存在。

（三）对动物与人的致病性

1. 对动物的致病性　马红球菌病是 1～6 月龄马驹最重要的疾病之一，大多数马驹在 4～12 周龄时显示临床症状（彩图 57-3）。染病马驹一般呈慢性或亚急性支气管肺炎，有时伴发盲结肠和肠系膜淋巴结溃疡。免疫复合体沉积有助于眼色素层炎的发展，使一些马驹发生贫血和血小板减少症。在肺或胃肠散在的病原可偶尔引发菌血症，导致马驹腐败性关节炎和骨髓炎。即使没有肺或其他部位感染，马驹也能偶发马红球菌引起的腐败性关节炎或骨髓炎。曾有马红球菌脊椎骨髓炎引起脊髓压缩的报道。其他罕见的马驹红球菌感染包括全眼球炎、喉囊积脓、窦炎、心包炎、肾炎、肝和肾的脓肿等。溃疡性淋巴管炎、蜂窝织炎、皮下脓肿也已被报告。马红球菌疾病在成年马中很罕见。

马红球菌可导致猪慢性颈淋巴结炎，其病变与结核相似，下颌淋巴结和扁桃体也可能出现类似的病变。马红球菌也可导致牛的淋巴结和山羊幼羔的肝脏结核样病变。在肝部形成肉芽肿并引起年轻动物消瘦和死亡。此外，绵羊、猫、犬也可感染此菌。

小鼠也可感染本病，因而是最常用的实验动物。

2. 对人的致病性　马红球菌病在人群中较少见，通常马红球菌作为机会致病菌感染免疫缺陷的病人，特别是被 HIV 病毒侵染后，红球菌引起的致死率达 55%。对于免疫抑制的患者感染马红球菌可导致肺炎甚至菌血症。

（四）诊断

1. 动物感染的临床诊断　马驹红球菌感染最普通的病变是慢性化脓性支气管肺炎和广泛性肺部脓肿。早期临床症状仅仅表现为轻度发热或轻微的呼吸频率增加，常不引起人们的注意。发展为肺炎时，临床表现出食欲下降、昏睡、发热、呼吸急促，而且尽量加强呼吸使得鼻孔开张和腹部收缩，咳嗽和两侧鼻孔排出脓汁。肺部听诊，初期可听到湿性啰音，至后期病变部位肺泡音消失。叩诊病变部有浊音。感染马驹表现为亚急性病例的比率很低。尸体剖检显示，大约 50% 肺部感染驹的肠道亦表现典型病灶。然而，大多数马驹红球菌肺炎临床上并不表现肠道病症。肠型特点是多病灶的溃疡性小肠结肠炎和盲肠炎。患驹多于 1～2 周内死亡。

最易受影响的关节是跗关节和膝关节。关节肿胀程度不同，在大多数情况下，跛行不明显或有轻微的僵硬步态。滑液细胞学检查常常表现为，非腐败性单核细胞增多和滑液细菌培养阴性。由腐败性关节炎引起马驹的跛行程度与多关节免疫调节性滑膜炎有关。可疑病例应当抽取滑液，进一步做细菌培养和细胞学检查。

2. 人感染的临床诊断 本病多感染患有免疫抑制疾病的人，如患有艾滋病、恶性肿瘤、接受器官移植或者糖尿病患者。马红球菌导致的肺炎临床表现为持续高热、咳嗽、胸部疼痛，如扩散到其他器官可导致菌血症、重度感染、免疫系统受损。

根据临床症状、病理剖检及流行病学特点，可作初步诊断。为确诊应进行病菌分离及其菌株鉴定。

3. 实验室诊断

（1）分离培养 人可取尿液、胸水、腹水、痰、外伤创面分泌物、气管切开分泌物等，作细菌分离培养，以尿液分离效果好。如能挑取尿液划线接种血琼脂平板，长出纯的、具有马红球菌特征的菌落，则具有诊断意义。

（2）生化反应 触酶阳性，氧化酶、吲哚及枸橼酸盐均为阴性。能还原亚硝酸盐，不产生硫化氢，不水解七叶苷，不液化明胶、不分解任何糖类。与金黄色葡萄球菌垂直划线接种，可见在两种细胞的交界处溶血性增加，出现箭头型溶血区。

马红球菌的鉴定，应与其他无芽孢革兰氏阳性杆菌属加以区别。本菌不分解糖类、无动力可区别于李斯特菌属；触酶阳性，不产生硫化氢可区别于丹毒丝菌属；菌落呈温润黏液型的淡红色、菌体无抗酸性可区别于诺卡氏菌属和分支杆菌属。不分解糖可区别于大多数棒状杆菌，因此，对其鉴定主要是与不分解糖的假白喉棒状杆菌和棒状杆菌 D2 群进行鉴别。

（3）其他方法 匈牙利研究人员研制了一种免疫组织化学法，可以快速检测剖检时马驹被侵袭器官特别是脓肿压印涂片中的马红球菌。该法可作为一种检测工具，根据气管吸出物的涂片镜检结果，诊断活马驹的红球菌肺炎。这种免疫组织化学法的敏感性与细菌培养相同。

（五）防制措施

1. 动物的防制措施

（1）预防 平时对母马及幼驹加强饲养管理，严格贯彻定期消毒制度，消除一切诱发因素。对于养马多年、土壤已被严重污染的地区，应尽量避免将驹散放于裸露、多灰尘、堆满马粪的围栏中。牧场必须轮流使用，以便减少灰尘形成和导致马红球菌的吸入。任何沙地或泥地应种植牧草或标明"马驹禁入地区"。及时灌溉可以有效降低灰尘形成。

马红球菌病早期发现，及时隔离和治疗，减少传染驹，对防止有毒菌株传播有着重要意义。日常要仔细观察驹，每天记录体温，每两星期测定一次血浆纤维蛋白原，定期对肺部做超声波检查和血清学监测，可成功地对呈地方流行性马红球菌病做出早期诊断。

许多研究显示，在呈地方流行性病的马场，给全部马驹预防注射超免疫血浆能够极大地降低发病率和死亡率。多数驹给予超免疫血浆后，抗马红球菌抗体显著增加，并可保持高水平约 30 天。因此，出生第一周给予 1L 超免疫血浆，大约 25～30 天后给予第二次，尽管费用很高，但是对那些发病率较高的马场或许是最好的防控途径。此外，还可试用母马血，对未感染幼驹进行免疫预防。

（2）治疗 本病的治疗相当困难，一旦呈现明显的支气管肺炎时，药物疗法常常无效。应实行早期治疗。常用药物为新胂凡纳明、链霉素、四环素等。

在红霉素-利福平组合的治疗方案采用以前，马红球菌肺炎预后不良，死亡率高达 80%。Hillidge 报告，应用红霉素和利福平治疗，57 匹马红球菌肺炎驹中有 50 匹被治好，死亡率降为 12%。另有报道，诊断为马红球菌肺炎的 115 匹驹采用红霉素和利福平治疗，结果成活率为 72%。死亡驹比生者更多表现为呼吸困难及 X 线片严重异常。54% 患马红球菌肺炎的生还驹，初次赛跑成绩可能轻微地降低，然而，成年后赛跑能力差异不显著。2000 年，陈士恩等治疗了 156 例马驹红球菌肺炎驹，死亡 8 例，死亡率为 5%。

除了适当的抗生素治疗之外，马驹红球菌腐败性关节炎和骨髓炎常需要积极的局部治疗。

2. 人的防制措施

（1）预防　由于本病的致病机制尚不清楚，因此，对免疫功能低下的患者，阻断机会致病菌感染，是预防本病的一项重要措施。

（2）治疗　一般情况下，本菌对利福平、红霉素、环丙沙星、丁胺卡那霉素、氨苄青霉素等药物敏感，可用于治疗。

（六）公共卫生影响

马红球菌在自然界分布广泛，在动物和人的肠道中都可分离。常寄居于人及动物的鼻腔、咽喉、外耳道、眼结膜、外阴及皮肤表面等，可侵染马、猪、牛、羊及其他动物，引起动物发热、乏力等症状，同时也是引起肺脓肿的病因之一。但通常认为是动物的致病菌，极少引起人类疾病。近年来，红球菌所致的感染病例常有报道，作为一种人类病原菌已越来越受到关注。随着免疫缺陷个体数量的增加，马红球菌在公共卫生学上的重要性也将会上升。

（陈小云　蒋玉文）

◆ **参考文献**

陈士恩，马省强．2001．马红球菌感染的致病机理与预防［J］．西北民族学院学报：自然科学版，22（3）：44 - 48.

华苟根，郭坚华．2003．红球菌属的分类及应用研究进展［J］．微生物学通报，30（4）：107 - 111.

许美荣，胡丽萍，邓丽华．2002．26 株马红球菌鉴定及药敏分析［J］．临床检验分析，20（4）：250.

Kristine von Bargen，Albert Haas．2009．Molecularand infection biologyof the horse pathogen Rhodococcus equi．FEMS Microbiol Rev，33：870 - 891.

Thomas RB．2001．Clostridium botulism（botulism）．In：Mandell，Douglas，bernett，ed．Principles and Practice of Infectious Diseases．5th ed．Harcourt Asia：Churchill Livingstone，2543 - 2547.

第五十八章 双歧杆菌科细菌所致疾病

双歧杆菌科（Bifidobacteriaceae）在分类上属放线菌门（Actinobacteria）、放线菌纲（Actinobacteria）、放线菌亚纲（Actinobacteridae）、双歧杆菌目（Bifidobacteriales），包括双歧杆菌属（*Bifidobacterium*）、镰弧菌属（*Falcivibrio*）、加德纳菌属（*Gardnerella*）、*Parascardovia*、*Scardovia* 5 个属。其中双歧杆菌属为其模式属。

加德纳菌属细菌所致疾病

加 德 纳 菌 病

加德纳菌病（Gardnerellosis）是由阴道加德纳菌感染引起的一种人与动物共患病。阴道加德纳菌可引起人的非特异性阴道炎，该菌最初是由 Gardner 从阴道炎病人的阴道分泌物中分离出来的。几十年来，国内外学者研究表明，该菌不但可以引起人的宫颈炎、不洁流产、术后感染、尿道感染等多种疾病，还可以引起狐、貂、鹿等经济动物疾病，在我国各毛皮动物饲养场广泛发生，以妊娠不孕、流产为主要特征，造成了极大的经济损失。

（一）病原

1. 分类地位 1955 年 Gardner 和 Dukes 成功地分离出革兰氏阴性杆菌，并证明该菌与女性阴道病有关，因此命名为阴道嗜血杆菌。1980 年 Grinwood 和 Pickett 确定该菌为另外一个新菌属，并于 1984 年收录在《伯杰氏细菌学鉴定手册》，定为加德纳菌属、阴道加德纳菌。

阴道加德纳菌（*Gardnerella vaginalis*）为革兰氏染色阴性或染色性不定的杆菌，属于双歧杆菌科、加德纳菌属。在一些较早的文献中，该菌被称为阴道棒状杆菌（*Corynebacterium vaginale*）或阴道嗜血杆菌（*Haemophilus vaginalis*）。

2. 形态学基本特征与培养特性 阴道加德纳菌呈杆状，无鞭毛、不运动。该菌的形态和染色反应因其生理状态的影响而不同。菌体形态及基本结构如图 58-1 和图 58-2。大小为 $0.4\mu m \times (1.0 \sim 1.5)\ \mu m$，长度有时可达 $2.0 \sim 3.0\mu m$，但不伸长为丝状。

对阴道加德纳菌的分离鉴定，营养要求较高，需使用选择性人血平板，培养 36～48h，根据菌落特点、革兰氏染色形态、氧化酶触酶试验结果及溶血性等即可初步判定。

尿标本接种 5％绵羊血 TSA、麦康凯琼脂平板，5％～10％二氧化碳、35℃孵育 48h，菌落不出现溶血现象。再转种于含人血的"V"琼脂平板，35℃孵育 24h，过夜后即显 β 溶血。对生长缓慢的类白喉样杆菌应仔细鉴定，以确认是否为阴道加德纳菌。

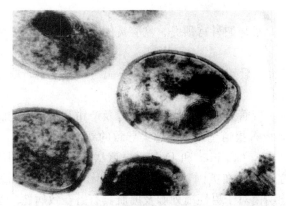

图 58-1　加德纳菌，可见类核、核糖体及同心环结构，细胞壁外层有荚膜（超薄切片，×100 000）

（徐在海供图）

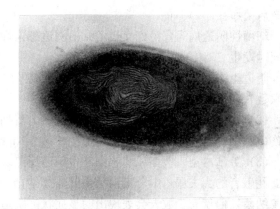

图 58-2　加德纳菌，在细胞质中一个指纹样结构（超薄切片，×120 000）

（徐在海供图）

（二）流行病学

1. 传染来源　不同年龄、品种及不同性别的狐均可感染。但通常是母狐感染率高于公狐，育成狐感染率明显低于成年狐，北极狐的感染率高于其他狐种。

2. 传播途径　本病主要经性交传播，其理由是：从细菌性阴道炎的性伴的尿道可分离到该菌；使用避孕套的分离不到。从男性尿道炎、前列腺炎的病人中分离病原菌的报道极少。Holst 推断，从性伴被动获得后，该菌在尿道短暂定植。男性尿道炎患者除具尿痛、尿频、血尿及尿中白细胞数量增加等尿路感染的体征外，尿中病原菌数达 10^5 CFU/mL 或更高。

外伤也是本病不可忽视的感染途径。

妊娠狐感染可直接传播给胎儿。当前我国狐产仔率普遍偏低，其原因主要与种狐患阴道加德纳菌病有关。

3. 易感动物　在我国，流产、空怀狐 45%～70% 是由阴道加德纳菌感染所致。病狐为该病的主要传染源。人工感染试验证实，该菌是导致妊娠狐空怀与流产的致病菌，对我国主要养狐场进行狐阴道加德纳菌病流行病学研究证实，该病主要通过交配传播，感染主要发生在配种季节，貉、水貂及实验动物犬易感，而小鼠、大鼠、豚鼠、地鼠、家兔等实验动物不感染该菌。

（三）对动物与人的致病性

1. 对动物的致病性　1987 年，严忠诚等首次从流产狐及其胎儿体内分离到病原菌，人工感染试验证实，该菌是导致妊娠狐空怀与流产的致病菌，并首次揭示该病为人与动物共患病。该菌可导致狐的尿道炎、阴道炎、子宫颈炎、子宫内膜炎和公狐的睾丸炎、前列腺炎、包皮炎、死精及精子畸形等。临床特征是：妊娠狐的空怀与流产，公狐的性欲降低、性功能减退。

严忠诚等研究证实，加德纳菌可致狐泌尿生殖道感染、不孕和流产，并经性交传播。从养殖成年狐和流产胎狐分离到 145 株菌，感染率 0.9%～21.9%。其微生物学特征有别于人体阴道加德纳菌，定名为狐阴道加德纳菌（*Gardnerella vaginalis* of fox）。在 28 名饲养人员中，血清阳性者 7 人，从其中 15 名女性阴道分离出 8 株人体阴道加德纳菌，阳性率 53.3%，与狐狸阴道加德纳菌关系密切，认为该病属人与动物。

2. 对人的致病性　阴道加德纳菌是女性细菌性阴道病（Bacterial vaginosis，BV）的主要病原菌之一，可经性接触传播，还可引起输卵管妊娠、胎膜早破和新生儿早产等不良妊娠结局。男性一般被认为是无症状的携带者，但国内外曾报道与男性尿道感染有关。近年报道，阴道加德纳菌可引起脑炎、肾盂肾炎、肝脓肿，肺脓肿等。

（1）细菌性阴道病　阴道加德纳菌是细菌性阴道病的主要致病菌，不仅能够引起尿道炎和阴道炎，还可导致孕妇胎膜早破、早产、绒毛膜炎以及由菌血症引起的产后发热、产后子宫内膜炎等。也可能引起产后菌血症。

细菌性阴道病为育龄妇女最常见的阴道感染性疾病。常与妇科宫颈炎、盆腔炎同时发生，也常与滴虫同时发生。

阴道生态环境和 pH 的改变，是加德纳菌及厌氧菌大量繁殖的致病诱因。其发病与妇科手术、既往妊娠数、性伴侣数目有关。

（2）新生儿感染　从新生儿的口腔拭子、胃抽出物、气管分泌物、头皮损伤以及产钳刮伤导致的脸颊伤口脓肿样本中都曾分离到阴道加德纳菌。Nightingale 等报道了因创伤感染导致的新生儿骨髓炎。

（3）男性感染　包括尿道感染和生殖道感染。1955 年，Gardner 和 Dukes 报道从 86％的细菌阴道病女性患者的丈夫尿道中分离到了阴道加德纳菌。研究表明，在英国，大约 7％～11％的男性携带阴道加德纳菌，但仅有少数人会表现出明显症状。阴道加德纳菌对于男性前列腺及膀胱具有潜在致病性。避孕套的使用可以降低男性阴道加德纳菌的检出率。

（四）诊断

1. 人的临床诊断

（1）临床症状　约有 10％～50％的患者无任何症状与体征，有症状者多表现为阴道分泌物增多，呈灰白色或灰黄色，稀薄，腥臭味，月经或性交后气味更为明显。分泌物在阴道壁上易于擦掉，阴道黏膜无充血、无红肿。少数患者阴道灼热感、瘙痒。

（2）阴道 pH 测定　阴道分泌物 pH 多为 5.0～5.5，系由于厌氧菌产氨所致。育龄女性正常阴道分泌物 pH 为 4.0～4.5。

（3）氨试验　阳性。

（4）镜检线索细胞（clue cell）　单项试验中，革兰氏染色法查"线索细胞"最具价值，以染色法作初筛，培养法确诊，可减少漏诊误诊。在湿的生理盐水涂片上见成熟的阴道上皮细胞表面，由于加德纳菌的黏附，呈点状或颗粒状细胞，边缘呈锯齿形。

2. 狐的临床诊断　我国阎新华等建立了虎红平板凝集和 Dot - ELISA 方法。虎红平板凝集检出率高、重复性好、操作简单，适合于现场狐群和口岸动物检查。

（五）防制措施

1. 预防　狐阴道加德纳菌铝胶灭活疫苗已应用于我国养狐场。该疫苗每年注射两次，免疫效果可靠，保护率为 92％，免疫期为 6 个月。在初次使用疫苗前最好进行全群检疫，对检出的健康狐立即接种，对病狐应取皮淘汰，或药物治疗 1.5 个月后进行疫苗注射。

对流产胎儿不可用手触摸，对流产狐阴道流出的污秽物及污染的笼舍、地面等用喷灯或石灰彻底消毒。

2. 治疗

（1）病狐的治疗　对检出的病狐需隔离饲养，并采用药物治疗。药敏试验结果表明，狐阴道加德纳菌对氨苄青霉素、红霉素及庆大霉素敏感，临床治疗效果可靠。

（2）人的治疗　治疗加德纳菌感染的敏感药物有头孢类、替硝唑、奥硝唑、阿米卡星等。

此外，由于复发率高，治疗后随访很重要，一般治疗后 1、3、4、9 个月各复诊一次。治疗期间应避免性生活或使用避孕套，局部治疗期间还应避免长时间的盆浴。治疗结束后 4 周内性生活亦需使用避孕套。

（六）公共卫生影响

加德纳菌病是一种人与动物共患病，被列入性病范畴。该菌存在于泌尿生殖道中，主要通过性交或交配通过生殖道传播。经调查，阴道加德纳菌感染的妇女其配偶尿液培养阳性率很高。其配偶未经治疗的妇女，重复感染率高。在性关系混杂的人群中，阴道加德纳菌有很高的流行率。

临床患者、无症状带菌者及患畜是本病的传染源。患者与患畜也可通过阴道分泌物、尿液、精液、流产胎儿、胎衣、羊水将细菌排出体外，经破损的皮肤感染。

　　该菌对狐呈隐性感染，在狐繁殖期出现较强的致病性，对养狐生产造成严重损失。随着养狐规模的不断扩大，我国对狐阴道加德纳菌病的研究有了很大进展。可通过疫苗免疫，采用正确的防治方法加强对该病的控制，同时，建议饲养者加强个人防护，减少该病的人间传播。

（毛开荣　丁家波　张淼洁）

◆ **参考文献**

刘恭植 . 1990. 微生物学和微生物学检验 [M] . 北京：人民卫生出版社：228.

刘敏，曹俟杰，吴国辉，等 . 1999. 几种与泌尿生殖道感染有关的细菌 [J] . 国外医学（临床生物化学与检验学分册），20（2）.

娄永新 . 1989. 阴道加德纳菌 [J] . 临床检验杂志，7（4）：216.

谭巨莲 . 1991. 阴道加德氏菌的分离鉴定 [J] . 中华医学检验杂志，14（2）：107 - 108.

严忠诚，阎新华，栾凤英，等 . 1995. 一种新的人兽共患传染病——狐狸阴道加德纳氏病的研究 [J] . 微生物学报，35（3）：209 - 215.

叶干运 . 1988. 性传播疾病 [M] . 南京：江苏科技出版社：131.

张齐良 . 1989. 加德菌与细菌性阴道病 [J] . 国外医学（妇产科学分册），2：78.

Catlin，B. W. 1992. Gardnerella vaginalis：characteristics，clinical considerations，and controversies. Clin Microbiol Rev，5（3）：213 - 237.

Schwebke，Jane R. MD，Rivers，et al. 2009. Prevalence of Gardnerella vaginalis in Male Sexual Partners of Women With and Without Bacterial Vaginosis. Sexually Transmitted Diseases，36（2）：92 - 94.

smith SM，Ogbara T，Eng RHK. 1992. J Clin Microbiol，30（6）：1575 - 1577.

第五十九章　衣原体科细菌所致疾病

第一节　衣原体概述

衣原体是一群不运动的，与革兰氏阴性菌有密切关系的专性真核细胞内寄生的致病性原核微生物，菌体呈球形，细胞壁不含胞壁酸或只含微量。在哺乳动物和禽类细胞细胞质的细胞空泡中以二等分裂繁殖，大多数为革兰氏染色阴性，但副衣原体科（Parachlamydia）革兰氏染色不定。根据传统分类法，1994 年《伯杰氏细菌学鉴定手册》第九版将衣原体归于衣原体目，包括 1 个科，1 个属，其中包括沙眼衣原体、鹦鹉热衣原体和肺炎衣原体。目前，根据 16S 和 23S rRNA 遗传进化分析，衣原体在细菌中是一个独立的进化分支，因此将其单独列为衣原体门（Chlamydiae）、衣原体纲（Chlamydiae）、衣原体目（Chlamydiales），下设 4 科，具体见表 59-1。其中西氏衣原体科（Simkaniaceae）与该门下其他成员有明显不同，尤其是在系统进化树上，有可能该科不属于衣原体门。

衣原体在全世界流行，能引起人和动物眼、肺、生殖系统、关节和肠道疾病，大多数情况主要引起一些持续的慢性或亚临床感染。衣原体科副衣原体属所有种均为潜在的人与动物共患病原体，其中鹦鹉热嗜衣原体和流产嗜衣原体最为重要，研究也较深入。

表 59-1　衣原体目分类

科	属	群和种	自然宿主	代表株 名称	代表株 另名
衣原体科 (Chlamydiaceae)	衣原体属 (Chlamydia)	鼠衣原体新种 (C. muridarum sp. nov.)	鼠	MoPn	ATCC VR-123
		猪衣原体新种 (C. suis sp. nov.)	猪	S 45	ATCC
		沙眼衣原体 (C. trachomatis)	人、鼠	A/Har-13	ATCC VR-571
	嗜衣原体属 (Chlamydophila)	家畜嗜衣原体新复合群 (C. pecorum comb. nov.)	马、牛、羊、猪、考拉、鸟	E58	ATCC VR-628
		肺炎嗜衣原体新复合群 (C. penumoniae comb. nov.)	人、考拉	TW-183	ATCC VR-2282
		鹦鹉热嗜衣原体新复合群 (C. psittaci comb. nov.)	禽鸟类、人、家畜	6BC	ATCC VR-125
		流产嗜衣原体新种 (C. abortus sp. nov.)		B577	ATCC VR-656
		猫嗜衣原体新种 (C. felis sp. nov.)	猫	FP Baker	ATCC VR-120
		豚鼠嗜衣原体新种 (C. caviae sp. nov.)	豚鼠	GPIC	ATCC VR-813

（续）

科	属	群和种	自然宿主	代 表 株	
				名 称	另 名
西氏衣原体科 （Simkaniaceae）	西氏衣原体属 （Simkania）	*Simkamia negevensis* sp. nov.	人	Z	ATCC VR‐1471
副衣原体科 （Parachlamydiaceae）	副衣原体新属 （Parachlamydia）	棘阿米巴副衣原体 （*Parachlamydia* *acanthamoebae* sp. nov.）	与动物无关, 可能有潜在致病性	Bn9	ACTT VR‐1476
	新衣原体属 （Neochlamydia）	哈氏变形虫新衣原体 （*Neochlamydia* *hartmanellae*）	与动物无关	A1Hsp	ATCC 50802
华诊体科 （Waddliaceae）	华诊体属 （Waddlia）	*Waddlia chondrophila*	与动物无关	WSU 86‐1044	ATCC VR‐1470

第二节 嗜衣原体属细菌所致疾病

鹦 鹉 热

鹦鹉热（Psittacosis）又称鸟疫（Ornithosis），是由鹦鹉热嗜衣原体（*Chlamydophila psittaci*）引起的自然疫源性人与动物共患传染病，主要在禽鸟类、人及哺乳动物中传播，通常为隐性感染。动物发病时临床表现肺炎、肠炎、流产、脑脊髓炎、多发性关节炎、结膜炎等多种病型。人发病以非典型肺炎多见，病程较长，反复发作或变为慢性型。

（一）病原

1. 分类地位 衣原体科（Chlamydiaceae）分为衣原体属和嗜衣原体属，嗜衣原体属（*Chlamydophilia*）含家畜嗜衣原体、肺炎嗜衣原体和鹦鹉热嗜衣原体3个新复合群，鹦鹉热嗜衣原体新复合群内含流产衣原体新属新种、猫衣原体新属新种和豚鼠衣原体新属新种。鹦鹉热嗜衣原体包括多种血清型，但目前分型尚无统一的标准，一般认为包括6种禽类血清型（A～F）和2种哺乳动物血清型（代表株为 WC 和 M56）。其中 WC 和 M56 分别在牛和麝鼠中流行，而6种禽血清型尽管具有一定宿主专一性，但均能感染人。对动物和人均有致病性的只有鹦鹉热嗜衣原体新复合群。

2. 形态学基本特征与培养特性 衣原体是一类具有滤过性，严格细胞内寄生，并经独特发育周期以二分裂增殖和形成包涵体的革兰氏阴性原核细胞型微生物。鹦鹉热嗜衣原体一般呈圆形或椭圆形，有细胞壁，姬姆萨染色呈紫色，马基阿韦洛（Macchiavello）染色呈红色，斯塔内达（Castaneda）染色呈蓝色，光学显微镜高倍镜下可见。形态与大小随发育周期的不同阶段而异，可见个体和集团两种形态。个体一种是原体（elementarybody，EB），具有感染性，圆形，直径约200～350nm，中央有致密核心，外有双层膜组成的包膜；另一种是网状体（reticulatebody，RB），是鹦鹉热衣原体发育的幼稚阶段，无传染性。圆形，直径约800～1 000nm，无致密核心结构，呈纤细的网状，外被两层明显的囊膜。集团形态是其包涵体，存在于宿主细胞的胞质空泡内，结构松散，不含糖原，碘染色阴性，姬姆萨染色呈深紫色，内含无数原体和正在分裂增殖的网状体。鹦鹉热嗜衣原体同时具有双股 DNA 和单股 RNA 两种核酸。

鹦鹉热嗜衣原体在一般细菌培养基上不能繁殖，增殖须依靠活细胞，可在鸡胚卵黄囊中生长，也能在 Hela 细胞、人滑膜细胞（McCoy 细胞）、猴肾细胞（BSC－1 细胞）、BGM（buggalo green monkey）细胞及 Vero 细胞上生长。还可经接种小鼠和豚鼠增殖，但需与其自身隐性感染相区分。

鹦鹉热衣原体感染肝组织的免疫组织化学染色见图 59－1。

3. 理化特性 鹦鹉热嗜衣原体对热、脂溶剂和去污剂均敏感，37℃48h 或 60℃10min 即可灭活，0.1% 甲醛、0.5% 苯酚溶液 24h，乙醚 30min 以及紫外线照射均可灭活。但耐低温，－70℃贮存多年仍可保持感染性。室温下，在灰尘、羽毛、粪便和流产的分泌物中很稳定，原体可在干燥的粪便中存活几个月，这是其传播中的一个重要生态学因素。

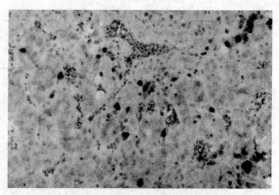

图 59－1　肝组织中的鹦鹉热衣原体
（免疫组织化学染色）

（引自 Jennifer Elder, Corrie Brown. Review of techniques for the diagnosis of Chlamydia psittaci infection in psittacine birds. Journal of Veterinary Diagnostic Investigation, 1999, 11: 539－541, 经 The American Association of Veterinary Laboratory Diagnosticians 授权）

（二）流行病学

1. 传染来源 发病禽和病原菌携带禽是本病的重要自然贮存宿主，野生动物和感染后发生流产、早产、死胎以及肺炎的家畜是引起感染的重要传染源。家禽和禽鸟类与哺乳动物在流行病学上的关系至今不明，实验室试验证明，两者间可交互感染。患病期间，病禽和鸟的喙和眼的分泌物、粪、尿中大量排出病原体，使鸟笼周围的羽毛和灰尘被污染。如果患鸟不经治疗，约 10% 感染鸟会成为慢性无症状带菌者，成为本病的危险疫源而长期存在。

来自火鸡和鹦鹉目鸟类的鹦鹉热嗜衣原体对人、畜毒力最强，也曾有报道从海鸥、白鹭分离到强毒株。鸽、鸭的感染常并发沙门菌感染，病死率很高，且向外界排出大量病原体，可使处于这种污染环境中的人感染发病。

2. 传播途径 主要经呼吸道传播，可通过飞沫直接传播，亦可通过排泄物污染尘埃而间接传播。禽类间可经消化道传播，饲料的严重污染可引起暴发流行。已证明在鸡、鸭、海鸥和鹦鹉类可经卵传播，但由于大多数感染蛋不易孵化，所以这种传播方式在流行病学上的意义还不明确，火鸡羽螨和鸡虱已被证实带有感染性病原体。易感禽与病禽排泄物接触是维持其感染的重要因素。鹦鹉类和其他禽鸟的交易运输，鸽的竞赛以及野禽的迁徙，都有助于病原在整个禽类的群体中散播。

除上述途径外，哺乳动物亦可由交配、人工授精、流产物污染环境以及节肢动物（吸血昆虫、螨、虱等）的媒介作用传播本病。

人主要经呼吸道吸入病原污染物而感染本病，被鸟类啄伤或食用病鸟肉而感染者极少见，病原体也可经损伤皮肤、黏膜或眼结膜侵入人体。人与人的传播罕见，但在强毒株感染时有发生的可能。近年来，因接触患者分泌物、排泄物感染的医护人员和患者家人有增多趋势，而且由人传给人的病例比源于禽类感染的病例病情严重。

实验室人员感染较常见，尤其进行鸡胚培养更易造成感染，采用细胞培养可大大减少被感染机会。

3. 易感动物

（1）自然宿主 本病宿主范围极广泛，主要是禽鸟类和人类，猪、牛、羊等许多哺乳动物也是其自然宿主。感染者多呈隐性感染、亚临床及轻症过程，感染后缺乏免疫力，可见再感染及持续感染。

（2）实验动物 用强毒株感染小鼠可致死；兔气管内接种可引起广泛的肺炎性实变，脑内注射可引起致命的脑膜脑炎，感染兔的眼睛可产生剧烈反应；猴气管和脑内接种均可感染，引起典型肺部病变或脑膜脑炎；豚鼠腹腔接种多数毒株只引起迁延性发热及轻度结膜炎。

4. 流行特征 本病发生没有明显的季节性，多呈地方性流行。禽鸟类发病情况与饲养方式及饲养品种相关，在自然条件下，鹦鹉、鸽、鸭、火鸡等呈显性感染，鸡、雏鸡、鹅等多数禽类呈隐性感染。猪、牛、羊发病常见于交配和产羔季节，冬季饲养环境恶劣时常与其他多种病毒和细菌混合感染或者继发感染，引起明显的呼吸道症状及肠炎。

人感染与职业和爱好密切相关。观赏鸟类宠物爱好者、宠物相关职业从业人员、禽类屠宰和加工厂工人发病率最高，发病高峰多与禽类加工季节，冬季在室内饲养并与之密切接触，产羔季节与患病流产胎儿接触等高危活动相关。年龄与性别之间无差异。本病有散发和暴发两种类型，前者发生在散养户，后者发生在从事上述一定职业的人群中。

5. 发生与分布　鹦鹉热广泛分布于世界各地，是一种古老的自然疫源性疾病，凡调查过的地方，几乎都有本病存在。19 世纪发现人因接触鹦鹉而出现急性发热，此后发现人豢养的其他鸟类亦可受染，并曾发生暴发性流行，范围波及苏联、美国、英国、捷克斯洛伐克、丹麦及欧洲其他国家，当时病原尚未明确，因病鹦鹉为最早的传染源而称之为"鹦鹉热"，但其后发现其他鸟类也可以引起感染，又称"鸟疫"。最早的疑似病例记载于 1847 年，1879 年瑞士报道了人的感染病例，1929—1930 年间发生过世界性大流行，说明本病在世界许多地方很早就已存在。目前世界各地许多国家都有人感染的病例报告或血清学证据，鸟类的自然感染更为广泛。在 1982 年的一个调查中，美国加利福尼亚和佛罗里达州剖检的 20%～50% 宠物鸟体内分离到本病原体。

我国 20 世纪 60 年代即分别从家禽和鸽体内分离到病原体，证实有本病存在，一般呈散发，偶有小范围的暴发或流行。随着养禽业的发展，特别是集约化养殖生产方式的出现，本病的发病率也随之增高，不仅给养殖业带来经济损失，也严重地威胁相关从业人员的健康。

我国北京、天津、甘肃、内蒙古、西藏、湖北、湖南、江西、上海、福建、安徽、浙江、江苏、陕西、广西、广东、山东等地均已证实有本病存在。

（三）对动物与人的致病性

1. 对动物的致病性　本病潜伏期一般为 1～2 周，或更长。

（1）鹦鹉　成年鹦鹉症状轻微，幼龄鹦鹉感染常可见临床症状甚至死亡。发病鹦鹉精神萎靡不振，厌食，眼、鼻有大量脓性分泌物，腹泻，粪便呈淡黄绿色，羽毛粗乱，濒死期极度脱水和消瘦。幼龄鹦鹉病死率可达 75%～90%。康复者可长期带菌，成为传染源。

（2）鸽　急性病例表现厌食、消瘦、腹泻、结膜炎、鼻炎，部分呼吸困难，多数可康复成为带菌者。年龄越小症状越明显，死亡率越高。

（3）鸭　成年鸭多为隐性感染，雏鸭常并发沙门菌病，病死率可达 30%，病鸭表现眼结膜炎、鼻炎，食欲不振，腹泻，排绿色水样稀便。后期明显消瘦，运动失调，常发生惊厥而死亡。

（4）火鸡　潜伏期长短不一，试验感染幼雏一般为 5～10 天。发病者表现体温升高，精神、食欲不振，腹泻，排黄绿色胶冻样便，后期明显消瘦。感染株毒力高时，产蛋下降或停止，毒力低时对产蛋影响不大。另外，也有发生肺炎、心肌炎、肝炎、动脉炎、睾丸炎及附睾炎的报道。

（5）鸡　本病在鸡较少发生，人工经口试验感染强毒株也仅能使初生雏鸡发病，日龄稍大则不表现症状，呈隐性感染过程。

（6）哺乳动物　鹦鹉热嗜衣原体可引起以绵羊妊娠中后期流产、母牛流产、公牛精囊炎等为特征的绵羊和牛地方性流产；6 月龄以内的犊牛肺肠炎；犊牛、羔羊多发性关节炎；以脑炎、纤维素性胸膜炎和腹膜炎为特征的牛散发性脑脊髓炎等疾病。

2. 对人的致病性　本病的潜伏期为 5～21 天，最短 3 天，最长可达 45 天。大多数感染者在感染后 10 天左右出现临床症状。疾病的严重程度由不显性感染或轻症疾病直至具有明显呼吸系统症状的致死性疾病。多数表现为非典型肺炎，缺少特异性临床表现。

发病者按临床表现可分为肺炎型和伤寒样型或中毒败血症型。

（1）肺炎型　表现发热及流感样症状，起病急，体温于 1～2 天内可上升到 40℃，伴发冷寒战、乏力、头痛及全身关节肌肉痛，可有结膜炎、皮疹或鼻出血。高热持续 1～2 周后逐渐下降，热程 3～4

周，少数可达数月。

发热同时或数日后出现咳嗽，多为干咳，胸闷胸痛，严重者有呼吸困难及发绀，并可伴有心动过速、谵妄甚至昏迷。但肺部体征常较临床症状轻，有肺实变，湿性啰音，少数可有胸膜摩擦音或胸腔积液。肝脾肿大，甚至出现黄疸。

（2）伤寒样或中毒败血症　高热、头痛及全身疼痛，相对缓脉及肝脾肿大等，易发生心肌炎、心内膜炎及脑膜炎等并发症，严重者发生昏迷及急性肾衰竭，可迅速死亡。

本病病程长，自然病程约3~4周，亦可长达数月。肺部阴影消失慢，如治疗不彻底，可反复发作或转为慢性。接触感染鹦鹉热嗜衣原体流产动物的孕妇可发生流产、产褥期败血病和休克，病死率高。暴露于绵羊的儿童和成人偶可发生神经系统疾病、流感样疾病和结膜炎。

（四）诊断

1. 动物的临床诊断　本病的临床表现无特征性，流行病学、临床症状及病理变化可作为参考，确诊需依赖于实验室病原和血清学检查结果。

2. 人的临床诊断　本病临床表现及实验室一般检查无显著特征，初步诊断须考虑流行病学资料，在有本病流行的地区，所有肺炎患者均应询问鸟类接触史，肺炎患者出现高热、相对脉缓，脾肿大，且青霉素治疗无效者应考虑本病。

（1）疑似病例　具有上述临床症状，排除相关疾病，并且有与被确诊或可疑的动物接触的流行病学史。

（2）确诊　疑似病例且有两种以上的实验室检查结果支持鹦鹉热感染。

3. 实验室诊断　由于本病的临床表现无特征性，且有大量无症状感染者，因此实验室检查对确诊非常重要。符合以下一项或多项可进行实验室确诊。

（1）病原分离阳性　疑为鹦鹉热嗜衣原体感染的动物取肝、脾、肺等组织及肺炎病例的气管分泌物，肠炎病例的肠道黏膜或内容物及相应病变部位的渗出物、流产物等病料；人采集3~4天内未经治疗患者的血液，不加抗凝剂，血块用于病原分离，血清用于抗体检测，3天至2周内宜采集咳痰或咽拭子标本作病原分离。所有标本应冷藏运输，冷冻保存。常用的方法是接种敏感细胞及鸡胚卵黄囊，必要时可接种SPF小鼠或豚鼠。处理病料及分离培养的操作过程中，有可能被感染致病，须在生物安全水平二级实验室的生物安全柜中进行，工作人员应严格执行个人防护措施。

（2）包含体检查阳性　用新鲜病料触片或涂片，姬姆萨染色后光学显微镜油镜下检查深紫色圆形或卵圆形包含体。但多数可疑病例仅靠镜检无法确诊，仍需进一步进行分离培养。

（3）血清学检查阳性　本病抗体出现较晚，测定一次抗体意义不大，根据效价变化可确定感染情况，双份血清抗体效价呈4倍增加可确诊。目前首选微量免疫荧光试验和补体结合试验，也可采用酶联免疫吸附试验检测。

（五）防制措施

1. 动物的防制措施　本病于自然界存在大量宿主，包括多种野禽，要消灭病原体是难以想象的。本病感染后无持久免疫力，尚无有效的疫苗应用，因此目前所能采取的方法主要是综合性措施及发病后的及时治疗。

（1）综合性措施　禽鸟类是鹦鹉热嗜衣原体病最重要的自然贮存宿主，为避免由禽类感染人和其他动物，最好能对禽鸟实施笼养，严格执行养禽场、鸟类贸易市场及运输过程的检疫制度，对进口特别是来源于南美、澳大利亚、远东及美国的鹦鹉，应严格检查及加强海关检疫。对发生感染的区域要进行严格消毒、检疫和监督。

（2）疫苗免疫接种　国外有报道应用鸡胚卵黄囊灭活油佐剂苗免疫接种预防由病原体引起的流产，但若制苗株与发病地区分离株在抗原性上差异较大，则会影响免疫效果，故可用当地分离株制成灭活苗进行免疫。目前尚无对禽类有效的疫苗应用。

（3）治疗　禽类可在每吨饲料中添加400g金霉素进行饲喂治疗，但应避免添加钙制剂，以免与金霉素形成螯合物。对慢性病例，间隔一定时间后再次给药，反复几次可取得较好的效果。

牛、羊等可选用四环素、庆大霉素和磺胺类药物进行治疗。用敏感药物拌料喂服亦可取得良好的预防和治疗效果。

2. 人的防制措施

（1）预防　本病感染发病后不能产生持久免疫力，接种疫苗也达不到预防的目的。人通常采用综合预防措施，控制感染动物和阻断传染途径，尽量避免与宿主动物接触，职业需要接触时，应做好自身防护，对在饲养场、屠宰场和禽类加工厂等相关行业工作的人员要加强卫生管理。从事有关研究的实验室工作人员，应按要求在相应生物安全等级的实验室进行，并做好自身防护。

（2）治疗　鹦鹉热嗜衣原体对四环素类、大环内酯类及氟喹诺酮类抗菌药物敏感。美国疾病预防与控制中心推荐的治疗方案，治愈率可达 90% 以上。

1）无并发症的成人患者　用四环素 0.5g，每 6h 1 次，或多西环素或米诺环素 0.1g，每 12h 1 次，疗程 7～10 天。儿童用红霉素。

2）孕妇感染　可用红霉素 0.5g，每 6h 1 次，或阿莫西林或克拉霉素 0.5g，每 8h 1 次，疗程 7～10 天。

临床好转后，仍需坚持按疗程用药，否则易复发。另外，除病因治疗外，最好进行对症及支持治疗，如输液、给氧和抗休克等。预后与治疗时机相关，早期治疗预后良好。

（六）公共卫生影响

鹦鹉热属于动物疫源性传染病，自然感染的禽和鸟类达 200 多种，各种家畜及人类均易感。在养禽业迅猛发展的今天，本病造成的经济损失已不容忽视。人间从最初的散在发生，到职业性暴发或流行，在给相关从业人员健康带来影响的同时，也带来很大的公共卫生问题，需要给予足够的重视。家养宠物鸟类的增多，不仅给饲养者带来感染的风险，也对周围环境卫生控制提出了挑战。

另一个需要引起重视的问题就是实验室污染，1929—1930 年鹦鹉热世界大流行时，就出现了若干实验室内感染的病例，数个从事鹦鹉热病原体研究的实验室，因气溶胶感染而导致了整个实验室关闭，甚至在不从事该病研究的邻近实验室内也发生了感染。实验室多见气溶胶途径感染，因此，从事相关病原研究的实验室生物安全问题必须引起足够的重视，需要在生物安全水平三级或四级实验室进行有关操作，并制定相应的管理措施。

鹦鹉热在军事医学上亦有相当重要的意义，该病经气溶胶传染性极强。部队军鸽、战马和军警犬若感染了病原体，未能及时进行检疫治疗或淘汰；战时饲养条件下降，均可造成显性发病并大量排菌，进而引起人群感染发病，影响战斗力。鹦鹉热嗜衣原体亦被认为是理想的生物战剂之一，其特点是可以大量生产，感染剂量小，传染性强，少量病原体就可使密集人群发病。病程发展快，重症可致死，轻症恢复缓慢。同时鹦鹉热嗜衣原体免疫原性不强，即使感染过或进行过疫苗免疫，仍可再感染发病。美国、苏联均对其进行过大量研究工作，日本在第二次世界大战时曾施放过有感染性的信鸽，引起苏联军队及鸽群感染。1969 年美军将其列为致死性生物战剂。因此，在恐怖组织活动频繁的今天，我们对本病仍需给予必要的关注。

（遇秀玲）

◆ **参考文献**

蔡宝祥 . 2001. 家畜传染病学 ［M］. 北京：中国农业出版社：136 - 141.

费恩阁，李德昌，丁壮 . 2004. 动物疫病学 ［M］. 北京：中国农业出版社：158 - 167.

李子华 . 2003. 衣原体目分类的最新进展 ［J］. 国外医学：微生物学分册，3：29 - 32.

刘刚 . 1998. 衣原体及其相关疾病研究进展 ［J］. 国外医学：儿科学分册，25（5）：251 - 255.

马亦林 . 2005. 传染病学 ［M］. 第 4 版 . 上海：上海科学技术出版社：394 - 397.

唐家琪 . 自然疫源性疾病 ［M］. 北京：科学出版社：673 - 689.

徐在海 . 2000. 实用传染病病理学 ［M］. 北京：军事医学科学出版社：147 - 151.

杨正时，房海 . 2003. 人及动物病原细菌学 ［M］. 石家庄：河北科学技术出版社：1262 - 1295.

朱其太. 2001. 衣原体分类新进展 ［J］. 中国兽医杂志，37（4）：30 - 31.

Brenner DJ，Krieg NR，Staley JT. 2005. Bergey's Manual of Systematic Bacteriology 2nd Edition，2：182，218.

Harkinezhad T，Geens T，Vanrompay D. 2009. Chlamydophila psittaci infections in birds：A review with emphasis on zoonotic consequences. Vet Microbiol，135（1 - 2）：68 - 77.

Moulder J W. 1985. Comparative biology of intracellular parasitism. Microbiol Rev，49：298 - 337.

Office International des Epizooties（OIE）. 2004. Psittacosis. Last Updated：Jan.

Rodolakis A，Mohamad KY. 2009. Zoonotic potential of Chlamydophila. Vet. Microbiol. ，doi：10. 1016/j. vetmic. 03：014.

第六十章　螺旋体科细菌所致疾病

　　螺旋体是一类革兰氏染色阴性，菌体细长、柔软、弯曲，呈螺旋状、大小介于病毒与细菌之间、能活泼运动的原核单细胞微生物。螺旋体种类繁多，部分对动物和人有致病性。

　　2005年《伯杰氏系统细菌学手册》第二版第二卷的分类方法在以前版本的基础上做了较大改动，螺旋体科（Spirochaetaceae）在分类上属螺旋体门（Spirochaetes）、螺旋体纲（Spirochaetes）、螺旋体目（Spirochaetales），螺旋体目下有3科，分别是螺旋体科、小蛇菌科（Serpulinaceae）和钩端螺旋体科（Leptospiraceae），蛇形螺旋体属和短螺旋菌属隶属于小蛇菌科，钩端螺旋体属和细丝体属隶属于钩端螺旋体科。也有人建议应将蛇形螺旋体属归入短螺旋菌属中，目前《伯杰氏系统细菌学手册》第二版第五卷正在编写中，完成后会使人们对螺旋体门的分类有更清晰的认识。螺旋体目中5个属与医学（兽医学）有关，即螺旋体科下的疏螺旋体属（Borrelia）、密螺旋体属（Treponema），钩端螺旋体科下的钩端螺旋体属（Leptospira）、细丝体属（Leptonema）和小蛇菌科下的蛇形螺旋体属（Serpulina）。

　　螺旋体在形态上可分为外膜、菌体、轴丝三部分。外膜蛋白为螺旋体的最外层结构，具有较强的抗原性，能引起宿主免疫系统产生相应的保护性抗体，并与螺旋体的毒力及致病力相关。螺旋体广泛存在于水生环境中，也有许多分布在人和动物体内。大部分无致病性，对动物和人均有致病性的主要有疏螺旋体和钩端螺旋体。

疏螺旋体属细菌所致疾病

一、蜱传回归热

　　蜱传回归热（Tick-borne relapsing fever，TBRF）又称地方性回归热，是由疏螺旋体属中的多种回归热螺旋体引起的自然疫源性人与动物共患传染病。传播媒介为钝缘蜱，临床上以不规则间歇热为主要特征，伴全身疼痛，肝、脾肿大，严重者可出现黄疸与出血现象。

（一）病原

1. 分类地位　　蜱传回归热的病原菌是疏螺旋体属（Borrelia）中的多种螺旋体，按蜱的种类命名，蜱的分布有严格的地域性，所以其所致的回归热也有严格的地区性。我国主要有波斯疏螺旋体（B. persica）和拉氏疏螺旋体（B. latyschewii）。表60-1列出了所有已知的蜱传回归热媒介、病原的关系以及所引起的疾病。

表 60-1　蜱传回归热的媒介及病原

病　　原	媒　　介	宿　　主	分　　布	疾　　病
杜氏疏螺旋体 （B. duttoni）	非洲钝缘蜱 （Ornithodoros moubata）	人	非洲中、东、南部	东非蜱传地方性回归热
西班牙疏螺旋体 （B. hispanica）	游荡钝缘蜱（大变种） （O. erraticus）	啮齿动物	西班牙、葡萄牙、摩洛哥、 阿尔及利亚、突尼斯	西班牙-非洲蜱传回归热

（续）

病　原	媒　介	宿　主	分　布	疾　病
麝鼩疏螺旋体 （B. crocidurae, B. microti, B. merionesi, B. dipodilli）	小型游荡钝缘蜱（小变种） （O. erralicus sonrai）	啮齿动物	摩洛哥、利比亚、埃及、伊朗、土耳其、塞内加尔、肯尼亚	北非蜱传回归热
麝鼩疏螺旋体 （B. crocidurae）	游荡钝缘蜱（O. sonrai）	啮齿动物、食虫动物	撒哈拉、荒漠草原、苏丹大草原等西非地区	西非蜱传回归热
波斯疏螺旋体 （B. persica）	乳突钝缘蜱（O. papillipes） 索氏钝缘蜱（O. tholozani）	啮齿动物	中国新疆西部、克什米尔地区、伊拉克、埃及、前苏联地区、印度、伊朗	亚非蜱传回归热
高加索疏螺旋体 （B. caucasica）	多疣钝缘蜱（O. verrucosus）	啮齿动物	高加索到伊拉克	高加索蜱传回归热
拉氏疏螺旋体 （B. latyschewii）	特突钝缘蜱（O. tartakovskyi）	啮齿动物	中国新疆北部、伊朗、中亚	高加索蜱传回归热
赫氏蜱疏螺旋体 （B. hermsii）	赫氏钝缘蜱（O. hermsi）	啮齿动物、花栗鼠（chipmunks）和松鼠	美国西部	美洲蜱传回归热
特里蜱螺旋体 （B. turicatae）	特里钝缘蜱（O. turicato）	牛、啮齿动物、猪、蛇、龟	美国西南部	美洲蜱传回归热
帕氏蜱疏螺旋体 （B. parkeri）	帕氏钝缘蜱（O. parkeri）	啮齿动物	美国西部	美洲蜱传回归热
马氏疏螺旋体 （B. mazzotti）	塔拉齐钝缘蜱（O. talaje） （O. dugesi?）	啮齿动物	美国南部、墨西哥、中美、南美	美洲蜱传回归热
委内瑞拉疏螺旋体 （B. venezuelensi）	野钝缘蜱（O. rudis）	啮齿动物	中美、南美	美洲蜱传回归热

引自操敏、吴光华"蜱传回归热"，唐家琪编著《自然疫源性疾病》第 753 页。

2. 形态学基本特征与培养特性　蜱传回归热螺旋体呈柔弱螺旋丝状，长 10～30μm、宽 0.2～0.5μm，有 4～10 个不规则的浅粗螺旋，呈螺旋状推进运动，以横断分裂方式繁殖。革兰氏染色阴性，姬姆萨染色呈青紫红色，光学显微镜高倍镜下可见。赫氏疏螺旋体赖-吉染色（Wright - Giemsa stain）见彩图 60 -1。

蜱传回归热螺旋体可在 BSK 培养基上生长，最适培养温度 30～35℃，也能在多种温血动物体内繁殖，豚鼠仅对蜱传回归热螺旋体敏感，对虱传回归热螺旋体不敏感。

3. 理化特性　蜱传回归热螺旋体对热、干燥及常用消毒剂均较敏感。菌体在 50℃ 30min 可被杀灭，37℃可存活 4 天，室温下存活 6 天，70％酒精、0.5％石炭酸 5min 内可杀死，0.1％甲醛、0.05％苯酚溶液、乙醚、氯仿可迅速灭活。但耐低温，在 0℃可存活 100 天，－70℃存活 2 年以上。

（二）流行病学

1. 传染来源　宿主动物、钝缘蜱和患者都是本病的传染源，但在不同疫区内，三者的作用有所不同。灰仓鼠、小家鼠、大家鼠、蝙蝠、大耳猬和家兔均为保菌宿主，蟾蜍为乳突钝缘蜱的供血动物，体内曾观察到疏螺旋体，在维持传染源上起间接作用。钝缘蜱不仅是媒介，还是特殊的保菌宿主，螺旋体在其体内可生存数年到数十年，亦可经卵传递病原体，因此是稳定的传染源。在我国新疆南疆村镇疫区中，患者起间接传染源的作用，北疆疫区纯属荒野型，患者不起传染作用。

近年来非洲有经胎盘传播的报告，偶有经输血、手术等传播的可能。

2. 传播途径　蜱传回归热的主要传播方式是通过媒介传播，传播媒介是钝缘蜱（彩图 60 - 2），蜱吸入被感染动物的血液后，病原体在其涎腺及体腔内增殖，当蜱再叮咬易感动物和人时，病原体随唾液进入机体，因蜱唾液内含抗凝剂、透明质酸和麻醉物质，可在叮咬时促进螺旋体在宿主体内的扩散，还可保证不被宿主发现和清除。蜱粪及其体节内螺旋体也可随搔痒而进入机体。

人主要经损伤皮肤、黏膜或眼结膜被感染，偶可经输血、手术等途径被感染。

3. 易感动物

（1）自然宿主　自然贮存宿主主要是啮齿类和蜱。食虫类和食肉类次之，偶蹄类一般呈隐性感染或不感染，鸟类仅 2～8 日龄易感，鹅、火鸡和鸡可感染由钝缘蜱传播的鹅疏螺旋体。据报道家鼠、野鼠、猫、犬、刺猬、蝙蝠等可自然感染波斯疏螺旋体，大沙鼠、红尾沙鼠及细趾黄鼠可自然感染拉氏疏螺旋体。

人普遍易感，各年龄组均有发病。感染后免疫力可持续 1 年左右，疫区成人因自幼反复感染而有较高的免疫水平，故儿童发病率高于成人。外来人员发病率高于本地人，且无年龄差异。

（2）实验动物　常用实验动物为小鼠、大鼠、豚鼠、仓鼠。不同动物和不同菌株易感性有差异，幼龄动物比成年动物易感。豚鼠对我国波斯疏螺旋体的易感性高于小鼠，而小鼠对拉氏疏螺旋体的易感性高于豚鼠。另外，板齿鼠、仓鼠、睡鼠、旅鼠、狼、獾等可试验感染波斯疏螺旋体。

（3）易感人群　人群对本病普遍易感，病后有免疫力但不持久，约持续 1 年左右。西非有报道出现反复感染情况，有的在 14 年间反复感染多达 6 次，2 次感染间隔 6 个月至 10 年不等。

4. 流行特征　本病有明显的季节性，多发生于媒介蜱繁殖及活动的季节，一般为 4～8 月，在 4 月和 6～7 月呈两个发病高峰。季节性是由当地气温、媒介蜱的生态习性以及易感动物和人群的活动等因素决定的，住宅结构和生活习惯对其影响很大。

本病有严格的地区性，分布与媒介蜱及其携带螺旋体种属的情况相关。外来人员因开发、建设、旅游等活动进入疫区时，易引起该病的发生，甚至出现小的流行。

5. 发生与分布　本病最早发现于非洲，1873 年从患者血液中查出病原为疏螺旋体，1877 年确认非洲钝缘蜱是本病的传播媒介。除澳大利亚外世界各地均有分布。

我国于 1954 年在新疆喀什首次发现病例，1957 年从自然感染的乳突钝缘蜱中分离到波斯疏螺旋体，同年又从北疆昌吉特突钝缘蜱分离到拉氏疏螺旋体，此后时有散发病例存在。随着人民生活水平的提高及卫生设施的改善，本病的发病率也呈下降趋势。

（三）对动物与人的致病性

1. 对动物的致病性　在自然状态下，野生动物发病症状不详。家畜主要为供血者，曾从发热的绵羊和马血液中检出螺旋体，但其致病性不明。在南非，牛疏螺旋体病是一种良性传染病。试验感染仅可从易感动物血中检出病原体。

2. 对人的致病性　本病的潜伏期 2～15 天，多为 4～9 天。发病前，蜱叮咬部位呈紫红色隆起的炎症反应，多数患者发病前数小时至 1 天有周身不适，轻度头痛等感冒样前驱症状。

（1）初发期　发病多急骤，常于畏寒后继以高热，1 天内体温迅速上升至 40℃左右。大多伴有头痛及全身肌肉、关节酸痛，肌肉压痛明显。恶心、呕吐者约占 1/3。部分有出血现象，严重者可有神志不清、谵妄、抽搐等。脾肿大者约占半数以上，会出现腹痛及左肩疼痛。高热持续 3～4 天，退热时多数于 2～4h 体温骤降，伴以大汗，有时出现休克，体温在正常以下，2～4 天后逐渐上升达正常。

（2）间歇期　此期平均 7 天（1～63 天），患者全身乏力，食欲不振，有时有轻度头痛、肌肉酸痛。

（3）复发期　初发期症状重现，故称回归热，回归发作大多症状减轻，发热期较短。复发一般 3～9 次，有多至 14 次者，一般随病程进展，发作期渐短，间歇期渐长。上呼吸道症状、腰痛及皮疹较多见，但黄疸、肌肉痛、中枢神经症状及肝脾肿大等少见。妊娠期间感染者可能导致自然性流产和死产。儿童和孕妇感染后持续时间更长，且症状也较严重。

（四）诊断

1. 动物的临床诊断　动物感染无临床症状及病理变化可作为参考，确诊需依赖于实验室病原体检查结果。

2. 人的临床诊断　有流行病学资料，流行季节有在本病高危疫区居留史和蜱咬史，表现不规则间歇发热，并排除相关疾病时应考虑本病。确诊需实验室检出病原体。

3. 实验室诊断　本病确诊主要靠检出致病螺旋体，血清学检查只起辅助作用。

在发热期的外周血涂片及骨髓涂片均易检出病原体，为提高检出率可离心浓集病原后再镜检。亦可将病料腹腔接种豚鼠 2~3mL 或小鼠 1~1.5mL 进行增菌，接种后第 2 天开始每天查血，2 周后仍未查到病原体可判为阴性。

（五）防制措施

1. 综合性措施　自然感染本病后产生的免疫力可维持 1 年左右，目前尚无疫苗用于免疫预防。控制感染通常采用综合预防措施。蜱在本病的传播中起着重要作用，既是传播媒介，又是贮存宿主，可以说，有媒介蜱的地方就是本病的潜在疫区。由于蜱主要在小型啮齿类动物洞穴及建筑物缝隙中栖身，故改善建筑结构，清除蜱的滋生地，并采取打药等方法灭蜱，是防制本病的重要环节。另外，要加强灭鼠工作。进入疫区的野外作业者或旅游者，要穿"五紧衣"防蜱叮咬，做好自身防护，野外宿营人员应涂布驱虫药，每天检查皮肤有无被蜱叮咬，衣物有无蜱附着。如确认已被蜱叮咬，可服用抗生素进行预防治疗。

2. 治疗　回归热螺旋体对四环素类、大环内酯类药物高度敏感。患者高热期使用抗生素要注意赫氏反应并及时对症处理。首次应用敏感抗生素后 8h 之内，血液内螺旋体即可消失。

（1）口服四环素 0.5g，每 6h 1 次，或多西环素或米诺环素 0.1g，每 12h 1 次，持续 7~10 天。如果有四环素类禁忌者（如 8 岁以下小孩或孕妇），可服用大环内酯类抗生素，如红霉素 0.5g，每 6h 1 次，持续 7~10 天。

（2）如已确定或怀疑中枢神经系统受侵犯者，可静脉注射青霉素 G，300 万 U，每 4h 1 次，或头孢曲松 2g，每天 1 次，疗程 10~14 天。

同时给予支持疗法和对症治疗。

（六）公共卫生影响

本病的疫区主要分布在南疆、北疆等荒漠或半荒漠地带，近年来，随着人民生活水平的提高，卫生条件的改善，发病率呈下降趋势。但随着西部大开发的进程，大量易感人群进入疫区，如对本病缺乏认识或疏于防范，就可能造成感染甚至流行。

对潜在疫区在开发进入前，应进行流行病学侦察，查清本病的媒介、宿主的分布及病原体携带情况，以便采取有效的防制措施，并对有关人员进行宣传教育，以预防可能造成的感染。

（遇秀玲）

◆ **我国已颁布的相关标准**

SN/T 1481—2004　国境口岸虱传回归热疫情监测规程

SN/T 1718—2006　出入境口岸回归热检验规程

◆ **参考文献**

蔡宝祥 . 1991. 人兽共患病学 ［M］. 北京：农业出版社：136 - 138.

陆承平 . 2001. 兽医微生物学 ［M］. 第 3 版. 北京：中国农业出版社：345 - 358.

马亦林 . 2005. 传染病学 ［M］. 第 4 版. 上海：上海科学技术出版社：834 - 837.

唐家琪 . 自然疫原性疾病 ［M］. 北京：科学出版社：752 - 763.

于恩庶，徐秉坤 . 1998. 中国人兽共患病学 ［M］. 福州：福建科学技术出版社：358 - 364.

张启恩，鲁志新，韩光红 . 2003. 我国重要自然疫源地与自然疫源性疾病 ［M］. 沈阳：辽宁科学技术出版社：261 - 266.

Dennis D T. Borrelia Species（Relaping Fever）. 2001. In：Mandell GL, Bennett JE, Dolin R. Mandell, Doug las and Bennett's Principles and practice of infectious diseases（5th ed）. Beijing：Science Press, Harcourt Asia Churchill Livingstone，17 - 21.

H. Masoumi Asl H，Goya MM，Vatandoost H. 2009. The epidemiology of tick-borne relapsing fever in Iran during 1997—2006. Travel Med Infect Dis，7（3）：160-164.

Paul W S，Maupin G，Scott-Wright A O，et al. 2002. Outbreak of tick-borne relapsing fever at the North Rim of the Grand Canyon：evidence for effectiveness of preventive measures. Am J Trop Med Hyg，66（1）：71-75.

Roscoe C，Epperly T. 2005. Tick-Borne Relapsing Fever. American Family Physician，72（10）：2039-2044.

Vial L，Diatta G，Tall A. 2006. Incidence of tick-borne relapsing fever in west Africa：longitudinal study. Lancet，368（9529）：37-43.

二、莱姆病

莱姆病（Lyme disease）是主要由伯格多弗疏螺旋体又称莱姆病螺旋体（Lyme disease spirochaete）引起的自然疫源性人与动物共患传染病。蜱是主要传播媒介，动物临床表现为叮咬性皮损、发热、关节炎、脑炎、心肌炎等。人感染后可引起慢性游走性红斑（Erythema chronicum migrans，ECM）、神经系统症状、心肌炎和慢性关节炎等多系统、多脏器综合征。

（一）病原

1. 分类地位　伯格多弗疏螺旋体（*Borrelia burgdorferi*）简称伯氏疏螺旋体，是疏螺旋体属（*Borrelia*）中引起莱姆病的病原体。长期以来，认为莱姆病只有伯氏疏螺旋体一个种，近年来依据5S～23S rRNA 基因间隔区 MseI 限制性片段，结合 DNA-DNA 杂交同源性分析世界各地分离的莱姆病菌株，证明至少有 10 个基因种（genospecies），其总名称为 *B. burgdorferi* sensu *lato*，有致病性的有 3 个基因种，即狭义伯氏疏螺旋体（*B. burgdorferi sensu stricto*）、伽氏疏螺旋体（*B. garinii*）和阿弗西尼疏螺旋体（*B. afzelii*）。

2. 形态学基本特征与培养特性　伯氏疏螺旋体是一种单细胞疏松盘绕的左旋螺旋体，菌体一般长10～40μm，有 3～7 个疏松和不规则的螺旋，直径 0.2～0.3μm，菌体两端稍尖，是该属中菌体最长，直径最窄的一种（图 60-1）。运动活泼，可呈扭转、翻滚、抖动等方式。革兰氏染色阴性，姬姆萨染色良好。伯氏疏螺旋体银染见彩图 60-3。

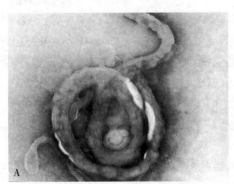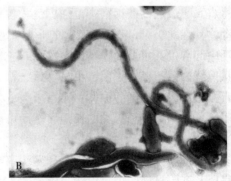

图 60-1　螺旋明显（A）及不明显（B）的莱姆病螺旋体，A 可见形状不同的膜泡结构（负染，×50 000），B 可见细胞质膜和细胞外膜清楚，数条鞭毛

（徐在海供图）

伯氏疏螺旋体的独特之处是，至今所有分离到的菌株均有 4～7 个质粒，包括高度卷曲的环状质粒和线状质粒。其中一个线状质粒的基因编码了外膜的 2 种具有抗原性的表面蛋白 OspA（Outer surface protein A，相对分子质量为 31 000）、OspB（相对分子质量为31 000），其在疾病过程中可发生抗原性变异。DNA 同源性研究证实，北美株有 OspA 和 OspB，而欧洲株仅有 OspA。

伯氏疏螺旋体属微需氧菌，常用 BSK 培养基培养，培养最适温度为 33℃，需避光培养。伯氏疏螺旋体生长需 3 周以上，每周暗视野显微镜下检查 1 次，发现菌体及时传代，未发现病原体可盲传 3 代，

1.5 个月后仍为阴性可弃去。

3. 理化特性　伯氏疏螺旋体在潮湿及低温情况下抵抗力较强，但对热、干燥很敏感，巴氏消毒法、56℃ 30min 可灭活。对常用消毒剂均敏感，70％酒精、0.5％石炭酸 5min 内可杀死，0.1％甲醛、0.05％苯酚溶液、乙醚、氯仿可迅速灭活。但其对低温抵抗力强，经反复冻融仍可存活，在 4℃ 可保存较长时间，−70℃ 以下封装保存可存活 6～8 年。

（二）流行病学

1. 传染来源　人和多种动物（犬、牛、马、猫、羊、鹿、浣熊、兔和鼠类）均易感染，贮存宿主已查明有 30 余种野生动物、49 种鸟类以及多种家畜。其中啮齿类动物由于其数量多，分布广及感染率高是本病的重要传染源。

多数情况下本病的自然疫源地是伯氏疏螺旋体通过动物-蜱-动物的传播循环建立起来的，近期的研究表明垂直传播也是疫源地维持的重要方式之一，鸟类可起到使疫区扩大的作用，使大城市感染莱姆病的潜在危险性增加。

人仅在感染早期血液中存在病原体，因此作为传染源意义不大，但含菌体的血液经常规处理及血库 4℃贮存 48 天仍有感染性，使经输血感染成为可能。

2. 传播途径

（1）**媒介传播**　蜱媒介的叮咬是主要的传播方式，蜱幼虫叮咬菌血期的贮存宿主或感染动物时，感染伯氏疏螺旋体，在其体内增殖后再通过叮咬易感染动物和人进行传播。

北美莱姆病的传播媒介主要是硬蜱属的肩板硬蜱（*Ixodes scapularis*）和太平洋蜱（*Ixodes pacificus*）。欧洲莱姆病的传播媒介为篦子硬蜱（*Ixodes ricinus*）。我国莱姆病传播媒介是全沟硬蜱及其近缘硬蜱，迄今已分离出病原体的蜱种有全沟硬蜱、长角血蜱、具角血蜱、锐跗硬蜱、粒型硬蜱和森林革蜱。

（2）**非媒介传播**　目前的研究表明非媒介传播主要有以下几种形式：①接触传播，动物间通过尿相互感染，甚至传给密切接触的人；②经血传播，菌血症期的血液可经输血或注射传播；③垂直传播，研究证明伯氏疏螺旋体可经胎盘垂直传播。

3. 易感动物

（1）**自然宿主**　该病的贮存宿主范围广泛，包括各种野生哺乳动物、鸟类、爬行类以及家畜、观赏动物和实验动物。在北美，已查明有 29 种哺乳动物是重要的贮存宿主，其中白足鼠和白尾鹿在北美莱姆病自然循环中起着极其重要的作用。在欧洲，主要是林姬鼠、黄喉姬鼠和沙洲田鼠。我国自 1986 年至今，先后从黑线姬鼠、棕背平鼠、小林姬鼠、普通田鼠、褐家鼠、小家鼠、白腹鼠、社鼠、花鼠等 9 种啮齿动物直接检出或分离到病原体。家畜中犬、牛和马感染率较高，这些动物对维持媒介蜱的种群数量起重要作用。鸟类的迁徙和兽类的长距离活动可以因携带硬蜱而传播伯氏疏螺旋体，从而扩大莱姆病自然疫源地。

人普遍易感，呈地方性发生，感染率和发病率与蜱的分布及带菌率密切相关。发病者主要见于林业工人、林区居民及到山林地区采集山物、旅游的人们。

（2）**实验动物**　常用的实验动物是小鼠、大鼠、金黄地鼠、兔和犬等。犬易感，临床表现为发热、厌食及关节炎症状；兔可于被带菌蜱叮咬后出现类似人感染后的 ECM 样病变。总体来讲，这些实验动物虽然可以感染，但症状不典型，迄今尚无比较理想的实验动物模型。

（3）**易感人群**　人群对伯氏疏螺旋体普遍易感，无种族、性别、年龄的差异。但一般以青壮年居多，男性多于女性，这与户外活动有关。美国 1992—2004 年间对其感染病例分析发现，5～19 岁和 55～70 岁这两个年龄段的人感染数较多。莱姆病与职业关系密切，林业工人、牧民等发病较多，也是同样的原因。

4. 流行特征　本病发生有一定的季节性，其季节性流行高峰与当地蜱类的数量及活动高峰一致，由于各地气候变化的差异，发病月份略有不同，一般在 4～10 月。

莱姆病的分布范围虽广，但疫区有相对集中的特点，呈地方性流行。我国东北、西北、内蒙古林区为主要流行区，每年发病率为 20～100/10 万人。

5. 发生与分布　莱姆病于 1975 年在美国康涅狄格州的莱姆镇地区发现而命名，目前全世界已有 5 大洲 20 多个国家发现本病，特别是在北半球分布广泛，在北美和欧洲已成为主要虫媒传染病。1992—2008 年 17 年间美国疾病预防与控制中心已累计超过 30 万病例报告，并且呈现一个不断增长的趋势。欧洲各国每年也有 5 万例以上的患者，日本、埃及、南非等国也有病例报道。

我国于 1985 年在黑龙江省海林县首次发现本病，调查证实我国东北林区人和动物中莱姆病的感染很普遍，已先后从黑龙江、新疆、吉林、辽宁、内蒙古、河北、北京、四川、湖北、安徽、福建、甘肃、宁夏及西藏的病人、蜱及动物中分离出伯氏疏螺旋体，从 28 个省（自治区、直辖市）血清调查中发现有本病感染，18 个省（自治区、直辖市）存在莱姆病的自然疫源地。

（三）对动物与人的致病性

1. 对动物的致病性　本病潜伏期为 3～22 天。

（1）牛　病初发热、跛行、肌肉强直、关节肿胀、四肢远端肿胀。趾间和乳房部位出现红斑，奶牛产奶量下降，妊娠早期母牛感染可发生流产。部分可见心肌炎、肾炎和肺炎等症状。

（2）马　临床表现低热不退，触摸蜱叮咬部位高度敏感，叮咬部位易出现脱毛、肢关节肿胀、肌肉压痛、四肢僵硬、不愿走动等症状。有些病例出现脑炎症状，表现为嗜眠、头颈歪斜、麻痹、吞咽困难、无目标运动等，孕马可引起流产或死胎，从这些胎儿肾脏和脑中可分离出病原菌。

（3）犬　加拿大有报道在莱姆病流行地区，犬只感染数量能超过总数的 3/4，但只有 5% 被感染犬表现出莱姆病症状。临床表现为发热、厌食及急性或亚急性关节炎症状，病变可累及单个或多个关节，表现跛行和四肢僵硬，跛行常表现为间歇性，且从一条腿转到另一条腿，局部淋巴结肿胀，关节滑液中可检出病原体。有时可见心肌炎和心内膜炎、肾功能障碍、脑炎和结膜炎病变。

2. 对人的致病性　本病的潜伏期美国为 3～32 天，俄罗斯为 1～53 天，我国牡丹江林区为 1～180 天。通常以慢性游走性红斑为首发症状者潜伏期较短，以神经及关节损害为首发症状者潜伏期较长。一般临床上将莱姆病分为三期，但这并非统一的标准，三期的变化也无法截然分开，可互相交杂或单独发生。

（1）早期局限期　60%～80% 的患者局部皮肤出现特征性的慢性游走性红斑。即叮咬处先出现红色斑疹或丘疹，然后向周围扩散成大的圆形或椭圆形皮损，其外缘呈鲜红色，中心部渐苍白，形似公牛眼或标靶（彩图 60-4 A），有些皮损中心部可见水泡或坏死，表面鳞屑不显著，局部有灼热、痒或痛感，并伴有流感样症状，常出现在大腿、腹股沟、臀部和腋下。

（2）早期播散期　在被感染的蜱叮咬后数周至数月后出现，常有病原菌血症，并可出现全身性症状，如神经系统症状，疼痛呈游走性、烧灼样，夜间加重。皮肤感觉过敏，轻触即可引起剧烈疼痛；蜱叮咬或发生慢性游走性红斑一侧常出现轻瘫，面瘫较多见（彩图 60-4 B），还可见心肌炎等。

（3）持续感染期或晚期　指感染病原体 1 年后出现的慢性神经系统损害、慢性关节炎（彩图 60-4 C）和慢性皮肤改变等。慢性萎缩性肢端皮炎（Acrodermatitis chronica atrophicans，ACA）是此期的皮肤表现，多发生在肢端的伸肌处，常在慢性游走性红斑出现几个月或几年后，皮肤变为蓝色或紫红色，并伴有水肿，下肢肿大似象皮腿。在慢性萎缩性肢端皮炎附近的小关节可呈脱位或半脱位（彩图 60-4 D）。

有些患者症状不典型，不出现慢性游走性红斑或流感样症状，而直接进入播散期或晚期。

（四）诊断

1. 动物的临床诊断　根据本病呈地方流行或散发，有季节性，发病动物有蜱咬史及特征性皮损，关节游走性炎症，反复发作等可做出初步诊断。确诊需依据实验室病原和血清学检查结果。

2. 人的临床诊断　早期患者若有明确的疫区接触史或蜱叮咬史，并出现典型的慢性游走性红斑，单个红斑直径不小于 5cm（平均 15cm），即可作出临床诊断。但不出现慢性游走性红斑的莱姆病临床表现复杂，无特征性症状，除需有疫区暴露史外，还要有实验室检测阳性结果支持诊断。

3. 实验室诊断　从血清、关节液、脑脊液和动物初乳中可检出抗体，从血液、尿、关节液及脏器组织中可检出病原体。符合以下一项或多项可确诊。

（1）暗视野显微镜或染色直接镜检菌体阳性　将宿主动物、蜱中肠或疑似病例的组织触片、切片及体液置暗视野显微镜下观察，可见螺旋状快速旋转或伸屈运动的细长菌体；或经镀银染色、免疫组织化学染色后观察到伯氏疏螺旋体。

（2）病原分离培养　可将病料（病变周围皮肤阳性率较高）直接接种 BSK 培养基培养，或通过动物接种后取脾和肾脏分离培养病原体，培养物进行上述菌体检查呈阳性。由于伯氏疏螺旋体生长缓慢，培养阳性率低，不太适合于常规临床诊断。

（3）血清学及经其他公认的实验室检测方法证实为莱姆病感染　但 ELISA 及 IFA 试验容易出现假阳性和假阴性，最好在 ELISA 试验后，再用蛋白质印迹试验（Western blot）确诊。

（五）防制措施

1. 动物的防制措施　尚无商品化疫苗应用于莱姆病的免疫预防，防治需采取综合性措施。

（1）综合性措施　莱姆病是自然疫源性疾病，呈地方性流行，因此，非疫区应通过加强动物检疫防止引入带菌动物、患病动物或传入带菌蜱。疫区应根据媒介蜱的生物学特性和出没规律，采取必要的措施防止被蜱叮咬、杀灭动物体表的蜱。驱虫药可用苄氨菊酯或阿米曲士，还可以给动物戴上含有驱虫药的项圈。患病动物应及时隔离治疗，感染或死亡的动物尸体应进行无害化处理。

（2）疫苗免疫接种　莱姆病菌苗尚处于研究阶段，美国已有犬用全菌体灭活苗生产，首次接种 2～3 周后加强免疫一次，保护作用可达 5 个月以上，以后每年强化免疫一次。但由于疫苗可能引发的自身免疫，使其使用备受争议。

（3）治疗　动物可按体重选用大剂量的青霉素、四环素和红霉素等进行治疗。治疗原则是早期确诊、早期投药，晚期治疗效果不佳。

2. 人的防制措施

（1）综合性措施　疫区应采取综合措施，包括灭鼠、及时对感染的家畜和宠物进行治疗。要加强灭蜱工作，加强环境卫生管理，铲除杂草、改造环境。在发病季节避免在草地坐卧及晾晒衣物。如因需要进入有蜱栖息的地区，应穿防护服或扎紧裤、袖和领口，颈部围白毛巾，经常检查衣服和体表，如发现已被蜱叮咬，立即小心拔出，切勿弄碎蜱体以免病原体进入体内，并使用抗生素以达到预防目的。

（2）疫苗免疫接种　20 世纪 90 年代曾掀起过莱姆病疫苗的研究热，1998 年美国食品药品管理局曾通过第一个商品化莱姆病重组疫苗 OspA 亚单位疫苗 LYMErix™，但 3 年后，由于疫苗需求量较小、保护力不够以及可能产生的自身免疫等原因，该疫苗退出市场。目前尚无新的人用莱姆病疫苗。我国相应的疫苗研制工作亦在进行中。

（3）治疗

1）治疗原则　本病早期发现，及时应用抗生素治疗，一般预后良好。但在发病晚期治疗，虽然症状可缓解，但可能出现皮炎、自身免疫反应等病后综合征；少数还可能留有后遗症或残疾。

2）治疗方法　主要是病原治疗。早期病变口服阿莫西林 500mg，每天 3 次（9 岁以下儿童每千克体重 50mg，每天 1 次），或多西环素（孕妇和 9 周岁以下儿童禁用）100mg，每天 2 次。第二期或伴有较重神经系统病变及心脏病变者，应先用头孢曲松 2g，每天 1 次（每天服用的最大剂量）或大剂量青霉素 G 每天 1 800 万～2 400 万 U，分 6 次静脉给药，待症状缓解后再改为口服制剂。一般疗程为 2～4 周，持续感染者，必要时可用第二个疗程，但莱姆病病后综合征，再用抗生素治疗也无意义，抗生素治疗中约有 10%～20% 的病人可能出现赫氏反应，应加用镇静剂和肾上腺皮质激素及时处理。

除此而外可采取一般支持疗法和对症治疗。

3）愈后注意事项　莱姆病初步治愈后，应注意以下几点：适当休息，防止过度劳累；加强营养，增强自身抵抗力；对某些留下的后遗症，应继续给以辅助治疗；在长期服药治疗中应特别注意药物副作用；密切观察有无复发。

（六）公共卫生影响

莱姆病是一种新发现的由蜱传伯氏疏螺旋体感染引起的人与动物共患病，其病原体的增殖通过宿主动物-蜱-易感动物，鼠在其中起着重要作用。因此，疫区应注意防鼠、灭鼠，避免鼠类将蜱带入居住地或接触其尿液而造成感染。家养宠物者亦应注意消毒、杀虫，虽无证据表明伯氏疏螺旋体可在犬、猫、家畜和人之间直接传播，但因犬比人更易接触到蜱，被叮咬后不易及时发现，感染概率也高于人，犬还可能是无症状携带者，其尿液亦可传播病原体，而成为周围人群的重要感染源。人感染后可造成多器官系统受累，致残、致畸率很高，从而带来严重的公共卫生问题。

调查显示，莱姆病疫区有逐渐扩大之势，例如美国巴尔的摩市立公园已经发现了莱姆病疫源地。伴随着城市的绿化、鼠类的增加及鸟类迁徙携带感染蜱到异地传播病原体，大城市居民感染莱姆病的危险也有可能会增加，需给予关注。

伯氏疏螺旋体对多种抗生素均敏感，只要能做到早期诊断、早期治疗，还是可控的。重要的是在经济开发和建立旅游区等活动前，应调查该地是否为疫源地，并采取预防措施，否则很可能造成疫病的流行。

莱姆病在军事医学上亦有一定意义。我国疆域辽阔，地形复杂，在漫长的边防线上，有大量的沼泽草地、山谷森林，适合媒介蜱活动，目前很多地方都有莱姆病报告。军队垦荒、野营、训练等活动均有造成感染的可能性，对其潜在危害要有充分认识并做好防治工作。

（遇秀玲　夏应菊）

◆ 参考文献

李牧青，王建辉，张哲夫 . 1994. 中国莱姆病螺旋体流行菌株的蛋白分析 [J]. 中国人兽共患病杂志，10（2）：15-16.

梁军钢，张哲夫 . 1996. 中国莱姆病螺旋体 rRNA 基因多态性分析 [J]. 中华微生物和免疫杂志，16（5）：361-362.

唐家琪 . 2005. 自然疫源性疾病 [M]. 北京：科学出版社：734-751.

万康林，张哲夫，田万春，等 . 1998. 我国 19 个省、市、区莱姆病媒介初步调查 [J]. 中国媒介生物学及控制杂志，9（2）：123.

万康林，张哲夫，王宏英，等 . 1999. 中国莱姆病螺旋体宿主动物的初步调查研究 [J]. 卫生研究，28（1）：7.

万康林，张哲夫，张金声 . 1998. 中国 20 个省、区、市动物莱姆病初步调查研究 [J]. 中国媒介生物学及控制杂志，9（5）：366.

王宇明，胡仕琦 . 2006. 新发感染病 [M]. 北京：科学技术文献出版社：353-363.

徐在海 . 2000. 实用传染病病理学 [M]. 北京：军事医学科学出版社：251-255.

A non. 1995. Recommendations fortest performance and interpretation from the Second National Conference on serologic diagnosis of Lyme disease. MMWR，44：590.

Bratton RL，Whiteside JW，Hovan MJ. 2008. Diagnosis and Treatment of Lyme Disease. Mayo Clin Proc，83（5）：566-571.

Nardelli DT，Munson EL，Callister SM. 2009. Human Lyme disease vaccines：past and future concerns. Future Microbiol，4（4）：457-469.

Nielssen A，Carr A，Heseltine J. 2002. Update on canine Lyme disease. Veterinary Medicine，604-610.

Nigrovic LE，Thompson KM. 2007. The Lyme vaccine：a cautionary tale. Epidemiol Infect，135（1）：9-10.

Ogden NH，Lindsay LR，Morshed M. 2009. The emergence of Lyme disease in Canada. CMAJ，180（12）：1221-1224.

Wadelman R B，Wormser G P. 1998. Lymeborreliosis. Lancert，352：557-565.

第六十一章 钩端螺旋体科细菌所致疾病

根据《伯杰氏系统细菌学手册》第二版（2005），钩端螺旋体科（Leptospiraceae）在分类上属螺旋体门（Spirochaetes）、螺旋体纲（Spirochaetes）、螺旋体目（Spirochaetales），包括钩端螺旋体属（*Leptospira*）和细丝体属（*Leptonema*）。其钩端螺旋体属为其模式属。

钩端螺旋体属细菌所致疾病

钩端螺旋体病

钩端螺旋体病（Leptospirosis）简称钩体病，是由致病性钩端螺旋体引起的自然疫源性全身感染性人与动物共患传染病。主要传染源是鼠和猪，动物临床表现呈多样性，以发热、黄疸、贫血、血红素尿、流产、皮肤黏膜坏死及马周期性眼炎等为特征。人感染后起病急，早期有高热，中、后期呈全身性出血倾向，表现溶血性贫血、黄疸、肺出血、肾炎、脑膜炎等，肺出血及肝、肾功能衰竭为常见的致死原因。

（一）病原

1. 分类地位　1989年前根据表型和是否致病将钩端螺旋体属分为两个种，一是问号钩端螺旋体（*Leptospira interrogans*），一是双曲钩端螺旋体（*Leptospira biflexa*），问号钩体是钩体的标准种，属于致病性钩体，是钩体病的病原体。问号钩体含有23个血清群205个血清型（表61-1），多来自钩体病患者和患病动物或带菌动物。近年来，有人将钩体又重新划分为17个种和4个基因型群（genomospecies 1，3，4，5）。致病性血清型有 *L. interrogans*、*L. noguchii*、*L. santarosai*、*L. meyeri*、*L. borgpetersenii*、*L. kirschneri*、*L. weilii*、*L. inadai*、*L. fainei* 和 *L. alexanderi*。新的分类系统由于在同一种中既有致病血清型和血清群也有不致病性的，且一个血清型或血清群可能出现在多个种中，极易造成混淆，因此本书中仍沿用以前的分类方法。我国是世界上发现钩体血清群（型）最多的国家，以黄疸出血群、波摩那群、犬群、流感伤寒群、爪哇群、秋季群、澳洲群和七日热群为主。双曲钩体通常不致病，多来自地表水。

2. 形态学基本特征与培养特性　钩体在形态学上具有特殊的外形及结构。菌体非常纤细，螺旋盘绕细致、规则而紧密，一般长约6～10μm，有12～18个螺旋，直径0.1～0.2μm，菌体一端或两端常弯曲成钩状，沿中轴旋转运动，旋转时两端柔软，中段僵硬（图61-1）。钩体可通过0.1～0.45μm滤膜，革兰氏染色阴性，姬姆萨染色不易着色，通常采用镀银染色和改良复红亚甲蓝染色法来检查组织中的菌体。钩端螺旋体的免疫组织化学染色、银染、免疫荧光及暗视野检查见彩图61-1。

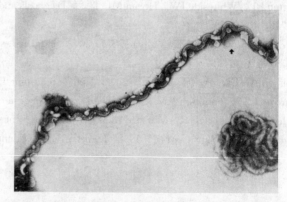

图61-1　钩端螺旋体，可见轴丝和膜状结构，两端呈钩状，外包一层薄膜（负染，×40 000）

（徐在海供图）

表 61-1 广义问号钩端螺旋体血清群、常见血清型和在中国的疫区分布

序号	血清型	血清型举例	血清型数	中国疫区
1	黄疸出血群（Icterohaemorrhagiae）*	黄疸出血型（icterohaemorrhagiae） 哥本哈根型（copenhageni） 赖型（lai）	15	湖南，湖北，浙江，陕西，四川 贵州，河南，安徽
2	七日热群（Hebdomadis）*	七日热型（hebdomadis） 裘利斯型（jules） 克力马托斯型（kremastos）	12	四川
3	秋季群（Autumnalis）*	秋季型（autumnalis） 布拉格堡型（fortbragg） 宾姆型（bim） 韦拉辛格型（weerasinghe）	14	四川，云南，海南 广东，福建 江西
4	致热群（Pyogenes）*	致热型（pyogenes）	16	
5	巴达维亚群（Bataviae）*	巴达维亚型（bataviae）	9	
6	流感伤寒群（Grippotyphosa）*	流感伤寒型（grippotyphosa） 运河区型（canalzonae） 拉特纳帕拉型（ratnapura）	7	云南，广西，海南
7	犬群（Canicola）*	犬型（canicola）	13	云南，广西，广东，福建，江西
8	澳洲群（Australis）*	澳洲型（australis） 布拉迪斯拉发型（bratislava） 洛拉型（lora）	13	湖南
9	波摩那群（Pomona）*	波摩那型（pomona）	6	发病地区较多**
10	爪哇群（Javanica）*	爪哇型（javanica）	14	浙江，江西
11	赛罗群（Sejroe）*	赛罗型（sejroe） 萨可斯可宾型（saxkoebing） 哈勒焦型（hardjo）	19	四川，云南
12	巴拿马群（Panama）	巴拿马型（panama） 曼加斯型（mangus）	3	
13	蝙蝠群（Cynopteri）	蝙蝠型（cynopteri）	2	
14	查西曼群（Djasiman）	查西曼型（djasiman）	5	
15	萨明群（Sarmin）*	萨明型（sarmin）	6	
16	明尼群（Mini）*	明尼型（mini） 佐治亚型（ceorgia）	9	
17	塔拉索夫群（Tarassovi）*	塔拉索夫型（tarassovi）	21	
18	拜伦群（Ballum）*	拜伦型（ballum） 阿里博里亚型（arborea）	5	
19	赛尔东尼群（Celledoni）*	赛尔东尼型（celledoni）	5	
20	路易斯安纳群（Louisians）	路易斯安纳型（louisians） 兰卡型（landa）	3	
21	蛙群（Ranarum）*	蛙型（ranarum）	3	
22	曼耗群（Manhao）*	曼耗型（manhao）	3	
23	瑟玛群（Shermani）	瑟玛型（shermani）	2	

注：* 代表中国已分离到的群。** 流行波摩那群的省、直辖市有辽宁、吉林、黑龙江、北京、天津、河北、山东、山西、湖南、福建、浙江、江苏、安徽、湖北、河南、上海、广东、内蒙古、宁夏、新疆、甘肃、西藏、青海。

电镜下钩体由原浆柱状菌体、细长轴丝和透明鞘膜组成（图61-2）。鞘膜外在，原浆柱与轴丝相互盘绕，轴丝是一种如细长鞭毛的运动器官。鞘膜具有免疫原性和抗溶菌酶作用，是抗原的主要成分，其结构与层数可能与毒力有关。鞘膜层有多种重要功能蛋白，其超微结构对钩体分类鉴定也有重要意义。

钩体属需氧菌，对营养要求不严格，常用含5%～10%兔血清的柯索夫（Korthrof）及弗氏（Fletcher）培养基培养，最适 pH 7.0～7.4，钩体生长缓慢，需1周以上时间，培养最适温度为28～30℃。一般情况下，肉眼观察，培养基由透明到轻度乳化一般需1周，菌数到达高峰一般需2周左右，此时培养基呈半透明、混浊如云雾状。

3. 理化特性 钩体在酸碱度为中性的湿土和水中可存活数月，最适温度为25～30℃，pH 为7.0～7.2，pH 低于6.2或高于8.5则难以生存。钩体对热、直射阳光、干燥很敏感，56℃30min、

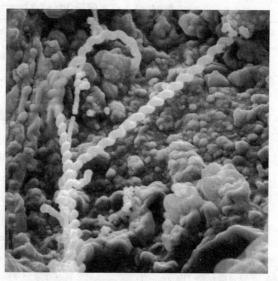

图61-2　钩端螺旋体（扫描电镜）

［引自 Lancet Infect Dis, 3, Ajay R Bharti, Jarlath E Nally, Jessica N Ricaldi, et al. Leptospirosis: a zoonotic disease of global importance, 757-771, Copyright Elsevier（2003），经 Elsevier 授权］

60℃10min，紫外线33cm处照射1min，阳光照射试管内钩体2h即死亡。钩体对常用消毒剂均敏感，70%酒精、0.5%石炭酸5min内可将其杀死，0.1%甲醛、0.05%苯酚溶液、乙醚、氯仿可迅速灭活，水中漂白粉浓度超过0.3～0.5mg/kg时，3min内菌体即可死亡。但钩体在湿度为60%～70%的土壤中可越冬，保持毒力达半年以上。

（二）流行病学

1. 传染来源 世界上大部分哺乳动物和人类均可感染致病性钩体，并能从两栖类、节肢动物、鸟类和爬行动物中分离到钩体。这些动物一般可作为贮存宿主，长期甚至终身带菌，菌体多从感染动物的尿中排出，人因接触动物排出的钩体而被感染。动物排出的钩体可在外环境的水和泥中存活数月，随机碰到宿主时又可造成动物和人的感染，这种危险的循环逐渐形成顽固的自然疫源地。

目前已证明多种鼠类带有钩体。我国各地贮存宿主不同，四川、贵州、陕西、湖北、湖南、江西以黑线姬鼠为主；广东、广西、福建以黄毛鼠为主；云南大部分地区以黄胸鼠为主；山东、河北的大仓鼠、黑线仓鼠以及内蒙古的黄鼠等为钩体带菌宿主。家畜中猪是最重要的贮存宿主，感染亦非常普遍，所带菌群有13种之多，以波摩那群为主，在洪水型和雨水型钩体病流行中，起主要作用。犬、牛也是很重要的传染源，致病性钩体定位在感染动物肾曲管中，连续或间歇地从尿中排出。钩体还可随流产物以及子宫分泌物排出，污染周围环境。

从冷血动物分离的致病性钩体不多，因此作为传染源意义不大，但蛙类作为贮存宿主和传染源已被研究证实。

2. 传播途径 各种带钩体动物经尿、乳、唾液、流产物和精液等多种途径排出体外，特别是尿中排出的菌量大，时间长，污染周围环境的水、土壤、植物、食物和用具等，洪水泛滥时可扩大污染范围。动物、人与外界环境中污染的水源接触，是本病的主要感染方式，例如秘鲁暴发的钩端螺旋体病（彩图61-2）。

人类间接感染钩体的主要方式有以下几种：①参加劳动时接触疫水。参加水田劳动、开垦荒塘荒田、积肥、清理猪圈及家畜饲养场或清理下水系统。②洪水泛滥时，将家畜或鼠类的排泄物淹没或冲刷，当人与洪水接触时被感染。③在雨季，由于雨量较多，在村庄低洼地区，形成了池、塘、河、沟及道路、庭院的积水，增加了人群涉水机会而被钩体感染。④在江河、池塘、水库中游泳、玩水、洗澡、

捕鱼、摸虾均可被钩体感染。

钩体进入人机体的途径有以下几种：①通过水浸泡皮肤，特别是破损的皮肤和眼、鼻黏膜是最主要的入侵途径；②经口腔、咽喉和肠道黏膜进入体内；③通过动物间相互咬伤或吸血昆虫的叮咬而进入血液；通过交配或人工授精而造成水平与垂直传播。

3. 易感动物

（1）自然宿主 本病宿主范围极为广泛，包括哺乳类、鸟类、爬行类、两栖类、软体动物和节肢动物。我国已从 95 种野生哺乳动物、7 种家畜、2 种鸟类、9 种爬行动物（其中 8 种为蛇）、2 种鱼类、3 种家禽、1 种节肢动物和 3 种实验动物分离出钩端螺旋体，并证明体内带菌。流行病学意义最大的是鼠类、猪和犬。

1）鼠类 我国已证明 20 多种鼠为带菌动物，鼠带菌后，一般不出现症状，但长时间从尿中排菌，污染水及环境（彩图 61-3、彩图 61-4）。黑线姬鼠、黄毛鼠和黄胸鼠是一些地区稻田型钩体病的主要传染源。

2）家畜、家禽 我国先后从中猪、牛、马等家畜（彩图 61-5 A）以及家禽分离到钩端螺旋体，其中以猪作为传染源意义最大。因为猪分布广、数量多、与人接触密切、带菌率高、排菌时间长、排菌量大，饲养场环境一般适于钩体生存，被水或洪水冲洗，就极易扩大污染范围。

3）宠物 由于我国饲养犬、猫等宠物的家庭和饲养数量逐年大幅度上升，犬、猫，特别是犬更是钩体重要的传染源（彩图 61-5 B、C）。我国已从犬分离到 11 群钩端螺旋体，以犬群为主，犬带菌率高、排菌时间长，因此应当引起足够的重视。

蛙数量多，分布广，与水接触密切，但蛙排菌时间短，在局部地区流行可起到传染源的作用；节肢动物中，虱子、蜱等可作为临时宿主和起到机械传播的作用。

（2）实验动物 到目前为止，尚无一种实验动物对各群（型）致病钩体均敏感。最常用的实验动物是豚鼠、金黄地鼠、幼兔、小鼠和大鼠，其中豚鼠和金黄地鼠最敏感。豚鼠感染钩端螺旋体的肺脏病变及肝组织病理分别见彩图 61-6、彩图 61-7。豚鼠体重 120～200g 为佳，4～6 日龄金黄地鼠对各群（型）致病钩体均有一定敏感性。

（3）易感人群 人对钩体普遍易感，但多发于某些职业，①经常接触感染动物的兽医、屠宰工、饲养员等；②接触污染水源的赤足下田农民、渔民，阴沟下水道工人、矿工等；③在丛林训练、作战、野营的人员等。另外，老疫区内外来人口，发病率往往显著高于当地人员。

4. 流行特征 本病发生有明显的季节性，虽然一年四季均可发生，但以夏秋季为流行高峰，时间上有从南到北逐渐推移的倾向，冬春季少见。流行形式有散发性，也有地方流行性。我国流行类型南方各省以稻田型为主，主要传染源是鼠；北方各省多呈洪水和雨水型暴发流行，主要传染源是猪，还有职业所引起的集体感染。我国流行菌群以波摩那群分布最广，其次为黄疸出血群，是长江流域以黑线姬鼠为主要传染源的几个省的主要菌群，流行菌群在不同年度可能发生更迭。流行曲线呈阶梯式，很少连续流行。

易感动物各年龄组均可发病，幼畜较成年畜易感，并可引起大批死亡。人各年龄组均有病例发生，以青壮年为主，20～40 岁组约占病例总数的 40%，性别与职业的发病情况，常取决于人与传染源及污染水等接触的程度。在该病流行区，部分人员可能经隐性感染或轻型感染获得不同程度的特异性免疫，因此处在相同暴露条件下时，发病情况有较大差异，外来人员的发病率明显高于当地人群。钩体菌群（型）众多，其免疫力大多只具有群（型）特异性，因此可发生二次感染，部分群（型）间有一定的交叉保护作用。

5. 发生与分布

（1）世界性分布 钩体病广泛分布于世界各地，至今已有五大洲 77 个国家分离到致病性钩端螺旋体。该病主要在啮齿动物（鼠类等）间传播，它一般不引起鼠类急性发病，但在鼠类等动物肾脏内长期定居，并不断繁殖由尿排出体外，在水和土壤中等待机会侵入家畜或人体，如此循环，保证其种属的延续，因而存在极广泛的自然疫源地。钩体作为独立性疾病已有几百年的历史，1800 年法国人 Larrey 曾观察到在埃及的法国士兵中流行一种特殊传染病，主要症状是黄疸、出血、眼结膜充血和肾功能衰竭。1883 年发现在污水沟工作的人员易患此病，之后又有许多类似病例报道。1914 年日本人稻田首次证实了其病原体是螺旋体，1917—1918 年野口注意到这种螺旋体与其他已知螺旋体不同，并命名为钩端螺旋体，此后在德国、法国、意大利、英格兰等许多国家先后发现同样的病例。目前，钩体病遍及世界各大洲。除在雨量充沛、气候炎热的热带、亚热带有流行外，在沙漠及永久冰冻地带也有报道病例。

（2）我国分布　我国很早以前就有类似疾病的存在，农民称其为"打谷黄"、"稻瘟病"。有明确病原诊断的是 1937 年汤泽光报道的广州 3 例典型钩体病人，1940 年钟惠镧报告的 2 例有脑膜炎症状的犬型钩体病例，时曼华、于恩庶报告中国 1955—1993 年在 27 个省、自治区、直辖市存在不同程度的钩体病流行，其中从宿主动物分离 18 691 株，从钩体病人中分离 12 810 株致病性钩体。经病原体定群和定型试验，分属于问号钩体中的 18 个血清群，74 个血清型，其中曼耗群钩体为中国特有的新血清群，另外还发现 24 个国际新血清型。

我国 32 个省、自治区、直辖市均已分离到钩端螺旋体，除青海、宁夏、新疆、甘肃 4 省、自治区外都有病例报告。我国已从 67 种动物中分离出钩体，其中以黑线姬鼠、黄毛鼠、黄胸鼠和褐家鼠为主要宿主动物，家畜以猪和犬为主要宿主动物。动物发病以江河两岸、湖泊、死水塘和低湿草地为多，山区较少，但海拔 3 500m 以上的牦牛放牧地区也有分布。雨量增减、饲养密度、饲养方式（圈养猪带菌率为 6.06%，放养猪带菌率可达 60.35%）、管理水平、营养状况、环境污染程度等都是与发病情况相关的重要因素。

我国钩体病的疫区分布有三部分：

1）长江流域及其以南地区　包括江苏、安徽、湖南、湖北、浙江、福建、广东、广西、四川、云南、贵州等。该疫区是我国主要重点疫区，是自然疫源地和经济疫源地同时并存，主要为稻田型流行区，洪水型和雨水型也时有发生。黑线姬鼠、黄毛鼠、黄胸鼠和猪为疫源地的主要宿主。

2）黄河流域及其以北地区　包括河南北部、河北、山西、山东、辽宁、吉林等，黑龙江和内蒙古东四盟基本上为单纯经济疫源地，疫区以洪水型和雨水型为主，以猪为主要传染源，个别地区的雨水型以犬、猪为传染源。

3）陕西及其以西地区　为干旱少雨地区，如西藏、新疆、青海、甘肃、内蒙古西部地区。该疫区以自然疫源地为主，但也有经济疫源地，该地区仅报告稻田型流行，很少发生洪水型和雨水型流行。

（三）对动物与人的致病性

1. 对动物的致病性　本病潜伏期为 2～20 天。

（1）猪　猪的症状差异很大，大多呈亚临床症状，仔猪和孕猪症状明显。急性病例体温可迅速升至 41℃ 以上，厌食，便秘，血红蛋白尿，眼结膜炎，黏膜及皮肤黄染。仔猪短期发热，眼睑、头颈、甚至全身水肿，结膜炎，黄疸症状，有时出现腹泻和神经症状，死亡率 50% 以上，存活猪往往成"僵猪"，发育不良。孕猪流产、死胎或弱仔。病理学主要见肺出血、水肿，肝有坏死灶，间质性肾炎等。

（2）犬　大部分表现亚临床感染或取慢性经过。雄犬发病率较高，幼犬易发病且症状较重。急性感染表现为发热 39.5～40℃、震颤和广泛性肌肉触痛，可见呕吐、呕血、鼻出血、便血、黄疸和迅速脱水，终致死亡。亚急性经过时，以发热、厌食、呕吐、脱水和饮欲增加为主要特征，还可表现少尿或无尿及肾毒症症状。部分病例可见脑膜炎。病理学主要见肺淤血、出血，肝、肾及全身淋巴结肿大，慢性病例肾纤维化。

（3）牛　潜伏期为 4～10 天。钩体尿可持续 1～3 个月或更长，犊牛可表现急性过程，高热稽留，不食、反刍停止，贫血、黄疸、血红蛋白尿及肺炎，严重者死亡。

哺乳牛或成年牛多表现亚急性慢性过程，食欲、反刍、泌乳减少或停止，贫血、血红蛋白尿。妊娠母牛流产、死胎或弱胎，胎衣滞留或不孕症。

有报道土耳其牛感染波摩那型钩体时，未见黄疸，主要表现为脑膜炎症状。

（4）马 急性型高热稽留 39.8～41℃，寒战、厌食、结膜炎伴有眼睑水肿、流泪和羞明。贫血、黄疸、血红蛋白尿，妊娠马流产，偶见脑膜炎症状。亚急性或慢性病例多半能自愈。

（5）羊 山羊比绵羊多发，山羊感染可造成流行和死亡。绵羊感染后多不表现临床症状，少有暴发和流行。

2. 对人的致病性 本病的潜伏期为 2～28 天，一般 10 天左右。主要表现为畏寒、发热，头痛、身痛、肌肉酸痛，全身乏力、腿软明显，眼结膜充血，腓肠肌压痛，淋巴结肿大等。

发病者除上述基本体征外，按临床表现分为四型。

（1）流感伤寒型 为钩体病的轻型，体温在 38.5℃ 以下，如一般感冒症候群。

（2）肺出血型 除钩体体征群表现外，可见咳血，肺部 X 片显示出血病变，肺水肿，重者表现肺弥漫性出血而伴发呼吸、心脏衰竭，是引起无黄疸型钩体病死亡的常见原因。

（3）黄疸出血型 此型原称"外耳病"，除钩体体征群外，常见黄疸与肝损害、肾损害及出血性病变。黄疸出血型几乎均并发肾功能损害，肾功能不全时可发生酸中毒、尿毒症。

（4）脑膜脑炎型 一般在钩体病发病数日后，可出现脑膜脑炎症状，重症可昏迷、抽搐、急性脑水肿、脑疝及呼吸衰竭等。脑脊液中钩体分离阳性率高。

（四）诊断

1. 动物的临床诊断 本病呈地方流行或散发，夏秋季常见，多与接触污染水有关，幼龄动物多发，急性病例依据黄疸、出血、血红蛋白尿、流产和短期发热症状可做出初步诊断。确诊需依据实验室病原和血清学检查结果。

2. 人的临床诊断

（1）疑似病例 在夏秋季节或大雨洪水过后，患者有与疫水接触史，发病初期临床表现为畏寒发热、肌肉酸痛、全身乏力、眼结膜充血、腓肠肌压痛、淋巴结肿大等基本体征。急性重症典型病例可见黄疸性肝炎、弥漫性肺出血、肾脾肿大、血尿、脑膜脑炎等，青霉素治疗或首次治疗后出现赫氏反应，排除相关疾病，可作出初步诊断。

（2）确诊病例 可疑病例经实验室确诊。

3. 实验室诊断 发病初期采血液（加抗凝剂），中、后期采尿液、脊髓液或血清，死后采取新鲜的肾、肝、脑、脾等病料及时送检。符合以下一项或多项可确诊。

（1）暗视野显微镜或染色直接镜检菌体阳性 血液、尿、脑脊液置暗视野显微镜下观察可见螺旋状快速旋转或伸屈运动的细长菌体；经镀银染色呈黑色、复红亚甲蓝染色呈紫红色、姬姆萨染色呈淡红色的螺旋状菌体。

（2）病原分离钩体和定群定型 将病料接种柯索夫及弗氏培养基培养，或通过幼龄豚鼠、金黄地鼠增菌后分离培养病原体，之后挑出培养物进行上述菌体检查呈阳性。并进一步做定群和定型试验。

（3）血清学检查阳性 在发病早期，血清中即可检出特异性抗体，并能维持相当长时间。检测特异性抗体的存在及其滴度上升情况，即可作出诊断。常用的方法有：凝集试验，血清效价达到或超过 1∶400 或双份血清时效价上升 4 倍以上；补体结合试验，抗体 1∶20 以上；酶联免疫吸附试验，SPA 协同凝集试验等。

（4）分子生物学技术 用同位素或生物素标记的 DNA 探针和 PCR 技术检测尿中钩体 DNA 呈阳性反应。

4. 人的诊断标准

（1）流行病学史 发病前 1～30 天接触疫水或动物尿或血。

（2）早期主要症状和体征 ①发热：起病急，可有畏寒。短期内体温可达 39℃ 左右，常为弛张热。②肌痛：全身肌痛，特别是腓肠肌痛。③乏力：全身乏力，特别是腿软明显。④眼结膜充血：轻者主要在眼球结膜、外眦及上下穹窿部，重者除角膜周围外的全球结膜血管扩张呈网状，无分泌物，不痛，不畏光。⑤腓肠肌压痛：双侧腓肠肌压痛，重者拒按。⑥淋巴结肿大：主要为表浅淋巴结及股淋巴结，一般为 1~2cm，质偏软，有压痛，无化脓。

以上三症状（即寒热、酸痛、全身乏力）和三体征（即眼红、腿痛、淋巴结肿大）是钩体病的典型临床表现。

（3）实验室诊断　①从血液（头 7 天）或脑脊液（第 4~10 天）或尿液（10 天后）分离到钩端螺旋体。②从血液或尿液或脑脊液检测到钩端螺旋体核酸。③病人恢复期血清比早期血清抗钩端螺旋体抗体效价 4 倍或 4 倍以上升高。

（4）病例分类

1）疑似病例　具备（1）加（2）中的①和②、③任何一条。

2）临床确诊病例　疑似病例加（2）中的④或⑤或⑥任何一条。

3）确诊病例　疑似病例加（3）中的①或②或③任何一条。

（五）防制措施

1. 动物的防制措施　钩体病感染者可长期带菌并排菌，疫源地广泛且持久，因此预防需从源头抓起，改造疫源地，控制和消灭污染源。灭鼠和预防接种是控制钩体病暴发流行，减少发病的关键。

（1）综合性措施　鼠和猪是钩体病最重要的自然贮存宿主，控制和消灭传染源，主要是加强对猪的管理和灭鼠工作，灭鼠是消灭钩体病自然疫源地的根本措施。调查证明，放养猪的带菌率明显高于圈养猪，因此，猪由放养改圈养是控制钩体病流行的有效措施之一。对猪排泄物要实行无害化处理，从而达到防止污染水源、稻田、池塘、河流的目的，病猪要严格隔离治疗。另外，对犬亦要加强管理。同时，在疫区要改良水井、厕所、畜圈、水洼地，结合水利建设改造疫源地，防洪排涝，保护水源和食物，防止鼠和病畜尿的污染，投药杀灭水中和土壤中的病原体。加强对引进动物的检疫工作。

（2）疫苗免疫接种　疫苗接种是最主要的预防手段，但接种疫苗需注意与流行菌型相对应或使用多价疫苗，初次免疫 7 天后，应进行再次接种，以后可每年接种一次。我国目前应用的主要是多价灭活苗。

（3）治疗　病猪用链霉素每千克体重 25mg，每天 2 次；交替使用土霉素每千克体重 40 mg，给药 3~5 天；泰乐霉素每千克体重 44 mg，给药 5 天；红霉素每千克体重 25 mg，给药 5 天，能有效从肾脏清除钩体。

其他动物可选用大剂量的青霉素、链霉素、土霉素等进行治疗。亦可用敏感药物拌料喂服，可取得良好的预防效果。

2. 人的防制措施

（1）预防措施　由于全国疫情分布广泛，钩体病的防治工作必须贯彻预防为主的方针。对流行严重的省区进行流行病学监测，降低发病率，同时贯彻"三早一就"的原则，降低病死率，保护劳动力，保证农业生产的发展和人民的健康。

1）结合农田基本建设改造各种类型的疫源地，如山垄田、烂泥田、冷水田、潮田。主要通过开沟排水，减少积水，建立合理排灌系统，沼泽地填平成为旱田。减少鼠类栖息场所，结合农耕，每年采取定期和突击性灭鼠保粮和灭鼠防病等措施，降低鼠密度，有效地控制本病的流行。

2）兴修水利防治洪涝灾害　在经常发生洪涝灾害的流行区，加固防洪堤防止洪水泛滥，在水患严重的地区实施退田还湖、移民建镇是控制洪水型钩体病流行的一项重要措施。

3）健康教育　在钩体病流行的疫区大力开展钩体病防治知识的宣传教育工作，提倡圈养猪、开展灭鼠等爱国卫生运动。对基层医疗单位和卫生防疫部门加强业务培训，并配备一定的实验室诊断设备和相关试剂。在流行季节前进行钩体病监测工作，对参加水稻收割的农民、抗洪抢险的人员以及危险职业的人员普及钩体病有关常识，提高自我防病意识。

4）免疫接种　菌苗接种后大约需经 1 个月左右，体内才能产生有效的保护性抗体，所以菌苗接种应在钩体病流行期之前进行，通常在每年 4—5 月份进行。对于支农人员或参加抗洪抢险的人员，应在接种疫苗后 15 天才能进入疫区工作。尽管疫苗是最理想的防治手段，但开发有效疫苗还需较长时间。

目前，国际上尚无推荐的候选疫苗。

5）预防服药　在已经发生钩体病流行的人群中接种菌苗，来不及产生保护性抗体，预防接种效果较差，这时可采取预防服药的方法控制钩体病的流行。口服强力霉素 200mg，1 周内分 2 次服用，或 1 次服用。

6）病人、接触者及环境的管理　一旦发现疫情立即报告防疫部门，以便采取防制措施。如避免接触钩体疫水、预防服药、灭鼠、圈猪、水源消毒和对疫水设置警示牌。

7）流行期措施　在钩体病发生流行的疫点，要对病人和受钩体污染的环境进行管理。对病人及时治疗，在疫点对传染源进行带菌率调查，如猪带菌率、鼠密度和鼠带菌率调查并采取相应的控制或消灭传染源的措施。对流行的菌型进行鉴定，以便采取针对性预防和治疗措施。

2）治疗

①治疗原则：钩体病的治疗原则是"三早一就"，即早发现、早诊断、早治疗和就地治疗。本病治疗应重视以有效抗生素及时消灭机体内病原体，对控制病情的发展具有重要意义。并应强调休息，细心护理，注意营养，酌情补充热能及维生素 B 族和 C。

钩体病的治疗须根据不同的临床类型采取不同的治疗方案。抗菌疗法是钩端螺旋体病治疗的基本措施，是早期治疗的核心。青霉素 G 为首选药物，庆大霉素次选，强力霉素、四环素等亦可酌情选用。

②治疗方法：凡确诊患者均应立即就地给予有效的抗生素治疗。钩体对青霉素 G 高度敏感，迄今尚未发现耐药菌株。

病原治疗：应尽早应用青霉素 G，此外钩体对庆大霉素、四环素、氯霉素及红霉素也敏感。青霉素 G 首次 40 万 U 肌内注射，6～8h 重复给药，体温正常后再用 3 天，疗程 5～7 天，有 25%～80% 的病人第 1 次注射后可能出现赫氏反应，一般表现为注射后 0.5～4h 突然出现寒战、高热、头痛、身痛等，比原有体征更严重，或体温骤降、低血压、休克等。反应一般在 30min 到 1h 即消失，少数患者可诱发弥漫性肺出血，此时应加用镇静剂和肾上腺皮质激素。近 20 年来，由钩体导致的肺出血患者比例在不断增加，常诱发高死亡率。对重症患者，有报道使用去氨加压素，或吸入一氧化氮或进行糖皮质激素冲击疗法。肾衰竭患者应进行血液透析，一些严重的迁延性黄疸患者还可进行血浆交换治疗。英国一名严重肺出血患者通过应用体外膜肺氧合（extra corporeal membrane oxygenation，ECMO）方法获得成功救治。

青霉素过敏者可改用庆大霉素每天 16 万～24 万 U 肌内注射；也可用四环素每次 0.5g，每天 4 次，口服 7 天，或多西环素每次 0.1g，每天 2 次，口服 7 天。

3. 监测　通过几十年的防治实践，证明钩体病的传染源是野鼠类（黑线姬鼠、黄毛鼠、黄胸鼠、褐家鼠等）、家畜（猪、犬、牛等）。影响钩体病流行的因素很多，主要是传染源的密度和带菌率，降水量和健康人群的抗体水平等。

（1）监测点选择　①发生洪涝灾害省、区。②钩体病疫区。

（2）监测内容

1）人间疫情监测　由乡监测点的每个乡卫生院提供以下有关资料或标本。①人口数：钩体病人数和死亡数，计算发病率和病死率。②采取 5～10 份临床诊断为钩体病患者的恢复期血样（每份 1mL），用于血清学诊断（显微镜凝集试验），了解疫情。③采集 100 人份当地高危人群（15～49 岁）健康人血标本，每份 2mL，用于检测钩体病隐性感染率。

2）宿主动物监测　由省卫生防疫站牵头，与地（市）、县（区）卫生防疫站和乡卫生院有关专业人员共同完成。

详见卫生部《全国钩端螺旋体监测方案》。

（六）公共卫生影响

钩体属于自然疫源性传染病，且为世界动物卫生组织规定的 B 类传染病，带菌动物可长期持续向环境中排菌，当易感动物和人类接触到病原时，即可造成感染。钩体病受降水量和洪涝灾害影响颇大，我国特大钩体病流行通常发生在有洪涝灾害的年份，其他自然灾害如引起水源受畜粪污染，或鼠类生态环境改变，鼠密度增加、鼠尿污染水源，尤其是灾害又发生在钩体病流行季节时，应引起高度重视。猪、犬、牛等动物的钩体病常给养殖业造成重大经济损失，同时相关行业从业人员被感染的风险，也是需要给予足够重视的公共卫生问题。

钩体对多种抗生素均敏感，只要能做到早期诊断、早期治疗，还是可控的。重要的是疫区要在当地政府的指导下改造疫源地，灭鼠、圈猪，控制和消灭传染源；改进动物饲养和农民耕作习惯，管好水源、粪便，改良水井、厕所、畜圈、炉灶、环境；特别是洪涝灾害之后，要重点加强对本病的防治工作，平时坚持菌苗预防和化学预防等综合措施，亦可以控制和减少发病例数。

从事钩体病原研究的实验室要建立相应的生物安全管理措施，以保证实验室工作人员的安全。

钩体病在军事医学上亦有一定意义。不论战时部队在沼泽、山林地区行军作战、构筑工事，还是平时野外训练、抗洪救灾均有可能被感染，造成战斗力下降及非战斗性减员，应在流行病学调查的基础上提前做好预防工作。

（遇秀玲　夏应菊）

◆ 参考文献

蔡宝祥．1991．人兽共患病学［M］．北京：农业出版社：133－136．

费恩阁，李德昌，丁壮．2004．动物疫病学［M］．北京：中国农业出版社：139－143．

马亦林．2005．传染病学［M］．第4版．上海：上海科学技术出版社：817－833．

唐家琪．2005．自然疫源性疾病［M］．北京：科学出版社：690－733．

徐在海．2000．实用传染病病理学［M］．北京：军事医学科学出版社：247－251．

严杰，戴保民，于恩庶．2006．钩端螺旋体病学［M］．第3版．北京：人民卫生出版社．

于恩庶，秦进才，时曼华，等．1995．中国致病性钩端螺旋体血清群型及其地区分布［J］．中国人兽共患病杂志，11（4）：38－40．

张启恩，鲁志新，韩光红．2003．我国重要自然疫源地与自然疫源性疾病［M］．沈阳：辽宁科学技术出版社：251－259．

Arokianathan D, Trower K, Poobon S, et al. 2005. Leptospirosis：a case report of a patient with pulmonary haemorrhage successfully managed with extra corporeal membrane oxygenation. J Infect，50（2）：158－162.

Brenner DJ, Krieg NR, Staley JT. 2005. Bergey's Manual of Systematic Bacteriology 2nd Edition，2：159，182－183，218－219.

Cerqueira GM., Picardeau M. 2009. A century of Leptospira strain typing. Infect Genet Evol，9（5）：760－768.

Pappas G, Cascio A. 2006. Optimal treatment of leptospirosis：queries and projections. Int J Antimicrob Agents，28（6）：491－496.

Vijayachari P, Sugunan AP, Shriraml AN. 2008. Leptospirosis：an emerging global public health problem. J. Biosci，33（4）：557－569.

Vijayachaxri P, Sugunan A P, Spiegel R A, et al. 2001. Evaluation of microscopic agglutination test as a diagnostic tool during acute stage of leptospirosis in high and low endemic areas. Indian J Med Res，114：99－106.

World Health Organization（WHO）. 2003. World Health Organization. Human leptospirosis：guidance for diagnosis, surveillance and control，59－60.

Zuerner R，Haade D，Adler B. 2002. Technological advances in the molecular viology of Leptospira. Mol. Microbiol Biotechonl，2（4）：455－462.

第六十二章 黄杆菌科细菌所致疾病

根据《伯杰氏系统细菌学手册》第二版（2005），黄杆菌科（Flavobacteriaceae）在分类上属拟杆菌门（Bacteroidetes）、黄杆菌纲（Flavobacteria）、黄杆菌目（Flavobacteriales），包括黄杆菌属（Flavobacterium）、伯格菌属（Bergeyella）和二氧化碳嗜纤维菌属（Capnocytophaga）等共 22 个属。其中黄杆菌属为其模式属。

第一节 黄杆菌属细菌所致疾病

一、脑膜败血黄杆菌感染

脑膜败血黄杆菌感染（Chryseobacterium meningosepticum infection）是由脑膜败血黄杆菌引起的一种机会性人与动物共患病。脑膜败血黄杆菌原属于假单胞菌科的黄杆菌属（Flavobacterium），近年来，其分类地位有所变化。原来的黄杆菌属现为噬纤维菌属（又称为屈桡杆菌属）的细菌所取代，而原黄杆菌属成员归到 Chryseobacterium，有些文献译成金黄杆菌属，但由于原名延用已久，因此许多文献上，还是将该种称为脑膜败血黄杆菌。本文也仍按习惯用黄杆菌进行叙述。临床上，人感染脑膜败血黄杆菌后，新生儿出现脑膜炎和肺炎，免疫力低下的成人可发生败血症、心内膜炎、腹部感染和眼部感染等。牛蛙感染脑膜败血黄杆菌后引起脑膜炎。脑膜败血黄杆菌最早由 King 于 1959 年从患新生儿非典型性脑膜炎的患者中分离，因其菌落可产生黄色素而得名，属黄杆菌属。该菌广泛分布于土壤和水体及食物中，医院内洗水池、鼻饲管及各种盛有液体的瓶子、各种含水的医疗器械均可能是该菌寄生场所，可引起人类多种疾病。但该菌本身致病力不强，为条件致病菌，主要感染机体免疫力低下病人，多发于高龄、体弱或免疫抑制病人，为一类有较高感染风险的人鱼共患病细菌。在水产养殖动物中脑膜败血黄杆菌分离较多，近年来，我国曾先后从养殖牛蛙、中华鳖等动物中分离到该菌。

（一）病原

1. 分类地位 脑膜败血黄杆菌（Chryseobacterium meningosepticum）在分类上属黄杆菌科（Flavobacteriaceae）、黄杆菌属（Chrgseobacterium）。

2. 形态学基本特征与培养特性 该菌细菌为革兰氏染色阴性、细长、末端略圆突状的杆菌，大小为 (0.4～0.5) μm×（0.8～1.0）μm，单个分散排列，无鞭毛，无芽孢，无荚膜，不运动；氧化酶、触酶阳性，有较弱的糖发酵能力（通常需 2～7 天），可在 25～35℃生长；在普通营养琼脂平板上生长良好，形成直径 1.0～1.5mm、圆形、光滑、湿润的半透明浅黄色菌落，随着培养时间的延长，可逐渐变为黄色和金黄色。脑膜败血黄杆菌在血平板上 35℃培养 48 h 后形成大小约1～1.5 cm、圆形、光滑、湿润、微凸、不溶血、边缘整齐的淡黄色菌落，但可见草绿色红细胞脱色区，随着培养时间延长，黄色素由淡黄色、黄色至金黄色（彩图 62-1）。在麦康凯平板上菌落较小，可形成直径约 1mm，圆形、光滑、湿润、无色半透明的菌落。不能在 SS 培养基上生长。

3. 理化特性 本菌氧化酶阳性，触酶（阳性），动力阴性，OF 为迟缓发酵，双糖不定，硫化氢阴性，枸橼酸盐阴性，硝酸盐还原试验阴性，发酵葡萄糖、麦芽糖、甘露醇、果糖产酸，不发酵木糖、蔗糖、乳糖，乙酰胺、DNA 酶、七叶苷、靛基质、邻硝基苯 β-D-半乳吡喃糖苷、明胶液化试验均阳性，尿素酶、鸟氨酸脱羧酶、赖氨酸脱羧酶、精氨酸双水解酶均阴性。染色体 DNA 的 G+C mol% 为 31~42。大部分临床和水生动物分离株对常用的广谱抗菌药如氨基糖苷类、β-内酰胺酶类、四环素类、氯霉素等抗生素有较强的耐药性，许多菌株还出现多重耐药，给临床治疗带来较大困难。

（二）流行病学

1. 传染来源 对于水产动物的黄杆菌传染来源，未见相关的研究报道。一般认为在养殖环境中存在该菌，当养殖环境恶化或养殖品种抵抗力下降时引起黄杆菌入侵，导致相关疾病。

黄杆菌属细菌广泛存在于自然界，为自然界的腐生菌，可存在于土壤、水体、植物和水生动物等环境，多数是植物和水生动物寄生菌或病原菌，也存在于水龙头、浴盆、制冰器等日常环境中，但不是人体正常菌群。脑膜败血黄杆菌可存在于医院环境中，是重要的医院内感染病原菌，许多医疗器械，包括增湿器、呼吸器、药瓶、导管、手术器械甚至麻醉机或药品均可污染该菌。可从人体口腔、上呼吸道、皮肤中检出该菌，引起外伤感染、手术后感染、菌血症、新生儿及婴幼儿的化脓性脑膜炎等，在新生儿及婴幼儿的化脓性脑膜炎中有较高的分离和检出率。

2. 传播途径 对于水生动物的感染，疾病传染途径主要为水体，可通过消毒水体减少动物疾病的发生。人类感染主要经伤口传染，外伤感染占有较高的比例，呼吸道也是重要的传播途径之一。

3. 易感动物

（1）牛蛙（*Rana catesbeiana*） 脑膜败血黄杆菌可引起蛙类脑膜炎，表现为运动机能失调、眼部因感染出现白色坏死等症状，同时伴有皮肤溃疡、肝坏死等症状，有些文献又称为白内障病。该病最早发现于养殖牛蛙，现已证实可感染美国青蛙、虎纹蛙、林蛙等养殖蛙类。主要感染 100g 以上的养殖蛙，发病病程较长，水质恶化、水温变化较大时易诱发此病，严重时死亡率可达 50% 左右。我国江苏、浙江、上海、福建、湖北、湖南、广东、海南等地的养蛙场均有该菌分离的报道。

（2）中华鳖（*Tronyx sinensis*） 从温室养殖的中华鳖中分离到脑膜败血黄杆菌，对健康中华鳖有一定致病力，致死剂量为 $3×10^8$ CFU/只，为中华鳖的致病菌。脑膜败血黄杆菌感染后，病鳖可出现腹甲发红、腹腔血性腹水，肝脏肿大深褐色、肺紫黑色、胆囊肿大等症状。但该菌对中华鳖养殖的危害性要低于气单胞菌，仅在水质恶化、养殖鳖体质严重下降时发生脑膜败血黄杆菌病，并且报道的病例不多。

（3）其他水生动物 从多种养殖鱼中也可分离到黄杆菌属细菌，是正常鱼的肠道栖息菌。在草鱼肠道中，除气单胞菌为优势菌外（50% 以上），其余常见细菌依次为不动杆菌（13.3%）、黄杆菌（10.8%）、肠球菌（6.0%）、假单胞菌（4.8%）、爱德华菌（3.6%）、变形杆菌（1.2%）和克雷伯菌（1.2%）。在环境恶化或鱼体质下降时，黄杆菌会感染鱼体引起疾病。但鱼源性脑膜败血黄杆菌比例不高，主要为 *C. joostei*。在我国养殖的黄鳝和大口黑鲈肠道中，曾分离到脑膜败血黄杆菌和黏黄杆菌（*Chryseobacterium gleum*）。韩国学者曾在鲮鱼中分离到脑膜败血黄杆菌。值得注意的是，在潮间带生物体内和表层海水中也发现过脑膜败血黄杆菌。

（4）其他陆生动物 陆生动物也有感染脑膜败血黄杆菌的报道，我国学者曾报道警犬发生脑膜败血黄杆菌 B 群的感染，出现发热、黏液便、血便、流脓性鼻涕和眼屎、后肢瘫痪等神经症状，感染途径为饲料。此外，从猫中也分离到脑膜败血黄杆菌。

从水产动物分离的脑膜败血黄杆菌对试验用小鼠有一定的致病力，可使小鼠出现类似脑膜炎症状，但毒力不强。从虎纹蛙分离的脑膜败血黄杆菌，对小鼠的致死剂量大于 $5×10^7$ CFU/只。

4. 流行特征 对水产养殖动物，本病主要发生于两栖和爬行类，其中以蛙类感染发病报道较多。通常在水质恶化或养殖动物体质下降时，可呈暴发流行，主要危害对象是 100g 以上成蛙，幼蛙和蝌蚪也可发病。发病主要集中于 5~10 月，以 7~9 月为高峰，水温 20℃ 以下发病率迅速降低，11 月份后基本消失。我国牛蛙的脑膜炎败血症的发病主要在 20 世纪 90 年代中期，1994—1996 年曾在杭嘉湖地区大面积流行，近年来流行状况和经济损失均有改善，但全国各养蛙地区均有不同程度的发病。该病发病期长，死亡率高，累计死亡率最高可达 90% 以上。中华鳖的感染主要发生于温室养殖或养殖环境恶化的养殖池。我国没有养殖鱼类因脑膜败血黄杆菌引起疾病暴发流行的报道。到目前为止，发现的鱼类黄杆菌主要存在于鱼的消化道，我国尚未有从鱼类分离脑膜败血黄杆菌的报道，国外的分离株也以黄杆菌属的其他菌株为主。脑膜败血黄杆菌除对蛙类的感染程度较为严重外，对水生动物和陆生动物的感染，似乎均与环境或饲料等污染有关。对人类的感染，以医院内感染为主，多发生于新生儿或免疫抑制病人。此外，伤口也是一个重要的感染途径。

5. 发生与分布　从细菌的分离情况看，鱼类黄杆菌在世界范围内均有分布，但脑膜败血黄杆菌的分离率不高。中华鳖的脑膜败血黄杆菌分离仅限于我国，以温室养殖鳖为主，蛙类脑膜败血黄杆菌可从几乎所有的重要养殖蛙类中分离。目前还没有进行系统的比较分析来确定不同地区间的分离菌株是否属于同一型。

（三）对动物与人的致病性

1. 对动物的致病性　脑膜败血黄杆菌对多种水生动物有致病性，报道最多的是各种养殖蛙类，特别是牛蛙、美国青蛙和虎纹蛙。重要养殖地区均发生过脑膜败血黄杆菌引起蛙类脑膜炎的病例。该菌主要感染 100g 以上的养殖蛙，造成严重的经济损失。脑膜败血黄杆菌感染中华鳖，可能是条件致病菌，主要发生在温室养殖中，分离菌株的致病力也不强，致死剂量为 3×10^8 CFU/只。脑膜败血黄杆菌在鱼类中分离的报道不多，黄杆菌是鱼类肠道的正常栖息菌，但目前没有证据表明脑膜败血黄杆菌可引起鱼类的疾病暴发。脑膜败血黄杆菌可感染猫、犬等动物，警犬可因食用污染的饲料发生脑膜败血黄杆菌 B 群感染，从猫中也分离过脑膜败血黄杆菌。从水生动物分离的菌株对小鼠也有一定的毒力，也可能条件致病，尚未发现脑膜败血黄杆菌在动物群体中引起大规模传播流行的报道。

2. 对人类的致病性　脑膜败血黄杆菌可引起早产儿及新生儿脑膜炎、成人败血症及心内膜炎、伤口及肺部感染等。该菌对对婴幼儿感染有很强的致病性，菌株的毒力与细菌分泌的蛋白酶和明胶酶有关，新生儿感染者病死率可高达 69.5%。老年及免疫缺陷病人，可出现持续发热、脑水肿、眼底视神经水肿等症状。

脑膜败血黄杆菌是重要的医院内感染病原菌，在世界各地医院都有发生。主要感染新生儿及免疫功能低下者。近年来，随着艾滋病、肿瘤患者的增多，医院内脑膜败血黄杆菌病例发生呈上升趋势。根据北京市某医院院内感染病人菌株分离及鉴定的结果，黄杆菌属细菌感染占全部感染病人的 50%，其中脑膜炎黄杆菌占黄杆菌感染的 62.9%，表明脑膜败血黄杆菌是最重要的临床感染细菌。

在一则关于 308 个病例的报道中称，新生儿的脑膜败血黄杆菌感染后出现最多的是肺炎，占 40%，其次是败血症（24%）、脑膜炎（18%）、心内膜炎（3%）、蜂窝织炎（3%）、腹部感染（3%）、眼睛感染（3%），有关鼻窦炎、支气管炎和附睾炎感染的病例各一例。

（四）诊断

1. 水生动物的临床诊断　脑膜败血黄杆菌可感染不同的水生动物，其临床症状不尽相同。

（1）牛蛙　脑膜败血黄杆菌，主要感染 100g 以上的养殖蛙，引起脑膜炎，主要表现为运动机能失调、病蛙可头部歪斜、身体失去平衡或浮于水面打转等，眼部因感染出现白色坏死（白内障）症状，同时伴有皮肤溃疡、肝坏死等症状。白内障症状是本病的重要特征，但也有些病例不表现。取病蛙内脏镜检可观察到大量细菌，据此可初步作出诊断。

（2）中华鳖　患病鳖除腹甲发红外，无明显的体表症状，解剖时可发现病鳖出现腹腔血性腹水、肝脏肿大深褐色、肺紫黑色、胆囊肿大等症状。感染中华鳖临床症状不明显，需要结合细菌分离鉴定结果，进一步确定。

2. 人的临床诊断　人类脑膜败血黄杆菌感染主要是通过伤口或手术器械及其他用具污染引起，多发生于体弱、免疫功能低下者。根据感染部位不同，脑膜败血黄杆菌可引起不同的疾病，其临床表现不尽相同。现将主要疾病的临床表现简要说明如下：

（1）脑膜炎　中枢神经系统是脑膜败血黄杆菌感染最常发生的部位，通常占医院感染病人的 61%

以上。其中 90％的脑膜炎病例发生在生后 2 周以内的新生儿。早产和脑膜炎密切相关，临床分离菌株以血清 C 型最主，占临床分离菌株的 63％。病人常出现高热、头昏、头痛、昏睡、恶心等典型的脑膜炎症状。

（2）肺炎 脑膜败血黄杆菌引发的肺炎主要发生在新生儿，即出生后 1 月以上婴儿，4 个月小儿感染脑膜败血黄杆菌引起的肺炎占全部病例的 40％，死亡率为 53％。但很少发生于新生儿组中（发病率 3％）。1 例以往健康但死于脑膜败血黄杆菌肺炎的 2 周婴儿，死后的尸体解剖未见明显的中枢神经系统损害。脑膜败血黄杆菌引起的肺炎发病年龄为 2～76 岁，平均 34 岁。医院内感染病例为多，特别是重症监护病房的病人有较高的发病率（13％）。临床症状与典型的肺炎相同。一般医院内感染病人均为免疫受损者，死亡率可达 60％。

（3）其他病症 脑膜败血黄杆菌感染后，还可出现细菌性心内膜炎、蜂窝织炎、腹部感染、眼部感染（彩图 62-2）等不同的病症。

目前人类脑膜败血黄杆菌感染占医院内感染的大部分，这种感染一般认为与水源、奶器、医院呼吸设备、呼吸插管、医疗器械、医疗用具、药品、下水道等污染有关。该菌在人与人之间传播感染率极低，与患病儿相邻的新生儿没有发生感染，说明人与人之间直接传播极其罕见。尽管水产养殖动物，特别是养殖蛙类脑膜败血黄杆菌发病率较高，但是没有证据表明从水生动物分离的菌株可引起人的感染。

由于脑膜败血黄杆菌引起的疾病的临床症状与其他疾病类似，不能完全根据症状对疾病作出正确诊断，需要进行病原菌的分离和鉴定。

3. 实验室诊断

（1）分离培养 脑膜败血黄杆菌对营养要求不高，用 TSA 培养基或营养琼脂均可培养。对于发病的水生动物，可作体表消毒，无菌取肝、脑等部位，进行划线分离培养，获得微黄或亮黄色菌落，再进行生化鉴定。脑膜败血黄杆菌的主要鉴定依据为：①菌落微黄到亮黄色；②革兰氏染色阴性、氧化酶阳性，葡萄糖氧化型或弱发酵型（一般要 2～7 天才表现为产酸）；③无动力，无芽孢；④发酵葡萄糖、果糖、麦芽糖、甘露醇产酸，不发酵木糖、乳糖、蔗糖，不还原硝酸盐，β-半乳糖苷酸和 DNA 酶阳性。

（2）血清学诊断 对于人类脑膜败血黄杆菌感染，目前已有 6 个主要血清型，但水生动物脑膜败血黄杆菌的血清型，目前还未见相关研究报道。更无相关单位提供脑膜败血黄杆菌标准诊断血清。

（3）分子诊断 目前为止，没有针对脑膜败血黄杆菌特异性的 PCR 检测技术的报道。我国学者曾采用通用引物克隆菌株 16S rRNA 基因，再设计致病菌探针的办法，用基因芯片技术检测脑膜败血黄杆菌等 10 余种临床常见致病菌，但未见应用于相关产品检测的报道。

API20NE、APIID32GN 自动鉴定系统也已广泛运用于该菌的鉴定。

（五）防制措施

1. 水生动物的防制措施

（1）综合性措施 水生动物脑膜败血黄杆菌的发生与养殖环境有极大的关系，可以通过相关的预防措施预防或控制本病的发生。主要措施有：①保持水质清新，定期进行水体消毒，可用 0.3mg/L 三氯异氰尿酸全池泼洒。②高温季节注意防暑降温，保护动物良好的体质。③对于病死动物要采取深埋或焚烧等措施处理。④定期在饲料中添加磺胺类药物如磺胺嘧啶，以预防疾病发生。通常用量为每千克蛙第 1 天 0.2g，第 2～7 天减半。⑤加强引种管理，杜绝从疫区引种。

（2）药物治疗 水生动物感染脑膜败血黄杆菌，一般可采用以下措施控制：①用 0.5mg/L 红霉素全池泼洒，24h 后泼洒三氯异氰尿酸 0.3mg/L，同时饲料中拌红霉素投喂，用量为每千克养殖动物20～30mg，连用 4～5 天。②对于已产生耐药性的菌株，应该重新用药敏试验筛选敏感药物进行治疗。③许多渔药厂生产的蛙病专用药，特别是中西药合剂，也对本病有较好的控制效果。

（3）疫苗免疫预防 对于脑膜败血黄杆菌的抗原成分未开展系统研究，也没有商品性疫苗广泛应用。海南大学周永灿等人曾研制了蛙脑膜败血黄杆菌灭活疫苗，实验研究表明，采用肌内注射和喷雾法均有较好的免疫效果，免疫蛙可产生较高的血清凝集抗体效价，接种疫苗后第 5 周可产生抗体，第 5 周和第 8 周进行攻毒时，注射和喷雾免疫的蛙的成活率在 95％以上，口服免疫组仅 20％～35％，表明疫苗有较好的免疫保护作用。

2. 人的防制措施　临床上脑膜败血黄杆菌发病率较高，医院已经建立了一系列治疗方案。及时确诊和正确选择有效抗菌药物，是保证治疗效果的关键。由于脑膜败血黄杆菌耐药性高、对多种抗生素均可产生耐药，甚至多重耐药，这是临床治疗失败的主要原因。为及时控制疾病，应尽早分离和确定病原，进行分离菌株的药敏试验，筛选有效抗生素，提高疾病治愈率。

养殖蛙类脑膜败血黄杆菌感染对人类健康的威胁，目前还缺乏科学的评价。应尽早建立科学系统的评价体系，制订相应法规或规定，禁止患脑膜败血黄杆菌的动物进入市场流通。

（六）公共卫生影响

自 1993 年以来，有较多关于水生动物脑膜败血黄杆菌分离的报道，但水生动物来源的脑膜败血黄杆菌感染还没有引起公共卫生和食品安全方面主管部门的重视。水生动物的分离菌株与医院临床的分离菌株的关系如何，也没有见到相应的研究报道。

应将水生动物的脑膜败血黄杆菌感染提高到公共卫生的高度来认识，从现有脑膜败血黄杆菌感染的危害来看，水生动物脑膜败血黄杆菌感染对人类健康的威胁有以下几个方面。

（1）近年来，脑膜败血黄杆菌引起的医院内感染有增多的趋势，其发病和死亡率居各类医院内感染之首。由于医院内感染相对来讲是一个比较局限的环境，所以病例也是发生于特殊的群体。水生动物是我国居民普遍食用的养殖品种，如果这类患病的养殖品种进入市场，而没有必要的检测和限制措施，就可能造成脑膜败血黄杆菌病的传播。

（2）实验室结果初步证明，水生动物分离的脑膜败血黄杆菌，对小鼠有一定的毒性，可引发类似脑膜炎的症状。这些菌株有可能引起人类疾病的发生。

（3）从目前分离的水生动物脑膜败血黄杆菌对抗生素敏感性来看，菌株普遍存在耐药性，而且存在较高比率的多重耐药菌株。由于耐药基因的存在，造成感染后疾病难以控制，因而成为人类健康的潜在威胁。

（钱　冬）

◆ **参考文献**

蔡完其，孙佩芳，朱泽闻，等．1997．中华鳖脑膜炎败血性黄杆菌病的研究 ［J］．水产科技情报，24（4）：156-161．

陈晓凤，周常义，陈梦麟．1999．牛蛙脑膜脓毒性黄杆菌病病原的研究 ［J］．集美大学学报：自然科学版，4（3）：30-35．

陈耀明，胡永强，周以风．1994．牛蛙脑膜炎脓毒性黄杆菌病 ［J］．水产科技情报，21（1）：11-12．

董蔷，贺凤凤，王明贵．1999．黄杆菌属细菌感染 52 例抗菌治疗分析 ［J］．中国实用内科杂志，19（7）：435-436．

董君艳，王力光，宋珍华，等．2001．警犬黄杆菌继发感染的诊断 ［J］．福建畜牧兽医，23（1）：34．

李仲兴，等．1986．临床细菌学 ［M］．北京：人民卫生出版社：272．

尚建中，马光远．1995．黄杆菌属感染 ［J］．中国实用内科杂志，15（11）：695-696．

申桂娟，祝进，王李华，等．2003．脑膜脓毒性金黄杆菌医院感染危险因素及耐药性分析 ［J］．中国医院感染学杂志，13（2）：185-187．

唐葵．2001．从颅脑损伤并感染患儿脑脊液中分离出一株脑膜败血黄杆菌 ［J］．广西医科大学学报，18（3）：402．

叶雪平，杨广智，罗毅志．1996．牛蛙脑膜炎（歪脖子病）病原分离及防治技术研究 ［J］．浙江水产学报，15（4）：301-304．

张奇亚，李正秋，吴玉琛．1999．美国青蛙"旋游症"病原菌的分离鉴定及其组织病理学观察 ［J］．中国兽医学报，19（2）：152-155．

周永灿，朱传华，陈国华，等．2001．虎纹蛙白内障病病原的分离鉴定及其免疫防治 ［J］．上海水产大学学报，10（1）：16-21．

周煜华，何成伟．1998. 黄鳝鱼脑膜炎脓毒性黄杆菌的分离与鉴定［J］．广西畜牧兽医，14（3）：5-7.

Karen C B，Rohan N，Richard J. 王仲，于学忠，译，吴钟浩，校 1998. 脑膜炎败血黄杆菌：免疫受损病人的潜在致病菌：6 例报告及文献回顾［J］．世界医学杂志，2（1-2）：9-17.

Bloch KC，Nadarajah R，Jacobs R. 1997. Chryseobacterium meningosepticum：an emerging pathogen among immunocompromised adults. Report of 6 cases and literature review. Medicine (Baltimore)，76：30-41.

Gungor S，Ozen M，Akinci A，Durmaz R. 2003. A Chryseobacterium meningosepticum outbreak in a neonatal ward Infect Control Hosp Epidemiol，24（8）：613-617.

Mauel M J，Miller D L，Frazier K S，et al. 2002. Bacterial pathogens isolated from cultured bullfrogs (Rana castesbeiana) J Vet Diagn Invest，14（5）：431-433.

Seetha KS，Bairy I，Shivananda PG. 2002. Bacteraemia in high-risk patients［J］．Indian J Med Sci，56（8）：391-396.

二、类Ⅱb群黄杆菌感染

类Ⅱb群黄杆菌感染（Flavobacterium group Ⅱb-like bacteria infection）是由类Ⅱb群黄杆菌引起的一种机会性人与动物共患病。动物类Ⅱb群黄杆菌感染通常表现为隐性感染；人类Ⅱb群黄杆菌感染可表现蜂窝织炎症状。到目前为止，类Ⅱb群黄杆菌感染只有 1990 年报道于美国的一个病例，其他国家和地区未有报道。

（一）病原

1. 分类地位　类Ⅱb群黄杆菌（Flavobacterium group Ⅱb-like bacteria）是Ⅱb群黄杆菌的生物变种，在分类上属黄杆菌科（Flavobacteriaceae）、黄杆菌属（*Flavobacterium*）。类Ⅱb群黄杆菌是 Goldsteini 等 1990 年首次从猪咬伤人的伤口中分离到的一种人与动物共患病原，其分离株为 RMA 1571。

2. 形态学基本特征与培养特性　类Ⅱb群黄杆菌为革兰氏阴性杆菌，无鞭毛，不运动。

本菌严格需氧，在羊血平板于 35℃ 条件下培养，可形成非溶血性菌落，培养 24h 后形成直径 0.6mm 的菌落，48h 后形成直径 1.7mm、边缘整齐、光滑、微黄色半透明菌落。该菌也可在麦康凯培养基上及 42℃ 条件下生长。

3. 理化特性　类Ⅱb群黄杆菌在氧化-发酵基础培养基上能够轻微水解 L-阿拉伯糖、葡萄糖、木糖及麦芽糖，不分解淀粉、海藻糖、果糖、半乳糖、甘露醇、蔗糖，水解精氨酸、谷氨酸盐、β-羟基丁酸盐、硝酸盐。过氧化氢酶阳性，吲哚试验阳性。

本菌对氨苄西林、四环素、头孢菌素、多黏菌素 B 敏感。

（二）流行病学

1. 传染来源　携带类Ⅱb群黄杆菌的猪及被其咬伤的伤口是本病的主要传染源。

2. 传播途径　被猪咬伤，通过伤口传播，为本病的主要传播途径。

3. 易感动物

（1）自然宿主　类Ⅱb群黄杆菌是猪口腔中的正常菌群。猪是类Ⅱb群黄杆菌的自然宿主。

（2）实验动物　尚缺乏实验动物相关资料。

（3）易感人群　长期暴露于猪的免疫力低下的人群较易感。

4. 流行特征　本病未曾流行。

5. 发生与分布　Goldsteini 等（1990）在美国首次分离到类Ⅱb群黄杆菌，并对其特性及类Ⅱb群黄杆菌感染进行描述。这也是迄今为止唯一一例类Ⅱb群黄杆菌感染病例。

（三）对动物与人的致病性

1. 对动物的致病性　猪可能表现为隐性感染。动物类Ⅱb群黄杆菌感染的致病性有待进一步研究。

2. 对人的致病性　人类Ⅱb群黄杆菌感染通过猪咬伤而感染，可导致蜂窝织炎。Goldsteini 等（1990）首次报道本病。一位 51 岁健康妇女在宠物动物园，在未防备的情况下被猪咬伤了右手，形成了一个 7.6～10.2cm 长的伤口。其伤口清洗后采用头孢氨苄治疗，口服每次 500mg，每天 4 次。但其手仍然疼痛、肿胀，关节活动受限，并发展为局限性蜂窝织炎。治疗 2 天后，从伤口取样进行纯培养，分离到本菌，并采用阿莫西林进行治疗，每次 500mg，每天 3 次。然而病情进一步发展，发生屈肌腱粘连。

（四）诊断

有无被猪咬伤是一重要线索。目前本病的诊断主要通过常规实验室检测。取病料进行分离培养，观察培养特性及菌落特征。然后进行革兰氏染色、显微镜下观察菌体形态、生化试验及抗生素敏感性试验等。其中生化试验对本病的确诊具有重要意义。

（五）防制措施

鉴于目前仅有一例病例报道，因而人类Ⅱb群黄杆菌感染的防制措施如下。

（1）预防　防止被猪咬伤，远离传染源，是预防本病的重要措施。

（2）治疗　尚未有行之有效的治疗方法。Goldsteini 等（1990）报道本病通过头孢氨苄未能治愈，随后又再次复发，并且该病人的手留下了功能性障碍后遗症。

（六）公共卫生影响

全球猪的存栏量相当庞大，这大大增加了人暴露于这些动物的机会。研究表明，重新组群的猪在最初 90min 内有 17％的时间会专注于通过咬、咀嚼及用鼻子拱等方式进行攻击行为。所以在猪舍的日常行为中被猪咬伤的机会是较大的。而且本病一旦发生，尚缺乏有效的治疗措施。因此，类Ⅱb群黄杆菌感染具有一定的公共卫生意义。

（王立林　田克恭）

◆ 参考文献

Ellie J. C. Goldstein，Diane M. Citron，T. Elliot Merkin，et al. 1990. Recovery of an Unusual Flavobacterium Group IIb-Like Isolate from a Hand Infection following Pig Bite. Journal of Clinical Microbiology，28（5）：1079 - 1081.

第二节　伯格菌属细菌所致疾病

动物溃疡伯格菌感染

动物溃疡伯格菌感染（Bergeyella zoohelcum infection）又称动物溃疡威克斯菌感染（Weeksella zoohelcum infection），是由动物溃疡伯格菌（动物溃疡威克斯菌）引起的一种机会性人与动物共患病。动物的动物溃疡伯格菌感染临床临床上可表现为呼吸道感染及炎症等；人动物溃疡伯格菌感染在临床上可表现为蜂窝织炎、腿脓肿、腱鞘炎、白血病、肺炎及脑脊膜炎，绝大多数与动物咬伤有关。

（一）病原

1. 分类地位　根据《伯杰氏系统细菌学手册》第二版（2005），动物溃疡伯格菌（*Bergeyella zoohelcum*）（动物溃疡威克斯菌）在分类上属黄杆菌科（Flavobacteriaceae）、伯格菌属（*Bergeyella*）。

2. 形态学基本特征与培养特性　动物溃疡伯格菌为革兰氏阴性杆菌，无鞭毛，不运动，需氧，在血平板上生长良好，可形成圆形、边缘整齐、光滑、有光泽、奶油状、不溶血、黏性半透明菌落。在肉汤培养基中生长较差。大多数菌株不能在麦康凯培养基上生长。

3. 理化特性　动物溃疡伯格菌氧化酶、过氧化酶及吲哚试验阳性，不分解糖。本菌对β-内酰胺类抗生素易感，包括青霉素、头孢唑啉、氯霉素、喹诺酮类等，对克林霉素、四环素及甲氧苄啶-磺胺甲基异噁唑有不同程度的敏感性。

（二）流行病学

1. 传染来源　携带动物溃疡伯格菌的犬、猫等哺乳动物、被其咬伤的伤口及该菌污染的食物等均可作为本病的传染来源。

2. 传播途径　被犬、猫等哺乳动物咬伤，通过伤口传播，是本病主要传播途径。本病也可经食物传播。

3. 易感动物

（1）自然宿主 犬、猫等哺乳动物为本病的自然宿主。动物溃疡伯格菌常分离自犬、猫等哺乳动物的上呼吸道。30％犬的鼻液及90％犬的口腔液可分离到本菌。本菌占犬齿龈菌丛的38％，同时也是猫等哺乳动物的正常菌群。

（2）实验动物 尚缺乏实验动物相关资料。

（3）易感人群 长期暴露于犬、猫等动物的老年人及免疫力低下者为易感人群。

4. 流行特征 本病未有流行。

5. 发生与分布 动物溃疡伯格菌感染在美国等美洲地区、南非等非洲地区均有病例报道。中国除台湾省曾发生过本病外，其他地区尚未有病例报道。

（三）对动物与人的致病性

1. 对动物的致病性 动物溃疡伯格菌为条件致病菌，在某些情况下，可引起动物炎症及呼吸道感染等。Decostere A 等（2002）报道动物溃疡伯格菌与猫的呼吸道疾病有关。

2. 对人的致病性 人动物溃疡伯格菌感染在临床上可表现为蜂窝织炎、腿脓肿、腱鞘炎、肺炎、脑脊膜炎及败血症。目前已有5例败血症报道。Noell 等（1989）报道一位80岁有猫接触史的糖尿病妇女患有动物溃疡伯格菌败血症；Montejo 等报道一位33岁男子被犬咬伤4天后发生动物溃疡伯格菌败血症；Kivinen 等报道一位77岁具有猫接触史的体弱多病的妇女发生动物溃疡伯格菌败血症及严重的皮肤感染；Beltran A 等（2006）报道一位44岁妇女在食入一盘羊血后发生动物溃疡伯格菌败血症；Wei-Ru Lin 等（2007）报道一位73岁具有犬接触史的患有肝硬化的老人发生动物溃疡伯格菌败血症，并在其左下腿形成动物溃疡伯格菌引起的蜂窝织炎。

（四）诊断

1. 动物的临床诊断 动物的动物溃疡伯格菌感染在某些情况下，可引起炎症及呼吸道感染等，通常无明显临床症状。

2. 人的临床诊断 有无被犬、猫等动物咬伤史或密切接触史，临床上是否有犬、猫等咬伤伤口，是否免疫力低下等，对本病的诊断有一定意义。

3. 常规实验室检测 确诊本病需要进行实验室检测。通常采集病料进行纯培养，观察菌落形态及培养特性；进行革兰氏染色、电镜形态观察、生化试验及抗生素敏感性试验等。其中，生化试验结果对本病诊断具有重要意义。

（五）防制措施

1. 动物的防制措施

（1）预防 预防动物的动物溃疡伯格菌感染主要是提高动物机体免疫力。

（2）治疗 动物的动物溃疡伯格菌感染一般不需治疗，在某些情况下可选用阿莫西林等抗生素治疗。

2. 人的防制措施

（1）预防 人预防动物溃疡伯格菌感染主要是避免被犬、猫等动物咬伤，并尽量减少与之接触。同时不食用不洁净的食物。

（2）治疗 人动物溃疡伯格菌感染可采用β-内酰胺类及喹诺酮类药物治疗，常用的药物有头孢噻肟、阿莫西林、氨苄西林-舒巴克坦、头孢呋辛及环丙沙星等。Wei‐Ru Lin 等（2007）报道采用头孢唑啉、庆大霉素对动物溃疡伯格菌引起的蜂窝织炎具有较好疗效。

（六）公共卫生影响

动物溃疡伯格菌是犬、猫等动物上呼吸道中的正常菌群，人被犬、猫等动物咬伤后可以发病，尤其对免疫力低下的人群更应该做好防护。更重要的是本菌可经食物传播，传播速度更快、范围更广。所以，该病具有一定的公共卫生意义。

（王立林 田克恭）

◆ **参考文献**

Decostere A，Devriese LA，Ducatelle R，et al. 2002. Bergeyella（Weeksella）zoohelcum associated with respiratory disease in a cat. Vet Rec.，151（13）：392.

Noell F，Gorce MF，Garde C，et al. 1989. Isolation of Weekselum zoohelcum in septicaemia. Lancet，2（8658）：332.

Reina J，Borrell N. 1992. Leg abscess caused by Weeksella zoohelcum following a dog bite. Clin Infect Dis.，14（5）：1162-1163.

Sanjay K. Shukla，David L. Paustian，Patrick J. Stockwell，et al. 2004. Isolation of a Fastidious Bergeyella Species Associated with Cellulitis after a Cat Bite and a Phylogenetic Comparison with Bergeyella zoohelcum Strains. Journal of Clinical Microbiology，42（1）：290-294.

W. C. Botha，P. J. Jooste，C. J. Hugo. 1998. The incidence of Weeksella-and Bergeyella-like bacteria in the food environment. Journal of Applied Microbiology，84，349-356.

Wei-Ru Lin，Yao-Shen Chen，Yung-Ching Liu. 2007. Cellulitis and Bacteremia Caused by Bergeyella zoohelcum. Med Assoc，106（7）：573-576.

第三节　二氧化碳嗜纤维菌属细菌所致疾病

二氧化碳嗜纤维菌感染

二氧化碳嗜纤维菌感染（Capnocytophaga infection）是由二氧化碳嗜纤维菌引起的感染性疾病。该病与牙周病或动物咬伤有关，感染的病人可能存在免疫缺陷也可能是正常人，但免疫系统有缺陷的人感染概率更大。本节主要介绍的是与人和动物均有关的二氧化碳嗜纤维菌感染，即狗咬二氧化碳嗜纤维菌（Capnocytophaga canimorsus）和犬咬二氧化碳嗜纤维菌（Capnocytophaga cynodegmi）感染。该菌感染可以造成 25%～30% 的死亡率。临床上主要出现败血症，免疫抵抗力下降。此外，还会出现其他症状，比如脑膜炎、心膜炎、关节炎、胸膜炎、眼局部感染、绒膜羊膜炎和新生儿感染等。

（一）病原

1. 分类地位　1989 年 Brenne 在前人研究的基础上，根据生长特性和细菌传播途径将该菌命名为二氧化碳嗜纤维菌，该菌感染的报道先后见于美国、加拿大、欧洲、澳大利亚及南非。二氧化碳嗜纤维菌在分类上属黄杆菌科（Flavobacteriaceae）的二氧化碳嗜纤维菌属（Capnocytophaga）。

二氧化碳嗜纤维菌可分为 7 个类型，分别是存在于人口腔与牙周炎有关的牙龈二氧化碳嗜纤维菌（Capnocytophaga gingivalis）、黄褐二氧化碳嗜纤维菌（Capnocytophaga ochracea）、生痰二氧化碳嗜纤维菌（Capnocytophaga sputigena）、颗粒二氧化碳嗜纤维菌（Capnocytophaga granulosa）、溶血二氧化碳嗜纤维菌（Capnocytophaga haemolytica），存在于犬和猫口腔中的狗咬二氧化碳嗜纤维菌原为生长不良-发酵罐 2 型，即 DF-2 菌，犬咬二氧化碳嗜纤维菌原为 DF-2 样菌。

2. 形态学基本特征与培养特性　二氧化碳嗜纤维菌为革兰氏阴性菌（彩图 62-3），该菌成梭形，一端尾部为圆形，一端尾部逐渐变细。无鞭毛，滑动移行。

该菌是一种生长缓慢的生物体，属于兼性厌氧菌，有嗜二氧化碳性。同时也是一种化能有机营养菌，可以利用碳水化合物或者发酵葡萄糖。该菌生长营养要求高，在实验室培养比较困难，其培养需要大量的外源性铁。可以使用不同的技术促进生长，比如增加血清发酵培养基以增强细菌的生长，故该属中狗咬二氧化碳嗜纤维菌和犬咬二氧化碳嗜纤维菌原被美国 CDC 称为生长不良-发酵罐 2 型菌和生长不良-发酵罐 2 型样菌等。本属的菌能在血液培养基、巧克力培养基和在含 5% 兔血的心浸液培养基中生长。在含 5% 羊血的哥伦比亚琼脂和巧克力琼脂生长缓慢。其中在巧克力培养基中生长缓慢，生长出的菌落为 1～3mm，灰色-金黄色，湿润扁平，边缘有如投影样扩散。在血液培养基中缺氧生长 72h，菌落长成 0.5～1mm，灰色-金黄色、扁平、在琼脂表面有点凹陷。有的情况下，生长更为缓慢，需要长达1周的时间。在麦康凯琼脂上不能生长。最近有报道称其最佳生长条件为含5%羊血的心浸液琼脂，5%二氧化碳37℃培养两天。

3. 理化特性　二氧化碳嗜纤维菌对氯己定敏感，对1%聚乙烯吡咯酮-碘溶液敏感，DNA的G+C mol%为35。

过氧化氢酶、氧化酶、ONPG、精氨酸二水解酶试验阳性，尿素酶、硝酸盐、吲哚、DNA酶、凝胶、赖氨酸、精氨酸试验阴性。可以发酵葡萄糖、葡聚糖、糖原、菊糖、淀粉等碳水化合物产能。可以运用气相色谱法检测脂肪酸来快速区分和犬咬感染有关的革兰氏阴性菌，包括犬咬二氧化碳嗜纤维菌。

4. 毒理学特性　报道称，该菌可在鼠巨噬细胞大量繁殖，并因产生毒素而具有细胞毒性。体外试验显示细胞因子水平较低。无论是来自人还是来自鼠的该菌，对巨噬细胞活性没有影响。临床也显示，犬咬二氧化碳嗜纤维菌可以躲避免疫系统的攻击，感染的初期更为明显。因该菌和人的Toll样受体4（TLR4）没有相互作用，致使不能够产生促炎性反应。该菌的脂多糖中的脂质A与其他病原不同，可以下调TLR4和促炎症反应级联信号。犬咬二氧化碳嗜纤维菌不仅自身能够抵抗吞噬作用及杀死效应，而且可以阻断巨噬细胞对其他病菌的杀灭作用。尽管该菌生长需要复杂营养，但是一旦接触到哺乳动物细胞，包括吞噬细胞，就能够大量繁殖。

（二）流行病学

1. 传染来源　二氧化碳嗜纤维菌是口咽部位的正常寄生菌。目前，尚未报道黄褐二氧化碳嗜纤维菌、生痰二氧化碳嗜纤维菌、牙龈二氧化碳嗜纤维菌感染与动物有关。而狗咬二氧化碳嗜纤维菌和犬咬二氧化碳嗜纤维菌是可以存在于人和动物体内的二氧化碳嗜纤维菌，该菌在犬口腔菌群中占16%~24%，猫口腔中占17%~18%，可通过咬伤、划痕、抓伤传染给动物和人。目前，该菌的感染病例多为犬咬伤所致，猫咬伤后感染的人比较少。

2. 传播途径　二氧化碳嗜纤维菌感染有两种途径。一是有条件性的直接感染，即通过皮肤上的伤口造成直接感染，一般人或动物是被犬、猫等咬伤、抓伤或划痕出现伤口感染，也可由于宠物亲舔病人皮肤溃疡处造成感染。其中，54%是由于咬伤所致，8.5%由于划伤所致。二是垂直感染，病菌感染孕妇后，引起孕妇绒（毛）膜羊膜炎的同时可以感染新生儿，但病例罕见。

3. 易感动物　二氧化碳嗜纤维菌主要的感染对象是人。作为一种条件性致病菌，可以由动物感染人，也可以由于自身状况的改变引发体内正常栖息菌致病。此外，2006年有文献报道该菌可以通过犬咬伤感染兔子。

4. 流行特征　二氧化碳嗜纤维菌为一种条件性致病菌，80%的病例报告表明该菌感染是有条件性。有人总结病例统计如下：33%感染病例是由于病人进行了脾切除手术，24%因为过渡饮用酒精，5%的病人由于免疫抑制。此外，有外伤、霍奇金淋巴瘤、特发性血小板减少性紫癜、糖尿病、慢性肺病的人也相对容易感染。其中感染的人中男性多于女性，男女比例为3.75：1。感染人群的年龄范围较广，在0~83岁之间。

5. 发生与分布　1976年首次报道有人感染二氧化碳嗜纤维菌，出现败血症、心内膜炎和脑脊髓炎。本病散发于世界各地，但病例不多，至2008年为止约200多个病例，其中英国、美国、法国、荷兰、芬兰、丹麦、印度等国均报道过该病的发生。Pers C等对1982—1995年丹麦发生的病例进行研究，结果表明每年100万人中有0.5人感染该病。

我国到目前为止，尚未见相关报道。

（三）对动物与人的致病性

1. 对动物的致病性　狗咬二氧化碳嗜纤维和犬咬二氧化碳嗜纤维菌是犬和猫唾液共生细菌，犬和猫可以持续带菌但没有致病性，还可感染牛、羊。猫因长期带菌可患鼻炎和鼻窦炎。文献报道该菌可以感染兔，伤口处出现脓肿，选择合适的抗生素治疗后可痊愈（彩图62-4）。

2. 对人的致病性　黄褐二氧化碳嗜纤维菌、生痰二氧化碳嗜纤维菌、牙龈二氧化碳嗜纤维菌是人口咽部的正常寄生菌，不存在动物体内，该菌在一定条件下才产生致病性而感染人。该菌在感染繁殖的过程中能产生细胞外酶，可降低人体内的蛋白（如免疫球蛋白、补体因子、乳铁蛋白）活性，成为潜在的致病因素。牙龈二氧化碳嗜纤维菌产生的氨基肽酶，对人口腔营养学有重要意义，并且是发病机制中的重要因素；生痰二氧化碳嗜纤维菌产生的脂多糖，可以激活 B 淋巴细胞，活化人的外周淋巴细胞并产生白介素。血清抗体受到脂多糖的影响，成为二氧化碳嗜纤维菌致病的重要因素。此类菌引起的感染一般是多种微生物造成的，致病机理尚未解知。

感染该菌的免疫力较低的患者易引起全身性粒细胞减少和溃疡，人感染狗咬二氧化碳嗜纤维菌病例最早报道于 1976 年。人感染狗咬二氧化碳嗜纤维菌和犬咬二氧化碳嗜纤维菌，存在着人与动物的双重关系，通常与犬、猫咬伤和抓伤有关。该菌可以从犬和猫口腔中分离，人感染该菌可以发生在被犬、猫咬伤或抓出划痕后。从被犬咬到出现系统症状，一般时间为 5 天，平均疗程为 7 天（1～14 天）。人被犬咬伤最初的 8～12h，只有损伤没有炎症反应。稍后，出现感染症状：局部蜂窝织炎、疼痛、化脓、淋巴管炎、近卫淋巴结肿大。临床症状轻则出现自身限制性症状，重则发生死亡，死亡率可高达 30%。1982—1995 年的 39 个病例显示，该病引起的症状为高热（占患者的 78%）、战栗（46%）、肌痛（31%）、呕吐（31%）、腹泻（26%）、腹痛（26%）、全身乏力（26%）、呼吸困难（23%）、神经错乱（23%）、头痛（18%）。此外，该病还可以导致出现淤血点、弥散性血管内凝血、败血症、低血压、肾衰竭、肝炎、心内膜炎、眼部感染和脑脊髓炎及肺炎等。虽然两者都可以引起相同的症状，但有一定的不同，一般情况下，狗咬二氧化碳嗜纤维菌比犬咬二氧化碳嗜纤维菌感染引起的病理变化大。在细胞培养上，二者均可在鼠巨噬细胞中被吞噬和繁殖，而只有狗咬二氧化碳嗜纤维菌能够引起细胞毒性作用，这可能与其致病性强相关。同时，最近研究结果表明二氧化碳嗜纤维菌感染产生的细胞毒素可以引起人血液中性粒细胞形态发生阿米巴样变，而这种情况在犬咬二氧化碳嗜纤维菌感染病例相对较少，后者多是引起局部性感染。

此外，一般的老年病人可能会出现无明显表象的虚脱。可从感染该菌的孕妇子宫颈膜、绒毛膜或子宫内膜中分离细菌。感染病例有的发病温和，有的病症严重，但大多数均表现出期前收缩或产程收缩。有统计显示截至 1999 发生的 13 例孕妇感染病例中，有 2 例感染前有生殖道疱疹，其中 1 个病例在分娩前 2 个月出现肝炎症状；新生儿感染易出现高热、轻微的炎性综合征和呼吸衰竭等症状，多是由于该菌的垂直传播。

（四）诊断

1. 临床诊断 动物被犬、猫咬伤的伤口感染该菌后出现脓肿。可从病料分离培养得到菌落。

人感染该菌能出现不同的病变，如败血症、发热、出现淤血点、弥散性血管内凝血、低血压、肾衰竭、肝炎、脑膜炎、肺炎、脊髓炎、心内膜炎、关节炎、胸膜炎和眼部感染等。感染后可引起孕妇早产和败血症，所产新生儿多出现呼吸衰竭。其中皮肤损伤（出现斑点和丘疹）和坏疽是该病症状中常见的，病人均出现免疫抵抗力下降。

2. 实验室诊断

（1）微生物鉴定 从病人的咽喉、痰、下呼吸道和女性生殖道分泌物，羊水、眼睛和脑脊液等处，或在被犬、猫咬伤病人的受影响组织或部位收集临床标本。标本革兰氏染色为阴性杆菌，同时在血液培养基或巧克力培养基中分离培养细菌并证实二氧化碳嗜纤维菌的存在，并作其他相关生化鉴定。

（2）其他支持性实验室检查 从受影响的组织或部位的标本经 PCR 检测出其 16S rRNA，并测序鉴定。

（五）防制措施

口腔和牙斑是所有二氧化碳嗜纤维菌的寄生地，对控制菌株的蔓延以及预防和治疗尤为重要。其中，犬、猫咬伤和抓痕是狗咬二氧化碳嗜纤维菌和犬咬二氧化碳嗜纤维菌传染人的主要途径，因此防备犬、猫咬伤，是防治该菌感染的关键。

1. 动物的防制措施 狗咬二氧化碳嗜纤维菌和犬咬二氧化碳嗜纤维菌是犬、猫口腔内的正常菌群。

动物感染病例很少见到。对于该病的防治，关键就是防止被犬猫咬伤、划伤。一旦动物被犬猫咬伤、划伤，应该立即对伤口进行处理，避免出现伤口扩大出现脓肿。一般情况下磺胺类药物是兽医中常用于治疗咬伤伤口感染的药物，但鉴于该菌对磺胺类药物不敏感，使用青霉素类药物进行治疗会达到比较满意的疗效。

2. 人的防制措施

（1）预防　人预防黄褐二氧化碳嗜纤维菌、痰二氧化碳嗜纤维菌、牙龈二氧化碳嗜纤维菌感染应注意口腔卫生，特别是有危险致病因素的人更要保持口腔的清洁。

人类预防狗咬二氧化碳嗜纤维菌和犬咬二氧化碳嗜纤维菌感染，必须防备犬、猫等动物咬伤和抓挠，特别是有潜在致病因素的人和新生儿更应该警惕。比如，很多有免疫缺陷的病人被犬、猫咬伤或抓伤后更容易感染该病，因此，除警惕被犬、猫咬伤，还应该增强自身免疫力、尽量少饮用酒精。

（2）治疗　首先，若被犬猫咬伤，应该及时送医院实施清创术，以免贻误治疗良机，避免感染严重、伤口扩大。其次，一旦发生咬伤或感染事件，处理伤口后应及时采用抗生素治疗。青霉素类抗生素是犬、猫等动物咬伤伤口的治疗药物。鉴于该菌产生 β-内酰胺酶，可以考虑从此入手进行治疗。因此，临床上常常联合使用青霉素类药物和克拉维酸进行治疗。该菌在体外对氨比西林、喹诺酮类、头孢西丁、头孢泰克松、克林霉素、环丙沙星、红霉素、四环素等均敏感，可以考虑用作治疗药物，对多黏菌素、磷霉素、夫西地酸、磺胺类药物不敏感，有一定的耐药性，不考虑作为二氧化碳嗜纤维菌感染的治疗药物。特别指出儿童感染该病后的治疗时须当成免疫耗竭的病例来处理。

（六）公共卫生影响

从 1976 年首次报道二氧化碳嗜纤维菌感染，世界各地相继报道该病的发生，但病例不多。导致该病的病原菌是一种条件性致病菌，积极预防即可达到防治的目的。

迄今为止，我国尚未报道过二氧化碳嗜纤维菌感染，但是由于该病主要通过犬、猫咬伤和抓挠感染，而且随着我国饲养宠物数量的增加，人与动物亲密性增强，被犬、猫咬伤抓挠的概率增加，相应增加了人感染的可能性。因此，应提高对该病的重视，积极防范疾病的发生，特别注意防备犬、猫咬伤和抓挠。对于有免疫性疾病的人应该警惕饲养犬和猫。

（胡鸿惠　訾占超）

◆ **参考文献**

Anne Jolivet-Gougeon, Jean-Louis Sixou, Zohreh Tamanai-Shacoori, et al. 2007. Antimicrobial treatment of Capnocytophaga infections. International Journal of Antimicrobial Agents，29：367-373.

Engeline van Duijkeren, Chantal van Mourik, Marian Broekhuizen, et al. 2006. First documented Capnocytophaga canimorsus infection in a species other than humans. Veterinary Microbiology，118：148-150.

Gwenael Le Moal, Cedric Landron, Ghislaine Grollier, Rene Robert, et al. 2003. Meningitis Due to Capnocytophaga canimorsus after Receipt of a Dog Bite：Case Report and Review of the Literature. Clinical Infectious Diseases，36：42-46.

M. G. J. de Boer, P. C. L. A. Lambregts, A. P. van Dam, et al. 2007. Meningitis caused by Capnocytophaga canimorsus：When to expect the unexpected. Clinical Neurology and Neurosurgery，109：393-398.

Mycock G, Azadian BS. 1985. Capnocytophaga ochracea：an unusual opportunistic pathogen. J Clin Pathol，Sep, 38 (9)：1081-1082.

Pers C, Gahrn-Hansen B, Frederiksen W, et al. 1996. Capnocytophaga canimorsus septicemia in Denmark, 1982-1995：review of 39 cases. Clin Infect Dis, 23 (1)：71-75.

Podilas Sarmai, Smruti Mohanty. 2001. Capnocytophaga cynodegmi Cellulitis, Bacteremia, and Pneumonitis in a Diabetic Man. Journal of clinical microbiology, 39 (5)：2028-2029.

Robert D. Griego, MD, Ted Rosen, MD, Ida F. Orengo, MD, et al. 1995. Dog, cat, and human bites：A review. Journal of the American Academy of Dermatology，1019-1029.

Valtonen M, Lauhio A, Carlson P, et al. 1995. Canimorsus septicemia：fifth report of a cat-associated infection and five other cases. Eur J Clin Microbiol Infect Dis, 14 (6)：520-523.

Vandemeulebrouck B, Rasigade JP, Sobas C, et al. 2008. Septicaemia with Capnocytophaga sputigena in a newborn child. Ann Biol Clin (Paris)，66 (2)：215-219.

第六十三章　梭杆菌科细菌所致疾病

根据《伯杰氏系统细菌学手册》第二版（2005），梭杆菌科（Fusobacteriaceae）在分类上属梭杆菌门（Fusobacteria）、梭杆菌纲（Fusobacteria）、梭杆菌目（Fusobacteriales），包括梭杆菌属（*Fusobacterium*）、泥杆菌属（*Ilyobacter*）、链杆菌属（*Streptobacillus*）、纤毛菌属（*Leptotrichia*）、产丙酸菌属（*Propionigenium*）、塞巴鲁德氏菌属（*Sebaldella*）和 *Sneathia* 共 7 个属。其中梭杆菌属为其模式属。

第一节　梭杆菌属细菌所致疾病

坏 死 杆 菌 病

坏死杆菌病（Necrobacillosis）是由坏死梭杆菌引起的一种人与动物共患慢性传染病。该菌可从人和动物的口腔、肠道、生殖道分离出，可感染多种哺乳动物和禽类，依感染动物的种类、受侵害组织及部位的不同，可分为腐蹄病、坏死性皮炎、坏死性鼻炎、坏死性肝炎、坏死性口炎（犊牛白喉）、坏死性乳房炎等。本病以受损部位的皮肤、皮下组织或口腔、胃肠黏膜发生坏死，或在内脏形成转移性坏死灶为特征。动物多经损伤的皮肤、黏膜而感染，人多经外伤感染。本病也可经血液而散播。

（一）病原

1. 分类地位　坏死梭杆菌（*Fusobacterium necrophorum*）曾归于拟杆菌科（bacteroidaceae），现在分类上属梭杆菌科（Fusobacteriaceae）、梭杆菌属（*Fusobacterium*）。本属包括 13 个种，其中坏死梭杆菌和具核梭杆菌（*F. nucleatem*）是临床上最常分离到的两种菌。坏死梭杆菌是本病的主要病原菌，备受重视。该菌分为 4 种生物型或生物变型：A、B、AB 和 C 型。AB 型可以从羊的足部脓肿中分离得到，其特征既与 A 型又与 B 型相似，目前其分类地尚未完全确定。C 型为非致病型，原名为伪坏死杆菌，根据 DNA - DNA 杂交分析和 16S～23S 基因间沉默区序列分析 C 型为变形梭杆菌。A 型为坏死梭杆菌坏死型，B 型为 funduliforme 型。A、B 型在细胞形态、菌落特征、培养特性、毒力因子、对小鼠的毒力以及发生频率方面均不相同。A 型在动物感染中的概率高于 B 型，而 B 型常见于混合感染。人的 B 型感染与 A 型感染相似，动物感染则不同。

2. 形态学基本特征与培养特性　坏死梭杆菌为细长的革兰氏阳性杆菌，无鞭毛，不形成芽孢和荚膜，无运动性。新分离的菌株主要呈平直的长丝状，长期人工培养后，则常以短丝状为主。在组织和培养物中呈丝状。病变部位的细菌或培养 24 h 以上的培养物进行复红-美蓝染色时，菌体着色不均，好似旧式地图上的铁路线一样。

本菌为兼性厌氧菌，在无氧环境中培养形成菌落后，转入有氧环境中继续培养时，菌落仍可继续增大。最适培养温度为 37℃，在 30～40℃之间也能生长。最适 pH 为 7.0，在 6.0～8.4 之间也可以生长。本菌在肝片肉汤中培养时，起初在管底或肝块周围出现云絮状生长，渐向上生长，浊度增加，在凡士林或石蜡油下有气泡，后渐变清，8～10 天后，生长物全部沉淀。在高层血清琼脂内，3～4 天后沿穿刺线出现小扁豆状的菌落。在培养基中加入血清、血液、葡萄糖、肝块或脑块，可促进本菌生长。在血清琼脂上形成直径 2～3mm、由交织的菌丝所构成的菌落，表面有条纹。在血清琼脂振荡培养的深部，部分形成羊毛团状的粗糙菌落，部分形成直径 8～10 mm 的铁饼菌落。在葡萄糖血琼脂平板上形成扁平无色或浅灰色、边缘光滑或有纤维状突起的菌落。在血琼脂平板上，多数菌株为 β 溶血，少数为 α 溶血或不溶血。

3. 理化特性 坏死梭杆菌的抵抗力较弱，在有氧的情况下，于 24 h 内即行死亡，而在粪便内中则于 48 h 内死亡。在 4℃下可存活 7～10 天，59℃可存活 15～20 min，100℃ 1min 内死亡。1％来苏儿溶液于 20 min 内、1％福尔马林溶液于 20 min 内可将其杀灭。在潮湿的牧场上，坏死梭杆菌能存活 3 周。在肝、脓肿中于－10℃可存活 5 年。

对青霉素、氨苄青霉素、羧苄青霉素、5-甲基-3-邻氨苯基-4-异噁唑青霉素、四环素、林可霉素、多黏菌素 B 及氯霉素敏感；对链霉素、新霉素、奈啶酮酸、卡那霉素和红霉素具有低抵抗力。

（二）流行病学

1. 传染来源 本病的主要传染源是患病动物，但健康动物在很大程度上也起着散播传染的作用，其中食草动物是最重要的传染源。坏死梭杆菌广泛分布于自然界和哺乳动物饲养环境中，它是动物消化道特别是扁桃体的一种常在菌，并不断地随动物的唾液和粪便排出体外。尽管在有空气的情况下其抵抗力很弱，但只要有适当的易感动物，它就能引起感染。

2. 传播途径 人坏死杆菌病多经外伤感染。动物主要经损伤的皮肤、黏膜而侵入机体；或被蚊虫叮咬而传染；也可经血液而散播，特别是在局部坏死灶中，本菌易随血流散布至全身其他组织或器官，形成继发性坏死灶；在初生动物，本菌可由脐静脉进入肝脏。

3. 易感动物 坏死梭杆菌为人和动物的机会致病菌。存在于多种动物消化道内，可感染牛、羊、马、猪等多种哺乳动物、家禽和人。

4. 流行特征 本病呈散发或地方性流行，多发生于阴雨连绵、潮湿及炎热季节。舍内卫生条件不好、营养不良等因素可诱发本病。在人类，多感染儿童，且健康儿童在感染 EB 病毒后，也能继发感染本菌。A 型比 B 型菌毒力强，在临床上分离率更高。

5. 发生与分布 本菌广泛分布于世界各地。动物坏死杆菌病在世界各地都有发生。

Jensen（1974）在检查 1 535 头屠宰牛时，发现 37％的牛有坏死梭杆菌感染引起炎症的痕迹。Cygan（1975）检查了 2 267 头牛，其中 77 头发现有肝脓肿，并从 90％的牛病料中分离到坏死梭杆菌（A 型和 B 型）。

坏死梭杆菌引起的牛、羊腐蹄病在我国也是十分常见的。近年来，国内报道部分养鹿场广泛流行鹿坏死杆菌病。如临沂市某鹿场，自 1997 年 1 月至 2002 年 12 月以来坏死杆菌病一直呈慢性流行，到 2002 年 6 月份 237 只鹿有 87 只发病（发病率为 36.7％，死亡 13 只，死亡率 14.9％），造成较大的经济损失。1998 年，吉林某鹿场新生仔鹿 325 头，在分群后，因圈舍地面粗糙不平，造成 64 头仔鹿蹄部、膝关节磨损而感染坏死梭杆菌；2000 年该场种公鹿在配种期间，又有 2 头种公鹿患有坏死杆菌病。

在人类，1936 年 Lemerre 最早描述了一种坏死梭杆菌引起的以口腔感染、脓毒败血症、内静脉炎症为特征的综合征，因当时抗生素还未广泛应用，病情发展迅速，死亡率达 90％。后来，将这一坏死梭杆菌感染人所引起的疾病称为 Lemerre 氏综合征。目前，本病发病率较低，即使经抗生素治疗，病死率也在 8％～15％。

据不完全统计，美国在 1950—1995 年至少发生 40 例以上。Danish 研究表明，每百万人中有 0.8 例发生 Lemerre 氏综合征。美国威斯康星州立儿童医院的研究者报道，近来本病的发生率在逐年增加。

（三）对动物与人的致病性

该菌的主要致病因子为血凝素、内毒素和白细胞素。

1. 对动物的致病性 动物坏死杆菌病的潜伏期多为 1～3 天，短的数小时，长的可达 1～2 周。由于受害组织部位的不同，在临床上表现各异。腐蹄病多见于成年牛、羊，有时可见于马、鹿等组织；坏死性皮炎多见于仔猪和架子猪，而成年猪少见，其他家畜也有发生；坏死性口炎俗名"白喉"，多见于犊牛、羔羊和仔猪，有时亦可见于兔和鸡；坏死性肠炎多见于猪；坏死性鼻炎多发于仔猪和架子猪。

坏死杆菌病对动物的危害较大，养殖场一旦被感染，会造成长期危害，严重影响畜产品生产，还会引起部分发病动物死亡，造成较大的经济损失。

最易感的实验动物是兔和小鼠。

2. 对人的致病性 人对本病的易感性较低，可引起 Lemerre 氏综合征。临床表现为牙周感染、口腔感染、子宫颈阴道炎、扁桃体周围脓肿、肺炎、心肌脓肿、骨髓炎、肝脓肿等（图 63-1）。当被咬伤、接触被本菌污染的食品、用具或进行厌氧菌感染的清创手术时，不慎经外伤感染而未及时处理，常可感染发病。曾有本菌在非洲引起儿童脸和嘴部软组织发生气性坏疽的报道。

表 63-1　坏死梭杆菌所致的动物和人疾病

疾　病	宿　主	生物型	其他常见的相关细菌
肝脓肿	牛	A 型和/或 B 型	化脓隐秘杆菌
腐蹄病和脓肿	牛、羊	A 型和/或 B 型	化脓隐秘杆菌，利氏卟啉单胞菌，中间普氏菌
坏死性喉炎（犊牛白喉）	犊牛	A 型和/或 B 型	化脓隐秘杆菌，多杀巴斯德菌
夏季乳房炎	母牛	未知	化脓隐秘杆菌，吲哚消化链球菌属
腭脓肿	羚羊和有袋动物	A 型和/或 B 型	化脓隐秘杆菌
Lemierre 氏综合征及软组织脓肿	人	B 型？	—

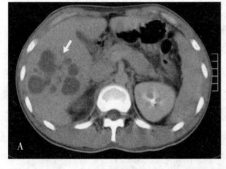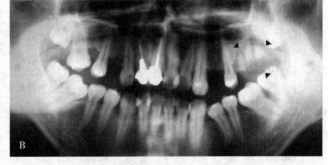

图 63-1　通过造影剂强化的 X 线断层摄影术（A）、全景 X 线摄影术（B）分别对坏死梭杆菌感染人所致的化脓性肝脓肿（箭号）及左侧第一、二对臼齿处病变（箭头）进行检查

［引自 Journal of the Formosan Medical Association，108（3），Wei-Yi Lei, Wen-Hsiung Chang, Shou-Chuan Shih, et al. Pyogenic Liver Abscess with Prevotella Species and Fusobacterium necrophorum as Causative Pathogens in an Immunocompetent Patient，253-257，Copyright Elsevier（2009），经 Elsevier 授权］

（四）诊断

1. 动物的临床诊断 本病的临床症状明显。根据发病季节（湿、热天气）、发病年龄及饲养管理情况，发病部位、坏死组织的特殊变化和臭味，以及引起的机能障碍等症状，进行综合分析，做出初诊。确诊需作实验室检查。

（1）**腐蹄病**

1）牛　潜伏期几天，通常是单肢突然发生严重跛行。坏死一般从蹄间隙、蹄冠及蹄踵部皮肤开始，肢蹄肿胀、有热度，趾间隙或踵间隙皮肤上常见坏死区。严重时坏死可蔓延至关节囊、腱、韧带及关节，甚至蹄匣脱落。患处脱毛，皮肤溃烂，创面呈鲜红色，流出少量黄色渗出液，有特殊的臭味（彩图 63-1）。患肢跛行，着地疼痛，常提起，起身困难。深部组织中的坏死病灶，充满黄灰色带恶臭味的脓汁，并由破口处流出。

2）羊　羊腐蹄病的特征是皮肤和角质交界处的皮肤发生炎症，穿透角质引起蹄叶炎和严重跛行。一般呈慢性经过，一侧肢患病，病程较缓慢，症状轻的病羊，多能自行恢复。但大多数病羊的肢蹄形成慢性肿胀，长时期跛行。严重病例，病程可延至几个月。无病症的带菌羊，可能患部带菌长达 3 年之久。急性病例表现为一侧蹄叉皮肤肿胀和变湿，伴有轻度跛行。跛行随着蹄叉角质下发生坏死而加剧。角质广泛穿透时，则跛行更加严重，病肢悬垂，不敢着地。两肢患病，则病羊用球关节或腕关节行走或爬行，或卧地不起。后肢患病时，将患肢悬置腹下。严重病例可发生全身反应，表现为厌食和发热。病羊逐渐消瘦，可能因实质器官发生转移病灶或继发感染而死亡。

3）鹿 鹿腐蹄病多表现为蹄病和系部坏死。鹿表现为蹄踵及蹄冠发生热痛性肿胀，蹄底炎，继而出现溃疡、化脓和坏死，脓汁呈黄或黄白色，具恶臭，也可上延引起跗或膝关节蜂窝织炎，跛行。严重病例可发生蹄匣脱落，有时还同时发生口黏膜病变。病鹿精神沉郁、好卧、体温升高、呼出带臭气体，最后多因败血症而死。

（2）坏死性皮炎 特征为体表皮肤及皮下发生坏死和溃烂，多发生于体侧、臀部及颈部，多无全身症状。但严重病例可表现少食或停食，体温升高、消瘦，常由于恶病质致死。母畜还可发生乳头和乳房皮肤坏死，甚至乳腺坏死。

（3）坏死性口炎 病畜初厌食、体温升高、流涎、鼻漏、口臭、气喘、口腔黏膜红肿和增温。在齿龈、舌、上腭、颊及咽等处，有粗糙、污秽、灰褐色或灰白色假膜；如假膜发生在咽喉部，常导致颌下水肿，呕吐和呼吸困难。病变有时蔓延至肺部，引起致死性支气管炎，或在肺和肝形成坏死性病灶，导致病牛死亡。

（4）坏死性肠炎 主要表现为严重腹泻，排出带血脓样粪便或坏死黏膜粪。常与猪瘟、副伤寒等传染病并发或继发。

（5）坏死性鼻炎 病猪表现为鼻黏膜上有黄白色假膜覆盖和溃疡。这种病变可蔓延至鼻甲骨、鼻和面骨，甚至副鼻窦、气管和肺组织。还表现为咳嗽、脓性鼻涕、喘鸣和腹泻，致使病猪消瘦，甚至死亡。

2. 人的临床诊断 人的感染多为 B 型坏死梭杆菌，常常引起 Lemierre 综合征。人类坏死杆菌病主要表现为手部皮肤、口腔、肺形成脓肿。坏死梭杆菌也是引起牙周炎、口腔感染、妇女生殖道感染（特别是伴有腐败性流产的生殖道感染）以及肠穿孔、创伤的重要致病菌。此外，该菌的感染还可引起髋、膝、踝关节的脓毒性关节炎，以及蜂窝织炎，肝脏功能紊乱。感染此菌的病例中男性多于女性，以16～38 岁的年轻患者为主。该病常因不能及时确诊而延误病情，甚至导致患者死亡。

一般根据病史、发病部位、临床表现、臭味和组织病变，可做出初步诊断。如能及时取病料进行细菌分离，可进一步确诊。

3. 实验室诊断

（1）直接镜检 用普通苯胺染料可以微弱着色，革兰氏染色阳性，在显微镜下，可观察到坏死梭杆菌的典型形态，尤其是用石炭酸复红-美蓝液加温染色时，见到似旧式地图上的铁路线一样的菌体形态，具有一定的诊断意义。

（2）分离培养 从病、健康组织分界处（体表或内脏病灶）采取病变组织。如标本已被污染时，最好先将标本用肉汤或生理盐水制成乳剂，通过动物试验，从接种动物的坏死组织中分离本菌。将标本接种于肝片肉汤或庖肉培养基和高层血清琼脂及血液葡萄糖琼脂平板，进行厌氧分离培养。若病料已被杂菌污染，直接分离比较困难，可在培养基中加入 1∶5 000～1∶10 000 的亮绿或 1∶12 000 结晶紫，或在培养基中加入卡那霉素、新霉素及万古霉素，再加入能降低电位差的物质（如半胱氨酸、血红蛋白等物质），抑制杂菌生长，或加入硫乙醇酸盐，制成还原性培养基，进行分离培养。

坏死梭杆菌在固体培养基上培养 48 h 后，形成稍凸起的、针头大小的灰白菌落，表面光滑，边缘锐利。

（3）动物试验 将被检病料人工感染实验动物，再从其转移病灶中分离纯培养物。该试验对污染病料尤其有效。病料用生理盐水制成 5～10 倍悬液，分别给家兔、小鼠皮下注射。若接种动物逐日消瘦，接种局部坏死，经 8～12 天死亡，取内脏转移性坏死灶内的脓汁，进行镜检或分离培养，即可进一步确诊。

(五) 防制措施

1. 动物的防制措施 该菌对 β-内酰胺类、四环素类、大环内酯类、林可霉素类、新生霉素、异丙硝唑、甲基盐霉素、维吉霉素敏感，对氨基糖苷类、新霉素、链霉素、离子运载抗生素和肽类抗生素不敏感。

（1）预防 预防本病的关键是防止皮肤、黏膜发生外伤，同时应保持畜舍、环境、饲养管理用具的清洁与干燥。注意低湿牧场的排水，应保护马、牛、羊的蹄。放牧时，畜群的头数应适中。尤其在多雨、潮湿季节于低凹地区放牧时，应防止长期在低湿地内浸泡和互相踩踏。猪群要避免过度拥挤，防止互相咬斗。发生外伤及时用碘酊或结晶紫涂擦处理，目前尚无有效的预防用疫苗。

（2）治疗

1）马坏死杆菌病

①外科疗法：轻症病马，患部可用1％高锰酸钾溶液或4％醋酸液洗净后，撒布高锰酸钾粉末或硫酸铜粉末，或用1％甲醛酒精绷带包扎，或涂擦1：4甲醛松馏油（涂抹本药后，如无继续化脓坏死现象可不再换药）或磺胺软膏。脓肿未破时，应先切开排脓，彻底清除坏死组织，再按上述方法处理，每隔2天换一次药，一般经2～3次即愈。若大批马匹发生此病又无条件清洗时，可直接涂擦10％结晶紫或1％甲醛酒精。

重症病马，坏死面积较大，侵害深部组织形成瘘管时，可于20％食盐水中加入高锰酸钾（高锰酸钾的浓度为1％），放入水桶内，使患部在混合液中浸泡1h，连续3天后，涂擦碘酊或瘘管内灌注，直至脓汁消失，渗出物减少，再按轻症的方法处理。

②抗菌疗法：在进行局部治疗的同时，应以抗菌药物进行全身治疗，如每天2次静脉注射10％磺胺嘧啶钠100～150 mL，或肌内注射链霉素或盐酸土霉素，连用3～5天，并进行对症治疗。

2）牛、羊坏死杆菌病 对犊牛白喉应小心除去口腔伪膜，用每毫升含100～200U青霉素的溶液或0.1％～0.8％高锰酸钾溶液冲洗，然后涂擦碘甘油，每天2次，直至痊愈为止。

牛、羊腐蹄病的治疗：首先清除患部的坏死组织，直至出现干净的创面为止，然后用食醋、3％来苏儿或1％高锰酸钾溶液冲洗。也可用10％硫酸铜液冲洗。然后，在蹄底创腔内填塞硫酸铜粉、水杨酸粉或高锰酸钾粉。对软组织可用松馏油、抗生素（土霉素）等药物，包扎绷带后，再包塑料布以防污水渗入创内。

3）猪坏死杆菌病 对猪坏死性皮炎应先彻底清除坏死组织，至病猪有疼痛感和露出红色创面为止，然后以1％高锰酸钾或3％双氧水清洗患部，再涂擦或撒敷以下药物：1％甲醛溶液（反复涂擦，以创面呈黄白色为止）、5％～10％结晶紫溶液、高锰酸钾与木炭末等量混合物或高锰酸钾与磺胺粉等量混合物。对病变严重、体温升高者，应使用抗生素或磺胺类药物，以防发生败血症。

2. 人的防制措施

（1）预防 主要是注意口腔卫生和营养；发生外伤应及时进行外科治疗；接触坏死杆菌病病畜及处理感染创时，要注意自身防护和污染物的无害化处理。

（2）治疗 以前多用青霉素治疗，但近年来不断分离出青霉素耐药性菌株。美国的研究结果表明，目前41％的分离菌株对青霉素耐药。故在药敏试验结果出来之前，多改用氯林可霉素、甲硝哒唑、β-内酰胺类抗生素，同时使用β-内酰胺酶抑制剂。具体的疗程目前还未明确，但目前多数病例疗程都在6周或6周以上，效果良好。若颈部有脓肿，须进行外科手术。

Milan 等（2005）报道了一起成功治愈 Lemerre 氏综合征的病例。患者为15岁女孩，临床出现面色苍白、精神错乱、喉部剧痛、肌肉痛、呕吐、发热至40.0℃。脑部CT示右颈部深颈脉炎症，扁桃体右侧发生脓肿。从患者血液中成功分离培养出坏死梭杆菌。静脉注射氯林可霉素600 mg和噻孢霉素2 g，每8 h一次，3天后停用噻孢霉素。治疗5周后，治愈出院。

(六) 公共卫生影响

坏死梭杆菌虽然抵抗力较弱，但仍广泛分布于自然界，是动物消化道特别是扁桃体的一种常在菌，并不断地随动物的唾液和粪便排至外界。因此尽管它在有空气的情况下抵抗力很弱，但只要有适宜的易感动物存在，它就能引发感染，直接影响人和动物的健康。随着耐药菌株的不断出现，更增加了本病的防治难度，对公共卫生安全造成更大影响。

（陈小云　蒋玉文）

◆ **参考文献**

常顺兰，刘炳琪．2003．绵羊腐蹄病的诊治［J］．畜牧兽医杂志，22（6）：43.

张艳秋，刘恒良．2004．梅花鹿坏死杆菌病的治疗和预防［J］．特种经济动植物（8）：42.

Anne P，Paivi L，Merja R. et al. 2004. Orbital abscesss caused by fusobacterium necrophorum. Internation pediatric oto-rhinolaryngology，68：585 - 587.

Milan D，Nadkarni M D，Julie V. Lemierre syndrome. 2005. The Journal of Emergency Medicine，28（3）：297 - 299.

Nagaraja T G，Narayanan S K，Stewart M M，et al. 2005. Fusobacterium necrophorum infections in animals：pathogensis and pathogenic mechanicsms. Anaerobe，11：239 - 246.

S. Tadepalli, S. K. Narayanana, G. C. Stewart，et al. 2009. Fusobacterium necrophorum：A ruminal bacterium that invades liver to cause abscesses in cattle. Anaerobe，15：36 - 43.

第二节　链杆菌属细菌所致疾病

念珠状链杆菌鼠咬热

念珠状链杆菌鼠咬热（Streptobacillus moniliformis rat-bit fever）简称鼠咬热，又名链杆菌热（Streptobacillary fever）、哈佛希尔热（Haverhillia fever）、流行性关节红斑（Epidemic erythema），是由念珠状链杆菌引起的一种急性发热性人与动物共患传染病。人和动物因鼠咬而感染。念珠状链杆菌鼠咬热的症状多样，并发症甚多。由念珠状链杆菌引起的食源性的流行性疾病，以红斑、关节炎为特征，称红斑关节炎流行病，1926 年由 Place 和 Sutton 等报道在美国马萨诸塞州的黑弗里尔（Haverhill）地区由于牛奶污染而发生一次流行病的暴发，被称之为哈佛希尔热。

（一）病原

1. 分类地位　念珠状链杆菌（*Streptobacillus moniliformis*）在分类上属梭杆菌科（Fusobacteri-aceae）、链杆菌属（*Streptobacillus*）。为兼性厌氧革兰氏染色阴性杆菌。

2. 形态学基本特征与培养特性　此菌是一种高度多形性、需氧、无动力、无芽孢、无荚膜、不耐热、革兰氏阴性菌（图 63 - 2 A、彩图 63 - 2 A）。形态学特征与其所处的环境有密切关系。在适宜的培养基中生长的典型特征是短杆状，可以排列成链状或长丝状，长为 $15\sim150\mu m$。长丝体呈念珠状膨胀，长短不一，有时弯曲成团。念珠状链杆菌为需氧或兼性厌氧菌，在普通培养基中不易生长，需在含有 $10\%\sim20\%$ 血、血清或腹水的培养基中才能生长，且生长迟缓，其生长期需要 $2\sim7$ 天。$5\%\sim10\%$ 的二氧化碳 $37℃$ 环境中可以促进生长。菌落为白色，形态多形性，呈绒毛球状，直径为 $1\sim2mm$。本菌在巯基乙酸培养基中呈尘菌样生长（图 63 - 2 B、彩图 63 - 2 B）。抗凝血剂聚茴脑磺酸钠（polyanethole-sulphonate）浓度为 0.012 5% 就可抑制该菌生长。

3. 理化特性　该菌具有自动形成和保持 L 型变异的能力，在不适宜的环境中可自发地转变成 L 型，在适宜环境下能自动恢复其固有形态。这种 L 型菌可以侵犯机体组织，由于 L 型菌缺乏细胞壁，对青霉素及作用于细胞壁的抗生素不敏感，给治疗上带来一些困难。有报告显示，感染 10 天后血中仍可分离出病原菌。该菌对常用化学消毒剂，如 70% 医用酒精、1% 次氯酸钠、2% 戊二醛等敏感。该菌在 $121℃$，15min 即可灭活。该菌在 $4℃$ 环境下最多可存活 10 天，血清肉汤培养液中 $37℃$ 可保存 1 周。

（二）流行病学

1. 传染来源　念珠状链杆菌鼠咬热的传染源主要是鼠，病菌为鼠类尤其为野鼠鼻咽部的一种普通细菌。其他啮齿类动物及食肉动物如猫、犬、雪貂、鼬等与鼠类接触后也可作为传染源。据报道，不论

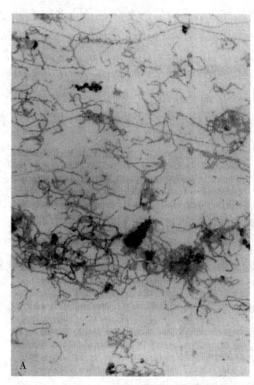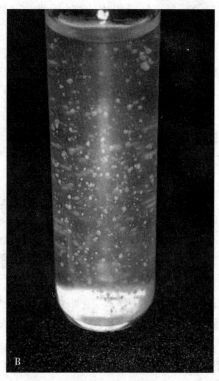

**图 63-2 念珠状链杆菌形态 (A，×1 000) 及其在巯基乙酸盐培养基中
形成的"球泡"菌落 (B)**

[图 A 引自 Int J Infect Dis，Margot H. Graves，J. Michael Janda. Rat-Bite Fever (Streptobacillus moniliformis)：A Potential Emerging Disease，5151-5154，Copyright Elsevier (2001)，经 Elsevier 授权；图 B 引自 Eur J Clin Microbiol Infect Dis，22，L. Torres，A. I. López · S. Escobar，et al. Bacteremia by Streptobacillus moniliformis：First Case Described in Spain，258-260，Copyright Springer (2003)，经 Springer Science+Business Media 授权]

是野外还是实验室人工喂养的正常鼠的带菌率约 50%。人被鼠咬伤后，伤口在短期内愈合，无分泌物渗出，故几乎无人传人的可能性，无需隔离。

2. 传播途径 念珠状链杆菌感染人的方式有两种途径。一是经口食入被念珠状链杆菌污染的食物，引起哈佛希尔热。念珠状链杆菌是鼠鼻咽部的正常菌群，能随尿排出，被污染食物和水可通过消化道感染引起哈佛希尔热的流行。Haverhill 热 1926 年首次发生在 Haverhill，并有科学完整的关于人念珠状链杆菌病 (Human streptobacillosis) 暴发流行的记载，患者由于饮食了因老鼠频繁出没而污染的未消毒的牛奶或奶制品而发病。1983 年 McEvoy 报告英国小学生因饮用被鼠污染的泉水而致病，当时 700 名小学生中发病 304 例 (43%)。

另一种途径是鼠咬感染，近年也有因亲近宠物而感染的报道。尽管念珠状链杆菌鼠咬热主要由鼠咬伤传播，但也可通过鼠抓伤或在处理死鼠时引起感染，亦可因与其他啮齿动物接触而感染。

该菌也可通过空气进行传播。

3. 易感动物

(1) 自然宿主 鼠类是念珠状链杆菌的自然宿主，在传播感染方面起着决定性作用。啮齿类动物如沙鼠、豚鼠、松鼠等，鸟类，灵长类动物以及食肉动物如猫、犬、雪貂、鼬等均可携带感染此细菌。

人群普遍易感。在过去的报告中该病与儿童关系密切，美国病例中的 55% 是小于 12 岁的儿童。但哈佛希尔热流行时可以发生于任何年龄。

(2) 实验动物 大鼠是念珠状链杆菌的自然宿主，健康大鼠的鼻咽部、咽部、上部气管和中耳是分离细菌的主要部位。对大鼠而言，念珠状链杆菌是低致病性的，但由于其他病原菌如嗜肺巴斯德菌、肺支原体或引起中耳炎、结合膜炎、支气管肺炎和慢性肺炎的支原体的存在，它可成为继发入侵菌。

念珠状链杆菌病可在群居小鼠中暴发流行，流行程度与小鼠品系有关。在同一次流行中两种不同品系的小鼠对念珠状链杆菌感染的敏感性不同，实验室小鼠品系和野生小鼠对试验感染念珠状链杆菌的敏感性也不一致。白色小鼠最易感，褐色次之，黑色小鼠具抵抗力。研究证明，念珠状链杆菌在感染动物中可存留 6 个月。在经口服感染而发病的 C57BL/6 小鼠的咽喉部位，细菌可存留 24 天。BALB/c 小鼠对念珠状链杆菌病具有抗性，3 天后菌检结果为阴性，曾有报道，从 BALB/c 小鼠咽喉部取样 200 次，均没有分离到念珠状链杆菌。

4. 流行特征　本病通常散发，偶然可呈现暴发流行。世界各地均有散发病例，主要分布于北美洲和欧洲。

5. 发生与分布　念珠状链杆菌鼠咬热在全世界范围内流行，主要在北美洲。有文献记载，过去曾至少有 3 次哈佛希尔热的暴发流行。本病早在 1893 年美国就有记载。1914 年 Schottmüller 首次从鼠咬热患者分离到念珠状链杆菌，当时命名为鼠咬热链丝菌（*Streptothrix muris ratti*）。1916 年 Blake 等由患者血液中发现此菌。1925 年 Levaditi 等正式将该菌命名为念珠状链杆菌。从已有的文献看，1983 年在美国发生的类似哈佛希尔热的暴发流行中，发病人数最多，且多数是实验室工作人员。他们在操作中接触动物，被大鼠咬伤而感染，另外也有相当多的儿童被感染。欧洲、大洋洲均有类似报道，亚洲较少，非洲尚无相关报道。本病较为少见，没有特异性的临床表现，细菌的检出、鉴定以及疾病的发生与鼠的相关性有时不易确定，因而确切诊断该病有一定的困难。

（三）对动物与人的致病性

1. 对动物的致病性　小鼠可患念珠状链杆菌病，典型症状是败血性淋巴结炎，主要是颈部淋巴结，在疾病后期也可见腹股处及腋下淋巴结，而肠系膜淋巴结常见。如果感染急性期没有死于败血症，后来可发展为化脓性关节炎和多发性关节炎，四肢、尾关节、脊柱均可受累，脾肿大，有多发性微细脓肿、肝和卵巢脓肿，个别有心包炎和化脓性角膜结膜炎，败血症经常伴有恶病质，通常是致死性的，念珠状链杆菌可引起妊娠小鼠的流产。念珠状链杆菌可引起豚鼠肉芽肿肺炎及额下腺脓肿。沙鼠为可能的带菌动物，将鼠咬热传播给人，尚未发现该菌对沙鼠有致病性。猫可带菌，有资料表明人被猫咬伤后可感染鼠咬热。犬也能带菌，曾从犬的脓肿引流物中分离到该菌。金黄地鼠、兔、雪貂、灵长类动物是否带菌尚不清楚。试验感染鸡、兔、金黄地鼠和火鸡后均未能分离到细菌，用豚鼠分离株皮下接种家兔，仅在接种部位发展成一个慢速生长的脓肿，肌内注射引起化脓性睾丸炎，这并非是典型的链杆菌病。火鸡自然感染念珠状链杆菌而发病，不同部位的关节、腱鞘、胸骨囊呈化脓性改变，这可能是由野鼠引起的。澳大利亚动物园的一种叫北澳窜鼠（*Notomys mexis*）的鼠曾发生过几例败血症，可能由于大鼠窜入鼠笼引发感染所致，也有考拉因念珠状链杆菌感染而引起胸膜炎致死的报告。

2. 对人的致病性　潜伏期一般为 1～7 天。动物咬伤处很易愈合，无硬结性溃疡形成，局部淋巴结亦无肿大。经 1～22 天潜伏期后突然出现寒战、高热、头痛、背痛、呕吐。热型不规则或呈间歇性，于 1～3 天后缓解，以后热度可再度上升，但不如小螺菌鼠咬热规律。50％以上患者在病后第 2 周出现多发性游走性关节痛或关节炎，以腕、肘等关节多见。受累关节有红、肿、痛或见关节腔积液。75％的患者发热后 1～8 天内出现充血性皮疹，一般为斑丘疹，呈离心分布，常累及手掌足趾，亦可为麻疹样，有时有淤点、淤斑或融合成片，皮疹可持续 1～3 周，大约 20％退疹后出现脱屑（彩图 63 - 3）。急性期可并发支气管肺炎、肺脓肿形成、睾丸炎、心包炎及脾、肾梗死。最常见而严重的合并症为细菌性心内膜炎，尤其是有心脏瓣膜病变者更易发病。若无并发症，则病程持续 2 周，可自动消退。少数未经治疗者可持续或反复出现发热和关节炎，偶有迁延数年者，极少有后遗关节运动障碍。皮疹一般不复发。病死率为 10％左右。哈佛希尔热起病急，突然发作，寒战、高热，类似呼吸道感染和急性胃肠炎症状。95％以上有形态及大小不规则皮疹和关节炎症状。本病预后良好，复发非常少见。

（四）诊断

1. 人的临床诊断　不论是食入还是鼠咬，其感染的临床症状相似。主要表现为急性突然发冷、呕吐、全身不适、头痛、不规则的反复发热、四肢有红斑、关节痛，未及时治疗经常引发严重的化脓性多发性关节炎和淋巴结病变，如不治疗，病死率约13%。念珠状链杆菌鼠咬热的并发症有心内膜炎、脑脓肿、羊膜炎、败血症、间质性肺炎、前列腺炎和胰腺炎。确诊有待病原菌培养或动物接种。鉴别诊断首先要与小螺菌鼠咬热相区别，此外还要与其他病原引起的皮疹相鉴别，如风疹、败血症、流脑及药物性皮疹等。哈佛希尔热还应与其他原因引起的腹泻、呼吸道感染相鉴别。

2. 实验室诊断

（1）病原学检查　从血液、脓液、关节腔液培养可分离到病原菌，常用肉汤或胰蛋白酶琼脂，但需加入20%马或兔血清，置22～37℃培养，10%二氧化碳环境中有利于生长。细菌生长后，可根据其典型的形态学特征及生化特性进行鉴定。确诊念珠状链杆菌病的经典试验是将分离的可疑菌悬液接种于小鼠足掌，在几天内产生局部的化脓性关节炎，再分离菌株，获得纯培养。以气相色谱作脂肪酸谱分析，血清肉汤中的纯培养产生特殊图谱，可作快速诊断。

（2）血清学试验　最初采用凝集试验测定血清中的特异性凝集素，后来发展为补体结合试验，现在常规采用间接免疫荧光法检查动物带菌情况，以及酶联免疫试验检测特异性抗体。

（3）PCR法检测　近年来采用PCR法对急性期患者血、脓液、关节腔液检测念珠状链杆菌DNA，准确率高，有早期诊断价值。

（五）防制措施

1. 动物的防制措施　实验动物饲养室必须符合有关国家要求，饲养动物密度适宜，经常通风换气，保持室内空气新鲜。防止动物咽喉部细菌呼出形成气溶胶。实验动物室和动物园必须严防野鼠窜入，食物、牛奶等必须保存于无鼠出入的地方，泉水、水井必须保护，不让野鼠进入。

2. 人的防制措施

（1）预防　灭鼠是重要的防制措施，应防止被鼠或其他动物咬伤。与鼠有接触的实验室工作人员应注意防护，戴手套，谨防动物咬伤。一旦被咬，特别是被大鼠咬伤更应注意，必须向有关主管部门报告，密切注意健康状况。定时检测体温，每天2～3次，如有不适，如发热、局部伤口发炎和淋巴结肿大，必须到医院诊治，除局部治疗外，应立即注射青霉素。

（2）治疗　首选药物为青霉素类，念珠状链杆菌对青霉素极其敏感，每天剂量不少于40万～60万U，疗程不少于7天，如果在治疗后14天内没有不良反应，每天剂量随增加到120万U。用于治疗人念珠状链杆菌鼠咬热的抗生素，还有氨苄青霉素、链霉素、四环素、庆大霉素、头孢呋辛和万古霉素，通常是联合用药。念珠状链杆菌容易变异为L形，为了应对耐青霉素的L形，可给予四环素或其他抗菌药物。

（六）公共卫生影响

虽然此病的发生率较低，如美国2004年仅有200个病例。但是，随着越来越多的鼠类作为宠物被人们所饲养，该病的发病率也将呈上升趋势。

（康凯　魏财文）

◆ **我国已颁布的相关标准**

GB/T 14926.44—2001　实验动物　念珠状链杆菌检测方法

◆ **参考文献**

马亦林.2005.传染病学［M］.上海：上海科学技术出版社：692-694.

斯崇文，贾辅忠.2004.感染病学［M］.北京：人民卫生出版社：691-692.

杨正时，房海.2002.人与动物病原细菌学［M］.石家庄：河北科学技术出版社：1035-1044.

Erik G. H. Wouters, Hoa T. K. Ho, Len J. A. Lipman. 2008. Dogs as vectors of Streptobacillus moniliformis infection? Veterinary Microbiology, 128：419-425.

Sean P. Elliott. 2007. Rat Bite Fever and Streptobacillus moniliformis. Clinical Microbiology Reviews，20：13-22.

Wim Gaastra, Ron Boot, Hoa T. K. Ho. 2009. Rat bite fever. Veterinary Microbiology, 133：211-228.

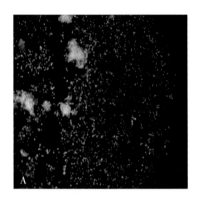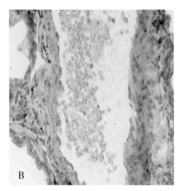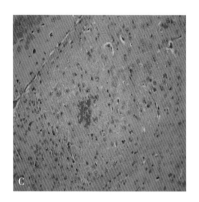

彩图 25-1　普氏立克次体

　　A. 在 L929 细胞上呈绿色的普氏立克次体（免疫荧光染色，×400）　B. BALB/c 小鼠肺炎症细胞中的普氏立克次体（免疫组织化学染色，×100）　C. BALB/c 小鼠感染普氏立克次体，可见脑出血（HE 染色，×100）

　　［引自 The Lancet Infectious Diseases，8，Yassina Bechah，Christian Capo，Jean-Louis Mege，et al. Epidemic typhus，417-426，Copyright Elsevier（2008），经 Elsevier 授权］

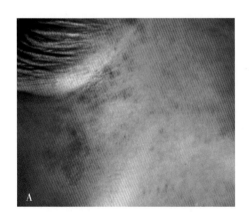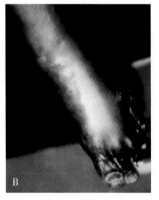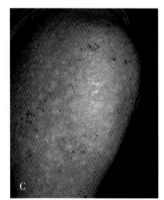

彩图 25-2　流行性斑疹伤寒病人皮疹（A）、脱骨疽（B）与上臂皮肤抓伤（C）

　　［引自 The Lancet Infectious Diseases，8，Yassina Bechah，Christian Capo，Jean-Louis Mege，et al. Epidemic typhus.，417-426，Copyright Elsevier（2008），经 Elsevier 授权］

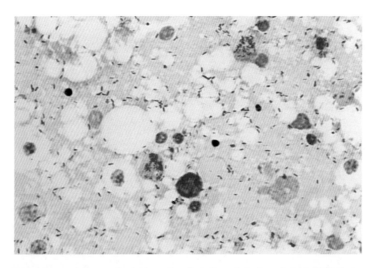

彩图 25-3　肺病理组织中的立氏立克次体［吉梅内思染色卵黄囊涂片
(Gimenez-stained yolk sac smear)］

（引自 http://phil.cdc.gov，经美国 CDC 授权）

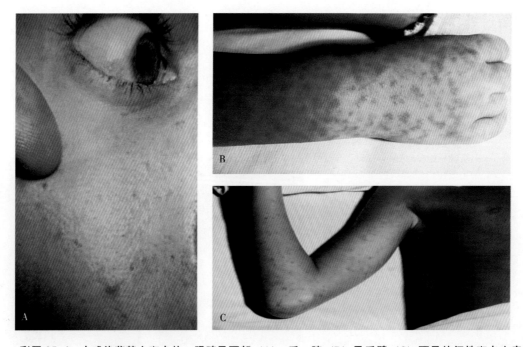

彩图 25-4　人感染落基山斑点热，眼睛及面部（A）、手、腕（B）及手臂（C）可见特征性斑点皮疹

（引自 http://phil.cdc.gov，经美国 CDC 授权）

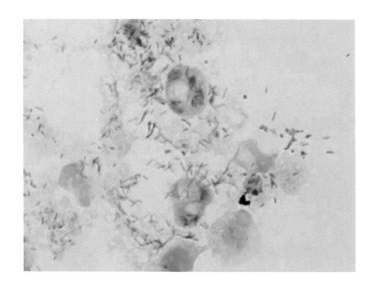

彩图 25-5 Vero 细胞上的康氏立克次体
（红色杆状，×1 000）

［引自 Clarisse Rovery，Philippe Brouqui Didier Raoult，et al. Questions on Mediterranean Spotted Fever a Century after Its Discovery Emerging Infectious Diseases，2008，14（9）1360－1367，经 Emerging Infectious Diseases 授权］

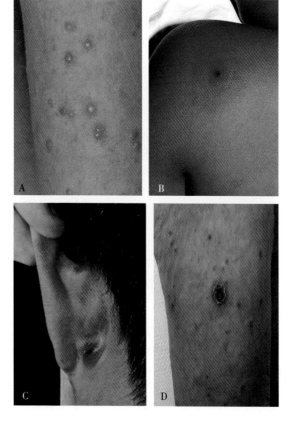

彩图 25-6 人感染纽扣热，腿部出现水疱性皮疹（A）及焦痂（D）、肩部（B）及耳后部（C）出现黑斑

［图 A、B、C 引自 Eur J Pediatr，157，A.Cascio，P. Dones，A.Romano，L.Titone.Clinical and laboratory® ndings of boutonneuse fever in Sicilian children，482－486，Copyright Springer （1998），经 Springer Science+Business Media 授权；图 D 引自 Clarisse Rovery，Philippe Brouqui，Didier Raoult，et al. Questions on Mediterranean Spotted Fever a Century after Its Discovery.Emerging Infectious Diseases，2008，14（9）：1360－1367，经 Emerging Infectious Diseases 授权］

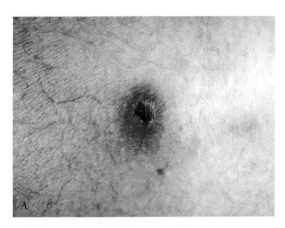 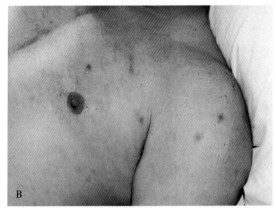

彩图 25-7　立克次体痘病人右腿皮肤焦痂（A）及上躯皮肤多处丘疱疹（B）

[引自 Allan Krusell，James A.Comer，Daniel J.Sexton.Rickettsialpox in North Carolina: A Case Report. Emerging Infectious Diseases，2002（8）:727-728，经 Emerging Infectious Diseases 授权]

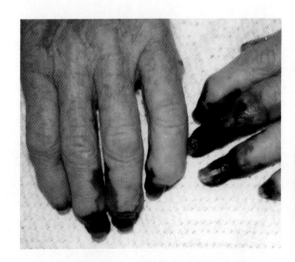

彩图 25-8　昆士兰斑点热病人手指坏疽

[引自 William J.HMcBride，Joshua P.Hanson，Robert Miller，et al. Severe Spotted Fever Group Rickettsiosis，Australia.Emerging Infectious Diseases，2003，13（11）：1742-1744，经 Emerging Infectious Diseases 授权]

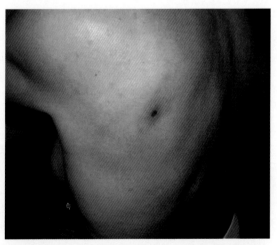

彩图 25-9　黑龙江斑点热病人皮肤焦痂及斑疹

[引自 Oleg Y.Mediannikov，Yuri Sidelnikov，Leonid Ivanov，et al. *Rickettsia heilongjiangensis* Acute Tick-borne Rickettsiosis Caused by in Russian Far East. Emerging Infectious Diseases，2004，10(5)：810-817，经 Emerging Infectious Diseases 授权]

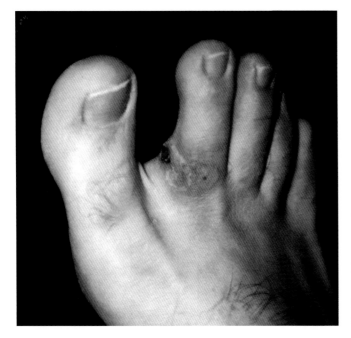

**彩图 25-10　内蒙古斑点热病人脚趾淋巴
管炎及焦痂**

［引自 Anne-Marié Pretorius，Richard J.
Birtles.Rickettsia mongolotimonae Infection in
South Africa.Emerging Infectious Diseases，
2004，10 (1): 125-126，经 Emerging Infectious
Diseases 授权］

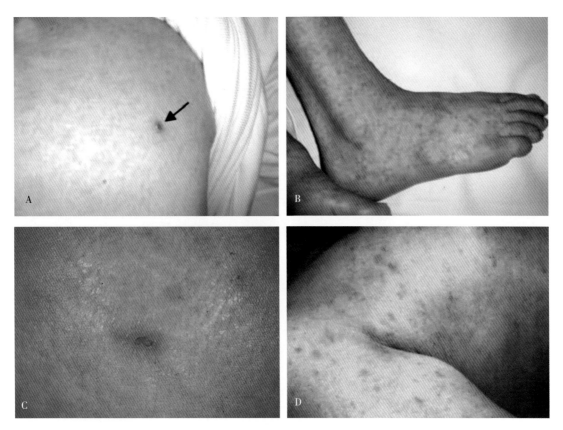

彩图 25-11　日本斑点热病人皮肤红疹及焦痂（A. 箭头；C）、淤斑（B、D）

［图 A、B 引自 Moon-Hyun Chung，Seung-Hyun Lee，Mi-Jeong Kim，et al. Japanese Spotted Fever，
South Korea.Emerging Infectious Diseases，2006 (12) :1122-1124，经 Emerging Infectious Diseases 授权；图 C、
D 引自 Mahara Hospital，Tokushima，et al. Japanese Spotted Fever: Report of 31 Cases and Review of the
Literature.Emerging Infectious Diseases，1997，3 (2)：105-111，经 Emerging Infectious Diseases 授权］

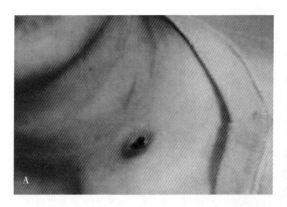
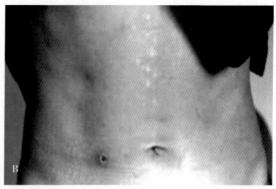

彩图 25-12 恙虫病人颈（A）及腰部（B）皮肤焦痂

［引自 Yun-Xi Liu, Wu-Chun Cao, Yuan Gao, et al. Orientia tsutsugamushi in Eschars from Scrub Typhus Patients.Emerging Infectious Diseases, 2006（12）：1109-1112, 经 Emerging Infectious Diseases 授权］

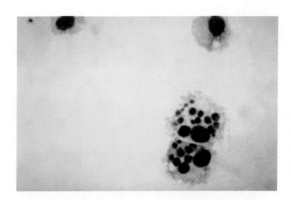

彩图 26-1 犬感染查菲埃立克体，单核细胞（DH82）体外培养可见细胞质中形成典型的埃里克体包含体（桑葚胚）（姬姆萨染色，×600）

［引自 Unité des Rickettsies, Faculté de Médecine de Marseille.Traditional and molecular techniques for the study of emerging bacterial diseases: one laboratory's perspective.Emerging Infectious Diseases, 2002, 8（2）：122-131, 经 Emerging Infectious Diseases 授权］

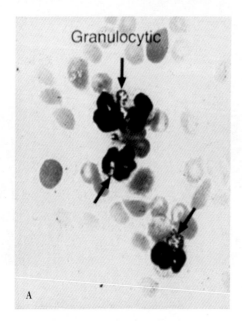
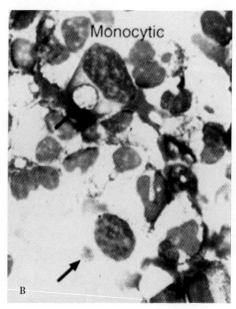

彩图 26-2 人嗜单核细胞埃立克体病（A）和嗜粒细胞埃立克体病（B）的病原

（引自 http://phil.cdc.gov, 经美国 CDC 授权）

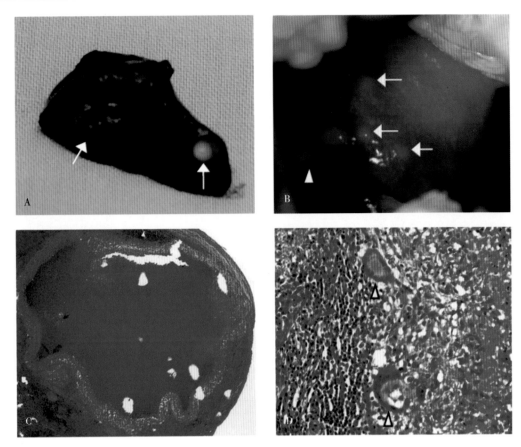

彩图 27-1 猫抓病患者肝（A）与脾（B）表面形成白褐色软化灶。低倍镜下脾活组织检查
可见坏死肉芽肿性炎症，具有中心坏死灶（C.HE 染色，×40）。高倍镜下见中心
坏死灶周围被上皮样细胞及郎格罕细胞包围（箭头）（D.HE 染色，×200）

［引自 J Formos Med Assoc，105，Hui-Min Liao，Fu-Yuan Huang，Hsin Chi，et al. Systemic Cat
Scratch Disease，674-679，Copyright Elsevier（2006），经 Elsevier 授权］

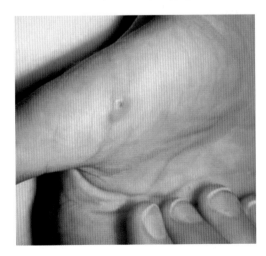

彩图 27-2 猫抓病皮肤损伤

（引自 http://phil.cdc.gov，经美国 CDC 授权）

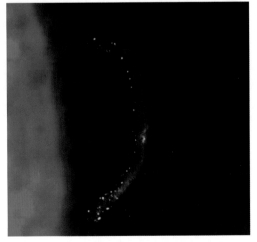

彩图 27-3 猫抓病病人淋巴结中的汉赛巴尔通体

（直接免疫荧光染色，×400）

［引自 Jean-Marc Rolain，Hubert Lepidi，Michel Zanaret，et
al. Lymph Node Biopsy Specimens and Diagnosis of Cat- scratch
Disease. Emerging Infectious Diseases，2006，12（9）：1338-
1344，经 Emerging Infectious Diseases 授权］

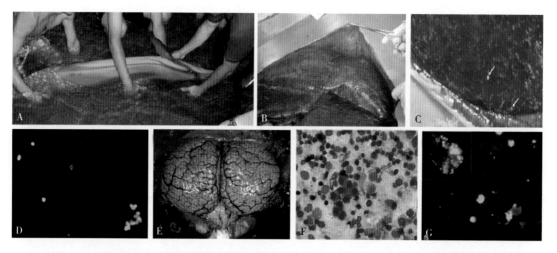

彩图 28-1　条纹原海豚神经布鲁菌病临床症状、病理变化及免疫荧光染色

A. 多纹海豚游泳紊乱　B. 多纹海豚胎盘中的胎儿　C. 胎盘脓肿（箭头）　D. 胎盘组织中的布鲁菌（免疫荧光染色）　E. 大脑、小脑充血　F. 脑脊液中的单核细胞（姬姆萨染色）　G. 脑脊液吞噬细胞中的布鲁菌，插图为其放大

［引自 Gabriela Hernández-Mora，Rocío González-Barrientos，Juan-Alberto Morales，et al. Neurobrucellosis in Stranded Dolphins，Costa Rica.Emerging Infectious Diseases，2008，14（9）：1430-1433，经 Emerging Infectious Diseases 授权］

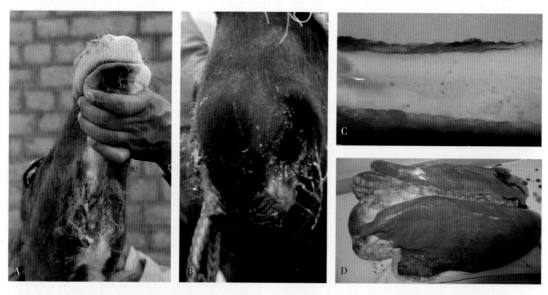

彩图 29-1　马感染马鼻疽，可见皮疽（A）、脓性鼻分泌物（B）、气管中多泡性物质（C）、肺坏死及水肿（D）

［图 A 引自 http://nrce.nic.in，经 The Director，NRCE，Hisar（India）授权；图 B、C、D 引自 Microbes and Infection，5，Jose Lopez，John Copps，CatherineWilhelmsen，et al. Characterization of experimental equine glanders，1125-1131，Copyright Elsevier（2003），经 Elsevier 授权］

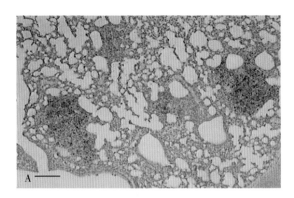
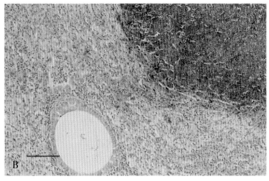

彩图 29-2　BALB/c 小鼠感染鼻疽伯克菌，3 天后的肺实变（A. 褐色）及 14 天后的病变发展
（B. 褐色）（免疫组织化学染色，标尺=0.1 mm）

［引自 Journal of Medical Microbiology，52，M.Stephen Lever，Michelle Nelson，Philip I.Ireland，et al. Experimental aerogenic Burkholderia mallei（glanders）infection in the BALB/c mouse，1109-1115，Copyright Society for General Microbiology（2003），经 Society for General Microbiology 授权］

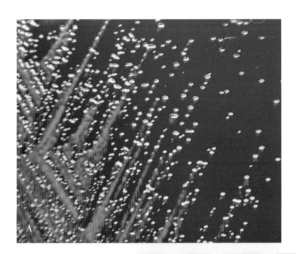
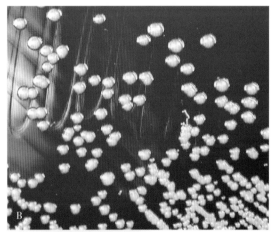
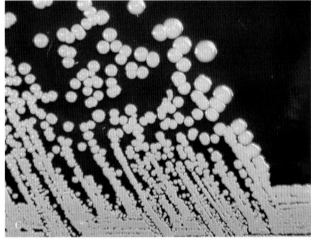

彩图 29-3　类鼻疽伯克菌羊血琼脂培养 24h（A）、
48h（B）及 96h（C）的菌落形态

（引自 http://phil.cdc.gov，CDC/Courtesy of Larry Stauffer，Oregon State Public Health Laboratory 供图）

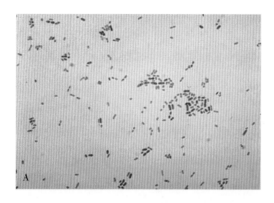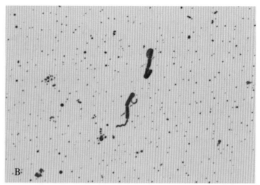

彩图30-1 产碱杆菌（A. 革兰染色 B. 鞭毛染色）

（引自 http://phil.cdc.gov，经美国 CDC 授权）

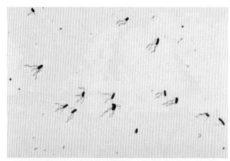

彩图30-2 支气管败血波氏菌鞭毛染色

（引自 http://phil.cdc.gov/phil/details.asp，CDC/Dr.William A.Clark 供图）

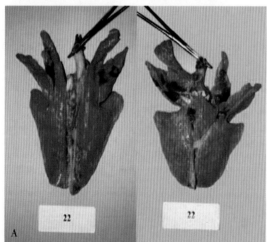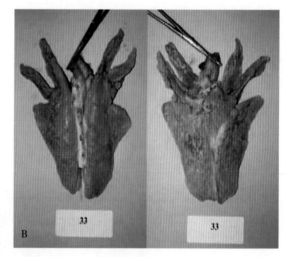

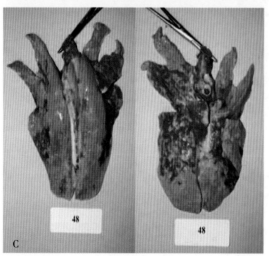

彩图30-3 猪肺脏病变

A. 仅感染支气管败血波氏菌 B. 仅感染猪冠状病毒 C. 二者共感染

［引自 Veterinary Microbiology，128，S.L.Brockmeier，C.L.Loving，T. L. Nicholson，et al. Coinfection of pigs with porcine respiratory coronavirus and Bordetella bronchiseptica，36-47，Copyright Elsevier（2008），经 Elsevier 授权］

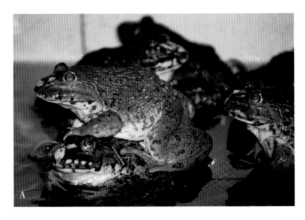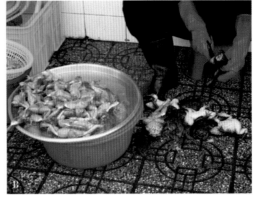

彩图 31-1　分离出香港海鸥型菌的中国虎纹蛙

［引自 International Journal of Food Microbiology，129，Susanna K.P.Lau，Leo C.K.Lee，Rachel Y.Y.Fan，et al. Isolation of Laribacter hongkongensis，a novel bacterium associated with gastroenteritis，from Chinese tiger frog，78-82，Copyright Elsevier（2009），经 Elsevier 授权］

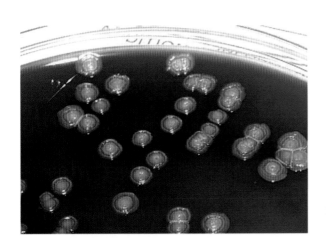

彩图 31-2　疫控中心 EF-4a 群菌在血平板上形成的菌落

［引自 Journal of Feline Medicine and Surgery，9，Randolph M Baral，Melissa J Catt，Lynn Soon，et al. Successful treatment of a localised CDC Group EF-4a infection in a cat. 67-71，Copyright Elsevier（2006），经 Elsevier 授权］

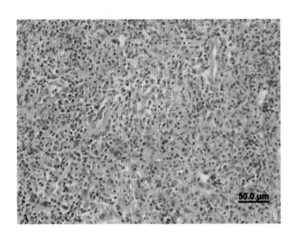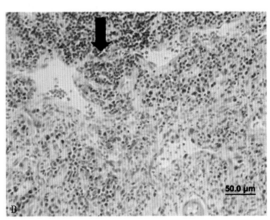

彩图 31-3　疫控中心 EF-4a 群菌感染猫下颌淋巴结及其邻近组织切片（HE 染色）

A. 可见纤维化及炎性细胞浸润　B. 可见淋巴细胞聚集（箭头）

［引自 Journal of Feline Medicine and Surgery，9，Randolph M Baral，Melissa J Catt，Lynn Soon，et al. Successful treatment of a localised CDC Group EF-4a infection in a cat.67-71，Copyright Elsevier（2006），经 Elsevier 授权］

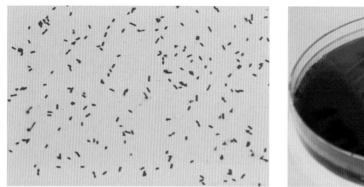
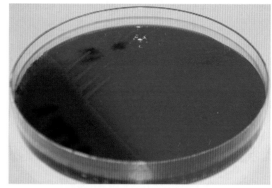

彩图 33-1 嗜麦芽窄食单胞菌纯培养

[引自 Lancet Infect Dis, 9, W John Looney, Masashi Narita, Kathrin Mühlemann. Stenotrophomonas maltophilia: an emerging opportunist human pathogen, 312-323, Copyright Elsevier (2009), 经 Elsevier 授权]

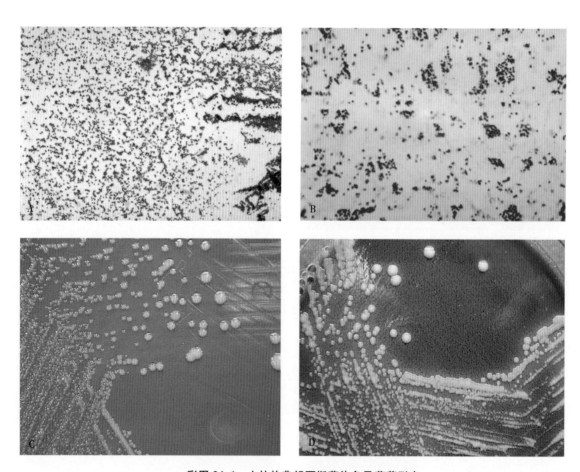

彩图 34-1 土拉热弗朗西斯菌染色及菌落形态

A. 革兰染色　B. 亚甲基蓝染色　C. 半胱氨酸心血培养基　D. 巧克力培养基

（引自 http://phil.cdc.gov，经美国 CDC 授权）

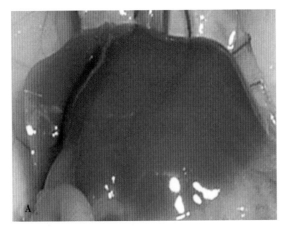

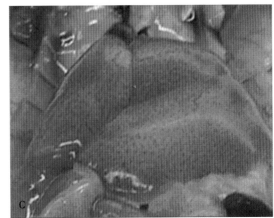

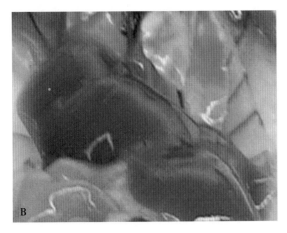

彩图 34-2　土拉热弗朗西斯菌感染小鼠 120h 后肝脏脱色

A. 正常鼠肝　B. 感染土拉热弗朗西斯菌 LVS 株鼠肝
C. 感染土拉热弗朗西斯菌 Pohang 株鼠肝

[引自 Eun-Ju Kim, Sang-Hee Park, Young-Sill Choi, et al. Cytokine response in Balb/c mice infected with Francisella tularensis LVS and the Pohang isolate. J. Vet. Sci., 2008, 9（3）：309-315, 经 Journal of Veterinary Science 授权]

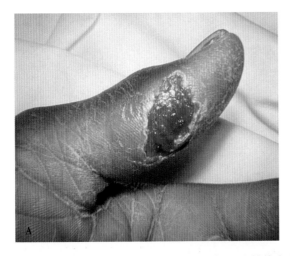

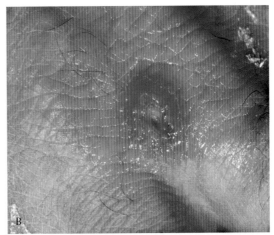

彩图 34-3　土拉热患者手部皮肤溃疡及损伤

（引自 http://phil.cdc.gov，经美国 CDC 授权）

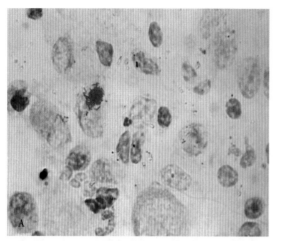
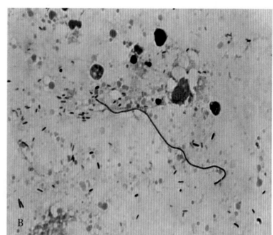

彩图 35-1 军团菌革兰染色（A）及吉曼尼兹（Gimenez）染色（B）

（引自 http://phil.cdc.gov，经美国 CDC 授权）

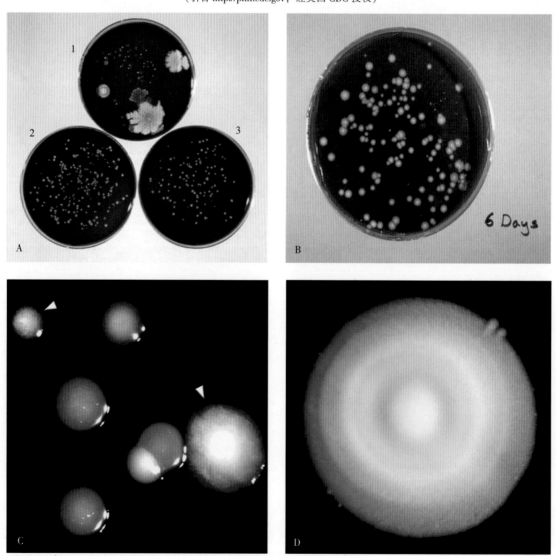

彩图 35-2 军团菌在琼脂平板（A）、炭-酵母浸膏琼脂（B、C）培养，及军团菌菌落（D）

（引自 http://phil.cdc.gov，经美国 CDC 授权）

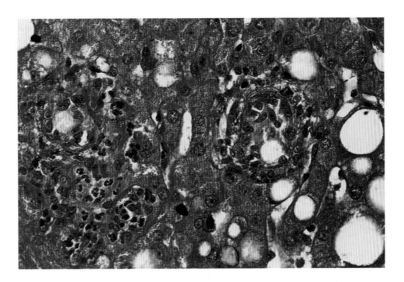

彩图 36-1 Q 热感染所致肉芽肿的组织病理学（HE 染色）

［引自 http://www.pathconsultddx.com/pathCon/diagnosis?pii=S1559-8675
（06）70951-70952，经 Elsevier 授权］

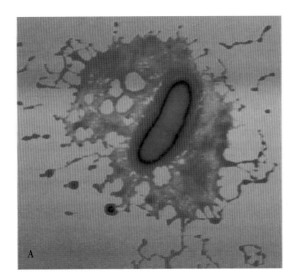 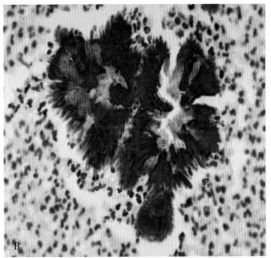

彩图 37-1 铜绿假单胞菌（A）**及其布朗-布雷恩染色**（Brown-Brenn stain，B）

（图 A 引自 www.asylumresearch.com，经美国北卡罗来纳州立大学 S. Deupree 和 M. Schoenfisch 授权；
图 B 引自 http://phil.cdc.gov，经美国 CDC 授权）

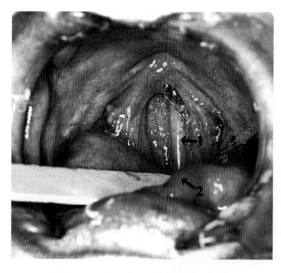

彩图 37-2 铜绿假单胞菌病口咽病变

[引自 Arthur Leibovitz, Michael Dan, Jonathan Zinger, et al. Pseudomonas aeruginosa and the Oropharyngeal Ecosystem of Tube-Fed Patients. Emerging Infectious Diseases, 2003, 9 (8): 956-959, 经 Emerging Infectious Diseases 授权]

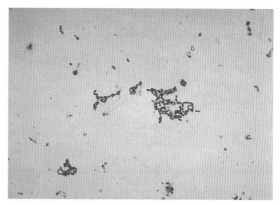

彩图 38-1 不动杆菌革兰染色

(引自 http://phil.cdc.gov, 经美国 CDC 授权)

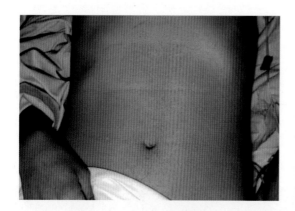

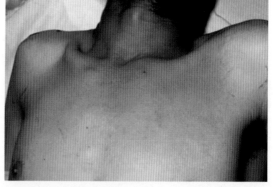

彩图 38-2 不动杆菌病病人腹部及颈部蜂窝织炎

[引自 Peter J. Sebeny, Mark S.Riddle, Kyle Petersen.Acinetobacter baumannii Skin and Soft-Tissue Infection Associated with War Trauma. Clinical Infectious Diseases, 2008 (47): 444 - 449, 经 Clinical Infectious Diseases 授权]

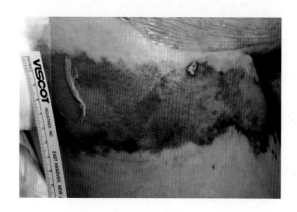

彩图 38-3 不动杆菌病病人蜂窝织炎从腹部扩散至腿部，并出现出血性水疱

[引自 Peter J.Sebeny, Mark S.Riddle, Kyle Petersen. Acinetobacter baumannii Skin and Soft-Tissue Infection Associated with War Trauma. Clinical Infectious Diseases, 2008 (47): 444-449, 经 Clinical Infectious Diseases 授权]

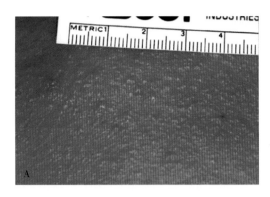
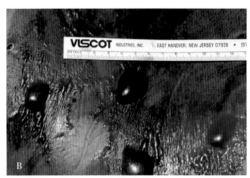

彩图 38-4 不动杆菌病软组织蜂窝织炎，可见皮肤轻微硬化，沙纸样外观，表面有小水疱（A），以及败血症后期的出血性水疱（B）

〔引自 Peter J. Sebeny， Mark S. Riddle， Kyle Petersen. Acinetobacter baumannii Skin and Soft-Tissue Infection Associated with War Trauma. Clinical Infectious Diseases， 2008（47）:444-449，经 Clinical Infectious Diseases 授权〕

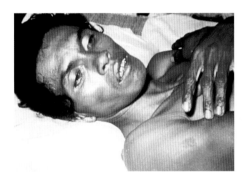

彩图 39-1 霍乱病人严重脱水，手呈
"清洗女工手"样

（引自 http://phil.cdc.gov，经美国 CDC 授权）

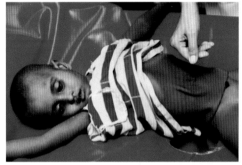

彩图 39-2 小孩感染霍乱，脱水严重，眼睛
凹陷，嗜睡，皮肤轻微肿胀

〔引自 Lancet， 363， David A Sack， R Bradley
Sack， G Balakrish Nair， et al. Cholera， 223-233，
Copyright Elsevier（2004），经 Elsevier 授权〕

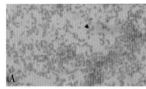
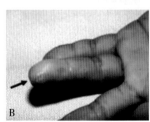
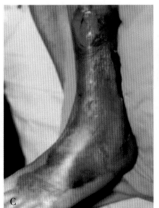
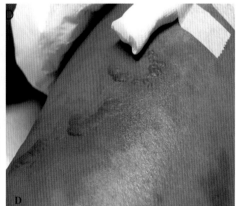

彩图 39-3 创伤弧菌感染

A. 创伤弧菌革兰染色阴性　B. 被鱼刺伤后 1 天即出现创伤弧菌菌血症的无名指（箭头）　C. 腿部出现出血性水疱，呈坏疽样病变　D. 腿部皮肤出现出血性水疱

〔图 A、B、C 引自 Po-Ren Hsueh， Ching-Yih Lin， Hung-Jen Tang， et al. Vibrio vulnificus in Taiwan.Emerging Infectious Diseases， 2004， 10（8）:1363-1368，经 Emerging Infectious Diseases 授权；图 D 引自 The Lancet Infectious Diseases， 8（6）， Chih-Hsin Lee， Chen-Chie Wang， Chung-Tai Yue， et al.Necrotising fasciitis caused by Vibrio vulnificus in a man with Cirrhosis， 399， Copyright Elsevier（2008），经 Elsevier 授权〕

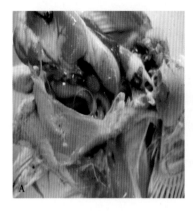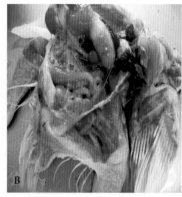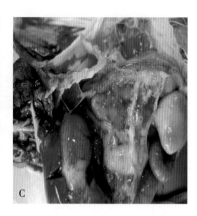

彩图 41-1 禽大肠杆菌病

A. 正常禽清晰的气囊 B. 感染禽泡沫性渗出物 C. 感染禽后期干酪样渗出物

［引自 www.poultryhub.org，经 Dr.Kelly（The University of Melbourne）与 Poultry Hub 授权］

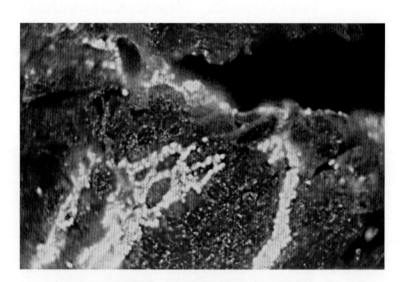

彩图 41-2 柠檬酸杆菌感染小鼠结肠切片的免疫荧光染色，可见上皮细胞表面大量的柠檬酸杆菌（黄色，×1 000）

［引 自 Microbes and Infection，3，Steven A.Luperchioa，David B. Schauer. Molecular pathogenesis of Citrobacter rodentium and transmissible murine colonic hyperplasia，333-340，Copyright Elsevier（2001），经 Elsevier 授权］

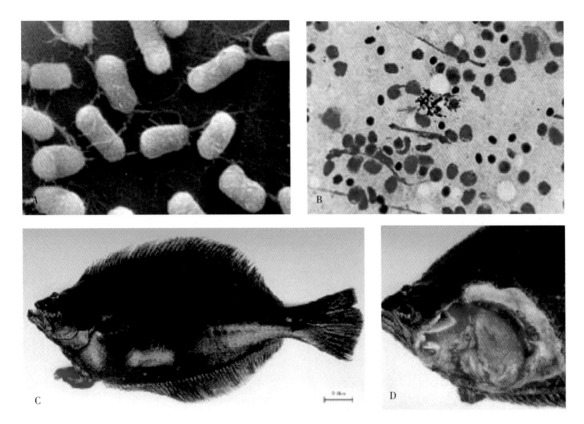

彩图 41-3　迟缓爱德华菌感染

A. 迟缓爱德华菌（扫描电镜）　B. 脾中的迟缓爱德华菌　C. 疝气，脱肠，腹水　D. 肝脏肉芽肿（箭头）

（引自 www.lib.noaa.gov，经 the National Oceanic and Atmospheric Administration/Department of Commerce 授权）

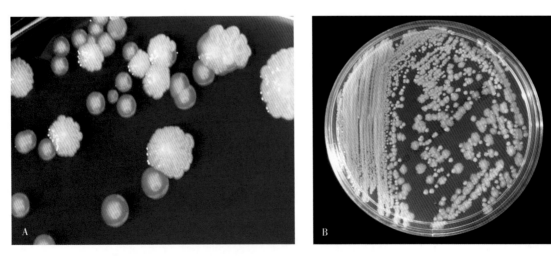

彩图 41-4　阴沟肠杆菌菌落形态

A. 琼脂培养基上生长的阴沟肠杆菌菌落呈现出特征性的粗糙与光滑两种形态　B. 阴沟肠杆菌纯培养

（图 A 引自 http://phil.cdc.gov，经美国 CDC 授权；图 B 引自 http://commons.wikimedia.org，经 en.wikipedia / Marco Tolo 授权）

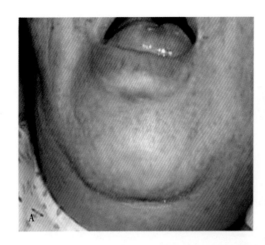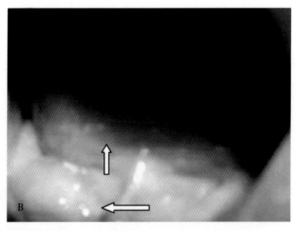

彩图 41-5　人感染摩根菌所致的路德维希咽峡炎

A. 颈两侧肿胀及舌部出现炎症　B. 口腔底部出现类似"双舌"结构（水平箭头）

［引自 Journal of Infection，53，Min-Po Ho，Kuang-Chau Tsai，Szu-Lin Yen，et al. A rare cause of Ludwig's angina by Morganella morganii，191-194，Copyright Elsevier（2006），经 Elsevier 授权］

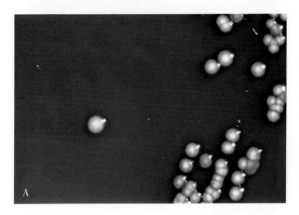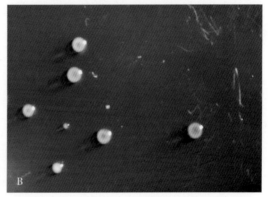

彩图 41-6　普罗威登斯菌

A. 血液琼脂平皿（BAP）上生长的普罗威登斯菌菌落　B. HE 琼脂（Hektoen Enteric Agar）上生长的湿润的蓝绿色普罗威登斯菌菌落

（引自 http://phil.cdc.gov，经美国 CDC 授权）

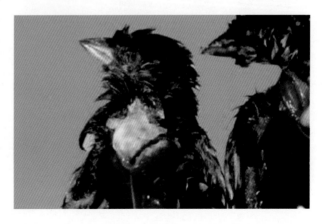

彩图 41-7　密歇根州燕雀沙门菌病症状

［引 自 www.michigan.gov，Photo：Michigan Dept.of Natural Resources，Wildlife Disease Lab，Lansing，Michigan USA，经 Jean （MDNR Wildlife Disease Laboratory）授权］

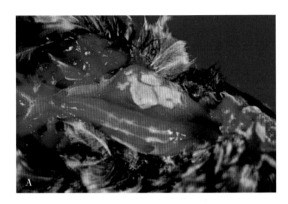
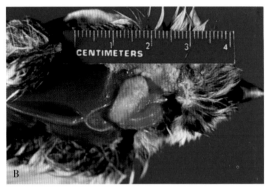

彩图 41-8　鸟类感染沙门菌病，可在食管平滑区形成病变（A）或在食管形成干酪样瘤状物（B）

（引自 http://www.unbc.ca/nlui/wildlife-diseases-bc/salmonellosis.htm，经 U.S.Geological Survey 授权）

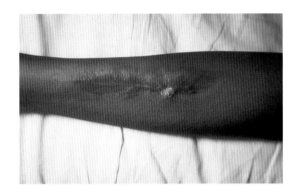

彩图 41-9　沙门菌病患者腿部病变

（引自 http://phil.cdc.gov，由 CDC/Dr.Thomas F. Sellers/Emory University 供图）

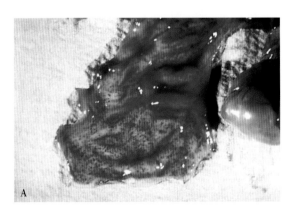
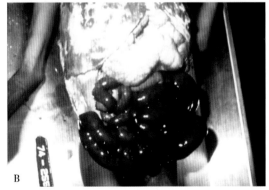

彩图 41-10　志贺菌病

A. 猕猴感染志贺菌，盲肠淤点性出血　B. 志贺菌病患者肠坏死

（引自 http://phil.cdc.gov，经美国 CDC 授权，其中图 A 由 CDC/Dr.Eugene Gangaroa 供图）

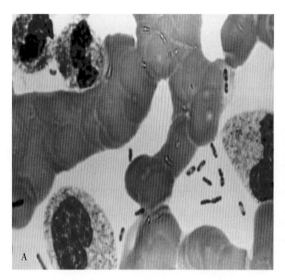
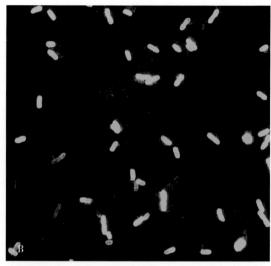

彩图 41-11 鼠疫耶尔森菌

A. 鼠疫耶尔森菌两极着色（瑞氏染色） B. 鼠疫耶尔森菌呈绿色［直接荧光抗体染色（DFA），×100］

（引自 http://phil.cdc.gov，经美国 CDC 供图，其中图 A 由 CDC/Larry Stauffer, Oregon State Public Health Laboratory 供图）

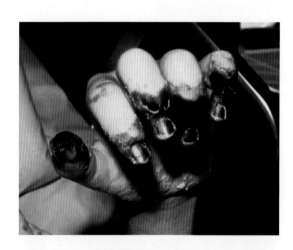

彩图 41-12 鼠疫耶尔森菌感染人所致手指坏疽

（引自 http://phil.cdc.gov/phil/details.asp, CDC/Dr. Jack Poland 供图）

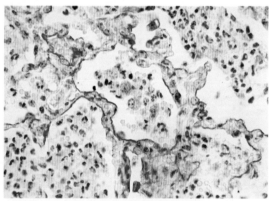

彩图 42-1 溶血性曼杆菌感染牛肺泡的炎症反应，可见 I 型肺泡上皮细胞呈红染，巨噬细胞呈褐色（免疫组织化学染色）

［引自 Microbes and Infection, 2, Mark R. Ackermanna, Kim ABrogdenResponse of the ruminant respiratory tract to Mannheimia（Pasteurella） haemolytica, 1079-1088, Copyright Elsevier (2000), 经Elsevier授权］

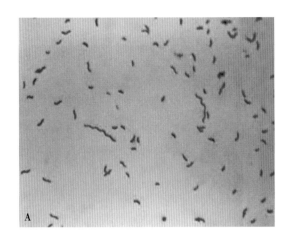 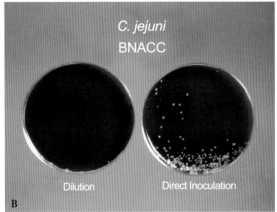

彩图 43-1　胎儿弯曲菌

A. 胎儿弯曲菌革兰染色　B. 胎儿弯曲菌在 SB 培养基（Skirrow's and Butzler's medium）上生长

（引自 http://phil.cdc.gov，经美国 CDC 授权，其中图 A 由 CDC/Shella Mitchell 供图）

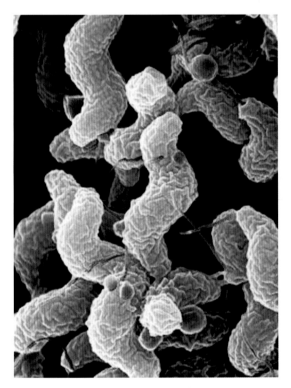 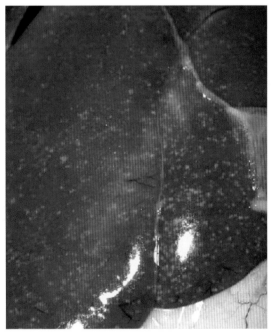

彩图 43-2　扫描电镜下的空肠弯曲菌

（美国农业研究局 De Wood，Pooley 供图）

彩图 43-3　空肠弯曲菌感染，肝肿胀，出现灰白色点状局灶性病变及肝周炎症状

（引自 www.octagon-services.co.uk，经 David Burch 授权）

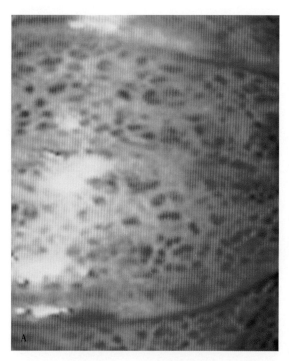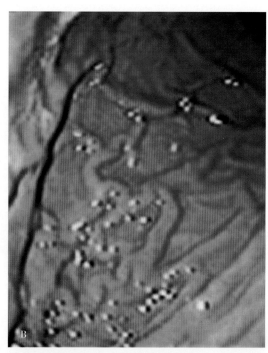

彩图 44-1　幽门螺杆菌感染所致急性胃炎的严重炎症胃黏膜（A）（B 为正常胃黏膜对照）

（引自 http://www.murrasaca.com/Gastritis.htm，经 Julio Murra-Saca 授权）

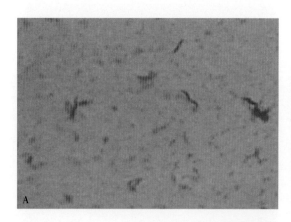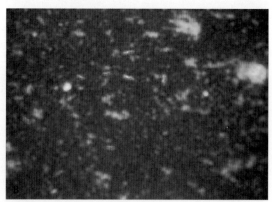

彩图 44-2　同性恋螺杆菌

A. 同性恋螺杆菌革兰染色阴性　B. 同性恋螺杆菌吖啶橙染色，可见螺旋形杆状细菌

（引自 Ilker Uçkay，Jorge Garbino，Pierre-Yves Dietrich，et al. Recurrent bacteremia with Helicobacter cinaedi: case report and review of the literature. BMC Infectious Diseases，2006，6:86-90，经 BioMed Central 授权）

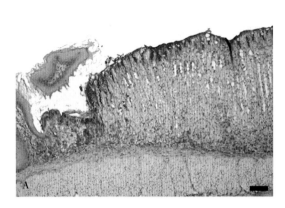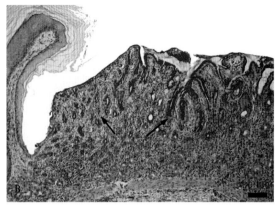

彩图 44-3 沙鼠感染猫螺杆菌，可见胃壁窦化（antralization）（B）（A 为正常沙鼠胃壁；
PAS 染色，标尺=100 μm）

〔引自 Microbes and Infection，8，Manuelle De Bock，Annemie Decostere，Ann Hellemans，et al. Helicobacter felis and Helicobacter bizzozeronii induce gastric parietal cell loss in Mongolian gerbils，503-510，Copyright Elsevier（2006），经 Elsevier 授权〕

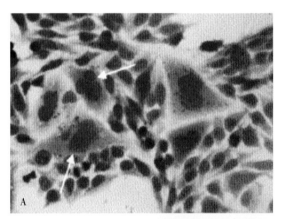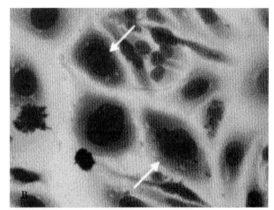

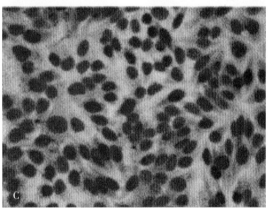

彩图 44-4 胃肠炎螺杆菌非过滤超声处理后感染人喉癌 Hep-2 细胞，
可见能形成膨大的多核细胞

A. 箭头 B. 阳性对照 C. 阴性对照

〔引自 Veterinary Microbiology，113（1-2），Liesbeth M. Ceelen，Freddy Haesebrouck，Herman Favoreel，et al. The cytolethal distending toxin among Helicobacter pullorum strains from human and poultry origin，45-53，Copyright Elsevier（2006），经 Elsevier 授权〕

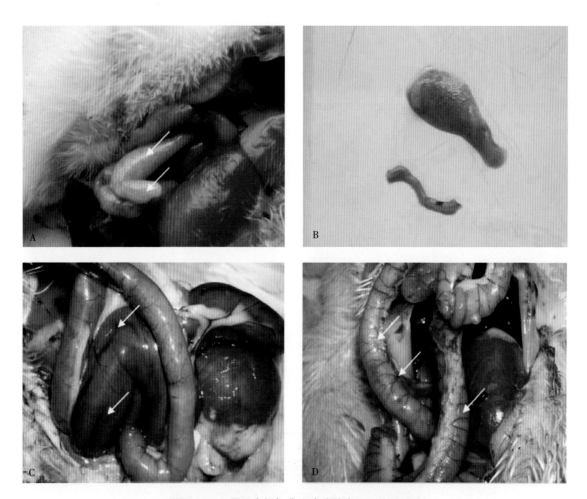

彩图 44-5 胃肠炎螺杆菌感染鸡的盲肠、空肠病变

A. 盲肠呈黄色膨胀，充满泡沫状内容物 B. 病变盲肠与正常盲肠的比较 C. 盲肠浆膜面出现黑褐色纵纹 D. 空肠表面具有红色横纹

［引自 International Journal of Food Microbiology，116，Liesbeth M. Ceelen，Annemie Decostere，Koen Chiers，et al. Pathogenesis of Helicobacter pullorum infections in broilers，207-213，Copyright Elsevier（2007），经 Elsevier 授权］

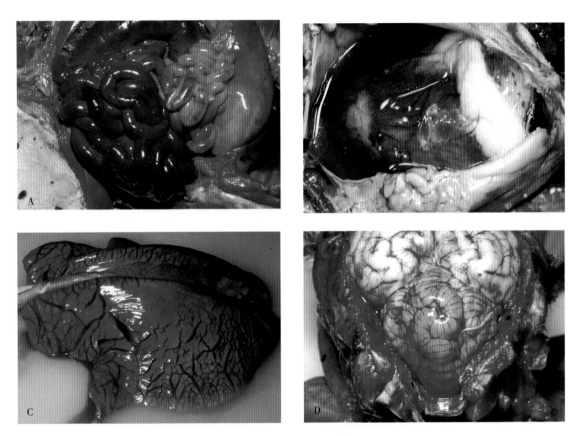

彩图 45-1 产气荚膜梭菌感染羔羊的小肠、心、肺及脑部病变

A. 羔羊感染 C 型产气荚膜梭菌，小肠呈出血性肠炎，充满气体及出血性内容物 B. 羔羊感染 D 型产气荚膜梭菌，心包中充满大量心包液及纤维素性渗出物 C. 羊羔感染 D 型产气荚膜梭菌，可见间质性肺水肿，小叶间隔增厚 D. 羔羊感染 D 型产气荚膜梭菌，可见小脑蚓部疝，小脑蚓部后端浅层出血且已退至枕骨大孔

（引自 Francisco A. Uzal，J. Glenn Songer. Diagnosis of Clostridium perfringens intestinal infections in sheep and goats. J Vet Diagn Invest，2008，20:253–265，经 The American Association of Veterinary Laboratory Diagnosticians 授权）

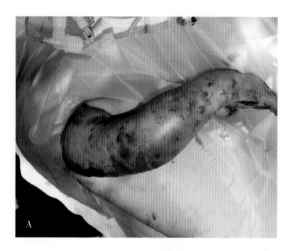
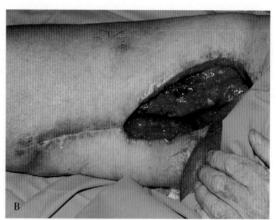
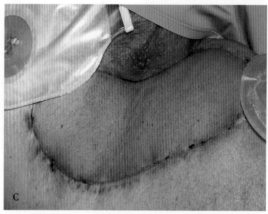

彩图 45-2　人感染腐败梭菌，手臂形成许多淤斑及出血性水疱（A）；产气荚膜梭菌感染人，致腹股沟肉瘤，切除术后 10 天（B）与后期组织修复（C）形态

［图 A、B 引自 Journal of Tissue Viability，17，Nitish Khanna. Clindamycin-resistant Clostridium perfringens cellulites，95-97，Copyright Elsevier（2008），经 Elsevier 授权；图 C 引自 Pediatr Nephrol，23，Tracy E. Hunley，Michele D. Spring，Timothy R. Peters，et al. Clostridium septicum my-onecrosis complicating diarrhea-associated hemolytic uremic syndrome，1171-1175，Copyright Springer（2008），经 Springer Science+Business Media 授权］

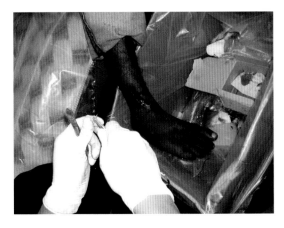

彩图 45-3 易感染破伤风梭菌的开放性伤口

（引自 Agung Budi Sutiono，Andri Qiantori，Hirohiko Suwa，et al. Characteristic tetanus infection in disaster-affected areas:case study of the Yogyakarta earthquakes in Indonesia. BMC Research Notes，2009，2:34-40，经 BioMed Central 授权）

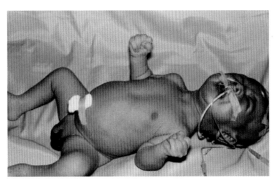

彩图 45-4 新生儿破伤风

［引自 Lancet，370，Martha H Roper，Jos H Vandelaer，François L Gasse，et al. Maternal and neonatal tetanus，1947-1959，Copyright Elsevier（2007），经 Elsevier 授权］

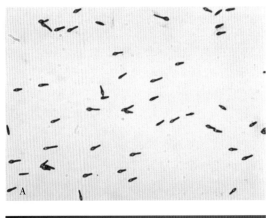

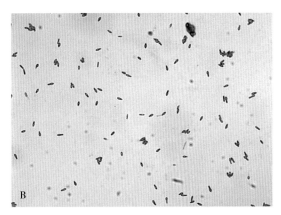

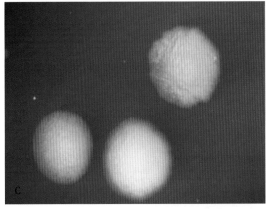

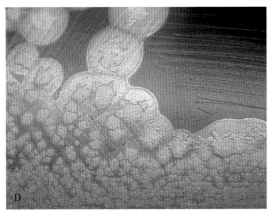

彩图 45-5 肉毒梭菌菌落及染色

A. A 型肉毒梭菌革兰染色色阳性 B. 肉毒梭菌经孔雀绿色染色，芽孢呈绿色着染 C. 肉毒梭菌在血平板上生长的菌落（×15） D. 肉毒梭菌在卵黄琼脂上生长，72h 后呈现脂肪酶反应，菌落周围形成有光泽的透明环

（引自 http://phil.cdc.gov，其中，图 A 由 CDC/Dr. Holdeman 供图；图 B、D 由 CDC/Larry Stauffer 供图；图 C 由 CDC/Dr. George Lombard 供图）

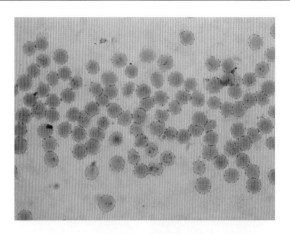

彩图 **46-1**　在红细胞表面呈紫红色阳性的附红
细胞体（Giemsa，×900）

（遇秀玲供图）

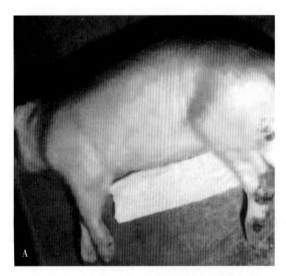

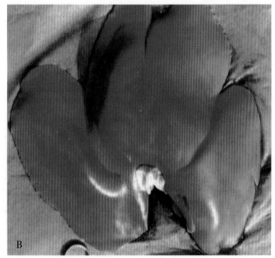

彩图 **46-2**　附红细胞体病病猪（A）及黄疸、胆囊肿大、胆汁浓缩的肝脏（B）

（引自 www.foodmate.net，经 www.foodmate.net 授权）

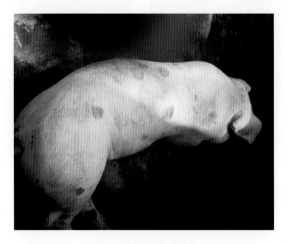

彩图 **47-1**　猪丹毒病猪皮肤表面形成"打火印"

（遇秀玲供图）

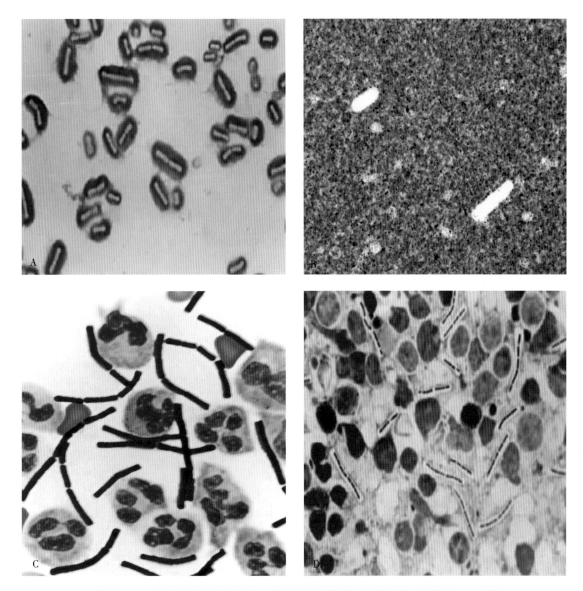

彩图 48-1　炭疽杆菌菌体呈杆状，单个或链状排列，两端平切，无鞭毛，有荚膜

A. 免疫组化荚膜染色（SPA/HRP），×900　B. 墨汁荚膜染色（Indian ink capsule stain）　　C. 革兰染色，×900
D. 姬姆萨染色，×900

［图 A 引自 Lancet Infect Dis，5，James J Sejvar，Fred C Tenover，David S Stephens. Management of anthrax meningitis，287-295，Copyright Elsevier（2005），经 Elsevier 授权；图 B、C 由遇秀玲供图；图 D 引自 http://phil. cdc.gov，CDC/Larry Stauffer 供图］

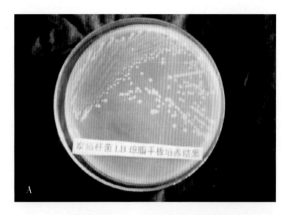
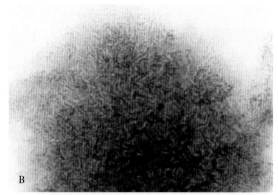

彩图 48-2 炭疽杆菌琼脂平板培养。分离的单个菌落，边缘不整，带有小尾突（A），
菌落边缘呈卷发样（B）

（遇秀玲供图）

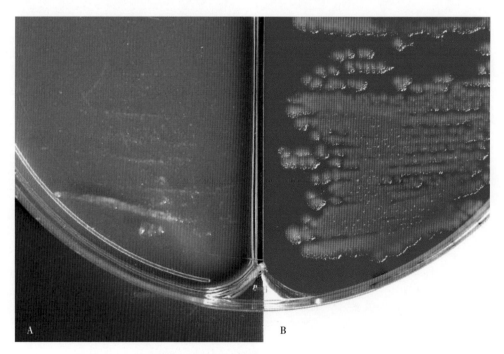

彩图 48-3 炭疽芽孢杆菌的两种菌落形态：光滑型（A.碳酸氢盐培养基）
与粗糙型（B.血平板）

（引自 http://phil.cdc.gov，由 CDC/Dr. James Feeley 供图）

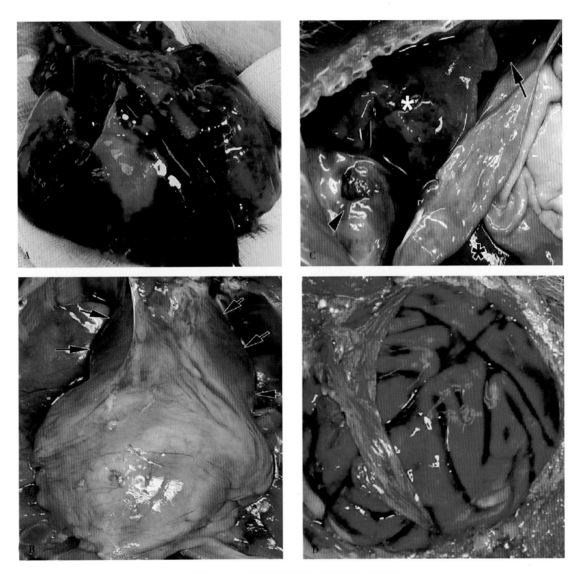

彩图 48-4 非洲绿猴吸入性炭疽大体病变

A. 肺。肺充血出血水肿，每个肺叶呈严重的多病灶融合样病变 B. 纵隔。可见水肿致纵隔及心包脂肪严重肿胀（箭头） C. 胸腔。可见血浆性胸腔积液（箭号）及肺湿性表面（白色星号），心包内积液（箭头） D. 脑膜。可见因出血性脑膜炎，脑膜呈红色

（引自 N. A. Twenhafel，E.Leffel，M. L. M. Pitt. Pathology of Inhalational Anthrax Infection in the African Green Monkey. Vet Pathol，2007，44（5）:716-721，经 The American College of Veterinary Pathologists 授权）

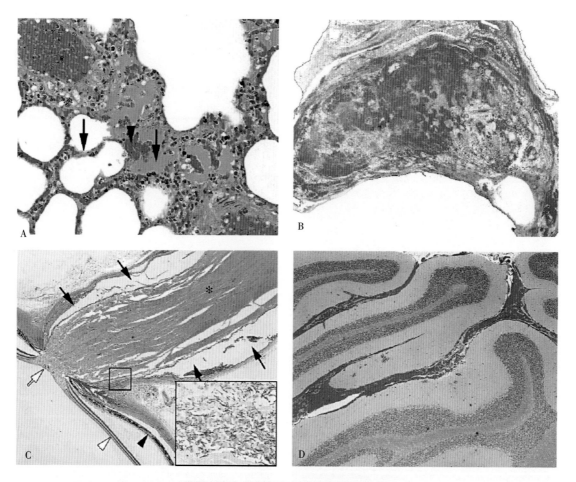

彩图 48-5 非洲绿猴吸入性炭疽病理变化

A. 肺。可见间质性和肺泡性水肿（箭号）及多病灶性出血（箭头），HE 染色 B. 纵隔淋巴结。可见淋巴
细胞大量减少，出血、水肿，且周围结缔组织因之而扩展，HE 染色 C. 眼睛，视神经。视网膜（白箭头），
视杯（白箭号），脉络膜（黑箭头），巩膜、视神经（星号）。视神经脑膜（黑箭号）因细胞残骸及大量革兰阳
性杆菌（方框）而扩展，HE 染色及 Gram-Twort 染色（方框）   D. 小脑。可见出血性脑膜炎，HE 染色

［引自 N. A. Twenhafel, E.Leffel, M. L. M. Pitt. Pathology of Inhalational Anthrax Infection in the African
Green Monkey. Vet Pathol, 2007, 44 (5) :716-721, 经 The American College of Veterinary Pathologists 授权］

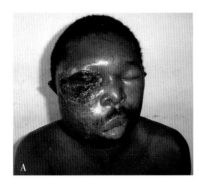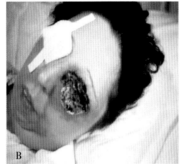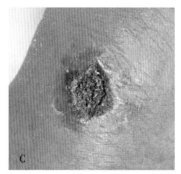

彩图 48-6 人皮肤炭疽

A. 面部皮肤炭疽，大面积水肿 B. 左眼感染炭疽芽孢杆菌 24 天时的症状 C. 前臂皮肤炭疽初期的皮肤溃疡

[图 A 引自 Robert N. Peck，Daniel W. Fitzgerald. Cutaneous Anthrax in the Artbonite Valley of Haiti:1992–2002. Am. J. Trop. Med. Hyg.，2007，77（5）:806–811，经 Am. J. Trop. Med. Hyg.授权；图 B、C 引自 http://phil.cdc.gov，经美国 CDC 授权，其中图 C 由 CDC/James H. Steele 供图]

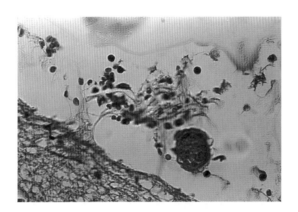

彩图 48-7 炭疽杆菌感染人引起脑膜炎，伴随出血

（引自 http://phil.cdc.gov/phil/details.asp，经美国 CDC 授权）

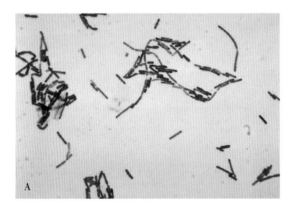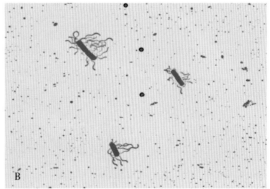

彩图 48-8 蜡状芽孢杆菌革兰染色（A）及鞭毛染色（B）

（引自 http://phil.cdc.gov，CDC/Dr. William A. Clark 供图）

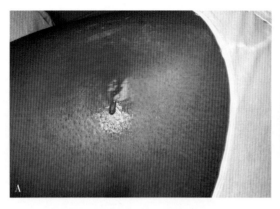
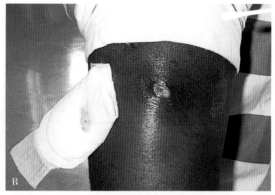

彩图 50-1　人臀部（A）及膝盖（B）皮肤金黄色葡萄球菌感染，可见化脓性物质流出或形成脓肿
（引自 http://phil.cdc.gov，CDC/Bruno Coignard，Jeff Hageman 供图）

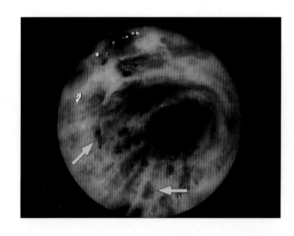

彩图 50-2　金黄色葡萄球菌感染人支气管镜检查，可见囊泡出血

［引自 The lancet infectious disease，9，Alicia I Hidron，Cari E Low，Eric G Honig，et al. Emergence of community-acqu ired meticillin-resistant St aphylococcus aureus strain USA300 as a cause of necrotising community-onset pneumonia，384-392，Copyright Elsevier（2009），经 Elsevier 授权］

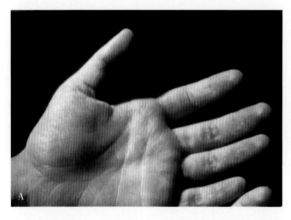
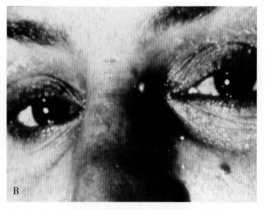

彩图 50-3　人因感染金黄色葡萄球菌而患中毒性休克综合征，可见指尖脱皮（A）及眼结膜充血（B）
（引自 http://phil.cdc.gov，经美国 CDC 授权）

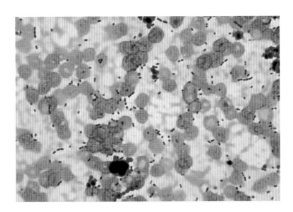

彩图 51-1　呈球形的肠球菌

（引自 http://phil.cdc.gov，CDC/Dr. Mike Miller 供图）

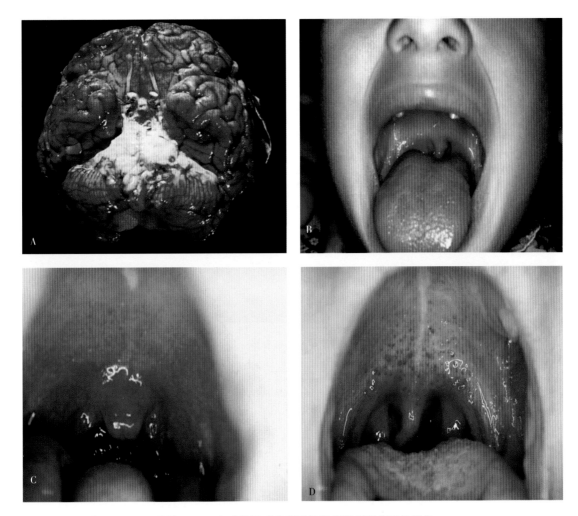

彩图 52-1　人感染链球菌所致的脓毒性咽喉炎及脑膜炎

人脑腹侧观，可见由肺炎链球菌所致的化脓性基底性脑膜炎（A），α 溶血性链球菌引起的脓毒性咽喉炎（B，C），及其软腭淤斑（D）。

（引自 http://phil.cdc.gov，经美国 CDC 授权。其中，图 C 由 CDC/Heinz F. Eichenwald 供图）

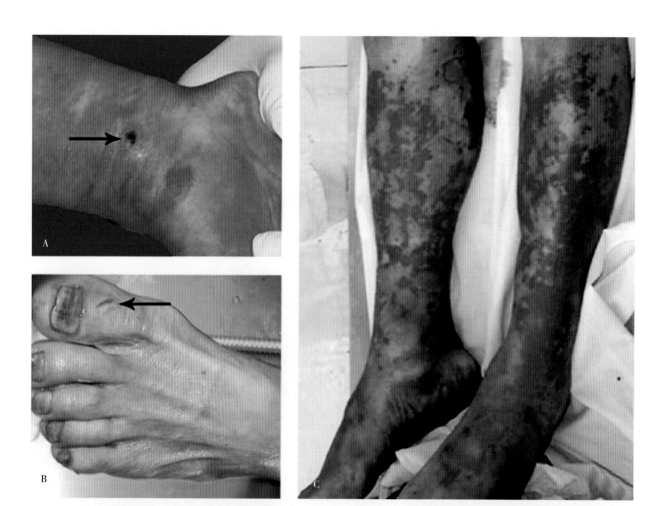

彩图 52-2 人感染猪链球菌引起的左前臂 (A)、左脚 (B) 皮肤病变及双腿皮肤紫斑 (C)

[引自 Eur J Clin Microbiol Infect Dis, 28, Q.-P. Yang, W.-P. Liu, L.-X. Guo, et al. Autopsy report of four cases who died from Streptococcus suis infection, with a review of the literature, 447–453, Copyright Springer (2009), 经 Springer Science+Business Media 授权]

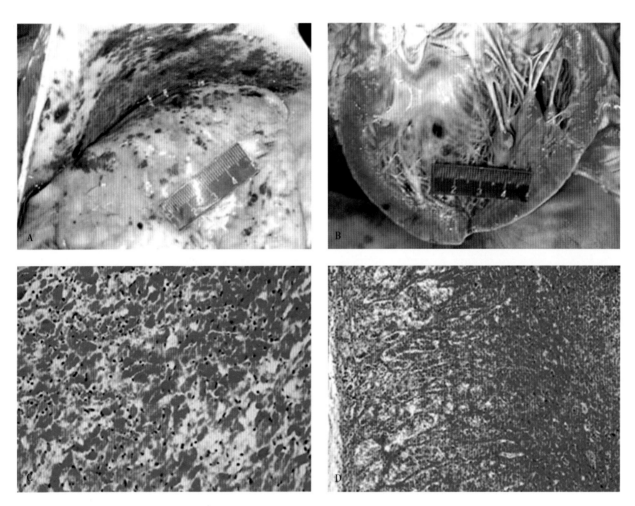

彩图 52-3　人感染猪链球菌引起的心脏及肾上腺出血
A. 心包　B. 左心室　C. 心肌（HE，×100）　D. 肾上腺（HE，×50）
（引文及授权同彩图 52-2）

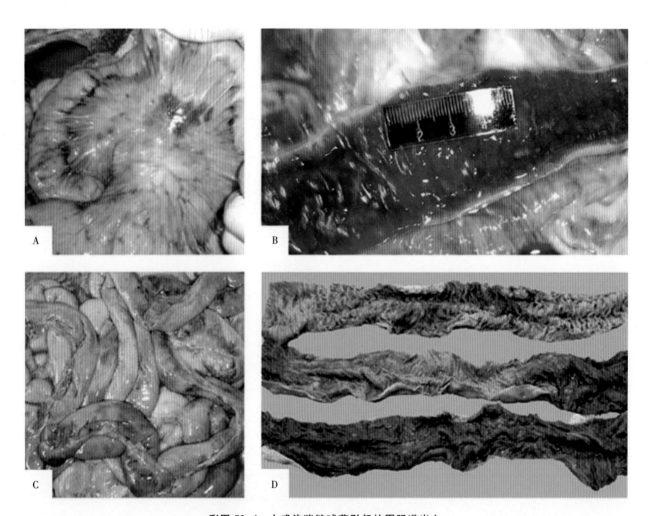

彩图 52-4 人感染猪链球菌引起的胃肠道出血
A. 肠系膜 B. 食管 C、D. 肠
(引文及授权同彩图 52-2)

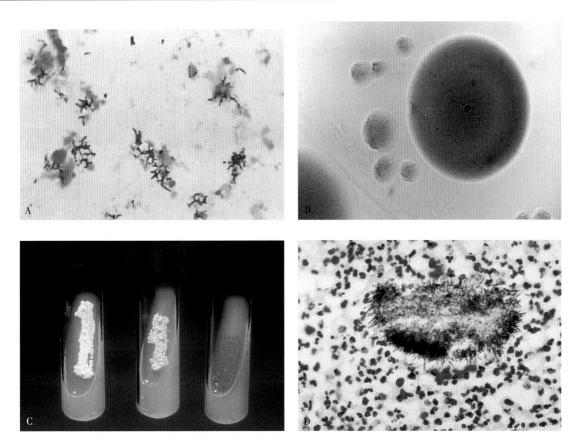

彩图 53-1　放线菌菌落及染色

A. 放线菌革兰染色（×1 125）　　B. 脑心浸液琼脂（BHIA）表面生长的龋齿放线菌菌落（×125）　　C. 不同放线菌在斜面培养基上生长的菌落　　D. 放线菌性足分支菌病组织病理学变化（Brown and Brenn stain）

（引自 http://phil.cdc.gov，经美国 CDC 授权，图 A、C 由 CDC/Lucille Georg 供图；图 B 由 CDC/David Berd 供图）

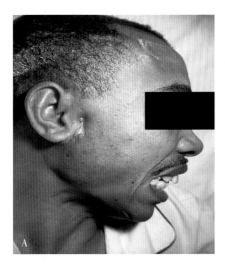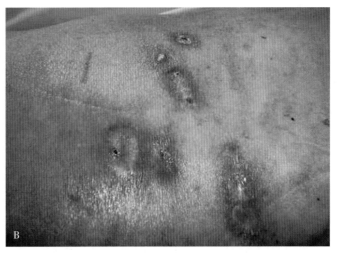

彩图 53-2　面部放线菌病（A）形成的脓肿；腹部放线菌病（B）脓性物质排出后形成的多处疤痕

［图 A 引自 http://phil.cdc.gov，CDC/Thomas F. Sellers 供图；图 B 引自 International Journal of Infectious Diseases，12，Francisco Acevedo，Rene Baudrand，Luz M. Letelier，et al. Actinomycosis:a great pretender. Case reports of unusual presentations and a review of the literature，358-362，Copyright Elsevier（2008），经 Elsevier 授权］

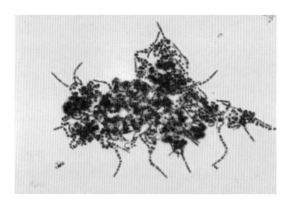

彩图 54-1 嗜皮菌 (姬姆萨染色)

（引自 http://phil.cdc.gov/phil/details.asp，经美国 CDC 授权）

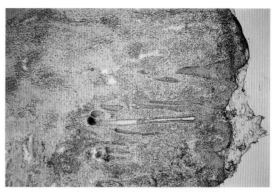

彩图 54-2 嗜皮菌感染牛，揭去皮肤痂皮后活组织检查 (HE)

[引自 Parasitology Today, 15, N. Ambrose, D. Lloyd, J -C. Maillard. Immune Responses to Dermatophilus congolensis Infections, 295-300, Copyright Elsevier (1999)，经 Elsevier 授权]

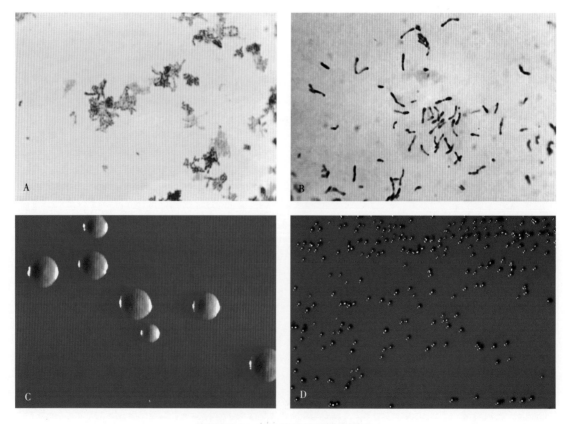

彩图 55-1 白喉棒状杆菌菌落形态

A. 姬姆萨染色，×1 125 B. 孔雀绿染色 C. 麦克劳德培养基 (McLeod's agar) D. 血平板

（引自 http://phil.cdc.gov，经美国 CDC 授权，其中，图 B 由 CDC/W.A. Clark 供图；图 C 由 CDC/W. Kaplan 供图；图 D 由 CDC/P.B. Smith 供图）

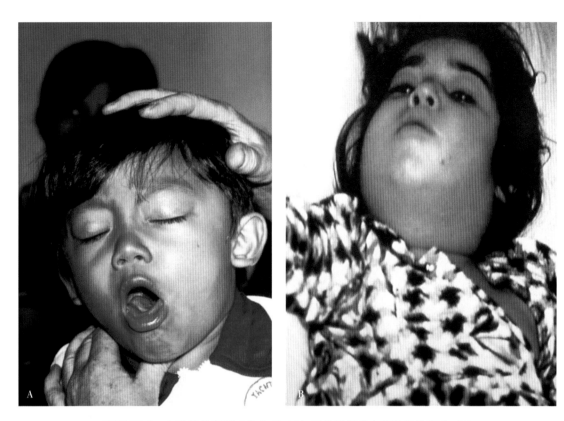

彩图 55-2　白喉棒状杆菌感染患者（A）及其引起的血管性甲状腺肿（B）
（引自 http://phil.cdc.gov，经美国 CDC 授权）

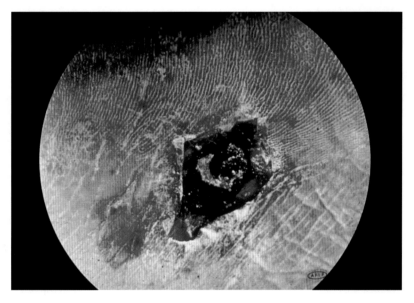

彩图 55-3　典型的白喉患者皮肤病变
（引自 http://phil.cdc.gov/phil/details.asp，CDC/Dr. Brodsky 供图）

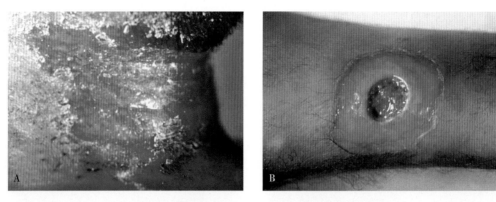

彩图 55-4　白喉患者颈部皮肤（A）及腿部（B）病变
（引自 http://phil.cdc.gov，经美国 CDC 授权）

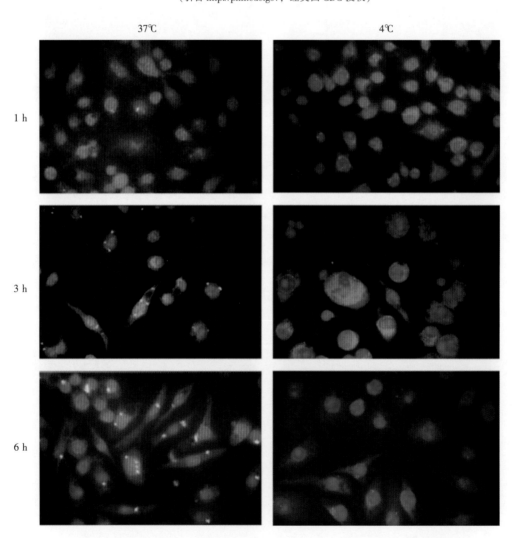

彩图 55-5　分别于 37℃、4℃ 感染伪结核棒状杆菌后 1h、3h 及 6h 的巨噬细胞
（经多聚甲醛固定，碘化丙啶复染）

［引自 Microbes and Infection，7，Sandra McKean，John Davies，Robert Moore. Identification of
macrophage induced genes of Corynebacterium pseudotuberculosis by differential fluorescence induc-
tion，1352~1363，Copyright Elsevier（2005），经 Elsevier 授权］

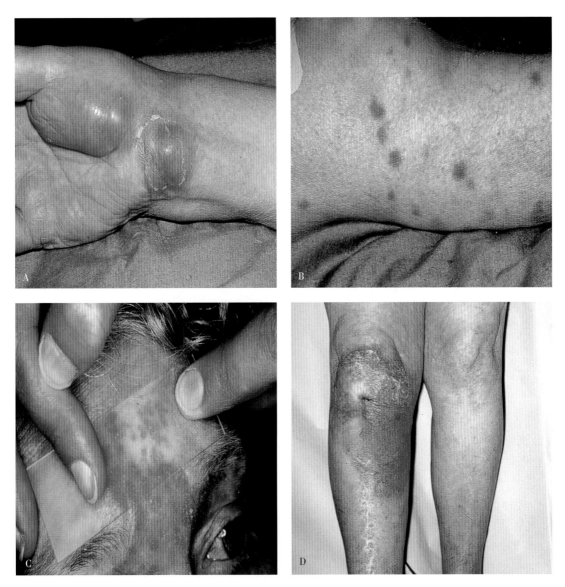

彩图 56-1 人感染结核分枝杆菌引起的皮肤结核病及寻常狼疮

A、B. 皮肤结核病，可见手腕结核性脓肿及弥散性皮肤结节 C、D. 寻常狼疮，面部形成角化的结痂的肉芽肿性斑块，玻片压诊可见苹果果冻样颜色。膝部皮肤呈结痂性红色病变

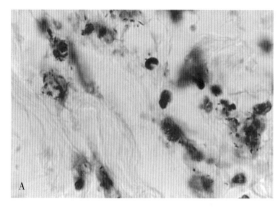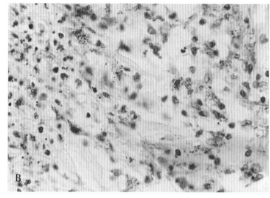

彩图 56-2　皮肤结核病组织病理细胞特征，可见革兰阳性呈杆状的结核分枝杆菌（A、B）

（引自 http://phil.cdc.gov，CDC/Dr. Roger Feldman 供图）

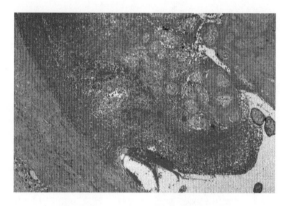

彩图 56-3　人胎盘结核组织病理学

（引自 http://phil.cdc.gov/phil/details.asp，CDC/Edwin P. Ewing，Jr.，M.D.供图）

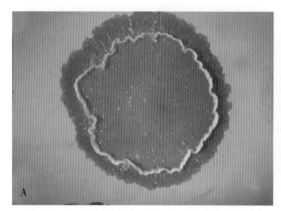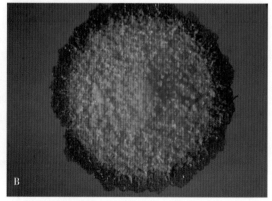

彩图 56-4　海洋分枝杆菌平板培养

A. 光滑型菌落，可见红色素沉着，边缘银白色，呈轮齿状　B. 粗糙型菌落，可见呈颗粒性且红色素沉着

（引自 http://phil.cdc.gov，CDC/Charles C. Shepard 供图）

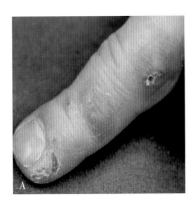
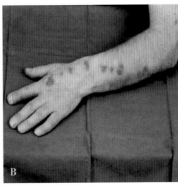
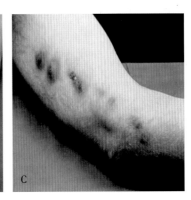

彩图 56-5　人感染海洋分枝杆菌，可在手（A）、臂（B、C）皮肤形成肉芽肿

［引自 Eur J Clin Microbiol Infect Dis，25，B. Petrini. Mycobacterium marinum:ubiquitous agent of waterborne granu-
lomatous skin infections，609-613，Copyright Springer（2006），经 Springer Science+Business Media 授权］

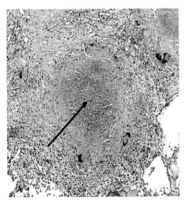
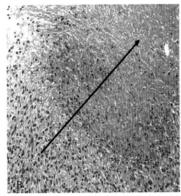
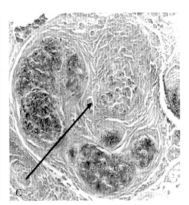

彩图 56-6　结核分枝杆菌与海洋分枝杆菌病理比较

　A. 人肺感染结核分枝杆菌，形成具有中心坏死灶的肉芽肿（箭头）　B. 人皮肤感染海洋分枝杆菌，形成
肉芽肿，在高倍镜下见到的中心坏死灶（箭头）　C. 斑马感染海洋分枝杆菌，形成多重病灶的肉芽肿（箭头
抗酸染色）

　［引自 Microbes and Infection，6，Luisa M. Stamm，Eric J. Brown. Mycobacterium marinum:the generalization
and specialization of a pathogenic mycobacterium，1418-1428，Copyright Elsevier（2004），经 Elsevier 授权］

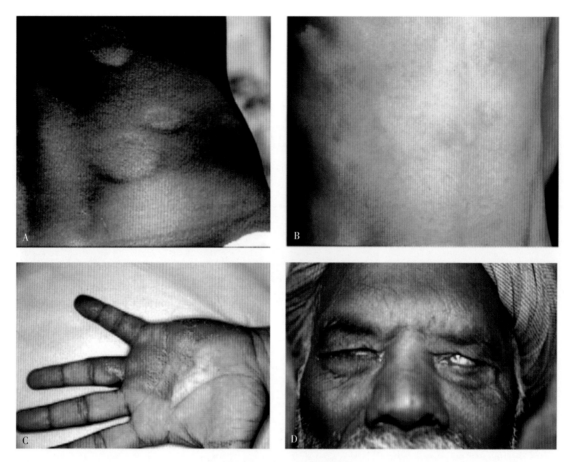

彩图 56-7　人麻风感染的类型

　　A. 结核样型麻风，可见躯干及臀部形成多处边缘清晰、感觉麻木的皮肤斑块　B. 瘤型麻风，可见广泛分布且边缘不整的浅红色皮肤斑块及早期皮肤结节　C. 处于逆转反应中的界线类麻风，可见手掌形成两处感觉麻木、呈红斑且触痛的皮肤病变　D. 麻风患者两侧睑裂闭合不全（bilateral lagophthalmos）

　　［引自 Lancet，363，Warwick J Britton，Diana N J Lockwood. Leprosy，1209-1219，Copyright Elsevier（2004），经 Elsevier 授权］

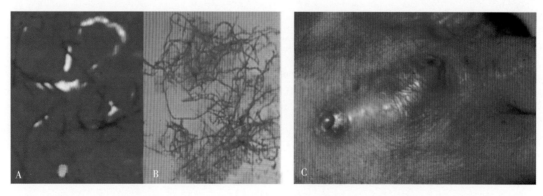

彩图 57-1　诺卡菌革兰染色（A）、抗酸染色（B）及感染手背形成的菌肿性诺卡菌（C）

［Mary T. Johnson（Indiana University School of Medicine）供图］

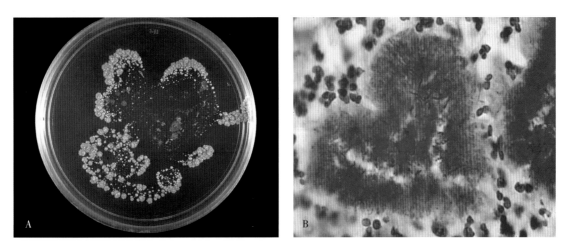

彩图 57-2　7H10 琼脂平板培养的星状诺卡菌菌落（A）及巴西诺卡菌 Fite-Faraco 染色（B）

（引自 http://phil.cdc.gov，图 A 由 CDC/Lucille Georg 供图，图 B 由 CDC/William Kaplan 供图）

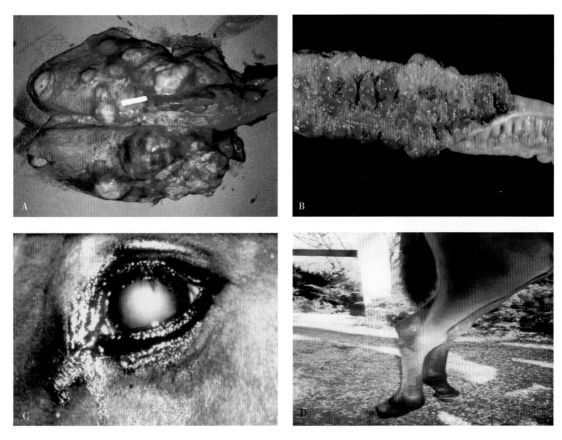

彩图 57-3　马红球菌感染

A. 马红球菌肺炎，可见界线清晰的肺脓肿　B. 马红球菌引起的溃疡性小肠结肠炎，可见脓性肉芽肿　C. 马感染红球菌，引起葡萄膜炎，可见左眼溢泪、房水闪光和黄色的虹膜　D. 马感染红球菌，引起右侧胫跗关节滑膜炎

[引自 Clin Tech Equine Pract, 5, Peter Heidmann, John E. Madigan, Johanna L Watson. Rhodococcus equi Pneumonia: Clinical Findings, Diagnosis, Treatment and Prevention, 203-210, Copyright Elsevier (2006)，经 Elsevier 授权]

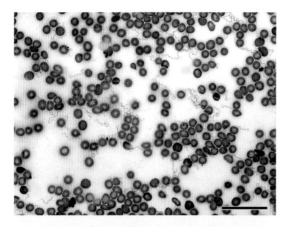

彩图 60-1 赫氏疏螺旋体 MTW-2 ［赖-吉染色
（Wright-Giemsa stain），标尺=40μm］

（引自 Tom G. Schwan, Sandra J. Raffel, Merry E. Schrumpf, et al. Tick-borne Relapsing Fever and Borrelia hermsii, Los Angeles County, California, USA. DOI: 10.3201/eid1507.090223，经 Emerging Infectious Diseases 授权）

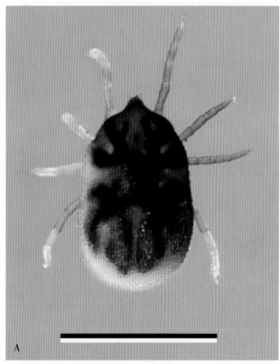

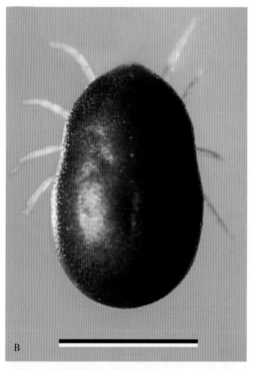

彩图 60-2 蜱传回归热传播媒介——钝缘蜱

A.吸血前 B.吸血后 （标尺=2 mm）

（引自 Tom G. Schwan, Sandra J. Raffel, Merry E. Schrumpf, et al. Tick-borne Relapsing Fever and Borrelia hermsii, Los Angeles County, California, USA. DOI:10.3201/eid1507.090223，经 Emerging Infectious Diseases 授权）

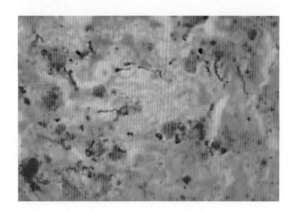

彩图 60-3 莱姆病病原伯氏疏螺旋体（银染）

（引自 http://phil.cdc.gov/phil/details.asp，CDC/Dr. Edwin P. Ewing. Jr.供图）

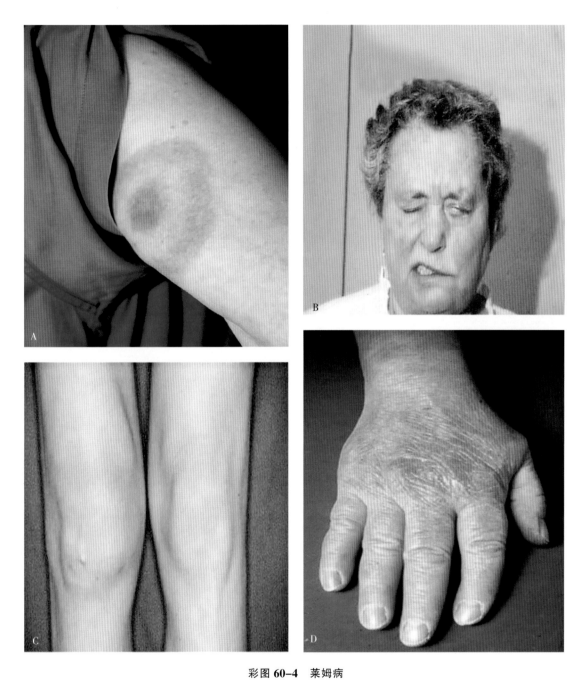

彩图 60-4　莱姆病

A. "牛眼型" 皮肤红疹　B. 面神经麻痹　C. 右膝莱姆关节炎　D. 慢性萎缩性肢端皮炎

[图 A、B、C 引自 Best Practice & Research Clinical Rheumatology, 17, Juliane K. Franz, Andreas Krause. Lyme disease (Lyme borreliosis), 241-264, Copyright Elsevier (2003), 经 Elsevier 授权；图 D 引自 http://phil. cdc.gov, CDC/James Gathany 供图]

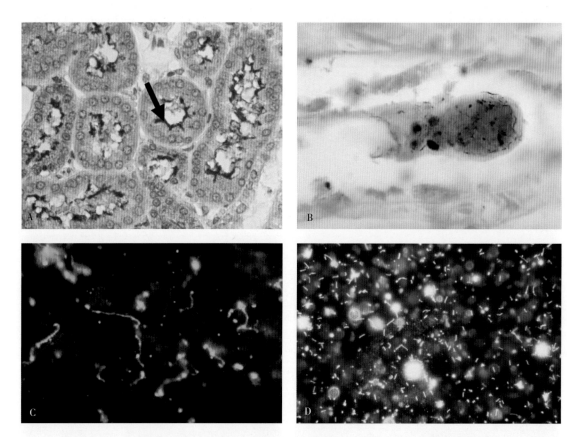

彩图 61-1 钩端螺旋体免疫组织化学染色（A 仓鼠肾）、银染（B）、免疫荧光染色（C）及暗视野检查（D）

［引自 Veterinary Microbiology，140，Ben Adler，Alejandro de la Peña Moctezuma. Leptospira and leptospirosis，287–296，Copyright Elsevier（2010），经 Elsevier 授权］

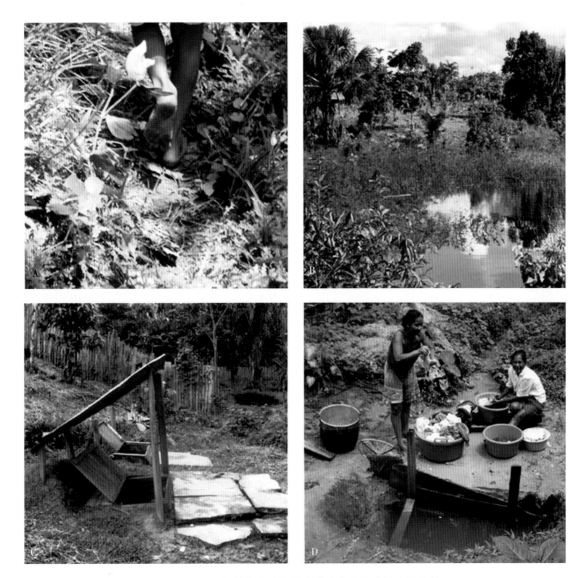

彩图 61-2 秘鲁暴发钩端螺旋体病的生态及流行病学背景

A. 居民赤脚步行穿过森林采伐区 B. 暴发地周边于湖泊中游泳的人们 C. 当地居民饮水井 D. 暴发地附近洗衣的妇女

[引自 Lancet Infect Dis，3，Ajay R Bharti，Jarlath E Nally，Jessica N Ricaldi，et al. Leptospirosis a zoonotic disease of global importance，757-771，Copyright Elsevier（2003），经 Elsevier 授权]

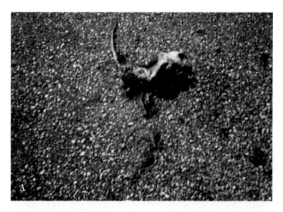
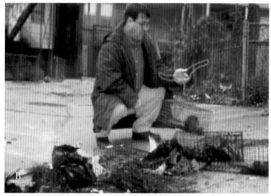

彩图 61-3　钩端螺旋体城市哺乳动物储存宿主

A. 死亡的鼠　B. 当地居民焚烧捕获之鼠

[引自 Lancet Infect Dis，3，Ajay R Bharti，Jarlath E Nally，Jessica N Ricaldi，et al. Leptospirosis:a zoonotic disease of global importance，757-771，Copyright Elsevier（2003），经 Elsevier 授权]

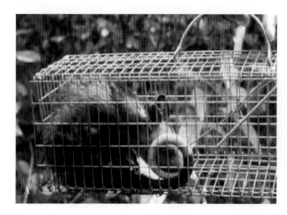
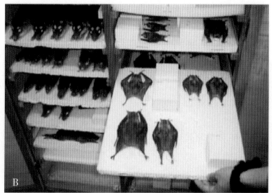

彩图 61-4　钩端螺旋体新热带哺乳动物储存宿主

A. 新热带负鼠　B. 新热带啮齿类、有袋类动物及蝙蝠

（引文及授权同彩图 61-3）

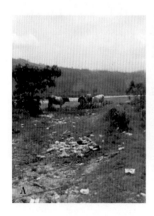
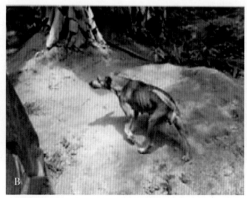
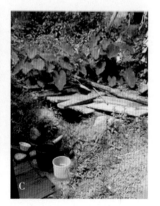

彩图 61-5　钩端螺旋体潜在储存宿主——家养动物

A. 发病地居民游泳之河边的牛群以及藏匿鼠的垃圾堆　B. 犬　C. 犬会向之排尿的发病地居民用水井

（引文及授权同彩图 61-3）

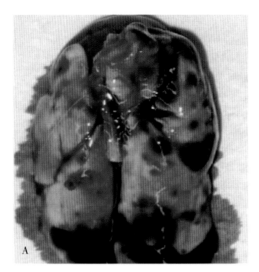
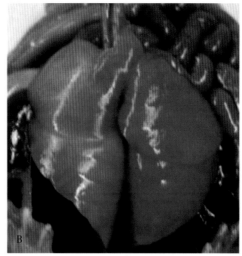

彩图 61-6 钩端螺旋体感染豚鼠的肺（A）及正常豚鼠肺（B）
（引文及授权同彩图 61-3）

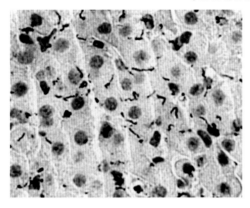
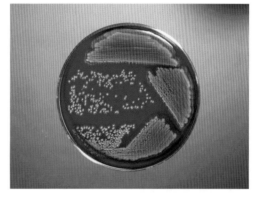

彩图 61-7 豚鼠感染钩端螺旋体，可见肝脏中呈褐色的钩端螺旋体（免疫组织化学染色）
（引文及授权同彩图 61-3）

彩图 62-1 血液琼脂平板培养的脑膜败血黄杆菌菌落
（CDC/Dr. W.A. Clark 供图）

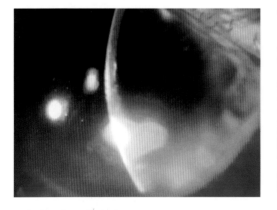
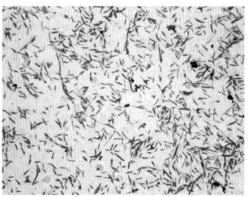

彩图 62-2 脑膜败血黄杆菌感染初期的角膜溃疡
［裂隙灯显微照片（Slit-lampphotomi-crograph）］

［引自 Am J Ophthalmol, 136, Adam H. Bloom, Henry D. Perry, Eric D. Donnenfeld, et al, Chryseobacterium meningosepticum Keratitis, 356 –357, Copyright Elsevier (2003), 经 Elsevier 授权］

彩图 62-3 二氧化碳嗜纤维菌（革兰染色）

［引自 Veterinary Microbiology, Wim Gaastra, Len J. A. Lipman. Capnocytophaga canimorsus., 4355 –4363, Copyright Elsevier (2009), 经 Elsevier 授权］

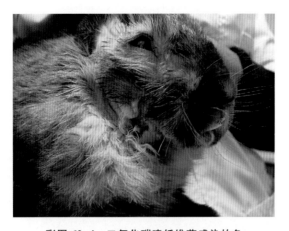

彩图 62-4　二氧化碳嗜纤维菌感染的兔

［引自 Veterinary Microbiology, Wim Gaastra, Len J.A. Lipman. Capnocytophaga canimorsus., 4355－4363, Copyright Elsevier (2009), 经 Elsevier 授权］

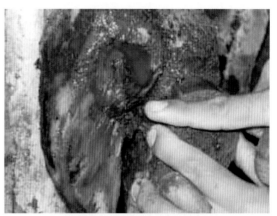

彩图 63-1　牛传染性腐蹄病

（引自 www.thaicattle.com，经 N. Moongfangklang 授权）

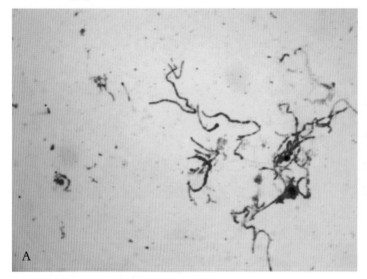

彩图 63-2　液体培养基中的念珠状链杆菌 (A，革兰染色) 以及巯基乙酸培养基中呈尘菌样生长的念珠状链杆菌 (B)

［引自 Veterinary Microbiology, 133, Wim Gaastra, Ron Boot, Hoa T.K. Ho, et al, Rat bite fever, 211-228, Copyright Elsevier (2009), 经 Elsevier 授权］

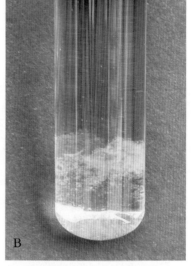

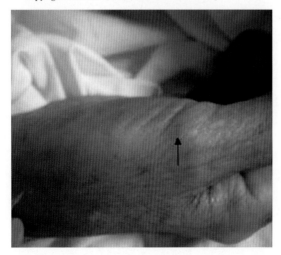

彩图 63-3　念珠状链杆菌鼠咬热病人被鼠咬后第 10 天的皮肤病变 (箭头)

（引自 Teresa KF Wang, Samson SY Wong. Streptobacillus moniliformis septic arthritis:a clinical entity distinct from rat-bite fever?. BMC Infectious Diseases, 2007, 7:56 doi:10.1186/1471-2334-7-56，经 BMC 授权）

第四篇 人与动物共患真菌病

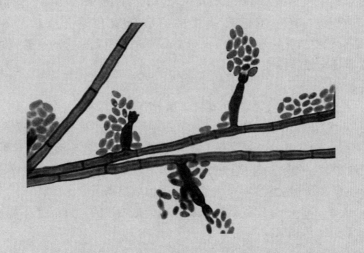

第六十四章　Herpotrichiellaceae 真菌所致疾病

着色真菌属、瓶霉属真菌所致疾病

着 色 真 菌 病

着色真菌病（Chromomycosis）是由着色真菌属和瓶霉属中几种真菌引起的人和动物的一种慢性皮下真菌性疾病，主要形成慢性肉芽肿病变。临床上表现为疣状皮炎，间有溃疡、结痂等损害，病程长、难治愈。部分病例可通过血液循环扩散至脑部。

（一）病原

1. 分类地位　按照《真菌字典》第十版（2008）（*Ainsworth & Bisby's Dictionary of the Fungi*，10th Edition，2008），着色真菌属（*Fonsecaea*）和瓶霉属（*Phialophora*）在分类上属子囊菌门（Ascomycota）、盘菌亚门（Pezizomycotina）、散囊菌纲（Eurotiomycetes）、刺盾炱亚纲（Chaetothyriomycetidae）、刺盾炱目（Chaetothyriales）、Herpotrichiellaceae（科）；而在 Ainsworth（1973）分类系统中，它们同属半知菌亚门（Deuteromycotina）、丝孢纲（Hyphomycetes）、丝孢目（Hyphomycetales）、暗色孢科（Dematiaceae）。其中着色真菌属中的裴氏着色真菌（*F. pedrosoi*）、紧密着色真菌（*F. compacta*）和瓶霉属中的疣状瓶霉（*P. verrucosa*）是着色真菌病的主要病原真菌。

2. 形态学基本特征与培养特性

（1）着色真菌属（*Fonsecaea*）

1）属的特征　着色真菌的菌落呈暗色霉样，菌丝有隔，分枝呈棕色。菌丝侧面或顶端形成分生孢子梗，分生孢子梗产生棕色圆形或椭圆形的分生孢子。分生孢子梗有下列几种形态。

① 喙枝孢型（rhinocladiella type）：分生孢子梗直立，从菌丝侧面或末端生出，淡棕色至无色，梗光滑、壁稍厚、顶端膨大，在分生孢子梗的侧面或顶端着生成排的卵形或棍棒样的分生孢子，一般是单细胞，少数是两个细胞。孢子脱落后，分生孢子梗的顶端呈锯齿状。

② 剑顶型（acrotheca type）：它的结构和喙枝孢型是一致的，只不过有人习惯用这一名称，其实剑顶是柱隔孢（Kamularia）的别名。

③ 枝孢型（cladosporium type）：分生孢子梗长短不等，由菌丝侧面或顶端生出，末端轻度膨隆，顶端发芽形成 1 至数个孢子，以后在孢子顶端连续向顶性产生孢子，形成树枝状分生孢子链，孢子呈椭圆形或长椭圆形，脱落后可见小瘢痕，即与分生孢子梗或分生孢子连接之处每个孢子可有 2~3 个此种瘢痕（形成分枝则有 3 个），或更多，末端孢子则只有一个。分生孢子及分生孢子梗均为淡棕色。

④ 瓶型（phialophora tape）：分生孢子梗呈瓶形或倒棍棒状，称为瓶梗，生于菌丝侧面末端，有时成群排列。瓶梗基部略宽，向上变窄，至腹部又增宽，颈部缩窄，顶端有喇叭口样结构，或领口样。分生孢子从瓶口生出，为向基性产孢方式。分生孢子卵圆形至椭圆形，堆积于瓶口，呈团块状，似花朵形。瓶梗及分生孢子呈淡棕色，领口状结构呈棕黑色，极易辨认。

2）种的特征

① 裴氏着色真菌（*Fonsecaea pedrosoi*）：异名有 *Hormodendrum pedrosoi* Brumpt，1922；*Acrotheca pearosoi*（Brumpt）Fronseca & Leǎo，1923；*Phialophora pedrosoi*（Brumpt）Redaelli & Ciferri，1944；*Rhinocladiella pedrosoi*（Brumpt）Schol-Schwarz，1968。

裴氏着色真菌的形态及菌丝见彩图 64-1 和彩图 64-2，其在培养基上生长菌落的形态见彩图 64-3 A、B，其分生孢子形态见彩图 64-3 C、D。裴氏着色真菌在葡萄糖蛋白胨琼脂上，生长缓慢，形成黑色或棕黑色，橄榄色或灰黑色菌落，绒毛状，表面平或中央隆起，部分有皱褶或放射状沟纹。菌落向培养基深入浸没，背面黑色（彩图 64-2F）。玻片培养，用玉米粉琼脂（CMA）或马铃薯葡萄糖琼脂（PDA），22～25℃培养，可保持 3～4 周。在上述培养基上生长，可见裴氏着色真菌有喙枝孢型和枝孢型的分生孢子梗。玉米粉琼脂加 1% 葡萄糖可促进瓶型分生孢子梗生长。分生孢子梗顶端呈齿状突起是其特点，可与其他菌相鉴别。

有性阶段：尚待证实。

② 紧密着色真菌（*Fonsecaea compacta*）：异名有 *Hormodendrum compacta* Carrion，1935；*Phialoconidiophora compacta*（Carrion）Moore and Almeida，1936；*Phialophora compacta*（Carrion）Redaelli & Ciferri，1944，*Rhinocladiella compacta*（Carrion）Schol-Schwarz，1968。

紧密着色真菌在葡萄糖蛋白胨琼脂上，25℃培养，生长缓慢，中央高起，有放射状沟纹，菌落表面为暗黑色绒毛状菌丝，背面为黑褐色。玉米粉琼脂，上生长受限，28℃ 18 天，菌落直径 1.5cm，中央高起，表面有沟纹，鼠灰色，短绒毛状。菌丝下沉，背面黑色。2% 麦芽汁琼脂上培养，菌落中央高起，呈长绒毛状，周围有 5mm 宽呈深黑色的浸没菌丝。

镜检：紧密着色真菌有喙枝孢型、枝孢型和花瓶型 3 种分生孢子梗，但常见的是枝孢型分生孢子梗，其特征与裴氏着色真菌相似，但分生孢子亚球型至卵圆形，排列紧密似球状，可分一、二、三级分生孢子或更多。分生孢子梗上着单个细胞的分生孢子，似喙枝孢型。瓶型分生孢子梗（3～4）μm ×（7～12）μm，有明显的领口样结构。瓶型分生孢子透明，倒卵状或梨形，脱落时呈卵圆形。

有性阶段：尚未发现。

（2）瓶霉属（*Phialophora*）

1）属的特征　本属真菌在葡萄糖蛋白胨琼脂上，室温培养生长缓慢，灰色至黑色菌落，表面绒毛状气生菌丝，紧密，硬韧或皮革样，菌落开始高起，以后变平，有的菌种有皱褶或放射状沟纹。在菌落周围有很多浸没菌丝，黑色。背面黑色。

气生菌丝灰色、棕色至黑色，分枝分隔。瓶梗可直接生于菌丝顶端，与菌丝垂直或几乎与菌丝平行生长，也有生于小侧枝顶端，单个或呈集簇，相互平行或叉状分开；安瓿形状，薄壁，透明至棕色，颈部缩窄，末端开口如喇叭形，或如领状结构，此结构或深或浅，发育良好，底部稍厚，开口部壁薄，棕色至开口部变为透明。分生孢子半内生（瓶孢子），透明至棕色，单细胞，形状多样，有一基部瘢痕，常在瓶口上面聚集成团。

2）种的特征　疣状瓶霉（*Phialophora verrucosa*）异名有 *Cadophora americana* Nannfeldt，1927；*Phialophora macrospora* Moore et Almeida，1936；*Fonsecaea pedrosoi* var. *phialophorica* Carrion，1940。

疣状瓶霉形态见彩图 64-4。本菌在葡萄糖蛋白胨琼脂上，室温培养，生长缓慢，菌落呈黑褐色至灰色，稍有皱褶或放射状沟纹。周围有窄圈浸没菌丝，黑褐色。背面黑色。在马铃薯葡萄糖琼脂培养基上生长较好，15 天直径达 1.2～1.6cm，气生菌丝呈絮状、丛状，4.8mm 高，灰色。浸没菌丝 1.2～1.5mm 深，背面黑色。

本菌的菌丝呈淡棕色，分枝分隔，宽 1.8～3.0μm，壁光滑，无厚壁孢子。瓶梗可直接生于菌丝顶端、短侧枝上或气生菌丝上。偶可见许多瓶梗聚集在一个菌丝上。瓶梗长 8～26μm，柱状或亚球形，最大宽度 2～17μm，末端开口呈瓶状，领状结构，深棕色，宽 2～3μm，顶端喇叭状宽 3～6μm，深浅不一，瓶梗壁光滑，棕色，领状结构较厚。瓶孢子卵圆形至椭圆形，常具有基部瘢痕，（2～9）μm ×

(1.2～3.0) μm。瓶孢子透明，聚集于瓶口部。

有性阶段：1953年Ajello等发现子囊壳样结构，但未完成其观察。

3. 理化特性 本菌不耐热，一般煮沸大部分可在较短时间内被杀死。耐寒，在-30℃大部分可存活。紫外线、X线均不能杀灭。常用消毒药如碘、福尔马林等能迅速将其杀死。生活力强，寄生于人和动物体内可存活达45年之久。离开机体后尚可存活。

（二）流行病学

1. 传染来源 本菌常寄生于土壤、植物，特别是树木上较多。因此，土壤和木质成为本病的传染源。本菌未见人与人之间及人与动物间的相互传染。

2. 传播途径 本菌通过抓伤、创口和其他外伤接触侵入皮肤或皮下组织而发生感染，感染以暴露部位为多，多有外伤史。

3. 易感动物 本病主要感染人，动物中犬、马、蟾蜍、青蛙等可发生感染。

4. 流行特征 着色真菌病主要为零星散发，任何年龄均可见发病，但以青年、中年人较多；男多于女，这可能与外界接触机会多有关；无种族特异性，农民较为多见，也见于免疫抑制患者（如器官移植患者和使用免疫抑制药物治疗的患者）。

5. 发生与分布 着色真菌是世界性分布，主要流行于热带和亚热带地区。1911年在巴西首先发现本病，以后陆续在世界各洲均有报道，尤其巴西、马达加斯加和哥斯达黎加等国的发病率高，据统计1927—1972年全世界有59个国家报告病例达1 790例。国内自1951年在山东省济南市发现首例着色真菌病，1954年又报道7例，此后全国有11个省、自治区、直辖市有本病发生，山东省当时有11个县发现174例。近年来，山东省发现病例增多，全国增至15个省、自治区、直辖市发病。动物着色真菌病国内发病情况尚不清楚。

（三）对动物与人的致病性

1. 对动物的致病性 着色真菌主要侵犯动物皮肤，皮下组织，形成慢性肉芽肿损害。病初皮肤发生丘疹或小水疱，并向四周扩散，逐渐形成蒂。部分形成肿瘤样团块，互相融合形成特有的菜花状增生，如彩图64-5显示犬感染裴氏着色真菌的腹部皮肤病变。组织内真菌呈圆形厚壁的棕色小体，直径达14μm，组织内可见有隔菌丝。

2. 对人的致病性 本病的潜伏期不定，有的较长，感染后多在两个月内发病，个别病例潜伏期可达一年。根据症状不同可分以下3型。

（1）皮肤着色真菌病 损害多发生在四肢暴露部位，在外伤处（或无外伤史）发生丘疹，丘疹逐渐增大形成结节、斑块，高出皮肤，表面呈疣状或菜花样（彩图64-6），褐色，有脓液，表面覆以污褐色结痂，界线清楚，周围呈暗红色或紫色浸润带。病情发展，可沿淋巴管发生成群的结节、溃疡，老的损害可结疤自愈，新的损害不断出现，此起彼落，损害可波及整个肢体。有的损害因延年日久，皮肤深部组织被破坏，淋巴回流障碍，形成象皮肿。足跖、眼睑和指甲等均可损害。

（2）中枢神经着色真菌病 主要由颊部、鼻部损害或血行播散而引起中枢神经受累，原发性中枢神经着色真菌病少见。中枢神经病变是脑脓肿及脑膜炎，及由此而引起一系列神经症状。脑组织中巨细胞浸润，炎性反应灶中可见真菌孢子、菌丝。部分病例可见脑脓肿，在脓肿中可见菌丝。

（3）血行播散性着色真菌病 本型罕见，仅见于手术后感染，通过血行播散，引起肝肿大，表面可见大小不等的深褐色结节，肠回盲部有菜花样肿瘤。病理组织学检查，肝组织广泛性坏死，坏死灶内可见黄褐色菌丝及厚壁孢子，周围有淋巴细胞、上皮样细胞浸润；回盲部为肉芽肿样变，其间有菌丝体。淋巴播散型时可见全身淋巴结肿大，淋巴结中可见菌丝体。

（四）诊断

鉴定着色真菌病的病原体难度较大。通常认为，在活检中证明有厚壁硬化菌体具有诊断意义。

血清抗体检测结果无实际应用价值。

本病应与脓皮病、疣状皮肤结核、念珠菌病、芽生菌病及孢子丝菌病相鉴别。

（五）防制措施

1. 综合措施 本病的传染源是土壤、植物，特别是树木上病原菌较多，受染者多为农民。因此，加强宣传，提醒人们在发生外伤时注意对传染源的防范是非常重要的。

2. 治疗 本病的治疗较为困难，早期皮损可行外科切除，损害较大者应进行植皮术。局部注射两性霉素 B，加 2% 盐酸普鲁卡因液少许，每周 1 次，每次 5mg，并用液氮冷冻或电烧灼去除残留皮损。局部热疗（43.5℃），每天连续数小时，2～6 个月可有一定效果。

目前有效药物为 5-氟胞嘧啶（5-FC），口服，因此药易产生抗药性，故需并用两性霉素 B，以避免不良反应，同时增加疗效。两性霉素 B 总量应达 1g 以上，5-氟胞嘧啶需连用 3～4 个月。也可使用伊曲康唑、特比萘芬或两者联合使用治疗。

（六）公共卫生影响

虽然着色真菌病的病原大量寄生于土壤和植物中，但其仅通过外伤途径发生感染，且人与人及人与动物之间不传播，这限制了本病对公共卫生安全的影响。但是，着色真菌病呈世界性分布，尤其在巴西、马达加斯加和哥斯达黎加等国的发病率较高。1927—1972 年全世界共有 59 个国家报告病例 1 790 例，我国已有 15 个省、自治区、直辖市有发病报告，且近年来本病有上升趋势。因此，本病对公共卫生安全造成一定威胁，应引起农民等高危人群和免疫力低下者的注意。

（汪昭贤　谢毓芬）

◈ 我国已颁布的相关标准

SN/T 1764—2006　出入境口岸霉菌感染监测规程

◈ 参考文献

孙鹤龄．1987．医学真菌鉴定初编 [M]．北京：科学出版社：212-220.

汪昭贤．2005．兽医真菌学 [M]．杨凌：西北农林科技大学出版社：49-51，474-475.

王高松．1986．临床真菌病学 [M]．上海：复旦大学出版社：101-114.

Castro LG，Pimentel ER，Lacaz CS. 2003. Treatment of chromomycosis by cryosurgery with liquid nitrogen：15 years' experience. Int J Dermatol，42 (5)：408-412.

Kondo M，Hiruma M，Nishioka Y，et al. 2005. A case of chromomycosis caused by Fonsecaea pedrosoi and a review of reported cases of dematiaceous fungal infection in Japan. Mycoses，48 (3)：221-225.

Peña-Penabad C，Durán MT，Yebra MT，et al. 2003. Chromomycosis due to Exophiala jeanselmei in a renal transplant recipient. Eur J Dermatol，13 (3)：305-307.

第六十五章　发菌科真菌所致疾病

第一节　曲霉属真菌所致疾病

曲　霉　菌　病

曲霉菌病（Aspergillosis）是由曲霉属中的烟曲霉和黄曲霉等多种曲霉菌所引起的多种禽类、哺乳动物和人共患的真菌病。其主要特征是在呼吸器官组织中发生干酪样、坏死性炎症，形成肉芽肿结节或霉菌斑。本病在人主要是一种肺部疾病，病变也可涉及中枢神经系统、皮肤、心内膜、鼻窦、外耳道和一些内脏器官，表现为坏死、化脓性病变或肉芽肿，有时呈哮喘等过敏反应，严重者可发生曲霉菌败血症，甚至引起死亡。致病性曲霉菌有 10 种左右，其中以烟曲霉最为常见。

（一）病原

1. 分类地位　曲霉菌病于 1927 年由 Micheli 提出。按照《真菌字典》第十版（2008），曲霉属（*Aspergillus*）真菌在分类上属子囊菌门（Ascomycota）、盘菌亚门（Pezizomycotina）、散囊菌纲（Eurotiomycetes）、散囊菌亚纲（Eurotiomycetidae）、散囊菌目（Eurotiales）、发菌科（Trichocomaceae）。曲霉属中一些种可以产生子囊孢子，营有性生殖；某些种不产生子囊孢子，营无性生殖。在 Ainsworth（1973）分类系统中，前者属于子囊菌亚门、不整子囊菌纲、散囊菌目、散囊菌科中的一个属；后者属于半知菌亚门（Deuteromycotina）、丝孢纲（Hyphomycetes）、丝孢目（Hyphomycetales）、丛梗孢科（Moniliaceae）。本属在分类上用过的属名和种名相当庞杂，继 Thom 或 Chuzch（1926）、Thom 和 Rapen（1945）之后，Raper 和 Femell 在《曲霉属》一书中进一步澄清了近 30 个属名，700 多个种名，除了确定的许多异名之外，不能确定者则分别列为"可能异名"和"大概异名"，将曲霉属分为 18 个群、132 个种和 18 个变种。到目前为止，已被承认的种近 200 个。曲霉属（*Aspergillus*）的致病种有 10 余种，即烟曲霉（*A. fumigatus*）、黄曲霉（*A. flavus*）、黑曲霉（*A. niger*）、棒曲霉（*A. claratus*）、杂色曲霉（*A. versicalor*）、米曲霉（*A. oryzae*）、灰绿曲霉（*A. glaucus*）、构巢曲霉（*A. nidulans*）、聚多曲霉（*A. sydowii*）和土曲霉（*A. terreus*）等，其中烟曲霉和黄曲霉为本病的主要致病菌。

2. 形态学基本特征与培养特性

（1）属的特征　曲霉属的颜色多样，而且比较稳定。营养菌丝体由具横隔的分枝菌丝构成，无色或有明亮的颜色，一部分埋伏型，一部分气生型。分生孢子梗大部分无横隔、光滑、粗糙或有麻点。梗的顶端膨大形成棍棒状、椭圆形、半球形的顶囊，在顶囊上生出一层或两层小梗，双层时下面一层为梗基，每个梗基上着生 2 个或几个小梗。从每个小梗的顶端相继生出一串分生孢子。由顶囊小梗以及分生孢子链构成一个头状体的结构，称为分生孢子头（彩图 65 - 1）。分生孢子头有各种不同的颜色和形状，如球形、放射形、棍棒形或直柱形等。曲霉属仅少数种形成有性阶段，产生封闭式的闭囊壳。某些种产生菌核或类菌核的结构。少数种可产生不同形状的壳细胞。

（2）种的特征

1）烟曲霉（*Aspergillus fumigatus*）　在察氏（Czapek）琼脂培养基（CDA）上，室温培养生长

迅速，菌落光滑，初期白色丝绒状或呈现茸毛状、束状，有的呈现絮状；气生菌丝呈暗烟绿色，老后近黑色。培养基无色或黄褐色，少数呈红色。有的菌丝呈短羊毛状，深蓝绿色；背面一般无色，有时溶出黄色至黄绿色的色素。在沙堡培养基（SDA）上生长情况见图65-1。

分生孢子头短柱状，长短不一，长的可达400μm，宽50μm；分生孢子梗短，光滑，长200～500μm，直径2～8μm，常带绿色；顶囊烧瓶形，直径18～35μm，与分生孢子梗一样带绿色；小梗单层，顶囊上半部的2/3部分生小梗，密集，一般（5.6～6）μm×（8～3.2）μm；分生孢子球形或近球形，数量较多，粗糙，带细刺，直径2～3.5μm。

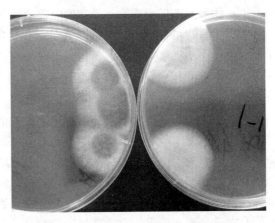

图65-1 烟曲霉沙堡培养60h菌落形态
（遇秀玲供图）

本菌无菌核和闭囊壳，培养基的颜色在菌落下面略带黄色，有的同种菌则呈现淡紫色。

有性阶段：未发现，但属于烟曲霉群的已有数个种发现子囊壳，属于新萨托属（*Neassartorya*）。

2）黄曲霉（*Aspergillus flavus*） 在察氏琼脂培养基上，于24～26℃培养10～14天，生长迅速的菌落直径6～7cm，生长缓慢的直径3～5cm。一般呈扁平状，也有呈放射状皱纹、羊毛状或曲花样。菌落颜色初期带黄色，渐变成黄绿色，老后变暗，呈葡萄绿色至玉绿色；反面无色或略带褐色，在大量产生菌核的菌株中呈现暗红至褐色。渗出液除大量产生菌核的菌株外，其他不显著，颜色为褐红色，无臭，但有时很难闻。

分生孢子头大小变化极大，最初为疏松放射状，继而变为疏松柱状，直径很少超过600μm，大部分菌株为300～400μm，小型分生孢子头的圆柱状穗为300μm×50μm。分生孢子梗直立，由基质的营养菌丝中分出，壁厚，无色，极粗糙，在梗壁上可见明显的突起，长度一般小于1mm，直径10～20μm，偶尔有的菌株（特别是实验室长期保存的培养物）可达2.0～2.5mm。顶囊早期稍长，为烧瓶形，晚期变成近球形，直径10～65μm，一般为25～45μm，顶囊全部可育。小梗双层和单层都有，但正常的顶囊，不是单层就是双层，在一个顶囊上很少发生单、双并存的情况。梗基通常为（6.0～10.0）μm×（4.0～5.5）μm，但有时长达15～16μm，偶见直径膨胀到8.0～9.0μm；小梗（6.5～10.0）μm×（3.0～5.0）μm；单层小梗大小不一，（6.5～14.0）μm×（3.0～5.5）μm，单层小梗只在小型顶囊上产生，其顶囊多为瓶形。分生孢子在小梗上呈现链状着生，孢子呈球形、近球形或梨形，粗糙，其周围有显著的小刺，直径变化不定，一般3～6μm，但大部分为3.5～4.5μm，初形成时为圆形，偶见发展为椭圆形，此时直径约为（4.5～5.5）μm×（3.5～4.5）μm。

菌核：有很多菌株，特别是新分离的菌株易产生菌核，常为褐色的菌核。

有性阶段：尚未发现。

3. 理化特性 烟曲霉、黄曲霉等曲霉菌对自然条件变化的适应能力很强，一般自然气候下的冷热干湿都不能破坏其孢子的生活能力。烟曲霉孢子装在试管内，室温条件下保存6年仍不失其生命力。120℃干热1h或煮沸5min方可将其杀死。

曲霉菌对许多化学药物有较强的抵抗力。0.1%氯胺、0.1%碘化钾、0.1%氯化碘、0.1%甲醛、0.1%石炭酸抑菌；1%氯胺30min、5%氯胺10min、2%碘化钾100min、1%甲醛240min、2%甲醛60min、5%甲醛5min、5%石炭酸10min杀菌。

本菌生长最适温度为37～40℃。

（二）流行病学

1. 传染来源 曲霉菌的孢子广泛分布于自然界，土壤、腐败有机物，几乎一切类型的基质中都有它的存在，常存在于畜禽舍的土壤、垫草和发霉的谷物及饲料中，人类和动物通常是在环境中接触了腐生生长的曲霉菌后而感染。侵袭性曲霉菌感染具有很高的病死率，尤其是白血病患者、造血干细胞移植或实质器官移植接受者、获得性免疫缺陷综合征患者、慢性肉芽肿病患者、肿瘤患者化疗期及粒细胞减少症患者。根据实际调查，其传染来源主要有以下几方面：①在梅雨季节，空气潮湿，垫料、食槽发霉，腐生有曲霉菌是构成本病流行的主要因素，常用的木屑垫料中，烟曲霉含量最高。②饲料贮藏不良，引起曲霉菌的大量繁殖，是传染的另一个主要来源。③蛋壳表面污染曲霉菌时，在孵化 8 天后曲霉菌穿透蛋壳使鸡胚感染。此外，孵化场不清洁，孵化器或用具被曲霉菌污染时，出壳的雏禽可受感染。④育雏室高温、高湿的环境，加之通风不良，禽只过度密集，拥挤致使存在于饲料和垫草上的曲霉菌大量繁殖。育雏室空气中曲霉菌的带菌量显著增加，促使雏禽感染发病。⑤哺乳动物的曲霉病，大多是接触含大量真菌孢子的发霉干草所引起的。舍饲家畜在冬季饲喂带有曲霉菌的干草最易感染。在飞禽栖息地的巢穴、土壤中都能分离到烟曲霉菌等。如 Wicklow 氏（1965）从南极 Adelie 企鹅巢的土壤分离到烟曲霉。⑥由于曲霉菌有很强的酶活性，故常利用米曲霉发酵食品，利用黄曲霉菌的蛋白分解能力做酱，利用黑曲霉菌的糖化作用制酒，现在发酵工作中利用曲霉菌生产柠檬酸、葡萄糖酸及其他有机酸类和化学药品，所以人类也经常接触到曲霉菌。

2. 传播途径 在自然条件下，本病主要经呼吸道感染，亦可经消化道和皮肤伤口感染，静脉注射、手术等也可使菌体侵入血管引起全身性曲霉菌病。经皮下及肌肉等途径感染本菌，只在局部发生炎症反应。人类常通过吸入含本菌孢子的灰尘而感染发病，因此，本病常见于打谷农民、皮毛加工工人和饲养员等，常为一种职业病。人类烧伤创面暴露接触空气中曲霉菌，以及器官移植均有可能伴发曲霉菌病。有报道由于烧伤病房中大量曲霉菌孢子飞扬在空气中，工作人员长期在这种环境中工作，吸入了过多的曲霉菌孢子而受染。孵化期间的鸡胚对烟曲霉感染非常敏感，种蛋表面的烟曲霉孢子，可穿过蛋壳使胚胎感染，使刚出壳的雏禽发病。如孵化器或育雏室被曲霉菌严重污染，则雏禽出壳不久即可受到感染而发病。

3. 易感动物

（1）自然宿主

1）禽类 迄今屡见鸡、火鸡、珍珠鸡、七彩山鸡、乌骨鸡、棒鸡，鸭、鹅、鹌鹑、鸽子、鸵鸟、蜡嘴鸟、鹧鸪、环颈雉、鹦鹉、鹰、企鹅、丹顶鹤、野生灰鹤等多种禽类感染曲霉菌病的报道。几乎所有禽类潜在感染本病。在自然情况下，健壮的禽类对曲霉菌分生孢子具有相当的抵抗力，但当垫料和饲料严重污染曲霉菌时，吸入大量的分生孢子可导致发病。如雏火鸡暴露于烟曲霉分生孢子气雾中 10min，就能导致每克肺组织 5×10^5 个菌落形成单位，而引起约 50% 的雏火鸡死亡。

2）哺乳动物 易感哺乳动物有牛、马、绵羊、山羊、猪、野牛、鹿、水貂等。

曲霉菌为条件性致病菌，健康人感染后发病者较少见。感染后发病主要见于免疫功能低下者，如患有结核、支气管扩张、肺癌及白血病等慢性疾病者，以及长期应用广谱抗生素、糖皮质激素、免疫抑制剂者等。

（2）实验动物 犬、猫、豚鼠、兔、猴等均有易感性。

4. 流行特征 家禽尤其是雏禽对病原曲霉菌特别敏感，常呈暴发性流行，发病率和病死率都很高。在成禽、哺乳动物和人群中，常为散发病例。对鸡、鸭、鹅的致病性和致病程度基本相同，没有品种和季节性的差别。

对雏鸡曲霉菌发病和死亡率规律调查表明，在本病发生较重的鸡场，烟曲霉菌病在雏鸡中呈集中暴发流行，死亡率一般为 24%～33%。其发病死亡规律是：雏鸡进入烟曲霉菌污染的育雏室后，48h 即开始发病死亡，4～12 日龄雏鸡是流行死亡的最高阶段，以后逐渐减少，至 30 日龄基本停止死亡。若饲养管理失调，流行死亡可一直延续到青年鸡。

在集约化饲养场舍饲的犊牛发病率达 20%～80%。

5. 发生与分布 一些国家对曲霉菌病的认识较早，1855 年 G. Fresenius 把在野雁的肺和气囊中分离到的真菌定名为烟曲霉，把该菌引起的疾病称之为曲霉菌病。人类曲霉菌病最早是由 Virchow

(1856) 通过尸体解剖发现并报道。此后多位学者相继报道了牛、马、羊、猪、兔、犬、猫、鹿、猴等哺乳动物的曲霉菌病。迄今为止，南美洲、北美洲、英国、法国、德国、新西兰、印度、日本、意大利、澳大利亚和苏联等国家和地区都有过该病发生的报告。

国内 1959 年四川雅安最早记载了鸡曲霉菌病。此后，中国农业科学院兰州兽医研究所 1969—1970 年的调查发现，本病在我国广泛存在，时常在各类禽群中暴发，造成重大经济损失。目前，曲霉菌病在我国已有 26 个省、自治区、直辖市都不同程度地发生和流行，每年都有发生，已成为我国养殖业危害较大的疫病之一。调查表明，我国发生过曲霉病的禽类有雏鸡、成鸡、火鸡、乌骨鸡、雏鸭、成鸭、雏鹅、成鹅、天鹅、肉鸽、鹌鹑、黄腹角雉、野生灰鹤、丹顶鹤、蜡嘴鸟等，哺乳动物有奶牛、水牛、奶山羊、绵羊、猪、水貂和兔等。1983—1996 年调查 22 起鸡曲霉菌病（包括火鸡和乌骨鸡），累计发病 98 416 只，死亡 33 338 只，平均死亡率为 33.9%。1984—1990 年调查统计 8 起鸭、鹅曲霉病，累计发病 2 436 只，死亡 482 只，平均死亡率 19.8%。1980—1997 年调查统计 8 起鹌鹑、肉鸽和各种鸟类曲霉菌病，累计发病 11 167 只，死亡 521 只，平均死亡率 46.7%。哺乳动物曲霉菌病在国内属于零星散发。

自 1956 年张育民报道人的肺曲霉菌病以来，至今时有零星病例报道，特别是 20 世纪 80—90 年代还有上升趋势。其致病真菌有烟曲霉、黄曲霉、杂色曲霉，另外还发现一种新的致病真菌，即四脊曲霉所致的人的肺曲霉菌。国内所见人曲霉菌病的发病类型有肺曲霉病、脑曲霉病、皮肤曲霉病、系统性曲霉病、曲霉菌引起的支气管哮喘、骶椎骨髓炎及曲霉菌引起的泌尿系统感染等。

（三）对动物与人的致病性

1. 对动物的致病性

（1）禽曲霉菌病　禽曲霉病主要分为两类：急性曲霉病和慢性曲霉病。急性曲霉病的特点是通常在雏禽中集中暴发，发病率和死亡率高；慢性曲霉病主要发生于成禽，尤其是火鸡，偶尔也见于其他成禽或鸟类饲养场。

1）急性型　一个月以内的幼禽多呈急性经过，自然感染潜伏期 2~8 天，人工感染可于 24h 发病。一般出壳后 2 天内的雏禽易受曲霉菌感染，5~7 天发病率达到高峰，10~15 天后发病率逐渐下降。雏禽发病后表现特征性呼吸系统症状。当肺部结节密集或气管炎性分泌物增多充塞时，常常伸脖张嘴吸气，发出啰音和哨音，有时摇头连续打喷嚏，腹式呼吸，两翼扇动，尾巴上下摆动。由于呼吸极度困难，颈向上前方伸长，一伸一缩，口黏膜和面部呈青紫色。最后窒息死亡。鸭、鹅有的症状不明显而突然死亡，但剖检病变却很严重。由于腹式呼吸的牵动，鸭、鹅全身像航行的小木船样上下浮动。少数病例有神经症状，摇头，头向后背，甚至不能保持身体的平衡。有的病禽临死前仍有食欲，有些病例由鼻腔流出浆液性、脓性分泌物或充塞鼻腔，有的病雏眼结膜充血肿胀，眼睑肿大，最后形成蚕豆大的干酪物，上下眼睑粘连。曲霉菌寄生在瞬膜，形成干酪样物，压迫眼球向外突出，严重者可致失明。

2）慢性型　多数是急性期耐过病雏，部分是育成禽和成年禽。雏禽发育不良，羽毛蓬乱无光，不喜运动，闭目呆立，眼窝下陷，步态不稳，喜立于墙角或热源处，有的口腔黏膜有溃疡，逐渐消瘦而死亡。成禽多呈慢性经过，在肺常可见干酪样坏死性炎症，形成肉芽肿结节。雌禽停止产卵。

3）病理变化

①呼吸系统：急性型肺脏出现典型的直径 1~3μm、黄白色、粟粒大结节，通常均匀地分布在整个肺组织，每个结节被暗色的浸润带所包围。慢性病变有两种转归：一种是钙化，另一种是最急性的肺炎。病理组织学观察结节中心坏死，周围有巨细胞、上皮样细胞等炎性细胞浸润，最外层有纤维细胞增生，形成纤维素包囊。结节中心坏死区边缘，常可见到曲霉菌的孢子、萌芽孢子以及形成分枝的放射状菌丝团或不规则分枝的菌丝团（彩图 65-2、彩图 65-3）。气囊的浆膜肥厚可达 5mm，中心隆起，气管、支气管中有淡黄色至黄色浓稠炎性渗出物，干酪样物质节段性充塞，有的硬似软骨。其他器官多为慢性病变。

②消化道：可能发生斑状损害，特别在火鸡口腔、嗉囊和肠道。

③肝、脾、肾和卵巢：在这些器官曾发现结节性病变，有时与附近的腹腔气囊相粘连。此病在雏鸵

鸟称"黄肝病"。

④神经系统：多种禽类见有脑炎型或脑膜炎型曲霉菌病。在鸡和火鸡曾发现大脑和小脑出现干酪样坏死灶及肉芽肿性脑炎的病例。

⑤眼：禽眼曲霉菌病多为单侧感染，角膜炎及眼表面感染可能是由于结膜表面暴露于环境中被曲霉菌侵染所致，或呼吸道原发感染经血液或淋巴液扩散到眼部所致。在浅表型感染可见瞬膜下发生黄色干酪样渗出物或形成斑块。播散型感染的损害发生在眼的后部，侵犯玻璃体液，并延伸到邻近组织。有报道将火鸡暴露于曲霉菌分生孢子中，可致火鸡视网膜发生炎症，虹膜睫状体炎和眼混浊，视网膜及眼房内异嗜细胞及巨噬细胞浸润，并可见细胞碎片及曲霉菌孢子。

⑥骨与关节：骨感染曲霉菌病是原发性肺曲霉菌随血流播散的结果，可能发生骨关节炎，可使脊椎变形，导致雏鸡部分麻痹。

(2) 哺乳动物曲霉菌病

1) 牛　临床表现咳嗽、呼吸困难、腹泻、低热和食欲丧失，多数病牛伴乳房炎。肺常可见有坏死性肉芽肿，肉眼病变与结核病相似（彩图65-4）。镜检肺呈现肉芽肿样结节，结节内有成堆的曲霉菌菌丝团（彩图65-5）。这种菌丝团有时密集成放射状。因此，Austwick 称之为"星状体"，非常类似于放线菌性颗粒中看到的"棒"。

心、肝、脾、肾均可见曲霉菌引起的相应病变。母牛感染常引起流产、胎盘炎，胎盘或胎儿胃直接抹片可见到菌丝。大多数流产发生于妊娠的第6~8个月。

牛曲霉菌病偶尔也发生皮肤肉芽肿，所引起的损害与皮肤结核病相似。

2) 羊　羊的曲霉病少有报道。羔羊的肉芽肿是非常小的结节，直径1~3mm，与毛样缪勒肺线虫 (Muellerius capillaris) 侵袭相似。成年羊表现慢性支气管炎和卡他性肺炎，与结核病症状相似。感染羊口腔黏液中可见烟曲霉的孢子柄，肺脏散在直径1~7mm的钙化结节。

烟曲霉可引起山羊流产、死胎。流产多发生在怀孕后的2~3个月，流产胎羔多为死胎，存活早产羔常因体质虚弱，在产后几小时内死亡。

绵羊试验感染烟曲霉、黄曲霉与灰绿曲霉后8~15天开始出现症状和病理变化。试验表明曲霉菌可致绵羊全身扩散型曲霉菌病，临床血液学变化表现白细胞明显增多，其中分叶核白细胞增加而淋巴细胞减少尤为显著；血清胆固醇成倍增高，谷草转氨酶在发病中期增高而后期趋于下降。

3) 猪　猪的曲霉菌病表现为大叶性肺炎并形成结节，脾脏和肾脏肿大、充血，肠系膜淋巴结呈结节性损害。

烟曲霉、黄曲霉和黑曲霉所致的猪皮肤曲霉菌病的特征性变化，是在耳、眼、口腔周围、颈、胸、腹股内侧、肛门周围、尾根、蹄冠、腕关节、跗关节及背部皮肤出现红斑，形成肿胀性结节。病猪表现奇痒，在墙脚、厩门、食槽上摩擦，以致形成破溃及红色烂斑，表面有浆液性渗出，不化脓，后期呈现灰黑色痂皮或甲壳，一般经35~50天后痂皮逐渐脱落全身状况好转而自愈，但病愈猪消瘦，生长发育受阻。

4) 犬、猫　犬一般表现为单侧性鼻曲霉菌病，主要症状为长期频发喷嚏，流黏液、脓性鼻液等。重症侵害脑而显示神经症状，体温升高至40~40.6℃，预后不良。患肠曲霉菌病时，腹泻，体重减轻。猫患传染性胃肠炎时易继发肠曲霉菌病，出现腹泻等症状。此外，在患猫泛白细胞减少症时，也可继发以呼吸困难、咳嗽和高热为主要症状的肺曲霉菌病。

5) 水貂　患貂精神沉郁，食欲减少，1~2天后完全废绝，频频饮水。病初步态不稳、跛行，以后完全瘫痪，粪便暗色带血，呼吸困难，气喘。肺脏有大小不等的黄白色或灰白色结节，有的连成较大的结节团块，内含干酪样物，结节周围有红晕。胃肠黏膜水肿、溃疡，表面附有黄褐色或黄绿色的菌膜。

6) 其他家畜　1899年 Foulerton 记述了马肺脏呈典型曲霉菌性结节的变化；1928年 Romanov 记述了马脑膜曲霉菌病的病例。

7) 野生动物　1936年 Dobberstein 在柏林动物园发现一例大角鹿脑膜感染曲霉菌病例；在瑞典和瑞士曾发现鹿的肺、甲骨和筛骨中含烟曲霉菌丝的肿瘤样生长物。在印度尼西亚和伦敦发生野牛和猴由曲霉菌引起的曲霉菌病。槌鲸（bottenose）、海豚肺也有发生曲霉菌病的报道。

2. 对人的致病性　关于人曲霉病按临床与病理变化可分为以下各种类型：

（1）呼吸系统曲霉菌病

1）过敏性曲霉菌病

① 哮喘：是对曲霉菌过敏所致，曲霉菌作为过敏原，吸入感染后表现低热、咽痒、咳嗽、哮鸣、寒战、乏力，痰中带有嗜酸性粒细胞，血中带有反应性抗体（IgE），外周血中嗜酸性粒细胞升高，这类过敏反应局部组织无明显病灶、愈后不留痕迹。一般未经特殊治疗，休息10天后症状自行消退而自愈。

② 支气管曲霉菌病：系上述哮喘的延续，但常咳黏液性痰，并带血丝，痰中可检出曲霉菌。菌体大量繁殖形成菌块而导致支气管阻塞，血中含沉淀素（IgG）及反应性抗体（IgE），外周血中嗜酸性粒细胞升高。

2）肺部局限性曲霉菌病（曲霉菌球）　本病常发生于肺空洞及支气管扩散的患者，由于曲霉菌在空腔内繁殖形成球，故谓之曲霉菌球。可由过敏性曲霉菌病而引起。其症状也与之相似，但咯血为主要症状，一次咯血多至1 000mL以上，甚至导致死亡。患者伴有低热、盗汗、疲乏、体重减轻、胸痛、气急，痰中可检到曲霉菌。患者血中可有反应性抗体（IgE）及沉淀素（IgG）。一般菌团在肺空洞底部生长繁殖成球，或大或小，在顶部可显月牙状狭窄的空腔，或在其周围残留狭窄空隙，在X线下可见肺空腔样病变中有一实质性球形阴影和少数球体中微小钙化灶。

3）肺曲霉菌病　本病多继发性，如白血病、肺病、糖尿病患者，或长期应用皮质激素及免疫抑制剂而继发。由呼吸道而感染，或经血行播散而来，呈慢病程或急性发作，在肺实质中形成坏死和脓疡，支气管破坏形成空洞，伴有发热、咳嗽、咳痰、咳血、呼吸困难等症状。痰中可找到菌体。外周血中白细胞增多。X线检查，呈弥漫性肺炎，或孤立的实变如肺癌；有时可见圆形如曲霉菌球。继续发展可导致脓胸、纵隔穿孔、经血流传布全身，以至急性死亡。

4）鼻窦曲霉菌病　曲霉菌由呼吸侵入鼻窦，在鼻窦腔生长繁殖，形成菌团肉芽肿。临床表现化脓性鼻窦炎、黏膜水肿，周期性排出绿色黏稠脓液，在脓液中含有菌体。病变可发展波及筛窦与眼球。

（2）眼曲霉菌病　本病由鼻窦曲霉菌病或血行扩散而来。菌体在眼内生长繁殖，导致眼球突出，失明。眼球黄斑区有局灶性灰白色渗出性视网膜及脉络膜病变，伴有出血。而在视网膜表面有灰白色、局灶性、闪光样菌块是曲霉菌眼炎的特殊表现，玻璃体出现混浊。菌体继续繁殖形成菌丝团，镜下可见锐角分枝的分隔菌丝。

（3）脑曲霉菌病　菌体通过呼吸道侵入，更常见的是由血行播散而来，其症状类似脑膜炎或脑占位病变。脑部形成曲霉菌性肉芽肿，其病史中有发热、头痛、呕吐，神志淡漠，视乳头水肿、出血，瞳孔散大，对光反应迟钝等症候。肉芽肿内可见菌丝及顶囊。在脊髓液中培养有曲霉生长。患者最后昏迷死亡。

（4）皮肤曲霉菌病　本病分原发和继发两种。原发性皮肤曲霉病是菌体直接黏附在皮肤上，寄生在浅表死亡的组织，继而侵入深部活组织引起感染。继发性皮肤曲霉菌病通常来自肺曲霉菌病，通过血行播散到皮肤，也可继发于皮肤烧伤、烫伤后感染。在皮肤上可发生丘疹、结节性脓肿、溃疡、坏死或肉芽肿等多形性损害，可单发或散在，患者在颈部、口周围、耳后也常有散在的乳头状赘生物，融合成块，表面结痂，挤压有脓液溢出，取损害标本培养，有曲霉菌生长。

（5）播散性曲霉菌病　菌体侵入血管进入血液循环，引起曲霉菌性败血症，播散至全身，常在数日内死亡。尸检病变广泛，侵及气管、肺、食管、胃、心、肌肉、肝、脾、肾、脑等，侵及心脏时，表现心内膜炎，并形成广泛的赘生物，其内有曲霉菌生长。

（四）诊断

1. 动物的临床诊断　曲霉菌病的诊断主要依据流行资料、临床症状、病理变化和病原真菌的鉴定进行确诊。

（1）流行病学调查　雏禽曲霉菌病的流行，具有明显的规律性，即雏禽进入污染环境中，第2～3

天开始发病死亡，4～12 日龄是本病流行死亡的高峰，以后逐渐减少，至少 30 日龄基本停止死亡，部分病禽转为慢性。

（2）典型病理变化 曲霉菌病的诊断通常是在死后检查时作出，常常是以在病禽肺和气囊内见到白色干酪样结节为基础。但要排除肺结核和其他肉芽肿性疾病。最有效的方法是检查结节或肉芽肿内的菌体。

（3）病原检查 直接触片和病理学检查可诊断为曲霉菌病，但要鉴定到种，还需进行病原菌分离与鉴定。亦可用 PCR 技术进行诊断。

（4）血清学诊断 补体结合反应是检出抗体较灵敏的方法。适合于哺乳动物曲霉菌病的辅助诊断。

2. 人的临床诊断 呼吸器官曲霉菌病需多次检查菌体阳性，结合临床方能确诊。

过敏性支气管肺曲霉菌病诊断标准：① 发作性支气管哮喘；② 外周血液嗜酸性粒细胞增多；③ 曲霉菌皮试阳性反应；④ 血清中有曲霉菌沉淀抗体，血清 IgE 升高；⑤ 肺部浸润病变及中心型支气管扩张。次要标准是痰直接涂片或培养有曲霉菌生长。

另外，胸部计算机化断层显像（CT）和 X 线摄影也可进行肺曲霉菌病的诊断。

本菌是一种条件性致病真菌，常继发于其他慢性病患，所以应与肺结核、肺脓肿、肺癌和其他深部真菌病相鉴别。

3. 实验室诊断 ①取肺结节或肉芽肿组织进行曲霉菌的分离与鉴定。②支持性实验室检查：从病变部取材进行组织病理学检查，发现本病的典型特征和组织内查找曲霉菌的菌体。也可采用 PCR 方法、补体结合反应、沉淀抗体及血清 IgE 检测证实曲霉菌感染。

（五）防制措施

1. 动物的防制措施

（1）综合性防治措施 ①建立孵化场和育雏室的清洁卫生制度，防止舍内潮湿，做好保温、通风工作。②可先用 0.5％过氧乙酸对育雏室空间、墙壁和育雏笼进行喷洒消毒，然后用 3％碱水进行地面消毒。③经常更换垫料，防止发霉；合理贮存饲料，避免温度过高、湿度过大。④每日清扫和消毒饮水器有助于消除传染，如果不经常更换喂食地点，可在容器周围的地面喷洒药液。

哺乳动物曲霉菌病的防治可参照禽类的方法进行，关键是根除传染源。

（2）治疗 ①雏禽暴发曲霉菌病时，用 0.02％硫酸铜水溶液代替所有饮水有助于控制疾病传播，但这个方法不能长期使用。在雏禽 1 月龄内，每周用 0.02％的煌绿或 1％～5％结晶紫糖水喂 1 天，可达到较好的防治效果。②克霉唑、5-氟胞嘧啶、两性霉素 B、灰黄霉素、制霉菌素等都是治疗禽曲霉菌病的有效药物。但在实际工作中常用药为制霉菌素，即每 100 只雏鸡用 50 万 U 制霉菌素，拌入少量饲料中喂饲，每天 2 次，连用 5 天。同时将饮水改用 0.02％煌绿糖水，连用 3 天，可获得较好的治疗效果。③蛋鸭发生曲霉菌病时，应用喹乙醇有较好的治疗效果，病初每只 4 片，口服，经 2～4h 后症状即可消失。④哺乳动物曲霉菌病可采用碘化钾静脉注射。

2. 人的防制措施

（1）综合措施 曲霉菌是一种条件性致病菌，环境高温、高湿、不通风是促使曲霉菌大量繁殖的有利条件，当空气中曲霉菌孢子数量显著增加时，可促使人和动物发病。另外，近年来抗生素、类固醇激素及免疫抑制剂的广泛应用也是本病的诱发因素，加之机体抵抗力降低或患有免疫缺陷疾病的人对曲霉菌易感。因此，控制传染源的滋生、消除诱发因素、增强机体的抵抗力是有效控制本病发生的关键。另外，要做好手术后的护理，防止创伤感染，加强病房通风、换气，防止免疫系统受损患者感染。

（2）治疗

1）皮肤、指甲曲霉病，可用制霉菌素软膏涂搽患部。深部皮肤曲霉菌病需采用综合疗法，如去除诱因或病因，联合应用 5-氟胞嘧啶、两性霉素 B、制霉菌素、克霉唑、伊曲康唑、氟康唑、伏立康唑、阿尼芬净、卡泊芬净等，有时对坏死组织要做清创手术。

2）曲霉菌引起的支气管哮喘及播散性曲霉菌病，口服特比奈芬（疗霉舒）3 周，总量 7 000mg 可治愈。

（六）公共卫生影响

曲霉菌在自然界中的分布极其广泛，几乎所有类型的基质中都能存在，健康动物和人体通常也是带菌者。因此，曲霉菌病属于一种自然疫源性疾病，给人类健康造成很大的威胁。Frasers 等的报告中指出：曲霉菌感染已成为美国第三种最常见的全身性真菌病，且其发病率增长迅速。这反映了人口的老化及人们免疫抑制状态的增多，特别是在一些免疫功能低下的住院患者中易发生曲霉菌感染，应引起有关方面的关注。

（汪昭贤　谢毓芬）

◆ **我国已颁布的相关标准**

NY/T 559—2002　禽曲霉菌病诊断技术

SN/T 1764—2006　出入境口岸霉菌感染监测规程

◆ **参考文献**

陈世平．2003. 医院真菌感染及研究进展［J］．中国感染控制杂志，2（4）：241-245.

狄梅．2000. 深部真菌感染组织病理学方法研究进展［J］．国外医学皮肤性病学分册，26（5）：293-297.

廖万清，吴绍熙．1998. 真菌病研究进展［M］．上海：第二军医大学出版社：1-14，95-104.

孙鹤龄．1987. 医学真菌鉴定初编［M］．北京：科学出版社：142-169.

汪昭贤．2005. 兽医真菌学［M］．杨凌：西北农林科技大学出版社：49-138，513-530.

王高松．1986. 临床真菌病学［M］．上海：复旦大学出版社：115-127.

吴绍熙，廖万清，郭宁如，等．1999. 中国致病真菌 10 年动态流行病学研究［J］．临床皮肤科杂志，28（1）：1-5.

Mengoli C，Cruciani M，Barnes RA，et al. 2009. Use of PCR for diagnosis of invasive aspergillosis: systematic review and meta-analysis. Lancet Infect Dis.. 9（2）：89-96.

Saif Y. M. 2005. 禽病学［M］．苏敬良，高福，索勋，译．第 11 版．北京：中国农业出版社：1007-1021.

Segal BH. 2009. Aspergillosis. N Engl J Med，360（18）：1870-1884.

Thomas L，Baggen L，Chisholm J，et al. 2009. Diagnosis and treatment of aspergillosis in children. Expert Rev Anti Infect Ther.，7（4）：461-472.

第二节　青霉属真菌所致疾病

马尔尼菲青霉病

马尔尼菲青霉病（Penicilliosis marneffei，PSM）是由马尔尼菲青霉引起的一种少见深部感染性真菌病。人感染该菌，临床主要表现为发热、贫血、咳嗽、浅表淋巴结肿大、肝和脾肿大、全身多发性脓肿等。该菌最初多见于结核病、血液病、霍杰金淋巴瘤患者，目前发现该菌主要感染免疫功能低下者，尤其是艾滋病患者，世界卫生组织（WHO）已经把它作为艾滋病的指征性疾病。动物感染该菌，临床主要表现为消瘦、进食少、精神差、活动减缓，局灶性脓肿、溃疡、脾肿大，严重者因全身播散性脓性炎症死亡。

（一）病原

1. 分类地位　按照《真菌字典》第十版（2008），马尔尼菲青霉（*Penicillium marneffei*，PM）在分类上属子囊菌门（Ascomycota）、盘菌亚门（Pezizomycotina）、散囊菌纲（Eurotiomycetes）、散囊菌亚纲（Eurotiomycetidae）、散囊菌目（Eurotiales）、发菌科（Trichocomaceae）、青霉属（*Penicillium*）。而在 Ainsworth（1973）分类系统中，它属半知菌亚门（Deuteromycotina）、丝孢纲（Hyphomycetes）、丝孢目（Hyphomycetales）、丛梗孢科（Moniliaceae）、青霉属（*Penicillium*）。马尔尼菲青霉是青霉属中唯一的温度依赖性双相真菌。

2. 形态学基本特征与培养特性 马尔尼菲青霉形态及其分生孢子见彩图 65-6。该菌既能在 25℃ 条件下生长，又能在 37℃ 条件下生长，但只有在 37℃ 生长才有致病力。在 25℃ 培养时菌落呈霉菌相，在沙堡琼脂上该菌 2~3 天开始生长，菌落初期呈淡灰色或淡白色蜡样，间有白色或暗红色绒毛状，直径 3~5mm，5~7 天后菌落白色绒样，菌落周围出现暗红色色素，背面呈葡萄酒色，直径 2~3cm，15 天后，菌落表面可变成淡灰、白色、灰绿色及淡红色，几种颜色同时存在。

37℃ 培养产生酵母相菌落，在沙堡琼脂上生长较 25℃ 缓慢，3~4 天菌液为乳白色酵母样，直径 3~5mm，5 天后较成熟菌落有脑回样皱褶或放射状沟纹，直径 1cm，菌落周围无色素。

（二）流行病学

1. 传染来源 目前已从 4 种竹鼠中分离出马尔尼菲青霉，从一些远离人类的竹鼠洞中也分离到该菌。至今尚未确定马尔尼菲青霉的自然生活环境，竹鼠粪便和其居住洞穴土壤可能是其主要存在地。该菌可以通过竹鼠的粪便污染土壤，人和竹鼠可能因为暴露于污染的环境而感染。

人感染马尔尼菲青霉与竹鼠的关系目前尚存在争议。研究表明，马尔尼菲青霉病患者近期暴露于土壤，尤其是在雨季时感染马尔尼菲青霉的可能性更大，而慢性消耗性疾病及竹鼠接触并非是感染的危险因素。

2. 传播途径 马尔尼菲青霉的感染途径是通过呼吸道、消化道以及皮肤损伤侵入而感染致病，但确切的传播方式尚未阐明。

竹鼠营洞穴生活，以茅草根为主食，而马尔尼菲青霉主要分布在土壤中，其孢子易随风播散，因此竹鼠可以在活动中经呼吸道感染。该菌也可以在水中长期存活，故不能排除外消化道首发感染的可能，有研究通过皮肤损伤接种马尔尼菲青霉也可导致竹鼠感染发病。

一般认为通过吸入空气中马尔尼菲青霉霉菌相分生孢子而感染人类，并经血行播散至全身，以酵母相细胞在体内繁殖、致病。人与人之间的传播尚未证实，与患者密切接触的家庭成员迄今无发病报道。

3. 易感动物

（1）自然宿主 目前已知 4 种竹鼠（中华竹鼠、花白竹鼠、大竹鼠和小竹鼠）是其自然宿主。其他动物易感情况未有报道。

（2）实验动物 目前所用的实验动物主要有小鼠、家鼠及 4 种竹鼠。

（3）易感人群 人感染马尔尼菲青霉主要发生在免疫功能低下人群，特别是艾滋病患者，到目前为止，全世界的马尔尼菲青霉病病例中 85% 发生于艾滋病患者。

4. 流行特征 本病在东南亚及中国南部等地区呈地方性流行。竹鼠马尔尼菲青霉的流行与当地气候有明显的相关性，东南亚与中国南部地区均处于亚热带、热带地区，终年气温偏高，湿润多雨，潮湿炎热，是真菌生长繁殖的最适宜环境，因此认为这可能是马尔尼菲青霉病多发的重要原因之一。竹了及甘蔗含糖量高，易被霉菌所污染，而野生竹鼠穴居竹根下，喜食竹笋、竹根、甘蔗，可能竹鼠吃了带菌的竹根及甘蔗后造成感染。马尔尼菲青霉随竹鼠粪便、分泌物排到外界，造成环境污染。人和竹鼠可能从一共同环境来源而感染。

5. 发生与分布 马尔尼菲青霉于 1956 年由法国 Capponi 等首先从越南的中华竹鼠（*Rhizomys sinensis*）肝脏中分离成功。1959 年 Segretain 正式报道该菌为青霉属中的新品种。1973 年美国 Disalvo 等报道了人类第一例自然感染马尔尼菲青霉患者。1982 年中国李菊裳等报道了我国首例马尔尼菲青霉病。1988 年 Piehl 等在美国首次报道了艾滋病合并马尔尼菲青霉病。以后各地艾滋病合并马尔尼菲青霉病报道病例逐渐增多，且主要在东南亚地区或曾到此旅游者。在东南亚地区，马尔尼菲青霉病引起的临床感染仅次于结核杆菌和新型隐球菌，居第三位，是引起艾滋病患者机会性感染的主要病原菌，其已成为艾滋病的临床诊断指征之一。随着我国艾滋病患者数量的增加，马尔尼菲青霉感染者也在快速增加。中国香港、澳门及其接壤的南方地区只有 50 余例的发病报告，但仅在广州地区调查 91 例艾滋病患者中，就有 22 例分离出该菌，其发病率 24.2%。马尔尼菲青霉感染患者多数为艾滋病病毒感染者。

马尔尼菲青霉病在世界各地均有报道，但以东南亚及我国南方发病最多，如泰国、缅甸、印度尼西亚、马来西亚、越南、印度曼尼普尔区及中国的广西、香港、台湾等地区。从中国、泰国和越南 4 种竹鼠（*Cannomys badins*、*Rhizomys pruinosus*、*R. sinensis* 和 *R. sumatrensis*）体内可分离出马尔尼菲青霉菌，目前认为竹鼠为马尔尼菲青霉的自然动物宿主。有研究表明，竹鼠的地域分布同马尔尼菲青霉病的分布相关，4 种竹鼠分布于东南亚国家及我国南方地区，相应这些地区马尔尼菲青霉感染率也较高。可见，这些动物的地域分布对研究马尔尼菲青霉感染的流行病学具有重要价值。竹鼠是马尔尼菲青霉的携带动物，中国广西的银星竹鼠带菌率高达 95% 而未致病。竹鼠的分泌物、排泄物污染土壤、草木可作为播散马尔尼菲青霉途径之一，使人类受感染。

（三）对动物与人的致病性

该病起病呈隐匿或急性，潜伏期尚未完全确定，暴露于流行区域可能几周内发病，也可能在许多年后出现感染。

1. 对动物的致病性 野生竹鼠可以带菌率很高却不发病，免疫力正常的小鼠人工感染可以致病，表现分为局限性马尔尼菲青霉病和播散性马尔尼菲青霉病。

（1）局限性马尔尼菲青霉病 如果经过皮肤损伤感染，小鼠出现局限性皮肤感染灶，先表现为炎性结节，继而演变为脓肿，破溃形成脓性溃疡。如果经呼吸道感染，以局限于肺部的感染最为常见，系吸入病原菌孢子所致。

（2）播散性马尔尼菲青霉病 小鼠出现播散性皮肤感染（会阴和腹壁皮肤炎性红肿、糜烂），精神差，消瘦，进食少，活动减缓。解剖示脾肿大，严重者因全身播散性化脓性炎症死亡。马尔尼菲青霉菌感染小鼠睾丸组织病理学见彩图 65-7。

2. 对人的致病性 该病主要侵犯人的网状内皮系统，主要表现为发热、贫血、咳嗽、浅表淋巴结肿大、肝脾肿大、全身多发性脓肿等。同样马尔尼菲青霉也引起两种临床类型感染，局限性和进行性播散性感染型。

（1）局限性马尔尼菲青霉病 多见于青壮年患者，表现为灶性间质性肺炎，肝脾、淋巴结或骨髓中有散在灶性病变，有较多淋巴细胞浸润及脓肿形成，并可出现溶骨性病变等。

（2）进行性播散型马尔尼菲青霉病 我国发现的病例大部分属此型，多见于婴幼儿，有胸腺萎缩或发育不良，或有严重的基础疾病，体内的马尔尼菲青霉数量多，广泛分布于各脏器中，主要表现为起病急，畏寒，发热，体温可达 39~40℃，食欲不振，消瘦无力，咳嗽，肝、脾、淋巴结肿大。皮肤出现大小不等丘疹、结节，呈红色或暗红色、浅褐色，可有小脓疱或多发性皮下脓肿，穿刺可抽出黄色脓液（彩图 65-8）。肺部表现为间质性肺炎、渗出性肺炎或肺脓肿，肝有多发性脓肿或真菌性肺炎，骨髓广泛受到侵犯，婴幼儿贫血明显，成人常有溶骨性破坏。

（四）诊断

1. 动物的诊断 目前，关于动物感染马尔尼菲青霉病的报道很少，已报道的关于小鼠人工感染试验表明，动物发病情况与人相似，进行动物马尔尼菲青霉病的诊断时可参考人马尔尼菲青霉病的诊断要点。

2. 人的诊断

人马尔尼菲青霉病的诊断主要依据：①机体免疫功能低下及野外活动接触疫源可为病史提供线索。②全身真菌播散者表现为畏寒发热、消瘦乏力、咳嗽咯痰、肝脾及浅淋巴结肿大，皮疹、皮下结节或脓肿等。③白细胞显著增高以及不同程度的贫血。④抗生素治疗无效。⑤血清学检查出现马尔尼菲青霉的特异性抗体，可做血马尔尼菲青霉免疫扩散试验，阳性有助于诊断。⑥病理组织切片或涂片，可取淋巴结、皮肤脓肿壁或肝、骨髓穿刺检查，具有诊断价值的特征是发现桑葚状细胞团、腊肠状细胞和横壁。⑦真菌培养出的马尔尼菲青霉必须具有双相性，即在 25℃培养长成菌丝相，并产生红色色素渗入培养基中；37℃培养成酵母相，不产生色素。

（五）防制措施

1. 综合性措施 马尔尼菲青霉菌为条件致病菌，主要侵染免疫功能低下者。在动物上已知竹鼠是自然宿主，但竹鼠一般带菌不发病，所以主要应预防人类的感染。目前尚未研发出针对马尔尼菲青霉病的疫苗，故增强体质，提高机体免疫功能是关键。而对于马尔尼菲青霉病患者，应该遵循早发现、早诊断、早治疗，足量足程。

2. 治疗   目前较常用的 5 种抗真菌药物是伊曲康唑、氟康唑、酮康唑、两性霉素 B、5-氟胞嘧啶。根据体外抗真菌药敏试验，选用对马尔尼菲青霉敏感性药物。国内外有学者报道 5 种抗真菌药物中以伊曲康唑、酮康唑敏感性最高，其次是 5-氟胞嘧啶、氟康唑，两性霉素 B 相对较弱。Sekhon 则认为治疗应首选伊曲康唑和酮康唑。一般主张用二联治疗，亦有学者主张先用两性霉素 B 与 5-氟胞嘧啶联合治疗，待症状控制，真菌检查转阴后，改为口服伊曲康唑每天 0.4g，或氟康唑每天 0.4g，1～3 个月后改为每天 0.2g，巩固治疗 6～12 个月。国内李菊裳用两性霉素 B 和酮康唑治疗两例马尔尼菲青霉病患者，一例明显好转，一例痊愈。孟绍业等用两性霉素 B 和 5-氟胞嘧啶治疗一例口腔马尔尼菲青霉病患者痊愈，Jayanetra 用两性霉素 B 和 5-氟胞嘧啶联合治疗亦取得满意疗效。

（六）公共卫生影响

马尔尼菲青霉菌是青霉属中唯一的双相型真菌，主要流行于东南亚及我国南方地区。竹鼠是马尔尼菲青霉的自然宿主，分布于东南亚丛林地区。竹鼠常有高带菌率而不发病。马尔尼菲青霉为条件致病菌，由于诸多原因导致免疫功能低下者日益增多，因而感染马尔尼菲青霉的概率增加。1995 年泰国报道第一批大宗病例，超过 1 000 例艾滋病患者合并马尔尼菲青霉感染。在我国，2000 年邓卓霖报道了首例艾滋病与该菌合并感染，但目前尚无人与人之间相互传染的报道。只要采取有效的检测和治疗手段，发现马尔尼菲青霉病患者，务必遵循早发现、早诊断、早治疗，足量、足程的原则，以达到预期的临床效果。

（陈南华　遇秀玲）

◆ **我国已颁布的相关标准**

　　SN/T 1764—2006　出入境口岸霉菌感染监测规程

◆ **参考文献**

成先桂. 2008. 马尔尼菲青霉与马尔尼菲青霉病 [J]. 中国真菌学杂志，3 (2)：112-115.

侯幼红. 2007. 马尔尼菲青霉的研究现状 [J]. 中国真菌学杂志，2 (1)：49-51.

李云，王惠萱，夏正武，等. 2005. 马尔尼菲青霉与马尔尼菲青霉病 [J]. 中国误诊学杂志，5 (15)：2826-2827.

梁伶，李菊裳. 1999. 马尔尼菲青霉病的治疗 [J]. 医学综述，5 (4)：188-190.

刘栋华，谭升顺，梁伶，等. 2006. 经皮肤损伤感染马尔尼菲青霉菌致病力动物实验研究 [J]. 中国皮肤性病学杂志，20 (6)：324-358.

邱实，李菊裳. 2002. 马尔尼菲青霉病 [J]. 中国人兽共患病杂志，18 (6)：98-103.

史佩炯，刘惜年，王江蓉，等. 2005. 艾滋病合并马尔尼菲青霉菌病-附 1 例报告 [J]. 热带病与寄生虫学，3 (4)：229-230.

王端礼. 2005. 医学真菌学 [M]. 北京：人民卫生出版社：390-397.

王莹，马韵. 2007. 马尔尼菲青霉病 [J]. 中国真菌学杂志，2 (4)：240-242.

吴易，李菊裳. 2003. 马尔尼菲青霉的免疫学及分子生物学研究进展 [J]. 国外医学皮肤性病学分册，29 (4)：212-215.

杨小州. 1997. 马尔尼菲青霉病 [J]. 临床荟萃，12 (18)：830-832.

Gugnani, H., M. C. Fisher., A. P. Johsi., N. Vanittanakom., I. Singh., and P. S. Yadav. 2004. Role of Cannomys badius as a natural animal host of Penicillium marneffei in India. J. Clin. Microbiol, 42 (11)：5070-5075.

Jayanetra, P., P. Nitiyanant., L. Ajello., et al. 1984. Penicilliosis Marneffei in Thailand：report of five human cases. Am. J. Trop. Med. Hyg, 33 (4)：637-644.

Wong, S. S. Y, K. Y. Yuen. 2004. Penicilliosis in China. Mycopathologia, 158：147-150.

第六十六章　爪甲团囊菌科真菌所致疾病

球孢子菌属真菌所致疾病

球 孢 子 菌 病

球孢子菌病（Coccidioidonycosis）又称球孢子菌性肉芽肿（Coccidioidal granuolma），是由球孢子菌属的粗球孢子菌引起的一种局限性或播散性深部真菌病。动物球孢子菌病呈良性经过，通常不引起明显症状，病理变化以化脓性肉芽肿为特征。人类球孢子菌病是急性、良性、自限性的呼吸器官疾病，有自愈倾向。少数可转为慢性、恶性、播散性球孢子菌病，可以侵袭皮肤、内脏和骨骼，严重时可危及生命。

（一）病原

1. 分类地位　按照《真菌字典》第十版（2008），球孢子菌属（*Coccidioides*）真菌在分类上属子囊菌门（Ascomycota）、盘菌亚门（Pezizomycotina）、散囊菌纲（Eurotiomycetes）、散囊菌亚纲（Eurotiomycetidae）、爪甲团囊菌目（Onygenales）、爪甲团囊菌科（Onygenaceae）；而按 Kondrick W B. 和 J. W. Carmichacl（1973）分类系统其属于半知菌亚门（Deuteromycotina）、丝孢纲（Hyphomycetes）、丝孢目（Hyphomycetales）；如按 G. C. Ainsworth（1971）分类系统则属接合菌亚门（Zygomycotina）、接合菌纲（Zygomycetes），故其分类意见不一，属的特征亦难以描述。已知本属仅粗球孢子菌（*C. immitis*）为人与动物共患性致病真菌。

2. 形态学基本特征与培养特性　粗球孢子菌（*Coccidiodes immitis*）异名有粗霉样芽生菌（*Blastomycoides immitis* Castellani，1928）、粗地霉（*Geotrichum immitis* Agostini，1932）和酯样球孢子菌（*C. esteriformis* Moore，1932）。粗球孢子菌是一种双相型真菌，寄生型为一多核球形细胞，在人体内直径可达 30～60μm。在土壤中及 28℃培养时呈丝状菌。在动物组织内及某些体外生长时呈内生孢的圆形菌体。

粗球孢子菌在葡萄糖蛋白胨琼脂上、室温下培养生长迅速，开始像一层潮湿的薄膜，并在其边缘形成一圈菌丝。不久颜色由白色逐渐变为淡黄或棕色，菌落由菌丝变为粉末样，可见较多的关节孢子。镜检可见分枝和分隔的菌丝，有时还可见球拍样菌丝和长方形的节孢子（常在培养 3～14 天后出现），每 2 个节孢子之间有一间隔，用乳酸酚棉蓝染色清楚可见。

在特殊培养基上如鸡胚，可转化成酵母样或组织型。

3. 理化特征　粗球孢子菌常腐生于高温少雨和碱性砂质土壤中并进行生殖，本菌在 37℃保存，如果相对湿度控制在 10%，可保存 2 个月，但相对湿度提高到 50%，只能存活 2 周。60℃加热 4min 即可将其杀死，在 1～15℃时不易保存。

2.5%～10%氯胺、2.5%～5%石炭酸、0.1%氯化汞、1%～10%甲醛对粗球孢子菌显示杀菌作用，卢戈碘溶液和酒精也有杀菌作用。

（二）流行病学

1. 传染来源　粗球孢子菌在自然条件下常寄生于高温少雨的砂质土壤中，形成分节孢子（Arthospore），在干旱、多风季节，人和动物吸入空气中孢子囊释放的大量节孢子，并黏附于呼吸道引起发病。此外，本菌也喜栖于啮齿类动物的洞穴有机质土壤中，成为一个自然疫源地。实验室工作者亦有经呼吸道感染的报告。

2. 传播途径　病原体在土壤表层下 10～30cm 处以菌丝形态生长，断裂成有传染性的关节孢子。在流行区域内，人和动物主要通过呼吸道吸入混有菌体的尘埃而感染发病。也可经创伤及消化道被感染而致病。如犬用嘴和前肢挖掘啮齿类洞穴中污染砂土过程中，因皮肤破损而受染。本病一般不能在动物之间直接传播，尚无动物传染人或人传染人的确切证据。

3. 易感动物

（1）**自然宿主**　球孢子菌病可发生于家畜和多种野生动物，家畜中见于牛、绵羊、马、驴和猪。其中牛最易感。野生动物见于野鹿、袋鼠、地松鼠、大猩猩、猴等。

生活在流行区的人，大多易感，易患因素包括：高龄、在流行区居住或旅行、免疫抑制状态（包括艾滋病）、妊娠和能接触到球孢子菌污染物的职业。发病多见于中年人，男多于女。

（2）**实验动物**　犬、猫、兔、豚鼠和小鼠均有易感性。

4. 流行特征　本病常呈地方性流行，在流行区的育肥牛近 20% 受染。人也有集中发病的现象。特别是干旱少雨季节更易流行。在一般情况下多为散发流行。

5. 发生与分布　球孢子菌病最初由 Alexandro Posadas 于 1892 年提出；同年，Robert Wernecke 和 Posadas 证实该病病原体具有传染性；Rixford 和 Gilchrist 正式命名该病病原体为粗球孢子菌；1900 年，Ohuls 和 Moffitt 证实该病病原体属于真菌。球孢子菌病主要流行于美国西南部、墨西哥北部、中美洲及南美洲，引起人和牛以及其他动物受害。据报道墨西哥、阿根廷、乌拉圭、委内瑞拉、意大利、玻利维亚、匈牙利、印度、苏联等都曾有本病发生，我国于 1958 年在天津报告一例球孢子菌病，患者系美国归国华侨。近年来在南京、广州等地又有数例报道。1995 年一女性患者因角膜球孢子菌病导致眼部感染。1998 年报道一例艾滋病人并发皮肤球孢子菌病感染，并发感染与其曾往东南亚球孢子菌病流行区以及机体免疫力降低、接触球孢子菌后易于引起感染发病有关。1999 年报道一例具长期慢性吸毒史的患者患全身球孢子菌感染而死亡的病例。

（三）对动物与人的致病性

1. 对动物的致病性　本病潜伏期长短不一，一般自然感染为 20～30 天，豚鼠试验感染 7～10 天。本病常取慢性经过，牛和羊等反刍动物患病无明显症状，只见低热，有时咳嗽并日渐消瘦，屠宰时发现肺淋巴结有病变。马表现渐进性消瘦，眼结膜出现轻度黄疸，体温为 38～40℃，重者嗜中性粒细胞增多，四肢下部浮肿，脉搏数稍频，鼻孔开张，呼吸困难，鼻黏膜点状出血。犬轻型常呈亚临床良性经过；重型除体温升高，间歇性、顽固性咳嗽和呼吸困难外，还可见吞咽障碍、体弱、发育不良、消瘦、偶发腹泻等。

病理变化：一般多在支气管淋巴结和纵隔淋巴结形成小结节，少数在肺和下颌、咽及肠系膜淋巴结生成小肉芽肿。淋巴肿大，含有黄色黏稠脓汁，脓肿周围为结缔组织包裹，类似放线菌病的变化。少数病例的病灶有不同程度的钙化。切片检查，球孢子菌在组织中呈特异性病变，最大的球形体常充满内孢子（endospore），周围为上皮样细胞层，其中混有少数中性粒细胞和一些淋巴细胞。在牛，此球形体周围呈棒样的放射状花冠，类似放线菌集落的组织反应，如果球体壁破裂，内孢子溶解，则见许多中性粒细胞、淋巴细胞和少数上皮样细胞围绕。巨噬细胞内可见病原菌，过碘酸-雪夫（PAS）染色见球形体有双层壁。

各种动物的病理剖检变化分述如下。

（1）**马**　患马瘦弱、四肢水肿、贫血和白细胞增多。剖检见肝破裂、肝实质散在小颗粒状脓肿。脾肿大、质地坚实、散在大小不同的脓肿灶，最大的直径可达 10cm。肺脏也可见大小不同的脓肿，大的约 3cm，小的需在放大镜下才能见到，镜检各脏器化脓灶周边的组织内可见圆形的粗球孢子菌。

（2）牛　在支气管、纵隔淋巴结、肠系膜、咽、颌下淋巴结和肺可见中心似奶油色脓汁的肉芽肿，部分钙化，因其外观及其定位易被误诊为结核病，肺脏病灶可发生于肺的各个部位，病灶直径平均为 1.9～2.5cm，涉及一个或多个小叶。新鲜病灶为粉红色，逐渐呈红色肝变样，继而呈黄白乃至灰色，陈旧病灶呈灰白色。在肉芽肿组织内有黄白色脓汁。肺支气管周围淋巴小结肿大，呈红色、粉红色乃至白色坚硬的炎性病灶。犊牛肝脏也有病变。

（3）绵羊　病变常限于胸腔淋巴结，病变类似于干酪样淋巴结炎，并伴有外周淋巴结脓肿。

（4）犬　可形成广泛性的感染，在肺脏、胸膜、肝脏、淋巴结、脾脏、骨髓、脑等器官，都可形成粟粒性的结节，在病灶内可见到粗球孢子菌。犬皮肤球孢子菌病时，在皮肤生成硬结性肿胀、溃疡。有时也侵害眼睛。

（5）啮齿类　通常在肺脏散发粟粒大乃至绿豆大的灰黄色硬性结节。结节周围有巨噬细胞、淋巴细胞、多核巨细胞和成纤维细胞等包裹，中心干酪样变。在肉芽肿病灶内可见多量粗球孢子菌。在鼠肺内还可见钙化灶。

2. 对人的致病性　球孢子菌感染主要表现为：急性肺炎、慢性进行性肺炎、肺结节和肺空洞、肺外球孢子菌病和脑膜炎。根据病菌入侵途径、发病部位及转归可将本病划分为原发性球孢子菌病及进行性球孢子菌病两类。

（1）原发性球孢子菌病　根据病原侵入途径不同又分为原发性肺球孢子病和原发性皮肤球孢子菌病。

1）原发性肺球孢子菌病　一般无明显症状，部分病例经过 10～14 天的潜伏期，开始出现咳嗽、低热、盗汗、厌食、头痛、脓痰混有少量血丝等，有时伴发胸膜炎、疱疹性结膜炎或急性膝、踝关节炎。有些病例还伴发变态反应性皮疹，四肢、面部、颈部均可发生广泛性结节性红斑或多形性红斑。X 线检查，见有肺炎、结核样病灶，纵隔及肺门淋巴结肿大等。

2）原发性皮肤球孢子菌病　潜伏期 7～10 天，多由皮肤外伤接触到病原菌污染物而受染，病变发生在身体暴露部位。表现局部丘疹、结节，表面糜烂，如梅毒下疳样。沿淋巴管继发淋巴结肿大。损害组织内可检出病原体。鼻部或面部的损害可以播散到中枢神经系统，发生急性或亚急性脑炎。本型可播散全身，侵犯内脏器官。

实验室检查，发病初期白细胞数增高，继之嗜酸性粒细胞显著增加，血沉加快。

（2）进行性球孢子菌病　由原发性球孢子菌病发展而来，播散到全身，伴有持续性高热、乏力、食欲减退、消瘦、贫血，肺部病变扩散时表现咳嗽、呼吸困难和发绀，脓性黏痰含有带菌丝的小团块。有时还可侵犯骨骼、关节、皮肤和内脏。脑及脑膜被侵害，可出现慢性脑膜炎及脑水肿。全身粟粒性播散，病人有寒战、高热，可在数周内死亡。

X 线检查：肺有类似结核样变化，纵隔淋巴结肿大。

实验室检查：血红蛋白减少，血沉加快。

组织病理变化：特征性变化是淋巴结的肉芽肿病变，其中有上皮样细胞及异物巨细胞，可形成脓肿，在脓肿内可检出菌体，有时巨细胞内也能见到孢子。本病原发在颈部，菌体可由鼻咽黏膜侵入而发生淋巴结炎，软化穿破皮肤形成瘘管，酷似结核性淋巴结炎，故谓之瘰病型球孢子菌病。这种病型其组织病理变化似皮肤结核，有淋巴细胞、浆细胞、上皮样细胞及异物巨细胞浸润，中心坏死，并可见圆形、不出芽的厚壁孢子。在巨细胞内亦可见这种厚壁孢子。

（四）诊断

1. 动物的诊断　球孢子菌病以形成肉芽肿和脓肿为特征，它与结核杆菌、放线杆菌、放线菌和化脓性棒状杆菌等所形成的肉芽肿和脓肿相似，容易误诊，诊断应掌握球孢子菌在病理组织中的特征，即在肉芽肿或脓肿内形成大的球形体，其内充满内孢子。诊断中可以使用球孢子菌素进行皮内敏感试验和补体结合试验，但由于球孢子菌素不具有特异性，所以确诊需分离到球孢子菌。

2. 人的诊断

（1）可疑　本病流行区，凡原发肺部感染持续 5～6 周不见好转，应疑为球孢子菌病。

（2）确诊　有球孢子菌病的病理组织学特征，球孢子菌素皮肤过敏试验阳性或血清试验（沉淀素、补体结合）阳性；确诊需从病料中检出粗球孢子菌。

3. 实验室诊断

（1）应用真菌检验技术从病料和自然疫源地分离粗球孢子菌。

（2）支持性实验室检查　从病变部位取病料进行组织病理学检查，经过碘酸-雪夫染色（PAS）和无色复红醛复红法（Gridly）染色发现粗球孢子菌。也可采用血清学（沉淀素、补体结合、免疫扩散、乳胶凝集反应）和球孢子菌素皮肤过敏试验证实粗球孢子菌感染。

（3）血液学检查　感染粗球孢子菌病患者可见嗜酸性粒细胞增多和红细胞沉降率升高。

（4）分子生物学检查　使用 PCR 方法进行核酸扩增试验可直接用于检测。

（五）防制措施

1. 动物的防制措施

（1）综合性措施　①粗球孢子菌喜栖于高温少雨的砂土地带，动物经吸入由土壤传播的孢子而发生感染，所以在流行区牧场控制尘土是预防本病传播的关键。②加强经常性的兽医卫生监督，特别是肉联厂的屠宰检验，一旦发现有肉芽肿病变的畜产品，应仔细检验，如发现球孢子菌病，应立即查明疫源，采取紧急措施对疫区实行封锁、隔离、消毒。③对患有球孢子菌病的牛、犬及其他动物一律进行不放血扑杀及无害化处理。

（2）治疗　目前本病尚无有效治疗方法。必要时可采用大剂量两性霉毒 B 加入 5％葡萄糖溶液中静脉注射。

2. 人的防制措施

（1）综合性措施　①在流行区消灭土壤中粗球孢子菌是不现实的，因此控制吸入带菌尘土是预防人发生球孢子菌病的一个重要因素。②接种培养粗球孢子菌时，菌落由菌丝形转变为粉末状的过程中，产生大量节孢子，此时非常容易引起实验室感染。因此，为避免接种时引起传播，可在试管内加入灭菌的生理盐水，并在接种箱内进行移种。

（2）治疗　①原发性皮肤感染可自愈，或手术切除感染灶。继发感染，尤其是全身播散性感染时，应大剂量以两性霉素 B 静脉滴注。酮康唑、伊曲康唑及氟康唑均可用于治疗。②伴有结节性红斑或多形性红斑、关节痛及关节炎的病例，在选用两性霉素 B 的同时，可并用皮质类固醇激素。

（六）公共卫生影响

粗球孢子菌的栖息地多处于高温少雨的干旱沙土地，形成自然疫源地，生活在流行区的人和动物大多会被感染，表现为原发性球孢子菌病。如 1892 年美国加利福尼亚州发现百余例人的球孢子菌病。因此，人发病是自然疫源地一个重要的公共卫生问题。另外，随着艾滋病的流行及免疫抑制药使用频率的增加，本病的机会性感染也在增加，即使在非流行区也应警惕本病的发生。

实验室感染是本病的传播途径之一，从事相关病原研究的实验室曾有过实验人员感染的报道，因此实验室生物安全问题必须引起足够的重视，病原分离和动物感染需要在生物安全水平三级实验室进行，实验室要制定相应的管理措施。

（汪昭贤　谢毓芬）

◆ **参考文献**

柴宝，刘维达．2002. 几种地方性真菌病的临床研究进展［J］．国外医学：皮肤性病学分册，28（5）：294－297.

李永平，易玉珍，冯官光，等．1995. 原发性角膜球孢子菌病一例［J］．中华眼科杂志，31（5）：362.

廖万清，吴绍熙，王高松．1989. 真菌病学［M］．上海：复旦大学出版社：370－374.

刘萍，顾晓生．1999. 全身性球孢子菌感染并急性脑膜炎死亡 1 例［J］．法医学杂志，15（2）：115－116.

孙鹤龄．1987. 医学真菌鉴定初编［M］．北京：科学出版社：50－53.

汪昭贤. 2005. 兽医真菌学 [M]. 杨凌：西北农林科技大学出版社：71-72，492-493.

王高松. 1986. 临床真菌病学 [M]. 上海：复旦大学出版社：138-145.

王志. 1991. 犬猫真菌病 [J]. 中国兽医杂志，17 (2)：51.

朱建军，罗雅玲，刘久山. 1998. 表现为皮肤球孢子菌病和 Kaposi 肉瘤的艾滋病 1 例 [J]. 中国皮肤性病学杂志，12 (4)：232-233.

Parish JM，Blair JE. Coccidioidomycosis. Mayo Clin Proc. 2008，83 (3)：343-348.

Patel RG，Patel B，Petrini MF，et al. 1999. Clinical presentation，radiographic findiographic findings，and diagnostic methods of pulmonary blastomycosis：a review of 100 consecutive cases. South Med J.，92 (3)：289-295.

Saubolle MA，McKellar PP，Sussland D. 2007. Epidemiologic，Clinical，and Diagnostic Aspects of Coccidioidomycosis. J Clin Microbiol，45 (1)：26-30.

第六十七章 Ajellomycetaceae 真菌所致疾病

第一节 芽生菌属真菌所致疾病

一、芽生菌病

芽生菌病（blastomycosis）又称皮炎芽生菌病（Blastomycosis dermatitidis）或北美芽生菌病（North American blastomycosis），是由皮炎芽生菌引起的一种慢性、化脓性肉芽肿，该菌可侵犯身体任何部位，但多发于皮肤、肺脏和骨骼。

（一）病原

1. 分类地位 按照《真菌字典》第十版（2008），芽生菌属（*Blastomyces*）真菌在分类上属子囊菌门（Ascomycota）、盘菌亚门（Pezizomycotina）、散囊菌纲（Eurotiomycetes）、散囊菌亚纲（Eurotiomycetidae）、爪甲团囊菌目（Onygenales）、Ajellomycetaceae（科）。而在 Ainsworth（1973）分类系统中，它属子囊菌亚门（Ascomycotina）、半子囊菌纲（Hemiascomycetes）、内孢霉目（Endomycetales）、内孢霉科（Endomycetaceae）。其中皮炎芽生菌（*B. dermatitidis*）、巴西副球孢子菌（*Paracoccidioides brasiliensis*）和链形芽生菌（*B. loboi*）3 个种对人和动物有致病性。皮炎芽生菌属于人与动物共患的致病菌。

2. 形态学基本特征与培养特性

（1）属的特征 芽生菌属双相型，37℃培养，生长酵母型菌落，室温培养为丝状菌落，酵母型可见芽生孢子，菌丝状可见分隔菌丝，并沿菌丝侧壁生长小分生孢子（彩图 67-1）。

（2）种的特征 皮炎芽生菌（*Blastomyces dermatitidis*）在葡萄糖蛋白胨琼脂上，25℃培养，生长缓慢，开始为蜡状薄膜样，不久出现小片针样菌丝，逐渐生长形成同心环，日久乳白色菌丝覆盖整个平面。背面呈深棕色（彩图 67-2 A）。本菌在勒-詹二氏斜面培养基（Lowenstein-Jensen medium culture tube）生长的菌落见彩图 67-2 B。镜检可见有隔菌丝，直径 $1\sim3\mu m$，在菌丝两侧或分生孢子梗的末端有单个圆形或梨形的小分生孢子，直径 $4\sim5\mu m$。培养久时，可见间生性的厚壁孢子。如移种血琼脂，封口，37℃培养，可转为奶油色或棕色酵母样菌落，表面有皱褶，镜检可见圆形，双壁，$8\sim18\mu m$ 的单芽生孢子，并有菌丝和芽管。

有性阶段：1967 年发现，命名为 *Ajellomyces dermatitis*，属子囊菌的裸囊菌科，为异亲配合。

3. 理化特性 $3\%\sim5\%$ 石炭酸水溶液可杀死菌体，$2\%\sim5\%$ 高锰酸钾水溶液杀菌力很强，酸性条件下能提高其杀菌作用，$0.2\%\sim0.5\%$ 过氧乙酸为常用消毒剂，甲醛可用于熏蒸消毒。

（二）流行病学

1. 传染来源 皮炎芽生菌常腐生于含大量有机质的高湿（$85\%\sim88\%$）土壤中进行生殖。以酵母细胞和假菌丝污染土壤构成传染源。患病的小鼠也能分离到此菌，而成为自然感染源。患病的犬也是人和动物的传染源。

2. 传播途径 多数情况下自然感染是通过损伤皮肤接触感染，有时也通过呼吸道吸入带菌的灰尘而感染。实验室也有发生感染者。目前尚未发现人传染人的病例。

3. 易感动物

（1）自然宿主　自然感染偶见于马，人亦可感染发病。试验感染可致马、绵羊发病。

（2）实验动物　自然感染多见于犬，试验感染犬、猴、豚鼠、家兔、鼠和猬鼠均易感。猫也有偶然发病的报道。

4. 流行特征　本病一般呈地方流行，近年来曾有报道人群中有成批流行感染的病例，他们处于同一环境下，在一段时间内接踵发病。

5. 发生与分布　Gilchrist（1894）发现人由于皮肤损伤而引发芽生菌病，1896 年 Gilchrist 和 Stokes 观察了本病的临床与病理变化，并分离到皮炎芽生菌。用其纯培养菌复制于豚鼠、马、犬和绵羊成功，而得到证实。De Monbreun（1934）观察了犬和猴的芽生菌病，其症状与 Gilchrist 描述的人芽生菌病相同。Meyet（1912）首次报道犬的自然病例，以后 Foshay 和 Madden（1942），Ramsay 和 Karter（1952），Robbins（1954、1961）和 Peck（1960）均报道了犬的皮炎芽生菌病。

本病主要分布在北美洲密西西比河的东岸，故称之为北美芽生菌病。美国、加拿大较多发生，少数发生在欧洲和墨西哥，但这些病例以往均有居住在美国或接触本病污染物的历史。苏联未见犬芽生菌病的报道，关于人的芽生菌病 Kacymota 和 Mzegnumbunu（1941），Nepycanuucuй（1949）、Ибрахииоb（1951）等均有报道。近年来南美洲、非洲和拉丁美洲亦有在当地发病的病例。我国 1918 年及 1921 年曾有人芽生菌病的报告，但未进行培养鉴定。1996 年郭润身等报道了一例有美国生活经历的患者，2006 年王澎等报道了一例确诊病人。随着人们对本病认识的提高，诊断方法的建立，近年来发现病例有增加的趋势。

（三）对动物与人的致病性

1. 对动物的致病性　动物芽生菌病潜伏期不定，据豚鼠感染试验可知，感染后基本上无临床表现，但在感染后 9～10 个月可在豚鼠脾脏分离到皮炎芽生菌。

犬以肺脏型较为常见。其表现为精神沉郁、发热、厌食、体重减轻，随后发生无痰性干咳。听诊肺部肺泡音减弱或消失。X 线检查，见大叶型肺炎实变，肺门淋巴结肿大，肺叶有局限性小结节，罕见空洞形成。皮炎芽生菌感染犬肺组织病理学及其直接免疫荧光染色见彩图 67 - 2 C、D。皮肤型多由肺脏型蔓延而来，表现丘疹样肿胀，结节，脓肿，而后发展为溃疡。其边缘呈蛇形状，暗红和紫红色并突起，在溃烂面基底有脓肿小结节。犬发生小结节和脓肿，并有呼吸障碍时应怀疑芽生菌病。公犬常发生前列腺炎和精囊炎等症状。眼发生芽生菌病则呈现眼球突出，羞明，流泪，角膜混浊等症状，并导致失明。犬感染皮炎芽生菌后多取慢性经过，病程数月至数年不等。如犬的试验感染，其病变经 1～2 个月后才逐渐消失，皮肤发生丘疹和脓肿。马的芽生菌病在会阴部出现脓肿，随后消瘦，死亡。

2. 对人的致病性　人类皮炎芽生菌病，主要侵染肺、皮肤与骨骼，产生化脓性肉芽肿。其他器官亦可被染及，但一般不侵犯黏膜。根据传播途径、病程及发病部位，一般将本病分为皮肤型及系统型两大类，而皮肤型又分为原发和继发两型。

（1）皮肤型　原发型皮炎芽生菌由接触而感染，多在身体暴露部位如手、足等处。开始为丘疹或脓疱，逐渐扩大形成硬结，中心形成溃疡，破溃，边缘隆起（彩图 67 - 3）。伴有淋巴管和淋巴结炎者，沿淋巴管形成多发性硬结，类似孢子丝菌病。在病灶内可见皮炎芽生菌的芽孢子。病程中老的损害形成瘢痕，在其周围再发生新的损害向四周蔓延。损害在面部可形成多发性疣状结节。

继发型皮炎芽生菌病，常见由肺部经血行播散，或由骨的病变蔓延到皮肤表面，其损害范围较广泛，且不一定发生在暴露部位。病损进展呈匐行性，一边结疤，一边蔓延，长年不愈。灶内菌体较少，且不常并有淋巴管和淋巴结炎，这与原发型皮炎芽生菌病有不同之处。

（2）系统型　由呼吸道感染或由皮肤、骨骼的原发病灶经血行播散而来，以骨骼、肺最常被侵犯。病程进展常波及皮肤、骨骼，并以椎骨及肋骨常见；肝、脾、肾、中枢神经、前列腺均可受累。肺部受染一般表现为呼吸系统症状，有咳嗽、胸痛、低热，病久有呼吸困难、体温升高、盗汗、痰多带血。胸膜纵隔常被侵犯。有时心脏、心包膜亦被波及。艾滋病伴芽生菌病者约 40％有神经系统症状。除免疫受损者外，罕见神经系统受累者。

(四) 诊断

1. 动物的诊断 动物芽生菌病肺呈结核样病变，皮肤以化脓性肉芽肿为特征。与组织胞浆菌病、孢子丝菌病及隐球菌病相似应进行鉴别，本病确诊应按以下要点进行。①从病料中直接进行显微镜检查，皮炎芽生菌在显微镜下呈单个或出芽的球形细胞，细胞壁厚而有折光性。在盖玻片标本上，细胞壁呈现"双层轮廓"外观。②接种易感动物小鼠等，观察是否产生本病的典型病变。③病理学检查，在早期脓液中和晚期巨细胞内可见芽生菌的厚壁芽生孢子。④皮炎芽生菌菌素皮肤过敏试验阳性。⑤分离培养皮炎芽生菌。

2. 人的临床诊断

(1) 可疑 有典型的化脓性肉芽肿变化，符合皮炎芽生菌症的特征。应用直接免疫荧光法在组织切片中找到皮炎芽生菌的芽生孢子。

(2) 确诊 临床上有符合芽生菌病的表现，并从病变组织中分离培养出皮炎芽生菌；或临床上有皮炎芽生菌病的典型症状，免疫荧光法检测组织切片、芽生菌素皮肤过敏试验和补体结合试验均与皮炎芽生菌病相符。

3. 实验室诊断

(1) 从病变组织采集病料分离皮炎芽生菌。

(2) 直接免疫荧光法检测组织切片中皮炎芽生菌的芽孢子具有诊断价值；皮炎芽生菌菌素皮肤过敏试验和补体结合试验均支持为皮炎芽生菌病。

(3) 分子生物学诊断 化学发光 DNA 探针或针对多拷贝核糖体基因的 PCR 分析可以鉴定皮炎芽生菌。与核糖体大亚基或内转录间隔区 (ITS) 区域互补的特异性探针已成功地用于鉴定皮炎芽生菌。

(五) 防制措施

1. 动物的防制措施

(1) 综合措施 患皮炎芽生菌病的犬，除极具价值的犬可进行隔离治疗外，应及时处死，深埋或焚烧，并对其周围环境卫生进行彻底清扫、消毒。

(2) 治疗 通常不进行治疗，而作无害化处理。较贵重的犬对损伤的皮肤可用 0.1％高锰酸钾冲洗，创面涂上两性霉素 B。把两性霉素 B 融入 5％葡萄糖中做成 0.1％的溶液，按每千克体重 0.25～0.5mg，以数日或每周 2 次交替缓慢静脉注射，总量不要超过每千克体重 4mg。也可手术切除肉芽肿块。

2. 人的防制措施

(1) 综合措施 皮炎芽生菌常腐生于高湿而富含有机质的土壤之中，因此防止吸入带菌的灰尘及外伤甚为重要。在流行区如发现皮肤有经久不愈的结节样损害，应及早切除并作病理切片检查。另外，还应做好实验室的防护。

(2) 治疗

1) 药物治疗 两性霉素 B 是治疗本病的有效药物，口服，每天 1g，对皮肤芽生菌病还可用两性霉素 B 溶液湿敷；或用二羟米替，成人每天 50～200mg，加入 5％葡萄糖溶液中静脉滴注；伊曲康唑治疗芽生菌病也有良效，可与两性霉素 B 合用或用于维持治疗以防复发。

2) 外科疗法 芽生菌病深部或浅部脓肿可切开引流，肺部局限病灶也可考虑肺叶切除。

(六) 公共卫生影响

受皮炎芽生菌污染的有机质土壤是本病的自然疫源地，对疫区内的人群和动物形成威胁。因此，对去疫区工作或旅游的人员，应注意对该病的检测。随着世界各地旅游人数的增多，免疫抑制药使用频率的增加，艾滋病的快速流行，即使在非流行区也应警惕本病的发生。应对高危人群进行常见地方真菌病的科普教育，非流行区的有关医务人员应了解常见地方性真菌病的真菌学及临床表现，以便做出正确诊断和及时合理的治疗。

（汪昭贤 谢毓芬）

◆ **参考文献**

郭润身，董琛，王丽，等．1991．芽生菌病一例［J］．中华皮肤科杂志，24：207-208.

廖万清，吴绍熙，王高松．1989．真菌病学［M］．北京：人民卫生出版社：376-380.

孙鹤龄．1987．医学真菌鉴定新编［M］．北京：科学出版社：56-63.

汪昭贤．2005．兽医真菌学［M］．杨凌：西北农林科技大学出版社：68-71，491-492.

王高松．1986．临床真菌病学［M］．上海：复旦大学出版社：146-154.

王澎，范洪伟，盛瑞媛，等．2006．播散性皮炎芽生菌病一例［J］．中华内科杂志，45（2）：144-145.

Bialek R，González GM，Begerow D，et al. 2005. Coccidioidomycosis and blastomycosis：Advances in molecular diagnosis. FEMS Immunol Med Microbiol.，45（3）：355-360.

二、副球孢子菌病

副球孢子菌病（Paracoccidioidomycosis）原称巴西芽生菌病（Blastomycosis brasiliensis）或南美芽生菌病（South American blastomycosis），系由巴西副球孢子菌引起的一种慢性、化脓性、肉芽肿性真菌病。其特点是肉芽肿性炎性反应、抑制细胞免疫和抗体滴度高，侵犯黏膜、皮肤、淋巴结、肺和中枢神经系统。

（一）病原

1. 分类地位 巴西副球孢子菌（*Paracoccidioides brasiliensis*）是一种双相型真菌，按照《真菌字典》第十版（2008），属子囊菌门（Ascomycota）、盘菌亚门（Pezizomycotina）、散囊菌纲（Eurotiomycetes）、散囊菌亚纲（Eurotiomycetidae）、爪甲团囊菌目（Onygenales）、Ajellomycetaceae（科）、芽生菌属（*Blastomyces*）。而在 Ainsworth（1973）分类系统中，它属子囊菌亚门（Ascomycotina）、半子囊菌纲（Hemiascomycetes）、内孢霉目（Endomycetales）、内孢霉科（Endomycetaceae）、芽生菌属（*Blastomyces*）。

2. 形态学基本特征与培养特性 巴西副球孢子菌为双相真菌，在组织切片中显示为直径 $10\sim30\mu m$ 的大酵母细胞，有时可达 $60\mu m$，周边围绕大量小的芽生孢子。脑-心浸液琼脂培养基（BHI）和血琼脂 $37℃$ 培养可转变为酵母相，培养 $10\sim15$ 天形成乳白色、光滑而有皱褶的菌落。沙堡培养基 $25℃$ 培养表现为霉菌相，生长缓慢，培养 $20\sim30$ 天可形成不同形态的小菌落，由扁平、棕色菌落，表面有微细绒毛至表面有皱褶、有沟纹的菌落，镜下可见单芽或多芽的芽生孢子。本菌在萨布罗右旋糖琼脂（Sabouraud dextrose agar）斜面培养生成的菌落形态见彩图 67-4。

（二）流行病学

巴西副球孢子菌偶尔可从酸性土壤内发现，但其在自然界的生存环境仍不十分清楚。主要通过呼吸道传播，经口腔或破损鼻黏膜入侵。也可由皮肤破伤处进入人体，主要引起肉芽肿性损伤，常在口腔黏膜、鼻黏膜，偶在胃肠道黏膜引起溃疡性肉芽肿损害。人体吸入孢子，在肺内 $37℃$ 时转变成侵袭型酵母菌，可经血流及淋巴向其他部位播散。但人与人之间不直接传染。

本病流行的显著特征之一是其地理分布，仅在南美洲和中美洲散在流行，如拉丁美洲的墨西哥（北纬 $23°$）到阿根廷（南纬 $34°$）之间。特别是巴西，占所报道病例的 80%，其次是阿根廷、秘鲁、厄瓜多尔、委内瑞拉和哥伦比亚等国，最常发生的区域是亚热带山区和森林等。温暖潮湿的夏季和干燥的冬天多发。加勒比海、圭亚那、苏里南、智利和中国尚未见报告。该菌感染常常在 20 岁以前已经发生，儿童和青少年的性别差异不明显。疾病症状的出现多在 $30\sim50$ 岁，成年男性多于女性（在墨西哥男女患病比例 28：1），其中大部分患者是农民，特别多见于伐木者。尽管副球孢子菌病不是常见的机会性感染，有时也发生于包括艾滋病病人在内的免疫受损患者。

（三）对动物与人的致病性

1. 对动物的致病性 通过血清学试验、皮肤试验和分子生物学试验鉴定，巴西副球孢子菌在流行地区感染野生动物和家畜时有报道。目前，一些动物被发现携带感染，如犰狳、豚鼠、豪猪、浣熊、毪鼬和犬，呈现肉芽肿炎症反应。

2. 对人的致病性 巴西副球孢子菌感染人可致局限性肺部感染，以后病原菌再次活跃导致肺部和其他器官的慢性感染，尤其是皮肤和黏膜。本病一般分为 3 种类型：肺副球孢子菌病、皮肤黏膜副球孢子菌病和播散性副球孢子菌病。

（1）肺副球孢子菌病 多数病例发病隐匿，常见的症状有发热、呼吸困难、胸痛、咳嗽多痰，有时带血，体重减轻。X 线检查可见明显的肺门淋巴结肿大，偶有小片钙化，多发性双侧间质性浸润，约有 1/3 的病例出现空洞。

（2）皮肤黏膜副球孢子菌病 溃疡性皮肤黏膜损伤是慢性播散性感染最明显的表现。最常见的黏膜感染部位是口腔和鼻部，可发生"桑葚型口腔炎"，因疼痛而影响进食，严重时可破坏邻近口腔、鼻、咽喉壁组织，引起穿孔、结疤。巴西副球孢子菌感染人舌部病变见彩图 67 - 5。

皮肤损伤常见于面部，口鼻周围多见，呈丘疹或结节，中央小溃疡，数周或数月后形成斑块，隆起，界限清楚。很快波及附近淋巴结，最早累及颈淋巴结和颌下淋巴结，也可累及纵隔、腋下和腹股沟淋巴结，淋巴结逐渐化脓坏死，可溃破形成瘘管。

（3）播散性副球孢子菌病 可通过淋巴和血行播散。常可波及淋巴系统、脾、胸、肾上腺及肝等。波及肠道可致腹痛、厌食、呕吐、发热等。肾上腺可被破坏并坏死。波及脑和脑膜时，可致头痛、恶心、抽搐等。

（四）诊断

1. 临床诊断 根据临床表现、真菌学检查，亦可结合病理检查发现特征性病原菌可确定诊断。肺副球孢子菌病应与结核病和组织胞浆菌病相鉴别；皮肤和黏膜副球孢子菌病应与皮肤利什曼病、雅司、皮肤结核和肿瘤、其他深部真菌病等相鉴别；播散性副球孢子菌病应与黑热病、结核、肿瘤及淋巴瘤等相鉴别。

（1）肺副球孢子菌病 大部分患者无症状或有亚临床症状，可自愈。少部分出现乏力、发热、咳嗽、咯血。X 射线检查见肺呈条纹或浸润性，偶尔可见空洞。

（2）皮肤黏膜副球孢子菌病 损害多见于面部和口腔或黏膜。起初在口鼻周围及牙龈、咽喉、舌等部位出现丘疹或水泡，进而形成溃疡和肉芽肿。波及淋巴结。

（3）播散性副球孢子菌病 原发性感染经血行播散至肝、脾、肾上腺、脑、大肠和小肠等，引起肉芽肿和结节。

2. 实验室诊断

（1）病原学检查 涂片镜检可见周边大量芽生细胞。

（2）组织病理学检查 以化脓性肉芽肿为主，在脓液的巨细胞内外可见无芽、单芽、甚至多芽的孢子（彩图 67 - 6）。无芽或单芽孢子的直径为 $5\sim20\mu m$。典型多个出芽球形细胞直径 $10\sim20\mu m$，最大可达 $60\mu m$，横切面如驾驶盘。直径为 $2\sim5\mu m$ 的芽细胞从母细胞表面长出，以一细茎部与母细胞相连。有时还可见 $1\sim2\mu m$ 的酵母细胞。

（3）皮肤试验 副球孢子菌素皮试阳性提示曾经或正在感染本病。但局限性轻症和重症患者可阴性。

（4）血清学试验 血清学检查可信度高，常用方法为酶联免疫吸附试验（ELISA）、补体试验和免疫扩散试验。

（5）分子生物学试验 针对 gp43 基因区域设计引物，采用巢式 PCR 进行鉴定。

（五）防制措施

1. 预防 副球孢子菌病是一种地方性真菌病，在流行区域避免伤口破损处接触土壤。

2. 治疗　副球孢子菌病是引起地方性真菌病中最为敏感的一种真菌，除两性霉素 B 外，氟康唑、伊曲康唑和酮康唑治疗副球孢子菌病疗效高，复发率低。对严重病例应首选两性霉素 B，每天每千克体重 0.25～1.2mg 静脉滴注，根据病情，总量可达 1.2～4g。酮康唑每天口服 200～400mg。无严重疾病、无脑膜炎患者首选伊曲康唑，推荐剂量为每天 100～200mg。如对伊曲康唑和酮康唑吸收不好时可使用氟康唑，剂量为每天 200～400mg。当全部临床症状和体征消失后，仍应给予至少半年的治疗，多数患者需要治疗 1 年或 2 年。碘剂对早期病例有效，每天每千克体重 2～3g，临床治愈后仍应连续服药 4～6周。凡确诊为副球孢子菌病患者均需采用系统抗真菌药物治疗。

（六）公共卫生影响

副球孢子菌病仅在南美洲与中美洲散在流行，我国尚未有报道。受副球孢子菌污染的土壤对疫区内的人群与动物会造成威胁，故去疫区工作或旅游的人员应注意预防本病。随着国际间旅游的增多、免疫抑制性药物使用频率的增加、人口老龄化以及免疫力低下者的增多，无疑增加了感染本病的诱因。虽然本病传染性不强，且相对易于治疗，但仍具有潜在的公共卫生学意义，尤其值得高危人群农民和免疫力低下者的关注。

（韩伟　遇秀玲）

◆ **参考文献**

王端礼．2005．医学真菌学－实验室检验指南［M］．北京：人民卫生出版社．

吴绍熙，廖万清．1999．临床真菌病学彩色图谱［M］．广州：广东科技出版社．

Bulmer Glem S.，郑岳臣．2005．英汉对照医学真菌学［M］．上海：上海科学技术出版社．

Brummer E.，Castaneda E.，Restrepo A. 1993. Paracoccidioidomycosis：an update. Clin. Microbiol，6：89 - 117.

Ono MA，Bracarense AP，Morais HS，et al. 2001. Canine paracoccidioidomycosis：a seroepidemiologic study. Med Mycol.，39（3）：277 - 282.

三、瘢痕型芽生菌病

瘢痕型芽生菌病（Keloidal blastomycosis）又称罗伯真菌病（Lobomycosis），系由罗伯罗伯菌引起的一种侵犯皮肤和皮下组织而不累及内脏和黏膜的慢性肉芽肿性真菌疾病，其临床特征是皮肤上形成肿瘤样瘢痕状、疣状、结节状甚而赘生性斑块。

（一）病原

1. 分类地位　按照《真菌字典》第十版（2008），罗伯罗伯菌（*Loboa loboi*）在分类上属子囊菌门（Ascomycota）、盘菌亚门（Pezizomycotina）、散囊菌纲（Eurotiomycetes）、散囊菌亚纲（Eurotiomycetidae）、爪甲团囊菌目（Onygenales）、Ajellomycetaceae（科）、芽生菌属（*Blastomyces*）。而在 Ainsworth（1973）分类系统中，它属子囊菌亚门（Ascomycotina）、半子囊菌纲（Hemiascomycetes）、内孢霉目（Endomycet ales）、内孢霉科（Endomycetaceae）、芽生菌属（*Blastomyces*）。

2. 形态学基本特征与培养特性　罗伯罗伯菌经苏木素-伊红染色呈圆形、厚壁的孢子，直径为 9～14μm，两个孢子之间有细而短的管状结构相连，排列成链状。乌洛托品银染可见直径为 6～10μm 酵母样结构的孢子，个别存在于细胞质中，其他 3～5 个孢子通过银染着色的窄桥相连排列成链状。孢子可出芽，一般单芽，有时多芽，形成分支链形孢子。动物接种有成功报道，但体外培养迄今尚未成功。

（二）流行病学

1931 年巴西 Jorge Lobo 在来自亚马孙盆地的患者皮肤首次诊断到该病，该菌被推测是一种自然界的腐生菌，发生于中南美洲地区，主要在亚马孙河流域赤道地区，巴西地区常见，圭亚那、苏里南、委内瑞拉、秘鲁、巴拿马和墨西哥犹加敦区等均有报道，成年男性多见，我国尚未见报道。感染途径主要是接触传染，由外伤植入孢子所致。皮肤外伤、接触植物或昆虫叮咬，病原菌沿伤口进入皮肤，人与人之间可传播，人和海豚之间也可传播，病程很缓慢。在加勒比海海域和苏里南河河口捕获的海豚也发现感染该真菌。多数患者曾到该病流行国家旅行或接触过海豚而感染。由于该菌可能与巴西副球孢子菌有一定关系，故 Lobo 曾称该病为瘢痕型芽生菌病；第二个病例确诊 7 年后，该病命名为 Jorge Lobo 病。

（三）对动物与人的致病性

1. 对动物的致病性　该菌可以感染海豚，如宽吻海豚属的槌鲸海豚（瓶鼻海豚），胸鳍前缘皮肤隆起呈疣状，表皮肉芽肿，肉芽肿由含有真菌的组织细胞、空泡状的巨噬细胞、异物巨细胞、郎罕巨细胞和一些星形小体组成（彩图 67-7 A）。

2. 对人的致病性　上下肢、躯干和腰部是感染常发生的部位，面颈、耳、臀部等其他部位亦有报道。损害初期为小结节或丘疹，高出皮面，缓慢增大，粉色或棕色，平滑、坚实、瘢痕样，富有弹性，蔓延至耳郭、下肢和上肢。损害常集中于一处，随着罗伯罗伯菌的繁殖，通过自身蔓延或自我接种，损害渐增大呈疣状改变，微痒不痛，类似良性肿瘤或瘢痕疙瘩（彩图 67-7 B）。偶有通过淋巴结传播，附近的淋巴结可肿大，黏膜、内脏和骨骼不受累及。曾有慢性瘢痕型芽生菌病损伤转化为鳞状上皮细胞癌的报道。

（四）诊断

本病应与麻风病、弥漫性皮肤利什曼病、着色芽生菌病、巴西芽生菌病、Kaposi 肉瘤、瘢痕瘤、纤维瘤、神经纤维瘤和隆凸性皮肤纤维肉瘤等鉴别诊断。

由于罗伯罗伯菌尚未人工分离，故最可靠的初步诊断是直接镜检。根据临床表现、实验室检查和组织病理检查易作出诊断。罗伯罗伯菌感染表现为纤维性炎性弥漫的肉芽肿，由真皮向皮下组织蔓延，巨细胞和泡沫巨噬细胞浸润。胞质内有时可见不同于孢子丝菌病的星状体。巨细胞可达 $40\sim80\mu m$，含有 10 个左右 $10\mu m$ 大小的酵母细胞，壁厚约 $1\mu m$，常形成链状。苏木素-伊红染色不良，银染色孢子非常清晰，黏蛋白卡红染色可见胞质内有红色颗粒。

（五）防制措施

1. 预防　瘢痕型芽生菌病为接触传染，人和人接触或人和海豚接触均可导致该病的传播，曾有水族馆的训练员接触患有瘢痕型芽生菌病的海豚而发病的报道。因此，预防本病的措施是避免直接或间接与患有该病的人或动物接触，同时要注意清洁卫生，防止真菌滋生。真菌由于表面抗原性弱，无有效的预防疫苗。

2. 治疗　瘢痕型芽生菌病的治疗主要包括化学治疗、手术治疗和物理治疗 3 种。播散性损害最好使用化学疗法，如口服氯苯酚嗪，剂量为每天 100～200mg，12～24 个月可获得较好疗效；抗真菌药物可选用伊曲康唑、酮康唑或氟康唑，剂量为 100～200mg，每天 2 次；两性霉素 B 对此病无效；可以联合用药。局限损害或早期损害可采用手术疗法，面积小者可直接切除病灶，面积大者切除后做植皮手术。局部损伤可应用液氮冷冻疗法或二氧化碳激光切除疗法等物理疗法。

（六）公共卫生影响

该菌被推测是一种自然界的腐生菌，人和人接触或人和海豚接触均可导致该病的传播，曾有报道水族馆的训练员接触患有瘢痕型芽生菌病的海豚而发病，应引起有关方面的关注。

（韩伟　遇秀玲）

◇ **参考文献**

王端礼. 2005. 医学真菌学－实验室检验指南［M］. 北京：人民卫生出版社.

吴绍熙，廖万清. 1999. 临床真菌病学彩色图谱［M］. 广州：广东科技出版社.

Cowan DF. 1993. Lobo's disease in a bottlenose dolphin（Tursiops truncatus）from Matagorda Bay, Texas. J Wildl Dis., 29（3）：488-489.

Paniz-Mondolfi AE, Reyes Jaimes O, Dávila Jones L. 2007. Lobomycosis in Venezuela. Int J Dermatol., 46（2）：180-185.

Rose P, Hay RJ. 1981. Lobomycosis（Lobo's disease）：report of a case from Guyana. Am J Trop Med Hyg., 30（4）：903-904.

Symmers WS. 1983. A possible case of Lobo's disease acquired in Europe from a bottle-nosed dolphin (Tursiops truncatus). Bull Soc Pathol Exot Filiales. , 76 (5Pt 2)：777 - 784.

Talhari C，Oliveira CB，de Souza Santos MN，et al. 2008. Disseminated lobomycosis. Int J Dermatol. , 47 （6）：582 - 583.

Tapia A，Torres-Calcindo A，Arosemena R. 1978. Keloidal blastomycosis （Lobo's disease） in Panama. Int J Dermatol. , 17 （7）：572 - 574.

第二节　伊蒙氏菌属真菌所致疾病

不育大孢子菌病

　　不育大孢子菌病（Adiaspiromycosis）是由伊蒙氏菌属小伊蒙氏菌小变种和新月变种引起的一种世界范围非传染性的真菌病。主要感染动物（尤其是啮齿类动物），偶尔感染人类，损伤常局限于肺组织，引起肺部肉芽肿性病变。本病独特之处在于吸入的真菌孢子仅在宿主组织中增大，而不芽生或复制。每个吸入的分生孢子在宿主肺的植入部位生长，变成巨大的厚壁的不育大孢子。孢子最终在这些部位死亡或钙化，尽管有少数病例为多灶性肺部损害可致命，但疾病通常自限。

　　（一）病原

　　1. 分类地位　按照《真菌字典》第十版（2008），伊蒙氏菌属（*Emmonsia*）的小伊蒙氏菌小变种（*Emmonsia parva* var. *parva*）和新月变种（*Emmonsia parva* var. *crescens*）在分类上属子囊菌门（Ascomycota）、盘菌亚门（Pezizomycotina）、散囊菌纲（Eurotiomycetes）、散囊菌亚纲（Eurotiomycetidae）、爪甲团囊菌目（Onygenales）、Ajellomycetaceae（科）。在 Ainsworth（1973）分类系统中，属于子囊菌纲（Ascomycota）、散囊菌目（Onygenales）。它们均可引起动物致病，但小伊蒙氏菌新月变种是动物不育大孢子菌病的主要病原体，是人类不育大孢子菌病的唯一病原体。

　　2. 形态学基本特征与培养特性　小伊蒙氏菌形态及其不育大孢子见彩图 67 - 8。苏木素-伊红染色、过碘酸-雪夫（氏）染色（PAS 染色）和乌洛托品银染可见圆形或椭圆形、厚壁、中空细胞（即不育分生孢子）。小伊蒙氏菌小变种的不育大孢子的平均直径为 $10\sim13\mu m$，最大直径可达 $40\mu m$，壁厚 $2\mu m$，单核；小伊蒙氏菌新月变种的不育大孢子的平均直径为 $200\sim400\mu m$，最大直径可达 $600\mu m$，壁厚 $70\mu m$，多核。在大多数培养基上中等速度生长，室温培养至少 $2\sim3$ 周。菌落呈颗粒状、棉毛状或羊毛状，有扁平或隆起的皱褶，表面呈乳白色、黄白色或黄褐色，有放射状沟纹，背面呈苍白色。菌丝透明分隔，分生孢子梗单一或有时直角分支。分生孢子圆形、透明、单细胞、稍粗糙，通常单一或 $2\sim3$ 个细胞形成短链。在血琼脂培养基上新月变种 37℃培养形成不育大孢子，但在 40℃时不产生；小变种在 37℃分生孢子肿胀，40℃培养转化成不育大孢子，小伊蒙氏菌小变种比小伊蒙氏菌新月变种小 $5\sim10$ 倍。

　　（二）流行病学

　　1. 传染来源与传播途径　病原体存在于土壤、灰尘中。感染动物的不育大孢子菌通过动物的消化道以腐物排出体外到土壤中，腐物中的真菌重新生长，产生菌丝和分生孢子，动物通过吸入分生孢子感染该菌，吸入的孢子在肺组织中不复制，发展成不育大孢子。自然界或实验室中存在大量分生孢子时可产生严重的呼吸系统疾病。

　　2. 易感动物　小伊蒙氏菌新月变种分布于世界各地，宿主范围广泛，至少 96 种哺乳类动物中存在该菌，该病常见于大鼠、小鼠、田鼠、松鼠、木鼠、麝鼠、鼬鼠、黄喉姬鼠、小林姬鼠、宽齿姬鼠、森林姬鼠、大倭小鼠等啮齿类动物，兔子、日本鼠兔、水貂、獾、水獭、狐狸、澳大利亚袋熊、臭猫、岩燕、山羊、犬、马、欧洲海狸、刺猬、银犬羚、星鲨等动物也有报道。曾有两栖类动物牛蛙的骨骼肌发现该菌寄生的报道。变温动物感染罕见，如鬣蜥蜴和蛇等。

3. 流行特征 该菌每年春季多发,干燥温暖多风的气候,尤其是巴西的 8~12 月,为分生孢子的播散提供了适宜的环境条件。有时在动物之间流行。近年来提示免疫抑制病人或暴露在真菌严重污染的灰尘中易于发生严重散播型感染。

4. 发生与分布 1942 年 Emmons 和 Ashburn 在描述亚利桑那沙漠中啮齿类动物的肺组织时首次用伊蒙氏菌属。1947 年 Dowding 从啮齿类动物体内分离到该菌,并命名为 *Hapiosporongium parvum*,当大孢子菌病被用来描述动物感染的特征时,该菌更名为新月伊蒙氏菌。1962 年该菌又重新命名为小伊蒙氏菌新月变种。法国 Doby-Dobois 于 1964 年首次报告人患病,之后在委内瑞拉、前捷克斯洛伐克、洪都拉斯等陆续有报告。1971 年 Kodousek 报告首例弥漫性肺损伤导致呼吸道感染的病例,在欧洲其他国家、德国、西班牙、拉丁美洲和美国也发现过类似症状的疾病。至 1994 年国外文献已报道 23 例,散播型仅 1 例,我国江西有 1 例报道。人类一般因肺部其他疾患做肺组织活检时偶然发现此病,免疫抑制病人易于发生严重播散型感染,有报道在艾滋病病人发生肺外多处骨播散。工人或农民在清扫有真菌严重污染灰尘的工作间、旧车库等,吸入带菌灰尘易发生播散感染。潜伏期不定。

(三) 对动物与人的致病性

1. 对动物的致病性 不育大孢子菌病是一种慢性肺部疾病,引起动物严重肺炎或经肺入血播散,引起动物死亡。肺部可见大量小结节,在肺间质或淋巴结纵隔可见大量不育大孢子,孢子周围围绕着大量单核细胞和巨细胞。结节性损伤包含由嗜中性粒细胞和巨噬细胞组成的炎性渗出物,不累及肺泡。鬣蜥蜴感染该菌胃和胆囊发现坏死斑,肺呈粟粒性肉芽肿;蛇感染该菌表现为皮下脓肿。

2. 对人的致病性 人感染少见,大部分患者无症状,只是在肺内发现一个大孢子。少数患者因刺激肺泡和支气管可引起干咳、喘、血痰、胸痛,很少引起全身症状。肺部 X 线显示肺纹理不规则增厚,如砂状。双肺播散的患者常发热、呼吸困难、消瘦、衰竭、体重减轻等,肺部 X 线显示双肺播散性结节或弥漫性间质浸润。在肺泡中,不育分生孢子不会复制或播散,但是可以诱导肉芽肿炎症反应,导致严重的呼吸衰竭。亦可导致骨髓炎改变,X 线显示局限性溶骨。另外,人感染不育大孢子菌还可在皮肤形成多结节红斑(彩图 67-9 A)。

(四) 诊断

不育大孢子菌病可被误诊为蠕虫寄生虫,应与郝-伯二氏病、组织胞浆菌病、球孢子菌病、何杰金病、粟粒性结核相鉴别诊断。

1. 临床诊断 人类感染少见,大部分患者无症状,主要感染动物。发热、呼吸困难、咳喘、消瘦、衰竭、体重减轻是主要的临床症状。

2. 实验室诊断 迄今,血清学试验并不是常规的诊断方法。由于不易培养和缺乏可靠的血清学试验,该菌很难确定。因此,活组织检查是必需的。组织病理学检查可见大量不育大孢子。X 射线显示两侧肺部弥散性结节样损伤和组织病理学发现肉芽肿,肉芽肿中常存在不育大孢子,有时肉芽肿中央化脓。

(五) 防制措施

1. 预防 该病原体是一种通常存在于土壤中的腐物寄生真菌,常通过吸入分生孢子感染该菌,因此防止吸入带菌的灰尘是预防该病发生的有效措施。

2. 治疗 临床上,感染一般自发退化,但也可能持续,很少病情发展,人类不育大孢子菌病的治疗首选手术治疗。静脉注射两性霉素 B,每天每千克体重 0.5mg,随后使用 5-氟胞嘧啶、酮康唑、伊曲康唑治疗(彩图 67-9 B),个别病例可以使用皮质激素,播散性不育大孢子菌病很少有不经治疗而痊愈的患者。现代抗真菌药物的疗效还不确定。

(韩伟 遇秀玲)

◆ **参考文献**

陈世平. 2000. 真菌感染学 [M]. 沈阳:辽宁科学技术出版社.

王端礼. 2005. 医学真菌学——实验室检验指南 [M]. 北京:人民卫生出版社.

de Almeida Barbosa A，Moreira Lemos AC，Severo LC. 1997. Acute pulmonary adiaspiromycosis. Report of three cases and a review of 16 other cases collected from the literature. Rev Iberoam Micol.，14（4）：177－180.

dos Santos VM，dos Reis MA，Adad SJ，et al. 2000. Contribution to the morphologic diagnosis of lung adiaspiromycosis. Rev Soc Bras Med Trop.，33（5）：493－497.

Echavarria E，Cano EL，Restrepo A. 1993. Disseminated adiaspiromycosis in a patient with AIDS. J Med Vet Mycol.，31（1）：91－97.

England DM，Hochholzer L. 1993. Adiaspiromycosis：an unusual fungal infection of the lung. Report of 11 cases. Am J Surg Pathol.，17（9）：876－886.

Hill JE，Parnell PG. . 1996. Adiaspiromycosis in bullfrogs（Rana catesbeiana）. J Vet Diagn Invest.，8（4）：496－497.

Koller LD，Patton NM，Whitsett DK. 1976. Adiaspiromycosis in the lungs of a dog. J Am Vet Med Assoc.，169（12）：1316－1317.

Moraes MA，de Almeida MC，Raick AN. 1989. A fatal case of human pulmonary adiaspiromycosis. Rev Inst Med Trop Sao Paulo.，31（3）：188－194.

Stebbins WG，Krishtul A，Bottone EJ，et al. 2004. Cutaneous adiaspiromycosis：a distinct dermatologic entity associated with Chrysosporium species. J Am Acad Dermatol.，51（5 Suppl）：185－189.

第六十八章　裸囊菌科真菌所致疾病

第一节　毛癣菌属、表皮癣菌属、小孢子菌属真菌所致疾病

皮　肤　真　菌　病

皮肤真菌病（Dermatomycosis）是由一群密切相关的丝状真菌侵入皮肤角质层及其附属物，如毛发、羽毛、指（趾）甲和爪等，引起的各种感染，又称为真菌癣。其病原包括毛癣菌属、小孢子菌属和表皮癣菌属3个属，35个种。能感染人和动物的主要真菌癣有32种。其中人与动物共患的癣菌有22种。

同一种真菌癣在人体的不同部位可有不同的表现，因此就有不同的名称，如头癣、体癣、手癣、甲癣等。不同种真菌癣在人体的同一部位也可有不同的表现，故亦有不同的名称，如头皮上有黄、白、黑癣之分，躯干又有体癣、花斑癣等。当然也有不同种真菌癣侵犯同一部位，亦可发生相同的症状，如毛癣菌及絮状表皮癣菌都可引起脚癣。但总的来说癣是不同癣菌在人体不同部位的不同表现，不同癣菌对不同种类动物亦可有不同表现。

（一）病原

1. 分类地位　按照《真菌字典》第十版（2008），毛癣菌属（*Trichophyton*）、小孢子菌属（*Microsporum*）和表皮癣菌属（*Epidermophyton*）同属子囊菌门（Ascomycota）、盘菌亚门（Pezizomycotina）、散囊菌纲（Eurotiomycctes）、散囊菌亚纲（Eurotiomycetidae）、爪甲团囊菌目（Onygenales）、裸囊菌科（Arthrodermataceae）。而在 Ainsworth（1973）分类系统中，它们同属半知菌亚门（Deuteromycotina）、丝孢纲（Hyphomycetes）、丝孢目（Hyphomycetales）、丛梗孢科（Moniliaceae）。

（1）毛癣菌属（*Trichophyton*）　本属曾记载有50余种（包括变种），但目前国际公认的有20个种，其中7种有性阶段已被发现。现已确证能感染人和动物的毛癣菌有19种，见表68-1。

表68-1　感染动物和人的主要毛癣菌

种　名	宿　主	分　布
断发毛癣菌（*T. tonsurans*）	马、牛、兔、人	欧洲和亚洲
星形石膏样毛癣菌（*T. gypseum*）	马、驴、骡、牛、羊、猪、鸡、兔、人、各种鼠	全世界
红色毛癣菌（*T. rubrum*）	牛、猪、绵羊、犬、猫、豚鼠、人	全世界
玫瑰毛癣菌（*T. megninii*）	牛、犬、猫、蹊鼠、人	欧洲和非洲
许兰氏毛癣菌（*T. schoenleinii*）（黄癣菌）	马、牛、羊、犬、猫、鼠、人	全世界
叠瓦癣菌（*T. concentricum*，彩图68-1）	人（彩图68-2，彩图68-3）	马来西亚、南太平洋诸岛、澳大利亚、印度、缅甸、日本、中国、非洲和中南美洲

（续）

种名	宿主	分布
紫色毛癣菌（*T. violaceum*，彩图 68－4）	人	全世界
疣状毛癣菌（*T. verrucosum*）	水牛、牛、马、骡、山羊、绵羊、单峰骆驼、猪、鸡、猴、犀牛、金丝鸟、人	全世界
疣状毛癣菌白色变种（*T. verrucosum* var. *album*）	牛	
疣状毛癣菌盘形变种（*T. verrucosum* var. *discoides*）	牛、猪	
疣状毛癣菌赭黄色变种（*T. verrucosum* var. *chaceum*）	绵羊	
猴类毛癣菌（*T. simii*）	鸡、犬、各种鼠及猿类、人	亚洲和非洲
马类毛癣菌（*T. equimum*）	马、人	全世界
北非毛癣菌（*T. gourvilii*）	人	北非、西非
苏丹毛癣菌（*T. soudanense*，彩图 68－5）	人	非洲特别是西非
埃泽楼毛癣菌（*T. ajella*）	马、驴、人	全世界
密块状毛癣菌（*T. favifehme*）	牛	
禽毛癣菌（*T. gollinae*）	禽类	
坤氏毛癣菌（*T. quinckeaum*）	马、牛、绵羊、鸡、犬、猫、兔、蹊鼠、人	全世界

（2）小孢子菌属（*Microsporum*）　目前这一属已有14个种，但文献报道的种较多，实际上有些种是异名或亚种。其中4个种已发现有性阶段。现已确证感染人和动物的小孢子菌有12种，见表68-2。

表 68－2　感染人和动物的主要小孢子菌

种名	宿主	分布
奥杜盎小孢子菌（*M. audouinii*，彩图68－6）	牛、马、猪、羊、犬、兔、豚鼠及各种野生动物；人（彩图68－7）	欧洲、北美洲、日本和朝鲜等
犬小孢子菌（*M. canis*）	牛、马、驴、羊、猪、犬、猫、豚鼠及各种野生动物；人	全世界
粉小孢子菌（*M. fulvum*）	犬、兔及有关野生动物；人	全世界
歪斜小孢子菌（*M. distortum*，彩图68－8）	猴、猿、犬、兔、豚鼠、马；人	全世界
禽小孢子菌（*M. gallinae*）	禽类、猿、蹊鼠；人	全世界
石膏样小孢子菌（*M. gypseum*）	牛、马、羚羊、中国虎、犬、猫、兔、豚鼠、人（彩图68－9）	全世界
猪小孢子菌（*M. nanum*）	猪、犬；人	北美洲、大洋洲等
铁锈色小孢子菌（*M. ferrugineum*）	人	中国、日本、朝鲜及东南亚各国，非洲、欧洲、美洲少见
马小孢子菌（*M. equinum* 彩图68－10）	马；人	欧洲、北美洲
黄色癣小孢子菌（*M. favosa*）	美洲豹、狮子、虎、猪、羊、猿；人	全世界
埃泽楼小孢子菌（*M. ajella*）	马、驴；人	全世界
M. persicolor	犬、各种鼠；人	欧洲

（3）表皮癣菌属（*Epidermophyton*）　本属只有一个种，即絮状表皮癣菌。

2. 形态学基本特征与培养特性

（1）毛癣菌属（*Trichopyton*）

1）属的特征 毛癣菌属的大分生孢子棒形，两头圆，大小约（4～8）μm×（8～50）μm不等，壁薄而光滑。小分生孢子侧生，多数散生，半球形，梨形或棒形，（2～3）μm×（3～4）μm大小。不少种在特殊营养琼脂上可产生大分生孢子。在葡萄糖蛋白胨琼脂上，室温下菌落从蜡状、绒毛样、粉状至羊毛样。形态多样化，有表面平滑、折叠、沟纹、脑回状等，以叠瓦癣菌为例，见图68-1。色素有浅有深，从白色、奶油色、黄色、棕黄、红色至紫色。

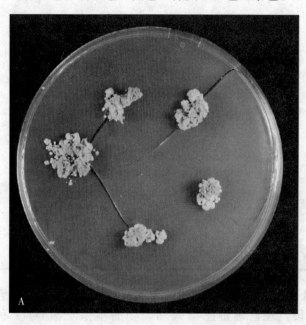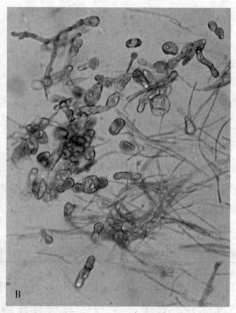

图68-1 叠瓦癣菌的形态

A. 萨布罗右旋糖琼脂培养，脑回状菌落 B. 叠瓦癣菌的菌丝及孢子（棉蓝染色）

［引自 Transactions of the Royal Society of Tropical Medicine and Hygiene，102，Marc Pihet，Hugues Bourgeois，Jean-Yves Mazière，et al. Isolation of Trichophyton concentricum from chronic cutaneous lesions in patients from the Solomon Islands，389-393，Copyright Elsevier（2008），经 Elsevier 授权］

2）种的特征 从表68-1可以看出，人与动物共患的毛癣菌有断发毛癣菌、星形石膏样毛癣菌、黄癣菌、疣状毛癣菌、红色毛癣菌、玫瑰毛癣菌、马类毛癣菌（彩图68-11、彩图68-12）、猴类毛癣菌、埃泽楼毛癣菌（彩图68-13）和坤氏毛癣菌10种。现就前5种常见的人与动物共患毛癣菌加以描述。

① 断发毛癣菌（*Trichophyton tonsurans*）：异名有脱毛毛癣菌、硫黄色毛癣菌（*T. sulfureum*）、沙博氏毛癣菌（*T. sabourardi*）和火山口毛癣菌（*T. crateriforme*）。

断发毛癣菌为亲人性皮肤癣菌，发内型。早期主要是侧生棒状小分生孢子，棉蓝染色可见孢子深蓝色，菌丝及分生孢子柄不染色或甚淡；日久厚壁孢子菌丝肥大，大分生孢子及球拍菌丝间或可见。在含维生素B的琼脂上，有棒形大分生孢子和更多的小分生孢子。室温下，在葡萄糖蛋白胨琼脂上断发毛癣生长较慢，开始为粉红色平滑的粉状菌落，以后中央逐渐高起有折叠，表面白色绒毛状菌丝增多，折叠外围有一圈深沟，沟外为平滑的放射状菌丝的边缘。日久菌落中央低凹、下沉，培养基亦裂开，正面颜色转为白色或奶油色，反面为棕黄色或棕红色。在麦芽糖琼脂上培养20天后形成的菌落为黄白色，圆形及火山口状，有纽扣状的中心，边缘为粉质状。

午氏（Wood）光检查：无荧光。

切片检查：表层及中层非常明显，分界清楚，有很多菌丝及菌丝的横切面，类似孢子或厚壁孢子；底层菌丝较少，且不明显。

有性阶段：尚未发现。

② 星形石膏样毛癣菌（*Trichophyton gyrpseum*）：异名有须毛癣菌（*Trichophyton mentagrophytes*）；*Trichophyton lacticolor* saburaud，1910；*Trichophyton interdigtiale* Priestley，1917；*Trichophyton kaufmannwolb* Ota，1922；*Trichophyton peais*，1922。

本菌为亲动物性毛癣菌（粉末型），也是亲人性毛癣菌（绒毛型）。星形石膏样毛癣菌形态见彩图68-14。

在葡萄糖蛋白胨琼脂上，室温下，生长迅速，可有以下 5 种类型。

Ⅰ型：又称趾间癣菌，羊毛状。可见较细的分隔菌丝和少数小分生孢子，小分生孢子洋梨形或杆状，（2～5）μm×3μm。偶见球拍菌丝和结节菌丝，无螺旋菌丝和大分生孢子。菌落生长快，白色羊毛状，菌丝充满整个斜面，正面白色或奶油色，背面淡黄色。

Ⅱ型：又称足跖毛癣菌，绒毛状。可见细的菌丝与Ⅰ型类似，但小分生孢子较多，有时成葡萄状，无螺旋菌丝和大分生孢子。菌落雪白，表面有紧密、短而整齐的菌丝生长，中央有乳头状突起，边缘整齐如刀切，整个菌落只占斜面的 1/3～1/2，背面棕黄或棕红色。

Ⅲ型：又称乳白色癣菌，奶皮状。有粗细不一的菌丝和螺旋菌丝，间或可见破梳状、结节状、球拍状菌丝。小分生孢子呈卵圆形，常聚集成葡萄状。棒形大分生孢子不多，（40～60）μm×（5～9）μm，外壁薄而光滑。菌落开始为乳白色菌丝，不久一部分菌落变为粉末样，色微黄，中央有少许折叠，很像乳皮，边缘不整齐，背面淡黄或棕黄色。

Ⅳ型：粉末状，镜检与Ⅲ型类似。菌落表面平滑，间有少数白色菌丝，生长快，充满斜面，背面棕红色。

Ⅴ型：颗粒状，可见很多棒形大分生孢子和无数圆形游离或葡萄状小分生孢子，有螺旋菌丝和球拍菌丝。菌落生长快，表面不平，颗粒样，或不规则折叠，边缘不齐，黄色带红或棕黄色，背面棕红色。

星形石膏样毛癣菌在含 1‰葡萄糖米饭琼脂上，不产生色素，体外毛发穿孔试验阳性，在 1 周内能使尿素分解，使尿素琼脂由黄变红（菌丝型菌落较慢或阴性），Ⅲ、Ⅳ、Ⅴ型日久产生更多的白色菌丝，孢子减少。

午氏光检查：无荧光。

切片检查：表层由菌丝及分生孢子组成，Ⅰ、Ⅱ型较宽；中层界限明显，为紧密的菌丝组成，可见厚壁孢子；底层菌丝较少。

有性阶段：已发现 *Anthroderma benhamiae* Ajello and Oheng，1967，异宗配合，但不是所有各型或变种都能配对。

③ 黄癣菌（*Trichophyton schoenleinii*）：又名许兰氏毛癣菌，为人源性传染。

黄癣菌早期（生长数日）只见单纯较粗的菌丝，日久菌丝有肿胀或突起，粗细不一，形成鹿角样菌丝，孢浆很浓。同时有很多厚壁孢子。黄癣菌及其大型分生孢子见彩图 68-15，它能侵入头发而致病（彩图 68-16）。

菌落在葡萄糖蛋白胨琼脂上、室温下，外形非常特殊，有诊断价值，通常有两型。

亚洲型：生长慢，开始为针头大圆形菌落，高出斜面呈蜡状，有不规则的细折叠，边缘可有放射状菌丝，或整齐如刀切，淡灰至深灰色，培养基有时变色。日久表面可有白色紧密的菌丝。下沉现象显著，培养基可为之裂开。整个菌落只占斜面的一小部分，我国分离出的黄癣菌多属此类。

欧洲型：生长较快，开始为球形蜡状菌落，显著高出斜面，折叠明显，边缘清楚，很少有放射状菌丝。淡黄或淡棕色，培养基不变色，下沉现象显著。

变异：菌落日久表面有白色菌丝出现，类似污染菌，镜检只见萎缩断裂的菌丝和少数厚壁孢子。

午氏光检查：病发见暗绿色荧光，阴性不能完全除外。

切片检查：表层不规则、较狭，与中层贴牢，为染色较淡的菌丝；中层紧密，染色深，有较粗的菌丝，横切面似厚壁孢子；底层为稀疏的菌丝。

有性阶段：尚未发现。

④ 疣状毛癣菌（*Trichophyton verruvosum*）：异名有 *Trichophyton album* Sabouraud，1908；*Trichophyton ochraceum* Sabouraud，1908；*Trichophyton discoides* Sabouraud，1910。

疣状毛癣菌为发外型，亲动物性皮肤癣菌，主要侵犯马、牛，人因接触而感染，炎症表现特别显著。

疣状毛癣菌及菌落形态见彩图 68-17。在葡萄糖蛋白胨琼脂上，室温或 37℃ 培养，可见粗细不一的分隔菌丝和成串的厚壁孢子，菌丝有时呈小鹿角形。无大、小分生孢子。菌落有两种表现：ⓐ生长慢，菌落小，扁平，成堆，蜡状，色微黄，表面生长少，主要在培养基下，类似黄癣菌早期生长；ⓑ表面有绒毛状菌丝及放射状沟纹，中央凸起有皱褶，呈赭色。

在葡萄糖蛋白胨琼脂中加酵母浸膏、维生素 B 或肌醇的营养培养基上，室温或 37℃ 培养，菌落生长较大，两周直径可达 2cm，中央高起或凹下，有放射状沟纹，边缘不整齐呈赭色。镜检除小鹿菌丝和成串厚壁孢子（中间性、顶生性）外，可见大、小分生孢子，$2\mu m \times 4\mu m$，大分生孢子棒形，长 $45\mu m$，8 个细胞，薄壁，类似鼠尾。

在米饭培养基上可见大、小分生孢子及厚壁孢子。

变异：生长日久菌落易变异，表面产生白色绒毛状菌丝。本菌低温保存易死亡。

午氏光检查：无荧光。

切片检查：表层为稀疏的网状菌丝；中层很密，染色较深；底层菌丝较少。

癣菌素（trichophytin）试验：强阳性。

有性阶段：尚未发现。

⑤ 红色毛癣菌（*Trichophyton rubrum*）：为亲人性皮肤癣菌，是我国皮肤癣菌中最常见的一种，其超微结构及分生孢子见彩图 68-18。

红色毛癣菌在葡萄糖蛋白胨琼脂上，室温培养，菌落形态有多种表现，镜检也不完全一样，初步分为 5 型。

Ⅰ型：羊毛状。白色毛羊状菌丝充满斜面，典型的卷成筒状，边缘贴牢试管成鲜红色；有一个划界清楚的边缘。一般生长愈接近斜面边缘的，色素形成愈快。少数Ⅰ型菌株无红色色素，下面白色，背面淡黄色，类似星形石膏样毛癣菌Ⅰ型，亦有正面白色而背面呈灰黑色的菌株。

镜检仅见单纯分隔菌丝和少数侧生小分生孢子，无大分生孢子。

Ⅱ型：绒毛状。生长快，不充满斜面，表面有稀疏的绒毛状菌丝，正面红色，反面呈现葡萄酒色，有明显的边缘。

镜检本菌与Ⅰ型相同，但侧生小分生孢了较多。

Ⅲ型：粉末状。生长快，约占斜面的 2/3，表面带粉状，中央凸起，无大脑状的折叠，粉红色，背面暗红色有明显的边缘。

镜检可见较多的铅笔状、梭形、香肠形、棒形大分生孢子，$50\mu m \times 7\mu m$，8 个细胞，侧生小分生孢子也较多，梨形、棍棒状，$3\sim 8\mu m$，有时可见间生厚壁孢子，梳状菌丝、关节菌丝及结节状菌丝。

Ⅳ型：沟纹状。菌落生长相对较慢，比以上 3 种类型小，占斜面的 1/3～1/2。菌落中央凸起，从中央向四周有排列比较整齐的放射状沟纹，边缘整齐，表面菌丝甚少，初微带黄色，之后变粉红。背面暗红色，有明显的边缘。

镜检与Ⅰ型或Ⅱ型相同。

Ⅴ型：颗粒状。菌落生长快，呈颗粒状，表面有少许白色绒毛状菌丝，颜色不一致，有白有红，有同心圆环，背面暗红色。

镜检菌丝粗细不一，呈关节样菌丝。

在含 1‰葡萄糖的米饭琼脂上继续保持红色色素，在脑心浸液琼脂加胰酶（tryptose）上，可见较多的大分生孢子。

变异：色素常因移种逐渐消失或开始就没有色素。

午氏光检查：无荧光。

切片检查：表层明显，菌丝甚多，可见分生孢子；中层界限清楚，染色深，但较表层为狭窄；底层不明显，有少数细的菌丝。

有性阶段：尚未发现。

（2）小孢子菌属（*Microsporum*）

1）属的特征　小孢子菌属菌落表面棉花状、羊毛状或粉末状，白色或黄褐色。培养在葡萄糖蛋白胨琼脂上，生长的大分生孢子多隔，4～13个隔，近透明，梭形或纺锤形，两头尖，壁厚或薄，厚者可达 $4\mu m$ 以上，表面粗糙，有麻点或细刺，大小不等，约（8～15）μm ×（40～150）μm。小分生孢子呈棍棒形，沿菌丝体侧壁产生，单细胞，（2.5～3.5）μm ×（4～7）μm，无分生孢子梗或短梗，此外，可见球拍状菌丝（raguet mycelium）、破梳状菌丝（pectinate myceliun）、结节状菌丝（nodular mycelium）和厚壁孢子。

2）种的特征　由表68-2可以看出，除铁锈色小孢子菌（彩图68-19）外，其余11种小孢子菌均属人与动物共患菌。国内有报道的是犬小孢子菌、石膏样小孢子菌、禽小孢子菌（彩图68-20）、猪小孢子菌（彩图68-21）和粉小孢子菌共5个种，以前两种最常见。

① 犬小孢子菌（*Microsporum canis*）：异名为羊毛状小孢子菌（*M. lanosum*）。

犬小孢子菌，一般习惯上多采用羊毛状小孢子菌一名，因其更为形象。犬小孢子菌乳酚棉蓝染色及相差显微镜检查见彩图68-22。在葡萄糖蛋白胨琼脂上，室温培养生长较快，开始为黄色绒毛样，两周后菌丝较多，呈白色羊毛样，可充满大部分斜面，中央粉末状。正面橘黄，背面红棕色。平皿培养菌落表面中央有少数同心圆，无放射沟纹。镜检可见直而有隔的菌丝体，大分生孢子纺锤形，壁厚，（15～20）μm ×（60～125）μm，带刺，6隔以上的大分生孢子，其末端呈"帽子"样肥大，偶见有12隔者。小分生孢子较少，单细胞，呈棍棒形，（2.5～3.5）μm ×（4～7）μm，沿菌丝侧壁发生。此外，可见球拍状菌丝、破梳状菌丝、结节状菌丝和厚壁孢子，罕见螺旋状菌丝。

在米饭培养基上，室温培养，气生菌丝丰富，日久变为粉末状，培养基呈棕黄色，镜检可见很多大、小分生孢子。

变异：生长4～5周后发生绒毛变异。此时气生菌丝增多，大分生孢子减少或变形，菌落颜色也渐消失。

午氏光检查：毛发有亮绿色荧光。培养10天的菌落也有荧光，但颜色与病毛发不同，菌落中心呈淡紫蓝色、淡红或肉红-赭色荧光，边缘淡黄、褐黄或鼠灰色。

切片检查：表层与中层分界明显，表层可见稀疏的菌丝及由气生菌丝产生的大、小分生孢子；中层为密集、深染的菌丝；底层菌丝稀疏，无大、小分生孢子。

免疫反应：癣菌素试验呈中度阳性反应。

有性阶段：已发现，名 *Ninnizzia otae* Hasegawa。

② 石膏样小孢子菌（*Microsporum gypseum*）：异名有 *Achorion gypseum* Bodin，1907；*Microsporum fulvum* Sabouraud，1907。

在葡萄糖蛋白胨琼脂上，室温培养生长快，开始为白色菌丝，旋即转为棕黄色粉末状菌落，凝结成片，形似石膏，中心有一小环，外围有少数极短沟纹，边缘不整齐，色浅。背面为棕红色。镜检可见很多较小的、纺锤形、4～6隔、壁薄的大分生孢子，壁光滑或有刺，（12～13）μm ×（40～60）μm。菌丝较少，可见小分生孢子、球拍菌丝、破梳状菌丝及结节菌丝，厚壁孢子。小分生孢子单细胞，棍棒形，（3～5）μm ×（2.5～3.5）μm，沿菌丝侧壁发生。

午氏光检查：毛发呈淡绿色荧光，阴性不能除外；菌落在紫外光照射下，呈深而明亮的淡褐色荧光。

切片检查：表层很清楚，有很多大分生孢子，中层及底层不明显。

免疫反应：癣菌素试验阳性。

有性阶段：有两种，*Nannizzia incurvata* 和 *Nannizzia gypseum*。

（3）表皮癣菌属（*Epidermophyton*）

1）属的特征 菌落折叠或呈粉状，中央有放射状沟纹，绿黄色。大分生孢子杆状，（6～10）μm ×（8～15）μm，末端圆形，壁薄，光滑，无小分生孢子，可见厚壁孢子、结节菌丝和球拍菌丝。絮状表皮癣菌及其大型分生孢子形态见彩图 68-23。

2）种的特征 絮状表皮癣菌（*Epidermophyton floccosum*）异名为絮状单端孢霉（*Trichothecium floccosum* Harz，1870）。

在葡萄糖蛋白胨琼脂上，室温或 28℃培养生长快，开始像蜡状，高出斜面，表面有不规则折叠，上覆粉末样菌丝，呈黄绿色，较大的菌落中央有折叠，外围可见放射状沟纹，最外围有不整齐的平滑圈。3～4 周后中央部分可成团，白色菌丝，日久这种白色菌丝逐渐增多，以致培养外形根本改观，有如羊毛样小孢子菌，但菌落下沉现象显著，常常使培养基裂开。背面颜色仍为草绿色，非常特殊。镜检可见典型的絮状表皮癣杆状大分生孢子，其游离端呈圆形，很像羽毛球拍或杆状，有 0～4 个分隔，壁薄、光滑，单个或成群，大分生孢子（7～12）μm×（20～40）μm。无小分生孢子，但厚壁孢子多；菌丝较细，有分隔。间或可见球拍菌丝、结节菌丝及螺旋菌丝。絮状表皮癣菌在萨布罗右旋糖琼脂上培养生成的菌落形态见彩图 68-24。

变异：培养 3～4 周后开始变异，表现菌丝增多，但背面特征不变。

午氏光检查：无诊断意义。

切片检查：表层较狭可见大分生孢子。中层及底层上部甚明显，基本由厚壁孢子组成，菌丝较少。底层下部有少许菌丝。

有性阶段：尚未发现。

3. 理化特性 毛癣菌的孢子对各种物理、化学因素具有极强的抵抗力，在皮肤和毛发上的孢子可耐受 100℃ 1h，110℃ 1h 才能将其杀死；孢子对干燥的抵抗力强，在水中 8 天内即失去芽生能力。2% 福尔马林 30min，1%醋酸 1h 和 1%氢氧化钠数小时内可被杀死；对普通浓度的石炭酸、升汞、克辽林及石灰乳等均具有抵抗力，不适用于毛癣菌消毒。

保存于纸包内的毛发，皮垢中的小孢子菌，在室温下可以生存 3～4 年，在 110℃的干热下作用 30min 或 80℃加热 2h 才能杀死。

（二）流行病学

1. 传染来源 患病动物和人是主要的传染源。患病动物用过的马鞍、头套、毛毯等，病人接触过的场所（如浴室、理发店、旅馆等）和用具（使用污染的理发工具、发刷、梳子和共用头巾、帽子等）都可成为传染源。癣菌孢子在皮肤上存在而不引起损害，这种类型的"带菌动物"可能是重要的传染源。土壤是癣菌最适宜的栖息地，城市和郊区的土壤比来自农业和干旱地区的土壤更有利于癣菌的生存，所以除上述传染源外，被污染的土壤、尘埃也是癣菌传播的主要因素。

2. 传播途径 传播方式主要是接触传染，如健康动物与患病动物相互啃咬，与垫草、挽具、饲养用具和覆盖马的毯子间接接触等。因此，圈舍里的饲养用具、垫草等亦为本病的传播媒介。

亲人性癣菌可以通过人与人的接触感染，因此病人接触过的场所和生活用具就成为本病的传播媒介，动物亦可因与人类接触而被感染。亲动物性癣菌多由于直接接触家庭宠物和偶尔接触野生动物而传播，猫和犬是犬小孢子菌最主要的携带者，没有贮存宿主动物，仅经过人间的传播，其毒力明显降低。

3. 易感动物

（1）自然宿主 各种动物对癣菌均有不同程度的易感性，但人与动物共患的 10 种毛癣菌，11 种小孢子菌和 1 种表皮癣菌因种的不同，易感动物也有所不同，通常最敏感的动物是牛和马，其次为绵羊、山羊、鸡、猪、驴、骡、单峰骆驼、犀牛、黑尾鹿、驯鹿、金丝鸟等。

人对癣菌普遍易感，特别是亲人性癣菌更为易感。

幼畜较易感，无性别差异，当机体营养不良，维生素供给不足时易发病。

（2）实验动物 犬、猫、大鼠、小鼠、蹼鼠、豚鼠、兔、灵长类均可感染发病，其中以犬、猫对小孢子菌最易感，兔对毛癣菌最易感。

4. 流行特征 皮肤癣菌病多呈散发流行，有时也形成地方流行，主要通过健康与患病动物彼此直接接触和通过污染物缓慢地蔓延传播，一年四季均可发生，但秋、冬季发病率高，患病动物通常于春季自愈，而在夏季常见暴发。动物密集，相对湿度高以及营养缺乏，特别是维生素供给不足，对本病的传播比温度和阳光等其他环境因素更为重要。

人的皮肤癣菌病在农村80％是来自动物，在一些城市人群中，拥挤的生活环境、家庭成员多和社会经济条件差是引起皮肤癣菌病增多的原因。造成人皮肤癣菌的流行因素还有：① 皮肤 pH 在毛癣菌流行中的作用。pH 越低，皮脂中脂肪酸的分泌就越充分，而这些脂肪酸常可高度抑制真菌，因为人青春期后皮肤的 pH 约从 6.5 下降至 4.0，因此人对毛癣菌病的易感性，在青春期前要比青春期后高得多。② 由于机体抵抗力的改变，促使毛癣菌的生长繁殖而发生癣病，如应用大量激素或糖尿病患者，易患毛癣菌病。

5. 发生与分布 皮肤癣菌的分布几乎遍布世界各国，各个国家和地区因癣菌种的不同，分布也不同，毛癣菌病中除红色癣菌、星形石膏样毛癣菌、疣状毛癣菌等在世界各地分布比较均匀外，在加拿大，断发毛癣菌为头癣的最主要的致病真菌；在波多黎各，犬小孢子菌最为常见，须癣毛癣菌其次，而断发毛癣菌较为少见。南部欧洲国家仍以犬小孢子菌为主要致病菌。在巴西和阿根廷，犬小孢子菌同样是头癣的最主要的真菌，其次是红色毛癣菌和断发毛癣菌。黄癣菌主要见于欧洲和非洲某些地区；猴类毛癣菌主要分布在亚洲和非洲，其他地区少见。

11 种人与动物共患小孢子菌中，奥杜益小孢菌在欧洲、北美洲、日本和朝鲜等均有报道，猪小孢子菌分布在北美洲、大洋洲和中国，马小孢子菌分布在欧洲和北美洲，其余皆属世界性分布。

絮状表皮癣菌世界各地均有发现。

动物皮肤癣菌病在我国至少有 13 个省份发生，主要致病种是毛癣菌属中的断发癣菌、星形石膏样癣菌、疣状毛癣菌和红色毛癣菌等；小孢子菌属中的犬小孢子菌和石膏样小孢子菌等；絮状表皮癣菌在动物皮肤癣菌病中尚未发现。患病动物有牛、奶牛、马、猪、鸡、犬、猫、兔等，其中毛癣菌引起的动物皮肤癣菌病以牛、马为多见，小孢子菌引起的动物皮肤癣菌则以犬和猫为多见。20 世纪 80—90 年代国内有 5 次较大范围的流行，其中牛和马的皮肤癣菌病 2 次，即 1973 年川滇边境地区的牛和马大量流行此病，仅病牛就达 1 048 头；1983—1984 年贵州省镇宁县 5 个区 9 个乡暴发牛和马的皮肤癣菌病，其中黄牛发病率达 52.63％，马为 12.5％；1985—1989 年四川省有 11 个县市，14 个兔场暴发家兔的皮肤癣菌病，发病率高达 95％；1991 年北京市区发现 294 例猫感染犬小孢子菌而发病，1994—1997 年间内蒙古伊盟达拉特旗和兴安盟扎赉特旗连续发生牛、猪、鸡、犬、猫、兔等多种动物的皮肤癣菌病，其他地区多为零星散发。

据 1977—1997 年的不完全统计，人皮肤癣菌病在我国 26 个省、自治区、直辖市均有发生，累计发病 71 540 例，通过 80 起人类皮肤癣菌病的调查，在我国发现人类癣菌共 15 种，其出现率依次为红色毛癣菌 61.3％、星形石膏样毛癣菌 55％、犬小孢子菌 38.8％、絮状表皮癣菌 28.8％、黄癣菌 16.3％、疣状毛癣菌和紫色毛癣菌各 15％、断发毛癣菌 13.8％、石膏样小孢子菌和铁锈色小孢子菌各 7.5％，粉小孢子菌、猪小孢子菌、鸡禽小孢子菌、玫瑰色癣菌和大脑状毛癣菌各 1.3％。人类皮肤癣菌的发病类型以头癣的出现率最高，达 43.8％；其他依次为，体股癣 32.5％，手、足癣 22.5％，甲癣 10％。从总体情况看，20 世纪 50—60 年代以头癣的发病率最高，而 80—90 年代头癣发病率呈下降趋势，但头癣的发病类型有明显的变化，通过宁夏、湖北、辽宁、福建等省头癣的发病情况看，50—60 年代头癣主要以黄癣为主，而 80—90 年代则以白癣为主，也就是说小孢子菌属引起的白癣呈上升趋势。

（三）对动物与人的致病性

1. 对动物的致病性 自然发病潜伏期 7～13 天，试验感染后直到明显的损害出现，其潜伏期犊牛为28天，马则要短得多，犬和猫潜伏期为14～28天。

（1）牛　常见的癣菌有疣状毛癣菌、石膏样毛癣菌及玫瑰毛癣菌等。

多发生于犊牛，易在口腔周围和眼、耳部附近的皮肤发病，有时可扩散到全身。成牛的病变多发生在头、颈和肛门周围皮肤。典型损害是皮肤上出现大量明显隆起的灰白色痂块。损害多呈圆形，大小不等，一般约3cm。早期痂块下是湿润的，而陈旧损害的痂块脱落，在病变周围有癣垢和死亡的毛，形成堆积的痂壳。病变开始为白色，发展变厚，并逐渐变成黄白褐色，犹如石棉状结痂，如彩图68-25所示牛感染疣状毛癣菌形成的白色皮肤痂块。另外，紫色毛癣菌可引起牛的皮癣（彩图68-26）。

严重病例的损害可融合，病畜一般无痒觉，继发性痤疮不常见。

刮取病变部皮屑在20％氢氧化钾或氢氧化钠溶液中轻度加温，在毛囊、上皮鳞屑和毛纤维中可见到圆形链状排列的孢子，孢子直径约2.5μm。毛和皮肤也可见到菌丝。

（2）马属动物　常见的癣菌有马毛癣菌、石膏样毛癣菌、疣状毛癣菌、马小孢子菌和石膏样小孢子菌等。

马的病变在头、颈及肩胛部。多数毗邻的秃斑融合变成非常广泛的病变。损害开始为隆起的圆斑，有触痛，大约于7天后毛缠结，继而脱落，露出直径约3cm的无毛灰色发亮区。形成薄痂，经25～30天逐渐长出新毛而痊愈。大量痂块和大片损害通常是由于挽具摩擦所致。刮取病灶部皮肤，见有菌丝和呈链状的孢子，孢子直径有4～6.5μm。马感染马类毛癣菌的皮肤病变见彩图68-27。

（3）猪　常见的癣菌有石膏样毛癣菌、疣状毛癣菌、红色毛癣菌、猪小孢子菌、犬小孢子菌等。

仔猪最易感，耳尖、耳根、眼眶、口角、颈、胸、腹下及尾根等易摩擦部位，初期局部皮肤出现红斑，尔后出现肿胀性结节，肿胀破溃形成约1cm左右红色烂斑，表面有浆液性渗出，并出现以毛囊为中心的脓疱，脓疱破裂后，脓液及渗出液形成灰黄色痂皮，毛易脱落，最后疱液干涸而形成环形鳞屑（彩图68-28）。

（4）禽类　常见的癣菌有鸡禽类毛癣菌、黄癣菌、疣状毛癣菌和鸡禽类小孢子菌。

禽类表现为黄癣，羽毛下的皮肤形成癣斑，感染严重时邻近的圆斑融合，尤以羽毛根部明显。有时在鸡冠和肉髯表现一种厚的白色癣痂，（彩图68-29）。

（5）兔　常见的癣菌有断发癣菌、石膏样毛癣菌和犬小孢子菌等。

两大腿前外方成片秃毛、断毛，有的毛桩十分整齐，似剪过一样，随即蔓延到头、颈、腹下乃至背部体侧，尤以皮薄毛稀处最为严重，患兔精神委顿，食欲减退，膘情下跌，除个别因体弱继发其他病而死亡外，一般死亡率不高。

（6）犬和猫　主要由犬小孢子菌引起，有时石膏样小孢子菌、红色毛癣菌及星形石膏样毛癣菌等也能引起发病。

犬和猫癣菌的好发部位是前肢趾爪，鼻、眼周围，耳壳以及体躯等处。犬皮损界限清晰，局部皮肤分布大小不等圆形、不规则红斑，边缘隆起，脱毛后形成圆形的秃毛斑，并向周围扩展，皮损覆盖大量鳞屑，生成隆起如蜂蜜样黄色蝶状痂，散发鼠尿臭味，瘙痒症状明显。猫的症状不如犬明显。患病犬、猫在2～4周后，由于自身防御屏障的增强，使病灶中的癣菌死亡，皮损得以修补趋于常态，长出新毛而自愈。

2. 对人的致病性　癣菌为寄生性，引起组织的炎性反应。同一真菌，在人体的不同部位可有不同的表现，因此，就有不同的名称，如头癣、体癣、股癣、手癣、足癣和甲癣等，当毛癣菌接触到皮肤，特别是轻度损伤的表皮或毛囊口，开始生长繁殖，潜伏期约1周后，在侵入处即出现针头大到绿豆大的丘疹或水疱，这是癣在皮肤上的最早期表现。以后一方面沿表皮角质向周围蔓延，形成各种类型的皮肤损害；另一方面沿毛囊侵入毛根，继续生长繁殖，引起毛发改变，2周后带菌的毛根露出头皮并继续蔓延扩大（彩图68-30）。

（1）头癣　是头皮和头发的浅部真菌感染，引起人类头癣的毛癣菌有黄癣菌、断发毛癣菌、犬小孢子菌、须癣毛癣菌、红色毛癣菌、铁锈色毛癣菌、紫色毛癣菌和星形石膏样毛癣菌等，不同菌种引起的头癣有不同的表现，故头癣又有黄、白、黑、脓癣之分。

1) 黄癣　由许兰氏毛癣菌（黄癣菌）引起，多在儿童期发病，受侵部位广泛，头皮、毛囊及周围组织均可被累及。先是毛根部皮肤发红，继而形成毛囊性小脓疱，干枯后即成蜜黄色的痂（彩图 68-31）。随着皮损不断扩大可融合成片，黄痂也增厚且富有黏着性，中心凹陷黏着、边缘翘起呈蝶状，中央可有数根毛发穿过。黄癣痂为黄癣的特征性损害，系由密集的菌丝和脱落的上皮碎屑组成，捏之易碎如豆渣，闻之有特殊异味即鼠臭。癣痂黄色、干燥、呈蝶状，因黄癣菌有溶组织作用，故去痂后留有浅溃疡，愈后留有萎缩性瘢痕及永久性秃发。尚未脱落的病发干枯无光泽，弯曲易拔出，很少折断，故损害区头发稀疏而断发很少，由于毛乳头被破坏，所以头发脱落后不能再生长。损害广泛时，除额上、两鬓等发际处尚有健康头发外，整个头皮几乎全是光亮的萎缩性瘢痕，只有稀疏散在的少数毛发。黄癣的临床损害在个体间略有差异，可表现为黄癣痂型（彩图 68-32 A）、白色鳞屑型（酷似头皮银屑病样损害，彩图 68-32 B）和瘢痕型。

2) 白癣　病原菌多为铁锈色小孢子菌（毛癣菌）及犬小孢子菌、须癣毛癣菌感染所致，在少数情况下星形石膏样毛癣菌可引起白癣，是目前临床上最常见的一种头癣。皮损初期为头皮上红色小丘疹，迅速向四周扩大成灰白色的鳞屑性斑片，称母斑。若未经治疗，损害可逐渐扩散，周围出现卫星状分布的小片鳞屑斑，称子斑。若为犬小孢子菌感染所致者，其鳞屑基底可出现充血发红等炎症反应（彩图 68-33 至彩图 68-35）。无明显自觉症状或轻微瘙痒。受累毛发灰暗，肉眼可见近发处毛干有灰白色套状物包绕，称菌鞘。病发常在离头皮3～5mm处均匀一致地折断，留下发桩如水田收割后剩下的稻桩，断发松动易拔出。上述的毛发受累为本病的损害特征。愈后不留疤痕，不引起秃发。由亲人性的小孢子菌感染时，炎症反应一般很轻，病人自觉稍有痒感。而由亲动物的小孢子菌感染时，常可致明显的炎症反应而并发脓癣，病人自觉疼痛。一般青春期后可自愈，不遗留瘢痕，但继发脓癣者，可遗留不同程度的瘢痕性秃发。犬小孢子菌感染人头皮皮下组织病理学见彩图 68-36。

3) 黑癣　在我国主要由断发毛癣菌和紫色毛癣菌感染所致。头皮出现散在的点状鳞屑斑，以后逐渐扩大成灰白色的鳞屑斑片。外观酷似脂溢性皮炎。炎症反应轻微，自觉微痒。由于病发内孢子大量增殖，使毛干直径粗大，质脆易断，通常齐头皮处折断，断面呈黑色小点，故由此得名黑点癣，为本病损害特征。因系发内型感染，故病发一般无菌鞘，偶见薄而短的白色套状物包绕。病程长者可因毛囊破坏形成小片瘢痕。

(2) 体癣和股癣　光滑皮肤（除头皮、掌、跖外）的癣病统称体癣，发生于外生殖器附近的体癣又称股癣。引起体癣的癣菌除大脑状毛癣菌外，几乎毛癣菌属、小孢子菌属和表皮癣菌的大部分致病种都可引起发病，而股癣最常见的只有红色毛癣菌、星形石膏样毛癣菌和絮状表皮癣菌。体、股癣发病初期显示针头大到小米粒大的丘疹或水疱，色鲜红或暗红，以后向周围扩展，中心愈合。因此，皮肤损害常成环形或多环形（图 68-2）。尤以边缘明显，常由鲜红色针头大小的丘疹或水疱连接而成，上覆以鳞屑或痂皮，如彩图 68-37 所示星形石膏样毛癣菌引起的手臂皮肤癣。其间亦有散在丘疹或湿疹样变。

(3) 手癣和足癣　指、趾间或掌、跖面的癣菌感染称手足癣，有时可蔓延到手背、足背。引起手足癣的癣菌与股癣基本相同，手足癣可分为 4 型。

1) 浸渍型　在手指和足趾间表现界限清楚的表皮浸渍、发白，撕去浸渍的表皮留下鲜红潮湿的糜烂面，如彩图 68-38 所示絮状表皮癣菌引起的足癣。手指间浸渍型以白色为主。

2) 水疱型　发病较急，损害以水疱为主，常散在分布，几个水疱可融合成大疱，疱破露出糜烂面，或继发感染形成脓疱，甚至可引起附近淋巴管、淋巴结的炎症。

3) 鳞屑型　起病慢，损害以丘疱疹为主，疱破脱屑常呈环状。

4) 增厚型　开始为鳞屑型，久后皮肤增厚，冬季开裂，如彩图 68-39 所示红色毛癣菌引起的足癣。

(4) 甲癣　指（趾）甲的癣菌感染，多由手、足癣蔓延而来，亦可单独发生。如在外伤后，甲板表现增厚、萎缩、蛀空及光泽消失。主要致病癣菌为，黄癣菌、红色毛癣菌、星形石膏样毛癣菌和絮状表

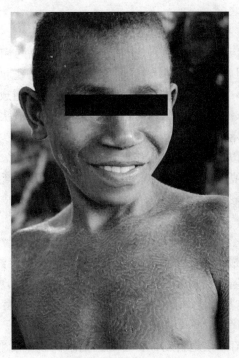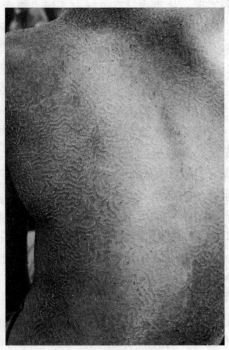

图 68-2 人叠瓦癣菌感染，脸部（A）及身体（B）皮肤多环的鳞状癣

［引自 Transactions of the Royal Society of Tropical Medicine and Hygiene，102，Marc Pihet，Hugues Bourgeois，Jean-Yves Mazière，et al. Isolation of Trichophyton concentricum from chronic cutaneous lesions in patients from the Solomon Islands，389-393，Copyright Elsevier（2008），经 Elsevier 授权］

皮癣菌等，其中红色毛癣菌引起的甲癣见彩图 68-40。

（四）诊断

1. 动物的临床诊断 动物癣菌的诊断取决于证实有感染力，出现明显隆起的圆形癣痂为特征的损害和存有癣菌菌丝体和孢子。在临床上应将癣与其他真菌性皮炎、猪的玫瑰糠疹、渗出性皮炎及粉螨侵袭所致的皮炎相区别。前两种疾病通常仅在幼龄猪发生；鉴别癣与疥癣及其他皮肤感染可检查皮肤刮取物。

2. 人的临床诊断 毛癣菌嗜好角蛋白组织，病变基本限于表皮角质层、毛发和甲板，这就确定了毛癣菌特有的临床症状，因此，根据毛癣菌病所表现的头癣、体癣和股癣、手癣和足癣、甲癣 4 种类型各自的临床表现基本上可以确诊。

头癣：其中头黄癣具有典型的黄癣痂和特殊的鼠臭味；白癣表现丘疹和环形损害；黑癣在头上有片状断发黑点等典型症状。

体癣和股癣：根据发病部位和环状鳞屑性斑片，中心退行，边缘进行之特点。

手癣和足癣：根据浸渍型、水疱型、鳞屑型和增厚型 4 种类型的皮损为特征。

甲癣：根据发病部位及临床特点可以诊断。

人类毛癣菌病上述临床特征是临床诊断的依据，进一步确诊仍依赖于真菌检查。此外，头癣应与脂溢性皮炎；体、股癣应与牛皮癣、湿疹；手、足癣应与汗疱疹、掌趾角化症；甲癣应与念珠菌性甲病、短帚菌性甲病及硬皮病等相鉴别。

3. 实验室诊断

（1）镜检 最主要而常用的方法是显微镜下直接检查病变部刮取物，证实毛癣的存在。但检查阴性者仍不能完全排除，还应进行病料的人工培养，有条件时最好结合 PCR 检测和基因分型，最后予以确诊。

（2）其他实验室检查　对不同种毛癣菌的菌种鉴定时可采用滤过紫外线检查（午氏光）和毛发穿孔试验等方法来确诊。

（五）防制措施

1. 动物的防制措施

（1）综合性措施　首先要保持动物体表的清洁，厩舍及周围环境应经常打扫，所用工具要及时清洗或进行更换，厩舍要保持通风和干燥，一旦发现病畜应立即隔离治疗，消毒圈舍、用具和周围环境。

（2）疫苗免疫接种　目前国外试用疣状毛癣菌制备 LTF－130 冻干苗，经过实验室和田间试验，证明对牛安全有效，但也有用疣状毛癣菌通过盐酸水解制备的疫苗，认为接种牛没有免疫性，此苗国内尚未应用。

（3）治疗　局部治疗可先用 0.1％高锰酸钾溶液洗患部，后用外科刀刮掉皮屑，再用 1％克霉唑酒精溶液涂擦，每天 2～3 次；也可用 10％碘甘油涂擦患部。牛如果再内服克霉唑每天每千克体重 20～40mg，效果更佳。

家兔毛癣菌病可将克霉唑用食醋或稀醋酸稀释后涂擦；也可用苯甲酸、水杨酸合剂治疗，一般 10余天即有新毛生长。

2. 人的防制措施

（1）综合性措施　人类毛癣菌目前还没有疫苗可以预防，因此，首先是消灭传染源，对癣病患者进行隔离治疗，其次是切断传染途径，如浴室、游泳池、旅店及理发店等，还有传播工具如剃刀、发梳、头巾、帽子、拖鞋、浴盆等都应严格进行清洗、消毒。如有两足多汗、鞋袜潮湿等个人因素者，易患体癣，需多加防范。足部保持干燥、通风，是预防足癣的有效方法。甲癣必须坚持治疗，一般 3～4 个月或更长时间才能见效。

（2）治疗　人类毛癣菌病的治疗应根据发病类型来选择治疗方法和药物。

1）头癣　服药：① 灰黄霉素每天每千克体重 15～20mg，分 3 次口服，疗程 3～4 周，服药期间嘱病人多吃油脂性食物，以利于灰黄霉素的吸收。② 特比萘芬适用于对灰黄霉素过敏或灰黄霉素治疗失败的病例，体重小于 20kg 者，每天 62.5mg；体重在 20～40kg 者，每天 125mg；体重大于 40kg 者，每天 250mg。疗程 4～8 周。③ 伊曲康唑适应证同特比萘芬，最大剂量为每天每千克体重 5mg，疗程 6 周。

搽药：5％硫黄软膏、5％水杨酸软膏、2％咪康唑霜、1％联苯苄唑霜、1％特比萘芬霜等，晚上局部外涂 2.5％碘酊，疗程至少 8 周。

洗头：每天用热肥皂水洗头一次，直到痊愈。

剃发：每周剃发一次，连续 7～8 次，女性不便剃发，须加强洗发和搽药。

消毒：患者用过的帽、枕、毛巾、发梳等用具，需煮沸消毒 15min。

经过上述临床治疗，停药后 2～3 周，如无复发可视为痊愈。

2）体癣和股癣　必须坚持每天用药，直到损害完全消退后继续用药 1～2 周。治疗以外用药为主，常用复方苯甲酸搽剂。如有搽破者可用低浓度、刺激性小的复方雷琐辛搽剂。伴有皮肤增厚者可用复方苯甲酸软膏。其他外用药如 1％益康唑霜，1％克霉唑、1％硫康唑霜、1％联苯苄唑霜均可选用。

中草药黄连、黄柏、黄芩、生山栀、牡丹皮、百部制成 20％的酊剂，用于体癣和股癣也有较好的疗效。

3）手癣和足癣　治疗方法和选用的药物与体癣和股癣基本相同，只是在浸渍型渗出液多时，先用雷琐辛、利凡诺溶液或硫酸铜锌溶液湿敷，待渗出液减少后再用药。水疱型如疱大，可先刺破。放出疱液，再用药。

4）甲癣　甲癣的治疗是一个比较长的过程，必须坚持 3～4 个月或更长时间才能奏效，方法是先用刀片削去病甲后涂搽 30％冰醋酸溶液或 10％～15％水合肼溶液，还可用 10％水杨酸软膏包扎病甲 1～2 周，待甲板软化后，浸泡高锰酸钾溶液（1：4 000），使甲板剥离后再搽复方苯甲酸软膏或 5％酊剂，直到新甲长好。

（六）公共卫生影响

皮肤癣菌遍布世界各国，在我国也是一种常见病和复发病，皮肤癣菌多寄生于人与动物体，主要通过接触感染，在农村，人的皮肤癣菌80％是来自动物，在城市，人类癣菌病的病原有向亲动物性癣菌变迁的趋势，这与近年来"宠物之风"兴起，即养犬、猫的人数增多有关，因此，建议喜爱饲养宠物者，要定期到兽医院检查、治疗，以减少传染源，保障人民健康。本病可通过公共场所，如浴室、游泳池、旅店及理发店等以及工具传播，因此，对皮肤癣菌患者必须进行隔离治疗，对患者的生活用品进行严格消毒，同时要加强上述公共场所的卫生管理，以降低其带来的公共卫生危害和影响。

（汪昭贤　谢毓芬）

◆ **我国已颁布的相关标准**

GB/T 14926.4—2001　实验动物　皮肤病原真菌检测方法

◆ **参考文献**

北京皮肤性病研究所．1983．皮肤真菌图谱［M］．北京：人民卫生出版社：15．

蔡宝祥．2006．人兽共患深部真菌病的流行病学及防控措施［J］．畜牧与兽医，38（1）：1-3．

孙鹤龄．1987．医学真菌鉴定初编［M］．北京：科学出版社：114-115，264-295．

汪昭贤．2005．兽医真菌学［M］．杨凌：西北农林科技大学出版社：31-48，458-463．

王高松．1986．临床真菌病学［M］．上海：复旦大学出版社：208-271．

吴绍熙，郭宁如．2005．世界系统性真菌感染的流行因素分析［J］．中国人兽共患病杂志，21（5）：424-425．

吴绍熙，郭宁如．2005．中国的机会性真菌感染［J］．中国人兽共患病杂志，21（9）：812-814．

Fleury RN，Taborda PR，Gupta AK，et al. 2001. Zoonotic Sporotrichosis Transmission to humans by infected domestic cats cratching. In ternational Journal of Dermatology. ，40（5）：318-322.

Harkin KR. 2003. Aspergillosis：an overview in dogs and cats. Veterinary Medicine. ，98（7）：602-612.

Pappas PG，Rex JH，Sobel JD，et al. 2004. Guidelines for treatment of Candidiasis. Clinical Infectious Diseases. ，38（2）：61-189.

Wobeser G，Mitcham SA，Saunders JR，et al. 1983. Dermatomycosis (Ringworm) in Mule Deer (Odocoileus hemionus). Can Vet J. ，24（10）：316-317.

第二节　组织胞浆菌属真菌所致疾病

组 织 胞 浆 菌 病

组织胞浆菌病（Histoplasmosis）是由荚膜组织胞浆菌所致的一种人类和动物共患的进行性全身性深部真菌病。多经呼吸道传染，先侵犯肺部，后波及肝、脾、淋巴结等单核巨噬细胞系统，也可侵犯肾、中枢神经系统及其他脏器。本病是经吸入污染的空气而发生的外源性感染，一般原发感染发生于肺脏。时有内源性感染。

（一）病原

1. 分类地位　按照《真菌字典》第十版（2008），组织胞浆菌属（*Histoplasma*）真菌在分类上属子囊菌门（Ascomycota）、盘菌亚门（Pezizomycotina）、散囊菌纲（Eurotiomycetes）、散囊菌亚纲（Eurotiomycetidae）、爪甲团囊菌目（Onygenales）、裸囊菌科（Arthrodermataceae）。而在 Ainsworth（1973）分类系统中，其属半知菌亚门（Deuteromycotina）、丝孢纲（Hyphomycetes）、丝孢目（Hyphomycet ales）、丛梗孢科（Moniliaceae）。本属已知有4个种，即荚膜组织胞浆菌（*H. capsulatum*）、杜波依斯组织胞浆菌（*H. duboisii*）、伪皮疽组织胞浆菌（*H. farciminosum*）和鼠组织胞浆菌

（*H. maris*）。这4种菌均有致病性，其中荚膜组织胞浆菌和杜波依斯组织胞浆菌属人与动物共患致病真菌。

2. 形态学基本特征与培养特性

（1）属的特征　本属菌在寄生时呈圆形或卵圆形小体，直径约1～4μm，周围有一层荚膜。这种小体常存在于网状内皮细胞内。本菌呈双相型，37℃培养及在人和动物体内为酵母型；室温培养时为丝状菌落，在自然环境中以菌丝或丝状体的形式存在。镜检酵母性菌体为圆形或卵圆形，无菌丝及厚壁孢子；丝状菌体除见分隔菌丝外，还有带小刺的分生孢子和厚壁孢子。

（2）种的特征

1）荚膜组织胞浆菌（*Histoplasma capsulatum*）（美洲型）　异名有 *Cryptococcus capsulatus* Castellani et Chalmers，1919；*Torulopsis eapsulata* Almeida，1933；*Posadasia capsulata* Moore，1934；*Histoplasma pyriforme* Dodge，1935。

荚膜组织胞浆菌及其分生孢子形态见彩图68-41。丝状菌型培养的适宜温度为25～30℃，32℃以上则有阻止发育的作用，即不产生菌丝，而产生酵母型菌落。培养菌丝状菌型最适 pH 为5.5～6.5，酵母型适宜 pH 为6.3～8.1。湿度大发育好。

在葡萄糖蛋白胨琼脂上，室温培养，发育慢，2～3周后菌落呈白色棉絮样，渐变为棕色，菌落中心细粉末状，很像星形石膏样毛癣菌。血琼脂37℃培养，产生酵母型菌落，表面光滑，湿润，菌落白色。脑心血葡萄糖琼脂，37℃培养，产生酵母样菌落，表面有膜样皱襞，菌落呈粉红色至黄褐色。镜检：丝状菌型可见细长而分隔的菌丝，分枝，菌丝侧壁分生孢子梗上有圆形、梨形小分生孢子，外壁光滑，直径2.5～3.0μm。也可见直径7.5～15μm的大分生孢子，梨形或圆形，壁厚，有棘突如齿轮状，呈特征性厚壁孢子。酵母型菌体可见直径1～5μm的卵圆形孢子，有荚膜、芽生孢子；有时可形成芽管。

有性阶段：*Emmonsiella capsulatum*。

2）杜波依斯组织胞浆菌（*Histoplasma duboisii*）　通常称为非洲型组织胞浆菌。在葡萄糖蛋白胨琼脂上，室温培养，可见白色到棕色菌丝生长，类似皮炎芽生菌。在脑心浸液葡萄糖血琼脂，37℃封口培养，菌落光滑、潮湿、乳酪色酵母样。镜检霉菌型有细长分隔的菌丝，圆形或梨形，小分生孢子光滑，2～3μm，大分生孢子厚壁、有棘突、齿轮状（一种特殊型大分生孢子），8～15μm，位于菌丝两侧或孢子梗顶端。酵母型大小10～13μm，厚壁，芽生孢子圆形，无荚膜，内有一个脂肪颗粒。而美洲型大小仅1～5μm，芽生孢子卵圆形，有荚膜。杜波依斯组织胞浆菌感染组织病理学见彩图68-42。

3. 理化特性　组织胞浆菌对外界环境因素的抵抗力很强，其酵母型在水中4℃可存活621天，20℃存活550天，25℃存活306天，34℃存活95天，37℃存活62天。霉菌型在水中4℃能存活421天，20℃存活217天，25℃和34℃存活245天，37℃存活269天。本菌经反复冻融仍能耐受196天。紫外线、X线均不能杀灭。常用消毒药如碘、福尔马林等能迅速将其杀死，畜舍可用甲醛液熏蒸或用0.3%过氧乙酸喷洒消毒。

荚膜组织胞浆菌产气、不产酸，可使硝酸盐还原为亚硝酸盐，脂肪水解；不能使牛乳凝固；尿素试验阳性（非洲型尿素试验阴性）。

（二）流行病学

1. 传染来源　组织胞浆菌广泛分布于自然界，长期存活于流行地区富有有机质的土壤中，多生栖在温暖、潮湿的地区，尤其是在鸟类和蝙蝠聚居的洞穴、鸽笼、粮仓、枯树、老楼房和地窖周围的土壤，更是此菌生长繁殖的有利环境。其在鸡、鸽舍、鸟类和蝙蝠粪便污染的含氮有机物质表土层中，行芽生生殖，小分生孢子污染产生的气溶胶，成为主要传染源。病人和病畜的痰液和其他分泌物、排泄物，也是本病的传染源。本病环境因素的感染远高于宿主间的接触，亦可由动物传染给人，致死动物的播散型多见于犬。

2. 传播途径　本菌以尘埃为传播媒介，人和动物主要经呼吸道吸入污染的灰尘发生感染。亦可因食入被污染（尤其是鸽、鸡、蝙蝠粪便等）的食物而经消化道感染。国外有多篇从蝙蝠聚居的洞穴感染此病的报道。本病通常不通过接触传染，但皮肤破损、擦伤时也可经皮肤而感染。

3. 易感动物

（1）自然宿主 人和多种家畜及野生动物均易感。马、牛、猪均有自然感染的病例报道，羊、鸡、狐狸、火鸡等已被证实可感染组织胞浆菌病，本病常见于动物园的鸟类，动物中犬患病者多见。

人类对组织胞浆菌病普遍易感，受感染者常与职业或旅游活动有关。饲养员、环卫工人、建筑工人和洞穴考察旅游人员易受感染；有慢性阻塞性肺部疾病者，应用皮质激素、细胞毒性药物及免疫抑制剂者，静脉吸毒和免疫功能缺陷者更易罹患本病。

（2）实验动物 大鼠、小鼠、田鼠、犬、猫、兔、猴等均可感染发病。其中犬、大鼠和小鼠有自然感染病例报道，是易感实验动物。

4. 流行特征 本病属地方流行性，温暖、潮湿地区多发，主要流行于热带、温带北纬 45°与南纬 45°之间的河流谷地，各种年龄的动物和人均可感染发病。其中人类多见于 40 岁以上的成年人，儿童易发展为进行性，实验室工作人员亦可被感染。

5. 发生与分布 本病遍布全球，Darling 于 1905 年在巴拿马运河地区首先发现此菌，1934 年培养成功，目前全世界 50 多个国家有病例报告。以温带和热带地区多见。美洲、亚洲、欧洲和非洲都有发生，特别是泰国有地方流行的可能。美国密苏里、俄亥俄及密西西比河地区，动物发病率较高。

我国于 1955 年首先在广州发现 1 例荚膜组织胞浆菌感染患者，其后江苏、北京等地相继有报道。欧洲的意大利、匈牙利、罗马尼亚、葡萄牙、大不列颠等，非洲的尼日利亚和尼日尔均有报道。近年来发病有增多趋势，应予高度重视。

（三）对动物与人的致病性

1. 对动物的致病性 荚膜组织胞浆菌感染所致的组织胞浆菌病多见于犬，以肉芽肿性病变为主。特征性病变是网状内皮系统细胞受损，可见巨噬细胞内充满酵母样菌体。本病在犬曾做过较多研究，牛、马、猪、鸡均有病例报道。

（1）犬 依据被侵害器官不同，临床表现也不一样，除原发性肺组织胞浆菌病外，多不显示症状并可耐过自愈。重型肺炎病犬多表现精神不振、嗜眠、食欲减退，体温升高和流鼻汁、咳嗽及呼吸困难等症状。肠型病犬可见呕吐，腹围膨大、消瘦、间歇性腹泻和严重脱水等。

病理变化：在良性型病例的肺脏，形成上皮样细胞性结节，吞噬细胞胞质内有卵形酵母样菌体，（2～3）μm×（3～4）μm。苏木素-伊红染色，中心有球形的嗜碱性小体，周围有未着染的层晕，外围有薄的细胞壁。过碘酸-雪夫染色（PAS）、Bauar 和无色复红醛复红法（Glidly）染色，壁选择性着染，而内容物不着染，这样病原就像一个空的红环。可用于查找病原和区别其他吞噬细胞颗粒，特别是组织碎片。

在播散型病例，因网状内皮系统细胞增生而致淋巴结、肝、脾等脏器肿大，其实质变得致密坚硬，淋巴结和肝组织失去正常结构，被网状内皮系统细胞所替代，其中主要是巨噬细胞，其胞质内常吞噬有病原，此外有不同数量的淋巴细胞和浆细胞。肾上腺浸润的巨噬细胞内也可见病原菌。

肠型组织胞浆菌病犬的肠黏膜见很厚的皱纹或结节，固有层或黏膜下层因网状内皮系统细胞增生而使肠壁肥厚，黏膜一般无溃疡。肠淋巴小结肿大，巨噬细胞内可见菌体。回盲连接处和所属淋巴结病变明显。

（2）其他动物 如牛、马、猪、鸡等感染后只有少数表现临床症状，急性症状类似感冒、病毒性肺炎，在较为严重且呈慢性经过的病例需与结核病和肿瘤相鉴别。通常呈良性无症状原发性感染。

2. 对人的致病性 人组织胞浆菌病根据临床症状及预后的不同，可分原发性组织胞浆菌病、局限性皮肤黏膜组织胞浆菌病、播散性组织胞浆菌病、再感染组织胞浆菌病、流行性组织胞浆菌病等。一般皮肤黏膜型组织胞浆菌病潜伏期 10 天左右。

（1）原发性组织胞浆菌病 95％的病例初期不表现临床症状，属于良性经过。后期肺呈结节性浸润，并引起肺部淋巴结肿大，肺部坏死区中心见有组织胞浆菌，周围绕以纤维素性包膜，以后形成环状钙化层。

（2）**皮肤黏膜型组织胞浆菌病**　该型皮肤常有外伤史，经外界接触而感染，局部发生丘疹、结节、脓疱及溃疡，或呈疣状增生，周围淋巴结肿大，沿淋巴管可见结节。损害多在四肢暴露部位，有时也发生在阴茎上。黏膜病变多发在唇、舌、口腔、耳及咽部，局部发生红斑，形成溃疡，组织坏死累及气管。

（3）**播散型组织胞浆菌病**　此型多数从胃肠道开始，也有发自皮肤和肺部损害经血行播散全身。幼儿起病缓慢，开始有发热、腹泻、体重减轻，数月后出现肝肿大、贫血和白细胞减少，浅表淋巴结易被触及。成人全身浅表淋巴结明显肿大。病程缓慢，亦可累及肾上腺、心瓣膜、中枢神经系统和骨骼。

（4）**再感染性组织胞浆菌病**　肺组织胞浆菌病痊愈后的再感染，应有活动病灶出现和肺空洞形成，皮肤过敏试验阳性，痰中检出病原菌方可确定。

（5）**流行性组织胞浆菌病**　在流行区域内成批发病，有肺炎症状，如高热、胸痛、呼吸困难等。皮肤组织胞浆菌素试验阳性。补体结合试验阳性，肺部 X 线检查显示急性肺炎变化。

（6）**眼组织胞浆菌病综合征**（Ocular histoplasmosis syndrome，OHS）　多发于青年人和中年人，眼睛出现萎缩性脉络膜视网膜瘢痕、视乳头周围瘢痕、盘状斑疹性瘢痕。该病可导致眼睛中心视觉丧失。

（四）诊断

1. 动物的诊断　本病的诊断除临床症状符合组织胞浆菌病外，要遵循以下 3 个准则。①病理组织学特征性变化是网状内皮系统细胞广泛性增生，其中许多细胞胞质内可检出酵母型菌体。②组织胞浆菌素皮肤敏感试验阳性。③确诊依赖于分离培养出菌体。

2. 人的诊断　人组织胞浆菌病诊断要点与动物基本相同。另外，补体结合试验可用于原发性组织胞浆菌病和早期播散型组织胞浆菌病的辅助诊断。

3. 实验室诊断　①从病变部位取样进行分离培养，可用真菌染色法（PAS、Eauar、Gridly）验证本菌。②组织切片检查、确定网状内皮系统细胞中存在酵母型菌体。③应用组织胞浆菌素皮肤敏感试验及补体结合试验进行辅助诊断。④分子生物学诊断　采用 PCR 方法检测组织样品或体液可以诊断组织胞浆菌。初步研究证明，PCR 方法可以提高组织中检测组织胞浆菌的准确度，但是，是否能够提高检测的敏感性仍有待于确定。另外，实时荧光 PCR 和 DNA 探针也可用于组织胞浆菌的确诊。

（五）防制措施

1. 综合性措施　组织胞浆菌所致的全身性真菌病多为外源性的原发性感染，因此防止吸入带菌的灰尘、注意保护皮肤、免受外伤、加强锻炼等是预防感染的有效措施。

2. 治疗　动物组织胞浆菌病属良性经过，在动物和人治疗效果均不显著，有效药物是两性霉素 B。治疗眼组织胞浆菌综合征的方法有光凝固术、光动力疗法、脉络膜新生血管膜的切除等。

（六）公共卫生影响

组织胞浆菌病属地方流行，在流行区域内受病原菌污染的土壤将成为永久性的疫源地。如美国中部本病的地方流行区内，当地的成年居民组织胞浆菌素皮肤试验约有 80% 阳性。家禽、鸟类特别是鸽子的粪便，以及蝙蝠粪便是本病主要的传染源。饲养家禽、鸟类及鸽子者应妥善管理，防止粪便污染环境，控制尘土飞扬，严防外伤污染。必须进入有蝙蝠栖居的洞穴或楼房时，或打扫禽舍、鸟巢时，应戴口罩，并对暴露部位进行彻底的消毒，防止感染发病。

从事相关病原研究的实验室曾有过实验人员感染的报道，因此实验室生物安全问题必须引起足够的重视，病原菌需要在生物安全水平三级实验室进行有关操作，实验室要制定相应的生物安全管理措施。

（汪昭贤　谢毓芬）

◆ **参考文献**

蔡宝祥 . 2006. 人兽共患深部真菌病的流行病学及防控措施［J］. 畜牧与兽医，38（1）：1-3.

孙鹤龄．1987．医学真菌鉴定初编［M］．北京：科学出版社：110-114．

汪昭贤．2005．兽医真菌学［M］．杨凌：西北农林科技大学出版社：64-68，489-491．

王高松．1986．临床真菌病学［M］．上海：复旦大学出版社：128-137．

Joseph Wheat L．2003．Current diagnosis of histoplasmosis．Trends Microbiol.，11（10）：488-494．

Kauffman CA．2007．Histoplasmosis：a clinical and laboratory update．Clin Microbiol Rev.，20（1）：115-132．

Trevino R，Salvat R．2006．Preventing reactivation of ocular histoplasmosis：Guidance for patients at risk．Optometry.，77（1）：10-16．

Wheat LJ．2006．Histoplasmosis：a review for clinicians from non-endemic areas．Mycoses.，49（4）：274-282．

第六十九章 丛赤壳科真菌所致疾病

镰刀菌属真菌所致疾病

镰 刀 菌 病

镰刀菌病（Fusariomycosis）是由一组条件致病性镰刀菌引起的皮肤、眼睛及内脏器官感染的疾病。镰刀菌是常见的土壤微生物和重要的植物致病真菌，常污染粮食和饲料，在一定条件下，能产生毒素，危及人和家畜的健康。某些菌种可能与人的恶性肿瘤的发生、发展有关。

镰刀菌属中主要的致病菌种有茄病镰刀菌、串珠镰刀菌、尖孢镰刀菌、半裸镰刀菌、禾谷镰刀菌、梨孢镰刀菌、本色镰刀菌、燕麦镰刀菌、层生镰刀菌、拟枝孢镰刀菌、胶孢镰刀菌、单隔镰刀菌、厚垣镰刀菌、雪腐镰刀菌、木贼镰刀菌、接骨木镰刀菌等。

（一）病原

1. 分类地位 按照《真菌字典》第十版（2008），镰刀菌属（*Fusarium*）真菌在分类上属子囊菌门（Ascomycota）、盘菌亚门（Pezizomycotina）、粪壳菌纲（Sordariomycetes）、肉座菌亚纲（Hypocreomycetidae）、肉座菌目（Hypocreales）、丛赤壳科（Nectriaceae）。在 Ainsworth（1973）分类系统中，其属于半知菌亚门（Deuteromycotina）、丝孢纲（Hyphomycetes）、丝孢目（Hyphomycet ales）、瘤

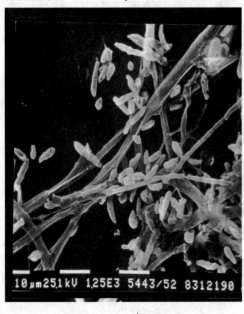 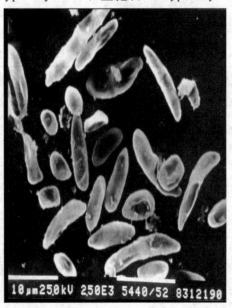

A   B

图 69-1 镰刀菌

菌丝（A）和呈镰刀状、一侧有凹陷的孢子（B）（扫描电镜 标尺＝10μm）

（徐在海供图）

座孢科（Tuberculariaceae）。已发现少数种的有性期，属子囊菌亚门、核菌纲、肉座菌目的丛赤壳属、丽丛赤壳属、赤霉属和隐壳霉属。镰刀菌形态复杂，易受外界环境影响而发生变异，种类多，故分类和鉴定困难。1983 年美国 Nelson 将常见的镰刀菌分为 12 组 30 种，沿用至今。

2. 形态学基本特征与培养特性 镰刀菌与曲霉镜检特征相似，呈分支、分隔的菌丝，其菌体及萨布罗琼脂平板培养的菌落形态见图69-1、彩图 69-1。燕麦培养基（OA）、马铃薯葡萄糖琼脂（PDA）、石竹叶琼脂（CLA）、合成琼脂（SNA）、氯化钾培养基和土壤培养基均可用于镰刀菌鉴定。常见致病镰刀菌的形态学特征和培养特性见表69-1和表69-2。

表 69-1 常见致病镰刀菌的培养特性

常见致病镰刀菌	菌 落 特 征
茄病镰刀菌 （F. solani）	气生菌丝生长良好，棉絮状铺满培养基，或稍高，蛛丝状；常有编结成菌丝绳的趋势。菌落呈苍白-浅紫色、苍白-浅黄色、苍白-浅赭色，反面浅黄色、浅紫色、浅蓝色。菌落上有时在培养至 5 天左右时形成小水滴状物质，有黏孢团，呈白、黄、褐、蓝、绿或相间的颜色，有时无黏孢团
尖孢镰刀菌 （F. axysporum）	气生菌丝生长良好，棉絮状或蛛丝状，铺满平皿，常有或无编结成菌丝绳的趋势。菌落呈浅紫或苍白-浅紫色、浅黄色，反面无色、浅紫色、浅赭或浅赭-玫瑰色。黏孢团无色或浅玫瑰色、蓝色、赭色。菌落扩展速度 5 天直径达 4.9cm，高达 7～8mm
梨孢镰刀菌 （F. poae）	菌落生长良好，呈苍白-玫瑰色、浅粉红色-红色、红-赭色，反面呈深浅不同的红色或浅紫红色。菌落表面呈蛛丝状、丝状。无黏孢团或稀少。菌落扩展速度 5 天直径达 7.2cm，高达 7～8mm
串珠镰刀菌 （F. moniliforme）	生长快，气生菌丝棉絮状，蔓延平铺或局部稍低陷。菌落呈白色、浅粉红色、浅紫色，反面呈淡黄色、赭色、紫红色或蓝色。菌落中央可出现绳状或束梗状。有些菌落中央产生黏孢团，粉红色或粉红-肉桂色，个别暗蓝色。菌落扩展速度 5 天直径达 4.9cm，高达 0.2～0.5mm
本色镰刀菌 （F. concolor）	生长慢，菌株呈白色、桃色、橙色，少数呈浅褐色。菌落扩展速度 5 天直径达 4cm，背面桃色
半裸镰刀菌 （F. semitectum）	生长快，气生菌丝棉絮状，菌落正反面呈橘红色。多次传代后菌落表面不完整；菌落扩展速度 5 天直径达 6.1cm
燕麦镰刀菌 （F. avenaceum）	生长快，气生菌丝茂盛，有些菌株气生菌丝松散，蛛丝状，有或无编结成菌丝绳的趋势。菌株白色、浅粉红色、浅红色、苍白-浅紫色、淡红褐色，背面无色或淡黄色、红色。菌落表面带有细粉状或黏孢团。有或无菌核
禾谷镰刀菌 （F. graminearum）	生长旺盛，气生菌丝棉絮状，初期白色，渐呈浅玫瑰色、红色或砖红色，反面深红色或淡砖红色，菌落扩展速度 5 天直径达 8～9cm，高达 5～7mm。有些菌株产生子座、菌核，呈红褐色，菌核或呈玫瑰色至深红色

注：在马铃薯葡萄糖琼脂（PDA）上 25℃培养菌落特征。

表 69-2 常见致病镰刀菌的形态学特征

分生孢子类别		形态学特征	常见致病镰刀菌
有小型分生孢子	小型分生孢了非链生，为典型的假头状着生	大型分生孢了壁厚，顶细胞较短，常变成钝圆，有时呈喙状，通常孢子宽度较大；产孢细胞为简单瓶梗，较长，多在 25μm 以上；有厚壁细胞；子囊阶段为红壳隐赤霉	茄病镰刀菌
		大型分生孢子壁薄，细长，顶细胞较长，逐渐变细而尖；产孢细胞为简单瓶梗，瓶梗较短，多在 20μm 以下；有厚壁细胞；子囊阶段未知	尖孢镰刀菌
	小型分生孢子链生或链生与假头状着生并存	小型分生孢子多数为卵形、球形，少数为洋梨形，基端乳头状突起，子囊阶段未知	梨孢镰刀菌
		小型分生孢子多数为椭圆形、披针形、纺锤形，串状；产孢细胞为简单瓶梗；无厚壁孢子；子囊阶段为藤仓赤霉	串珠镰刀菌
无小型分生孢子或稀少		大型分生孢子呈镰刀状弯曲，纺锤形或镰刀形，顶细胞弯曲且较长，脚胞梗状非常明显，子囊阶段未知	本色镰刀菌
		大型分生孢子弯曲、披针形、镰刀形、纺锤形，顶细胞弯曲，脚胞楔形；产孢细胞为多出瓶梗或简单瓶梗；厚壁孢子少见；子囊阶段未知	半裸镰刀菌

（续）

分生孢子类别	形态学特征	常见致病镰刀菌
无小型分生孢子	大型分生孢子顶细胞狭长而呈线状，野生型菌种产孢子良好，在 PDA 上气生菌丝和黏孢团呈粉红色	燕麦镰刀菌
	大型分生孢子顶细胞较短，末端变钝或稍尖，野生型菌种一般不产孢子，在 PDA 上气生菌丝呈红色或砖红色	禾谷镰刀菌

（二）流行病学

镰刀菌广泛存在于自然界，甚至可存在于沙漠及北极地区。有的寄生在动植物体上，有的腐生在动植物残骸上。少数情况下，有些种在一定环境下可产生真菌毒素或致病而威胁人和动物的健康。例如在环境条件适宜时大量生长繁殖，污染饲料能产生多种毒素，喂猪后使猪发病。近 20 年来，镰刀菌致真菌性角膜炎在我国有增多趋势，与眼部外伤、广谱抗生素及糖皮质激素、免疫抑制剂应用和接触镜使用增多有关。统计资料表明，北京同仁医院眼科研究所报告的 775 例真菌性角膜炎，镰刀菌占 58.7%，以茄病镰刀菌最多见，其次是串珠镰刀菌；广州地区 1986 年以前致病菌依次是曲霉属、镰刀菌属，1989 年以后镰刀菌属则占了主导地位。Garg 等报告了 557 例真菌性角膜炎，镰刀菌属占 37.6%；Rosa 等对 125 例真菌性角膜炎进行病原学研究显示，镰刀菌占 62.2%，其中尖孢镰刀菌占 37.0%、茄病镰刀菌占 23.6%、串珠镰刀菌占 0.8%。

（三）对动物与人的致病性

镰刀菌对动物和人类的危害主要缘于其代谢产生的镰刀菌素。镰刀菌毒素主要包括单端孢霉烯族毒素类、玉米赤霉烯酮（F-2 毒素）串珠镰刀菌素（MON）和伏马菌素（FB）等。单端孢霉烯族毒素类分为 A 和 B 两类。单端孢霉烯毒素 A 包括 T-2 毒素、HT-2 毒素、新茄病镰刀菌烯醇和蛇形霉素（DAS）；单端孢霉烯毒素 B 包括呕吐毒素（DON）和雪腐镰刀菌烯醇（NIV）。

1. 对动物的致病性　镰刀菌中毒对动物的致病性主要包括单端孢霉烯中毒、玉米赤霉烯酮综合征、马脑白质软化症、猪肺水肿和家禽的佝偻病等。

2. 对人的致病性　镰刀菌可引起人的角膜炎、眼内炎、溃疡、甲真菌病、皮肤感染、皮炎、脓皮病、龟头炎、足菌肿、关节炎、肺炎、心内膜炎、脑脓肿、肺部感染和真菌血症等。某些种还与大骨节病、食管癌、克山病有关。

（四）诊断

1. 动物的临床诊断　犬、猫、家禽等急性单端孢霉烯毒素中毒的临床表现包括皮肤炎症、心悸、腹泻、水肿、皮肤坏死、胃肠黏膜出血、脑部出血、神经系统损伤和拒食、造血系统紊乱（包括白细胞减少、血小板减少）。慢性单端孢霉烯毒素中毒可引起造血系统萎缩或增生，甲状腺、胆管和下丘脑肿瘤，胃炎性过度角化，乳头状瘤和免疫抑制作用。在家禽中口腔黏膜坏死较为常见。

玉米赤霉烯酮又称 F-2 毒素，具有强烈的雌激素作用，雌性动物 F-2 毒素中毒临床表现为外阴阴道炎、乳腺肿大、直肠与阴道脱出、子宫增大、卵巢病变和厌食；F-2 毒素能引起公猪和公鸡的精子产生紊乱，失去配种作用。此外有试验发现 F-2 毒素能引起 Wistar 大鼠肝脏、睾丸和附睾重量下降；家禽除了肛门口炎症外，还可见颈部水肿和输卵管囊肿。

动物串珠镰刀菌素（MON）中毒主要表现为进行性肌无力、呼吸困难、共济失调、全身发绀、昏迷直到死亡。特征性损害是心血管系统。大鼠表现为充血性心力衰竭，心肌变性和坏死，心肌线粒体增多、肿胀。肝、肾、胰、肾上腺和胃肠黏膜弥散性细胞坏死。鸭可见腹水，伴有肠系膜水肿，右心房扩大、淤血、心室收缩、心肌积水及心肌苍白。小鸡也可见腹水，肠系膜肿胀、出血，心脏肥大，心肌细胞变性坏死，心肌线粒体增多、肿胀，嵴减少、断裂或形态各异，心肌胶原纤维减少或溶解，肝脏细胞颗粒变性和空泡变性。小型猪心肌普遍呈现颗粒变性和空泡变性，传导细胞变性坏死，血管内有微血栓形成。绵羊主要为肾近曲小管变性。马为心肌细胞变性坏死。

伏马菌素（FB）不仅是一种促癌物，而且完全是一种致癌物。动物试验和流行病学资料已表明，伏马菌素主要损害肝肾功能，能引起马脑白质软化症和猪肺水肿等，并与我国和南非部分地区高发的食道癌有关，现已引起世界范围的广泛注意。

2. 人的临床诊断　人类感染镰刀菌的临床表现主要分为 5 种：皮肤镰刀菌病、眼部镰刀菌病、播散性镰刀菌病、足菌肿和其他局限性损害。

70％的镰刀菌感染者发生皮肤损害，主要包括 3 种形态的损害，疼痛性红斑或丘疹并进一步发展为黑色坏死性溃疡，类似于坏死性臁疮样损害；在坏死性镰疮样损害外有一个薄的红斑性边缘似靶的损害；多发性红斑性皮下结节。

眼部镰刀菌病以角膜镰刀菌病最常见，检查可见角膜有浅部溃疡，溃疡边缘不整齐，基底部呈白色，有黏液、脓性分泌物。溃疡周围可有卫星状损害，严重者可有前房积脓，甚至可引起角膜穿孔，导致失明。

播散性镰刀菌病最常见于中性粒细胞减少症患者和骨髓移植接受者，但在烧伤患者、其他衰弱或免疫受损个体中也有报道。其临床表现在一些方面类似于曲霉病，镰刀菌好侵犯血管，引起血栓形成和组织坏死。在中性粒细胞减少患者身上最常见的表现是持续发热。

镰刀菌引起的足菌肿多由外伤引起，病变多在外露部位。有假性肿瘤、窦道瘘管和排出颗粒，颗粒为白色。

其他局限性损害包括腹膜炎、鼻内和鼻窦感染、脑脓肿和心内膜炎等。

3. 实验室诊断　镰刀菌的实验室诊断主要依靠形态学特征，见表 69 - 2。此外也有非传统的方法如血清学，电泳核型分析、PCR、限制性片段长度多态性 PCR（PCR - RFLP）、DNA 序列测定等，但很少正式应用于临床菌种鉴定和诊断。

（五）防制措施

1. 预防　在温带气候条件下，镰刀菌及其毒素容易在潮湿谷物中产生，最主要的预防措施就是将谷物储存在干燥适宜的环境中。对粮食进行定期的真菌及真菌毒素检测同样是必不可少的。镰刀菌毒素脱毒方法研究对消除镰刀菌毒素危害有重大意义。目前主要分为物理过程脱毒、化学过程脱毒、生物学过程脱毒、分子生物学及植物育种过程脱毒等。现有多种脱毒方法已经实际应用。不过，这些方法均存在一些有待解决的问题。

2. 治疗　镰刀菌病一般进行系统治疗。对播散性感染者从一开始就给予足量的两性霉素 B 每天每千克体重 1.0～1.5mg 治疗，同时应用集落刺激因子可缩短中性粒细胞减少的持续时间，有益于播散性镰刀菌感染的治疗。对两性霉素 B 不能耐受的，可以使用两性霉素 B 脂质体，对非免疫抑制患者伴有局限性软组织或骨的镰刀菌感染者，常对治疗有效。对丁骨髓炎患者两性霉素 B 仍为首选药物，但成功的治疗常常需要积极地外科清除坏死组织。有联合使用两性霉素 B、利福平和 5 - 氟胞嘧啶，两性霉素 B 和利福布汀，两性霉素 B 和阿奇霉素治疗镰刀菌的报道。也有伊曲康唑、氟康唑用于极少数镰刀菌感染者的报道。

（六）公共卫生影响

镰刀菌毒素在自然界中分布极为广泛，是自然发生的最危险的食品污染物，对人、畜健康危害十分严重。它不但可以引起人、畜急、慢性中毒，还具有致癌、致畸、致突变的潜在危害，而且还与某些地方性疾病的发生有密切联系，如我国林县的食管癌，地方性大骨节病和克山病等，均在不同程度上被怀疑与当地居民长期食用被微量镰刀菌毒素污染的自产粮食有关。近年来，镰刀菌毒素对人类健康的严重影响越来越引起人们的注意，目前已将镰刀菌毒素问题同黄曲霉毒素一样，被认为是自然发生的最危险的食品污染物，列入当前国际最重要的研究课题之一。

（陈南华　遇秀玲）

◆ **参考文献**

陈世平．2000．真菌感染学［M］．沈阳：辽宁科学技术出版社：352 - 359．

晋爱兰. 2005. 猪镰刀菌毒素中毒 [J]. 养猪 (2)：3-4.

王端礼. 2005. 医学真菌学 [M]. 北京：人民卫生出版社：480-485.

吴剑威，杨美华，赵润怀. 2008. 镰刀菌毒素脱毒方法研究进展 [J]. 中国现代中药，10 (2)：3-9.

肖前青，刁治民，张程，等. 2008. 镰刀菌及其毒素 [J]. 安徽农学通报，14 (9)：164-166.

Conkova E，Laciakova A，Kovac G，et al. 2003. Fusarial toxins and their role in animal diseases. Vet J.，165：214-220.

Majumdar A，Boetel M A，Jaronski S T. 2008. Discovery of Fusarium solani as a naturally occurring pathogen of sugarbeet root maggot (Diptera：Ulidiidae) pupae：Prevalence and baseline susceptibility. J Invertebr Pathol.，97：1-8.

第七十章　小囊菌科真菌所致疾病

假阿利什菌属真菌所致疾病

假 阿 利 什 菌 病

假阿利什菌病（Pseudallescheriasis）是由波氏假阿利什菌引起的一种累及多脏器的慢性真菌病。80％以上引起足菌病，病原菌主要通过创伤和吸入两种途径感染人类。

（一）病原

1. 分类地位　按照《真菌字典》第十版（2008），波氏假阿利什菌（*Pseudallescheria boydii*）在分类上属子囊菌门（Ascomycota）、盘菌亚门（Pezizomycotina）、粪壳菌纲（Sordariomycetes）、肉座菌亚纲（Hypocreomycetidae）、小囊菌目（Microascales）、小囊菌科（Microascaceae）、假阿利什菌属（*Pseudallescheria*）。在 Ainsworth（1973）分类系统中，其属子囊菌亚门（Ascomycotita）、不整囊菌纲（Plectomycetes）、散囊菌目（Eurotiales）、散囊菌科（Eurotiaceae）、赛多孢霉属（*Scedosporium*）；其无性型即尖端赛多孢子菌（*Scedosporium apiospermum*），属半知菌亚门（Deuteromycotina）、丝孢纲（Hyphomycetes）、丝孢目（Hyphomycetales）、丛梗孢科（Moniliaceae）。

2. 形态学基本特征与培养特性　波氏假阿利什菌菌丝与曲霉菌相似，可见分支、分隔菌丝，末端具有厚壁的分生孢子（彩图 70-1）。真菌球显示同心环分隔菌丝，可区别于曲霉，在菌丝周围可有特征性的卵圆形、淡黄色的截状分生孢子；组织中菌丝的变化很大，菌丝常薄壁，分隔分支，直径 2.5～5μm，偶尔会发现许多端生和间生的球形细胞。一些菌丝壁厚，呈肿胀细胞，直径达 20μm，有扭曲形态特点。在沙氏培养基上迅速生长，产生污灰色至褐色的绒毛状菌落，该菌为同宗配合生殖，在玉米琼脂培养基或马铃薯琼脂培养基上能迅速产生闭囊壳，呈黄褐色到黑色，球形，以培养基周边较丰富，为波氏假阿利什霉的诊断特征。

（二）流行病学

波氏假阿利什霉普遍存在于土壤、污水、粪便和腐物等中，主要通过创伤接触和吸入两种途径感染人类，80％以上引起足菌肿，广泛分布在温带和亚热带地区。其他型的感染主要流行于美国、欧洲、亚洲、南美洲和加拿大多为散发。侵袭性肺病可发生于各年龄段，肺定植最常发生在 40 岁以上的农民，同时伴有结核病。关节炎常见于穿透性外伤，常损害的部位是膝部。脑脓肿的病人多数有白血病、肾炎、肾移植、淋巴瘤和病前有污水淹溺史。该病无明显的性别差异，尤其常见于免疫抑制患者、使用糖皮质激素或抗肿瘤药物和器官移植患者，可引起致病性的播散性感染。最近在艾滋病患者中发现假阿利什霉病。

（三）对人的致病性

假阿利什菌病少见，与曲霉病有相似之处，对其临床疾病的概况还不十分清楚。

1. 足菌肿　足菌肿是一种慢性皮下组织和邻近骨的化脓感染。初发在外伤部位，几月或几年不断局部播散。足和手是最常见的感染部位，开始皮下肿胀、红、硬、无痛，继之产生硬结，形成许多小脓肿、破溃，形成窦道，流出血清样液体和颗粒。扩散到邻近组织和骨，无痛。淋巴结可肿大，无血行播散。X线可见骨周围反应、骨硬化、骨内反应、皮质侵蚀、骨溶解、关节破坏等。

2. 定植 波氏假阿利什菌生长在引流不良的支气管内或鼻旁窦内而不引起侵蚀性疾病。支气管内定植常伴有慢性肺病和支气管扩张，如结核病。在有空洞损害中可发展形成真菌球，伴有咯血。X线检查可见肺叶呈现真菌球。鼻旁窦内定植多发生于上颌窦内，也可形成真菌球；引流可见奶酪样黑褐色团块，X线检查可见放射密度增加。外耳道定植该菌可引起中耳炎。

3. 中枢神经系统感染 多见于污水淹溺者和免疫抑制患者。大多数患者表现为脑脓肿，少数表现为脑室炎或脑膜炎。

4. 肺部感染 临床症状、胸片及菌丝形态与肺曲霉病相似。表现为咳嗽、咯血等。波氏假阿利什菌感染肺组织病理学见彩图70-2。

5. 眼部感染 包括角膜炎和内眼炎。临床表现为初期眼有异物感、烧灼、刺痛、畏光、眼变红、视力模糊；继之溃疡，随时间推移，周围产生卫星状损害，角膜穿孔，视力丧失。

6. 皮肤、皮下组织感染 波氏假阿利什菌多表现为结节和红斑，表面覆盖白色鳞屑，发展为浸润性红斑。

7. 骨、关节感染 波氏假阿利什菌经伤口接种到关节和骨引起局限性感染，最常损害的部位是膝盖，多见于明显的穿透性外伤。偶尔累及软组织。

8. 播散性感染 波氏假阿利什菌播散性感染多见于免疫抑制患者。病情重，发展快。表现为鼻窦炎、肺炎、关节炎、内眼炎、慢性皮肤和皮下组织感染、脑脓肿、心内膜炎（彩图70-3）及播散性系统性疾病。其中尖端赛多孢子菌感染人心组织病理学见彩图70-4。由于重要器官及多器官受损，感染严重，缺乏满意的治疗，往往是致死性的。

（四）诊断

1. 临床诊断 波氏假阿利什菌感染临床表现形式和严重性类似于曲霉引起的感染，故主要与曲霉病鉴别。创伤后慢性关节炎应考虑本病，近期污水淹溺后脑脓肿是本病的另一个特点。

2. 实验室诊断 直接镜检波氏假阿利什菌的菌丝束与曲霉的菌丝束相似，组织学区分困难，因此，分离培养是必须的，故本病的诊断依赖于真菌培养阳性和在感染的组织中存在菌丝。波氏假阿利什霉能产生闭囊壳，尖端赛多孢子菌不能产生闭囊壳。

外抗原试验对鉴定波氏假阿利什霉很有意义，可在3天内准确鉴定波氏假阿利什霉。定植可能引起充分的抗体反应，但目前血清学反应不能确切地鉴定感染和呼吸道定植。

（五）防制措施

1. 预防 波氏假阿利什菌存在于土壤、污水和腐物等中，主要通过吸入和创伤接触两种途径感染人类，故应尽量避免接触带菌的土壤或植物，外伤后避免接触污水和腐物，避免淹溺。

2. 治疗

（1）外科疗法 小范围足菌肿、鼻窦炎、关节炎和真菌球等可采用坏死组织清除术、切除术或脓液引流术，同时联合抗真菌药物治疗。

（2）系统治疗 咪唑类药物治疗本病疗效尚好，两性霉素B有中等效果，5-氟胞嘧啶完全无效。咪康唑比酮康唑疗效好，但是没有一种药物完全有效。剂量和疗程按照感染的严重性和疗效来选择，多数免疫抑制患者疗效差。咪康唑，成人每天400～1 200mg，静脉滴注不少于30min，给药间隔8h；儿童每天每千克体重15 mg。酮康唑常规剂量为每天400～600mg，伊曲康唑常规剂量为每天400 mg。

（3）角膜感染治疗 局部外用咪康唑或益康唑、结膜下注射咪康唑、口服伊曲康唑或静脉注射咪康唑为最佳的综合治疗措施。治疗失败，必要时摘除眼球。角膜炎可外用抗真菌药，常用0.1%～0.5%两性霉素B水溶液或10mg/mL咪康唑溶液。

（韩伟 遇秀玲）

◆ 参考文献

黄琨，郑岳臣. 2007. 尖端赛多孢子菌真菌学及实验室研究进展 [J]. 中国真菌学杂志，2 (4)：247-249.

王端礼. 2005. 医学真菌学——实验室检验指南 [M]. 北京：人民卫生出版社.

吴绍熙，廖万清. 1999. 临床真菌病学彩色图谱 [M]. 广州：广东科学技术出版社.

O'Bryan TA. 2005. Pseudallescheriasis in the 21st century. Expert Rev Anti Infect Ther., 3 (5)：765-773.

第七十一章　Dipodascaceae 真菌所致疾病

地霉属真菌所致疾病

地　霉　病

地霉病（Geotrichosis）又名地丝菌病，是由念珠地丝菌（又名白地霉）引起的一种罕见的真菌感染。主要侵犯口腔、消化道、气管、支气管和肺脏，导致消化道、呼吸道感染，引起亚急性或慢性病变。国内外报道病例不多。

（一）病原

1. 分类地位　按照《真菌字典》第十版（2008），地霉属（*Geotrichum*）真菌在分类上属子囊菌门（Ascomycota）、酵母菌亚门（Saccharomycotina）、酵母纲（Saccharomycetes）、酵母亚纲（Saccharomycetidae）、酵母目（Saccharomycetales）、Dipodascaceae（科）。在 Ainsworth（1973）分类系统中，由于在自然条件下，人们只找到念珠地丝菌的无性繁殖阶段而尚未发现有性时期，从而只了解生活史的一部分，故认为念珠地丝菌（*Geotrichum candidum*）属半知菌亚门（Deuteromycotina）、丝孢纲（Hyphomycetes）、丝孢目（Hyphomycetales）、丛梗孢科（Moniliaceae）、地霉属（*Geotrichum*）。但是，目前，分类学家认为该分类没有意义，倾向于将该菌归为半子囊菌纲（Hemiascomycetes）。

2. 形态学基本特征与培养特性　念珠地丝菌是一种酵母样腐物寄生性真菌。在新鲜病料中，呈长椭圆形或长方形，大小为 $4\mu m \times 8\mu m$，有时呈球形，直径为 $4 \sim 10\mu m$（彩图 71-1）。念珠地丝菌在沙堡葡萄糖琼脂培养基上 37℃ 培养很快就可见乳白色菌落，培养 $10 \sim 16$ 天可见培养基表面形成湿润的菌落，在室温培养 2 周可见白色或乳白色菌落；挑取菌落涂片镜检可见菌丝分节成长方形的关节孢子和直径为 $4 \sim 10\mu m$ 的球形细胞，有时关节孢子呈球形。该菌培养的典型形态是长方形的关节孢子，一般从一端发芽。球形细胞可生出一芽，稍后此芽延长为一分隔的分枝菌丝。

（二）流行病学

1. 传染来源　念珠地丝菌为条件致病菌，在自然界中广泛存在，可自蔬菜、牛奶、水、青贮饲料、肥料和土壤中分离出来，亦可从健康人和动物的皮肤表层、黏膜、消化道、痰液和粪便中检出，但不一定致病，只有当抵抗力降低时才能感染。人和动物的感染有内源性和外源性两种，当机体抵抗力降低时引起内源性感染；外源性感染主要来自自然界，被感染的人和动物的排泄物也是本病的传染源。

2. 传播途径　被尘埃污染的食品、饲料是主要传染媒介。人和动物主要经呼吸道、口腔和皮肤侵入，侵犯皮肤黏膜和内脏，最常累及肺和肠道。感染后多为健康带菌，当机体免疫功能低下时引起发病。即先发生外源性感染，再发生内源性感染。

3. 易感动物　除人类对本病易感外，非人灵长类动物和牛也同样易感。犬、象龟、火烈鸟曾有感染报道。

4. 流行特征　念珠地丝菌是一种腐物寄生性真菌，在自然界中广泛存在。正常人和许多哺乳动物的皮肤、黏膜、消化道、痰及粪便中可检出本菌，因此属于内源性条件致病菌。只有当抵抗力降低时才能感染，体质衰弱、白血病、淋巴瘤、糖尿病、酮症、酸中毒、结核病、癌肿等慢性患者、艾滋病患者，长期使用激素、抗生素、免疫抑制剂者容易诱发本病；乳酪和发酵牛奶也发现了该菌的存在。

5. 发生与分布 地霉病是一种罕见的真菌感染，据统计在1842—2006年有不足100例的病例报告，通常大部分流行于南美。1908年Link首先分离出白地霉；1962年，法国出现首例人支气管感染念珠地丝菌。1976年Spanoghe等从火烈鸟蹼和腿部真皮和表皮观察到大量地霉菌的菌丝和节孢子。1980年Ruiz等报道一例巴塞罗那动物园的象龟感染地霉菌的病例，在其皮肤和肾脏发现菌丝和孢子。1990年Rhyan等从家养犬体内检测到地霉菌感染。

（三）对动物与人的致病性

1. 对动物的致病性 支气管和肺的病变最为常见，症状与人类相似。犬肺脏感染念珠地丝菌后，临床表现为发热、咳嗽、食欲减退、倦怠、多饮和呼吸困难，临床症状持续时间不超过2周；病理学检查表现为脓性肉芽肿性肺炎、肝炎和肾炎。犬口腔感染地霉菌表现为口腔炎症状。火烈鸟感染地霉菌后，蹼和腿部皮肤表现为广泛性坏死性炎症。

2. 对人的致病性 人感染念珠地丝菌的症状因感染部位不同而异，主要表现为口腔地霉病、肠道地霉病、支气管地霉病、肺地霉病和皮肤地霉病。

（1）口腔地霉病 其特征是在口腔黏膜上出现白斑，如鹅口疮样，有时稍带黄色，病变可波及咽喉及扁桃体。

（2）肠道地霉病 表现为慢性结肠炎，腹痛、腹泻，排出黏液脓性血便。

（3）支气管地霉病 是常见的一种类型。症状同慢性细菌性支气管炎，表现为持续性咳嗽，咳痰，痰呈黏胶样或胶质样，有时带有血丝。听诊两下肺底可闻及粗糙湿性啰音。X线检查：弥漫性支气管周围增厚，有时肺中部、底部有轻度浸润。

（4）肺地霉病 也是本病最常见的一种。症状类似于肺结核，体温升高，呼吸急促，脉搏数增多，白细胞增多；痰多为黏液脓性，常带有血丝；有时出现肺空洞。X线检查：肺部显示有光滑致密的浸润斑或伴有薄壁空洞。

（5）皮肤地霉病 少见。浅表出现鳞屑性红斑，瘙痒；可侵犯皮下，呈现结节脓肿。全身症状轻微。

有时，皮肤、黏膜及内脏念珠地丝菌可侵入血液，多为慢性消耗性患者，身体衰竭继发地丝菌败血症。

（四）诊断

1. 临床诊断 本病无特异性的临床症状，且健康人的口腔和肠道中也可检出念珠地丝菌，因此，应结合其他临床资料，包括基础疾病、免疫机制状况等进行诊断，并且与肺结核，细菌性、病毒性、支原体性支气管炎和肺炎，以及其他真菌性疾病（如念珠菌病、隐球菌病、球孢子菌病、组织胞浆菌病等）鉴别诊断后方可确定。皮肤过敏试验可作辅助诊断依据，皮肤过敏试验阳性表明曾经或正遭受感染。

2. 实验室检查

（1）病原学检查

1）直接镜检 痰液、黏膜白斑片、活检组织等作为待检样品，以10％氢氧化钾处理后直接涂片，镜检可见长方形关节孢子（$4\mu m \times 8\mu m$）或球形孢子（直径$4\sim10\mu m$），革兰染色为阳性，两个关节孢子之间无间隙。

2）细菌培养 取不同时期待检样品接种于沙堡葡萄糖琼脂培养基上，37℃或室温培养1周，均可见菌落生长，菌落为膜状，白色或乳白色，有黏性。镜检有时可见关节孢子的一角有芽管生出。

（2）皮肤试验 迟发性皮肤超敏反应可以判断真菌感染的情况，但应结合临床及其他实验室检查综合分析，部分地霉病病例可出现皮试阳性。

（3）血液化验检查 白细胞总数和中性粒细胞百分比均明显增高。

（4）其他辅助检查 肺地霉病的胸部X线征象主要有：肺野内边缘光滑的斑片状浸润阴影，部分可见薄壁空洞形成。支气管地霉病的 X 线检查主要有：弥漫性支气管周围增厚，有时肺中部、底部有轻度浸润。

（五）防制措施

1. 预防 念珠地丝菌是一种条件致病性真菌，在自然界中广泛存在，只有当机体抵抗力降低时才可能感染。因此，提高机体免疫机能是预防该病的主要措施。

2. 治疗 在积极纠正全身情况，提高机体免疫机能基础上行药物治疗。抗真菌药物主要包括传统抗真菌药物、抗真菌抗生素和化学合成抗真菌药物 3 类。

（1）传统抗真菌药物 主要有结晶紫、碘化钾、高锰酸钾、高硼酸钠等。口腔地霉病可以局部使用 2% 结晶紫治疗，每天 2 次，使用 7 天；或者使用口腔洗剂高硼酸钠。支气管地霉病和肺地霉病患者建议口服饱和碘化钾溶液，每次 5 滴，用水稀释，每天 3 次，维持数周或数月，直到疾病完全治愈。也可以通过静脉注射 5% 结晶紫，剂量为 5mg/mL。

（2）抗真菌抗生素 主要是多烯类抗真菌药（如两性霉素 B、制霉菌素等）。两性霉素 B 用量通常为每天每千克体重 0.1~0.6mg，视病情而定。静脉滴注时两性霉素 B 从小剂量开始，初始为每天 0.5~1mg，加入到 5% 葡萄糖液 500mL 中慢滴，输液瓶用黑纸包裹，时间不少于 6~8h。第 2 天和第 3 天各为 2mg 和 5mg，若患者无严重反应，则每天增加 5mg。一般每天达 30~40mg 即可，最高剂量成人为 50mg。

（3）化学合成抗真菌药物 主要是咪唑类抗真菌药（如酮康唑、三苯甲咪唑等）。酮康唑可口服和外用，成人剂量为每天每千克体重 200~400mg，儿童为每天每千克体重 3 mg，疗程长短取决于感染情况。

（六）公共卫生影响

念珠地丝菌感染人和动物是很少见的。该菌不仅广泛存在于蔬菜、牛奶、水、青贮饲料、肥料和土壤中，还存在于正常人和动物的皮肤、黏膜、消化道、痰及粪便中。以前，经食物传播的疾病与食品中含有念珠地丝菌没有关系。法国生物安全管理标准中并没有列出该菌，并且该菌也没有出现在生物制剂的官方名单中。而且，在欧洲念珠地丝菌是奶酪加工中重要的菌株，在奶酪的成熟过程中起到重要作用，在甘油三酸酯和酪蛋白分解代谢中起重要作用。据估计，法国目前大约 60 万 t 的奶酪生产中都含有 念珠地丝菌。但是，曾有幼犬饮用生牛奶而感染念珠地丝菌的报道。

全球化进程加速了世界各国人员的交往和畜产品贸易，经济的发展加大了对自然生态环境的破坏性开发，增加了动物病原和人类病原之间传播的速度。此外，全球一体化加快了疫病在世界范围内的传播，越来越多的病原微生物随人、动物和植物周游世界，寻找新的宿主。新传染病出现的频率加快，在自然界广泛存在的念珠地丝菌也易引发人与动物共患病。

（韩伟 遇秀玲）

◆ **参考文献**

王端礼. 2005. 医学真菌学——实验室检验指南［M］. 北京：人民卫生出版社.

邢来君，李明春. 1999. 普通真菌学［M］. 北京：高等教育出版社.

Pottier I，Gente S，Vernoux JP，et al. 2008. Safety assessment of dairy microorganisms：Geotrichum candidum. Int J Food Microbiol.，126（3）：327-332.

Marcellino N，Beuvier E，Grappin R，et al. 2001. Diversity of Geotrichum candidum strains isolated from traditional cheesemaking fabrications in France. Appl Environ Microbiol.，67（10）：4752-4759.

Pal M. 2005. Role of Geotrichum candidum in canine oral ulcers. Rev Iberoam Micol.，22（3）：183.

Webster B H. 1959. Bronchopulmonary geotrichosis：a review with report of four cases. Dis Chest.，35（3）：273-281.

Ross J D，Reid K D，Speirs C F. 1966. Bronchopulmonary geotrichosis with severe asthma. Br Med J.，1（5500）：1400-1402.

Spanoghe L，Devos A，Viaene N. 1976. Cutaneous geotrichosis in the red flamingo（Phoenicopterus ruber）. Sabouraudia.，14（1）：37-42.

Ruiz J M，Arteaga E，Martinez J，et al. 1980. Cutaneous and renal geotrichosis in a giant tortoise（Geochelone elephantopus）. Sabouraudia.，18（1）：51-59.

第七十二章 拟层孔菌科真菌所致疾病

孢子丝菌属真菌所致疾病

孢子丝菌病

孢子丝菌病（Sporotrichosis）是由申克氏孢子丝菌所致的一种人类和动物共患的慢性或亚急性深部真菌病，主要侵害皮肤、皮下组织及其附近淋巴系统，表现为由感染性肉芽肿形成的结节，继而变软、破溃，形成顽固性溃疡，并多沿淋巴管排列成串。少数病人可散播至全身。

（一）病原

1. 分类地位 孢子丝菌属（*Sporotrichum*）又称侧孢霉属（*Sporothrix*），按照《真菌字典》第十版（2008）属担子菌门（Basidiomycota）、伞菌亚门（Agaricomycotina）、伞菌纲（Agaricomycetes）、多孔菌目（Polyporales）、拟层孔菌科（Fomitopsidaceae）。在 Ainsworth（1973）分类系统中，其属半知菌亚门（Deuteromycotina）、丝孢纲（Hyphomycetes）、丝孢目（Hyphomycetales）、丛梗孢科（Moniliaceae）。本属对人和动物有致病性的种有申克氏孢子丝菌（*S. schenckii*）、伯尔曼氏孢子丝菌（*S. beurnannii*）和马孢子丝菌（*S. equi*）。其中申克氏孢子丝菌属于人与动物共患孢子丝菌。

2. 形态学基本特征与培养特性

（1）属的特征 孢子丝菌属的菌丝无色、有隔，匍匐生长，不规则分枝。无特殊分化的分生孢子梗。小分生孢子侧生或端生，与菌丝直接接触或有短的突起，球形或梨形，无色或淡色。本菌为双相型真菌，在组织内为酵母型，在室温下为霉菌型。

（2）种的特征 申克氏孢子丝菌（*Sporotrichum schenekii*）异名有星状孢子丝菌（*Sporotrichum asteroides* Splendore，1909）；*Rhinocaladium beurmannii* Vuillemin，1991。

申克氏孢子丝菌形态见彩图 72-1。本菌在葡萄糖蛋白胨琼脂上，室温或 37℃培养，在 2～3 天即有生长，菌落微高出斜面，初期为白色平滑的酵母样，以后中央出现咖啡色。生长 3～4 周的菌落呈膜状，中央有皱褶、扁平，淡褐色或深褐色，表面气生菌较少，呈灰白色短绒状，周围放射状或呈刺样菌丝，并形成淡色和深色相间的同心环。镜检可见细长分隔分枝直径约 2μm 的菌丝，从菌丝两侧分出分生孢子梗，与菌丝成直角，较长，在它的顶端有 3～5 个成群的梨形小分生孢子，大小（2～4）μm×（2～6）μm，无色或淡褐色，有短突或无短突，有的孢子沿着菌丝呈羽状着生。深部可见厚壁孢子（图72-1）。

切片检查：显示化脓性或非化脓性肉芽肿变化，有时可见干酪样坏死。在巨细胞内可见孢子，有时见有星状体。

有性阶段：未发现。但近年来有人认为其有性阶段属 *Ceratogstls stenoceras*（Robak）Moreau。

（二）流行病学

1. 传染来源 孢子丝菌广泛存在于自然界，是一种腐物寄生菌，极易自土壤、枯草、水果、蔬菜、腐烂植物和木材中分离到。马是该菌的自然宿主，猫是人类感染本病的重要传染源和带菌者。人类和动

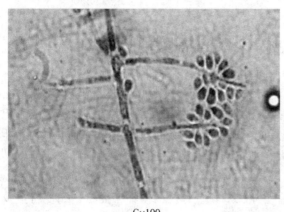
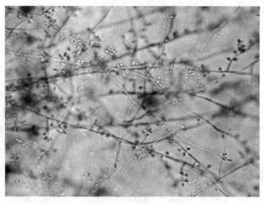

G×100　　　　　　　　　　　　　　　　　　　　G×40

图 72 - 1　申克氏孢子丝菌菌丝及分生孢子

［引自 Journal de Mycologie Médicale, 18, L. Benchekroun, L. Kabbaj, M. Ait El Kadi, et al. Sporotrichosis due to Sporothrix schenckii; About one observation, 43 - 45, Copyright Elsevier (2008), 经 Elsevier 授权］

物的感染源于自然界。患病动物皮肤、皮毛或疮面也可分离到本菌；昆虫（如蝇、黄蜂、蚁）、犰狳、骆驼、黑猩猩、鬣蜥蜴、啮齿类、野生哺乳动物和宠物等的体内也有查获本菌的报道。申克氏孢子丝菌可在有机物质中存留，并与受染动物的排出物一起污染环境，成为本病的传染源。

2. 传播途径　本病主要通过皮肤伤口感染，常沿淋巴管移行，也可经口腔黏膜引起消化道感染，吸入分生孢子可经呼吸道侵入肺部，也可经血行播散至骨骼、眼、中枢神经系统和内脏，但很少见，多发生于酗酒和艾滋病病毒感染等免疫力低下的个体。人类接触患病动物，被动物咬伤或抓伤常易受到感染，最常见的致病动物是猫。在劳动时如有皮肤破损，本菌即易从局部侵入而感染。

3. 易感动物

（1）自然宿主　马对本病最易感，其次为驴、骆驼、猪和牛。从事土壤、花草、蔬菜、木材、垃圾、污水处理职业和饲养宠物的人群常易受到感染。

（2）实验动物　犬、猫、大鼠、小鼠、田鼠、兔和猴可受染。其中以犬、猫多发生。

4. 流行特征　孢子丝菌病属地方流行性，即有的地方在短时间内有多数病例集中发生，具有小流行性，这可能与职业接触有关。因此，本病有职业流行性，如接触造纸原料、木材、竹、芦苇、蓑草等的工人，矿工，园丁，花匠等，如有皮肤外伤易受感染。另外孢子丝菌广泛分布于潮湿、温暖地区，并腐生于动物栖息处各种有机质土壤中，这是造成动物染病的特殊感染环。本病可发生于任何年龄，无性别差异，发病率与暴露情况不同有关。

5. 发生与分布　本病呈世界性分布，特别是热带和亚热带地区分布广泛，是中美洲、南美洲和非洲最常见的深部真菌病，感染率最高的国家包括墨西哥、巴西和南非等国家。动物孢子丝菌病在欧洲、印度和美国均有发生。1898 年申克氏首先在美国巴尔的摩分离并鉴定了申克氏孢子丝菌。1941—1944 年南非暴发了大规模流行。1988 年美国的 15 个州也暴发了孢子丝菌病。我国刁信德于 1916 年首先报告一例孢子丝菌病，目前在各地均有发现，迄今已报道数百例，发病率一般不高，但个别地区可形成流行。据王高松（1984）调查，在 20 世纪 80 年代中期全国有 20 个省、自治区、直辖市发现本病，据不完全统计发病人数达 780 余例。近年来本病仍在继续流行，除老病区外，还有新的发病点，截至 1997 年的不完全统计，全国又有 4 个省份发生本病，发病人数达 288 例，其中黑龙江省肇东市宣化乡于 1991—1994 年，呈集中性发生孢子丝菌病，发病人数达 136 例，患病率为 26.5%，成为孢子丝菌病的高发区。1995—1996 年四川省宜宾市珙县石碑乡，因注射器带菌而造成医源性感染，发病人数达 87 例。其他各地多为零星散发。

动物孢子丝菌病国内虽无报道，但近年来随着宠物饲养量的增加，犬、猫与人接触机会较多，特别是猫作为人类感染本病的重要传染源和带菌者，需引起足够的重视。

（三）对动物与人的致病性

1. 对动物的致病性

（1）马属动物 主要特征是在腿的下部，通常在球节的周围出现多个皮肤小结节。结节不痛，其顶端出现痂皮，流出少量脓液，3~4周后愈合，之后不断出现的结节可使本病拖延数月。部分发生淋巴管炎，淋巴管呈索状。

（2）犬和猫 在犬多侵害皮肤和浅表淋巴结（管），表现为皮肤小结节、脓肿、溃疡。浅表淋巴结炎和淋巴脉管炎，呈索状肿大、质地坚硬、触压有疼痛反应，形成溃疡或痊愈遗留疤状疤痕。在猫也生成皮肤小结节、圆形痂和脓肿，以及局限性坏死等。在犬、猫特别是猫大多可通过浅表淋巴结（管）转移到肺、胃肠、肝、骨骼和中枢神经系统，呈现相应症状。

2. 对人的致病性 潜伏期长短不一，最短7天，一般1~6个月。根据临床症状、病变特点及病程经过，可将其分为6型，即皮肤固定型、皮肤淋巴管型、黏膜型、播散型、肺型、骨骼型。但临床上主要见于皮肤固定型及皮肤淋巴管型。

（1）皮肤固定型 特点是常固定于初发部位，一般好发于面、颈、躯干及眼睑等处，患者可发生一种损害，也可以同时发生几种损害。初发结节、丘疹损害比较表浅，炎症不明显，慢慢增大直径可达1~3cm。出现卫星状的紫红色小结节，有的形成囊肿、溃疡、疣状增生及化脓性肉芽肿等多种形态。病程最短1个月，最长可达15年。

（2）皮肤淋巴管型 初发为圆形，坚韧无痛的皮下结节，不黏着皮肤。以后结节隆起，黏着皮肤，皮面淡红到紫红，中心坏死，形成溃疡，边缘稍隆起，溃疡面有稀薄脓液，覆有结痂，谓之孢子丝菌病下疳（彩图72-2和彩图72-3）。对病变组织直接显微镜检查如彩图72-4。结节沿淋巴管走行，由远端感染灶呈带状向心性排列，链状结节的数目3~9个，最多达30个，病变生于面部者，结节呈上下放射状排列，若发生于眼睑或鼻周围者，呈环状排列，日久淋巴管变硬，如绳索状。结节可延续到腋下或腹股沟淋巴结而停止发展，一般不累及淋巴结，若淋巴结被侵犯，可发生坏死、化脓（彩图72-5），但很少引起血行播散。

（3）黏膜型 可以是原发，也可以是继发感染。损害可见于鼻腔、口腔和咽部，眼结膜和泪囊亦有报告。开始为红色斑块，继之形成溃疡或呈乳头瘤样，附近淋巴结肿大，可结疤而愈。

（4）播散型 本型比较少见，通常由淋巴管型开始，菌体随血行播散，致全身皮肤发生散在皮下结节或成群分布，结节初硬，日久软化，并迅速破溃，形成溃疡。菌体还可随血行播散到内脏器官和脑，引起全身症状及脑膜炎等，脑脊液中可培养出申克氏孢子丝菌。

（5）肺型 本型多为原发，由肺吸入菌体而受染，菌体若侵犯肺门淋巴结则导致支气管阻塞，可迅速发展，也可不治自愈。孢子丝菌直接侵入肺则引起急性肺炎和支气管炎，病情迁延，发展为慢性肺炎并发结节损害，结节软化而形成肺空洞，进而形成干酪样坏死，严重者可致死亡，空洞亦可纤维化而使病情缓解。

（6）骨骼型 此型较少见，由皮肤损害蔓延到骨关节，也可通过血行播散，累及掌、趾、跖、尺、桡、肋骨等。骨关节亦常被侵犯，伴有关节腔积液，并在积液中找到菌体。

孢子丝菌病的常见病理变化为结核样肉芽肿和非特异性肉芽肿，组织切片检查除在病灶内观察到酵母样菌体外，有时在坏死组织中偶见星状小体。

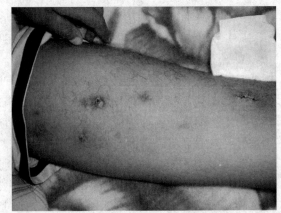

图72-2 人感染申克氏孢子丝菌右臂皮肤溃疡

[引自 Journal de Mycologie Médicale, 18, L. Benchekroun, L. Kabbaj, M. Ait El Kadi, et al. Sporotrichosis due to Sporothrix schenckii: About one observation, 43-45, Copyright Elsevier (2008)，经 Elsevier 授权]

（四）诊断

1. 动物的临床诊断　皮肤孢子丝菌病要与利什曼病、副球孢子菌病、着色芽生菌病、芽生菌病、肺结核、细菌性脓皮病、皮下脓肿、一期梅毒、猫抓病、非典型分支杆菌感染、诺卡尔菌感染等疾病进行鉴别诊断。①孢子丝菌病是一种慢性接触性皮下真菌病，患病动物通过皮肤伤口接触被本菌污染的有机物和受染动物的排出物而感染发病。②动物孢子丝菌病临床上多见皮肤和浅表淋巴管受损，表现结节样变化，且其多沿淋巴管呈索状排列。③孢子丝菌属于双相型真菌，组织切片中观察到酵母型细胞具有较高诊断价值，但确诊仍依赖于从病料中分离、培养出孢子丝菌体。④马属动物孢子丝菌仅在患病畜群中散发，这就有助于将其与鼻疽、流行性淋巴管炎相鉴别。

2. 人的临床诊断

（1）可疑　有本病临床症状，有孢子丝菌病职业流行特征。即有与被孢子丝菌污染的造纸原料、木材、竹、芦苇、衰草等感染源的接触史；有与患病动物特别是犬、猫的接触史。

（2）疑似　有典型的临床表现，损害多起于暴露部位，有成串的结节性溃疡，符合孢子丝菌病的特征；组织切片中发现星状小体；孢子丝菌菌苗皮内注射阳性。

（3）确诊　临床有符合孢子丝菌病的症状，并从病变组织中分离培养出申克氏孢子丝菌。

3. 实验室诊断　①从病变部位取样进行分离培养并鉴定出申克氏孢子丝菌；免疫组织化学、PCR检测菌体阳性。②组织切片观察到坏死组织、巨细胞内存在酵母样菌体和发现星状小体（免疫组化证实星状体是位于细胞外的孢子丝菌特征性结构，由申克氏孢子丝菌的球形酵母细胞绕以嗜酸性放射圈组成）。③孢子丝菌菌苗皮内注射呈阳性反应。④免疫组化和 ELISA 血清学诊断技术尚未应用，试管凝集试验和乳胶颗粒凝集试验可用来检测抗体。目前，血清学试验仅用于罕见的皮肤孢子丝菌病的诊断。

（五）防制措施

1. 动物的防制措施

（1）综合性措施　在本病呈地方性流行的地区，预防性地治疗所有外伤和擦伤，隔离和治疗临床病例，消毒被污染的有机物、受染动物的排泄物、垫草及饲养用具，防止本病的传播。

（2）治疗　以碘化物（碘化钾口服或碘化钠静脉注射）进行全身性治疗是最有效的方法。轻病例每天于溃疡处涂擦碘酊可治愈。对病马口服灰黄霉素也能取得良好效果。

2. 人的防制措施

（1）预防　人类孢子丝菌属职业性流行。因此，对流行区域内的腐木及相关植物等传染源应定期进行检测，一旦有本菌寄生要进行必要的消毒处理，职业人员有外伤也应及时消毒处理。对与患病犬、猫接触机会多的高危人群，应采取有效措施，预防感染发病。

（2）治疗　①口服 10％碘化钾溶液是治疗本病的首选药物。一般开始每天 3 次，每次 10mL，以后可增加到每天 60～90mL，对碘化钾过敏者可采用灰黄霉素 0.2g，每次 3 次。②伊曲康唑为皮肤型的首选药物，剂量为每天 100～200mg，持续 3～6 个月；也可用特比萘芬，每天 250 mg，连用 18 周。散播性孢子丝菌病可选用两性霉素 B，推荐剂量为每天每千克体重 0.5～1mg。③热疗法：通过热压或红外线辐射进行热疗法是治疗皮肤真菌病的一种非药理学的方法，多被孕妇或不能口服抗真菌药的患者所采用。对于局部热压疗法，Bustamante 和 Campos 推荐 45℃热压 30min，每天 3 次，至少 2 个月。采用不同方法接受热疗法的患者治愈率为 71％。

（六）公共卫生影响

孢子丝菌病是一种与职业相关的真菌病，菌体广泛存在于动物和人类栖身环境的土壤、枯草、水果、蔬菜、腐烂植物和木材中，动物排泄物也是本菌栖身之处。因此，本病的传染源极其广泛，给公共卫生造成潜在性的威胁。人和动物皮肤一旦有破伤，接触到上述传染源，菌体即可从局部侵入而感染发病。因此，必须提高对本病的认识，在疫区出现皮肤破损时要及时采取有效措施，预防感染发病。

（汪昭贤　谢毓芬）

◆ **参考文献**

陈洪晓，李中伟．2003．孢子丝菌病的研究进展［J］．国外医学皮肤性病学分册，29（6）：388-390.

孔祥明，林俊萍，王雅坤，等．2004．应用 PCR-RFLP 进行申克孢子丝菌的分子生物学鉴定［J］．中国皮肤性病学杂
　志，18（12）：705-707.

廉翠红，刘晓明，刘维达．2002．申克孢子丝菌的分子生物学研究进展［J］．国外医学：皮肤性病学分册，28（2）：
　112-115.

孙鹤龄．1987．医学真菌鉴定初编［M］．北京：科学出版社：106-109.

汪昭贤．2005．兽医真菌学［M］．杨凌：西北农林科技大学出版社：52-53，476-478.

王高松．1986．临床真菌病学［M］．上海：复旦大学出版社：92-100.

张发夫，姜萍，段正芳，等．1995．孢子丝菌病病理组织内病原体的观察［J］．中华皮肤科杂志，28（6）：372-375.

张良芬．2001．对几种皮下真菌病的新认识［J］．国外医学：皮肤性病学分册，27（3）：152-156.

da Rosa AC，Scroferneker ML，Vettorato R，et al. 2005. Epidemiology of sporotrichosis：A study of 304 cases in Brazil.
　J Am Acad Dermatol.，52（3 Pt 1）：451-459.

De Araujo T，Marques AC，Kerdel F. 2001. Sporotrichosis. Int J Dermatol.，40（12）：737-742.

Morris-Jones R. Sporotrichosis. 2002. Clin Exp Dermatol.，27（6）：427-431.

Ramos-e-Silva M，Vasconcelos C，Carneiro S，et al. 2007. Sporotrichosis. Clin Dermatol.，25（2）：181-187.

第七十三章 银耳科真菌所致疾病

隐球菌属真菌所致疾病

隐 球 菌 病

隐球菌病（Cryptococcosis）又称串酵母病（Torula）、酵母性脑膜炎（Yeast menigitis），是由新型隐球菌及其变种引起的人与动物共患条件致病性真菌病。该菌主要侵犯人的中枢神经系统和肺脏，亦可原发或继发于皮肤、黏膜、骨骼、肝脏等器官，呈急性、亚急性和慢性经过，好发于免疫功能低下人群。对动物主要引起慢性肉芽肿性病变，少数动物表现亚临床感染，有时是致命的。

（一）病原

1. 分类地位 隐球菌属（*Cryptococcus*）又称隐球酵母属，1833 年由 Kuetzing 提出。按照《真菌字典》第十版（2008）属担子菌门（Basidiomycota）、伞菌亚门（Agaricomycotina）、银耳纲（Tremellomycetes）、银耳目（Tremellales）、银耳科（Tremellaceae）。在 Ainsworth（1973）分类系统中，其属半知菌亚门（Deuteromycotina）、芽生菌纲（Blastomycetes）、隐球酵母目（Cryptococcales）、隐球酵母科（Cryptococcaceae）。据 1970 年 Lodder 等记载，该属有 17 个种。仅新型隐球菌（*C. neoformans*）及其变种是致病菌，主要致病菌种为新型隐球菌格替变种和新型隐球菌、新生变种。

2. 形态学基本特征与培养特征

（1）**属的特征** 本属的菌在固体培养基上形成白色、奶油色、微带黄色、红色等不同颜色的细菌样菌落，黏液性，是由单细胞芽生孢子所组成。孢子呈圆形或卵圆形，孢子的外围可有荚膜；不产生子囊、无真菌丝（彩图 73-1），有的可形成假菌丝。在组织中呈圆形或椭圆形，直径为 4～6μm，个别达 20μm。革兰染色阳性，过碘酸-雪夫染色菌体呈红色。血清学可分为 A、B、C、D 和 AD 5 个血清型，各血清型的地域分布不同，生化反应也不同。

（2）**种的特征** 由于有些人研究新型隐球菌（*Cryptococcus neoformans*）时常独自命名，以致此菌异名有 68 个之多。用于无性世代最普通的有人体隐球酵母（*Cryptococcus hominis* Vuillemin，1901）、解体球酵母（*Torula histolytica* Stoddard et Cutler，1916）、毕生球酵母（*Torula nasalis* Harrison）、新型球拟酵母（*Torulopsis neoformans* Sanfelice，1934）。用于有性世代的有体德氏酵母［*Debaryomyces hominis*（Vuill.）Todd et Herrmann，1936］和新型德氏酵母［*D. neoformans*（Sanf）Red，Ciff. et Giord.］。

新型隐球菌在葡萄糖蛋白胨琼脂上，25℃或37℃培养时，发育很快，2～5 天即可长出乳白色、细菌样、黏液性菌落，呈不规则圆形，表面有蜡样光泽，以后菌落增厚，颜色由乳白、奶油色转为橘黄色。少数菌落日久液化。非致病性隐球菌在 37℃不生长。

菌体结构：脑脊液墨汁直接涂片镜检，可见圆形厚壁孢子，菌体直径 4～20μm，外围有一透光的厚荚膜，厚度约 5～7μm，荚膜为致病性隐球菌的标志之一。孢子出芽或不出芽，孢子内有一较大的反光颗粒（脂质颗粒，不是孢核）和许多小颗粒，可与白细胞或淋巴细胞鉴别。脑脊液氢氧化钾涂片只见菌体，不见厚荚膜。培养检查类似直接镜检，可见圆形孢子，直径 $2.5\sim8\mu m$，多数有芽，孢子外围有荚膜，但荚膜开始甚狭，日久则渐增厚。无真菌丝及子囊孢子，但可有芽管。

3. 理化特性 新型隐球菌的荚膜对外界有一定的抵抗力，水洗不能除去荚膜，酸仅能部分水解。

新型隐球菌的生化特性为：尿素试验阳性；同化肌酐，不同化乳糖和硝酸钾；产生淀粉样化合物；不发酵葡萄糖、麦芽糖、蔗糖、乳糖。

（二）流行病学

1. 传染来源 新型隐球菌的分布颇广，其传染来源可分为外源性及内源性。有机质土壤、杂草、豆科植物、灰尘、昆虫、鸽粪、牛乳、水果等均可分离出本菌；动物中马、牛、猪、羊、犬、猫等均可分离出本菌；禽类中，鸽、斑鸠、麻雀、金丝雀、鹦鹉、欧洲家燕、寒鸦、苍头燕雀及雉的粪便中分离到新型隐球菌。本菌最适于在含有氮素的鸽、鸠鸟类和蝙蝠粪便中进行芽生方式的无性生殖。因而也成为主要传染源。猪也是常见的带菌者。人和动物对隐球菌病均易感，但至今尚未见动物传动物、动物传人，或人传人的报道。

内源性新型隐球菌在人和动物口腔、咽部和胃肠道内系常在菌。当机体抵抗力低下时可致病。

2. 传播途径 新型隐球菌主要通过呼吸道吸入被病原菌污染尘土等传染源而发病，同时病菌也能经过消化道侵入体内。人和动物皮肤及黏膜上时常带菌，因此，也可因皮肤、鼻咽黏膜等损伤而感染。1953 年 Siman 报道由于挤奶器污染而使 200 头奶牛发生隐球菌性乳房炎。

3. 易感动物

（1）自然宿主 隐球菌病可在多种动物中发生，自然发病见于马、驴、牛、绵羊、山羊和猪，其中马最易感；野生动物中猿、长毛猴、猎豹、水貂、雪貂、瞪羚、狐、无尾熊、沙袋鼠属、鼠海豚、骆马等亦有感染。虽然临床感染禽类非常罕见，但是动物园的鸟类有散发的报道。鸡曾试验感染发病。

人对新型隐球菌普遍易感，发病率与受感染机会与机体免疫力相关。

（2）实验动物 小鼠、猫、犬、豚鼠、大鼠均可感染，其中小鼠及猫最易感，新型隐球菌的 48h 培养物，浓度为 $1\times10^4\sim5\times10^6$ CFU/mL，静脉接种 8 周龄小鼠可致死。兔有抵抗力；新型隐球菌试验感染鸽不表现任何症状，但菌体可在鸽体内存活。

4. 流行特征 隐球菌病多呈散发流行，世界各地均有发生。动物中牛通常呈地方暴发性乳房炎。

本病可发生于任何年龄的人，但以 30～60 岁为多见，儿童较少见。患者男性多于女性，比率约为 2：1。

新型隐球菌属条件性致病真菌。因此，除外源性感染外，其内源性感染尤其是当长期应用抗生素或皮质类固醇激素等，致使机体抵抗力降低造成继发感染是本病流行的一个重要特点。

5. 发生与分布 1861 年 Zenke 和 Freeman 首次描述了人的隐球菌病。1895 年 Buschke 报道在德国从一例死于全身性芽生菌病患者身上分离出隐球菌，当时命名为酵母菌（*Saccharomyces*）。1901 年 Vuillemin 认为此菌不形成子囊，不应划归酵母菌属内，而将它归属于隐球菌属。其后陆续在德国、法国、意大利、美国、秘鲁、乌拉圭、阿根廷、日本、印度尼西亚、菲律宾、澳大利亚及南非报道过本病的发生。近年来，世界各地都有报道。

国内 1940 年林子杨在北京首次从一皮肤溃疡患者身上分离出本菌。当时命名为 *Cryptococcus hominis* Orientalis（Lin）。实际上就是新型隐球菌。1946 年方亮及刘士豪在北京发现脑膜炎型患者。杨国亮（1948）在上海也发现本病。廖万清（1981）于病人脑脊液中发现新型隐球菌 S8013 上海变种。王高松（1983）在一例隐球菌性脑膜炎患者的脑脊液中发现一种异形新型隐球菌。此后北京、天津、江苏、广东、吉林、江西、湖南、广西、福建、云南、浙江、黑龙江、重庆等地均有发生，且发病率有逐年上升的趋势。发病类型主要为中枢神经系统隐球菌病。流行特点以散发为主。

Canfeli（1895）首次报道了动物隐球菌病，在意大利患牛的淋巴结中分离到新型隐球菌，Vuillemin（1904）在法国由患病猪的肺脏发现了隐球菌。Weidman 和 Ratcliffe（1934）查明在费拉德尔亚动物园死亡的猎豹发现扩散性隐球菌病。Takos 和 Elton（1953）报道了长毛猴自然发生的隐球菌病。20

世纪 50 年代相继报道了多种动物的隐球菌病。目前动物隐球菌病在德国、美洲、荷兰、英国、澳大利亚等多个国家都有报道。

国内动物隐球菌病的报道不多，近年来常见犬、绵羊和猪隐球菌病的报道。另外鸽子带菌的报道也不少。

（三）对动物与人的致病性

1. 对动物的致病性 实验动物腹腔接种感染，潜伏期 7～15 天。通常不表现特征性临床症状。

（1）马 常见脑膜脑炎、肺疾病、上呼吸道疾病和流产。曾记述过鼻腔和口唇的黏液瘤病。有时发生在鼻咽、上颌骨附近及前额窦等处。鼻腔、鼻咽区域可见肉芽肿样囊性增生，使上颌骨和前额窦变成内弓形。鼻甲骨萎缩，鼻中隔被挤偏于左侧或右侧。囊肿含有黏液物质。肺有占位性病变，肉芽肿囊状区周边为纤维组织和单核细胞，其内可见特殊球形细胞壁的新型隐球菌，直径 5～12μm，有时还可见到增殖型的有隔的假菌丝。当侵害肺脏时，表现有呼吸困难，叩诊和听诊两侧肺有大面积实变。中枢神经系统受损，可见运动失调和眼失明。

（2）牛、羊 常见是隐球菌性乳房炎，表现食欲减退，精神沉郁，乳房肿胀，敏感，不让触摸，站立时后腿张开。泌乳量急剧下降，甚至完全停止。乳汁最初呈絮状，可见管底有沉淀物。停止泌乳后，从乳头排出污秽的灰黄色黏液性分泌物。表现乳房肿胀，乳腺硬化、水肿，乳腺组织可见广泛出血和许多黏稠脓样的小病灶、乳管充满灰黄色黏稠的内容物，其内可检出隐球菌。病程从几星期到几个月或更长。如果病变仅发生在乳房，牛可完全恢复。

新型隐球菌对羊的致病性除了乳房的症状与牛相似外，可引起多器官的病损。如鼻腔黏膜、上颌骨及上额窦形成肉芽肿、肺干酪样坏死，在包囊内可见到隐球菌。有时可见神经系统病变。曾有山羊头部脱毛、渗出性皮肤损伤的报道。

（3）猫 隐球菌病是猫常见的系统性真菌病，没有明显的年龄和性别差异。常引起呼吸道、皮肤、中枢神经系统和眼睛受侵害。80％以上的病例为鼻腔感染，主要侵害鼻、鼻甲骨和副鼻窦及其周围组织。上呼吸道症状表现为溃疡，脓肿，咳嗽，打喷嚏，鼻塞，黏液化脓性、浆液性或出血性单侧或双侧慢性流涕。息肉突出一侧或两侧鼻孔。有时鼻梁表现皮下脓肿、下颌淋巴结肿大。鼻腔末端和鼻咽部出现隐球菌性肉芽肿，引起鼾声、吸气性呼吸困难。有时并发上呼吸道感染，可见口腔溃疡或增生性病变。在鼻腔、鼻窦、鼻咽和肺都可见到肉芽肿病灶。鼻道 X 线照片不透明性增高，表明鼻甲骨可能损坏。胸部 X 线检查通常显示正常，偶有小结节性损伤。肺脏感染和继发性支气管肺炎罕见。曾有纵隔感染和乳糜渗出的病例报道。

侵害中枢神经系统，表现为性情改变、抑郁、定向障碍、运动失调、步态蹒跚、转圈、头颈歪斜、局部麻痹或后躯不全麻痹等。病变显示脑膜和脑脊髓炎，病变以巨噬细胞增生为主，其内可见酵母样菌体。在大脑、小脑、脑脊髓、脑室和脑的其他部位都可见到肉芽肿病灶。

猫感染隐球菌病引起皮肤损伤较常见，占报道病例的 40％～50％。损伤常发展成溃疡。瘙痒不常见，常可见周边淋巴结肿大。

典型的眼睛损伤常表现为渗出性视网膜脱离、肉芽肿性脉络膜视网膜炎、全眼球炎、视神经炎或前葡萄膜炎等。视力减弱、瞳孔扩大、对光不敏感或无反应。

发热不常见，通常小于 39.5℃，倦怠、食欲减退、体重减轻。

（4）犬 主要侵害青年犬（4 岁以下，1～7 岁占 80％），没有性别差异。澳大利亚的杜宾犬和大丹犬及北美的可卡犬易感。常表现为体重减轻和倦怠。主要侵害中枢神经系统和眼睛，很少感染犬的鼻腔。

神经症状包括头部倾斜、眼球震颤、面神经麻痹、局部麻痹、截瘫或四肢麻痹、共济失调、圆圈运动和颈部感觉过敏。病变同猫。

眼睛损伤包括肉芽肿性脉络膜视网膜炎、视网膜出血、视神经乳头水肿和视神经炎，表现羞明、流泪，有时眼前房出血，甚至失明。偶见前葡萄膜炎。病程几周到 2～3 个月。

犬皮肤隐球菌病，皮肤损伤通常以溃疡为特征，包括鼻、舌、齿龈、硬腭、唇或甲床。颈部、背部、臀部出现皮肤丘疹、结节、肉芽肿和脓肿，脓肿渗出带有血丝的黏稠脓液，恶臭。食欲不振，消瘦。瘙痒不常见。取脓汁镜检，可见浅色、卵圆形的菌体，细胞壁明显可见。

（5）禽类　禽类发生隐球菌病罕见，曾有真菌性鼻炎和鼻窦炎的报道。然而，禽类（尤其是鸽）的粪便中可见隐球菌病病原体。

2. 对人的致病性　新型隐球菌主要侵犯中枢神经系统和肺，也可侵犯皮肤，黏膜、淋巴结、骨骼及其他内脏器官，有侵犯喉的报道。根据传染途径及发病部位不同，按以下类型分别叙述。

（1）肺部隐球菌病　原发性肺部感染可无临床表现，常有自愈倾向。初发常有上呼吸道感染的症状，表现为支气管炎和支气管肺炎，有咳嗽、咳痰、咳血及胸痛，有时伴有高热及呼吸困难。痰为黏液性或胶质样。X线检查在肺的中、下叶见有孤立的钱币样阴影，很少形成空洞，肺门变化不明显；弥漫性支气管肺炎样阴影，治愈后留有纤维增生，但钙化较少见；可见粟粒性结核样变化。

（2）中枢神经系统隐球菌病　病初表现间歇性头痛，并局限于额部，颅压升高，头痛加剧；伴有呕吐，出现各种神经症状。如神志不清、抽搐、精神错乱，颈腰背疼痛、行走不稳，视力、听觉障碍。同时出现各种神经症状，如颈部强直，提腿、抬头试验阳性，视乳头水肿、眼肌麻痹、瞳孔固定及大小不等，偏瘫、共济失调等。体温38～39℃。脑脊液清亮或混浊成乳白色，可检出新型隐球菌。

（3）皮肤、黏膜隐球菌病　分为原发与继发两型。原发由皮肤损伤而致，继发为血行扩散而来，皮肤隐球菌病在四肢或躯干主要表现为丘疹、脓疱、结节、脓肿、溃疡、坏死、瘘管或蜂窝织炎。结节可分散或融合成斑块，或排列成条索、环状。溃疡边缘穿凿，基底呈树胶肿样。在面部及上肢呈现痤疮或疣赘样。在口腔、鼻、咽部发生黏膜损害。表现为结节、溃疡或肉芽肿样，表面覆以黏性渗出液。

（4）骨关节隐球菌病　多由血行播散而受染。病变多发生在骨的突出部，颅骨、脊椎骨比较多见。被侵犯骨局部隆起，肿胀疼痛，慢性病程，局部形成化脓性病灶，并可查到菌体，X线检查骨膜有反应，骨质有破坏，呈现溶骨样变。

（5）血行播散性隐球菌病　隐球菌经血行播散到全身，包括中枢神经系统、淋巴结、肝、脾、胰、心、骨髓、前列腺、肾上腺、睾丸和眼等。病情凶险，症状变化多端，可在短期内死亡。

新型隐球菌在组织内反应，主要有两种：一为形成胶样团块，一为形成肉芽肿。病变组织中这两种反应可同时存在。胶质团系由成堆的菌体在组织内发生黏液样变性而成。此胶质团可被纤维组织包被形成囊肿，在胶质团中，可查到大量菌体。

（四）诊断

1. 动物的诊断

（1）病原学检查　采集患病或死亡动物病料直接涂片、染色或制作病理切片，在显微镜下可见到新型隐球菌具有鉴别意义的荚膜和出芽生殖的菌细胞。染色方法有阿辛蓝染色、Gomori 六胺银染色、过碘酸-雪夫（PAS）染色、黑色素（Masson-Fontan）银染、革兰染色、美蓝和赖特染色等。免疫荧光可以鉴定组织中的新型隐球菌。用病料接种实验动物，获得纯培养菌可证实新型隐球菌的存在。乳胶凝集试验或者 ELISA 可以检测血液、脑脊髓液和尿液中新型隐球菌的荚膜抗原。检测猫隐球菌病所使用的血清学试验主要有补体结合试验、免疫扩散试验、间接免疫荧光试验和试管凝集试验等。

（2）鉴别诊断　隐球菌性脑膜炎和肺肉芽肿性病变应与其他病原体引起的病变如结核杆菌、其他真菌、病毒等相鉴别。

2. 人的诊断　隐球菌的诊断依据主要有以下3点：①临床症状及体征。②实验室检查，直接镜检寻找菌体。③活组织检查，仅适用于皮肤、口腔、鼻和咽部损害，在组织中找到菌体。

本病易侵犯中枢神经系统。因此，凡未经确诊病因的脑膜炎、脑膜脑炎、蛛网膜炎、颅内炎症、占位性病变体征及临床上有难以解释的中枢神经症状，均应考虑本病的可能性。脑脊液直接检出或培养出菌体是诊断本病的主要依据。

3. 实验室诊断

（1）病原镜检及分离　收集病变组织的临床标本直接镜检或分离培养，证实新型隐球菌。

（2）支持性实验室检查　以新型隐球菌菌素，做皮肤过敏试验，可以发生迟发过敏阳性反应。隐球菌病患者体内有一种隐球菌性多糖类特异性抗原，在全身性及中枢神经性隐球菌病，可取患者的血清或脑脊液作乳胶颗粒凝集试验，其阳性率可达 90%，比墨汁涂片检查菌体阳性率还高。

（3）分子生物学诊断　分子生物学方法常用于流行病学调查，鉴定血清型或个别种。实时荧光 PCR 或 PCR 方法检测隐球菌病的敏感性和特异性都很高。采用脉冲场凝胶电泳或箝位匀场电泳区分染色体可以鉴定隐球菌菌株，新型隐球菌的电泳核型也可进行鉴别。使用基因组或线粒体 DNA 的限制片段长度多态性（RFLP）分析也可以鉴定隐球菌菌株。

（五）防制措施

1. 动物的防制措施

（1）综合性措施　预防措施主要是注意环境卫生和保健，防止吸入含隐球菌的尘埃，尤其是带有鸽粪的尘埃。病畜和可疑病畜必须隔离，动物圈舍应仔细清扫和消毒，对患隐球菌病奶牛的乳汁，必须进行高热消毒。尽量避免长期使用皮质类固醇激素和免疫抑制剂，减少诱发因素。

（2）治疗　目前常用两性霉素 B 和 5-氟胞嘧啶治疗隐球菌病。牛隐球菌性乳房炎应用苯甲酸治疗有一定疗效。此外，香草素、多黏菌素 B、新霉素、放线菌酮及氨苯磺胺等均可用于治疗动物隐球菌病。酮康唑和伊曲康唑联合使用对治疗试验感染猫（包括试验感染出现神经症状的猫）有一定功效。

2. 人的防制措施

（1）综合性措施　家鸽的粪便及腐烂瓜果是新型隐球菌的主要来源，因此不吃腐烂瓜果。除非必要，一般家庭不宜养鸽。在长期患消耗性疾病，长期用广谱抗生素、皮质类固醇激素、抗癌药及免疫抑制剂等治疗过程中，应提高警惕，预防和早期发现本菌感染。

（2）治疗

1）对症疗法　颅内压增高可选用脱水剂，如高渗葡萄糖液、20% 甘露醇或 20% 山梨醇等静脉滴注，以减低颅内压。

2）药物疗法　① 两性霉素 B 是目前治疗隐球菌病的有效药物，其疗效达 55%～80%，剂量为每天每千克体重 0.1～1.0mg，加入 5% 葡萄糖液 500mL 内滴注，总量 2～4g。② 5-氟胞嘧啶每千克体重 50～150mg，一般每天 8～9g，口服或静脉滴注，疗程数日至数月不等，若与两性霉素合并应用，疗效更佳。③ 克霉唑：本品胃肠吸收作用佳，口服每千克体重 60～90mg，每天 3～6g。④ 大蒜注射液：口服 20%～50% 大蒜浸出液 10～20mL，每天 3 次，肌内注射 100% 大蒜注射液 5～10mL，每天 2 次，静脉注射 100% 大蒜注射液 30～100mL，加入 5% 葡萄糖液 500mL，2～3h 滴完，对治疗本病有效。

此外，酮康唑、庐山霉素、球红霉素等也可用于治疗人的隐球菌病。

（六）公共卫生影响

新型隐球菌是土壤、鸽粪、牛乳、水果的腐生菌，在自然界广泛分布，可侵及人和动物。鸽和鸟类是本菌最常见的带菌者，环境被污染的可能性很大，因此具有极其重要的公共卫生意义。随着免疫抑制性疾病的增多和激素类药品的广泛应用，本病的发生呈逐年上升的态势，需给予高度关注并加强对民众的普及教育。

（汪昭贤　谢毓芬）

◆ **参考文献**

狄梅 . 2000. 深部真菌感染组织病理学方法研究进展 [J]. 国外医学皮肤性病学分册, 26（5）：293-297.

廖万清 . 2004. 原发性皮肤隐球菌病 [J]. 临床皮肤科杂志, 33（4）：259-260.

孙鹤龄 . 1987. 医学真菌鉴定初编 [M]. 北京：科学出版社：67-71.

汪昭贤 . 2005. 兽医真菌学 [M]. 杨凌：西北农林科技大学出版社：73-75, 499-505.

王高松 . 1986. 临床真菌病学 [M]. 上海：复旦大学出版社：38-55.

吴绍熙，廖万清，郭宁如，等 . 1999. 中国致病真菌 10 年动态流行病学研究 [J]. 临床皮肤科杂志, 28（1）：1-5.

许金国，丁海峰．2005．隐球菌病的研究进展［J］．中国麻风皮肤病杂志，21（4）：288-291.

朱正鹏，贾国凤，沈勤，等．2005．播散性隐球菌病误诊为肺结核一例［J］．中华结核和呼吸杂志，28（12）：877-878.

朱志辉．1999．犬隐球菌病的诊疗［J］．中国兽医杂志，25（8）：31.

A. Khodakaram-Tafti, S. Dehghani. 2006. Cutaneous cryptococcosis in a donkey. Comp Clin Pathol. , 15：271-273.

Bildfell RJ, Long P, Sonn R. 2002. Cryptococcosis in a llama (Lama glama) . J Vet Diagn Invest. , 14 (4)：337-339.

Mitchell TG, Perfect JR. 1995. Cryptococcosis in the era of AIDS-100 years after the discovery of Cryptococcus neoformans. Clin Microbiol Rev, 8 (4)：515-548.

Saha DC, Xess I, Biswas A, Bhowmik DM, et al. 2009. Detection of Cryptococcus by conventional, serological and molecular methods. J Med Microbiol. , 58 (Pt 8)：1098-1105.

第七十四章　Trichosporonaceae 真菌所致疾病

毛孢子菌属真菌所致疾病

毛 孢 子 菌 病

毛孢子菌病（Trichosporonsis）是由酵母样真菌——毛孢子菌属真菌所致的侵入性感染性疾病。临床较常见的有白毛结节（white piedra）和系统性毛孢子菌病（Systemic trichosporosis）。该病不仅可导致浅部感染，还可导致免疫低下或免疫功能抑制患者的深部感染，主要表现为真菌血症及皮肤、脏器的播散性感染。近年来，随着免疫缺陷患者的增多，毛孢子菌病的发病率和病死率有所上升。因此，有关该病的治疗研究受到越来越多的关注。

（一）病原

1. 分类地位　按照《真菌字典》第十版（2008），毛孢子菌属（*Trichosporon*）真菌在分类上属担子菌门（Basidiomycota）、伞菌亚门（Agaricomycotina）、银耳纲（Tremellomycetes）、银耳目（Tremellales）、Trichosporonaceae（科）。在 Ainsworth（1973）分类系统中，其属半知菌亚门（Deuteromycotina）、芽生菌纲（Blastomycetes）、隐球酵母目（Cryptococcales）、隐球酵母科（Cryptococcaceae）。最近通过形态，在细胞壁中存在木糖，超微结构、免疫学特性、生理生化、辅酶 Q 系统、DNA-DNA 杂交和部分 26S rRNA 序列分析，将本菌属重新划分为 17 个菌种和 5 个变种。其中有 6 种致病性菌种：卵形毛孢子菌（*T. ovoides*）、皮瘤毛孢子菌（*T. inkin*）、阿萨希毛孢子菌（*T. asahii*）、星形毛孢子菌（*T. asteroids*）、皮肤毛孢子菌（*T. cutaneum*）及黏质毛孢子菌（*T. mucoides*）。引起毛孢子菌病深部感染的主要病原为阿萨希毛孢子菌，其次为黏质毛孢子菌。阿萨希毛孢子菌是一种机会致病菌，广泛存在于自然界中，在一定条件下致病。

2. 形态学基本特征与培养特性　毛孢子菌属突出的形态学特征是分节孢子、芽生孢子、菌丝和假菌丝的形成。菌丝粗细不等，分枝、分隔，形成长方形关节孢子，呈桶状，数目不等，长短不一，无附着孢；少数芽生孢子，多在矩形分节孢子的一角或侧向出芽，形成芽管，长短不一。酵母细胞圆形或椭圆形，大小为（2～4）μm×（4～7）μm，菌丝宽度为 1.5～2.5μm。

毛孢子菌在麦芽浸膏琼脂培养基（MEA）25℃培养 8 天长出菌落，初为颗粒状，渐呈灰白色薄层菌落，2 周时直径约达 1.4cm，色变暗淡，菌落较前增厚，表面无明显皱褶，外围为短绒样，中心为粗颗粒状。在沙堡培养基（SDA）37℃培养生长快，菌落呈奶油色，表面湿润、平坦、光滑；27℃生长呈乳白色至淡黄色，色黯淡，表面有皱褶，边缘有菌丝长出。在玉米粉琼脂培养基（CMA）上 25℃培养，菌落生长时间、生长形态基本同麦芽浸膏琼脂培养基，但菌落较平坦。在察氏培养基（CDA）上 25℃培养，10 天长出肉眼可见菌落，2 周时仅见 0.4cm 大小薄层云雾状菌落。

3. 理化特性　毛孢子菌 37℃生长，42℃不生长。尿素酶试验阳性；同化硝酸盐试验阴性。碳源同化试验表明，葡萄糖、半乳糖、麦芽糖、乳糖、蜜二糖、纤维二糖、核糖、D-葡萄糖、D-阿拉伯糖、L-阿拉伯糖、L-鼠李糖、N-乙酰-D-葡萄糖苷、水杨苷、琥珀酸、柠檬酸、可溶性淀粉均为阳性；

半乳糖醇、菊糖、甲醇均为阴性。

（二）流行病学

毛孢子菌是一种机会致病菌，广泛存在于自然环境中，既可见于土壤、腐物、水和植物等环境中，也可分离于人体的消化道、呼吸道、泌尿道和皮肤，亦可分离于哺乳动物（如猴）和鸟类，在一定条件下致病。

Watson 和 Kallichurum 于 1970 年报道首例播散性毛孢子菌感染，此后又有数十例报道。近年来，随着免疫缺陷患者的增多，细胞毒性化疗药物和临床皮质类固醇激素的广泛应用等原因，该病的发病呈逐年上升的趋势。至 2001 年，全球已报道由阿萨希毛孢子菌所致的各种感染多达 100 例以上，仅日本近 5 年来就发现有 27 例之多，且陆续有发生于免疫功能正常的病例报告，甚至导致脓毒性休克。我国对该病的报道甚少，2000 年前，国内仅有毛孢子菌引起皮肤或毛发感染的零星报道。2001 年国内报道了首例系统播散性毛孢子菌病，并从患者体内分离出我国第一株阿萨希毛孢子菌，其后在国内另一家医院也发现了肺部阿萨希毛孢子菌感染的病例。侵袭性毛孢子菌病主要见于免疫缺陷患者，约 90% 的患者见中性粒细胞减少，通常为恶性血液系统肿瘤；亦多见于多发性骨髓瘤、淋巴瘤、再生障碍性贫血、器官移植及艾滋病患者；还可见于白内障摘除者、人工心脏瓣膜、长期腹膜透析、静脉药物依赖的患者。2007 年 Fuentefria 从巴拿马昆虫的消化道中分离出一种新的毛孢子菌属种，被列为卵形毛孢子菌的分支。2009 年 Karnik 等报道猫也可感染毛孢子菌病。

（三）对动物与人的致病性

1. 对动物的致病性 毛孢子菌病可以引起猫真菌性鼻炎或鼻窦炎。

2. 对人的致病性 毛孢子菌可引起毛发、指甲、皮肤以及系统感染，临床较常见的有白毛结节和系统性毛孢子菌病。近年来发现阿萨希毛孢子菌是皮肤、呼吸道和胃肠道的免疫受损病人和新生儿的条件致病菌。

（1）**毛结节菌病** 多发生于毛发，毛干上附有白色或灰白色针尖大至小米粒大的结节，中等硬度，易于从毛干上刮下。此外，胡须、腋毛、阴毛等处也可发生结节。

（2）**系统性毛孢子菌病** 多发生于原有基础疾病，如恶性肿瘤尤其是血液病，各种原因导致的白细胞减少症等。持续性发热，侵犯最多的是血液循环系统和肾，其次是肺、胃肠道、皮肤、肝脾等，导致相关器官损伤。皮损多发生于头面部、躯干部、前臂等，常对称分布，多为紫癜性丘疹、结节、中心坏死、溃疡、结痂。肺感染多表现为夏季超敏性肺炎，发热，咳嗽，进行性呼吸困难。

（四）诊断

由毛孢子菌引起的深部感染常常难以做出及时正确的诊断，尤其在发展中国家，故导致很高的死亡率。对病原菌快速准确的鉴定，无疑对临床诊断和患者的及时治疗具有重要意义。酵母菌常规鉴定所依赖的形态和生理生化性状，有时会因实验条件的不同而改变，不易把握。而且，有些致病菌，如阿萨希毛孢子菌和星形毛孢子菌，几乎具有相同的表型特征，因此常规鉴定难以将二者区分开。

1. 临床诊断 ①毛干上附有白色或灰白色针尖大至小米粒大的结节，易于从毛干上刮下。②持续性发热，皮损多发生于头面部、躯干部、前臂等，常对称分布，多为紫癜性丘疹、结节、中心坏死、溃疡、结痂。

2. 实验室诊断

（1）病原学检查

1）涂片镜检 发现分隔菌丝、关节孢子、芽生孢子。

2）培养 毛孢子菌需与隐球菌属、念珠菌属、球拟酵母菌属等鉴别。在属内需与其他 5 种毛孢子菌鉴别。属间鉴别：沙氏培养基上有真菌丝生长，且无荚膜，可与隐球菌属、酵母属、球拟酵母菌属、红酵母菌属鉴别。

（2）组织病理学检查 毛孢子菌在组织切片中表现为长方形关节孢子、菌丝、假菌丝和芽生孢子。当关节孢子少见时，毛孢子菌类似白念珠菌，但比白念珠菌产生更多的菌丝，且假菌丝很少。与地霉的区别在于后者有分节孢子，无芽孢。毛孢子菌病组织病理学检查及免疫组织化学染色见彩图 74-1 和彩图 74-2。

（3）生化试验　应用法国梅里埃公司 API 20C AUX 试剂盒进行生化试验鉴定。API 20C AUX 系统对于阿萨希毛孢子菌以及皮瘤毛孢子菌以外的毛孢子菌均无法准确鉴定。对于临床上最常见的阿萨希毛孢子菌，该系统可以鉴定到种，但其他毛孢子菌与此存在交叉。

（4）分子生物学技术　毛孢子菌属结构复杂，形态、生理、生化特点均较接近，单靠表型特征不易区别，常需借助分子生物学技术进行核苷酸序列分析。PCR 扩增、随机扩增 DNA 片段多态性分析是较常用的方法，其中巢式 PCR 检测法有较高的灵敏性。在长度都只有大约 500～600bp 的 26S rDNA D1/D2 区域和 rRNA 区内转录间隔区（ITS），绝大多数的酵母菌种间具有明显的序列差异，而同一种内不同菌株间的碱基差异却不大于 1%。因此，用这两段序列，可对绝大多数酵母菌作出准确的鉴定。目前，毛孢子菌属内所有种模式菌株的内转录间隔区序列，也已测定并公布。这些 DNA 序列数据为酵母菌的鉴定提供了非常便利的条件。

（五）防制措施

1. 预防　毛孢子菌为机会致病菌。预防毛孢子菌病的主要措施为注意环境卫生和保健。同时避免长期使用细胞毒性化疗药物、皮质类固醇激素等，减少诱发因素。

2. 治疗

（1）抗真菌药物治疗　单用某一种抗真菌药物，往往疗效不好，多主张联合应用 2～3 种抗真菌药物，如两性霉素 B 和 5-氟胞嘧啶，或两性霉素 B 和氟康唑。

（2）免疫因子治疗　患者的免疫功能直接影响着毛孢子菌病的发生、发展及转归，因此有人试图通过免疫调节手段，恢复患者受损的免疫功能来提高本病的疗效。免疫因子的疗效仅在动物试验中得到证实，尚无临床应用的报道。

（六）公共卫生影响

毛孢子菌为机会性致病菌，广泛存在于自然界中，既可见于土壤、腐物、水和植物等环境中，也见于人和动物体内。近年来，随着恶性肿瘤的增加，接受器官移植人群增多，免疫抑制疗法、化学疗法、广谱抗菌素以及侵入性医疗操作的广泛应用等，毛孢子菌病的发病率呈明显上升的趋势，而且陆续发生免疫功能正常的病例报告。本病对公共卫生的影响越来越大，应引起有关方面的足够重视。

（韩伟　遇秀玲）

◆ **参考文献**

李厚敏，刘伟，万哲，等 . 2005. 临床相关毛孢子菌生物学特性的研究 [J] . 中华检验医学杂志，28（6）：613-616.

王端礼 . 2005. 医学真菌学——实验室检验指南 [M] . 北京：人民卫生出版社 .

杨蓉娅，敖俊红，王文岭等 . 2001. 阿萨希毛孢子菌引起播散性毛孢子菌病国内首例报告 [J] . 中华皮肤科杂志，34（5）：329-332.

Chagas-Neto TC，Chaves GM，Colombo AL. 2008. Update on the Genus Trichosporon. Mycopathologia.，166（3）：121-132.

Chowdhary A，Ahmad S，Khan ZU，et al. 2004. Trichosporon asahii as an emerging etiologic agent of disseminated trichosporonosis：A case report and an update. Indian J Med Microbiol.，22（1）：16-22.

Karnik K，Reichle JK，Fischetti AJ，et al. 2009. Computed tomographic findings of fungal rhinitis and sinusitis in cats. Vet Radiol Ultrasound.，50（1）：65-68.

Sugita T，Nishikawa A，Ikeda R，et al. 1999. Identification of medically relevant TrichosPoron species based on sequences of intenal transcribed spacer regions and construction of a database for Trichosporon ideintfication. J Clin Microbiol.，37：1985-1993.

第七十五章　蛙粪霉科真菌所致疾病

蛙粪霉属真菌所致疾病

蛙　粪　霉　病

蛙粪霉病（Basidiobolomycosis）是由蛙粪霉引起的以皮下组织为主的嗜酸性肉芽肿性疾病，是一种稀有病。蛙粪霉是存在于两栖类、爬行类和食虫蝙蝠胃肠道内的一种真菌，其主要结构包括菌丝和接合孢子。人感染蛙粪霉可引起皮下组织、胃肠道或器官损伤。

（一）病原

1. 分类地位　按照《真菌字典》第十版（2008），蛙粪霉属（*Basidiobolus*）真菌在分类上属接合菌门（Zygomycota）、毛霉亚门（Mucoromycotina）、Basidiobolales（目）、蛙粪霉科（Basidiobolaceae）。在 Ainsworth（1973）分类系统中，它属接合菌亚门（Zygomycetes）、接合菌纲（Zygomycota）、虫霉目（Entomophthorales）、虫霉科（Entomophthoraceae）。临床上分离的蛙粪霉主要有 3 种：林蛙粪霉（*B. ranarum*）、裂孢蛙粪霉（*B. meristosporus*）和固孢蛙粪霉（*B. haptosporus*），近年来基于分子生物学的研究表明，所有感染人类的该病原菌均属于林蛙粪霉。

2. 形态学基本特征与培养特性　蛙粪霉菌丝呈单个或成簇，直径约 8μm，菌丝可分枝。分隔规则，菌丝周围可绕有亮的放射状颗粒性嗜伊红物质，呈双折光性，易确认，其壁较薄，2～6μm 厚（彩图 75 - 1 A）。

该菌在不含放线菌酮的沙堡培养基，25℃或37℃培养48h，菌落初呈白色、光滑黏着性，渐见沟纹或皱褶，表面可有短的白色气生菌丝和分生孢子，后渐变成棕褐色。菌落边缘有羽毛菌丝深入培养基中（彩图 75 - 1 B）。镜检培养物的涂片可见有性的接合孢子和无性分生孢子，其中 2 个相邻菌丝形成龟咀，通过质配、核配，形成圆形、厚壁、20～50μm 直径的接合孢子，无性者则呈子囊孢子，直径约 20～45μm，单核胞性，由菌丝末端膨大而成，有时可再分裂，有如孢子囊，继续栖身于两栖或爬行动物肠内繁殖，条件欠佳时形成单壁孢子。

3. 理化特性　蛙粪霉不耐低温，保存在 0～4℃下 2h 即死亡。

（二）流行病学

1. 传染来源　蛙粪霉普遍存在于土壤、腐烂植物及许多爬行和两栖类动物如青蛙、蟾蜍、壁虎和蜥蜴的胃肠道。昆虫体内尚未分离出此菌，但孢子有时可附于昆虫体表，成为传播媒介。

2. 传播途径　皮肤外伤或虫咬可能是发病诱因。人可以通过接触带菌的土壤、蛙粪、树叶等，或被虫咬而感染。该病原在组织内通过直接蔓延或淋巴传播。动物传染给人或人与人直接传染尚无报道。

3. 易感动物

（1）自然宿主　此菌普遍存在于腐烂植物及许多爬行和两栖类、鱼类动物胃肠道。昆虫体内尚未分离出此菌，但孢子有时可附于昆虫体表，成为传播媒介。动物中发现马、犬可被感染。

（2）实验动物　乳鼠感染蛙粪霉可以造成损伤。

4. 流行特征 本病呈世界范围分布，但主要流行于热带和亚热带地区，包括非洲、亚洲、美国和拉丁美洲。其中非洲报道为数最多，主要在非洲东部和非洲西部的尼日利亚。蛙粪霉在环境中无处不在，但患病率很低。多发于儿童和青少年，少发于成年人。有报道指出大约 90% 的病人年龄不超过 20 岁，最小的病人为 1 岁，最老的为 60 岁。一般男性发病率高于女性。动物感染的病例很少。患者或患畜发病前有与昆虫、蟾蜍等接触史。

5. 发生与分布 早在 1886 年就有学者首次从蛙体内分离到蛙粪霉。1956 年由印度尼西亚报道首例蛙粪霉病，其后美国、乌干达、印度、非洲、巴西等地陆续又有报道。

一般情况下，蛙粪霉引起皮下组织感染。此外，也可以引起胃肠道感染和内脏感染，但病例少见。1980 年巴西首次报道一个 4 岁的男性儿童感染胃肠道蛙粪霉病，直至 2001 年，Khan 等的报道总结仅有 15 例人类感染胃肠道蛙粪霉病的病例。而目前已报道的内脏蛙粪霉病的病例也较少，主要发生在男性，且大部分内脏蛙粪霉病人来自巴西和美国。我国于 1972 年报道两例蛙粪霉病，至今病例也不多见。

动物感染蛙粪霉病的报道很少，仅报道过马和犬感染蛙粪霉病。马蛙粪霉病的发生没有季节偏好，一年四季均可发生，也没有种属、年龄和性别差异，多发于热带地区。发生该病的马多与土壤有过接触。

(三) 对动物与人的致病性

1. 对动物的致病性 马感染蛙粪霉后可出现皮下肉芽肿，有的可造成胃肠道和上呼吸道损伤，重者导致死亡。犬感染一般表现为体表轻度苍白，或出现肉芽肿块，在继发细菌感染后出现其他症状。人们常能在患有内脏真菌病的鱼类中分离培养出该菌。

乳鼠通过静脉接种蛙粪霉，会出现共济失调、脑软化、脑膜炎、充血和中枢神经系统组织出现肉芽肿。

2. 对人的致病性 本病好发于四肢，特别是臀部、腹股沟部和下肢，极少发生在颈、胸、背。损害一般向皮下组织扩散，可造成毁容，但损害表面的皮肤完整，深部肌肉骨骼和关节等组织很少受累。

一般情况下，表现为单发、无痛性、边界清楚的坚硬性皮下肿块。发病初期为皮下结节，彼此融合成斑块，中央稍高，或半球状，斑块外围可产生新的结节，不红不痛，不破溃，随皮下结节部分逐渐增大，皮下结节很坚硬，边界清楚局限，手触摸可活动，表面皮肤萎缩，无色或有色素沉着（彩图 75 - 2）。结节可肿大，累及肩臂、前胸、面、颈、腿、臀部，有的可累及内脏，如肝、肠或肌肉等，累及脏器排序先后为结肠（彩图 75 - 3）、直肠、胃、十二指肠、肝、胰腺和肾脏，但很少引起播散性感染。

有的患者可有发热，白细胞常高达 $2.9 \times 10^9/L$，嗜酸性粒细胞可达 $0.3 \times 10^9/L$。有的病例还有局部脓肿形成，可造成淋巴回流障碍形成象皮肿。有的胃肠蛙粪霉病感染可引起呕吐、食欲不振、体重减轻和腹痛等，严重损伤时可以导致死亡。

(四) 诊断

根据典型的临床表现，组织病理学变化，真菌培养结果可以诊断，但要注意与其他病的鉴别诊断。

1. 临床诊断 人蛙粪霉病典型的临床症状：儿童或青壮年四肢近端，特别是大腿或臀部有不红、不痛、不破的坚硬性皮下肿块。极少数发生在面颈部或躯干。

动物蛙粪霉病的临床症状：可见皮下肉芽肿，确诊有待实验室诊断。

2. 实验室诊断

（1）真菌诊断 直接镜检和培养出阳性真菌。要注意与其他真菌，特别是与耳霉进行鉴别，蛙粪霉通过有接合管喙的接合孢子与耳霉区别，它的弹射小孢子囊一旦释放，在其基部保留孢囊梗壁尖端部分残留物。在小孢子囊弹射时，孢囊梗由于内部充满压力而破裂，导致其壁撕离。

（2）组织病理诊断 皮下组织显示嗜酸性肉芽肿；可见单根、粗短、薄壁菌丝；菌丝外围栅状嗜伊红样物质或称 splendore-hoeppli 现象。

(五) 防制措施

1. 动物的防制措施

（1）预防 预防动物蛙粪霉病，主要应从外环境着手。该病临床上与接合菌病相似，但不同之处在于发生蛙粪霉病的动物，体侧皮肤与土壤有过接触。应该减少动物与土壤和含有病原体动物的接触。

（2）治疗　发病动物多以皮肤和皮下组织感染为主，形成肉芽肿。对已发生该病的动物，进行外科手术切除肿块是有效治疗该病的一种方法，但不能保证100％的治愈率。如果能结合抗真菌药治疗效果更佳。此外，疫苗接种也可能是防治该病的一个有效手段。

2. 人的防制措施

（1）预防　人类预防蛙粪霉病关键是保护皮肤，避免损伤，讲究卫生，不接触污物。

（2）治疗　本病预后较佳，致死者不多。可采取以下治疗方法：

1）药物治疗　碘化钾、酮康唑、伊曲康唑、两性霉素B、磺胺类等药物均可以用于治疗本病。其中，碘化钾是首选的治疗药物，配制饱和溶液，连续用药6～12个月，初始剂量可少点，如果人体能够耐受可逐渐增加剂量；酮康唑和伊曲康唑可以通用，适用于对碘剂反应不好的患者，都是需长期用药直至伤好才能停药。

2）手术切除　只能暂时缓解，一般应在服药控制感染后进行，效果不肯定。

（六）公共卫生影响

真菌的种类繁多、分布广泛，蛙粪霉仅是万千之一，其在热带和亚热带地区分布广泛。蛙粪霉是一种条件性致病菌，能感染人与动物，发病率较低。多注意卫生防护和避免皮肤损伤就可以积极预防该病的发生。

（胡鸿惠　遇秀玲）

◆ **我国已颁布的相关标准**

SN/T 1764—2006　出入境口岸霉菌感染监测规程

◆ **参考文献**

王瑞礼．2005．医学真菌学——实验室检验指南［M］．北京：人民卫生出版社．

郑岳臣，Glenn. S Bulmer．2005．医学真菌学［M］．上海：上海科学技术出版社．

Ba D. Nguyen et al. 2000. CT Features of Basidiobolomycosis with Gastrointestinal and Urinary Involvement. AJR Am J Roentgenol. , 174 (3)：878-879.

Greene Craig E, Brockus Charles W, et al. 2002. Infection with Basidiobolus ranarum in two dogs. J Am Vet Med Assoc. , 221 (issue 4)：500, 528-532.

Hussein MR, Musalam AO, Assiry MH, et al. 2007. Histological and ultrastructural features of gastrointestinal basidiobolomycosis. Mycol Res. , 111 (Pt 8)：926-930.

Mathew R, Kumaravel S, Kuruvilla S, et al. 2005. Successful treatment of extensive basidiobolomycosis with oral itraconazole in a child. Int J Dermatol. , 44 (7)：572-575.

Miller RI, Campbell RS. 1982. Clinical observations on equine phycomycosis. Aust Vet J. , 58 (6)：221-226.

Singh R, Xess I, Ramavat AS, et al. 2008. Basidiobolomycosis：a rare case report. Indian J Med Microbiol. , 26 (3)：265-267.

van den Berk GE, Noorduyn LA, van Ketel RJ, et al. 2006. A fatal pseudo-tumour：disseminated basidiobolomycosis. BMC Infect Dis. , 15；6：140.

第七十六章 多科真菌所致疾病

第一节 链格孢属等57个属真菌所致疾病

暗色丝孢霉病

暗色丝孢霉病（Phaeohyphomycosis）是一大组暗色条件致病性真菌引起的皮肤、角膜、皮下组织或系统性感染的疾病。引发该病的这类暗色真菌不同于皮肤着色芽生菌病（Chromoblastomycosis）的病原菌，其特征性表现为在组织中形成有隔菌丝相，有时见有发芽或不发芽的酵母样细胞，培养物中或多数病例组织中生长的真菌细胞壁中有色素形成。

（一）病原

1. 分类地位 暗色丝孢霉病的病原菌是一大组真菌。目前已报道有57个属、104种真菌引起此病，常见致病菌有离蠕孢、链格孢（彩图76-1）、德氏孢、明脐孢（彩图76-2）、皮炎万氏孢、甄氏外瓶霉（彩图76-3）、沙门外瓶霉（彩图76-4）、棘状外瓶霉、匍根瓶霉、烂木瓶霉、班替支孢霉（彩图76-5、彩图76-6）、弯孢霉、特性双极霉（彩图76-7）、短梗霉、毛壳菌等。按照《真菌字典》第十版（2008），该病病原菌分类较为复杂，如链格孢属（*Alternaria*）、双极霉属（*Bipolaris*）、明脐孢属（*Exserohilum*）、弯孢霉属（*Curvularia*）在分类上均属子囊菌门（Ascomycota）、盘菌亚门（Pezizomycotina）、座囊菌纲（Dothideomycetes）、Pleosporomycetidae（亚纲）、格孢菌目（Pleosporales）、格孢菌科（Pleosporaceae）；外瓶孢属（*Exophiala*）在分类上属子囊菌门（Ascomycota）、盘菌亚门（Pezizomycotina）、散囊菌纲（Eurotiomycetes）、刺盾炱亚纲（Chaetothyriomycetidae）、刺盾炱目（Chaetothyriales）、Herpotrichiellaceae（科）；毛壳属（*Chaetomium*）在分类上属子囊菌门（Ascomycota）、盘菌亚门（Pezizomycotina）、粪壳菌纲（Sordariomycetes）、粪壳菌亚纲（Sordariomycetidae）、粪壳菌目（Sordariales）、毛壳菌科（Chaetomiaceae）。在Ainsworth（1973）分类系统中，这些致病性暗色真菌绝大多数属于半知菌亚门（Deuteromycotina）、丝孢纲（Hyphomycetes）、丝孢目（Hyphomycetales）、暗色孢科（Dematiaceae）。

2. 形态学基本特征与培养特性 镜检病例皮下囊肿或慢性肉芽肿囊内的渗出物和黑色颗粒状物质，多数可见分隔的、黑色或棕色菌丝，直径为 $1.5\sim3\mu m$，偶尔可见分支，并可见芽生酵母样孢子。真菌细胞为圆形，壁较厚，直径在 $15\sim30\mu m$。有些真菌存在于巨噬细胞中。

暗色丝孢菌病的所有病原菌在35℃或室温下，在沙堡或抗生素沙堡琼脂上均可很好生长。取病料接种于沙氏琼脂斜面上，$25\sim30$℃下培养4周，大多数致病真菌经过$1\sim2$周均可形成可见菌落，菌落直径约为1cm，呈紧密的绒毛样或酵母样，呈灰色、暗绿色、暗棕色或黑色，某些菌落扁平如天鹅绒样。显微镜下其细胞呈淡褐至深褐色，可见长绳状、坚实、分隔的暗色丝菌。

（二）流行病学

1. 传染来源 暗色真菌种类繁多，在自然界分布极为广泛，主要寄生于杉木、枯草等腐败植物及土壤中，这些菌是造成植物腐烂的主要原因。人和动物多由于外伤接触或吸入病菌而感染。

2. 传播途径 本病主要通过与病原接触而感染。人和动物受伤后接触到病原体易感染此病，有免疫缺陷的人更易感染。通常在堆积腐烂植物的地方和土壤中接触到病原菌的机会更大。

3. 易感动物 本病主要感染人类和低等动物。人类患者中以青年工人、农民较多，男多于女，感染病人常有外伤史；鱼类，比如虹鳟鱼、罗非鱼、鲶鱼，以及鲑和龟等水生动物匀可感染该病；此外猫、马和犬等动物也可感染。

4. 流行特征 该病的病原菌腐生于土壤中，又是植物的病原菌。它们遍布全世界的任何土壤和各种植物中，是造成植物腐烂的主要原因。生活在这种环境中的人们会更多地暴露于该病菌中，皮肤受到外伤时这些真菌随污染物进入体内而致病。患者对皮损往往不大重视，多在损害出现数月或数年后才去就诊。大约有 10%～30% 的病人记起在感染部位有异物刺伤的经过，多为植物刺伤。有报道表明 86% 的皮肤及皮下组织暗色丝孢霉病患者的发病年龄在 30 岁以上，其中 60% 为男性。目前，尚无人与人之间或人与动物之间直接接触传染的报道。

5. 发生与分布 对人和动物而言，本病均是世界范围性疾病。

人皮肤、皮下组织及角膜的暗色真菌感染主要存在于热带和亚热带地区，但也可在温带地区流行。我国吉林、辽宁、河北、河南、陕西、山东、安徽、江苏、江西、广东、广西及北京、上海等省、自治区、直辖市均有散发或流行。此病多见于成人，半数患者有免疫障碍。此外，中心静脉导管的使用、器官移植、激素或免疫抑制剂的使用、罹患结缔组织病或自身免疫病（类风湿关节炎、系统性红斑狼疮、皮肌炎、天疱疮）、吸毒、糖尿病、肺包虫病是引发暗色丝孢霉病的风险因素。

动物发生该病的报道并不多见。1975 年 Muller 报道猫感染德氏霉引发暗色丝孢霉病，随后 Mariani、McKay、Kettlewell、Knights、Beccati 等又报道猫感染甄氏外瓶霉、腐质霉、葡柄霉、分支孢子菌、香甜小丛梗孢、棘状外瓶霉、皮肤链格孢等引起暗色丝孢霉病，但不多见；犬发生该病的报道相对较少，Herráez、Sutton、Lomax 等曾报道感染倒卵单胞瓶霉、弯孢霉、班替木丝霉等而发生该病，大多会引起脑部损伤，出现神经症状；西班牙等国 Cabañes 和 Schumacher 报道马感染链格孢发生该病的例子，多引起结节性皮肤损伤；鱼、龟等水生动物发生暗色丝孢霉病也有报道，易出现损伤、水疱和脓肿现象。

（三）对动物与人的致病性

暗色丝孢霉病是由一大组暗色真菌引起的人类和动物感染，其特征是该菌菌丝侵入皮肤及皮下组织导致出现肉芽肿性病变。

1. 对动物的致病性

（1）水生动物 鱼、鲑和龟等水生动物均可感染暗色丝孢霉病。暗色真菌感染可引起水生动物表面损伤、出现水疱和脓肿等，同时肾和其他内脏均有菌丝侵入。

（2）猫 目前，猫发生暗色丝孢霉病的报道相对其他动物多。感染的暗色真菌种类较多，可引起猫的病变更复杂些，可以发生在全身各部位，比如腹腔、胸腔、尾部、足部、鼻腔、鼻部皮肤、脑等。本病引起慢性皮下组织真菌病，在患病部位出现环状的、结节状的肉芽肿病变，有的感染鼻部和鼻腔导致呼吸受阻，更有甚者导致动物脑组织受损而引起发热或引发神经症状。

（3）犬 犬发生暗色丝孢霉病，对大脑和脑脊髓的损伤较为严重。血象可能会出现持续性白细胞减少、淋巴细胞减少、血小板减少等。有病例报道某 8 岁母犬感染暗色丝孢霉病，出现慢性颈背部疼痛、急性转圈、感觉过敏和持续性狂吠等症状。

（4）其他动物 马感染暗色丝孢霉病的症状较为缓和，出现结节性皮肤病可能性较大。小鼠作为实验动物，接种病菌后可以复制出该病。

2. 对人的致病性 根据致病性暗色真菌侵犯部位的不同，可将人暗色丝孢霉病分为 5 种临床类型：浅表型暗色丝孢霉病、暗色真菌性角膜炎、皮肤和皮下组织暗色丝孢霉病、暗色丝孢霉所致的甲真菌病、系统性暗色丝孢霉病。

（1）浅表型暗色丝孢霉病 表现为浅溃疡、淤斑、褐黑色斑或疣状增生，自觉微痒或轻度胀痛，有的可无自觉症状。

（2）暗色真菌性角膜炎　表现角膜有菌苔或溃疡，患者自觉畏光、流泪、视力障碍。

（3）皮肤和皮下组织暗色丝孢霉病　这种病是最为常见的，可由多种暗色真菌引起，主要致病菌为外瓶霉和瓶霉。表现为发病者有孤立、深在的皮下或肌肉的脓疡或囊肿，皮损可大可小，例如链格孢（彩图 76-8、彩图 76-9）、甄氏外瓶霉（彩图 76-10）、班替支孢霉（彩图 76-11 至彩图 76-13）以及弯孢霉（彩图 76-14）等引起的皮肤病变。常累及皮肤，损伤部位呈褐红色或灰黑色，扪之有浸润感，表面粗糙，一般不破溃，活检时可见皮下组织稀薄脓液，囊肿内有渗出液，若治疗时囊肿壁切除不全，留有窦道，可长期不愈。

（4）暗色丝孢霉所致的甲真菌病　表现为甲板粗糙不平呈暗褐色或棕黑色，并可有残缺。

（5）系统性暗色丝孢霉病　损害可发生在全身各个器官而出现相应的症状。多由外伤接种所致或由原发感染灶播散而来，可累及鼻腔、咽部、副鼻窦、肺部、骨髓及中枢神经系统，常表现为化脓性肉芽肿性炎症，可导致组织坏死，严重时可发生真菌败血症导致病人死亡。

（四）诊断

本病诊断主要靠临床、真菌培养及组织病理检查进行诊断，也可用血清学和分子生物学辅助诊断。

1. 临床诊断　暗色真菌主要感染皮肤及皮下组织等出现皮下囊肿。这种临床病例常表现为单个、坚硬、分散、界限清楚的皮下结节，几乎不伴有痛痒，早期极似皮下异物，在许多病例中皮损可以扩散成疣状类似着色真菌病。而该病原菌感染其他组织的情况相对较少，感染后也主要出现肉芽肿。要确诊则有待进行实验室诊断。

2. 实验室诊断　引起本病的菌种种类较多，鉴定费时、费事，需反复观察，并做多种试验。

（1）病原学诊断　一可取分泌物、脓液等直接镜检，常能找到棕色菌丝或棕色酵母样细胞，可作出诊断。二可做真菌培养，并鉴定出致病菌种。

（2）病理学诊断　病变处的 HE 染色切片中可查看到多数分隔黑色或棕色壁的菌丝，直径 $1.5\sim$ $3\mu m$，偶尔可见分枝或酵母样芽生孢子，菌丝周围有炎性细胞或多核巨细胞浸润，未见厚壁孢子。

（3）血清学和分子生物学诊断　可以适时采用。进行血清外抗原试验可鉴定菌种；用随机扩增多态性 DNA 标记-PCR 方法可鉴定种间和种内差别；用限制性片段长度多态性分析（RFLP）进行种间、种内分型；此外，可设计有关引物或探针，进行 rDNA 测序进行早期诊断。

（五）防制措施

1. 动物的防制措施　哺乳动物暗色丝孢霉病的防治，控制和消灭传染源是不太现实的，防治的关键在于尽可能少让动物接触腐生植物和有腐生植物的土壤。一旦确定发生本病，应及时对动物的伤口实施清创术和采用抗生素治疗，可选用伊曲康唑、酮康唑、泊沙康唑等药物。对于结节性病变可以直接采用外科手术进行切除，如果伤口严重则应该先进行抗生素治疗，控制疾病的发展后再实施手术治疗。

对水生动物发生暗色丝孢霉病，应及早发现问题，最有效的方法就是更换水生动物生长的水环境，特别是饲养的水生动物；此外，也可在水中投放抗菌药物。

2. 人的防制措施　人感染暗色丝孢霉病的数量越来越多，临床表现多种多样，危害最重要的中枢神经系统暗色丝孢霉病可危及患者生命。而大多数暗色真菌对抗真菌药物不敏感，疗效欠理想，需要长期、大量服药。基于以上特点，应该采取综合防治措施。

（1）手术治疗　对局部暗色丝孢霉病最好的方法就是外科切除。疾病早期将小块皮损可完整切除，切记不可留下卫星病灶，否则易扩散，对大面积者则切除效果不佳，应当先用抗真菌药物控制其扩散，再作大范围切除。

（2）药物治疗　虽然一些暗色真菌对抗真菌药不敏感，但也必须适时使用。比如伊曲康唑、氟康唑、两性霉素 B、5-氟胞嘧啶等药物可用于治疗暗色丝孢霉病。其中以伊曲康唑的疗效最佳。考虑某些药物的肝毒性作用，可以联合应用药物，一来减少机体的耐药性，二则减轻副作用。此外，目前研发的新的唑类药物，如萨普康唑、活力康唑等也可能成为治疗药物。

特别应注意提高患者机体免疫力，可考虑合并应用粒细胞巨噬细胞集落刺激因子（GM-CSF）、粒细胞集落刺激因子（G-CSF）、巨噬细胞刺激因子（M-CSF）等免疫调节剂。

（六）公共卫生影响

暗色真菌感染对人类健康危害大，严重者可以导致死亡。近年来，其发病率逐渐增高，人们对该病的重视程度也日渐增加。

由于暗色真菌种类繁多，主要存在于腐败植物及土壤，不论人还是动物，感染该病大多与外伤有关，很多患者和患畜曾有过植物刺伤史。因此，减少和避免与病原及腐败植物的接触是预防该病的关键。到目前为止，本病无人与人，人与动物之间的传播病例报道，且感染的人很多是有免疫缺陷的，不会产生严重的公共卫生影响。

（胡鸿惠 遇秀玲）

◆ 我国已颁布的相关标准

SN/T 1764—2006 出入境口岸霉菌感染监测规程

◆ 参考文献

孙鹤龄. 1987. 医学真菌鉴定初编 [M]. 北京：科学出版社：221-263.

王高松. 1986. 临床真菌病学 [M]. 上海：复旦大学出版社：179-185.

王瑞礼. 2005. 医学真菌学——实验室检验指南 [M]. 北京：人民卫生出版社.

郑岳臣，Glenn. S Bulmer. 2005. 医学真菌学 [M]. 上海：上海科学技术出版社.

Abramo F，Bastelli F，Nardoni S，et al. 2002. Feline cutaneous phaeohyphomycosis due to Cladophyalophora bantiana. J Feline Med Surg.，4（3）：157-163.

Beccati M，Vercelli A，Peano A，et al. 2005. Phaeohyphomycosis by Phialophora verrucosa：first European case in a cat. Vet Rec.，157（3）：93-94.

Faisal M，Elsayed E，Fitzgerald SD，et al. 2007. Outbreaks of phaeohyphomycosis in the chinook salmon (Oncorhynchus tshawytscha) caused by Phoma herbarum. Mycopathologia.，163（1）：41-48.

Herráez P，Rees C，Dunstan R. 2001. Invasive phaeohyphomycosis caused by Curvularia species in a dog. Vet Pathol.，38（4）：456-459.

Knights CB，Lee K，Rycroft AN，et al. 2008. Phaeohyphomycosis caused by Ulocladium species in a cat. Vet Rec.，162（13）：415-416.

Mariani CL，Platt SR，Scase TJ，et al. 2002. Cerebral phaeohyphomycosis caused by Cladosporium spp. in two domestic shorthair cats. J Am Anim Hosp Assoc.，38（3）：225-230.

McKay JS，Cox CL，Foster AP. 2001. Cutaneous alternariosis in a cat. J Small Anim Pract.，42（2）：75-78.

Revankar SG. Phaeohyphomycosis. 2006. Infect Dis Clin North Am.，20（3）：609-620.

Sutton DA，Wickes BL，Thompson EH，et al. 2008. Pulmonary Phialemonium curvatum phaeohyphomycosis in a Standard Poodle dog. Med Mycol.，46（4）：355-359.

第二节 鬼伞菌属、裂褶菌属、黑粉菌属、线黑粉菌属真菌所致疾病

担 子 菌 病

担子菌病（Basidiomycosis）系由担子菌门中的一些真菌引起的感染。尽管在自然界中广泛存在，但引起人类疾病罕见，吸入孢子引起过敏反应则非常常见。

（一）病原

1. 分类地位 担子菌门（Basidiomycota）是真菌界中最高等的一门，包括约900属、25 000种。担子菌病最主要的病原菌是新型线黑粉菌（*Filobasidiella neoformans*）和裂褶菌（*Schizophyllum* *commune*），鬼伞菌属（*Coprinus*）的晶粒鬼伞菌（*C. micaceous*）、灰盖鬼伞菌（*C. cinereus*）和黑粉菌属（*Ustilago*）的玉米黑粉菌（*U. zeae* 或 *U. maydis*）也有报道。

按照《真菌字典》第十版（2008），线黑粉菌属（*Filobasidiella*）在分类上属担子菌门（Basidiomycota）、伞菌亚门（Agaricomycotina）、银耳纲（Tremellomycetes）、银耳目（Tremellales）、银耳科（Tremellaceae）；裂褶菌属（*Schizophyllum*）在分类上属担子菌门（Basidiomycota）、伞菌亚门（Agaricomycotina）、伞菌亚纲（Agaricomycetidae）、伞菌目（Agaricales）、裂褶菌科（Schizophyllaceae）；鬼伞菌属（*Coprinus*）在分类上属担子菌门（Basidiomycota）、伞菌亚门（Agaricomycotina）、伞菌亚纲（Agaricomycetidae）、伞菌目（Agaricales）、伞菌科（Agaricaceae）；黑粉菌属（*Ustilago*）在分类上属担子菌门（Basidiomycota）、黑粉菌亚门（Ustilaginomycotina）、黑粉菌纲（Ustilaginomycetes）、黑粉菌亚纲（Ustilaginomycetidae）、黑粉菌目（Ustilaginales）、黑粉菌科（Ustilaginaceae）。而在 Ainsworth（1973）分类系统中，线黑粉菌属（*Filobasidiella*）在分类上属黑粉菌目（Ustilaginales）、线黑粉菌科（Filobasidiaceae）。

2. 形态学基本特征与培养特性 担子菌纲真菌经苏木精-伊红染色和乌洛托品银染镜检可见分隔、分支、透明菌丝，菌丝发达，有横隔。菌丝体有一个明显的特征：每个细胞都含有两个细胞核，同时在双核细胞形成的过程发生特殊的锁状联合。例如，裂褶菌在沙氏或马铃薯葡萄糖琼脂培养基上，30～37℃培养生长良好，菌落呈白色棉花样，中央隆起，3周后菌落周围出现白色扇形、皮革状的担子菌子实体，裂开菌褶。菌丝 1.5～6μm，在每个分隔处产生闭锁联合，42℃培养不生长。该菌特征表现为菌丝表面常有薄、短、平头的结节并球形分泌。担孢子长圆形，泪滴状，类水母体变异体产生。该菌在含放射菌酮的培养基上不生长。

（二）流行病学

担子菌纲的真菌广泛分布于自然界中，其中许多可供食用或药用，如木耳、银耳、灵芝、茯苓、虫草、马勃、蘑菇等，有的可诱发植物病害，也有少数有毒蕈，人、畜误食可中毒，有些孢子作为抗原可引起人、畜的过敏性疾病。多数担子菌是植物致病菌，其他的是菌根真菌或腐生菌。寄生于植物可引起严重病害，寄生于林木引起林木腐烂，造成严重损失。

裂褶菌广布于世界各地，特别是在热带、亚热带杂木林下常可找到它的踪迹。20 世纪 50 年代文献首次出现 3 例人类感染裂褶菌，分别从人类指甲、脑脊液和痰中分离得到。然而，此 3 例病例并未证实裂褶菌是病原体。1973 年 Restrepo 等首次确诊裂褶菌作为病原体感染的病例，该菌分离于 4 月龄女婴的腭部。裂褶菌还可以致人类肺部、鼻旁窦感染。肺组织肉芽肿损伤播散导致脑脓肿的病例很少发生。有时也发生于包括艾滋病病人在内的免疫受损患者。至今，全世界已报道 30 多例人类感染裂褶菌。

（三）对动物与人的致病性

1. 对动物的致病性 裂褶菌可感染犬，引起犬骨髓炎。X线显示非典型性骨吸收的成骨作用。菌丝体通过腐烂朽木刺伤入侵机体，随后经渗透进入循环系统达到骨髓。2002 年 Rui Kano 等报道犬颈部腹侧面皮下结节，经分离鉴定系由裂褶菌引起。

2. 对人的致病性 裂褶菌感染人类，文献报道主要病例有：过敏性支气管肺疾病、支气管黏液嵌塞、慢性嗜酸性肺炎、肺脏曲霉肿、硬腭溃疡性损伤、慢性（鼻）窦炎和指甲感染。有时感染肺部会播散到脑。肺部疾病常表现咳嗽、喘鸣、呼吸困难和发热。

1954 年 Emmons 从患支气管扩张病人痰中分离出晶粒鬼伞，但未见到侵染组织。1971 年 Speller 和 MacIver 报道 1 例由灰盖鬼伞引起的人类系统性担子菌病。

玉米黑粉菌可引起人皮损或脑损害。Moore 等报道 1 例由黑粉菌属真菌引起的人类脑膜炎，损害处看到类似玉米黑粉菌的发芽菌丝和小棘状孢子。

（四）诊断

诊断主要依据在组织中找到病原菌，并经培养证实。

1. 临床诊断 因不同部位感染临床诊断不同。肺部疾病常表现咳嗽、喘鸣、呼吸困难和发热。组织呈现急性、亚急性或慢性炎症反应。

2. 实验室诊断

（1）病原学检查

1）直接镜检 可见分隔、分支菌丝。

2）培养 经特殊培养基培养显示特征性培养特性。裂褶菌在沙氏或马铃薯葡萄糖琼脂培养基上30～37℃培养生长良好，菌落呈白色棉花样，中央隆起，3 周后菌落周围出现白色扇形、皮革状的担子菌子实体，裂开菌褶。

（2）分子生物学鉴定 根据核糖体 DNA 的 ITS 区域和 D1/D2 区域设计引物，使用 PCR 技术和提取真菌 DNA 测序的方法，可以快速有效确诊裂褶菌感染。

（五）防制措施

裂褶菌引起的鼻窦炎或侵入性疾病可以选择手术切除或扩创术配合抗真菌药物治疗，但抗真菌药物的选用、剂量和持续时间仍不清楚。目前，尚不清楚最佳的治疗方法。

（六）公共卫生影响

担子菌纲真菌的种类繁多、分布广泛，其中许多可供食用或药用，有的可诱发植物病害，也有少数有毒蕈，人和动物误食可中毒，有些孢子作为抗原可引起人和动物的过敏性疾病。多数担子菌寄生于植物，可引起严重病害，寄生于林木引起林木腐烂，造成严重损失。

（韩伟 遇秀玲）

◆ **参考文献**

汪昭贤．2004 兽医真菌学［M］．杨凌：西北农林科技大学出版社．

王端礼．2005．医学真菌学——实验室检验指南［M］．北京：人民卫生出版社．

Buzina W，Lang-Loidolt D，Braun H，et al. 2001. Development of Molecular Methods for Identification of Schizophyllum commune from Clinical Samples. J Clin Microbiol.，39（7）：2391-2396.

Kano R，Oomae S，Nakano Y，et al. 2002. First Report on Schizophyllum commune from a Dog. J Clin Microbiol.，40（9）：3535-3537.

Restrepo A，Greer DL，Robledo M，et al. 1973. Ulceration of the palate caused by a basidiomycete Schizophyllum commune. Sabouraudia.，11（3）：201-204.

Rihs JD，Padhye AA，Good CB. 1996 . Brain abscess caused by Schizophyllum commune：an emerging basidiomycete pathogen. J Clin Microbiol.，34（7）：1628-1632.

Tanaka H，Takizawa K，Baba O，et al. 2008. Basidiomycosis：Schizophyllum commune osteomyelitis in a dog. J Vet Med Sci.，70（11）：1257-1259.

第三节　犁头霉属、毛霉属、根霉属、根毛霉属、小克银汉霉属、被孢霉属真菌所致疾病

毛　霉　菌　病

毛霉菌病（Mucormycosis）又称藻菌病（Phycomycosis）或接合菌病（Zygomycosis），是由藻菌类病原真菌引起人和动物急性坏死性感染，特征性病变是沿血管、淋巴管和周围组织、器官形成结节和肉芽肿，其发生过程类似结核病。亦可引起皮下组织的慢性感染。

（一）病原

由于毛霉菌是大家所熟知的真菌，故由该菌引起的病习惯上称之为毛霉菌病。但是毛霉菌病原不仅仅是毛霉菌，按照《真菌字典》第十版（2008），该病病原涉及毛霉亚门的 3 个目、4 个科、7 个属、22 个种的真菌，具体分类地位如下：犁头霉属（*Absidia*）、毛霉属（*Mucor*）、根霉属（*Rhizopus*）、根毛霉属（*Rhizomucor*）均属接合菌门（Zygomycota）、毛霉亚门（Mucoromycotina）、毛霉目（Mucorales)、毛霉科（Mucoraceae）；小克银汉霉属（*Cunninghamella*）在分类上属接合菌门（Zygomycota）、毛霉亚门（Mucoromycotina）、毛霉目（Mucorales）、小克银汉霉科（Cunninghamellaceae）；被孢霉属（*Mortierella*）在分类上属接合菌门（Zygomycota）、毛霉亚门（Mucoromycotina）、被孢霉目（Mortierellales）、被孢霉科（Mortierellaceae）；蛙粪霉属（*Basidiobolus*）在分类上属接合菌门（Zygomycota）、毛霉亚门（Mucoromycotina）、Basidiobolales（目）、蛙粪霉科（Basidiobolaceae）。按照 Ainsworth（1973）分类系统，毛霉科、小克银汉霉科和被孢霉科同属接合菌亚门（Zygomycotina）、接合菌纲（Zygomycetes）、毛霉目（Mucorales），蛙粪霉科在分类上属接合菌亚门（Zygomycetes）、接合菌纲（Zygomycota）、虫霉目（Entomophthorales）、虫霉科（Entomophthoraceae）。因其病原同属藻菌纲，因此又称藻菌病。另外，由于藻菌纲的真菌其有性生殖都能形成接合孢子，所以毛霉菌病又称接合菌病。

1. 分类地位

（1）毛霉科（Mucoraceae）　该科有 4 个属、17 个种，属于毛霉菌病的致病种。

1）犁头霉属（Absidia）　有伞枝犁头霉（*A. corymbifera*）、分枝犁头霉（*A. ramosa*）。

2）毛霉属（Mucor）　有高大毛霉（*M. mucedo*）、总状毛霉（*M. racemosus*）、刺囊毛霉（*M. spinosus*）、爪哇毛霉（*M. javanicus*）、多分支毛霉（*M. ramasissimus*）和丛生毛霉（*M. corymbifer*）。

3）根霉属（Rhizopus）　有匍枝根霉（*R. stolonifer*）、小孢根霉（*R. microsporus*）、少根根霉（*R. arrhizus*）、米根霉（*R. oryzae*）和足样根霉（*R. rhizopodiformis*）。

4）根毛霉属（Rhizomucor）　有微小根毛霉（*R. pusillus*）、多变根毛霉（*R. variablis*）、奈尼塔尔根毛霉（*R. nainitalansis*）和肿梗根毛霉（*R. tauricus*）。该属中的微小根毛霉原名微小霉，系毛霉属的一个种，后因偶见假根，且类似菌不仅这一种，故改定为根毛霉属（Rhizomucor）新属。

（2）孢霉科（Mortierellaceae）　该科仅被孢霉属（Mortierella），致病种为小被孢霉（*M. minutissima*）和拉曼被孢霉（*M. ramanniana*）。

（3）小克银汉霉科（Cunninghamellaceae）　该科仅小克银汉霉属（Cunninghamella），致病种为雅致小克银汉霉（*C. elegans*）和刺孢小克银汉霉（*C. echinualta*）。

（4）蛙粪霉科（Basidiobolaceae）　该科仅蛙粪霉属（Basidiobolus），致病种为固孢蛙粪霉（*B. haptosporus*）。

以上列举的 22 种人和动物毛霉菌病的病原，其中最常见的是微小根毛霉、总状毛霉、足样根霉、伞枝犁头霉。

2. 形态学基本特征与培养特性

（1）犁头霉属（Absidia）

1）属的特征　菌落生长迅速，弥漫，菌丝呈羊毛状，初为白色、灰白色、淡蓝色、青褐色或其他各种颜色，成熟后转暗色。本属颇似根霉，但往往色淡，且较细致。匍匐菌丝呈弧形弯曲，与基质平行作跳跃式的蔓延，与基质接触时生假根；孢囊梗从假根间的匍匐菌丝生出，孢囊梗大多 2～5 个成簇，很少单生，呈轮状，伞形花状或不规则分枝。孢子囊与中轴基结合呈梨形或卵形，壁薄，直径比根霉小，成熟后囊壁水解。孢子囊基有明显的囊托，呈漏斗状。囊轴圆锥形，球形或其他形状。孢囊孢子较小，卵形，单细胞，大多无色，产生菌丝孢子（gcmma）与厚壁孢子（chlamydospore）。

2）种的特征　伞枝犁头霉（*Absidia corymbifera*）异名有 *Mucor corymbifera* Cohn，1884；*Lichtheimia corymbifera* Vuillemin，1903；*Absidia lichthemia* Lendner，1908。

在马铃薯葡萄糖琼脂培养基上生长快，2 天内菌落呈白色羊毛状，3 天布满平皿。菌落粗糙，灰色，背面深灰至浅黄绿色，气生菌丝长达 1.5cm，也有 3～5mm 者。在察氏培养基上生长速度稍慢。匍匐菌丝直径 5～17μm，光滑，无色或浅灰色，偶有分隔。孢囊梗呈伞形花状分枝，假根少，孢囊梗生于两个假根之间的匍匐菌丝体上，大多不生于假根相对应处，大小为（83～450）μm×（4～8）μm。孢子囊圆形或梨形，直径 20～35μm，大者可达 68μm，开始无色，以后呈灰色。囊轴直径 16～27μm，大者可达 62μm，圆形、卵圆形或圆锥形，小的囊轴在其尖端常有疣状突起，有囊托。孢囊孢子（3～6.5）μm×（2.5～5）μm，近球形、卵圆形，无色至淡灰色，表面光滑，本菌无厚壁孢子，有巨大细胞，呈球形。

有性阶段：接合孢子 40～83.5μm，表面稍粗糙、壁厚，有 1 至多个宽的附属物，但并不完全包绕接合孢子。

（2）根霉属（*Rhizopus*）

1）属的特征 根霉属的菌在培养基上或自然基物上生长时，由营养菌丝体产生弧形的匍匐菌丝，向四周蔓延，并用匍匐菌丝生出假根，再接触基物。与假根相对，向上生出孢子囊梗，顶端形成孢子囊，内生孢子囊孢子。根霉的菌丝体虽然向四面八方蔓延生长，但是菌丝内部常无横隔，仅在匍匐丝上形成厚壁孢子时，产生横隔。孢子囊初为白色，后变为黑色，球形，表面平滑有针状结晶，成熟后囊壁溶解或成块破裂。孢子囊内囊轴明显，球形或近球形，囊轴基部与柄相连处形成囊托。孢囊孢子球形、卵形或不规则形，表面平滑，无色或浅褐色至蓝色，单细胞。有的种假根不发达。可产生或不产生厚壁孢子。

2）种的特征 足样根霉（*Rhizopus rhizopodiformis*）生长的适宜温度为 30～37℃。在马铃薯葡萄糖琼脂培养基上生长快，2 天内菌落为白色，3 天后变为鼠灰色，如蛛网状，气生菌丝高 1.5cm；在察氏培养基上生长稍慢，菌落稀疏。匍匐菌丝上产生假根，假根的对侧面产生成簇的孢子囊梗，也有散在单生者，直立或弯曲，120～125μm 长，不分枝，棕色。孢子囊圆形，直径 60～110μm，成熟时呈黑色，光滑。囊托卵形或梨形，直径 50～70μm，膜光滑，呈棕色。孢囊孢子圆形，直径 5～6μm，光滑，无色。

有性阶段：尚未发现。

（3）毛霉属（*Mucor*）

1）属的特征 生长迅速，表面似棉花样，初为白色，以后变灰色至灰褐色或其他颜色。菌丝体蔓延，菌丝无隔或极少分隔，有分枝，无假根及匍匐菌丝。孢囊梗直接由菌丝生出，常单生，分枝或不分枝。分枝有两种类型：一种为单轴式即总状分枝，另一种为假轴状分枝。分枝顶端都有球形孢子囊生出，囊壁上常有针状草酸钙结晶，成熟后，其壁易消融或破裂，但留有残迹，叫囊领。囊内都有囊轴，形状不一。无囊托。孢囊孢子球形、椭圆形或不规则形，壁薄，表面光滑，单细胞，一般无色。某些种可产生厚壁孢子。

2）种的特征 总状毛霉（*Mucor racemosus*）异名有 *Mucor tenuis* Bainier，1883；*Mucor christianensis* Hagem，1910；*Mucor pispekii* Naumor，1935。

在常规培养基上生长迅速，菌落质地疏松，呈羊毛状。菌丝长 0.2～3cm（通常在 1cm 以内），灰色或浅灰褐色。孢子囊梗最初不分枝，以后以单轴式生出不规则的分枝，长短不一，直径 8～20μm。孢子囊球形，直径 20～100μm（多为 70μm），浅黄色至黄褐色，成熟时孢囊壁消解。囊轴球形或拟球形，（17～60）μm×（10～42）μm。孢囊孢子卵形至近球形，（4～7）μm×（5～1）μm。有厚壁孢子。

有性阶段：接合孢子球形，表面有粗糙的突起，直径 70～90μm。配囊柄对生，无色，无附属物。异宗配合。

（4）根毛霉属（*Rhizomucor*）

1）属的特征 本属真菌适于温、热环境，属的特征与毛霉属相似，不同点为偶见假根。

2）种的特征 微小根毛霉（*Rhizomucor pusillus*）异名有 *Mucor pusillus* Lindt，1886；*Mucor parasitiucs* Lucet & Costanin。

可在几种琼脂培养基上于 20～45℃条件下生长，最适温度为 37℃。在马铃薯葡萄糖琼脂培养基上生长稍快，2 天后菌落呈粉末状，3 天后在粉末状的表面出现疏松的白色羊毛状菌丝，4～5 天菌落呈厚毡状，褐灰色，气生菌丝长 2～3mm。在察氏培养基上生长缓慢。孢囊梗初期不分枝，直接由菌丝体长出。5 天后呈假轴状分枝，初期无色，后渐变为浅黄色或淡褐色，直径 5～20μm。分枝顶端生孢子囊，个别菌丝顶端长出 2～7 个分枝，每个分枝顶端有 1 个孢子囊，在孢子囊下有一横隔。孢子囊球形，直径 50～90μm，表面不光滑，呈浅黄至褐色，成熟后孢子囊消解。囊轴卵形或梨形，直径 20～60μm，黄色至褐色。孢囊孢子球形或卵形，直径 2.5～5μm。

3. 理化特性　本病的病原菌对温度要求不高，20～55℃均可生长，以 37℃生长良好，耐高温，煮沸可灭菌。1%石炭酸、0.5%的甲醛、2%～5%的高锰酸钾、0.2%～0.5%过氧乙酸可用于灭菌消毒。

（二）流行病学

1. 传染来源　毛霉菌病的传染源来自环境，病原菌在自然界普遍存在，可以从土壤、肥料、食物（如肉、蛋、奶、油类、蔬菜、水果）和饲草、饲料中分离出来。有人将这类菌称之为"面包霉菌"。

此类菌又是空气、实验室中常见的污染菌，正常人的皮肤、黏膜也可以分离出本菌。宿主之间一般不相互传，人之间可互相传染，但发生率低，动物不传染给人。

2. 传播途径　主要经呼吸道和消化道传播。孢子在空中散布，由呼吸道进入肺和鼻窦中，也可因食入污染的食物、饲草和饲料引起肠道感染。侵入人的皮肤可引起皮下病变。

3. 易感动物

（1）自然宿主　禽类中鸡、鸭易感，其他鸟类（孔雀、鸵鸟等）也可感染；哺乳动物以牛、特别是奶牛最易感，其次是马、猪、羊、水貂等；野生动物中熊猫和猴可感染。

人的毛霉菌病，原发感染发生于鼻和支气管黏膜。儿童可因毛霉菌由黏膜侵入胃发生溃疡或穿孔。

（2）实验动物　兔、小鼠、豚鼠、田鼠、犬和猫均可感染，其中兔最易感，猫最不敏感。试验感染以微小根毛霉、足样根霉、伞枝犁头霉为例，3 种菌各以 10^7 个/mL 孢子悬液静脉注射兔（1mL/只），腹腔注射小鼠（0.5mL/只），可致兔于 3～8 天，小鼠 3～7 天死亡。

4. 流行特征　动物中鸭、奶牛可呈群发性，其他一般为零星散发。

本类菌属于条件性致病菌，是常见的污染菌，在正常人和动物皮肤黏膜中均可分离出本菌，但并不一定致病。当机体免疫力低下、健康状况不良时，人、畜可感染发病，如糖尿病、白血病、淋巴瘤、严重烧伤病人和长期使用抗生素、类固醇激素的患者；长期使用含激素的促生长剂、增重剂的动物易促使本病的发生。此外，奶牛过量饲喂精料，造成瘤胃酸中毒也是本病发生的诱因。

该病原体感染群体广泛。男性比女性更易感染，对病例进行分析表明，男性和女性感染该病原体的比率约为 2：1。毛霉菌病最常见于糖尿病患者，这些患者常常伴发酸中毒；其次常见于骨髓恶性肿瘤患者、实质器官或骨髓移植患者和去铁胺治疗患者等；肾衰竭患者、腹泻患者、出生时低体重营养不良婴儿和艾滋病携带者少见。

动物毛霉菌病一般无年龄、性别之分，但多发于 6 周龄，有时老龄动物也有发生。Debul 等观察毛霉菌病主要发生在 6 月龄至 5 岁的肉畜中，且多发于营养状况良好者。

温度增高时饲料易霉变，一般此类菌繁殖需 25～30℃的温度和较高的湿度，温度达 40℃以上仍能生长，动物和人在阴暗潮湿的环境中易感染发病。

5. 发生与分布　1885 年 Platauf 报道了首例人类毛霉菌病。Bernard（1914）从 1 例越南病人的肺部疾患中分离出小孢根霉（*Rhizopus microsporus*）的变种，1919 年 Sarraihe 又从越南河内 16 例肺部疾患中分离到此菌。之后多名研究者分别报道了猪、马、牛、豚鼠、小鼠和羊等发生的毛霉菌病，本病早期在法国、意大利、美国、英国和苏联都有报道，目前呈世界性分布。毛霉目病原体主要流行于热带或亚热带发展中国家。

国内毛霉菌病的研究起步较晚，1963 年在北京报告了一例毛霉菌性败血症。次年马文香、孙鹤龄等在深部真菌病的尸检中发现 4 例毛霉菌病，李景德等也报道了毛霉菌病。俞纯山和胡志翔（1975）报道 2 例脑毛霉菌病，吴能定（1978）报告 46 例胃毛霉菌病，以上报道均未确定病原种类。秦启贤（1972）在上海发现两例由蛙粪霉菌引起人的毛霉菌病。20 世纪 80—90 年代国内对毛霉菌病有了较多研究。陈世平等（1986）报道了首例人肺微小根毛霉病。郑儒永等（1990）报告了由多变根毛霉引起的原发性皮肤根毛霉病，并确定了多变根毛霉是根毛霉属中的新种。至此，国内已有 6 个省、直辖市有人毛霉菌病的报道，发病类型有肺、脑、胃肠、鼻、皮肤、黏膜及系统性毛霉菌病。病原有微小根毛霉、多变根毛霉、非嗜热根毛霉、多分枝毛霉、匍枝根霉及蛙粪霉等。

动物毛霉菌病在国内属近年来的新发病。郑兆荣等（1985）报道 1 例猪肝脏毛霉菌病，但未确定病原种类。汪昭贤等（1987）首次在国内报道了奶牛皱胃毛霉菌病，并从皱胃病灶分离出微小根毛霉、伞枝犁头霉、足样根霉和少根根霉等多种病原菌。赵献军等（1992）在国内外首次报告了由伞枝犁头霉所致的雏鸡毛霉菌病。截至 20 世纪末，动物毛霉菌病已在国内 8 个省、直辖市发生，患病动物有雏鸡、肉鸭、牛、猪、山羊、大熊猫、兔、豚鼠、小鼠、蟹、鳖等。国内分离的动物毛霉菌病病原菌有微小根毛霉、伞枝犁头霉、总状毛霉、足样根霉和少根根霉共 5 种。

上述动物毛霉菌病对雏鸡和奶牛危害较大，呈群发性，统计 3 起雏鸡毛霉菌病，共发病 4 299 只，死亡 658 只，其平均死亡率达 15.3%；一起奶牛皱胃毛霉菌病，某奶牛场总计 318 头成乳牛，患病 258 头，发病率 81.1%，死亡 36 头，死亡率 14%。

（三）对动物与人的致病性

1. 对动物的致病性 动物毛霉菌病的临床表现共同点是白细胞总数与嗜中性粒细胞百分数均升高，其中猪的白细胞总数达 $45.4 \times 10^3/mm^3$，较正常猪增加 1 倍以上，嗜中性粒细胞比例高达 71%；发病动物以猪为例，血清谷丙转氨酶、谷草转氨酶和碱性磷酸酶活性升高，血清胆固醇值上升，全血谷胱甘肽过氧化物酶活性降低。在患病后期，可见四肢麻痹，关节肿胀、变形。

动物毛霉菌病可分两种病型：一种是表面感染，另一种是深部全身感染。其基本病理学特征为组织坏死，并以侵犯血管壁、形成血栓为特征，表现出血和炎症反应，引起组织梗死，病灶融合形成广泛性坏死和肉芽肿，而这种坏死变化的典型特征是以血管为轴心。动物毛霉菌病在组织坏死区内可见大量无隔菌丝和孢囊孢子，并显示典型的菌丝浸透血管壁的现象。另外，毛霉和根毛霉菌在组织中由于菌丝裂殖，经常出现一些粗糙的、形状各异的膨大细胞。由于动物种类不同，毛霉菌病的靶器官也各不一样。

（1）实验动物毛霉菌病

1）兔 靶器官在肾脏，表现肾脏明显肿大、充血、出血，表面遍布粟粒大至小豆大灰白色结节。肾皮质部呈点、斑、条状出血，皮髓界线不清，肾盂水肿。镜下观察，兔肾曲管上皮脱落，炎性细胞浸润，管腔内有 3~10mm 粗细的条状菌丝和孢子，可见菌丝裂殖形成的双球形表面粗糙的膨大细胞，在膨大细胞顶端有条索状菌丝相连或残留小的菌丝痕迹。

2）豚鼠 肾上腺明显肿大，髓质扩张充满菌丝，部分出血，内有淋巴细胞、中性粒细胞、上皮样细胞浸润。肝脏肿大、淤血和出血，表面和切面可见灶状白色区域。肝汇管区淋巴细胞、成纤维细胞浸润，中央静脉与窦状隙扩张、淤血，肝索萎缩，肝小叶内散在坏死灶，孢子在 1 个小叶内可多达 35 个。

3）小鼠 潜伏期 3 大。表现昏迷、拱背，出现跳跃、向一侧转圈等神经症状。剖检肝脏呈软泥状，镜下见肝细胞脂肪变性、大片状坏死及炎性肉芽肿病变，肉芽肿内可见新生毛细血管、炎性细胞、大量菌丝和孢子。脑有液化坏死灶，大脑毛细血管扩张、充血，神经细胞固缩浓染，部分肿胀，核溶解，有卫星和噬神经元现象。

（2）家禽毛霉菌病

1）鸡 鸡的毛霉菌病呈群发性，危害与曲霉菌病相当，死亡率达 82%。发病多呈急性经过，表现呼吸困难，张口呼吸，呼吸时可见尾根上下摆动，常发出凄叫声，下痢，有的出现抽搐、角弓反张等神经症状，病的后期有的育成鸡可致关节变形或瘫痪。

病雏呈全身性病变，但典型变化在肺脏，全肺遍布粟粒大灰白色的圆形干酪样结节，表面呈灰白色胶冻样或脓样病灶，或呈弥漫性灰黄色病灶，病的后期整个肺实变，暗红色。镜下见以淋巴细胞为主的炎性细胞浸润，间质增生见多核巨细胞浸润，过碘酸-雪夫染色见血管内有无隔红染的菌丝填充，管腔内血栓形成。典型病变是菌丝浸透血管壁而向血管外伸出。

2）鸭 雏鸭表现持续性发病，呼吸困难，两腿发软、瘫痪，死亡率达 52%。主要病变见于肺和气囊有黄白色、鱼眼珠状结节，结节比绿豆略小。

（3）猪毛霉菌病　分枝犁头霉、小孢根霉和足样根霉可致猪的毛霉菌病。生后3天至3周即见有发病猪，患猪精神不振、食欲减退、下痢或间歇性下痢、呕吐、体温升高可达43℃，部分猪耳后、脊柱两侧、臀部及毛根周围遍布出血的斑点，继而坏死、形成干硬痂皮。

猪毛霉菌病的靶器官是胃憩室部，病猪胃憩室内有大量干酪样物，胃壁水肿，黏膜多见出血斑块，成年猪在贲门和幽门区黏膜上可见较大溃疡面。小肠黏膜充血、出血和水肿，部分肠黏膜脱落，肠内充满黄红色胶冻状液体，结肠和直肠壁密布圆形隆起的小结节。成猪的肝脏可见多量核桃大到鸡蛋大的圆形结节，结节稍突出于肝表面，切面结节呈灰白色或黄白色。

扫描电镜观察可见胃憩室部上皮细胞脱落，表面附着少量直径3～4μm单个散在或聚集成堆的条索状菌丝。

（4）山羊毛霉菌病　微小根毛霉引起山羊毛霉菌病，表现食欲减退至废绝。瘤胃弛缓，蠕动减弱，体温升高1～3℃，主要症状为呼吸困难，气喘，呈腹式呼吸，下痢，腕、跗关节肿胀，后期四肢麻痹，站立不起。

病理变化以肺部变化最为典型，肺实变，淡黄红色，布满小豆大至豌豆大灰白色结节。心肌土黄色；肝脏肿大，被膜下点、片状出血；肾肿大，暗红色，皮质和髓质界线不清，肾盂水肿，似胶冻样；肠系膜淋巴结肿大2～3倍；瘤胃及皱胃幽门部出血，空肠、回肠充血和出血，并散在米粒大结节。病羊跗关节肿大，关节囊呈胶冻样。

扫描电镜见有粗约3mm、长6～10mm索状菌丝。

（5）奶牛毛霉菌病　主要病原有微小根毛霉，足样根霉和伞枝犁头霉，例如彩图76-15及彩图76-16所示感染牛的毛霉菌。临床表现精神沉郁、可视黏膜潮红和发绀，腹泻呈煤焦油样或黑水样，带腥臭味，粪便带血并混有脱落肠黏膜。常发生脱水，重剧病例在顽固性黑色黏液性腹泻10余天后，由于厌食和极度衰竭而死亡。有的病牛往往无前躯症状而突然死亡。多数情况是孕牛未进产房前看不出明显变化，进入产房不久突然发病，出现流产或分娩后衰弱。流产有时也发生在怀孕后3～7个月。因为伴发急性化脓性乳房炎，故乳汁呈黄色水样或无乳。

靶器官在皱胃，病程可分为以下3阶段。

1）急性早期　皱胃坏死，损害仅限于黏膜及黏膜下层，主要变化为皱胃黏膜溃疡，呈灰蓝色，溃疡面中央凹陷，上覆灰白色干酪样坏死物。镜检皱胃黏膜脱落，可见大量菌丝碎片和不规则的细长菌丝，黏膜下层有大量炎性细胞浸润，将肌层的肌纤维分隔成零星小块。

2）亚急性中期　皱胃黏膜有较多溃疡灶，明显凹陷，表面灰黑色，质硬而致密，呈条带状结构，切面为干酪样。镜检胃黏膜上皮及腺体结构消失，呈凝固性坏死，病灶从黏膜层深入到肌层，大量上皮样细胞、淋巴细胞、单核细胞浸润，成纤维细胞增生，毛细血管内有均质红染的长菌丝填充（彩图76-17、彩图76-18）。

3）慢性晚期　整个皱胃壁增厚1倍以上，幽门部有直径5～8cm的肉芽肿病灶，胃壁水肿，触之有弹性而又有坚硬感。

皱胃黏膜表面灰黑色，有大小不等的溃疡面。镜检溃疡面的浅表部分有多量菌丝碎片，黏膜上皮部分细胞坏死、脱落，固有层炎性细胞浸润，黏膜下层可见细长菌丝。

病牛还可见胎盘炎和子宫内膜炎变化，有时伴发乳房炎。母牛胎盘绒毛叶坏死，绒毛叶间有黄色隆起似皮革样病变。镜检绒毛叶及胎儿可见到菌丝；子宫内膜也有相应变化；乳房大部分腺泡正常结构消失，由炎性细胞、成纤维细胞取代，其间有浓染的坏死团块散在，间质毛细血管内有长菌丝充填。

（6）犬毛霉菌病　主要见肾脏肿大，形成肉芽肿，胃壁布满溃疡灶。肉芽肿病灶中心有黄色干酪样物质。淋巴结坏死，并形成包囊，有的病犬在腹部皮下组织生成肉芽肿、脓肿和排脓瘘管。侵害消化器官时，发生溃疡、坏死性胃肠炎，临床上呈现持续性呕吐和腹泻症状。

2. 对人的致病性　人的毛霉菌病根据侵犯部位不同，症状表现也不同。

（1）鼻毛霉菌病　初发在鼻和副鼻窦，最后常累及眼和脑。开始鼻黏膜覆有灰色血块样物质，阻塞鼻腔，伴有血样鼻分泌物，波及眼时，表现眼眶疼痛，眼睑下垂，眼球突出，瞳孔固定，视力障碍。

（2）脑毛霉菌病　常由鼻毛霉菌病扩散而来，菌体经过眼动脉和颈动脉转移到脑，造成脑梗死和脑膜炎。中枢神经毛霉菌病出现三联症：即不能控制的糖尿病，眼眶受染和脑膜炎。临床上多呈昏迷状态和糖尿病酸中毒的症状，多在数日内死亡。脑组织病理检查可见脑血管中有毛霉菌，脑组织有异物性肉芽肿。

（3）肺毛霉菌病　由呼吸道吸入菌体而受染，或继发于鼻部病灶。病初为气管炎，继而引起肺实变及肺脓肿，有的呈大叶性肺炎。儿童发病急，咳嗽，发热，气喘，呼吸困难，惊厥昏迷，白细胞增高，镜检肺多数血管呈血栓性静脉炎，管壁有宽的菌丝侵入，管腔内有血栓形成，混有大量无隔菌丝，支气管腔内、肺泡内亦有较多菌丝侵入，引起急性炎症，并有黏膜坏死及巨细胞反应。肺毛霉菌病常并发不能控制的糖尿病，发病前多有应用广谱抗生素及类固醇激素的病史。

（4）胃肠道毛霉菌病　在胃肠道慢性病基础上伴发毛霉菌的感染，促使局部病变扩大，病菌侵入血管引起栓塞坏死。临床上胃、肠毛霉菌病表现上腹部疼痛，便血，腹部有局限性压痛，常并发肠梗阻，引起肠壁溃疡，毛霉菌侵入胃、肠壁血管，可引起血行播散。

（5）皮肤毛霉菌病　近年来关于皮肤黏膜毛霉菌病的报道较多。发病部位有口唇、鼻、面、胸、腹部及四肢，发生皮下结节，逐渐扩大形成脓肿，破溃，在脓疡中可查到菌体（彩图76-19），患者全身无热无痛，外周淋巴结不肿大。发生在面部时，颜面高度肿胀，鼻及上唇由黑色厚痂覆盖，下唇高度肿胀，溃疡，有脓性分泌物。面部皮肤、颈部、双耳见肿胀浸润斑块、结节或丘疹，表面有痂屑。

（6）播散性毛霉菌病　由于毛霉菌侵入血管，引起血行扩散，可以侵犯多种组织、器官形成梗死。

（四）诊断

1. 动物的临床诊断

（1）毛霉菌病的病原菌易侵犯血管，同时因发病急，生前往往得不到诊断就死亡，所以组织的病理检查对诊断本病具有重要意义。病理检查应符合：①引起以血管为轴心的组织坏死和形成肉芽肿，各种动物所显示的靶器官和病理过程可提供相应的诊断依据。②毛霉菌侵犯血管，形成血栓，并且显示典型的菌丝浸透血管壁的病理组织学特征。

（2）确诊仍需按实验室规定的检验方法进行，活检组织检出侵害性菌丝的诊断意义大于分离出真菌。另外，从一个患病动物的同一部位反复分离出同样真菌具有一定的诊断价值。

（3）动物接种　将病料接种兔和小鼠，毛霉菌在接种动物器官和组织中生长发育，由于兔肾组织的抗力作用，毛霉菌不易繁殖入侵，电镜下可见菌丝裂殖在兔肾组织中形成膨大细胞。这一特征性病变具有重要的诊断意义。

2. 人的临床诊断　人类毛霉菌病的临床诊断要点与动物基本相同，除此之外应考虑毛霉菌是一种条件致病真菌，患者常有不能控制的糖尿病，发病前多有应用广谱抗生素及类固醇激素史。

3. 实验室诊断

（1）从患病组织或器官中分离、培养并证实毛霉菌病的致病种。

（2）采用过碘酸-雪夫染色快速检查病原菌，或在活检材料中检出侵害性菌丝，其诊断意义大于分离出毛霉菌。

（3）诊断显像　成像研究有助于疾病诊断。核磁共振成像（MRI）优于计算机化断层显像（CT）。

（4）内镜检查和组织病理学检查　鉴于培养和显像诊断的局限性，毛霉菌病诊断常对收集的样品进行组织病理学检查。通过光导纤维支气管镜检查、X线摄影引导下经胸壁针刺抽吸、开胸肺活组织检查、鼻内窥镜检查、鼻旁窦活组织检查或清创、皮肤或其他感染组织活组织检查等方法采集样品进行组织病理学观察。

（五）防制措施

1. 动物的防制措施

（1）综合性措施　毛霉菌病的病原菌均属于条件性致病菌，影响发病的因素较多，动物长期应用广谱抗生素和滥用一些含类固醇激素的促生长剂和增重剂可诱发毛霉菌的生长、繁殖而发病。反刍动物过多地饲喂谷类饲料，使瘤胃酸中毒进而导致前胃和皱胃的化学性炎症病变，是诱发消化道毛霉菌病的一个重要因素。因此，预防本病的关键就在于消除诱发因素、加强饲养管理、增强动物机体抵抗力。

（2）治疗　停用抗生素、类固醇激素类促生长剂和增肉剂，可选用两性霉素 B、大蒜酊和蜂胶酊进行治疗。剂量见动物曲霉菌病。

2. 人的防制措施

（1）综合性措施　对于某些大量应用抗生素、皮质类固醇激素、免疫抑制剂或是器官移植、糖尿病性酸中毒以及肿瘤患者要警惕本病的发生，多做检查，尤其是真菌检查，以便早期发现，早期治疗。此外，要对食品、轻工业品等采取防霉措施。

（2）治疗　临床上一旦确诊，或怀疑毛霉菌病，应考虑停用抗生素、类固醇激素及免疫抑制剂。并发糖尿病者要积极治疗。抗真菌药物可选用咪康唑、酮康唑、两性霉素 B、5-氧胞嘧啶、泊沙康唑等，中草药野菊花是治疗肺毛霉菌病的有效药物。

组织坏死时可进行外科清创术，配合抗菌药治疗。有时采用高压氧进行辅助治疗。

（六）公共卫生影响

毛霉菌属条件性致病真菌，在自然界广泛分布，耐高温、高湿，营寄生或腐生生活的一类菌，人和动物均可被感染，牛和禽类发病较为多见，乳牛产乳量下降及乳品被污染均可造成较大经济损失和社会影响。目前人间感染发生率随着严重免疫功能低下人群的日益增多而显著上升，尽管已得到临床医师的广泛重视，但其诊断和治疗仍然面临极大的挑战。广大民众对其仍缺乏认识，需给予必要的重视并加强宣传普及，加强防范和有效控制本病的发生。另外，随着动物免疫缺陷性疾病的增加，抗生素的滥用造成条件性病原菌感染的可能性增大，如何有效提高相关疾病的诊断水平，仍是广大兽医工作者面临的巨大挑战。

（汪昭贤　谢毓芬）

◆ **我国已颁布的相关标准**

SN/T 1764—2006　出入境口岸霉菌感染监测规程

◆ **参考文献**

陈世平，冯家熙，王苗，等 1991. 我国首例肺微小根毛霉病及其致病菌的分离和培养 [J]. 中国人兽共患病杂志，7：59.

孙鹤龄. 1987. 医学真菌鉴定初编 [M]. 北京：科学出版社：13-49.

汪昭贤. 2005. 兽医真菌学 [M]. 杨凌：西北农林科技大学出版社：86-94，505-513.

王高松. 1986. 临床真菌病学 [M]. 上海：复旦大学出版社：163-168.

杨秀敏，王毓新. 1998. 毛霉病 [J]. 中华皮肤科杂志，31（5）：331-332.

Brown J. 2005. Zygomycosis：an emerging fungal infection. Am J Health Syst Pharm.，62（24）：2593-2596.

Chayakulkeeree M，Ghannoum MA，Perfect JR. 2006. Zygomycosis：the re-emerging fungal infection. Eur J Clin Microbiol Infect Dis.，25（4）：215-229.

Reddy IS，Rao NR，Shankar Reddy VM，et al. 2008. Primary cutaneous mucormycosis（zygomycosis）caused by Apophysomyces elegans. Indian J Dermatol Venereol Leprol.，74（4）：367-370.

Rogers TR. 2008. Treatment of zygomycosis：current and new options. J Antimicrob Chemother.，61（Suppl 1）：35-40.

Wilson PA. 2008. Zygomycosis due to Saksenaea vasiformis caused by a magpie peck. Med J Aust.，189（9）：521-522.

第七十七章　未分科真菌所致疾病

第一节　念珠菌属真菌所致疾病

念 珠 菌 病

念珠菌病（Candidiasis）一般称之为鹅口疮（soor），是由念珠菌或称假丝酵母菌引起的局部或全身感染性真菌病。可使患者口腔、食管、胃、肠或子宫黏膜生成灰白色的膜。其中最多见的为婴幼儿及家禽的鹅口疮。在动物中禽类的鹅口疮较为多见。

（一）病原

1. 分类地位　（假丝酵母属）按照《真菌字典》第十版（2008），念珠菌属（*Candida*）真菌在分类上属子囊菌门（Ascomycota）、酵母菌亚门（Saccharomycotina）、酵母纲（Saccharomycetes）、酵母亚纲（Saccharomycetidae）、酵母目（Saccharomycetales）。在 Ainsworth（1973）分类系统中，属半知菌亚门（Deuteromycotina）、芽生菌纲（Blastomycetes）、隐球酵母目（Cryptococcales）、隐球酵母科（Cryptococcaceae）。1942 年 Didden 及 Lodder 确定念珠菌属内有 25 种和 8 个变种；其后 Lodder 等确定为 30 种和 6 个变种；1970 年 Lodder 又认为此属内有 81 个种。截至 20 世纪末，有报道念珠菌属已有 163 个无性期的种，有性期至少有 13 个属。念珠菌属中白念珠菌（*C. albicans*）、热带念珠菌（*C. tropicalis*）、类星形念珠菌（*C. stellatoidea*）、假热带念珠菌（*C. pseudotropicalis*）、副克柔念珠菌（*C. parakrusei*）、克柔念珠菌（*C. krusei*）和季也蒙念珠菌（*C. guilliermondii*）7 种是以往公认的人类或动物的致病菌。目前报道念珠菌至少有 20 个种能致病。其中人类念珠菌病主要病原有白念珠菌、热带念珠菌和克柔念珠菌等 3 种。动物念珠菌病的主要病原与人类基本相同。除此之外，还有类星形念珠菌。上述致病菌中白念珠菌为公认的最常见的致病菌。

2. 形态学基本特征与培养特性

（1）属的特征　酵母型菌落，白色或乳白色。细胞圆形、卵圆形或长椭圆形，芽生繁殖，形成假菌丝，亦可有真菌丝；有的菌种生长厚壁孢子，不产生子囊孢子。在菌丝上生长的芽生孢子，其排列方式常是某种念珠菌的生长特征（彩图 77-1）。

念珠菌属与其他酵母型菌鉴别要点为：内真菌属产生菌丝及子囊，酵母属不产生菌丝但有子囊形成，念珠菌产生菌丝无子囊形成，隐球菌属无菌丝又无子囊形成。

（2）种的特征

1）白念珠菌（*Candida albicans*）　异名有白假丝酵母（*Candida albicans*，1923）；白丛梗孢（*Monilia albicans* Zopf，1890）。

在葡萄糖蛋白胨琼脂上，室温及 37℃ 培养都能生长，在培养基表面呈乳白色，偶见淡黄色菌落，菌落圆形隆起，似奶酪样，开始表面平滑，4 周后菌落表面形成隆起的花纹或火山口状，边缘好像倒置的树枝。镜检有假菌丝，在菌丝交接处有群集的卵圆形孢子或在菌丝旁侧有少许芽孢，大小为（3.0～6.5）μm×（3.5～12.5）μm。

在玉米吐温琼脂上，室温培养 24h，菌落外观同上，镜检菌丝很少分枝，有少量芽生孢子。菌丝的顶端或侧缘有厚壁孢子形成，直径 7～17μm。

有性阶段：尚未发现。

2）热带念珠菌（*Candida tropicalis*）　在葡萄糖蛋白胨琼脂上，25℃培养，菌落平滑有光泽、白色，时间较久者表面有皱纹，黏稠，甚至有毛样外观。镜检可见卵圆形或球形细胞，（5～9）μm ×（6～12）μm。在葡萄糖蛋白胨液体培养基中，表面有菌醭生长及气泡。

在玉米琼脂上，可产生丰富的假菌丝及发育良好的芽生孢子，但无厚壁孢子生长。

有性阶段：尚未发现。

3）克柔念珠菌（*Candida krusei*）　异名克柔丛梗孢（*Monilia krusei* Castellani et Chalmers, 1913）。

在葡萄糖蛋白胨琼脂上，室温培养，菌落扁平、平滑、干燥，有时表面有皱褶，通常是乳白色到淡黄色，镜检大多数孢子呈较大的柱状，（2.5～5.5）μm×（7.5～21.5）μm，亦有少数短卵圆形孢子。假菌丝丰富，芽生孢子在菌丝上轮生。在葡萄糖蛋白胨液体培养基上，菌落在液面生长，与试管壁粘连。

在玉米琼脂上，长成对称分枝的菌丝，芽生孢子较少，无厚壁孢子。

有性阶段：尚未发现。

4）念珠菌属主要致病种生长特征鉴定和鉴别　根据米粉吐温琼脂或玉米吐温琼脂的菌丝芽孢和顶端圆形厚壁孢子与其他念珠菌进行鉴别（表 77-1）。

表 77-1　7 种念珠菌在不同培养基上的生长特征

培养基	白念珠菌	热带念珠菌	假热带念珠菌	克柔念珠菌	近平滑念珠菌（副克柔念珠菌）	类星形念珠菌	高里氏念珠菌
葡萄糖蛋白胨琼脂	白色乳酪样菌落	无特征	无特征	扁平干燥菌落	乳酪样菌落	乳酪样菌落	乳酪样菌落
葡萄糖蛋白胨液体培养基	表面无生长	表面有菌醭生长及气泡	表面无生长，管底生长	表面生长，粘连管壁	表面无生长，管底生长	无表面生长	无表面生长
血琼脂	中等暗灰色菌落	菌落较大，周围有放射菌丝	小型菌落，无特征	菌落小，不规则形、扁平或堆集	菌落小，白色透明	菌落呈星形	中等暗灰色菌落
玉米琼脂	菌丝很少分枝，少量芽生孢子，有厚壁孢子	分枝菌丝有许多群集芽生孢子，无厚壁孢子	分枝菌丝，但芽生孢子甚少，无厚壁孢子	对称分枝菌丝，芽生孢子较少。无厚壁孢子	交叉分枝菌丝，芽生孢子侧生较多，无厚壁孢子	菌丝旁有芽生孢子丛生成球状，无厚壁孢子	菌丝很少分枝，有少量芽生孢子，无厚壁孢子

3. 理化特征　念珠菌培养在麦芽汁琼脂上，5℃保存，经过 9 个月仍存活，若在紫外光照射下，菌体置于生理盐水中 10min 可被杀灭，置于麦芽汁或血清中经 15～20min 可杀死，但在阳光直射下白念珠菌可存活 14 天。

白念珠菌在未消毒的雨水中能存活 1 年，在灭菌的土壤中能保存 7 个月；假热带念珠菌可保存 10 个月，在未经消毒的土壤里只能保存 3～5 个月。

试验证明，白念珠菌、热带念珠菌和克柔念珠菌均有相当的耐盐性和耐热性，在含盐 30% 的沙氏培养基上才停止生长。在 43℃下，个别白念珠菌甚至 44℃高温条件下才停止生长。经转种沙氏培养基上多数能复活。

2%甲醛、碘制剂（卢戈氏液、碘甘油、1%氯化碘），0.01%～0.02%氯胺、高锰酸钾、间苯二酯溶液，5%～10%漂白粉溶液均有明显的杀菌作用。

（二）流行病学

1. 传染来源 念珠菌是广泛分布于自然界中的条件性真菌，又是动物体内外微生物区系的组成成分，像金黄色葡萄球菌一样广泛存在。想鉴定其来源是比较困难的，但不外乎内源性和外袭性两类：

（1）内源性 念珠菌广泛存在于自然界中，内源性传播较为常见。在正常人和动物的皮肤、口腔、阴道、肠道、肛门等处都可以分离到念珠菌。从天然果品、动物排泄物、医院和畜禽圈舍周围土壤及污水中也常能检出念珠菌。近年来由于广谱抗生素、皮质类固醇和免疫抑制剂的广泛应用，肿瘤、艾滋病等高危人群逐年增多，病原菌与宿主之间的关系不断发生变化，体内环境平衡紊乱，菌群失调，念珠菌的感染越来越多见，成为目前最常见的深部真菌病。

（2）外袭性 念珠菌病可由接触自然界菌体而受染。念珠菌病感染者、带菌者是本病主要的传染源。外源性主要通过人与人或动物与人之间的直接接触传播。患病动物和人及其分泌物和排泄物污染环境都可成为传染来源，被污染的饮料和饮水都可成为本病的传染源，蛋也是一种传染源。

2. 传播途径 本病主要由消化道、呼吸道侵入而感染发病。念珠菌病一般称之为鹅口疮或消化道真菌病。因此，动物采食和饮水时吃进了带菌的饲料，通过消化道播散的机会是比较多见的。人类通过接触传染也是常见的，如患念珠菌性阴道炎的病人可通过性接触感染，鹅口疮患儿通过哺乳造成乳头皮肤感染等。

3. 易感动物

（1）自然宿主 人和各种动物均有易感性。动物中以家禽最易感染发病。人类感染好发于有严重基础疾病（如糖尿病、肿瘤、艾滋病、大面积烧伤、系统性红斑狼疮等）及机体免疫力低下者。

1）禽类 鸡、鸽、鹅、火鸡、乌鸡、雉、松鸡、鹌鹑、鹧鸪、孔雀、长尾小鹦鹉均有感染念珠菌病的报道。

2）哺乳动物 牛、驹、仔猪、羊和长臂猿均易感，其中以牛的念珠菌病为多见。

正常人携带念珠菌不一定致病。但随着广谱抗生素、皮质类固醇激素、免疫抑制剂的广泛应用及放射医学的不断发展，念珠菌和宿主之间的关系发生了变化，体内环境平衡紊乱，菌群失调，致使念珠菌病日渐增多。在条件性真菌病中，尤以念珠菌病发病率最高，世界各地及国内有关念珠菌病的报告甚多。

（2）实验动物 犬、猫、兔和小鼠较易感。其中兔最易感。

4. 流行特征 念珠菌病一般为散发流行，有时呈集中暴发流行。本病一年四季均有发生，高温，降雨量多的季节多发；各种年龄的动物均可发病，但在禽类中幼禽的发病率和死亡率均远较成禽为高。饲养管理不善及机体抵抗力下降时高发。

影响人类念珠菌病的发生因素是多方面的，如各种慢性消耗疾病使机体抗力减低，广谱抗生素、皮质类固醇激素、免疫抑制剂的广泛使用，慢性患者长期放置静脉插管或内脏导管，静脉高营养疗法，多次胸、腹腔手术，严重烧伤病人，免疫缺陷等均易造成念珠菌感染。

5. 发生与分布 我国远在610年隋朝巢元方所著《诸病源候总论》中即有黏膜念珠菌的记载："小儿初生口疮白屑起，乃至舌上生疮，如鹅口里，世谓之鹅口。"与今日鹅口疮叙述相同。我国至今仍沿用鹅口疮一名，代表口腔念珠菌病。国外1839年Langenbeck已认识到酵母样真菌在人消化道感染中的病原学意义。由于对所描述的种和属的命名存在疑问，延误了对这型疾病的正确认识。1953年Robin首先从肠伤寒患者尸体分离出白假丝酵母，并命名白色粉孢。1923年Berkhout将本菌纳入假丝酵母属。Gierke（1932）报道了加利福居亚洲火鸡中曾暴发了一次鹅口疮样病。Jungherr（1933）观察了一次大流行，50 000只60日龄鸡发病，造成10 000只的损失，由此发现了白色念珠菌与鹅口疮病有关。Hart（1947）也报道了在新南威尔士州火鸡和其他禽类中发生鹅口疮。Mayeda（1961）对加利福尼亚州火鸡和鸡中鹅口疮的情况作了综述。目前世界各地均有念珠菌病的报道。

自从广谱抗生素、皮质类固醇激素及免疫抑制剂应用之后，念珠菌病在我国各地都有发现，绝大多数的病原是白念珠菌。据不完全统计，1985—1997年，人类念珠菌病在20多个省份都有不同程度的发生和流行。1997 年辽宁省某肉鸡公司 638 人感染念珠菌，发病 518 人，发病率高达 81%，这是近年来发病最严重的一次。

动物念珠菌病在国内的流行没有人类广泛，据 1983—1995 年不完全统计，动物念珠菌病在国内有 8 个省份发生，患病的禽类和哺乳动物有鸡、肉鸡、乌鸡、鹌鹑、水牛、黄牛、奶牛及长臂猿。

国内已确定的 7 种人和动物念珠菌病的病原检出率分别为：白念珠菌 97.7%，热带念珠菌 10.2%，克柔念珠菌 4.5%，类星形念珠菌 3.4%，季也蒙念珠菌 3.4%，副克柔念珠菌 2.3%，假热带念珠菌 1.1%。

作者（1989）发现了新的致病念珠菌种，一无名假丝酵母菌（*Candida famata*）。对雏鸡、成鸡、兔及小鼠皆具有较强的致病性，目前尚未确定对人的致病性。

（三）对动物与人的致病性

1. 对动物的致病性

（1）禽类念珠菌病　人工感染潜伏期 14 天。无特征性病变，病鸡生长发育不良，精神不振，羽毛粗乱。病变常见于上消化道，嗉囊黏膜增厚，黏膜上有白色、圆形、隆起的溃疡，表面往往剥落。黏膜表面常有假膜碎片和易刮除的坏死物覆盖，嗉囊的复层上皮深至生发层有大范围的破坏，并常见有溃疡和类白喉样假膜。病变的特征为缺乏炎症反应。口腔和食道可见类似溃疡斑。有的病鸡在口腔和咽喉形成黄白色、干酪样结节，腺胃受侵时肿胀，浆膜有光泽，黏膜出血，有卡他性或坏死性渗出物覆盖。病程 20~40 天。

（2）牛念珠菌病　牛除口腔黏膜可感染念珠菌外，还可见皮肤感染、念珠菌性乳腺炎、念珠菌性肺炎和全身性感染。

牛患念珠菌性肺炎时，呼吸极度困难，可见张口呼吸，但只有中度的热反应。出现大量黏性唾液，时常有棕色条纹的黏液脓性鼻液；鼻渗出物变干，可在鼻镜结成硬皮，但鼻镜上无散在的溃疡、糜烂或水泡性损害；鼻孔或口腔中也无损害。大量流泪常使面部毛结，但不发生结膜炎。本病发展缓慢，病牛最终死亡或被屠宰。剖检可见肺实变，肺组织中有干酪样小脓肿，切片中可见到真菌。患念珠菌性乳房炎的病牛，一般体温升至 40~41.5℃，乳房质地坚硬，有炎性反应。产乳量剧减或停止泌乳。食欲减退或废绝，黏性稀便，重症牛出现败血症。乳腺炎性坏死或纤维化，病变组织内可见真菌孢子。牛皮肤念珠菌病，主要在球关节、跗关节、腕关节和蹄冠部形成圆形的发绀块，发绀皮肤干枯龟裂脱落，呈大片脓性溃疡，在溃疡面上伴有颗粒状肉芽，不易愈合。皮下结缔组织结节中见有球形孢子。

（3）仔猪念珠菌病　时常发生呕吐、发育不良和消瘦。在仔猪的鼻、齿龈、唇、舌背以及食管和胃的贲门腺部的黏膜，可生成 1~2mm 的白色假膜，假膜脱落后生成红色乃至黑色的糜烂或溃疡。

（4）羊念珠菌病　在皮肤表面的角质碎屑中，有许多圆形或卵圆形的孢子。患部被毛极易脱落。念珠菌还可寄生于前胃，生成落屑性念珠菌病。

（5）犬猫念珠菌病　口腔、食管黏膜增生变厚，生成较多圆形隆起的溃疡斑，上覆有黄白色假膜，波及胃肠黏膜时，形成散在的小溃疡灶。患病犬猫多表现食欲减退，渐进性消瘦，腹痛不安，伴发呕吐和腹泻等症状。患肺念珠菌病时，伴有流鼻汁，咳嗽，呼吸困难，体温升高等全身症状。

（6）白颊长臂猿念珠菌病　表现慢性腹泻，频排白色或淡黄色带泡沫及黏液之稀便，精神不振，常前肢抱腹低头蜷曲成团，食欲下降，脱水明显。

此外，白色念珠菌人工感染兔，可引起肾脏病变（彩图 77 - 2 A）。

2. 对人的致病性　人类念珠菌病根据发病部位及症状不同，可分为如下三类。

（1）黏膜念珠菌病　鹅口疮是本类型常见的症状，发生于口腔黏膜、咽部、舌、齿龈或口唇等处（彩图 77 - 2 B）。舌部损害为大小不等的灰白斑片，有明显界线，融合后整个舌面皆覆以灰白色厚膜，易于擦去，基底鲜红。慢性炎症致使舌背乳头萎缩，表面光滑如橡皮样。黑毛舌是慢性念珠菌性舌炎的异型。舌背发生褐色毛状物，舌乳头肥大过长，隆起于表面，形成刺状，棕褐色如黑毛。镜下黑毛为不规则束状结构，其中央为红色折光较强的角化物质。有的黑毛为羽毛状及环层角质细胞，外围绕以多数卵圆形孢子。病变发生在口唇，呈慢性病程，临床表现一种是糜烂性唇炎，下唇红肿，糜烂，结痂脱屑，周围角化过度很像黏膜白斑；另一种是颗粒性唇炎，呈弥漫性肿胀，表面呈颗粒状。病变在口角，则两侧口角皮肤黏膜交界处发红、浸渍、皲裂、表面糜烂，呈乳白色，基底发红湿润，覆有散在针头大的丘疹。

黏膜型还时常表现有念珠菌性阴道炎变化，临床所见白带增多，外阴瘙痒，阴道发红并伴有表浅溃疡。

（2）皮肤念珠菌病 病变发生在颈前、腋窝、乳房下部、脐部、腹股沟等皱褶处。局部皮肤潮红、湿润，有丘疹或丘疹性水疱，伴有轻度糜烂、渗液或结痂。念珠菌侵犯甲沟及甲板时，甲沟红肿，指、趾甲板变厚，呈淡褐色，具沟纹。但仍保持其光泽、亦不碎裂。不像一般甲癣那样碎屑堆集在甲下。

丘疹型皮肤念珠菌病，其发病部位多在颈部、肩部及胸腹部的光滑皮肤，皮疹为扁平丘疹，红褐色或皮色。

慢性皮肤黏膜念珠菌病，是一种特殊形态的皮肤型念珠菌病，在皮肤、黏膜、甲板上发生念珠菌感染，经久不愈，在面部、头部及上、下肢的末端发生红斑屑性皮疹，伴有角质增生。手指末端肿胀，甲板增厚变污，碎变，头皮发生脱屑，结痂，毛发脱落稀疏。

念珠菌肉芽肿，是慢性皮肤黏膜念珠菌病的一种类型，呈慢性经过，好发部位为面部、头部、四肢、手部及躯干。初发为红斑，呈疣状增生，逐渐隆起，表面结痂，形成结节，大小不一，结节硬固，黏着皮肤，黄褐到黑色，周围皮肤有暗红色晕。剥去厚痂。基底潮红为疣状糜烂面，可见真皮肉芽肿形成。

（3）内脏念珠菌病 念珠菌可以侵犯身体内脏器官，分述如下。

1）支气管及肺念珠菌病 初发症状为发热，痛苦地咳嗽，咳出白色黏液样的痰，或由假菌丝及细胞碎片组成的胶质样小块状物，有时带血丝或咳血。肺底可听到粗糙的啰音。症状加剧，可有高热，咳嗽艰难，呼吸急促，有阵发性痉挛性咳嗽。肺部结节状病灶散布在两叶或更多的肺叶。镜下见肺水肿，有大小不等的孤立结节或融合成块，结节中心坏死，有嗜中性粒细胞聚集，肺泡壁仍然残存，其间可见假菌丝和孢子。

2）消化道念珠菌病 主要是食道及肠道感染，有鹅口疮的病人，若伴发吞咽困难，胸骨下有灼痛，进食时有气哽和发绀现象，则鹅口疮的病变已波及食道。念珠菌性肠炎，主要表现为腹泻，稀便，大便次数可增至10～20次，便如水样并带有较多泡沫，同时伴有腹胀、腹痛、呕吐及低热，常缠绵数月。

3）泌尿道念珠菌感染 由血行散布导致膀胱炎和肾盂肾炎。有尿急、尿频、血尿等症状。实验室检查尿内有红细胞、白细胞、管型、尿蛋白、菌丝和孢子。

4）念珠菌性心内膜炎 常因心脏病而继发感染，或由心脏手术后感染，也可能由血行播散而来。最常见的是二尖瓣和主动脉瓣受染，其症状与细菌性心内膜炎类似。

5）念珠菌性脑膜炎 常由消化道或呼吸道念珠菌病播散而来，最易侵犯脑底部并多出现眼部症状。早期表现发热、头痛、烦躁不安、复视、眩晕、偏瘫、颅内压增高，视乳头水肿，脑脊液细胞数增加，最后昏迷而死亡。脑脊液念珠菌培养阳性。

6）血行播散性念珠菌病 念珠菌经由肠道、肺或某器官病灶、甚至皮肤局限病灶侵入血行，引起全身系统性念珠菌病，可侵犯心、肺、肝、肾、脑等各个器官，引起泛发性病变。

（四）诊断

1. 动物的诊断 ①观察见有特征性的病变，且每次分离均可获得生长茂密的培养物，可以诊断为鹅口疮。②用新鲜病料抹片标本确诊孢子或菌丝相当困难，需进行分离培养和人工感染试验。确诊需将白念珠菌纯培养物静脉注射给兔，接种兔肾皮质层出现粟粒样脓肿，并在受害组织中检出菌丝和孢子。

2. 人的诊断 人念珠菌病的临床诊断比较复杂，因为正常人口腔黏膜及皮肤皆可检查到念珠菌，所以临床诊断除检查到病原体外，还应结合临床症状进行综合判定。①具有念珠菌病临床症状和致病特点。②消化道念珠菌病，除在腹泻患者粪便中检出念珠菌外，抗生素治疗反而使症状加剧。排除其他肠炎，可作出初步诊断。③念珠菌易侵犯肾脏，尿培养多见菌体阳性，并且病情愈重，阳性率愈高，对诊断有一定价值。④免疫试验中血清凝集反应及酶联免疫吸附试验（ELISA）对白念珠菌可辅助诊断。⑤血行播散性念珠菌病或中枢神经念珠菌感染，若在血液中或脊髓中查到念珠菌则可以确诊。

3. 实验室诊断　①选择具有诊断意义的病理材料进行分离、培养并证实念珠菌病的致病种。PCR方法、基因探针分型从不同脏器检出同一株型的念珠菌。②其他支持性实验室检查：从口腔黏膜或皮肤病变部取样进行组织病理学检查，发现假菌丝及孢子。血清凝集反应、ELISA 检测、PCR 检测证明念珠菌感染。

（五）防制措施

1. 动物的防制措施

（1）综合性措施　由于念珠菌病与环境不卫生、不利于健康及过分拥挤等条件有关，因此首先应该消除这些因素。

应采取经常性的消毒措施，加强饲养管理，对带菌粪便、分泌物、排泄物污染的环境，可用 5%～10%漂白粉溶液喷洒消毒。笼架（具）、墙壁等用 2%的甲醛或 1%氢氧化钠溶液消毒，1h 病原菌即可被杀死，用 5%的氯化碘盐酸溶液处理 3h，也能达到消毒的目的。挤奶用具可用过氧乙酸消毒，蛋孵化前在碘制剂中药浴可消除感染。

（2）治疗

1）禽类　在 4 周时间内，每千克饲料中加入 142mg 最小剂量的制霉菌素可预防鸡的念珠菌病。在每升饮水中加入 62.5～250mg 制霉菌素和 7.8～25mg 硫酸月桂酸酯，连用 5 天，可治疗嗉囊念珠菌病。饲料添加制霉菌素 50～100mg/kg，用 0.3%的硫酸铜饮水，连续 7 天，疗效明显。

2）牛念珠菌性乳房炎　每头每次克霉唑 6～8g，口服，每天 3 次，直至症状消失。同时加强病牛的护理，适当进行乳房的按摩、热敷和增加挤奶次数，以改善乳房血液循环；疏通乳管，促进病菌和炎性产物排除，提高疗效。病牛一般在 4～7 天内即可痊愈。

3）长臂猿念珠菌病　采用酮康唑治疗，疗效满意，该药用量小，每次剂量为 50mg，适口性较好。

2. 人的防制措施

（1）综合性措施　念珠菌属与曲霉菌属相同，是自然界中广泛分布的条件性致病菌，影响人念珠菌病发生的因素很多。预防本病首先要注意环境和个人卫生，加强营养，增强身体抵抗力，给予大量 B 族维生素和硫酸亚铁等，有助于预防念珠菌病。此外，很重要一点是尽可能消除造成本病流行的各种因素，停用或减少皮质类固醇激素及抗生素，尤其是广谱抗生素的应用。

（2）治疗　①黏膜及皮肤念珠菌病以两性霉素 B、伊曲康唑外用。②内脏念珠菌病以两性霉素 B、加氟胞嘧啶或氟康唑，或用酮康唑、制霉菌素、伊曲康唑替代疗效较好。③对于泌尿系统感染，尤其是念珠菌性阴道炎患者，选用氟康唑或酮康唑也有较好疗效，氟康唑口服 150mg/天。连用 5 天，酮康唑口服 200mg/天，连服 5 天。制霉菌素及曲古霉素外用（坐药）治疗阴道念珠菌病疗效亦佳。

（六）公共卫生影响

念珠菌和曲霉菌一样，在自然界分布极其广泛，均有内源性和外袭性两种传染来源，也同样属于条件致病菌，对人类健康形成直接和潜在性的危害。从国内流行状况看，动物和人呈交叉势态，曲霉菌病在动物中流行面广，发病较重，而念珠菌病则在人类危害较重。因此，人类对念珠菌病的防控不容忽视。

（汪昭贤　谢毓芬）

◆ **参考文献**

蔡宝祥．2006．人兽共患深部真菌病流行病学及防控措施［J］．畜牧与兽医，38（1）：1-3.

孙鹤龄．1987．医学真菌鉴定初编［M］．北京：科学出版社：78-95.

汪昭贤．2005．兽医真菌学［M］．杨凌：西北农林科技大学出版社：75-83，494-497.

王高松．1986．临床真菌病学［M］．上海：复旦大学出版社：6-37.

Ellepola AN, Morrison CJ. 2005. Laboratory Diagnosis of Invasive Candidiasis. J Microbiol. , 43: 65 - 84.

Fleury RN, Taborda PR, Gupta AK, et al. 2001. Zoonotic Sporotrichosis Transmission to humans by infected domestic cat scratching. In ternational Journal of Dermatology. , 40 (5): 318 - 322.

Harkin KR. 2003. Aspergillosis: an overview in dogs and cats. Veterinary Medicine. , 98 (7): 602 - 612.

Lyon GM, Bravo AV, Espino A, et al. 2004. Histoplasmosis associated with exploring a batinhabited cave in Costarica, 1998 - 1999. American Journal of Tropical Medicine and Hygiene. , 70 (4): 438 - 442.

Malik R, Krockenberger MB, Cross G, et al. 2003. Avian Cryptococcosis. Medical Mycology. , 41 (2): 115 - 124.

Pappas PG, Rex JH, Sobel JD, et al. 2004. Guidelines for treatment of Candidiasis. Clinical Infectious Diseases. , 38 (2): 61 - 189.

第二节 红酵母属真菌所致疾病

红酵母病

红酵母病（Rhodotorulosis）系由红酵母属引起的一种条件性真菌疾病。常见的种为黏红酵母（R. glutinis）和深红酵母（R. rubra）。本病非常罕见，虽然也有关于其他种导致人类感染的报道，但只有深红酵母被肯定能感染人类。

（一）病原

1. 分类地位 按照《真菌字典》第十版（2008），红酵母属（Rhodotorula）真菌在分类上属担子菌门（Basidiomycota）、柄锈菌亚门（Pucciniomycotina）、微球黑粉菌纲（Microbotryomycetes）、锁掷酵母目（Sporidiobolales）。按照 Ainsworth（1973）分类系统，其属半知菌亚门（Deuteromycotina）、芽生菌纲（Blastomycetes）、隐球酵母目（Cryptococcales）、隐球酵母科（Cryptococcaceae）。

2. 形态学基本特征与培养特性 红酵母细胞呈圆形或卵圆形，壁薄，直径 4.5～6.0μm，多边芽殖，有明显的红色或黄色色素，很多种因生荚膜而形成黏质状菌落。在麦芽汁斜面上培养一个月以上，黏酵母菌落颜色呈现珊瑚红到橙红或微带橘红色。表面可由光滑到褶皱，有光泽，质地黏稠有时发硬，其横切面扁平到有较宽的凸起，边缘不规则到整齐，顶端常有较原始的假菌丝。

3. 理化特性 红酵母菌没有酒精发酵的能力；可同化葡萄糖、麦芽糖、蔗糖、木糖和棉子糖，不同化乳糖；分解脂肪，脲酶试验阴性。有的能产生大量脂肪，对烃类有弱氧化力。宜生长在 25～30 ℃，偏酸性，有一定碳源和氮源的环境。

（二）流行病学

红酵母是一类抗逆性较强的腐生菌，存在于自然界，广泛分布于各种生态环境中。红酵母存在于海洋、江河和湖泊中，也存在于土壤、粪肥、动植物体及一些低等生物。在水生酵母菌的生态学研究中，红酵母是最常见的种类，所占比例为 50%，尤其是在营养相对较缺乏的淡水和海水等环境中出现的比例较大。我国淡水水域红酵母主要有 3 个种，其中深红酵母是我国淡水红酵母的优势种，黏红酵母次之，小红酵母数量较少。

红酵母菌常污染食品，有的种对人及动物有致病性，属于条件致病菌。能产生脂肪，其脂肪含量可达干物质量的 50%～60%。

（三）对动物与人的致病性

红酵母菌感染常见临床症状是发热，但有些患者表现为中毒性休克，感染源去除，症状消失。还可引起红酵母败血症、腹膜炎、心内膜炎、脑膜炎和脑室炎。红酵母败血症是最常见的感染，主要见于患有细菌性心内膜炎、癌症或其他消耗性疾病，且这些患者正在接受癌症化疗或通过导管滞留控制感染症状，其最主要来源是导管污染或静脉高营养。

（四）诊断

1. 临床诊断 患有细菌性心内膜炎、癌症或其他消耗性疾病的患者，正在化疗或通过导管滞留控制感染症状时多发。常见临床症状是发热。

2. 实验室诊断 在麦芽汁琼脂上培养，菌落产生红色色素，呈红色或橘黄色。

（五）防制措施

由于所报道病例不多，经验较少，有报道用 5-氟胞嘧啶与两性霉素 B 联合化疗治愈该病；还可试用咪唑类药物进行治疗。两性霉素 B 脂质体可以试用。

（六）公共卫生影响

红酵母菌是一种机会性条件致病菌，由于抵抗力较强，在自然界中分布广泛，大量存在于海洋、江河湖泊、土壤、动植物体等中，常造成食品等污染，对人和动物的健康造成直接性或间接性威胁。本病较为罕见，但仍然具有潜在的公共卫生意义。

（韩伟 遇秀玲）

◆ **参考文献**

李臣，阮榕生，林向阳，等. 2006. 红酵母的性质及其应用研究［J］. 农产品加工学刊，5（64）：20-22.

王端礼. 2005. 医学真菌学——实验室检验指南［M］. 北京：人民卫生出版社.

第三节 马拉色菌属真菌所致疾病

马 拉 色 菌 感 染

马拉色菌感染（Malassezia infection）是由马拉色菌引起的一种机会性人与动物共患真菌病。马拉色菌为一种嗜脂性酵母样菌，是人类及温血动物皮肤表面的正常菌群之一。在易感因素的影响下，它与马拉色菌毛囊炎、脂溢性皮炎、花斑癣、特应性皮炎及某些银屑病等疾病的发生密切相关，常侵袭皮肤角质层引起浅部真菌病。免疫低下患者和新生儿肠外营养导致的菌血症和脓毒病等深部真菌感染也与该菌有关。

（一）病原

1. 分类地位 按照《真菌字典》第十版（2008），马拉色菌属（*Malassezia*）真菌在分类上属担子菌门（Basidiomycota）、黑粉菌亚门（Ustilaginomycotina）、马拉色菌目（Malasseziales）。按照 Ainsworth（1973）分类系统，其属半知菌亚门（Deuteromycotina）、丝孢纲（Hyphomycetes）、丝孢目（Hyphomycet ales）、丛梗孢科（Moniliaceae）。随着对马拉色菌属各菌种形态学和生理生化学特性的研究，以及脉冲凝胶电泳（PFGE）和随机扩增多态性分析（RAPD）的应用，该菌最终被分为 7 个种：糠秕马拉色菌（*M. furfur*）、厚皮马拉色菌（*M. pachydermatis*）、合轴马拉色菌（*M. sympodialis*）、球形马拉色菌（*M. globosa*）、钝形马拉色菌（*M. obtusa*）、限制性马拉色菌（*M. restricta*）、斯洛菲马拉色菌（*M. sloofiae*）。这 7 种不同的马拉色病原菌中，在临床上对人类有重要意义的是糠秕马拉色菌，它被公认为是花斑癣（俗称汗斑）和系统性感染的主要致病菌，而厚皮马拉色菌则是引起猫和犬的外耳炎以及脂溢性皮炎的主要病原菌。近年，Sugita 等人通过分子生物学技术又发现了 6 个新的种，分别命名为 *M. dermatis*、*M. japonica*、*M. nana*、*M. yamatoensis*、*M. caprae* 和 *M. equine*。

2. 形态学基本特征与培养特性 马拉色菌革兰染色后，光镜下可见直径约 $2\sim10\mu m$ 的圆形、椭圆形出芽孢子，粗短、两头钝圆的条状菌丝（彩图 77-3）。糠秕马拉色菌氢氧化钾或墨水涂片镜检，可见成群、厚壁、圆形或芽生孢子和弯曲似 S 形的菌丝。菌丝粗短、弯曲或弧形，一端较钝，孢子圆形或椭圆形，单极出芽，芽颈较宽（彩图 77-4）。马拉色菌免疫荧光染色见彩图 77-5。扫描电镜下可见圆形孢子，一端有乳头状突起（即出芽），在突起的周围有一环状的颈圈样结构包绕，突起扩大后形成小孢子，与母孢子颈圈样结构相连的部位形成缩窄的柄（芽颈），无菌丝。透射电镜下菌体椭圆形、瓶状，其周围可见一圈透明间隙，一端有电子密度高的颈圈结构，细胞壁内侧呈螺旋状及锯齿状突起。另外，马拉色菌的细胞壁具有显著特征，超微结构显示马拉色菌的细胞壁相对较厚（可以达到 $0.25\mu m$），并且呈现多层，占整个细胞体积的 26%～37%。

除厚皮马拉色菌外，其余种均有嗜脂性特征，均在含脂质培养基上才能生长。马拉色菌在 37℃ 生长良好，25℃ 生长不良或不生长。糠秕马拉色菌在 Dixon 培养基上 32℃ 生长 7 天，菌落直径平均约 5mm，菌落表面光滑，边缘有隆起的皱褶，质地柔软或松脆。将菌种接种于沙堡培养基，32℃ 培养 7～14 天，只有厚皮马拉色菌能生长，其他马拉色菌种均不生长。

3. 理化特性 马拉色菌发酵葡萄糖、麦芽糖、乳糖，无产酸产气；可以产生脲酶；在无菌兔血清中培养可见许多芽管。限制性马拉色菌过氧化氢酶试验阴性，其他为阳性，用于鉴定限制性马拉色菌。合轴马拉色菌、M. japonica 和 M. caprae 在吐温-20 周围无生长，糠秕马拉色菌在吐温-20、吐温-40、吐温-60、吐温-80 周围有同样的生长圈，斯洛菲马拉色菌在吐温-20 周围生长圈明显大于其他吐温的生长圈，球形、钝形和限制马拉色菌在 4 种吐温周围均无生长环。球形马拉色菌、糠秕马拉色菌、厚皮马拉色菌、合轴马拉色菌 4 种菌种脂酶试验呈阳性。七叶苷分解试验表明，合轴马拉色菌和钝形马拉色菌能使七叶苷琼脂培养基变黑或至少 1/3 变黑；糠秕马拉色菌只能使培养基的顶端变黑或不变色；球形马拉色菌、斯洛菲马拉色菌、限制马拉色菌和 M. nana 都为阴性。

（二）流行病学

早在 1846 年花斑癣的病原体就被认识到了，但直到 1889 年 Baillon 才首次提出了马拉色菌（Malassezia）的概念。马拉色菌属是人类或温血动物皮肤表面的正常菌群之一，虽然 97% 正常人的皮肤上能培养到该菌，但还不清楚该菌在自然界中的来源。花斑癣的发病是多种因素综合的结果，如高温、高湿、多汗症、油性皮肤、遗传因素、免疫抑制剂治疗及应用糖皮质激素等。花斑癣为世界性分布，在热带地区近 50% 人发病，在北欧患病率仅 0.3%～0.5%。青春期后出现，20～45 岁好发，男女比 2～7.45：1，无传染性，18.8% 有阳性家族史。马拉色菌毛囊炎常见于青年，主要侵犯 25～35 岁的妇女。马拉色菌属作为正常的微生物菌群寄居在多数哺乳动物和鸟类的皮肤，厚皮马拉色菌可导致动物脂溢性皮炎、外耳炎等。

（三）对动物与人的致病性

1. 对动物的致病性 厚皮马拉色菌是引起猫、犬、山羊、马、犀牛、黑熊和加利福尼亚海狮等的外耳炎和皮炎的主要病原菌。引起皮肤红斑、瘙痒和大面积皮肤脱毛，结痂，苔藓样变（彩图 77-6）。

2. 对人的致病性 除厚皮马拉色菌外，其他 6 个种与正常皮肤菌丛和花斑癣损害有关；马拉色菌毛囊炎主要由球形马拉色菌和糠秕马拉色菌感染所致；有报道马拉色菌与脂溢性皮炎、异位皮炎、银屑病等有关。Crespo 等及 Nakabayashi 等从花斑癣患者皮损区分离出的以球形马拉色菌为主。但 Gupta 等从花斑癣患者分离出的以合轴马拉色菌为主，其次为球形马拉色菌，从上半身（头皮和前额）分离出限制性马拉色菌和斯洛菲马拉色菌要比从下半身分离出常见。李志瑜等从花斑癣患者分离出的也以合轴马拉色菌为主，其次为糠秕马拉色菌、球形马拉色菌、钝形马拉色菌、限制性马拉色菌。Rhie 等从心脏移植接受免疫抑制剂治疗后发生的马拉色菌毛囊炎分离出的菌种为糠秕和厚皮马拉色菌，而熊琳等从马拉色菌毛囊炎患者皮损内分离出的全为球形马拉色菌。

花斑癣常发生于胸背部，也可累及颈、面、肩、腋、上臂及腹等处。病初损害为围绕毛孔的点状圆形斑疹，后渐增至指甲盖大小，边缘清楚。表面附有少量易剥离的糠秕样鳞屑，灰色、褐色至黄棕色不等，有时多种颜色共存，状如花斑（彩图 77-7）。皮损无炎性反应，偶有轻度瘙痒感。

马拉色菌毛囊炎以搔痒、脓疱、毛囊性丘疹为特征，典型皮损为圆顶形的红色毛囊性小丘疹，个别丘疹上有细小鳞屑，毛囊性小脓疱散在，轻微炎症反应，常伴有搔痒、灼热和刺痛（彩图 77-8、彩图 77-9）。

（四）诊断

马拉色菌属的鉴定主要依靠在培养中的嗜脂性及其菌落、细胞的形态学、生物学特性来确定。尤其是该菌特殊的生物学特性可以用来做初步的分离鉴定。

1. 临床诊断 根据好发部位、皮疹表现可做临床诊断。

2. 实验室诊断

（1）病原学检查

1）直接镜检 花斑癣镜检可见弯曲似 S 形的菌丝和成群、厚壁、圆形芽生孢子。马拉色菌毛囊炎可见毛囊内有大量的孢子，芽生孢子，菌丝很少。

2）培养特性 马拉色菌培养困难，该菌具有嗜脂性，只在含有长链脂肪酸的培养基上生长。

（2）生物学特性检查

1）芽管试验 将生长的菌落接种于无菌兔血清中，置 37℃ 孵育 3h，3h 内花斑癣菌无出芽现象也无生长。2 天后，糠秕马拉色菌在血清培养中出现较多芽管，但芽管短。

2）碳水化合物同化试验 制备含菌平板，干燥后加葡萄糖、麦芽糖、乳糖各一小块，30℃ 孵育 24～48h，观察局部有无透明改变或生长现象。马拉色菌对以上 3 种糖均无利用现象。

3）碳水化合物发酵试验 取菌落接种于含葡萄糖、麦芽糖、蔗糖发酵管内，置 37℃ 孵育，48h 观察有无产酸产气。以上各试验可使马拉色菌与其他酵母菌相区别，为菌属鉴定提供了可靠依据。

4）脲酶试验 脲酶试验可检验酵母产生脲酶的能力。在适宜的底物条件下，脲酶可分解尿素产生氨，使 pH 上升，酚红指示剂从琥珀色变为粉红色，马拉色菌均可以产生脲酶。

5）重氮基蓝 B（DBB）试验 将菌落 32℃ 培养 7 天，取出后置 55℃ 3 h，然后滴加 4℃ 的重氮基蓝 B 试剂，室温下，马拉色菌菌落在 2 min 内变成暗红色。

（3）分子生物学鉴定 应用核型分析，核酸杂交分析，PCR 技术（单链构象多态性和异源双链体迁移分析、变性梯度凝胶电泳法、扩增片段长度多态性分析、随机扩增多态性 DNA 分析等），对马拉色菌进行分子生物学鉴定。

（五）防制措施

1. 预防 马拉色菌是人体和温血动物皮肤的常驻菌之一，在正常人体表以酵母相存在，在花斑癣患者皮损中则以菌丝相致病。在各种内外因素相互作用下，马拉色菌由酵母相转变成菌丝相才引起临床所见的花斑癣。近年来，马拉色菌作为一种嗜脂性的条件致病菌引起人和动物的感染逐渐增多。提高人类和动物的免疫功能，均衡局部皮肤正常菌群生长的 pH 可从内、外因素预防该病的发生。

2. 治疗 花斑癣可采用局部治疗和全身治疗。局部治疗外用抗真菌药物和角质剥脱剂治疗均有效，常用药物有咪唑类药物，如克霉唑、益康唑、咪康唑、酮康唑、舍他康唑、联苯苄唑；丙烯胺类药物，如萘替芬、特比萘酚、布替萘酚；吗啉类药物，如阿莫罗芬；其他如 5％ 水杨酸酒精。外用，每天 1～2 次，连用 2～4 周。对顽固性病例采取全身治疗，口服酮康唑每天 400mg，分 2 次服用，连续 2～4 周；氟康唑每周 150mg，连用 4 周；伊曲康唑每天 200mg，连续 7 天。口服特比萘酚对花斑癣无效。

马拉色菌毛囊炎治疗可口服酮康唑每天 200mg，疗程为 28 天；氟康唑每周 150mg，连用 4～6 周；伊曲康唑每天 200mg，连续 7 天。一项疗效 4 周的研究显示，口服酮康唑每天 200mg，同时用 2％ 酮康唑香波清洗，每天 1 次，治愈率 100％。

（六）公共卫生影响

马拉色菌是人类及温血动物皮肤表面的正常寄生菌，是一种机会性条件致病菌。由马拉色菌引起的花斑癣呈世界性分布，它在热带地区人群中发病率高达近 50％。近年来，随着抗生素的大量广泛使用以及免疫低下者的增多，本病有上升趋势。因此，马拉色菌感染对公共卫生的威胁不容忽视。

（韩伟 遇秀玲）

◆ **参考文献**

王端礼. 2005. 医学真菌学——实验室检验指南［M］. 北京：人民卫生出版社.

吴绍熙，廖万清. 1999. 临床真菌病学彩色图谱［M］. 广州：广东科学技术出版社.

吴曰铭，徐崎，许晏. 2004. 马拉色菌属生物学特性及分子生物学研究概况［J］. 地方病通报，19（1）：81-83.

赵颖，章强强. 2008. 马拉色菌表型及分子生物学鉴定的研究进展［J］. 中国真菌学杂志，3（2）：106-111.

Gueho E，Midgey G，Guillot J. 1996. The genus Malassezia with description of four new species. Antonie van Leeuwenhoek. ，69（4）：337 - 355.

Hirai A，Kano R，Makimura K. 2002. A unique isolate of Malassezia from a cat. J Vet Med Sci. ，64（10）：957 - 959.

Pin DPin D. 2004. Seborrhoeic dermatitis in a goat due to Malassezia pachydermatis. Vet Dermatol. ，15（1）：53 - 56.

Uzal FA，Paulson D，Eigenheer AL，et al. 2007. Malassezia slooffiae-associated dermatitis in a goat. Vet Dermatol. ，18（5）：348 - 352.

第四节 无绿藻属真菌所致疾病

无 绿 藻 病

无绿藻病（Prototothecosis）是由条件致病性真菌无绿藻引起的一种不常见的慢性局限性感染，该菌为绿藻的一个变种，广泛存在于自然界，可引起人类与动物感染。最常见的临床表现为局限性皮肤或皮下组织感染、鹰嘴滑囊炎，甚少表现为扩散性、慢性腹泻及腹膜炎。

（一）病原

1. 分类地位 无绿藻是一种单细胞生物，按照《真菌字典》第十版（2008）的分类系统，属植物界（Plantae）、绿藻门（Chlorophyta）、绿藻纲（Chlorophyceae）、绿藻目（Chlorellales）、绿藻科（Chlorellaceae）、无绿藻属（*Prototheca*）。目前，该属包括大型无绿藻（*P. stagnora*）、中型无绿藻（*P. zopfii*）、小型无绿藻（*P. wickerhamii*）、*P. ulmea*、*P. blaschkeae* 5 个种。

2. 形态学基本特征与培养特性 无绿藻为圆形或卵圆形、厚壁发亮、不出芽的孢子，（20～30）$\mu m \times$（17～24）μm 大小，内含特征性的内孢子，酷似桑葚状或草莓状，无菌丝、子囊及孢子。无绿藻培养通常在 30℃ 72h 可见菌落完全形成，但有些需在 25℃培养长达 1 周。其适温为 25～30℃，需氧或微需氧。菌落形态：潮湿、白色或奶油色乳酪样，表面光滑或有少许皱褶。本菌行无性繁殖，通过生成内孢子进行不断繁殖。

（二）流行病学

1. 传染来源 此菌广泛存在于土壤、污水、生牛奶及动物身上，亦可腐生或寄生于树木、蔬菜及粪便中。对于人体其可寄居于指甲、皮肤、呼吸道及消化道，但在正常情况下不引起致病，只有在创伤或机体免疫力下降时，无绿藻可入侵致病。

2. 传播途径 无绿藻病可以是外源性也可以是内源性，通常不会传播。有关于免疫缺陷病人通过蚊虫叮咬感染的报道。也有医院内获得性感染的报道，均为外科及矫形手术时创口接触含致病菌的器械或溶液，或由于皮肤创伤后接触污染的水所致。

3. 易感动物

（1）自然宿主 目前已知可导致人与动物发病的无绿藻有 3 种：大型无绿藻、中型无绿藻及小型无绿藻。无绿藻可感染犬、猫、牛、羊、鹿等哺乳动物，此外也可以感染大西洋鲑鱼、果蝠及蛇等。人类感染无绿藻通常有外伤史，女性多于男性，世界各地均有报道。小型无绿藻病最常见，中型无绿藻病也有报道。以上两病在我国均有发生。

（2）实验动物 目前所用的实验动物主要有小鼠、豚鼠和兔。

4. 发生与分布 目前，动物感染无绿藻病的报道中主要有犬和奶牛，由于接触环境中的无绿藻菌而感染该病。全球至今已有 117 例无绿藻病报道，其中 77 例（66%）为皮肤及皮下组织感染，22 例（19%）为系统性感染，18 例（15%）为滑膜炎及其纤维组织炎。无绿藻病多见于热带潮湿地区，在寒冷地区少有报道。近年来，随着各种原因导致的免疫缺陷患者的增多，无绿藻病的发病在全球有上升的趋势，在欧洲、亚洲、非洲、大洋洲、南北美洲均有无绿藻病发病的报道。特别是南美洲发病较多。

（三）对动物与人的致病性

动物感染无绿藻菌的主要表现有牛的乳腺炎和犬的急性失明、耳聋、出血性腹泻甚至死亡，此外该菌还能引起羊、鹿、猫、小鼠、鱼类及果蝠等发病。无绿藻菌可通过外伤侵犯健康人，也有发生于艾滋病、全身性红斑狼疮、恶性肿瘤等免疫低下病人的报道。临床表现主要分为 3 类：一是皮肤及皮下组织感染；二是滑膜炎及其纤维组织炎；三是系统性感染。

（四）诊断

1. 临床诊断　人感染无绿藻菌主要表现为皮肤及皮下组织感染或者鹰嘴滑囊炎，系统性感染在免疫缺陷病人中有过报道。牛感染该菌主要表现为乳房炎和局部淋巴结炎。犬感染该菌主要表现为多种组织器官播散性感染，也有皮肤及皮下组织感染的报道。有猫感染该菌表现为单纯皮肤组织感染的报道。

2. 实验室诊断　①直接镜检见孢子囊和内生孢子；②在不含放线菌酮的沙氏培养基中很易生长，菌落类似酵母菌；③小鼠腹腔、豚鼠和白兔睾丸接种致病；④对葡萄糖和乳糖不产气而产酸。

（五）防制措施

无绿藻是一种低毒性的条件致病性真菌，故预防无绿藻病主要是保持清洁卫生，保护皮肤不受伤害及提高机体免疫力。同时，避免长期使用皮质类固醇激素及免疫抑制剂等。

无绿藻因生命力顽强，在治疗上非常困难。推荐使用两性霉素 B 或其脂质体，当不良反应较大时，可以选择伏立康唑、伊曲康唑、氟康唑、酮康唑等中等抑菌的唑类药物。四环素、庆大霉素和丁胺卡那霉素等抗细菌药物对该菌也有一定作用。

对于不同类型的无绿藻病，其治疗方案不同。

（1）皮肤型　较局限的可作手术切除，配合两性霉素 B 或唑类药物的外用，感染病灶较深的需要系统用药。

（2）滑膜炎及其纤维组织炎　作黏液囊切除术，局部注射两性霉素 B，配合唑类药物的系统应用。

（3）系统性感染　首选静滴两性霉素 B，与导管相关的感染应去除导管，也可加服强力霉素或氟康唑。

（六）公共卫生影响

无绿藻菌能引起牛乳房炎，并且可存在于生牛奶中。1999 年 Melville 等评价了无绿藻菌对巴氏消毒法的敏感性，发现经过巴氏消毒法处理（72～75℃ 15 或 20s，或者 62～65℃ 30min），40 株菌株中仍有 34 株能存活下来。该研究结果表明：含无绿藻菌的牛奶可能成为人类感染无绿藻菌的重要传染源，必须重视无绿藻菌引起的乳房炎防治。

（陈南华　遇秀玲）

◆ **参考文献**

王端礼. 2005. 医学真菌学 [M]. 北京：人民卫生出版社：480 - 485.

吴绍熙，廖万清. 1999. 临床真菌病学彩色图谱 [M]. 广州：广东科学技术出版社：252 - 253.

章强强. 2008. 无绿藻病的现状与发病原因分析 [J]. 中国真菌学杂志，3（5）：260 - 264.

Dillberger J E, Homer B, Daubert D, et al. 1988. Prototothecosis in two cats. J Am Vet Med Assoc., 192 (11)：1557 - 1559.

Frese K, Gedek B. 1968. A case of prototothecosis in the deer. Berl Munch Tierarztl Wonchenschr., 81 (9)：174 - 178.

Gentles J C, Bond P M. 1977. Prototothecosis of Atlantic salmon. Sabouraudia., 15 (2)：133 - 139.

Macedo J T, Riet-Correa F, Dantas A F, et al. 2008. Cutaneous and nasal prototothecosis in a goat, Vet Pathol. 45 (3)：352 - 354.

Mettler F. Generalized prototothecosis in a fruit bat (Pteropus lylei). Vet Pathol. 1975, 12 (2)：118 - 124.

Priscilla A M, Eliana T W, Nilson R B, et al. 1999. Evaluation of the susceptibility of Prototheca zopfii to milk pasteurization. Mycopathologia., 146：79 - 82.

Rosler U, Hensel A. 2003. Eradication of Prototheca zopfii infection in a dairy cattle herd. Dtsch Tierarztl Wochenschr., 110 (9)：374 - 377.

Sapierzynski R, Jaworska O. 2008. Prototothecosis as a cause of chronic diarrhea in a dog. Pol J Vet Sci., 11 (3)：225 - 229.

Schultze A E，Ring R D，Morgan R V，et al. 1998. Clinical，cytologic and histopathologic manifestations of protothecosis in two dogs. Veterinary Ophthalmology.，1：239-243.

Wirth F A，Passalacqua J A，Kao G，et al. 1999. Disseminated cutaneous protothecosis in an immunocompromised host：a case report and literature review. Cutis.，63（3）：185-188.

第五节 鼻孢子菌属真菌所致疾病

鼻 孢 子 菌 病

鼻孢子菌病（Rhinosporidiosis）是由西伯氏鼻孢子菌引起的人与动物共患真菌病。主要侵犯人的鼻、眼、耳和喉黏膜，有时也可侵犯阴道、阴茎和皮肤形成肉芽肿。动物主要表现鼻黏膜肉芽肿，属于慢性非致死性真菌病。

（一）病原

1. 分类地位 按照《真菌字典》第十版（2008），西伯氏鼻孢子菌（*Rhinosporidium seeberi*）在分类上属原生动物亚界（Protozoa）、领鞭毛虫门（Choanozoa）、鼻孢子菌属（*Rhinosporidium*）。在 Ainsworth（1973）分类系统中，其属于壶菌亚目，是藻菌纲（Phycomycetes）内不产生菌丝的油壶菌科（Olpidiaceae）的一个种。电镜观察结果认为其为一种奇特的微生物，有着独特而复杂的发生发育过程，内孢子在前期为无丝分裂，中期为有丝分裂，发育成熟后不再分裂，从大孢子囊放出后又变成幼孢子开始新的生命周期。

2. 形态学基本特征与培养特性 目前西伯氏鼻孢子菌的培养及动物接种均未获得成功。

直接检查：取鼻咽黏膜黏液、鼻肉挤出物等活体组织，以氢氧化钾或生理盐水涂片，可见直径为300～500μm 的圆形厚壁孢子囊，在孢囊壁处变薄，形成一个开口，而后囊内孢子由此而出。每个孢子囊内约有 4 000～16 000 个内生孢子。每个内生孢子直径7～9μm，内含有 10～16 个颗粒，每个内孢子经过细胞核分裂，扩大再形成孢子囊。卡红染色囊壁呈红色。

3. 理化特性 西伯氏鼻孢子菌培养尚未成功，因而其理化特性也不清楚，但多认为本菌能在活体组织中反复继代生存。

（二）流行病学

1. 传染来源 据某些学者认为鼻孢子菌病源于鱼类，而人和动物都是本菌的偶然寄主，带菌的污水或不流动的污水、池塘可能是本病的传染来源。

2. 传播途径 西伯氏鼻孢子菌的传播途径为带菌的尘埃和污水，通过空气吸入而感染。

3. 易感动物

（1）自然宿主 鼻孢子菌病在马、牛、骡、犬等动物中均有自然感染病例报道，人类发生本病的报道较动物为多。

（2）实验动物 自然感染仅在犬有报道，其他实验动物不敏感。

4. 流行特征 本病在印度和斯里兰卡等国呈地方性流行，在其他各国呈散发性流行。人类多发生于长期潜水或游泳的人，好发于男性，尤以儿童和青年为多见。

5. 发生与分布 1892 年 Malbran 首次描述了人类的鼻孢子菌病，Seeber 于 1912 年将鼻孢子菌病的病原命名为西伯氏鼻孢子菌。

1906 年 Taylor 首次报告了马的鼻孢子菌病，此后动物鼻孢子菌病在印度、阿根廷、南非、澳大利亚、巴西、乌拉圭等地均有报道。人鼻孢子菌病除印度和斯里兰卡呈地方性流行外，在北美、南美、南欧、亚洲及世界各地均有散发病例报道。美国和日本已有报道。

在我国 1979 年李新章于广州发现一例人的鼻孢子菌病，第二例为河南籍患者（1987），第三例（1994）发生于湖北。近年来又有多例人感染后引起鼻息肉或肉芽肿样病变，其中可检出鼻孢子菌的病例报道。1995 年野外游泳呛水 6h 的 17 岁男孩支气管黏膜检出鼻孢子菌，1998 年在一名经常接触池塘脏水的 12 岁男孩鼻腔中检出鼻孢子菌。动物鼻孢子菌病在国内尚未见报道。

（三）对人与动物的致病性

1. 对动物的致病性

（1）马和牛　最常见的是鼻黏膜受损，病初鼻腔流出多量黏液脓性鼻汁，有时带血，鼻黏膜肿胀，形成大的鼻息肉状肉芽肿，其内形成大孢子囊，囊内有大量西伯氏鼻孢子菌的内孢子。息肉表面布满白色黏脓性小斑点。如果息肉在鼻的前部，其可向下悬垂在上唇之上。有的病例是由直径 0.5～2cm 的小肉芽肿组成，分布局限在鼻腔前 1/3 的黏膜上。组织学见明显的嗜酸性细胞和类酵母小体存在于细胞质内或游离于组织间隙中。发生在鼻腔后部时，可能引起咽喉阻塞，致呼吸和吞咽困难。呼吸似打鼾，从远处即可听到。

部分病例在眼结膜上形成丘疹，表现为结膜肿胀、充血、羞明和流泪，有时可造成泪管阻塞。

（2）犬　通常见频发喷嚏，主要发生于单侧鼻腔，初期鼻黏膜水肿，瘙痒，由鼻孔流出大量黏液性鼻液，继而流出混有血液的脓性鼻液，后期鼻黏膜增生形成大小不等的粉红色、柔软、易出血的无蒂或有蒂的息肉状肿物，其表面呈分叶状如花椰菜样。临床常见鼻衄、鼾声和鼻塞性吸气性呼吸困难等症状。

2. 对人的致病性　鼻部是最常见的发病部位，约占患者的 72%。初发时鼻黏膜有痒觉，并有大量黏液排出，鼻黏膜上长有带蒂的肿物，色泽由淡红到紫红，在鼻前部可下垂至上唇，在鼻后孔，可突入咽腔。肿物表面有散在的白色斑点，覆以黏液，呈乳头状，形如草莓，在咽后壁及喉部较大的肿物，可造成呼吸和吞咽困难，如发生在支气管可造成阻塞性窒息。

病变在眼结膜形成赘疣，有异物感，畏光流泪及结膜充血，球结膜和睑结膜均可被侵袭，眼睑可因肿物过度生长而外翻，泪管受损、阻塞或流泪。

皮肤损害初为乳头状，表面皱缩如疣，逐渐增大，基底有蒂成瘤状，肿物内有黏液状物质积聚，类似黏液囊肿。如发生在皮肤黏膜交界处，表现为丘疹，并渐渐融合成斑块，疣状物表面糜烂，常伴继发感染，少数可形成结节，还可见耳部、阴茎、肛门、阴道、直肠肿物。散播感染罕见。

组织病理学可见肿物表面的灰白色斑点为孢子囊，表皮部可见大的孢子囊，孢子囊直径为 $300\mu m$，囊内充满无数内生孢子，还可见破裂的孢子囊和生长不完全成熟的各阶段孢子囊。当内生孢子脱离孢子囊进入组织时，可引起周围组织中多核巨细胞浸润、组织坏死、脓肿，以及以浆细胞和淋巴细胞为主的慢性炎性反应，在空孢子囊周围有巨细胞和富有血管的肉芽肿生成并形成疤痕。

（四）诊断

1. 临床诊断　鼻孢子菌在人和动物都表现特殊的临床症状和病理变化，结合菌体检查诊断不难。人的诊断需与普通息肉和尖锐湿疣相鉴别，确诊需在病灶中检出鼻孢子菌。需与球孢子菌病、大孢子菌病和伴有上皮黏液囊肿的 Schneider 乳头状瘤进行鉴别诊断。

2. 实验室诊断　鼻孢子菌的人工培养至今尚未成功，因此，本菌的鉴别只能根据显微镜下直接检查菌体或在组织切片中检出菌体。PCR 方法也可做出诊断。

组织中西伯氏鼻孢子菌与粗球孢子菌小球相似，但西伯氏鼻孢子菌孢子囊大（直径 $100\mu m$ 以上），并具有较为独特的内孢子，而后者球形菌体直径仅 $60～80\mu m$，并且可人工培养和动物接种（图 77-1）。鼻孢子菌的内生孢子与皮炎芽生菌和隐球菌相似，但西伯氏鼻孢子的内生孢子不出芽，数目多，有孢子囊存在，可予以区别。

（五）防制措施

1. 综合性措施　本病主要通过带菌的污水或不流动的污水而感染。因此，避免接触带菌污水是预防本病的重要措施。

2. 治疗　早期小的损害可采用外科手术切除，但进行这种手术要最大限度地防止菌体扩散，切除不完全很易复发。五价锑——新斯锑波霜可用于人鼻孢子菌病的手术后辅助治疗，剂量为每天 0.3g，

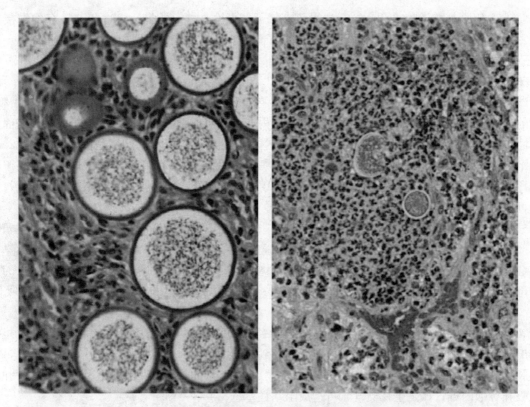

图 77 - 1 同倍镜下鼻孢子菌（A）与球孢子菌（B）的形态比较

［引自 Heart & Lung — The Journal of Acute and Critical Care，3，Eric Wilke，Thomas Ardiles，Richard W. Carlson. A case of coccidioidal fungemia initially diagnosed as rhinosporidiosis，217 - 221，Copyright Elsevier （2005），经 Elsevier 授权］

静脉注射，每天或隔日注射，总量 2～4g。乙锑胺和吐根碱也可用于治疗。两性霉素 B 可用于局部注射，个别病例可自愈。

（六）公共卫生影响

鼻孢子菌病可给长期从事潜水或游泳作业的人群带来潜在发病的可能，需给予关注。

（汪昭贤　谢毓芬）

◆ **参考文献**

胡维维，陈光华，陈凤兰，等．2000. 鼻孢子菌病一例［J］. 中华病理学杂志，29（2）：106.

胡晓波．1998. 淋巴结结核并发肺鼻孢子菌感染 1 例［J］. 中国实用内科杂志，18（10）：630.

贾永忠，殷明德．1999. 真菌性鼻窦炎的临床及 CT 特征［J］. 临床耳鼻咽喉科杂志，7：313-314.

李德忠，成沛霖 1996. 鼻孢子菌病［J］. 第一军医大学学报，16（3）：259-260.

孙鹤龄．1987. 医学真菌鉴定初编［M］. 北京：科学出版社：78-95.

汪昭贤．2005. 兽医真菌学［M］. 杨凌：西北农林科技大学出版社：51-52，475-476.

王高松．1986. 临床真菌病学［M］. 上海：复旦大学出版社：172-175.

王志．1991. 犬猫真菌病［J］. 中国兽医杂志，17（2）：50.

吴绍熙，廖万清．1999. 临床真菌病学彩色图谱［M］. 广州：广东科学技术出版社．

D. C. 布拉德，等．1986. 家畜传染病和寄生虫病学［M］. 北京：农业出版社：390.

Fredricks DN，Jolley JA，Lepp PW，et al. 2000. Rhinosporidium seeberi：a human pathogen from a novel group of aquatic protistan parasites. Emerg Infect Dis.，6（3）：273-282.

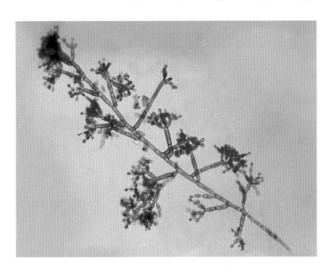

彩图 64-1 裴氏着色真菌

(引自 http://phil.cdc.gov，CDC/Sherry Brinkman 供图)

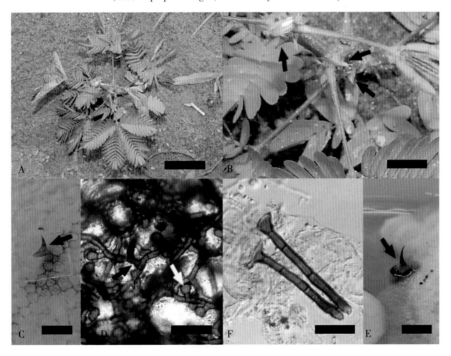

彩图 64-2 从含羞草荆棘中分离裴氏着色真菌

含羞草 (A. 标尺=6 cm) 具有布满荆棘的侧枝 (B. 箭头，标尺=2 cm)，从基部切断荆棘刮擦后直接镜下检查 (C. 箭头，标尺=1 cm)，可见两类暗色裴氏着色真菌菌丝：弯曲细长、多分枝、有纵隔的菌丝 (D. 黑色箭头)，具有末端球状结构 (D. 白色箭头，标尺=50 μm)，以及一端钝圆另一端呈杯状的仅 3~4 个细胞的小菌丝 (E. 标尺=30 μm)。该荆棘室温培养 14 天，可形成具有粗糙面的黑色丝状裴氏着色真菌菌落 (F. 箭头，标尺=1 cm)

[引自 Claudio Guedes Salgado, Jorge Pereira da Silva, José Antônio Picanço Diniz, et al. Isolation of fonsecaea pedrosoi from thorns of mimosa pudica, a probable natural source of chromoblastomycosis. Rev. Inst. Med. trop. S. Paulo, 2004,46 (1) :33-36，经 Thales de Brito 授权]

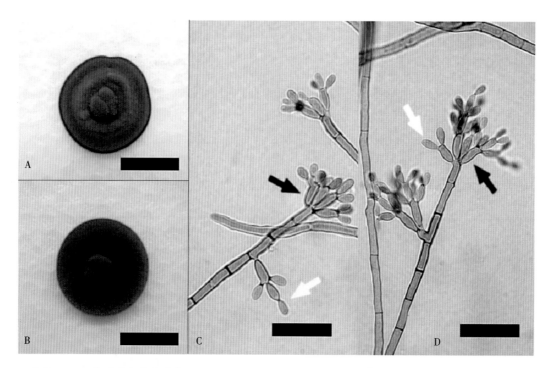

彩图 64-3 裴氏着色真菌菌落 (A, B. 标尺=3 cm)，表面绒毛样，呈深绿色，镜下可见暗色菌丝
(C、D. 标尺=12μm)，呈柱状，有隔膜和分枝，末端有分生孢子 (箭头)

(引文及授权同彩图 64-2)

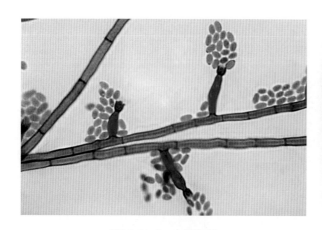

彩图 64-4 疣状瓶霉

(引自 http://phil.cdc.gov, CDC/Libero Ajello 供图)

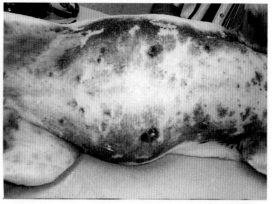

彩图 64-5 犬感染裴氏着色真菌腹部皮肤损伤

〔引自 Sreekumari Rajeev, Gail Clifton, Cindy Watson, et al. Fonsecaea pedrosoi skin infection in a dog. J Vet Diagn Invest, 2008, 20: 379-381，经 The American Association of Veterinary Laboratory Diagnosticians 授权〕

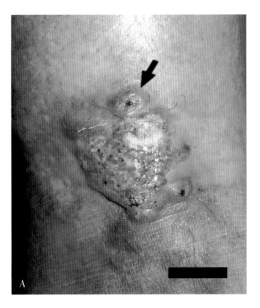

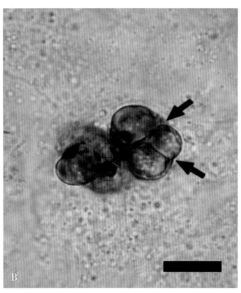

彩图 64-6 人感染裴氏着色真菌膝部皮肤形成 **3cm×2cm** 渗出性疣状斑块 (A. 箭头，标尺=2 cm)；直接显微镜检查，可见具有横壁的暗色硬体 (B. 标尺=15 μm)

(引文及授权同彩图 64-2)

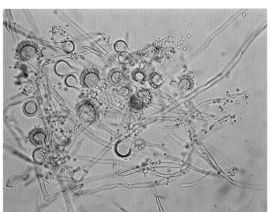

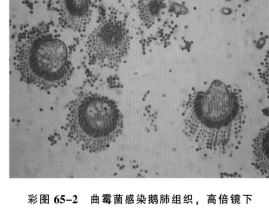

彩图 65-1 曲霉菌培养基上的菌落触片，可见大量曲霉菌，菌体有柄，顶端膨大形成顶囊，呈烧瓶状，在顶囊上部有大量的分生孢子，视野中可见大量散落的孢子 (×400)

(遇秀玲供图)

彩图 65-2 曲霉菌感染鹅肺组织，高倍镜下可见大量脱落的曲霉菌分生孢子，顶囊呈烧瓶状，上部有单层的木栅状小梗，分生孢子呈球形 (HE 染色，×900)

(遇秀玲供图)

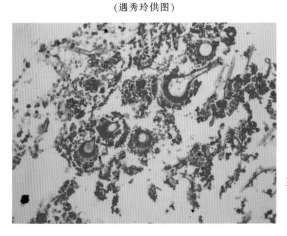

彩图 65-3 曲霉菌感染鹅肺组织，可见呈粉红色着染的阳性烟曲霉菌体 (PAS 染色，×200)

(遇秀玲供图)

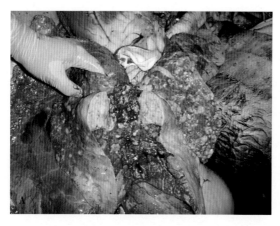
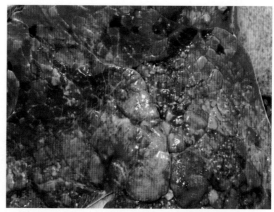

彩图 65-4 曲霉菌感染牛肺脏可见大小不一的化脓性坏死灶（A），呈大理石样变（B）

（遇秀玲供图）

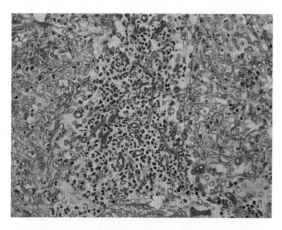

彩图 65-5 曲霉菌感染牛肺坏死灶中的霉菌菌丝（PAS 染色，×120）

（遇秀玲供图）

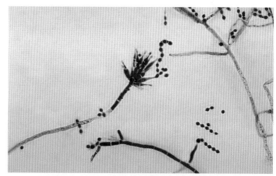

彩图 65-6 马尔尼菲青霉菌及其分生孢子

（引自 http://phil.cdc.gov，CDC/ Libero Ajello 供图）

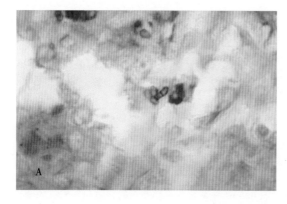
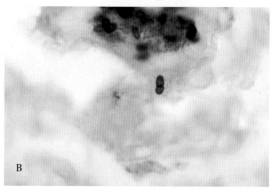

彩图 65-7 马尔尼菲青霉菌感染小鼠睾丸组织病理学（A. PAS 染色 B. 银染）

（引自 http://phil.cdc.gov/phil/details.asp，CDC/Dr. Libero Ajello 供图）

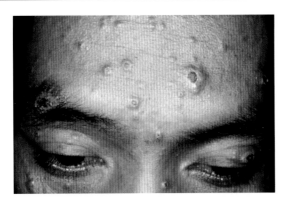

彩图 65-8 人感染马尔尼菲青霉菌面部形成脐形凹陷丘疹

[引自 J Am Acad Dermatol, 53, Omar Lupi, Stephen K. Tyring, Michael R. McGinnis. Tropical dermatology: Fungal tropical diseases, 931 –951, Copyright Elsevier (2005), 经 Elsevier 授权]

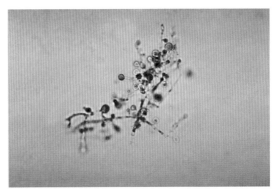

彩图 67-1 皮炎芽生菌（棉蓝染色）

（引自 http://phil.cdc.gov，CDC/Leanor Haley 供图）

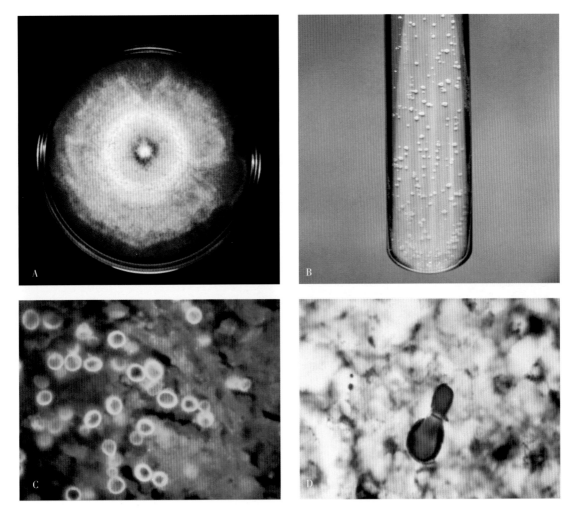

彩图 67-2 皮炎芽生菌平板培养（A）、**勒–詹二氏培养管培养**（B）、**肺组织直接免疫荧光染色**（C）**及其组织病理学**（D）

（引自 http://phil.cdc.gov，图 A、D 由 CDC/Libero Ajello 供图，图 B、C 由 CDC/William Kaplan 供图）

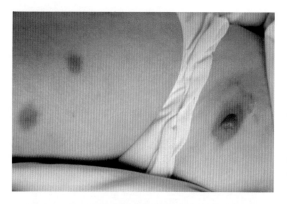

彩图 67-3　人患芽生菌病可见结节性皮肤病变

（引自 http://phil.cdc.gov，经美国 CDC 授权）

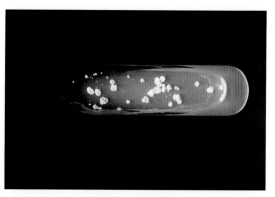

彩图 67-4　巴西副球孢子菌在萨布罗右旋糖琼脂斜面上生长的菌落

（引自 http://phil.cdc.gov，CDC/William Kaplan 供图）

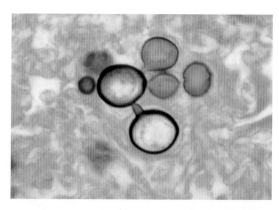

彩图 67-6　巴西副球孢子菌感染组织病理学

（六胺银染色）

（引自 http://phil.cdc.gov）

彩图 67-5　人感染巴西副球孢子菌的舌部病变

（引自 http://phil.cdc.gov，CDC/Lucille K. Georg 供图）

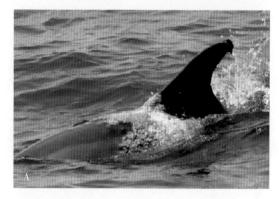

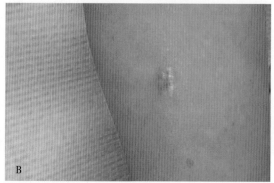

彩图 67-7　瘢痕型芽生菌病

A.感染海豚背部皮肤形成灰白色瘤样斑块　B. 感染患者右上臂皮肤形成疤痕疙瘩

［图 A 引自 David S. Rotstein，Leslie G. Burdett，William McLellan，et al. Lobomycosis in Offshore Bottlenose Dolphins（Tursiops truncatus），North Carolina. Emerging Infectious Diseases，2009，15（4）：588–590，经 Emerging Infectious Diseases 授权；图 B 引自 Sameer Elsayed，Susan M. Kuhn，Duane Barber，et al.Human Case of Lobomycosis. Emerging Infectious Diseases，2004，10（4）：715–718，经 Emerging Infectious Diseases 授权］

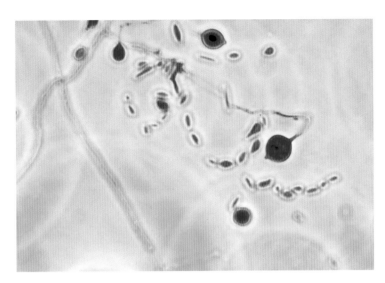

彩图 67-8　小伊蒙氏菌及其不育大孢子
（引自 http://phil.cdc.gov，CDC/Libero Ajello 供图）

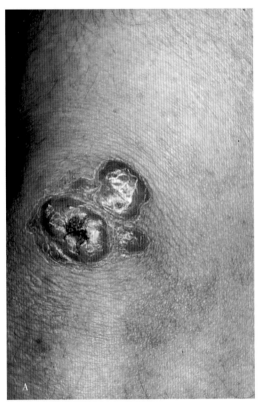
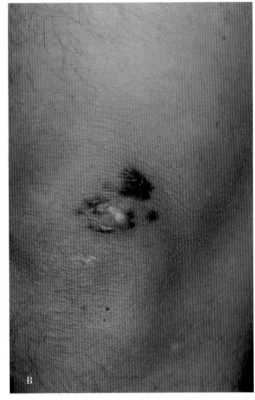

**彩图 67-9　不育大孢子菌病患者右膝形成多结节红斑（A）及采用伊曲康唑治疗后残存的瘢痕与
色素沉着（B）**

［引自 Journal of the American Academy of Dermatology，51，William G. Stebbins，Anna Krishtul，Edward J.
Bottone，et al. Cutaneous adiaspiromycosis: A distinct dermatologicentity associated with Chrysosporium species，
S185–S189，Copyright Elsevier（2004），经 Elsevier 授权］

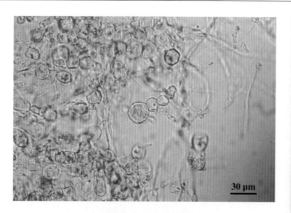

彩图 68-1 叠瓦癣菌

（引自 http://www.mycology.adelaide.edu.au，经 David Ellis 授权）

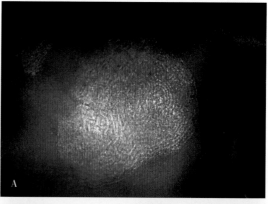

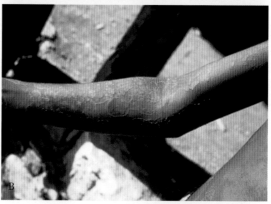

彩图 68-2 叠瓦癣菌引起的特征性同心环形叠瓦状皮癣（A、B）

〔引自 http://www.mycology.adelaide.edu.au，经 David Ellis 授权，其中图 A 由 S. Reed（Papua New Guinea）供图，图 B 由 M. Tipping, Timor 供图〕

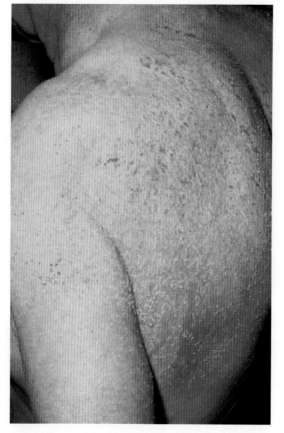

彩图 68-3 人感染叠瓦癣菌，形成大量皮癣与多形性红斑

（引自 http://www.mycology.adelaide.edu.au，经 David Ellis 授权，K. O'Grady 供图）

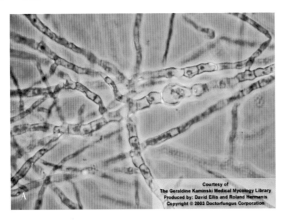
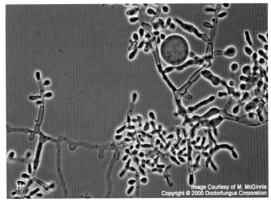

彩图 68-4 紫色毛癣菌微观结构（A）及其分生孢子（B.相差显微镜检查，×630）

（引自 http://www.doctorfungus.org，经 Mitchell 授权）

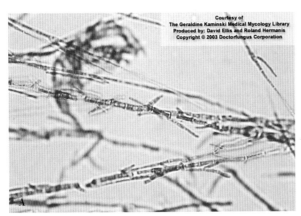
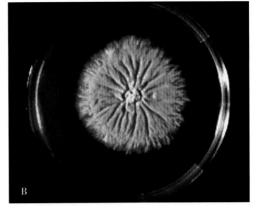

彩图 68-5 苏丹毛癣菌（A）及菌落形态（B）

（图 A 引自 http://www.doctorfungus.org，经 Mitchell 授权；图 B 引自 http://www.mycology.adelaide.edu.au，经 David Ellis 授权）

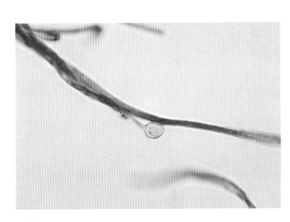
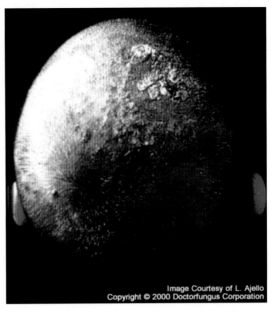

彩图 68-6 奥杜盎小孢子菌

（引自 http://phil.cdc.gov，CDC/Dr. Leanor Haley 供图）

彩图 68-7 奥杜盎小孢子菌引起的头皮癣

（引自 http://www.doctorfungus.org，经 Mitchell 授权）

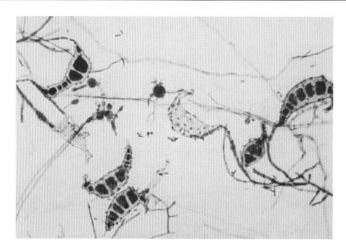

彩图 68-8 歪斜小孢子菌及其大型分生孢子

（引自 http://phil.cdc.gov，经美国 CDC 授权）

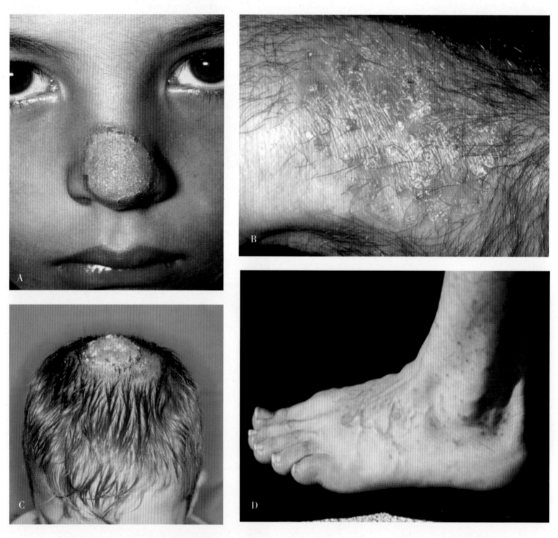

彩图 68-9 人感染石膏样小孢子菌，鼻（A）、腕（B）、头顶（C）与足（D）皮肤病变

（图 A、B 引自 http://www.mycology.adelaide.edu.au，经 David Ellis 授权；图 C 引自 http://phil.cdc.gov，
CDC/ Dr. Lucille K. Georg 供图；图 D 引自 http://phil.cdc.gov，经美国 CDC 授权）

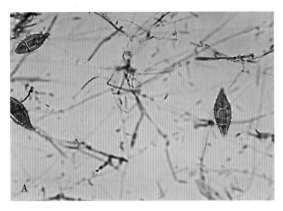
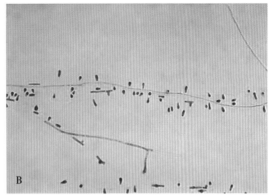

彩图 68-10　马小孢子菌及其大型分生孢子（A）、小型分生孢子（B）

（引自 http://phil.cdc.gov，CDC/Dr. Arvind A. Padhye 供图）

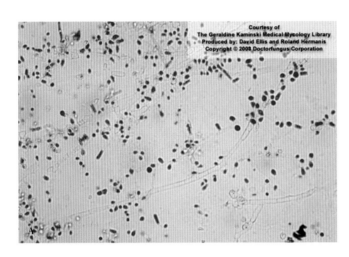
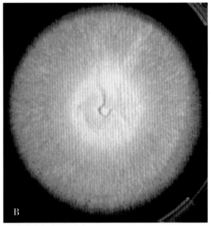

彩图 68-11　马类毛癣菌（A）及菌落形态（B）

（图 A 引自 http://www.doctorfungus.org，经 Mitchell 授权；图 B
引自 http://www.mycology.adelaide.edu.au，经 David Ellis 授权）

彩图 68-12　侵入毛发的马类毛癣菌

（引自 http://www.doctorfungus.org，经 Mitchell 授权）

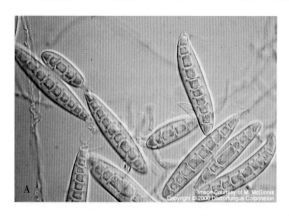
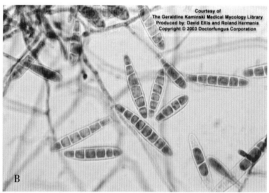

彩图 68-13 埃泽楼毛癣菌（A、B）

（引自 http://www.doctorfungus.org，经 Mitchell 授权）

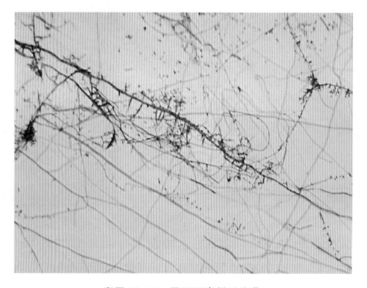

彩图 68-14 星形石膏样毛癣菌

（引自 http://phil.cdc.gov，CDC/Dr. Leanor Haley 供图）

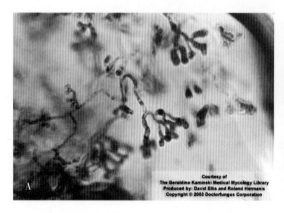
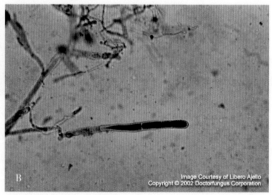

彩图 68-15 黄癣菌（A）及其大型分生孢子（B. ×475）

（引自 http://www.doctorfungus.org，经 Mitchell 授权）

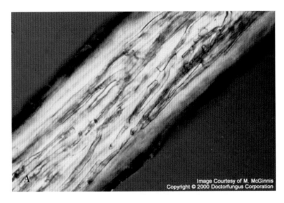
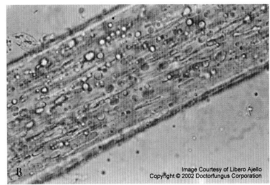

彩图 68-16 侵入头发内的黄癣菌菌丝及气泡（A、B. ×400）

（引自 http://www.doctorfungus.org，经 Mitchell 授权）

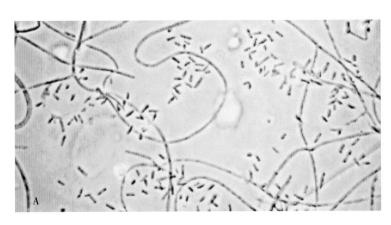
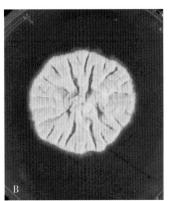

彩图 68-17 疣状毛癣菌（A）及菌落形态（B）

（引自 http://www.mycology.adelaide.edu.au，经 David Ellis 授权）

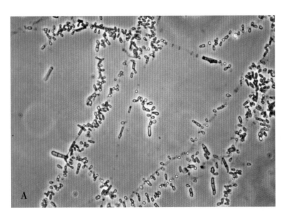
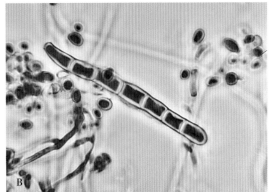

彩图 68-18 红色毛癣菌超微结构（A）及其分生孢子（B. ×1 125）

（引自 http://phil.cdc.gov，CDC/ Dr. Libero Ajello 供图）

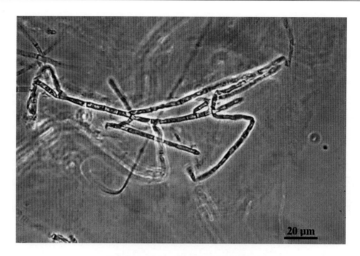

彩图 68-19　铁锈色小孢子菌

（引自 http://www.mycology.adelaide.edu.

au，经 David Ellis 授权）

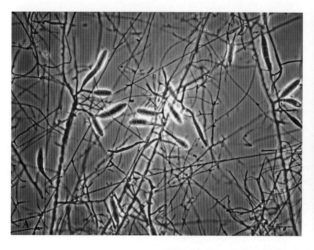
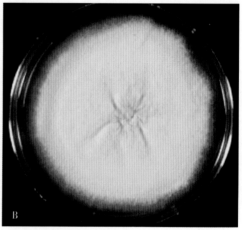

彩图 68-20　禽小孢子菌（A）及菌落形态（B）

（图 A 引自 http://phil.cdc.gov，CDC/Dr. Libero Ajello 供图；图 B

引自 http://www.mycology.adelaide.edu.au，经 David Ellis 授权）

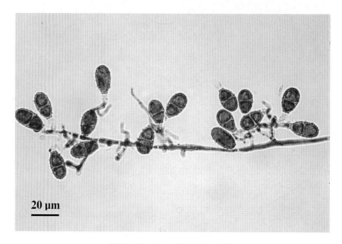

彩图 68-21　猪小孢子菌

（引自 http://www.mycology.adelaide.edu.

au，经 David Ellis 授权）

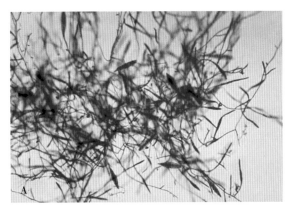 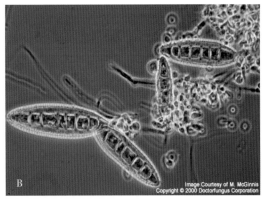

彩图 68-22　犬小孢子菌（A. 乳酚棉蓝染色　B. 相差显微镜检查，×630）

（图 A 引自 http://phil.cdc.gov，CDC/Dr. Leanor Haley 供图；图 B

引自 http://www.doctorfungus.org，经 Mitchell 授权）

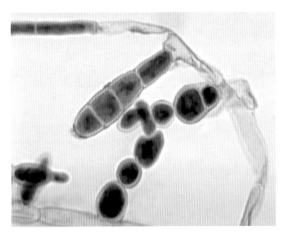 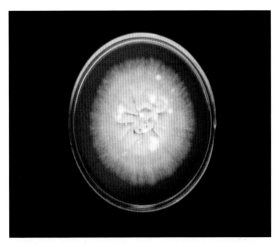

彩图 68-23　絮状表皮癣菌及其大型分生孢子

（引自 http://phil.cdc.gov，CDC/Dr. Libero Ajello 供图）

彩图 68-24　絮状表皮癣菌在萨布罗右旋糖琼脂培养生成的菌落

（引自 http://phil.cdc.gov，CDC/Dr. Lucille K. Georg 供图）

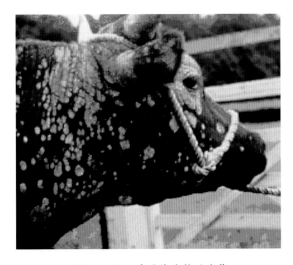 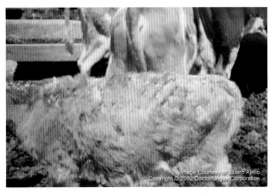

彩图 68-25　牛感染疣状毛癣菌

（引自 http://www.mycology.adelaide.edu.au，经 David Ellis 授权）

彩图 68-26　紫色毛癣菌引起的牛皮癣

（引自 http://www.doctorfungus.org，经 Mitchell 授权）

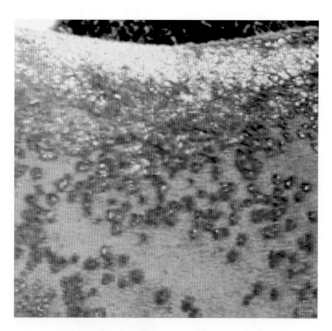

彩图 68-27　马感染马类毛癣菌的皮肤病变

（引自 http://www.mycology.adelaide.edu.au，经 David
Ellis 授权）

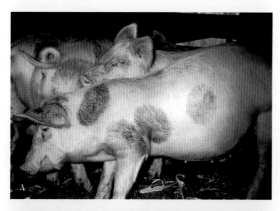

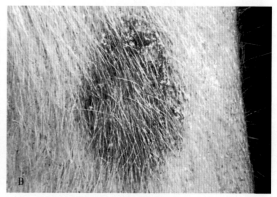

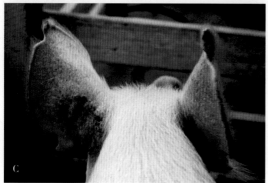

**彩图 68-28　猪感染小孢子菌出现慢性非炎性皮肤
病变**

（引自 http://www.mycology.adelaide.edu.au，经 David
Ellis 授权，D. Connoll 供图）

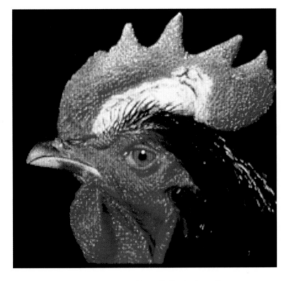

彩图 68-29　鸡感染禽小孢子菌

（引自 http://www.mycology.adelaide.edu.au，

经 David Ellis 授权）

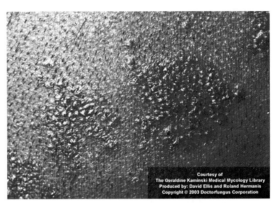

彩图 68-30　紫色毛癣菌侵入人头发可见许多

感染的断发及头皮脓疱

（引自 http://www.doctorfungus.org，经 Mitchell 授权）

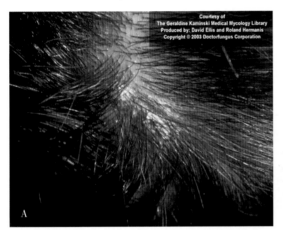

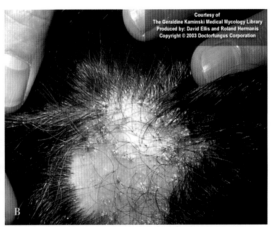

彩图 68-31　黄癣菌早期感染可见小黄癣痂（A），以及后来形成的头皮黄癣痂并引起脱发（B）

（引自 http://www.doctorfungus.org，经 Mitchell 授权）

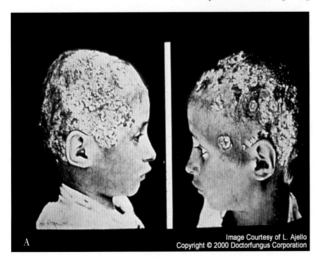

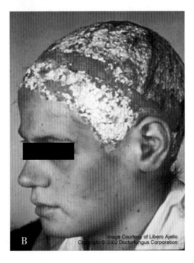

彩图 68-32　人感染黄癣菌形成头皮黄癣、脱发及结斑（A、B）

（引自 http://www.doctorfungus.org，经 Mitchell 授权）

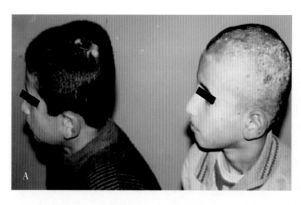
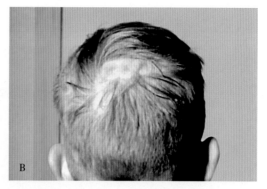

彩图 68-33 犬小孢子菌引起的头癣（A、B）

［图 A 引自 Journal de Mycologie Médicale，17，M.Ilkit，A. Turac-Bicer，A. Ates，et al. Familial cases of Microsporum canis tinea in Adana，Turkey，275-278，Copyright Elsevier（2007），经 Elsevier 授权；图 B 引自 http://phil.cdc.gov，经美国 CDC 授权］

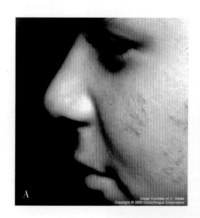
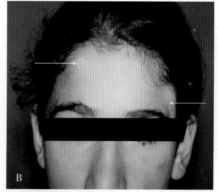
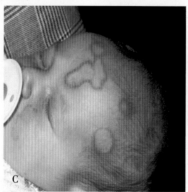

彩图 68-34 犬小孢子菌引起的面部皮癣（A、B、C）

［图 A 引自 http://www.doctorfungus.org，经 Mitchell 授权；图 B 引自 Journal de Mycologie Médicale，17，M. Ilkit，A. Turac-Bicer，A. Ates，et al. Familial cases of Microsporum canis tinea in Adana，Turkey，275-278，Copyright Elsevier（2007），经 Elsevier 授权；图 C 引自 http://www.mycology.adelaide.edu.au，经 David Ellis 授权］

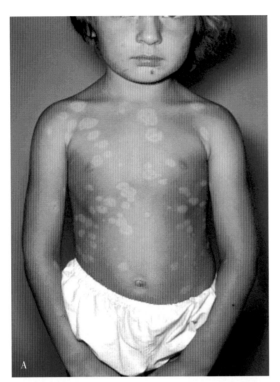
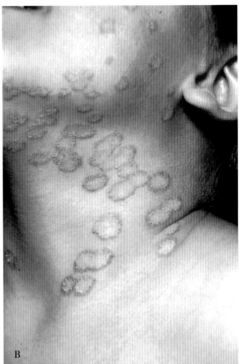
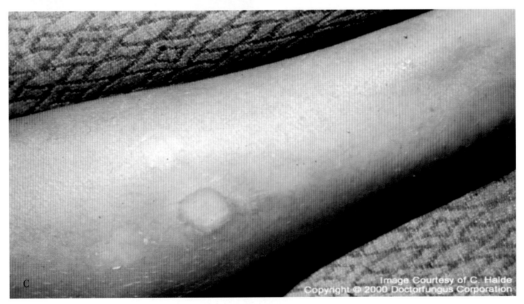

彩图 68-35　犬小孢子菌皮肤病变（A、B、C）

（图 A、B 引自 http://www.mycology.adelaide.edu.au，经 David Ellis 授权；图 C 引自 http://www.doctorfungus.org，经 Mitchell 授权）

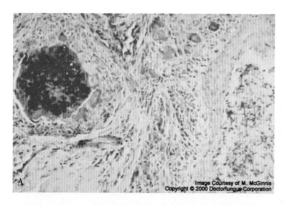 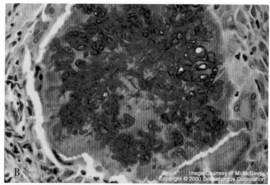

彩图 68-36 犬小孢子菌感染人头皮皮下组织病理学（A、B. PAS 染色）

（引自 http://www.doctorfungus.org，经 Mitchell 授权）

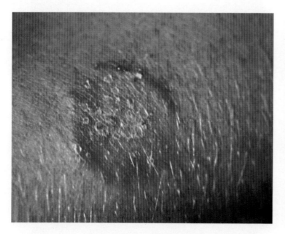

彩图 68-37 星形石膏样毛癣菌引起手臂皮肤癣

（引自 http://phil.cdc.gov，CDC/Dr. Lucille K. Georg 供图）

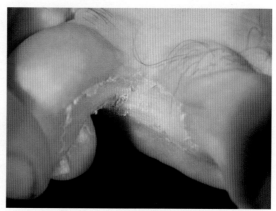

彩图 68-38 絮状表皮癣菌引起的足癣

（引自 http://phil.cdc.gov，CDC/Dr. Lucille K. Georg 供图）

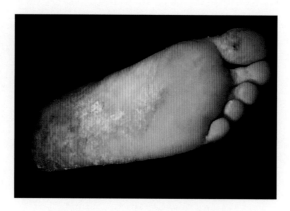

彩图 68-39 红色毛癣菌引起的足癣

（引自 http://phil.cdc.gov，经美国 CDC 授权）

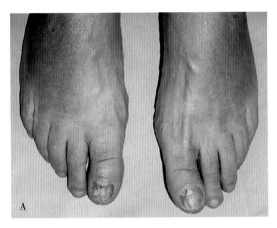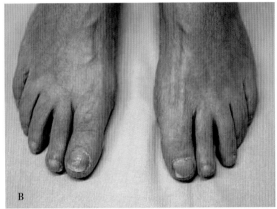

彩图 68-40　红色毛癣菌引起的甲癣（A）及治愈后的趾甲（B）

［引自 Journal of the American Academy of Dermatology，59，Bianca Maria Piraccini，Giulia Rech，Antonella Tosti. Photodynamic therapy of onychomycosis caused by Trichophyton rubrum，75-76，Copyright Elsevier（2008），经 Elsevier 授权］

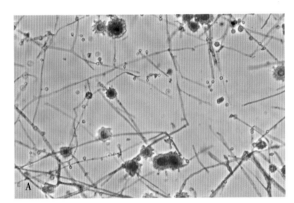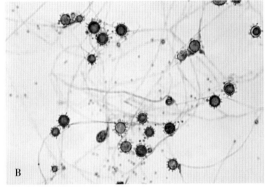

彩图 68-41　荚膜组织胞浆菌（A）及其分生孢子超微形态（B）

（引自 http://phil.cdc.gov，CDC/ Dr.Libero Ajello 供图）

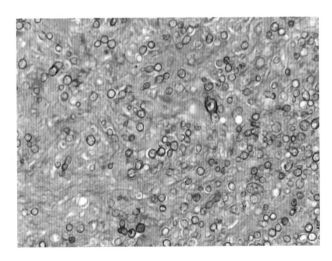

彩图 68-42　杜波依斯组织胞浆菌感染
组织病理学（×300）

（引自 http://phil.cdc.gov，CDC/ Dr. Libero Ajello 供图）

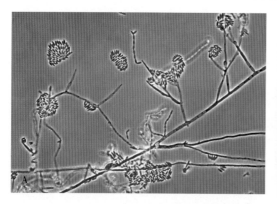
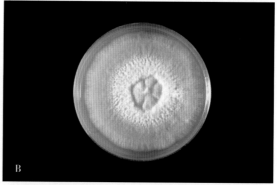

彩图 69-1 镰刀菌形态（A）及萨布罗琼脂平板培养的菌落（B）

（引自 http://phil.cdc.gov，CDC/Libero Ajello 供图）

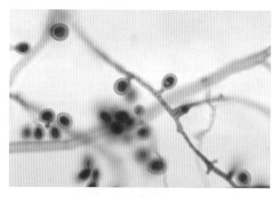

彩图 70-1 波氏假阿利什菌

（引自 http://phil.cdc.gov，CDC/Dr. Libero Ajello 供图）

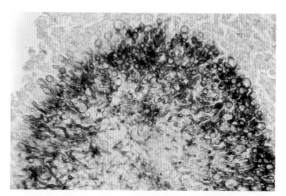

彩图 70-2 波氏假阿利什菌感染肺组织病理学（×562）

（引自 http://phil.cdc.gov，CDC/ Bobby Strong 供图）

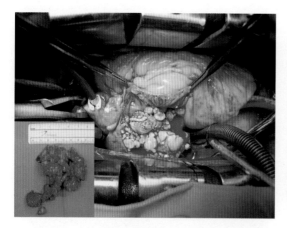

彩图 70-3 波氏假阿利什菌引起人心内膜炎

［引自 International Journal of Cardiology，131，Hong Foo，Sze-Yuan Ooi，Robert Giles，et al. Scedosporium apiospermum pacemaker endocarditis，81-82，Copyright Elsevier（2009），经 Elsevier 授权］

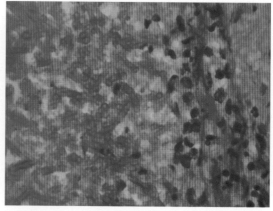

彩图 70-4 尖端赛多孢子菌感染人心组织病理学

［引自 Journal of Infection，55，Bilal Sarvat，Juan C. Sarria. Implantable cardioverter-defibrillator infection due to Scedosporium apiospermum，109-113，Copyright Elsevier（2007），经 Elsevier 授权］

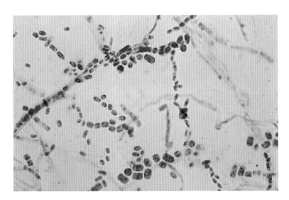

彩图 71-1　念珠地丝菌（×475）

（引自 http://phil.cdc.gov，CDC/Dr.
Lucille K. Georg 供图）

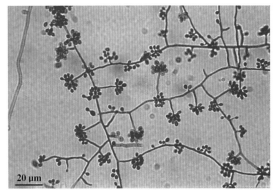

彩图 72-1　申克氏孢子丝菌

（引自 http://www.mycology.adelaide.
edu.au，经 David Ellis 授权）

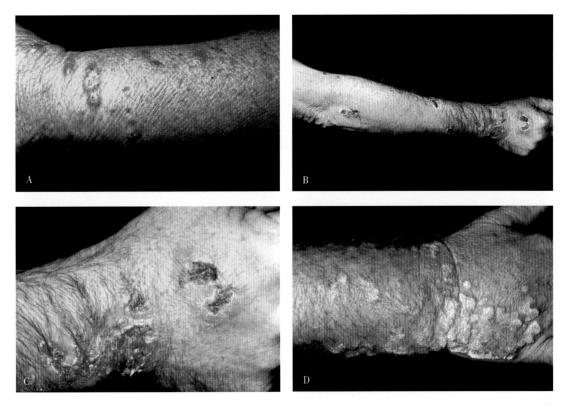

彩图 72-2　孢子丝菌病患者前臂肉芽肿性结节（A）、溃疡（B、C），以及手腕部皮肤疣性病变（D）
（引自 http://www.mycology.adelaide.edu.au，经 David Ellis 授权，D. Weedon 供图）

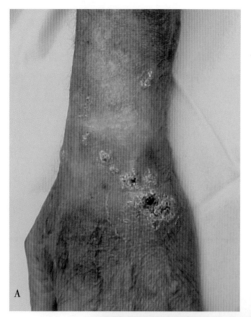
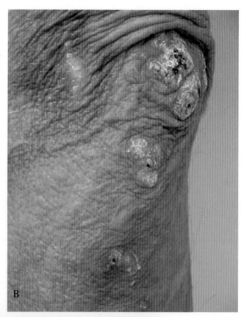
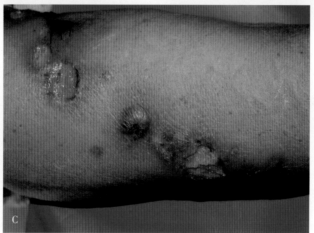

彩图 72-3 孢子丝菌病患者皮肤溃疡及疣性病变（A、B、C）

[引自 Clinics in Dermatology, 25, Marcia Ramos-e-Silva, Camila Vasconcelos, Sueli Carneiro, et al. Sporotrichosis, 181-187, Copyright Elsevier (2007), 经 Elsevier 授权]

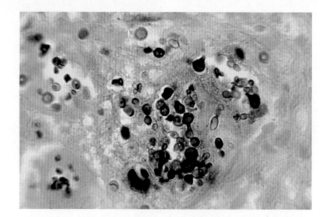

彩图 72-4 申克氏孢子丝菌感染人病变组织直接显微镜检查

[引自 Clinics in Dermatology, 25, Marcia Ramos-e-Silva, Camila Vasconcelos, Sueli Carneiro, et al. Sporotrichosis, 181-187, Copyright Elsevier (2007), 经 Elsevier 授权, Luiz Carlos Severo 供图]

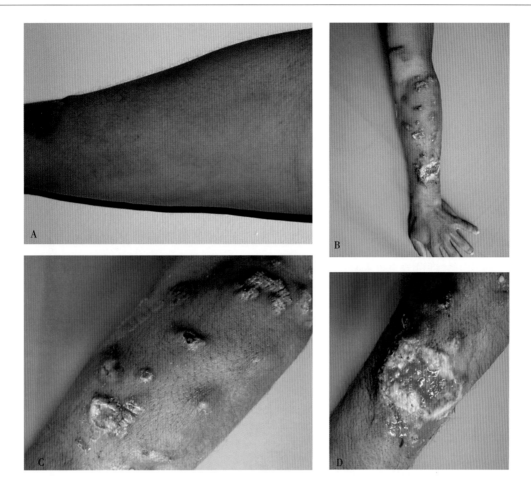

彩图 72-5 孢子丝菌病患者右前臂结节性淋巴管炎（A），继而形成溃疡及硬结性瘤（B、C、D）

[引自 Clinics in Dermatology，25，Marcia Ramos-e-Silva，Camila Vasconcelos，Sueli Carneiro，et al. Sporotrichosis，181-187，Copyright Elsevier（2007），经 Elsevier 授权]

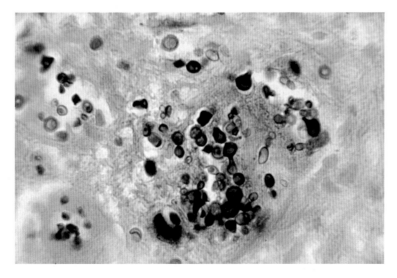

彩图 73-1 新型隐球菌（墨汁染色）

（引自 http://phil.cdc.gov，CDC/Dr. Leanor Haley 供图）

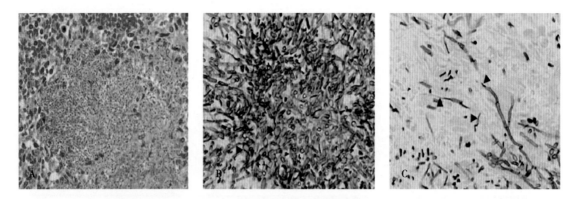

彩图 74-1 毛孢子菌病组织病理学真菌集落中可见许多丝状菌丝（A. HE 染色），中心有椭圆形孢子（B. 箭头，Grocott 染色），周边有细长菌丝（C. 箭头）

［引自 Virchows Arch，451，Makoto Sano，Masahiko Sugitani，Toshiyuki Ishige，et al. Supplemental utility of nested PCR for the pathological diagnosis of disseminated trichosporonosis，929-935，Copyright Springer （2007） ，经 Springer Science+Business Media 授权］

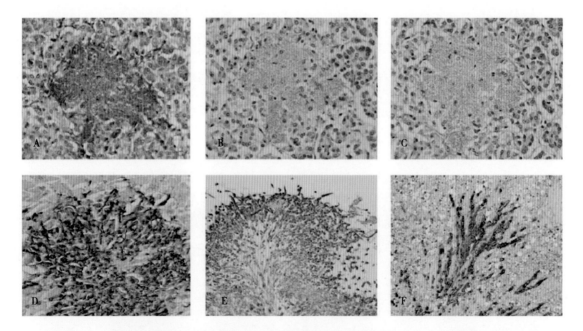

彩图 74-2 毛孢子菌病免疫组织化学染色，可见对毛孢子菌抗体阳性 （A），对念珠菌抗体 （B） 及曲霉菌抗体 （C） 阴性，其中 **D、E、F** 分别为毛孢子菌、念珠菌、曲霉菌阳性对照

［引自 Virchows Arch，451，Makoto Sano，Masahiko Sugitani，Toshiyuki Ishige，et al.Supplemental utility of nested PCR for the pathological diagnosis of disseminated trichosporonosis，929-935，Copyright Springer （2007），经 Springer Science+Business Media 授权］

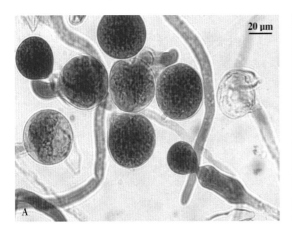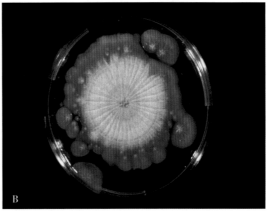

彩图 75-1　蛙粪霉形态（A）及沙氏葡萄糖琼脂培养生成的菌落（B）

［引自 http://www.mycology.adelaide.edu.au，经 David Ellis（University of Adelaide）授权］

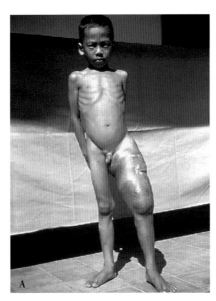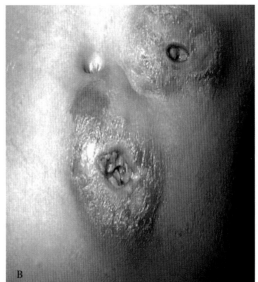

彩图 75-2　蛙粪霉引起的整个大腿和臀部皮下组织损伤（A）及腹部皮肤溃疡（B）

［引自 http://www.mycology.adelaide.edu.au，经 David Ellis（University of Adelaide）授权，其中图 A 由 J.W. Rippon（University of Chicago）供图］

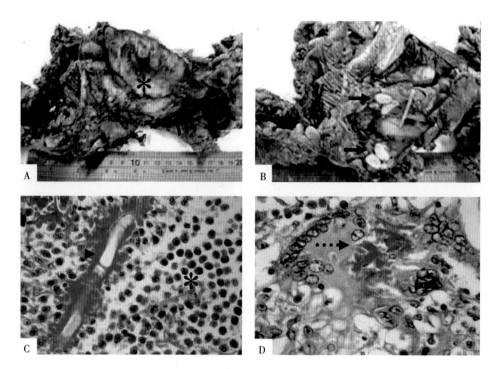

彩图 75-3 结肠蛙粪霉病

结肠组织用 10% 福尔马林固定，进行常规脱水，石蜡包埋，切片进行 HE 染色

A. 结肠肠腔含 10cm×8cm×6cm 的肿块样物　B. 肠系膜淋巴结肿大　C. 可见被嗜酸性细胞套管围绕（Splendore-Hoeppli 现象），结肠蛙粪霉（箭头）及大量嗜酸性细胞　D. 多核巨细胞吞噬真菌菌丝（HE 染色）

〔引自 Mycological Research，111，Mahmoud R. HUSSEIN，Adel O. MUSALAM，Mubarak H. ASSIRY，et al. Histological and ultrastructural features of gastrointestinal basidiobolomycosis，926-930，Copyright Elsevier（2007），经 Elsevier 授权〕

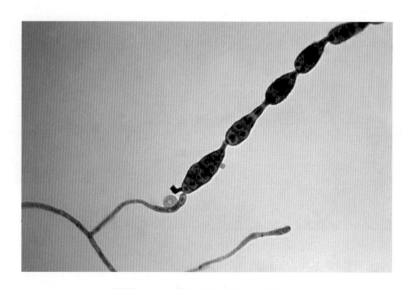

彩图 76-1 具有分生孢子链的链格孢

（引自 http://phil.cdc.gov，CDC/Dr. Lucille K.Georg 供图）

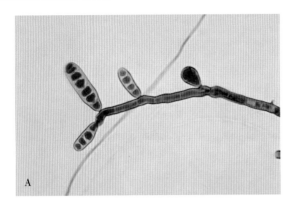 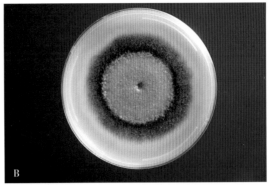

彩图 76-2　明脐孢 （A） 及菌落形态 （B）

（引自 http://phil.cdc.gov，CDC/Libero Ajello 供图）

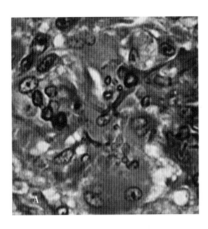 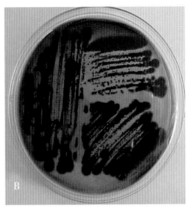 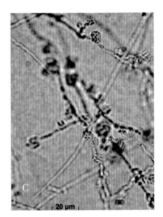

彩图 76-3　甄氏外瓶孢

A. 右足伤口活检标本 （HE 染色，×400），可见许多单个或成链存在的甄氏外瓶孢和菌丝　B. 沙堡右旋糖琼脂常温培养，可见形成黑色、湿润的酵母样菌落　C. 分生孢子及分生孢子梗

［引自 Maria do Rosário R. Silva ，Orionalda de F.L. Fernandes，Carolina R. Costa，et al. Case report subcutaneous phaeohyphomycosis by exophiala jeanselmei in a cardiac transplant recipient. Rev. Inst. Med. trop. S. Paulo，2005，47 （1）:55-57，经 Thales de Brito 授权］

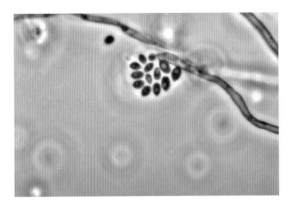 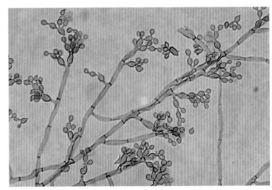

彩图 76-4　沙门外瓶柄霉

（引自 http://phil.cdc.gov，经美国 CDC 授权）

彩图 76-5　班替支孢霉 （×60）

［引自 Nurimar C. Fernandes，Daniella Nacif ，Tiyomi Akiti，et al. Subcutaneous phaeohyphomycosis caused by cladophialophora sp.: a case report. Rev. Inst. Med. trop. S. Paulo，2007，49 （2）:109-112，经 Thales de Brito 授权］

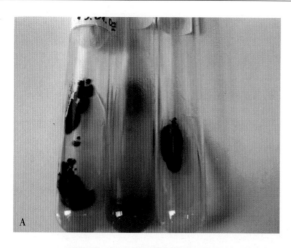
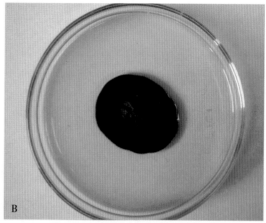

彩图 76-6 沙氏葡萄糖培养基生长的黑褐色班替支孢霉菌落（A. 原代培养 B. 次培养）

〔引自 Nurimar C. Fernandes, Daniella Nacif, Tiyomi Akiti, et al. Subcutaneous phaeohyphomycosis caused by cladophialophora sp.: a case report. Rev. Inst. Med. trop. S. Paulo, 2007, 49（2）:109–112, 经 Thales de Brito 授权〕

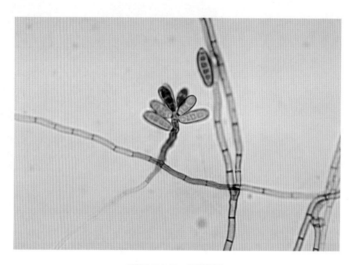

彩图 76-7 双极霉

（引自 http://phil.cdc.gov, 经美国 CDC 授权）

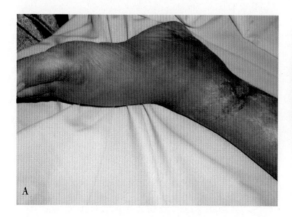
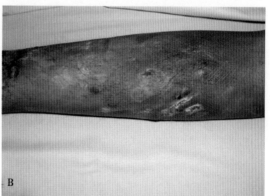

彩图 76-8 链格孢感染患者下肢皮肤坏死、充血

〔引自 V Anandan, V Nayak, S Sundaram, P Srikanth. An association of Alternaria alternata and Scopulariopsis brevicaulis in cutaneous phaeohyphomycosis. Indian J Dermatol Venereol Leprol, 2008, 74（3）: 244–247, 经 Dr. DM Thappa（Indian J Dermatol Venereol Leprol）授权〕

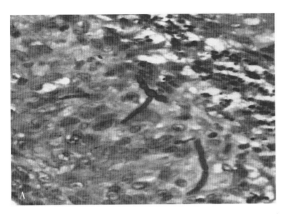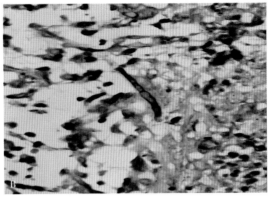

彩图 76-9　链格孢组织病理学

A. 过碘酸-雪夫染色　B. Gomori 六胺银染色

（引文及授权同彩图 76-3）

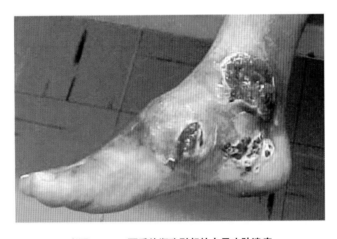

彩图 76-10　甄氏外瓶孢引起的右足皮肤溃疡

［引自 Maria do Rosário R. Silva，Orionalda de F.L. Fernandes，Carolina R. Costa，et al. Case report subcutaneous phaeohyphomycosis by exophiala jeanselmei in a cardiac transplant recipient. Rev. Inst. trop. S. Paulo, 2005, 47 (1) 55-57, 经 Thales de Brito 授权］

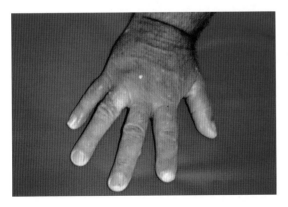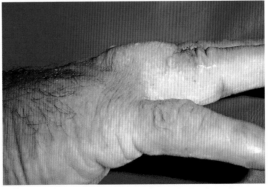

彩图 76-11　班替支孢霉引起的皮肤结节

［引自 Nurimar C. Fernandes，Daniella Nacif，Tiyomi Akiti，et al. Subcutaneous phaeohyphomycosis caused by cladophialophora sp.: a case report. Rev. Inst. Med. trop. S. Paulo, 2007, 49 (2):109-112, 经 Thales de Brito 授权］

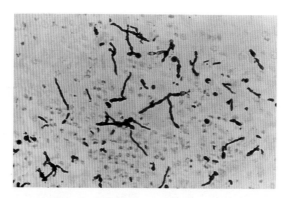

彩图 76-12　炎症细胞间呈褐色的班替支孢霉

（Fontana-Masson 染色，×200）

（引文及授权同彩图 76-11）

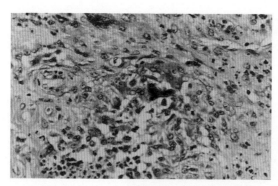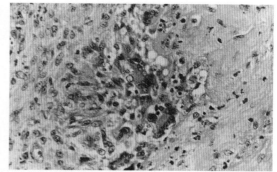

彩图 76-13　多核巨细胞内的班替支孢霉（HE，×400）

（引文及授权同彩图 76-11）

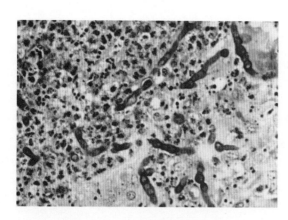

彩图 76-14　弯孢霉皮下组织病理

（引自 http://phil.cdc.gov，CDC/William Kaplan 供图）

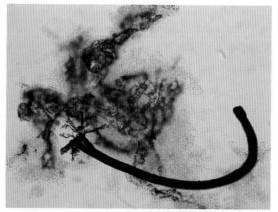

彩图 76-15　毛霉菌感染牛胃病灶沙堡培养物直接涂片显微镜观察到的匍匐菌丝和假根状结构（×120）

（遇秀玲供图）

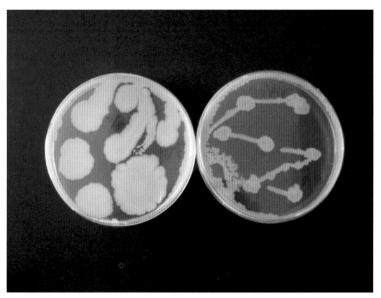

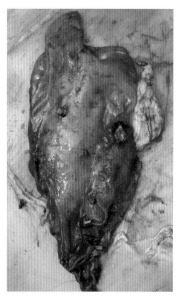

彩图 76-16 毛霉菌感染牛胃病灶沙堡培养 48h 菌落形态

（遇秀玲供图）

彩图 76-17 毛霉菌感染牛胃
可见出血、坏死
性溃疡灶

（遇秀玲供图）

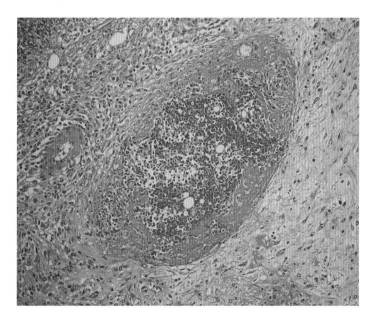

彩图 76-18 毛霉菌感染牛胃黏膜下层炎性坏死灶中的
霉菌菌丝（PAS 染色，×60）

（遇秀玲供图）

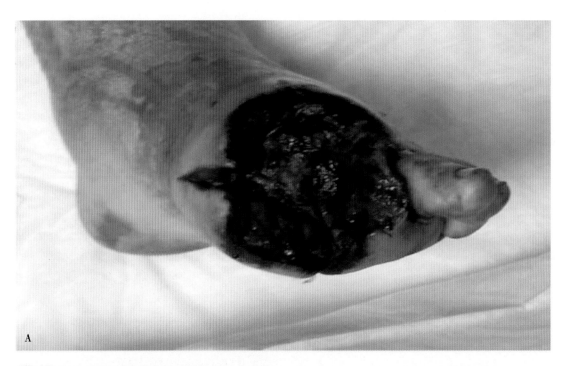

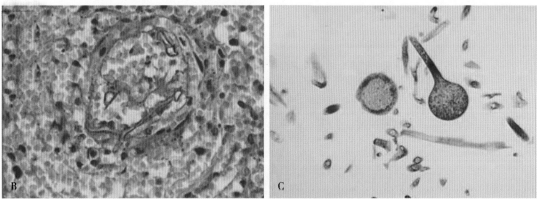

彩图 76-19 伞枝犁头霉引起脚伤口坏死 (A), **PAS** 染色可见侵入血管 (B) 及病人组织 (C) 中的
伞枝犁头霉

[引自 Ann Hematol, 87, Maria Bruna Pasticci, Adelmo Terenzi, Luigi Maria Lapalorcia, et al. Absidia corymbifera necrotizing cellulitis in an immunocompromised patient while on voriconazole treatment, 687-689, Copyright Springer (2008), 经 Springer Science+Business Media 授权]

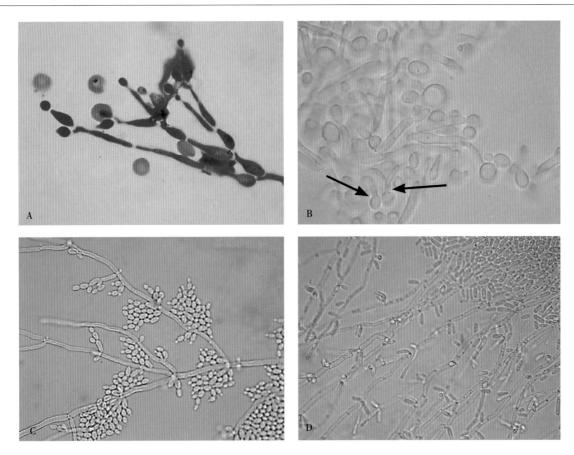

彩图 77-1 病人脑脊液中（A）、兔血清 37℃孵育（B. 芽管试验）以及 **Dalmau** 平板培养基上生长（C、D）的白色念珠菌

（引自 http://labmed.ucsf.edu，经 Enrique Terrazas 授权）

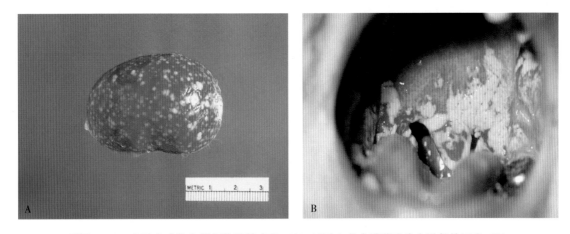

彩图 77-2 实验室感染兔引起的肾脏病变（**A**）以及白色念珠菌感染人引起的口疮（**B**）

（引自 http://phil.cdc.gov，经美国 CDC 授权）

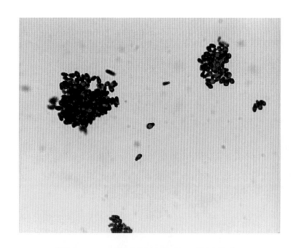

彩图 77-3　厚皮马拉色菌（革兰染色）

（引自 http://phil.cdc.gov，CDC/Janice Haney Carr 供图）

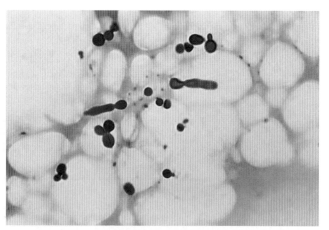

彩图 77-4　糠秕马拉色菌

（引自 http://phil.cdc.gov，CDC/Dr. Lucille K.Georg 供图）

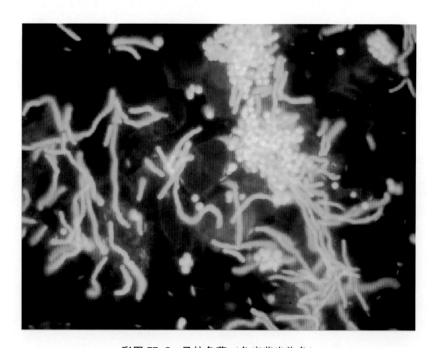

彩图 77-5　马拉色菌（免疫荧光染色）

[引自 Der Hautarzt，57，W. Hort，M.Nil les，P. May ser. Malassezia-Hefen undihre Bedeutung in der Dermatologie，633-645，Copyright Elsevier（2006），经 Elsevier 授权]

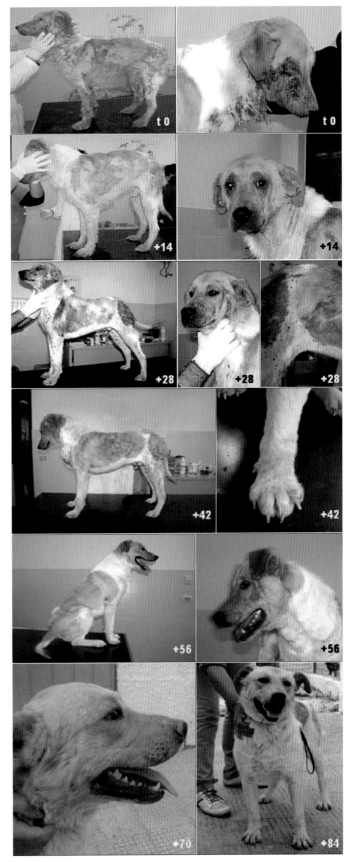

彩图 77-6 厚皮马拉色菌感染犬用双甲脒和氰氟虫腙治疗 0、14、28、42、56、70 天的情况

（引自 Viviana D Tarallo, Riccardo P Lia, Mariateresa Sasanelli, et al. Efficacy of Amitraz plus Metaflumizone for the treatment of canine demodicosis associated with Malassezia pachydermatis. Parasites & Vectors 2009 2（1）: 13-17, 经 Chris Arme 授权）

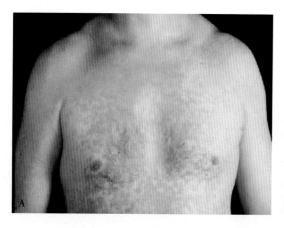
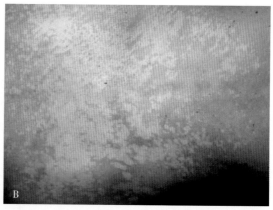

彩图 77-7 马拉色菌感染人所致白色花斑癣（A、B）

[引自 Der Hautarzt，57，W. Hort，M.Nilles，P. May ser. Malassezia –Hefen undihre Bedeutung in der Dermatologie，633–645，Copyright Elsevier（2006），经 Elsevier 授权]

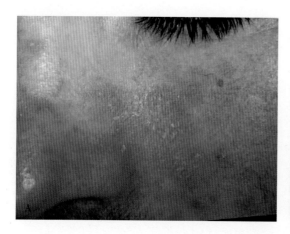
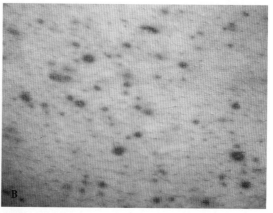

彩图 77-8 马拉色菌感染人所致皮肤病变（A、B）

[引自 Der Hautarzt，57，W. Hort，M. Nilles，P. May ser. Malassezia –Hefen undihre Bedeutung in der Dermatologie，633–645，Copyright Elsevier（2006），经 Elsevier 授权]

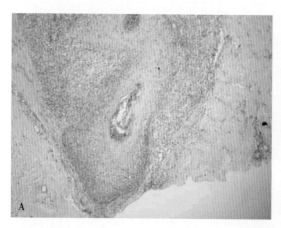
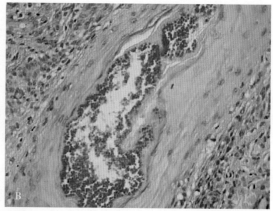

彩图 77-9 马拉色菌感染组织病理学（A、B）

[引自 Der Hautarzt，57，W. Hort，M. Nilles，P.May ser. Malassezia –Hefen undihre Bedeutung in der Dermatologie，633–645，Copyright Elsevier（2006），经 Elsevier 授权]

第五篇 人与动物共患寄生虫病

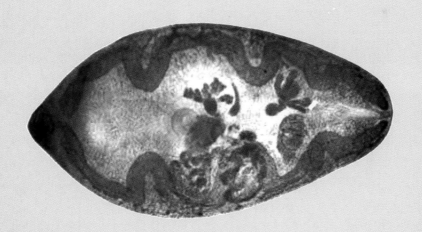

第七十八章 锥体科寄生虫所致疾病

锥体科（Trypanosmatidae）在分类上属原生动物亚界（Protozoa）、肉足鞭毛门（Sarcomastigophora）、鞭毛虫总纲（Mastigophora）、动鞭毛虫纲（Zoomastigophorea）、锥虫亚目（Trypanosomatorina）。该科引起人与动物疾病的原虫主要有锥体属（*Trypanosoma*）和利什曼属（*Leishmania*）的多种原虫，它们分别引起动物和人的不同疾病，严重危害人体健康和畜牧业的发展，具有重要的社会和经济意义。

第一节 锥体属原虫所致疾病

一、非洲锥虫病

人非洲锥虫病（Human African Trypanosomiasis，HAT）又称睡眠病（Sleeping sickness），是由布氏锥虫复合群（*Trypanosoma brucei* complex）中在形态上很难区分的两个亚种的锥虫——布氏锥虫冈比亚亚种（*T. b. gambiense*）和布氏锥虫罗德西亚亚种（*T. b. rhodesiense*）通过舌蝇属（*Glossina*）昆虫叮咬而传播的一种自然疫源性的人与动物共患病。该病仅自然发生于非洲撒哈拉以南的 36 个国家和地区。早期主要表现为不规则发热、多发性淋巴结病；后期中枢神经系统受损，病人剧烈头痛、反应迟钝、嗜睡昏迷，如不治疗，致死率几乎可达 100%。但这两种锥虫引起的非洲锥虫病在流行病学、临床症状方面有明显差异。布氏锥虫冈比亚亚种引起的非洲锥虫病（又称冈比亚锥虫病、西非睡眠病或慢性锥虫病），主要流行于西部和中部非洲地区，受舌蝇（采采蝇，tsetse flies）叮咬感染后发病，病程较长，大多数被感染者早期无明显症状，仅可在血液或淋巴结穿刺检查中发现锥虫；后期中枢神经系统严重受损，出现嗜睡或其他神经症状，在脑脊液中可查见虫体。布氏锥虫罗德西亚亚种引起的非洲锥虫病（也称罗德西亚锥虫病、东非睡眠病或急性锥虫病）流行于东部和南部非洲，也常侵犯到这些地区短期旅行的外来人群，可在被染虫的舌蝇叮咬后数天内发病，病程急而短。

非洲锥虫病的历史久远，早在 14 世纪阿拉伯学者 al-Qalqashandi 就记述了该病。后来英国医生 John Atkins 和 Thomas Winterbottom 用"黑人昏睡病"（Negro lethargy）的术语来描述该病（1803）。1881 年 Griffith Evans 于患"苏拉病"（Surra）的马和骆驼血液中首先发现锥虫（即 *Trypanosoma evansi*）后，David Bruce 又于患"那嘎诺病"（Nagana）的牛体内发现了布氏锥虫（*Trypanosoma brucei*），并证明舌蝇（须舌蝇，*Glossina palpalis*）是该病的传播媒介。同时发现"那嘎诺病"（Nagana）病与"黑人昏睡病"有某种相似性。1902 年 Everett Dutton 首先鉴定了引起人冈比亚锥虫病的布氏锥虫冈比亚亚种。不久 Bruce 和 Nabarro 证明布氏锥虫冈比亚亚种的传播媒介也是须舌蝇群的昆虫，但他错误地认为舌蝇仅仅是一种机械传播。直至 1909 年 Friedrich kleine 才证实锥虫在舌蝇中的生活史过程。随后，Stephens 和 Fantham 发现了罗德西亚锥虫病的病原体，并根据其对啮齿类实验动物的毒力与冈比亚锥虫的不同，命名为布氏锥虫罗德西亚亚种。同时认为刺舌蝇（*Glossina morsitans*）是其传播媒介。大量流行病学研究结果表明，西非和东非的锥虫病都可由须舌蝇和刺舌蝇传播。

（一）病原学

1. 分类地位 非洲锥虫病的病原体布氏锥虫冈比亚亚种和布氏锥虫罗德西亚亚种与同属于唾传锥

虫（Salivaria）的布氏锥虫指名亚种（*T. b. brucei*）在形态上完全一致，但后者仅能感染各种家畜和野生动物。

布氏锥虫的 3 个亚种在形态、生活史和生化特点上非常相似，不能区分，故常统称为布氏锥虫复合群。但借助于动物感染或致病力试验、致病临床特点、血液孵育感染试验、同工酶电泳分析、DNA 多态性、人血清抗性相关基因等可区分这 3 个亚种的锥虫。由 Rickman（1978）在 York 等（1930）发现布氏锥虫指名亚种于体外与人血清共孵可发生溶解现象的基础上而建立的血液孵育感染性试验（BIIT）可以区分布氏锥虫指名亚种和感染人的另两个亚种，即将分离的待鉴定锥虫与人血清或血浆在体外共孵5h 再接种大鼠或小鼠，布氏锥虫指名亚种失去感染能力而布氏锥虫罗德西亚亚种或布氏锥虫冈比亚亚种则仍保持感染力不变。但许多试验研究揭示，布氏锥虫指名亚种在动物中反复传代并给予人血清压力时，可产生对人血清的抗性。这提示在一定条件下布氏锥虫指名亚种可能获得对人的感染能力。抗人血清相关基因（SRA）是特异性存在于布氏锥虫罗德西亚亚种的、与抗人血清溶解作用相关且与非洲锥虫变异表面糖蛋白（VSG）基因表达相关的高度保守的基因，其检测结果与血液孵育感染性试验一致，且更为稳定可靠，可明确区分布氏锥虫罗德西亚亚种和布氏锥虫冈比亚亚种。此外，布氏锥虫冈比亚亚种在小鼠血液中极少出现后核型虫体，而罗德西亚锥虫则可出现 30％以上的后核型虫体。

锥虫是一个复杂的生物群体，可感染多种动物和人。按其在媒介昆虫体内是否有生活史循环，可分为循环型锥虫和非循环型锥虫；而按其传播途径可将感染哺乳动物的锥虫群体分为唾传锥虫和粪传锥虫两类。粪传锥虫可分为 3 个亚属，仅枯氏锥虫（*T. cruzi*）对人致病，其他锥虫一般对人、畜无致病力；唾传锥虫可以分为 4 个亚属，基本对哺乳动物都可致病，但仅布氏锥虫冈比亚亚种和布氏锥虫罗德西亚亚种可感染人，其形态见彩图 78-1。

2. 形态特征 布氏锥虫复合群随发育阶段不同而具多形性，在人血液中呈纺锤形，故称锥鞭毛体（trypomastigotes），可分为细长型、中间型和粗短型 3 种形态。在虫血症高峰时以细长型为主，并以二分裂法增殖；当虫血症水平因宿主免疫反应而下降时，以粗短型虫体为主，不再具有增殖能力，但可感染舌蝇。

（1）细长型 呈后端钝圆、前端尖锐的卷曲柳叶状，平均长 20～30μm，宽 2.8μm。在血液悬滴片中于显微镜下可见有极其活跃的"蛇形运动"。鞭毛一根，从虫体后端的基体发出，沿虫体表面螺旋式向前延伸并在虫体前端游离出约 6μm，鞭毛与虫体间有"波动膜"；核位于虫体中央，近似椭圆形。在虫体的后端紧邻基体处，有一腊肠样的线粒体附属物，称为动基体，这是动基体目原虫的形态分类特征，含 DNA（即动基体 DNA，Kt DNA）约占基因组总 DNA 的 10％，呈串状团块，分别形成大环和小环。大环 DNA 相对均质，每个环大约含有 20kb 的 DNA，可编码一些线粒体基因，相当于其他真核细胞的线粒体 DNA。而小环 DNA 大小约为 1kb 左右，较为异质，进化迅速，功能不详。现有研究结果表明，非洲锥虫中普遍存在的基因交换及布氏锥虫中可能存在的有性过程与这种异质性有关，故小环DNA 常用作锥虫病分子诊断或鉴别锥虫分离株的靶分子。动基体目原虫的一个重要生物学特点就是约50％动基体 DNA 基因转录为 RNA 后，在翻译合成蛋白质前要经过尿苷插入或缺失的"编辑"过程，这一过程基本都发生在小环 DNA 上。在姬姆萨染色片上，虫体细胞质呈淡蓝色，核呈红色或紫红色，动基体为深红色，细胞质内有深蓝色的异染颗粒。

（2）粗短型 虫体长 17～22μm，宽约 3.5μm。虫体宽、短而卷曲，外观僵硬。核圆形或椭圆形。动基体小，亚末端。波动膜发育良好，鞭毛发源与走向同细长型，但通常无游离鞭毛或仅有很短的（<1μm）鞭毛，似刚毛。

（3）中间型 长 20～25μm，平均宽约 3.1μm。动基体小，核椭圆形，波动膜略有缠绕，游离鞭毛长约 3μm。虫体后端很圆，是细长型与粗短型的过渡类型。

3. 分裂增殖 布氏锥虫复合群在宿主体内以二分裂法进行增值，从动基体开始一分为二，并从其中之一产生新的鞭毛；继而核分裂，鞭毛继续增长并最终形成两个核和两根鞭毛，最后胞质沿长轴由前向后纵分裂为两个新个体。

近年来的研究证明，布氏锥虫复合群可能存在有性生殖过程，且只发生于舌蝇阶段。但这种有性过程目前还仅只有基因重组的分子遗传学证据，尚没有发现所谓的"单倍体配子"，且较少发生，对锥虫的生活史过程也不是绝对必需。试验证据表明，基因重组的杂交体仅发现于舌蝇的唾液腺寄生阶段（上鞭毛体）。以布氏锥虫罗德西亚亚种的血清抗性表型为基础进行的试验研究结果揭示，人血清敏感和抗性型亲代株的杂交后代群体中包括有敏感、抗性和中间型3种表型。

（二）生活史

布氏锥虫复合群均为循环型生活史，在媒介昆虫舌蝇体内有复杂的发育过程，且不同生活史阶段形态和生化特点明显各异。舌蝇叮咬被布氏锥虫冈比亚亚种和/或布氏锥虫罗德西亚亚种感染的人或动物而吸食虫血后，细长型虫体迅速死亡，粗短型虫体则在舌蝇中肠内转变为细长的前循环型；原存在于血液型虫体表面的非洲锥虫变异表面糖蛋白包被脱落，而适应性地代之以一种富含谷氨酸-脯氨酸序列的前循环素，这种糖蛋白一方面可保护虫体免受舌蝇中肠内蛋白酶的作用，另一方面可能与不同种锥虫在舌蝇中肠内的趋向性有关。前循环型虫体保持着锥鞭毛体的外形，线粒体发达而分支，保持分裂增殖的能力，但代谢型转变为需氧代谢，并从血液型阶段利用葡萄糖转换为利用脯氨酸为能源（舌蝇也是利用脯氨酸供能）。约10天后，前循环型虫体进入舌蝇的前胃部，虫体于此处迅速增长（约达$60\mu m$），暂停分裂增殖。线粒体开始萎缩变小，称为中循环型。中循环型经食管、口器和唾液管进入蝇的唾液腺。在唾液腺内，经历上鞭毛体和循环后期鞭毛体两个阶段的发育，上鞭毛体恢复分裂增殖能力，鞭毛以鞭毛足附着于唾液腺腔上皮细胞的微绒毛上，鞭毛袋恢复胞饮作用。循环后期锥鞭毛体又可分为前循环后期，初生循环后期和成熟循环后期，前两个阶段的虫体仍附着在唾液腺腔的上皮细胞上，而成熟循环后期的虫体则游离于唾液腺腔内，无游离鞭毛，体表重新出现非洲锥虫变异表面糖蛋白包被，线粒体不分支，糖体转为球形而趋发达，增殖停止。每个虫体表面约有10^7个非洲锥虫变异表面糖蛋白分子。但每个成熟循环后期锥鞭毛体群体（一个舌蝇体内的锥虫）可能同时表达$10\sim20$种不同的循环后期非洲锥虫变异表面糖蛋白。一只舌蝇体内可能含有1万～2万个成熟循环后期锥鞭毛体。从理论上讲，经舌蝇叮咬传播只要有一个循环后期锥鞭毛体就足以引起人或其他哺乳动物感染。人或其他哺乳动物被含循环后期锥鞭毛体的舌蝇叮咬吸血时，循环后期锥鞭毛体随蝇的唾液进入皮下组织转变为细长型锥鞭毛体，增殖后进入血液循环。在哺乳动物感染后的最初5天中，锥鞭毛体仍表达循环后期非洲锥虫变异表面糖蛋白，然后才开始表达血液型的非洲锥虫变异表面糖蛋白。细长型虫体每$5\sim10h$进行二分裂增殖一次；血液型虫体可通过血管壁和淋巴管壁进入结缔组织，并最终进入脑脊液和脑部。当舌蝇叮咬感染的哺乳动物吸取了血液型虫体后，非洲锥虫的整个生活史即告完成。一般在舌蝇体内完成发育过程需$15\sim35$天，且与环境温度有关，温度越高在蝇体内的发育越快。非洲锥虫布氏锥虫罗德西亚亚种和布氏锥虫冈比亚亚种的生活史见图78-1。

（三）流行病学

1. 传染来源和保虫宿主 非洲锥虫病被世界卫生组织称为"一种被忽略了的人与动物共患病"。自20世纪70年代以来，发病率一直处于上升趋势。据世界卫生组织统计每年约有10万个新病例出现，但这个数字可能远远低于实际的发病数，因为在本病流行地区大多经济落后，病人无法得到及时诊断和治疗。

西非锥虫病（冈比亚锥虫病，Gambian HAT）传统上认为主要通过人-舌蝇-人进行循环传播，冈比亚锥虫感染者是本病的主要传染源，通过监测和对患者进行治疗可成功控制西非锥虫病的流行。西非锥虫病一般发病比较缓慢，病情相对较轻。有报道表明，某些感染者可无症状带虫达23年之久。随着分子生物学技术（如同工酶分析、DNA分析等）的广泛应用，大量流行病学调查数据表明，许多家畜和野生动物都可无症状感染冈比亚锥虫，是西非锥虫病的自然保虫宿主，通过须舌蝇的叮咬吸血而传染人。大量流行病数据证明，在流行区域普遍存在猪-舌蝇-人、牛-舌蝇-人和绵羊-舌蝇-人的传播循环，且动物保虫宿主已成为导致西部和中部非洲地区冈比亚锥虫病持续存在的主要因素。因此，目前已普遍认为西非锥虫病是一种"真正的人与动物共患病"。

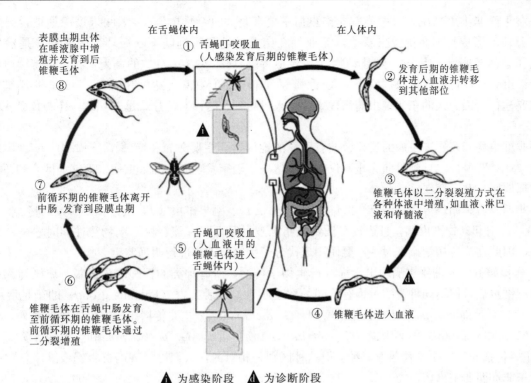

图78-1　非洲锥虫布氏锥虫罗德西亚亚种和布氏锥虫冈比亚亚种的生活史

（仿 WHO, www.who.int）

同工酶分析和分子生物学研究表明，西非锥虫存在两个有明显差异的"群，group"或"型，type"〔最初称为酶株型（zymodeme）〕，分别命名为布氏锥虫冈比亚亚种1群/1型（group1/type1）和布氏锥虫冈比亚亚种2群/2型（group2/type2）。1群/1型具有对啮齿动物毒力低、可稳定表达人血清抗性的生物学特征；而2群/2型在这些表型上与布氏锥虫罗德西亚亚种和布氏锥虫指名亚种较为相似，对啮齿动物有较强毒力，经啮齿动物继代可丢失人血清抗性的表型。其中人源性虫株大多为1群/1型，但在多种动物尤其是猪体内均可以鉴定出该群冈比亚锥虫，且有流行病学调查证明，在非洲猪瘟暴发而扑杀所有猪只后，舌蝇大量聚集在人类生活区，从而导致人冈比亚锥虫病的大量发生。1群/1型冈比亚锥虫地理分布较广，在西部和中部的喀麦隆、刚果、扎伊尔、科特迪瓦和利比亚等国家普遍存在，而2群/2型目前大多分离鉴定自科特迪瓦。从西非锥虫的群体遗传研究来看，1群/1型是克隆化群体。尽管同工酶和随机扩增多肽性DNA分析表明存在连锁不平衡，但遗传交换或基因交换对变异的影响不大，而对2群/2型目前还无清晰的认识。总体上说，愈来愈多的证据表明，在西部和中部非洲的西非锥虫病流行区存在1群/1型和2群/2型两种亚型的、可感染人的非洲锥虫亚种。

东非锥虫病（罗得西非锥虫病，Rhodesian HAT）自发现以来就被认为是一种人与动物共患病，其传染源主要是感染布氏锥虫罗德西亚亚种的多种野生动物和家畜。南非林羚、羚羊（麋羚）是主要的贮存宿主，它们对锥虫有较强的耐受性，除非因感染其他疾病而致抵抗力降低时，一般均表现为无症状带虫。食肉动物很少被舌蝇叮咬，一般在捕食食草动物时经口腔黏膜感染。以往认为牛是唯一可作为东非锥虫病贮存宿主的家畜，它与人一样是布氏锥虫罗德西亚亚种的继发宿主，如不治疗会导致死亡，但可起保虫宿主和人传染源的作用，且带虫牛的迁移还可将本病播散到原本无东非锥虫病的舌蝇栖居地带而形成新的疫区。近期用分子生物学方法进行的大量流行病学调查表明，绵羊、山羊和猪在自然条件下可感染与人源布氏锥虫罗德西亚亚种虫株相同的同工酶型（酶株型）和具有抗人血清相关基因的锥虫虫株，在东非锥虫病疫区，可能普遍存在家畜-舌蝇-人的传播循环。因此，在治疗病人的同时，要同时做好这些家畜的带虫情况检查并对阳性动物进行积极处理，才可能有效地控制东非锥虫病的发生。

　　相对于西非锥虫来说，人感染东非锥虫似乎更多是"机会性的"，多因闯入疫源地被舌蝇叮咬感染。疫源地的形成是因布氏锥虫罗德西亚亚种在南非林羚和舌蝇间不断循环。南非林羚是栖息于靠近人居住地的茂密灌木丛中的隐蔽动物，是淡足舌蝇（G. pallidipe）的偏爱宿主，可持续地向人传播东非锥虫。在罗得西亚锥虫病疫区，人-舌蝇-人的传播循环在乌干达已有报道，但这似乎不是本病传播的主要途径，因为人的东非锥虫病病程急，病人可得到及时诊断治疗或迅速死亡，作为传染源的意义不大。

　　西非锥虫病和东非锥虫病的流行区域有明显的地区性，主要分布在南纬 14°～29° 的 36 个国家，往往形成"灶状"疫区。且到目前为止，仅在乌干达一个国家发现有东非锥虫病（南部地区）和西非锥虫病（北部地区）共同存在。

　　在非洲，舌蝇循环传播的还有活跃锥虫（T. vivax）、刚果锥虫（T. congolense）和吼猴锥虫（T. simiae），可引起动物锥虫病，且远较布氏锥虫指名亚种重要。在流行区，动物往往同时感染 2 种以上的锥虫，因此在流行病学调查时一定要使用现代分子生物学方法进行明确鉴定。

　　2. 传播媒介　非洲锥虫病均由舌蝇进行生物学传播，所有种类的舌蝇均为血餐，雌雄蝇都可吸血传播非洲锥虫病，但不同种类的舌蝇有不同的宿主嗜性。须舌蝇群（Palpalis group）的刺足舌蝇（G. fuscipes）、须舌蝇（G. palpalis）、拟寄寄蝇（G. tachinoides）主要传播布氏锥虫冈比亚亚种，而刺舌蝇群（Morsitans group）的刺舌蝇（G. morsitans）、淡足舌蝇（G. pallidipe）和丝舌蝇（G. swymertoni）主要传播布氏锥虫罗德西亚亚种。但这种区别是相对的，人们已发现两群舌蝇或其中任何一群均可传播东非和西非锥虫病。

　　须舌蝇群栖息于沿河岸的植物和潮湿的森林地带，生长繁殖要求温度高、湿度大、光照弱，嗜吸人血，动物宿主包括牛科动物、爬行动物、灵长类和疣猪等；刺舌蝇群相对耐旱，栖居于热带草原、湖岸边低矮森林和灌木丛，嗜吸动物血（如疣猪、牛科动物、南非林羚等）。人仅是其次要宿主。这两群舌蝇的宿主嗜性与东非和西非锥虫病的流行特征完全一致。

　　舌蝇是直接产出幼虫进行繁殖的。在 3～5 个月的生活史中可产生 8～12 条幼虫，约每 9 天产幼虫 1 条。产生的幼虫迅速钻入疏松潮湿的土地而化蛹。再经约 3 周发育为成虫。舌蝇成虫白天吸血，对大的移动物体、暗色的衣物等有趋性，每数天血餐一次。舌蝇的血餐频度和生殖动力学对非洲锥虫病的流行具有重要意义。

　　同种舌蝇对锥虫的不同亚种、不同虫株的易感性不同，不同亚种或不同虫株的锥虫对舌蝇的感染力也不相同。一般而言，仅刚化羽出的成舌蝇在初次吸血时对锥虫易感，绝大多数成蝇抗锥虫感染。流行病学调查表明舌蝇群体仅不足 1% 的个体感染有锥虫，但已足以维持本病的地方性流行。据估计，一只舌蝇一生至少可感染 20 个新宿主。但阳性舌蝇叮咬人体能否建立感染取决于随蝇唾液注入的虫体数、虫株的毒力和宿主的天然免疫力。

　　非洲锥虫也可通过虻等其他吸血昆虫机械传播，或通过输血、吃生肉或胎盘血循环先天感染。不过这些传播方式的流行病学意义很小。

　　3. 流行特点　非洲锥虫病呈地方性流行。在有本病流行的 36 个国家中，约 200 个地方性流行的疫区。据世界卫生组织估计，约 6 000 万人受到威胁，每年新增病例约 10 万，但至少有 1/3 和 50% 的病例未被诊断和未得到治疗。人感染东非锥虫多因闯入自然疫源地所致，因而患者多为成年男性，常为猎人和蜂蜜、蜂蜡的采集者；还有在舌蝇和野生动物栖居地的灌木丛边缘从事耕作的农民、渔民及进入野生动物园的旅客等。西非锥虫病感染者多为靠近河边森林居住劳作的农民、渔民和经常去水源地取水的妇女。男性与女性患者的比例为 2∶1 或 3∶1，女性感染多为家居周围的传播，因此西非锥虫病的职业和性别的分布不如东非锥虫病明显，这也与二者的主要传染源分布相一致。

　　由于本病的免疫力维持时间不长，且锥虫有复杂的抗原变异能力，故流行地区土著居民和外来者的易感性没有差异。旅游者感染是一个非常重要的旅游医学问题，且多感染冈比亚锥虫，这主要是因为该病流行区的旅行者较多。

在非洲疫区，本病常年处于阴燃状态，维持较低的发病率，少见暴发。其疫情复燃多与控制措施不力有关，如政治动荡、战争或援助机构撤销而导致经济或财政困难，或主观认为控制措施花费太大而停止或放弃实施控制措施等。

（四）对动物与人的致病性

1. 对动物的致病性　多种动物尤其是家养和野生牛科动物、绵羊、山羊、猪等感染布氏锥虫病后一般无症状，只有在遭遇各种应激时才显示一些非特异的临床表现。目前已基本达成共识，认为这些动物是人锥虫病的重要保虫宿主。在非洲锥虫病疫区，牛、羊、猪等家养动物常同时混合感染有两种或两种以上的锥虫，其中刚果锥虫、活跃锥虫和伊氏锥虫等是上述动物的致病虫种。在诊断时要明确区分和鉴定虫种。

2. 对人的致病性

（1）西非锥虫病　人体被舌蝇叮咬感染后1~2周，少数患者在叮咬局部因锥虫在组织内增殖而出现炎性、有疼痛的硬固性结节或称锥虫下疳，几周内可自行消失，有的可发生溃烂而形成直径达数厘米的溃疡灶，可在2~4周后愈合并脱皮、色素沉着。其后，随着锥虫进入淋巴和血液循环（淋巴血液期或Ⅰ期），开始出现持续数日的间歇热或波状热，两次发热间可有很长时间的无热期，此期突出的体征是泛发性的淋巴结病，尤其是颈后三角区淋巴结肿大（Winterbottom氏征）是本病的典型症状。其他体征还有泛发性水肿、搔痒和多发性不规则环形疹。此阶段在血液、淋巴液和组织液穿刺物中常可检测到虫体。

随后，虫体侵入内脏器官和中枢神经系统，并表现"睡眠病"的典型体征，疾病进入Ⅱ期（脑膜脑炎）阶段，以渐进的、变化多端的神经症状为特征，伴有脑脊液成分的渐进性改变，一般在感染西非锥虫后数月甚至数年后才出现。病人表现严重的头痛，中枢神经系统症状有易怒、焦虑不安，从有攻击行为发展到白天嗜睡、甚至完全嗜睡（故名为睡眠病），言语不清，对周围事物漠不关心，并表现躯干、颈和四肢的舞蹈样运动，若干不同肌群的自发性收缩等锥体外体征。此期病人伴有严重的免疫抑制，如不治疗，患者终归死亡。

（2）东非锥虫病　在初期约有50%的患者可发生明显的锥虫下疳。其与西非锥虫病最大的区别是病程取急性经过。通常在被舌蝇叮咬后几天、最多数周就可表现明显的全身症状。赴锥虫病疫区旅游而感染的患者往往在旅行未结束或返回不久即出现发热、抑郁和头痛等全身症状。皮疹几乎是东非锥虫病病人恒有的症状。随着疾病的发展表现典型的间歇热，但淋巴结肿胀不明显，一般无颈后三角区淋巴结肿大。通常血淋巴期病人可因全心炎而引起充血性心衰而死亡。后期（脑膜脑炎期）症状与西非锥虫病相似。但一般而言，东非锥虫病的Ⅰ、Ⅱ期分界不明显，如得不到及时诊断和有效治疗，患者可在数周至数月内死亡。

（五）诊断

1. 临床诊断　非洲疫区及来自曾到过非洲流行区的就诊者，如有锥虫下疳、不规则发热、淋巴结肿大、剧烈头痛、嗜睡或昏睡、心动过速等症状，应考虑非洲锥虫病的可能性，确诊有赖于检出病原体。

临床实验室检查有助于非洲锥虫病的诊断。血淋巴期（Ⅰ期）其血液学变化最为突出的是贫血和巨球蛋白血症，伴有血小板减少，血沉加快，高γ-球蛋白血症和低白蛋白血症，其中高γ-球蛋白血症主要是因为IgM的显著升高（可达正常值的8~12倍）而引起。在脑膜脑炎期（Ⅱ期）表现脑脊液压力增高，蛋白含量和淋巴细胞显著增多，脑脊液中细胞总数可达$1×10^9$~$2×10^9$人。脑脊液中的IgM含量也明显增高，可达$100\mu g/mL$，且这种变化早于淋巴细胞和总蛋白增多。

上述这些症状和实验室诊断指标的显现要注意鉴别诊断。淋巴血液期的间歇热要与疟疾、艾滋病病毒感染、伤寒等相区别。非洲锥虫病流行区同时也是这些疫病的流行区。非洲锥虫的颈部淋巴结肿柔软且相对较小，有别于结核的淋巴结炎和肿瘤病的淋巴结肿，但与艾滋病病毒的广泛性淋巴结病较相似。非洲锥虫病后期的淋巴细胞脑膜炎也必须与结核性脑膜炎及艾滋病病毒相关的机会性感染如隐球菌病相鉴别。

2. 实验室诊断

（1）病原学检查　可采取锥虫下疳挤出液或穿刺液、血液（东非锥虫病）、淋巴结穿刺液（西非锥虫病）、脑脊液（腰椎穿刺）甚至是骨髓液（在其他标本阴性时）检查锥虫。可将上述标本做湿片直接镜检，锥虫为活泼蛇形运动的柳叶形；另做薄涂片和厚涂片，固定后以姬姆萨染色后镜检。这两种方法的检出灵敏度分别约为 $10^4/mL$ 和 $5×10^3/mL$。但在大多数情况下，由于锥虫密度较低，需进行集虫检查。集虫方法很多，最常用的简便而高效的方法是吖啶橙血沉棕黄色层定量法、微量血容积离心法和毛细管集虫直接镜检法。这些方法的共性是将被检标本充满以肝素处理过的毛细玻璃管中，离心使锥虫集中在棕黄色的白细胞层中，然后将毛细玻璃管横置于载玻片上进行显微镜检查。相差显微镜的检查效果优于普通光学显微镜。QBCT 和 MHCT 管在国外已商品化。这些方法的灵敏度可达 $5×10^2/mL$。

目前使用最广泛、最敏感的方法是微型阴离子-交换离心法。将血液通过微型阴离子交换树脂层析柱，收集洗脱分离锥虫悬液进行离心，然后取沉淀直接镜检。本方法检查灵敏度可达 $10^2/mL$。新近国外已研制出更新的锥虫体外分离纯化检查技术，并开发出了商品化试制盒，据称能更好地改善检测灵敏度，但目前还仅用于试验研究，离临床应用可能还有一段时间。

其他检查虫体的方法有体外培养、动物接种等，但动物接种仅适用于东非锥虫，不适用于西非锥虫。

（2）血清学检查　方法很多，既可检测抗体，也可检测抗原。目前应用较多的方法是卡片凝集试验（CATT）、酶联免疫吸附试验（ELISA）、间接荧光抗体试验和间接血凝试验。其中卡片凝集试验（CATT）应用最为广泛，快速而简便，灵敏度可达 98%，但特异性稍低（95%）。以稀释的血清（1∶10）作检测标本可提高特异性，但会降低灵敏度。本方法更多地用于西非锥虫病。目前这些方法大多用于流行病学调查，不能用于判断是否需要进行治疗或判定治疗方案。检测循环抗原的酶联免疫吸附试验和玻片乳胶凝集试验可用于临床诊断和疗效评价，并已有试剂盒开始应用。

（3）分子生物学诊断　这类方法很多，如核酸探针法和特异引物的 PCR 法等。这类方法敏感性和特异性优于其他方法。随着对锥虫基因组结构认识的深入，已确定多对特异性引物而建立了特异的 PCR 方法，但目前主要用于流行病学调查，临床应用尚未得到普及。

（六）防制措施

就目前来讲，消灭非洲锥虫病还不可能，预防控制的目的是尽量减少发病率和流行率。

1. 预防　在本病流行疫区外，由于媒介生物的缺乏，人群一般不会发生非洲锥虫病，偶发病例均为"输入性"的，多为到过疫区的旅游者或工作人员。因此，在预防上避免被舌蝇叮咬是防范本病的首要注意点。但要做到这一点甚为困难。由于疫区舌蝇分布广泛，多在池塘、水坑、河流交汇处、沼泽地等阴凉潮湿地带，这些地方也是人类较多到达的地方，且衣服不能防止舌蝇叮咬，因此避免舌蝇叮咬的方法主要是尽可能少涉足舌蝇栖息活动的场所。在体表涂擦驱避剂有一定效果，但不能完全消除舌蝇叮咬感染的威胁。

目前尚无任何疫苗预防人和动物的锥虫感染。药物预防对动物而言是可取的方法，也可达到控制或杜绝保虫宿主或减少传染源的目的，但仅限于家养动物。因非洲疫区多为贫困落后地区，施行这一措施几乎完全依赖国际社会的援助。用药物预防人的锥虫病是不可取的，一方面现有抗锥虫药物毒副作用大，另一方面用药物预防在多数情况下会掩盖感染后的早期临床表现而增加后期非洲锥虫病病例。

2. 控制　控制要略主要包括：对受威胁人群进行有计划的医学监测、治疗感染者和控制舌蝇。

（1）人群监测　对西非锥虫病进行人群监测几乎可以认为是控制该病的"基石"。从西非锥虫病流行病学特征来讲，发现和治疗无症状带虫人群是控制该病的最有效手段。在疫区对人群每年进行两次检查，可通过传统方法如颈部淋巴结穿刺，但这些方法工作量巨大，目前推荐用卡片凝集试验并结合卡片凝集试验结果，联合使用 mACET（最低程度或可联合使用厚血片和湿片检查）和淋巴结穿刺检查，对卡片凝集试验和寄生虫学检查均呈阳性者进行积极主动治疗。而东非锥虫病一般是被动监测，即感到不适者主动到卫生中心或医院接受检查和治疗，这只适用于小型的东非锥虫病流行暴发。

消灭或减少野生动物来控制传染源的方法不仅效果不佳，也受到动物保护法规的严格制约。但控制动物的流动尤其是家养动物的流动，对防止疫区扩大有明显效果。

（2）控制传播媒介　控制传媒舌蝇的方法主要包括使用杀虫剂进行灭杀、清除舌蝇栖息地、捕捉灭杀和释放无生殖能力雄蝇使之不能繁殖等。杀虫剂曾是广泛使用的方法，但因保护环境目前已代之以使用捕捉器和释放经辐照处理使生殖能力丧失的雄舌蝇的方法，后一方法已在坦桑尼亚、尼日利亚等国家使用，证明效果良好，但耗费极大，而且在非洲地区认为消灭和控制舌蝇来预防非洲锥虫病是得不偿失的徒劳工作。

非洲锥虫病是世界卫生组织特别强调要控制的热带病之一。随着基因组学和蛋白质组学、代谢组学等一系列研究计划的实施，人们在对非洲锥虫生物学特性进一步认识的基础上，对该病的防治必将获得成功。

3. 治疗　目前所使用的抗锥虫药物毒副作用都较大，故只对已检出病原和确诊的患者进行抗锥虫治疗。由于现有抗锥虫药物对锥虫亚种和病程阶段有一定选择性，要想获得最好的治疗效果，必须首先明确两个前提条件，一是患者感染的是布氏锥虫冈比亚亚种和布氏锥虫罗德西亚亚种二者中的哪一个亚种？二是病人处于非洲锥虫病的早期还是晚期？对前一个问题一般根据病人所在疫区的地理分布（旅游者患病也可追溯到地理来源）予以确定，必要时可通过抗人血清相关基因检测进行明确鉴定；对第二个问题则必须通过腰椎穿刺检查。当脑脊液中白细胞总数大于 5 个/mm^3 或发现有锥虫时即可认为病程已属后期，否则应判为非洲锥虫病的早期。

非洲锥虫病预后普遍较差。心肌与中枢神经系统损伤出现越早，预后越差。外来旅游者预后较疫区土著居民差。在中枢神经系统未受侵害前得到确诊并获治疗者预后较好。

（1）**Ⅰ期锥虫病患者的治疗**　苏拉明（Suramin）：又称拜耳205，1925 年投入使用，对东非和西非锥虫病的Ⅰ期患者都有良好的效果。但对西非锥虫病效果稍差。足够剂量一个疗程治愈率可达100%，用药后数小时即可杀灭血中锥虫。由于其不能透过血脑屏障，故对中枢神经系统受侵害的病例无效。在世界卫生组织（1998）提出的非洲锥虫病治疗方案中，本药主要用于Ⅰ期东非锥虫病的治疗。其主要通过抑制糖酵解途径的 3-磷酸甘油脱氢酶和线粒体中的 3-磷酸甘油氧化酶而发挥作用。副反应主要是恶心、呕吐、休克和癫痫样发作；并有约 5/10 万的患者可能发生严重并立即致死的副反应。肾功能不全者不能使用苏拉明。

戊烷脒（Pentamidine）：20 世纪 40 年代开始使用，对Ⅰ期西非锥虫病效果较好，疗效稍优于苏拉明，但对某些东非锥虫病例无效。世界卫生组织（1998）推荐其主要用于西非锥虫病。常见不良反应是面部潮红、恶心、呕吐、头痛、心悸等。但多呈一过性，无须中止治疗过程。也可能发生肝、肾功能损伤。静脉注射易发生低血压性休克，故一般仅肌内注射，只有不能肌内注射者才可取卧位静脉注射，且必须在医生严密观察下进行。

（2）**Ⅱ期锥虫病患者的治疗**　麦拉硫肿醇（Melarsoprol，MelB）：又名美拉肿醇、硫肿密胺、三嗪肿 B，是三价有机砷制剂。20 世纪 40 年代开始使用，对Ⅰ、Ⅱ期非洲锥虫病都有效，是Ⅱ期东非锥虫病患者的首选治疗药物，因毒性大而一般不用于Ⅰ期非洲锥虫病。只有那些对苏拉明、戊烷脒治疗无效（可能源于抗药性）或难以耐受的Ⅰ期非洲锥虫病或有中枢神经系统损伤的患者才使用，且患者必须住院在医生监督下进行治疗。药物必须静脉注射，外渗可引起静脉管炎和蜂窝织炎。对身体衰弱的患者使用剂量应逐渐加大或先用苏拉明、戊烷脒治疗 2~4 天后再改用本药。在使用本药治疗过程中，大约有 1/5 的患者可发生"砷剂脑病"，并有 2%~12% 的病人可因此而致死，且在东非非洲锥虫病患者中的发生率高于西非非洲锥虫病，故一旦出现"砷剂脑病"反应应立即停用该药。据报道，疫区分离虫株中对该药有抗性者明显增多。

α-二氟甲基乌氨酸（α-difluoromethylornithine，DFMO）：又名依氟乌氨酸（eflornithine），是乌氨酸脱羧酶的选择性不可逆抑制剂，对东非和西非锥虫病的Ⅱ期患者都有很好的效果，是一种相对较新的抗锥虫药物，既可口服也可静脉注射，可透过血脑屏障，可用于Ⅰ、Ⅱ期非洲锥虫病和感染初期的患者，但对东非锥虫病的晚期病人无效，可代替麦拉硫肿醇用于治疗对其有副反应或治疗无效的病人。常见不良反应有腹泻、贫血，偶可发生血小板减少、癫痫样发作等。

其他可用于非洲锥虫病治疗的药物还有锥虫肿胺，用于不能耐受麦拉硫肿醇的晚期西非锥虫病患者，常与苏拉明联合使用，但也可引起脑病副反应。哨呋噻氧（nifurtimox）通过氧化应激杀伤锥虫，原本是治疗美洲锥虫病的药物，现已开始用于非洲锥虫病的临床治疗，其优点是价廉且可口服，但疗效报道还不尽一致，一般与其他抗锥虫药物联合应用较为有效。此外，兽用抗锥虫药物贝尼尔有时也用于非洲锥虫病的治疗，但属于非法规药物。无论使用何种药物进行治疗，在疗程结束后 6 个月和 12 个月均须复查，以确定是否治愈。在进行抗锥虫治疗的同时，还要加强护理采取改善贫血、补充蛋白质等支持疗法。

（3）动物锥虫病的治疗　大多数（种）动物感染布氏锥虫后呈无症状性带虫状态，但流行病学资料已证明其可作为非洲锥虫病的保虫宿主，因此一旦发现动物感染应积极治疗，尤其是家养动物。动物锥虫病的治疗一般多使用苏拉明、氮氨菲啶（Isometamidium）（该药进入我国市场商品名曾译为"锥灭定"）、甲基硫酸喹嘧胺（Quinapyramine sulphate，即安锥赛 Trypacide）和贝尼尔。预防可用氮氨菲啶和安锥赛预防盐（Trypacide presal）。苏拉明由德国拜耳大药厂生产，因环保问题在 20 世纪 80 年代末曾停止生产；氮氨菲啶是可替代苏拉明的一种相对较新的抗锥虫药物，对布氏锥虫和其他循环型锥虫效果较好，但对伊氏锥虫效果稍差，也不能用于人。鉴于非洲锥虫病流行的加剧，世界卫生组织与非政府间合作组织联合，于 2001 年 5 月首先与 Aventis 公司达成生产并保障供应戊烷脒、麦拉硫肿醇和依氟鸟氨酸的协议，稍后拜耳公司也加入这一协议，恢复生产苏拉明。尽管如此，目前尚无真正理想的抗锥虫药物。随着非洲锥虫基因组计划完成，大量新药靶分子正在被发现和深入研究，新型抗锥虫药物的研究可望得到加强并取得快速进展。

（七）公共卫生影响

世界卫生组织称该病是一种被忽略的人与动物共患病。该病是自然疫源性疾病，主要危害非洲地区的人，该地区多种家畜和野生动物是布氏锥虫的保虫宿主，动物在该病的传播和流行中起着非常重要的作用。因此，在对人非洲锥虫病进行研究以及对人群感染状况进行监测的同时，监测动物体内布氏锥虫的感染情况，评估某一地区动物感染在该地区非洲锥虫病流行中的作用，才能有效地防控人与动物的非洲锥虫病。

（蔡建平）

◆ 参考文献

蔡建平，沈永林，汪志楷．1997．非洲锥虫的非变异表面糖蛋白［J］．畜牧与兽医，29（5）：227-230.

唐家琦．2005．自然疫源性疾病［M］．北京．科学出版社：1018-1135.

Barrett, M. P., Burchmore, R. J. S., Stich, A., et al. 2003. The trypanosomiases. The Lancet., 362: 1469-1480.

Berriman M, Chedin E, Hertz-Fowler. C, et al. 2005. The genome of the African trypanosome Trypanosoma brucei. Sience. (15, July), 309: 416-442.

Fairlamb A H. 2003. Chemotherapy of human African trypanosomiasis: current and future prospects. Trends Parasitol., 19: 488-494.

Kennedy, P. G. 2004. Human African trypanosomiasis of the CNS: current issues and challenges. J Clin Invest., 113: 496-504.

Pays E. 2006. The variant surface glycoproteins as a tool for adaption in African trypanosomes. Microb Inf., 8: 930-937.

Pepin J, Donelson JE. 2005. African trypanosomiasis (sleeping sickness). In: RL Guerrant, DH Walker, PF Weller, eds. Tropical Infectious Diseases: Principles, Pathogens and Practice. 2nd eds. Churchill Living stone., 1072-1081.

Vanhamme L, Pays E. 2004. The trypanosome lytic factor of human serum and the molecular basis of sleeping sickness. Int J Parasitol., 34: 887-898.

Vanhollebeke B, Truc P, Poelvoorde P. et al. 2006. Human Trypanosoma evansi Infection Linked to a Lack of Apolipoprotein L-I. N. Engl. J Med., 355: 2752-2756.

二、美洲锥虫病

美洲锥虫病（American trypanosomiasis）又称恰加斯病（Chagas' disease），是由枯氏锥虫在人和哺乳动物细胞内寄生引起的一种仅自然流行于拉丁美洲地区的人与动物共患的自然疫源性疾病。病人的主要临床特征在急性期为发热、颜面浮肿、淋巴结炎和贫血；慢性期为心肌炎、巨食道和巨结肠综合征。动物感染后大多不显示临床症状，在本病的流行过程中起保虫宿主的作用。本病主要分布于美国南部至阿根廷中部的拉美地区，是该地区分布最广、危害最严重的寄生虫病，其造成的社会和经济损失远远超过血吸虫病、利什曼原虫病和疟疾的总和，年经济损失可达 651 亿美元（WHO，2002），是南美国家最严重的公共卫生问题。

巴西学者 Chagas 首先在大全圆蝽（*Panstrongylus megistus*）肠内发现这种病原体，并以其导师 Oswaldo Cruz 的名字将之命名为枯氏锥虫（*Trypanosoma cruzi*），稍后他又发现了其传播媒介为锥蝽（*Triabomine*），并在一患病女孩血液中查出虫体。同时在犬、猫、犰狳血液中也发现虫体，并在数年后发现该病在拉美地区广泛存在。为纪念 Chagas 在该领域的巨大贡献，以其姓氏命名美洲锥虫病为 Chagas' disease。

（一）病原

1. 分类地位 枯氏锥虫（*Trypanosoma cruzi*）在分类上属锥体科（Trypamosomatidae）、锥体属（*Trypanosoma*），为粪传组（stercoraria）的循环型锥虫。

2. 形态特征 枯氏锥虫是一种多形性锥虫，在其昆虫媒介锥蝽和脊椎动物宿主体内都经历有无鞭毛体、上鞭毛体和锥鞭毛体 3 个不同形态阶段。

无鞭毛体呈球形或卵圆形，直径为 $1.5 \sim 4\mu m$，在光学显微镜下仅可见有一个大核和一动基体，无鞭毛或仅极短的鞭毛。

上鞭毛体呈纺锤形，长 $20 \sim 40\mu m$，在体前端有游离鞭毛，从位于核前方的动基体附近发出。

锥鞭毛体的形态和结构与布氏锥虫的血液型极为相似，呈纺锤形，后端尖，体中部偏后处有一核，动基体独立可见且含 DNA；鞭毛从近动基体处的基体发出并在亚后端与表膜形成鞭毛袋，附着于虫体形成波动膜而向虫体前端延伸并游离成鞭毛。胞内有线粒体呈单支型嵴，同时含有特化的亚细胞器——糖体。在人血液中，虫体大小平约为 $(16.3 \sim 21.8)$ $\mu m \times 2\mu m$，在染色血片中呈 C 形或 S 形。动基体很大，约 $1.2\mu m$，呈圆形或卵圆形，在虫体后端亚末端，与虫体两侧包膜相接，甚至使虫体局部（表膜）凸出。这是枯氏锥虫锥鞭毛体的重要形态特征。在压滴或悬滴标本中，显微镜下可见虫体有活泼的波状运动。其形态见彩图 78-2。

（二）生活史

枯氏锥虫的生活史包括在锥蝽和脊椎动物宿主内两个阶段，各自都经历无鞭毛体、上鞭毛体和锥鞭毛体 3 个阶段，这也是与非洲锥虫的显著差别（图 78-2）。

无论雌雄，锥蝽的成虫、幼虫和若虫都能通过吸血传播枯氏锥虫。人或哺乳动物血液中的枯氏锥虫锥鞭毛体在锥蝽吸血时进入锥蝽体内，数小时后锥鞭毛体在锥蝽的前肠内失去游离鞭毛，14～20h 后转变为无鞭毛体；其后进入中肠，在此处发育为小型上鞭毛体；之后在中肠和后肠快速二分裂增殖形成大型上鞭毛体，再经 1～2 周在后肠中变圆发育为循环后期锥鞭毛体，具有了对人和哺乳动物的感染性，且不再增殖。锥蝽在吸血时排出含循环后期锥鞭毛体的粪便（其中虫体数可达 3 500 个/μL），粪便中的循环后期锥鞭毛体经锥蝽叮咬形成的伤口、抓挠破损的皮肤、口鼻、眼黏膜等侵入人体或其他哺乳动物。这种传播方式即为"粪传"一词的起由，亦称"后位传播"或"污染传播"，有别于非洲锥虫的"前位传播"（"接种传播"）。

侵入人体和哺乳动物体内的枯氏锥虫循环后期锥鞭毛体可在血液循环中留居一段时间，但不分裂增殖，然后侵入网状内皮系统细胞、骨骼肌和心肌细胞等。在细胞内变圆转为无鞭毛体（利什曼原虫型），

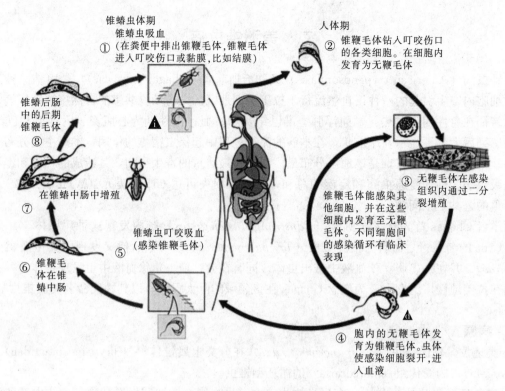

▲ 为感染阶段 ⚠ 为诊断阶段

图 78-2 枯氏锥虫的生活史

(仿 WHO，www.who.int)

于细胞内以二分裂方式增殖产生数百个无鞭毛体，并形成假囊。在假囊内，一部分无鞭毛体转变为锥鞭毛体。最后假囊破裂逸出锥鞭毛体，这些锥鞭毛体不增殖，或进入周围组织侵入新的组织细胞，或游离于血液中，使吸血的锥蝽获得感染，开始新一轮生活史循环。而假囊中的无鞭毛体逸出后不再发育，并为宿主免疫系统所消灭。

由假囊中逸出的锥鞭毛体也有细长型和粗短型两种形式。细长型颇似锥虫粪便中的循环后期锥鞭毛体，虫体细长、运动活泼，可能是侵入宿主细胞再增殖的形式；而粗短型虫体粗短、运动迟钝，可能是适于锥蝽吸血后进入媒介体内再行发育的形式。

（三）流行病学

1. 地理分布 美洲锥虫病仅自然分布在美洲，枯氏锥虫的流行区域和锥蝽分布区域自北纬 42°（美国加利福尼亚州至马里兰州一线）和南纬 34°（智利）与 42°（阿根廷）连线之间的广大拉丁美洲地区。流行主要发生在农村、市郊和城市居住条件恶劣的相对贫困居民中。但在墨西哥北部（北纬 25°）以北和阿根廷里奥内格罗省（南纬 38°）以南，基本上无人的病例报告；而美国西南部与墨西哥相邻的数州虽有锥蝽和多种贮存宿主的广泛分布，但至今仅报道 4 例人体病例；巴西亚马孙河流域也是如此，这可能与这些地区住房标准高或农村特殊的无墙棚屋或民居不适合锥蝽寄居繁殖，也可能与媒介密度低和枯氏锥虫毒力低有一定关系。

2. 贮存宿主、传染来源和自然疫源性 美洲锥虫病为人与动物共患病，人类并不是维持枯氏锥虫在自然界中持续存在的生活史过程中的必要宿主，仅是在偶然情况下介入其生活史循环过程时才被感染，锥蝽也主要呈灶状分布，因此很容易形成自然疫源地。现已证明，枯氏锥虫可感染多种家养和野生动物，负鼠（飞袋貂）、树鼠、犰狳、浣熊、犬和猫是其主要宿主。枯氏锥虫感染非宿主特异性和其在哺乳动物血液中维持长时间虫血症的生物学特性，导致在流行地区产生大量的家居型和森林型贮存宿主。在地方性动物流行疫源地，枯氏锥虫在洞穴、树洞、棕榈等动物栖息地通过锥蝽在野生哺乳动物中自然循环，人因故短暂闯入可能导致感染。人类居住社区中感染增多则几乎完全取决于由自然疫源地引入枯氏锥虫，形成所谓假疫源地。而由于人类的农业活动（如开垦荒地）使锥蝽和贮存宿主的自然栖息地被破坏，逐渐适应于家居或半家居生活，从而形成和建立起包括人和家畜的传播循环途径，假疫源地也就逐渐转变为真疫源地。锥蝽的家居性和嗜人性是其成为人美洲锥虫病传播媒介的必要条件。

野生哺乳动物贮存宿主（包括有袋类、胎生类）的意义仅在于维持枯氏锥虫的自然循环，对人感染的意义不大；只有那些与人关系密切，虫血症水平足以感染锥蝽的家养动物才可能将枯氏锥虫有效地传播给人。犰狳是地方性流行疫区重要的贮存宿主，但其生活于旷野，较少与人接触，不是人的主要传染源；而负鼠虽为野生，但其有夜间活动频繁、好在民居屋顶构巢和在厨房觅食的习性，且繁殖力高、适应能力强、感染率和虫血症水平高而持久（几乎终生）、分布广，因此其不仅是森林型疫区的重要宿主，而且也可能是人的重要传染源。家鼠多因吞食锥蝽而感染枯氏锥虫，对人的威胁较大。在家居型枯氏锥虫流行地区，锥蝽已很少或难以与野生动物贮存宿主接触，而主要吸食家畜血液，因此家畜是这些地区人感染枯氏锥虫的主要传染源。流行病学调查表明，在巴西和阿根廷及广大拉美地区，犬、猫的感染率均明显高于人。犬数量多，与人接触密切，夜间多宿于室内，是极为重要的贮存宿主和传染源；猫因有夜间捕猎活动的习性，其传染源意义小于犬。在南美的一些国家尤其是印第安人居住区，因有养豚鼠作宠物的习惯，且豚鼠感染后枯氏锥虫虫血症水平很高，是家居感染的重要原因之一。

猪、山羊等也可试验感染枯氏锥虫，但虫血症水平低；对牛、马等大动物的感染情况目前还无详细资料。总体来说，这些家养动物作为贮存宿主和传染源的意义不大，而鸡和其他家禽或鸟类虽对枯氏锥虫不敏感，但鸡可维持大量锥蝽的滋生，其流行病学意义较为重要。

人群中的患者和健康带虫者在地方性流行区及移居到非流行区时具有传染源的作用，在急性期虫血症水平较高的阶段，其意义尤其重要。

3. 媒介　目前已知美洲锥虫病的传播媒介仅为锥蝽，其属半翅目（Hemiptera）、异翅亚目（Heteroptera）、显角类（Gymnocerata）、猎蝽科（Reduviidae）、锥蝽亚科（Triatominae），主要有 3 个属，即猎锥蝽属（*Triatoma*）、红猎蝽属（*Rhodnius*）和全圆蝽属（*Panstrongylus*）。其中侵扰猎锥蝽（*Triatoma infestans*）、长红猎锥蝽（*Rhodnius prolixus*）、大全圆蝽（*Panstrongylus megistus*）和二分猎锥蝽（*T. dimidiata*）是最主要的传播媒介，且这些锥蝽在地理分布上有一定的差异，分别构成不同流行区域的优势传播媒介种群。

锥蝽的发育是不完全变态，历经幼虫、若虫和成虫 3 个阶段，所有变态阶段无论雌雄都需吸血。吸血持续时间约 0.5h，一次血餐后，几天甚至数月不再吸血。锥蝽吸食感染宿主血液，一旦感染后，其直肠（后肠）就成为枯氏锥虫的永久性贮虫库，终身都可传播枯氏锥虫，但枯氏锥虫不能经锥蝽卵传播。幼虫经 4 次蜕皮发育为若虫，每次蜕皮前均需血餐；若虫在其胸部有明显的翅垫，蜕皮羽化前也需饱血数次。从卵发育为成虫需历时 3～12 个月（长时可达 2 年），随种别和环境温度不同而异。雄虫平均寿命 222 天（98～396 天），雌虫 177 天（51～258 天）。雌虫交尾后 10～20 天产卵，可持续半年或更久，产卵总数和频度与吸血次数相关。家栖锥蝽主要产卵于墙壁缝隙、屋角及屋顶端的棕榈叶；野外栖息的锥蝽则主要产卵于茎叶或地面。

所有锥蝽均有白天隐匿、夜间飞出摄食的习性，主要攻击野生动物和人、畜。人体表的任何部位都可被锥蝽叮咬吸血，但主要是晚间休息时裸露在外的部位，尤其是面部、眼部和唇部。锥蝽有吸血时在其神经感觉器调控下排粪的习性，粪便中存在的枯氏锥虫通过吸血伤口或其他皮肤黏膜损伤感染人和动物；同时锥蝽本身即为变应源，可在叮咬局部引起痒感，导致抓伤（人）或擦伤（动物）而有助于枯氏锥虫感染。但总体来说这种"后位传播"的效率比非洲锥虫的"前位传播"（叮咬或刺入式传播）效率要低得多。

在森林型美洲锥虫病疫区，作为传媒的锥蝽种类远较家居型为多，如全圆锥蝽属的 *Panstrongylus geniculatus*，嗜食犰狳血液，而犰狳是森林型美洲锥虫病的第一贮存宿主。除锥蝽外，一些常见臭虫（*Cimex lectularius*）、蜱（*Ornithodoros moubata*）也可传播枯氏锥虫。

4. 传播方式 美洲锥虫病的传播方式有媒介传播、输血和器官移植传播、胎盘传播（先天性感染）和消化道传播等方式。此外在实验室也可能会发生意外感染。

（1）媒介传播 以锥蝽为媒介的生物学传播是该病的主要传播方式。人感染80%是通过此途径。锥蝽吸血时排出粪便中的枯氏锥虫可直接通过叮咬吸血伤口或抓伤的伤口和眼、鼻、口腔黏膜等侵入。但对枯氏锥虫能否通过完好的皮肤感染人体存在争议。眼结膜是最主要的侵入部位。锥蝽叮咬人体传播的效率似低于在动物的传播。

（2）输血和器官移植传播 在地方性流行地区，约有25%的人感染是通过输血传播的。巴西曾报道，每年约有1万~2万新病例是因为输血而感染。南美各国对献血者和血库血进行枯氏锥虫抗体检查，阳性率达3.8%~28%。因此，地方流行区人口迁居非疫区或国外，会成为潜在的传染源，尤其在非锥蝽栖息国家，这些感染者可能成为输血传播的主要传染源。输血传播越来越成为本病传播的重要途径。随着城市化进程加快，大量农村人口进入城市，本病原先主要在乡村贫困人群中流行，这些人进入城市后，大量地成为输血供体而成为传染源。器官移植也是一个重要传播途径，在南美国家常见报道，在美国也是一个不可忽略的公共卫生问题。2001年4月美国疾病预防与控制中心报道了从同一供体分别接受肝、肾移植的3例病人均感染枯氏锥虫。在注射式吸毒人群中是否存在共用注射器而传播尚无报道。

（3）先天性感染（胎盘传播） 被枯氏锥虫感染的孕妇可通过胎盘传播给胎儿，导致流产、死胎或新生儿死亡。在流行地区先天性感染率为1%~4%。

（4）其他传播途径 偶可经摄入被锥蝽粪便或负鼠尿液污染的食物而经消化道黏膜感染。婴幼儿可能因母乳带虫而感染。但总体来说在人美洲锥虫病流行中，消化道传播的意义不大。意外或事故性感染一般均发生在实验室或医院。

（5）动物枯氏锥虫的感染方式 与人感染枯氏锥虫相似，动物感染也以媒介传播方式为主，且锥蝽对动物的传播效率高于人。在家居动物中如犬，可能更容易受到森林型媒介的侵袭，如锥蝽（*Triatorna gerstaeckeri*）主要在穴居动物林鼠（pack rat）间循环，但也是美国德克萨斯州和新墨西哥州地区犬中的主要传播媒介。此外，消化道感染是捕猎动物的重要感染方式，其流行病学意义大于人群中的消化道感染。

5. 宿主易感性和流行

（1）人 人群对枯氏锥虫普遍易感，尤其幼龄儿童，约80%的感染者是在儿童期感染的，85%的急性期病例发生于10岁以下的儿童。媒介传播的感染者多发于乡村生活贫困的农民，城市居民中则因输血传播较多。据世界卫生组织和泛美卫生组织（PAHO）估计，在南美各国有1 600万~1 800万人感染枯氏锥虫，每年约4.5万人死于该病，有5 000万~6 000万人受到威胁。在美国约有1 200万人来自美洲锥虫病流行疫区国家，其中感染率为0.5%~1%。据此估计有8万~12万人感染，在某些拉美移民聚居地，血清学检查阳性率达5%以上。在墨西哥约有7%的献血者为抗体阳性。

枯氏锥虫感染者仅有10%~30%表现临床症状，其临床症状在不同地区差异极其明显，如巴西的某些地方性流行区，青年人因美洲锥虫性心脏病的死亡率很高，而在委内瑞拉、哥伦比亚、墨西哥和中美洲地区，锥虫性心脏病的比率却较低；同样该病晚期的巨食道-巨结肠综合征的出现率在各地区也不相同。这种差异究竟是宿主的遗传因素还是虫株的毒力或致病机理不同所致目前尚无定论。试验表明，不同虫株对小鼠和猴的致病力各异，所致疾病模型的病理学、诊断难易和治疗效果也有差异。

（2）动物 文献报道有24科、150多种动物对枯氏锥虫具有易感性。在野生动物中，负鼠和犰狳是最重要的易感动物，且在长期的森林型循环中获得对枯氏锥虫的强耐受力，感染率非常高。对巴西干燥热带森林中负鼠类动物进行病媒接种诊断法检查，在31种中有10种呈阳性，感染率达30%，其中85%的阳性为负鼠。且随季节变化阳性率有所波动，当雨季结束时，有80%以上的负鼠群体呈阳性，虫血症可持续几个月以上。由于负鼠喜好接近人类居住区，因而是非常重要的野生动物（森林型）与家畜和人类（家居型）之间的纽带。在美国佐治亚州，浣熊的感染率高达43%（13/30），并在10例中检查到心肌的病理变化，但基本上是较轻度的多灶性间质性炎症，仅在 1 例发现有假囊，因而可以认为枯氏锥虫基本上不引起浣熊病理学过程。

家养动物中最易感的是犬和猫，其感染率普遍高于人类。在各流行地区，犬的感染率为 9.1%～41.2%，但实际感染率可能还要高；猫的感染率与犬相似。在美国西南部与墨西哥相邻各州，尽管人的感染几乎未见报道，但犬的感染却普遍存在，并可引起死亡。其他家养动物如猪（10%，巴拉圭）、牛（18%，巴拉圭）、山羊（7.8%，智利）、兔（11.7%，智利）、绵羊（4.8%，智利）也可感染枯氏锥虫，可成为人家居感染的贮存宿主，尤其是这些动物养殖于人居住的屋内时。豚鼠是玻利维亚等国家人民喜爱的动物，其对枯氏锥虫极为易感，感染率可达 10.5%～61%，是这些地区人感染的重要甚至是主要传染源。

（四）对动物与人的致病性

1. 对动物的致病性 一般认为野生动物感染枯氏锥虫后基本无症状，但可能与缺乏详细的临床检查有关。对自然感染枯氏锥虫的鼠（*Rattus rattus*）的心电图和心室血管造影照片检查表明，有房性和室性心律异常、右心室扩张、右束阻滞。在慢性感染的犬也可见同样的表现。犬感染后经 5～40 天的潜伏期后开始急性期，有轻度发热，部分病例有眼睑水肿、显著肝肿大、多发性腺病、心颤和神经系统异常。急性期约持续 10～30 天后进入持续无症状数年的隐匿期。与人相似，慢性期犬也有心肌炎。26 例试验感染枯氏锥虫的血液锥鞭毛体的犬，有 13 例在急性期死亡；而 38 例以循环后期锥鞭毛体试验感染犬有 12 例存活到慢性期，并在此期生存 1～2 年。在急性期和慢性期均有类似于人的心肌炎表现，偶可发现大脑和外周神经系统的病理改变，也发现可经胎盘传播和母犬乳感染仔犬的病例。

2. 对人的致病性 人的美洲锥虫病早期常缺乏明显症状，其急性期与慢性期的临床表现差异也极大。根据病程，可将美洲锥虫病的临床表现分为潜伏期、急性期、隐匿期和慢性期 4 个阶段。

（1）潜伏期 自锥蝽叮咬而感染枯氏锥虫的潜伏期一般为 7～14 天，而经输血感染可长达 20～40 天或数月。输血感染潜伏期较长的原因是循环血液中的锥鞭毛体较循环后期锥鞭毛体侵袭细胞的能力弱。此期一般无症状。

（2）急性期 此期以在血液中查见虫体为基本特征，以儿童和青年人多见。首先出现的症状是虫体侵入局部皮肤出现的恰加斯肿（chagoma），呈结节性、炎性肿胀，但有 25% 感染者无此症出现。若锥虫经结膜侵入，则出现单侧无痛性、炎性眼周水肿和结膜炎，即 Romana 氏征。急性期病人体征变化多样，可从无症状到有严重临床表现甚至急性死亡。据对 59 例急性期病人的临床统计，发现有 19 种不同类型的体征，最常见的体征是发热、肌痛、头痛和 Romana 氏征，出现率约达 20%，且主要见于儿童；约 15% 感染者无症状，11.9% 仅感染者表现发热。如有急性期症状，90% 感染者可在 3～8 周内自行消失，转入隐匿期或慢性期。急性期死亡率一般不超过 10%，且以儿童居多，尤其是 2 岁以下的儿童，常因急性心肌炎或合并脑膜脑炎致死。先天性感染者常见脾肿大、转移性恰加斯肿及发热、多发性水肿和惊厥、震颤、反射减弱等中枢神经症状等，但心脏受损的指征较少见。如在孕妇则可导致流产或早产。对艾滋病病毒感染导致美洲锥虫病复发者，常因急性脑膜脑炎而致死。

（3）隐匿期 急性期后患者进入隐匿期，此期可长达 10 年以上。无可见临床体征，且血液学检查一般也不能发现虫体，唯有通过血清学检查才可诊知。仅有 30%～50% 的隐匿期患者可发展成慢性。

（4）慢性期 原发感染 10～30 年后发展成慢性，以心脏病常见，临床表现心律失常、胸痛、晕厥及呼吸困难，心电图检查有 T 波改变和 Q 波群异常，右束支传导阻滞和左前部分阻滞，也可见房室传导异常或完全阻滞；胸部 X 线检查可见心脏扩大，左心尖部分出现特征的动脉瘤，心室肿大右侧较左侧明显；剖检检查可见心肌广泛性炎症，伴有单核细胞浸润和弥漫性纤维化。

消化道功能异常是慢性期第二类常见的表现。其中较常见的是巨食道表现。结肠也常被累及形成巨结肠，消化道的其他器官和泌尿系统也可能受损，但较为少见。出现巨食道或巨结肠的病理原因是肠道神经元细胞被破坏。定量分析表明，在巨消化道症状严重的病人，食道中 85% 和结肠部 50% 的神经元细胞被破坏，但对枯氏锥虫引起神经元破坏的机理尚不清楚。有 25% 的巨食道患者伴有腮腺肿大。巨结肠以乙状结肠巨形化最为常见。巨食道和巨结肠的形成是由于其肌层增厚，伴有单核细胞浸润和纤维化，使蠕动功能严重降低。临床上见有食物反流淤积、吞咽困难，出现严重便秘。

慢性期心脏病或巨消化道体征的出现有明显的地理分布特点，究竟是虫株的致病力差异还是人群的遗传因素差异所致，至今仍不完全清楚。

（五）诊断

对曾居住在拉美疫区或曾到疫区旅游的疑似患者，应详细了解其暴露于锥蝽的叮咬史、输血史或其他可能的传染来源。特异的诊断方法是直接的寄生虫学检查和特异性免疫学检查。由于寄生虫检查仅适用于急性期的短暂时间，在隐匿期和慢性期主要依赖特异的免疫学诊断。近几年，PCR 技术已开始用于该病的临床诊断。

1. 病原学检查 类似于非洲锥虫病，可直接用未染色血滴片镜检法，该法只适用于一过性的高虫血症阶段，且检出率较低。厚血片姬姆萨染色镜检或浓集法如离心沉淀检查锥鞭毛体，或 0.85％氯化铵裂解红细胞后离心镜检，或采用 QBCT 法可提高检出率和检出灵敏度。组织学检查一般不能发现虫体。比较有效的虫体检查方法是 Strout 氏密集锥虫法，该法先使采集的血样凝固，析出的血清先以 200g 进行低速离心后，再以 600g 进行离心，沉淀锥虫后进行镜检。接种诊断法是最有效的直接诊断法。以实验室繁养的非感染锥蝽叮咬病人血液，然后以锥蝽血餐鸡，收集鸡体的锥蝽，检查粪便中是否有锥虫，持续 30～60 天。该法可 100％检出急性期患者，但对隐匿期和慢性期检出率仅约 50％，且耗时长，主要用于免疫学检查结果阴性者的进一步确诊。

2. 免疫学检查 免疫学检查主要用于隐匿期和慢性期的诊断。一旦感染枯氏锥虫，体内虫体存在和血清阳性一般可终生维持，未经治疗者一般不会发生血清转阴。过去最常用的方法是补体结合试验，目前常用的为间接免疫荧光试验、间接血凝试验和 ELISA。慢性期检出率可达 98％。本病与其他原虫感染尤其是利什曼原虫和蓝氏锥虫（_T. rangeli_）感染有交叉反应，应注意鉴别。间接免疫荧光试验和 ELSA 法也可检测 IgM，主要用于区分 6 月龄以下婴儿是否先天性感染，使用重组表达抗原检测可提高敏感度和特异性。

3. 其他方法 针对动基体 DNA 或核 DNA 的 PCR 技术已开始用于美洲锥虫病的诊断，但在低流行率地区，该法的敏感性尚不足 50％，有待进一步改进并标准化。X 线检查和心电图检查有辅助诊断作用。

4. 鉴别诊断 主要应注意与非恰加斯心脏病如高血压、冠状动脉硬化性心脏病及其他食道、结肠病变的鉴别。

（六）防制措施

1. 预防 目前对枯氏锥虫感染既无疫苗也无预防药物，主要通过减少与锥蝽的接触，避免被锥蝽叮咬来预防控制本病的发生。由于枯氏锥虫的野生动物和家养动物贮存宿主极其广泛，存在着森林型和家居型两种自然循环，要消灭传染源是不可能的。而传播媒介锥蝽分布虽广，但对人和家养动物构成巨大威胁的主要是寄居住室及其附近环境者，且锥蝽对各种杀虫剂相当敏感，不易产生抗药性，繁殖较缓慢，因此杀灭锥蝽是控制本病传播的中心环节。巴西首先执行了这一计划。1991 年阿根廷等其他 6 个拉美国家在世界卫生组织的资助下也开始进行锥蝽的控制，目前已取得明显成效。乌拉圭已成功阻断了传播链，阿根廷、智利、巴西等国家也显著降低了流行率和发病率。

杀灭锥蝽的主要技术手段是科学、合理、有计划地使用杀虫剂。锥蝽对有机氯、有机磷、拟除虫菊酯类和氨基甲酸酯类杀虫剂均敏感，这些药物经现场应用证明均很有效，但为了人畜安全，最好使用拟除虫菊酯类，尤其是溴氢菊酯和二氯苯菊酯，用量为 25mg/m² 和 125mg/m²，以喷雾器进行喷洒。用药时应对地区内所有建筑物及其周围环境、土壤同时进行，且无论房屋是否有锥蝽寄居，都要尽可能对房屋的内墙、外墙、屋顶及家居周围的动物舍和围栏进行全面喷洒，且应在用药后由专业人员检查杀虫效果。如仍有 5％房屋受锥蝽侵袭，则应再进行一次全面用药；低于 5％时进行跟踪监测，发现仍受侵袭的房屋应进行单独施药。

取得杀虫效果后应注意巩固效果，重要措施是清除家居环境中锥蝽的滋生地，进行房屋改造是最有效的方法之一。如对墙面和地面进行粉刷，改棕榈叶屋顶为瓦、金属或塑料波形板等。在改建房屋的同时，将家畜迁养在专门的、与人居分隔的牲口棚或畜舍中。这些方法经济实用、便于推广，且行之有效。

在流行地区和南美移民较多的危险地区（如美国），杜绝输血感染是控制本病的重要方面。应对血库和献血者进行免疫学检测或 PCR 检测，杜绝使用阳性血源。由于目前缺乏孕妇使用的治疗药物，也无检测胎盘感染的可靠方法，且新生儿母源抗体可维持 4～5 个月，因此防止垂直感染的策略是对有相关流行病学史的孕妇进行血清学检测。对阳性孕妇的新生儿进行寄生虫检查（血培养或动物接种诊断），或血清 IgM 和 IgA 检测，对阳性新生儿以苯并乙唑进行治疗。在流行地区，对器官移植的供体和受体也须进行血清学检测。

对犬、猫和其他家畜，除进行锥蝽控制、改善养殖环境等措施外，也应定期进行血清学检查，及时淘汰或治疗阳性动物，并严格与人分别居住，尽可能降低对人传播的风险。还应尽量控制犬、猫与野外环境的接触。

2. 治疗　目前，有两种药物用于枯氏锥虫感染的治疗。硝基呋喃类药物硝呋噻氧（nifurtimox）口服每天每千克体重 8～10mg，每天 3 次，连用 90 天；儿童剂量每天每千克体重为 15～20 mg，每天 4 次口服，疗程同成人。副作用为厌食、恶心、呕吐、胃痛、头痛、失眠、肌痛、关节痛、多发性外周神经炎等，因此治疗时需住院或密切观察。治愈率仅约 70％，且有地区差别，在智利和阿根廷的治愈率高于其他国家。

另一种药物是苯并乙唑，效果类似与硝呋噻氧，但未发现地区差别，被认为是治疗美洲锥虫病的首选药物，剂量为每天每千克体重 5～10 mg，每天 2 次口服，连用 30～60 天。用药过程中应每 2 周检查血液一次，如发现有粒细胞减少应立即停药。

对免疫抑制患者尤其是已有脑膜脑炎体征者，上述两种药物应倍量或加大剂量。先天性感染者二药均可应用。对隐匿期患者也应积极治疗，尽管此期处于慢性的病理进程中，但治疗可减轻对心脏的慢性损伤，改善生存质量。

别嘌呤醇在实验动物显示良好的治疗效果且价廉、无毒性。其主要通过竞争抑制嘌呤补救合成途径，阻止 ATP 的形成并插入 RNA 来中止蛋白质合成而发挥作用，有希望成为新一代的治疗药物。

在进行特异性抗锥虫治疗的同时，应针对临床表现进行对症辅助治疗。在有急性脑膜脑炎症状时应使用抗惊厥剂、镇静剂及静脉注射甘露醇防止脑水肿；出现心衰时应限制钠摄入，并给予利尿剂。洋地黄毒苷类强心剂因可加剧心律失常，应慎用；对心律失常者可应用利多卡因等进行相应治疗。巨食道和巨结肠症应行手术治疗。

（七）公共卫生影响

枯氏锥虫可以自然感染多种家养动物及野生动物，由于其必须传播媒介锥蝽生活的地域限制了其流行范围，使该病呈地方性流行。锥蝽活动范围侵入农区和家庭，为家养动物和人的美洲锥虫感染提供了必要条件。各种动物及人的感染都是其他动物、人感染的来源。在该病的防控和监测上需将人和动物美洲锥虫病纳入统一体系之中。虽然锥蝽是枯氏锥虫的唯一传播媒介，但还存在着输血和器官移植传播、胎盘传播（先天性感染）和消化道传播等方式，是人美洲锥虫病诊治中需要考虑的因素。

（蔡建平）

◆ **参考文献**

陈兴保，吴观陵，孙新，等．2002．现代寄生虫病学［M］．北京：人民军医出版社：232-237.

唐家琦．2005．自然疫源性疾病［M］．北京：科学出版社：1036-1052.

Andrade Z A. 1999. Immunopathology of chagas disease. Mem Inst Oswasldo Cruz. ，94：71-80.

Branche C，Ochaya S，Aslund L，et al. 2006. Comparative karyotyping as a tool for genome structure analysis of Trypanosoma cruzi. Mol. Biochem. Parasitol., 147: 30-38.

Buscaglia C A, DiNoia J M. 2003. Trypanosoma cruzi clonal diversity and the epidemiology of chagas' disease. Microb. Inf., 5: 419-427.

Dutra W O, Rocha, M O C, and Teixeira M M. 2005. The clinical immunology of human chagas disease. Trends Parasitol., 21: 581-587.

El-Sayed N M, Myler P J, Bartholomeu D C, et al. 2005. The genome sequence of Trypanosoma cruzi, etiologic agent of Chagas' disease. Science., 309: 409-415.

Kirchhoff L V. 2005. American Trypanosomasis (chagas' disease). In: RL Guerrant, DH Walker, PF Weller, eds. Tropical Infectious Diseases: Principles, Pathogens and Practice. 2nd eds. Churchill Living stone., 1072-1081.

Macedo A M, Machado C R, Oliveria R P, et al. 2004. Trypanosoma cruzi: genetic structure at populations and relevance of genetic variability to the pathogenesis of chagas disease. Mem Inst Dswaldo Cruz., 99: 1-12.

WHO Expert committee. Control of chagas disease. WHO Technical Report Series 905. World Health Organization. Geneva, 2002.

三、人体的其他锥虫感染

(一) 蓝氏锥虫感染

蓝氏锥虫 (*Trypanosoma rangeli*) 也是首先发现于锥蝽的一种血鞭毛虫,目前仅发现自然分布于中、南美洲地区,与枯氏锥虫呈重叠分布。长红猎锥蝽 (*Rhodnius prolixus*) 是其最主要的传播媒介,二分锥蝽 (*Triztoma dimidiata*) 和其他锥蝽也可传播。其锥蝽后肠中的上鞭毛体长达 $32\sim100\mu m$,动基体小而呈片状,是与枯氏锥虫鉴别区分的主要形态特征。锥鞭毛体长 $27\sim32.2\mu m$,动基体位于虫体后部,游离鞭毛 1 根,长 $7.5\sim9.5\mu m$,波动膜甚为发达,且可见有许多 "线" (curve)。迄今为止对该锥虫的生活史过程仍不清楚,尤其是在哺乳动物和人体内的发育过程。流行病学调查证明,蓝氏锥虫可感染人及犬、猫、猴、负鼠、浣熊甚至穿山甲等多种动物。在人体和其他动物血液中的锥鞭毛体被锥蝽吸食后,在锥蝽的中肠内转变为上鞭毛体,然后进入后肠发育,或穿过中肠壁经锥蝽的血淋巴进入唾液腺发育为循环后期锥鞭毛体。当锥蝽吸血时,该锥鞭毛体随锥蝽唾液进入人或动物体内,在人和动物体内可能以二分裂方式进行增殖,但至今未发现蓝氏锥虫的细胞内寄生现象。

尽管根据流行病学特征,如地理分布、锥蝽内的发育过程及同工酶分析、基因多态性分析等可将蓝氏锥虫分为 KP1 (＋) 和 KP1 (－) 两个群体,但临床研究和动物试验均证明两群蓝氏锥虫对人和动物无致病性。尽管多数学者认为蓝氏锥虫是一种唾传锥虫,但有试验结果表明,其也可能进行 "后位传播" (粪传播)。目前对这一问题仍存有争议。

尽管蓝氏锥虫对人和动物无致病性,但无论其单独感染还是与枯氏锥虫合并感染,都给枯氏锥虫病的流行病学调查和临床诊断带来较大困难。由于二者形态上甚为相似,且二者至少共同具有约 60％的可溶性抗原,与枯氏锥虫的交叉反应极其常见而复杂,常可导致错误诊断或假阳性结果。目前,已根据二者的小外显子基因、核糖体 RNA (rRNA) 大亚基基因、动基体小环 DNA 等的特征分析,建立了双重 PCR 等方法,可准确鉴定区分蓝氏锥虫和枯氏锥虫。有报道表明,给大鼠接种蓝氏锥虫后可诱导抗御枯氏锥虫攻击感染的免疫保护,提示经遗传改造的蓝氏锥虫或可作为人美洲锥虫病的预防疫苗。

(二) 伊氏锥虫感染

伊氏锥虫 (*Trypanosoma evansi*) 与布氏锥虫同属于锥小体亚属 (*Trypanozoon*),在形态上与布氏锥虫复合群 (*T. brucei* complex) 难以区分,在基因水平上也与后者有许多相似之处。有证据表明其可能起源于布氏锥虫,由于伊氏锥虫最初是骆驼的致病性血鞭毛虫,推测其可能是在骆驼引入布氏锥虫流行地区后逐渐适应并脱离其在媒介昆虫内发育的需求后进化而来。遗传学分析表明,伊氏锥虫缺失动基体大环 DNA,目前普遍认为这正是使其丧失在昆虫体内发育能力的主要原因。对小环 DNA 的多态性分析表明，伊氏锥虫可分为 A 和 B 两个型，A 型分布广泛，流行于非洲北部、西南亚、东南亚、印度次大陆、俄罗斯南部、拉丁美洲地区；而 B 型目前仅发现于肯尼亚，在南美各国则普遍存在无动基体株。其血液型虫体长 $15\sim34\mu m$，多为细长型，偶可见粗短型，主要通过虻（*Tabanus* spp.）进行机械传播，也可通过其他吸血昆虫如刺蝇属（*Stomoxys*）、角蝇属（*Lyparosia*）、麻虻属（*Haematopota*）昆虫进行机械传播，在南美吸血蝙蝠（vampire bats）也可传播。可感染骆驼、马属动物、牛科动物、大象、猪、犬等多种动物，引起动物的"苏拉病"（Surra），对马属动物、犬和大象的致病力强，如不治疗，几可 100％致死；但对普通牛和水牛致病力相对较弱，感染后可数月无任何症状；在骆驼则取慢性经过。伊氏锥虫在我国广泛分布，是导致牛、马、骡、骆驼等贫血、体弱消瘦、死亡的重要寄生虫。

　　与布氏锥虫相似，伊氏锥虫可被人血清溶锥虫因子（hTLF）所裂解，因此不感染人。但在某些情况下，伊氏锥虫可与刚果锥虫（*T. congolense*）一样对人血清有一定抵抗，且有报道在科特迪瓦发生过人刚果锥虫感染（1 例）。2005 年 Joshi 等在印度报道了一例 45 岁男性牛场工人感染伊氏锥虫的病例。该患者从未离开过居住地区——印度的马哈拉施特拉邦（Maharasthra），在具有间歇热、恶寒、盗汗等体征 15 天后入院求诊，随后迅速发展为意识障碍、神志不清，血液学检查发现有鞭毛虫，姬姆萨染色镜检表明这些鞭毛虫为形态一致、细长、具鞭毛的锥鞭毛体样锥虫，虫血症水平达 $8\times10^6/mL$；在脑脊液中也可检获相同的虫体。经玻片凝集试验、rRNA 基因转录间区（ITS1/2）特异性 PCR 检测和小环 DNA 分析，确诊为伊氏锥虫感染。对患者进行艾滋病病毒感染相关特异性检测，排除艾滋病病毒感染的可能性。在入院 109 天得到确诊后，给予苏拉明，剂量和疗程为 1 天、8 天、15 天、22 天和 29 天时各使用 1g 静脉缓慢滴注，治疗后康复出院。对所分离虫株进行的基因分析表明，其是典型 A 型虫株，不能检测到人血清抗性基因，而对病人血液生化的进一步免疫学检测表明，虽然其血浆载脂蛋白 A1（APOA1）水平正常，但却完全缺乏载脂蛋白 L1，基因分析证明该患者的载脂蛋白 L1 的两个等位基因均发生移码突变，导致载脂蛋白 L1 的表达障碍。证明该病人感染伊氏锥虫是因为缺乏血清溶虫因子的主要成分载脂蛋白 L1 而引起。这一首次报道的病例提示，在某些情况下或在载脂蛋白 L1 基因突变的特定人群，伊氏锥虫是可以感染并致病的。

（蔡建平）

◆ **参考文献**

Chiurillo M A, Grisante G, Rojas A, et al. Detection of Trypanosoma cruzi and Trypanosoma rangeli infection by duplex PCR assay based on telomeric sequence. Clin Diag Lab Immunol. 2003，10：775-779

Grisard E C, Salivaria or stercoraria? The Trypanosoma rengeli dilemma. Kinetoplastid Biol Dis（BMC Series）. 2002，1：5

Grisard E C, Steindel M, GuarneiA A, et al. Characterization of Trypanosoma rangeli strains isolated in central and south America：an overview. Mem Inst Oswaldo Cru.. 1999，94：203-209

Joshi P P, Shegokar V R, Powar R M, et al. Human trypanosomiasis caused by Trypanosoma evansi in India：the first case report. Am J Trop Med Hyg. 2005，73：491-495

Truc P, Gibson W, Herder S. Genetic characterization of Trypanosoma evansi isolated from a patient in India. Inf Gen Evol. 2007，7（2）：305-307

Vamhollebeke B, Truc P, Poelvoorde P. Human Trypanosoma evansi infection linked to a lack of apolipoprotein L-1. New Eng J Med. 2006，355：2752-2756

第二节　利什曼属原虫所致疾病

利 什 曼 原 虫 病

　　利什曼原虫病（Leishmaniasis）简称利什曼病，是由利什曼属原虫经白蛉传播的寄生于人和多种哺乳动物所引起的一系列疾病的总称。利什曼原虫在哺乳动物和人体以细胞内无鞭毛体寄生于巨噬细胞内；而在昆虫媒介白蛉体内则以细胞外前鞭毛体寄生于中肠内。利什曼原虫感染人后所引起的临床表现极其复杂多样，取决于所感染利什曼原虫的种类、毒力、嗜性、致病力及宿主遗传因素所决定的细胞介导免疫反应等多种因素的复杂相互作用。传统上，根据临床损害组织的不同，利什曼病可分为内脏型（visceral leishmaniasis，VL）、皮肤型（cutaneous leishmaniasis，CL）和黏膜型（cutaneous leishmaniasis，ML；也称黏膜皮肤型 mucocutaneous leishmaniasis，MCL）。引起各种临床型利什曼病的原虫种类有明显交叉，同一种利什曼原虫也可引起不同的临床类型（表 78 - 1）。

表 78 - 1 利什曼原虫的种、保虫宿主及其地理分布和所致临床症状※

人的临床症状	利什曼原虫种别	地理分布	保虫宿主
内脏型利什曼病［黑热病，包括网状内皮系统（脾、骨髓、肝）的广泛性病变］	*L.（L.）donovani*	印度次大陆、中国北部和东部、巴基斯坦、尼泊尔、东部非洲、苏丹、肯尼亚	犬、啮齿动物
	L.（L.）infantum（syn. L. chagasi）	中东、地中海沿岸地区、中亚和西南亚、中国北部和东北部、北部非洲和撒哈拉以南、拉丁美洲	犬、野生犬科动物
	L.（L.）donovani（archibaldi）	苏丹、肯尼亚、埃塞俄比亚	犬科动物
	L.（L.）spp.	肯尼亚、埃塞俄比亚、索马里	不详
	L.（L.）chagasi	拉丁美洲	犬
	L.（L.）amazonensis	巴西（Bahia 州）	森林啮齿动物和有袋类动物
	L.（L.）tropica	以色列、印度、沙特阿拉伯（美军）	犬、人
黑热病后的皮肤利什曼病	*L.（L.）donovani*	印度次大陆、苏丹和东部非洲	犬、啮齿动物、人
	L.（L.）spp.	肯尼亚、埃塞俄比亚、索马里	不详
欧洲、亚洲、非洲皮肤利什曼病单个或少数皮肤破损	*L.（L.）major*	中东、中国东北部、印度东北部、巴基斯坦、非洲	啮齿动物和沙鼠属动物
	L.（L.）tropica	地中海沿岸、中东、西亚地区、印度次大陆	犬、岩狸
	L.（L.）aethiopica	埃塞俄比亚高地、肯尼亚、也门	岩狸（Rock hyraxes）
	L.（L.）donovani（archibaldi）	苏丹、东部非洲	犬科动物
	L.（L.）spp.	肯尼亚、埃塞俄比亚、索马里	不详
弥漫性皮肤利什曼病	*L.（L.）aethiopica*	埃塞俄比亚高地、肯尼亚、也门	岩狸
美洲的皮肤利什曼病单个或少数皮肤破损	*L.（L.）mexicana*	中美洲、墨西哥、美国得克萨斯州	森林啮齿动物
	L.（L.）amazonensis	亚马孙盆地和相邻地区、巴西的 Bahia 和其他州	森林啮齿动物、有袋类动物
	L.（V.）braziliensis.	中南美洲、墨西哥	疑似多种热带雨林哺乳动物
	L.（V.）guyanensis（森林雅氏病）	圭亚那、苏里南、亚马孙盆地北部	树懒类、食蚁动物（穿山甲）
	L.（L.）peruviana（uta）	秘鲁（Andes 西部）、阿根廷高地	犬
	L.（V.）panamensis	巴拿马、哥斯达黎加、哥伦比亚	树懒属动物
	L.（L.）pifanoi	委内瑞拉	森林啮齿动物

（续）

人的临床症状	利什曼原虫种别	地理分布	保虫宿主
	L. （*L.*） *ganhami*	委内瑞拉	森林啮齿动物
美洲的皮肤利什曼病单个或少数皮肤破损	*L.* （*L.*） *venezuelensis*	委内瑞拉	未知
	L. （*L.*） *colonbiensis*	哥伦比亚、巴拿马	
	L. （*l.*） *infantum*（/*chagasi*）	中、南美洲	不详
弥漫性皮肤利什曼病	*L* （*l.*） *amazonensis*	亚马孙盆地和相邻地区、巴西的 Bahia 和其他州	森林啮齿动物
	L. （*L.*） *pifanoi*	委内瑞拉	森林啮齿动物

　　※：本表根据 Jeronimo 等（2005）和 Gramiccia 等（2005）资料重新汇编设计。Gramiccia 等还列出了 *Viannia* 亚属的 *L.* （*V.*）*lainsoni*（分布于巴西、玻利维亚和秘鲁，引起局限性皮肤型利什曼病，保虫宿主为啮齿动物）、*L.* （*V.*）*naiffi*（巴西、圭亚那、厄瓜多尔和秘鲁，引起局限性皮肤型利什曼病，保虫宿主为犰狳）和 *L.* （*V.*）*shawi*（分布于巴西，引起局限性皮肤型利什曼病，保虫宿主疑似为树栖哺乳动物）。同时，Gramiccia 等在表中将 *L.* （*L.*）*chagasi* 认为是 *L.* （*L.*）*infantum* 的同种异名，*L.* （*L.*）*ganhami* 和 *L.* （*L.*）*pifanoi* 是 *L.* （*L.*）*amazonensis* 的同种异名。

　　利什曼病流行于除澳大利亚和南极洲以外的其他各大洲，包括欧洲、亚洲、非洲的 66 个国家（地区）和美洲的 22 个国家（地区），受害人数 1 200 万以上。年新增皮肤型病例100 万～150 万，内脏型病例 50 万。全球约有 1/10 人口受到威胁，是世界卫生组织热带病研究署列入对人类危害严重的 6 种热带病之一。但利什曼病的发生率在各流行地区相差极大，约 90% 的皮肤型利什曼病例发生于阿富汗、阿尔及利亚、巴西、伊朗、秘鲁、沙特阿拉伯和叙利亚 7 个国家，而内脏型利什曼病例的 90% 分布于孟加拉、印度、尼泊尔、苏丹和巴西 5 个国家的乡村和城郊地区。

　　利什曼病是一种重要的自然疫源性人与动物共患病，在已深入研究的可引起人利什曼病的 15 种利什曼原虫中，有 13 种是人与动物共患的。即使是另外两种认为专性或主要在人群中传播的利什曼原虫——杜氏利什曼原虫（*L. donovani*，包括 *L. archibaldi*）和热带利什曼原虫（*L. tropica*，包括 *L. killicki*），在某些流行地区如苏丹东部和摩洛哥、以色列北部及伊朗也发现有多种动物保虫宿主。此外，也报道了一些仅自然存在于动物群体中的利什曼原虫，如从非洲啮齿动物中发现的 *L. gerbilli*、*L. turanica* 和 *L. arabica*；从厄瓜多尔的树栖哺乳动物分离到的 *L. equatoriensis* 及从红袋鼠（*Macropus rufus*）分离到的未定种利什曼原虫（*Leishmania* spp.）。

　　早在 15 和 16 世纪时，西班牙殖民者就注意到安迪斯（Andes）地区农民的季节性皮肤溃疡，并称山谷皮肤病或安迪斯病。1756 年 Alexander Russell 首先以"东方疖"（Aleppo boil）的术语描述该病，至今已有数百年。目前该病仍是一种危害严重的地方性流行病，公共卫生意义十分重要，被世界卫生组织热带病研究署称为一种被忽略的传染病。近年来，在全球范围内利什曼病的流行率明显回升，例如，巴西 1998 年报道皮肤型病例21 800例，而 2002 年上升到 40 000 例。同期内脏型病例也从 1 840 例上升到 6 000 例；在阿富汗布尔地区内脏型病例从 1994 年的 14 200 例上升到 2002 年的 60 000 例。利什曼病的流行地区也在扩大，一些过去从未发现过利什曼原虫感染的地区，如苏丹西部、美国多个州和加拿大数省及欧洲部分国家均在 2000 年后报道发现利什曼病。利什曼病是一种动态传播的疫病，其传播流行受环境、人口、人类行为等因素的影响而不断改变，利什曼原虫的自然宿主、传播媒介、人群的免疫功能状况（如艾滋病病毒感染和器官移植相关治疗引起的免疫抑制）及地区冲突和战争都会使利什曼病的流行动态发生改变。

　　利什曼病是我国《传染病防治法》中规定的乙类传染病，曾流行于长江以北的 15 个省、自治区、直辖市，近年来主要发生于新疆、甘肃、四川、陕西、内蒙古及山西 6 个省自治区，部分地区的疫情近年有所回升，如山丘型疫区的陇西、川北地区等。所流行的主要是杜氏利什曼群所引起的内脏型利什曼病（黑热病，Kala-azar），新近在新疆地区也发现由该群利什曼原虫所引起的皮肤型利什曼病。

（一）病原

1. 分类地位 利什曼原虫是一个极其复杂的种群。分类上属锥虫科（Trypanosomatidae）、利什曼属（*Leishmania*）。传统上主要是根据其在人体寄生行为、与地理分布相关的流行病学差异、贮存宿主的种类、媒介种类等因素确定虫种。尽管各种利什曼原虫在超微结构上有一定差异，但根据无鞭毛体和前鞭毛的形态特征难以区分或鉴定虫种。

Lainson 和 Shaw 根据利什曼原虫在白蛉（Sandfly）肠道中的发育情况，将之分为 *Viannia* 和 *Leishmania* 两个亚属。*Viannia* 亚属包括巴西利什曼原虫（*L. braziliensis*）及其相关种，它们先在白蛉的后肠发育后再移至中肠和前肠；而 *Leishmania* 亚属则已丧失在白蛉后肠发育的能力，仅在中肠和前肠（门上）发育。在亚属内则根据上述因素进行定种。

目前，用于虫种分类的方法主要是同工酶分析，可从世界卫生组织的一些参考实验室获得有关标准。其他一些方法如种特异性单克隆抗体法、动基体 DNA（kDNA）限制性内切酶消化法、种特异性动基体（kDNA）探针杂交法、微卫星标记分析法和基于种特异性引物的 PCR 法也可以用于虫种鉴定和利什曼原虫的群体遗传分析。目前认为感染人类的利什曼原虫至少有 15 个种。但对其中某些种的有效性仍有争议，非洲流行虫种中的恰加斯利什曼原虫（*L. chagasi*）目前被广泛认为是婴儿利什曼原虫（*L. infantum*）的同种异名，但拉美国家的学者仍认为是两个不同的种；许多学者认为 *L. archibaldi* 和 *L. killicki* 是分别有别于其密切相关种杜氏利什曼原虫（*L. donovani*）和热带利什曼原虫（*L. tropica*）的两个独立种，但更多人认为分别是后二者的同种异名；对从非洲所分离的 *L. colombienses* 的分类命名也存在许多争议。此外，某些种因致病特点、地理分布、流行病学特征等相近而形成复合种团。如杜氏利什曼原虫、婴儿利什曼原虫和恰加斯利什曼原虫三者一般都公认为是杜氏利什曼原虫复合群内的成员。而同一虫种则因地理分布差异具有明显的群体遗传多态性，如热带利什曼原虫具有明显的基因交换，不同地区的流行虫株存在明显的遗传多样性。以 21 个微卫星位点标记对 117 株来自非洲、亚洲疫区不同国家和地区的热带利什曼原虫进行分析，结果揭示存在 81 个不同的基因型。根据流行的地理分布，可归为 10 个"基因簇"。其中亚洲簇形成一个极其"异质"的亚群，具有地理分布广泛和与其人间传播特性相一致的多变但又内部相关的基因型；而其他簇则相对"均质"。在非洲和中东地区，其人间传播和动物间传播的流行病学特征使热带利什曼原虫形成相互重叠而遗传多样的群体（Schweikenbecher 等，2006）。

2. 形态特征 利什曼原虫的生活史较非洲锥虫和美洲锥虫简单，只经过两个阶段，即哺乳动物宿主体内的无鞭毛体阶段和昆虫媒介体内的前鞭毛体（promastigote）阶段。

（1）无鞭毛体 见于人和其他哺乳动物的单核-巨噬细胞内。通常称利-杜氏体（Leishman- Donovan body，LD body）。在染色涂片上，常因单核-巨噬细胞破裂，在细胞外发现利-杜氏体。虫体大小为 2.9～5.7μm×1.8～4μm，圆形或椭圆形，姬姆萨染色胞质呈蓝色并常伴有空泡，核单个、呈红色圆形团块。动基体呈细小杆状、深紫色，位于核旁。基体为红色颗粒，位于虫体前端，由此发出鞭毛根。在高倍显微镜下，可见虫体前端从颗粒状的基体发出一根丝体（rhizoplast）。基体与根丝在普通显微镜下难以区分。

在电镜下，虫体表膜（pellicle）为双层，内层表膜下为排列整齐的膜下微管，总数 77～81 条，微管数目、直径、间距等在虫种、株的鉴定上有一定意义。虫体前端表膜向内凹陷形成鞭毛袋（flagellar pocket），内有一很短的鞭毛，鞭毛表面有由表膜延续形成的鞭毛鞘（flagellar cheath）所覆盖。鞭毛横切面为典型的"9＋2"结构。基体为中空圆形，动基体约 1μm×0.25μm，腊肠样，具双层膜，内部有 DNA 成分的大环和小环。核卵圆形，核膜双层，有核孔；核内 1～2 个核仁。胞质内还含内质网、类脂体、高尔基体、核糖体等亚细胞器。电镜下杜氏利什曼原虫无鞭毛体，形态见图 78-3 A。

（2）前鞭毛体 成熟的前鞭毛体为梭形或柳叶形，前端有一根伸出体外的游离鞭毛，大小为（14.3～20）μm×（1.5～1.8）μm，见于白蛉胃内或 22～26℃体外培养条件下。核位于虫体中部，动基体在前部，基体在动基体之前，鞭毛即由此发出。在电镜下，前鞭毛体细胞核、基体、高尔基体、溶酶体、内质网及膜下微管等超微结构在形态上与无鞭毛体者相似。前鞭毛体的动基体大而长，常生出较

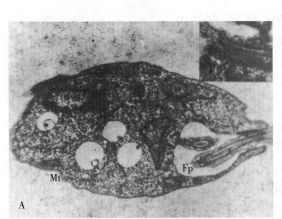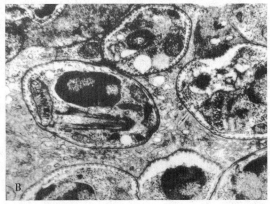

图 78-3　杜氏利什曼原虫

A. 无鞭毛体，可见细胞核（N）、线粒体（M）、空泡、鞭毛（F）和鞭毛袋（Fp）

（超薄切片，×65 000）　　B. 前鞭毛体（超薄切片，×30 000）

（徐在海供图）

长的分支（但内部无 DNA 纤丝）形成新的线粒体，且线粒体内膜的嵴数量较多。其形态见图 78-3 B，彩图 78-3。

（二）生活史

利什曼原虫的生活史虽然必须经过哺乳动物和昆虫才能完成，但其在两种宿主体内的发育过程要比锥虫科其他原虫简单得多。均营二分裂增殖，至今未发现有性生殖过程存在（图 78-4）。

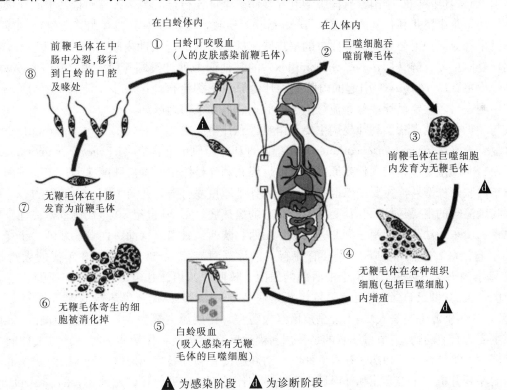

图 78-4　利什曼原虫的生活史

（仿自 www. dpd. cdc. gov，经 DPDx Team 授权）

1. 在人或其他哺乳动物保虫宿主体内的发育　被感染的雌性白蛉在叮咬人体或哺乳动物吸血时，寄生在蛉口腔和喙部的前鞭毛体随分泌液进入人或动物的皮下组织。一部分前鞭毛体被多核粒细胞所吞噬消灭，另一部分被巨噬细胞吞噬并在巨噬细胞内失去鞭毛，转变为圆形或亚圆形的无鞭毛体，开始在人和哺乳动物体内的寄生生活。无鞭毛体在网状内皮系统的巨噬细胞胞质吞噬溶酶体内进行增殖，而巨噬细胞除纳虫空泡增多外，在电镜下无其他变化，仍可照常进行分裂。由于无鞭毛体以二分裂法不断进行增殖，巨噬细胞内无鞭毛体有时可达上百个，巨噬细胞也因不断增多的无鞭毛体而破裂并释出无鞭毛体，被其他巨噬细胞吞噬后继续增殖。

2. 在白蛉体内的发育　当雌性白蛉叮咬患者或被感染动物吸血时，含无鞭毛体的巨噬细胞进入白蛉胃内。巨噬细胞被消化后，逸出无鞭毛体。24h后这些无鞭毛体发育为卵圆形的具游离鞭毛的早期前鞭毛体，48h后逐渐由卵圆形变为梭形或长度超过宽度 3 倍（10～15）$\mu m \times$（1.5～3）μm 的梭形前鞭毛体，鞭毛也明显增长。3～4 天后逐渐发育成熟的前鞭毛体，运动活泼，并逐渐向白蛉的前胃、食管和咽部移动。2 周后，具有感染性的前鞭毛体大量聚集于白蛉的口腔及喙，当白蛉叮咬健康人或动物时，前鞭毛体随白蛉分泌液进入机体而开始新一轮生活史。于 22～26℃的环境中，前鞭毛体可在多种培养基中培养繁殖。

（三）流行病学

利什曼病是一种流行较广的寄生原虫病。世界卫生组织估计，全球约有 3.5 亿人受到利什曼原虫的威胁，但由于许多病例未得到及时诊断或报告，确切的发病率和流行率难以估计。在有本病流行的 88 个国家和地区中（22 个非洲国家和 66 个欧、亚、非洲国家），约有 1 200 万病人。各种利什曼原虫的主要地理分布、保虫宿主见表 78 - 1，在人群中主要传播方式是人—白蛉—人及动物（犬）—白蛉—人的循环，偶然可发生子宫内感染或出生时感染，或由于输血而发生人—人传播。

1. 地理分布　目前，在利什曼病流行和散发的 88 个国家中，有 72 个是发展中国家（包括 13 个最不发达国家），其中有 65 个国家有内脏型利什曼病。全球流行最广的是人与动物共患或动物源性的内脏型利什曼病，是由婴儿利什曼原虫（*L. infantum*）所致，分布于南美洲（尤其巴西）、东西中部非洲、地中海沿岸和亚洲；由婴儿利什曼原虫的嗜皮肤酶株型引起的局限性皮肤型利什曼病也在该地区流行。杜氏利什曼原虫复合群（*L. donovani* complex）的其他两个种杜氏利什曼原虫（*L. donovani*）和恰加斯利什曼原虫（*L. chagasi*）引起的内脏型利什曼原虫病的流行地区较小。前者主要分布于孟加拉国、印度和中国，后者主要呈灶性分布流行于巴西的东北部和东部地区。

人与动物共患性皮肤型利什曼病主要是由热带利什曼原虫复合群（*L. tropica* complex）、巴西利什曼原虫复合群（*L. braziliensis* complex）和墨西哥利什曼原虫复合群（*L. mexicana* complex）所引起。在欧、亚、非洲主要是热带利什曼原虫复合群、婴儿利什曼原虫的嗜皮肤酶株型；而在非洲除婴儿利什曼原虫嗜皮肤酶株型外，主要是巴西和墨西哥利什曼原虫复合群，还有 *Viannia* 亚属的 *L. shausi*。

在我国流行的主要是杜氏利什曼原虫所引起的黑热病。据 20 世纪 50 年代调查，在辽宁、河北、天津、北京、山东、江苏、河南、湖北、安徽、山西、陕西、甘肃、青海、西藏、新疆、宁夏、内蒙古等 17 个省、自治区、直辖市的 525 个县有流行，估计当时有病人 53 万，经 50 年代的大规模防治，到 1958 年基本消灭了黑热病，但位于中西部的山西、陕西、四川、甘肃、内蒙古和新疆 6 省、自治区的部分地区，自 20 世纪 60 年代至今仍每年新发病 250～350 例。我国黑热病的流行可分为平原型疫区（人源型，其传染源主要是人）、山丘型疫区（犬源型，传染源主要为犬）和荒漠型疫区（自然疫源型，传染源主要为野生动物）。值得注意的是我国新疆地区有皮肤型利什曼病的存在。对虫种的分类一直未确定，据章涛等（1998）和郑学礼等（2000）对新疆皮肤利什曼病病原体（XJXLP）的 ssu rRNA 基因多变区的序列分析，并与婴儿利什曼原虫和热带利什曼原虫序列比较，发现三者的 ssu rDNA 多变区序列高度同源，但新疆皮肤利什曼病病原体与后二者的 ssu rRNA 基因序列一、二级结构都存在差异，究竟是否为婴儿利什曼原虫和热带利什曼原虫我国未作定论。我国学者刘等（1994）在《美国热带医学和卫生学》杂志（*Am. J. Trop. Med. Hyg*）上报道认为是婴儿利什曼原虫。近年来国外文献都普遍以此为据，认为我国存在婴儿利什曼原虫和硕大利什曼原虫。我国台湾省也曾报道 2 例皮肤型利什曼病，但虫种未作鉴定。

2. 传染来源和保虫宿主　利什曼原虫病的传染源比较复杂，保虫宿主也较多，除杜氏利什曼原虫和热带利什曼原虫外，其他各致病虫种几乎都是动物源性的人与动物共感染病原体，且大多数都有自然疫源性。在我国流行的杜氏利什曼原虫其传染源在平原型疫区是黑热病人。这种情况与印度、肯尼亚中部地区完全一致。在山丘型疫区，犬是主要的传染源。人群的发病率与犬的感染率高度一致，如四川北部地区近年来人的黑热病疫情明显复燃，与此同时，犬的感染率也大幅度升高。1990 年时猛增至36.8%，而同一疫区 1977 年犬的感染率仅为 5.26%（10/190）。以动基体 DNA 的 Southern 杂交分析表明，我国山丘型犬的杜氏利什曼原虫分离株与人源虫株的动基体 DNA 同源性达 72%。随机扩增多态性 DNA 标记分析也证明可将犬分离株与人分离株聚类为同一簇，证明犬在人黑热病流行中的传染源作用。国外疫区的流行病学调查证明，犬可作为人内脏型利什曼原虫病的重要保虫宿主和传染源。在西半球内脏型利什曼原虫病流行区，犬的感染率从 1.7% 到高达 50% 以上不等；野生犬科动物如狼、胡狼、赤狐等在俄罗斯和中亚各国是杜氏利什曼原虫的重要保虫宿主。在非洲地区，鼠、沙鼠、松鼠和一些野生小型食肉兽为森林型保虫宿主，形成自然疫源性。在西半球的内脏型利什曼原虫病主要由婴儿利什曼原虫所致。其家居型的主要传染源也是犬，森林型的主要保虫宿主为狐、豺、狼等野生犬科动物。联合应用免疫学和分子生物学方法对犬进行的流行病学调查表明，犬的婴儿利什曼原虫感染率远高于过去的报道。在巴西已证明，野生犬科动物在保持传播循环中的作用独立于犬的传播循环之外，其对人婴儿利什曼原虫的感染可能意义不大。到目前为止，流行病学调查尽管发现墨西哥利什曼原虫复合群、巴西利什曼原虫复合群和热带利什曼原虫复合群中的某些种，如热带利什曼原虫、亚马孙利什曼原虫偶可引起内脏型利什曼病，但一般公认引起人内脏型利什曼病的主要是杜氏利什曼原虫复合群的 3 种原虫。其中杜氏利什曼原虫所致内脏型利什曼病主要分布于印度、东部非洲、中国北部，地中海沿岸、中东、中国西部的致病虫种则可能包括婴儿利什曼原虫或恰加斯利什曼原虫和杜氏利什曼原虫；而在拉丁美洲则几乎全部由婴儿利什曼原虫或恰加斯利什曼原虫所致，患者主要是当地居民，也可感染旅游者或入驻的军队士兵，后者在进驻阿富汗的美军部队中表现尤其明显。以往认为杜氏利什曼原虫所致内脏型利什曼病主要危害儿童和年轻人，但近年来的流行病分析数据表明，平均发病年龄已提高到 20 岁以上，这可能与如今人群免疫力下降有关。婴儿利什曼原虫/或恰加斯利什曼原虫所致内脏型利什曼病在新大陆的广大地区呈散发的灶状流行，主要危害儿童和免疫功能不全者。在巴西和其他中南美国家，80% 以上的患者是 10 岁以下的儿童，且在法国南部、西班牙和意大利是艾滋病病毒感染者的最重要机会性感染病原体。

皮肤型和黏膜皮肤型利什曼病的病原在旧大陆主要是热带利什曼原虫复合群的硕大利什曼原虫、热带利什曼原虫和埃塞俄比亚利什曼原虫（*L. aethiopica*），某些情况或在某些地区，偶可由杜氏利什曼原虫和/或婴儿利什曼原虫或恰加斯利什曼原虫的嗜皮肤酶株型所致。硕大利什曼原虫在中东、西部非洲、俄罗斯南部、伊朗、伊拉克及其他中亚国家的乡村干旱地区广泛流行。根据同工酶分析及对贮存宿主的交叉感染试验等证明，硕大利什曼原虫可分为亚洲、中东和非洲 3 个遗传多态的群体。近年来美军入住伊拉克的部队已报道有 700 例病例，在科威特和阿富汗的美军也有发病，其主要引起相对较大的、可自愈并有渗出的"湿性"皮肤损伤，在媒介蛉多处叮咬时，可表现多处损伤。其贮存宿主主要是热带稀树草原啮齿动物，如中亚、阿富汗北部和伊朗的大沙鼠（*Rhombomys opimus*）、印度的 *Meriones hurrianae*、中东和非洲北部的肥沙鼠 *Psammonyus obesua* 和 *Meriones crassus*、阿拉伯半岛和中亚的 *Meriones libycus* 等。其自然疫源性或动物源性的维持主要是在这些啮齿动物与白蛉间的自然循环。20 世纪 80 年代，曾由于这些啮齿动物的群体波动和迁徙而致西北非国家发生几次较大规模流行。热带利什曼原虫主要分布于中东、地中海沿岸、印度、巴基斯坦、中亚国家直至我国新疆地区的广大地带，其所致皮肤病变主要是中央部位有痂皮的"干性"皮肤损伤，有时也产生一种可持续数十年的慢性皮肤损伤，称为复发性皮肤型利什曼病，其主要保虫宿主为人和犬。埃塞俄比亚利什曼原虫主要流行于海拔 1 700～2 700m 的埃塞俄比亚高地和肯尼亚，可致单个的或弥漫性皮肤损伤，岩狸为保虫宿主和主要传染源。

美洲的皮肤和黏膜皮肤型利什曼病的致病虫种较多，包括巴西利什曼原虫（*L. braziliensis*）、圭亚那利什曼原虫（*L. guyanensis*）、巴拿马利什曼原虫（*L. panamensis*）、秘鲁利什曼原虫（*L. peruviana*）、墨西哥利什曼原虫（*L. maxicana*）、亚马孙利什曼原虫（*L. amazonensis*）、委内瑞拉利什曼原虫（*L. venezuelensis*）、*L. lainsoni*、*L. naiffi*、*L. shwi*（*Vianna* 亚属）以及嗜皮肤型的婴儿利什曼原虫酶株型等。这些虫种主要流行于美洲地区，基本都是源于森林型（森林边缘）传播的人与动物共患病，其中某些虫种已经完全适应了人类居住环境的变化，表现趋人类住宅分布的倾向。这些虫种的大多数，其保虫宿主都是森林啮齿动物和其他哺乳动物，传播媒介主要是树栖或土栖的娄蛉属（*Lutzomyia*）白蛉，人感染乃因进入流行地区工作、旅游或生活居住，较多发生于执行任务的部队士兵、筑路工人或农民等。作为保虫宿主的野生动物中有些种类已随着农业开发逐渐适应了半家居生活的生境，成为亚马孙河流域人的重要传染源。巴西利什曼原虫是拉美地区皮肤利什曼病的最常见病原体，其中有小部分可进一步发展成为黏膜利什曼病。秘鲁利什曼原虫和婴儿利什曼原虫或恰加斯利什曼原虫的保虫宿主主要是犬和被感染的人。墨西哥利什曼原虫引致弥漫性皮肤型利什曼病，分布于北到美国俄克拉荷马州和得克萨斯州、南到阿根廷的中南美洲地区。亚马孙利什曼原虫分布于亚马孙河流域的森林地区，引致单个型皮肤利什曼病。婴儿利什曼原虫或恰加斯利什曼原虫是拉美地区内脏型利什曼病的病原，也可引起人的单个型皮肤损伤。巴拿马利什曼原虫在中美洲地区流行，是侵犯在巴拿马热带丛林地区训练的美军的主要病原体。*L. pifanoi*、圭亚那利什曼原虫和委内瑞拉利什曼原虫仅在南美洲的局部地区流行。

3. 传播途径和媒介 利什曼原虫病主要经白蛉进行生物学传播，偶可经口腔黏膜、受损皮肤、输血或经胎盘传播。在犬的流行病学调查中，PCR 技术也证明血清学阳性的利什曼病患犬精液中含有利什曼原虫，且雄犬的输精管、前列腺、龟头、包皮等组织中也可检测到阳性结果，提示可能在犬群中存在性交传播的感染方式（Dinz 等，2005）。

近年来，艾滋病病毒与利什曼原虫合并感染已成为全球密切关注的重要问题。至 2003 年为止，世界卫生组织统计报告，已在全球 35 个国家和地区发现艾滋病病毒/利什曼原虫合并感染病例，仅欧洲西南部的西班牙、法国、意大利和葡萄牙 4 国就报道了 1 911 例，其中静脉吸毒者共用污染的注射器已成为艾滋病病毒感染或危险人群感染利什曼原虫的重要途径。据对 437 例艾滋病病毒/利什曼原虫合并感染者的分析，其中静脉吸毒者占 71.1%（311 例）、异性恋占 13.1%（57 例）、同性恋占 7.8%（34 例）、血友病占 3%（13 例）、输血传播占 2.5%（11 例），两性恋占 2.5%（11 例）。对来自地中海地区（占多数）和非洲（少数）的艾滋病病毒/利什曼原虫合并感染病例的 381 株原虫进行同工酶分析，表明合并感染的利什曼原虫同工酶谱变异较大，主要有属于婴儿利什曼原虫、杜氏利什曼原虫、硕大利什曼原虫和圭亚那利什曼原虫 4 个种的 28 个酶株型，其中仅婴儿利什曼原虫就有 20 个酶株型。有些酶株型迄今仅发现于艾滋病病毒/利什曼原虫合并感染者。

媒介昆虫白蛉在分类上属双翅目（Diptera）、长角亚目（Nematocera）、毛蠓科（Psychodidae）、白蛉亚科（Phlebotominae），有 4 个属即白蛉属（*Phlebotomus*）、司蛉属（*Sergentomyia*）、娄蛉属（*Lutzomyia*）和卜蛉属（*Brumptmyia*），前二属分布于东半球，后二属存在于美洲。白蛉是一类体型小巧的昆虫，长仅 3～5mm，全身覆以细长毛，飞翔能力极弱，在平面（如墙面上）停落时多半以跳跃的方式由一处飞到另一处。据对中华白蛉飞翔能力的研究，其最大飞翔距离仅 107m，一般不超过 30m，半数不超过 15m。白蛉为夜间活动的昆虫，由黄昏开始，午夜至高峰，黎明前停止活动，喜居阴暗、潮湿、避风的场所，在室内如墙缝、鼠洞；在户外包括石缝、洞穴、树洞等处，因此在完全干燥的地区（如沙漠）常栖于野生动物的洞穴内。这为维持利什曼原虫在野生动物和白蛉间的自然循环创造了极佳的条件。白蛉的吸食习性虽然依种别而异，但雌蛉都吸血。目前认为，与利什曼原虫生活史有关的主要是白蛉属和娄蛉属，白蛉属主要在东半球，而娄蛉属主要在西半球。全世界已报道确认与利什曼病传播有关的白蛉有 20 多种。我国共分布有白蛉 34 种，但确认与利什曼病传播流行有关的仅 4 种，即中华白蛉（*Phlebotomus chinensis*），是我国黑热病的主要传播媒介，分布于除新疆、甘肃西部和内蒙古额济纳旗外的广大地区。家栖型嗜吸人血，野栖型嗜吸犬和各种动物血，兼吸人血；长管白蛉（*Ph. longiductus*）在我国仅分布于新疆，具有家栖或半家栖的习性，是当地黑热病传播的主要媒介；吴氏白蛉（*Ph. wui*）为我国西北地区荒漠型疫区的唯一传播媒介，野栖，嗜吸野生动物血液，兼吸人血；亚历山大白蛉（*Ph. alexandri*）分布于甘肃和新疆的荒漠地区。

白蛉属和娄蛉属都可以传播内脏型利什曼病和皮肤黏膜皮肤型利什曼病，其地理分布具有明显差异。

4. 流行特征

（1）易感宿主　一般来说，人群对内脏型和皮肤型/黏膜皮肤型利什曼原虫病普遍易感。对内脏型利什曼原虫病而言，随着人年龄的增长对之易感性下降，婴幼儿及新进入疫区的人群最易受感染，且临床表现也较土著居民严重。病愈或经特效药物治愈后，对同种利什曼原虫的再次感染具有坚强抵抗力。但疫区也有少数患者在经锑剂治疗后临床体征消失，但皮肤内长期带虫，呈带虫免疫状态。对皮肤型/黏膜皮肤型利什曼病，年龄分布特征不明显。热带利什曼原虫和硕大利什曼原虫所致感染治愈后，对同种的再感染具有坚强免疫力，且与迟发型变态反应同时出现；感染硕大利什曼原虫后对热带利什曼原虫有交叉免疫力，反之则无；其他引起皮肤型/黏膜皮肤型利什曼病的虫种也有类似的单向交叉免疫力，如感染巴西利什曼原虫治愈后可抵抗墨西哥利什曼原虫的感染，但先感染墨西哥利什曼原虫者对巴西利什曼原虫的再感染则无免疫力，仅对同种再感染有免疫力。

（2）传播方式　利什曼病是一类极其复杂的人与动物共患病，不仅病原体复杂多样，且流行病学特征也随地区不同而各异，内脏型利什曼病与皮肤/黏膜皮肤型利什曼病的流行特征也不一致。就内脏型利什曼病而言，美洲地区主要保虫宿主为犬和野生犬科动物，其传播方式主要是通过长须娄蛉（*Lutzomyia longipalpis*）在犬科动物与人之间循环，犬-人传播的流行病学意义因不同地区而异。巴西北部是美洲地区最主要的内脏型利什曼病疫区，为半干旱地区的灶状流行，病人主要集中在山丘或山谷地带，呈周期性暴发流行，野生动物是主要保虫宿主和传染源；而在平原地区，主要在邻近江河的潮湿地带呈散发性流行，其主要抑或唯一的传播媒介是长须娄蛉，常在雨季后约2个月达到最高群体密度，可室居或野外栖息，主要吸食犬或野生动物血液，较少攻击人群，该地区的主要保虫宿主和传染源是犬，其皮肤损伤处的巨噬细胞中持虫率很高，可直接为媒介所摄取。对巴西塞阿拉地区49条利什曼病患犬的调查表明，77.6%的犬皮肤中可检获虫体，而同时受检的43人中仅16.3%可检出原虫，人皮肤中的荷虫密度远低于犬，其无鞭毛体成为媒介传染来源的意义小于犬。而此地主要的野生动物保虫宿主为狐（*Lycalopex vetulus*），其常侵袭猎食民居内外的家养鸡只，皮肤内无鞭毛体密度很高，是媒介的主要传染来源。流行病学调查表明，尽管鸡群不能感染利什曼原虫，但其可荷载大量的媒介娄蛉，对维持媒介与狐或媒介与犬甚至媒介与人的循环具有重要意义。

在地中海地区，犬也是主要保虫宿主和传染来源，媒介则包括白蛉属的数种白蛉。在中东地区，豺和犬是白蛉的主要传染来源；而在印度，未发现犬或其他动物的感染，人就是主要的保虫宿主，亚临床感染者是主要的传染源，通过专吸人血的银足白蛉（*Ph. argentips*）进行人-人传播，疾病主要在城市居民群中流行，几乎全部为家居感染。在执行灭蚊控制疟疾流行的实践中，媒介蛉也同时被控制，发病率和流行率均明显下降，证明该地区内脏型利什曼病家居流行的特性。在非洲疫区如苏丹，媒介为东方白蛉（*Ph. orientalis*），尽管有野生啮齿动物如尼罗垄鼠（*Arvcanthis niloticus*）、非洲刺毛鼠（*Acomys dalbigena*），家鼠和食肉动物腓利比猫（*Felisphilippsi*）、安哥拉猫（*Genetta sangalensis*）等多种保虫宿主，但在流行条件下，人是最主要的传染源。大量研究结果表明，内脏型利什曼病原先是在野生犬科动物（可能还包括啮齿动物）间自然传播和循环的动物源性疾病。由于犬对利什曼病高度易感，其对利什曼原虫的适应程度低，是在较晚时期才介入利什曼原虫的生活史循环和传播链的，并最终成为人感染的重要保虫宿主。而在美洲地区，狐则已完全适应利什曼原虫，其受感染后不表现任何临床症状，推测其可能是该地区嗜内脏型利什曼原虫的源宿主。

我国的内脏型利什曼原虫病传播方式可分为人源型（平原型疫区）、犬源型（山丘型疫区）和自然疫源型（荒漠型疫区）3种，各自的保虫宿主或传染源分别是人、犬和野生动物，媒介蛉种分别是中华白蛉（家栖型）与长管白蛉、野栖或家栖型中华白蛉、野栖的吴氏白蛉和亚历山大白蛉。

皮肤型/黏膜皮肤型利什曼病是一种以动物为主的人与动物共患病，人仅仅是因为各种劳作或军事目的进入自然疫源地才偶获感染，随着城市化进程加快、热带雨林的大量砍伐等人类活动，使生态环境明显改变，野生动物为家养动物所取代，媒介蛉种正逐渐适应对家养动物和人的嗜性，建立起犬-人和人-人的传播途径，皮肤型/黏膜皮肤型利什曼病的威胁正在加大。在美洲，皮肤型/黏膜皮肤型利什曼病的主要保虫宿主是啮齿动物和贫齿类动物，通过娄蛉在野生动物间循环。家鼠是多种利什曼原虫的保虫宿主，而对秘鲁利什曼原虫，犬是最主要的保虫宿主和传染源，但也有人认为犬仅是次级保虫宿主，真正的保虫宿主是野生动物（Laison，1983），负鼠可能是在野生动物与半家栖动物间传播循环的重要纽带（WHO，1984）；墨西哥利什曼原虫复合群的保虫宿主可能并非一种特定的动物，而是在多种动物间自然循环的。在欧、亚、非洲，硕大利什曼原虫是引起皮肤利什曼病的主要虫种，其保虫宿主主要是在沙漠或半沙漠地带广泛分布的沙鼠属动物。人的感染多因为在这些地区从事各种活动所致的机会性感染。而对于热带利什曼原虫，尽管可从犬或家鼠分离到原虫，但大多数人认为是一种"人源型"感染为主的疫病，Laison（1982）却认为人-人传播的实际意义并不大，因为其仅引起人皮肤的少数"东方疖"，且疖部荷虫量极少。

（3）犬和其他动物的利什曼原虫感染　迄今所有的研究都证明，犬是人利什曼原虫病的主要保虫宿主，其可能是利什曼原虫从森林型循环适应家居或半家居循环的"过渡环节"，且其自身感染后常常呈现皮肤和多种内脏器官受损的临床体征。犬利什曼原虫病的流行病学特征与人的近乎完全一致，在人的利什曼病灶状流行区，犬的感染率通常较高，在某些地区明显高于人的感染率。尽管有人认为在犬与人的感染率间并不存在必然的平行关系，从疫区清除犬不会影响人利什曼病的流行态势，但这可能仅仅是一种地区流行差异。在我国山丘型疫区人的内脏型利什曼原虫病流行动态与犬的感染率变化高度相关，随着犬感染率的上升，人的病例数亦平行增加。在伊朗北部山区，犬的婴儿利什曼原虫血清阳性率高达21.6%，而儿童仅为7%，但儿童血清阳性率却随着当地犬的绝对数量、密度及犬/人比率升高而升高，且犬的主人对儿童感染具有显著的流行病学风险意义。近10年来，欧洲内脏型利什曼病的流行趋势出现了明显的"北移倾向"，意大利北部在1999年前从未报道过人和犬的内脏型利什曼病，但2002年后却不断出现人、犬病例。2003—2004年间对该区域进行的犬血清流行病学和昆虫学调查，证明在所调查6个地区中有5个已有新的灶状疫区形成，犬的阳性率为1.0%～9.4%（平均2.8%），且从犬分离到与人源婴儿利什曼原虫生化特性完全一致的MON-1酶株型。德国和法国也出现类似的"土著型"传播灶点。美国原本无人和犬的内脏型利什曼病，所报道病例均为"输入型"的，但自1999年以来，纽约州猎犬俱乐部的猎狐犬陆续出现内脏型利什曼病，在养犬场进行的血清流行病学调查阳性率高达42%，已证明在美国22个州和加拿大2个省有猎狐犬利什曼病的流行，所分离的利什曼原虫均为典型的、在地中海地区最常见的人致病性的MON-1酶株型婴儿利什曼原虫。但迄今为止尚未发现人的病例报告，仅限于犬-犬的传播循环，但前瞻性研究认为其一旦适应当地的白蛉，则将对人群产生极大威胁。不过对该地区犬利什曼病的传播途径仍不清楚。以往在这些地区发现的蛉种主要是娄蛉属的 *Lu. shannoni*，但2001—2002年间调查却发现了过去从未报道过的 *Lu. vexator*，只是还没有试验证据说明 *Lu. vexator* 对婴儿利什曼原虫的易感性和媒介意义，但用病犬给 *Lu. shannoni* 血餐证明其对婴儿利什曼原虫或恰加斯利什曼原虫具有易感性。然而对猎狐犬场周围的其他品种猎犬、伴侣犬和流浪犬及野生犬科动物进行血清学检测却均为阴性。由于俱乐部的猎狐犬是来自各州的混养群居群体，相互接触密切，可能存在犬-犬的直接传播，这种方式在欧洲北部已获证明，但性传播是否在其中有一定作用尚无确切证据。调查在家养或半家居条件下，乡村犬年龄、品种和环境对利什曼病发生率的影响，表明平均年龄1.5岁的犬每年发病率约为11.8%（95%置信区限为8.6～15.6），多因素分析表明，短毛犬风险率高（相对风险9.4），其他家养动物如猪（相对风险4.1）、鸡（相对风险3.3）和其他家畜（相对风险2.6）均可显著影响犬利什曼病的流行风险。

除犬外，猫和马属动物的利什曼原虫感染对公共卫生的影响也日益受到关注。猫的利什曼原虫感染首次报道于 1912 年，来源于一个有儿童发生内脏型利什曼原虫病家庭内的宠物猫，在其骨髓中检出了无鞭毛体，其后在中南美洲国家、地中海沿岸和亚洲等流行地区均见有报道。1999 年后，法国、西班牙、意大利、瑞典、巴西等国病例数明显增多，甚至在未见人内脏型利什曼原虫病和犬利什曼病的巴西圣保罗地区也有猫感染婴儿利什曼原虫。迄今已报道有墨西哥利什曼原虫、委内瑞拉利什曼原虫、巴西利什曼原虫、亚马孙利什曼原虫（这 4 种仅报道于欧、亚、非洲）、硕大利什曼原虫（仅报道于埃及）和婴儿利什曼原虫 6 种可感染猫。血清学调查表明其阳性率为 0.6%～59.1%，不同地区差异极为显著，但总体上要低于犬的阳性率。尽管如此，对猫的保虫宿主作用仍未肯定，至今无试验证据（异体接种试验）证明感染猫对易感白蛉有传染作用。尽管有结果表明猫对利什曼原虫有一定抵抗力，但自然感染猫如不进行治疗一般不能自愈，且可与猫免疫缺陷病毒（猫白血病病毒）合并感染（类似于人的艾滋病病毒/利什曼原虫合并感染）。故有人认为猫可能是利什曼原虫的次级保虫宿主，而不是单纯的机会性感染。

20 世纪 80 年代以后才在巴西、委内瑞拉、阿根廷、波多黎各等拉美国家有马属动物的利什曼原虫感染报道，巴西曾有过驴数次利什曼原虫感染的流行，但在马和骡则仅见散发性病例，体征多见为局限性（主要为耳翼部）皮肤结节或结痂性溃疡损伤。试验研究表明，马属动物的利什曼原虫感染可能纯粹是机会性感染，以婴儿利什曼原虫巴西株试验感染 4 头驴，12 个月后才出现寄生虫学和血清学阳性结果，在一过性的虫血症后，皮肤损伤迅速自愈；以当地的主要媒介蛉（*Lu. longipalpis*）血餐试验驴不能使之感染。

5. 发生与分布　利什曼病在世界分布甚广，包括欧洲地中海地区；北非和中非；中东、中亚、西亚以及印度次大陆和美洲。

利什曼病曾流行于我国长江以北的大部分地区。自 1958 年以后，主要流行区（华北、华东）已基本消灭此病，但近些年来，陕西、山西、河北等地有少数散发病人，新疆、甘肃、四川等地出现了明显的回升。根据报道，1990—1996 年上述地区共有病人 1 711 例，1997—1998 年仅新疆喀什地区的病人已达 269 例，甘肃陇南地区年发病人数也回升至 130 例。可见，疫情得到基本控制后，加强本病的监测与控制措施仍十分重要。

（四）对动物与人的致病性

1. 对动物的致病性　迄今为止，对犬等动物利什曼病的研究都表明，无论感染的是何种利什曼原虫，犬、猫等可同时表现皮肤型和内脏型的体征。犬的利什曼病症状严重程度与体内荷虫量并不平行一致，皮肤损伤较内脏疾患更为多见，潜伏期为 3～7 个月，皮肤损伤多见于眼、耳、面部和足部，常为无瘙痒性脱毛、脱皮及炎症，也可见结节、溃疡和疥癣样结痂，但较少形成脓疱。全身性症状可见间歇热、贫血、高 γ 球蛋白血症、低白蛋白血症、淋巴结病、脾肿大，偶见腹泻、肾小球肾炎和多发性关节炎等，病犬嗜睡、体重减轻。锑剂治疗效果较差，且复发率高。猫的利什曼病偶见内脏损伤，皮肤损伤主要为局部性结节、溃疡、结痂或丘疹，或广泛性的皮炎、脱毛及鳞屑，全身性病变则可累及肝、脾、淋巴结和肾等多个脏器。而马属动物的利什曼病至今未见累及内脏的病例报告，主要为局部性的、可自愈的耳翼部皮肤结节或溃疡，在皮肤病变局部较少能检获虫体（17/116 驴，15%）。啮齿动物或其他野生动物感染利什曼原虫后基本为隐性，给啮齿动物试验接种利什曼原虫，可见尾根部皮肤肿胀、脱毛或偶有溃疡，从这些实验动物的血液、肝、脾或外观正常的皮肤组织均可培养出利什曼原虫。

2. 对人的致病性　利什曼原虫病的临床症状极其复杂多变，总体上尽管可分为内脏型利什曼病、皮肤型利什曼病和黏膜皮肤型利什曼病 3 种类型，但其中每一类都可由多种利什曼原虫所致，而任一种利什曼原虫又可引起不止一类的临床体征，尤其是在艾滋病病毒合并感染或有其他免疫抑制性疾病的人群，这种变化更为复杂。

（1）人的内脏型利什曼病（visceral leishmaniasis，VL）　又称黑热病（Full-brown visceral leishmaniasis，Kala-azar）。人体感染利什曼原虫后，在白蛉叮咬局部出现淡褐色丘疹，一段时间后或可自行消失。流行病学研究表明，在流行地区皮肤试验的阳性率远高于临床病例发生率，5 岁以下儿童（最易感人群）的隐性/显性感染比率超过 6.5：1，而在年龄较大的儿童及成人，这一比例更高达 18：1。因此，大多数感染者可能是隐性或可自愈的，一部分"阴燃者"可能有轻微症状，仅小部分感染者发展成典型的黑热病。其临床特征是不规则发热、消瘦、肝和脾肿大、粒细胞减少症和高 γ 球蛋白血症。决定人感染后临床体征表现形式的因素尚不清楚，但个体遗传因素决定的细胞介导免疫反应可能是最主要的原因，营养不良者临床体征表现明显。

黑热病的潜伏期一般数周至数月，偶有短至 10 天或长至数年的个例。多数病例发展较为缓慢，少数病程较急者表现类似疟疾或其他急性感染的高热。典型的黑热病除不规则发热（有时一天可有 2～3 次体温升降）外，特征性表现是由于肝、脾肿大所致的腹部膨隆、食欲下降，并伴有体弱、贫血、鼻衄、头痛、咳嗽等非特异性体征。脾、脏肿大是黑热病最主要的临床表现，据我国甘肃省临床数据统计，1 164 例患者中 98.9％有脾肿。脾肿早期质软，晚期坚硬，表面光滑，边缘整齐，无触痛；肝肿大者占 53.3％，其出现稍晚于脾肿，多于剑突下或右肋缘下触及。在某些患者也可见外周淋巴结病。晚期患者由于巨噬细胞持续分泌 TNF - α 和 IL - 1 等细胞因子，表现渐进性虚弱、严重营养不良、恶病质；在儿童可表现矮小综合征，肝功能受损或可发生暴发肝炎。死亡常由于继发感染如肺炎、败血症、痢疾、结核、麻风或其他病毒性感染。实验室检查可见有贫血、血小板减少、中性和嗜酸性粒细胞减少及高 γ 球蛋白血症。除非同时伴有缺铁，贫血一般为正常细胞性和色素性的，乃因溶血、骨髓功能抑制、出血、脾脏功能亢进和血液稀释所致；外周血白细胞总数可降至 1 000 个/mL 以下，尤其是嗜酸性粒细胞减少几乎是恒定表现；而血浆 γ 球蛋白浓度因多克隆 B 细胞活化而显著升高，可达 9～10g/dL，并常伴有免疫复合物和类风湿因子。

艾滋病合并感染利什曼原虫者，约有 1/3 无典型的黑热病临床表现，常缺乏脾肿体征，白细胞减少和血小板减少更为明显且多见，可在任何器官组织的巨噬细胞中查见无鞭毛体，尤其在肺或胸膜、喉、口腔黏膜、食道、胃或小肠及皮肤黏膜损伤处，或可伴有再生障碍性贫血，所分离虫株常可能是原本非内脏嗜性的虫种，如巴西利什曼原虫，对特效药物治疗的反应性降低，而死亡率、治愈后复发率显著增高。

此外，还常可见有所谓的"黑热病后皮肤型利什曼病"或皮肤型黑热病，在印度及苏丹等非洲国家较多，我国亦有此型病例报告，且多见于平原型疫区。患者皮肤损伤可出现于黑热病过程中，但更多是在经药物治疗（尤其是锑剂治疗）内脏病变消失数年后。皮肤损伤多为大小不等的结节型肉芽肿或色素沉着性丘疹，多发于面部和颈部，可持续存在 20 年以上，易与瘤型麻风病混淆，但其皮肤损伤部位穿刺检查可见无鞭毛体。然而皮肤试验一般为阴性。

（2）皮肤/黏膜皮肤型利什曼病（cutaneous/mucocutaneous leishmaniasis，CL/MCL）　皮肤型/黏膜皮肤型利什曼病的致病虫种多而复杂，在临床症状上也略有差别。尽管不同种利什曼原虫所致皮肤损伤各有一定特殊形态，但不能据此作出虫种的特异性诊断。皮肤型在欧、亚、非洲常称为"东方疖"，而在拉美地区称为"胶工溃疡"。典型的皮肤型损伤出现在白蛉叮咬的局部，乃由于前鞭毛体在局部的巨噬细胞内转化为无鞭毛体并增殖，且导致单核细胞向此趋集形成结节，逐渐增大并破溃形成溃疡。由硕大利什曼原虫引起的皮肤型利什曼病潜伏期 1～4 周，丘疹大，直径可达 5～10mm，呈急性炎症或"比萨饼样"，边缘突起，中间破溃，在颗粒状的基底上被覆一层白色的脓性渗出物（湿性损伤），常伴有淋巴管炎或坏死性淋巴结炎，多见于下肢，病变处虫体较少，夏季多发，易发生流行，愈合较快，整个病程约 3～6 个月。在拉美地区由巴西利什曼原虫引起的皮肤型利什曼病临床表现与之相似。而热带利什曼原虫引起的皮肤型利什曼病主要呈"干性损伤"，丘疹或溃疡面较小，常被覆有痂皮，潜伏期较长（2～8 个月），病程发展慢，多发生于面部，或上下肢，往往需 1 年或 1 年以上才愈合，或可持续数十年，一般不伴有淋巴管炎，四季均可发生，暴发流行少，有些病人可见损伤皮肤附近的黏膜受损。皮肤型利什曼病一旦愈合对同种原虫的再感染具有良好的免疫保护力。巴西利什曼原虫和亚马孙利什曼原虫可引起数量较多的丘疹或痤疮样播散性皮肤损伤，且易伴发黏膜损伤，但较少溃疡，如有溃疡多为艾滋病合并感染者。硕大利什曼原虫在艾滋病合并感染时也常表现弥漫性皮肤利什曼病。此外，弥漫性皮肤型利什曼病较少见，在非洲主要由埃塞俄比亚利什曼原虫所致，是由于虫体沿淋巴管或血管播散到其他部位的巨噬细胞，为多发性结节或斑疹。

在少数情况下，人感染巴西利什曼原虫或其他虫种（偶见）后会导致黏膜损伤，多发于鼻、口腔、咽/喉，一般于泛发性皮肤损伤愈合后数年出现獏样鼻或鼻咽黏膜利什曼病。最初表现为鼻塞和炎症，逐渐发展为鼻黏膜和鼻中隔溃疡，再扩大到唇、峡部、软腭、咽和喉，导致毁容。其他种利什曼原虫也可引起黏膜损伤，但病理生理学过程与之不同。如热带利什曼原虫的感染及内脏型利什曼原虫病过程中的上呼吸道黏膜损伤。在艾滋病合并利什曼原虫感染的流行地区，内脏型利什曼原虫病患者更多地表现黏膜损伤体征。

（五）诊断

利什曼病可根据临床症状及疫区接触史作出初步诊断，尤其是皮肤型利什曼病，但确诊须有赖于从组织或血液中检出虫体。并非所有患者都能检查到利什曼原虫，因此需依靠病原学（寄生虫学）检查、免疫学诊断及分子生物学诊断综合进行。

1. 病原学检查　一般选疑似患者（或犬）的骨髓、淋巴结、脾、肝或皮肤结节、丘疹的穿刺物作触片或切片，或采取皮肤溃疡边缘或基底部组织触片或切片，经瑞氏-姬姆萨复合染色，显微镜检查无鞭毛体。在切片上，无鞭毛体可存在于巨噬细胞质或细胞外，而在触片上则主要存在于巨噬细胞外，但须与荚膜组织胞浆菌（*Histoplasma capsulatum*）（大小相似，但无动基体）、弓形虫相鉴别。或以上述样本进行体外培养检查前鞭毛体，在 $24\sim26℃$ 条件下培养，无鞭毛体可在多种加有胎牛血清的培养基［如三恩氏培养基（NNN 培养基）、Schneider 氏昆虫培养基等］中发育为前鞭毛体。如感染较重几天内就可检获，感染较轻则需数周。如欲鉴定虫种，则可由世界卫生组织的参考实验室进行同工酶鉴定、使用单克隆抗体或以属和种特异性引物进行 PCR 鉴定。皮肤型利什曼病情况下，血液的体外培养法检查诊断价值不大，但在内脏型利什曼病时，脾穿刺物培养或触片检查可诊断出 $96\%\sim98\%$ 的病例，骨髓穿刺检查的敏感性不到 50%。对艾滋病合并感染者，肺或胸膜、口腔或肠道黏膜或其他部位穿刺检查，检出率通常更高。

2. 血清学诊断　特异性的抗利什曼原虫抗体在内脏型利什曼病人滴度很高，但在皮肤型利什曼病人则很低或无法检测，抗体检查法对其诊断意义不大。常用的方法主要有 ELISA、间接免疫荧光试验或血凝试验等，这些方法的敏感性和特异性几乎完全取决于所用抗原及所感染的利什曼原虫种类。总的来说，使用同源虫种制备抗原可检测到较高的抗体滴度，但虫体粗抗原易与恰加斯病、非洲锥虫病、疟疾、麻风、结核、血吸虫病等发生交叉反应。近年来以重组抗原为基础的各种免疫学诊断方法已成功克服了交叉反应的问题，且保持高度敏感性。如以恰加斯或婴儿利什曼原虫的一种相对分子质量为 39 000 的驱动蛋白样重组抗原为基础建立的 ELISA 法或试纸条快速诊断法（Depstick 法）在全球应用证明，对由杜氏利什曼原虫和恰加斯或婴儿利什曼原虫所致的内脏型利什曼病敏感性高于 90%，特异性达到 98% 以上；而对皮肤型利什曼病或其他可自愈性杜氏利什曼原虫、恰加斯或婴儿利什曼原虫感染则呈阴性。但该方法不能用于艾滋病和利什曼原虫合并感染的情况。

3. 分子生物学诊断　分子生物学诊断方法包括同工酶分析、基于动基体（kDNA）的 PCR 技术、属和种特异性引物 PCR 技术、Southern 杂交技术等，敏感性高、特异性强，但目前在临床上应用较少，主要用于鉴定虫种。

动物利什曼病的诊断也主要采用上述方法，在犬，目前最常用 A 蛋白 ELISA 法，最近有人建立了以检测尿液中特异性 IgG2 的 ELISA 法，可无创检测犬的抗体水平。

（六）监测

（1）在仍有黑热病流行的地区，如新疆、甘肃、四川、陕西等省、自治区，应系统地逐年收集、整理、分析和评价黑热病的发病率、死亡率以及其他有关资料，密切注意当地的流行范围和流行趋势，为卫生管理部门对该病的防治决策提供依据。

（2）黑热病流行已控制地区，如北京、山东、江苏、安徽、河南等9省自治区、直辖市，应通过对病原、媒介等方面的重点监测，分析各项监测数据，对该地区的现状及防治成果作出切合实际的评价。

（七）防制措施

利什曼病是一种具有自然疫源性的人与动物共患病，内脏型利什曼病也是《中华人民共和国传染病防治法》中规定的乙类传染病，其预防控制方法包括管理传染源和切断传播途径等综合措施。目前，世界卫生组织热带病研究署正在组织实施利什曼病疫苗研制计划，相信不久可进行易感者的免疫接种预防。

1. 管理传染源　包括对患者的积极治疗和对保虫宿主的控制。在人源型内脏型利什曼病流行区，通过特效药物的治疗使患者迅速康复以减少传染源，对降低本病的流行风险有重要作用。宜在白蛉生长繁殖季节到来前普查普治患者，力求根治，消灭传染源。

在人与动物共患型疫区，犬是主要的保虫宿主和传染源，在治疗患者的同时，应加强对感染犬的血清学检查和治疗，实行捕杀、淘汰阳性犬或禁止养犬的方案。对以森林型或半家居型循环为主的利什曼原虫，其保虫宿主多为啮齿动物或野生动物，完全控制或消除这些保虫宿主是不可能的，应从切断传播途径入手进行控制。

2. 切断传播途径　白蛉滋生繁殖的场所广泛而分散，但传播利什曼原虫的成虫白蛉活动期较短，仅 3~4 个月，每年仅繁殖一个世代，对各种杀虫剂敏感且不易产生抗药性，因此控制成虫是最有效且经济的方法。常用的方法是喷洒滞留型杀虫剂，许多国家和地区的成功经验证明这一方法极为有效，尤其是对家栖或半家栖的蛉种。但使用这类滞留型杀虫剂对环境有较大破坏，目前多使用溴氰菊酯和有机磷类（如马拉硫磷）。对森林型或野栖白蛉，喷洒药物控制的方法较难实施，主要是防止被白蛉叮咬。对于进入疫区工作的人员或生活在林区、荒漠型疫区附近的人群，可于暴露的皮肤涂擦驱避剂（如二乙基甲苯酰胺），或者在衣服、蚊帐上使用杀虫剂（多用苄氯甲酯，即扑灭司林）及其他合成菊酯类。对于犬只（尤其是猎犬）可佩戴溴氰菊酯颈圈驱杀白蛉。

3. 免疫预防　医学临床研究和动物试验均证明开发利什曼病疫苗是完全可能的。目前已在部分国家如以色列和俄罗斯军队开始使用灭活或活的硕大利什曼原虫前鞭毛体通过臀部注射预防皮肤型利什曼病，但这种方法的保护效果完全取决于所用虫株的毒力，有时所致伤口较大且愈合较慢，故以色列目前已停止使用。在巴西军队内，也使用多株/种利什曼原虫的灭活前鞭毛体进行免疫，但保护效果不定。近年来，利什曼病疫苗的研究几乎完全转向重组抗原疫苗，主要集中在 gp63（相对分子质量 63 000 的糖蛋白）、gp46（相对分子质量46 000的膜糖蛋白或称 M-2）、p36 或 LACK（蛋白激酶 C 激活受体的利什曼同源物）、CP B/A（半胱氨酸蛋白酶 A 和 B）、LD1 抗原 PsA2（前鞭毛体抗原 2）等特异性保护性抗原分子，研制成重组疫苗和裸 DNA 疫苗，用卡介苗（BCG）、白介基 12（IL-12）或胞苷酸鸟苷酸脱氧核苷酸（CpG）等为佐剂，在实验动物均取得较好效果。此外，以基因敲除的墨西哥利什曼原虫疫苗株在小鼠试验已获得成功。随着利什曼原虫基因组计划的完成，其蛋白质组学研究正在不断深入，将为利什曼病分子疫苗的研究提供良好基础。

4. 治疗

（1）人的治疗

1）葡萄糖酸锑钠（斯锑黑克）

① 6 日疗法：成人锑每千克体重 120~150mg，儿童锑每千克体重 200~240mg，平均分为 6 次，每天肌内或静脉注射 1 次，6 天为一疗程。用于初治病例、皮肤型、淋巴结型病人。必要时可治疗 2~3 个疗程。

② 3 周疗法：成人锑每千克体重 133mg，儿童锑每千克体重 200mg，平均分为 6 次，每周肌内或静脉注射 2 次，3 周为一疗程。此法适用于体质差或病情较重的患者以及淋巴结型病人。

③ 8 日疗法：总剂量在 6 日疗法的基础上增加 1/3，平均分为 8 次，每天 1 次。适用于经一疗程未愈或复发的病人、皮肤型黑热病人。

2）戊烷脒　每千克体重 4mg，每天或隔天肌内注射一次，总量为每千克体重 60mg；

3）羟脒芪　每千克体重每次 2~3mg，肌内或静脉注射，总量为每千克体重 85mg。

（2）动物的治疗　动物利什曼病的治疗一般使用五价锑剂。鉴于其保虫宿主意义，对发现的利什曼病犬、猫等应扑杀、淘汰。

（八）公共卫生影响

利什曼原虫经吸血昆虫白蛉传播给多种动物和人，犬、猫和人感染后有不同程度的临床表现，但多种野生动物为该病原的保虫宿主。各种动物和人感染后都成为其他动物或人的感染来源，具有重要的公共卫生意义。在对其进行防控和诊治中需对动物和人的感染、传播以及传播媒介进行统一考虑。

（蔡建平）

◆ **参考文献**

吴观陵 . 2005. 人体寄生虫学 ［M］. 第 3 版 . 北京：人民卫生出版社：119 - 142.

Coler R N，Read S G. 2005. Second-generation vaccines against leishmaniasis. Trends Parasitol. 21：244 -249.

Croft SL，Coombs G H. 2003. Leismainiasis－current chemotherapy and recent advances in the search fro novel drugs. Trends Parasitol. 19：502 - 508.

Desjeux P，Alvar J. 2003. Leishmania/HIV co－infections：epidemiology in Europea. Ann Trop Med parasitol. 97（sup）：3 - 15.

Desjeux P. 2004. Leishmaniasis：current situation and new perspectives. Comp Immunol Micob Inf Dis. 27：305 - 318.

Gramiccia M，Gradoni L. 2005. The current status of zoonotic leishmaniasis and approaches to disease control. Int J Parasitol. 35：1169 - 1180.

Herwalt B L. 1999. Leishmaniasis . Lancet. 354：1191 - 1199.

Jeronimo S M B，De Queiroz Sousa A，Person R D. 2005. Leishmaniasis. In RL Guerrant，DH Walker，PF Weller，eds. Tropical Infectious Diseases：Principles，Pathogens and Practice（2nd eds）. Churchill Living stone. 1095 - 1113.

Murray H W，Berman J D，Davis C R，et al. 2005. Advances in Leishmaniasis. Lancet. 366：1561 - 1577.

Roberts L J，Handman E，Foote S J. 2000. Leishmaniasis. Brit Med J. 321：801 - 816.

第七十九章　六鞭虫科寄生虫所致疾病

贾第属原虫所致疾病

贾第鞭毛虫病

贾第鞭毛虫病（Giardiasis）是由贾第鞭毛虫寄生于宿主小肠引起的人与动物共患原虫病。临床上表现为腹泻、腹痛、腹胀、消化不良以及粪便带黏液等一系列症状。20世纪70年代被确认为世界范围内旅游者腹泻的重要原因之一，发病率高达25%。在发达国家多次发生暴发性流行。欠发达国家该病更为常见，在我国，人和动物的感染都较常见。

（一）病原

1. 分类地位　贾第鞭毛虫（*Giardia* spp.）在分类上属原生动物亚界（Protozoa）、肉足鞭毛门（Sarcomastigophora）、鞭毛亚门（Mastigophora）、动鞭毛虫纲（Zoomastigophorea）、双滴虫目（Diplomonadida）、六鞭虫科（Hexamitidae）、贾第属（*Giardia*），有多个虫种，包括蓝氏贾第鞭毛虫（*G. lambila*）、牛贾第鞭毛虫（*G. bovis*）、山羊贾第鞭毛虫（*G. caprea*）、犬贾第鞭毛虫（*G. canis*）和猫贾第鞭毛虫（*G. cati*）等。其中最主要的虫种是蓝氏贾第鞭毛虫，能够感染人和动物，是人与动物共患病原。

2. 形态特征　贾第鞭毛虫形态见图79-1，图79-2。发育过程中有滋养体和包囊两种形态。

（1）滋养体　似纵断的梨，大小为（9.5~21）μm×（5~15）μm×（2~4）μm。前端宽而钝圆，后端窄而尖细，背面隆起，腹面前3/4处有向内凹陷的卵圆形吸盘。左右对称，自身体前端中央有一对轴柱，一直延伸至身体后端。共有8根鞭毛，1对尾鞭毛、2对侧鞭毛和1对腹鞭毛。虫体摆动活跃，似金鱼状。铁苏木素染色时可见1对卵圆形的泡状细胞核，并列于吸盘底部，各有一大的核仁。

（2）包囊　椭圆形，大小为（10~14）μm×（7~10）μm。碘液染色时，呈黄绿色，囊内含2~4个核，多偏于一端，并有由鞭毛和轴柱组成的丝状物。铁苏木素染色时，囊壁不着色，细胞核内有核仁，丝状物被染成黑色。

超微结构：扫描电镜下，可见滋养体背部隆起，表面呈橘皮样凹凸不平。吸盘位于虫体前端的腹面，由

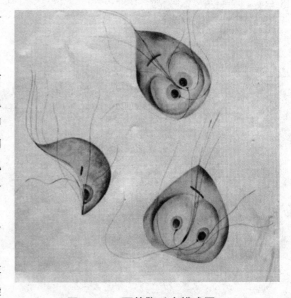

图 79-1　贾第鞭毛虫模式图

（引自 chronicfatiguesyndrome. co. za，经 Garth Nicoson 授权）

单层微管组成，呈不对称的螺旋形。虫体周围的外质向外突出并向腹面卷曲，形成伪足样周翼，与

吸盘侧嵴形成较深的腹侧边缘沟，背面细胞质边缘间有较浅的背侧边缘沟。伪足样周翼在吸盘后缘向腹面包绕形成腹沟。前侧鞭毛和后侧鞭毛从背侧边缘沟伸出体外，腹鞭毛从腹沟伸出，尾鞭毛经腹沟处向后延伸至体外。透射电镜下，可见吸盘位于腹面 2/3 处，分为 2 叶，间有腹沟。2 个核位于2 叶吸盘的背侧。虫体表面的表膜下有许多空泡，基体为 8 个，分成 2 组，每组形成 1 个动基复合体，位于 2 个核间总轴的两侧。鞭毛源自基体，由 9 对周围微管和 2 根中央微管组成（9＋2 结构），外被鞘膜。

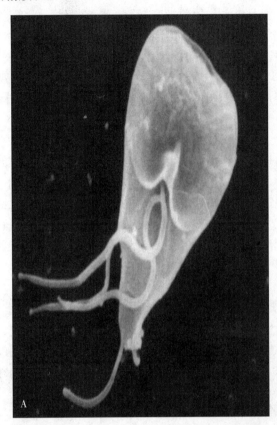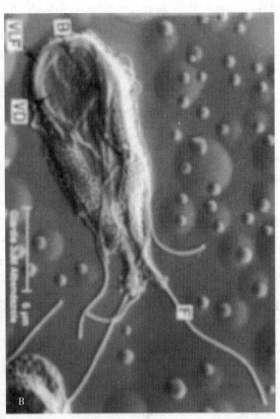

图 79－2　蓝氏贾第鞭毛虫（A）和肠贾第鞭毛虫（B）

（图 A 引自 phil. cdc. gov, Janice Carr 供图；图 B 引自 www. dauphinkennels. com, 经 Sarah Scheller 授权）

3. 培养方法与培养特性　贾第鞭毛虫能够在培养基上成功培养。20 世纪 20 年代已经开始体外培养的研究，1976 年建立了蓝氏贾第鞭毛虫的纯培养，我国也有数篇关于蓝氏贾第鞭毛虫体外培养的报道。现介绍改良 TYS－I-33 培养基培养贾第鞭毛虫的方法。

（1）贾第鞭毛虫包囊的分离　感染贾第鞭毛虫的人或动物粪便加入 2 倍体积的自来水，经 $280\mu m$ 孔径网筛过滤，滤液经 3 000r/min 离心 10 min，在沉淀中加入等量 33％硫酸锌溶液搅匀，以 2 500r/min 离心15min，取悬液加 4 倍水稀释，以 3 000r/min 离心 10min，沉淀中加入蒸馏水重复上述操作 2 次，洗涤后的沉淀加入生理盐水，置 4℃备用。

（2）贾第鞭毛虫包囊的纯化　分离后的包囊用蔗糖密度梯度离心-G1 耐酸漏斗滤过法纯化。先加入30mL 冷蔗糖（0.85mol/L）于一支 50mL 离心管中，然后轻轻加入前面处理的粪样 10mL，2 000r/min 离心 20min，将水相与蔗糖间包囊层移入另一个离心管中，用蒸馏水稀释后 3 000r/min 离心 10min，取沉淀加入蒸馏水，稀释至 10 mL，重复上述操作一次。将 10mL 包囊液用蒸馏水稀释至 100 mL，用 G1 耐酸漏斗过滤，滤液经 3 000r/min 离心 10min，再用蒸馏水洗涤 2 次后，将沉淀加蒸馏水稀释至每毫升悬液中含包囊 1×10^{6} 个，分装备用。

（3）改良 TYI-S-33 培养基制备　蛋白胰酶水解物 2.5g，酵母提取物 1g，葡萄糖 1g，氯化钠

200mg，无水磷酸氢二钾 100mg，无水磷酸二氢钾 60mg，L-半胱氨酸盐酸盐 100mg，维生素 C 20mg，柠檬酸铁铵 2.28mg。将所有成分溶于 50mL 无离子水中，用 1mol/L 的氢氧化钠调 pH 至 6.8，再加无离子水至 82mL。然后再加 199 培养基 3mL，15％脱水牛胆汁溶液 1.5mL，青霉素、链霉素混合液 1mL，庆大霉素 0.1mL，抽滤（滤膜孔径 0.22μm），过滤后加入胎牛血清 15mL，4℃保存，10 天内用完。

（4）贾第鞭毛虫滋养体的培养　用纯化的虫体包囊接种沙鼠，8 天后处死。无菌条件下取小肠上段，除去内容物，纵向剪开肠管，置 4℃含 Tyrode 液（0.22g 葡萄糖，0.25g 碳酸氢钠，0.05g 氯化钾，0.0125g 磷酸氢化钠和 2.0g 氯化钠，加蒸馏水至 250mL）的离心管内，振摇 10min，使虫体和肠壁组织分离。取出肠段后，将剩余液体 1 500r/min 离心 10min，弃上清液，沉淀中加入 0.5mL 改良的 TYI-S-33 培养基。混匀后，转移到含新鲜培养基的培养管内，倾斜 5°～7°角，37℃培养，逐日观察、记录。连续培养 3 天，每天吸取 1/3 原液，再补充等量的培养基液。直至管壁上形成密集的滋养体单层为止。

（二）生活史

滋养体寄生于人和动物的十二指肠内，有时可出现在胆囊中。利用吸盘固着于肠壁上，以纵二分裂法繁殖。当滋养体落入肠腔而随食物到达肠道后段时，就变成包囊，在囊内进行分裂。一般在正常粪便中只能找到包囊，滋养体可在腹泻或服用泻药时发现。人或动物吞食了包囊遭受感染，包囊在十二指肠中脱囊，滋养体进入肠腔中发育繁殖（图 79-3）。贾第鞭毛虫繁殖力很强，一个病人一昼夜可排出 9 亿个包囊。包囊具有较强的抵抗力，在 0.5％的含氯消毒水中可存活 2～3 天，粪便中的包囊可保持 10 天以上的活力，在冰水中可生存数月。但在 50℃或干燥的环境中极易死亡。

（三）流行病学

1. 传染来源与传播途径　患者（患病动物）及带虫者为传染来源，包囊是主要的感染型虫体。

人和动物均通过消化道感染。寄生于人和动物的贾第鞭毛虫随粪便排到外界，污染食物和饮水，人和动物在进食和饮水过程中食入包囊而感染。苍蝇、蟑螂等昆虫也可机械性携带、传播贾第鞭毛虫。其中贾第鞭毛虫污染水源是普遍存在的问题，据美国 1991 年 3 月到 1993 年 4 月调查，262 个原水水样中有 118 个水样检出贾第鞭毛虫，260 个出厂水样中 12 个水样有贾第鞭毛虫。

人和动物之间可交叉传播。

2. 宿主与寄生部位

（1）宿主　人、马、牛、犬、猫、兔、豚鼠、河狸、郊狼、禽类以及两栖类等。

（2）寄生部位　滋养体寄生于十二指肠和空肠上段，偶见胆囊和胆道；包囊在结肠和直肠中形成。

3. 分布与流行　贾第鞭毛虫病流行很广，呈世界性分布。1979 年世界卫生组织将其列为人与动物共患病。人是主要的传染源，尤其是携带包囊者，往往是一人带包囊全家感染，国内外均有记载。

（1）人的流行情况　近 20 年来，贾第鞭毛虫感染呈上升趋势。在美国，水源性暴发是贾第鞭毛虫病成为流行病的主要原因之一。儿童感染较成人高，且症状更为严重。我国人群感染较普遍，但各地报道人的感染率不同。1983—1993 年对国内 10 多个地区的人群进行调查发现，不同地区人群感染率为 0.36％～20.3％。居海安等（2003）对新疆地区几个小学调查显示，3 个小学学生蓝氏贾第鞭毛虫的感染率在 17.53％～27.19％；方正明等（2003）对湖北某小学的粪便检查，发现该小学学生蓝氏贾第鞭毛虫的感染率为 2.8％；付敏等（2004）对安徽地区某小学调查发现学生感染率为 6.08％。2005 年新疆喀什、和田地区小学生贾第鞭毛虫的感染率为 1.3％。

试验研究发现 10 个包囊就能成功地感染人。人与人的直接传播可在精神病院、托儿所、幼儿园以及男同性恋人群中发生。贾第鞭毛虫污染水源后可能造成人或动物的水源性暴发流行。

（2）动物的流行情况　迄今为止，已经报道了犬、猫、牛、马、猪、兔、獭、猿猴、大鼠、小鼠以及多种野生动物都可感染。

已经有研究表明，从人体内分离获得的虫体能够成功感染动物，从动物分离的虫体也能够成功感染

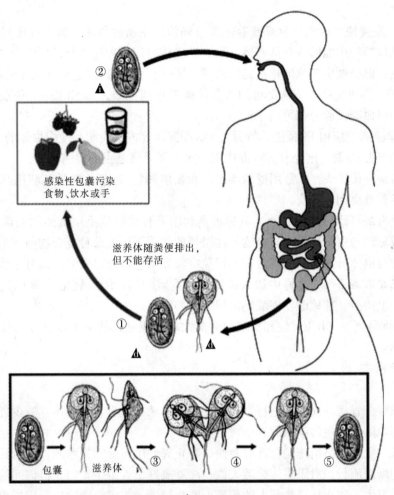

图 79 - 3　贾第鞭毛虫生活史

（据美国 CDC 发布的图片修改）

人。不同动物之间的分离株也可交互感染。已经有研究表明家畜、犬、猫等多种动物排出的包囊是人的潜在传染来源，在贾第鞭毛虫的传播上起着非常重要的作用，是公共卫生上不可忽视的问题。

（四）对动物与人的致病性

1. 对动物的致病性　家畜、宠物、实验动物以及野生动物等多种动物都可感染。家畜中，牛的感染率和感染后引起的危害均较大，某些地区奶牛的感染率可达 100%，引起的危害主要是消化机能紊乱。宠物中，犬、猫的感染非常常见，常与其他肠道寄生虫混合感染。对幼年动物的危害较大。

轻度感染时无明显临床症状。严重感染或机体抵抗力降低时可出现临床症状，幼年动物症状更加明显。主要表现消化不良、营养吸收障碍、腹痛、腹泻，主要是脂肪性腹泻。动物体重下降，生长发育不良，被毛粗糙、易脱落，皮肤干燥。粪便恶臭，带有黏液或血液。

2. 对人的致病性　60%～80% 的感染者不出现症状或无明显症状，而无症状带虫者一般不会引起人们的重视，在疾病的传播上危害更大。贾第鞭毛虫病对儿童的危害较大，临床可见急性病例和慢性病例。急性病例出现腹痛、腹泻、腹胀等一系列症状，如不及时治疗，症状可持续数月。幼儿和儿童感染可导致生长发育受阻。个别严重者出现发热、恶寒、血便等症状；极个别病例出现皮肤丘疹、皮炎、关节炎和胆囊疾病。慢性病例主要表现为消化系统紊乱综合征。临床上需与细菌和病毒感染引起的肠炎相鉴别。

2002 年我国还报道了贾第鞭毛虫引起的脑炎 1 例。

（五）诊断

1. 粪便检查　在粪便中找到包囊或滋养体即可确诊。用新鲜粪便，通常在成形的粪便中能够找到包囊，在粥状或水样粪便中能够找到滋养体。检查滋养体时用生理盐水与粪便混合涂片检查，检查包囊时则需用碘液染色。但粪便中包囊的排出是间歇的，需要在1～2周内进行3次重复收集粪便进行检查。

2. 免疫学方法　多种免疫学方法都可用于贾第鞭毛虫病检测。如ELISA、斑点免疫结合试验、荧光抗体试验以及间接血凝试验等都可用于检测。

3. 分子生物学检测　应用PCR法、特异性DNA探针等方法检测粪便中虫体的DNA。

4. 水中贾第鞭毛虫检测　已经有多种方法用于水中贾第鞭毛虫的检测。

（1）梯度分离法（ICR法）　常用蔗糖漂浮法和福尔马林-乙酸乙酯法，利用其相对密度不同将生物颗粒和非生物颗粒分离回收包囊。

（2）免疫磁分离法（EPA1623法）　其原理是利用带有贾第鞭毛虫抗体的磁珠能够专一地与贾第鞭毛虫反应，形成磁珠与贾第鞭毛虫复合物，在磁场的作用下可使此种复合物与其他干扰物分开，在酸性作用下达到磁珠与虫体分离的目的，最后进行免疫荧光染色，通过荧光、微分干涉显微镜检测计数。

（3）碳酸钙沉淀浓集法　在水样中加入氯化钙和重碳酸钙，用氢氧化钠调pH至10，生成碳酸钙结晶，沉淀后弃去上清液，加硫酸使碳酸钙溶解后离心浓缩。

3种方法中梯度分离法（ICR）法和免疫磁分离法较为成熟，其中免疫磁分离法操作简便，结果易于鉴别，因此普遍采用。

（六）防制措施

1. 预防

（1）动物的预防　管理好粪便，进行堆积发酵处理，杀死包囊和滋养体，减少环境污染。做好饲养场的污水处理工作，防止粪便污染水源。

（2）人的预防　主要预防措施是管理好粪便，防止粪便中包囊污染水源，进行污水处理，防止水源性贾第鞭毛虫病的爆发流行。对于集体生活人群，注意搞好个人卫生，防止群体间的交叉传播。饲养管理人员需注意个人卫生，防止从动物到人的传播；宠物饲养者，应给宠物进行定期粪便检查，同时需注意不要与宠物密切接触，防止宠物与人之间的互相传播。

2. 治疗　多种药物可用于贾第鞭毛虫病的治疗。常用药物有甲硝唑和丙硫咪唑。

（1）动物的治疗　①甲硝唑：犬，每天每千克体重30mg，口服，每天2次，连服3～5天。②丙硫咪唑：犬，每天每千克体重25mg，每天2次，连用2天。

（2）人的治疗　①甲硝唑：每天每千克体重20mg，连用3天。②丙硫咪唑：成人每天0.4g，分3次口服；儿童每天每千克体重15mg，连用3天。

此外，患有贾第鞭毛虫病的人和动物一般出现以腹泻、肠炎为主要特征的消化道症状。因此在进行驱虫治疗的同时，应针对机体情况进行对症治疗。

（七）公共卫生影响

目前，贾第鞭毛虫已经被列为通过水源引发的重要疾病之一。人或动物粪便中的包囊污染饮水，特别是生活污水、屠宰场以及养殖场排出的污水污染水源是引发贾第鞭毛虫病暴发和流行的主要原因，所以防止病患者及带虫者的粪便污染水源对于防治该病的传播和流行具有重要意义。有必要的话，应对饮用水进行包囊的检测。

已经有大量研究证实，人和动物的贾第鞭毛虫可以交互感染，所以与动物密切接触的人群应注意做好个人防护，防止该病由动物传播给人。

（刘　群）

◆ **参考文献**

杜锐，于艳辉，任东波，等．2002.金黄地鼠贾第鞭毛虫病的诊断和治疗［J］.经济动物学报，6（4）：34-35.

方正明，朱艳红．2003.连续7年华疗后武汉市郊区小学生肠道寄生虫感染现状调查［J］.中国寄生虫病防治杂志，16

（5）：280.

蒋金书．2001．动物原虫病学［M］．北京：中国农业大学出版社：84－86.

李秉鸿．1994．犬贾第虫病［J］．广西畜牧兽医，10（3）：49－51.

向志伟，居海尔·安尼瓦尔，康金风，等．2005．新疆喀什、和田地区维吾尔族小学生肠道寄生虫感染状况调查［J］．中国寄生虫学与寄生虫病杂志，23（3）：149.

尹宝国，徐欣，张宝华，等．2006．贾第鞭毛虫和隐孢子虫的检测研究［J］．城市供水，2：22－25.

宗祖胜，刘路，陶涛，等．2003．隐孢子虫和贾第鞭毛虫的免疫荧光分析［J］．中国给水排水，19（6）：100－101.

Larry S. Roberts，John Janovy. 2000. Jr. Roundations of Parasitology（sixth edition），McGraw Hill Higher Education.，84－89.

R. C. Andrew Thompson. 2000. Giardiasis as a re-emerging infectious disease and its zoonotic potential. International Journal For Parasitology.，30：1259－1267.

Walter Q. Betancourt，Joan B. Rose. 2004. Drinking water treanment processes for removal of Cryptosporidium and Giardia. Veterinary Parasitology.，126：219－234.

第八十章　毛滴虫科寄生虫所致疾病

毛滴虫属原虫所致疾病

引发动物和人毛滴虫病的虫种类多，有些能够引起人和动物的共同感染，但在临床上能够同时引起人和动物严重危害的病原并不多，在此仅介绍人五毛滴虫病，简称毛滴虫病。

毛　滴　虫　病

毛滴虫病（Trichomoniosis）是由多种毛滴虫寄生于人和动物的不同组织器官引起疾病的总称。

（一）病原

1. 分类地位　毛滴虫在分类上属原生动物亚界（Protozoa）、肉足鞭毛门（Sarcomastigophora）、鞭毛虫亚门（Mastigophora）、动鞭毛虫纲（Zoomastigophorea）、毛滴虫目（Trichomaonadida）、毛滴虫科（Trichomnadidae），与人和动物密切相关的有 3 个属，分别是毛滴虫属（*Trichomonas*）、三毛滴虫属（*Tritrichomonas*）和五毛滴虫属（*Pentatrichomonas*）。其中寄生于人的阴道毛滴虫（*Trichomonas vaginalis*）和寄生于牛生殖道的胎儿三毛滴虫（*Tritrichomonas foetus*）是致病性较强的虫种。人五毛滴虫（*Pentatrichomonas hominis*）既能寄生于人又能寄生于动物，也有人把其归类于毛滴虫属，命名为人毛滴虫（*Trichomonas hominis*）。多种毛滴虫都能够感染人和动物，但目前多认为无致病性，本文仅介绍人毛滴虫病。

2. 形态特征　人毛滴虫寄生于人体盲肠和结肠，其生活史中仅存在滋养体，无包囊期虫体。滋养体呈卵圆形或梨形，大小为 $7.7\mu m \times 5.3\mu m$，具有 3~5 根前鞭毛和 1 根后鞭毛（图 80-1）。一根后鞭毛从虫体前端伸出，与虫体平行，伸向后端，构成波动膜的外缘，波动膜的内侧有一弯曲、杆状的肋与虫体相连。肋与波动膜等长，染色后的肋是重要的诊断依据。活的虫体可做急速而无方向的运动。单个细胞核位于虫体前端，靠近前鞭毛的起始处，染色质分布不均匀。此虫染色困难，因此其形态特征不易看清。

3. 培养方法与培养特性　有关毛滴虫体外培养的文章较少，有报道称可用羊血水培养基（方法见人芽囊原虫病）进行培养，每周转种 2 次，可将人毛滴虫成功传代。

（二）生活史

虫体以纵二分裂法繁殖。

（三）流行病学

1. 传染来源与传播途径　带虫者（动物和人）体内的滋养体随粪便排到外界，污染食物、饮水，动物和人摄食滋养体遭受感染（即粪-口传播）。滋养体在外界有较强的抵抗力。

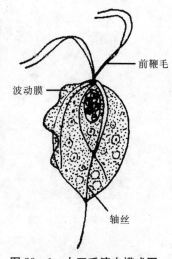

前鞭毛

波动膜

轴丝

图 80-1　人五毛滴虫模式图

2. 宿主与寄生部位

（1）宿主 人以及猴、猫、鼠等多种动物。

（2）寄生部位 盲肠和结肠。动物感染人毛滴虫的报道较少。

3. 分布 世界性分布，以热带和亚热带地区较为常见。各地感染率不同，我国1988—1992年调查结果显示，全国平均感染率为0.033%，儿童较为常见。

（四）对动物与人的致病性

由人五毛滴虫引起的疾病报道很少，可能与口腔中的毛滴虫类似，是一种常在的寄生原虫，很少单独发病。

1992年陈金富等用人源的人毛滴虫人工培养后接种小鼠，结果人工感染成功率达91.3%（57/62）；将阳性鼠粪便再次培养，虫体的检出率为96.15%（25/26）。而且感染小鼠可见肠黏膜充血、水肿以及其他炎症反应，个别淋巴滤泡可见化脓。

有报道认为人毛滴虫对人和动物有一定的致病作用，认为其可导致腹泻。调查表明，人毛滴虫在腹泻患者中的检出率是健康人的几倍甚至十几倍。但有人认为腹泻与人毛滴虫相伴感染，而非人毛滴虫所致。但癌症患者、艾滋病人或其他原因导致的机体抵抗力下降都可能继发毛滴虫感染或使感染加剧，杜所明（2005）报道在一例食道癌患者的胸腔积液内检出毛滴虫。

（五）诊断

粪便检查可作出诊断。可采用直接涂片法，对于难以作出诊断的病例可应用培养阿米巴的培养方法进行培养，检查培养液中的虫体。

（六）防制措施

预防主要是搞好个人卫生，防止粪便污染食物和饮水，尤其注意防止集体生活的儿童之间的传播。该病不易治疗，可试用甲硝唑治疗。重要的治疗措施是根据临床症状进行对症治疗。

（七）公共卫生影响

该病主要为人的疾病，动物感染较少出现临床症状，但带虫动物排出的病原污染环境，可作为人群感染的来源。正常人群感染毛滴虫后的症状虽然不严重，但癌症患者、艾滋病人或其他原因导致的机体抵抗力下降的人群应加以重视。

（刘 群）

◆ **参考文献**

陈金富，陈文列．1992．人毛滴虫的致病性研究［J］．中国人兽共患病杂志，8（1）：13－15．

高诚，符杰，王胜昌．1999．实验大鼠、实验小鼠肠道鞭毛虫种类和检索［J］．寄生虫与医学昆虫学报，6（3）：142－145．

余培荣，彭国珍．1999．270例人毛滴虫病临床分析［J］．中国寄生虫学与寄生虫病杂志，S1.266－267．

詹希美．2002．人体寄生虫学［M］．北京：人民卫生出版社．

第八十一章 旋滴科寄生虫所致疾病

唇鞭毛属原虫所致疾病

迈氏唇鞭毛虫感染

迈氏唇鞭毛虫感染（Chilomastix mesnili infection）是由迈氏唇鞭毛虫寄生于人和动物肠道内、主要寄生于回盲部引起的人与动物共患原虫病。近年来，有报道因迈氏唇鞭毛虫感染而产生临床症状。动物感染试验表明，在实验动物免疫机能降低时，可引起实验动物肠黏膜的损伤。

（一）病原

1. 分类地位 迈氏唇鞭毛虫（*Chilomastix mesnili*）在分类上属原生动物亚界（Protozoa）、肉足鞭毛门（Sarcomastigophora）、肉足鞭毛虫纲（Sarcomastigophorea）、双滴虫目（Diplomonadida）、旋滴科（Retuotamonadidae）、唇鞭毛属（*Chilomastix*）。

2. 形态特征 滋养体呈梨形或泪滴状，前端钝圆，后端尖细，大小为（6～20）μm×（3～10）μm（彩图81-1），由虫体前端的背面开始转向虫体末端的腹面有一螺旋形凹槽。虫体腹面前端有一个左右两缘较厚的唇状胞口，长约为虫体的一半。基体位于虫体的前端，自其发出4根鞭毛，3根伸向前方，其中1根显著长，并转向虫体的后方；另有1根短而细的鞭毛弯入后面的胞口中，为唇鞭毛。细胞质中常含有被吞食的细菌等食物泡。泡状核位于近前端，核仁细小。包囊呈柠檬状，大小为（7～10）μm×（4～6）μm，囊壁较厚，前端厚且突出。囊内构造与滋养体相似。

3. 培养方法和培养特性 已有报道多种培养方法可用于迈氏唇鞭毛虫的培养。最常用 Locke-Egg-Serum（LES）培养法。

培养基配制：Locke's液配制方法详见人芽囊原虫病。将配制好的培养基分装成每管 3mL，现用现配。取小肠内容物用 Locke's 液漂洗，纱布过滤，制成滋养体悬液，每管接种 0.5mL，置 37℃ 温箱中斜面培养。培养 1 天后，取适量于显微镜下观察和计数。此时，可转种继续培养。一般培养 2～3 天达最大量，以后逐渐减少。

（二）生活史

迈氏唇鞭毛虫生活史包括滋养体和包囊两期。滋养体寄生于肠道回盲部，以纵二分裂法进行繁殖，当条件不利时可形成包囊，经粪便排出体外。

（三）流行病学

1. 传染来源与传播途径 患者或带虫者粪便中排出的包囊或滋养体，污染食物、饮水或饲料，当人和动物再次食入时遭受感染。即粪-口传播。

2. 宿主及寄生部位 人、实验动物小鼠以及多种哺乳动物。寄生于宿主肠道，主要是回盲部。

3. 分布与流行 该病呈世界性分布，感染率一般在 1%～10%。我国人群的感染率不超过 4%。当人体抵抗力下降或免疫功能不全时，如艾滋病患者、长期接受免疫抑制剂治疗或晚期肿瘤患者，易患该病。

没有关于动物自然发病的报道。可以成功地感染实验动物小鼠，并引起盲肠黏膜水肿、腺体增生、黏液大量分泌等炎性反应。

（四）对动物与人的致病性

有报道认为迈氏唇鞭毛虫感染无明显临床症状。但近年来，我国报道了人的临床病例。主要症状包括腹痛、腹泻、厌食、上腹不适、腹胀等胃肠道功能紊乱症状。以脐周的腹痛最常见，急性发病或慢性期急性发作时大多排稀便，偶见黏液。尤其是人体抵抗力下降或免疫功能不全时，如艾滋病患者、长期接受免疫抑制剂治疗或晚期肿瘤患者，如果出现上述临床症状，可考虑该病的存在。

没有动物迈氏唇鞭毛虫病临床病例的报道。

（五）诊断

可用特异性的 Iron-hemotoxylin 染色法检查粪便能够观察迈氏唇鞭毛虫滋养体和/或包囊。

如果观察不到，还可将粪便进行培养，培养后的滋养体更易于观察。

（六）防制措施

1. 预防　注意个人卫生，防止粪便污染食物、饮水和环境。对特殊人群进行定期检查。

2. 治疗　关于迈氏唇鞭毛虫感染治疗方法的报道较少。

可试用甲硝唑，剂量为成人 0.4 g，每天 3 次；儿童每天每千克体重 25 mg，分 3 次口服。7～10 天为一个疗程。

（七）公共卫生影响

有零星的人迈氏唇鞭毛虫感染的报道，尤其对于免疫低下人群可能继发感染该病原，引起一定程度的临床症状。尚无动物迈氏唇鞭毛虫自然感染的临床病例报道。尚不清楚动物感染迈氏唇鞭毛虫后是否在人迈氏唇鞭毛虫感染中起一定的作用。

（刘　群）

◆ **参考文献**

郭鄂平，郭冀萍，宋明华．2003．28 例迈氏唇鞭毛虫病临床分析［J］．临床荟萃，18（10）：570．

郭鄂平，张光玉，宋明华．2002．迈氏唇鞭毛虫致病性的研究［J］．中国寄生虫病防治杂志，15（3）：6-7．

曾凡龙，郭鄂平，王燕，等．2003．迈氏唇鞭毛虫的培养观察［J］．医学动物防制，19（5）：263-264．

中国人民解放军兽医大学．1993．人兽共患病学：下册［M］．北京：蓝天出版社．

John H. Cross, Grizelda Zaraspe, Lily Alquiza, et al. 1989. Intestinal Parasites in Some Patients seen at San Lazaro Hospital, Manila, Philippines［J］. Phil J Microbiol Infect Dis., 18 (1)：25-27.

P. B. McKENNA. 1998. Checklist of protozoan and closely related parasites of terrestrial mammals in New Zealand［J］. New Zealand Journal of Zoolog, 25：213-221.

第八十二章　内阿米巴科寄生虫所致疾病

内阿米巴属原虫所致疾病

阿米巴病

阿米巴病（Amoebiosis）是多种阿米巴原虫寄生于人和动物的肠道、皮肤、脏器等多种器官引起的人与动物共患原虫病，广泛分布于世界各地。阿米巴原虫种类多，多数与宿主共生，对宿主不造成危害；有些种则有一定的致病性，其中致病性最强、最常见的是溶组织内阿米巴（*Entamoeba histolytica*），腹泻为主要临床症状，其严重程度取决于虫株的致病力和宿主的抵抗力。溶组织内阿米巴除侵入结肠外，还可侵入肝、肺以及脑等器官引起器官组织局部的溃疡或脓肿，严重者可引起人的死亡。

（一）病原

1. 分类地位　阿米巴病的病原种类很多，分类学上属原生动物亚界（Protozoa）、肉足鞭毛门（Sarcodina）、根足总纲（Rhizopoda）、叶足纲（Lobosasida）、阿米巴目（Amoebida）、内阿米巴科（Entamoebidae）。目前认为有 4 个属，分别为内阿米巴属（*Entamoeba*）、内蜓属（*Endolimax*）、嗜碘属（*Iodamoeba*）和脆双核阿米巴属（*Dientamoeba*）。其中以内阿米巴属的溶组织内阿米巴为最重要的病原，寄生或共生于脊椎动物和节肢动物体内。还有几个属的阿米巴生活在水和泥土中，偶尔侵入动物和人体，主要有 5 个属，即耐格里属（*Naegleria*）、棘阿米巴属（*Acanthamoeba*）、哈曼属（*Hartmannella*）、*Vablkmannella* 和 *Sappinia*。

2. 各种阿米巴及其形态特征

（1）溶组织内阿米巴（*E. histolytica*）和不同等内阿米巴（*E. dispar*）　长期以来，人们一直认为寄生于人和动物肠道中的阿米巴原虫就是溶组织阿米巴，存在着对机体造成侵害溶组织阿米巴的致病虫株，还有与机体共生的无致病性溶组织阿米巴虫株。但近几年对不同致病性肠道阿米巴的同功酶分析表明，认为溶组织阿米巴实际上包含 2 个形态一致的虫种，一个是溶组织内阿米巴，是致病性的寄生虫；另一个是不同等内阿米巴，对机体没有致病性，是宿主肠道的共生物。二者形态上非常一致，鉴别需要利用同功酶分析技术。

阿米巴原虫生活史的不同阶段，虫体出现几种不同的形态，主要包括包囊和滋养体两个时期。

1）滋养体　分为大滋养体和小滋养体两种。大滋养体为致病体，小滋养体为无害寄生期。

①大滋养体：大小为 $10\sim60\mu m$，主要存在于肠道和新鲜稀粪中，活动性强，形成短、钝的伪足，形态多变。难以区分活虫的核，但铁苏木素染色后，可见清晰细胞核，呈泡状，直径约为虫体直径的 $1/6\sim1/5$。粪样中的虫体胞质中常可见含有红细胞的食物泡。有无吞噬红细胞是鉴别溶组织内阿米巴滋养体和其他肠道阿米巴的要点之一。对外界环境的抵抗力较弱，室温下数小时即可死亡，在稀盐酸和胃酸中均很快死亡。

②小滋养体：又称肠腔滋养体，大小为 $7\sim20\mu m$，运动缓慢。食物泡中不含红细胞，只含细菌。一般在无临床症状的宿主正常粪便中可以见到。

2）包囊 呈圆形椭圆形，多为圆形，直径 5～20μm。具有保护性的外壁，未染色时呈折光性圆形小体。刚形成的包囊仅有 1 个核，很快分裂成 2 个或 4 个核，经碘液染色后呈黄色，外包一层透明的壁。未成熟包囊有 1～2 个核，成熟包囊常具有 4 个核，每核都有 1 个核仁位于中央。铁苏木素染色，可见核的构造与滋养体阶段相同，拟染色体呈黑色，为两端钝圆的杆状体。包囊对低温有很强的抵抗力，室温下可在粪便中成活 2 周，冰箱中可存活 5 周，水中可存活 30 天。对冷和热敏感，40℃ 以上很快死亡；在干燥状态下迅速死亡；在 0.2％盐酸、10％～20％食盐水和酱油、醋等调味品中，均在短时间内死亡。各期虫体形态模式见图 82－1 和彩图 82－1。

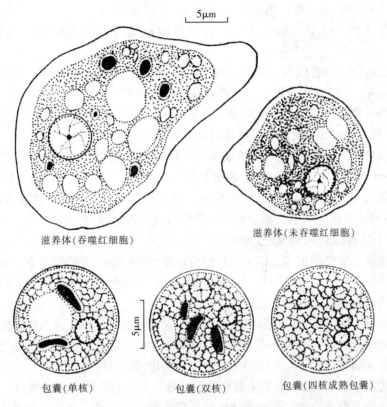

图 82－1 溶组织内阿米巴几种常见形态模式图

（2）其他阿米巴的形态

1）结肠内阿米巴（Entamoeba. coli） 寄生于人、犬和猪的结肠，常与溶组织内阿米巴共同寄生，滋养体直径 20～50μm，包囊直径 10～30μm。结肠内阿米巴与溶组织内阿米巴滋养体的核形态不同，前者的内含体常偏离中央，后者位于中央；前者的核膜染色质内衬更加粗糙，其上的颗粒更大。结肠内阿米巴不侵入组织，无明显致病性。

2）波氏内阿米巴（Entamoeba. polecki） 寄生于猪和猴的结肠内，偶见于人。一般不致病，人感染时可出现腹泻症状。包囊只有一个核，只有 1％的包囊处于 2 个核的发育阶段。

3）齿龈内阿米巴（Entamoeba. gingivalis） 寄生于人、猿、猴的口腔内，偶见于扁桃体和痰液中。犬和猫也可感染。滋养体直径 10～20μm，移动快，有大量钝形伪足。核椭圆形，2～4μm。不能形成包囊，通过直接接触或器具传播。95％以上口腔卫生不好的人和 50％以上口腔卫生好的人都感染有齿龈内阿米巴。

4）哈氏内阿米巴（Entamoeba. hartmannivon） 寄生于肠道。滋养体直径 3～12μm，包囊大小为 4～10μm。

5）微小内蜓阿米巴（Endolimax nana） 寄生于人和猿的肠道，最常见于结肠。滋养体小，直径 6～15μm，一般小于 10μm。包囊与溶组织内阿米巴相似，成熟的包囊直径 5～14μm。不侵入组织，无致病性。

6）布氏嗜碘阿米巴（*Iodamoeba buetschlii*）　寄生于人、猿、猴和猪的肠道。滋养体直径 4～20μm。包囊椭圆形，直径 6～15μm。最常见于猪的肠道，猪可能是其最原始宿主；人的感染率较低，为 4%～8%。

3. 培养方法和培养特性　诊断阿米巴病、实验室研究等通常需要进行阿米巴的体外培养。已经有多种方法用于培养阿米巴原虫。

（1）营养琼脂双向培养法　培养基组成：

①固相试剂：牛肉浸膏 3g，蛋白胨 3g，琼脂 15g，蒸馏水 100mL。

②液相试剂：氧化钠 8g，氯化钾 0.2g，氯化镁 0.01g，氯化钙 0.2g，磷酸氢钠 2.0g，磷酸氢钾 0.3g，水 1 000mL。

配制时先配制液相部分（各试剂单配），固相部分在烧瓶中煮沸完全溶解，调整 pH 为 6.8～7.2，分装成每管 5 mL 待用，用时加入青霉素、链霉素各 250～500U。

取急性病人粪样每管接种 0.1mL，慢性病人取黄豆大小粪样。保种过程中，3 天转种一次，吸取培养液 0.1mL 转种即可。超过 3 天时，有些虫体就转为包囊。

（2）微量悬滴活培养法　取 24 孔培养板的上盖，以 75% 乙醇擦拭，紫外灯下消毒 20min。将阿米巴悬液调整为 10^5/mL。取 20μL，滴加于培养板上盖的孔中央，加入 5μL 白色念珠菌染色菌液（浓度为 10^6/mL），轻轻混匀，盖上消毒盖玻片。可重复上述操作，培养数孔。倒置于消毒湿盒内，于 37°C 培养，2 h 后开始观察阿米巴的形态、活动能力、吞噬白色念珠菌等情况。

（二）生活史（以溶组织内阿米巴为例）

粪便中的四核包囊是感染期虫体。宿主经口感染，在小肠内消化液的作用下，囊壁被消化，逸出的虫体分裂为 4 个小的滋养体，移居至回盲部，定居于结肠黏膜皱褶处或肠腺窝间，以宿主肠黏液、细菌及已消化了的食物为营养，以二分裂法繁殖。

滋养体可在大肠黏膜的隐窝中存活和繁殖，消耗淀粉和黏膜分泌物，并与肠道细菌一起干扰代谢过程。在肠腔内繁殖的滋养体，一部分随宿主肠内容物向下移动，随着下移过程中肠道内环境的改变，滋养体停止活动，排出未消化的食物，虫体团缩，分泌一层较厚的外壁形成包囊。未成熟的包囊只有 1～2 个细胞核，成熟包囊含有 4 个核，随宿主粪便排到外界，具有感染新宿主的能力。

侵入的虫体在肠壁上形成溃疡，最后到达黏膜下层，可进一步侵入血管，随血液循环转移至身体其他部位，如肝、肺和皮肤，造成局部感染。

（三）流行特点

1. 传染来源与传播途径　阿米巴原虫侵袭性很强，可在人和动物间传播，凡是带有包囊的动物和人都是重要传染源。人和动物都是经口感染包囊，人与动物之间可以互相传播。目前认为阿米巴病主要传播方式有以下几种。

（1）水和食物　主要是在经济不发达地区，卫生条件差，粪便污染水源，造成阿米巴病的流行。

（2）媒介昆虫　研究发现，阿米巴可以在某些昆虫的肠道内生存，并随粪便排出体外，污染食物和饮水，从而感染动物和人。

（3）接触传播　密切接触的动物或人群间互相传播，造成聚集性感染。

2. 宿主及寄生部位（溶组织内阿米巴）

（1）宿主　人和多种动物。犬、猫、猪、牛、羊等动物和人都易感，实验动物大鼠、小鼠、豚鼠等都可以作为贮存宿主。蝇类和蟑螂的粪便中可检出虫体。

（2）寄生部位　肠道、皮肤、口腔和实质性脏器等多部位寄生。

3. 分布与流行　阿米巴病世界性分布，在临床上以热带地区的阿米巴病流行为主。流行情况变化很大，与卫生状况、年龄、气候等条件有密切关系。

人体感染和发病都较常见。1997 年世界卫生组织在墨西哥城举行的关于阿米巴病的会议上报道，每年因阿米巴病死亡的人数高达 10 万。许多国家和地区都有阿米巴感染和发病的报道。Williams 等（2006）报道埃及的溶组织内阿米巴感染率为 21.4%，南非的感染率 2% 以下。许礼发等（2005）报道安徽 403 例腹泻患者阿米巴感染率为 5.12%。此外，国内外已有多篇报道人体发生肝、肺、皮肤、脑等组织内阿米巴的病例。2002 年在印度阿格拉举行的阿米巴病及其溶组织阿米巴的生物学大会上，Joerg Blessman 报告了对 Hue Viewnam 地区人群的超声波检查发现，2.4% 的男性患有阿米巴肝脓肿，腹泻患者中阿米巴感染率达 10%。

动物阿米巴病也很普遍。临床上常见家畜、宠物的阿米巴病，多为并发感染。我国犬、猫、牛等多种动物都有阿米巴病的临床病例报道。野生动物也感染阿米巴原虫，如野兔、水貂、灵长类动物、两栖爬行动物以及某些鱼类等。我国黑猩猩的带虫现象较为普遍。邱慧英、朱瑞民（2000）在我国台湾省的哺乳动物、灵长类和爬行类等多种动物体内都检测到阿米巴原虫的存在。曾有报道，猴的急性感染可达 55.4%，家鼠的隐性感染可达 55.7%，可见灵长类动物和鼠类是该原虫的重要储藏宿主，也是重要的传染源。一般情况下，猪和猴可表现为无症状的自然感染，但 Nozaki H 曾报道日本某猪场暴发阿米巴病。澳大利亚小袋鼠死于阿米巴痢疾。据报道，检测我国台湾省 11 所小学的蟑螂，发现 35.7% 的蟑螂消化道和表皮上携带致病性阿米巴。另有报道，调查发现，接触猴的 40 名饲养员和研究人员中，14 人排出了感染性包囊，4 人排出了溶组织内阿米巴的单核包囊。

（四）对动物与人的致病性

一般情况下，阿米巴病无明显临床症状，但有时也会出现轻微甚至严重的症状。临床上可分为隐性感染、急性型、慢性型和异位感染等不同严重程度的阿米巴病。

1. 动物阿米巴病　动物阿米巴病可表现为隐性带虫、急性型、慢性型等不同类型。多数情况下无临床症状，呈隐性感染。急性病例的潜伏期 3~4 天，粪便带有黏液和血液，腹痛、腹胀、呕吐和发热。慢性型常由急性型病例转变而来，患畜表现出消化机能紊乱的症状，一般腹痛、腹胀程度减轻。出现程度不一的溃疡、肠炎等一系列症状。当阿米巴随血液循环侵入身体其他部位时，出现与人类似的肠外阿米巴病症状。

犬感染后多呈急性经过，表现急性腹泻、腹痛，粪便含有黏液及血液，色暗红并有特殊腥臭味，排粪次数频繁，呈里急后重现象。粪便中只排出滋养体，一般不排出包囊。猫感染较少见，多为隐性带虫。其他多种动物，如猪、牛、鼠等都有阿米巴病的临床病例和人工感染的报道。

2. 人阿米巴病　可分为两种类型：肠阿米巴病和肠外阿米巴病。

（1）**肠阿米巴病**　又可分为普通型、暴发型和慢性型。

1）普通型肠阿米巴病　起病多缓慢。常以腹痛、腹泻开始。每天腹泻数次至十余次。里急后重程度不一。大便量中等，常有脓血或黏液，典型粪便呈果酱样，有腐败腥臭。也可表现为单纯性腹泻。右下腹压痛明显。病程数日或数周可自行缓解，若不治疗，易复发。

2）暴发型肠阿米巴病　少见。起病急，高热，恶寒，每天腹泻十余次，便前剧烈腹绞痛，里急后重明显。大便呈黏液血性或血水样，奇臭。并有呕吐、失水、迅速虚脱。体检见腹胀明显，腹部弥漫性压痛，肝肿大。不及时抢救，并发肠出血、肠穿孔，可致死亡。

3）慢性型肠阿米巴病　症状持续存在或反复发作。常为腹痛、腹胀，腹泻与便秘交替出现。因长期肠功能紊乱，患者可有消瘦、贫血、营养不良或神经衰弱症状。因结肠肠壁增厚偶可触及块状物，有压痛。

（2）**肠外阿米巴病**　侵入肠壁深部的阿米巴进一步侵入肠系膜静脉，可随血液循环进入肝脏，破坏肝组织，形成阿米巴肝脓肿。临床主要表现肝区疼痛、腹胀和消化不良等。若虫体随血液进入身体其他部位，同样会引发相应部位的炎症、溃疡、脓肿等一系列病变。常见受侵部位还有肺、脑、胃、腹腔、泌尿生殖系统以及皮肤等。侵害重要部位且感染严重者可引起死亡。

3. 自由生活阿米巴引起的疾病　除了上述多种阿米巴引起动物和人的疾病以外，土壤和水中还有多种自由生活的阿米巴可以侵入人体，引起原发性脑膜脑炎或角膜炎。国外报道较早，我国也有病例报道。主要病原有卡氏棘阿米巴（*Acanthamoeba castellanii*）、柯氏棘阿米巴（*A. culbertsoni*）、星棘阿米巴（*A. astronyxis*）、多噬棘阿米巴（*A. polyphage*）等多种棘阿米巴。具体致病机理尚不完全清楚，可能是人们在江河、湖泊或池塘水中戏水时，通过鼻腔、嗅神经上行入脑，或通过破损皮肤、眼结膜侵入，也可经泌尿生殖道或呼吸道侵入。引起角膜溃疡、眼色素层炎，侵入到颅内引起脑膜脑炎。该病病程长，多发生于患慢性病、体弱多病者或免疫功能低下的人群。

（五）诊断

1. 诊断方法

（1）病原体检查 粪便中检出溶组织内阿米巴滋养体和包囊是最可靠的诊断依据。具体方法：取新鲜粪便加 1 滴生理盐水，置显微镜下镜检，可观察到活动的大滋养体。或进行粪便涂片后，用碘染色法检查包囊。滋养体直径 $20\sim40\mu m$，有一个细胞核；包囊体直径 $10\sim16\mu m$，成熟包囊体有 4 个核，不成熟的包囊体有 1 个核，并有糖原泡，常含拟染色体。细胞核呈液性球状，被一层衬有染色质粒的膜包裹，其中心含有一个小而圆的核仁。活组织中的滋养体，以及新鲜粪便和其他标本中发现的内吞红细胞的滋养体与侵袭性阿米巴感染高度相关。但包囊具有间歇排出的特点，而且光镜检查的敏感性也不足，容易造成漏诊。

（2）病理组织学检查 通过直肠直接获取病变组织，或从剖检动物肠道采集溃疡病变，涂片后染色镜检，观察黏膜组织内和肠道内容物中的滋养体和包囊。

（3）血清学诊断 选用纯培养的虫体或收集纯化的虫体做抗原，进行间接血凝试验、补体结合试验和免疫电泳试验等，都具有较好的检出率。

1）检测抗原 抗原的检测具有早期诊断价值。血清中存在的凝集素抗原是侵袭性阿米巴病的重要标志。近年来试验证明对阿米巴结肠炎来说，测定唾液中半乳糖胺/N-乙酰半乳糖胺（Gal/GalNAc）凝集素抗原比测定血清中相应抗体更敏感，也更特异。用于测定抗原的方法还有协同凝集试验和胶体金方法。前者用高效价的免疫血清致敏金黄色葡萄球菌 A 蛋白后，测定血清中的循环抗原，敏感性为90%，特异性为 96%，假阳性率为 8%，优于间接血凝方法。后者用于检测粪便标本，诊断肠道阿米巴病的敏感性和特异性分别为 97.16% 和 92.16%。

2）检测抗体 人感染溶组织内阿米巴后，无论是否出现临床症状都会诱发明显的体液免疫应答，其中 94%～100% 的人血清抗体为强阳性。溶组织内阿米巴的特异性抗体主要是 IgM、IgA 和 IgG。血清 IgM 出现最早，具有早期诊断价值。诊断阿米巴的早期感染主要是利用间接血凝试验、免疫荧光试验、免疫电泳试验以及 ELISA 等技术测定血清中的抗体。

（4）动物试验 对于难以确认的病例，可以采集病料接种实验动物，小鼠、豚鼠、仓鼠等均可作为阿米巴病的感染模型。

（5）PCR 诊断 通过扩增核酸片段对其进行鉴别诊断，也常用于鉴别与其形态结构相似的迪斯帕内阿米巴（*Entamoeba dispar*）。

2. 人阿米巴病诊断标准

（1）临床特点 起病缓慢，中毒症状较轻，腹痛、腹泻、果酱样便有反复发作倾向，甚至表现为含糊不清的腹部症状，经抗生素治疗无效，应考虑本病，应反复进行病原学检查。

（2）粪便检查 除肉眼所见外，镜下可见红细胞、白细胞、夏科雷登结晶。找到吞噬红细胞的阿米巴滋养体有确诊价值。慢性患者可查获包囊。粪样取未渗混尿液的新鲜粪便，挑选血、黏液部分，反复多次检查。采用浓集法可提高阳性率。

（3）免疫诊断 用于辅助诊断。酶联免疫吸附试验的各种改良法检测特异循环抗体，检出率可达85% 以上，无症状的带虫者仅 10%～40%。由于治愈后阳性滴度能维持数月至数年，对结果的分析应结合临床表现。现症病人可检测到高滴度特异性抗体。近年已开展应用单克隆抗体、DNA 探针及 PCR扩增技术检测血液或粪便中的抗原、鉴定虫种等研究。

（4）乙状结肠镜或纤维结肠镜检查 见大小不等的散在溃疡，边缘整齐，溃疡间黏膜正常，溃疡处刮取物或活组织检查可见滋养体。

（5）治疗性诊断　经各种检查仍不能确诊时，可考虑用特效、窄谱抗阿米巴药作诊断性治疗，如效果明显亦可确诊。

（六）防制措施

1. 预防措施

（1）健康教育　广泛宣传，提醒人们注意饮食卫生。不喝生水，不吃不洁瓜果及生蔬菜，养成餐前便后或制作食品前洗手等卫生习惯。

（2）加强粪便管理，因地制宜做好人和畜禽粪便无害化处理，改善环境卫生。

（3）保护公共水源，严防粪便污染。

（4）加强食品卫生管理。食品制作及工作人员操作过程均应有卫生监督措施。

（5）扑灭苍蝇、蟑螂，采用防蝇罩或其他措施，避免食物被污染。

2. 管理措施

（1）对患者应迅速治疗，按传染病管理办法实行疫情报告、消毒、隔离等处理。应对家庭成员或接触者进行检查。

（2）在一个地区出现一批病例时，要迅速进行实验室检查以确诊，并进行流行病学调查及采取相应措施。

3. 治疗

（1）治疗原则　治疗阿米巴痢疾有3个基本原则，其一是治愈肠内外的侵入性病变，其二是清除肠腔中的包囊和滋养体，其三是防止继发感染。

（2）人阿米巴病的治疗

1）支持治疗　急性期患者应卧床休息，进流质或少渣饮食。严重腹泻者需纠正水、电解质紊乱，必要时静脉补液。慢性患者应注意维持营养。

2）针对病原治疗

①甲硝唑（灭滴灵）：为首选药物。口服吸收良好，半衰期8h。成人剂量800mg，每天3次，疗程5~8天，儿童每天每千克体重35~50mg。危重病例可按此剂量用0.5%水溶液静脉滴注。副作用：有恶心、口中金属味和轻度神经系统反应。孕妇慎用。

甲硝磺酰咪唑（替硝唑）：为第二代硝基咪唑类化合物，半衰期12h。剂量每天每千克体重50~60mg，疗程3~5天，效果良好。副作用小。但包囊排出率较高。

②双碘喹啉：慢性患者宜加用。成人剂量600mg，每天3次，疗程20天。儿童每天每千克体重30~40mg（每天不超过2g）。副作用为头痛、恶心、皮疹、肛门瘙痒。个别可引起视神经炎。不宜用于甲状腺疾病患者。

③二氯尼特（安特酰胺）：为目前最有效的杀包囊药。成人剂量500mg，每天3次，疗程10天。儿童每天每千克体重20mg，分3次服。副作用为腹胀。

此外，四环素、巴龙霉素可用作辅助治疗。

（3）动物阿米巴病的治疗

①灭滴灵（甲硝达唑）：犬首次每千克体重44mg，内服，以后减半，每8h一次，连用5天。

②磷酸氯喹：犬首次每天0.5~1g，猫首次每天0.25~0.5g，分2次内服，以后每天用量减半。

动物和人阿米巴病的治疗都要在上述药物治疗的基础上，进行对症治疗，例如补液、补充营养和调节机体酸碱平衡等。

（七）公共卫生影响

影响本病流行的重要因素是环境卫生、居民的卫生习惯和经济文化水平。一旦发生灾害（如洪水、战争等），生存环境恶化会导致粪便污染、大批人口流动、人群居住拥挤、病媒繁殖、卫生条件恶化，严重影响供水、食品卫生，加上饥饿、疲劳、营养不良、机体抵抗力低下可酿成本病传播、重复感染及暴发性流行。

（刘　群）

◆ **参考文献**

安亦军，郭增柱，谢云秋．1999．应用 ELISA 检测阿米巴脓抗原和循环抗原诊断［J］．中国人兽共患病杂志，15（3）：62-64．

陈洪友，姜庆柱，李勤学，等．2005．阿米巴活体微培养法［J］．中国寄生虫学与寄生虫病杂志，23（6）：453-454．

黄道超，杨光友，王强，等．2006．人和动物的阿米巴病研究进展［J］．动物医学进展，27（5）：51-55．

蒋金书．2002．动物原虫病学［M］．北京：中国农业大学出版社．

夏梦岩，高飞，李小静．2002．阿米巴病的实验诊断研究进展［J］．国外医学临床生物化学与检验学分册，23（2）：91-92．

Clark C. G. . 2006. Methods for the Investigation of Diversity in Entamoeba histolytica. Archives of Medical Research. , 37：259-262.

Fernando Ramos，Patricia Morán，Enrique González，et al. 2005. Entamoeba histolytica and Entamoeba dispar：Prevalence infection in a rural mexican community. Experimental Parasitology. , 110：327-330 .

Larry S. Roberts，John Janovy. 2000. Foundations of Parasitology，McGraw-Hill Higher Education. sixth edition. , 101-109.

Naceed Ahmed Khan. 2007. Acanthamoeba invasion of the central nervous system，International Journal for Parasitology. , 37：131-138.

William Stauffer，Mohamed Abd-Alla，Jonathan I. Ravdin. 2006. Prevalence and Incidence of Entamoeba histolytica Infection in South Africa and Egypt，Archives of Medical Research. , 37：266-269.

第八十三章　弓形虫科寄生虫所致疾病

弓形虫属原虫所致疾病

弓　形　虫　病

弓形虫病（Toxoplasmosis）是由刚地弓形虫寄生于人和动物有核细胞内引起的人与动物共患原虫病。这一病原体于1908年由法国学者Nicolle和Manceaux在北非突尼斯的啮齿类梳趾鼠（*Ctenodactylus gondii*）的肝、脾单核细胞内发现，因其滋养体呈弓形，故命名为刚地弓形虫，又称刚第弓形虫、龚地弓形虫；几乎是同时，Splendole亦于1908年在巴西圣保罗的家兔体内发现了弓形虫。该虫呈世界性分布，在温血动物中广泛存在，猫科动物为其终宿主和重要的传染源。中间宿主包括哺乳类动物、禽类和人等。1922年Janku发现一名11个月右眼盲、左眼畸形、脑积水弓形虫病患儿，是人弓形虫病的首例报告。Wolf和Cowen（1937）首次报道了人的先天性弓形虫病。其后人弓形虫病的病例报道屡见不鲜。1956年Hutchison发现猫粪便具有弓形虫感染性，对了解弓形虫的生活史具有重要价值，Dubey（1970）在猫小肠内发现了弓形虫卵囊，Hutchison等（1969，1970）和Frenkel等（1970）证实了裂殖生殖和配子生殖的存在，最终阐明弓形虫在中间宿主和终宿主体内发育过程和各个阶段虫体的形态，确定了其分类地位。

在我国，于恩庶20世纪50年代首先在猫、兔等动物体内发现弓形虫，其后又从猪和豚鼠体内成功分离虫体。钟惠澜等（1957）在1例病人的肝穿涂片中发现弓形虫，后来又在人体病例中陆续发现。60年代末，我国许多地区发生猪"无名高热"，后经证实系弓形虫所引起。此后，陆续有人和动物弓形虫病例及弓形虫病原分离的报道，引起普遍的重视。目前弓形虫病已经在全国范围内流行。

弓形虫病是一种人与动物共患病，宿主种类广泛，人和动物的感染率均很高。国外报道人群的平均感染率约25%～50%，推算全世界约5亿人感染弓形虫。在美国，弓形虫慢性无症状感染者约占全部人口的1/3，每年至少有3 000名婴儿先天感染（Walsh，1986）。我国居民的感染率为0.1%～47.3%，有9万名新生儿受弓形虫的损害（杜重波，1998）。猪暴发弓形虫病时，发病率可达100%，死亡率高达60%以上，其他家畜如牛、羊、马、犬和实验动物等均能感染弓形虫病。

（一）病原

1. 分类地位　弓形虫在分类上属原生动物亚界（Protozoa）、顶复体门（Apiomplexa）、孢子虫纲（Sporozoa）、真球虫目（Eucoccidiorida）、艾美耳亚目（Eimeriina）、弓形虫科（Toxoplasmatidae）、弓形虫属（*Toxoplasma*）。目前多数学者认为全世界只有刚地弓形虫（*Toxoplasma gondii*）一个种，一个血清型，但根据不同地域、不同宿主、不同毒力、生活史及其发育时间不同等，将其分为不同的虫株。通过多种方法对弓形虫基因型的分析，普遍认为可将弓形虫株分为强毒株和弱毒株。根据从动物体内和人体内分离出的弓形虫基因型频率的差异，将弓形虫分为3种基因型：Ⅰ型常与人体先天性弓形虫病有关，为强毒株；Ⅱ型主要引起慢性感染，也是艾滋病患者感染的主要虫株，为弱毒株；Ⅲ型主要感染动物，也是弱毒株。Levine（1977）认为，在冷血动物中可能有几个不同的种，但详细的生活史和形态构造还不清楚。

2. 形态特征 弓形虫的生活史包括有性生殖和无性生殖两个阶段，前者只在猫科动物的小肠上皮细胞内进行，最终以卵囊随猫粪便排至外界。弓形虫在其生活史中有 5 种主要形态，即滋养体、包囊、裂殖体、配子体和卵囊，但对人和动物致病及与传播有关的发育期为滋养体、包囊和卵囊（亦称囊合子）。现仅描述此 3 个阶段的虫体。

（1）滋养体（trophozoite） 滋养体又称速殖子（tachyzoite），也称为内芽殖子（nedodyozoite）。呈香蕉形或半月形，一端较尖，一端钝圆；一边扁平，另一边较膨隆；长 4～7μm，宽 2～4μm（图83-1 A）。经姬姆萨或瑞氏染色后胞质呈蓝色，胞核呈紫红色；在核与尖端之间有染成浅红色的颗粒称副核体。细胞内滋养体以内二芽殖、二分裂及裂殖生殖等方式不断增殖，一般含数个至十多个虫体，这个由宿主细胞膜包绕的虫体集合体称假包囊，假包囊中的滋养体又称速殖子。电镜下可见虫体表膜由两层组成。外层是典型的单位膜，包绕整个虫体，在侧缘向内凹陷而成胞口样结构的微孔；内层在前端、侧缘和后端三处裂开。虫体前端有一个特殊的胞器，是由表面的极环及在表膜内的一个中空的类锥体组成，类锥体是由一组或几组向上旋曲而中空的弓形线组成，极环由内膜前端增厚而成。虫体后端也有一个相似的环。从极环发出的膜下微管斜向后延伸至后端，通常是 22 条。棒状体（rhoptry）8～10 条，呈球棒状，为腺体样结构。微线为一些弯曲的管状结构，位于虫体前端，与棒状体共同起始。细胞核位于虫体后半部，核仁位置不定，高尔基体常位于核前沿凹陷处；线粒体 1 至数个；虫体还有发达的粗面内质网、溶酶体和核糖体。当虫体进行内二芽殖时，开始在母细胞核前方的高尔基体及其附属物分裂，同时母细胞核的前沿形成 2 个突起的内膜复合层，随后子细胞也出现其他细胞器，细胞核逐渐伸展形成 2 个子核，当子细胞伸长达母细胞膜时，母细胞内膜消失，最后母细胞外膜加入，形成子细胞复合层，并将 2 个子细胞分开（图83-1 B）。速殖子主要出现于疾病的急性期，常散在于血液、脑脊液和病理渗出液中。此外，刚地弓形虫感染 HeLa 细胞，可在其核内和胞质内形成弓形虫滋养体（图83-2）。

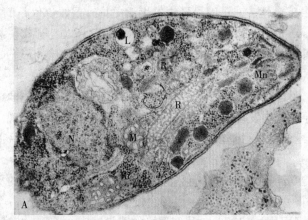
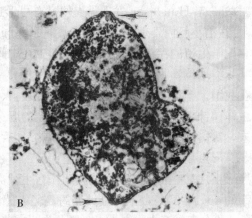

图 83-1 刚地弓形虫滋养体

A. 未分裂形态，可见表膜的内外膜结构，棒状体（R）、微线体（Mn）、线粒体（M）、细胞核（N）、核糖体（Ri）和内含物（L）（超薄切片，×30 800）   B. 刚开始分裂，可见 2 个初期顶端复合物（超薄切片，×30 000）

（徐在海供图）

（2）包囊（cyst）或称组织囊（tissue cyst） 见于慢性病例的脑、骨骼肌、心肌和视网膜等处。包囊呈卵圆形或椭圆形，直径 5～100μm，具有一层富有弹性的坚韧囊壁，内含数个至数千个虫体。囊内的虫体称缓殖子（bradyzoite）。缓殖子的形态与速殖子相似，但虫体较小，核稍偏后。包囊可长期在组织内生存，一定条件下可破裂，缓殖子进入新的细胞。在机体内脑组织的包囊可占包囊总数的 57.8%～86.4%。缓殖子含过碘酸-雪夫氏染色（Periodicacid-schiff，PAS）阳性颗粒，并含阶段特异抗原成分。电镜下，囊壁系由一层空泡膜和膜下不定形物质组成的三层膜，厚 0.2～0.3μm。囊内充满颗粒，将缓殖子隔开。

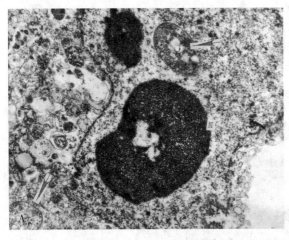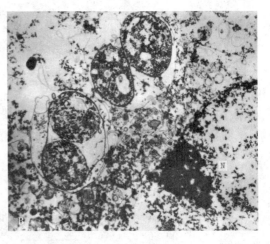

图 83 - 2　刚地弓形虫感染 HeLa 细胞，可见核内和胞质内弓形虫滋养体

A. 及胞质空泡内的 4 个滋养体　B. （超薄切片，×12 000）

（徐在海供图）

（3）卵囊（oocyst）　见于猫科动物（家猫、野猫及某些野生猫科动物）。随终末宿主粪便排出的新鲜卵囊是未孢子化卵囊，呈圆形或椭圆形，具有两层光滑透明的囊壁，其内充满均匀小颗粒。直径为（11～14）μm×（7～11）μm。孢子化卵囊含 2 个孢子囊，直径为3～7μm，每个孢子囊内含 4 个新月形子孢子，其胞质内含暗蓝色的核，靠近钝端。各阶段虫体形态见彩图 83 - 1。

（二）生活史

1970 年 Hutchison 等发现弓形虫在猫肠道中的有性生殖之后，弓形虫的整个发育史基本得到阐明。弓形虫的全部发育过程需要两个宿主，在终末宿主的肠内进行球虫型发育，在中间宿主体内进行肠外期发育（图 83 - 3）。

弓形虫不仅可在终宿主猫及其他猫科动物的小肠上皮细胞内进行有性生殖，也可在其肠外其他组织细胞内进行无性增殖，故猫是弓形虫的终宿主兼中间宿主。中间宿主极其广泛，包括各种哺乳动物、禽类和人等，可寄生在除红细胞外的几乎所有有核细胞中。

（1）在终末宿主体内的发育　猫或猫科动物吞食卵囊、包囊或假包囊后，子孢子、缓殖子或速殖子在小肠内逸出，主要在回肠侵入小肠上皮细胞发育增殖，经 3～7 天，上皮细胞内的虫体形成裂殖体，成熟后释出的裂殖子侵入新的肠上皮细胞形成第二代裂殖体；经数代裂殖增殖后，部分裂殖子发育为大配子体和小配子体，继续发育为大配子和小配子；大配子和小配子受精成为合子，最后形成卵囊，从上皮细胞内逸出进入肠腔，随粪便排出体外，在适宜的环境条件下经 2～4 天即发育为具有感染性的孢子化卵囊。被猫摄入的滋养体，也有一部分进入淋巴、血液循环，随之被带到全身各脏器和组织，侵入有核细胞，以内出芽或二分法进行繁殖，进行在中间宿主体内发育的过程。从理论上讲，猫吞食中间宿主体内的组织囊是弓形虫生活史循环的最佳途径。

（2）在中间宿主体内的发育　孢子化卵囊污染食物和水源而被中间宿主食入或饮入后释放出的子孢子，或通过口、鼻、咽、呼吸道黏膜、眼结膜和皮肤侵入中间宿主体内的滋养体或包囊，均通过淋巴血液循环进入单核巨噬细胞系统的细胞内寄生，并扩散到全身各组织器官，如脑、淋巴结、肝、心、肺、肌肉等部位的细胞内发育增殖，形成假包囊；假包囊破裂后释放出的速殖子侵入新细胞，主要以内出芽方式增殖。一般认为，弓形虫侵入宿主细胞是一个主动过程，包括虫体前端与靶细胞附着定位、顶复合器伸长、棒状体分泌物（如透明质酸酶和溶菌酶）的排出以及靶细胞膜的下陷与包绕。在此过程中，虫体借细胞骨架成分（微管、微线）的屈伸完成主动侵入。入侵所需时间除与虫株、虫龄和靶细胞的种类有关外，还与周围离子浓度有关。弓形虫除侵入宿主细胞质内增殖外，也可侵入细胞核内增殖。

免疫功能正常的机体，部分速殖子侵入宿主细胞后，特别是侵入脑、眼、骨骼肌的虫体增殖速度减

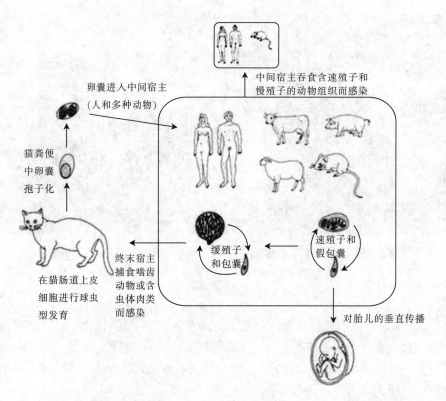

中间宿主吞食含速殖子和
慢殖子的动物组织而感染

卵囊进入中间宿主
(人和多种动物)

猫粪便
中卵囊
孢子化

终末宿主
捕食啮齿
动物或含
虫体肉类
而感染

在猫肠道上皮
细胞进行球虫
型发育

缓殖子
和包囊

速殖子和
假包囊

对胎儿的垂直传播

图83-3 弓形虫生活史示意图

慢，形成囊壁而成为包囊。包囊在宿主体内可存活数月、数年或更长时间。当机体免疫功能低下或长期应用免疫抑制剂时，组织内的包囊可破裂，释出缓殖子，进入血流并到其他新的组织细胞形成包囊或假包囊，继续发育增殖。

（三）流行病学

1. 传染来源与传播途径 动物是弓形虫病最重要的传染源，几乎所有温血动物都可能成为人感染弓形虫的来源。病原学研究证实可以感染弓形虫的哺乳动物至少有200种。受感染的猫科动物，从粪便中排出卵囊，是人类弓形虫感染不可忽视的传染源。家畜的弓形虫感染甚为普遍，猪是重要传染源之一，我国猪弓形虫感染率为4%～71.4%。

病畜和带虫动物的血液、肉、乳汁、内脏以及多种分泌液中都可能有弓形虫，都是人或其他动物的传染来源。在流产胎儿体内、胎盘和羊水中均有大量弓形虫的存在，如果外界条件有利，就可能成为传染源。据报道，含弓形虫速殖子或包囊的食用肉类是人群感染的主要来源。

猫粪便中的卵囊污染饲料、饮水或食具均可成为人和其他动物感染的重要来源。据调查，养猫居民血清学阳性率为20%，而不养猫的居民仅为9.3%。感染弓形虫的家猫在相当长的一段时间内从粪便中排出卵囊，卵囊污染环境并很快孢子化，感染人和其他中间宿主。

滋养体、包囊以及卵囊均具有较强的抵抗力。滋养体对温度敏感，对化学药品抵抗力低，在低温冷冻下可保持较长时间不丧失毒力；滋养体对干燥敏感，涂抹在玻璃片上可存活3h，在日光直射、紫外线、X线或超声波作用下很快死亡。在含有5%和10%食盐的腹水中，滋养体分别于第5天和第2天仍有传染性；在腹水中加入蒸馏水的比例占溶液的70%和90%时，滋养体在第15天和第2天仍有传染性。滋养体在0.25%石炭酸溶液中于4℃经5～6天、在1%石炭酸溶液中于室温下5min、1%来苏儿液或1%盐酸中1min、75%酒精中10min和1%福尔马林中20min死亡，在3.5%碘酒、0.1%氯化汞、0.1%硫柳汞中均迅速死亡。包囊对热敏感，在50℃ 30min和56℃ 10～15min即丧失活力；猪肉中的包囊在冰冻状态可存活35天，在-196℃的甘油保存液中可长期存活。卵囊对外界的抵抗力很强，未孢子化卵囊在 4℃条件下可存活 90 天，－5℃下可存活 14 天，－20℃下可存活 1 天。孢子化卵囊的抵抗力更强，－5℃下可存活 120 天，－20℃下可存活 60 天，－80℃下存活 20 天。卵囊在室温下可存活 3个月，在潮湿的泥土中可存活 117 天，在粪便中于室外 6～36℃的日光下可存活 46 天，阴天（5.5～35.5℃）可存活 76 天，在自然界常温常湿条件下可存活 1～1.5 年，干燥和低温条件则不利于卵囊的生存和发育。

弓形虫对消化酶有相当强的抵抗力。37℃时在 5%淀粉酶或 5%脂酶中滋养体可存活 3h，包囊可存活 5h；在 10%胃蛋白酶溶液中，两者均能存活 5h。

弓形虫主要经口感染，动物之间相互捕食、人吃入未煮熟的肉类为感染的主要途径。经损伤的皮肤和黏膜也可感染。妊娠期妇女感染后可出现虫血症，速殖子经胎盘感染胎儿，造成垂直传播，一般以妊娠早期弓形虫感染导致胎儿先天性感染较为多见。输血或器官移植可能为传播的又一方式。我国报告的509 例弓形虫病中，先天性弓形虫病 242 例，获得性弓形虫病 267 例。苍蝇、蟑螂等携带弓形虫可起传播作用，曾有报道蟑螂吞食卵囊后 2～4 天其粪便仍具传染性。

2. 宿主　人、畜、禽和多种野生动物对弓形虫均具易感性，其中包括 200 多种哺乳动物、70 种鸟类、5 种变温动物和一些节肢动物。在家畜中，对猪和羊的危害最大，尤其对猪，可引起暴发性流行和大批死亡。在实验动物中，以小鼠和地鼠最为敏感，豚鼠和家兔较易感。

3. 人群流行特征　人弓形虫病呈世界性分布。弓形虫是专性细胞内寄生原虫，人群感染普遍，人的感染率为 0.6%～94.0%，许多国家人感染率在 25%～50%。有报道法国最高感染率近 80%，孕妇感染率在 50%～72%。孕妇血清抗体在妊娠期间由阴性转阳性的阳性率为 0.4%～0.6%。我国各地人群中的感染率，因地区和调查方法不同，感染率为 0.30%～47.3%；采用间接血凝试验对 19 个省、自治区、直辖市检测 81 968 份血清样本的阳性率 0.33%～11.79%。中国人口标准化阳性率 6.02%，国际人口标准化阳性率 5.52%，男女无显著差异。我国标准化血清学阳性率最高为贵州（15.09%），其次为广西（12.65%），最低为黑龙江（0.55%）。血清学阳性率随年龄的增加而有所升高，最高的年龄组为 80 岁以上（16.48%），其次为 65～69 岁组（14.00%），0～4 岁组人群最低（4.30%）。男性的标准化血清学阳性率（7.46%）低于女性（8.59%）。在苗族、布依族、蒙古族和壮族人群中的血清学阳性率较高，分别为 25.44%、25.27%、17.14%和 16.73%。不分年龄、性别及种族均可获得感染。据测算我国至少有 5 138 万人感染弓形虫。

弓形虫是最常见的机会性寄生虫，在艾滋病患者中，其感染率约为 30%～40%，艾滋病（人免疫缺陷综合征）人群抗弓形虫抗体阳性率分别为 44.8%和 95.0%。弓形虫脑炎是艾滋病病人的主要死因之一，发病多为隐性感染的活化，由无症状或慢性感染发展为弓形虫脑炎。有人报告 85 例脑弓形虫病中 70 例合并艾滋病，并发率为 82.35%。河南省肿瘤患者、普通患者和健康人群弓形虫感染率分别为63.5%、24.1%和 9.5%。江西省肿瘤患者感染率为 15.9%，健康人群感染率为 6.6%。肿瘤患者养猫户弓形虫感染率（45.78%）高于未养猫户（26.31%）。免疫功能低下患者感染弓形虫均有可能发展为弓形虫病。

4. 自然疫源性　弓形虫已从多种动物体内分离出来。弓形虫在这些动物的各种组织内寄生和繁殖，多呈隐性感染。动物间的相互厮杀、捕食，使弓形虫在野生动物间长期交替中循环不绝，意味着弓形虫感染存在自然疫源性。

（四）对动物与人的致病性

1. 致病作用和病理变化　弓形虫病的发病机制与病理变化是宿主和寄生虫之间相互作用的结果。二者之间的相互作用是十分复杂的，至今人们仍不能全面认识。

弓形虫的致病作用与虫株毒力、宿主的免疫状态有关。根据虫株的侵袭力、繁殖速度、包囊形成与否及对宿主的致死率等，刚地弓形虫可分为强毒株和弱毒株。强毒株侵入机体后迅速繁殖，可引起急性感染和死亡，通常是由急性感染的人或动物体内分离出来的；弱毒株侵入机体后增殖缓慢，在脑或其他组织形成包囊，通常是从隐性感染或无症状的携带者体内分离出来的。由人或动物体内分离的虫株毒力较小，只引起部分小鼠死亡。在动物身上连续传代后，则可提高毒力。目前国际上公认的强毒株代表为RH株，弱毒株代表为Beverley株。已发现的弓形虫毒素有：①弓形虫毒素（toxotoxin）。小鼠感染后，腹腔液中存在此毒素，若将此毒素静脉注射于小鼠，可使其在几分钟内死亡。②弓形虫素（toxo-plasmin）。为弓形虫的提取物，对鸡胚有明显的致畸作用。③弓形虫因子（toxofactor，TF）。是一种出现在细胞培养基上清液中的毒性物质，经腹腔、静脉注射或胃管接种小鼠后，可出现肝和脾肿大、胸腺缩小、流产、发育停滞和中枢神经系统损害。

弓形虫无论从什么途径侵入机体，均经淋巴或直接进入血液循环，造成虫血症，然后再散播到全身其他组织和器官。感染初期，机体尚未建立特异性免疫。弓形虫侵入宿主后迅速分裂增殖，直至宿主细胞破裂。宿主细胞破裂后，速殖子逸出，再侵入宿主细胞，如此反复，形成局部组织的坏死灶，同时伴有以单核细胞浸润为主的急性炎症反应，这是弓形虫病最基本的病理变化。病变的大小取决于虫体增殖的速度、组织的坏死时间以及机体的免疫状态。一般而言，弓形虫的病理改变可分为三种类型。①速殖子在宿主细胞内增殖引起的病变为坏死灶，可被新的细胞取代，也可被纤维瘢痕取代，在瘢痕组织周围常有无炎症反应的胞囊。②胞囊破裂引起的病变。胞囊破裂后释出缓殖子，多数在免疫过程中被破坏，但引起宿主产生迟发型变态反应，导致附近组织坏死，形成肉芽肿病变，病变中央为局灶性坏死或不明显。周围有淋巴细胞、浆细胞、组织细胞、中性粒细胞，偶见嗜酸性粒细胞浸润。在脑组织内有不同程度的胶质细胞反应，小胶质细胞增生。③弓形虫所致的局灶性损害，也可引起继发性病变，血管的炎症可造成血管栓塞，引起组织梗死，这种情况多见于脑部。重症弓形虫患者常见到血管阻塞性坏死。

2. 对动物的致病性

（1）猪弓形虫病 我国猪弓形虫病流行十分广泛，各地均有报道，发病率可高达60%以上。10～50kg的仔猪发病尤为严重，多呈急性发病经过。病猪突然废食，体温升高至41℃以上，稽留7～10天。呼吸急促，呈腹式呼吸或犬坐式呼吸；流清鼻涕；眼内出现浆液性或脓性分泌物。常出现便秘，呈粒状粪便，外附黏液，有的患猪在发病后期腹泻，尿呈橘黄色。少数出现呕吐。患猪精神沉郁，显著衰弱。发病后数日出现神经症状，后肢麻痹。随着病情的发展，在耳翼、鼻端、下肢、股内侧、下腹部等处出现紫红色斑或间有小点出血。有的病猪在耳壳上形成痂皮，耳尖发生干性坏死。最后因极度呼吸困难和体温急剧下降而死亡。孕猪常发生流产或产出死胎。有的发生视网膜脉络膜炎，甚至失明。有的病猪耐过急性期而转为慢性，外观症状消失，仅食欲和精神稍差，变为僵猪。

剖检病变的主要特征为：急性病例出现全身性病变，淋巴结、肝、肺和心等器官肿大（彩图83-2），并有许多出血点和坏死灶。肠道重度充血，肠黏膜上常可见扁豆大小的坏死灶。肠腔和腹腔内有多量渗出液。病理组织学变化为网状内皮细胞和血管结缔组织细胞坏死，有时有巨噬细胞浸润；弓形虫的速殖子见于细胞内或细胞外。急性病变主要见于仔猪。慢性病例可见各脏器的水肿，并有散在的坏死灶；病理组织学变化为明显的网状内皮细胞增生，淋巴结、肾、肝和中枢神经系统等处更为显著，但不易见到虫体。慢性病变常见于年龄大的猪只。隐性感染的病理变化主要在中枢神经系统（特别是脑组织）内见有包囊，有时可见有神经胶质增生症和肉芽肿性脑炎。

（2）绵羊弓形虫病 成年羊多呈隐性感染，临床表现以妊娠羊流产为主。在流产组织内可见有弓形虫速殖子，其他症状不明显。流产常出现于正常分娩前4～6周，大约50%胎膜有病变，绒毛叶呈暗红色，在绒毛叶间有许多直径1～2mm的白色坏死灶。产出的死羔皮下水肿，体腔内有积液，肠管充血，脑部（尤其是小脑前部）有泛发性非炎症性小坏死点。多数病羊出现神经系统和呼吸系统的症状。患畜呼吸促迫，呈明显腹式呼吸；流泪、流涎，运动失调，视力障碍，心跳加快，体温在41℃以上，呈稽留热。青年羊全身颤抖，腹泻，粪恶臭。病理变化的特征是：肺表面有散在的小出血点；胸腹腔有积液；淋巴结肿大，边缘有小结节；从肝、脾、肺、淋巴结中可查见弓形虫的速殖子。

（3）其他动物弓形虫病

1）山羊弓形虫病 中枢神经系统症状和呼吸困难明显。主要临床症状为呼吸促迫和明显腹式呼吸。

2）牛弓形虫病 一般少见临床症状。严重时呈现呼吸困难、咳嗽、发热、头震颤、精神沉郁和衰弱等症状。

3）马弓形虫感染　大多呈隐性，不呈现明显的临床症状。

4）兔弓形虫病　急性病例以高热、呼吸困难和神经系统症状为主。慢性病例呈消瘦和神经系统症状。但多数兔感染后无明显症状。

5）犬弓形虫病　常见症状为呼吸困难、运动失调和下痢。本病在幼犬表现剧烈，且大部分病例与犬瘟热混合感染。犬瘟热病毒可引起免疫抑制作用，从而激发弓形虫病的发生，引起肺炎等症状。剖检可见肺和肝的局灶性坏死，偶尔可见因血管堵塞而引起的广泛性坏死。

6）猫弓形虫病　猫既是终末宿主也是中间宿主，也可表现为临床型弓形虫病。肺炎是猫弓形虫病最重要的临床症状，患猫精神沉郁，厌食，甚至在没有明显临床症状的情况下突然死亡。病理检查可见肺水肿、灶性坏死，肝炎、肌炎、心肌炎和胰腺坏死。偶尔弓形虫可在猫的胆囊和胆管内增殖，引起慢性炎症。但很少见腹泻症状。

7）禽弓形虫病　尽管弓形虫的自然宿主可发生在鸡、火鸡、鸭和多种野鸭，但仅见鸡弓形虫病的散发性暴发报道。闫长清等（1982）首次从我国的病鸡脏器中分离出弓形虫。鸡的临床症状为厌食，消瘦，鸡冠苍白和皱缩，腹泻、排白色粪便，共济失调和运动失调，角弓反张，歪头和失明等。脑内接种弓形虫，3～12天后出现明显症状，在症状出现后24h全部死亡。在1955年报道的一次雏鸡弓形虫病暴发时，全群大部分鸡受到感染，病死率达50%。火鸡和鸭的感染症状轻微，在很多情况下不易察觉。

3. 对人的致病性　我国已报道弓形虫病病例600多例。值得注意的是我国报告了2例艾滋病病人并发弓形虫病。从临床表现可将弓形虫病区分为先天性弓形虫病和获得性弓形虫病两种类型。

（1）先天性弓形虫病

1）神经系统病变　甚为多见，如脑畸形及颅缝裂开。病变引起中脑导水管阻塞，可出现小头畸形。由于大脑发育受损，婴儿多有不同程度的智力障碍，还可出现神经症状。有的表现为脑膜脑炎，严重者有昏迷、瘫痪或角弓反张。

2）眼部病变　亦很多见，常见于儿童和青年人。可累及双眼，典型表现为视网膜脉络膜炎，发生率可达40%～80%，多见于黄斑周区，病程常呈周期性发作，一般认为这主要是由于包囊间歇性破裂，散出弓形虫引起眼组织过敏反应所致。可表现为眼肌麻痹、虹膜睫状体炎、白内障、视神经炎、视神经萎缩和眼组织缺损等症状。

3）早产、流产和异常产　妊娠期间感染弓形虫，常引起流产，在流产分泌物中可发现弓形虫。如感染发生在妊娠后期，胎儿又有免疫异常，则导致胎儿死产或早产。

（2）获得性弓形虫病　一般较先天感染者为轻，但临床表现复杂多样，这是弓形虫侵袭细胞广泛，缺乏对某一器官、系统的特有趋向性所致。常见的临床类型为淋巴结肿大和脑炎型。淋巴结肿大在一部分病人可能是本病的唯一特征。任何部位的淋巴结都可被侵犯，但以深部淋巴结最为常见。被侵犯的淋巴结多无粘连或触痛。脑炎型是我国近年来报告较多的病例，多有头痛、呕吐、抽搐、精神障碍、癫痫甚至昏迷。血清或脑脊液弓形虫抗体阳性，有的病例可分离到弓形虫。此外，获得性弓形虫病还可表现为心肌炎型、心包炎型、肌炎型、肝脾肿大型、肝炎型、关节炎型和神经系统型等多种临床类型。

（五）诊断

1. 病原学检查　生前检查可采取病人、病畜发热期的血液、脑脊液、眼房水、尿、唾液以及淋巴结穿刺液作为检查材料；死后采取心血、心、肝、脾、肺、脑、淋巴结及胸、腹水等。此外，在猫还应收集其粪便，检查是否有卵囊存在。

（1）直接涂片或组织切片检查法　在体液涂片中发现弓形虫速殖子，一般可确立急性期感染的诊断。常规苏木精-伊红（HE）染色组织切片内，确诊速殖子比较困难，为提高准确性，可用姬姆萨染色和特异性标记识别，如免疫荧光法或酶法加以鉴定。

（2）集虫检查法　如脏器涂片未发现虫体，可采取集虫法检查。取肝、肺及肺门淋巴结等组织3～5g，研碎后加10倍生理盐水混匀，2层纱布过滤，500r/min离心3min，取上清液以2 000r/min离心

10min，取其沉淀做压滴标本或涂片染色检查。

（3）实验动物接种　一般将被检材料接种幼龄小鼠观察其发病情况，并从腹腔液检查速殖子。该法应注意被接种小鼠必须是无自然感染者，若虫株毒力低，小鼠往往不发病，可用该小鼠的肝、脾、淋巴结做成悬液再接种健康小鼠，如此盲传3～4代，可提高检出率，并检查脑内有无弓形虫包囊存在。

（4）鸡胚或细胞接种　取无菌处理的组织悬液，接种于10～20日龄鸡胚的绒毛尿囊膜或培养的单层成纤维细胞（单层细胞按培养液1/10量接种，于37℃下培养）。鸡胚在35℃下孵育6～7天，而后剖检，观察是否有病变，同时进行涂片检查。单层细胞于接种后2天，逐日观察细胞病变以及培养物中的虫体。如未发现虫体，也应盲传3代。

（5）卵囊检查法　取猫粪便5g，用饱和盐水漂浮法或蔗糖溶液（30％）漂浮法收集卵囊镜检。

2. 血清学试验　由于弓形虫病病原学检查比较困难且阳性率不高，所以血清学试验仍是目前广泛应用于诊断的重要参考依据，从血清或脑脊液内检测弓形虫特异性抗体，是弓形虫感染和弓形虫病诊断的重要辅助手段，尤其是特异性IgM阳性，代表早期感染，特别适用于流行病学调查和早期生前诊断。近年来，有不少关于检测循环抗原（CAg）的报告，表明循环抗原阳性具有病原学诊断价值。

（1）抗体检测方法

1）染色试验（Sabin-Feldman dye test，DT）　是最早使用的、公认的可靠方法，具有良好的特异性、敏感性和重复性。其原理是采用活滋养体在有致活因子的参与下与样本的特异性抗体作用，使虫体表膜破坏而不为美蓝着染。镜检时60％虫体不被蓝染者为阳性，如测定滴度，则以50％虫体不着色者为血清最高滴度。虫体多数被蓝染者为阴性。但由于需要适宜的含辅助因子的人血清，并要以活弓形虫为抗原，故其应用受到一定的限制。

2）间接血凝试验（IHA）　间接血凝抗体是机体对弓形虫可溶性抗原刺激的应答，比染色试验抗体出现迟。它虽不是最特异的反应，但由于近年来在抗原处理和固定血细胞方法等方面的不断改进，特异性大大提高。结果易于判断，敏感性较高，试剂易于商品化，适于大规模流行病学调查时使用，目前已有试剂盒出售。

3）间接免疫荧光抗体试验（IFA）　以整虫为抗原，采用荧光标记的二抗检测特异抗体。此法可检测同型及亚型抗体，其中检测IgM具有早期诊断价值。但因需荧光显微镜，故在基层推广有困难。此外，检测IgM还可能由于被检血清含类风湿因子、抗核抗体等因素产生假阳性。

4）酶联免疫吸附试验（ELISA）　用于检测宿主的特异循环抗体或抗原，已有多种改良法广泛用于早期急性感染和先天性弓形虫病的诊断。有学者在原有基础上增加用生物素-亲和素系统，其灵敏度可提高数倍。目前临床上多采用同时检测IgM、IgG诊断现症感染。目前已有一些新的改进技术，如金黄色葡萄球菌A蛋白-ELISA法，将金黄色葡萄球菌A蛋白标记酶，替代第二抗体；其他还有Dot-ELISA、ABC-ELISA等。

5）免疫酶染色试验（IEST）　效果与间接免疫荧光抗体试验相似，可用普通光学显微镜观察，便于基层推广应用。

6）微量间接乳胶凝集试验（LAT）　法国和日本十分推崇微量间接乳胶凝集试验。我国杨铁生等（1991）应用自行制备的微量间接乳胶凝集试验试剂盒检测健康人血清64份和猫血清35份。其敏感性、特异性和重复性均与日本荣研试剂盒无显著差异。

（2）抗原检测方法

1）循环抗原（CAg）的检测方法　是近年来应用较多的技术，循环抗原比特异性抗体出现早，是病原体存在的特征。常用的方法为ELISA，也有改进的斑点-ELISA、黑色素细胞抗体-ELISA等。具有较高的敏感性和特异性，可诊断弓形虫急性感染。

2）抗弓形虫McAb的建立与应用　采用McAb-微量反向间接血凝试验（RIHA）检测弓形虫循环抗原，制成了用于早期弓形虫病的诊断试剂盒。

3）PCR检测技术　夏爱娣等（1992）和韦相才等（1994）建立了诊断弓形虫病的PCR方法，提取外周血白细胞 DNA 进行扩增，具有较高的敏感性和特异性；石群立等（1992）用建立的 PCR 检测 30 例先天性畸形儿石蜡包埋脑组织中的弓形虫，扩增出 13 例阳性结果（43.3%）。

（六）防制措施

1. 预防　对人和动物弓形虫病的预防重于治疗。尤其是对免疫缺陷患者及免疫抑制剂使用者，更要注意预防。预防水平传播包括肉类应充分煮熟以杀灭包囊；防止猫粪污染餐具、水源、食物和饲料。注意个人卫生。某些国家把孕妇的弓形虫检测列为与梅毒、艾滋病等同等重要，已成为常规妊娠检查项目之一，在法国是强制检测项目。

（1）畜舍内应严禁养猫，并防止猫进入厩舍；严防猫粪污染饲料和饮水；扑灭圈舍内外的鼠类。屠宰废弃物必须煮熟后方可作为饲料。

（2）定期对种猪场或重点疫区的猪群进行流行病学监测，阳性猪只及时隔离饲养或有计划淘汰，以消除传染来源。

（3）密切接触家畜的人群以及兽医工作者应注意个人防护，并定期做血清学检测。有生食或半生食习俗的地区，要进行科普教育，移风易俗。免疫功能低下和免疫功能缺陷者，要注意进行血清学监测与防护。避免儿童和孕妇与猫接触。

（4）利用虫苗进行预防已初显成效。20 世纪 60 年代，人们已开始探讨对弓形虫病的预防接种，发现活虫苗效果优于死虫疫苗，加有佐剂的死虫疫苗效果优于不加佐剂者。目前已研制出弓形虫无毒力株活疫苗和弱毒力株疫苗。无毒力弓形虫 Ts-4 温敏变异体活速殖子作疫苗接种，获得显著进展。目前已有采用鼠源弓形虫 S48 的裂殖体致弱制成的羊弓形虫苗（Toxovax）上市销售。计浩等（1981）通过组织培养和紫外线照射，在虫体传至 65～210 代时，获得弱毒虫株，注射猪体后仅有少数猪发生轻微反应，免疫后 14～45 天攻毒，100% 猪只获得保护，效力可持续 6 个月以上。杜重波等（1998）选育出弓形虫自然弱毒株，其免疫后的小鼠可抵抗强毒的大剂量攻击，保护率达 90% 以上。但弓形虫弱毒株的最大缺点是在免疫动物体内残留包囊。杜重波等（1998）报道成功研制出弓形虫分泌排泄抗原（E/SA）疫苗，对 30 只受试绵羊的免疫保护试验表明，弓形虫分泌排泄抗原苗安全可靠。

近年来，亚单位疫苗和核酸疫苗成为新的研究热点。p30 抗原是速殖子的主要抗原成分，是诱导宿主免疫应答的主要靶抗原，具有高度的免疫原性和免疫保护性，是一种很有前途的疫苗候选抗原。重组蛋白疫苗和核酸疫苗的研究都显示了广阔的应用前景。

2. 治疗　除螺旋霉素、氯林可霉素有一定疗效外，其余绝大多数抗生素对弓形虫病无效。磺胺类药物对弓形虫病有很好的治疗效果，磺胺类药物和抗菌增效剂联合应用的疗效最好。但应注意在发病初期及时用药，如用药较晚，虽可使临床症状消失，但不能抑制虫体进入组织形成的包囊，而使病人或病畜成为带虫者；另外，磺胺类药物也不能杀死包囊内的慢殖子。使用磺胺类药物首次剂量应加倍。投药或注射后 1～3 天体温即可逐渐恢复正常，一般需要连用 3～4 天。对于动物弓形虫病可选用下列磺胺类药物：

磺胺甲氧吡嗪加甲氧苄胺嘧啶：前者按每千克体重 30mg，后者按每千克体重 10mg，每天 1 次，连用 3 次。

12% 复方磺胺甲氧吡嗪注射液与甲氧苄胺嘧啶按 5:1 的比例，以每千克体重 50～60mg，每天肌内注射 1 次，连用 4 次。

磺胺六甲氧嘧啶：按每千克体重 60～100mg 单独口服，或配合甲氧苄胺嘧啶每千克体重 14mg 口服。每天 1 次，连用 4 次。可迅速改善临床症状，并能有效地抑制速殖子在体内形成包囊。

磺胺嘧啶加甲氧苄胺嘧啶：前者按每千克体重 70mg，后者按每千克体重 14mg，每天 2 次口服，连用 3～4 天。磺胺嘧啶也可与乙胺嘧啶（剂量为每千克体重 6mg）合用。

此外，选用长效磺胺嘧啶和复方新诺明对猪等动物的弓形虫病也有良好的效果。

人的弓形虫病可用磺胺嘧啶和乙胺嘧啶作为首选药物。使用剂量：乙胺嘧啶成人每天 50mg，儿童每天每千克体重 1.0mg，分 2 次口服；磺胺嘧啶成人每天 4.0g，儿童每天每千克体重 150mg，分 4 次口服；以 1 个月为一疗程，可延长至 4 个月。应加服甲酰四氢叶酸钙 3～6mg，肌内注射。有人报道使用磺胺六甲氧嘧啶与抗菌增效剂合用的疗效更好。对于孕妇应首先选用螺旋霉素，此药毒性较小，口服剂量为每天 2～3g，分 4 次口服，连用 3～4 周，间隔 2 周，重复使用。对个别患者可能有副作用，应予注意。孕妇忌用乙胺嘧啶，以防致畸。

（七）公共卫生影响

弓形虫是一种重要的食源性人与动物共患病，食入生的或未熟的肉类食品是弓形虫感染人的主要途径。免疫功能低下者和孕妇是高危人群，易患弓形虫病，且病情严重。弓形虫感染已成为艾滋病的诊断指标之一，免疫抑制病人很易感染弓形虫。

弓形虫病还是优生优育的一大威胁。妊娠妇女感染后可传染给胎儿，如果妊娠早期发生感染，可导致早产、流产、死产，或者新生儿弓形虫病，出生后有眼、脑、肝的病变或畸形。饲养宠物有可能感染弓形虫，特别是猫，因为猫的粪便里有弓形虫卵囊，容易污染食物或手，使人经口感染。

建议将弓形虫检测列入鲜肉的常规检验之中。

（张龙现）

◆ 参考文献

蒋金书. 2000. 动物原虫病学［M］. 北京：中国农业大学出版社：258-272.

汤林华. 分子寄生虫学［M］. 上海：上海科技出版社：150-175.

吴观陵. 2005. 人体寄生虫学［M］. 第 3 版. 北京：人民卫生出版社：246-258.

Kreier，JP. 1993. Parasitic Protozoa (Second Edition). V6. Academic Press，INC.，1-57.

第八十四章 隐孢子虫科寄生虫所致疾病

隐孢子虫属原虫所致疾病

隐 孢 子 虫 病

隐孢子虫病（Cryptosporidiosis）是人、家畜、伴侣动物、野生动物、鸟类、爬行动物和鱼类感染一种或多种隐孢子虫引起的一种寄生原虫病。Tyzzer 于 1907 年最早在小鼠体内发现并命名为隐孢子虫，之后数十年间，除在 1955 年报道引起雏火鸡腹泻和 1970 年报道引起犊牛腹泻之外，罕见其他病例报道。直到 1976 年，Nime 和 Meisel 分别报道 1 例人隐孢子虫病，才首次证实隐孢子虫可以感染人，1982 年美国疾病控制与预防中心报道了来自 6 个大城市的 21 位艾滋病男性患者由于寄生隐孢子虫引起了严重的腹泻（Anon，1982），由此而引起世界范围的关注。隐孢子虫能单独致病亦可与其他病原混合感染致病。近几年国外对隐孢子虫污染水源的报告逐渐增多，由于常规自来水处理方法不能清除隐孢子虫卵囊，引起了有关方面的高度重视。目前隐孢子虫病已成为美国六大腹泻病之一，1993 年美国疾病控制与预防中心把该病列入美国三大主要暴发疾病。隐孢子虫因能引起哺乳动物（特别是犊牛和羔羊）的严重腹泻和禽类的剧烈呼吸道症状，而具有重要经济意义。1986 年美国学者 Fayer 和 Ungar 估计隐孢子虫引起的犊牛腹泻造成的经济损失每年达 620 万美元。隐孢子虫也能引起人（特别是免疫功能低下者）的严重腹泻。本病具有重要公共卫生意义，同时也给畜牧生产造成巨大的经济损失。

（一）病原

1. 分类地位　隐孢子虫在分类上属原生动物亚界（Protozoa）、顶复体门（Apicomplexa）、孢子虫纲（Sporozoa）、球虫目（Coccidiida）、隐孢子虫科（Cryptosporidiidae）、隐孢子虫属（Cryptosporidium）的多种隐孢子虫。已发现人、畜体内有小球隐孢子虫、安氏隐孢子虫、小鼠隐孢子虫、火鸡隐孢子虫、贝氏隐孢子虫和猪隐孢子虫，以及在蜥蜴、狐、鹿、鼠体内分离到的隐孢子虫虫株。已被确认的虫种见表 84-1。

表 84-1　隐孢子虫有效种

种　类	主要宿主	次要宿主
小鼠隐孢子虫（C. muris）	啮齿动物、双峰驼	人、蹄兔、野生白山羊
安氏隐孢子虫（C. andersoni）	牛、双峰驼	绵羊
小球隐孢子虫（C. parvum）	牛、绵羊、山羊、人	鹿、鼠、猪
人隐孢子虫（C. hominis）	人、猴	儒艮、绵羊
魏氏隐孢子虫（C. wrairi）	豚鼠	
猫隐孢子虫（C. felis）	猫	人、牛
犬隐孢子虫（C. canis）	犬	人

（续）

种　类	主要宿主	次要宿主
火鸡隐孢子虫（*C. meleagridis*）	火鸡、人	鹦鹉
贝氏隐孢子虫（*C. baileyi*）	鸡、火鸡	澳洲鹦鹉、鹌鹑、鸵鸟、鸭
鸡隐孢子虫（*C. galli*）	鸣雀、鸡、山雀、松雀	
蛇隐孢子虫（*C. serpentis*）	蛇、蜥蜴	
蜥蛇隐孢子虫（*C. saurophilum*）	蜥蜴	蛇
摩氏隐孢子虫（*C. molnari*）	鱼	
猪隐孢子虫（*C. suis*）	猪	
牛隐孢子虫（*C. bovis*）	牛	

2. 形态特征　隐孢子虫各发育阶段的形态构造和艾美耳亚目的其他球虫相似，在发育过程中先后经历卵囊、子孢子、裂殖体、裂殖子、滋养体和配子体、配子等几种形式。

（1）卵囊（oocyst）　卵囊呈圆形或椭圆形，在宿主体内孢子化，内含 4 个裸露子孢子和 1 个大残体，残体由无数个颗粒和膜包围的小球形体组成（图 84 - 1 A，彩图 84 - 1）。成熟卵囊有厚壁和薄壁两种类型，厚壁卵囊的囊壁分为明显的内外两层，内层细致、外层粗糙，形成具有抵抗力的囊壁。这种卵囊排出体外后可感染其他动物。薄壁卵囊仅有一层膜，其在体内脱囊后仅有少数发育成感染性卵囊从而造成宿主自体循环感染，其与再循环型裂殖体被认为是无需接触外源卵囊而持续感染的根本原因。

（2）其他阶段虫体　隐孢子虫的子孢子和裂殖子均呈香蕉形，具有复顶门寄生虫的典型细胞器，如表膜、棒状体、微线体、电子致密颗粒、核、核糖体、膜下微管和顶环。但缺乏极环、线粒体、微孔和类锥体等细胞器（图 84 - 1 B）。

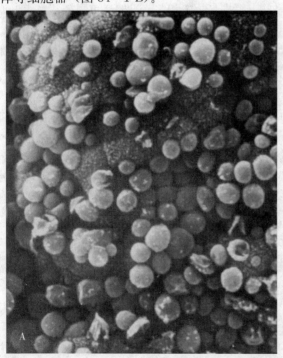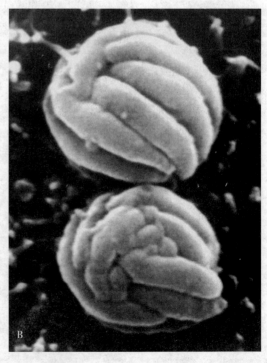

图 84 - 1　扫描电镜下的贝氏隐孢子虫

A. 卵囊　B. 两个 I 型裂殖体

（引自 www. k-state. edu，经 Steve J. Upton 授权）

　　子孢子或裂殖子与黏膜上皮细胞接触后，逐步过渡为球形滋养体。在核分裂之后，同步发育的裂殖子围绕着裂殖体的边缘。成熟后的裂殖子从残体分离，逸出细胞外。不成熟的小配子体类似裂殖体但含小的紧密的核。当核在配子体表面隆起时，小配子开始形成。成熟小配子从配子体表面分离。小配子呈棒形，前端较平截。缺乏在其他球虫小配子体中见到的典型的鞭毛和线粒体。浓集的核组成大多数小配子体。虫体完全被质膜包裹。大、小配子结合形成合子，合子发育成薄壁或厚壁卵囊。两种类型的卵囊在宿主体内孢子化，含 4 个子孢子。薄壁卵囊仅包裹一层单位膜。厚壁卵囊被多层抗环境因素的壁包裹。

（二）生活史

　　各种隐孢子虫的发育过程类似，以小球隐孢子虫为例简述隐孢子虫发育史。

　　生活史过程包括脱囊、裂殖生殖、配子生殖、受精、卵囊形成和孢子生殖（图 84 - 2）。隐孢子虫全部发育过程均在细胞膜与细胞质之间的带虫空泡内完成。孢子化卵囊是唯一的外生性阶段，在坚韧的两层卵囊壁内含 4 个子孢子，随粪便排出体外。

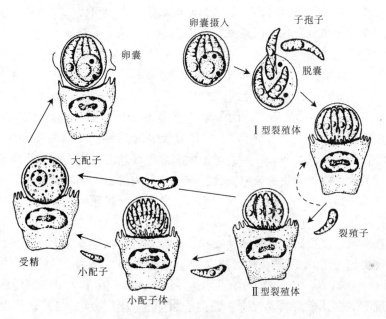

图 84 - 2　小球隐孢子虫生活史

　　卵囊被适宜的宿主摄入之后，子孢子脱囊并侵入胃肠道或呼吸道上皮细胞。脱囊的子孢子前端黏附在上皮细胞腔面，向里钻入直到被微绒毛包围，虫体寄生于细胞内而在细胞质外。子孢子分化成球形的滋养体，经过核分裂，进入无性繁殖，即裂殖生殖。贝氏隐孢子虫有三种类型的裂殖体，小球隐孢子虫有两种类型裂殖体。小球隐孢子虫 I 型裂殖体分化成 6 个或 8 个裂殖子。理论上每一个成熟的裂殖子感染另一个宿主细胞发育成为另一个 I 型或 II 型裂殖体，成熟的 II 型裂殖体产生 4 个裂殖子。仅 II 型裂殖体的裂殖子感染新的宿主细胞之后启动有性繁殖（即配子生殖），裂殖子分化为小配子体或大配子体。小配子体发育为多核体，最终形成 16 个小配子，小配子相当于精细胞；大配子相当于卵细胞。大小配子结合形成合子，合子进一步发育为卵囊，并在原位孢子化形成含 4 个子孢子的孢子化卵囊。胃肠道中的卵囊随粪便排出，而呼吸道中卵囊随呼吸道或鼻腔分泌物排出体外，部分卵囊经喉头再经消化道被排出体外。有两种类型的卵囊，薄壁卵囊在体内破裂释放子孢子，导致宿主自身感染；厚壁卵囊排出体外感染其他宿主。

（三）流行病学

　　1. 传染来源与传播途径　传染来源是患病动物和向外界排卵囊的动物或人。卵囊对外界环境有很强的抵抗力。小球隐孢子虫卵囊可保持活力很长时间。20℃放置 6 个月后多数卵囊仍对哺乳小鼠有感染性，高温可使活性迅速丧失，卵囊放置 25℃ 和 30℃ 保持感染性 3 个月，卵囊置于 59.7℃ 5min 后，感染性已非常低，71.7℃ 仅几秒即可杀死卵囊。速冻和逐渐降温到 −70℃ 即使在多种冷冻剂存在的情况下仍导致卵囊的快速失活，−5℃ 保持活力达 2 个月。干燥对卵囊是致死性的。在干燥 2h 之后仅 3% 的卵囊有活性，4h 之后 100% 被杀死。粪便落于地面，由风和水把卵囊传播到其他地方或深入土壤。初始感染者是随食物、水或与感染病人、动物或污染的地表密切接触而摄入卵囊。卵囊对大多数消毒剂有明显的抵抗力，只有 50% 以上的氨水和 30% 以上的福尔马林作用 30min 才能杀死隐孢子虫卵囊。

卵囊通过粪便到口途径从感染宿主传播到易感宿主。通过污染的饲料和饮水而传播，也可能有空气传播。

2. 易感宿主 隐孢子虫的宿主范围很广，可寄生于 150 多种哺乳动物和人，尤其是幼龄儿童和免疫抑制病人，30 多种鸟类、淡水鱼类和海鱼，57 种爬行动物。家畜中常见报道的动物种类有奶牛、黄牛、水牛、猪、绵羊、山羊、马以及犬、猫；禽类常见报道的有鸡、鸭、鹅、火鸡、鹌鹑、鸽、珍珠鸡，野生动物和野生禽类均有较多报道。

隐孢子虫不具有很明显的宿主特异性。如鹌鹑源火鸡隐孢子虫可以感染鹌鹑、鸡、鸭和小鼠，自艾滋病病人分离的火鸡隐孢子虫分离株可以感染仔猪、雏鸡、小鼠、火鸡雏、犊牛、鸽和兔。

3. 分布与流行 隐孢子虫呈全球分布。西班牙 3～4 日龄犊牛感染率高达 44.4%，6～15 日龄犊牛感染率达到高峰，1.5～4 月龄的刚断奶犊牛感染率 14%，4～24 月龄的育肥犊牛和青年牛感染率 7.7%，成年牛感染率 17.8%。西班牙、美国、意大利等 6 个国家 8 次调查的绵羊个体感染率从 4%～80% 不等，群体感染率从 3%～73% 不等；山羊个体感染率 11%～42%，群体感染率 13%～40%。美国北加州肉仔鸡粪便阳性率 27%。北京地区 2～3 月龄犊牛感染率平均 18.45%，4～5 月龄犊牛感染率平均 7.3%；河南奶牛感染率 11%～40%。我国绝大多数地区均已报道人和畜禽隐孢子虫感染。禽类中以贝氏隐孢子虫流行最为广泛；奶牛感染以安氏隐孢子虫最为常见；鹌鹑既感染火鸡隐孢子虫又感染贝氏隐孢子虫。蒋金书等先后从奶牛、猪、骆驼、小鼠、北京鸭、鹌鹑、鸡、鸽、鸵鸟，以及鹿、狐、蜥蜴分离到隐孢子虫虫株。

人隐孢子虫病在欧洲、南美洲、北美洲、亚洲、非洲和大洋洲等 60 多个国家有报道。根据 36 个大样本调查，欧洲和北美洲发达国家健康人粪便隐孢子虫卵囊阳性率为 1%～3%，亚洲发展中国家为 5%，非洲则高达 10%。腹泻病人中，卵囊阳性率达 3%～10%。其中 2 岁以下婴幼儿腹泻粪便中卵囊阳性率更高。如印度 682 例儿童腹泻粪便中，隐孢子虫卵囊阳性率为 13.1%，其中 6 个月以下婴幼儿阳性率为 16.8%，12～18 个月婴儿为 13.5%。我国的调查结果表明，婴幼儿腹泻粪便中隐孢子虫卵囊阳性率最高，感染率为 0.85%～11.39%，感染年龄多数在 0.8～1 岁，最小患者仅 50 多天。一般认为，在营养状况和卫生条件较差的地区，儿童隐孢子虫感染率较高。此外，隐孢子虫感染呈现一定的季节性，潮湿、温暖的季节发病较多。

隐孢子虫是艾滋病病人最常见的一种机会性肠道病原体。美国疾病控制与预防中心的 1 份调查表明，在美国和欧洲，大约 11%～21% 的艾滋病病人腹泻粪便中可发现隐孢子虫卵囊；而在非洲和其他发展中国家，这个比例高达 12%～48%。可在 2%～10% 艾滋病病毒感染者的粪便中检出隐孢子虫卵囊。

水源污染是造成隐孢子虫病暴发流行的重要原因。目前已有美国、英国等国家报告因饮用水被污染造成居民隐孢子虫病暴发流行。其中最大的一次发生（1993）造成美国威斯康星州密尔沃基市 40 多万人感染，死亡近百人，造成的直接经济损失近亿美元。

另据不完全统计，已有 20 例以上的实验室工作人员因接触感染的犊牛、鼠或兔遭受感染。还有报道通过医院制冰机、地板清洁机、厕所拖把污染造成院内感染者。血液透析病人和儿科病人经呼吸道吸入造成的感染已有报道。

（四）对动物与人的致病性

1. 致病作用和病理变化 隐孢子虫损伤肠道并引起临床症状的机理，据推测是因为虫体改变了寄居的宿主细胞的活动或从肠管吸收营养物质。内生发育阶段，虫体寄生使肠管微绒毛数量减少、体积变小，且因成熟的肠细胞脱落微绒毛数量进一步减少，使双糖酶活性降低，乳糖和其他糖进入大肠降解。这些糖促进细菌过度生长，形成挥发性脂肪酸，改变渗透压，或在肠腔中积累不吸收的高渗营养物质而引起腹泻。回肠中液体和电解质的过度分泌，表明寄生虫产生的霍乱样毒素刺激肠细胞腺苷酸环化酶系统产生 cAMP。

（1）动物的病理变化　牛肠型隐孢子虫病主要可见小肠远端肠绒毛萎缩、融合，表面上皮细胞转化为低柱状或立方形细胞，肠细胞变性或脱落，微绒毛变短。单核细胞、中性粒细胞浸润固有层。盲肠、结肠和十二指肠也可被感染。所有部位隐窝扩张，内含坏死组织碎片或坏死淋巴细胞。这些病变减少了维生素 A 和碳水化合物的吸收。随粪便和尿排出卵囊的腹泻犊牛的输尿管上皮和腹泻犊牛肺脏也感染有隐孢子虫。

禽感染隐孢子虫表现呼吸道、肠道和肾脏的病理变化。呼吸道眼观病变有气管、鼻窦和鼻腔有过量黏液，气囊可能有分泌物。组织学观察感染上皮细胞肥大、增生，有巨噬细胞、异嗜细胞、淋巴细胞和浆细胞浸润。纤毛减少或脱落，微绒毛分叉、变钝或萎缩。肠道眼观病变包括小肠和盲肠膨胀，肠腔内充满黏液和气体。显微病变包括肠绒毛萎缩和融合、隐窝增生，炎性细胞浸润。肾脏眼观病变可见远曲小管、集合小管、集合管和输尿管肥大和增生。常可见炎性细胞浸润。

（2）人的病理变化　隐孢子虫寄生部位在空肠近端，严重者可播散到整个消化道。此外，呼吸道、胆囊和胆管、胰腺、扁桃体等处也可寄生虫体。轻度感染者肠上皮细胞改变不明显。中度和重度感染的病人肠黏膜虫体寄生处可见黏膜表面凹陷，部分绒毛萎缩变短，甚至脱落消失。隐窝上皮细胞增大，隐窝变深，黏膜表面的立方上皮细胞变得低平。上皮细胞层和黏膜固有层内有淋巴细胞、中性粒细胞、浆细胞和巨噬细胞浸润。电镜观察可见虫体寄生处微绒毛萎缩、低平，而附近的微绒毛变长。虫体寄生的上皮细胞胞质内可见空泡，内质网和高尔基体有退化现象。CD_4^+ 细胞对于机体清除隐孢子虫至关重要。隐孢子虫感染者 T 细胞亚群异常则局部黏膜免疫功能低下，肠黏膜有大量虫体附着，破坏微绒毛的形态和正常功能，从而使患者消化不良，肠黏膜吸收障碍。

2. 对动物的致病性

（1）家禽隐孢子虫病　鸡易感日龄和潜隐期长度呈负相关。禽类隐孢子虫病表现呼吸道、肠道或肾脏的症状或病变。在一次暴发的病例中，通常是一个部位受影响。肉仔鸡有鸡贫血因子和隐孢子虫合并感染的报道。隐孢子虫、肠道病毒和细菌往往共同引发疾病。

①呼吸道疾病：报道于鸡、火鸡、鹌鹑、野鸭、环颈雉、澳洲长尾小鹦鹉、黑头鸥和丛林鸟类。一般情况下，临床症状包括咳嗽、喷嚏、呼吸困难和啰音。

②肠道疾病：见于火鸡、白喉鹌鹑、澳洲长尾小鹦鹉、澳洲鹦鹉、相思鸟、鸽子和黑头鸥。白喉鹌鹑和火鸡发病率和死亡率高。

③肾脏疾病：见于雀类、丛林鸟类和鸡。肾脏苍白和肿大。

（2）哺乳动物隐孢子虫病

1）牛肠型隐孢子虫病　牛感染隐孢子虫最早见于 4 日龄犊牛，最显著的症状见于未断奶犊牛，表现腹泻伴随昏睡、食欲不振、发热、脱水、体况较差。自然感染犊牛腹泻粪样中高峰期卵囊数量 OPG 值为 $10^5 \sim 10^7$。高致病力虫株单一感染免疫缺陷宿主或误诊可导致长时间、棘手的腹泻或高死亡率。一般情况下，犊牛在最初几天对 ETEC-K99$^+$ 高度易感，1~2 周龄犊牛对轮状病毒和冠状病毒高度易感，犊牛腹泻调查应考虑多重感染的可能性。

2）牛胃型隐孢子虫病　隐孢子虫体内生发育阶段在皱胃，主要发生于青年牛和成年牛，产奶量显著降低。血浆胃蛋白酶原浓度显著升高，体重显著减轻。胃型隐孢子虫病不表现腹泻，但卵囊排出可持续几个月的时间。

3. 对人的致病性——肠型隐孢子虫病　人隐孢子虫病的典型和常见症状是腹泻。粪便水样并可能含有黏液，但很少见血液。肠蠕动增强且次数增加，引起减重和脱水。曾经报道肠蠕动多达 71 次，每天失水 12～17L，其他常见症状包括胃痉挛、发热、恶心和呕吐。不常见的症状包括头疼、衰弱、疲劳、肌肉疼和厌食。

机体的免疫反应状态影响感染的严重程度和持续时间，绝大多数免疫功能正常者表现出温和到中度的急性肠炎；绝大多数无免疫应答病人表现出中度到严重的慢性肠炎，持续时间与免疫损伤时间相同。若炎症消退，上皮细胞可再生，否则肠炎持续发生会对生命造成威胁。

感染并不总是局限于小肠，尤其是免疫功能低下的病人，内生发育阶段虫体曾发生于肺、食管、胃、肝、胰腺、胆囊、蚓突、结肠，肠道外感染的病人表现出的临床症状与感染器官相关。呼吸道感染有严重的咳嗽、气喘、哮吼、声音嘶哑和气短。其他部位感染导致肝炎、胰腺炎、胆管炎、胆囊炎和结膜炎。

（五）诊断

隐孢子虫感染多呈隐性经过，感染者一般只向外界排出卵囊，而不表现出任何临床症状。对一些发病动物，即使有明显的症状，也常常是非特异性的，故不能用以确诊。另外，动物在发病时常伴有许多条件性病原体的感染，确诊只能依靠实验室手段观察隐孢子虫的各期虫体，或采用免疫学技术检测抗原或抗体。

1. 生前诊断 病原诊断主要依靠从患者粪便、呕吐物或痰液中查找卵囊。采用粪便（或呼吸道排出的黏液）集卵法。用饱和蔗糖液法或甲醛-醋酸乙酯沉淀法收集粪便中的卵囊，再用显微镜检查。因隐孢子虫卵囊很小，往往容易被忽略，需要放大至 1 000 倍进行观察。在显微镜下可见圆形或椭圆形的卵囊，内含 4 个裸露的、香蕉形的子孢子和 1 个较大的残体。隐孢子虫卵囊在饱和蔗糖溶液中多呈玫瑰红色。

2. 死后诊断 尸体剖检时刮取消化道（特别是禽的法氏囊和泄殖腔）或呼吸道黏膜，做成涂片，用姬姆萨液染色，虫体的胞质呈蓝色，内含数个致密的红色颗粒。最佳的染色方法是齐-尼氏染色法，在绿色的背景上可观察到多量圆形或椭圆形的红色虫体，直径 2～5μm。

其他一些实验室诊断方法也可以用于生前和死后诊断。包括：

（1）金胺-酚染色法 新鲜粪便或经甲醛保存的粪便均可采用该法。染色后的卵囊在荧光显微镜下为一圆形小亮点，高倍时发出乳白色或略带绿色的荧光。多数卵囊周围深染，中央色淡，呈厚环状，或深色结构偏位，有些卵囊全部深染。个别标本可出现非特异性的荧光颗粒，应注意鉴别。

（2）沙黄-美蓝染色法 染色后的卵囊为橘红色，其形态与改良抗酸染色基本相似，但非特异的红色颗粒特别多，卵囊少时难发现。

（3）金胺-酚-改良抗酸复染法 金胺-酚染色法染色后的标本存在许多非特异颗粒，易与卵囊混淆，初学者难以区分。复染法处理最大的优点是使这些非特异颗粒染成蓝黑色，便于与隐孢子虫卵囊鉴别。染色所用的金胺-酚和高锰酸钾溶液配制应在 1 个月使用，否则影响染色效果。

隐孢子虫卵囊抗酸染色见彩图 84-1。

3. 免疫学和分子生物学技术 在诊断隐孢子虫病和临床评价中有一定的作用。如免疫荧光试验、抗原捕获 ELISA，现在已作为实验室诊断的常用技术。PCR 已作为研究性实验室的常规技术。血清学检测技术有一定的参考价值，因为许多健康动物有抗隐孢子虫抗体。临床兽医师应当意识到"卵囊＋寄生虫"检查不适于隐孢子虫病诊断。

对可疑病例也可采用感染实验动物加以确诊。

（六）防制措施

1. 预防 隐孢子虫感染是因为摄入卵囊，有效控制措施必须针对减少或预防卵囊的传播。卵囊对很多环境因素和绝大多数消毒剂和防腐剂有显著的抵抗力。卵囊可在恶劣的环境中散播并存活较长时间。常规的水处理方法不能有效除去或杀死所有卵囊。

控制人感染的最重要的措施包括：严重免疫抑制病人应避免与任何湖水、溪水接触；采取消毒措施将家庭和公共设施中人与人之间的传播减至最小，有效处理娱乐场所和设施以及饮水的污染；在医院、实验室和托儿所、幼儿园等场所应尽量减少与传染来源接触的机会。

动物隐孢子虫病的控制措施中，粪便的有效处理和搞好环境卫生是最为有效的。

预防或限制感染扩散的措施必须针对消除或减少环境中的感染性卵囊。

隐孢子虫卵囊对绝大多数市售消毒剂不敏感，氯和相关化合物可以极大地降低卵囊脱囊或感染的能力，但由于需要相当高的浓度和较长的作用时间，限制了实际应用。水溶性或气体状态的氨和过氧化可极为有效地减少或消除卵囊感染性，可能有应用前景。臭氧似乎是最为有效的化学消毒剂之一，可能对水中卵囊有很好的应用前景。在尚未开发出更高效的消毒剂之前，在商品化畜牧业生产条件下，要消灭卵囊和进行消毒十分困难。

64.2℃ 5min，72.4℃ 1min 可使卵囊失活，实验室规格的巴斯德消毒器，卵囊悬浮在水和奶中71.7℃ 5s、10s 和 15s，可使卵囊灭活。卵囊可以长时间抵抗－20℃冰冻；但即使有低温保护剂，－70℃以下仍不能存活。使用蒸汽清洁可能是目前较为有效和较安全的消毒方法，因为65℃以上的温度可杀灭隐孢子虫卵囊。

贝氏隐孢子虫的一次肠道和呼吸道感染即能引起鸡只的免疫应答，并清除已感染的黏膜上虫体，且对肠道或呼吸道同种卵囊的再攻击产生免疫力。当给 8～14 日龄肉鸡经口或经气管接种卵囊后，可导致14～16 日龄时黏膜的严重感染，不久之后机体可迅速地清除虫体，因此将隐孢子虫病称为自限性感染疾病。当鸡体清除初次感染时，能检测出高滴度的对贝氏隐孢子虫的特异性循环抗体，并显示有针对贝氏隐孢子虫抗原的迟发型超敏反应。对能否利用隐孢子虫抗原制作疫苗，值得进一步的探讨。

2. 治疗　尚无理想的药物治疗隐孢子虫病。曾试用一些最新的高效抗球虫药，如杀球灵和马杜拉霉素等防治鸡隐孢子虫病均未获得成功。目前只能从加强卫生措施和提高机体免疫力来控制本病的发生，尚无值得推荐的治疗方案。

（七）公共卫生影响

隐孢子虫病已经在世界范围流行，在很多发达国家的发病率与空肠弯曲杆菌、沙门菌、志贺菌、致病性大肠杆菌和蓝氏贾地鞭毛虫相近，在寄生虫性腹泻中占首位或第二位。隐孢子虫病多发生于与病人或病牛接触后的人群，或幼儿园和托儿所等集体单位。

隐孢子虫也是一种重要的水传病原，至目前，世界各地已报道的水传暴发病例已超过百例，最严重的一次暴发为 1993 年美国威斯康星州密尔奥基市因饮水水源污染造成 40 万人感染，近百人死亡，这是美国有史以来最大的一次水传疾病暴发。隐孢子虫有可能被用作生物武器或恐怖活动中的破坏手段。

我国已发现人和畜禽、野生动物的多种隐孢子虫，以及腹泻和呼吸道隐孢子虫病病例。尚未报道水传暴发病例。我国《生活饮用水卫生标准》（GB 5749—2005）中已将隐孢子虫检测列入检验项目之中。

（张龙现）

◆ **参考文献**

陈兴保，吴观陵，孙新，等．2002．现代寄生虫病学［M］．北京：人民军医出版社：318-324．

菅复春，张龙现，宁长申，等．2005．隐孢子虫免疫学研究进展［J］．动物医学研究进展，26（6）：9-12．

孙铭飞，张龙现，宁长申，等．2005．禽类隐孢子虫研究进展［J］．中国人兽共患病杂志，21（6）：521-525．

吴观陵．2005．人体寄生虫学［M］．第 3 版．北京：人民卫生出版社：269-275．

闫文朝，宁长申，张龙现，等．2004．猪隐孢子虫和隐孢子虫病的研究进展［J］．中国兽医寄生虫病，12（4）：38-44．

张龙现，蒋金书．2001．隐孢子虫和隐孢子虫病研究进展［J］．寄生虫和医学昆虫学报（3）：184-192．

Fayer R，Morgan U，Upton SJ．2000. Epidemiology of Cryptosporiidum：transmission，detection and identification. Int. J. Parasitology.，30（12-13）：1305-1322.

Lihua Xiao，Ronald Fayer，Una Ryan，et al．2004. Cryptosporidium Taxonomy：Recent Advances and Implication for Public Health. Clinical Microbiology Reviews.，17：72-97．

第八十五章 疟原虫科寄生虫所致疾病

疟原虫属原虫所致疾病

疟 原 虫 病

疟原虫病（Plasmodiosis）俗称疟疾（Malaria），是由疟原虫寄生于不同动物和人的细胞内引起的人与动物共患寄生虫病。疟原虫首先由 Lareran（1880）在恶性疟疾患者的红细胞内发现。不同种的疟原虫分别特异性地寄生于两栖动物、爬行动物、鸟类、哺乳动物和人。目前已知疟原虫有 156 种，其中哺乳动物疟原虫 50 种、鸟类疟原虫 41 种、爬行动物疟原虫 65 种，哺乳动物疟原虫中包括类人猿（黑猩猩、大猩猩和猩猩）疟原虫 4 种、长臂猿疟原虫 4 种、亚洲猴类疟原虫 7 种、非洲猴类疟原虫 1 种、美洲猴类疟原虫 2 种和狐猴疟原虫 2 种等。有些疟原虫可在人和动物（主要的灵长类动物）间传播。20世纪 60 年代，Eyles 等首先报道间日疟型的食蟹猴疟原虫 B 株偶然通过按蚊（*Anopheles freborni*）叮咬传染实验室一位工作人员；Beye（1961）通过试验研究，以猴-蚊-人途径，结果 20 个志愿者中有 12人获得感染。

（一）病原

1. 分类地位 疟原虫在分类上属原生动物亚界（Prozotoa）、复顶体门（Apicomplexa）、孢子虫纲（Sporozoa）、球虫亚纲（Coccidia）、真球虫目（Eucoccidia）、血孢子虫亚目（Haemosporina）、疟原虫科（Plasmodiidae）、疟原虫属（*Plasmodium*）。寄生于人的疟原虫有间日疟原虫（*P. vivax*）、恶性疟原虫（*P. falciparum*）、三日疟原虫（*P. malariae*）和卵形疟原虫（*P. ovale*）4 种。间日疟原虫、卵形疟原虫和恶性疟原虫均专性寄生于人体，三日疟原虫可感染人及非洲猿类。在我国主要是间日疟原虫和恶性疟原虫，三日疟原虫少见，卵形疟原虫罕见，近年偶见国外输入的病例。另外，几种猴疟原虫也可偶尔感染人，但非常罕见。感染非人灵长类动物的疟原虫有 7 种可以试验性感染人，包括巴西疟原虫（*P. brasilianum*）、食蟹猴疟原虫（*P. cynomolgi*）、艾氏疟原虫（*P. eylesi*）、猪尾猴疟原虫（*P. inui*）、诺氏疟原虫（*P. knowlesi*）、施氏疟原虫（*P. schwetzi*）和吼猴疟原虫（*P. simium*）。食蟹猴疟原虫、诺氏疟原虫、吼猴疟原虫和艾氏疟原虫都曾经报道有人的自然或偶然感染。一般情况下感染人的疟原虫自然虫株或适应虫株也可以感染非人灵长类动物，见表 85-1。

表 85-1 感染灵长类动物的疟原虫种类

种　类	宿　主	地理范围	周期性	复发
巴西疟原虫（*P. brasilianum*）	新大陆猴	中南美洲	三日疟	不确定
柯氏疟原虫（*P. coatneyi*）	旧大陆猴	马来西亚	间日疟	否
食蟹猴疟原虫（*P. cynomolgi*）	旧大陆猴	东南亚	间日疟	是

（续）

种 类	宿 主	地理范围	周期性	复发
艾氏疟原虫（P. eylesi）	长臂猿	马来西亚	间日疟	不确定
恶性疟原虫（P. falciparum）	人	热带地区	间日疟	否
费氏疟原虫（P. fieldi）	旧大陆猴	马来西亚	间日疟	是
膝壁虎疟原虫（P. gonderi）	旧大陆猴	非洲中部	间日疟	否
长臂猿疟原虫（P. hylobati）	长臂猿	马来西亚	间日疟	否
猪尾猴疟原虫（P. inui）	旧大陆猴	印度和东南亚	三日疟	否
诺氏疟原虫（P. knowlesi）	旧大陆猴	马来西亚	每日疟	否
三日疟原虫（P. malariae）	人	热带和亚热带	三日疟	否
卵形疟原虫（P. ovale）	人	亚洲和非洲	间日疟	是
赖氏疟原虫（P. reichenowi）	黑猩猩	非洲中部	间日疟	否
施氏疟原虫（P. schwetzi）	大猩猩和黑猩猩	热带非洲	间日疟	是
半卵形疟原虫（P. simiovale）	旧大陆猴	斯里兰卡	间日疟	是
吼猴疟原虫（P. simium）	新大陆猴	巴西	间日疟	不确定
间日疟原虫（P. vivax）	人	热带和亚热带	间日疟	是

2. 形态特征 疟原虫的基本构造为核、胞质和胞膜，环状体之后各期虫体尚有消化分解血红蛋白后的终产物——疟色素。瑞氏或姬姆萨染液染色后，核呈紫红色，胞质为天蓝至深蓝色，疟色素呈棕黄色、棕褐色或黑褐色。除了疟原虫本身的形态特征不同之外，被寄生的红细胞在形态上也可发生变化。被寄生红细胞的形态有无变化以及变化的特点，对鉴别疟原虫种类有帮助。伯氏疟原虫感染小鼠，红细胞内无性体见图 85-1。

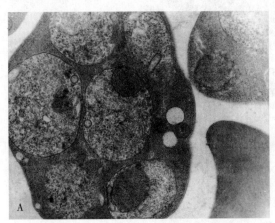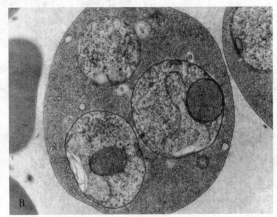

图 85-1 伯氏疟原虫感染小鼠，可见在一个红细胞内有 6 个（A）
及 3 个（B）无性体寄生（超薄切片，×20 000）
（徐在海供图）

疟原虫在红细胞内生长、发育、繁殖，各阶段的形态变化很大。一般分为三个主要发育期。

（1）滋养体 疟原虫在红细胞内最早出现的摄食和生长的阶段。早期滋养体胞核小，胞质少，中间有空泡，虫体多呈环状，故称之为环状体。以后虫体长大，胞核亦增大，胞质增多，有时伸出伪足，胞质中开始出现疟色素。此时受染的红细胞胀大，称为晚期滋养体，亦称大滋养体；其内出现淡红色的小点，称薛氏小点。

（2）裂殖体 晚期滋养体发育成熟，核开始分裂后即称为裂殖体。核反复分裂，最后胞质随之分裂，每一个核被部分胞质包裹，成为裂殖子。早期的裂殖体为未成熟裂殖体；晚期裂殖体含有裂殖子，疟色素集中成团的裂殖体为成熟裂殖体。

（3）配子体 疟原虫经过数次裂殖生殖后，部分裂殖子侵入红细胞中发育长大，核增大且不再分裂，胞质增多且无伪足，最后发育成为圆形、卵圆形或新月形的个体，称为配子体。配子体有雌雄（或大小）之分，虫体较大，胞质致密，疟色素多且粗大。核致密且偏于虫体一侧或居中的为雌（大）配子体；虫体较小，胞质稀薄，疟色素少而细小，核疏松且位于虫体中央者为雄（小）配子体。蚊肠道中的疟原虫卵囊见图85-2，其他阶段虫体见彩图85-1、彩图85-2和彩图85-3。

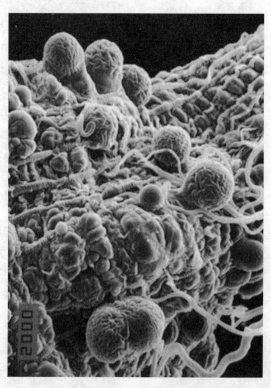

图85-2 蚊肠道中的疟原虫（扫描电镜）

（引自 www.ufrgs.br，经 Daniele Focosi 授权）

（二）生活史

各种疟原虫生活史过程基本相同，需要更换宿主。在脊椎动物或人体内先后寄生于肝细胞和红细胞内，进行裂殖生殖。在红细胞内，除进行裂殖生殖外，尚可形成配子体，开始有性生殖的初期发育。在蚊体内，完成配子生殖，继以孢子生殖（图85-3）。

1. 在脊椎动物或人体内的发育

分红细胞外和红细胞内两个发育阶段。

（1）红细胞外期 红细胞外期（exo-erythrocytic cycle）简称红外期。当唾腺中带有成熟子孢子的雌性按蚊刺吸猴或人血时，子孢子随唾液进入体内，约经30min随血流侵入肝细胞，摄取肝细胞内营养发育并进行裂殖生殖，形成红外期裂殖体。成熟的红外期裂殖体内含数以千计的裂殖子。肝细胞胀破，裂殖子释出，一部分裂殖子被巨噬细胞吞噬，其余部分侵入红细胞，开始红细胞内期的发育。国外学者曾在食蟹猴疟原虫B株的子孢子感染的猕猴肝脏中，发现在子孢子进入肝细胞后发育的速度不同。如在猴感染105天后尚可见附在肝细胞内未分裂的疟原虫。多数学者认为存在着速发型子孢子和迟发型子孢子，后者进入肝细胞后似乎暂不发育，经不同的静止期，再发育为成熟裂殖体。这一部分暂不发育的原虫，称为休眠子。

（2）红细胞内期 红细胞内期（erythrocytic cycle）简称红内期。红外期的裂殖子从肝细胞释放出

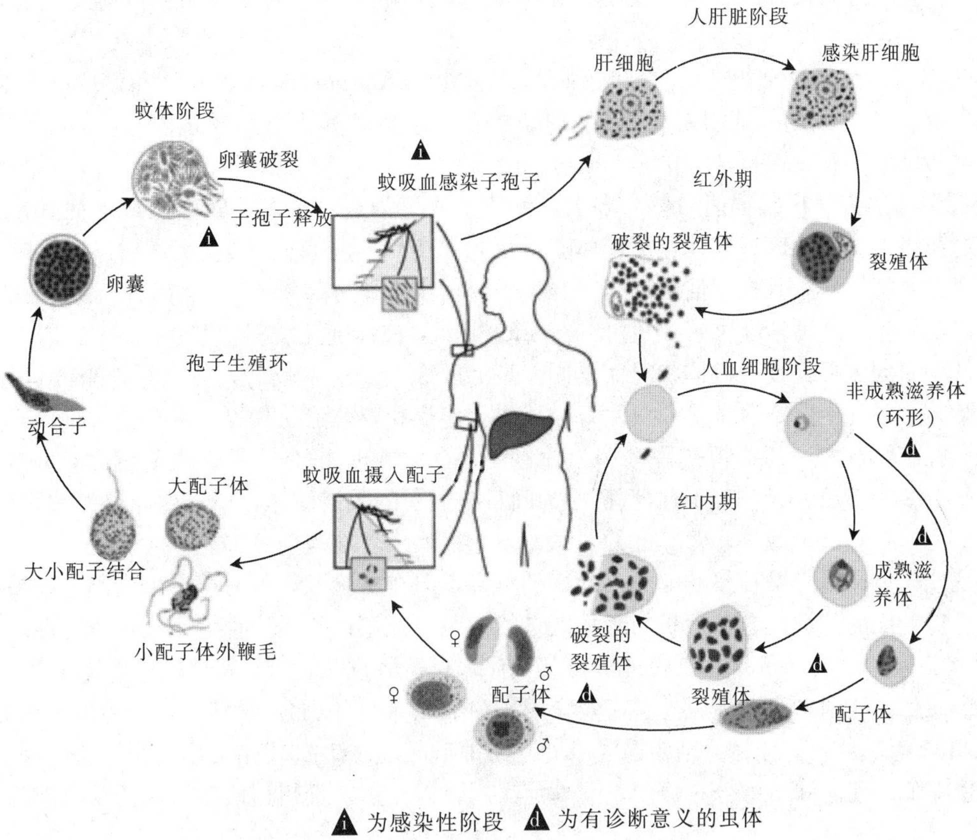

▲ 为感染性阶段　▲ 为有诊断意义的虫体

图 85 - 3　疟原虫生活史（仿美国 CDC）

来，进入血流后很快侵入红细胞。

侵入的裂殖子先形成环状体，摄取营养，生长发育，分裂增殖，经大滋养体、未成熟裂殖体，最后形成含有一定数量裂殖子的成熟裂殖体。红细胞破裂后，裂殖子释出，一部分裂殖子被巨噬细胞消灭，裂殖子入侵红细胞后 48h 左右，受染红细胞破裂，裂殖子逸出，继续侵入红细胞并进行裂殖生殖。

疟原虫经几代红内期裂殖生殖后，部分裂殖子侵入红细胞后不再进行裂殖生殖而发育成雌、雄配子体。配子体的进一步发育需在蚊胃中进行，否则在人体内经 30～60 天即衰老变性而被消灭。

2. 疟原虫在按蚊体内的发育　疟原虫在按蚊体内的发育，包括在蚊胃腔内进行有性生殖，称配子生殖；在蚊胃壁内进行无性生殖，称孢子生殖。

（1）配子生殖　当雌性按蚊刺吸病人或带虫者血液时，疟原虫随血液入蚊胃，雌、雄配子体继续发育，在蚊胃内发育成雌、雄配子。雄配子钻进雌配子体内，受精形成合子。合子变长，成为动合子。动合子穿过胃壁，在胃弹性纤维膜下形成圆球形的卵囊。

（2）孢子生殖　约在蚊吸血后 6 天，卵囊开始分化，胞核与胞质分裂，形成子孢子细胞。子孢子细胞继续发育，约于受感染后 8～9 天形成子孢子。成熟的卵囊内含有成千上万个游离的子孢子。子孢子随卵囊破裂释出或由囊壁上的微孔逸出，随血液和淋巴循环集中于按蚊的唾腺。子孢子最早于蚊感染后 9 天出现于唾腺中。当受染蚊再吸血时，子孢子即可随唾液进入猴或人体，又开始在猴或人体内的发育。

（三）流行病学

食蟹猴疟原虫分布于印度、巴基斯坦、缅甸、越南、柬埔寨、泰国、马来西亚、菲律宾、印度尼西亚等国家及我国台湾省。

1. 传染来源　疟疾现症患者或无症状带虫者末梢血液存在配子体时具有传染性，成为传染源。自然宿主猴类已发现有食蟹猴、猪尾猴、猕猴、中华猕猴、帽猴、台湾猴和银叶猴等。实验动物主要为猕猴。

2. 传播媒介 自然传播媒介的重要蚊种为克氏按蚊（*Anopheles hackeri*）和巴拉巴按蚊（*A/balabacensis introlatus*）。国内外证明有 20 多种按蚊具有易感性，其中以斯氏按蚊（*A. stephensi*）最为敏感，国内试验证实其感染率可达 50%。

3. 易感动物 人对疟疾普遍易感。多次发作或重复感染后，再发症状轻微或无症状，表明感染后可产生一定免疫力。高疟区新生儿可从母体获得保护性 IgG。但疟疾的免疫不但具有种和株的特异性，且有各发育期的特异性。其抗原性可连续变异，导致宿主不能将疟原虫完全清除。疟原虫持续存在，免疫反应也不断发生，这种情况称带虫免疫（premunition）或伴随免疫。

人群发病率因流行程度及机体状况而不同。高疟区成人发病率较低，儿童和外来人口发病率较高。婴儿血和胎儿血中红蛋白不适于疟原虫发育，故先天疟疾和婴儿疟疾少见。某些先天性因素，如地中海贫血、卵形红细胞血症、葡萄糖-6-磷酸脱氢酶缺乏者等对疟原虫有抗性。血型因素，东非人为 Duffy 血型，西非人多为 FyFy 型，Duffy 血型抗原为间日疟原虫的入侵受体，所以西非黑人对间日疟不易感，而东非间日疟一直流行。此外，营养好的儿童发生重症疟疾者较瘦弱者多。

目前发现人体自然感染食蟹猴疟原虫的病例不多，但在实验条件下易感。可推测，如果人们进入猴类（尤其是猕猴属的种类）繁殖生长的森林区自然疫源地，存在感染该种疟原虫的危险性。

4. 自然因素 疟疾分布广泛，从北纬 60°至南纬 30°，海拔 2 771m 高至海平面以下 396m 的广大区域均有疟疾发生。我国除青藏高原外，遍及全国。一般北纬 32°以北（长江以北）为低疟区；北纬 25°～32°间（长江以南，台北、桂林、昆明连线以北）为中疟区；北纬 25°以南为高疟区。但实际北方有高疟区，南方也有低疟区。间日疟分布最广，恶性疟次之，以云南、贵州、广东、广西及海南为主；三日疟散在发生。

本病流行受温度、湿度、雨量以及按蚊生长繁殖情况的影响。温度高于 30℃、低于 16℃则不利于疟原虫在蚊体内发育，适宜的温度、湿度和雨量利于按蚊滋生。因此，北方疟疾有明显的季节性，而南方常年流行。疟疾通常呈地区性流行，但战争、灾荒、易感人群介入或新虫株导入，可造成大流行。

5. 社会因素 人类的社会活动往往是疟疾扩散的重要因素。交通运输事业的发展使疟疾的分布地域扩大，而文化和经济的发达进而采取有效的防控措施之后，疟疾的散布变慢，流行区缩小。社会经济条件对疟疾流行也有间接的影响。

（四）对动物与人的致病性

1. 致病作用和病理变化 疟原虫及其分泌、代谢产物，能引起宿主周期性寒战、发热、出汗以及贫血等临床症状。严重的患者还会出现黄疸、黑尿热症状以及脑、肺与肾等脏器损害。反复或慢性感染患者还可造成肝、脾肿大及肾组织的免疫病理损害。疟疾引发的宿主病变程度，常与疟原虫的种株、数量及繁殖的速度等因素密切相关。由于肝、脾与骨髓等组织的血窦血流较为缓慢，因而感染疟原虫后肿大变形的红细胞极易在上述部位滞留、沉积；同时，因为肝、脾及骨髓内的网状内皮细胞丰富，且较为活跃，所以被其吞噬的红细胞数与疟色素量亦远较其他脏器丰富，因而病变严重。红细胞是疟原虫寄生于宿主的主要部位，红细胞的病变在疟疾发作的病因学上具有重要的意义；同时，疟原虫的可溶性抗原及其有害产物的持续刺激所导致的一系列免疫病理损害与临床病理变化的发生，均能进一步促进疟疾病情的发展。

血液有形成分的病理变化表现为：红细胞数量明显减少，感染红细胞均有肿大变形或其表面有结节形成。血小板数量减少明显。红细胞内疟色素是疟疾患者所特有，它是疟原虫消化血红蛋白后形成的代谢产物，呈杆状、颗粒状或团块状；血红蛋白含量明显减少，反复发作患者的减少程度甚至比红细胞数的减少还要显著，故患者可呈低色素性贫血。脾肿大是疟疾引起的特征性病变之一。肝明显肿大，呈青砖色，胞膜发生纤维性增厚。疟色素主要分布在肝小叶周围的肝窦内及门脉区，门脉区还有淋巴细胞浸润及大量纤维组织增生性变化，反复感染者可发生肝硬化，即疟疾性肝萎缩或热带性肝萎缩。

2. 对动物的致病性 猴感染疟原虫一般呈现温和性疾病，自然感染宿主可以自行恢复。然而，诺氏疟原虫感染恒河猴和狒狒症状严重。巴西疟原虫可引起美洲猴急性疟疾，有时对蜘蛛猴、吼猴和卷尾猴是致死性的疾病。艾氏疟原虫引起大狒狒的高虫血症。膝壁虎疟原虫能引起慢性疟疾，乔治氏猴疟原虫（*P. georgesi*）引起易复发的疟疾，彼氏疟原虫（*P. petersi*）引起白睑猴一过性感染，这些动物均是上述疟原虫的自然宿主。柯氏疟原虫和巾帽猴疟原虫（*P. fragile*）引起类似于恶性疟原虫感染人出现的神经症状。食蟹猴疟原虫引起恒河猴胎盘炎。松鼠猴感染卵形疟原虫之后，虫体出现于肝脏但不出现红内期。

3. 对人的致病性 疟原虫的致病性与侵入的虫种、虫株、数量和人体免疫状态有关。潜伏期因感染的疟原虫种类不同而异。恶性疟平均为 12 天，三日疟平均 30 天，间日疟和卵形疟平均 14 天，但间日疟有时可长达 12 个月以上。经输血传播的疟疾，其潜伏期的长短与血中疟原虫的数量有关，3～41 天不等，一般为 7～14 天。

疟疾临床症状通常分为四期。

（1）前驱期 头痛、全身酸痛、乏力、畏寒。

（2）发冷期 手脚发冷，继而寒战、发抖、面色苍白，口、唇、指甲发绀。体温迅速上升，此期可持续 10min 至 2h。

（3）发热期 寒战后全身发热、头痛、口渴，体温可升至 39℃ 或以上，有些病人可出现抽搐，此期可持续 2～3h。

（4）出汗期 高热后大汗淋漓，体温迅速下降，此期可持续 1h 以上。

（五）诊断

应根据流行病学和临床症状进行综合分析，可以作出初步诊断。在疟区流行季节，或在有蚊季节去过疟疾流行区，或在 1～2 周前有输血史，当发生不明原因发热时，应考虑到疟疾的可能性。有疟疾既往史的病人，当出现原因不明发热时，应考虑复发的可能。确诊需要进行病原学诊断。

1. 血液检查

（1）血膜染色镜检 取外周血制作厚、薄血膜，经姬姆萨或瑞氏染色后镜检查找疟原虫。薄血膜中疟原虫形态完整，被感染红细胞未被破坏，容易识别和鉴别虫种。但原虫密度低时，容易漏检。厚血膜由于原虫集中易检获，其检出率是薄血膜的 15～25 倍，但制片过程中红细胞溶解，原虫形态有所改变，虫种鉴别较困难。因此，最好一张玻片上同时制作厚、薄两种血膜。①选择适宜的采血时间：恶性疟在发作开始时，间日疟在发作后数小时至 10 余小时采血。一次血片检查阴性不能否定疟疾，应在发作过程中反复涂片检查。②激发试验：成人皮下注射肾上腺素 0.5mg，每隔 15min 做血片检查一次，共 2～3 次，可提高疟原虫的检出率，血片阴性时可进行骨髓涂片检查。

（2）血沉棕黄层定量分析法（quantitative buffy coat，QBC） 该方法的原理是感染疟原虫的红细胞比正常红细胞轻，而比白细胞略重，离心分层后集中分布于正常红细胞层的上部，在加入橙试剂后，用荧光显微镜观察结果。其敏感性比普通镜检高 7 倍，简便、快速，但费用较高，对实验器材有特殊要求。

2. 治疗试验 临床表现极似疟疾，但经反复检查血涂片阴性者，在慎重排除类似疾病后，可采用红细胞内期原虫杀灭药（氯喹），按标准剂量进行治疗，经抗疟治疗后 3 天有效者（一般在服药 24～48h 后，发热控制而未再发者），可作出初诊。

3. 免疫学诊断 近年分别采用人工培养的食蟹猴疟原虫为抗原进行间接血凝试验、间接荧光抗体试验、乳胶凝集试验、琼脂扩散试验、酶联免疫吸附试验等检测血清抗体。ParaSight™（Becton Dickinson）、ICT Malaria PfTest（ICT Diagnostics Sydney）和 OptiMAL^R（Flow Inc Portland，OR）诊断试剂盒在国外已商品化并小规模现场应用。

4. 分子生物学技术 近年来发展的新方法，如用单克隆抗体检测病人血中的疟原虫抗原，DNA 探针检测疟原虫的核酸，或 PCR 法扩增少量疟原虫的 DNA 以提高检出率等均取得一定的成绩。DNA 探针用于恶性疟原虫的检测，敏感性可达感染红细胞内 0.0001% 的原虫密度。PCR 的敏感性更高，且操作较简便。我国学者已建立间日疟和恶性疟巢式 PCR，可以在一次扩增中同时检测间日疟和恶性疟。

（六）防制措施

1. 预防措施

（1）健康教育　加强宣传，使群众了解疟疾知识，自觉做好预防工作。加强对赴疟区的旅行者和无免疫力人群的健康指导。

（2）免疫接种　目前疟疾子孢子疫苗、裂殖子疫苗和配子体疫苗的研究有重要进展，但迄今尚无确属高效、安全的疟疾疫苗可供应用。

（3）个体预防　提倡使用蚊帐、蚊香，利用蒿、艾等野生植物烟熏驱蚊。尽可能不露宿，必要时使用驱避剂，防止蚊虫叮咬。

（4）群体预防

1）服药　在高疟区和疟疾暴发流行地区，流行季节居民用乙胺嘧啶 50mg 加伯氨喹 22.5mg 预防服药，孕妇改用氯喹或哌喹 0.3g，平均每 10 天 1 次。

2）灭蚊　在高疟区和出现疟疾暴发流行趋势地区，用二二三（2g/m²）滞留喷洒居室和畜舍；在普遍使用蚊帐地区用溴氰菊酯（10～20mg/m²）或二氯苯醚菊酯（200～300mg/m²）浸泡或喷洒蚊帐。

3）改善环境　填平坑洼、排除积水、平整田地、修整沟渠，减少蚊虫滋生。在有条件地区，稻田养鱼或湿润灌溉，在按蚊为媒介地区，结合生产清理村庄周围的灌木林。

2. 监测　疟疾是国际监测的传染病之一。系统地收集、整理和分析疟疾的发病率、死亡率等资料，对疟疾的发生、分布和发展进行连续观察，并将资料及其分析反馈给有关人员，对有效预防和控制疟疾有重要意义。因此，应加强疟疾疫情报告，以提高监测的质量。疟疾监测的内容包括疟疾病例的监控、治疗、分类和追踪观察；疫点的调查和处理；流动人口疟疾管理；疟原虫对抗疟药敏感性测定；媒介种群数量、吸血习性和对杀虫剂敏感性监测等。

3. 暴发流行的控制　对已经发生暴发流行的地区，应及时进行流行病学调查，制定应急措施，迅速控制疫情。应急措施包括重点人群预防服药；视情况采用全民、重点人群或有疟疾病史者治疗措施；以嗜人按蚊和微小按蚊为主要媒介的暴发流行区，采取杀虫剂室内滞留喷洒，亦可用溴氰菊酯浸泡蚊帐。切实抓好现症病人的治疗和管理工作。对间日疟病人还应于次年春季进行抗复发治疗。暴发流行区（点）周围地区要加强病例监控，及时发现和治疗病人，防止疫情扩散。控制流行后应继续加强监测。

4. 流动人口聚集地的疟疾防治　疟疾疫区的建设工地或经济开发区，应配备专职或兼职医务人员负责查清疟疾流行情况和主要传播媒介；对两年内有疟疾病史者和疑似病人进行登记，给予正规治疗；对有疟疾病史者随访一年；在疟疾流行季节应规定使用蚊帐，加强个人防护；有疟疾流行趋势时应采取人群预防服药及防蚊灭蚊措施；民工疏散或转移前，对有疟疾病史者给予正规治疗，并将治疗记录通知迁往地区县（市）卫生防疫机构。

5. 治疗

（1）治疗原则　迅速抑制虫体增殖和控制症状，防止发展为重症疟疾。采用合理的、有针对性的治疗方案，可选用治愈率高的药物，防止复发。

抗疟药按其对疟原虫生活史各期作用的不同，可分为作用于红细胞外期休眠子的根治药物，如伯氨喹啉；作用于红细胞内裂殖生殖期控制临床发作的药物，如氯喹、奎宁、咯萘啶、甲氟喹、青蒿酯、蒿甲醚等；作用于配子体的阻断传播药物，如伯氨喹啉和乙胺嘧啶及作用于红细胞外裂殖生殖期的病因性预防药物，如乙胺嘧啶和伯氨喹。

（2）治疗方法

1）间日疟、三日疟和卵形疟治疗　氯喹 1.5g，3 天分服（第 1 天 0.6g，第 2 天和第 3 天各 0.45g），加伯氨喹 90～180mg，4～8 天分服（每天 22.5mg）。以上均为成人剂量，儿童酌减，下同。

2）恶性疟治疗　氯喹 1.5g，3 天分服（第 1 天 0.6g，第 2 天和第 3 天各 0.45g），加伯氨喹 45mg，

2 天分服（每天 22.5mg）。

3）对氯喹抗性的恶性疟治疗　咯萘啶 1.2g、磺胺多辛 1.0g 加伯氨喹 45mg，2 天分服；或青蒿琥酯 600mg，5 天分服（第 1 天 200mg，2 次分服；第 2～5 天每天 100mg，2 次分服），加伯氨喹 45mg，2 天分服。

4）重症疟疾治疗　用青蒿琥酯钠、咯萘啶、蒿甲醚或二盐酸奎宁注射作抗疟治疗，以及输液，补充维生素并进行辅助治疗和对症治疗。

（七）公共卫生影响

人体自然感染食蟹猴疟原虫的病例不多，但因其在实验条件下较易感，可能存在着人们进入猴类（尤其是猕猴属的种类）繁殖生长的森林区自然疫源地时，有感染该种疟原虫疟疾的危险性。

（张龙现）

◆ 参考文献

陈兴保，吴观陵，孙新，等．2002. 现代寄生虫病学［M］．北京：人民军医出版社：267－304.

卫生部疟疾专家委员会．2001. 2000 年全国疟疾形势［J］．中国寄生虫病学与寄生虫病杂志，19（5）：257－259.

吴观陵．2005. 人体寄生虫学［M］．北京：人民卫生出版社：175－244.

赵辉元．1998. 人兽共患寄生虫病学［M］．延边：东北民族教育出版社：615－621.

左仰贤．1997. 人兽共患寄生虫病学［M］．北京：科学出版社：45－48.

Bannister LH，Hopkins JM，Fowler RE，et al. 2000 . A brief illustrated guide to the ultrastructure of Plasmodium falciparum asexual blood stages. Parasitol Today. ，16：427－430 .

第八十六章　住肉孢子虫科寄生虫所致疾病

住肉孢子虫属原虫所致疾病

住 肉 孢 子 虫 病

住肉孢子虫病（Sarcosporidiosis）是由多种肉孢子虫寄生于哺乳动物、鸟类、爬行类、鱼类等多种动物和人所引起的寄生虫病。分布广泛，感染率高，对人、畜危害较大。文献记载的虫种已达 120 种之多，其中已知生活史的至少有 56 种，2 种以人为终末宿主，寄生于畜禽的有 20 余种。寄生于人体的肉孢子虫有 3 种。近年来不断有新种报道。各种住肉孢子虫均为异宿主寄生，终末宿主是犬、狐和狼等食肉动物，寄生于小肠上皮细胞内；中间宿主是食草动物、禽类、啮齿类和爬虫类等，住肉孢子虫寄生于中间宿主的肌肉内。人可作为某些住肉孢子虫的中间宿主或终末宿主，因此有些种住肉孢子虫是人与动物共患寄生虫。20 世纪 70 年代以后人们逐渐了解了其中一些虫种的生活史，随之对该类原虫引起的人与动物住肉孢子虫病予以重视。

目前已知住肉孢子虫在家畜中广泛流行，感染率高达 70%～100%，引起家畜贫血、消瘦、泌乳量降低、流产，甚至死亡；此外，肌肉中包囊的存在使大量肉品废弃，给畜牧业带来巨大损失。人感染住肉孢子虫多由于进食了未煮熟或生的带有住肉孢子虫包囊的猪肉、牛肉等所致。人感染后，有的表现为恶心、腹痛、腹泻、头痛及发热等症状；有的出现肌肉痛、局灶性心肌炎、嗜酸性粒细胞增多等现象。

（一）病原

1. 分类地位　Levine（1986）等，根据在光镜下和电镜下对其形态结构的观察，结合生活史，进行了命名和分类。住肉孢子虫（*Sarcocystis* spp.）在分学上属原生动物亚界（Prozotaa）、顶复体门（Apicomplexa）、孢子虫纲（Sporozoa）、球虫亚纲（Coccidiasina）、真球虫目（Eucoccidiorida）、艾美耳球虫亚目（Eimeriorina）、住肉孢子虫科（Sarcocystidae）、住肉孢子虫属（*Sarcocystis*）。早在 1843 年，Miescher 第一次在鼠的横纹肌中发现了住肉孢子虫白色线状的包囊，称为米氏管；Kuha（1865）在猪的肌肉中发现了类似的结构，直到 1899 年才将其命名为 *Sarcocystis meicheriana*。此后百余年，该虫的生活史一直未能明确，加之该虫形态变化很大，甚至有人认为它只不过是弓形虫的包囊加上霉菌感染。直至 20 世纪 70 年代，通过细胞培养和动物感染试验才揭示其生活史。

目前已有多个虫种被发现和命名，终末宿主主要是犬、猫，有些虫种以人作为终末宿主，食草动物、猪、禽类以及人都可以作为中间宿主。但不用虫种的中间宿主和终末宿主有所不同。表 86-1 列出了以犬、猫以及人为终末宿主且对人、畜有一定危害的重要虫种。

表 86-1　犬、猫和人作为终末宿主的住肉孢子虫种类

终末宿主	虫　种	主要中间宿主
犬	枯氏住肉孢子虫（*S. cruzi*）	黄牛

（续）

终末宿主	虫　种	主要中间宿主
	莱氏住肉孢子虫（S. levinei）	水牛
	柔嫩住肉孢子虫（S. tenella）	绵羊
	褐犬住肉孢子虫（S. arieticanis）	绵羊
	家山羊住肉孢子虫（S. hircicanis）	山羊
	米氏住肉孢子虫（S. miescheriana）	猪
	菲氏住肉孢子虫（S. fayeri）	马
	马犬住肉孢子虫（S. equicanis）	马
	骆驼住肉孢子虫（S. cameli）	骆驼
猫	毛形住肉孢子虫（S. hirsuta）	黄牛
	梭形住肉孢子虫（S. fusiformis）	水牛
	巨型住肉孢子虫（S. gigantea）	绵羊
	水母住肉孢子虫（S. medusiformis）	绵羊
	牟氏住肉孢子虫（S. moulei）	山羊
	野猪住肉孢子虫（S. porcifelis）	猪
人、狒狒	人住肉孢子虫（S. hominis）	黄牛
猩猩	猪人住肉孢子虫（S. suihominis）	猪

一般认为寄生于人体小肠并以人为终末宿主的住肉孢子虫有 2 种，即猪人住肉孢子虫（S. suihominis），中间宿主为猪；人住肉孢子虫（S. hominis），中间宿主为牛。上述两种均寄生于人的小肠，故又统称人肠肉孢子虫。此外，以人为中间宿主，在人的肌肉组织内形成肉孢子虫包囊的为人住肉孢子虫，也称林氏住肉孢子虫（S. lindemanni），其终末宿主尚不清楚。这 3 种住肉孢子虫在我国均有人体病例报道。

2. 形态特征

（1）**在中间宿主体内的形态**　住肉孢子虫寄生于中间宿主的肌肉组织内，形成包囊。包囊的纵轴与肌肉纤维平行，多呈纺锤形、椭圆形或卵圆形，色灰白至乳白，大小在 1mm 至 1cm 或以上。包囊外被囊壁，包囊内壁向囊内延伸形成很多隔，将囊腔分成若干个小室。发育成熟的包囊小室中含有许多肾形或香蕉形的慢殖子，又称为南雷氏小体（Rainey's corpuscle）或囊孢子，囊孢子长 $10 \sim 12 \mu m$、宽 $4 \sim 9 \mu m$。囊壁的厚度、突起的形态和构造因种而异，小室的数量是虫种鉴别的重要依据。

（2）**在终末宿主体内的形态**　在终末宿主体内进行球虫形态的发育，不同的发育阶段结构不同，已知的结构包括由慢殖子侵入上皮细胞后形成的大、小配子体，由大、小配子结合形成合子，合子进一步形成卵囊，卵囊在体内孢子化后形成孢子化卵囊，孢子化卵囊内含 2 个孢子囊，每个孢子囊内含 4 个子孢子。住肉孢子虫卵囊壁薄，在排出过程中卵囊壁即被破坏，释放出孢子囊。所以终末宿主粪便中所含的是孢子化卵囊释放出的孢子囊。其包囊和卵囊形态见彩图 86-1。

（二）生活史

迄今为止，已经证实所有的住肉孢子虫生活史过程中均需两个宿主参与才能完成，发育过程中必须更换宿主。中间宿主是食草动物、禽类、啮齿类、爬虫类和人等，终末宿主是犬、猫和人以及其他灵长类动物，但是每个虫种的生活史尚未完全搞清楚。基本发育过程是终末宿主吞食了中间宿主体内的包囊，囊壁被胃内蛋白水解酶消化，释放出慢殖子，多数侵入小肠黏膜杯状细胞，形成圆形或卵圆形配子体；其中一部分慢殖子侵入小肠黏膜固有层，在上皮细胞内发育为大配子体和小配子体；大配子体发育为成熟的大配子，小配子体分裂成多个小配子。大、小配子结合形成合子，移入黏膜固有层内进行孢子生殖，产生的卵囊经 8～10 天发育成熟，随便排出。卵囊壁极易被破坏，粪便中常可见并列在一起的无卵囊壁的 2 个并列的孢子囊。孢子囊或卵囊被中间宿主吞食后，在其小肠内孢子囊中的子孢子逸出，穿破肠壁血管进入血液，进入多数器官的血管内皮细胞，以内二芽殖法进行两次裂殖生殖，产生裂殖子，也称速殖子；第二代裂殖子经血液扩散进入肌细胞，发育为包囊。包囊内滋养体增殖生成缓殖子。包囊多见于心肌和横纹肌。全部发育期为 2～4 个月，裂殖生殖代数随虫种而异，包囊约经 1 个月发育成熟，具备感染终末宿主的能力。发育过程见图 86-1。

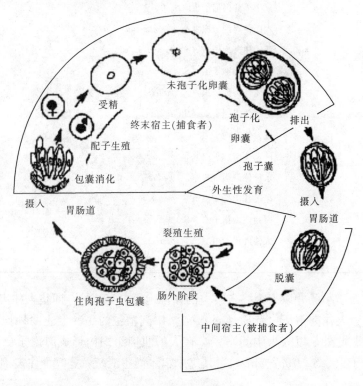

图 86-1 住肉孢子虫生活史

（三）流行病学

1. 传染来源与传播途径 中间宿主吞食了终末宿主粪便中的卵囊和孢子囊引起感染。孢子囊和卵囊的抵抗力很强，4℃下可存活 1 年，与球虫卵囊相似。包囊中的慢殖子也有较强的抵抗力，室温下能存活较长时间，但对高温、冷冻敏感。终末宿主犬、猫以及人均是由于吞食了生的或未煮熟的含有慢殖子的包囊而遭受感染。住肉孢子虫包囊破裂时缓殖子可随血液循环到达肠壁并进入肠管随粪便排出体外，亦可见于鼻涕或其他分泌物中。因此，住肉孢子虫还可能由缓殖子通过粪便污染而传播。在我国的某些地区，吃凉拌生牛肉被看做佳肴，经调查发现，人住肉孢子虫病在当地流行，但无生食牛肉习惯的人也查到有住肉孢子虫感染。

2. 宿主与寄生部位 不同种住肉孢子虫的宿主不同。大多数种住肉孢子虫以犬、猫为终末宿主，有些虫种以人作为终末宿主，在终末宿主体内均寄生于小肠。食草动物、猪、禽类以及人都可以作为中间宿主，在中间宿主体内寄生于心肌和骨骼肌细胞内。

3. 分布与流行 住肉孢子虫广泛分布于世界各地，主要发生于热带和亚热带地区，卫生条件差以及喜食生肉的地区更为多见。世界各地都有动物住肉孢子虫感染的报道，不同地区、不同动物的感染率各不相同，牛、绵羊、山羊的感染率为 60%～100%，猪为 0.2%～96%，马、骆驼为 45%～90%。我国家畜感染情况各地报道不尽相同，猪的感染率为 7.76%～80%，绵羊为 60%～90%，青海牦牛的感染率为 92.66%，延边黄牛的感染率为 55.9%～94%。感染率的差别主要是由于人们生活方式的不同以及人们对动物饲养管理方式的不同；同一地区同种动物感染率随年龄不同呈上升的趋势。在亚洲地区除我国外，该病也流行于泰国。

由于人住肉孢子虫病的临床症状不明显，所以报道较少。感染者多由于食入生肉或未煮熟的含有住肉孢子虫包囊的肉引起。各种年龄的人都易感，已经报道的人住肉孢子虫感染者的年龄范围在 26 天至 75 岁，大多数病例集中在热带和亚热带地区。例如，在对西马来西亚 243 人的血清学检测中 19.7% 的人抗体阳性。1982 年左仰贤首先在云南下关市发现 25 例猪人住肉孢子虫病；李文泰等（1986）报道云南省大理县 4 个村人群感染率 9.2%～62.5%。经调查，当地居民有吃生猪肉的习惯，猪的肉孢子虫感染率平均为 72.1%。到目前为止，我国已有云南、广西、山东、甘肃、西藏报道人住肉孢子虫病例，牛、猪体内检出率以云南最高。其他国家和地区，如印度、东南亚等都有报道，欧、美一些发达国家也有病例报道，但数量较少。该病也与当地居民的饮食习惯和环境卫生水平密切相关。

（四）对动物与人的致病性

1. 对动物的致病性　20 世纪 70 年代以前，人们对住肉孢子虫的致病性认识不足。直至发现犬粪便中的枯氏住肉孢子虫的孢子囊感染犊牛引起急性发病和妊娠母牛流产、死产和死亡后才被证实。目前已经证实，有些种住肉孢子虫具有较强的致病性，严重感染时能够引起动物死亡。但对于终末宿主犬、猫则无明显致病性。住肉孢子虫在动物体内主要寄生于肌肉，常见寄生部位是食管壁、舌、胸腹部和四肢肌肉，有时也见于心肌，偶尔见于脑部组织。在肉检过程中肉眼可见肌肉中有大小不一的黄白色或灰白色线状与肌纤维平行的包囊；若压破包囊在显微镜下观察，则可见大量香蕉形缓殖子。李普霖等经大量研究后提出将住肉孢子虫病的病理变化分为 7 种类型：完整包囊，嗜酸性脓肿，坏死性肉芽肿，坏死、钙化性或钙化肉芽肿，类上皮性肉芽肿，淋巴细胞性肉芽肿和纤维性肉芽肿。除肉芽肿之外，患部肌纤维常呈不同程度的变性、坏死、断裂、再生和修复等现象，并有间质增生。这种病变可能是包囊破裂时释放出的毒素所引起。

2. 对人的致病性　人通过食入牛、猪等中间宿主肌肉中的住肉孢子虫包囊而感染。在人肌肉中的住肉孢子虫包囊可破坏所侵犯的肌细胞，当长大时可造成邻近细胞的压迫性萎缩，伴有肌痛、皮下肿胀等，如囊壁破裂可释放出一种很强的毒素——肉孢子毒素（sarcocystin）作用于肌纤维，可使之变性、坏死，导致肌纤维发生炎症。另外可诱导心脏及其传导系统发生损害，大量时可致死。离体肠管试验证明，该毒素对鼠和家兔肠具有组织胺样作用。人体感染后，主要出现消化道症状如间歇性腹痛、腹胀、肠鸣、腹泻、食欲不振、恶心和呕吐，严重者可发生贫血、坏死性肠炎等。

当人作为中间宿主时，住肉孢子虫寄生于肌肉中形成包囊，局部皮下形成肿块，组织学检查可见毛细血管、小静脉和小动脉发炎，淋巴细胞和中性粒细胞增多，并在局部肌肉组织中见住肉孢子虫包囊。症状可能持续数周至数月，但因为大部分患者无明显症状而不就医，所以临床上一般不易发现。

（五）诊断

当人或动物作为中间宿主感染住肉孢子虫时，包囊寄生于肌肉组织内。但一般不出现典型的特异性症状，因此生前诊断比较困难。目前应用血清学方法可以诊断住肉孢子虫病。已经应用的方法包括间接血凝试验、酶联免疫吸附试验、间接荧光抗体试验以及免疫组化等，一般以包囊或缓殖子为诊断抗原，检测动物血清中的特异性抗体。一般在感染后 4～5 周可以检测到特异性的 IgG。这些方法适用于慢性住肉孢子虫病的流行病学调查。据报道酶联双抗夹心法（DAS-ELISA）最早在感染后 3～4 天就可以检测到血清中的循环抗原，可用于住肉孢子虫病的早期诊断。

动物死后，根据病理变化即可确诊。主要是检查肌肉中住肉孢子虫的包囊。肉眼可见包囊呈白色带状，纵轴与肌纤维平行。将包囊取出制作压片或进行组织切片观察，可见囊内存在大量缓殖子，包囊壁上有辐射状棘突，包囊内有数量不等的间隔。另一种方法是用胃蛋白酶消化法检查缓殖子，因住肉孢子虫包囊内缓殖子对胃蛋白酶有特殊抗性，用胃蛋白酶消化肌肉可使包囊壁破裂，释放出缓殖子以便观察。但观察包囊和缓殖子均难以鉴别种类。

当人或动物作为终末宿主时，通过检查粪便可以作出诊断。即检出粪便中的卵囊或孢子囊。

（六）防制措施

1. 预防　切断传播途径是预防动物和人住肉孢子虫病的关键措施。

（1）动物的预防　①严禁犬、猫等终末宿主接近家畜、家禽，避免其粪便污染饲料和饮水。②人粪必须发酵处理后才能作施肥用，杜绝人粪中的卵囊或包囊污染蔬菜、水果以及水源等。③寄生有住肉孢子虫的动物肌肉、内脏和组织应按肉品检验的规定处理，不能用其饲喂犬、猫或其他动物。④防止从住肉孢子虫病疫区引进家畜、家禽，对引进动物应进行检疫，防止在引进动物时引入住肉孢子虫病。

（2）人的预防　①加强动物肉品卫生检验，防止含有住肉孢子虫包囊的肉品进入市场。②杜绝生食或食入未煮熟的肉，尤其在疫区和流行区防止人食入住肉孢子虫的包囊。③饲养犬、猫的人或与犬、猫密切接触的人群应注意个人卫生，防止食入犬、猫粪便中的卵囊或孢子囊；同时应定期检查犬、猫的粪便。

2. 治疗　对住肉孢子虫病，尚无特效的治疗药物。

有人试用常山酮、土霉素治疗绵羊急性住肉孢子虫病取得了较好的效果。用其他抗球虫药氨丙啉、莫能霉素、拉沙里菌素以及磺胺类药物等也取得了一定的效果，但均不能完全控制住肉孢子虫病。

人住肉孢子虫病也无有效治疗药物，已知氨丙啉可以减轻人作为中间宿主时的急性感染症状；有人试用磺胺嘧啶、复方新诺明、吡喹酮和螺旋霉素治疗人住肉孢子虫病取得一定的疗效。

（七）公共卫生影响

1. 直接危害　住肉孢子虫是一种二宿主的寄生虫，在中间宿主肌肉中进行裂殖生殖，在终末宿主肠道中进行孢子生殖。因为人是某些种类住肉孢子虫的终末宿主或是中间宿主，所以，住肉孢子虫病是人与动物共患的寄生虫病之一。人住肉孢子虫在我国目前已知分布于云南、广西和西藏，人体自然感染率为 4.2%～21.8%。猪人住肉孢子虫在我国主要流行于云南大理、洱源县、下关市等地区，该地区的居民有生吃猪肉和食用半生不熟猪肉的习惯，改变不良生活习惯可避免住肉孢子虫的传播。

预防人肠道住肉孢子虫病应加强猪、牛、羊等动物的饲养管理，加强肉品卫生检疫，不食未熟肉品，切生熟肉的砧板要分开。对患者可试用磺胺嘧啶、复方新诺明、吡喹酮等治疗，有一定疗效。预防人肌肉住肉孢子虫病，需加强终宿主的调查，防止其粪便污染食物和水源。

住肉孢子虫病虽不属于国家规定的三类动物疫病，根据该病的流行情况，在进行旋毛虫病镜检的同时应一并检验住肉孢子虫病。且对检出虫体者做如下处理：①确认轻度感染，局部肌肉虫体数量较少者，高温处理后出厂。②全身肌肉发现虫体，或局部肌肉虫体数量较多者，整个肉尸作工业用或销毁。

在我国大多数县、乡屠宰场未开展住肉孢子虫病的检疫或者不作重点检验项目，但由于住肉孢子虫是人与动物共患寄生虫病，其危害客观存在。建议尽快出台新的肉品检疫规程，将住肉孢子虫病列入必检对象，以提高出场肉品的卫生质量。

2. 公共卫生影响　住肉孢子虫病的终末宿主是猫、犬等食肉动物，随着社会上养犬、养猫户逐渐增多，给该病的传播增加了机会。建议各级动物防疫部门加大寄生虫病对人体危害的宣传力度，采取适当措施防止犬、猫等宠物对人的传播。

（刘群　张龙现）

◆ **参考文献**

刘大贵，罗先惠．2004．几种重要人兽共患寄生虫病的检疫与处理［J］．肉品卫生，8：13．

汪明，孔繁瑶，肖兵南．1999．家畜住肉孢子虫研究进展［J］．中国兽医杂志，25（7）：38 - 40．

吴观陵．2005．人体寄生虫学［M］．第3版．北京：人民卫生出版社．

李锦辉，覃业新，林珍，等．2005．广西猪人住肉孢子虫感染情况的调查［J］．中国寄生虫病防治杂志，18（3）：195 - 196．

连自强，马俊华，王正祥，等．1990．云南人肉孢子虫人－牛－人间循环感染研究［J］．中国寄生虫与寄生虫病杂志，8（1）：50 - 53．

汪明，马俊华，张长弓，等．1999．家畜住肉孢子虫感染情况调查［J］．中国兽医杂志，25（12）：11 - 12．

Thomas Mullaney，Alice J. Murphy，Matti Kiupel，et. al. 2005. Evidence to support horses as natural intermediate hosts for Sarcocystis neurona. Veterinary Parasitology. ，133（1）：27 - 36．

第八十七章 肺孢子虫所致疾病

肺孢子虫属寄生虫所致疾病

卡氏肺孢子虫病

肺孢子虫病（Pneumocystosis）是由卡氏肺孢子虫寄生于人和多种哺乳动物的肺部引起的人与动物共患寄生原虫病。卡氏肺孢子虫简称肺孢子虫，1909 年 Chagas 在实验豚鼠肺印片中首次发现，1910 年 Carini 证实了 Chagas 的发现。1912 年 Delanoë 复查了 Carini 的资料并在实验大鼠肺内发现了该病原，确认其为独立的新属种，并命名为卡氏肺孢子虫，以纪念 Carini 的贡献。该虫寄生于人和其他哺乳动物的肺组织内，可引起卡氏肺孢子虫肺炎（Pneumocyctis carinii pneumonia，PCP）或称肺孢子虫病，是一种威胁人类健康的机会性致病原虫。最早的人体寄生报道可追溯到 1911 年，Chagas 于病死者肺内发现了含有 8 个囊内小体的该虫包囊，但误认为是枯氏锥虫的分裂体。1942 年 Van der Meer 首次报道了 3 例人体肺孢子虫感染，以后世界各地陆续报告了多个散发病例。1981 年以来，卡氏肺孢子虫肺炎成为艾滋病患者最常见的机会性感染，并是其致死的主要原因之一。此后，由于越来越多的恶性肿瘤、器官移植等病例出现，不断使用大量的免疫抑制剂、抗肿瘤药物以及放射线照射等，致使机体免疫功能低下，易诱发本病，故越来越受到国内外重视。

（一）病原

1. 分类地位 肺孢子虫的分类地位尚未最后确定。病原为真核单细胞生物，以往的学者根据形态学观察、体外培养、抗原分析及药敏试验结果，认为卡氏肺孢子虫为原虫。主要依据是：①形态特征与原虫相似，其膜结构与疟原虫类同，微管的超微结构也符合孢子虫的特征；②常用的真菌培养基，不能用于肺孢子虫的体外培养；③虫体的胞膜上富含胆固醇，而不是真菌胞膜上的麦角固醇；④对抗原虫药物敏感。但在 20 世纪 80 年代，随着基因技术的发展和现代基因分型方法的应用，对其基因及其基因表达产物分析，认为卡氏肺孢子虫为真菌。其生物学分类也由原来动物界的原虫定为真菌界的真菌类。资料表明，卡氏肺孢子虫是一种古老的生物，虽然其确切的分类位置尚未确定，可暂时归类于子囊菌与担子菌之间。目前，国际上已将原感染人体的卡氏肺孢子虫（*Pneunmcystis carinii*）更名为 *Pneunmcystis jeroveci*，张瑞娟、朱淮民（2003）将其译为耶氏肺孢子虫，但尚未被广泛采用。而卡氏肺孢子虫则专指在大鼠中发现的肺孢子虫。重新命名和跨界的分类归属具有重要意义，但我国有关"卡氏肺孢子虫"的报道，尚未启用新名，大多数教科书和科研论文仍将其视为原虫。

现代分子生物学手段表明，肺孢子虫有多个种类，从不同宿主分离的肺孢子虫 DNA 测序分析，显示不同哺乳动物源的卡氏肺孢子虫具有明显的宿主特异性。每种宿主可感染一种或多种不同型的卡氏肺孢子虫。

2. 形态特征 生活史中主要有两种形态，即滋养体和包囊。

（1）滋养体 在姬姆萨染色标本中，滋养体呈多态性，大小为 $2\sim5\mu m$，胞质为浅蓝色，胞核为深紫色。电镜下可见滋养体表面有一些丝状伪足，胞质中可见 $1\sim2$ 个线粒体、游离的核糖体、内织网、空泡、颗粒和糖原等细胞器。

（2）包囊前期　为滋养体和包囊间的中间阶段。大小 4～6μm，形态多变，早期胞膜逐渐增厚，过渡为包囊。

（3）包囊　包囊呈圆形或椭圆形，直径 4～6μm，略小于红细胞，经姬姆萨染色的标本，囊壁不着色，透明似晕圈状或环状，成熟包囊内含有 8 个香蕉形囊内小体，各有 1 个核。囊内小体的胞质为浅蓝色，核为紫红色。经四胺银染色或甲苯胺蓝染色的上述肺标本中，滋养体不着色，包囊呈现不同颜色和形状。

3. 体外培养　自肺孢子虫被确认为卡氏肺孢子虫病的病原体以来，人们就对其体外培养进行了大量的研究和探索。最早使用原代鸡胚肺上皮细胞（CEL）培养，成功建立了肺孢子虫的共生培养（虫体与哺乳动物的细胞共同生长），使人源肺孢子虫包囊增殖约 10 倍，大鼠源肺孢子虫增殖约 100 倍。迄今为止，已在非洲绿猴肾细胞系（Vero）、人肝癌细胞系（Chang liver）和人胎肺成纤维细胞系（MRC.5）等成功培养了大鼠肺孢子虫。但这种培养方法存在着缺点，即仅能获得短期培养物，且虫体增殖的数量十分有限，不能获得纯净的虫体。有报道以 MEM（Earle's 盐）为基础，加有马血清等多种成分的培养基内，成功地实现了肺孢子虫的连续性纯培养。培养的虫体不仅可以连续传代，且可在液氮内长期保存，复苏后还可继续培养。这一培养方法的成功为肺孢子虫和卡氏肺孢子虫病的深入研究提供了十分重要的条件。但纯培养过程十分复杂，需要的试验条件较高，国外报道不多，我国无试验报道。

（二）生活史

肺孢子虫生活史可能包括细胞外和细胞内两期，卡氏肺孢子虫在人和动物肺组织内的发育过程已基本清楚，但在宿主体外的发育尚未完全明了。一般认为本虫的包囊经空气传播进肺内。发育包括有性生殖和无性生殖两种繁殖方式（图 87-1）。

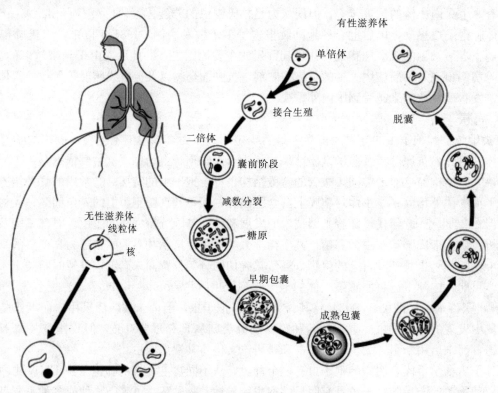

图 87-1　卡氏肺孢子虫生活史（仿美国 CDC）

成熟包囊破裂释放出 8 个囊内小体，发育为小滋养体。后者有一层薄的细胞膜和一个胞核，属单倍体滋养体。单倍体小滋养体可能通过同配生殖产生二倍体大滋养体，再进行孢子生殖，经过减数分裂和有丝分裂最终形成8个囊内小体，这个过程为有性生殖。单倍体小滋养体也可继续发育，体积逐渐增大，发育为形态多变的单倍体大滋养体，后者再经过二分裂法和内芽殖法进行无性繁殖。以后大滋养体细胞膜逐渐增厚，形成囊壁，进入包囊前期。此时核进行分裂，每个小核块周围包裹一团胞质，形成囊内小体。囊壁继续增厚形成包囊。成熟包囊内含8个囊内小体。当囊内小体从包囊内释放出来后，残留的空包囊折叠成一个不规则或月牙状小体。囊内小体经滋养体发育至包囊前期的过程可能是在肺泡上皮细胞内进行，而最终形成包囊和虫体的无性繁殖过程则可能是在上皮细胞外肺泡腔中完成。

（三）流行病学

1. 传染来源和传播途径 传染来源主要为患病的动物或人。肺孢子虫是一种机会性感染病原体，正常人的呼吸道内普遍存在肺孢子虫。当人体免疫功能因各种因素受到损害后，虫体活动最终导致临床症状的出现。在自然界中有许多家畜和野生动物肺孢子虫带虫率都很高，80％的健康家鼠肺内带有卡氏肺孢子虫，但是因宿主特异性，其传播受到限制。成熟的卡氏肺孢子虫包囊存在于痰液和呼吸道分泌物中，在室温中放置7个月的干燥肺组织中包囊形态仍可识别，说明仍有传染的可能性。根据流行病学调查和常规尸检，发现约4％的人有该虫存在。由于肺孢子虫的繁殖必须绝对依赖其宿主的存在，且人的带虫状态可持续多年，提示肺孢子虫携带者可能成为本病的传染源。肺孢子虫病传播途径多样。

（1）空气传播 试验已经清楚地证明感染可以通过空气在动物间传播。根据人与人接触传播的事实，且包囊具有一定的抗干燥能力，推测主要通过空气与呼吸道飞沫传播。还有研究表明存在医源传播。

（2）内源性感染 有学者认为，卡氏肺孢子虫可能是对宿主无害的共栖生物或腐生物，很多卡氏肺孢子虫病病例是由于潜在的内源性感染所致。在宿主体内其毒力表现取决于宿主的免疫功能状态，潜在性感染患者可将病原体传给免疫功能缺陷者而引起显性感染。很长时间以来，人们都认为卡氏肺孢子虫病来源于潜伏感染的再次激活，但血清学研究证明人会在儿童时期获得卡氏肺孢子虫抗体，以前人们认为只有在免疫抑制状态时才会这样。现在越来越多的资料显示，有些病例中的卡氏肺孢子虫感染是在后天获得的。

（3）垂直传播途径 有报道证实卡氏肺孢子虫可通过宫内传播，动物的隐性感染也可能是通过胚胎感染的。有3例通过子宫内传播的报告，虫体可能经血流从母体传给胎儿。

关于动物宿主在传播卡氏肺孢子虫中的作用研究不多。虽然卡氏肺孢子虫广泛存在于家畜和野生动物中，但显示高度宿主特异性。

2. 宿主与寄生部位 肺孢子虫广泛寄生于人、啮齿类动物以及羊、犬、猫及其他哺乳类动物的肺泡上皮细胞内。动物中犬、猫、鼠、猴有发病的报道。在20世纪70年代以前，肺孢子虫病主要发生在儿童，特别是营养不良者、早产儿、原发性免疫缺陷病患儿等病人。

3. 分布与流行 卡氏肺孢子虫呈世界性分布，以散在分布为主。

肺孢子虫病常见于两种人群：①在不发达国家的医院儿科病房内，早产、衰弱或消瘦患儿，流行原发性感染；②在细胞免疫异常或改变的、年龄稍大的儿童和成人中散发。见于一些肿瘤或严重营养不良患者，亦见于经免疫抑制药物治疗或放疗的器官移植者和癌症患者，艾滋病患者中最常见。

卡氏肺孢子虫病在中国最早报告于1959年，捷克学者Jimovec（1959）协助协和医院发现2例病史，以后北京、上海、成都等地发现3个病例，遂引起重视。本病在婴幼儿集中场所易发生流行。国外报道，卡氏肺孢子虫病约占艾滋病并发症的60％～80％，且已成为艾滋病的主要死因之一。艾滋病病人为肺孢子虫病高危人群。据美国疾病控制与预防中心统计，85％的艾滋病病人合并肺孢子虫肺炎，60％艾滋病病人是以肺孢子虫肺炎为初发表现的。据不完全统计，迄今我国已报道卡氏肺孢子虫病病例55例。随着免疫抑制剂的广泛应用、器官移植的开展和普及、艾滋病在世界各地的蔓延流行，肺孢子虫的机会性感染将成为一个严重问题。该虫除寄生于人体外，亦可寄生于多种动物。

（四）对动物与人的致病性

1. 致病作用和病理变化 从卡氏肺孢子虫病患者易患的基础疾病如艾滋病、癌症、蛋白质缺乏性营养不良、免疫抑制剂治疗者和免疫缺陷大鼠卡氏肺孢子虫病模型的建立，均支持宿主细胞免疫功能低下是卡氏肺孢子虫在宿主肺内增殖并进而致病的主要因素。健康人感染后多为隐性感染，无症状表现，当宿主免疫力低下时，处于潜伏状态的卡氏肺孢子虫即进行大量繁殖，使肺泡腔扩大，充满蜂窝样物质，肺孢子虫分裂成团，形成肺孢子虫囊肿。它们黏附在肺泡壁上，使肺泡间隔的微血管堵塞，妨碍血和气体的交换。由于咳嗽，使肺孢子虫从局部扩散到全肺，咳嗽也可将包囊咳出到呼吸道内，吸气时又将包囊吸入到其他支气管内，气流和重力使它们进入新的肺泡。特征性的病理改变是肺泡间隔的细胞浸润。婴幼儿以浆细胞浸润为主，儿童和成人以淋巴细胞浸润为主，可见巨噬细胞和嗜酸性粒细胞，除非合并细菌感染，中性粒细胞甚少见。肺泡间隔上皮增生，部分脱落，肺泡腔扩大，其内充满泡沫状物质，内含卡氏肺孢子虫的滋养体和包囊等。病程后期，肺泡间质增厚造成肺泡-毛细血管阻滞，血气交换功能尤其是氧的弥散功能严重障碍，肺组织广泛受累。以前的报道认为，肺孢子虫一般只局限于肺组织内，向肺外播散较罕见。但近 10 余年来肺外肺孢子虫感染已引起重视，发生率 1%～3%。肺孢子虫可经血液、淋巴液播散至淋巴结、脾、肝、骨髓、视网膜、皮肤等。肺孢子虫病肺见彩图 87-1。

2. 对人的致病性

（1）流行型（间质性浆细胞性肺炎） 多发生于早产儿及营养不良的虚弱婴儿，年龄在 2～6 个月之间，通常患儿突然高热、拒食、干咳、呼吸和脉搏增快，严重时出现呼吸困难和紫绀。X 线检查可见双肺弥漫性浸润灶，病死率达 50%。

（2）散发型 发病多与艾滋病、恶性肿瘤、器官移植术后、长期饥饿、恶性营养不良及免疫缺陷等有关。患者包括成人和儿童，大量的免疫抑制剂、抗肿瘤药物的应用以及放射线照射等易诱发本病。临床表现多不典型，有的患者出现腹泻或上呼吸道感染等症状，多数患者发病急骤、高热，偶可闻及少量散在的干、湿性啰音。X 线显示两肺弥漫性阴影或斑点状阴影。急性期时，血沉快，原发病加重。临床表现主要是低热、气短、呼吸困难，伴有干咳少痰；两肺散在湿啰音，胸片肺部有点片状阴影，短期内发展到肺，患者出现呼吸衰竭。体征与症状的严重程度往往不符，少数病人可有淋巴结、肝、脾肿大，病程短促，可于发病后 4～8 天内死亡。

（五）诊断

1. 临床诊断 根据肺孢子虫病的发病特点和临床症状，有以下几方面征候者应考虑本病。①高危人群：免疫功能低下特别是艾滋病、淋巴瘤、白血病及器官移植后接受免疫抑制剂治疗的患者。②症状明显：出现干咳、呼吸困难、低氧血症。③艾滋病病毒抗体检测阳性。④$CD4^+$ T 细胞＜200/mL。⑤胸部 X 线及 CT 相应病灶，有时临床症状重而 X 线检查正常（10%～25%）。⑥经抗感染、抗真菌治疗无效并排除其他免疫低下或缺陷疾病者。

2. 实验室诊断

（1）病原学诊断 查获滋养体和包囊为临床确诊依据。常用染色方法有姬姆萨、甲苯胺蓝和改良哥氏银染色法等。收集痰液或支气管分泌物涂片染色后镜检，取材方便但检出率很低，须反复多次检查。应用支气管冲洗术可提高检出率。经皮穿刺肺活检、支气管镜肺活检或开胸肺活检，检出率高，但损伤大，因而不常用。

（2）免疫学诊断 由于大多数人都有过肺孢子虫隐性感染，血清中都有特异性抗体存在，故检测血清抗体的方法一般不用于肺孢子虫病的诊断。可试用间接免疫荧光试验、ELISA 或补体结合试验，但只能证实感染。

（3）X 线检查 卡氏肺孢子虫肺炎典型病例的 X 线检查表现为两肺先出现混合性肺泡及间质性改变，以网状结节状浸润为主，从肺门向外周扩展；当病情发展时，可见肺叶斑片状实变，其间常杂有广泛性或局灶性肺气肿和肺不张，以肺的外围最为明显。有的斑片状实变影很快融合成大片状均匀致密的浸润影，病变广泛呈向心性分布，与肺水肿相似，这种 X 线表现具有诊断特异性。

（4）分子生物学诊断 近年来，逐步发展的以 PCR 为核心的基因诊断技术，可有效检测标本中卡氏肺孢子虫的 DNA，且不受虫体形态及生活时期的限制，诊断的敏感性和特异性相对较高。DNA 探针、rDNA 探针和 PCR 技术检测无创性标本，已试用于肺孢子虫病诊断。

（六）防制措施

1. 预防

（1）免疫监测　免疫监测是评价高危人群的免疫状况，目前认为肺孢子虫病的高危人群大致为：①营养不良，体质虚弱的婴幼儿；②先天性免疫缺陷患者；③获得性免疫缺陷患者，如艾滋病病人；④白血病、恶性肿瘤和因器官移植应用大量免疫抑制剂、细胞毒药物、抗生素或经放射治疗的病人。

（2）药物预防　对卡氏肺孢子虫病高危人群进行药物预防可降低卡氏肺孢子虫病的发生率，减少败血症，降低死亡率。甲氧苄氨嘧啶-磺胺甲基异噁唑和戊烷脒是最常用的两种预防药。甲氧苄氨嘧啶-磺胺甲基异噁唑预防效果较好并能同时控制细菌感染和弓形虫病，但是毒副作用较强。有报告对癌症患者进行 2 年的随机对照研究，80 例病人每天每千克体重口服磺胺甲基异噁唑 25mg 和甲氧苄氨嘧啶 5mg，结果预防给药组无一发生卡氏肺孢子虫病，而 80 例服安慰剂的对照组中 17 人发病。

（3）免疫预防　抗卡氏肺孢子虫病的疫苗预防尚未应用于临床，但卡氏肺孢子虫疫苗研究已有 100 多年的历史，大体经历了采用可溶性卡氏肺孢子虫抗原免疫家兔产生特异性抗体反应的死疫苗；用感染性卡氏肺孢子虫气管内接种免疫 CB17 鼠获得保护性作用的活疫苗，以及分子疫苗的几个研究阶段。重组卡氏肺孢子虫疫苗的研究也取得了一定的进展。尚需研制更多的卡氏肺孢子虫分子抗原，各取所长，组成多价疫苗，以期诱导宿主产生更理想的保护力。近年来，随着分子生物学的发展，卡氏肺孢子虫分子克隆抗体的研究也成为一个研究热点。Gigliotti 等人采用鼻内给予 IgM 分子抗体预防鼠卡氏肺孢子虫病的发生已取得成功。

2. 治疗　尽管卡氏肺孢子虫病的死亡率较高，但如及早治疗可挽救 60%～80% 患者的生命。其中包括抗病原体治疗、控制肺部炎症和提高患者免疫功能。

目前，在临床上用于抗卡氏肺孢子虫的药物主要有以下几种。

（1）复方磺胺甲基异噁唑　是目前临床治疗卡氏肺孢子虫病的首选药物，对艾滋病并发卡氏肺孢子虫病的治疗有效率为 80%～95%，治疗非艾滋病卡氏肺孢子虫病患者有效率为 60%～80%，其预防效果优于其他药物，并可预防弓形虫和沙门菌感染。

（2）戊烷脒　是最先用于治疗卡氏肺孢子虫病的药物，属芳香双脒化合物，其杀灭卡氏肺孢子虫的作用机制可能是直接抑制 DNA 复制，或抑制多胺的生物合成，从而起到抗寄生虫作用。

（3）氨苯砜与乙胺嘧啶合用　预防卡氏肺孢子虫病的效果稍逊于甲氧苄氨嘧啶—磺胺甲基异噁唑，与戊烷脒相近，可同时预防分支杆菌和弓形虫感染。这些药物均有明显的胃肠道症状、肝功能损害等毒副作用。

此外，阿托喹酮、三甲曲沙、克林霉素、伯氨喹、乙胺嘧啶、依氟鸟氨酸、阿奇霉素等对卡氏肺孢子虫病亦有一定的疗效。我国有报道，大蒜素和青蒿素及其衍生物对试验性卡氏肺孢子虫病动物模型也有一定的疗效。卡氏肺孢子虫病在艾滋病患者停药后易复发，在艾滋病病毒感染未能有效控制之前，需长期预防用药。

（七）公共卫生影响

自 1985 年中国发现第一例艾滋病病例以来，估计中国已有艾滋病病毒感染者 84 万，艾滋病病人 8 万。截至 2005 年 6 月底，已报告艾滋病感染 126 808 例，艾滋病病人 28 789 人，艾滋病蔓延呈上升趋势，已经成为公共卫生的一个严重威胁。肺孢子虫作为机会致病寄生虫，已成为艾滋病患者死亡的主要原因之一。艾滋病患者最初的表现就是肺孢子虫肺炎，它可发生在 60% 以上的患者中，在临死前患这种病的概率更高。患者常常因患肺孢子虫肺炎住院后被确诊为艾滋病患者。肺孢子虫肺炎是欧美地区艾滋病患者中最常见的机会性感染，感染率平均高达 57%，常致死亡。患者应避免与免疫缺陷患者或正在接受免疫抑制药物治疗者接触。对其传播方式的研究对本病的预防有很大的指导意义。以前认为发病是潜伏感染的激活，不需要采取特别的预防措施。现在的主导观点是发病由再次感染引起，通过环境暴露或人与人之间传播，因此应该采取相应预防措施，隔离病人，避免医院内、外交叉感染。此外，为了预防此病，应尽可能地避免或减少应用免疫抑制剂、化疗和放射治疗，对高危人群应进行免疫监测和药物预防。

（菅复春　张龙现）

◆ **参考文献**

安春丽．1995．卡氏肺孢子虫病的诊断及其进展［J］．寄生虫与医学昆虫学报，2（3）：173－177．

戴晓东，崔昱，徐大刚．2005．卡氏肺孢子虫肺炎的病原、诊断和治疗药物［J］．国外医学：寄生虫病分册，32（1）：34－37．

李妍．2003．卡氏肺孢子虫肺炎药物预防研究进展［J］．中国寄生虫病防治杂志，16（3）：186-188．

滕维亚．2003．卡氏肺孢子虫肺炎——历史和现状［J］．临床医药杂志，16（3）：42-45．

张帆，卢思奇．2004．卡氏肺孢子虫的分类、命名、体外培养及其动物模型的建立［J］．寄生虫与医学昆虫学报，11（4）：248-252．

Wakefield，AE．2002．Pneumocystis carnii．Br Med Bull．，61：175-188．

第八十八章　巴贝斯科寄生虫所致疾病

巴贝斯虫属原虫所致疾病

巴 贝 斯 虫 病

巴贝斯虫病（Babesiosis）是一类经蜱传播、由巴贝斯虫属原虫引起的血液原虫病的总称，多见于牛、羊、马等家畜和啮齿动物及其野生动物，偶尔感染人。本病属于动物源性人与动物共患病，经蜱传播，传染源是动物。本属原虫约100种，虫体寄生于哺乳动物或人红细胞而引起寄生原虫病，以寒战、发热、贫血、黄疸、血红蛋白尿、脾脏肿大、肌肉和关节疼痛为主要特征。1957年Skrabalo和Deanovic在南斯拉夫一个脾切除的农夫体内发现巴贝斯虫寄生，在欧洲、美洲和亚洲等已有40多例人巴贝斯虫病的病例报道。此外，还发现50多例血清学阳性的病例，我国1984年报道2例。动物巴贝斯虫病在我国分布广泛，有蜱滋生的地方，春、夏、秋季均可发病。其中对牛危害最大，据联合国粮农组织报道，全世界每年受到巴贝斯虫病威胁的牛多达10亿头以上。近年来，随着人巴贝斯虫病病例的增加，人巴贝斯虫病也越来越受到关注。

（一）病原

1. 分类地位　巴贝斯虫（*Babesia* spp.）在分类上属原生动物亚界（Protozoa）、顶复体门（Apicomplexa）、梨形虫纲（Piroplasmea）、梨形虫目（Piroplasmida）、巴贝斯虫科（Babesiidae）、巴贝斯虫属（*Babesia*）。

巴贝斯虫的种类很多，在我国寄生于牛、羊的主要种类为双芽巴贝斯虫（*B. bigemina*）、牛巴贝斯虫（*B. bovis*）和卵形巴贝斯虫（*B. ovata*）；另有寄生于羊的莫氏巴贝斯虫（*B. motasi*），只在四川等地发现。寄生于犬的为犬巴贝斯虫（*B. canis*）、吉氏巴贝斯虫（*B. gibsoni*）、韦氏巴贝斯虫（*B. vitalli*）。寄生于马的为弩巴贝斯虫（*B. caballi*）和马巴贝斯虫（*B. equi*）。

能在人体寄生的巴贝斯虫有5种，分别是田鼠巴贝斯虫（*B. microti*）、分歧巴贝斯虫（*B. divergens*）、牛巴贝斯虫（*B. bovis*）、马巴贝斯虫（*B. equi*）和犬巴贝斯虫（*B. canis*）以及未定种*Babesia* spp.（WA1、CA1及MO1）。我国云南、内蒙古和台湾均报道有人体病例，但未进一步确认为何种巴贝斯虫引起。

2. 形态特征　异宿主寄生，在脊椎动物体内进行裂殖生殖，寄生于红细胞，有时也寄生于其他细胞。在无脊椎动物体内进行配子生殖和孢子生殖。虫体呈梨籽形、圆形、杆状、环形、椭圆形、逗点形和变形虫样。无类锥体、鞭毛，有极环和棒状体。

（1）在哺乳动物和人体内的形态　在哺乳动物红细胞内的巴贝斯虫呈圆形、梨籽形、杆形或阿米巴形等各种形态，姬姆萨染色后虫体染色质呈浅蓝色，边缘着色较深，中央较浅或呈空泡状无色区，染色质呈暗红色，成1～2个团块。根据虫体大小，巴贝斯虫可分为两类：长度不超过2.5μm的小型虫体，如马巴贝斯虫、牛巴贝斯虫、吉氏巴贝斯虫等；长度超过2.5μm以上的大型虫体，如弩巴贝斯虫、双芽巴贝斯虫、卵形巴贝斯虫等。依据虫体大小，排列方式，在细胞内的位置，染色质团块的数目与位置，各种形态的比例及典型的形态等，可鉴定巴贝斯虫虫种。分歧巴贝斯虫的两个细长的梨形虫体端点紧靠，常常位于红细胞边缘；田鼠巴贝斯虫的虫体最小，呈多形性，其主要类型与恶性疟原虫的环状体非常相似；牛巴贝斯虫的虫体小于红细胞半径，双梨籽形虫体的尖端相连接形成钝角。

（2）在蜱体内的形态　巴贝斯虫配子体进入蜱的消化道，在蜱体内发育成大小两种配子，虫体呈纺锤形，具有短剑一样的顶突和几根鞭毛样突起的配子，配子有大小两种类型，形态相似，但电子密度不同。姬姆萨染色的虫体，原生质呈蓝色，核呈紫红色，钝圆一端边缘染成紫红色帽状，原生质内有时有空泡或颗粒状物。动合子大小随巴贝斯虫种类和发育阶段不同有很大差异，为（9～22）μm×（1.5～6）μm。

寄生于蜱唾液腺内的子孢子形态和寄生于哺乳动物体内的裂殖子形态相似，一般呈单梨籽形，姬姆萨染色后虫体原生质呈浅蓝色，中部淡染，边缘较深，界限清晰，有一团紫红色染色质。

试验证明向 SCID 小鼠注入牛的红细胞可以诱导小鼠红细胞内巴贝斯虫的增殖。在 SCID 小鼠红细胞内卵形巴贝斯虫增殖快、染虫率高，可以获得多量的抗原，在巴贝斯虫病的血清学（免疫学）诊断上具有重要意义。另有报道在基础培养基（M199）中加入 40％成年牛血清，于 37℃能够建立卵形巴贝斯虫的初始体外培养。巴贝斯虫的形态见彩图 88-1。

（二）生活史

巴贝斯虫需要通过 2 个宿主的转换才能完成生活史，硬蜱既是巴贝斯虫的传播媒介又是其贮存宿主（图 88-1）。

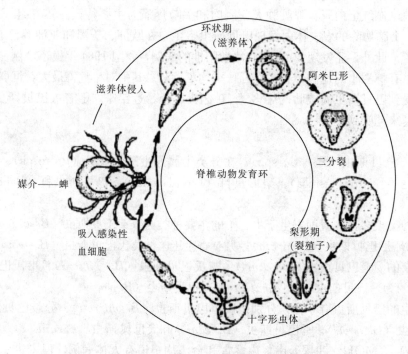

图 88-1　巴贝斯虫生活史

巴贝斯虫在哺乳动物体内进行无性繁殖。大多数巴贝斯虫的子孢子随蜱的唾液注入哺乳动物体内后，直接进入红细胞中，以二分裂或出芽进行裂殖生殖，产生裂殖子；当红细胞破裂后，虫体逸出再侵入新的红细胞，反复分裂最后形成配子体。

巴贝斯虫在蜱肠管内进行有性繁殖。首先进行配子生殖，巴贝斯虫随蜱叮咬吸血进入蜱肠管内，大部分虫体死亡，部分虫体发育成为纺锤形、具有一个短剑样顶突和几根鞭毛样突起的虫体，称为辐肋体（或称为射线体），辐肋体被认为是配子，由 2 个形态相似而电子密度不同的辐肋体配对并融合形成合子。球形的合子转变为长形能动的动合子，然后在唾液腺内和其他器官内进行孢子生殖。动合子侵入蜱的肠上皮、血淋巴、马氏管、肌纤维等各种组织内反复分裂，形成更多的动合子。动合子侵入蜱卵母细胞后保持休眠状态，当子蜱发育成熟和采食时，才开始出现与母蜱体内相似的孢子生殖过程。在子蜱叮咬吸血 24h 内，动合子进入蜱的唾液腺细胞转为多形态的孢子体，反复进行孢子生殖，形成成千上万个对哺乳动物宿主有感染性、形态不同于动合子的子孢子。

巴贝斯虫无伪足、纤毛或鞭毛等运动器官，靠虫体弯曲或滑行运动，以渗透方式吸取营养。

（三）流行病学

1. 传染来源和传播途径　巴贝斯虫是永久性寄生虫，不能离开宿主独立生存于自然界，其寄居处不是蜱体就是易感动物体，且可长期寄生在动物体内使其处于带虫状态。在蜱体内，巴贝斯虫可长期存活并经卵传递。试验证明，微小牛蜱传播牛巴贝斯虫至少可经卵传递 32 代以上。

硬蜱是传播巴贝斯虫的关键因素，不同种巴贝斯虫由不同种类的蜱作为传播媒介。经研究证实硬蜱科 7 个主要属的蜱可分别作为各种巴贝斯虫试验感染或自然感染的传播媒介。在我国已证实微小牛蜱（B. microplus）是双芽巴贝斯虫和牛巴贝斯虫的传播媒介；驽巴贝斯虫的传播媒介是草原革蜱（D. nuttalli）、森林革蜱（D. silvarum）、银盾革蜱（D. niveus）和中华革蜱（D. sinicus）；马巴贝斯虫的传播媒介是草原革蜱、森林革蜱、银盾革蜱和镰形扇头蜱（R. haemaphysaloides）；吉氏巴贝斯虫的传播媒介为长角血蜱、镰形扇头蜱和血红扇头蜱（R. sanguineus）；丹敏硬蜱（Ixodes dammini）是田鼠巴贝斯虫的传播媒介。也有一种蜱可以传播几种巴贝斯虫的情况，如长角血蜱既是牛卵形巴贝斯虫、瑟氏泰勒虫的传播者又是犬吉氏巴贝斯虫的传播媒介。硬蜱传播巴贝斯虫的方式主要有以下两种：一是经卵传递，即巴贝斯虫随雌蜱吸血进入蜱体内发育繁殖后，转入蜱的卵巢经过蜱卵传给蜱的后代，之后由蜱的幼虫、若虫或成虫进行传播。另一个是期间传递，即幼蜱或者若蜱吸食了含有巴贝斯虫的血液，可传播给它的下一个发育阶段——若蜱或成蜱进行传播，即在蜱的一个世代内进行传播。除蜱叮咬传播外，人的巴贝斯虫病也可以通过机械性的方式发生。虽然还没有巴贝斯虫引起实验室感染的报道，但意外的针刺或者被受感染的蜱叮咬后能造成感染，也可能因输血传播或母体感染经胎盘传播造成人的感染，因人感染该病约有 25% 的病人没有症状，这些看似健康的人可能通过输血传播。

2. 宿主与寄生部位　多种哺乳动物和人都是巴贝斯虫的宿主，主要寄生于红细胞内。传播媒介是硬蜱。

3. 分布与流行　我国马属动物的巴贝斯虫病分布于东北、西北、西南及南方各省。本病发病率高低与蜱的生活史、气候密切相关。本病主要发生在春、夏、秋三季，秋季多发，春季其次，冬季基本不发病。我国北方地区驽巴贝斯虫病于 3 月初开始出现，4 月达高潮，5 月下旬以后逐渐停止流行；马巴贝斯虫病的出现稍晚。寄生于牛、羊的主要为双芽巴贝斯虫和牛巴贝斯虫，主要分布在西南、华南、华东等地。牛双芽巴贝斯虫病一年可暴发 2～3 次，南方多发生于 6～9 月份。

不同种的巴贝斯虫可单独感染发病，也可混合感染。

全世界已有数百例人巴贝斯虫病的报道，我国至今有 6 例巴贝斯虫病报道，在云南耿马报告 2 例，内蒙古报告 1 例；Chung（1944）、Hong（1994）和 Shih 等（1998）在我国台湾省共报道了 3 例人巴贝斯虫感染。

早期的巴贝斯虫病例报告都是脾切除患者的致死性感染，后来在未切除脾的人中也发现有巴贝斯虫感染，但未引起死亡。人体红细胞内出现的巴贝斯虫，一种可能是由于近期被蜱叮咬感染；另一种可能是早期潜伏在人体内而突然发作。最近在墨西哥和尼日利亚进行的调查表明，很多健康人的血清中有巴贝斯虫抗体。Dobroszycki 等（1999）报告，一个感染田鼠巴贝斯虫（B. microti）无症状的供血者输血给 6 人，结果受血者中有 3 人感染巴贝斯虫。

欧洲人巴贝斯虫病患者均是脾切除病人，由黄牛的分歧巴贝斯虫（B. divergens）引起。记述的 7 例中有 5 例死亡。北美人巴贝斯虫病通常不致死，由啮齿类的田鼠巴贝斯虫引起，大多数患者未切除脾。美国楠塔基特岛人巴贝斯虫病的媒介是丹敏硬蜱（Ixodes dammini），当地该种若蜱巴贝斯虫自然感染率约为 5%。

不同种属的硬蜱需要不同的生态环境供其生存和繁衍，因此不同地区有不同的蜱种分布。另外，硬蜱一个世代的发育需经卵、幼虫、若虫和成虫 4 个变态期，每一变态期都受环境和气候条件的制约，每一变态期蜱的活动和出没都具有明显的季节性。因此，巴贝斯虫病的发生和流行也具有明显的地区性和季节性。

（四）对动物与人的致病性

1. 致病作用和病理变化 在巴贝斯虫虫体繁殖造成红细胞破坏之前，虫体在动物体内分泌一种酶，能激活血管舒缓素系统引起血管通透性增高和血管舒张，致使血管内液体向外渗出，血液变稠，继而引起循环淤血和休克。血管舒缓素还可通过激活凝血机制Ⅻ因子启动凝血系统，引起血管内凝血。巴贝斯虫在红细胞内繁殖，大量红细胞破坏后释出虫体，导致溶血性贫血，并引起黄疸、肾脏损害乃至肾功能衰竭。寄生有原虫的红细胞互相黏聚，堵塞毛细血管而使脏器发生缺血和坏死。

病人或患畜触诊脾区敏感。剖检病畜可见肝和肾肿大，呈暗褐色、灰白色或浅黄色。胆囊肿大，囊壁变厚，胆汁呈暗黑色。脾明显肿大、柔软，脾髓呈暗蓝红色、坚实或中度软化。心外膜和心内膜下常有点状出血。皮下及肌肉水肿，黄疸，脂肪变性呈黄色凝胶状，血液稀薄。病初镜检有大小不等的多染性红细胞，后期出现带核红细胞，尿蛋白、胆红素检查为阳性。

2. 对动物的致病性 动物巴贝斯虫病主要表现高热、贫血、黄疸、消瘦和衰弱等。除驽巴贝斯虫病外，都有血红蛋白尿。幼畜或外地新输入的家畜常出现重剧症状，如果诊治不及时，死亡率高；治愈或耐过后恢复较缓慢。当犬由非疫区进入疫区时常出现最急性型的病例，无明显临床症状，多在 1～2 天内死亡。急性病例表现为病初体温高达 40℃ 以上，精神沉郁，食欲不振，心悸，呼吸困难，可视黏膜苍白或黄疸，化脓性结膜炎，呕吐，腹泻带血，排酱油色血红蛋白尿。慢性型病例初期精神沉郁，倦怠，活动时身躯摇晃，常出现发热、黄疸、贫血和血红蛋白尿等症状。其他症状还有消瘦、腹水、支气管炎、出血性紫斑和肌肉疼痛。

3. 对人的致病性 人巴贝斯虫病多数通过蜱叮咬传播，潜伏期 1～6 周，也可长达 3 个月。临床表现差别很大，与感染的虫种和机体状况相关。一般症状为不适、疲劳、发冷、发热、肌痛、食欲减退，伴有恶心、呕吐，类似流感。重症患者发病突然，高热，体温可高达 40℃，寒战，出汗，极似疟疾。有不同程度的贫血、黄疸及血红蛋白尿。危重患者出现肝、肾功能衰竭，昏迷甚至死亡。

欧洲的人巴贝斯虫病病例，在感染巴贝斯虫前均已切除脾，提示脾切除影响患者的易感性和严重性。在欧洲已报告 7 例病人中，有 5 例死亡。在欧洲分歧巴贝斯虫感染病例的症状通常较田鼠巴贝斯虫感染者严重，有轻度肝、脾肿大，轻度至中度的溶血性贫血，血清胆红素和转氨酶值稍稍升高，1 例患者出现扩散性血管内凝血。北美大多数巴贝斯虫病例未切除脾，大部分为自限性感染，其特征为先表现不适，接着表现发热、头疼、寒战、出汗、关节痛、肌痛、疲劳和虚弱等。墨西哥已鉴定出数例无症状的巴贝斯虫感染。已报告 1 例脾切除儿童的自限性巴贝斯虫病。我国云南耿马县 2 例巴贝斯虫病人，未切除脾，有轻度贫血、黄疸、肌痛、乏力、恶心、久病不愈等症状。内蒙古锡林浩特一 39 岁男性巴贝斯虫病患者，未切除脾，症状有寒战、发热（午后明显）、全身肌肉酸痛、髋关节疼痛、体重减轻、夜间盗汗等。

（五）诊断

根据病史，包括到过流行区、蜱咬或接触有蜱滋生的地方、近期输血及脾切除史等以及临床表现可以作出初步诊断。

1. 病原学诊断 采取血液做涂片，镜检虫体，依其形态特征确诊病原。在姬姆萨染色的血涂片上检测到病原体可确诊。对高热期病患每间隔 3 天静脉采血涂片检查。血红蛋白尿出现之前的急性感染病例，应制作厚血涂片。慢性感染和亚临床病例，在血液涂片上很难查到虫体，需要结合其他因素进行综合判断。

2. 免疫学诊断 ELISA 是世界动物卫生组织推荐的牛巴贝斯虫病的首选血清学诊断技术；其他方法如间接血凝试验、间接免疫荧光试验、玻片凝集试验、卡片凝集试验、毛细管凝集试验、固相放射免疫试验等方法均见报道。间接免疫荧光试验检测人田鼠巴贝斯虫感染敏感性高、特异性强、重复性好，特别是慢性感染，是目前首选的诊断方法。

3. 分子生物学技术　如 PCR 等，通常扩增 SSrRNA 基因。

（六）防制措施

1. 预防　动物巴贝斯虫病的预防包括环境处理和药物杀灭蜱、疫苗免疫和限制动物的流动等。人巴贝斯虫病的预防主要是在疫区避免蜱叮咬，特别是脾切除的人更应特别小心。

（1）灭蜱　采取多种灭蜱及防蜱的措施，切断虫媒传播链。对畜舍、蜱栖息的环境用杀蜱药进行彻底喷淋驱杀。

（2）个体防护　限制宠物和家畜到有蜱活动的场所。

（3）药物预防　在疫区对易感动物每年 2 次用咪唑苯脲进行预防。发现病例后，对其他健康动物用药物进行预防性治疗，可及时防止疫病的扩散和传播。

（4）疫苗预防　20 世纪 50 年代澳大利亚研制成功牛巴贝斯虫致弱虫苗，曾在澳洲使用 20 多年，取得了很好的效果。1970 年之后，配合皂苷等佐剂制成了培养源外抗原疫苗取代致弱虫苗，其中以牛巴贝斯虫和犬巴贝斯虫苗最为成功，已有不同类型的商品苗出售。目前，澳大利亚和古巴分别有预防微小牛蜱的基因工程疫苗，商品名为 TickGard™ 和 Gavac™，已经在部分国家和地区使用，取得了良好的效果。我国赵俊龙等研制出水牛巴贝斯虫病可溶性抗原疫苗，临床试验表明具有良好的免疫保护作用。

2. 治疗　家畜常用的抗巴贝斯虫药物有咪唑苯脲、三氮咪（贝尼尔 Berenil）、喹啉脲（阿卡普林 Acaprin）等。其中咪唑苯脲为首选药物，对各种巴贝斯虫病均有较好的治疗效果。贝尼尔治疗效果较好，而且价格便宜，按每千克体重 5 mg 肌内注射，连用两次即可收到很好疗效。但贝尼尔用量不宜过大，用量超过每千克体重 10mg 会引起腹痛、腹泻、呕吐等不良反应。台盼蓝对驽巴贝斯虫病有特效。

人巴贝斯虫病的治疗氯林可霉素为首选药物，联合应用奎宁疗效更佳，胃肠外施药，每次 1.2g，每天 2 次；口服，每次 600mg，每天 3 次，连服 7 天；儿童每天每千克体重：20~40mg，每天 3 次，连服 7 天。单用奎宁，每次 600mg，每天 3 次，连服 7 天；儿童每天每千克体重 25mg，每天 3 次，连服 7 天。

（七）公共卫生影响

多种巴贝斯虫都是人与动物共患的，如微小巴贝斯虫、牛巴贝斯虫、马巴贝斯虫、犬巴贝斯虫等。而且能够传播巴贝斯虫病的蜱种类很多，生活范围广泛。因此，在流行地，采取灭蜱和防蜱措施非常重要。对于从非流行区到流行区的旅行者和家畜要特别注意防护。

控制该病的发生，除了注重消灭传播媒介外，还应注意切断该病的传播途径。多数时候，病原体只引起健康人轻微的类似感冒的症状，如疼痛和持续 1 周的发热。有资料表明 25% 的病人没有症状，这些带虫者在不知情的情况下很可能成为传染源。在美国已发现 30 多例经血传播的巴贝西虫病。此外，母体感染经胎盘传播也可造成该病的流行，因此妊娠妇女应该进行相应检查，以避免垂直感染。

（菅复春　张龙现）

◆ **参考文献**

白音查汗，五十岚郁男．2001．牛卵形巴贝斯虫的体外培养［J］．中国兽医寄生虫病，9（2）：15-17．

程玉兰，侯培森，田本淳．2003．全球新出现的主要传染病及其流行特点［J］．中国健康教育，19（9）：670-686．

董君艳，王力光，娄红军．2001．犬吉氏巴贝斯虫病的胎盘传播及综合防制［J］．畜牧与兽医，33（1）：26-27．

汪明．2003．兽医寄生虫学［M］．第 3 版．北京：中国农业出版：329-331，366-369．

王绍琛，钱存忠．2004．犬巴贝斯虫病的诊治［J］．畜牧与兽医，36（9）：29-30．

吴观陵．2005．人体寄生虫学［M］．第 3 版．北京：人民卫生出版社：277-281．

赵俊龙，刘恩勇，石俊华，等．2000．水牛巴贝斯虫病可溶性抗原疫苗的疫区应用试验［J］．华中农业大学学报，19（4）：357-359．

第八十九章　微孢子虫所致疾病

肠上皮细胞微孢子虫属寄生虫所致疾病

微 孢 子 虫 病

微孢子虫病（Microsporidiosis）是由微孢子虫引起的是人与动物共患病，以引起腹泻、肝炎、腹膜炎、肌炎、结膜炎等症状，尤其以腹泻为特征。微孢子虫是专性细胞内寄生的原生生物，能够感染许多极具经济价值的昆虫、鱼类、啮齿类、兔、毛皮动物、灵长类动物，根据寄生动物的不同又称为微粒子虫、匹里虫等。孢子是其独特的感染结构，对外界有极强的抵抗力。1857 年 Nägeli 首先报道了微孢子虫对蚕业养殖的危害，此后的研究表明微孢子虫几乎可以感染动物界的任何一门动物，严重危害农牧渔业的发展。1959 年 Matsubayashi 等报道了首例人微孢子虫病的病例，此后在欧洲、美洲、非洲及亚洲均有微孢子虫感染人的报道，该病呈世界分布。随着免疫缺陷病毒感染人群的不断增加，微孢子虫作为机会性致病性原虫对人的危害越来越受到重视。

（一）病原

1. 分类地位　微孢子虫（*Microsporidium* spp.）是一类专营细胞内寄生的无线粒体的单细胞真核生物，在分类上属微孢子虫门（Microspora）、微孢子纲（Microsporea ）、微孢子目（Microsporida），分为 2 个亚目，即泛成孢子虫亚目（Pansporoblastina）和无膜泛成孢子虫亚目（Apansporoblastina）。

至今人们已发现143 个属的1 200 多个微孢子虫种。伴随检测手段的不断改进，人们对微孢子虫的认识进入一个全新的阶段。2003 年美国国立卫生信息中心（NCBI）正式确认了微孢子虫的真菌地位，但至今对微孢子虫还没有统一的分类标准。一些学者曾根据电子显微镜下其孢子内极丝的缠绕特点、核的数量、孢子大小等对微孢子虫进行分类。在已发现的140 多个属的微孢子虫中，与人疾病有关的有 7 个属，分别是脑炎微孢子虫属（*Encephlitozoon*）、肠上皮细胞微孢子虫属（*Enterocytozoon*）、微粒子微孢子虫属（*Nosema*）、匹里微孢子虫属（*Pleistophora*）及 *Trachipleistophora*、*Vittaforma* 和 *Brachioa*。其中肠上皮细胞微孢子虫属中的 *E. bieneusi* 是人微孢子虫病的主要病原体之一，是引起艾滋病患者慢性、持续性腹泻的主要病原体。艾滋病病人的慢性腹泻约有 30％是由微孢子虫引起的，而其中多数病例是由比氏肠细胞微孢子虫（*E. bieneusi*, E. b）引起的。1982 年美国德克萨斯大学的病理学家 Gourley 在对一例患慢性腹泻的同性恋者的十二指肠活检组织进行检查时，意外地发现了一种光镜下不能辨认的病原体，当时认为可能是"酵母菌"或某种原虫的孢子。后来在另一位患慢性腹泻的艾滋病病人的小肠活检组织中也发现了同一种病原，并认为属于肠上皮细胞微孢子属的病原，随后以该患者的名字将其命名为比氏肠细胞微孢子虫，又称为比氏肠微孢子虫。至今，感染人的比氏肠细胞微孢子虫已有 4 个基因型（A、B、C、D）被确定。早期认为其宿主只是人，不感染其他动物。后来在猪体内发现比氏肠细胞微孢子虫，表明其为人与动物共患病原。随着 PCR 技术的发展和应用，已有人提出利用PCR 技术对微孢子虫进行分类。

2. 形态特征　微孢子虫是一种形态微小的原生生物。一般大小为 $1\sim20\mu m$，通常感染哺乳动物的微孢子虫的孢子较小，呈圆球形、卵圆形或细长，其大小因虫种属不同而异，为（0.8~1.0）μm×（1.2~1.6）μm。有着特殊的形态结构，孢子在光镜下有折光，呈绿色。革兰染色呈阳性，姬姆萨氏或苏木精-伊红染色着色均较淡，孢子壁光滑。透射电镜下可见孢子壁由3层结构组成：①外孢子层。即电子致密层，由蛋白质组成。②内孢子层。电子致密层，为几丁质层。③质膜层。包绕孢子质。微孢子虫的孢子壁在常规染色及荧光染色检查时有非常重要的意义，其孢子含有一个单核或双核的孢子质和注入器（或称冲出器），具极管（极丝）和极帽，极管的螺旋数依不同属的微孢子虫而异。无线粒体。孢子母细胞呈香蕉形，一端较尖，一端钝圆，苏木精-伊红染色可见细胞核位于虫体中部，呈深紫红色，核与外膜之间有管状物，着色较淡。孢子是微孢子虫生活史中唯一可在宿主细胞外生存的发育阶段，也是本虫的感染期。

微孢子虫被认为是较古老的生物，是原核生物向真核生物进化过程中的一个早期生物，缺乏典型真核生物的某些特征，在超微结构上有70S的核糖体（30S，50S）、rRNA（16S，23S），但缺乏5.8S的rRNA；没有线粒体、过氧化酶系及典型的囊状高尔基体。

3. 培养特性　微孢子虫是严格的活体内寄生物，进行细胞培养难度较大。目前寄生于人的微孢子虫 *E. intestinalis*、*E. cuniculi* 和 *E. hellem* 等已培养成功。用来培养微孢子虫的细胞主要有 Vero、RK13、MRC5 和 MD 等细胞株。但微孢子虫的细胞培养是比较耗时的实验室工作，不适于用作常规检测。

在对经济昆虫的微孢子虫病研究中，有报道用桉蚕细胞培养微孢子虫，接种1h后孢子出芽率在2.8%~4.6%。还有试验报道，将家蚕微粒子孢子经模拟家蚕中肠的环境诱导出芽后，再接种秋黏虫细胞和家蚕细胞，培养至第8天能发现大量的成熟孢子。将悬浮的秋黏虫细胞或家蚕细胞与过量的已诱导出芽的家蚕微粒子孢子混合，镜检发现每个细胞均吸附着十几个孢子芽体，以致发生细胞沉淀。

（二）生活史

微孢子虫的生活史包括感染期、裂殖生殖和孢子生殖三个阶段（图89-1）。鉴定微孢子虫的主要特征是孢子内有卷曲的极丝。其分类特征包括孢子大小、核的排列、繁殖类型和分裂方式等。当宿主摄入孢子时，在宿主消化道内孢子内极管迅速释出，伸出的极管比孢子长得多，是一种可塑结构，其目的是穿透宿主细胞，并使传染性孢子浆进入宿主细胞。孢子浆通过中空的极管注入宿主肠上皮细胞。

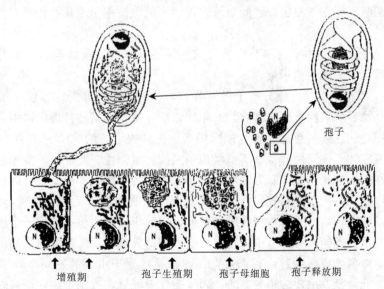

图89-1　微孢子虫生活史

1. 感染期　孢子是微孢子虫的感染期。成熟孢子被宿主吞食后，孢子内的极管伸出，刺入宿主细胞膜，然后将感染性的孢子质注入宿主细胞而使其受染。

2. 裂殖生殖期 孢子质在宿主细胞核附近的空泡内形成裂殖体，裂殖体以二分裂或多分裂方式增殖。

3. 孢子生殖期 随着其在宿主细胞内生长、增殖，逐渐向周围细胞扩散或经血液循环播散至肝、肾、脑、肌肉等其他组织器官，最终转化形成母孢子进入孢子增殖阶段。最近发现家蚕微粒子孢子生活史具有孢子二型性，即感染早期的短极丝型孢子和长极丝型孢子。有些微孢子虫是在宿主细胞胞质中的带虫空泡内生长繁殖，有的则直接在宿主细胞胞质中生长。该虫最常见于肠绒毛顶部的肠细胞内，越靠近绒毛顶端虫体越多，未见于肠腺窝或基底层细胞中。发育中的虫体常将肠细胞核顶部压成凹状。在此阶段母孢子在同一细胞内发育并分裂成孢子母细胞，最终形成孢子，孢子可以释放到外界环境中。一般3～5天为一周期。孢子为感染期虫体，对外界环境具有较强抵抗力。

（三）流行病学

1. 传染来源与传播途径 微孢子虫传染源尚不清楚。但因该病病原体可以从许多家畜（如鸡、犬、猪、牛等）的分泌物、排泄物中发现，据此，有些学者认为该病的传染源可能是这些家禽、家畜，并在与人的接触中经口或呼吸道等途径感染人（动物源性传播）。也有人认为毛皮动物，尤其是那些与表层水有密切接触的动物（如水獭）可能是人比氏肠细胞微孢子虫的潜在传染来源，在它们的粪便中找到了这种微孢子虫的孢子。

通常认为，微孢子虫的传播途径是先经消化道进入，继之感染呼吸系统、生殖系统、肌肉、神经系统、排泄系统，甚至所有的组织和器官都可能受到感染。人感染是经口吃入孢子。鉴于该虫感染多见于男性同性恋者，故其经口-肛途径传播的可能性也是存在的。2005年微孢子虫试验感染严重免疫缺陷小鼠的结果发现，经口感染并不是有效的途径，而眼部有可能是自然感染的途径。研究发现，简单的眼表面污染不仅能导致结膜和角膜的感染，而且能够引起内脏的感染；以往的报道也提示内脏的感染也可以导致眼部的感染，所以人微孢子虫从眼到内脏的扩散方式提示眼很可能是重要的侵入门户。Dowd等用PCR和基因序列分析技术检测了不同来源的14份水样（包括地面水、地下水和下水道水），发现其中7份含有肠上皮细胞微孢子虫，表明其可能经水传播。肠道微孢子虫病暴发流行的回顾性研究也认为水可能是微孢子虫病的传播途径。但由于能从微孢子虫病患者的分泌物、排泄物中分离出微孢子虫的病原体，有人认为人-人之间的传播更有实际意义（人际传播）。

已有试验证明兔脑炎微孢子虫可以经胎盘垂直传播。昆虫微孢子虫病的传播有水平传播和垂直传播两种途径。

2. 易感宿主 人是自然宿主。许多有经济价值的昆虫如家蚕、蜜蜂等以及鱼类、啮齿类、毛皮动物、灵长类动物等都可以感染微孢子虫。

3. 分布与流行 微孢子虫病广泛分布于世界各地，发病亦无明显的季节性。很早以前人们就认识到微孢子虫可引起动物疾病，但直到20世纪80年代以后才认识到某些种类可以引起人的疾病，尤其是比氏肠细胞内原虫引起艾滋病病毒感染者的慢性腹泻。国外报道，约20%患慢性腹泻的艾滋病病人由此虫所致。瑞典某医院约1/3同性恋者血清抗微孢子虫抗体呈阳性。此外，不少患疟疾、丝虫病、结核病的人血清中也存在抗微孢子虫抗体，男性明显多于女性，各年龄组均可受染。因比氏肠细胞内原虫可在淡水鱼中寄生，因此，以水系分布密集、适合鱼类生长繁殖的地区发病率较高，喜好淡水鱼的人群，尤其以嗜生鱼肉者发病率较高。随着检测技术的发展，在健康人群中也有微孢子虫感染的报道，因此有人提出微孢子虫可能是人类的固有寄生虫，只在免疫抑制的人群发病。我国目前尚无确诊病例报告。

在家蚕和蜜蜂中微孢子虫病的感染有季节性。春季是蜂孢子虫病的发病高峰期；夏季蜜蜂采集飞翔，发病、死亡率降低；秋季出现较小的高峰；到冬季气温降低，孢子虫病病情好转。

（四）对动物与人的致病性

1. 致病作用和病理变化 人微孢子虫感染与宿主免疫功能抑制密切相关，故多发生于免疫功能受损的病人或免疫豁免的部位（如角膜）。在艾滋病暴发之前，仅报道10例微孢子虫病。现在普遍认为微孢子虫属于机会致病原，免疫受损及免疫抑制的人群是其主要感染对象，但在健康人群中也有感染微孢子虫的报道。它们可侵犯人体泌尿、消化、神经、呼吸系统和角膜、结膜、肌肉等组织并引起一些相关疾病。晚期艾滋病患者经常伴随着微孢子虫的感染，引起皮肤溃烂及呼吸系统、泌尿系统等恶性疾病。

　　人微孢子虫病的典型特异性病理变化为局灶性肉芽肿、脉管炎及脉管周围炎。消化道微孢子虫感染多发部位为空肠，其次为十二指肠远端。感染引起的病变依感染程度而异，一般仅有轻微损害。内窥镜检查发现十二指肠远端及空肠近端的损害较十二指肠近端明显，黏膜出现红斑，未见分散溃烂或成片的损伤。病理标本显微镜检查见受染部位的微绒毛萎缩、变钝，受染细胞变形，形状多样，紊乱拥挤，胞质空泡化，直至变性坏死。受染细胞核深染，形态不规则，线粒体、高尔基复合体及内质网肿胀，次级溶酶体和脂肪泡积聚等，并可引起单个或成片的肠细胞脱落。

　　受感染昆虫一般表现为慢性和亚致死病变，随着微孢子虫在体内的增殖，会表现一系列显著的组织病变以及异常的发育和行为特征。最常见的病变组织是脂肪体和中肠上皮细胞，常呈乳白色，且由于孢子聚集而膨胀、畸形。蝗虫微孢子虫主要感染寄主脂肪细胞，其次是围心细胞和神经组织。脂肪体由于微孢子虫寄生逐渐由黄色、透明的片层结构变成浅黄色、不透明的豆腐渣样。解剖病虫，取小块脂肪组织制水压片，显微镜下可见到大量孢子（图89-2）。染病早期或轻度感染时，外部症状不明显；但感病后期昆虫体色变深，呈褐色或红褐色，腹部肿胀，腹节明显胀开，整个昆虫外形比健康虫肥大。

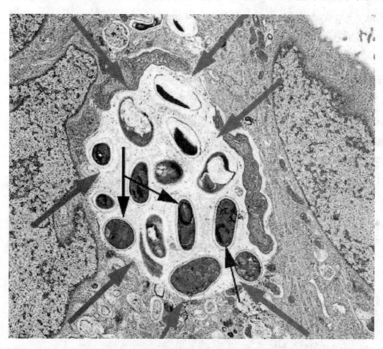

图89-2　带虫空泡内脑微孢子虫成熟子孢子

（引自 phil. cdc. gov，CDC/NCID/DPD 供图）

　　2. 对人的致病性　不同种的微孢子虫对人的致病力不同，感染后是否出现临床症状与宿主的免疫状态相关。免疫功能正常的宿主往往出现慢性或持续性感染或仅有少量的体征和症状，而免疫缺陷宿主可致严重疾病甚至死亡。人微孢子虫病发病缓慢，潜伏期为4～7个月，症状因感染部位而异。肠道微孢子虫病主要见于慢性腹泻的患艾滋病的男性同性恋者，少数见于异性恋的女性。中枢神经系统受染患者有头痛、嗜睡、神志不清、呕吐、躯体强直及四肢痉挛性抽搐等症状。感染脑炎微孢子虫属的虫种后，患者出现头痛、喷射性呕吐；角膜炎病人有畏光、流泪、异物感、眼球发干、视物模糊等症状。肌炎病人出现进行性全身肌肉乏力与挛缩，体重减轻，低热及全身淋巴结肿大。肝炎病人早期乏力、消瘦，后期出现黄疸，腹泻加重，伴有发热并迅速出现肝细胞坏死。晚期艾滋病患者经常伴随着微孢子虫的感染，引起皮肤溃烂及呼吸系统、泌尿系统等恶性疾病，加剧病人痛苦，加速病人死亡。

　　（1）**肠微孢子虫病**　Desports 等（1985）报告第一例法国艾滋病病人肠微孢子虫感染，由比氏肠微孢子虫感染所致。之后英国、新西兰、澳大利亚和非洲也发现该虫感染的病例。感染一般限于小肠的肠上皮细胞，也可能沿着肠黏膜表面散布于胆道、胆囊、胰管，引起胆管炎、胆囊炎及胰腺炎。

肠微孢子虫病人腹泻通常呈水样，无血便、黏液，粪便中含未消化食物。大多数病人的大便次数为每天 3~10 次，少数病人达每天 20 次，可持续数月。

（2）眼微孢子虫病 眼部感染有两种类型：①结合膜和角膜感染，常伴有艾滋病病毒感染，多由兔脑炎微孢子虫引起。②角膜间质感染并导致溃疡形成，以及化脓性角膜炎。一般无艾滋病病毒感染，由非洲微孢子虫引起。条纹微孢子虫可引起中心圆形角膜炎。眼微粒虫（*Nosema ocularum*）也可引起眼部炎症、视力模糊等。

3. 对昆虫的致病性 蜜蜂患病后最初无明显症状，活动正常；之后由于病蜂肠道的损害，出现下痢，蜜蜂变得虚弱，不能飞翔。患病蜂王出现新陈代谢紊乱、产卵力下降。因此患此病的蜂群哺育力和采集力均下降，群势变小，产蜜量及产浆减少。

（五）诊断

由于诊断困难，艾滋病病人微孢子虫感染的报告较少。对微孢子虫感染的诊断首先依赖于对病人可能感染微孢子虫的初步认识，特别是当 $CD4^+T$ 淋巴细胞计数少于 $100/\mu L$ 时，才会感染肠道微孢子虫。

由于病人多无特异性症状和临床体征，微孢子虫感染误诊率和漏诊率高，主要与病原体小、细胞内寄生、常规组织染色法着色差（特别是繁殖阶段），而且血清学检查作用不大或方法不完善，以及人们对此类寄生虫不了解等有关。但多数病人可能患有艾滋病或艾滋病病毒抗体阳性，或有同性恋史或其他原因导致的免疫功能受损情况。

1. 病原学检查 检查微孢子虫病时可采用的样本较多。粪便样本应保持新鲜，或加入 10% 的甲醛；对散播性病例，可采集尿液、痰、鼻腔分泌物或结膜涂片、角膜刮片等作为受检物。可采取下列方法进行染色后光学显微镜检查。

（1）姬姆萨染色 微孢子虫的孢子质被染成灰蓝色，核染成深粉红色，近核处可见一空白区。用这种方法见到的孢子大小为 $(1.1\sim1.6)\ \mu m\times1.0\mu m$，呈卵形。在有杂菌污染时，孢子不易识别。此法用于体液标本检查识别率比粪标本高。

（2）改良三色法（modified trichrome stain，MTS） 孢子被染成粉红色，有的孢子内可见斜行的条纹（为极管，见于比氏微孢子虫感染），背景为绿色或蓝色，依方法而异。本法中某些细菌、酵母细胞及杂质也被染色。诊断效果优于姬姆萨法，提高了孢子与背景间的分辨率。但要求标本新鲜，经离心处理后以 $10\sim20\mu L$ 的浓集样品薄抹于玻片上，染色后油镜下检查。

（3）Uvitex2B 染色法 Uvitex2B 为一种化学发光剂，可与微孢子虫孢子壁的几丁质层结合，而使染上荧光的孢子在黑色的背景下显蓝白色荧光。但这种染色无特异性，粪便中的杂质亦可显荧光。这种方法用于非粪便标本时，检出率较高。许多实验室倾向于使用改良三色法与本法检测临床标本。Uvitex 2B 染色法与水-乙醚沉淀法（water-ether sedimentation，WES）联合应用，敏感性可进一步提高，更适于常规的实验室检查。当样本中孢子量较低时，该法的优越性更明显。

（4）革兰染色法 主要用于散播性微孢子虫病的检查。样本可以是尿液、支气管肺泡灌洗液、痰及其他体液及其脱落细胞，样本经高速离心后的涂片用革兰染色检查。因这些样本中杂质含量较低，分辨率及检测效果均较好。

（5）标准化粪便浓集染色法 取 0.5g 粪便用 10mL 饱和盐水调匀，经 $300\mu m$ 滤膜过滤，200g 离心 10min，取 $100\mu L$ 上清液，用蒸馏水洗涤 2 次；然后用 $150\mu L$ 蒸馏水重新混悬沉淀，离心后将沉渣涂片，干燥后用无水乙醇固定 1min，10% 姬姆萨染液染色 35min，油镜下检查。孢子胞质染成灰蓝色，胞核呈深紫色。

Weber 等（1992）报道一种能检查粪便和十二指肠液中微孢子虫孢子的简便方法：将稀粪便样本与 3 倍 10% 福尔马林液混匀后无需离心沉淀即直接涂片，晾干后用甲醇固定 5min；然后用新配制的改良三色染液染色，经醋酸乙醇及 95% 乙醇冲洗后，再依次置 95% 乙醇、100% 乙醇及 Hemo-De（一种二甲苯代用品）中脱水。经此法染色后，孢子壁呈鲜樱红色。

牛胺欧等（2000）引进了韦伯 Chromotrop 染色法，孢子染成红色，具折光性，胞壁着色较深，中间淡染或较苍白。许多孢子还呈现出典型的带状包绕。粪便和细菌染成绿色，容易鉴别。

（6）其他方法　负染法、改良染色法和抗酸染色等也可用于微孢子虫的检查。

微孢子虫病确诊主要依靠在粪便或肠上皮等组织中检查出抗原。感染肠道的微孢子虫主要为比氏肠细胞微孢子虫，常见寄生部位为肠绒毛顶部，在脱落的肠上皮细胞中最多。粪便浓集染色法检查孢子利于提高检出率。值得注意的是，病人排出孢子具有间歇排出的特点，粪便检查宜反复多次。以内窥镜取小肠液检查孢子对两种微孢子虫引起的肠道和肝胆系统感染的诊断效果更好。

呼吸系统的微孢子虫感染可取痰液检查孢子，但检出率较低。理想的方法为纤维支气管镜取材或取肺泡灌洗液检查孢子。肠上皮细胞微孢子虫引起泌尿系统感染可取尿液检查孢子；两者所致角膜溃疡取角膜、结膜刮片检查孢子更为理想。对所取材料可以醛醚沉淀法或硫酸锌浮聚法浓集孢子，以革兰染色进行观察，孢子染成粉红色。进行肌肉穿刺或活体检查孢子可诊断匹里属微孢子虫感染，其孢子为微孢子虫中最大者，在革兰染色片中较易观察。

电镜检查曾被认为是诊断微孢子虫的金标准，并可以在透射电镜下辨别某些孢子虫的形态。但该方法操作过程复杂、耗时、费用较高，不宜作为常规的检查方法。

2. 免疫学和分子生物学方法　近年来，在免疫学诊断和基因探针诊断方面也取得了进展。目前国内外已经建立起多种兔脑炎微孢子虫的抗体检测方法，主要有 IFA、ELISA、CIA（carbon immunoassay）等。利用单克隆抗体，通过间接免疫荧光试验可以检查微孢子虫卵囊。rRNA 的 PCR-RFLP 方法可以区别海伦脑炎微孢子虫和兔脑炎微孢子虫。PCR 扩增结合种系发育软件分析序列可以鉴定虫种；也有报道 RAPD 方法鉴别微孢子虫种类的技术。特异性的 DNA 探针能够鉴别出石蜡包埋的十二指肠样品中的比氏肠细胞微孢子虫。这些新技术有可能成为诊断比氏肠细胞微孢子虫的新方法。

（六）防制措施

1. 预防

（1）人的预防　①加强对腹泻病人的检查并及时治疗，减少传染源。②注意个人卫生及饮食卫生，增强机体免疫力，减少感染的机会。③多种潜在的动物保虫宿主，如犬、鱼等都是微孢子虫的保虫宿主，减少人与动物的密切接触等防范措施也是预防人微孢子虫感染的重要措施。

（2）昆虫的预防　母蛾镜检切断经卵传染途径，卵面消毒杜绝卵表传染，环境和饲料消毒防止水平传播。除了常规防治措施外，我国广东蚕区利用蚕卵的温汤浴种法和蚕卵的热空气处理法预防家蚕微孢子病也很有效。

2. 治疗　对微孢子虫病尚无特效治疗药物。

阿苯达唑常被用来治疗微孢子虫病，主要是作用于发育阶段的虫体，抑制其传播，但对比氏肠细胞微孢子虫引起的疾病治疗效果不佳。烟曲霉素盐类对 *E. intestinalis* 和 *E. hellem* 有显著抑制作用，但对人体有较强的毒副作用，其衍生物 TNP-470 毒副作用较小，对 *E. intestinalis* 和 *V. corneae* 也有一定作用，是有前景的抗微孢子虫病药物。乙胺嘧啶、氟康唑、复方新诺明、氯林可霉素及齐多夫定等均不能止泻。磷酸伯氨喹、磺水杨嗪、咯哌丁胺、伊曲康唑等的效果报告不一。有人试用灭滴灵 500 mg，每天 3 次，或用丙硫咪唑 400mg，每天 2 次，治疗感染该虫腹泻的艾滋病患者有一定的效果，但不能杀灭组织中的虫体，停药后复发。最近报告 20 例艾滋病病毒抗体阳性并伴有慢性腹泻的患者（其中大多为微孢子虫感染），在抗病毒治疗的同时给予蛋白酶抑制剂 Indinavir 或 Saquinavir 治疗，获得明显效果。

在昆虫的微孢子虫防治中，已有报道用苯菌灵、烟曲霉素和丙硫咪唑等咪唑类化合物防治昆虫微孢子虫感染。应用于动物微孢子虫病防治的其他药物主要有丁喹脂、磺胺嘧啶、乙嘧啶、巴龙霉素硫酸盐等。

（七）公共卫生影响

随着艾滋病患者的出现，微孢子虫病在人类中的感染日趋增多。艾滋病病毒感染者或艾滋病患者微孢子虫的发病率为 7%～50%，我国的发病率也有增加，故微孢子虫病作为重要的机会致病原虫病应得到更多的重视。该病可能是人-人传播或动物-人传播，传播途径可能为消化道、黏膜和垂直传播等。在有关该病的传染源及传播模式尚未完全明了的情况下，养成良好的生活习惯、注意个人卫生、提高机体免疫力是重要的预防措施。

（菅复春　张龙现）

◆ **参考文献**

段艳，潘耀谦，张柳平，等．2003．兔脑炎微孢子虫病的免疫学研究进展［J］．动物医学进展，24（3）：10-12．

江钢锋．2000．微孢子虫与慢性腹泻［J］．广东药学院学报，16（2）：124-127．

卢潍媛，曹建平．2005．比氏肠细胞内原虫［J］．国外医学：寄生虫病分册，32（4）：169-172．

汪方炜，鲁兴萌．2003．昆虫的微孢子虫病［J］．昆虫知识，40（1）：5-8．

吴观陵．2005．人体寄生虫学［M］．第3版．北京：人民卫生出版社：281-286．

张志芳，沈中元，何家禄．2000．微孢子虫研究进展［J］．蚕业科学，26（1）：40-46．

朱艳红，牛安欧．2004．微孢子虫病研究进展［J］．国外医学：寄生虫病分册，31（1）：24-28．

Weiss LM，Vossbrinck CR．1998．Microsporidiosis：Molecular and diagnostic aspects．Advance in Parasitology．，40：251-385．

第九十章 小袋科寄生虫所致疾病

小袋属原虫所致疾病

小 袋 纤 毛 虫 病

小袋纤毛虫病（Balantidiasis，Balantidiosis，Balantidosis）又称小袋纤毛虫性下痢（Balantidial dysentery，Ciliary dysentery），是由结肠小袋纤毛虫寄生于大肠引起的一种人与动物共患寄生原虫病。主要感染猪、灵长类（包括人）、牛、马，偶见于羊、豚鼠、仓鼠、大鼠、犬等，曾从27种脊椎动物中分离出该虫。轻度感染常无症状，重症时呈肠炎症状，以腹痛、腹泻、下痢、黏液性或血性便为主要表现。呈世界性分布，多发于热带和亚热带地区。我国已报道的省份有云南、广西、广东、福建、江苏、四川、湖北、河南、河北、山东、陕西、山西、吉林、辽宁和台湾等。

（一）病原

1. 分类地位 结肠小袋纤毛虫（*Balantidium coli*）是人体最大的寄生原虫，在分类上属纤毛虫门（Ciliphora）、动片纲（Kinetofragminophorea）、前庭亚纲（Vestibuliferia）、毛口目（Trichostomatida）、小袋科（Balantididae）、小袋属（*Balantidium*）。Malmsten 于 1857 年在 2 名急性痢疾患者的粪便中首次发现了这种纤毛虫，定名为结肠草履虫（*Paramecium coli*）。1861 年 Leukert 在猪的大肠中也检出该虫。Stein 于 1862 年描述了该虫，并将其列入小袋属，更名为结肠小袋纤毛虫。该虫有许多异名，常见的有 *Paramecium coli*，*Plagiotoma coli*，*Leukophyra coli* 和 *Holophyra coli*。

2. 形态学特征 结肠小袋纤毛虫有包囊和滋养体两种基本形态。

（1）滋养体 能运动，一般呈不对称的卵圆形或梨形，大小（40～70）μm×（50～200）μm。虫体前端略尖，腹面有 1 个胞口，后端略钝圆，有 1 个不甚明显的三角形胞肛。体表被有表膜。在电镜下观察，可见体表具有小突起和小沟，纤毛从小沟发出，表膜为 2 层，覆盖在小突起和小沟的表面，表膜下为透明的外质区。纤毛虫的动纤丝数目为 60～80 条，排列成整齐的斜线。每根纤毛与基粒相连，横切面由 9+2 系统的微管组成。体前端一侧有 1 个由体表凹入而形成的口沟，围口区纤毛较长、较粗大，为体表纤毛的 2～3 倍。口沟底部有 1 个胞口，胞口与漏斗状的胞咽相连，胞咽也长有稍长的纤毛，胞咽一般较小，但有时可伸至虫体中部。虫体外质区的内侧为内质区，内质中有许多食物泡，内含细菌和食物碎片。消化了的食物被吸收后，余下的残渣由胞肛排出体外。内质中还有 2 个收缩泡（又称伸缩泡），1 个位于中部，另 1 个位于虫体后端，主要功能是调节渗透压。内质中有大量散在或凝集成块的多糖颗粒；线粒体多分布于内质周边，呈电子低密度结构；RNA 在内质中呈弥散状态。苏木素染色可见一个肾形的大核和一个圆形的小核（偶尔也可见到几个小核，大核易见，小核常不易被观察到），后者常位于前者的凹陷处。电镜下大核呈索状致密的染色质网状结构，其中分布着电子致密的球形小体，主要成分为 DNA；小核内含细长的致密小体。滋养体在人的大肠中很少形成包囊，而在猪的大肠中可形成大量包囊。滋养体排至外界环境后形成包囊。

（2）包囊 不能运动，多呈球形，直径 40～60μm。有活力的包囊呈淡黄色或浅绿色。囊壁厚而透明，2层；囊内包藏着1个虫体，有时有2个，为处于结合过程中的虫体。刚形成时，包囊中的虫体仍能缓慢运动，但不久即变成一团颗粒状的细胞质，细胞质常见有1个细胞核，2个伸缩泡，有时还可见到数个食物泡。滋养体和包囊形态见图90-1，彩图90-1和彩图90-2。

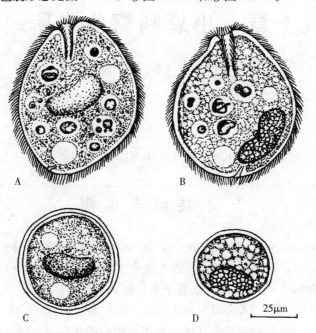

图90-1 结肠小袋纤毛虫
A. 未染色的滋养体　B. 染色的滋养体　C. 未染色的包囊　D. 染色的包囊
(仿 Kudo，1966)

3. 培养特性　结肠小袋纤毛虫适于在 pH＞5 的环境内生存（Nelson，1940），并要求一定数量和一定种类的细菌共生，以糖原为主要能源。Schumaker（1930）用猪肠内结肠小袋纤毛虫感染饲喂了不同食物的大鼠，发现以酪蛋白为主食的大鼠不易感染结肠小袋纤毛虫，如将饲料改为糖类为主后，大鼠的感染率明显增高，结肠小袋纤毛虫数量也显著增多。严重感染结肠小袋纤毛虫的大鼠肠内细菌，以嗜酸乳酸杆菌的数量最多，乳酸发酵菌及溶蛋白厌氧菌大量减少，反之在后两种细菌大量繁殖的大鼠肠内，不能使结肠小袋纤毛虫感染，不易感染的大鼠肠内嗜酸乳酸杆菌明显减少。本虫兼性厌氧，在厌氧和有氧条件下均能大量繁殖（Schumaker，1930；Agosin 和 von Brand，1953）。

结肠小袋纤毛虫在体外易于培养，Barret 和 Yarbrough（1921）首次用 0.5% 盐水和灭活的人血清，以 16:1 制成培养基，成功地在体外培养了结肠小袋纤毛虫。此后 Rees（1927）、Tanabe 和 Kamada（1932）及 Nelson（1937）等制成了许多新的培养基。常用的培养基有 Boeck 和 Drbohlav 二氏培养基（Zaman，1978）。用培养溶组织内阿米巴的培养基可支持结肠小袋纤毛虫的生长。结肠小袋纤毛虫的滋养体主要以横分裂法进行增殖。分裂早期虫体变长，中部形成横缢并收缩，后面的个体另外长出胞口，小核首先分裂，继之大核延长并在中部收缩形成2个核，然后从横缢处分开。前面的收缩泡进入前面子体，后端的收缩泡进入另一子体；逐渐发育成熟，最后胞质分开，形成2个独立的虫体。虫体在体外繁殖温度范围为 20～43℃（Cox，1961）。当滋养体遇不利环境时，虫体渐变圆，分泌坚韧的囊壁包围虫体形成包囊。

4. 理化特性　滋养体和包囊对外界环境均具有较强的抵抗力，这是该虫广泛流行的一个重要因素。包囊在 −28～6℃ 能生活 100 天，在常温 18～20℃ 时可存活 20 天，在阳光直射下可存活 3h，在尿液内可生存 10 天；在 2% 克辽林、4% 福尔马林、10% 漂白粉溶液内均能保持一定时间的活力（李德昌，1981）。虫体可以产生透明质酸酶，该酶可能与虫体穿透肠壁有关（Tempelis 和 Lysenko，1957）。在严重感染的猪粪中，还分离出分解糖原的酶和溶血素。

（二）生活史

人及猪或其他动物吞食了包囊而被感染，囊壁经消化液的作用，使虫体逸出变为滋养体，进入大肠定居，以淀粉颗粒、细菌及肠壁脱落的细胞为食，迅速生长，以横二分裂进行繁殖，为无丝分裂。刚形成的子体较母体小，有时通过接合生殖逐渐恢复原来大小。接合生殖为有丝分裂。遗传特征由小核传递，但也有证据表明大核可能含有决定虫体表型特征的因子。滋养体若随粪便排出，多数在外界成囊，包囊在外界无囊内增殖。由于肠内理化环境的变化，部分滋养体变圆，并分泌囊壁成为包囊（人体内的滋养体较少形成包囊，而在猪的大肠中可形成大量包囊），包囊随粪便排出体外。Sangeaunt（1972）报道，结肠小袋纤毛虫还有另一生殖方式——芽生，即由母体分出1个小的舌状突起，逐渐游离，离开母体，形成1个新的个体（图90-2）。

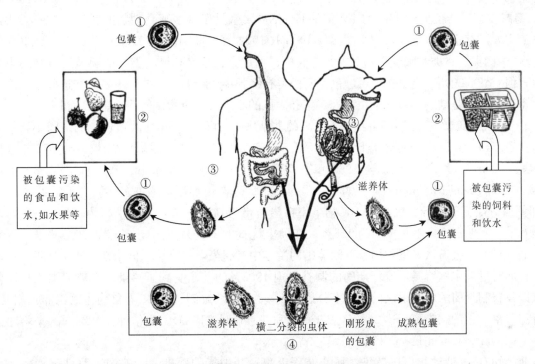

图90-2　结肠小袋纤毛虫的繁殖及生活史

包囊为结肠小袋纤毛虫病的传播阶段①；宿主常通过食入被包囊污染了的饮水和食品而受到感染②；在小肠脱囊了的滋养体进入人及动物大肠寄生③；寄生于大肠肠腔内的虫体通过横二分裂方式繁殖，有时有结合生殖发生④；处于直肠或被排到外界的滋养体因环境变化而发育为感染性包囊①（有些滋养体可侵入结肠壁，并通过二分裂方式繁殖；有些虫体返回肠腔崩解；成熟的包囊被排出体外）（仿美国 CDC）

（三）流行病学

1. 传染来源　感染动物的粪便及其污染的食物和水是主要传染源。Hoare（1962）报道感染结肠小袋纤毛虫的病人都与猪有接触史。Walzer 等 1972 年报道了在西太平洋特鲁克（Truk）群岛暴发的纤毛虫病，这个群岛的居民与猪有密切接触。Corree 和 Rijpstra（1961）观察到，人群中本病发病率高的地区，猪群的发病率也高。我国高文武等（1983）报道湖南某医院收治结肠小袋纤毛虫病人 42 名，均有养猪史以及与猪接触史。因此，一般认为本病是一种人与动物共患疾病，猪是人结肠小袋纤毛虫病的传染源（Hoare，1962）。不过 McCarey（1952）报道不养猪的伊斯兰国家亦有人感染结肠小袋纤毛虫，所以猪不是人结肠小袋纤毛虫病的唯一传染源（WHO，1979）。Faust（1970）报道在没有猪的精神病院亦发生过人结肠小袋纤毛虫病，因此在环境卫生不佳的地区，可能人与人间的传播也是一种方式。Solaymani-Mohammadi（2004）等认为在伊斯兰国家伊朗野猪是人感染结肠小袋纤毛虫的传染源，因为这里野猪的感染率为25%～75%，且经常出没于田野。Cox（2005）提出在伊朗驼可能是人感染结肠小袋纤毛虫的传染源，因为在中东驼与人关系密切，驼的感染率在埃塞俄比亚达11.9%，驼粪常被农用或家用（Abubakr. 2000）。张奎（1938—1939）在山东济南检查209头猪，感染率为70.6%，同时检查27名屠宰工人中无一人感染；谷宗藩（1956）在青岛调查猪的感染率为62.43%，而经常与猪接触的工人634人中未发现有感染。有报道称，家蝇可以传播本病（徐秀芬，1980）。

2. 传播途径 一般说，人感染是由于食入被猪的粪便污染了的水或食物，或者是与猪有过密切的接触，为经口感染途经。动物的感染多为水及饲料-消化道途径。滋养体在干燥的环境里存活时间不长，因此食入有活力的滋养体的感染方式不重要。在适宜温度下包囊可以在外界存活2周或更久，因此食入包囊是结肠小袋纤毛虫感染的主要方式。

3. 易感宿主 结肠小袋纤毛虫广泛存在于自然界，常见于许多哺乳动物的肠道，但一般认为猪是人感染的主要贮存宿主（Walzer P D和Healy G R 1982）。Nakauchi（1999）提及许多昆虫（包括蟑螂）、鱼、两栖类、禽类和哺乳动物（马、羊、牛、啮齿类、野猪和灵长类）的肠道均有结肠小袋纤毛虫寄生，但Cox（2005）指出在昆虫、鱼、两栖类有结肠小袋纤毛虫的提法不妥，在这些动物确有小袋纤毛虫寄生，但不是结肠小袋纤毛虫。人、猪和大鼠的小袋纤毛虫能试验性地感染大鼠。

4. 分布与流行 结肠小袋纤毛虫病不是人的常见病。我国1951年前共报告8例结肠小袋纤毛虫病（陈心陶，1951）；1951—1986年统计共有59例（刘宏达，1997）。之后未见统计。至1956年全世界有600余病例（Arean等，1956）；至1960年有772例（Woody和Woody，1960），至1980年病例数1 000例（Solaymani-Mohammadi，2005）。尽管无症状感染较有症状感染多，但也不常见。在1988—1996年间对健康人群进行4次调查，其感染率在墨西哥为0.05%，在委内瑞拉为0.3%，在阿根廷儿童为0.5%，在玻利维亚儿童为1.8%；在贝宁检查的18 512人中，仅有0.26%感染。Witter和Tanowitz（1992）报道从发展中国家返回美国的游客中有感染，但罕见。但是在有些条件下，有较高的感染率，如对厄瓜多尔胃肠炎流行期间的调查发现19.3%的儿童受到了感染。在玻利维亚和秘鲁的土著社区以及智利封闭的农村地区的感染率分别为8%、6%和4.5%。在以养猪为主的巴布亚新几内亚，养猪者和屠宰工人的感染率高达28%（Barnish和Ashford，1989）。据估计，全球人的平均感染率小于1%（Schwartz和Clarkson. 1999）。

目前已知有33种动物可以感染结肠小袋纤毛虫，其中猪的感染最为普遍，而且感染率甚高，达20%～100%。据Jang（1975）调查，在朝鲜猪的感染率为66.5%。我国许多省市都报道过猪的结肠小袋纤毛虫病。卢春祥（1985）在福建莆田地区调查了1 248头猪，感染率为33.8%。姜泰京等（1980）在辽宁大连、营口地区调查436头猪，感染率为51.02%；在吉林省延边地区调查158头猪，感染率为80%；大兴安岭的阿里河调查78头猪的感染率为13.26%。吴国光等（1984）报告，南宁地区一猪栏发生流行，26头小猪全部感染，死亡率为79.9%。Hindsbo等（2000）报道，未断奶仔猪感染率可达57%，4周龄以上的猪感染率高达100%；每克粪便中包囊数在12周龄内可达206个，28～52周龄为865个。有资料报道（1963）广东猪结肠小袋纤毛虫的感染率为36.8%，野猪感染率可达25%（Solaymani-Mohammadi，2004）。幼犬也常发生感染，其症状为腹泻、排稀粪和体重下降。

南美和中美（如巴西、委内瑞拉）、菲律宾、新几内亚、伊朗，中亚和一些太平洋岛屿等热带和亚热带地区是本病的主要流行区；本病也见于瑞典、芬兰、挪威和俄罗斯北部等寒冷地区。在我国，云南、广西、广东、福建、台湾、四川、湖北、山东、河南、山西、吉林等省自治区均有散在性的病例报告（徐秀芬，1980）。

人的结肠小袋纤毛虫病多散发，偶有局灶性的暴发，如1971年5—6月，在太平洋特鲁克岛的5 687人中有110人先后发病，其原因是由于飓风造成猪粪污染供水系统而引起的，而且该岛居民与猪接触密切（Walzer等，1972）。在精神病院里也常有局灶性暴发的案例。动物的感染很普遍，有群发亦有散发。

（四）对动物与人的致病性

对结肠小袋纤毛虫是否具有致病性人们尚有不同看法，有人认为其不是致病性病原，有人认为其是条件性病原。有报道称，粪便中可检出结肠小袋纤毛虫 3 年之久的个体，无任何临床症状。Knoules（1934）和 Young（1950）给数名志愿者经口感染结肠小袋纤毛虫滋养体及包囊后，未引起感染。因此认为，本病的发生除结肠小袋纤毛虫外，还需具备其他条件，并与宿主自身的状态有关。Bowman（1911）认为，结肠小袋纤毛虫能产生一种毒素，引起肠壁的炎症。Tempelis（1957）证明其是一种透明质酸酶。也有人认为该虫在肠道大量繁殖与宿主的食物有密切的关系：因为本虫侵入肠壁组织引起病变时，肠道内环境多呈碱性，含有大量淀粉以及某些肠道内菌丛，此时结肠小袋纤毛虫大量繁殖引起病变。有报道称，食物改变，致使肠腔内缺乏碳水化合物尤其是糖原，本虫极易侵入肠黏膜（1935）。Arean 和 Koppisch（1956）发现，患结肠小袋纤毛虫病的宿主肠内常伴有多种肠道寄生虫。

在有症状感染时，结肠小袋纤毛虫先引起肠黏膜水肿和充血，继而引起小的溃疡，有时虫体侵染溃疡周围组织造成大面积上皮细胞受损。一般情况下虫体侵染的部位是隐窝，引起淋巴细胞和嗜酸性粒细胞增多性炎症反应，并可导致小脓肿和坏死。有时虫体可侵入黏膜肌层，极少数情况下引发肠壁穿孔。继发性细菌感染常见。在急性病例，病人呈现重症腹泻，粪中带有黏膜、血液和脓液。在慢性病例，患者时而腹泻时而便秘，并有绞痛、贫血和恶病质等表现。结肠小袋纤毛虫与溶组织内阿米巴在病理学和症状学方面有相似性。

1. 对动物的致病性　一般情况下结肠小袋纤毛虫对猪无致病性，只有当肠黏膜因其他原因受损后才侵入肠黏膜中；即使侵入肠黏膜，通常也不引起明显的组织反应。发病猪的病程有急性和慢性两种类型，急性型多突然发病，可于 2~3 天发生死亡。慢性型可持续数周至数月，患猪表现精神沉郁，食欲减退或废绝，喜躺卧，有颤抖现象；体温有时升高；腹泻为最常见的症状，粪便先为半稀，后水泻，带有黏膜碎片和血液，并有恶臭。重症病猪可发生死亡。仔猪发病严重；成年猪常为带虫者，成为传染来源。结肠小袋纤毛虫感染猪的结肠病变及其组织病理学见彩图 90-3 至彩图 90-5。

偶见犬和大鼠感染，但侵入肠黏膜组织的机会偶见。幼犬也常发生感染，其症状为腹泻、排稀粪和体重下降。灵长类动物对结肠小袋纤毛虫感染有先天抵抗力。Yang 等（1995）报道，用人源包囊感染 2 只事先用氢化可的松处理过的猴，猴发生了腹泻，但未用氢化可的松处理过的对照组猴只是建立了无症状感染。

2. 对人的致病性　人结肠小袋虫病潜伏期为数日至数周，显现期为数年。可分为无症状型、急性型和慢性型。无症状型初期只在粪便中找到虫体而无任何临床症状，随后出现白细胞总数减少，嗜酸性粒细胞增多和肠黏膜局限性炎症。急性型亦可称痢疾型，患者突然起病，每天腹泻 3~15 次；有的类似感染阿米巴的下痢，大便带黏液或脓血，并伴有恶心、呕吐、腹痛和里急后重，大肠的回盲部及乙状结肠部位有压痛。重症患者排血水样大便及大量脱落的肠黏膜，每天 20~30 次，偶见全部结肠坏死的病历。有些病人的腹泻持续数周至数月，之后可能会出现下痢，导致大量体液流失，泻相类似霍乱、某些球虫或微孢子虫感染。大多数病例不经治疗即可恢复，但在一些缺乏营养的病人，发病后 3~5 天内可能死亡。慢性型病例表现长期腹泻或下痢，呈粥样或水样，便中有黏液但无血和脓，腹泻和便秘有时交替出现；有些病人有失眠、易兴奋和伴有头痛的表现；有些病人周期性加重，因病程的迁延导致营养不良和恶病质。结肠小袋纤毛虫通常侵染大肠黏膜，不过滋养体偶可经淋巴通道侵袭肠外组织，如肝、肺或泌尿生殖器官等（Vidan 等，1985；Ladas 等，1989）。丁振若（1992）报告 1 例肺部小袋虫病患者，病的初期，患者腹泻、排黏液性大便，以后出现呼吸道症状，在痰液和气管洗液中找到虫体。曾报告从 1 例慢性鼻炎的鼻分泌物中查到滋养体。

（五）诊断

粪便直接涂片查到滋养体或包囊可确诊，由于虫体较大，一般不易漏检。用新鲜粪便并反复送检可提高检出率。必要时亦可采用乙状结肠镜进行活组织检查或用阿米巴培养基进行培养。

1. 人的临床和实验室诊断　结肠小袋纤毛虫病的主要临床表现是腹泻，重者为下痢，且其腹泻尚不能与其他原因引起的腹泻或下痢相区别。同样，用内窥镜观察其引起的肠道病变亦无法与阿米巴引起的病变相区别。因此确诊的依据是观察到滋养体，在水样腹泻物中最常见；或者是观察到包囊，在凝固后的粪便中常见。粪样或内窥镜取样制成的湿片低倍镜下（放大 100 倍）很容易观察到滋养体。一般不做永久染色制片，因为染色深、内部结构不清楚，易误认为是杂物、碎片等。粪便中的包囊可以用浓集的方法增大检出率。新生包囊易观察到大核和收缩泡，老包囊内部结构颗粒状，均不易观察到纤毛。

2. 猪的临床和实验室诊断　生前诊断可根据临床症状以及在粪便中找到小袋虫的滋养体和包囊而确诊。死后剖检时，着重观察结肠和直肠上有无溃疡性肠炎，并在肠黏膜涂片上检查到虫体。肠黏膜中的虫体要比肠内容物中为多。Bilic 和 Bilkei（2006）报道了直肠采样、ELISA 法诊断虫体抗原的新方法（Prospec T 微量板 ELISA 法），可鉴别诊断贾第虫、结肠小袋纤毛虫和隐孢子虫感染。

（六）防制措施

1. 预防

（1）控制人的感染　最为有效的方法是教育公众注意基本的个人卫生，尤其是在人与猪频繁接触的地方。防止猪场排泄物污染饮用水和灌溉水，猪粪不能用作生食蔬菜的肥料。用于饮用水的次氯酸钠常规消毒一般不能杀死包囊，所以对疑似被污染的水和食物应该煮沸后再饮食。在人与人之间有潜在传播的场所，应加强个人卫生以防止粪源感染，同时对感染病人进行有效治疗。

（2）控制猪的感染　猪通过粪口途径感染，因此做好猪舍卫生是控制猪群降低感染的首要措施，结肠小袋纤毛虫为猪的常在性寄生虫，很难根除猪群感染。

2. 治疗

（1）人的治疗　①四环素为首选药，每次 500 mg，每天 4 次，连用 10 天；8 岁以上儿童，每天每千克体重 40 mg（最大剂量为每天 2g），分 4 次口服，连用 10 天；孕妇和 8 岁以下儿童禁用，易引起儿童牙齿褪色。②二碘羟基喹啉 650 mg，每天 3 次，连用 20 天；儿童每天每千克体重 40mg，分 3 次口服，连用 20 天（不能超过 20 天，易诱发视神经炎）。③甲硝咪唑每次 500～750 mg，每天 3 次，连用 5 天；儿童每天每千克体重 35～50 mg，分 3 次口服，连用 5 天。④硝基咪唑每天 500 mg，连用 5 天。⑤土霉素每次 500 mg，每天 4 次，连用 10 天。⑥也可选用抗内阿米巴药物，如 Marsden 和 Schult（1969）推荐龙霉素、卡巴肿和羟基喹啉。

（2）猪的治疗　①四环素每千克体重 22 mg，连用 3～5 天，饮水。②卡巴肿 0.25～0.5 g，每天 2 次，连用 10 天。③二甲硝咪唑治疗量为每千克体重 35～40mg，预防量为每千克体重 5mg，连用数天；混饲时，饲料中含量为 700～1 000mg/kg。④有资料推荐用土霉素和金霉素。

（3）犬的治疗　甲硝咪唑每千克体重 60mg，口服，每天 1 次，连用 5 天；或每千克体重 30mg 口服，SID，连用 5 天。

（4）猫的治疗　甲硝咪唑每千克体重 30mg，SID，连用 5 天，口服。

（5）黑猩猩的治疗　卡巴肿（Carbarsone），每天 250 mg 连用 10 天，将药物添加于果品或果汁中。

（6）鬣蜥（*Iguana iguana*）的治疗　卡巴肿每天每千克体重 125 mg，口服，连用 3 天；之后四环素每天每千克体重 25～50mg，连用 5～8 天。

（7）牛的治疗　甲硝咪唑，每天每千克体重 50 mg，每天 1 次，连用 3 天（徐立新等，2003）。

（七）公共卫生影响

相对于其他重大人与动物共患病而言，结肠小袋纤毛虫病对公共卫生的危害性较小，但是在有腹泻症状的免疫缺陷病人中发现有该虫感染的报道，提示结肠小袋纤毛虫可能是引起免疫缺陷病人腹泻的一个病原（Yazar 等，2004）。

（索　勋）

◆ **参考文献**

蒋金书 . 2000. 动物原虫病学［M］. 北京：中国农业大学出版社：329 - 333.

孔繁瑶 . 1997. 家畜寄生虫学［M］. 北京：中国农业大学出版社：363 - 364.

李德昌. 1981. 家畜寄生虫病学 [M]. [出版者不详].

赵辉元. 1996. 畜禽寄生虫与防制学 [M]. 长春：吉林科学技术出版社：126 - 130.

赵慰先. 1980. 人体寄生虫学 [M]. 北京：人民卫生出版社.

Abubakr M I. 2000. Prevalence of gastrointestinal parasites in young camels in Bahrain. Rev. Elevage Med. Vet. Pays Trop., 53：267 - 271.

Bilic H R, Bilkei G. 2006. Balantidium，Cryptosporidium and Giardia species infections in indoor and outdoor pig production units in Croatia. Vet Rec., 158 (2)：61.

Cox F E G. . 2005. Human balantidiasis in Iran：Are camels reservoir hosts? Trends Parasitol., 21 (12)：553.

Solaymani-Mohammadi S, Rezaian M, Anwar M A. 2005. Human balantidiasis in Iran：an unresolved enigma? Trends Parasitol., 21 (4)：160 - 161.

Solaymani-Mohammadi S, Rezaian M, Hooshyar H, et al. 2004. Intestinal protozoa in wild boars (Sus scrofa) in western Iran. J. Wildl. Dis., 40 (4)：801 - 803.

Yazar S., Altuntas F., Sahin I, et al. 2004. Dysentery caused by Balantidium coli in a patient with non-Hodgkin's lymphoma from Turkey. World J Gastroenterol., 10 (3)：458 - 459.

Zaman and Cox. 2005. Balantidium coli. In Microbiology and Microbial Infection. 10th edn. (Cox F E G et al eds)，Hodder Arnold., 275 - 282.

第九十一章 芽囊原虫科寄生虫所致疾病

芽囊原虫属原虫所致疾病

人 芽 囊 原 虫 病

人芽囊原虫病（Blastocystosis）是由人芽囊原虫引起的人与动物共患寄生原虫病。人芽囊原虫寄生于人、灵长类以及其他多种动物的肠道内。广泛分布于世界各地。一般无明显临床症状，严重者出现腹泻、腹胀、厌食、恶心、呕吐等消化道症状。

（一）病原

1. 分类地位 人芽囊原虫（*Blastocystis hominis*）的首次报道见于 20 世纪早期，曾被误认为是鞭毛虫的包囊、植物孢子、酵母或真菌。Perroncito（1899）等详细描述了其形态学特征，Brumpt（1912）正式将其命名为人芽囊原虫，但仍将其归属于酵母菌。之后人们对其分类地位一直存有争议，Zierdt 等（1967）根据其形态学和生理学的标准描述了它的原虫特征，将其归属于肉足鞭毛门（Sarcomastigophora）、肉足虫亚门（Sardodina）、根足虫总纲（Rhizopoda）、叶足纲（Lobosea）、裸变亚纲（Gymnamoeba）、阿米巴目（Amoebida）、芽囊虫新亚目（Blastocystina）。江静波和何建国（1993）提出人芽囊原虫隶属于肉鞭毛虫门（Sarcomastigophora）、芽囊原虫新亚门（Blastocysta）、芽囊原虫纲（Blastocysystidea）、芽囊原虫目（Blastocystida）、芽囊原虫科（Blastocystidae）、芽囊原虫属（*Blastocystis*）。但迄今为止，人芽囊原虫的许多方面仍属于未知领域，对其分类学、生活史、致病性以及生物化学和分子生物学方面都缺乏了解。

已经有报道从灵长类动物、啮齿动物、鸟类、爬行动物、两栖动物以及昆虫体内分离到类似于人芽囊原虫的病原分离物，根据形态特征和核型的特点给有些分离株定名。例如，Teow 等（1991）从海蛇体内分离到分离株，命名为 *B. lapemi*；Chen 等（1997）和 Singh 等（1996）分别从鼠和爬行动物体内分离到分离株命名为 *B. ratti*。但是有些学者认为仅凭形态和核型不足以给芽囊原虫定种。还有学者对于芽囊原虫其他虫种的存在持怀疑态度，认为只是不同的分离株之间存在的遗传变异。总之，人芽囊原虫是一种普遍存在的寄生原虫，分类地位尚存争议。

2. 形态特征 人芽囊原虫是一种多型性原虫，其大小、形态差异较大。形态结构复杂，虫体直径 $4\sim63\mu m$，多数为 $6\sim15\mu m$。文献中常见的是空泡型、颗粒型、阿米巴型和包囊型 4 种类型虫体。

（1）**空泡型虫体** 多呈球形或卵圆形，无色、透明，虫体内空泡（中心体）很大，可以占据 90% 的细胞体积，常与细胞质间形成 1～2 个月牙状间隙。有些空泡型虫体直径可达 $25\sim29.1\mu m$，称为巨圆形空泡虫体。

（2）**颗粒型虫体** 虫体圆形或卵圆形，无色、半透明，是由很多种因素诱导空泡型虫体产生的。油镜下观察，虫体内充满细胞质，含有数目不清、大小不等、折光性较强的亮绿色颗粒，有的虫体颗粒呈空泡状，当空泡不断增大充满整个虫体时导致细胞膜破裂而逸出，形成新虫体。颗粒型虫体还可进行多分裂，多个虫体首尾相接，再生成空泡型虫体。

（3）阿米巴型虫体　偶见，有不太明显的伪足，伪足处的小泡状突起可脱离母体，形成子代虫体。有报道提示阿米巴型是空泡型和包囊型虫体的中间阶段。

（4）包囊型虫体　包囊型虫体很容易与粪便中的内容物相混淆。包囊为球形或卵圆形，且由多层囊壁保护。内部细胞内容物包括 1～4 个核，含多个空泡和糖原及脂类沉淀。

（5）其他类型虫体　除上述 4 种类型虫体外，还可在肠道和新鲜粪便中分离得到其他类型虫体。这类虫体缺乏空泡，而被命名为无空泡型。还有报道新鲜粪便内存在多泡型虫体，该类虫体为相对较小的细胞，直径 5～8μm，含有多个内容物和体积不等的小空泡并具有厚的表被。此外，还有报道认为存在复分裂型虫体，此型虫体体积较大，虫体内可出现 3～4 个气泡样物质，一个虫体可分裂成 3 个、4 个或更多。

电镜下观察，虫体没有细胞壁，最外层为厚度不均的纤维层。空泡型虫体外为细胞外膜所包，细胞外膜上有形状各异的陷窝。细胞质和细胞核位于细胞内膜和细胞外膜间的狭小区域内，其余部分为中心体。细胞核呈圆形或椭圆形，核膜双层，部分虫体可见 2～5 个核。核仁月牙状，位于核的一端。细胞核附近的细胞质中，可见具双层膜结构的线粒体，呈圆形或长方形，并有管状、囊状的线粒体嵴。细胞质中还可见高尔基体、内质网、溶酶体、微小体和核糖体。中心体有的无结构，有的可见絮状物或有细菌。

3. 培养方法与培养特性　用特殊培养基可以成功地培养人芽囊原虫。已有下列培养基用于人芽囊原虫的培养。

（1）洛克氏液-鸡蛋双相培养基（LES 培养基）　在试管中制成鸡蛋斜面培养基，加等量体积的洛克氏液，灭菌后加无菌马血清使浓度到 20%，调节 pH 为 7.0～8.5。取粪样稀释液接种于培养基上，再加 1～1.5mL 的液体石蜡，置二氧化碳培养箱内 37℃培养，48h 后检查，以后每隔 48h 转种一次。转种 1 次可存活 10 天，连续培养可存活 42 天。

洛克氏液组成：氯化钠 8.5g、氯化钾 0.2g、氯化钙 0.2g、氯化镁 0.01g、磷酸氢钾（=水）0.3g、磷酸氢钠（=水）2g，加 1 000mL 水。先将氯化钙和氯化镁溶于 2～3mL 水中，其余成分溶于剩余水中，分别灭菌后混合或用时混合。

（2）羊血水培养法　用竹签挑取适量粪样，接种于 20%羊血水培养基上。搅拌均匀后，置 37℃培养 24h 后开始检查。

培养基制备：新鲜绵羊血 100mL 放入装有玻璃株的灭菌三角瓶中，充分摇动，直至血液呈鲜红色，即成羊血水，置冰箱备用。使用时将羊血水与洛克液按 1∶4 比例混合，混匀后分装备用。

（3）RPM1640 培养基培养　将 10.4g RPM1640 培养基倒入洁净烧杯中，加入 1 000mL 双蒸馏水溶解，调整 pH 7.5，G6 滤菌器过滤除菌，分装于试管中，每管 5 mL，4℃保存。常规方法接种。人芽囊原虫在此培养基上 1 次转种可存活 60 天，连续培养最长达 203 天。

（4）199 培养基培养　配制方法与 RPM1640 相同。转种 1 次可存活 35 天，连续培养最长达 165 天。

（二）生活史

人芽囊原虫生活史尚不完全清楚。阿米巴型是致病型虫体，在体外培养状态下，发现其生殖方式包括二分裂生殖、裂殖生殖及内出芽生殖等多种形式。发育过程中可出现空泡型、颗粒型、阿米巴型和复分裂型等多种形态。有学者通过观察研究，认为其生活史过程为空泡型—阿米巴型—空泡型之间的转换。空泡型还可转变为颗粒型和复分裂型。

（三）流行特点

1. 传染来源与传播途径　芽囊原虫病人和患病动物、带虫者或保虫宿主的粪便排出的包囊都可作为传染源。

人芽囊原虫包囊随粪便排出，粪便管理不当，使人芽囊原虫污染水源、食物、节肢动物以及用具，人或动物经口感染。常在患者粪便中同时发现人芽囊原虫与溶组织内阿米巴，说明这两种原虫具有相同的宿主、共同的传染来源和类似的传播途径。

黄肖等（1993）报道在 52 例患者中与猪或禽类密切接触者约半数以上，故怀疑人与动物接触传播的可能性。此外，有报道在蟑螂、蜚蠊、家蝇等的体内检测出人芽囊原虫，而且有较高的感染率，但是未见到繁殖型虫体，因此认为它们可能只是机械性传播人芽囊原虫，是人芽囊原虫的重要传播媒介。其他动物，如犬、猫、猪、家禽、大鼠、小鼠等如何遭受感染以及在本病传播中的作用还不清楚。

2. 宿主与寄生部位

（1）宿主 包括人、灵长类动物、犬、猫、小鼠、大鼠、家兔、豚鼠、蛙、蛇、蚯蚓和家禽等。

（2）寄生部位 回肠、盲肠。

3. 分布与流行

（1）动物的感染与流行 人芽囊原虫对动物的危害不明显，研究报道也较少，尤其在我国未见关于动物自然感染人芽囊原虫的报道。

近几年，国外科学家对于动物感染人芽囊原虫有几篇报道。Niichiro 等（2002）对日本的牛、猪、犬和动物园的灵长类动物、食肉动物、食草动物、野鸡和鸭等进行粪便中芽囊原虫的显微镜检查，感染率分别为猪 95%、牛 71%、犬 0、灵长类 85%、野鸡 80%、鸭 56%、食草动物和食肉动物均为 0。Duda 等（1997）检查澳大利亚布里斯班的犬和猫的人芽囊原虫，发现犬的感染率为 70.8%、猫的感染率为 67.3%，并且发现从犬和猫粪便中分离到的人芽囊原虫一般比从人粪便中分离的虫体小。Mengistu Legesse 和 Berhanu Erko（2003）检查动物园的狒狒和一种小猴粪便发现，芽囊原虫感染率前者为 3.3%、后者为 34.2%。

（2）人的感染与流行 人芽囊原虫呈世界性分布，人群普遍易感。但对该虫的致病作用尚存争议。近年来关于该病的报道较多，尤其在发展中国家感染率较高，某些特殊人群更高。各地报道的人群感染率多在 0～18% 之间。例如，加拿大感染率为 13%，瑞典为 4.7%，日本为 0.5%；尼泊尔在腹泻病人粪便中检出率为 17.37%，英国威尔士在 2 000 例腹泻病人仅查出 1 例感染。德国艾滋病病毒感染病人粪便中检出率为 38%，在腹泻的旅行者中检出率为 14.7%；美国男性同性恋者检出率 50% 以上。我国人群感染率多在 10% 以下，但局部地区感染率较高。据 1988—1992 年全国人体寄生虫学分布调查结果，全国平均感染率为 1.28%，估计全国感染人数为 1 666 万，已经有广东、福建、江苏、河南、河北、湖北、吉林、黑龙江、山西、四川、云南、贵州、西藏、青海、新疆、甘肃、宁夏等 22 个省（自治区、直辖市）查到人芽囊原虫感染者，其中 8 个省、自治区感染率在 1% 以上，四川最高为 8.01%，其次福建为 4.85%。云南怒江傈僳自治州傈僳族人群感染率高达 30.4%，河北固安腹泻患者中的检出率为 27.54%。金群馨等（2005）报道，2004 年 2 月至 2005 年 2 月对广西医科大学第一附属医院的 1 354 名腹泻患者人芽囊原虫的调查发现，251 人感染，感染率为 18.54%；单纯人芽囊原虫感染者为 171 例，占总感染数的 68.13%；合并其他寄生虫感染的为 80 例，占总感染数的 31.87%。

目前尚未发现该病与年龄、性别有直接关系，也无明显的季节性。

此外，从热带国家旅行归来者更易感染，发展中国家比发达国家的人群感染率更高。

（四）对动物与人的致病性

人芽囊原虫病发病机制尚不明了，对试验感染动物的病理检查显示，人芽囊原虫可侵入肠黏膜上皮。死亡病人和动物尸检中也观察到虫体侵入黏膜，肠道中含大量虫体。

1. 对动物的致病性 人芽囊原虫病发病机制尚不明确。试验感染发现，多数动物大体病理变化不明显，仅少数动物发现肠黏膜充血，显微镜下可见虫体侵入肠黏膜上皮，但未见局部黏膜的炎症反应。尸体剖检发现人芽囊原虫可侵入肠上皮细胞，肠腔中含大量虫体。未见有自然感染病例的报道。

苏云普等（1997）用源于人的人芽囊原虫人工感染小鼠，接种量为 10^4 时黏膜上无虫体和病变；剂量为 15^4 和 20^4 时出现少量虫体和病变；接种量为 25^4 和 30^4 时黏膜上发现大量虫体，肠黏膜被破坏，呈网状和蜂窝状，并有成片的肠黏膜脱落，每组各有 1 只小鼠死亡（1/5）。

2. 对人的致病性 关于人芽囊原虫致病性的报道并不一致，多数学者认为人芽囊原虫致病力弱，发病常与机体免疫状态有关，免疫功能正常的患者多数为自限性疾病。艾滋病患者容易感染人芽囊原虫，而且症状严重，治疗十分困难。

人芽囊原虫病患者的临床表现轻重不一。轻者无临床症状，重者出现消化道症状，如腹泻、腹胀、厌食、恶心、呕吐，甚至出现发热、寒战等。症状可持续或反复出现，可持续数天至数月不等，慢性、迁延性病程多于急性病程。儿童患者以腹泻为主要症状，粪便多为水样或糊状，严重者排血便。

（五）诊断

根据临床症状和病原学检查结果即可确诊。病原学检查是从粪便中检获虫体，常用方法有生理盐水直接涂片法、碘液染色法、固定染色法（如姬姆萨或瑞氏染色法）以及培养法。

1. 直接涂片法 一般将粪便与生理盐水混合涂片，光学显微镜下检查。低倍镜下易忽略，高倍镜下可见空泡，其他结构难以辨认。油镜下常可见空泡型和颗粒型虫体，阿米巴型虫体偶见。

2. 碘染色法 可见空泡型、颗粒型和包囊型虫体。空泡型虫体呈球形或椭圆形，单独或成堆出现，中心粒被染成褐色，边缘有不规则闪亮的月牙形结构。

3. 固定染色法 通常是制片干燥后，进行姬姆萨染色、瑞氏染色、改良抗酸染色。一般中心粒呈透明空泡；细胞核呈月牙状或块状，位于边缘。有时可见虫体的细胞质和细胞核向中央空泡处延伸，将空泡分割成网状。

4. 培养法 用前述的洛克氏液-鸡蛋双相培养基和羊血水培养法进行，培养24～48h后观察即可得出结论。

诊断人芽囊原虫病要注意与溶组织内阿米巴、哈门氏内阿米巴、微小内蜒阿米巴的包囊及隐孢子虫卵囊甚至真菌相鉴别。

目前尚无成熟的血清学检测用于诊断人芽囊原虫的感染。

（六）防制措施

1. 预防 ①应加强卫生宣传教育，注意个人卫生和饮食卫生。②进行粪便无害化处理，保护水源，消灭传播媒介；尤其注意对病人和病畜的粪便进行无害化处理。③对饮食行业人员要定期检查并及时治疗。对慢性带虫者进行治疗。

2. 治疗

（1）人的治疗 轻微症状者无需治疗，当大量寄生或出现严重症状时，需进行药物治疗。有效治疗药物包括甲硝唑、甲氟喹、复方新诺明等。最常用甲硝唑治疗，人的剂量为每次200～250mg，每天3次，连用7～10天。

（2）动物的治疗 没有治疗动物的报道。

（七）公共卫生影响

人芽囊原虫分布广泛，人易感；多种动物可以感染，但对动物的危害不明显。动物感染后通过粪便排出病原，污染饮水、食物等会成为人感染芽囊原虫的来源之一。该病具有一定的公共卫生意义，在动物生产和人的日常生活中应加以防范。

（刘 群）

◆ **参考文献**

陈锡慰，吴观陵. 2006. 人芽囊原虫形态分类及遗传学多样性的研究进展［J］. 国际医学寄生虫学杂志，33（3）：244-249.

蒋金书. 2001. 动物原虫病学［M］. 北京：中国农业大学出版社：324-328.

金群馨，俞开敏，唐连凤，等. 2005. 1354 例门诊腹泻病人人芽囊原虫感染情况调查［J］. 中国热带医学，5（7）：1 469-1 471.

李继红，崔茜，伍扬，等. 2004. 杂食性昆虫带染人芽囊原虫的调查［J］. 中国人兽共患病杂志，9：1.

苏云普，高葆真，颜秋叶，等. 1997. 人芽囊原虫对小鼠肠黏膜致病性的扫描电镜观察［J］. 中国人兽共患杂志，13（4）：50.

田春林，刘登宇，卢作超，等. 2005. 人芽囊原虫的粪便检查与形态观察［J］. 中国热带医学，5（2）：221-223.

魏志超，李亚清，张旭，等．2006．人芽囊原虫在199单相培养基中的体外培养［J］．中国血吸虫病防治杂志，18（4）：294-297.

Duta A.，Stenzel D. J.，Boreham P. F. L.，1998. Detection of Blastocystis sp. In domestic dogs and cats. Veterinary Parasitology.，76：9-17.

Kevin S. W. Tan，Mulkit Singh，Eu Hian Yap. 2002. Recent advances in Blastocystis hominis research：hot spots in terra incognita. International Journal For Parasitology.，32：789-804.

Muhammad R. Sohail，Philip R. Fischer. 2005. Blastocystis hominis and travelers. Travel Medicine and infectious Disease.，3：33-38.

Niichiro Abe，Mizuho Nagoshi，Kazutoshi Takami，et al. 2002. A wurvey of Blastocystis sp. In livestock，pets，and zoo animals in Japan. Veterinary Parasitology.，106：203-212.

第九十二章 分体科寄生虫所致疾病

分体属吸虫所致疾病

分体吸虫（*Schistosoma* spp.）的成虫寄生于哺乳动物和人的静脉血管内，故称血吸虫或住血吸虫。引起严重的人与多种动物共患血吸虫病。

一、分体吸虫病

分体吸虫病（Schistosomiasis）是由多种分体吸虫寄生于血管内引起的人与动物共患吸虫病。因病原寄生于血管内，又称血吸虫病。主要分布于亚洲、非洲和拉丁美洲，在我国流行的是日本血吸虫病。湖南长沙马王堆的西汉女尸和湖北江陵的西汉男尸（公元前 163 年）体内发现典型的日本血吸虫卵，由此证实，远在 2 160 多年前我国已有血吸虫病流行。

（一）病原

1. 分类地位 分体吸虫在分类上属扁形动物门（Platyhelminthes）、吸虫纲（Trematoda）、复殖目（Digenea）、分（裂）体科（Schistosomatidae）、分（裂）体属（*Schistosoma*）。寄生于人体的血吸虫主要有 6 种，包括日本血吸虫（*Schistosoma japonicum*）、埃及血吸虫（*S. haematobium*）、曼氏血吸虫（*S. mansoni*）、间插血吸虫（*S. intercalatum*）、湄公血吸虫（*S. mekongi*）和马来血吸虫（*S. malayensis*）。其中以日本血吸虫、埃及血吸虫和曼氏血吸虫引起的血吸虫病流行范围最广，危害最大。

2. 形态特征

（1）成虫 分体吸虫雌雄异体，虫体呈圆柱形，外观似线虫。口、腹吸盘位于虫体前端。雄虫长 10～20mm、宽 0.5～0.55mm，呈乳白色，背腹扁平，自腹吸盘以下虫体两侧向腹面卷曲，故虫体外观呈圆柱形，卷曲形成的沟槽称抱雌沟（gynecophoral canal）（图92-1）。雌虫圆柱形，前细后粗，虫体长12～28mm、宽 0.1～0.3mm，腹吸盘不及雄虫的明显，因肠管内含较多的红细胞消化后残留的物质，故虫体呈灰褐色。

消化系统由口、食管和肠管组成。肠在腹吸盘后缘水平处分为左右两支，延伸至虫体中部之后汇合成单一的盲管。

雄虫生殖系统由睾丸、输出管、输精管和贮精囊、生殖孔组成。睾丸多为 7 个，呈串珠状排列，每个睾丸发出一输出管，汇入输精管，向前通于贮精囊，生殖孔开口于腹吸盘后方。雌

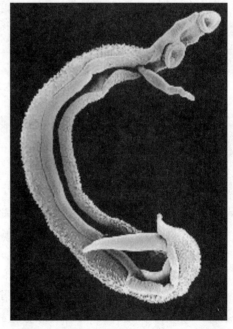

图 92 - 1 雌虫居留于雄虫抱雌沟内，与雄虫呈合抱状态

虫生殖系统包括位于虫体中部、呈长椭圆形的卵巢，由卵巢下部发出一输卵管，绕过卵巢向前，与来自虫体后部的卵黄管在卵巢前汇合成卵膜，外被梅氏腺并与子宫相接。子宫开口于腹吸盘下方的生殖孔。

（2）虫卵 成熟虫卵大小平均为 $89\mu m \times 67\mu m$，呈淡黄色，椭圆形，卵壳厚薄均匀，无小盖，卵壳一侧有一逗点状小棘，表面常附有许多宿主组织残留物（彩图 92-1）。卵壳内侧有一薄层的胚膜，内含一成熟的毛蚴，毛蚴和卵壳间常可见到大小不等的圆形或椭圆形的油滴状毛蚴分泌物。超微电镜下可见卵壳有微孔与外界相通。

（3）毛蚴 从卵内孵出的毛蚴游动时呈长椭圆形，静止或固定后呈梨形，大小平均为 $99\mu m \times 35\mu m$。周身被有纤毛，为其运动器官。前端有一锥形的顶突（亦称钻孔腺），体内前部中央有一袋状的顶腺，开口于顶突，顶腺两侧稍后各有一个长梨形的侧腺，开口于顶腺开口的两旁。

（4）尾蚴 血吸虫的尾蚴属叉尾型，长 $280\sim360\mu m$，分体部和尾部（图 92-2 和彩图 92-2）。尾部又分尾干和尾叉；体部前端为头器，内有一单细胞头腺。口孔位于虫体前端正腹面，腹吸盘位于体部后 1/3 处，由发达的肌肉组成，具有较强的吸附能力。腹吸盘周围有 5 对左右对称排列的单细胞腺体，称钻腺。

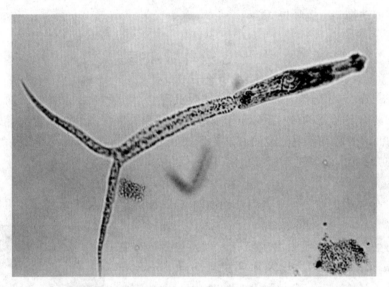

图 92-2 血吸虫尾蚴

(引自 phil. cdc. gov, Marie Jones 供图)

（5）童虫 尾蚴钻入宿主皮肤时脱去尾部，进入血流，在休内移行直至到达寄生部位，在发育为成虫之前均被称为童虫（schistosomulum）。

（二）生活史

血吸虫的生活史包括虫卵、毛蚴、母胞蚴、子胞蚴、尾蚴、童虫和成虫等阶段。6 种人体血吸虫的生活史大致相同，终末宿主为人或其他多种哺乳动物，中间宿主为淡水螺类。不同种血吸虫的中间宿主有所不同，日本血吸虫的中间宿主是钉螺（water-snail），埃及血吸虫的中间宿主为水泡螺（bulinus），曼氏血吸虫的中间宿主为双脐螺（biomphalaria）。现以日本血吸虫为例，阐明血吸虫的生活史。

成虫寄生于人和多种哺乳动物的门脉-肠系膜静脉系统，雌虫产卵于肠黏膜下层静脉末梢内。一部分虫卵循门静脉系统流至肝门静脉并沉积在肝组织内（约 22.5%），约有 70% 的虫卵堆积在肠壁小静脉中，约经 11 天发育成熟，内含毛蚴。成熟虫卵在 10～11 天后死亡。由于成熟卵内毛蚴的分泌物可透过卵壳，引起虫卵周围组织和血管壁发炎坏死，在血流压力、肠蠕动和腹内压增加的情况下，虫卵可随破溃的组织落入肠腔，并随宿主粪便排出体外。不能排出的卵，沉积在肝、肠等局部组织中，20 天左右逐渐死亡、钙化。由于卵成串排出，故在宿主肝、肠血管内往往呈念珠状沉积。据报道，感染日本血吸虫大陆株的小鼠，22.5% 的虫卵沉积在肝，69.1% 的虫卵沉积在肠壁，0.7% 的虫卵在其他组织，仅

7.7%的虫卵自粪便排出。

成熟的虫卵在血液、肠内容物或尿中不能孵化，随粪便排出体外的虫卵必须进入水中被稀释，水越清孵化率越高。毛蚴的孵出与渗透压、温度和光照等条件有关，其中水的渗透压被认为是孵化的主要条件。日本血吸虫毛蚴在温度低于 10℃ 或高于 37℃ 时，孵化被抑制，黑暗也可抑制日本血吸虫毛蚴的孵化。

毛蚴孵出后，利用其体表的纤毛在水中做直线游动，遇障碍便转折再做直线游动。不同种血吸虫毛蚴的向性不尽相同，日本血吸虫毛蚴具有向光性和向上性，因此多分布于水体的表层。毛蚴孵出后在水中一般能存活 15~94h，孵出的时间愈久，感染钉螺的能力愈低；温度愈高，毛蚴活动愈剧烈，死亡也愈快。37℃ 时，毛蚴在 20min 内活动已大为减少，至 2h 毛蚴几乎不再活动而死亡。当毛蚴钻入钉螺体内，再经过母胞蚴、子胞蚴的无性繁殖阶段发育成尾蚴。一个毛蚴钻入螺体后通过无性繁殖可产生成千上万条尾蚴。

在适当的水温、光照和 pH 下尾蚴逸出，日本血吸虫尾蚴逸出的高峰时间为上午 8—12 时，水温 20~25℃。

尾蚴逸出后可自主游动，日本血吸虫尾蚴多集中于水面。环境温度愈高，寿命愈短；逸出的时间愈长，其侵袭力愈差。尾蚴在水中游动时若与宿主皮肤接触则会迅速钻穿宿主皮肤。钻入宿主体内的虫体在宿主皮下组织短暂停留后，进入血管或淋巴管，随血流经右心到肺，再由左心进入大循环，到达肠系膜动脉的童虫可穿过毛细血管进入肝门静脉。童虫在肝门静脉发育到性器官初步分化后，即雌、雄合抱，再移行到肠系膜静脉及直肠静脉寄居、交配和产卵。尾蚴侵入皮肤到虫体发育成熟并产卵，在人体内，日本血吸虫约需 24 天，曼氏血吸虫需 30~35 天，埃及血吸虫需 60~63 天。

不同种血吸虫在人体内的寿命不一，日本血吸虫的平均寿命为 4.5 年，曼氏血吸虫为 3.5 年，埃及血吸虫为 3.8 年。

（三）流行病学

1. 传染来源 日本血吸虫病属人与动物共患寄生虫病，终末宿主包括人和 40 余种家畜及野生动物，其中，病人和病牛是最重要的传染源。

（1）人 病人在血吸虫的世代循环中起着重要作用，流行区的感染率高、流动性大。病人可将虫卵传播到有螺无病区，形成新的疫源地；或传播到已灭病的有螺区，使疫源地死灰复燃。

（2）家畜 家畜感染血吸虫，可构成次发性自然疫源地，作为传染源，以牛最为重要；猪在流行区感染很普遍，羊的感染率不高，犬的感染率高且其活动范围广，传播作用不可忽视。

（3）野生动物 自然感染血吸虫的野生动物已知有啮齿目 13 种（主要是褐家鼠和黑线姬鼠）、兔形目 2 种、食虫目 9 种、偶蹄目 3 种、灵长目 1 种。野生动物在人迹罕见的地方构成自然疫源地。从传染源的重要性来看，需考虑宿主排毒持续时间、数量及孵化机会以及与人类活动的关系。鼠类数量大、繁殖快，具有种群优势，血吸虫感染率高，与人类生活关系密切，是最重要的传染源。

2. 传播途径 人和动物的主要传播途径均是接触疫水，尾蚴通过皮肤侵入体内。

3. 宿主与寄生部位 日本血吸虫宿主范围非常广泛，寄生于牛、羊、犬、猪以及啮齿类等多种哺乳动物和人的门静脉系统及肠系膜静脉的小血管内。埃及血吸虫主要寄生于人的膀胱静脉和盆腔静脉丛。曼氏血吸虫宿主包括人、猴、狒狒、长爪鼠、家鼠与野鼠，主要寄生于肠系膜小静脉、痔静脉丛，偶可在肠系膜上静脉及肝门静脉血管内。

4. 分布和流行 日本血吸虫、曼氏血吸虫和埃及血吸虫是寄生人体的 3 种主要血吸虫，广泛分布于热带和亚热带的 76 个国家和地区，全世界约有 2 亿人感染，7.79 亿人的健康受到威胁，每年死于本病者达百万人。其中，日本血吸虫分布在亚洲的中国、日本、菲律宾和印度尼西亚，这种血吸虫是日本人在日本首先发现的，故定名为日本血吸虫；埃及血吸虫分布在非洲及西亚地区；曼氏血吸虫分布在中南美洲、中东和非洲。本节主要叙述日本血吸虫病流行病学的有关问题。

中国流行血吸虫病的历史很长，长沙马王堆出土的西汉女尸和湖北江陵出土的西汉男尸内均检出了大量血吸虫卵，这是至今世界上日本血吸虫在人体寄生最早的证据。日本血吸虫病曾在我国长江流域及以南除贵州外的 13 个省、自治区、直辖市的 434 个县、市流行，累计感染者达 1 160 万人，钉螺面积为 143 亿 m²；受威胁人口在 1 亿以上。经过 40 余年的努力，至 1999 年，已有广西、广东、上海、福建 5 省、自治区、直辖市的 236 个县（市）达到消灭血吸虫病（传播阻断）标准，52 个县（市）达到基本消灭血吸虫病（传播控制）标准。据 2004 年资料，我国患血吸虫病总人数约 84.3 万人，牛 5.9 万头。近年的防治取得了显著成效，但急性感染病例仍时有发生。

5. 流行的影响因素　血吸虫传播途径的各个环节中，含有血吸虫卵的粪便污染水体、水体中存在钉螺和人群接触疫水是 3 个重要因素。

湖北钉螺（*Oncomelania hupensis*）属两栖淡水螺类，在我国是日本血吸虫的唯一中间宿主。钉螺雌雄异体，螺壳小、呈圆锥形，长 10mm 左右、宽 3～4mm，壳口呈卵圆形，外缘背侧有一粗的隆起称唇嵴，有 6～8 个右旋的螺层。平原地区的钉螺螺壳表面有纵肋，称肋壳钉螺；山丘地区钉螺表面光滑，称光壳钉螺。

钉螺在自然界生存的基本条件是适宜的温度、水、土壤和植物，食物包括腐败植物、藻类、苔藓等，寿命一般为 1～2 年。肋壳钉螺滋生于平原水网型地区和湖沼型地区的潮湿、有草、腐殖质多的泥岸，河道水线上下各约 33cm 内的岸上和水中。在水流缓慢、杂草丛生的小沟里钉螺密度较高，与有螺沟渠相通的稻田、水塘也有钉螺滋生。光壳钉螺滋生在山丘型地区的小溪、山涧、水田、河道及草滩等处。在流行区，钉螺的分布具有聚集性。钉螺主要在春季产卵，螺卵分布在近水线的潮湿泥面上，并在水中或潮湿的泥面上孵化。在自然界，幼螺出现的高峰时间多在温暖多雨的 4—6 月份。

影响血吸虫病流行的因素包括自然因素和社会因素。自然因素主要是指与中间宿主钉螺滋生有关的地理、气温、水量、水质、土壤、植被等。社会因素涉及社会制度、生活水平、文化素质、生产方式和生活习惯以及农田水利建设、人口流动等。在控制血吸虫病流行的过程中，社会因素起主导作用。

新中国成立前我国生产水平低下，民不聊生，血吸虫在 13 个省、自治区、直辖市泛滥。新中国成立后政府组织灭钉螺、病人普查等活动，取得了显著的成效。近 20 年来由于血吸虫病防控工作有所放松，血吸虫病又有回升之势，2004 年后政府再次加大了血吸虫病的防控力度。

（四）致病机理

在血吸虫感染过程中，尾蚴、童虫、成虫和虫卵均可对宿主造成损害，损害的主要原因是血吸虫不同虫期释放的抗原均能诱发宿主的免疫应答，这些特异性免疫应答的后果是一系列免疫病理变化的出现。因此，学者们普遍认为血吸虫病是一种免疫性疾病。

1. 尾蚴所致的损害　尾蚴钻入宿主皮肤后可引起尾蚴性皮炎，表现为尾蚴入侵部位出现瘙痒的小丘疹。重复接触尾蚴后反应逐渐加重，严重者可伴有全身水肿及多形红斑。尾蚴性皮炎发生机制中既有速发型（Ⅰ型）超敏反应，也有迟发型（Ⅳ型）超敏反应。

2. 童虫所致的损害　童虫在宿主体内移行时，所经过的器官可因机械性损伤而出现一过性的血管炎，毛细血管栓塞、破裂、局部细胞浸润和点状出血。在童虫发育为成虫前，患者表现潮热、背痛、咳嗽、食欲减退甚至腹泻、白细胞特别是嗜酸性粒细胞增多等症状，这可能与童虫机械性损害和其代谢产物引起的超敏反应有关。

3. 成虫所致的损害　成虫寄生于血管内，利用口、腹吸盘的交替吸附血管壁而做短距离移动，因而可引起静脉内膜炎。成虫的代谢产物、分泌物、排泄物和更新脱落的表膜，在宿主体内可形成免疫复合物，引起免疫复合物型（Ⅲ型）超敏反应。

4. 虫卵所致的损害　在组织中沉积的虫卵发育成熟后，卵内毛蚴释放的可溶性虫卵抗原经卵壳上的微孔渗到宿主组织中，引起淋巴细胞、巨噬细胞、嗜酸性粒细胞、中性粒细胞及浆细胞趋向或集聚于虫卵周围，形成虫卵肉芽肿（Ⅳ型超敏反应）。虫卵肉芽肿的形成有利于隔离虫卵所分泌的可溶性抗原中的肝毒抗原对邻近肝细胞的损害，避免局部或全身免疫性疾病的发生或加剧；与此同时，沉积在宿主肝、肠组织中的虫卵引起的肉芽肿又可不断破坏肝、肠的组织结构，引起急（慢）性血吸虫病，因此虫卵是血吸虫病的主要致病因子。

日本血吸虫产卵量大，在宿主组织内多成簇聚集，肉芽肿的急性期易液化而出现嗜酸性脓肿，虫卵周围出现许多浆细胞伴以抗原-抗体复合物沉着，称何博礼现象（Hoeppli phenomenon）。当卵内毛蚴死亡后，逐渐停止释放抗原，肉芽肿直径开始缩小，虫卵逐渐消失，代之以纤维化。在肝脏，虫卵肉芽肿位于门脉分支的终端，重度感染时门脉周围出现广泛的纤维化，阻塞窦前静脉，导致门脉高压，引起肝、脾肿大、腹壁、食管及胃底静脉曲张，上消化道出血及腹水等症状，此为肝脾型血吸虫病。研究表明肝硬化、巨脾腹水型是慢性血吸虫病的主要特征。

（五）对动物与人的致病性（日本血吸虫病）

1. 人血吸虫病

（1）**急性血吸虫病** 常见于初次感染者，慢性病人再次大量感染尾蚴后亦可发生。潜伏期长短不一，大多数病例于感染后 5～8 周出现症状，此时正是成虫大量产卵，卵内毛蚴向宿主血循环释放大量抗原的时候。毛蚴释放的抗原引起特异性抗体水平急剧升高，在抗原过剩的情况下，形成抗原抗体复合物，引起血清病样综合征。少数病例潜伏期短于 25 天，最短者为 14 天，此时的临床症状可能是由童虫的代谢产物引起。

临床上表现为畏寒、发热、多汗、淋巴结及肝肿大，常伴有肝区压痛，左叶较右叶明显，质地较软、表面光滑；脾肿大常见于重症感染；食欲减退，恶心、呕吐、腹痛、腹泻、黏液血便或脓血便等；呼吸系统症状多表现为干咳，偶可痰中带血丝，有气促、胸痛，X 线检查可见点状、云雾状或雪花状浸润性阴影，多在发病后月余出现，一般持续 2～3 个月消失。重症患者可有神志迟钝、黄疸、腹水、高度贫血、消瘦等症状。患者除有皮疹外，还可能出现荨麻疹、神经血管性水肿、出血性紫癜、支气管哮喘等过敏反应。

（2）**慢性血吸虫病** 急性期症状消失而未经病原治疗者，或经反复轻度感染而获得免疫力的患者常出现隐匿型间质性肝炎或慢性血吸虫性结肠炎，临床上可分为无症状（隐匿型）和有症状两类。隐匿型患者一般无症状，少数可有轻度的肝或脾肿大，但肝功能正常。有症状的患者主要表现为慢性腹泻或慢性痢疾，症状呈间歇性出现。肝肿大较为常见，表面光滑，质稍硬，无压痛。肝功能试验除丙种球蛋白可能增高外，其余在正常范围。脾多数呈轻度肿大。

（3）**晚期血吸虫病** 晚期血吸虫病是指出现肝纤维化门脉高压综合征，严重生长发育障碍或结肠显著肉芽肿性增殖的血吸虫病患者。由于反复或大量感染，虫卵肉芽肿严重损害肝脏，出现干线型肝纤维化，临床上出现肝脾肿大、门脉高压和其他综合征。根据主要临床表现，我国将晚期血吸虫病分为巨脾型、腹水型、结肠增殖型和侏儒型。巨脾型指脾肿大超过脐平线或横径超过腹中线。脾肿大达 II 级，但伴有脾功能亢进、门脉高压或上消化道出血者亦属此型。腹水型是晚期血吸虫病门脉高压与肝机能代偿失调的结果，常在呕血、感染、过度劳累后诱发。高度腹水者可出现食后上腹部胀满不适、呼吸困难、脐疝、股疝、下肢水肿、胸水和腹壁静脉曲张。此型容易出现黄疸。结肠增殖型是一种以结肠病变为突出表现的临床类型。表现为腹痛、腹泻、便秘或便秘与腹泻交替出现。严重者可出现不完全性肠梗阻。本型可能并发结肠癌。侏儒型系患者在儿童时期反复感染血吸虫，引致慢性或晚期血吸虫病，影响内分泌功能，其中以脑下垂体前叶和性腺功能不全为最明显。患者表现为身材矮小、面容苍老、无第二性征等临床征象。此型患者现已罕见。

晚期血吸虫病的主要合并症有上消化道出血和肝性昏迷。50％以上的晚期病人死于上消化道出血，出血部位多位于食管下段或胃底静脉。肝性昏迷占晚期病人总数的 1.6％～5.4％，以腹水型为最多。晚期病人若并发肝性昏迷，死亡率达 70％以上。

在我国，血吸虫病患者并发乙型肝炎的比率较高。有人对 298 例晚期血吸虫病患者进行肝细胞活检，发现 62.4％的病例 HBsAg 阳性，这可能与晚期病人的免疫功能明显下降，因而感染乙型肝炎的机会较多有关。当血吸虫病合并乙型肝炎时，常可促进和加重肝硬化的发生与发展。

（4）**异位血吸虫病** 重度感染时，童虫也可能在门脉系统以外寄生并发育为成虫，此为异位寄生。

异位寄生的成虫产出的虫卵沉积于门脉系统以外的器官或组织，也可引起虫卵肉芽肿反应，由此造成的损害称异位损害（ectopic lesion）或异位血吸虫病。当肝纤维化引起的门-腔静脉吻合支扩大时，肠系膜静脉内的虫卵也可能被血流带到肺、脑或其他组织，造成异位损害。人体常见的异位损害部位在肺和脑，其次为皮肤、甲状腺、心包、肾、肾上腺皮质、腰肌、疝囊、生殖器及脊髓等组织或器官。

2. 动物血吸虫病 动物的日本分体吸虫病以犊牛和犬的症状较重，羊和猪较轻，马几乎没有症状。一般来讲，黄牛症状较水牛明显，犊牛症状较成年牛明显。

临床上有急性和慢性之分，以慢性为常见。黄牛或水牛犊大量感染时，常呈急性经过：首先表现为食欲不振，精神不佳，体温升高，可达 40～41℃以上，行动缓慢，呆立不动，以后严重贫血，因衰竭而死亡。慢性型的病畜表现有消化不良，发育缓慢，往往成为侏儒牛。病牛食欲不振，下痢，粪便含黏液、血液，甚至块状黏膜，有腥恶臭和里急后重现象，甚至发生脱肛，肝硬化，腹水。母畜往往有不妊或流产等现象。

少量感染时，一般症状不明显，病程多取慢性经过，特别是成年水牛，虽诊断为阳性病牛，但在外观上并无明显表现而成为带虫牛。

（六）诊断

1. 诊断方法

（1）病原学诊断 病原学诊断是确诊血吸虫病的依据，但对轻度感染者和晚期病人及经过有效防治的疫区感染人群，病原学检查常常会发生漏检。

1）粪便直接涂片法 此法简单，但虫卵检出率低，仅适用于重感染病人和急性感染者。

2）尼龙袋集卵法 此法适用于大规模普查，但应防止因尼龙袋处理不当而造成的交叉污染。

3）毛蚴孵化法 利用虫卵中的毛蚴在适宜条件下可破壳而出和毛蚴在水中运动具有一定的特点而设计。由于孵化法可采用全部粪便沉渣，因此发现虫卵的机会较直接涂片法大。

4）定量透明法 利用甘油的透明作用使粪便涂片薄膜透明，以便发现虫卵的一类方法。常用的有加藤法、改良加藤法和集卵定量透明法。此类方法可作虫卵计数，因此可用于测定人群的感染度和考核防治效果。

5）直肠镜活组织检查 对慢性特别是晚期血吸虫病患者，从粪便中查找虫卵相当困难，直肠镜活组织检查有助于发现沉积于肠黏膜内的虫卵。直肠镜活组织检查发现虫卵只能证明感染过血吸虫，至于体内是否有活虫，必须根据虫卵的死活进行判断。

（2）免疫学诊断

1）检测抗体 常用的方法有环卵沉淀试验（COPT）、间接血凝试验、ELISA、免疫印迹技术、间接荧光抗体试验、乳胶凝集试验和快速试纸法（dipstick assay），其中环卵沉淀试验、间接血凝试验、ELISA 和快速试纸法具有操作简单、出结果快和经济等优点，适合现场查病时使用。

由于血清抗体在病人治愈后仍能存在较长的时间，因此检测抗体的方法不能区分是现症感染还是既往感染。

2）循环抗原的检测 宿主体液中的循环抗原是由活虫产生的，感染一旦终止，宿主体液中的循环抗原也会很快消失，因此检测循环抗原无论在诊断上，还是在考核疗效方面都具有重要意义。由于循环抗原在体液中的含量通常很低，一般方法难以检出，但随着单克隆抗体技术的进步，血吸虫循环抗原检测技术也不断得到发展。目前检测循环抗原的技术基本上类同于检测抗体的酶联免疫吸附试验，只不过是用单克隆抗体代替抗原包被反应板。初步评估认为，对慢性轻度感染者，检测循环抗原方法的敏感性为 60％～81％，治愈 1 年后 90％患者的循环抗原转阴。

2. 诊断标准

（1）慢性血吸虫病 ①有疫水接触史。②可有腹痛、腹泻、脓血便、多数有以左叶为主的肝肿大，少数伴脾肿大。③粪检查出虫卵或毛蚴。无治疗史者直肠活检发现虫卵；有治疗史者发现活卵或近期变性虫卵。④无治疗史或治疗时间在 3 年以上病人，环卵沉淀试验环沉率≥3％及（或）间接血凝试验滴度≥1∶10，酶标记反应阳性。

具备①、②为疑似病例；具备③为确诊病例；具备①、②、④可作临床诊断。

（2）急性血吸虫病　①发病前2周至3个月内有疫水接触史。②发热、肝脏肿大、周围血嗜酸性细胞增多，伴有肝区压痛、脾肿大、咳嗽、腹胀及腹泻。③粪检查出虫卵或毛蚴。④环卵、血凝、酶标记等血清学反应阳性者，标准参见慢性血吸虫病诊断标准④。

具备①、②为疑似病例；具备①、②、③为确诊病例；具备①、②、④可作临床诊断。

（3）晚期血吸虫病　①反复接触疫水或有明确的血吸虫病史。②有门脉高压症状、体征，或有侏儒或结肠肉芽肿表现。③粪检查到虫卵或毛蚴，直肠活检查到虫卵（无治疗史者）或活卵、近期变性虫卵（有治疗史者）。④血清学诊断阳性，参见慢性血吸虫病诊断标准④。

具备①、②为疑似病例；具备①、②、③为确诊病例；具备①、②、④可作临床诊断。

（七）防制措施

1. 预防措施

（1）健康教育　对目标人群开展各种形式的健康教育，以提高人群自我防护意识，减少和避免接触疫水，提高查、治病的依从性。

（2）群体治疗　主要根据感染率的水平选用全民化疗、选择性化疗、选择性群组化疗、分阶段化疗。一般在感染季节后1个月左右进行，要求人、畜同步。治疗方法采用吡喹酮每千克体重40mg顿服或分2次服；兽用吡喹酮黄牛每千克体重30mg，水牛每千克体重25mg，猪每千克体重30mg，一次饲入。

（3）消灭钉螺　对江湖洲滩易感地带以50％氯硝柳胺可湿性粉剂2～3g/m^{2}喷洒或2～3g/m^{3}浸杀。结合改造环境，辅以药物杀灭。

（4）个人防护　难以避免接触疫水者涂擦防护剂，接触疫水人群进行早期治疗。实行安全供水和粪便管理。

2. 水灾与血吸虫病防治

（1）流行特点　水灾可造成钉螺扩散、粪便污染致使感染性螺密度升高以及人群感染机会增加，导致急性感染人数剧增。其特点为：①发病人群集中，主要是无病史者、防洪救灾人群及灾民；②感染场所集中；③感染季节集中，一般在4—10月，长江中下游地区有5—6月和9—10月2个感染高峰；④当易感地带洪水淹没深度为0.5～1m时，人、畜感染严重；⑤灾后连续2年可相继出现感染高峰，甚至超过水灾当年水平。受灾1～2年后钉螺面积可有明显变化。

（2）防治　重点任务是控制急性血吸虫病的暴发流行。重点对象是防洪抢险以及当地长期接触疫水的居民，特别是来自非疫区的人群。

1）早期治疗　参加防洪抢险人员在接触疫水后4～5周，以吡喹酮治疗1次，如继续参加防洪抢险，则应在第1次服药后第4～5周再治疗1次。服药宜在换岗休息时进行；疫区灾民可在洪水发生后4～5周，以每千克体重吡喹酮40mg治疗1次。

2）安全用水，加强水源保护和饮用水的处理与消毒，灾民聚集地以氯硝柳胺处理有螺小水域和滩地。

3）生产自救期间的措施　健康教育：宣传不在有螺水域游泳、戏水、捕鱼捞虾；当年年底前应对居民生活和生产区内的易感地带以氯硝柳胺灭螺、灭蚴。改造易感环境；早期治疗，即在10月底至11月中，对反复接触疫水的重点人群，以吡喹酮普治。其他人群则先以血清学方法过筛。早期治疗还可用蒿甲醚或蒿琥酯，即在接触疫水后半个月给予蒿甲醚治疗1次（每千克体重6mg），以后停止接触疫水者，2周后再服用1次；如继续接触疫水，则直至停止接触疫水后半个月再服用1次。蒿琥酯于接触疫水后第7天开始服药，以后每周1次，连续8次，剂量为每千克体重6mg。参加防洪抢险的人员返回驻地后4～5周，以吡喹酮每千克体重60mg二日疗法治疗，也可先用血清学方法过筛，阳性者予以治疗。对牛、猪等家畜，应在当年年底之前进行1次吡喹酮普治。

3. 免疫预防 作为控制和根除疾病的一种手段，人工免疫比化疗或预防传播的生态学措施具有更多的优点，随着免疫寄生虫学研究的进步，用疫苗预防寄生虫病已成为可能。血吸虫疫苗的研究已逾半个世纪，早期的研究系用血吸虫生活史各期（虫卵、童虫或成虫）的匀浆或浸出液作为疫苗免疫动物，以后发展到用异种（日本血吸虫中国台湾株尾蚴）活疫苗或经 X 线、^{60}C. 或化学诱变剂致弱的同种活尾蚴作为疫苗免疫动物，以期诱导宿主产生保护性免疫力。结果表明，除致弱的尾蚴或童虫接种动物后可获得 70%～90% 的保护性免疫力外，其他方法或途径诱导的保护性免疫均不甚理想或不甚稳定。

近年来，开始用基因工程技术研究编码候选疫苗的基因，并用 DNA 重组技术在体外表达这些抗原作为血吸虫疫苗。目前国际上公认有发展前途的疫苗候选抗原有 6 种，即血吸虫相对分子质量 97 000 的副肌球蛋白（Paramyosin Sm97）、谷胱苷肽 S 转移酶（GST）、磷酸丙糖异构酶（TPI）、照射疫苗 5（IRV5）、Sm37 甘油磷酸脱氢酶（GAPDH）和 Sm14 脂肪酸结合蛋白。其中除谷胱苷肽转移酶进入临床试验阶段外，其他候选疫苗均处于实验室研究阶段。

血吸虫疫苗的研究离实际应用尚有一定的距离，需要进一步加强对血吸虫的生物学特性、血吸虫与宿主的相互关系，以及诸如非表面抗原、混合抗原、细胞免疫及佐剂等基础方面的研究。

4. 治疗

吡喹酮为首选药物，具有安全有效，使用方便的特点。

（1）慢性血吸虫病 吡喹酮总剂量每千克体重 40mg 一次服用，体弱或有夹杂症者可分 2 次服用。

（2）急性血吸虫病 吡喹酮总剂量每千克体重 120mg 于 4 天或 6 天内分服，每天 3 次；病情较重者可先用支持和对症疗法改善机体状况后再作病原治疗。

（3）晚期血吸虫病 主要是根治病原改善症状，控制和预防并发症。除并发上消化道出血、高度腹水和肝昏迷，一般可以吡喹酮总量每千克体重 60mg 于 1～2 天内分 3～6 次口服。并发症治疗可采用中、西医，内、外科结合的综合疗法。

5. 监测 血吸虫病的监测专指阻断传播后的监测巩固工作。

（1）螺情监测 对历史螺区及周边地区定期进行钉螺调查。对可能输入钉螺的各种渠道进行监测，防止钉螺的传入。

（2）传染源的监测 包括当地历史遗留病人、病畜、新感染和外来传染源的监测。

（八）公共卫生影响

动物感染以慢性感染多见，临床症状不明显而成为保虫宿主，虫卵随粪便排出体外，在适当的条件下发育成毛蚴，如遇到中间宿主钉螺则可进一步发育至尾蚴造成病原扩散，并给人类健康带来重大威胁。

洪水灾害可造成钉螺扩散；人、畜粪及粪缸外溢，使污染加剧，以致感染性螺密度升高；人、畜接触疫水频繁感染机会增加，血吸虫病急、慢性感染增加；上述影响可波及灾后 1～2 年的疫情。

（黄维义）

◆ **参考文献**

崔金凤，陆广益. 2001. 青蒿琥酯预防江滩型流行区血吸虫病感染的研究 [J]. 安徽预防医学杂志，3（2）：129.

江艳. 2001. 血吸虫病防治药物概况 [J]. 中国血吸虫病防治杂志，1（13）：59.

李雍龙. 2004. 人体寄生虫学 [M]. 北京：人民卫生出版社.

张薇，滕召胜. 2006. 血吸虫病诊断与防治的研究进展 [J]. 现代医药卫生，22（6）.

Steinmann, P. et al. 2006. Schistosomiasis and water resources development: systematic review, meta-analysis and estimates of people at risk. Lancet Infect. Dis.., 6: 411 - 425.

二、尾蚴性皮炎

人的尾蚴性皮炎（Cercarial dermatitis）也称为游泳者痒（Swimmer's itch），是由多种分体吸虫的尾蚴引起的，包括鸟类和哺乳动物的分体吸虫的尾蚴。广泛分布于世界各地。

（一）病原

1. 分类地位　引起尾蚴性皮炎的所有病原在分类上都属于扁形动物门（Platyhelminthes）、吸虫纲（Trematoda）、分体科（Schistosomatidae）的 10 个属的多种吸虫的尾蚴，主要包括分体属（Schistosoma）、东毕属（Orientobilharzia）、巨毕吸虫属（Gigantobilharzia）、毛毕吸虫属（Trichobilharzia）和澳毕属（Austrobilharzia）等，前两属是哺乳动物的血吸虫，后两属是禽类的血吸虫。在我国引起尾蚴性皮炎的病原主要是寄生于鸭的多种毛毕吸虫（Trichobilharzia spp.）和寄生于牛的东毕吸虫（Orientobilharzia sp.）。

2. 形态特征　不同种血吸虫的尾蚴形态有所不同。

吸虫的尾蚴一般都呈叉尾型。如分体吸虫的尾蚴长 280～360μm，分体部和尾部，尾部又分尾干和尾叉。体部前端为头器，内有一单细胞头腺。口孔位于虫体前端正腹面，腹吸盘位于体部后 1/3 处，由发达的肌肉组成，具有较强的吸附能力。腹吸盘周围有 5 对左右对称排列的单细胞腺体，称钻腺。

（二）流行病学

尾蚴性皮炎广泛分布于世界各地。人都是通过接触含有尾蚴的水感染皮肤的。各国或不同地域的人尾蚴性皮炎的病原不同。

我国的吉林、辽宁、江苏、上海、福建、广东、湖南、安徽、四川等省、直辖市也有流行。人群主要在种植水稻、养鸭或捕鱼等活动中被感染。病原主要是寄生于鸭的多种毛毕吸虫和寄生于牛的东毕吸虫的尾蚴。东毕吸虫的中间宿主包括椎实螺、耳萝卜螺、折叠萝卜螺、卵圆萝卜螺和小土蜗等，分布于稻田、水沟和池塘，人因接触疫水而发生皮炎。

梭形分体吸虫（Schistosoma spindale）是亚洲，尤其是印度、马来西亚、泰国等国家人尾蚴性皮炎的常见病原，1988 年泰国南部一个省暴发尾蚴性皮炎就是由此种血吸虫尾蚴引发的。该病原是由印度扁卷螺（Indoplanorbis exustus）传播的，稻田作业者可能接触被尾蚴污染的水是当时诊断该病的主要依据；初次接触者 41 人发病，再次接触者 17 人发病，病程持续 2 天至 1 个月。这一地区扁卷螺较多。在马来西亚半岛，这种血吸虫的尾蚴分布在整个水稻种植区。在印度的广大地区也是如此。

澳毕属吸虫寄生于禽类，其尾蚴也可引起人的尾蚴性皮炎，主要发生于澳大利亚、欧洲、北美和夏威夷。尾蚴主要侵扰海岸浅水区游泳的人。吸虫成虫（如 Austrobilharzia terrigalensis，A. varglandis 等）寄生于几种水禽的肠系膜静脉。多种螺都可作为其中间宿主，这种宿主特异性的缺乏可能是由于水禽在北半球和南半球之间迁徙的结果。在澳大利亚，5～14 岁的孩子最易感。病例主要发生在作为中间宿主的螺最常见的季节，接触疫水发生感染的时间范围很大，但一般的接触时间都在 30～90min，接触后 12～24h 出现症状。病变处有时发生剧痒，持续 1～2 周或更长，还可出现再次感染。

巨毕属的吸虫寄生于鸥和燕雀类鸟的肠系膜静脉内，分布于南非和亚洲。在日本，Gigantobilharzia sturniae 的尾蚴通过中间宿主半球多脉扁螺（Polypylis hemisphaerula）排到农田中。此外，南非海岸的鸟体内也发现了巨毕吸虫属吸虫。

毛毕吸虫是最为常见的禽类吸虫，寄生于家鸭、野鸭和其他鸟类的门静脉和肠系膜肠静脉内，分布于欧洲、亚洲和北美洲。多种淡水螺都可以作为中间宿主，它的感染强度和流行与区域内螺的数量密切相关，螺越多产生的尾蚴越多。欧洲至少已经记载了 7 种毛毕吸虫，但据认为眼点毛毕吸虫（Trichobilharzia ocellata）是最重要的虫种。近年来，北半球游泳者痒的病例有所增加，在许多娱乐性的湖区，这种危险性已经通过评估来进行预测。在亚洲的部分地区，尾蚴性皮炎与稻农的劳作密切相关。在日本，螺（R. japonicus）和血吸虫 T. ocellata 以及 T. physallae 是稻田皮炎的主要原因。在泰国，鸭毛毕吸虫的中间宿主是 L . rubiginosa。

（三）对人的致病性

因为人不是这些吸虫的适宜宿主，所以尾蚴侵入皮肤后不能存活下来而死亡，死亡的尾蚴能够诱发强烈的炎性反应，发生皮炎。一般的淡水或浊水中都可能含有尾蚴，这些尾蚴侵入皮肤导致尾蚴性皮炎，尤其是在衣物不能完全遮蔽身体的情况下更易发生。在接触疫水后几天或几小时内就可能出现皮肤反应。在尾蚴侵入的部位出现点状出血或丘疹。组织学检查可见侵入部位的真皮和表皮均有大量细胞浸润。一般认为尾蚴性皮炎属Ⅰ型和Ⅳ型超敏反应。反复感染者丘疹数量多且可融合成风疹块，如搔破皮肤，可出现继发性感染。反应一般在3~4天达高峰，1周左右消散。尾蚴性皮炎虽然对人没有生命威胁，但是一个惹人讨厌的疾病。

（四）防制措施

预防主要是防止人与疫水的接触，其次是防止感染有血吸虫的哺乳动物和禽类的粪便污染河、湖、稻田以及娱乐用水。尾蚴性皮炎属自限性疾病，若无继发感染，一般几天后即可自愈。治疗主要是止痒，局部止痒可用1%~5%的樟脑酒精、硫黄软膏或复方炉甘石洗剂，中药如五倍子、蛇床子等煎水洗浴也有止痒作用。症状严重的可用抗过敏药。

（五）公共卫生影响

尾蚴性皮炎主要为人的疾病，动物由于被毛的存在临床上很少表现症状。寄生于动物和人的多种分体科吸虫的尾蚴都是引发尾蚴性皮炎的病原，所以在尾蚴性皮炎的防控中不仅应考虑感染人的分体吸虫尾蚴，还需充分考虑感染动物的多种分体吸虫尾蚴。

（刘　群）

◆ **参考文献**

李朝品，马长玲，顾建中，等．1998．淮河水系尾蚴性皮炎流行病学调查初报［J］．中国寄生虫与寄生虫病杂志，16（5）：384．

魏佳，何国声，姚宝安．2005．东毕吸虫病的研究进展［J］．河北科技师范学院学报，19（1）：70-77．

Christoph Hörweg, Helmut Sattmann, Herbert Auer. 2006. Cercarial dermatitis in Australia：Questionnaires as useful tools to estimate risk factors? Wien Klin Wochenshr．, 118（Suppl. 3）：77-80．

Suwannee Nithiuthaia, Malinee T. Anantaphruti, Jitra Waikagul, et al. 2004. Waterborne zoonotic helminthiases. Veterinary Parasitology．, 126：167-193．

第九十三章　并殖科寄生虫所致疾病

并殖科（Paragonimidae）吸虫为人与动物共患病的病原，成虫寄生于食肉兽和鼠类的肺部，人体也有感染。并殖科吸虫均隶属于扁形动物门（Platyhelminthes）、吸虫纲（Trematoda）、复殖目（Digenea）。并殖吸虫病主要为并殖属（*Paragonimus*）和狸殖属（*Pagumogonimus*）的一些吸虫寄生于肺以及其他部位所致的疾病，统称为肺吸虫病（Lung fluke disease）。Blair 等（1999）描述了 50 种并殖吸虫，但许多种的分类特征还有很大的争论。本章仅阐述具有较重要危害的卫氏并殖吸虫病和斯氏狸殖吸虫病，并对其他病原进行简单描述。

第一节　狸殖属吸虫所致疾病

斯氏狸殖吸虫病

斯氏狸殖吸虫病（Pagumogonimiasis skrjabini）是由斯氏狸殖吸虫寄生于人和动物引起的寄生虫病。本病人与动物共患但以动物为主。1959 年首次报道，可引起皮下型并殖吸虫病。在人体内通常只有幼虫寄生虫，因此一般认为人是非正常宿主，人感染斯氏狸殖吸虫后可引起幼虫移行症。

（一）病原

1. 分类地位　斯氏狸殖吸虫（*Pagumogonimus skrjabini*）在分类上属并殖科（Paragonimidae）、殖狸属（*Pagumogonimus*）。斯氏狸殖吸虫最早于 1959 年发现于果子狸（*Paguma larvata*），1959 年命名为斯氏并殖吸虫，1963 改名为斯氏狸殖吸虫。

2. 形态特征　成虫虫体窄长，前宽后窄，两端较尖，呈梭形。体表布满单生体棘。大小为（3.5～6.0）mm×（11.0～18.5）mm，宽长比例为 1∶2.4～1∶3.2，最宽处在腹吸盘稍下。腹吸盘位于体前约 1/3 处，略大于口吸盘。卵巢位于腹吸盘的后侧方，其大小及分支情况视虫体成熟程度而定，虫龄低者，分支数较少。虫龄高者，分支数多，形如珊瑚。睾丸 2 个，左右并列，可分多叶，其长度占体长的 1/7～1/4，有些可达 1/3，位于体中、后 1/3 处。虫卵椭圆形，壳厚薄不均，最宽处接近有卵盖一端，呈金黄色，大多数形状不对称，其大小平均为 48～71μm，但各地区差异较大。

（二）生活史

斯氏狸殖吸虫的生活史过程与卫氏并殖吸虫相似。终末宿主为果子狸、猫、犬、豹猫等哺乳动物。排出的虫卵落入水中后，在适宜的温度下，经 16 天左右孵化出毛蚴，钻入第一中间宿主体内后经胞蚴、母雷蚴、子雷蚴，最后形成大量尾蚴从中间宿主体内逸出。其第一中间宿主主要为多种拟钉螺。这类小型及微型螺类大多栖息于溪流较小、流速较缓的山沟中，附着于枯枝、落叶的下面，石块周围、苔藓之中。第二中间宿主都为多种甲壳类动物。还在蝎蟼体内发现此虫的囊蚴。从第一中间宿主逸出的尾蚴钻入第二中间宿主体内发育为囊蚴。多种动物如蛙、鸟、鸡、鸭、鼠等可作为转续宿主。终末宿主吞食了含有囊蚴的第二中间宿主或转续宿主而遭受感染。虫体在肺、胸腔等处结囊、成熟产卵，引起类似卫氏并殖吸虫的一系列典型病变。

人不是斯氏狸殖吸虫的适宜宿主，侵入的虫体大多停留在童虫阶段，少见发育成熟并产卵者。

（三）流行病学

1. 传染来源和传播途径　果子狸、犬、猫、豹猫、鼬、猴等是斯氏狸殖吸虫的重要传染来源。试验证实，小鼠、大鼠、豚鼠、黑斑蛙、虎纹蛙、雏鸡等动物可作为本虫的转续宿主。人可因生食或半生食含囊蚴的淡水蟹或转续宿主的未煮熟肌肉而感染。

2. 宿主与寄生部位　终末宿主为果子狸、猫、犬、豹猫等哺乳动物。寄生于肺、胸腔等处，虫体结囊，成熟产卵。

人不是适宜宿主，感染后虫体停留于移行期幼虫，往往在多种组织和器官中都有幼虫寄生。

3. 分布与流行　斯氏狸殖吸虫在我国已发现于甘肃、山西、陕西、河南、四川、云南、贵州、湖北、湖南、浙江、江西、福建、广西、广东等省省份。其分布范围曾被看做是由我国青海起向东至山东止这条线以南地区。

（四）对动物与人的致病性

1. 对人的致病性　本虫是人与动物共患以兽为主的致病虫种。人是本虫的非正常宿主，在人体内，侵入的虫体大多数停留在童虫状态，到处游窜，难于定居，造成局部或全身性病变——幼虫移行症。

本虫引起的幼虫移行症可分为皮肤型与内脏型两种类型。

皮肤型主要表现为游走性皮下包块或结节，常见于胸背部、腹部，也可见于头颈、四肢、臀部、腹股沟、头颈部、阴囊、腋窝等处。包块一般大小在 1～3cm 左右，一个或数个不等，偶尔可大如鸡蛋，呈球形或长条形，皮肤表面正常，多紧靠皮下，边界不清，质地中等，有痒感或刺痛而无红肿，可移动。有时在包块间可触及条索状纤维块。摘除、切开包块可见隧道样虫穴，有时能查见童虫，镜检可见嗜酸性粒细胞肉芽肿、坏死渗出物及夏科雷登结晶等。

内脏型幼虫移行症是因侵犯器官不同而出现不同损害及表现。童虫侵入腹腔，可引起腹膜炎、腹腔脏器粘连，临床上可出现腹痛、腹泻、便血等。侵犯肝脏可引起嗜酸性脓肿及肝组织出血性病变，出现肝痛、肝肿大（患者中约有 51%患者有肝肿大）、转氨酶升高，白蛋白和球蛋白比例倒置、γ 球蛋白升高等表现。在出现局部症状的同时，往往伴有低热、乏力、食欲下降等全身症状。童虫游走于胸腔，侵犯胸膜，可引起渗出性胸膜炎、胸膜增厚粘连，胸腔积液较为多见，且量也较多，胸水中可见大量嗜酸细胞。肺部 X 线显示可见边缘模糊的浸润阴影或房性囊状阴影，并常伴有肋膈角变钝等征象。临床上以咳嗽、胸闷、胸痛、气急为主。童虫还可以侵犯心包，以儿童为主。患儿可出现血性心包积液，表现为心悸气急、肝肿大、下肢水肿、颈静脉怒张，心包穿刺可发现大量嗜酸性粒细胞，病程迁延者可致缩窄性心包炎。侵入眼，可引起眼球突出、眼睑红肿和视力障碍。童虫也可以入侵脑，但多以蛛网膜下腔出血为主要表现。

因本病表现多样，临床上误诊率相当高，应特别注意与肺结核、结核性胸膜炎、肺炎、肝炎等鉴别。

2. 对动物的致病性　在动物体内，虫体在肺、胸腔等处结囊，成熟产卵，引起类似卫氏并殖吸虫病的一系列典型病变。如侵入肝，在肝浅表部位形成急性嗜酸性粒细胞脓肿，中心为坏死腔，内含坏死组织，有时也能在肝中成囊并产卵。

（五）诊断

免疫学诊断或皮下包块活体组织检查是本病的主要诊断方法，摘除并切开包块可见隧道样虫穴，有时能查见童虫，镜检可见嗜酸性粒细胞肉芽肿，坏死组织及夏科-雷登结晶。免疫学检查有重要的参考价值，四川泸州医学院用免疫印渍技术斯氏肺吸虫病血清免疫学诊断的初步研究表明，该法具有高度敏感性和特异性。

（六）防制措施

防制原则可参考卫氏并殖吸虫病。

（七）公共卫生影响

动物和人均通过食入甲壳类动物体内的斯氏狸殖吸虫囊蚴遭受感染，是人的食源性寄生虫，而且感染动物和人均成为该病的重要感染来源，所以其公共卫生意义及影响不言而喻。

（陈汉忠）

第二节　并殖属吸虫所致疾病

一、卫氏并殖吸虫病

卫氏并殖吸虫病（Paragonimiasis westermani）是由卫氏并殖吸虫寄生于人和动物引起的寄生虫病。卫氏并殖吸虫病分布广泛、危害严重，被认为是人最重要的并殖吸虫病（肺吸虫病）。卫氏并殖吸虫最早于 1877 年由 Westermani 在汉堡和阿姆斯特丹动物园的 2 只老虎肺部发现，次年由 Kerbert 定名为卫氏双口吸虫（*Distoma westermani*），1899 年由 Braun 定名为现名。1879 年 Ringer 在我国台湾的一位葡萄牙病人的肺部检获出相似的吸虫，此为首次发现的人体肺吸虫。我国大陆的第一例并殖吸虫病人于 1930 年在浙江首次报道。多种哺乳动物都可以感染发病，但对人体的危害最为严重，流行范围甚广，呈世界性分布，尤其在东南亚国家，已成为突出的公共卫生问题。

（一）病原

1. 分类地位　卫氏并殖吸虫（*Paragonimus westermani*）在分类上属并殖科（Paragonimidae）、并殖属（*Paragonimus*）。

2. 形态特征　卫氏并殖吸虫虫体椭圆形，肥厚，背侧略隆起，腹面扁平。新鲜时为红褐色，半透明，长 7～16mm、宽 4～8mm、厚 3.5～5mm。除口吸盘、腹吸盘、生殖孔、排泄孔及其附近的体壁外，体表布满小棘，大多数为单生体棘。有口吸盘和腹吸盘，大小略同，腹吸盘位于体中横线之前。睾丸分支，并列或斜列于虫体中部、腹吸盘后方。卵巢分为 5～6 叶，形如指状，卵巢与子宫并列于腹吸盘之后。卵黄腺为许多密集的卵黄滤泡所组成，十分发达，分布于虫体两侧。肠管分支、弯曲，排泄孔位于虫体后端腹面（图 93-1 和彩图 93-1）。

虫卵金黄色，椭圆形，大小为（80～118）μm×（48～60）μm，最宽处多近卵盖一端，卵盖大，常略倾斜，但也有缺盖者，壳厚薄不均，卵内含 10 多个卵黄细胞。卵细胞常位于正中央，从虫体排出时，卵细胞尚未分裂（彩图 93-2）。

近年来，随着遗传学、分子生物学方法在并殖吸虫分类上的应用，已经发现了卫氏并殖吸虫的二倍体和三倍体，DNA 分析的结果也表明卫氏并殖吸虫可分为两个种群。

（二）生活史

成虫寄生于人和哺乳动物的肺脏，还常侵害其他脏器和组织，如脑、脊髓、眼、腹腔、肝、肠壁、肾及皮下组织等。发育需要两个中间宿主，第一中间宿主为川卷螺类、黑螺科的多种螺；第二中间宿主为甲壳类，主要是石蟹与蝲蛄。

生活史过程包括卵、毛蚴、胞蚴、母雷蚴、子雷蚴、尾蚴、囊蚴（脱囊后称后尾蚴）、童虫及成虫等多个阶段。成虫在肺脏所形成的虫囊常与支气管相通，成虫每天可产 1 000～2 000 个虫卵，虫卵经气管随痰或吞入后随粪便排出体外。虫卵入水后在适宜条件下经 3 周左右孵出毛蚴。毛蚴侵入第一中间宿主螺的体内，发育为胞蚴、母雷蚴、子雷蚴，最后形成许多具有小球形尾的短尾蚴。成熟尾蚴自螺体逸出侵入第二中间宿主蟹类、蝲蛄和虾等，或随螺体一起被吞食而进入第二中间宿主体内，然后穿过消化道而进入其肌肉、肝脏或腮上，经 30～50 天形成球形或近球形囊蚴，囊蚴直径 300～400μm，具两层囊壁。

终末宿主吃了含有囊蚴的淡水蟹或蝲蛄而感染，囊蚴被吞食，经消化液作用，在小肠内幼虫脱囊而出，童虫靠前端腺分泌液及强有力的活动，穿过肠壁进入腹腔，徘徊于各内脏间或侵入组织。经 1～3 周窜扰后，幼虫穿过膈经胸腔侵入肺脏。在移行过程中，虫体逐渐长大，最后在肺中形成虫囊。囊中一般含

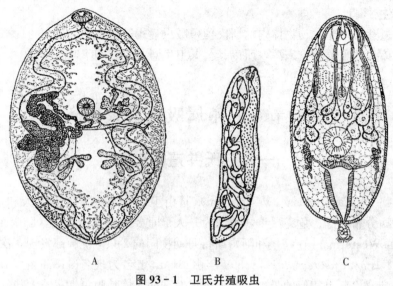

图 93-1　卫氏并殖吸虫

A. 成虫　B. 子雷蚴　C. 尾蚴

(图 A 引自陈心陶；图 B、C 仿唐仲璋)

有两条虫，有时也可见 3 条或多于 3 条的虫在一虫囊中。虫体逐渐长大，最后在肺脏成熟产卵。自囊蚴进入终宿主，在肺成熟产卵，约需两个多月，成虫在终宿主体内的寿命约 5～6 年。进入腹腔的幼虫除一部分侵入肺脏发育为成虫外，一部分被机体杀死，还有一部分停留在腹腔、胸腔或侵入皮下、肝脏、脑、脊髓、眼眶等部位，引起异位性并殖吸虫病（图 93-2）。野猪、家兔和小鼠等可作为贮藏宿主。

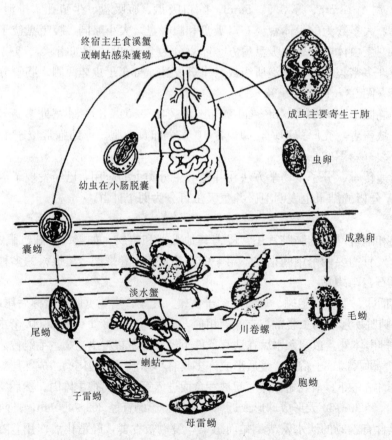

图 93-2　卫氏并殖吸虫生活史

(引自卢思奇)

（三）流行特点

1. 传染来源与传播途径　卫氏并殖吸虫为多宿主寄生虫，终末宿主除人外，尚有猪、羊、牛、犬、猫、虎、豹、貉、狼、猞猁、猴、田鼠等，而野猪、家兔及小鼠可作为转续宿主。病人和患病动物可不断地通过痰或粪便将虫卵排出体外，是肺吸虫病的传染来源。

据调查，吉林、辽宁流行区的蝲蛄感染囊蚴达 91.2%～93.6%（李得坦，1979，1959），浙江绍兴一带著名病区溪蟹感染囊蚴 7.4%～100%，感染强度 8～28 个（陈文德，1957）。安徽歙县流行区的溪蟹感染率平均为 63.8%，感染强度 2 553 个（樊培方等，1976）。福建流行区的溪蟹囊蚴感染率平均为 53.35%，感染强度每蟹最多可达 2 798 个，说明在疫区这些甲壳动物是主要的传染来源，疫区人只要生食或半生食感染有囊蚴的溪蟹便有被感染的危险。

卫氏并殖吸虫在动物间有转续传播现象，常见的转续宿主有家猪、鼠、恒河猴、食蟹猴、山羊、绵羊、家兔、豚鼠、棘腹蛙、鸡等。因此，卫氏并殖吸虫的感染期除溪蟹、蝲蛄体内的囊蚴外，转续宿主体内的童虫也是传染来源。

有第一、第二中间宿主及终末宿主同时存在的地方，就有可能构成并殖吸虫病的流行区。作为第一、第二中间宿主的螺类及甲壳类大多共同栖息于山区、丘陵山间的小溪、小河沟中，当地某些野生动物作为它的终末宿主。所以，并殖吸虫主要是在野生动物中传播，这种地区对人群来说是自然疫源地。

人和动物经口感染该病。人、动物因食入含有活囊蚴的蟹、小龙虾等甲壳类动物而遭受感染。含有本虫囊蚴的甲壳类死后，身体沉入溪流水底，腐烂散出囊蚴，大型食肉动物如虎"牛饮式"的饮水可将囊蚴搅动浮起，囊蚴被吞入受感染。人感染主要由于生食或半生食含囊蚴的第二中间宿主所致。疫区有生吃或半生吃溪蟹、蝲蛄的习惯。一是儿童在溪边捕捉活蟹时当即进食；另外是吃溪蟹有腌、醉、烤、煮等方式，一般腌、醉、烤都不能保证将蟹中囊蚴杀死。试验证明，囊蚴在含 14% 乙醇的米酒 22℃下可存活 18h；在 10%～20% 盐水中，部分囊蚴可存活 24h 以上；烤、煮往往时间不够，虽然蟹壳已变红，但内部囊蚴尚未完全杀死，如同半生吃，同样有感染的机会。我国东北及朝鲜等地群众有喜生食蝲蛄酱或"蝲蛄豆腐"的习惯，这种烹调方法并未能将囊蚴杀死，食物中含有大量活囊蚴，危险性大。囊蚴还通过沾染厨师的手或刀及砧板，或污染生吃或半盐渍或醋渍的蔬菜和冷菜（色拉）等方式感染。此外，还可由于饮用被囊蚴污染的生水而感染。近年来，报道了野猪、猪、兔、大鼠、鸡、棘腹蛙、鸟等多种动物可作为卫氏并殖吸虫的贮藏宿主，如生吃或半生吃这些贮藏宿主的肉也可能被感染。

在世界其他地方，淡水蟹或龙虾因具有药效而受到重视，通常用来治疗发热、作为催欲药或生育促进剂，蟹肉越新鲜，药效就越好，得病的机会也越大。

2. 宿主与寄生部位　终末宿主有人、猫、犬、猪、虎、狼、豹、猞猁、野猪、家兔、田鼠、大鼠、猿、灵猫、麝猫、鬼狒、袋鼠、臭鼬、沟鼠、貉、獾、果子狸、金猫、云豹、负鼠、黄麝驹、食蟹猴、树熊猴、狒狒、浣熊、山羊等多种有袋目、食虫目、灵长目、啮齿目、食肉目、偶蹄目等动物。淡水螺和甲壳类分别为第一和第二中间宿主。

在终末宿主体内寄生于肺脏。此外有些虫体错误移行，停留于腹腔、胸腔或侵入皮下、肝脏、脑、脊髓、眼眶等部位，引起异位性并殖吸虫病。

3. 分布与流行　并殖吸虫分布于亚洲、欧洲、非洲和南美洲、北美洲，其中亚洲报道的虫种最多，有近 30 种，我国发现的虫种已有 29 种之多。在所描述的约 50 种并殖吸虫中，已经报道有 16 种感染人。据 Toscano 等（1995）的统计，有 2 000 万人感染并殖吸虫，在亚洲受本病侵袭者达数百万，尤其是东亚和东南亚，中国、朝鲜、日本、菲律宾、马来西亚、老挝、泰国、前苏联部分地区、越南、印度、印度尼西亚、尼泊尔等国都有报道。在非洲，迄今发现本病的唯一疫区是在喀麦隆，在当地由非洲并殖吸虫（*P. africanus*）引起与卫氏并殖吸虫类似的肺部病变。西半球的并殖吸虫病是 1921 年在厄瓜多尔从人体首次报道的。随后在墨西哥、秘鲁和洪都拉斯也发现了本病。但对这些虫的鉴定尚有疑问。在巴拿马多种动物中发现并殖吸虫的 Thatcher 倾向于将各种并殖吸虫都命名为环形并殖吸虫（*P. rudis*），但有日本学者却持异议，他们曾描述了许多新种，包括在墨西哥的有袋负鼠体内发现的墨西哥并殖吸虫（*P. mexicanus*）。

在我国分布于山东、江苏、安徽、江西、浙江、福建、广东、河南、湖北、湖南、四川、贵州、广西、云南、海南、台湾、甘肃、陕西、山西、河北、辽宁、吉林、黑龙江等地。本病的流行与当地人群饮食习惯密切相关，气候、地形、地貌等自然条件直接影响着中间宿主在自然界的分布。在中国、日本和朝鲜某些人口密度较高的地方，人的感染率都很高，毫无疑问会发生大量的人与人之间的传播。但在非洲西部、南美和中美等地区则仅有散在病例的报道，可能野生动物是保虫宿主，人仅是偶然宿主。这些疫源地在人们尚未形成吃生蟹的习惯前，一直保持着静止状态。例如非洲西部的人类疫源地是直到1963年发生了一起发病率异常高的咳血症后才受到注意的。在重流行区常可发生大量脑型并殖吸虫病，例如在韩国，据估计每年至少有 5 000 例脑型并殖吸虫病。

（四）对动物与人的致病性

1. 致病作用与病理变化 卫氏并殖吸虫的致病作用主要是其幼虫、成虫在脏器或组织如皮下、肝、脑、脊髓、眼眶等组织和器官中的移行造成的。虫体移行造成的机械性刺激、代谢产物造成的刺激以及免疫病理反应都是致病因素。虫体的移行窜扰破坏组织，引起组织损伤和出血，受损局部组织出现炎症，并逐渐形成脓肿，虫体的寄生使周围结缔组织增生，形成囊肿，有时囊肿破溃，虫卵进入血流，引起虫卵性栓塞；虫体的异位寄生会导致一系列相应的病理变化，尤其侵害脑部时危害更为严重，根据病变过程可分为急性期及慢性期。

（1）急性期 主要由童虫移行、游窜引起。症状出现于吃进囊蚴后数天至 1 个月左右，重度感染者在第 2 天即出现症状。囊蚴脱囊后，童虫穿过肠壁引起肠壁出血。在腹腔、腹壁反复游窜，特别是大多数童虫从肝表面移行或从肝组织穿过，引起肝局部的出血、坏死，此时周围组织反应尚不明显。

（2）慢性期 童虫进入肺后引起的病变，大致可分为：

1）脓肿期 主要因虫体移行引起组织破坏和出血。肉眼可见病变处呈窟穴状或隧道状，内有血液，有时可见虫体。随之出现炎性渗出，内含中性粒细胞及嗜酸性粒细胞，出现单核细胞浸润为主的炎症反应等。接着病灶四周产生肉芽组织而形成薄膜状脓肿壁，并逐渐形成脓肿，囊肿常数个相连，并有隧道相通。囊内有 1 至数个成虫。X 线显示脓肿边缘模糊，界限不清的浸润阴影；伴有胸水时，肋膈角变钝。

2）囊肿期 由于渗出性炎症，大量细胞浸润、聚集，最后细胞死亡、崩解液化，脓肿内容物逐渐变成赤褐色黏稠性液体。镜下可见坏死组织、夏科雷登结晶和大量虫卵。囊壁因大量肉芽组织增生而肥厚，肉眼观呈周界清楚的结节状虫囊，呈紫色葡萄状。X 线显示边界清楚的结节状阴影，有时见液平面。如虫离开虫囊移到他处形成新的虫囊，这些虫囊可互相沟通，X 线可显示多房性囊样阴影。

3）纤维疤痕期 虫体死亡或转移至他处，囊肿内容物通过支气管排出或吸收，肉芽组织填充，纤维化，最后病灶形成疤痕，X 线显示硬结性或条索状阴影。

以上三期病变常可同时见于同一器官内。

2. 对人的致病性 人感染卫氏并殖吸虫后，潜在期为 3～12 个月，一般为 6 个月左右。人的临床症状依感染虫种、数量、发育程度和寄生部位的不同表现不一。不论在急性期或慢性期，虫体代谢产物、虫体或虫卵死亡后的异性蛋白使人体产生过敏反应，均可引起非特异性症状。

（1）急性感染 症状多出现于感染后数天至 1 个月左右，表现为食欲不振、乏力、低热、皮疹等；严重者发病急，毒血症明显，高热，此外还有胸痛、咳嗽、气急、血痰、腹痛、腹泻等。一般腹部症状在感染后 2～10 天出现，呼吸道症状在感染后 10～30 天出现。血象检查白细胞数增多，可高达 $2 \times 10^{10} \sim 3 \times 10^{10}$ /L；嗜酸性粒细胞明显增多，一般为 20%～40%，高者可达 80% 以上。

（2）慢性感染 由于其寄生部位不同有不同症状，通常有：

1）胸肺型 主要症状是咳嗽、气急、胸痛、痰中带血或咳铁锈色痰（痰中常可见大量虫卵），胸部X 线检查显示肺部有明显改变，易被误诊为肺结核或肺炎。

2）皮肤肌肉型 表现为游走性的皮下结节或包块，皮下结节呈单个发生或多个串联，一处消失后，数日后又在附近其他部位出现。表面皮肤正常，但有痒感和刺痛，包块大小为（1～8）cm×（2～12）cm。常发生部位为腹壁，其次为胸壁，腰背部及大腿内侧，亦可在全身其他部位。卫氏并殖吸虫皮肤型占0.9%～19.6%，皮肤型患者伴有某些全身症状，如低热、胸痛、腹痛、全身无力、食欲不振等。

3）腹型　依据虫体寄生位置不同而有不同的症状，以腹痛、腹泻、便血及肝肿大为主要表现。虫体寄生于肠壁时，出现腹痛、腹泻和血便等消化道症状，腹痛部位不固定，呈阵痛或隐痛。据对安徽省200例卫氏并殖吸虫病患者分析，有腹痛史的占40.5%、腹胀史的为21%、腹泻史的为16%；虫体位于肝脏时，出现黄疸、肝痛、转氨酶升高、白蛋白与球蛋白比例倒置、肝肿大、肝硬化等症状；虫体寄生于肾脏时，引起全身性浮肿。

4）神经系统型　在脑内寄生时，患者出现头晕、头痛、癫痫、偏瘫、视力障碍等症状；脊髓寄生者比较少见，表现为下肢运动、感觉障碍，截瘫，小便失禁等。

少数病例还可在心、肾、膀胱、淋巴结、眼眶、睾丸等器官组织等处寄生，会出现相应的症状。有许多病例为亚临床型，虽有虫体寄生，但未见明显的临床症状。

临床上常有多型并存于同一患者的情况。

3. 对动物的致病性　动物感染后，症状与人的相似，但一般较轻，最常见症状是咳嗽、咳血、发热、腹泻、排血便等。动物园的豹为肺部感染时，表现咳嗽、咳血，最后可死亡。

对动物的危害包括：①童虫迁移至肺引起的损害。严重感染时，童虫在各种器官，特别是在膈，迁移形成广泛的疤痕组织。②囊肿引起胸腔浆膜面与肺表面广泛粘连，胸膜通常增厚。③虫卵引起的损害常有未检到成虫而发现虫卵的情况。其囊肿残余可被血液和淋巴输送到动物身体各部分。试验感染卫氏并殖吸虫的犬，含有虫卵的损害在其心脏、脑和肾特别多。在组织中它们可形成炎性反应的中心。④内脏器官肝、脾、胰、肾和肾上腺的充血和出血，是由于虫体分泌的有毒物质以及机械损伤肺循环所致。

（五）诊断

人并殖吸虫病的诊断需根据临床症状和流行病学的分析作出初步诊断，再结合病原学和免疫学检查进行确诊。

1. 临床诊断　临床上有胸痛、咳嗽、血痰、腹痛、腹泻、头晕、头痛，或有偏瘫和癫痫，或有游走性皮下结节和包块的，可怀疑为本病。此外，还可应用血象、肝功能以及肺的X线检查作辅助诊断。

2. 流行病学分析　结合流行病学的分析，了解患者是否生活在本病流行区，病人有无生食或食入不熟的溪蟹、石蟹或蝲蛄的历史，可为诊断提供可靠的依据。

3. 病原学检查

（1）病原鉴定　成虫肥厚，体表具棘。阴袋付缺，睾丸分瓣，卵巢在睾丸之前，常位于体右侧。各种并殖吸虫的形态鉴别特征包括：体型和虫体大小，体长与体宽之比、皮棘分布、排列、形状、大小和数目；口吸盘和腹吸盘的大小，两者之比，腹吸盘位置；贮精囊的弯曲度以及受精囊的形状、有无精子；卵巢和睾丸的位置、形状、大小、分叶或分枝数等。虫卵椭圆形，有卵盖，金黄色，大小为（80～118）μm×（48～60）μm。卵壳厚薄不均匀。

（2）虫卵检查　可采用痰液直接涂片法或收集患者24h的痰液，经10%氢氧化钠溶液处理后，离心沉淀检查虫卵；也可用沉淀集卵法从粪便中查获虫卵即可确诊。

（3）虫体检查　皮下型可切开皮下包块或用手术摘除结节检查虫体。

4. 免疫学诊断　多种免疫试验方法可用于并殖吸虫的诊断，但与其他许多蠕虫感染一样，这些免疫学诊断方法有时也常呈现假阳性和假阴性结果。目前用于卫氏并殖吸虫病的免疫学诊断方法有：

（1）皮内试验　是流行病学调查中常用的方法，其阳性符合率高达95%以上，但常有假阳性和假阴性，适用于并殖吸虫感染的初筛或普查。

（2）酶联免疫吸附试验　敏感性高，阳性率可达90%～100%，近期应用酶联免疫吸附抗原斑点试验（AST-ELISA）直接检测血清中循环抗原，阳性率在98%以上，可作为疗效评价。据报道，南京医科大学用卫氏并殖吸虫抗囊蚴单抗和抗成虫单抗进行斑点-酶联免疫吸附试验（Dot-ELISA）技术检测，结果成虫单抗在感染早期就能检出成虫血清循环抗原（CAg）。

（3）补体结合试验 用成虫做抗原，与病人血清进行补体结合试验，我国报告其阳性率平均为85.7%，可协助早期诊断，但与其他吸虫有交叉反应。据文献报告，以脑脊液进行补体结合试验，诊断脑型及脊髓型患者，特异性高，未发现有假阳性者。

（4）琼脂双向扩散法及琼脂对流免疫电泳法 敏感性高，特异性也较强，与其他吸虫未发现交叉反应，可作为辅助诊断。

此外，用于诊断卫氏并殖吸虫病的免疫学诊断方法还有间接血凝试验、间接炭粒凝集试验、后尾蚴膜试验、尾蚴膜反应、对流免疫电泳试验、纸片固相放射免疫吸附试验、免疫电泳和琼脂双向扩散等，最近发展的杂交瘤技术、免疫印渍技术、生物素-亲和素系统等技术也开始试用。

5. 影像检查 胸肺型、脑脊髓型肺吸虫病可采用 X 线及 CT 检查。

6. 鉴别诊断 临床上有咳血的病人被诊断为肺结核病而不设法排除并殖吸虫病的现象屡见不鲜。感染并殖吸虫的病人常主诉有慢性咳嗽，并咳血痰，易被误诊为肺结核病，但肺型并殖吸虫病的全身状况较好。对发生咳血病例的所有地区，必须调查一下是否有并殖吸虫病的存在。典型的虫卵会被检查痰液内结核菌时所采用的齐-尼二氏染色法的加热处理所破坏，且胸科医生一般都不注意，并殖吸虫虫卵常可在粪便内发现。

本病最严重的并发症是由该虫移行至人脑引起广泛损害，可出现类似脑部肿瘤所引起的症状和体征，常出现癫痫和视力障碍。易与脑型并殖吸虫病的诊断相混淆的其他人与动物共患性寄生虫病有：由日本血吸虫引起的脑型血吸虫病、棘颚口线虫引起的脑型颚口线虫病以及广州管圆线虫引起的嗜酸性脑膜炎。

动物并殖吸虫病的诊断方法可参照人的进行，只是往往受条件所限，有些方法难以进行。主要是综合流行病学资料、临床症状的基础上进行病原学诊断。

（六）防制措施

1. 预防 人体对并殖吸虫感染无先天性免疫，患者被治愈后可再度感染。目前本病尚无有效的免疫预防方法，预防的关键是：

（1）宣传教育 加强卫生宣传教育，注意个人卫生，革除生食、醉食或半烤食溪蟹及蝲蛄的习惯，改变不当的烹调和加工方法，不饮用生水。

（2）管好人、畜粪便，不使其污染水源；及时治疗病人、病畜，在流行区进行群防群治，防止螺类中间宿主受到污染。

（3）大力扑灭中间宿主。可采用大量繁殖鲶鱼或饲养鸭，以生物方法消灭中间宿主。

2. 治疗 吡喹酮为治疗人肺吸虫的首选药物。还可选用硫双二氯酚、硝氯酚、血防 846 等药物来治疗。

动物亦可选用上述药物。

（七）公共卫生影响

同本章第一节斯氏狸殖吸虫病。

（陈汉忠）

二、其他感染人与动物的并殖吸虫

1. 非洲并殖吸虫（*Paragonimus africanus*） 喀麦隆、尼日利亚、赤道几内亚等地有人感染的报道。在喀麦隆，某些地区人群的感染率为 5%。非洲并殖吸虫的宿主还有猴，可试验感染犬和啮齿动物。

2. *Paragonimus ecuadoriensis* 本虫最早在厄瓜多尔发现，从 2 个病人的唾液中检出了虫卵（Voelker 和 Arzube，1979）。

3. 异盘并殖吸虫（*Paragonimus heterotremus*）　泰国、中国、老挝有本虫感染的报道，异盘并殖吸虫也感染猫、啮齿动物，可试验感染犬和兔。

4. 克氏并殖吸虫（*Paragonimus kellicotti*）　克氏并殖吸虫分布于加拿大、北美、中美洲和部分南美洲地区。美国报道了克氏并殖吸虫感染人的第一个病例（Mariano 等，1986）。克氏并殖吸虫也感染犬科动物、猫科动物、猪、山羊，可试验感染啮齿动物。

5. 墨西哥并殖吸虫（*Paragonimus mexicanus，Paragonimus peruvianus*）　墨西哥并殖吸虫是拉丁美洲并殖吸虫的主要病原，哥伦比亚、哥斯达黎加、厄瓜多尔、萨尔瓦多、洪都拉斯、墨西哥、秘鲁都有人感染的报道。1921—1969 年，厄瓜多尔共报道了 511 例，1972—1976 年报道了 316 例（Arzube 和 Voelker，1978）。螃蟹是墨西哥并殖吸虫的中间宿主。

6. 宫崎并殖吸虫（*Paragonimus miyazakii*）　Mizuki 等（1992）报道了宫崎并殖吸虫感染人的病例。宫崎并殖吸虫也感染野生食肉动物和猪，可试验感染犬、猫和啮齿动物。

7. 大平并殖吸虫（*Paragonimus ohirai*）　日本有大平并殖吸虫感染人的报道。大平并殖吸虫也感染野生食肉动物和猪，可试验感染犬、猫、啮齿动物和兔。

8. 斯氏并殖吸虫（*Paragonimus skrjabini*）　该虫感染人的报道最早见于中国（1975）。斯氏并殖吸虫也感染猴、野生食肉动物，可试验感染犬、猫和啮齿动物。

9. 双侧宫并殖吸虫（*Paragonimus uterobilateralis*）　哥伦比亚、哥斯达黎加、厄瓜多尔、萨尔瓦多、危地马拉、洪都拉斯、墨西哥、尼加拉瓜、巴拿马、秘鲁、委内瑞拉、尼日利亚、利比里亚、几内亚和加蓬均有本虫感染的报道，人感染本病最早报道见于利比里亚和几内亚，在尼日利亚的某些地区人的感染率达到了 12.2%。也感染有袋动物、猴和野生食肉动物，可试验感染犬和猫。

（陈汉忠）

◆ **参考文献**

陈佩惠. 1997. 人体寄生虫学 ［M］. 北京：人民卫生出版社.

陈心陶. 1960. 并殖吸虫上的分类特点，包括斯氏并殖（P. skrjabini）吸虫的补充报道 ［J］. 动物学报，12（1）
　27 - 34.

崔爱利，常正山，冯正. 2001. 并殖吸虫分类学研究进展 ［J］. 中国寄生虫学与寄生虫病杂志，19（5）：312 - 315.

李铁拴，韩庆安. 2004. 人类如何预防人和动物共患病 ［M］. 北京：中国农业科学技术出版社.

休伯特 W. T.，麦卡洛克 W. F.，旋努伦贝格尔 P. R. 1985. 人兽共患病 ［M］. 魏曦，刘瑞三，范明远，主译. 上海：
　上海科学技术出版社.

卢思奇. 2003. 医学寄生虫学 ［M］. 北京：北京大学医学出版社.

汪明. 2003. 兽医寄生虫学 ［M］. 北京：中国农业出版社.

王长安. 1987. 人兽共患传染病 ［M］. 北京：人民卫生出版社.

徐秉锟，李桂云，詹希美. 1982. 六种并殖吸虫成虫的数量分类 ［J］. 中山医学院学报，3（3）：17 - 23.

张奇峰，张建伟，甘勇，等. 2001. 并殖吸虫的分类学研究 ［J］. 汕头大学医学院学报，14（4）：283 - 285.

赵辉元. 1996. 畜禽寄生虫与防制学 ［M］. 长春：吉林科学技术出版社.

左仰贤. 1997. 人兽共患寄生虫学 ［M］. 北京：科学出版社.

Blair D，Xu Z B，Agatsuma T. 1999. Paragonimiasis and the genus Paragonimus. Adv Parasitol.，42：113 - 222.

Procop G W，Marty A M，Scheck D N，et al. 2000. North American paragonimiasis. A case report. Acta Cytol.，44
　（1）：75 - 80.

Velez I D，Ortega J E，Velasquez LE. Paragonimiasis：a view from Colombia. Clin Chest Med. 2002，23：421 - 431.

第九十四章　后睾科寄生虫所致疾病

后睾科（Opisthorchiidae）吸虫均隶属于扁形动物门（Platyhelminthes）、吸虫纲（Trematoda）、复殖目（Digenea）。该科吸虫病原较多，大多为动物的寄生虫，能够确认为人和动物共同病原的主要有中华支睾吸虫、麝猫后睾吸虫和猫后睾吸虫，本章对这三种病原引起的疾病进行阐述。

第一节　支睾属吸虫所致疾病

中华支睾吸虫病

中华支睾吸虫病（Clonorchiasis sinensis）简称华支睾吸虫病，俗称肝吸虫病，是由中华支睾吸虫寄生于犬、猫、猪、鼬、貂等动物及人胆管内所引起的一种吸虫病，偶见于胰管或小肠内。本虫于1875年首次在加尔各答一华侨的肝胆管内发现。曾于湖北江陵县先后在西汉古尸和战国楚墓古尸查见此种虫卵，证明华支睾吸虫病在我国流行至少已有2 300年以上的历史。该虫可使肝脏肿大并导致其他肝病变，是一种重要的人与动物共患寄生虫病，呈地方性流行，在东南亚国家较常见。

（一）病原

1. 分类地位　中华支睾吸虫（*Clonorchis sinensis*）在分类上属后睾科（Opisthorchiidae）、支睾属（*Clonorchis*）。

2. 形态特征　成虫外形似葵花子，扁平、透明，前端稍尖，后端较钝，体表光滑。成虫大小为（10～25）mm×（3～5）mm，口吸盘略大于腹吸盘。两条盲肠直达虫体后端。两个分枝的睾丸，前后排列在虫体的后1/3处。卵巢分叶，位于睾丸之前。受精囊发达，呈椭圆形，位于睾丸与卵巢之间。劳氏管细长，开口在虫体的背面。输卵管的远端为卵模，周围为梅氏腺，均位于睾丸之前。卵黄腺排列在虫体的中部两侧，呈细颗粒状。子宫从卵模开始，盘绕而上，开口于腹吸盘前缘的生殖孔。排泄囊呈S形弯曲，在虫体的后部。卵甚小，大小为（27～35）μm×（12～20）μm，平均为29μm×17μm，形似电灯泡，上端有卵盖，后端有一小突起，内含毛蚴（彩图94-1和彩图94-2）。

（二）生活史

华支睾吸虫的发育需要淡水螺作为第一中间宿主，并以淡水鱼、虾作为第二中间宿主。我国有3种螺蛳，即纹沼螺，长角涵螺及赤豆螺可作为华支睾吸虫的第一中间宿主。淡水鱼如草鱼、青鱼、土鲮鱼、麦穗鱼、鲫鱼、银鱼以及细足米虾、巨掌沼虾等可作为第二中间宿主。

成虫所产的虫卵随胆汁进入消化道，混在粪便中排出体外；如落入水中，被第一中间宿主淡水螺吞食后，即可在螺的消化道内孵出毛蚴。毛蚴进入螺的淋巴系统和肝脏，发育为胞蚴、雷蚴和尾蚴。成熟的尾蚴离开螺体游于水中，如遇到适宜的第二中间宿主——某些淡水鱼和虾，即钻入其肌肉内，形成囊蚴。犬、猫、猪和人等是由于吞食含有活囊蚴的鱼、虾而感染的。囊蚴在十二指肠脱囊，童虫沿着胆汁流动方向逆行，经总胆管到达胆管发育为成虫。整个生活史共需3个月左右。童虫在终末宿主体内经1个月后发育为成虫，并开始产卵。成虫在人体的寿命尚缺准确数据，一般认为有的可长达20～40年。本虫对宿主的特异性要求并不严格。终宿主除食肉哺乳类动物外，在兔、豚鼠等食草动物也能正常发育。

（三）流行病学

1. 传染来源和传播途径　本病的流行与地理环境、自然条件、生活习惯有密切关系。本病是一种重要的人与动物共患寄生虫病，猫、犬、猪等家养动物及野生动物（狐、鼠等）等均可被感染，故其传染源广泛存在。由于流行区内在鱼塘上建厕所，利用人、畜粪便喂鱼，塘内有大量的中间宿主，猫、犬活动范围广，嗜食生鱼使感染率可高达 70%～80%。据调查我国淡水产品中的华支睾吸虫囊蚴的带虫率在 60% 左右（上海河虾的阳性率曾为 71.4%），而且囊蚴极耐干燥及盐腌。

试验证明，在厚度约 1mm 的鱼肉片内含有的囊蚴，在 90℃ 的热水中，1s 即能死亡，75℃ 时 3s 内死亡，70℃ 及 60℃ 时分别在 6 及 15s 内全部死亡。囊蚴在醋（含醋酸浓度 3.36%）中，可活 2h；在酱油中（含氯化钠 19.3%）5h 全部死亡。但在烧、烤、烫或蒸全鱼时，可因温度不够、时间不足或鱼肉过厚等原因，未能杀死全部囊蚴。

2. 宿主与寄生部位　华支睾吸虫宿主范围非常广泛，猫、犬、猪等家养动物和野生动物（狐、鼠等）以及人都是其终末宿主。多种淡水螺都可作为其第一中间宿主，多种淡水鱼、虾都可作为其第二中间宿主。

在终末宿主体内寄生于肝胆管中。

3. 分布与流行　本病主要分布于东亚和东南亚地区，普遍流行于日本、韩国、朝鲜、越南、印度及菲律宾等地。全世界 3 500 万以上的人感染。我国目前感染人数约为 2 000 万，分布于 27 个省份，其中，广东、广西、黑龙江和海南为重疫区，其次是台湾、香港、吉林、辽宁；通常以成年人为主，其他地区的人群则呈散发性分布。随着移民和援外工程开展，目前北美、西欧、非洲也有此病发生。

我国食用的鲤科鱼类和一些小杂鱼和豆螺、沼螺、涵螺生活在同一水域中，若人或动物粪便污染水域，而当地又有吃生的或半生的鱼虾习惯，本病就可能在人群中流行。如广东的珠江三角洲鱼类养殖业发达，长期以来人粪又常作为养鱼的饲料以及居民吃生鱼等习惯是该病在当地流行的原因。

（四）对动物与人的致病性

1. 致病作用与病理变化　华支睾吸虫对动物和人都有较大的危害，在人和动物体内的致病作用和引起的病理变化相似。

虫体寄生于人和动物的胆管和胆囊内，因机械性刺激，引起胆管和胆囊发炎，管壁增厚，导致消化功能紊乱。虫体分泌毒素，引起贫血、消瘦和水肿。虫卵、死亡的虫体及其碎片脱落于胆道，破坏了胆道上皮的正常结构及功能，导致胆汁中细菌性 β-葡萄糖醛酸苷酶活性升高，其结果有利于难溶性胆红素钙的形成。胆道分泌糖蛋白的增多，并附着于虫卵表面作为结石核心，起支架和黏附剂作用，促进胆红素钙的沉积，最后导致色素类结石（即肝内多发性结石）的出现。大量寄生时（有报道人体寄生最多达 9 974 条），虫体阻塞胆管，使胆汁分泌障碍，胆汁在体内集聚形成黄疸现象。虫体长期寄生后，刺激肝脏胆管，可使肝脏结缔组织增生，肝细胞变性、萎缩，毛细胆管栓塞，引起肝硬化，肝脏可达正常肝脏的 2～3 倍。人华支睾吸虫病与胆管型肝癌有着密切的联系，华支睾吸虫可并发胆囊炎、胆管炎、胆汁性肝硬化以及胆管上皮癌或原发性肝癌，特别是严重流行区，原发性肝癌的发生率可高达 76% 以上，其中肝细胞癌与胆管癌之比约为 4∶1。

猫和犬的主要病变在肝和胆。胆囊肿大，胆管变粗，胆汁浓稠，呈草绿色。胆管和胆囊内有许多虫体和虫卵（彩图 94-3）。肝表面结缔组织增生，有时引起肝硬化或脂肪变性。除腹腔外，还伴有全身组织和其他体腔积液。

2. 对动物的致病性　患病猫、犬临床上多呈慢性经过，临床上可见到动物精神沉郁，病初食欲逐渐减少甚至厌食，继之呕吐、腹泻、脱水，可视黏膜及皮肤发黄，尿液呈橘黄色，肝区触诊疼痛。严重感染时长期顽固性下痢，最后出现贫血、消瘦、腹水，多并发其他疾病而死亡。

3. 对人的致病性　人临床症状以疲乏、上腹不适、消化不良、腹痛、腹泻、肝区隐痛、头晕等较为常见，但许多感染者并无明显症状。常见的体征有肝肿大，脾肿大较少见，偶见发育欠佳类似侏儒症者。严重感染者在晚期可造成肝硬变、腹水，甚至死亡。

（五）诊断

若在流行地区，犬、猫常吃生鱼虾，如临床上出现消化不良和下痢等症状，即可怀疑为本病，粪便中检到虫卵即可确诊。检查方法以浮卵法为佳，离心浮卵法检出率最高。怀疑人感染多采用各种粪便集卵法，如水洗离心沉淀法、乙醚沉淀法、改良加藤厚涂片法（Kato-Katz）和十二指肠引流胆汁进行离心沉淀检查。但该虫卵与异形吸虫卵相似，不易鉴别。近年来也采用免疫学方法如皮内试验、间接荧光抗体试验、间接血凝试验和 ELISA 进行辅助性诊断。

（六）防制措施

1. 预防　①在流行地区的猪、犬和猫均须进行全面的检查和驱虫。②在疫区大力做好卫生宣传教育工作，提高群众对本病传播途径的认识，自觉不吃生的或不熟的鱼虾。改进烹调方法和改变饮食习惯，注意分开使用切生、熟食物的菜刀、砧板及器皿。也不用生鱼喂猫、犬。③抓好动物的粪便管理，防止粪便污染水塘。禁止在鱼塘边盖猪舍或厕所。消灭第一中间宿主淡水螺，宜采用捕捉或掩埋的方法或化学杀螺的方法。

2. 治疗　人治疗药物目前以吡喹酮和阿苯达唑为首选药。动物可选用以下药物治疗。①丙酸哌嗪按每千克体重 50～60mg，混入饲料喂服，每天 1 次，5 天为一疗程。②丙硫咪唑按每千克体重 25～50mg，一次口服或混饲。③吡喹酮按每千克体重 10～35mg，一次口服。④六氯对二甲苯（血防 846）按每千克体重 20mg，每天 3 次，连续 5 天，总剂量不得超过 25g。⑤硫双二氯酚（别丁）按每千克体重 80～100mg，每天 1 次，连续用药 2 周。⑥硝氯酚（拜耳 9015）按每千克体重 1mg，口服，每天 1 次，连用 3 天。

（七）公共卫生影响

在临床上，动物和人的华支睾吸虫病均较常见。该病为典型的食源性寄生虫病，人的华支睾吸虫病与其饮食习惯（喜食生鱼虾）密切相关。动物和人的华支睾吸虫感染者均为感染来源。该病具有一定的公共卫生意义。

（黄维义）

◆ **参考文献**

刘宜生，等．1994. 阿苯达唑和吡喹酮治疗华支睾吸虫感染的比较［J］. 中华传染病杂志，12（2）：177.

裴福全，方悦怡，崔惠儿，等．2004. ABC－ELISA 法检测华支睾吸虫特异性 IgG 及其亚类［J］. 中国寄生虫病防治杂志，17（2）.

王国志，朱丽贤，陈光．2001. 活体肝内华支睾吸虫计数 9974 条［J］. 中国人兽共患病杂志，17（1）.

吴德，余新炳，吴忠道．2002. 华支睾吸虫病的流行概况［J］. 热带医学杂志，2（3）.

Ji-Yun Lee, Tae Yun Kim, Xiao-Xian Gan, et al. 2003. Use of a recombinant Clonorchis sinensis pore-forming peptide, clonorin, for serological diagnosis of clonorchiasis. Parasitology International.，52：175－178.

Sung-Tae Hong, Min-Ho Choi, Chung-Hyun Kim, et al. 2003. The Kato-Katz method is reliable for diagnosis of Clonorchis sinensis infection. Diagnostic Microbiology and Infectious Disease.，47：345－347.

第二节　后睾属吸虫所致疾病

麝猫后睾吸虫病和猫后睾吸虫病

麝猫后睾吸虫病和猫后睾吸虫病（Opisthorchiasis viverrini and Opisthorchiasis felineus）是由后睾科的麝猫后睾吸虫和猫后睾吸虫寄生于人及犬、猫引起的人与动物共患病。后睾科的多种吸虫都是人与动物共患病原。Sasithorn Kaewkes（2003）认为除中华支睾吸虫外，至少还有 2 种隶属于后睾科的吸虫可寄生于人。还有一些种后睾吸虫寄生于禽类和哺乳动物以及野生动物，人偶可感染。

（一）病原

1. 分类地位　主要病原为后睾科（Opisthorchiidae）、后睾属（*Opisthorchis*）的麝猫后睾吸虫（*O. viverrini*）和猫后睾吸虫（*O. felineus*）。还有其他几个不常见虫种：瓜亚基尔后睾吸虫（*O. guayawulensis*）、犬后睾吸虫（*O. noverca*）、白次睾吸虫（*Metorchis albidus*）、次睾吸虫（*M. conjunctus*）、埃塞俄比亚拟端盘吸虫（*Pseudamphistomum aethiopicum*）和截形拟端盘吸虫（*P. truncatum*）。

2. 形态特征　麝猫后睾吸虫背腹扁平，柳叶型，虫体薄而透明。从人体内获得的虫体比从犬、猫和仓鼠体内获得的虫体稍大。新鲜虫体淡红色，大小为（5.4～10.2）mm×（1.508～1.9）mm，平均大小为7.0mm。口吸盘位于亚腹侧，腹吸盘位于身体的前1/5处。2个睾丸高度分叶，斜列于身体的后部。输精管卷曲终止于射精管，开口于腹吸盘前方的生殖孔。阴茎和阴茎囊付缺。卵巢位于睾丸之前，卵黄腺由许多滤泡组成几个集落，分布于腹吸盘和睾丸之间的两侧边。排泄囊呈长的囊管状、S形，穿行于睾丸之间。猫后睾吸虫与麝猫后睾吸虫形态结构相似，睾丸分叶，卵黄腺呈集落状。不同之处在于睾丸分叶更明显、位置更远，卵黄腺呈横向压缩型。

虫卵呈卵圆形，黄棕色。直径为15～27μm。卵盖明显，卵盖周围卵壁厚，形成突出的肩角，表面粗糙。3种虫卵外形相似，难以鉴别。虫体形态见彩图94-4。

（二）生活史

寄生于多种哺乳动物的肝胆管内，人也是其适宜的终宿主；保虫宿主主要是猫和犬，家兔和仓鼠可以试验感染。

发育过程与中华支睾吸虫相似，麝猫后睾吸虫寄生于肝胆管和胆囊内，偶尔见于胰管中。成虫依靠口、腹吸盘吸附于胆管壁上，排出的虫卵随胆汁进入十二指肠，再随粪便排到外界环境中。被淡水中的豆螺吞食，毛蚴孵出，发育为胞蚴；胞蚴继续分裂发育为雷蚴；雷蚴继续分裂发育为尾蚴；尾蚴逸出螺体，黏附、侵入第二中间宿主淡水鱼，主要在鱼的肌肉中形成后囊蚴，有18种淡水鱼（cyprinidae）都可作为麝猫后睾吸虫第二中间宿主。当终末宿主人、犬和猫吃入生的或未煮熟的鱼肉，囊蚴即随之被食入，在胃肠消化液的作用下，虫体在十二指肠脱囊形成童虫，童虫经十二指肠乳头、胆道口壶腹和胆管进入肝内部胆管，继续发育为成虫。有些虫体也可在总胆管和胆囊中发育（图94-1）。

（三）流行特点

1. 传染来源与途径　带虫的人和动物排出的虫卵都是本病的传染来源。尤其是保虫宿主犬、猫等感染后排出的虫卵污染了环境和水域。人和动物都是通过食入含有囊蚴的第二中间宿主淡水鱼遭受感染，一般是由于食入了生的或未煮熟鱼肉。

2. 易感宿主　第一中间宿主有 *Bithynia gonionmphalos*、*B. funiculata*、光豆螺（*B. laevis*）和 *B. siamensis* 等4种淡水螺。第二中间宿主包括近10种淡水鱼，如须鲃（*Puntius orphoides*）和异裂峡鲃（*Hampula dispar*）。终末宿主是人、犬和猫。

3. 分布与流行　后睾吸虫病对人的危害较大，主要流行于亚洲的泰国、老挝、越南、马来西亚和印度，我国的华南地区和台湾省也有报道。在泰国的东北部和北部人的感染率分别为29.8%和10.3%。在泰国，发现多个幼龄感染者，随年龄增长人的感染率也随之增高，40～49岁人群达最高峰，农村人群比城市人群的感染率高。主要流行于食用一道名为koi-pla的生鱼菜肴的人群。经过治疗的人可发生重复感染。

（四）对人的致病性

后睾吸虫病可引起人的死亡，主要是体质弱的人群，临床症状表现为衰弱、消化道臌气、消化不良和腹痛，5%的病人出现肝脏肿大，症状的严重程度取决于感染强度。

（五）诊断

一般情况下，后睾吸虫病的诊断是基于粪便中检出虫卵。进一步的诊断可通过检查宿主驱虫后排出

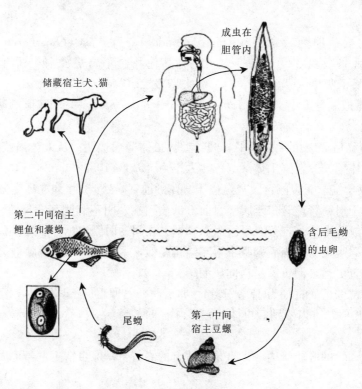

成虫在
胆管内

储藏宿主犬、猫

第二中间宿主
鲤鱼和囊蚴

含后毛蚴
的虫卵

尾蚴

第一中间
宿主豆螺

图 94 - 1 麝猫后睾吸虫生活史

成虫或尸体剖检以及外科手术中获得的虫体。粪便检查时应注意与其他消化系统吸虫卵的鉴别。

此外，近些年发展了免疫学技术和分子生物学技术用于该病的诊断。如从成虫、囊蚴或虫卵提取抗原蛋白作为检测抗原，应用血清学方法（如 ELISA、Mab-ELISA 等）检测宿主血清中抗体。分子生物学方法现在已经应用的有 DNA 杂交和多种 PCR 方法。

（六）防制措施

参见华支睾吸虫病。

（七）公共卫生影响

麝猫后睾吸虫病和猫后睾吸虫病主要流行于东南亚国家和地区，我国的台湾省和华南地区也有发生，其公共卫生意义与华支睾吸虫病类似，但没有华支睾吸虫病重要。

（刘 群）

◆ **参考文献**

陈叙，冯正，裴丽姝 . 2004. 麝猫后睾吸虫病的诊断研究进展 ［J］. 国外医学：寄生虫病分册，31（1）：1 - 5.

E. S. Upatham, V. Viyanant. 2003. Opisthorchis viverrini and opisthorchiasis：a historical review and future perspective. Acta Tropica. 2003，88：171 - 176

Paiboon Sithithaworn, Melissa Haswell-Elkins. Epidemiology of Opisthorchis viverrini. Acta Tropica.，88：187 - 194.

Sasithorn Kaewkes. 2003. Taxonomy and biology of liver flukes. Acta Tropica.，88：177 - 186.

第九十五章 片形科寄生虫所致疾病

片形科（Fasciolidae）吸虫属扁形动物门（Platyhelminthes）、吸虫纲（Trematoda）、复殖亚纲（Digenea）、复殖目（Digenea）。该科吸虫较大，寄生于动物的重要虫种肝片吸虫、大片吸虫和布氏姜片吸虫也能够感染人，本章分别介绍由此三种吸虫引起的疾病。

第一节 姜片属吸虫所致疾病

姜 片 吸 虫 病

姜片吸虫病（Fasciolopsiasis）简称姜片虫病，是由布氏姜片吸虫寄生于人体及猪小肠引起的人与动物共患寄生虫病。祖国医书中早有"肉虫"、"赤虫"等记述，指的就是姜片吸虫。姜片虫病的流行常常与种植水生植物和养猪业有密切关系。

（一）病原

1. 分类地位 布氏姜片吸虫（*Fasciolopsis buski*）简称姜片虫，在分类上属片形科（Fasciolidae）、姜片属（*Fasciolopsis*）。

2. 形态特征 姜片吸虫成虫硕大、呈肉红色，虫体肥厚，椭圆形，背腹扁平，前窄后宽，长 20～75mm、宽 8～22mm、厚 0.5～3mm，体表有细皮棘。两吸盘相距很近，口吸盘亚顶位，直径约 0.5mm；腹吸盘呈漏斗状，肌肉发达，较口吸盘大 4～5 倍，肉眼可见。咽和食管短；肠支在腹吸盘前分叉，呈波浪状弯曲，向后延至体末端；睾丸两个，高度分支如珊瑚状，前后排列于虫体后半部。阴茎袋为长袋状，内含贮精囊、射精管、前列腺和阴茎。卵巢位于体中部稍前方，分三瓣，每瓣再分支。无受精囊，有劳氏管。子宫盘曲在腹吸盘和卵巢之间。卵黄腺较发达，分布于虫体两侧。两性生殖系统均开口于腹吸盘前缘的生殖腔。姜片吸虫染色虫体形态见彩图 95-1，模式图见图 95-1。

虫卵呈长椭圆形或卵圆形，大小为（130～145）μm×（80～100）μm，淡黄色，卵壳薄而均匀，一端有一不明显的卵盖。卵内含有一个卵细胞和 20～50 个卵黄细胞（彩图 95-2）。

（二）生活史

带虫的终末宿主如人和猪（或野猪）是本病的传染源。姜片虫需有两种宿主才能完成其生活史。中间宿主是扁卷螺，终末宿主是人和猪（包括野猪）。在我国感染姜片虫幼虫期的扁卷螺类有大脐圆扁螺、尖口圆扁螺、半球多脉扁螺及凸圆旋螺等，以菱角、荸荠、茭白、水浮莲、浮萍、水葫芦等水生植物为传播媒介。终末宿主食入附着在媒

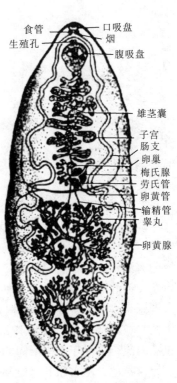

图 95-1 姜片吸虫模式图

介物上的囊蚴而感染。

姜片虫成虫寄生在终末宿主小肠上段，虫卵随终末宿主粪便排入水中，在适宜温度（20～32℃）下经3～7周发育孵出毛蚴。毛蚴侵入扁卷螺的淋巴间隙中，经胞蚴、母雷蚴、子雷蚴阶段形成许多尾蚴自螺体陆续逸出。在螺体内的发育需1～2个月。尾蚴在水中吸附于水生植物等物体的表面，分泌成囊物质包裹其体部，脱去尾部形成囊蚴。囊蚴呈半圆形，光镜下可见两层囊壁：外层草帽状，脆弱易破；内层扁圆形，透明而较坚韧。囊内后尾蚴的排泄囊两侧的集合管中含许多折光颗粒，为其特征。宿主食入囊蚴后，在消化液和胆汁作用下，后尾蚴逸出并附于十二指肠或空肠上段的黏膜上吸取营养，经1～3个月发育为成虫（图95-2）。在猪体观察，感染后5～7个月内产卵量最多，每天约可产25 000个卵，9个月后排卵数逐渐减少，估计姜片虫的寿命，在猪体不超过2年，在人体最长可达4.5年。

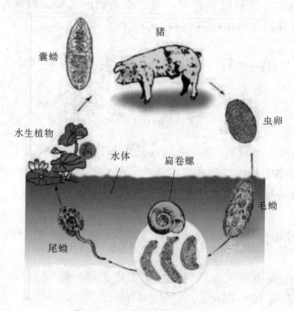

图95-2 猪姜片吸虫生活史

（三）流行病学

1. 传染来源与传播途径 带虫的人和猪是姜片吸虫的传染来源。

囊蚴通常附着于水草、菱角、茭白等水生植物上。在城镇集市上购买的菱角可能带有活的囊蚴，曾在一只菱角上找到688个囊蚴。为保鲜经常在菱角上洒水，囊蚴生活力可保持较久。猪通常由于饲喂带有囊蚴的水草遭受感染。人常由于生食菱角、茭白等感染囊蚴，尤其在收摘菱角时，边采边食易被感染。

2. 宿主与寄生部位 猪和人都是其天然宿主。寄生于宿主的十二指肠内。

3. 分布与流行 姜片虫病是人、猪共患的寄生虫病，流行于亚洲的印度、孟加拉、缅甸、越南、老挝、泰国、印度尼西亚、马来西亚、菲律宾、日本和中国。在我国已发现有人或动物（猪）姜片吸虫病的有浙江、福建、广东、广西、云南、贵州、四川、湖南、湖北、山西、江西、安徽、江苏、上海、山东、河北、河南、陕西、甘肃、海南和台湾等省、自治区、直辖市。1986—1992年全国抽样调查中人群感染率为0.645%。根据我国一些地区的调查，姜片虫病主要流行于种植菱角及其他可供生食的水生植物、地势低洼、水源丰富的地区，猪姜片虫病也流行于种植和以水生青饲料喂猪的地区。我国姜片虫病的流行多见于东南沿海的平原水网地区、湖泊区及江河沿岸的冲积平原和三角洲地带，以及内陆的平原及盆地。随着水利建设和养猪业的发展，水生植物种植面积的相应增加，如不采取措施，姜片虫病的流行范围有可能扩大。

猪感染姜片虫较普遍，是最重要的保虫宿主。用含有活囊蚴的青饲料（如水浮莲、水萍莲、蕹菜、菱叶、浮萍等）喂猪是感染的原因。将猪舍或厕所建在种植水生植物的塘边、河旁，或用其粪便施肥，都可造成粪内虫卵入水的机会。另一方面，这种水体含有机物多，有利于扁卷螺类的滋生繁殖，这样就具备了姜片虫完成生活史所需的全部条件。

试验证实姜片虫尾蚴可在水面上成囊，如自然水体中存在此种情况，则饮用生水可能引起感染。

人姜片虫病一般以青少年多见，但在严重流行区各年龄组的感染率均很高，这主要取决于感染姜片虫囊蚴的机会。

人、猪感染姜片虫有季节性，因虫卵在水中的发育及幼虫期在扁卷螺体内的发育繁殖均与温度有密切关系。一般夏秋季是感染的主要季节，南方早一些、持续时间长一些，北方迟一些、持续时间短一些。江苏浙江一带水生植物上囊蚴以 8～10 月份为多，此时正是菱角等水生果品成熟的季节。山东微山湖区 1989—1995 年三次调查时感染率一直是 0。南水北调后湖区水面积扩大，生态环境改变，可能导致姜片虫病流行和扩散，人群姜片虫感染率上升为 0.06%。

姜片虫囊蚴具有一定抵抗力。试验证明，28～30℃时囊蚴在湿纸上可存活 10 天以上，5℃可存活 1 年。囊蚴不耐高热，在沸水中 1min 或阳光下曝晒 1 天即死亡。对干燥的抵抗力也很弱，所以在离种植地较远的人群中一般感染率低或无感染者。

（四）对动物与人的致病性

姜片虫对人和猪的致病作用是一致的，但猪有较强的耐受性，临床症状轻微，而人大量感染时、尤其是儿童可表现较严重的临床症状。

姜片虫成虫的致病作用包括机械性损伤及虫体代谢产物引起的变态反应。

虫体吸盘发达、吸附力强，可使被吸附的黏膜坏死、脱落，肠黏膜发生炎症、点状出血、水肿以至形成溃疡或脓肿。病变部位可见中性粒细胞、淋巴细胞和嗜酸性粒细胞浸润，肠黏膜分泌增加，血中嗜酸性粒细胞增多。轻度感染者无明显症状。寄生虫体数量较多时常出现腹痛和腹泻，并表现消化不良、排便量多、稀薄而臭，或腹泻与便秘交替出现，恶心、呕吐，甚至上消化道出血，或发生肠梗阻。在营养不足、又反复中度感染的病例，尤其是儿童或幼畜，可出现低热、消瘦、贫血、浮肿、腹水以及智力减退和发育障碍等，少数可因衰竭、虚脱而死亡。

（五）诊断

检查粪便中虫卵是确诊姜片虫感染的主要方法。因姜片虫虫卵较大、容易识别，用直接涂片法检查 3 张涂片，即可查出绝大多数患者（畜），但轻度感染的病例往往漏检。应用浓集法可提高检出率，常用的有离心沉淀法及水洗自然沉淀法；定量透明厚涂片法（即改良加藤氏法）的检出效果与沉淀法相仿，既可定性检查，又可进行虫卵记数，了解感染度。

姜片虫卵与肝片形吸虫卵和棘口类吸虫卵的形态十分相似，应注意鉴别。有时少数患者（畜）的呕吐物或粪便中偶可发现成虫。有人报道 13 例患者在胃镜检查中于十二指肠降部及球部发现姜片虫成虫。故在流行地区、流行季节对不明原因的上腹痛、上消化道出血患者，应追问有无生食菱、藕、荸荠等水生植物史，及时安排胃镜检查，以便早期诊断。

用免疫学方法对早期感染或大面积普查，有较好的辅助诊断价值。常用的有 ELISA、斑点免疫渗滤试验和间接免疫荧光试验等。

（六）防制措施

1. 预防　①加强粪便管理，防止人、猪粪便通过各种途径污染水体。②勿生食未经刷洗及沸水烫过的菱角等水生果品，不喝河塘的生水，勿用被囊蚴污染的青饲料喂猪。③在流行区开展人和猪的姜片虫病普查普治工作。目前最有效的药物是吡喹酮，据报道槟榔煎剂对姜片虫也有很好的治疗作用。

2. 治疗　吡喹酮每千克体重 30～50mg，加入饲料中喂食。

（七）公共卫生影响

人和动物均经口感染，受感染的动物和人是本病的传染源，在对本病的防控上需同时考虑人和动物姜片虫病，防止水源和环境污染。

（黄维义）

第二节 片形属吸虫所致疾病

片 形 吸 虫 病

片形吸虫病（Fascioliasis）是由片形吸虫寄生于各种家畜的肝胆管内，引起慢性或急性肝炎和胆管炎、实质性肝炎和肝硬化等病变，并伴发全身中毒现象和营养障碍等症状的一种人与动物共患病。片形吸虫是牛、羊及其他哺乳动物肝胆管内的常见寄生虫，人亦可被感染。常因患畜消瘦而使体重及其他畜产品（毛及乳）质量和产量显著降低，屠宰家畜的肝脏因带有病变而废弃，严重感染时可引起大批死亡，给畜牧业生产带来经济损失，在全球每年造成约 20 亿美元的损失。有 60 多个国家报道约 350 万人被感染，我国有 140 多例人感染此病的报道。

（一）病原

1. 分类地位 片形吸虫（*Fasciola* spp.）俗称肝蛭，在分类上属片形科（Fasciolidae）、片形属（*Fasciola*）。该属有 6 个种，其中寄生在家畜和人体的主要是肝片形吸虫（*Fasciola hepatica*）和大片形吸虫（*Fasciola gigantica*）。

2. 形态特征 片形吸虫与姜片虫同属片形科，是大型吸虫之一。与姜片虫的不同点有：①成虫较薄、狭长，体前端有一锥形突起，称头锥；②腹吸盘较小，不甚明显，位于头锥基部水平；③肠支有许多侧分支；④睾丸两个，分支很细，约占虫体面积的 1/2；⑤卵巢较小，分枝细。

片形吸虫虫卵较大，呈卵圆形、长椭圆形或椭圆形，黄色或黄褐色，卵壁光滑，由两层构成。一端较尖，有卵盖，有的卵盖不明显，另一端较钝，胚细胞靠近卵盖一端，卵黄细胞均匀分布，平均大小（50～90）μm×（80～150）μm（图 95-3、彩图 95-3）。

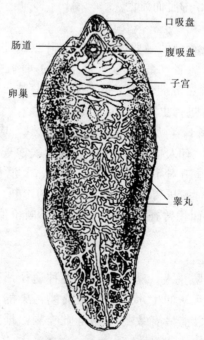

左侧标注：肠道、卵巢
右侧标注：口吸盘、腹吸盘、子宫、睾丸

图 95-3 片形吸虫模式图

（二）生活史

片形吸虫成虫寄生在终末宿主的肝胆管内，中间宿主为椎实螺类，在我国已证实的有截口土蜗

（*Galba truncatula*）、小土蜗（*G. pervia*）、耳萝卜螺（*Radix auriculata*）及斯氏萝卜螺（*R. swinhoei*）。

生活史包括毛蚴、胞蚴1~2代、雷蚴1~3代和尾蚴。尾蚴自螺体逸出后在水草等水生植物上形成囊蚴。囊蚴被终末宿主食入后，在肠中脱囊后的尾蚴穿过肠壁，经腹腔侵入肝脏而转入胆管，也可经肠系膜静脉或淋巴管进入胆管。在移行过程中，部分童虫可停留在各种脏器如肺、脑、眼眶、皮下等处异位寄生，造成机体损害。自感染囊蚴至成虫产卵，肝片形吸虫需8~11周，大片形吸虫需12周。成虫每天可产卵约20 000个。在绵羊体内寄生的最长纪录为11年，在人体可达12~13年。

（三）流行病学

1. 传染来源与传播途径 带虫动物通过粪便向外界排出虫卵，是感染的来源。在低洼潮湿的沼泽地，牛、羊的粪便污染环境，又有椎实螺类存在，片形吸虫很易流行。

牛、羊采食过程中吞食了囊蚴而遭受感染。人偶感。

2. 宿主与寄生部位 片形吸虫寄生的宿主甚为广泛，除牛、羊外，还可寄生于猪、马、犬、猫、驴、兔、猴、骆驼、象、熊、鹿等动物。人体感染多因生食水生植物如水田芹等或饮用疫水引起。

成虫寄生于动物的肝胆管内。

3. 分布与流行 片形吸虫呈世界性分布。国外个别地区有局部流行区存在。在我国人群感染率为0.002%~0.171%，散发于15个省、直辖市，其中以甘肃省的感染率最高。牛、羊肝片吸虫感染率为20%~60%。

（四）对动物与人的致病性

1. 致病作用与病理变化 片形吸虫主要危害牛、羊等反刍动物，其致病作用主要有下列几方面。

（1）机械性损害 大量童虫侵入肠壁，随后进入肝包膜，侵入肝脏的实质内造成出血性虫道；童虫在移行过程中，引起脏器组织和毛细血管的损伤、引起肝炎；以后炎症移到叶间结缔组织。肝脏内有大量的虫体寄生（数千条以上）时，往往于感染后1个月内，引起急性死亡。钻入腹腔的虫体，有时可能侵入肾、脾、淋巴结等器官，并且在器官的表面浆膜层与实质引起创伤。进入肺的虫体可以引起肺出血、大叶性肺炎、局部坏死。文献报道，患片形吸虫病的患畜，发现肝有病变的达100%、肺有病变的达35%~50%。

寄生于胆管内的虫体的活动、体型的增大及其体表的小刺可以刺激胆管，引起炎症及胆管肥厚；如果虫体大量聚集，可以引起胆管扩张，甚至阻塞胆管而引起胆汁积贮，使局部胆汁的实质变性，在血液内出现胆红素而发生黄染。由于正常的肝功能发生障碍，还可以引起机体的其他反应。

（2）毒素作用 片形吸虫分泌的毒素具有溶血作用。毒素损害血管壁引起血管壁通透性增高，血液的液体成分渗出血管外引起稀血症，导致水肿。严重感染的患畜由于毒素侵害中枢神经系统而发生病态失调和神经症状。

虫体毒素还影响生殖机能，并间接地危害到幼畜。患病母牛一般不发情或配不上种，妊娠母畜可能出现流产、死胎或初生幼畜死亡，产后子宫脱出，产奶量减少。种公畜严重感染时精液减少。

虫体的新陈代谢产物内含有大量的蛋白质、类脂质及葡萄糖的分解酶，这些物质被吸收时，对机体也有害。先在肝小叶间出现浆细胞浸润，之后形成新结缔组织。这种过程沿着叶间中隔扩展到胆管，导致胆管粗大，此时肝脏机能破坏，发生一系列的反应现象（牛、羊前胃弛缓及其他反应）而导致营养障碍。

（3）夺取营养 片形吸虫以宿主组织的血液、胆汁和细胞为营养，是患畜营养不良、贫血、消瘦、衰弱的原因之一。每条虫每天可使宿主失血近0.5mL。

牛、羊被大量虫体感染时，肝肿大和充血，病灶中有长2~5mm的暗红色索状物、凝固的血液和很小的虫体。幼小的片形吸虫多时可达1 000条以上。浆膜上有出血点，有时还见纤维素性薄膜。重度感染时，可见有腹膜炎病变，有时在腹腔中有大量血液（可达2~3L），黏膜苍白，经过2~3个月发生慢性肝炎，肝脏变硬，胆囊扩张，其中含有大量黏液、血液和很多虫体。在肝组织被破坏的地方呈现淡白色索状瘢痕，胆管黏膜由于结缔组织极度增生而肥厚，胆管壁变硬（钙化），胆管内壁由于有磷酸钙与磷酸镁等盐类沉积而使内膜粗糙。变硬的胆管呈索状凸出于肝表面。肝实质褪色，边缘钝圆，肝重量增加 1～2 倍（特别是牛肝）。

2. 对动物的致病性　家畜中以绵羊、山羊对片形吸虫最敏感，其次是牛，尤其对幼畜的危害特别严重，可以引起大批死亡。症状的轻重随感染的程度及宿主的体况而定。饲养管理条件良好的家畜不发病或症状轻微，而环境不良（喂饲不足、环境恶劣及患有其他疾病）的虚弱家畜可发病，且病势严重，甚至可引起死亡。

（1）绵羊　分急性型和慢性型，其中以慢性型较为多见。

1）急性型　在疾病发展到第一期即幼虫钻进肠壁、进入肝实质组织及胆管以前的阶段，感染严重的（1 000 个虫体以上）急性患羊，表现精神委顿，体温升高，食欲消失，迅速发生贫血，黏膜苍白，红细胞减少（300 万～400 万），血红蛋白降低。偶尔有腹泻，通常在出现症状后 3～5 天死亡。若肺脏被严重侵害时，发生咳嗽。腹膜被严重侵害时，发生腹膜炎。最严重感染时，可发现患畜突然死亡而无任何症状。有的病例由于虫体及其毒素的刺激可以引起神经症状，如原地打转、横冲直撞、癫痫样发作，对外界刺激的反应迟钝。

2）慢性型　是在疾病发展到第二期、即虫体逐渐进入胆管内寄生时开始出现。病的潜伏期有 5～6 周，此时患畜体温可能稍有升高，食欲不振，叩诊肝脏的浊音界扩大，触诊肝脏时患畜表现疼痛，血液检查发现血红蛋白、红细胞减少，嗜酸性粒细胞大量增加。以后贫血更为严重，黏膜苍白（口腔及眼结膜），但黄染现象常不明显，眼睑、下颌、胸下、腹下发生水肿，患羊逐渐消瘦，体质虚弱，消化机能发生障碍（瘤胃蠕动弛缓、卡他性肠炎），食欲逐渐消失，腹泻和便秘交替发生。

（2）牛　牛的症状一般与绵羊相似，但取慢性经过，因此，疾病的症状逐渐增进。1.5～2 岁的牛患病症状比较严重。成年牛症状较不明显，表现消瘦，泌乳量下降。当重度感染时，青年母牛泌乳量降低 50%，妊娠牛往往发生流产。黏膜苍白，食欲不振，发生间歇性卡他性肠炎，瘤胃蠕动弛缓，有时还发生严重的黄染。由于瘤胃蠕动弛缓，常见便秘与腹泻交替发生。患畜终因恶病质死亡。肺脏有虫体寄生时，患畜咳嗽。

3. 对人的致病性　人感染片形吸虫的临床表现可分为急性期、潜隐期和慢性期。也有少数为无症状带虫者。

（1）急性期（相当于童虫在组织中的移行过程，亦称侵袭期）　发生在感染后 2～12 周不等，突发高热、腹痛，并常伴有胀气、呕吐、腹泻或便秘，肝肿大，贫血和血中嗜酸性粒细胞明显增高等症状。有些病人还可出现肺部和皮肤变态反应症状。此期大约持续 2～4 周。

（2）潜隐期（通常在感染后 4 个月左右，相当于虫体已进入胆管）　患者的急性症状减退或消失，在数月或数年内无明显不适，或稍有胃肠道不适症状，但病变在发展之中。

（3）慢性期（为成虫在胆管内寄生引起胆管炎和胆管上皮增生阶段，亦称阻塞期）　主要表现乏力、右上腹疼痛或胆绞痛、恶心、厌食脂肪类食物、贫血、黄疸和肝肿大等症状。

（4）异位损害（又称肝外片形吸虫病）　童虫在腹腔中移行时，可穿入或随血流到达肺、胃、脑、眼眶以及皮下等处，常在手术后始获确诊。在有生食牛、羊肝习惯的地方，虫体可寄生在咽部，引起咽部片形吸虫病。

（五）诊断

粪便镜检发现虫卵是确诊片形吸虫病的根据，但应与姜片虫卵、棘口吸虫卵相鉴别。对急性期胆管阻塞的患者以及异位寄生的病例，采用免疫学检测有助于本病的诊断。如酶联免疫吸附试验、间接血凝试验和间接免疫荧光试验等方法检测患者血清中的特异性抗体均有较高的敏感性。

（六）防制措施

1. 预防　本病的预防应在掌握片形吸虫的生活史及每个发育阶段与外界环境的关系，研究各个地区牛和羊片形吸虫病的流行病学的基础上，研究放牧预防的方法及卫生饮水设施，采取综合性防控措施。

（1）预防性定期驱虫　片形吸虫病患畜和带虫者是在自然界散布病原的最主要因素，因此，给患畜及带虫者驱虫是预防本病的最主要和合理的方法之一。

驱虫要有计划进行，必须保证不使病原散播。要根据外界环境中虫卵的发育、中间宿主生物学特性决定驱虫的时期。如果一年进行一次驱虫，可在晚秋、冬初进行；如果一年进行两次驱虫，另一次驱虫可安排在第二年的春季。驱虫时尽可能全畜群同时进行，对驱虫后的家畜粪便要进行无害化处理。

（2）防止虫卵散播　粪便进行生物热杀虫，是防止片形吸虫病及其他蠕虫病的一种重要预防措施。清除厩舍内的粪便，做成堆肥，新鲜的粪便按一定方法堆积后温度可达 70℃，不但能杀死片形吸虫卵，还能杀死其他寄生蠕虫卵和幼虫，堆肥至少放置 3 周。

受片形吸虫感染的患畜的肝脏及其他脏器必须在屠宰场或宰杀家畜的地点，在兽医卫生组织监督下，经过煮熟杀虫，方可用来喂猪和其他家畜。

（3）消灭中间宿主——椎实螺　为了防止家畜遭受片形吸虫的侵袭，必须消灭牧场区域内的中间宿主——椎实螺，下列几种方法可以结合应用。①改良土壤，可以结合农田水利建设，改造沼泽地，使螺无法生存。②药物灭螺，可以用硫酸铜处理湿度不太大的沼泽，只有用 1∶5 000 的溶液大量灌溉（每立方米至少用 5L）的条件下，方有效果。③露天积水池及泥沼内用新鲜石灰灭螺也很有效果。螺在 pH10 或更高时可以死亡。每公顷用 1 000～1 500kg 的石灰，保持水的 pH 一昼夜内不低于 10，就可以完全杀灭螺蛳。④利用天敌灭螺，大量繁殖鸭等水禽，可以消灭水池内的螺。

（4）防止囊蚴的感染

1）选择放牧地　为了防止家畜感染，把家畜放牧于无片形吸虫传染来源的干燥地方，不宜在有沼泽和低洼的牧地上放牧，如果发现牧场上有螺时，应禁止放牧家畜。

2）轮牧　如果不得已利用低洼牧地时，应进行有计划的轮牧。放牧 1～2 个月后，应将家畜转移到本季节内不再放牧的其他地段。

3）饮水处理　禁止家畜在有螺的泥沼、水池、水洼及停滞不流的小溪内饮水。设立卫生饮水处——最好是井水，或质量好的流水，或周围干燥的深水池；饮水处还应设立栏杆，以免家畜粪便污染水源。

4）牧草卫生　囊蚴时常附着于植物根部，因此，收割沼泽地区的牧草时应较一般地区留茬高一些。有嫌疑的牧草收获后应晒干，贮藏 6 个月以后再使用。

5）检查带虫家畜　在多雨的年份，应在曾经不安全的地区进行大批检查和预防性驱虫。发现病例或粪便检查发现有片形吸虫带虫家畜的地点，应认为是不安全地点。在每年的 1 月和 2 月应充分检查片形吸虫的带虫者，并进行治疗。

人体感染的预防主要应注意饮食卫生，勿生食水生植物。

2. 治疗　治疗患者的首选药物为硫双二氯酚（bitin），其他药物有吡喹酮、阿苯达唑和三氯苯达唑等。治疗家畜的药物很多，可选的药如下，可根据当地药源与疾病情况选用。

（1）五氯柳胺（Oxyclozanide, Zanide）　对成虫高效，且在畜体（肉、乳）内残留时间较短，故适用于乳牛、羊及冬春治疗慢性片形吸虫病。本品对驱除绦虫也有效。绵羊按 15mg，治疗急性感染可增至每千克体重 45mg，牛按每千克体重 10mg，经口投药。

（2）碘醚柳胺（Rafoxanide, Ranide）　对成虫和 6～12 周龄的童虫都有效，故适用于晚秋和冬季治疗，本品对驱除羊鼻蝇蛆也有效。绵羊每千克体重 7.5mg、牛每千克体重 7.5mg，一次经口投药，或每千克体重 3.0mg 注射。

（3）双酰胺氧醚（Diamphenethide, Coriban）　对 1～6 周龄童虫有高效，对 6～12 周龄的童虫也有效。随着虫龄的增长，药效降低。故适于治疗急性肝片形吸虫病，绵羊按每千克体重 100mg，经口投药。

（4）碘硝晴酚（Nitroxynil） 对成虫和童虫有很强（99％以上）的驱杀作用，对4～6周龄的童虫次之，驱虫率分别为98％和50％～90％。常用混悬液或丸剂，按每千克体重7.5mg经口投药。本药在畜体（肉、乳）内残留时间较长，投药1个月后肉、乳才能食用。

（5）三氯苯唑（Trichobendazolum，Fasinex，肝蛭净） 为一种新的苯并咪唑药，对片形吸虫成虫和童虫有高效。牛用10％混悬液或含900mg的丸剂，按每千克体重6～12mg，经口投药。患畜治疗后14天肉才能食用，乳10天后才能食用。

（6）克三特（Closantel） 对成虫和6～12周龄的童虫都有效，羊按每千克体重10mg、牛按每千克体重5mg一次经口投药。药物残留期28天。本品有广谱驱虫作用。

（7）硫双二氯酚（Bithionolum，Bitin 别丁） 对片形吸虫成虫和多种绦虫都有驱除作用。本药有较强的下泻作用，故体质衰弱和原有腹泻的患畜禁用，绵羊按每千克体重80～100mg、牛按每千克体重40～60mg，经口投药。

（8）硝氯酚（Menichloropholan，Bayer9015） 驱除片形吸虫成虫有高效。绵羊按每千克体重4～5mg、牛按每千克体重3～4mg，经口投药。

（9）丙硫咪唑（albendazole，Zetal，抗蠕敏） 为广谱驱虫药，驱除片形吸虫成虫有良效，对胃肠道线虫、肺线虫和绦虫的驱除也有良效。绵羊按每千克体重7.5mg、牛按每千克体重10～15mg，经口投药。因有一定的致畸作用，妊娠母畜慎用。

（七）公共卫生影响

人的片形吸虫病没有动物的片形吸虫病普遍和严重。感染片形吸虫的人和动物均为该病的传染来源。牛、羊感染普遍，粪中虫卵可能污染饮水或水生植物，因此在卫生条件差的地区及有生食水生植物（如菱角、莲藕等）习惯的地区，人感染机会较多。

（黄维义）

◆ 参考文献

柴忠威，才学鹏.2000.药物治疗肝片吸虫病的研究进展［J］.中国兽医寄生虫病，8（1）：54-58.

仇锦波，邵英远，曹建平，等.1994.Dot-ELISA检测姜片虫病人血清抗体的研究［J］.中国卫生检验杂志，4（1）.

仇锦波.1994.斑点免疫渗滤试验诊断姜片虫病的研究［J］.临床医学杂志，12（3）.

缪峰，严先增，程万春，等.2004.南水北调后微山湖区环境改变对姜片虫病流行影响的研究［J］.中国预防医学杂志，5（4）.

张勇，杨佐南，蒋宁，等.2002.胃镜检查早期诊断姜片虫病13例分析［J］.浙江临床医学，4（5）.

Armour J. 1977. The epidemiology and control of bovin Fascioliasis. Vet Rec., 96：198-201.

Haseeb A N, el-Shazly A M, Arafa M A, et al. 2002. A review on fascioliasis in Egypt. Egypt Soc. Parasitol, 32：317-354.

Ishii Y, Nakamura-Uchiyama F, Nawa Y. 2002 A. paraziquantel-ineffective fascioliasis case successfully treated with triclabendazole. Parasitology International，51：205-209.

Mas-Coma S, Bargues M D, Esteban J G. Human Fasciolosis. In Fasciolosis (Dalton JP) Wallingford, Oxon, Uk：CAB International Publishing. 44-434.

Mas-Coma S, Bargues M D. 1997. Human liver flukes：a review. Research and Reviews in Parasitology, 57：145-218.

Mas-Coma S, Esteban J G, Bargues M D. 1999. Epidemiology of human fascioliasis：a review and proposed new classification. Ball. World. Health Organ，77：340-345.

Sarwar M M. 1957. Fasciola indica Varma, a synonym of F. gigantica Cobbold. Biologia. 3：168.

Spithill T W, Dalton J P. 1998. Progess in development of Liver fluke vaccines. Parasitology Today, 14：224-228.

Urquhart G M, Armour J, Duncan J L. 1996. Veterinary Parasitology. second Edition. Blackwell Science.

第九十六章　双腔科寄生虫所致疾病

第一节　双腔属吸虫所致疾病

双腔科（Dicrocoeliidae）吸虫在分类上属扁形动物门（Platyhelminthes）、吸虫纲（Trematoda）、复殖目（Digenea）。该科吸虫寄生于爬行类、鸟类和哺乳动物的肝、胆囊、胆管和胰管。其中有3种吸虫可以造成人和动物的共同感染，为矛形双腔吸虫（*Dicrocoelium lanceolatum*）（同物异名枝双腔吸虫 *D. dendriticum*）、中华双腔吸虫（*D. chinensis*）和胰阔盘吸虫（*Eurytrema pancreaticum*）。

双腔吸虫病

双腔吸虫病（Dicrocoeliasis，Dicroceliosis，Lancet fluke infection）是由双腔属吸虫寄生于绵羊、山羊、牛、骆驼、猪、驴、马、犬、兔、熊、黄鼠等动物的肝胆管和胆囊内引起的一种寄生虫病。人偶尔感染，能引起胆管炎、肝硬变，并导致代谢障碍和营养不良。本病动物感染散发于世界各地，我国西北地区动物感染率较高。人感染主要在欧洲、非洲和亚洲，我国北京和山西曾有过病例报道。

（一）病原

1. 分类地位　双腔吸虫在分类上属双腔科（Dicrocoeliidae）、双腔属（*Dicrocoelium*）。主要虫种有矛形双腔吸虫和中华双腔吸虫。

2. 形态特征　虫体呈矛形，体表无刺。口吸盘位于体亚顶端的腹面，下接小咽。食管短，两肠支盲端伸到近体后端。腹吸盘位于虫体前部1/3处。两睾丸斜列于腹吸盘之后。阴茎囊位于腹吸盘前方，内含弯曲的贮精囊、前列腺和射精管。卵小、呈棕褐色。排泄囊呈管状。

（1）**矛形双腔吸虫**　虫体新鲜时为棕红色，扁平透明，体窄长，矛形，前端略尖，后部稍宽，体表无棘，呈树叶状。虫体大小为（6.67～8.34）mm×（1.62～2.14）mm，腹吸盘略大于口吸盘，位于体前部1/3处。有两个圆形或稍分叶的睾丸，前后或斜列于腹吸盘后方。卵巢近圆形，位于睾丸之后。卵黄腺分布于虫体中部两侧，子宫盘曲于虫体后部。生殖孔开口于腹吸盘前方肠管分叉处。虫卵为不正的卵圆形，大小为（34～44）μm×（21～33）μm，褐色，壳厚，两侧不对称，有卵盖，卵内有毛蚴（图96-1、彩图96-1）。

（2）**中华双腔吸虫**　形态与矛形双腔吸虫相似，但较宽扁，大小为（3.54～8.96）mm×（2.03～3.09）mm。腹吸盘位于体前1/3处，腹吸盘部分呈头锥状，其后两侧肩样突起。睾丸两个，团块状或略有分瓣，左右对称排列于腹吸盘之后。卵巢圆形或卵圆形，位于睾丸之后。虫卵大小为（45～51）μm×（30～31）μm（图96-2）。

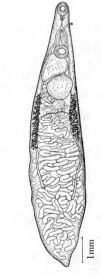

图96-1　矛形双腔吸虫
（仿唐仲璋、唐崇惕）

（二）生活史

双腔吸虫在其生活史中需要两个中间宿主：第一中间宿主为陆地螺类，已知可作为矛形双腔吸虫第一中间宿主的陆地螺有 38 种之多；第二中间宿主为蚂蚁，已知可作为第二中间宿主的蚂蚁有 12 种。成虫寄生于终末宿主的胆管或胆囊内，虫卵随胆汁进入肠道，随粪便排至外界。虫卵被第一中间宿主吞食后，在其肠内孵化出毛蚴，毛蚴移至肝脏变成母胞蚴，母胞蚴内产生子胞蚴，又在子胞蚴内形成尾蚴，尾蚴经大静脉到达肺。在肺内每个尾蚴都形成包囊，之后许多尾蚴丛集成团，在此每数十个或数百个尾蚴集中在一起形成尾蚴群囊，外被黏性物质成为黏性球，从螺的呼吸腔排出，粘在植物或其他物体上。从卵被螺吞食至黏性球离开螺体需要 82～150 天，尾蚴在外界的生活期一般只有几天。当含有尾蚴的黏性球被蚂蚁吞食后，尾蚴在其体内很快形成囊蚴。终宿主采食时吞食了含囊蚴的蚂蚁而感染。囊蚴在终末宿主的肠内脱囊，由十二指肠经总胆管到达胆管或胆囊内寄生。从终末宿主吞食囊蚴至发育为成虫需 72～85 天，整个发育过程需 160～240 天。

（三）流行病学

1. 传染来源和传播途径　牛、羊、猪、马、犬等动物和人是双腔吸虫的终宿主和传染来源，陆栖螺蛳和蚂蚁是其中间宿主。双腔吸虫的终末宿主众多，有记载的哺乳动物达 70 余种，除牛、羊、鹿、骆驼、马、猪、兔等外，许多野生动物如熊、猩猩等均可感染。人偶尔可被感染。可作为双腔吸虫中间宿主的陆地螺蛳和蚂蚁种类很多。本病的主要传染源为牛、羊等反刍动物，放牧时粪便中的虫卵污染牧场，牛、羊吃草时食入带虫的蚂蚁而感染。人体感染主要是由于误食蚂蚁所致，尤其是带饭野外作业时；也见于因生吃带有包囊的蔬菜等而感染。

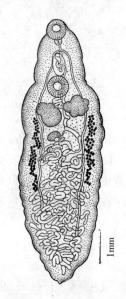

图 96 - 2　中华双腔吸虫
（仿唐仲璋、唐崇惕等）

2. 宿主与寄生部位　牛、羊、猪、马、犬等多种动物和人都是其终宿主。寄生于肝胆管中。

3. 分布与流行　本病的分布几乎遍及世界各地，多呈地方性流行。在一些国家家畜双腔吸虫感染率多在 40%～80%；双腔吸虫在我国的分布也很广泛，其流行与陆地螺蛳和蚂蚁的广泛存在有关。

在我国温暖潮湿的南方地区，陆地螺和蚂蚁可全年活动，因此，动物几乎全年都可能被感染；而在寒冷干燥的北方地区，中间宿主要冬眠，动物的感染具有春秋两季特点，但动物发病多在冬春季节。随动物年龄的增加，其感染率和感染强度也逐渐增加，感染的虫体数可达数千条甚至上万条，这说明动物获得性免疫力较差。

虫卵对外界环境条件的抵抗力很强，在土壤和粪便中存活数月仍具感染性；在 18～20℃时，干燥 1 周仍能存活。对低温的抵抗力更强，虫卵和在第一、二中间宿主体内的各期幼虫均可越冬，且不丧失感染性。虫卵能耐受－50℃的低温；虫卵亦能耐受高温，50℃时 24h 仍有活力。

人感染也见于世界各地。1988 年以来，沙特阿拉伯、捷克、斯洛伐克、西班牙、肯尼亚、尼日利亚、索马里、俄罗斯和美国等均报道过本病。据报道在尼日利亚有 0.4% 的人粪便中检查出双腔吸虫虫卵，在沙特阿拉伯的一个医院 3 年内发现有 208 个病人的粪便中有双腔吸虫虫卵。

（四）对动物与人的致病性

1. 对动物的致病性　多数动物感染双腔吸虫后症状轻微或不表现症状。严重感染时，尤其在早春，会表现出严重的症状。一般表现为慢性消耗性疾病的临床特征，如精神沉郁、食欲不振、渐进性消瘦、可视黏膜黄染、贫血、颌下水肿、腹泻、行动迟缓、喜卧等，后期出现黄疸、水肿，严重的病例可导致衰竭死亡。

2. 对人的致病性　人严重感染时出现便秘或腹泻、胃肠气胀、消化不良、腹痛、呕吐及肝肿大等。但轻度感染时，一般不表现任何症状，仅粪检为阳性。

（五）诊断

在流行病学调查的基础上，结合临床症状和粪便检查发现虫卵可作出诊断；死后剖检，可在胆管中发现大量虫体可确诊。据报道，使用相对密度为 1.44 的碘化银和碘化钾溶液检查虫卵，检出率为 91.2%±9.4%，而用相对密度为 1.3～1.45 的硫酸锌和相对密度为 1.45 的碳酸钾溶液，检出率分别为 9.0%±7.1%、26.7%±24.9% 和 13.0%±11.6%；沉淀法的检出率为 41.2%±5%。临床上要注意区别由于食入有虫体的肝而造成的假阳性，可让患者停食肝后隔 1 周后再重复检查一次来确诊。另外，在普通显微镜下双腔吸虫虫卵不易与胰阔盘吸虫虫卵区别。Jithendran 等 1996 年报道过本病的免疫电泳法、凝集反应法和琼脂凝胶沉淀法，检出率分别为 69.8%、50.0% 和 23.8%。

（六）防制措施

1. 预防

（1）采取定期普查普治病人和患病动物，消灭传染源。最好在每年的秋末和冬季进行，对所有在同一牧地上放牧的牛、羊同时驱虫，以防虫卵污染草场，坚持数年，可达到净化草场的目的。

（2）结合改良牧地，除去杂草、灌木丛等，以消灭其中间宿主陆地螺，也可用人工捕捉或在草地养鸡灭螺。据报道，在 4hm² 的草地上放养 300 只鸡，5min 内 89.2% 的螺被吃掉，20 天后 97.5% 的螺被吃掉。也有用化学法灭螺、灭蚁的记载。

（3）对人、畜粪便要进行无害化处理，未经处理的不要施入菜田等地。

（4）加强宣传教育，使人们自觉地不吃生菜、半生菜。

（5）加强饮食卫生，在牧区和常与动物接触的人员及儿童，要注意饭前洗手。

2. 治疗

（1）海涛林（Hetolinum，三氯苯丙酰嗪），羊按每千克体重 40～50mg、牛按每千克体重 30～40mg，配成 2% 的混悬液，经口灌服有特效。

（2）丙硫咪唑（Albendazole），可用于驱动物线虫、绦虫、肝片吸虫等，但驱除双腔吸虫剂量要加大。羊每千克体重 30～40mg、牛每千克体重 10～15mg，一次口服，疗效好；或用其油剂腹腔注射，疗效可达 96%～100%。该药对多种绦虫及绦虫蚴亦有效。

（3）六氯对二甲苯（Hexachloroparaxylene，Hetol，血防 846），该药的用量较大，牛和羊的剂量为每千克体重 200～300mg，一次口服，驱虫率达 90% 以上；连用 2 次，驱虫率可达 100%。

（4）吡喹酮（Praziquantel），羊每千克体重 60～70mg、牛每千克体重 35～45mg，一次口服。

（七）公共卫生影响

该病主要危害动物，人偶尔可被感染，我国北京和山西曾有过病例报道，有一定的公共卫生意义，但对公共卫生的影响不大。

（陈汉忠）

第二节　阔盘属吸虫所致疾病

胰 阔 盘 吸 虫 病

胰阔盘吸虫病（Eurytremiosis）是由胰阔盘吸虫寄生于猪、绵羊、黄牛、水牛、骆驼、山羊、猕猴及人的胰管中引起的人与动物共患吸虫病。很少寄生于胆管及十二指肠。本病在我国各地均有报道，以营养障碍、腹泻、消瘦、贫血、水肿为特征，严重感染的动物因衰竭而死亡。我国及日本有人体感染报告。

（一）病原

1. 分类地位　胰阔盘吸虫（*Eurytrema pancreaticum*）在分类上属双腔科（Dicrocoeliidae）、阔盘属（*Eurytrema*）。

2. 形态特征　胰阔盘吸虫较矛形双腔吸虫宽厚得多，边缘不平，呈椭圆形或纺锤形，体长6.46～14.5mm、宽3.18～6.07mm。口吸盘位于体前端，腹吸盘在体中部附近。口吸盘显著大于腹吸盘。两肠支盲端达虫体后端1/6～1/5。睾丸两个，具刻痕，分瓣或边缘不整齐，并列在腹吸盘后半部或后缘两侧。卵巢分3～6瓣，也具刻痕，位于体中横线后方，具受精囊和劳氏管。卵黄腺两束在虫体中部两侧。阴茎囊在腹吸盘前方，生殖孔开口在肠叉后方。子宫充满于腹吸盘后方两肠支内侧的全部空隙，子宫后段上行到腹吸盘上方，在阴茎囊旁开口于生殖孔。排泄囊T形，排泄孔开口于体后端尾突的中央。虫卵较小，椭圆形，咖啡色，具卵盖，与矛形双腔吸虫卵不易区别，内含一个具有锥刺的毛蚴，毛蚴后部有2个圆形的囊泡，大小（41～52）mm×（30～34）mm，寄生于宿主的胰腺中（图96-3）。

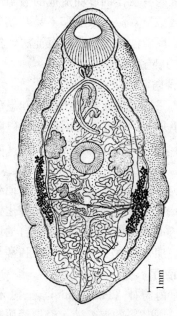

图96-3　胰阔盘吸虫
（引自陈心陶）

（二）生活史

胰阔盘吸虫生活史过程需要两个中间宿主参与。第一中间宿主是陆地蜗牛，第二中间宿主是草螽。成虫寄生于终末宿主的胰管等处，虫卵随粪便排出体外，被陆地螺吞食后，在其肠管中孵出毛蚴，穿过肠壁到围肠结缔组织中发育为母胞蚴、子胞蚴和尾蚴，许多尾蚴位于成熟子胞蚴内。包裹有尾蚴的成熟子胞蚴经呼吸孔排出到外界，子胞蚴黏团被草螽吞食后，在其血腔中发育为囊蚴。牛、羊等终末宿主吞食含有成熟囊蚴的草螽而感染。囊蚴在其十二指肠内脱囊，并顺胰管口进入胰脏。从陆地螺吞食虫卵到发育为成熟的子胞蚴排出螺体，需5～6个月（有报道认为，夏末以后感染的螺，这一时间可延长至1年），从草螽吞食子胞蚴到发育为囊蚴需要23～30天，牛、羊自吞食囊蚴至发育为成虫需要80～100天。胰阔盘吸虫完成整个生活史需要10～16个月。

（三）流行病学

1. 传染来源与传播途径　各种带虫动物不断向外界排出虫卵，成为本病的传染来源。动物和人均是由于食入带有囊蚴的草螽遭受感染。

2. 宿主与寄生部位　猪、绵羊、黄牛、水牛、骆驼、山羊、猕猴等多种哺乳动物都是其终末宿主，人偶感。一般寄生于胰管中，偶尔寄生于胆管及十二指肠。

3. 分布与流行　胰阔盘吸虫病广泛分布于世界各地。流行与其中间宿主陆地螺、草螽等的分布密切相关。从各地报道看，牛、羊等家畜感染囊蚴多在7～10月份，此时，被感染的草螽活动性降低，很容易被终末宿主随草吞入而受感染。牛、羊发病多在冬春季。

（四）对动物与人的致病性

胰阔盘吸虫病的症状取决于虫体寄生的数量和动物的体质。寄生数量少时，不表现临床症状。严重感染的牛、羊，常发生代谢失调和营养障碍，表现为消化不良，精神沉郁，消瘦，贫血，颌下、胸前水肿，腹泻，粪便中带有黏液，生长发育受阻，严重的最终可因恶病质而死亡。

有关人胰阔盘吸虫病的报道较少。

（五）诊断

患胰阔盘吸虫病的家畜，临床上虽有症状，但缺乏特异性。应用水洗沉淀法检查粪便中的虫卵，或剖检时发现大量虫体可以确诊。

（六）防制措施

1. 预防　应根据当地情况采取综合措施。定期驱虫，消灭病原体；消灭中间宿主，切断其生活史；

有条件的地方实行划区轮牧，以净化草场；加强饲养管理，防止牛、羊等家畜感染等。如此坚持数年，能控制本病的发生和流行。

2. 治疗　可用吡喹酮，羊每千克体重 60～70mg、牛每千克体重 35～45mg，一次口服；或按每千克体重 30～50mg，用液体石蜡或植物油配成灭菌油剂，腹腔注射，均有较好的疗效。

（七）公共卫生影响

该病主要危害动物，人偶感，有一定的公共卫生意义，但对公共卫生的影响不大。

（陈汉忠）

◆ **参考文献**

休伯特 W. T.，麦卡洛克 W. T.，旋努伦贝格尔 P. R. 1985 . 人兽共患病［M］. 魏曦，刘瑞三，范明远，主译 . 上海：上海科学技术出版社 .

赵辉元 . 1996 . 畜禽寄生虫与防制学［M］. 长春：吉林科学技术出版社 .

左仰贤 . 1997 . 人兽共患寄生虫学［M］. 北京：科学出版社 .

汪明 . 2003 . 兽医寄生虫学［M］. 北京：中国农业出版社 .

孔繁瑶 . 1981 . 家畜寄生虫学［M］. 北京：农业出版社 .

王长安 . 1987 . 人兽共患传染病［M］. 北京：人民卫生出版社 .

蔡宝祥 . 1991 . 人兽共患病学［M］. 北京：农业出版社 .

Mohamed A R E，Mummery V. 1990. Human dicrocoeliasis：report on 208 cases from Saudi Arabia. Tropical and Geographical Medicine. ，42：1 - 7.

第九十七章　异形科寄生虫所致疾病

第一节　异形属吸虫所致疾病

异形科（Heterophyidae）在分类上属扁形动物门（Platyhelminthes）、吸虫纲（Trematoda）、复殖目（Digenea）。该科虫种很多，分别寄生于犬、猫、猪、鼠、水獭、人、狼、豺、狐、马、灵猫、菊头蝠、鹈鹕、鸥、鸢、鹭、凫、鸭、鸡等各种脊椎动物。该科吸虫为世界性分布，对终末宿主无专性要求，也许所有种类都可侵袭人。螺蛳和鱼类参与其生活史过程。已报道感染人的约 30 种，在这些种类中，主要是异形异形吸虫（*Heterophyes heterophyes*）和横川后殖吸虫（*Metagonimus yokogawai*）。

异 形 吸 虫 病

异形吸虫病（Heterop hydiasis）是由异形属的异形异形吸虫寄生于宿主肠道及组织所引起的人与动物共患寄生虫病。最早的人体异形吸虫感染由 Bilharz（1851）报道，他从一名埃及儿童的小肠中检获了异形吸虫。

（一）病原

1. 分类地位　异形异形吸虫（*Heterophyes heterophyes*），异名有 *Distoma heterophyes*、*Heterophyes aegyptiaca* 和 *Heterophyes nocens*，在分类上属异形科（Heterophyidae）、异形属（*Heterophyes*）。

2. 形态特征　异形异形吸虫虫体呈梨形或舌形，体后部较前部稍宽，体表覆有斜列的鳞棘，体前部尤为明显（图 97 - 1）。虫体微小，其大小在一定程度上取决于寄生的宿主动物，如寄生在猫的虫体往往小于寄生在犬的虫体。大小多为（0.4～4.0）mm×（0.2～0.9）mm。口吸盘小，位于体前端，腹吸盘很大，位于虫体中央处，口、腹吸盘大小比例为 1：2.5。咽为卵圆形或球形。肠支伸至体后端，往往一侧肠支较另一侧稍短。睾丸一般为卵圆形，有时为球形，左睾稍前于右睾，位于虫体后部末端。生殖吸盘为蘑菇状，经常有一部分固定在腹吸盘上，位于腹吸盘的左下方，沿着生殖吸盘的边缘分布梳齿状的小棘 60～90 枚，只在与腹吸盘固定部中断。生殖孔开口于生殖吸盘的顶端。卵巢为球形，位于体中线睾丸之前。受精囊发达，呈曲颈瓶状，位于卵巢之后。梅氏腺分布在受精囊的背部。卵黄腺由两群梨状的滤泡组成，位于体后部两例睾丸与卵巢之间。子宫很长，曲折盘旋向前通至生殖吸盘，位于睾丸与腹吸盘之间，从不越过腹吸盘之前。虫卵从淡黄到深褐色，壁厚，有小盖，排出

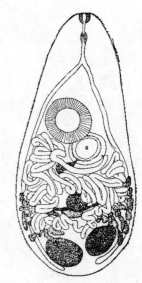

图 97 - 1　异形异形吸虫

（引自周源昌）

时卵内已含有毛蚴，虫卵大小为（0.020～0.030）mm×（0.010～0.017）mm。

（二）生活史

异形吸虫成虫寄生在鸟类与哺乳动物的肠管，虫卵随宿主的粪便排出体外。

发育过程需要两个中间宿主参与，第一中间宿主为多种淡水螺；第二中间宿主为淡水鱼，包括鲤科与非鲤科鱼类，偶然也可在蛙类寄生。成虫寄生于宿主肠黏膜，虫卵随宿主粪便排出，在水中发育形成毛蚴，孵化出来的毛蚴，钻入第一中间宿主黑螺属、核螺属、拟蟹守螺属等的螺蛳体内，在螺体内孵出毛蚴，经胞蚴、母雷蚴、子雷蚴发育阶段，形成尾蚴自螺体逸出。尾蚴侵入鱼、蛙类体内形成囊蚴。人、兽、鸟因食入有活囊蚴的鱼、蛙而被感染。囊蚴在鱼体上通常形成一种"黑斑"，其寄生部位主要为鳞下皮肤，也可寄生于鳍、鳃盖、颌部、口腔和鳃丝上。人和其他终宿主因吞食了未煮熟的含囊蚴的鱼而被感染。

（三）流行病学

1. 传染来源和传播途径　异形吸虫有着广泛的宿主范围，这些是主要的传染来源。研究证明，多种异形吸虫的成虫可寄生于人体和温血动物。人因食入染有本虫囊蚴的淡水或海水鱼类而被感染，新鲜鱼品或其干、腌、烟熏制品内都可长期有囊蚴存活。灰鲻是人体感染的主要来源之一，它是一种廉价的蛋白质，是许多流行区居民的一个普通食物。在日本常将生的鲻鱼进行盐腌后食用，而这种生的腌鲻鱼（在埃及称为"fassikh"）是当地人的主要传染来源。有报告称从一例尸体中查获本虫多达 4 000 个。

在地方性流行区（特别是淡水渔民）随地大便是传播本病的主要方式。

2. 宿主及寄生部位　成虫寄生于犬、猫、猪、狐、鼠类和人的小肠。多种螺蛳和鱼可作为其中间宿主。

3. 分布与流行　异形科吸虫为世界性分布，东南亚和中东较普遍。在埃及、以色列、巴尔干半岛、西班牙、檀香山、俄罗斯、朝鲜、日本、菲律宾、印度和中国北京、吉林、台湾也有本虫报道。

本虫的生活周期短，通常为 6～8 周。囊蚴的抵抗力强，可在盐腌的鱼里存活 7 天。在埃及某些地区儿童的感染率曾经达到 80%。一个人体内虫体最多时有 4 000 个。在埃及的一些地方由于人们有吃盐腌和煮得不充分的鱼的习惯，本病很常见（Sheir, Aboul-Enein, 1970）。在伊朗，人的平均感染率为 8%，而狐、豺、犬的感染率分别为 33.3%、14.2% 和 2.5%。在亚洲，主要的感染地区有中国华南地区和台湾省，以及韩国、菲律宾和印度尼西亚等。印度的阿萨姆邦也有两例人感染的报道。

（四）对动物与人的致病性

成虫寄居于小肠壁黏膜上的绒毛之间，且可钻入黏膜深层，由于机械性刺激和毒素作用，引起局部黏膜充血、出血，重度感染时，可引起小肠黏膜坏死。本病的严重致病作用是虫卵浸润，由于大部分虫卵深埋于组织中，很容易通过肠绒毛的乳糜管和小静脉而进入体循环，随血流到达全身各部，侵入脑、肝脏、脾脏、肺和心脏等组织器官，造成小血管多发性出血、局部栓塞，引起相应器官的损害，从而产生严重的并发症。致命的心脏衰竭往往与异形吸虫病有关，在菲律宾据估计约有 15% 以上的致死性心脏病可能是由异形吸虫性心肌炎所致。其他受累的器官包括肝、肺和脾等。

人感染后，轻微者肠道症状不甚明显，严重者出现食欲不振、恶心、呕吐、腹痛、腹泻、排黏液性血便等症状，嗜酸性粒细胞增加；虫卵沉着于各种组织时，可出现肝脾肿大、脑出血和脑血栓等症状。据推测动物引起的症状应和人的相似，但尚缺乏详细观察。

（五）诊断

检查粪便中的虫卵是主要诊断方法，但因一般感染虫数不多，且虫卵多深埋于组织内，粪便中虫卵不易被检出。即使检到虫卵，异形科与后睾科吸虫虫卵大小、形状极相似，不易区别。可以参考病史、临床表现或通过投服驱虫药后在粪内发现成虫而诊断。

（六）防制措施

1. 预防

（1）动物进行驱虫，加强粪便管理。

（2）注意个人卫生，不吃生鱼、生蛙。由于螺蛳宿主广泛滋生于淡水和淡海水域而难以根除，因此预防本病的最有效方法是不食生鱼。

2. 治疗 可吡喹酮口服治疗。

（七）公共卫生影响

多种异形吸虫都能感染人和多种动物。本病是一种食源性寄生虫病，人因食入染有囊蚴的淡水鱼或海水鱼类而被感染，而且一般贮藏方法（如干、腌、烟熏等）均不能使鱼体内的囊蚴失活。所有感染动物和人粪便中排出的虫卵均是感染来源，人的感染与当地饮食习惯密切相关。本病具有重要公共卫生意义。

（陈汉忠）

第二节 后殖属吸虫所致疾病

横川后殖吸虫病

横川后殖吸虫病（Metagonimiasis yokogawai）是由横川后殖吸虫寄生于人、兽和一些鸟类小肠引起的人与动物共患病寄生虫病。Katsurada 发现该虫种，可能为最常见的人体自然寄生的异形吸虫。人体感染可持续 3 年以上。Nagayoshib 报道从一例患者查获 3 万条以上的成虫。据说日本曾有 70％以上的人感染该虫。在韩国的一次粪便检查虫卵中，发现阳性率分别为男性 12％、女性 10％，人体感染还见于远东地区、前苏联部分地区以及西班牙、以色列等。

（一）病原

1. 分类地位 横川后殖吸虫（*Metagonimus yokogawai*）异名有横川异形吸虫（*H. yokoganai*）、*Losotrema ovatum*、*Metagonimus ovatus* 和 *Loossia romanica*，在分类上属异形科（Heterophyidae）、后殖属（*Metagonimus*）。

2. 形态特征 虫体呈梨形或椭圆形，扁平，前端稍尖，后端钝圆。全身密布鳞片状皮棘，体前部尤为明显（图 97-2、彩图 97-1）。虫体微小，大小（1.10～1.66）mm×（0.58～0.69）mm。口吸盘近圆形，位于体前端，腹吸盘椭圆形，位于体前 1/3 处的中线右侧，口、腹吸盘大小比例为 1：3～1：2。口吸盘底部有口，下接极短的前咽，长 0.01mm。咽具有发达的肌肉，下接较长的食道。肠分支在虫体前 1/4 处，沿体两侧下伸至虫体后端。睾丸 2 个，圆形，前后斜列，位于虫体后部，前睾丸稍偏左，后睾丸稍偏右。在虫体 1/2 处的中央有 横向的袋状阴茎囊。生殖孔开口于腹吸盘的前缘处。卵巢呈球形，位于阴茎囊的后方，受精囊发达，呈椭圆形，位于卵巢的右侧。卵黄腺由褐色的大颗粒组成，位于虫体后 1/3 处的两侧。子宫曲折重叠，位于生殖孔与睾丸和两侧肠支之间，宫内充满着虫卵。虫卵为深褐色，壳薄，有小盖，内含有毛蚴。卵大小为（19.67～23.18）μm×（1l.39～17.59）μm。

（二）生活史

成虫主要寄居于终末宿主的十二指肠和空肠。横川后殖吸虫的生活史需要 2 个中间宿主。在我国，第一中间宿主为黑螺属的淡水螺。第二中间宿主为淡水鱼类，如香鱼（*Plecoglossus altivetis*）和鳊（*Parabramis bramula*）。在第一中间宿主体内发育为胞蚴、母雷蚴和子雷蚴及尾蚴。尾蚴从第一中间宿主体内逸出，游于水中，碰到适宜的第二中间宿主鱼类之后，钻入到鳞片下、鳍和肌肉内发育为球形的囊蚴，囊蚴具有感染性。囊蚴主要寄居在鱼的鳞片上，有时一片鳞片可附着 100 多个囊

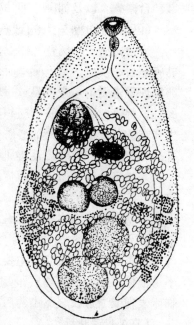

图 97-2 横川氏后殖吸虫
（引自周源昌）

蚴。迄今已经积累了许多有关本种的淡水和淡海水鱼类宿主的研究资料，约有 40 种鱼可作本种的第二中间宿主。

终宿主吞食生的或未煮熟的被感染的鱼类后，幼虫钻入肠黏膜内层，经 5～10 天发育为成虫。

（三）流行病学

1. 传染来源和传播途径　宿主范围广，包括人、犬、猫、猪、小家鼠和几种鸟类。人感染主要是因吃了生的或未煮熟的被感染的鱼类所致。

2. 宿主与寄生部位　人、犬、猫、猪、小家鼠和某些鸟类都是其终末宿主。寄生于十二指肠和空肠中。

3. 分布与流行　在中国分布于北京、黑龙江、吉林、辽宁、上海、浙江、四川、广东、台湾。日本、朝鲜、菲律宾、印度尼西亚、巴基斯坦、俄罗斯、西班牙、罗马尼亚和东印度群岛等地都有本种的记录。

横川后殖吸虫可能是远东地区人最常见的肠道吸虫。横川后殖吸虫病流行于我国部分地区和朝鲜、日本、印度尼西亚、泰国、俄罗斯。

（四）致病性

虫体吸附在肠壁寄生，可造成机械性刺激和毒素作用，引起局部黏膜充血、出血等病变。

本病的主要临床症状有腹痛、腹泻等，症状的严重程度取决于感染强度。

（五）诊断与防制

本病的诊断与防治可参考异形吸虫病。

（六）公共卫生影响

本病是一种食源性寄生虫病，人因食入染有囊蚴的淡水鱼或海水鱼类而被感染。动物宿主广泛，而且所有感染动物和人粪便中排出的虫卵均是感染来源。本病具有重要的公共卫生意义。

（陈汉忠）

第三节　其他属致病吸虫

其他感染人与动物的异形吸虫

1. 杜氏离茎吸虫（*Appophalus donicus*）　异名有 *Rossicotrema donicus* 和 *Cryptocotyle similis*，我国有人感染的报道，带虫的鱼是传染来源，保虫宿主有犬、猫、鼠、狐狸和兔。

2. 迷人离茎吸虫（*Appophalus venustus*）　曾从加拿大魁北克的 1 名病人查获虫卵，证明是人体寄生虫。其他终末宿主尚有大蓝苍鹭、犬、猫、浣熊、阿拉斯加狐和斑海豹。第一中间宿主为淡水螺、多种淡水鱼类如弓鳍鱼、颌针鱼、雅罗鱼、鲤、杜父鱼、白斑狗鱼、鲈、大眼狮鲈、小口黑狼鲈和普通太阳鱼。

3. 阿氏棘带吸虫（*Centrocestus adadai*）　由日本学者 Mishima 吞食 50 个囊进行自身试验感染后，查获了虫卵和成虫而记录为人体寄生虫。其第一中间宿主尚未查明，但若干淡、海水鱼已证明为第二中间宿主。犬、猫和大鼠可被试验感染，但自然终末宿主迄今未查明。

4. 多刺棘带吸虫（*Centrocestus armatus*）　异名为多刺瓶状吸虫（*Stamnosoma armatum*）。在日本、泰国、韩国等地均有感染人的报道。在日本报告将寄生于多种淡水鱼上的囊蚴喂犬、兔、大鼠和白鼠等实验动物，可在它们的小肠中发育。犬、猫和 6 种（分属鹭、凫、鸢和鹭鸶等属）鸟已列为本种的自然终末宿主。其第一中间宿主为放逸短沟蜷，适宜的第二中间宿主约有 20 种鱼类。迄今所知的几例人体感染都属试验感染。

5. 犬棘带吸虫（*Centrocestus caninus*）　Waikagul 等人 1997 年首次报道犬棘带吸虫在泰国感染人。在日本、泰国和韩国等地也有感染人的报道。犬、猫和鼠是贮藏宿主，传染来源是多种鱼和蛙。

6. 尖端棘带吸虫（*Centrocestus cuspidatus*）　埃及和中国台湾省有人感染尖端棘口吸虫的报道，

传染来源是淡水鱼类。

7. 台湾棘带吸虫（*Centrocestus formosanus*）　异名为台湾瓶状吸虫（*Stamnosoma formosanus*）。该种寄生于人、大家鼠、猫、犬及若干种鸟类宿主的小肠中。人与鸡、小鼠、大鼠、猫和犬一样，也可作为试验终末宿主。日本、菲律宾、中国、夏威夷均有该虫种的记录。Kurokawa 从广岛一名农民查获本虫，提供了人体感染的第一个例证。其后，Komiya 和 Suzuki 也报道了本种的人体自然感染。第一中间宿主为水生的短沟蜷或黑螺，多种淡水或淡海水鱼以及蛙和蟾蜍可以感染囊蚴。有报告称人体可能因食入未煮熟的食用鱼、蛙类和蟾蜍而获感染。贮藏宿主有鼠、猫、犬、鸡、鸭等。

8. *Centrocestus kurokawai*　在日本有感染人的报道，传染来源为淡水鱼类。

9. *Cryptocotyle lingua*　丹麦的格陵兰岛有人感染的报道。传染来源为带虫的 *Gobius ruthensparri* 和隆头鱼（*Labrus bergylta*）；保虫宿主有猫、犬和鼠。

10. *Diorchitrema amplicaecale*　异名有 *Stellantchasmus amplicaecale*。我国台湾省有感染人的报道。传染来源是带虫的鲻鱼（*Mugil sp.*），保虫宿主有犬、猫和鼠。

11. *Diorchitrema pseudocirratum*　夏威夷和菲律宾有人感染的报道，保虫宿主为犬和猫。

12. *Haplorchis microrchis*　日本有感染人的报道。

13. *Haplorchis pleurolophocerca*　埃及有人感染的报道。

14. 钩棘单睾吸虫（*Haplorchis pumilio*）　异名为单睾孔虫（*Monorchotrema taihokui*）。寄生于多种鸟类（鸢、鹈鹕、海鸥、麻鹬、鸽、鸭、鸡、白鹳鹬），哺乳动物（猫、犬、大鼠、狐、小鼠、兔、豚鼠、泳鼠）以及人。成虫寄生于小肠。本病流行于印度、中国、埃及、以色列、澳大利亚、菲律宾等。第一中间宿主为黑螺属、核螺属螺蛳，第二中间宿主为 25 种以上的淡水鱼和淡海水鱼。人体传染来源于食入未煮熟的鱼。Africa 和 Garcia 于马尼拉首先报告从尸体解剖中查获本虫。

15. *Haplorchis svanissimus*　菲律宾有感染人的报道。

16. 扇形单睾吸虫（*Haplorchis taichui*）　异名为扇形单睾孔虫（*Monorchotrema taichui*）。其地理分布和钩单睾吸虫十分相似。孟加拉国、泰国、菲律宾、老挝和中国均有人感染的报道。黑螺属、粒蜷属螺蛳为第一中间宿主；其囊蚴寄生于多种鱼类；成虫寄生于哺乳动物和鸟类的小肠。菲律宾发生人体自然感染中包括心脏异形吸虫病，此系该虫种虫卵侵入心脏而导致心瓣膜增生。传染来源为带虫的淡水鱼，保虫宿主有犬、猫。

17. *Haplorchis vanissinmus*　由 Africa 从一例菲律宾人尸体的小肠刮取物中检获本种成虫并进行了描述，Pearson 提供了本种形态学的补充材料。在澳大利亚自然感染宿主有鸬鹚、哨鹰等鸟类。

18. 横川氏单睾吸虫（*Haplorchis yokogawai*）　异名为横川氏单睾孔虫（*Monorchotrema yokoawai*）。首先由 Katsuta 在中国台湾省报告，其后 Pearson 又对其重新加以描述。为菲律宾最常见的异形吸虫，与心脏损害的关系十分密切。在夏威夷，第一中间宿主为纽氏狭长黑螺，第二中间宿主包括 12 种以上的淡水鱼和淡海水鱼类。本种在夏威夷已被视为严重危及人体的寄生虫。印度尼西亚也已有若干例人体感染的报告。成虫寄生在终末宿主的小肠下段。终末宿主包括某些鸟类、哺乳动物（猫、犬、水鼠）和人等。泰国、中国、印度尼西亚、埃及、澳大利亚、以色列和爪哇也有该虫种寄生的报道。

19. 短盲肠异形吸虫（*Heterophyes brevicaeca*）　为菲律宾的人体寄生虫，在尸体解剖时于心肌中曾查获其虫卵，但生活史迄今尚不清楚。

20. 连结异形吸虫（*Heterophyes continus*）　寄生于猫和犬，日本和朝鲜报道也寄生于人。有角拟蟹守螺为其第一中间宿主，几种淡海水鱼类鲻、大鲻、真鲈等为第二中间宿主。

21. *Heterophyes dispar*　最早从埃及的犬和猫体内发现，韩国和泰国有人感染的报道，其他一些食肉动物如狐狸、狼在北美等地也有感染的报道。第二中间宿主为鱼类。

22. 桂田异形吸虫（*Heterophyes katzuradai*）　首先在日本由 Ozaki 和 Asada 加以描述，并由 Asada 补充了新资料。生活史尚未全部明了，已知其第二中间宿主为各种淡水和淡海水鱼类。日本有感染人的报道，其终宿主为犬。

23. *Heterophyopsis continua* 异名可能是 *Heterophyopsis expectans*。菲律宾、韩国、日本和中国有人感染的报道。传染来源是鲻鱼、银鸥（*Larus argentatus*）和鲤鱼。保虫宿主为鼠。

24. 桂田氏后殖吸虫（*Metagonimus katsuradai*） 1935 年首先由 Izumi 所报道。是从日本的淡水鱼类收集本种囊蚴，感染大鼠、小鼠、家兔、犬和猫，并查获到成虫，还证明人吞入活囊蚴后，也是其适宜的终末宿主。犬是迄今所知的唯一自然感染宿主。第一中间宿主为一种螺蛳放逸短沟蜷（*S. libertina*）。约有 12 种淡水和淡海水鱼可寄生囊蚴。食入未煮熟的感染鱼类招致感染。

25. *Metagonimus minutus* 中国台湾省有感染人的报道。传染来源为鲻鱼，保虫宿主为猫。

26. *Metagonimus takahashii* 韩国有人感染的报道，传染来源为鲤鱼，彭泽鲫（*Carassius carassius*）和鲫鱼。

27. 卡氏前角囊吸虫（*Procerovum calderoni*） 异名有卡氏单睾孔吸虫（*Monorchotrema calderoni*）和卡氏单睾吸虫（*Haplorchis calderoni*）。曾发现于 2 例菲律宾人尸体的小肠中，中国和非洲也有人感染的报道。第一中间宿主尚未查明，第二中间宿主包括多种鱼类，自然终末宿主为犬、猫，雏鸡和雏鸭可以作为试验终末宿主。

28. 变异前角囊吸虫（*Procerovus varium*） 最早被报道为犬的寄生虫。人体可感染，日本有感染人的报道。当吞食从各种淡海水鱼体所收集的囊蚴后 11 天，即可查获虫卵。

29. 至善臀形吸虫（*Pygidiopsis summa*） 至善臀形吸虫的人体感染报道见于日本和韩国的海滨村庄居住的人，传染来源为鲻鱼（*Mugil cephalus*）、鲛鱼（*Lizamenada*）和黄鳍刺鰕虎鱼（*Acanthogobius flavimanus*），自然宿主为猫。

30. *Phagicola spp.* 本属是食鱼鸟类和哺乳类动物的寄生虫。人体感染的首例见于巴西，感染的病人有胃肠痛、腹泻、肠胃气胀等症状。被感染的病人往往有吃生鱼的习惯。

31. 镰形星隙吸虫（*Stellantchasmus falcatos*） 异名为镰形两睾孔吸虫（*Diorchitrema falcatvs*）。广泛分布于日本，其囊蚴寄生于鱼，成虫寄生于人体。Takahashi 在日本首先报道从患者粪便中查获本种虫卵。在农村，人群的感染率可达 5%。有报告谓从 1 例日本患者查获成虫达 1 000 多条。菲律宾、巴勒斯坦、夏威夷、中国、埃及、澳大利亚和印度也有人体感染。在夏威夷，犬和猫为自然终末宿主。在埃及，田鼠也是自然终末宿主。若干属鸟类可作为保虫宿主。

在夏威夷，查明该虫的幼虫寄生在狭长黑螺和粒蜷体内；囊蚴寄生在鱼类，特别是鲻鱼的骨骼肌中。当地人体感染可能比以前所知的更为广泛。在地方性流行地区，严重感染的鱼每克骨骼肌所含的囊蚴数可多至 200 条以上。因此生食感染鲻鱼可能是人体感染的原因。

32. 台湾星隙吸虫（*Stellantchasmus formosnus*） Katsuta 以囊蚴作自身感染试验，证实其可以感染人体。按 Pearson 的意见，Africa 和 Garcia 所定名的短盲肠异形吸虫（*Heterophyes brevicaeca*）应是其同种异名。Africa 和 Garcia 是在菲律宾从一例尸体小肠的上、中段查获本种成虫的。在日本有大家鼠自然感染的报告。

33. 伪触毛星隙吸虫（*Stellantchasmus pseudocirrata*） 异名为伪触毛两睾孔吸虫（*Diorchitrema pseudocirrata*）。Africa 和 Garcia 于马尼拉解剖尸体时在小肠中查获本虫，首先报告其为人体寄生虫。最早发现于巴勒斯坦的犬和猫。埃及也有分布。虽然生活史尚未查明，但可以推测生食者含有囊蚴的鲻或罗非鱼的肉是人体感染的原因。另外，双盲端星隙吸虫（*Stellantchasmus amplicaecafis*）也被认为是它的同种异名，中国台湾省有关于前者的报告。

34. 三枝斑皮吸虫（*Stictodora tridactyla*） Martin 和 Kuntz 在埃及首先从试验感染的家鸡小肠中检获并进行描述。其囊蚴寄生于斑条秘鳉（*Aphanius fasciatus*）。自然终末宿主尚未查明，但推测食鱼鸟类和人可能为其终末宿主。

35. *Stictodora fuscatum* 本虫感染人最早报道于韩国，传染来源为带虫的麦穗鱼（*Pseudorasbora parva*）。

（陈汉忠）

◆ **参考文献**

赵辉元 . 1996. 畜禽寄生虫与防制学［M］. 长春：吉林科技出版社 .

李铁拴，韩庆安.2004.人类如何预防人和动物共患病［M］.北京：中国农业科学出版社.

休伯特 W.T.，麦卡洛克 W.F.旋努伦贝格尔 P.R.1985.人兽共患病［M］.魏曦，刘瑞三，范明远，主译.上海：上海科学技术出版社.

左仰贤.1997.人兽共患寄生虫学［M］.北京：科学出版社.

蔡宝祥.1991.人兽共患病学［M］.北京：农业出版社.

陈佩惠.1997.人体寄生虫学［M］.北京：人民卫生出版社.

黎学铭，杨益超，蓝春庚，等.2004.广西发现扇棘单睾吸虫［J］.中国寄生虫学与寄生虫病杂志，22（1）61 - 62.

林金祥，李友松，陈宝建，等.2004.异形吸虫（Heterophyid trematodes）虫卵在肺脏发现［J］.中国人兽共患病杂志，20（5）：444.

Chai J Y，Nam H K，Kook J，et al. 1994. The first discovery of an endemic focus of Heterophyes nocens（Heterophyidae）infection in Korea. Korean J Parasitol，32（3）：157 - 161.

Chai J Y，Kim I M，Seo M，et al. 1997. A new endemic focus of Heterophyes nocens，Pygidiopsis summa，and other intestinal flukes in a coastal area of Muan-gun，Chollanam-do. Korean J Parasitol，35（4）：233 - 238.

Chai J Y，Song T E，Han E T，et al. 1998. Two endemic foci of heterophyids and other intestinal fluke infections in southern and western coastal areas in Korea. Korean J Parasitol，36（3）：155 - 161.

Hong S J，Chung C K，Lee D H，et al. 1996. One human case of natural infection by Heterophyopsis continua and three other species of intestinal trematodes. Korean J Parasitol，34（1）：87 - 89.

Kobayashi J，Vannachone B，Xeutvongsa A，et al. 1996. Prevalence of intestinal parasitic infection among children in two villages in Lao PDR. Southeast Asian J Trop Med Public Health，27（3）：562 - 556.

Mahanta J，Narain K，Srivastava VK. 1995. Heterophyid eggs in human stool samples in Assam：first report for India. J Commun Dis.，27（3）：142 - 145.

Ryang Y S，Lee C Y，Lee K J，et al. 1999. An incidental case of human Heterophyes nocens infection diagnosed by sectional morphology in a biopsy specimen of the small intestine. Korean J Parasitol，37（3）：189 - 194.

Saito S，Chai J Y，Kim K H，et al. 1997. Metagonimus miyatai sp. nov.（Digenea：Heterophyidae），a new intestinal trematode transmitted by freshwater fishes in Japan and Korea. Korean J Parasitol，35（4）：223 - 232.

Tantachamrun T，Kliks M. 1978. Heterophyid infection in human ileum：Report of three cases. Southeast Asian Journal of Tropical Medicine and Public Health，9：228 - 231.

Waikagul J，Wongsaroj T，Radomyos P，et al. 1997. Human infection of Centrocestus caninus in Thailand. Southeast Asian J Trop Med Public Health，28（4）：831 - 835.

第九十八章　前后盘科寄生虫所致疾病

第一节　拟腹盘属吸虫所致疾病

前后盘科（Paramphistomatidae）吸虫在分类上属扁形动物门（Platyhelminthes）、吸虫纲（Trematoda）、复殖目（Digenea）。该科吸虫通常被称为端盘吸虫（Amphistomes），体厚多肉，具有一个发达而显著的腹吸盘，位于虫体后端或靠近后端。大多数种类寄生于食草哺乳动物的瘤胃和小肠中，也有某些种类寄生于冷血脊椎动物和鸟类。有两种可寄生于人体，瓦氏瓦生吸虫（*Watsonius watsoni*）和人拟腹盘吸虫（*Gastrodiscoides hmninis*）。

拟 腹 盘 吸 虫 病

拟腹盘吸虫病（Gastrodiscoidiasis）又称似腹盘吸虫病，是由人拟腹盘吸虫引起的人与动物共患寄生虫病。人拟腹盘吸虫（*Gastrodiscoides hominis*）又名似腹盘吸虫，异名有 *Amphistoma hominis* 和 *Gastrodiscus hominis*，为常见的人体寄生虫。虫体红色，梨形，长 5～14mm，宽 4～6mm。虫卵大小为 $152\mu m \times 68\mu m$，有一小的黄色的卵盖。其形态见图 98-1 和彩图 98-1。

人的腹盘吸虫病（Gastrodiscoidiasis，Amphistomiasis）流行于印度、孟加拉国以及远东地区。Lewis 和 McGonnell 最先报道从 1 名印度人盲肠中查获该虫。Bran 和 Bruyart 则首先报道其寄生于越南的猪。散发的人体感染见之于不同地区，如印度、巴基斯坦、越南、菲律宾、缅甸、泰国、中国、哈萨克斯坦和圭亚那都有人感染的报道。在印度的阿萨姆邦曾经报道人的感染率达到了 41.2%。

虫体寄生在猪和人的盲肠和结肠，也可感染田鼠、恒河猴、食蟹猴、大鼷鹿和猩猩。在印度，螺蛳可作为其中间宿主。宿主吞食了有囊蚴的水生植物、青蛙、蝌蚪和小龙虾而被感染。人体可能因食入含有囊蚴的水生植物而感染。

人拟腹盘吸虫的人体感染一般属偶然寄生，并且往往与猪发病的地区有关。猪源和人源的虫体标本无明显差异。虽然人、畜感染之间的真正关系尚未全部弄清，但人体感染的途径可能为食入了含有囊蚴的某些种类的水生植物或其果实。

成虫在终末宿主体内大量寄生时虫数可多达 900 条以上。感染的传播可因河水的泛滥而扩大，因为其时人与螺蛳中间宿主的接触机会大为增加。

人体感染时，虫体贴附于盲肠和结肠，引起黏液性腹泻。盲肠和升结肠黏膜发生炎症，并伴有黏液性腹泻。猪感染时病变可能严重，但需进一步作症状学和病理学检查。

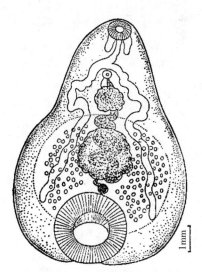

图 98-1　人似腹盘吸虫
（引自陈心陶）

诊断主要通过粪便检查虫卵进行诊断，虫卵大小为 $150\sim170\mu m\times60\sim70\mu m$。虫卵与布氏姜片吸虫虫卵相似，但虫卵比布氏姜片吸虫虫卵稍窄并略带绿色。

猪、田鼠、恒河猴、食蟹猴、大臞鹿和猩猩等多种动物都易感，随动物粪便排出的虫卵又成为人和动物的感染来源。具有一定的公共卫生意义。

（陈汉忠）

第二节　瓦生属吸虫所致疾病

瓦 生 吸 虫 病

瓦生吸虫病（Watsoniasis）是由瓦氏瓦生吸虫（*Watsonius watsoni*）寄生于人和动物肠道引起的人与动物共患寄生虫病。人体感染病例最先由 Watson 发现，并由 Pick 和 Deschiens 加以综述。Watson 从一例死于饥饿和严重腹泻的尼日利亚黑人的十二指肠和空肠中检获本种成虫。自然宿主有猴类及司芬克斯狒狒。虫体寄生于回肠、盲肠、结肠和直肠。在狒狒寄生的成虫数可多达 2 万条。人、兽感染可能是因为吞食到含有囊蚴的蔬菜和植物引起。

迄今，关于本种的生活史尚未查明，据推测感染可能是由于吞食含有囊蚴的植物所致。非洲西部、中非有关于本种的报告。本种也可寄生于亚洲象。成虫寄居于肠腔中营腐生生活，以肠内食物渣滓为食。虫体附着于肠壁上，由机械的和创伤性的作用引起具有特征的病变。诊断方法为检查宿主粪便中的虫卵。

（陈汉忠）

◆ **参考文献**

蔡宝祥.1991.人兽共患病学［M］.北京：农业出版社.

休伯特 W.T.，麦卡洛克 W.F.，旋努伦贝格尔 P.R.1985.人兽共患病［M］.魏曦，刘瑞三，范明远，主译.上海：上海科学技术出版社.

李铁拴，韩庆安.2004.人类如何预防人和动物共患病［M］.北京：中国农业科学技术出版社.

王长安.1987.人兽共患传染病［M］.北京：人民卫生出版社.

赵辉元.1996.畜禽寄生虫与防制学［M］.长春：吉林科学技术出版社.

左仰贤.1997.人兽共患寄生虫学［M］.北京：科学出版社.

第九十九章　棘口科寄生虫所致疾病

棘口科（Echinostomatidae）在分类上属扁形动物门（Platyhelminthes）、吸虫纲（Trematoda）、复殖目（Digenea）。棘口科吸虫种类繁多，全世界已报道的约有 30 个属 600 多种，其中一些种的命名尚有些混乱。宿主主要是鸟类，其次是哺乳类、爬行类，少数见于鱼类，有的可寄生于人类，是肠道的主要寄生吸虫。病原分布于菲律宾、印度尼西亚、日本、印度、泰国、罗马尼亚、马来西亚、前苏联地区及中国。寄生于人体的棘口吸虫主要分布于东南亚地区，已知的有 3 亚科 7 属 22 种，我国已报道的可在人体寄生的棘口吸虫有 10 多种。

本科虫体为中、小型吸虫，平均大小为（5～15）mm×（1～3）mm。虫体呈扁叶形，少数种类分为前后两部，体表有小棘或鳞片。头部具有头冠，冠顶上有 1～2 列中央间断或不间断的头棘，头棘依其位置分为背棘、侧棘和腹角棘。口吸盘亚端位，腹吸盘位于前 1/3 部或体中部，较口吸盘大，消化器官包括口前咽、咽、食道和两条伸至体亚末端的肠支。睾丸 2 个位于体后部，边缘光滑或分瓣，前后排列或斜列。阴茎囊位于肠分支与腹吸盘之间或延伸至腹吸盘后，生殖孔位于肠分支前体中央。卵巢位于睾丸后的体中央或亚中央，多数种类无受精囊，具劳氏管。卵黄腺分布于腹吸盘后的体两侧，少数分布到体前部或卵巢后。子宫长或短，弯曲于卵巢前的两肠支间。排泄囊呈 Y 形，排泄管前行至口吸盘后，复折后行分出排泄管，毛细管至终末焰细胞。

第一节　棘口属等吸虫所致疾病

棘口吸虫病

棘口吸虫病（Echinostomiasis）是由棘口科的多种吸虫寄生于宿主的肠腔或胆管内引起的人与动物共患寄生虫病有的棘口吸虫往往可在多种动物宿主内寄生。人体寄生病例首先由穴泽于 1929 年报道。

（一）病原

1. 分类地位　棘口吸虫在分类上属棘口科（Echinostomatidae）下多个属。

2. 形态特征　各种棘口吸虫都有自己的形态特征。

（1）棘口属（*Echinostoma*）

1）卷棘口吸虫（*E. revolutum*）　为常见种，异名有 *Fasciola revolutum*，*Distoma echinatum* 和 *Echinostoma echinatum*。人感染最早报道于中国台湾省，感染率在 2.8%～6.5%之间。我国云南、广东以及泰国和印度尼西亚都有人感染的报道。本种的宿主还有鸭、鹅和其他禽类。

虫体长叶形，向腹面卷曲，活体呈粉红色。体长 7.60～12.6mm、宽 1.20～1.60mm。头冠发达呈肾形，具有头棘 37 枚。体表有棘，口吸盘位于体前端亚腹面，腹吸盘位于体前部 1/4 处，较口吸盘约大 3.5 倍。两肠支沿体侧伸至虫体亚末端。睾丸 2 个呈长椭圆形，位于体后部，前后排列。贮精囊位于腹吸盘与肠分支之间，呈曲颈瓶状，外包以阴茎囊。阴茎囊椭圆形，横向或纵向于腹吸盘前。卵巢圆形，位于虫体中央稍前方，卵膜外围有梅氏腺。输卵管中部通出一条弯曲细长的劳氏管，后部与卵黄总管相衔接。卵膜后通弯曲的子宫，迂回弯曲上升于卵巢与腹吸盘之间，末端经腹吸盘背侧开口于生殖孔。无受精囊。卵黄腺呈滤泡状，自腹吸盘的后方开始，向后分布至虫体亚末端。子宫甚长，内含有多数虫卵。排泄囊呈管状，位于睾丸的后方，排泄孔开口于体末端（图99-1、彩图99-1）。虫卵为淡黄褐色，椭圆形，大小为（114～126）μm×（64～72）μm，两端稍窄，两侧稍不对称，一端有小盖，另一端卵壳增厚呈结节状。与姜片虫卵相似，须注意鉴别。

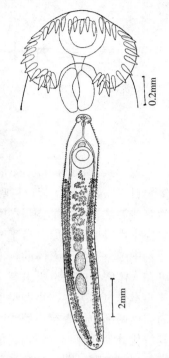

图99-1　卷棘口吸虫
（引自陈新陶）

2）卷棘口吸虫日本变种（宫川棘口吸虫）（E. revolutum var. japonica）　成虫形态与卷棘口吸虫相似，长叶形，两端钝圆，体长（8.6～18.4）mm×（1.2～2.48）mm。头领发达，具有头棘37枚。口腹吸盘比例为1：2.6。睾丸具分瓣，前睾丸边缘分为2～4个浅瓣，后睾丸边缘有3～5浅瓣。卵黄腺分布于腹吸盘至体后端汇合。虫卵大小为（95～104）μm×（58～66）μm。终末宿主为鸟类、哺乳类和人。第一、二中间宿主是小土蜗螺、凸旋螺和尖口圆扁螺等。

3）接睾棘口吸虫（E. paraulum）　虫体大小（5.5～7.5）mm×（1.86～1.92）mm。具有头棘37枚。口腹吸盘比例为1：4。食道长度0.40～0.48mm；睾丸呈工形；卵黄腺分布于子宫中后部体侧，体后端不汇合。虫卵大小（95～104）μm×（58～66）μm。人感染的最早报道是在苏联，我国的云南也有报道。本虫的自然宿主有鸭、鹅、天鹅等。

4）移睾棘口吸虫（E. cinetorchis）　虫体大小（14～78）mm×（2.5～3.92）mm。头棘数目为37枚。口腹吸盘比例为1：2.4。食道长度0.40～0.48mm；睾丸细小、光滑或分瓣；卵黄腺分布于腹吸盘两侧，体后端不汇合。虫卵大小（965～105）μm×（64～68）μm。日本已报告有6例人体感染，均系因食未煮熟的含囊蚴的淤泥螺类而获感染。其第二中间宿主还包括蝌蚪和成蛙。此外，泥鳅偶尔也可作为第二中间宿主。螺蛳也可作为其第一和第二中间宿主。成虫的贮存宿主有家鼠、大鼠和犬。日本、韩国和我国均有人感染的报道。

（2）棘隙属（Echinochasmus）

1）日本棘隙吸虫（E. japonicus）　虫体小，前部狭，后部宽，近梨形。大小（0.66～1.04）mm×（0.19～0.39）mm。头冠发达，具24枚头棘，排成1列，背面中央间断。体表棘自头冠之后开始分布至虫体亚末端。口吸盘位于体前端亚腹面，腹吸盘位于体中横线前缘。口腹吸盘比例约1：2。两肠支伸至虫体亚末端。睾丸类圆形或长椭圆形，位于体后1/3前方，前后相接排列；阴茎囊大，位于肠分支与腹吸盘之间，内有分前后二室葫芦状贮精囊。生殖孔周围质增厚。卵巢圆形或卵圆形，位腹吸盘后的右边，输卵管近端连有受精囊，接着是劳氏管，在通往卵膜的中途，与卵黄总管相连，继之管膨大为卵膜，周围有梅氏腺，管的后段为子宫，末端开口于生殖孔处。卵黄腺从腹吸盘前缘或后缘开始，沿体侧分布至体末端。子宫含1个或几个卵。虫卵形态与姜片虫虫卵相似，平均大小为109.85μm×67.85μm。

1982年，在我国福建省云霄县发现了世界上首例自然感染病例。通过在福建省南部进行调查，至1986年，共发现100多个病例，韩国也有感染人的报道。日本棘隙吸虫的第一中间宿主为纹沼螺，第二中间宿主为淡水鱼类。如草鱼、鲢鱼、青鱼、鲫鱼、鲤鱼、麦穗鱼和青鳉鱼等。保虫宿主有猫、犬、鼠、鸡、鸭等。

2）叶形棘隙吸虫（E. perfoliatus）　又称抱茎棘隙吸虫。虫体长叶形，前端窄小，后端钝圆或稍尖，大小（2.1～4.2）mm×（0.52～0.8）mm。头冠具24枚头棘，排成1列，背面中央间断，体表棘自头冠之后开始分布至后睾丸。口吸盘位体前端。腹吸盘位体前1/5或1/4处。睾丸位体中部或后部，略圆形或椭圆形，边缘不分裂，前后相接排列。阴茎囊呈长椭圆形，位腹吸盘前背侧。卵巢椭圆形，卵黄腺自腹吸盘前缘开始分布到虫体末端，在睾丸后方左右两侧的卵黄腺于虫体中央汇合。子宫短，略弯曲，含少数虫卵，虫卵大小为（96～102）μm×56μm。

Tanabe 证明食入鳃内含有囊蚴寄生的淡水鱼而获感染。我国有人体感染病例的报道。第一中间宿主为纹沼螺，第二中间宿主为鱼类，已知有 20 多种淡水鱼可作为第二中间宿主。蝌蚪及蛙类也可作为第二中间宿主。终末宿主有猫、犬和家禽。

3）藐小棘隙吸虫（*E. liliputanus*）　虫体大小（1.68～1.76）mm×（0.23～0.40）mm。头冠上有棘 24 枚；口腹吸盘大小比例为 1∶2，睾丸类圆形，卵黄腺分布至虫体末端。虫卵大小（86～88）μm×（54～66）μm。

肖祥等（1991）首次在安徽和县发现人体自然感染藐小棘隙吸虫。自然宿主包括犬、猫、狐、獾等。

（3）其他属吸虫

1）曲领棘缘吸虫（*Echinoparyphium recurvatum*）　异名有 *Distomum recuevatum* 和 *Echinoparyphium koidzumii*，属棘缘属（*Echinoparyphium*）。虫体小，长叶形，活体浅黄色，固定后为灰白色。体长 4.10～5.25mm。在腹吸盘处的体部作 80°向左方弯向腹面。腹吸盘处虫体最宽。头冠发达，具有头棘 45 枚。体表棘自头冠之后开始分布，后至腹吸盘与卵巢之间，在颈部处排列密集，以后逐渐稀疏。口吸盘亚端位，呈圆形；腹吸盘位于体前部 1/4 处，类球形，较口吸盘大 3.2 倍。前咽短小，咽椭圆形。两肠支沿体侧伸至虫体亚末端。睾丸位于虫体后半部，呈长椭圆形，边缘完整或有凹陷，前后相接排列。阴茎囊呈长囊状，斜置于腹吸盘与肠分支之间。贮精囊呈曲颈瓶状，阴茎发达常从生殖孔伸出体外，生殖孔位于肠分支后。卵巢位于虫体的中央，呈球形。卵黄腺自腹吸盘后缘开始，沿体两侧分布至虫体亚末端，伸至体中央汇合。子宫短，内含 6～28 个虫卵，虫卵椭圆形淡黄色，大小（94～106）μm×（58～68）μm。

寄生于犬、鸭、鹅、人等多种宿主。中国、日本、菲律宾、马来西亚、印度尼西亚、非洲、美洲、欧洲均有该虫报道。

2）伊族真缘吸虫（*Euparyphium ilocanum*）　异名为伊氏棘口吸虫，属真缘属（*Euparyphium*）。虫体长叶形，两端狭小，体长 2.5～6.5mm。头冠上具有头棘 49～51 枚，左右两角各有腹角棘 5～6 枚，密集排列。体棘的分布从头冠开始直至后睾丸的后缘。口吸盘位于虫体的前端亚腹面，直径为 0.10～0.16mm。腹吸盘约大于口吸盘 3 倍，呈球形，接近于体前端。咽呈椭圆形，食道短，两肠支几乎伸达虫体的末端。睾丸 2 个，其中部的边缘呈深度凹陷，前后排列于虫体的中后部。阴茎囊长而弯曲，位于肠管分支与腹吸盘之间。卵黄腺呈大的腺泡状，分布于虫体的两侧，从腹吸盘与卵巢之间开始至虫体的亚末端，睾丸后方的左右卵黄腺不在虫体中央汇合。子宫长，并有多数弯曲，内含多数虫卵，紧密盘绕于前睾丸至腹吸盘之间。虫卵大小为（83～116）μm×（58～69）μm。

1908 年在菲律宾首先报告一例人体感染伊族真缘吸虫。印度尼西亚、印度和中国都有人的病例报道，成虫除寄生于人外，也寄生于猫、犬、鼠和猴的小肠。人体感染系由吞食含有囊蚴的第二中间宿主所致。

3）似椎低颈吸虫（*Hypoderaeum conoideum*）　异名有 *Cucullanus conoideum*，*Fetucaria anatis*，*Distoma anatis*，*Distoma oxycephalum* 和 *Hypoderaeum sinensis*。属低颈属（*Hypoderaeum*）。虫体肥厚，红黄色，头端圆钝，腹吸盘处虫体最宽，最大体宽 0.8～1.79mm。腹吸盘后虫体逐渐狭小，形如锥状。体长 5.2～11.8mm。头冠半圆形，具有头棘 49 枚，前后两排相互排列，左右腹角棘各 5 枚密集，其余 39 枚整齐排列，前后 2 列，大小相等。体表棘自头冠之后开始分布，后至腹吸盘后缘水平。口吸盘亚端位，腹吸盘发达，接近口吸盘，比口吸盘大约 6 倍。咽椭圆形，食道短，两肠支伸至虫体亚末端。睾丸呈腊肠状，位于体中横线之后，前后排列。阴茎囊发达呈长袋状，横置于肠分支与腹吸盘之间，或斜置于腹吸盘右侧。生殖孔开口于肠分支处。卵巢位于虫体中央，类圆形。卵黄腺自腹吸盘后缘开始，后至虫体亚末端，分布于两体侧，睾丸后方左右卵黄腺不伸至体中央汇合。子宫甚长，含有多数虫卵，虫卵椭圆形，大小为（866～112）μm×（58～80）μm。

似椎低颈吸虫为泰国东北地区人体的常见寄生虫，感染率可达 55%。人们因习惯于生食含有囊蚴的螺蛳而获感染。其自然终末宿主为鸭、鹅和鸡等。

　　4）獾似颈吸虫（*Isthmiophora melis*）　异名有 *Fasciola melis*，*Echinocirrus melis* 和獾真缘吸虫（*Euparyphium melis*），属似颈属（*Isthmiophora*）。虫体呈细长形，新鲜时淡红色，向腹面卷曲。腹吸盘处为虫体最宽部，末端稍钝。口吸盘呈圆形，腹吸盘较发达，并大于口吸盘约 3 倍。位于虫体前 1/4 处，呈圆形或长圆形。头冠具有 2 列头棘，共 27 个，背面排列无间断，两角各有 4 个腹角棘。头棘前端尖锐，后端稍平。体棘从头冠开始于背腹面均有分布，以前部为最密，呈鳞片状，排列整齐，至腹吸盘以后逐渐稀朗。咽椭圆形，下接食管，食管在腹吸盘处分为两支盲肠管。肠管向后伸达虫体的亚末端。睾丸 2 个，边缘光滑或略微分叶，前后紧密排列于虫体中部。阴茎囊呈椭圆形，位于腹吸盘与肠管分支之间的背侧。阴茎上有小棘，新鲜虫体阴茎多伸出阴茎囊之外。卵巢呈圆形或长圆形，位于睾丸之前虫体中线的右侧。受精囊在卵巢的左侧。子宫短，位于腹吸盘及前睾丸之间，其内充满数量不一的虫卵。卵黄腺由滤泡腺体集结而成，位于虫体的受精囊后，直到肠管末端以后，在前睾丸以前只分布在肠管的外侧，在后睾丸以后分布在肠管两侧并向虫体中线汇合而几乎相接。虫卵为卵圆形，黄褐色，卵壳表面光滑，前端具有卵盖，中央有胚胞，在胚胞与卵壳之间充满卵黄细胞，虫卵（121～133）μm×（68～86）μm。

　　寄生于猪、人等多种哺乳动物。中国、罗马尼亚等均有本虫感染的报道。

（二）生活史

　　棘口吸虫成虫寄生于终末宿主的肠道，偶尔也可侵入胆管。以多种淡水螺类，如椎实螺（*Lymnaea*、*Radix*、扁蜷螺（*Gyraulus*）、圆扁螺（*Hippeutis*）和田螺（*Cipangopaludina*）等作为第一中间宿主；第二中间宿主多为淡水鱼类，有的虫种以螺蛳、蝌蚪、两栖动物等作为第二中间宿主。成虫寄生于多种畜、禽、野生动物和人的直肠或盲肠，偶见小肠和胆管。虫卵随宿主的粪便排出体外，经 6～15 天左右卵内发育形成毛蚴，在水中孵化的毛蚴侵入第一中间宿主淡水螺，毛蚴侵入螺体后经胞蚴

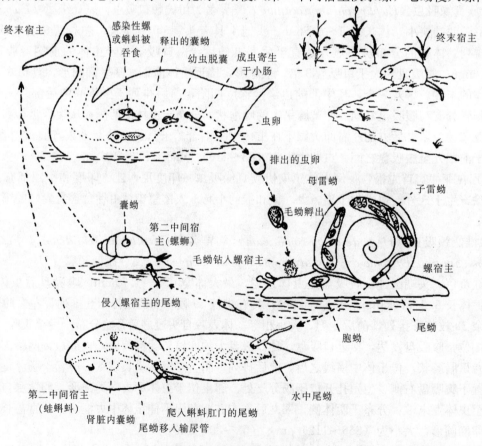

图 99 - 2　卷棘口吸虫生活史

（引自左仰贤，仿 Olsen）

和 2 代雷蚴阶段后发育成尾蚴，尾蚴自螺体逸出，钻入第二中间宿主体内发育为囊蚴。有的棘口吸虫的尾蚴也可在同一螺体内（第一中间宿主）形成囊蚴，甚至在子雷蚴中成囊。有的棘口吸虫尾蚴还可以在原来逸出的螺蛳的体表上或其他植物上结囊。人或动物因吞食了含有活囊蚴的第二中间宿主被感染。囊蚴壁被消化，幼虫脱囊而出，吸附在肠壁上逐渐发育为成虫（图 99 - 2）。

（三）流行特点

1. 传染来源和传播途径　棘口吸虫寄生于常与水环境接触的鸟类、哺乳类和爬行类的肠腔或胆管内，犬、猫和鼠等一般为棘口吸虫的贮藏宿主，这些宿主都是重要的传染来源。哺乳动物和禽类均由于吞食含活囊蚴的螺蛳、双壳贝类、鱼类或蝌蚪而遭受感染。人体感染主要因食用生的或半生的螺蛳、双壳贝类所致。在我国也有用偏方吞食活泥鳅治疗肝炎或食入烹调未熟的泥鳅而感染的病例。

2. 宿主与寄生部位　鸟类、哺乳类、爬行类等多种动物和人都是其终末宿主。寄生于终末宿主的肠腔和胆管中。

3. 分布与流行　动物棘口吸虫病几乎呈世界性分布。人体感染报告主要来自亚洲和西太平洋地区，特别是东南亚地区。中国、日本、菲律宾、印度尼西亚、印度、泰国、马来西亚、苏联、墨西哥、哥伦比亚、埃及和罗马尼亚等都曾有报道，且多数是散发病例。在我国，许多省份都有棘口吸虫感染人的报道，不同地区报道的感染虫种不同。例如，日本棘隙吸虫在福建和广东局部地区有流行；藐小棘隙吸虫在安徽局部地区的人群感染率达 13.71%；圆圃棘口吸虫感染在东北病例报道较多。

（四）对动物与人的致病性

虫体以其发达的头棘固着在肠黏膜上，造成的机械刺激以及虫体产生的毒素作用，可引起肠卡他性炎症和浅表黏膜上皮脱落、充血与炎症细胞浸润。

人体轻度感染常无明显症状，或仅有上腹部不适、肠胃气胀、腹痛、腹泻等一般消化道症状；重症病例有厌食、体重减轻、下肢浮肿、贫血、消瘦、发育不良，甚至合并其他疾病而死亡。

通常幼畜禽感染后有明显的症状，表现为消化不良、食欲减退、下痢、贫血、消瘦、生长发育迟滞，严重者极度衰弱而死亡。

（五）诊断

诊断主要通过检查粪便虫卵，常用的粪便虫卵检查方法如直接涂片法、沉淀法等都可采用，但由于多种棘口吸虫的卵在形态上都很相似，因此不易区分，若能获得成虫则有助于种的鉴定。

（六）防制措施

1. 预防　①加强食品卫生宣传，告诫人们不要生食螺类和贝类，并在禽类感染严重的地区进行驱虫。②改变不良的饮食习惯是重要的预防措施，注意不食生的或未煮熟的淡水鱼、螺蛳。

2. 治疗　治疗可用硫双二氯酚或吡喹酮。

（七）公共卫生影响

棘口吸虫病为食源性寄生虫病，病原种类多。有的棘口吸虫可在多种动物和人体内寄生。动物和人排出的虫卵均为传染来源，对该病的防控应充分考虑动物和人的感染情况，实施综合防控策略。该病具有较为重要的公共卫生意义。

（陈汉忠）

第二节　其他感染动物与人的棘口吸虫

1. 梅氏刺口吸虫（*Artyfechinostomum mehrail*）　异名为 *Paryphostomum sufrartyfex*。印度有关于人体感染的报道。可能系人群食入未经煮熟的含有侵袭性囊蚴的螺蛳致感染。印度扁卷螺兼作本种的第一和第二中间宿主。大鼠为本种适宜的试验终末宿主。人体感染的症状为食欲减退、体重减轻和消化不良。

2. 多棘刺口吸虫（*Artyfechinostomum sufrartyfex*）　其分类地位至今尚有很大的争论。某些学者认为它是马来亚棘口吸虫的同种异名，而有的学者认为该种为缘口吸虫属（*Paryphostomum*）。最早的肠道感染报告是从印度阿萨姆邦一个女孩的小肠中检获本虫。严重感染时虫数可多达数千个。猪为本种常见的终末宿主。近年来，印度学者也将犬、猫和家兔列为终末宿主。虽然它的生活史尚未查明，但推测终末宿主可能系吞食含有本种囊蚴的淡水腹足类贻贝而遭受感染。印度报道本种囊蚴也寄生于蛙属的肾脏。

3. 福建棘隙吸虫（*Echinochasmus fujianensis* sp. nov.） 人体感染首先见于我国福建省南部。主要感染 3～15 岁的人群，平均感染率为 3.2%。犬、猫、猪等是其自然的终末宿主。

4. 九佛棘隙吸虫（*Echinochasmus jiufoensis*） 我国有一例人感染的报道。

5. 埃及棘口吸虫（*Echinostoma aegyptica*） 我国有人感染的报道。

6. 狭睾棘口吸虫（*Echinochasmus angustitestis* sp. nov.） 人体感染最早报道是 1977 年，我国也有人感染的报道。

7. 圆圃棘口吸虫（*Echinostoma hortense*） 中国、日本、朝鲜、印度尼西亚等均有人体感染的报道。犬等动物也可作为终末宿主，中间宿主包括螺蛳和鱼类。

8. 林杜棘口吸虫（*Echinostoma lindoense*） 常见于苏拉威群岛，当地人群感染率超过 50%。马来西亚、印度、印度尼西亚、菲律宾和巴西也有本种分布。人体感染系食入未蒸（煮）熟的贻贝。本病的体征和症状为嗜酸性细胞增多、躯体疼痛、腹泻和脾脏肿大。第一中间宿主为螺类（旋螺、双脐螺）。囊蚴寄生于多种腹足类（旋螺、椎实螺、印度扁卷螺、田螺和双脐螺）、蚬属以及蝌蚪。虫体已完全适应于人体寄生。自然终末宿主有鸭。成虫的试验终末宿主有小鼠、大鼠、鸽、鸭、鸡等。

9. 巨睾棘口吸虫（*Echinostoma macrorchis*） 最早报道于日本。牛蛙、蝌蚪和当地各种螺蛳皆为第二中间宿主，作为中间宿主螺蛳有田螺 *Cipangopaludina malleata*，*C. japonica*，隔扁螺（*Segmentina nitidella*）和淡螺（*Viviparus malleatus*）等。自然终末宿主包括大家鼠和田鹬。

10. 马来亚棘口吸虫（*Echinostoma malayanum*） 异名为马来亚真缘吸虫（*Euparyphium malayanum*）。主要分布在马来西亚、印度、菲律宾和泰国等地。成虫寄生于人、猫、犬、猪和猫鼬。试验终末宿主有仓鼠、大鼠、小鼠、猫和犬。第一中间宿主为螺类，在马来西亚为锈色扁卷螺。尾蚴逸出后，在螺类如球螺、椎实螺、印度扁卷螺、旋螺、蛙类或蝌蚪体内形成囊蚴，终末宿主吞食含囊蚴的螺，在后者小肠内发育为成虫。人体感染甚为罕见，可能属偶然感染。人体感染几无症状，严重者可表现轻度腹泻。

11. 反弯棘口吸虫（*Echinostoma recurvatum*） 异名为 *Echinoparyphium koidzumii*。通常寄生于水禽，在中国台湾省、日本和印度尼西亚偶有报告从人的小肠中检获本种。试验终末宿主有鸽、猫、犬和大鼠。其囊蚴可寄生于世界各地的多种螺蛳如椎实螺、膀胱螺、贻贝以及蝌蚪和蛙类。终末宿主吞食含有囊蚴的中间宿主即可获感染。

12. *Echinostoma trivolvis* 长期以来，在北美一直被认为是 *Echinostoma revolutum*，在这些地区，该种吸虫可感染 26 种禽类和 3 种哺乳类动物。

13. *Episthmium caninum* 在泰国东北地区报道过 3 例人感染的病例。犬是其终末宿主，通过食入淡水鱼而感染。

14. 穆氏刺茎吸虫（*Himasthla muehlensi*） Vogel 最早从 1 名服用泻剂的汉堡病人粪便中查获并作了描述，该患者系侨居南美的德国人，曾在纽约吃了大量的帘蛤（*Venus mercenaria*）。据报道，在俄罗斯某些地区人的感染率高达 60%。从 1974—1986 年，美国总共报道 20 例人感染本虫的病例。犬、狐是其终末宿主。

15. *Hypoderaeum conoideum* 寄生于禽类、哺乳类包括人，是泰国北部禽类常见的一种寄生虫。第一中间宿主为椎实螺科螺类，螺蛳和蝌蚪为第二中间宿主。

（陈汉忠）

◆ **参考文献**

陈宝建，程由注，张榕燕，等.2004. 人体感染埃及棘口吸虫的发现［J］. 中国人兽共患病杂志，20（8）：717-718.

陈心陶.1985. 中国动物志 扁形动物门 吸虫纲 复殖目（一）［M］. 北京：科学出版社.

程由注，林金祥，方彦炎，等.1992. 人体感染狭睾吸虫的发现［J］. 中国人兽共患病杂志，8（3）：7－8.

范树奇，孙明芳.1989. 我国人体首次发现圆圃吸虫病例及虫体形体观察［J］. 哈尔滨医科大学学报，23（3）：161－163.

卢思奇.2003. 医学寄生虫学［M］. 北京：北京大学医学出版社.

肖祥，吕大兵，汪天平，等.1994. 藐小棘隙吸虫病流行病学研究Ⅰ. 终宿主感染情况及分布特征［J］. 中国寄生虫病防治杂志，7（4）：285－287.

赵辉元.1996. 畜禽寄生虫与防制学［M］. 长春：吉林科技出版社.

Carney W P，Sudomo M，Purnomo. 1980. Echinostomiasis：A disease that disappeared. Tropical and Geographical Medicine，32：101－105.

Chai J Y，Lee S H. 1990. Intestinal trematodes of humans in Korea：Metagonimus，heterophyids and echinostomes. The Korean Journal of Parasitology，28：103－122.

Chung P R，Jung Y. 1999. Cipangopaludina chinensis malleata（Gastropoda：Viviparidae）：a new second molluscan intermediate host of a human intestinal fluke Echinostoma cinetorchis（Trematoda：Echinostomatidae）in Korea. J Parasitol，85（5）：963－964.

Cross J H，Basaca，Sevilla V. Intestinal parasitic infections in southeast Asia. Southeast Asian Journal of Tropical Medicine and Public Health，12：262－274.

Lin J X，Chen Y Z，Liang C Z，et al. 1985. Epidemiological investigation and experimental infection of Echinochasmus japonicus. J. Parasitology，Parasitic Diseases，3：89－91.

Maji A K，Bera D K，Manna B，et al. 1993. First record of human infection with Echinostoma malayanum in India. Trans R Soc Trop Med Hyg. ，87（6）：673.

Radomyos P. Bunnag D，Harinasuta T. 1982. Echinostoma ilocanum（Garrison，1908）Odhner，1911，infection in man in Thailand. Southeast Asian Journal of Tropical Medicine and Public Health，13：266－269.

Radomyos P. Charoenlarp P，Radomyos B. 1991. Human Episthmium caninum（Digenea，Echinostomatidae）infection：Report of two more cases. Journal of Tropical Medicine and Parasitology. ，14：48－50.

Waikagul J. 1991. Intestinal fluke infections in Southeast Asia. Southeast Asian J Trop Med Public Health. 22：158－162.

第一〇〇章 其他科寄生虫所致疾病

吸虫种类繁多，除了前述的各科吸虫能够感染人和动物外，还有一些其他科吸虫可以感染人和动物，均具有一定的公共卫生意义，本章作一简要阐述。

第一节 重翼属等吸虫所致疾病

双 穴 吸 虫 病

双穴吸虫病（Diplostomatiosis）是由双穴科的多种吸虫引起的人与动物共患寄生虫病的统称。

双穴科（Diplostomatidae）的吸虫寄生于鸟类和哺乳动物的小肠。该科有三种，马西重翼吸虫（Alaria marcianae）、美洲重翼吸虫（Alaria americana）和 Fibricola seoulensi（报道寄生于人）。

双穴科吸虫的虫体通常分为两部分。前体呈匙形或萼形，有或无假吸盘。黏附器肥厚，呈圆形或椭圆形，其下有密集的腺体。后体通常为圆柱体。虫体有口吸盘和咽，食道短，盲肠终止于体后末端或在其附近处。睾丸前后纵列，位于虫体后部，睾丸没有蜷缩的凹陷。生殖腔通常开口于虫体背面末端。卵巢位于睾丸前，具有劳氏管。卵黄腺呈颗粒状，分布的范围不定，分布在前体部或分布在后体部。排泄系统呈网状结构，分布在虫体边缘部分，并在末端腹面开口。为哺乳动物和鸟类的寄生虫。尾蚴为叉尾蚴，囊蚴寄生于鱼类和两栖类。

（一）病原

1. 美洲重翼吸虫（Alaria americanahall） 成虫寄生于狼、狐、浣熊的小肠，以淡水螺为第一中间宿主，青蛙及蝌蚪为第二中间宿主。

2. 马西重翼吸虫（Alaria marcianae） 终宿主包括人和一些野生动物。

3. Fibricola seoulensis 韩国的家鼠普遍感染本虫。第一中间宿主为螺蛳，第二中间宿主是青蛙、蝌蚪以及一些陆地螺蛳。

（二）生活史

成虫寄生在终宿主的肠道，虫卵随终末宿主粪便排出。大约2周内孵出的毛蚴钻入螺蛳宿主，经胞蚴发育为尾蚴。逸出的尾蚴倒悬挂在水表面，蝌蚪游动产生的水流刺激本虫尾蚴游向蝌蚪，脱掉尾部，侵入蝌蚪体内徘徊。2周内尾蚴在蝌蚪体内转变为中尾蚴。中尾蚴是一种尾蚴与囊蚴之间不结囊的虫期，在蝌蚪发育变态为成蛙的过程中，中尾蚴可从宿主的尾部移动至腿部。大型蛙类、蛇类或非正常终末宿主哺乳类、或人体吞食了感染性蝌蚪或蛙，中尾蚴则被转至上述动物体内，这些宿主被称为转续宿主。

重翼吸虫的正常终末宿主为犬和狐类等，吞食了含感染性幼虫的蝌蚪或成年蛙而被感染，也可由于食入含有活中尾蚴的转续宿主受感染。在正常终末宿主体内，在消化液的作用下，中尾蚴侵入体腔，穿过膈入肺脏。在肺内约经5周后，中尾蚴发育为囊蚴。囊蚴迁移至气管，然后进入肠腔，一个月内发育为成虫。人体因吃食含有活的中尾蚴的动物肉而被感染。

（三）流行病学

1. 传染来源与传播途径 终末宿主犬、狐类动物没有很多机会吃食蝌蚪。然而水蛇吞食感染性蝌蚪或蛙，成为转续宿主。蛇及其他转续宿主组织内可积累有大量的中尾蚴，使终末宿主吃食转续宿主而被感染。人体感染中尾蚴的方式有吃食到蛙体的活中尾蚴、吃食未熟的烤浣熊肉和其他小型野生动物野味等。

2. 分布与流行 亚洲和美洲均有双穴科吸虫分布。人体病例已在加拿大和美国报告。1966 年美国有人从一个打猎回来的人体检出美洲重翼吸虫，病人很有可能是吃了未煮熟的野鹅肉而被感染。后来在加利福尼亚发现两例亚洲人感染该虫的幼虫，这两人都有生食青蛙的习惯。Hong 等（1984）报道在 244 名吃过螺蛳和青蛙的韩国男性中有 15 人检出 *Fibricola seoulensis* 虫卵。

（四）对动物与人的致病性

成虫寄生于哺乳动物小肠，可引起严重的肠炎，有时幼虫可移行到皮下、肝、心、肾、胰、胃、淋巴结、脂肪、脑和脊髓等，严重感染时可导致宿主致死。

人体感染，虫体的中尾蚴可寄生于人体视网膜和晶状体，引起视力障碍；还可寄生于人体肺脏，引起不适、咳嗽、呼吸困难、咯血和严重呼吸衰竭。已有肺部感染的致死性病例报告。

（五）诊断

人体感染依据活组织或手术取出中尾蚴进行鉴定而确诊。

（六）防制措施

1. 预防 不食生的和不熟的蛙肉和其他肉类是最有效的预防方法。

2. 治疗 有用激光治疗寄生于组织内幼虫的报道。

第二节 杯尾属吸虫所致疾病

枭形吸虫感染

枭形吸虫感染（Strigeidae infection）是由枭形科的日本杯尾吸虫寄生于鸟类、哺乳类动物和肠道引起的人与动物类共有的感染症。

枭形科（Strigeidae）吸虫的虫体分前后两部，前体呈杯状或囊状，为附着器官，具有口吸盘、腹吸盘及黏附器，后体呈圆柱形或锥状，具雌雄生殖器官。生殖孔开口于末端或亚末端。阴茎及阴茎囊缺如，卵黄腺发达，子宫短，卵大。成虫寄生于鸟类、哺乳类的肠道。

该科中日本杯尾吸虫（*Cotylurus japonicus*）有感染人的报道。首次人感染报道见于我国湖南省（Chen 等，1985），在一个 13 岁女孩的粪便中发现了枭形吸虫，通过对这种吸虫的虫卵和成虫的研究证实寄生的是日本杯尾吸虫。

第三节 原半口属吸虫所致疾病

杯叶吸虫感染

杯叶吸虫感染（Cyathocotylidae infection）是由杯叶科的某些虫种寄生于爬行类、鸟类和哺乳类动物及人的小肠引起的人与动物共有的感染症。

杯叶科（Cyathocotylidae）吸虫的虫体小，略呈圆形或卵圆形、梨形或纺锤形、块状或舌状。腹面稍弯曲，黏附器甚大，呈圆形、椭圆形或浅碟形。有口吸盘和咽，食道短，肠管抵达后端。腹吸盘比口吸盘小，经常隐藏于黏附器内，有时退化或消失。生殖腺圆形，卵巢在睾丸前方或中间。阴茎及阴茎囊皆大。生殖孔位于末端。卵黄腺滤泡状，分布于体周围或两侧。虫卵大，数量少。

成虫寄生于爬行类、鸟类和哺乳类的小肠。Loss 首先在埃及鸢（*Milvusmigrans*）的小肠中检获本种。文献中记载有一例本科吸虫的人体感染，虫种为前半口吸虫（*Prohemistomum vivax*），因吃食含囊蚴的未熟鱼类被感染。前半口吸虫也常见寄生于埃及的猫和犬。

第一中间宿主包括 *Cleopatra bulimoides* 和啮蚀鸟蟪（*Melanopsis praemorsa*）两种螺类。梭鱼属（*Mugil*）、罗非鱼属（*Tilapia*）和胡子鲇属（*Clarias*）鱼类为本种的第二中间宿主。尾蚴从螺体逸出后，或钻入鱼的皮肤（特别是靠近尾部和鳍下），或被鱼类吞入。已证明食蚊鱼（*Gambusia affinis*）也是一种适宜的实验用鱼类宿主。生食或食入未煮熟的感染鱼可导致人体感染。成虫在终末宿主的小肠内发育，仅生活一个很短时期，产出的虫卵数量很少。诊断方法为检查粪便中虫卵，虫卵大小为（130～150）μm×（90～95）μm。

第四节　短咽属吸虫所致疾病

短 咽 吸 虫 感 染

短咽吸虫感染（Brachylaemidae infection）是由短咽科的某些种寄生于啮齿动物和人引起的人与动物共有的感染症。

短咽科（Brachylaemidae）吸虫的虫体长叶状或舌状，体表平滑或具细棘。口吸盘及咽发达，食道短，两肠支伸达体的末端。睾丸前后排列于虫的后部。阴茎细小，排泄囊呈 Y 形，虫卵小。寄生在鸟类和哺乳类的肠道及鸟类的腔上囊。

该科的 *Brachylaima ruminae* n. sp. 有感染人的报道。*Brachylaima ruminae* 是某些国家啮齿动物的寄生虫。1996 年 Butcher 等首先报道了澳大利亚南部乡村地区一例人感染本虫，病人有胃痛、腹泻症状。此后又从该地区报道了一个 78 岁妇女感染（Butcher, 1998）。感染主要是由于吞食了带有短咽吸虫幼虫的螺蛳。

虫卵通过宿主粪便排出体外，被第一中间宿主陆地螺蛳（*Rumina decollata*）吞食，在其体内发育为尾蚴后从螺蛳体内逸出；尾蚴再钻入第二中间宿主——某些种陆地螺蛳，如 *Helicids species*；终宿主吞食了含囊蚴的螺蛳而被感染。终宿主有家鼠和家禽。

第五节　嗜眼属吸虫所致疾病

嗜 眼 吸 虫 感 染

嗜眼吸虫感染（Philophthalmidae infection）是由嗜眼科的某些虫种寄生于鸟类，偶尔寄生于人引起的人与动物共有的感染病症。

嗜眼科（Philophthalmidae）吸虫的虫体呈长叶形、纺锤形或梨形。腹吸盘前后的体部常缩小。口吸盘位于体前端。腹吸盘发达，位于体前半部或中部。咽大，食道短，两肠支伸至体后端。睾丸位于体亚末端，前后排列、斜列或对称排列。阴茎囊长，伸到腹吸盘后，或短，仅在腹吸盘前，具外贮精囊或缺。生殖孔位于肠分支处。卵巢位于睾丸前的体中央，具劳氏管。卵黄腺不发达，每侧由 6～7 个卵黄泡组成，卵黄腺分布于睾丸前的体两侧。子宫弯曲于卵巢与腹吸盘间的两肠支内。虫卵无卵盖，子宫中的虫卵已发育为毛蚴。排泄系统具有长的侧干，在侧干上具有多数的支盲管。

本科吸虫寄生于海鸟和淡水区域鸟类的眼结膜、眼眶和腔上囊，偶然也寄生于小肠和泄殖腔，但很少寄生于哺乳动物。据报道，本科已知的 20 多个种中，有两种可寄生于人。

1. 泪嗜眼吸虫（*Philophthalmus lacrymosa*）　最早报告是从居住在贝尔格莱德附近的一位病人的眼结膜查获，引起人体结膜炎。本虫也寄生于鸥。人体感染可能是到鸥群活动的河流中洗澡所致。

2. 嗜眼吸虫（*Philophthalmus* spp.）　斯里兰卡报道，从一名患者的眼结膜下查获本虫。该患者曾到鸭和乌鸦聚集活动的河流中洗澡。当摘除了寄生的成虫后，患者的眼部炎症消失。

人体如何获得感染的途径尚不了解，据认为可通过口腔（经鼻泪管）和直接经眼睛（已知在鸟类）两个途径，报道的两例人体感染可能仅为偶然寄生。

第六节　斜睾属吸虫所致疾病

斜睾吸虫感染

斜睾吸虫感染（Plagiorchiidae infection）是由斜睾科的某些虫种寄生鸟类、鼠类等动物，偶尔寄生于人体引起的人与动物共有的感染病症。

斜睾科（Plagiorchiidae）吸虫的虫体小，扁平，脊椎动物门各纲都有寄生，对宿主的专一性很低。本科十分庞大，包括数百个种。已知有 4 种寄生于人体。本科成虫在动物终末宿主的寄生部位为小肠、胆囊、输尿管和泄殖腔。而在人体仅寄生于小肠。寄生于人体的 4 种斜睾吸虫隶属于斜睾吸虫属（*Plagiorchis*）。

成虫长形、梨形或卵圆形；睾丸位于体后 1/3 处，斜列；卵巢于睾丸前，近腹吸盘。尾蚴具口剑。

（一）病原

1. 小鼠斜睾吸虫（*Plagiorchis muris*）　在日本、朝鲜和北美有人体感染。通常寄生于鼠科动物、犬和各种鸟类，也有报告称可寄生于绵羊。McMullen 报道 1 例人体感染试验，受试者虽然在持续 5 周的时间里每天排出虫卵平均多达 2 万个，但未产生症状。

螺蛳可作为第一和第二中间宿主，第二中间宿主还有甲壳类和昆虫，尾蚴在椎实螺、甲壳类和昆虫（如摇蚊）的幼虫体内成囊。人体感染一般是由于吞食感染的中间宿主所致，例如饮用含有钩虾或摇蚊幼虫的水。日本报道有一患者显然是在游泳时吞入含有感染昆虫幼虫的水而被感染。有报告称在一个湖泊中发现有两种椎实螺和昆虫幼虫能感染本种的囊蚴。其他的宿主还有知更鸟、食鲱鸥、夜鹰、斑矶鸫。在日本苍鹭也是自然宿主。实验动物宿主有大鼠、豚鼠、小鼠和鸽。

2. 爪哇斜睾吸虫（*Plagiorchis javensis*）　在印度尼西亚有若干人体感染的报道。生活史未查明。Sandground 从一名爪哇土著居民的体内检获一个本种标本，首先报告本种为人体寄生虫。

3. 菲律宾斜睾吸虫（*Plagiorchis philippensis*）　人体感染最先由 Africa 和 garcia 所报告，他们在马尼拉从一名菲律宾人尸体中查获 5 个虫体，鉴定为 *Plagiorchis* sp.，其后由 Sandground 定名。当地居民有生食鱼、螺蛳和各种昆虫的习惯。在流行区的沼泽地带滋生有大量昆虫蜉蝣，它们常被人们捕食，从而可能成为人体感染的来源。主要的终宿主为鸟类和鼠类。

4. *Plagiorchis harinasutai* n. sp.　本虫人体感染首先报道于泰国。虫体是从后睾吸虫病人体中发现的（Radomyos，1989）。据一次调查，泰国的感染率为 0.7%。

（二）生活史

第一中间宿主为螺蛳，第二中间宿主为螺蛳、甲壳类和昆虫。鼠斜睾吸虫的虫卵随宿主粪便排出，在水中发育需 24 天，被第一中间宿主椎实螺吞食后孵化出毛蚴。经母胞蚴、子胞蚴产生尾蚴。一些尾蚴有早熟现象，在第一中间宿主螺体内的子胞蚴中结囊为囊蚴。其他尾蚴从第一中间宿主逸出，侵入第二中间宿主摇蚊幼虫、淡水虾和某些椎实螺发育为囊蚴。终末宿主吞食含有活囊蚴的第二中间宿主被感染。

（三）流行病学

斜睾吸虫的分布地区很广，人体感染报告见于日本、北美、印度尼西亚、菲律宾以及泰国东北部。人体因吃食生螺蛳而被感染，也可能由于吞入或饮用含摇蚊幼虫的水而被感染。菲律宾某些地区的土著人有吃食昆虫幼虫（蜉蝣）的习惯，被认为也是本虫的传染来源。

（四）对动物与人的致病性

成虫寄生于人和动物的小肠。有的种还寄生于动物的胆囊、输尿管和泄殖腔。

（五）诊断

通过粪检虫卵或驱虫鉴定虫体，虫卵大小（30～35）μm×20μm。

（六）防制措施

有效的预防方法是不饮用生水和改变生吃食物的习惯。

第七节　等睾属吸虫所致疾病

等 睾 吸 虫 感 染

等睾吸虫感染（Isoparorchiidae infection）是由等睾科的某些虫种寄生于鱼类、偶尔寄生于人引起的人与动物共有的感染症。

等睾科（Isoparorchiidae）吸虫体积大，外形卵圆、扁平，寄生在鱼鳔内。已报道有一种感染于人。

鳔等睾吸虫（*Isoparorchis hypselobagri*）是一种大型吸虫。Chandler 首先在印度从一例服用驱虫剂患者的粪便中查获本种。Faust 在中国也报道过人体感染，均系进食未煮熟的鱼而偶然感染。总的说来，人体感染的情况并不严重。地理分布仅局限于印度、中国、越南、日本、印度尼西亚、澳大利亚和俄罗斯等。成虫一般寄生于淡水鲇亚目的鳔中，在日本和中国主要的鱼类宿主为鲶鱼和鳗鲡。一般说来，成虫很少寄生在肌肉组织和体腔中。该种的生活史尚未查明。

第八节　隐孔属吸虫所致疾病

隐 孔 吸 虫 感 染

隐孔吸虫感染（Troglotrematidae infection）是由鲑隐孔吸虫寄生于多种动物、偶尔寄生于人体引起的人与动物共有的感染症。

已经报道隐孔科（Troglotrematidae）的鲑隐孔吸虫感染人，人因吞食了含有囊蚴的鱼（*Salmo* sp.）而被感染。也可感染食肉动物。

（一）病原

1. 分类地位　鲑隐孔吸虫（*Troglotrema salmincola*），异名为 *Nanophyes salmincola*。Skrjabin 和 Podjapolskaja（1931）首先报道了苏联远东地区的居民有本虫感染，可能与吃大马哈鱼有关。临床意义并不大，但其传播病原立克次体（*Neorickettsia helminthoeca*），可造成宿主如犬、狐、山狗等的致死性全身感染，这种新立克次体对人不造成病害。终末宿主为犬、狐、丛林狼、浣熊、鼠、水獭、鼬鼠、巨兰鹭和锯齿鸭等。人体偶尔感染本虫。

2. 形态特征　虫体细小，成虫大小为（0.8～2.5）mm×（0.3～0.5）mm。2个大型睾丸于体后半部并列。卵黄腺成众多的泡状分散在食管以后全身部位。尾蚴短尾，具小剑。虫卵有卵盖，壳较厚，大小为（60～80）μm×（34～50）μm，虫卵的一端有一耳垂状物。

（二）生活史

虫卵随终末宿主粪便排出，经 185～200 天孵化出毛蚴，侵入第一中间宿主螺体（*Oxytzrema silicuula*），已有报道观察到雷蚴期和尾蚴期。尾蚴从螺体间歇性地逸出，数千条尾蚴藏在长的黏液线中，存活时间可达 48h。小型鱼类可被黏缠在黏线中。尾蚴侵入第二中间宿主蛙、鳟、鲤以及太平洋巨蝾螈，主要在其肾脏结囊为囊蚴。寄生可引起鱼类死亡。当终末宿主吃食到含有囊蚴的活鱼或不熟鱼肉时，幼虫在肠内脱囊，6～7 天内发育为成虫。

（三）流行病学

1. 传染来源与传播途径　本病的传播主要是宿主通过吞食生的或未煮熟的带有病原的鱼。

2. 分布　现知本虫分布在美国的太平洋沿岸，有过 10 多人感染的报道。另外在库页岛以及西伯利亚东部的土著居民中也有病例报告。最重要的自然终末宿主可能是浣熊和鼬鼠。

（四）对动物与人的致病性

成虫寄生于终末宿主的肠道，深埋于肠壁。吸虫本身通常无临床意义，但鲑隐孔吸虫成虫和虫卵可携带病原体即蠕虫新立克次体，可造成宿主如犬、狐、山狗等的致死性全身感染，引起这些宿主死亡率很高的鲑毒病（Salmon-poisoning disease）。犬类吞食感染立克次体的囊蚴后 6～10 天，发热，不食，接着眼部排出脓状物，剧烈的呕吐、腹泻，可带血。受感染的犬死亡率高达 50%～90%。恢复的犬体对再感染有免疫力。这种立克次体通常对人不造成危害。

人感染后可出现腹部不适，慢性腹泻，反胃恶心，嗜酸性细胞增加。尚未见关于人体感染表现严重症状的报告。

虫体钻入犬小肠黏膜，产生严重损害，导致严重的肠炎、出血。

（五）诊断

根据病史、症状、粪检虫卵结合驱虫鉴定成虫。

（六）防制措施

最有效的预防措施是不吃食生的和未熟的鱼肉，同时也不要用生的和未熟的鱼喂犬。

第九节　裸茎吸虫感染

裸茎吸虫感染（Gymnophallidae infection）是由裸茎科的某个虫种寄生于牡蛎，偶尔寄生于人引起的感染症。

裸茎科（Gymnophallidae）吸虫中有一种感染人的报道。*Gymnophalloides seoi* 首先从一位韩国妇女中被检出，此后在对朝鲜西南的一个岛屿的村庄居民的一个调查中发现人体感染率为 49%，强度为平均 3 119 个虫体。囊蚴试验感染证明其在长牡蛎（*Crassostrea gigas*）体内发育至成虫。从 24 个海岸地区收集长牡蛎检查，发现其中 10 个地区长牡蛎的囊蚴感染率在 1.7%～100%。

第十节　繁睾吸虫感染

繁睾吸虫感染（Achillurbainiidae infection）是由繁睾吸虫属和变吸虫属的某些种寄生于螺类、蟹类等动物、偶尔寄生于人引起的人与动物共有的感染症。

感染人与动物的繁睾科（Achillurbainiidae）吸虫有两个属。

（1）繁睾吸虫属（*Achillurbainia*）　数目繁多的小睾丸除虫体前端外，其他部分均有分布。新繁睾吸虫（*A. nouveli*）寄生于豹的额窦。曾从中国广东一个 10 岁女孩无疼痛的耳后结中检获成虫。

（2）变吸虫属（*Poikilorchis*）　睾丸形状不规则，分布不超过腹吸盘前。刚果变吸虫（*P. congolensis*）曾从中非、尼日利亚和马来西亚等地人体耳后囊肿中检获。

这两属吸虫的第一中间宿主为螺类，第二中间宿主为淡水蟹。人体感染是通过吃食含有囊蚴的未熟蟹类。

第十一节　弯口吸虫感染

弯口吸虫感染（Clinostomidae infection）是由弯口科的某些虫种寄生于多种动物，偶尔寄生于人引起的人与动物共有的感染症。

弯口科（Clinostomidae）吸虫为大中型吸虫，为食鱼、食蛙的爬行类、鸟类和哺乳类的寄生虫。世界性分布。寄生于上述动物的口腔、咽部和食道。偶然也感染人体。

虫体大，口吸盘被一领状褶围绕。肠支长，无分支。睾丸前后排列，卵巢在其间。

囊蚴寄生于淡水鱼类（特别是鲈鱼）的肌肉、鳃室和体腔中，可存活数年之久。囊蚴被终末宿主吞食后，在胃内脱囊，移行至口腔，并在此发育成熟。

文献上至少记载本科有 4 例吸虫的人体感染。弯口属的扁弯口吸虫（*Clinostomum complanatum*）分布于世界各地，成虫寄生于鹭的口腔。第一、第二中间宿主分别为螺类和鱼类。人体感染见于日本、以色列、黎巴嫩和叙利亚。1938 年日本首先报告从大阪一名青年妇女的咽部查获本虫种，症状为喉刺激、咳嗽和咽喉疼痛。人体因食入含有活囊蚴的鱼类受感染。

第十二节 枝腺吸虫感染

枝腺吸虫感染（Leeithodendriidae infection）是由枝腺科的某些虫种寄生于多种动物和人引起的人与动物共患的感染症。

枝腺科（Leeithodendriidae）虫体型小，卵黄腺呈小簇排列。主要寄生于食虫类动物（特别是蝙蝠）的小肠，也有报告称寄生于两栖类、爬行类、鸟类和其他哺乳类。枝腺科吸虫可经昆虫传播给人。该科已报道 5 种感染人体的寄生虫。

1. 莫氏拟枝腺吸虫（*Paralecithodendrium molenkampi*） 主要寄生于蝙蝠。印度尼西亚、泰国东北部和老挝已有人体感染报告。人体感染是因为吃了生鱼所致，这些鱼吞食感染了囊蚴的蜻蜓幼虫。第一中间宿主是螺蛳（*Bithynia goniomphalus*），第二中间宿主有蜻蜓和豆娘等昆虫，稻田蟹也是其第二中间宿主。保虫宿主有猴、蝙蝠和鼠。

在流行地区虽然发现有感染强度很高的病例，但由于往往与其他吸虫混合感染，因此病人出现的症状很难分清究竟是哪种寄生虫感染引起。1994 年在泰国的一次调查中发现有 19.4％ 的人感染，而 1998 年在泰国北部的另一次调查中，在 16 个省的居民中，共发现 431 人感染。

2. 彭氏显阴茎吸虫（*Phaneropsolus bonnie*） 主要寄生于猴。从印度尼西亚 24 人的尸体剖检中首先发现 15 个人的小肠有本虫寄生。泰国的东北部也有人感染的报道。在 1994 年的一次调查中发现泰国人的感染率为 15％。

3. *Phaneropsolus spinicirrus* n. sp. 1991 年首先报道见于泰国东北部，在一名用驱虫药治疗过的 44 岁的妇女粪便中检出了本虫。

4. *Paralecithodendrium obtusum* 和 *Paralecithodendrium glandulosum* 在泰国有这两种吸虫感染人的报道。

第十三节 微茎吸虫感染

微茎吸虫感染（Microphallidae infection）是由微茎科的某些虫种寄生于多种动物，偶尔寄生于人引起的人身动物共有的感染症。

微茎科（Microphallidae）吸虫为小型虫体，体呈梨形、舌形、圆锥形、近三角形或扁平南瓜形。有的种属体前部具有纵肌纤维。口吸盘在顶端或亚顶端。有前咽、咽与食道。肠支短，多数分二支，少数为单肠，亦有退化的。腹吸盘多数 1 个，少数种类具 2 个，常在体的后半部或体中部。睾丸 2 个，在腹吸盘后两侧，对称或斜列。阴茎囊有或缺。贮精囊在腹吸盘之前。阴茎为肌质结构，单叶或复叶，少数披细棘。生殖窦的结构因属而各不相同，小或大，或有褶袋，或有指状突，或有刺激器，或辅助结构。生殖孔在腹吸盘之间。卵巢在睾丸前、腹吸盘的附近。常具劳氏管。卵黄腺亦因属而不同，有的两簇对称于体的两侧，有的成带状，有的呈马蹄形，形式多变，与睾丸、卵巢或肠支的相对位置不定。子宫圈多数在体后半部，少数延伸到睾丸前。排泄囊呈 V 形。

本科虫体主要寄生于鸟类，少数几种寄生于鱼类和哺乳动物。中间宿主为软体动物、昆虫幼虫、甲壳类，少数为鱼类。成虫寄生于脊椎动物的肠道。我国报道的种类，1985 年已达 18 属 48 种，分布于上海、云南、贵州、广东、广西、台湾、香港等地。本科吸虫的人体感染见于东南亚部分地区，已报道感染人的有 3 种：短颈肉茎吸虫（*Spelotrema brevicaeca*）、短肠微茎吸虫（*Microphallus brevicaeca*）和微小微茎吸虫（*M. minus*）。

1. 短颈肉茎吸虫（*Spelotrema brevicaeca*） 异名为 *Heterophyes brevicaeca*，首先报道了在小虾中发现了本虫的囊蚴，菲律宾人有生吃这种小虾的习惯，因此曾有过几例短颈肉茎吸虫感染人的报道，其虫卵发现于一个死于心脏疾病的病人的心脏、脑、脊髓等病变部位中。

2. 短肠微茎吸虫（*Microphallus brevicaeca*） 该虫见于泰国中部的猫，人体感染首先由 Africa 和 Garcia 从一例菲律宾人尸体的小肠中查获并描述。成虫寄生于人小肠，和异形吸虫一样，本种的虫卵可侵入循环系统而滞留在各种器官中。虫卵可引起心脏、脑和脊髓损害。人体感染系因生食第二中间宿主甲壳类动物，特别是端足类和等足类所致。白额燕鸥也是自然终末宿主。本虫卵小，有卵盖，大小为（15～16）μm×（9.4～10）μm。

3. 微小微茎吸虫（*Microphallus minus*） Ochi 于 1928 年在中国从本虫的第二中间宿主淡水沼虾收集囊蚴作自身感染获得成功。自然终末宿主为犬，野鼠、小鼠、猫和大鼠可作为适宜的试验终末宿主。

（陈汉忠）

◆ **参考文献**

陈佩惠．1997．人体寄生虫学［M］．北京：人民卫生出版社．

休伯特 W.T.，麦卡洛克 W.F.，旋努伦贝格尔 P.R. 1985．人兽共患病［M］．魏曦，刘瑞三，范明远主译．上海：上海科学技术出版社．

左仰贤．1997．人兽共患寄生虫学［M］．北京：科学出版社．

Ahluwalia S S. 1960. Gastrodiscoides hominis (Lewis and McConnell) Leiper 1913 (The amphistome parasite of man and pig). Indian Journal of Medical Research. 48：315 - 325.

Butcher A R, Parasuramar P, Thompson C S, et al. 1998. First report of the isolation of an adult worm of the genus Brachylaima (Digenea：Brachylaimidae), from the gastrointestinal tract of a human . Int J Parasitol, 28 (4)：607 - 610.

Butcher A R, Talbot G A, Norton R E, et al. 1996. Locally acquired Brachylaima sp. (Digenea：Brachylaimidae) intestinal fluke infection in two South Australian infants. Med J Aust, 15：164 (8)：475 - 478.

Chai J Y, Hongvanthong B. 1998. A small-scale survey of intestinal helminthic infections among the residents near Pakse, Laos. Korean J Parasitol，36 (1)：55 - 58.

Eastburn R L, Fritsche T R, Terhune Jr C A. 1987. Human intestinal infection with Nanophvetus salmincola from samonid fishes. American Journal of Tropical Medicine and Hvgiene，36：586 - 591.

Freeman R S, Stuan P F, Cullen J B, et al. 1976. Fatal human infection with mesocercariae of the trematode Alaria Americana. American Journal of Tropical Medicine and Hveiene，5：803 - 807.

Giboda M, Ditrich O, Scholz T, et al. 1991. Current status of food-borne parasitic zoonoses in Laos. Southeast Asian J Trop Med Public Health，22：56 - 61.

Kaewkes S, Elkins D B, Haswell-Elkins M R, et al. 1991. Phaneropsolus spinicirrus n. sp. (Digenea：Lecithodendriidae), a human parasite in Thailand. J Parasitol, 77 (4)：514 - 516.

Kaewkes S. Elkins D B, Pearson J C, et al. 1992. The taxonomy and epidemiology of minute intestinal flukes in northeast Thailand. XIIIth International Congress for Tropical Medicine and Malaria，2：207.

Kobayashi J，Vannachone B，Xeutvongsa A，et al. 1996. Prevalence of intestinal parasitic infection among children in two villages in Lao PDR. Southeast Asian J Trop Med Public Health，27 (3)：562 - 565.

Manning G S，Viyanant V. 1972. Phaneropsolus bonnei Lie Kian Joe, 1951, established as a naturally occurring parasite of humans. J Parasitol，58（4）：652 - 653.

Murty C V，Reddy C R. 1980. A case report of Gastrodiscoides hominis infestation Indian. J Pathol Microbiol，23 （4）：303 - 304.

Radomyos P，Bunnag D，Harinasuta T. 1989. A new intestinal fluke，Plagiorchis harinasutai n. sp. Southeast Asian J Trop Med Public Health，20 （1）：101 - 107.

Seo B S，Lee S H，Hong S T，et al. 1982. Studies on intestinal Trematode in Korea V. A human case infected by Fibricola seoulensis（Trematoda：Diplostomatidae）. The Korean Journal of Parasitology，20：93 - 97.

第一〇一章　带科寄生虫所致疾病

带科（Taeniidae）在分类上属扁形动物门（Platyhelminthes）、绦虫纲（Cestoidea）、多节绦虫亚纲（Cestoda，又名真绦虫亚纲 Eucestoda）、圆叶目（Cyclophyllidea）。不同种带科绦虫大小不同，但在形态上具有一些共同特征，头节上有 4 个吸盘，其上无小棘；顶突不能回缩，上有两行钩（牛带吻绦虫除外）；生殖孔明显，不规则地交替排列；睾丸数目众多；卵巢双叶，子宫为管状，孕节子宫有主干和许多侧分支。幼虫有囊尾蚴、多头蚴或棘球蚴，寄生于食草动物或杂食动物（包括人）；成虫寄生于食肉动物或人。

第一节　带属绦虫所致疾病

一、猪带绦虫病和囊尾蚴病

猪带绦虫病（Taeniasis solium）是一种世界性分布的人与动物共患寄生虫病，是由猪带绦虫寄生于人体小肠引起的肠寄生虫病。其幼虫为猪囊尾蚴（Cysticus cellulose）又名猪囊虫，主要寄生于猪和野猪等中间宿主的肌肉以及一些器官组织内，引起猪囊尾蚴病（Cysticercosis cellulosae）。人也可感染猪囊尾蚴，且危害极为严重。犬、猫、羊、鹿、骆驼、猴子、兔等偶有感染。猪带绦虫和猪囊尾蚴主要在人和猪之间交替感染，不仅严重影响养猪业的发展，给畜牧业造成巨大的经济损失，而且更重要的是对人体健康构成严重威胁。人不仅是猪带绦虫唯一的终末宿主，同时也是其中绦期幼虫适宜的中间宿主，但人体感染猪囊尾蚴，一般不能起到中间宿主的作用而成为死角宿主。人体囊尾蚴病特别是脑型、皮肌脑混合型的患者深受痛苦，甚至危及生命，故更具重要的公共卫生意义。本病除不食用猪肉的民族或有相关宗教信仰的地方不发生或少发生外，世界各地均有发生，特别在中非、南非、拉丁美洲和东南亚诸国仍是一个很重要的公共卫生问题。在我国广泛流行于东北、华北及西南各地。

（一）病原

1. 分类地位　猪带绦虫（*Taenia solium* Linuaeus，1758）又名有钩绦虫、猪肉绦虫、链状带绦虫，在分类上属于带科（Taeniidae）、带属（*Taenia*）。

2. 形态特征

（1）猪带绦虫成虫　带绦虫为大型绦虫，成虫全长 2～5m，最长的有达 8m 的记录，由 800～1 000 个节片组成。头节小，球形，直径约 1mm，头节上有 4 个吸盘和 1 个顶突，顶突上 25～50 个小钩，分内、外两圈交替排列，故又叫有钩绦虫（图 101-1A、彩图 101-1）。颈节窄而短，直径约为头节的一半，长 5～10mm，宽 0.5mm，是生长节片的部分。体节根据生殖器官的发育程度，可分为未成熟节片（幼节）、成熟节片（成节）和孕卵节片（孕节）三个部分（图 101-1B，C）。幼节短而宽，成节近似方形，孕节则长大于宽。成节距头节约 1m，每一成熟节片内含有一组雌雄同体的生殖系统，雌雄生殖器官已发育成熟。睾丸数目 150～300 个，分散于节片的背侧。卵巢除分两叶外，还有一个副叶。子宫位于节片的中央，呈棒状，为一盲管。生殖孔位于节片侧缘的中央，呈不规则地交替排列。孕节长约为宽的 2 倍，其长宽为（10～20）mm×（5～6）mm。节内其他器官均已退化，只剩下发达的子宫，子宫每侧分出 7～12 个侧枝，侧枝还分出数个次生枝，呈树枝状，内充满虫卵。每一孕节含虫卵 3 万～5 万个。孕节逐个或成段地脱落，随宿主粪便排出。虫卵圆形或椭圆形，浅黄色，直径为 31～43μm，其外有一层薄的卵壳（常脱落），余下的是裸露的胚膜及胚层；胚膜较厚具有辐射状条纹，内含六钩蚴（oncospheres）。

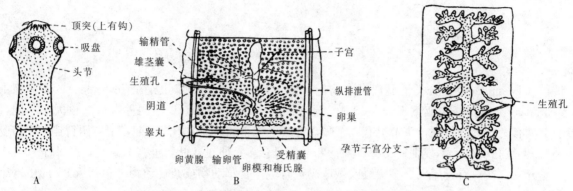

图 101-1 猪带绦虫成虫的头节、成节和孕节的结构模式图

A. 头节 B. 成节 C. 孕节

（引自 Olsen）

（2）猪囊尾蚴 猪囊尾蚴的外观呈椭圆形囊泡状，大小为 （6～10）mm×5mm，囊内充满液体，囊壁是一层薄膜，壁上有一个圆形粟粒大的乳白色小结，其内有一内陷的头节，头节的形态与成虫的一样（彩图 101-2）。

（二）生活史

该虫的生活史早经 Kuohenmeister（1855）通过人工感染，阐明了其幼虫期是猪囊尾蚴。这也是首次把带绦虫与囊尾蚴的关系弄清楚，为其他各科带科绦虫提供了典范。

猪带绦虫只寄生于人的小肠中，其孕节不断地脱落，随着人的粪便排出外界，污染地面或食物。虫卵或孕节被中间宿主，主要是猪（由于猪有食粪的习惯）吞食后进入消化道，经消化液的作用而破裂，六钩蚴逸出，借助小钩的作用钻入肠黏膜的血管或淋巴管内，随血流带到猪体的不同组织和器官中。到达横纹肌后停留下来开始发育，先体积增大，后逐渐形成一个充满液体的囊泡体，20 天后囊上出现凹陷，两个月后，在该处形成头节，长出明显的吸盘和有钩的顶突。这时的囊尾蚴已成熟，对人具有感染力。其生活史见图 101-2。

猪囊尾蚴主要寄生于横纹肌内，如在咬肌、舌肌、膈肌、肋间肌以及颈、肩、腹部等处肌肉与心肌。严重感染时在其他器官中亦可发现，如在肝、肺、肾、脑及脂肪等处。有囊尾蚴寄生的猪肉称为"米猪肉"或"豆猪肉"。猪囊尾蚴在猪体内可活数年，后钙化而死亡。

猪囊尾蚴还可在野猪、猫、犬、牛、骆驼等动物体内寄生。人亦可感染猪囊尾蚴。人感染猪囊尾蚴的途径和方式有二：①猪带绦虫的虫卵污染人的手、蔬菜和食物，被误食后而受感染；②猪带绦虫的患者自身感染（内源性感染）。由于某些原因，使患者发生肠逆蠕动时，脱落的孕节随肠内容物一起逆入胃内，卵壳被胃液溶解后，六钩蚴逸出，钻入肠黏膜，经血液循环到达人体的各组织器官中发育成囊尾蚴，常见的寄生部位是脑、眼、心肌及皮下组织等。

人是猪带绦虫的唯一终末宿主，人吃到生的或半生的含猪囊尾蚴的猪肉而受感染。猪囊尾蚴在胃液和胆汁的作用下，于小肠内翻出头节，用其吸盘和小钩固着于肠黏膜上，从颈节不断地长出体节。感染后 2～3 个月发育成猪带绦虫，在人的小肠内可存活数年、数十年，有人认为可活 25 年以上。一般只寄生一条，有时也有数条的。

（三）流行病学

1. 传染来源与传播途径 猪囊尾蚴的唯一传染来源是猪带绦虫的患者，他们每天不断地向外界排

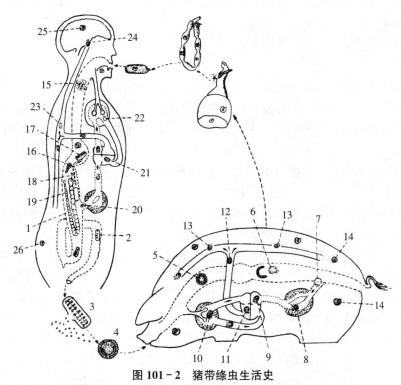

图 101-2 猪带绦虫生活史

1. 人肠内的绦虫成虫 2. 自链体脱落的孕节 3. 孕节破裂释出虫卵 4. 虫卵 5. 被吞入消化道的虫卵 6. 六钩蚴逸出
7. 六钩蚴钻进肠壁 8. 通过肝脏 9. 六钩蚴入右心 10. 入肺 11. 进入左心 12. 入体循环 13. 至骨骼肌生长发育
14. 发育为成熟的囊尾蚴 15. 吃进了肌肉中的囊尾蚴 16. 囊尾蚴脱离肌肉,翻出头节,吸附于小肠上,逐渐发育为成虫
17. 由于肠道逆蠕动,使孕节进入胃中,虫卵释出 18. 虫卵在肠中孵化 19. 肠道中的六钩蚴 20. 六钩蚴入肝门脉 21. 入右心
22. 至肺 23. 进入体循环 24. 离血管
(引自 Olsen)

出孕节和虫卵,而且可持续数年甚至 20 余年,可造成环境的严重污染。

人感染囊尾蚴通过两个途径:①食入了猪带绦虫的虫卵和孕节,主要是因为猪带绦虫的虫卵污染人的手、蔬菜和食物,被误食后而受感染;②猪带绦虫患者的内源性感染。

人感染猪带绦虫主要与饮食卫生习惯和烹调肉品的方法有关。生食猪肉、烹调时间过短,蒸煮时间不够易引起人的感染与发病。此外,肉检制度不严或未建立肉检制度也是造成本病流行的一个重要因素。

2. 易感动物与寄生部位 人是猪带绦虫的唯一终末宿主,寄生于人的小肠。

囊尾蚴主要感染猪和人、野猪、猫、犬、牛、骆驼等动物也可感染囊尾蚴,也就是说,猪、野猪、犬、猫等多种动物和人都可以作为中间宿主。

3. 分布与流行 猪囊尾蚴病主要是猪与人之间循环感染的一种人与动物共患病。猪囊尾蚴病呈全球性分布,其流行与当地居民的科学文化水平、卫生知识及社会经济、生活水平等密切相关。故本病在发达国家已很少流行,而较多见于发展中国家,特别是科学文化落后而贫困的地区,如亚、非、拉的一些国家和地区。在我国有 26 个省、自治区、直辖市曾有报道,除东北、华北和西北地区及云南与广西部分地区常发外,其余省、自治区均为散发,长江以南地区较少,东北地区感染率较高。本病的发生和流行与人的粪便管理和猪的饲养管理方式密切相关。在有些地区,养猪采用放牧式饲养,人无厕所;还有的地方采取连茅圈,猪接触人粪便机会增多,因而造成本病流行。

据估算,在 1947 年全世界约有 250 万人感染猪带绦虫,到 1973 年全世界约有 300 万人受到感染。

(四) 对动物与人的致病性

1. 对动物的致病性——猪囊尾蚴病 对猪的危害一般不明显,主要是妨碍猪的发育和生长,特别影响幼龄猪的生长。重度感染时，可导致营养不良，贫血，水肿，衰竭。胸廓深陷入肩胛之间，前肢僵硬，发音嘶哑和呼吸困难。大量寄生于猪脑时可引起严重的神经扰乱，特别是鼻部的触痛，强制运动，癫痫，视觉扰乱和急性脑炎，有时突然死亡。

2. 对人的致病性

（1）人猪带绦虫病　猪带绦虫寄生于人的小肠时，由于绦虫的机械作用如吸盘、吻钩刺激损伤肠黏膜而发生炎症，并可引起病原微生物的侵入而导致并发症；绦虫是大型虫体，可因其绕成团，导致肠腔阻塞，压迫肠壁，而影响肠壁局部循环；虫体吸取宿主肠内大量营养物质的同时，排泄有毒的代谢产物和分泌物，可以引起患者消化和神经方面的症状，如食欲亢进或不振，正常量食物被消化后有饥饿感，腹部不适，有隐痛，腹部肿胀，大便时干时稀，有时恶心呕吐等。有许多患者表现衰弱无力，胃酸减少。神经方面的症状有头痛、神经过敏，注意力不集中，劳动能力减退，失眠、头晕等。长期寄生绦虫的患者一般呈现体弱和轻度慢性贫血等。在感染绦虫开始发育生长至成熟，随粪排出节片的初期，可见嗜酸性粒细胞增多。儿童患者则发育迟缓。

（2）人囊尾蚴病　囊尾蚴可寄生于人体的肌肉和各组织器官，如脑脊髓、眼、骨骼肌、心肌、肺、肠系膜、胸腺和皮下组织等引起相应的囊尾蚴病，其危害情况常因囊尾蚴感染的数量与寄生部位而异，从无明显症状至引起猝死不等。寄生于脑时，可引起癫痫发作，间或有头痛，眩晕，恶心，呕吐，记忆力减退和消失，严重的可致死。国内外资料表明，癫痫发作是脑囊虫患者的突出症状，占脑囊虫的60％以上。寄生于眼内可导致视力减弱，甚至失明；寄生于肌肉皮下组织中，使局部肌肉酸痛无力。

（五）诊断

1. 人的诊断

（1）人猪带绦虫病的诊断　猪带绦虫患者一般经数天随粪便排出绦虫节片，可让患者自己留心观察排便中有无乳白色大米饭粒大的，或面条状能蠕动物（绦虫节片），可用小木棒把它挑出放入盛有酒精（或白酒）的小瓶内，送交医务人员检查，可获确诊。应指出的是挑出绦虫节片装入瓶内的过程中，务必注意不要污染手指，并将用过的小木棒和粪便深埋，以防污染环境。处理完毕用肥皂水把手洗干净。粪便中查到虫卵或节片时，可确诊绦虫。绦虫卵呈棕黄色有放射状条纹，内含有3对小钩的六钩蚴为其特征。

（2）人囊尾蚴病的诊断　人体囊尾蚴病在检测之前，应了解患者有无猪带绦虫病史，这对病的诊断很有帮助。如果正感染绦虫病，可立即进行驱虫，既有利于诊断又可防止病原的扩散与囊尾蚴的自体感染。

寄生于皮下的囊尾蚴往往可见患部皮肤隆起，呈圆形或椭圆形黄豆大的结节，大小相似，手指触摸感觉有弹性并能滑动，无粘连、无压痛，可疑为囊结，于术取出结节作活检，经眼观、解剖镜观察，见到囊尾蚴的形态特征，即可确诊。

寄生于深层肌肉、内脏以及脑内的囊尾蚴，除根据患者的临床症状外，可以应用免疫学检测方法与CT检查。

免疫学检测技术如皮内试验、间接血凝试验、乳胶凝集试验、补体结合试验、间接荧光抗体试验、酶联免疫吸附试验等均可获得良好结果，但在应用这些试验时特别要注意交叉反应。因此，如何纯化抗原、提出特异性高而无交叉反应，敏感性强，微量的检测技术，操作简便易行，适于基层实际应用者为最佳。在目前情况下亦可选用其中两种方法配合应用，可以提高其诊断价值。

2. 猪囊尾蚴病的诊断　猪囊尾蚴病的生前诊断比较困难。严重感染的猪，体型可能改变，肩胛肌肉表现严重水肿，增宽，后臀部肌肉隆起，外观呈哑铃状或狮子形。走路前肢僵硬，后肢不灵活，左右摇摆。发音嘶哑，呼吸困难，睡觉发鼾。触摸舌根或舌的腹面常可发现囊尾蚴引起的疙瘩。

近年来发展起来的血清学免疫诊断法，如酶联免疫吸附试验（ELISA）和间接血凝试验（IHA），随着抗原的纯化和技术的改进，检出率可达90％以上，但仍难排除与细颈囊尾蚴和棘球蚴的交叉反应。

尸体剖检，在多发部位发现猪囊尾蚴便可确诊。现行的肉眼肉检法检出率约有50％～60％，轻度感染的仍有漏检。

（六）防制措施

1. 预防

（1）加强肉品卫生检验 应大力推广定点屠宰，集中检疫，凡未经兽医人员检验的猪肉一律不准投放市场，严禁有囊尾蚴的猪肉进入市场。不仅城镇要加强肉检工作，而且在广大农村，特别在年节期间农民自家屠宰的猪也应经过肉检方可食用。检出的阳性猪肉应严格按照国家规定进行无害化处理，严防流入消费者手中。

（2）查治病人 猪带绦虫病人是猪囊尾蚴感染的唯一来源，驱虫治疗是切断传染来源的极其重要的措施。

（3）加强人粪便管理和改善猪的饲养管理方式 做到人有厕所，不随地大便；养猪实行圈养，不让猪散放，防止接触人粪。厕所与猪圈应分设。

（4）注意个人卫生 不吃生的或半生的猪肉，以防感染猪带绦虫。

（5）加强宣传教育 提高人民对猪囊尾蚴危害性和传播途径与方式的认识，自觉起来与猪囊尾蚴作斗争。

（6）免疫预防 猪囊尾蚴病的免疫预防，研制虫苗尚处在实验室研究阶段，尚无市售虫苗供应。

2. 治疗

（1）人猪带绦虫病的治疗

①南瓜子和槟榔合剂：南瓜子 50g，槟榔片 100g，硫酸镁 30g。南瓜子炒后去皮磨碎，槟榔片作成煎剂，早晨空腹先服南瓜子粉，1h 后再服槟榔煎剂，0.5h 后服硫酸镁，应多喝白开水，服药后 4h 可排出虫体。

②仙鹤草根芽：仙鹤草又叫狼牙草或龙牙草，是一种多年生草本植物，我国分布广泛，用其根芽晾干粉碎即可驱虫。成人 25g，早晨空腹 1 次服下，因有导泻作用，勿再服泻药。除用根芽全粉外，亦可用石灰乳浸出物——驱绦丸，每丸含 0.4g，成人用量 8～10 丸。疗效显著。

③灭绦灵（氯硝柳胺）：成人用量 3g，早晨空腹 2 次分服，药片嚼碎后用温水送下，否则无效，间隔 0.5h 再服另一半，1h 后服硫酸镁。服药后有轻微头晕、胸闷、胃部及腹部不适。

④别丁（硫双二氯酚）：4.5g，2 次分服（2.5g，2g）间隔 1h。部分病人服药后发生轻微腹泻持续 7～10 天，有少数病人尚发生荨麻疹、恶心、呕吐等反应。

⑤吡喹酮：每千克体重 10mg，早晨空腹少量温开水送服。服后 1～2h 服硫酸镁 25～30g，服后多喝温开水。服药后当天或次日排出破碎虫体节片。有出现头晕、腹痛、恶心、荨麻疹等反应。

应检查排出的虫体有无头节。对排出的虫体和粪便应深埋或烧毁，防止散布病原。

（2）人囊尾蚴病的治疗

①吡喹酮：剂量为每千克体重 20mg，每天分 2 次服药，连服 6 天。此药杀虫作用迅速，毒副反应出现较早亦较重，主要有头痛、头晕、恶心、呕吐，部分脑囊尾蚴病例可出现颅内压增高，甚至发生脑疝。由于严重感染囊尾蚴的患者有多数虫体死亡后释放出大量异性蛋白的刺激，引起过敏反应而出现发热、荨麻疹等。在应用吡喹酮治疗脑囊尾蚴病时应加注意，其一，可考虑小剂量延长疗程，避免过敏反应的出现；其二，治疗前有颅内压增高的患者，应采取降压措施，并在用药的同时注意这个问题及时处理。吡喹酮对中、轻度皮肌型囊尾蚴患者治疗时，杀虫作用迅速而收效特别显著。

②丙硫咪唑：剂量为每千克体重 20mg，每天分 2 次，15 天为一疗程，间隔 15 天，至少服 3 个疗程。本药口服后能通过血脑屏障，对脑囊尾蚴发挥较好的疗效，其作用机制是抑制虫体对糖原的吸收，导致虫体糖原耗竭，抑制延胡索酶还原酶系统，使三磷酸腺苷的产生受阻而发挥杀虫作用。

（3）猪囊尾蚴病的治疗 近年来多选用吡喹酮、复方吡喹酮和丙硫咪唑等方法进行治疗。对囊尾蚴病猪的治疗，要求疗程短，疗后不遗留钙化点等囊尾蚴痕迹和保证鲜肉质量等为判定疗法优劣势的准则。要达到上述指标，目前几种方法均尚有一定距离，有待进一步研究。

①吡喹酮：剂量为每天每千克体重 30～60mg，共服药 3 次。

②丙硫咪唑：剂量为每天每千克体重 30mg，服药 3 次。

③复方吡喹酮注射液：按每千克体重 80mg 肌内注射。疗后 3 个月囊尾蚴完全被吸收，不影响鲜肉质量。

（七）公共卫生影响

猪带绦虫病和囊尾蚴病是在人和猪之间传播的，是重要的食源性寄生虫病，是肉品卫生检验的必检项目。该病不仅会造成养猪业的重大经济损失，人感染囊尾蚴后可造成严重危害甚至危及生命，所以本病具有重要的公共卫生意义。规模化养猪可有效防控猪囊尾蚴病的发生，目前重点防控对象是散养猪。对偏远地区、喜食生肉地区的人应加强教育，严格肉品卫生检验制度也是必备的防控措施之一。

（林青　于三科）

◆ **参考文献**

方文．2001．1986—1998 年大理州人群猪带绦、囊虫病流行病学分析［J］．中国寄生虫病防治杂志，14（2）：114-116.

孔繁瑶．1997．家畜寄生虫学［M］．第 2 版．北京：中国农业大学出版社．

马云祥．2000．当前我国猪囊虫病防治研究中的问题和对策［J］．中国寄生虫病防治杂志，13（1）：1-4.

汪明．2003．兽医寄生虫学［M］．第 3 版．北京：中国农业大学出版社．

杨光友．2005．动物寄生虫病学［M］．成都：四川科学技术出版社．

赵辉元．1998．人兽共患寄生虫病学［M］．延吉：东北朝鲜民族教育出版社．

二、细颈囊尾蚴病

细颈囊尾蚴病（Cysticercosis tennicollis）是由泡状带绦虫的幼虫——细颈囊尾蚴（*Cysticercus tennicollis*）寄生所引起的一种常见的绦虫蚴病。成虫寄生于犬、狼、狐等食肉动物小肠内。细颈囊尾蚴俗称水铃铛、水泡虫等，寄生于猪、牛、羊、鹿、骆驼、马、兔等家畜腹腔脏器，也寄生于野猪和一些啮齿动物腹腔内。Khobdakevich（1938）曾提到人可作为该虫中间宿主，Belding（1945）报告了一例人体胸腔内寄生细颈囊尾蚴的病例，我国唐国杰等（1981）报告一例网膜细颈囊尾蚴病。Gemmell 和 Lawson（1985，1990）经过试验研究发现，苍蝇在将虫卵传播给中间宿主猪和羔羊的过程中起着重要作用。

（一）病原

1. 分类地位　泡状带绦虫（*Taenia hydatigena*）在分类上属带科（Taeniidae）、带属（*Taenia*）。

2. 形态特征

（1）泡状带绦虫成虫　成虫活体为白色或淡黄色，体长可达 5m。头节的顶突上有 26～46 个小钩。孕节有子宫侧枝 5～16 对（图 101-3）。虫卵呈卵圆形，大小为（36～39）μm×（31～35）μm。

（2）细颈囊尾蚴　为中绦期虫体，乳白色，囊泡状，囊内充满透明液体，俗称水铃铛，大小如鸡蛋或更大，直径约有 8cm，囊壁薄，在其一端的延伸处有一结节，即其头节所在。通常囊体之外还有一层由宿主组织反应产生的膜包裹，故不甚透明（图 101-4）。

（二）生活史

成虫寄生于终末宿主犬及犬科动物的小肠，其孕节和虫卵随宿主粪便排出体外，随食物、饲草、饮水被猪、牛、羊或人等中间宿主吞食后，六钩蚴在消化道逸出，并钻入肠黏膜血管内，随血流到达肝脏，并逐渐移行至肝脏表面，进入腹腔内进行发育。感染后蚴体到达腹腔需经 18 天到 4 周时间。在腹腔内再经 34～52 天的发育变为成熟的细颈囊尾蚴。幼虫多寄生于肠系膜和网膜上，也见于胸腔和肺部。犬、狼等终末宿主吞食了含有细颈囊尾蚴的脏器而受感染。潜隐期为 51 天，在犬体内泡状带绦虫可存活 1 年左右。

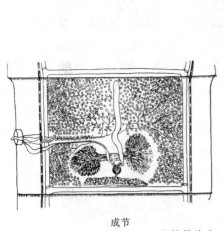
成节

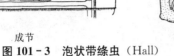
孕节

图 101-3　泡状带绦虫（Hall）

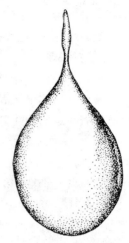

图 101-4　细颈囊尾蚴（Mönnig）

（三）流行病学

1. 传染来源与传播途径　犬等终末宿主粪便中排出的孕节和虫卵污染环境，使得饲草、饲料、食物、饮水等带有孕节和虫卵，被猪、马、牛、羊、鹿、骆驼、兔和人等中间宿主经口吞食，而遭受感染。此外，蝇类在粪堆、饲料、蔬菜、食物等上面乱飞和爬行时将大量虫卵污染这些物品，因此蝇类是不容忽视的重要传播媒介。加上个人卫生差，公共卫生设施不健全，就会导致疾病的蔓延。

2. 易感动物与寄生部位　多种家畜如猪、马、牛、羊、鹿、骆驼、兔等家畜都是细颈囊尾蚴的适宜中间宿主，人也可被感染，寄生于中间宿主的腹腔脏器。成虫寄生于犬、狼、狐等食肉动物小肠内。

3. 分布与流行　本病分布于世界各地，而且流行十分严重。犬是重要传染源。细颈囊尾蚴病感染率随地区不同而异。从寄生部位看，大网膜、肝脏、肠系膜、肺、胸膜、横膈膜、膀胱系膜、腹膜等均有不同程度寄生。

在屠宰猪等中间宿主时，一般将含细颈囊尾蚴的脏器抛弃，而且越是含细颈囊尾蚴数目多、重量大的猪、牛、羊等内脏被抛弃的越多，如被终末宿主犬等吞食或野生食肉动物捕食都会引起终末宿主的感染，造成生活周期的恶性循环。

（四）对动物与人的致病性

1. 对动物的致病性　对仔猪、羔羊的危害较严重。在肝脏中移行的幼虫数量较多时，可破坏肝实质及微血管，形成虫道，导致出血性肝炎。病畜表现不安、流涎、不食、腹泻和腹痛等症状。有时幼虫到达腹、胸腔后引起腹膜炎和胸膜炎，表现体温升高。成虫寄生期一般无临床表现。

2. 对人的致病性　人体病例仅零星报告，我国唐国杰等报道过 1 例，患者为 48 岁女性，右下腹隐痛 2 年多，发现包块 15 天后住院。曾诊断为"阑尾炎"，用青、链霉素无效，患者无其他特殊病史，但居住地区卫生条件差，饲养猪、犬较多，有饮生水的习惯。后经手术确诊为网膜细颈囊尾蚴病。

（五）诊断

1. 动物的诊断

（1）动物细颈囊尾蚴病　生前诊断困难。对家畜主要以卫检或屠宰后才能作出诊断，但也有用细颈囊尾蚴囊液制成抗原做皮内试验，此法已成为进行大面积普查和筛选的主要手段。

（2）犬泡状带绦虫感染　主要以粪便检查虫卵和孕节为主，对粪便检查阳性的犬作诊断性驱虫，观察排出的虫体头节、成节和孕节形态特征可作虫种鉴定。

2. 人的诊断　对病人做免疫学诊断或外科手术后病理学诊断。

（六）防制措施

1. 预防　①对犬进行定期驱虫，常用药物有吡喹酮、氯硝柳胺等驱虫药，剂量和用法参见其他绦虫病。②扑杀野犬。③严禁犬类进入屠宰场，禁止将细颈囊尾蚴丢弃喂犬。④防止犬进入猪、羊舍，避免饲料、饮水被犬粪污染。⑤防止人感染，注意个人、家庭卫生。

2. 治疗　吡喹酮对细颈囊尾蚴有一定疗效。病人必要时可施行外科手术摘除。参见棘球蚴病的治疗。

（七）公共卫生影响

细颈囊尾蚴病是在犬科动物与其他动物之间传播的寄生虫病，人偶感，人和其他中间宿主是经口感染了随犬科动物粪便排出的虫卵遭受感染的。人的感染虽不常见，但与犬密切接触的人存在着感染的可能性。因此该病具有一定的公共卫生意义。

（林青　于三科）

◆ **参考文献**

孔繁瑶 . 1997. 家畜寄生虫学 ［M］. 第 2 版 . 北京：中国农业大学出版社 .

唐国杰 . 1981. 网膜寄生细颈囊尾蚴一例 ［J］. 中华医学杂志，61（1）：51.

汪明 . 2003. 兽医寄生虫学 ［M］. 第 3 版 . 北京：中国农业大学出版社 .

杨光友 . 2005. 动物寄生虫病学 ［M］. 成都：四川科学技术出版社 .

赵辉元 . 1998. 人兽共患寄生虫病学 ［M］. 长春：东北朝鲜民族教育出版社 .

Lawson J R, Gemmell M A. 1990. Transmission of taeniid tapeworm eggs via blowflies to intermediate hostes. Parasitology. , 100：143 - 146.

第二节　带吻属绦虫所致疾病

牛带绦虫病和牛囊尾蚴病

牛带绦虫病（Taeniasis saginate）是由牛带绦虫寄生于人的小肠内引起的一种绦虫病。牛带绦虫的中绦期幼虫——牛囊尾蚴（*Cysticercus bovis*）又称牛囊虫，寄生于牛的肌肉内引起牛囊尾蚴病（Systicercosis bovis）。

（一）病原

1. 分类地位　牛带绦虫（*Taeniarhynchus saginatus*）又名无钩绦虫、肥胖带吻绦虫、牛带吻绦虫，是一种大型虫体，在分类上属带科（Taeniidae）、带吻属（*Taeniarhynchus*）。

2. 形态特征

（1）牛带绦虫成虫　为乳白色，背腹扁平如带状，由头节、颈节和链体组成。前端稍细，向后渐而扁宽。全长有 5～10m，最长可达 25m 以上，由 1 000～2 000 个节片组成。头节上有 4 个吸盘，但无顶突和小钩，因此又叫无钩绦虫。头节后为短细的颈节。颈部下为链体。成节近似方形，每节内有一套雌雄同体的生殖系统。睾丸数为 800～1 200 个，卵巢分为两叶。生殖孔位于体侧缘，不规则地左右交替开口。孕节窄而长，内有发达的子宫，其侧枝为 15～30 对。每个孕节内约含虫卵 10 万个。虫卵呈球形，黄褐色，内含六钩蚴，结构与猪带绦虫卵相似，大小为（30～40）μm×（20～30）μm。成虫形态见图 101 - 5、彩图101 - 3及彩图 101 - 4。

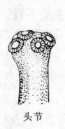
头节

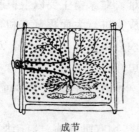
成节

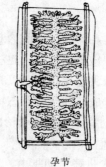
孕节

图 101 - 5　牛带绦虫模式图

（2）牛囊尾蚴　呈灰白色，外形与猪囊尾蚴相似，大小为（5～9）mm×（3～6）mm，内含一个头节，头节的形态与成虫的相同（图101－6）。

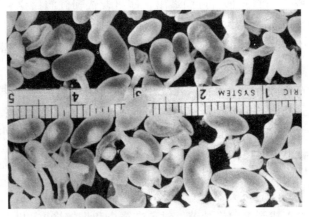

图 101 - 6　牛囊尾蚴

（引自 www. k-state. edu/parasitology，经 Steve J. Upton 授权）

（二）生活史

牛带绦虫的主要中间宿主是牛科动物，包括黄牛、水牛、瘤牛和牦牛等，驯鹿亦可充当中间宿主。人是本虫种的唯一终末宿主。

牛带绦虫寄生于人的小肠（空肠）中，孕节或虫卵随人的粪便排出体外，污染牧地、饲料、饲草或饮水。当中间宿主牛吞食虫卵后，六钩蚴从卵内逸出，钻入肠壁，随血流散布于全身横纹肌，经10～12周的发育，成为成熟囊尾蚴。牛囊尾蚴在成年牛体内一般在9个月内死亡。终末宿主人吃了生的或半生的含有牛囊尾蚴的牛肉即得到感染，牛囊尾蚴在人的小肠内，经2～3个月发育为成虫，其寿命可达20～30年或更长。

（三）流行病学

1. 传染来源与传播途径　人的牛带绦虫病主要是由于食入生的或未煮熟的带有牛囊尾蚴的牛肉遭受感染的；而牛带绦虫患者粪便中的孕节和虫卵污染了饲料和饮水，牛采食和饮水过程中经口感染，即成为牛囊尾蚴患牛。

2. 易感动物与寄生部位　人是牛带绦虫的唯一终末宿主。而牛囊尾蚴只感染牛，不感染人，这和猪囊尾蚴截然不同。

3. 分布与流行　囊尾蚴和牛带绦虫病的发生和流行与牛的饲养管理方式，人的粪便管理，人嗜食生牛肉的习惯有密切关系。

牛带绦虫分布于世界各地，特别在有食生牛肉习惯的地区和民族中流行，如在东非、中东、近东、中亚诸国和东南亚及拉美诸国流行严重。在北美和欧洲多零星发生。

牛带绦虫在我国为一种散发的人与动物共患病，在有些少数民族地区呈地方性流行，如在西南的西藏、广西、云南、贵州的藏族、苗族及侗族居住区和四川的藏族居住区，西北的新疆、青海、宁夏、甘肃及内蒙古的各少数民族居住区，还有台湾的雅美族、泰雅族，多是地方性流行。在流行区里，有的耕牛圈舍多兼做厕所；有的用未经处理的人粪便作肥料，使外界环境遭受污染，造成牛的感染。牛带绦虫卵对外界因素的抵抗力较强，在牧地上一般可存活200天以上。牛在牧地上饮污染水，是流行的重要因素。犊牛较成年牛易感染牛囊尾蚴，有的生下来几天即遭到感染，还发现有经胎盘感染的犊牛。

人工试验感染的结果揭示，狒狒和猴类均不能感染牛带绦虫。此外，在非洲调查了271个野生的灵长类和143个食肉动物，在其体内皆未发现有牛带绦虫，这说明人是牛带绦虫的唯一终末宿主。

人工感染试验的结果表明，在山羊和绵羊体内均未获得牛囊尾蚴。

（四）对动物与人的致病性

1. 牛的囊尾蚴病　一般不出现临床症状。然而人工感染试验证明，发育中的牛囊尾蚴在体内移行期间有明显的致病作用，如人工感染初期，可见体温升高，虚弱，腹泻，食欲不振，呼吸困难和心跳加速等，有时可使牛死亡。但在肌肉内定居并发育成熟后则几乎不显致病作用。

2. 人的牛带绦虫病 孕节可自动地自肛门溢出，使患者感到肛门瘙痒和不快感，据统计有98%的人在排体节期间有此感觉。可引起人体消化障碍，如腹泻，腹痛，恶心等，长期寄生时可造成内源性维生素缺乏症及贫血。由于牛带绦虫卵不感染人，因此，人体内没有牛囊尾蚴寄生。

（五）诊断

1. 牛囊尾蚴病诊断 牛囊尾蚴病的生前诊断较困难，可采用血清学方法做出诊断，目前认为最有希望的方法是间接血凝试验和酶联免疫吸附试验。尸体剖检时发现牛囊尾蚴便可确诊。牛囊尾蚴在牛肉中最常寄生部位为咬肌、舌肌、心肌、肩胛肌（三头肌）、颈肌及臀肌。此外亦可寄生在肺、肝、肾及脂肪等处。一般感染强度较低，囊尾蚴数目少，且多在肌肉深层寄生，应认真细致地进行肉品检验。在去头和内脏的胴体，牛囊尾蚴的检出率要减少24%。

2. 人的牛带绦虫病诊断 人的牛带绦虫病的诊断根据：孕节可自动从肛门爬出，有痒感；或用棉签肛拭涂片检查，或粪便检查找到虫卵或孕节。对猪带绦虫和牛带绦虫做出鉴别诊断是很必要的。

（六）防制措施

1. 预防 本病重在预防，预防措施有：①在流行区做好对牛带绦虫患者的普查与驱虫工作。②管理好人的粪便，改进牛的饲养管理方法，防止牛接触人粪。③加强牛肉的卫生检验工作。对感染有牛囊尾蚴的牛肉进行无害化处理。一般在-10℃下10天、-18℃下5天可完全杀死牛囊尾蚴。④改变人们食用生牛肉的饮食习惯；加强宣传教育工作，提高认识，以保障防治措施顺利地进行。

2. 治疗 人的牛带绦虫病可用槟榔南瓜子合剂、仙鹤草、氯硝柳胺等治疗。近年来也用吡喹酮、丙硫咪唑和巴龙霉素驱虫，疗效良好，剂量参照其他绦虫病。

牛囊尾蚴病的治疗可试用吡喹酮和甲苯咪唑等。

（七）公共卫生影响

牛带绦虫病和牛囊尾蚴病在局部地区的感染较为常见，人通过生食牛肉感染牛带绦虫。由于人不是牛带绦虫的中间宿主，其对人的危害比猪带绦虫和猪囊尾蚴明显小。人感染牛带绦虫后排出的孕节和虫卵是牛的感染来源，防控该病应采取严格检疫、改变不良生活习惯等综合措施。

（林青 于三科）

◆ **参考文献**

孔繁瑶.1997.家畜寄生虫学［M］.第2版.北京：中国农业大学出版社.

汪明.2003.兽医寄生虫学［M］.第3版.北京：中国农业大学出版社.

杨光友.2005.动物寄生虫病学［M］.成都：四川科学技术出版社.

于恩庶，徐秉锟.1988.中国人兽共患病学［M］.福州：福建科学技术出版社.

赵辉元.1998.人兽共患寄生虫病学［M］.延吉：东北朝鲜民族教育出版社.

赵慰先.1983.人体寄生虫学［M］.北京：人民卫生出版社.

Steele J H. 1982. CRC Handbook Series in Zoonoses. CRC press.

第三节　棘球属绦虫所致疾病

棘 球 蚴 病

棘球蚴病（Echinococcosis）又名包虫病（Hydatidosis），是由寄生于犬、狼、狐狸等动物小肠的棘球绦虫中绦期——棘球蚴感染中间宿主而引起的一种严重的人与动物共患寄生虫病。棘球蚴寄生于牛、羊、猪、马、骆驼等家畜及多种野生动物和人的肝、肺及其他器官内。由于蚴体生长力强，体积大，不仅压迫周围组织使之萎缩和功能障碍，还易造成继发感染，如果蚴体包囊破裂，可引起过敏反应。往往给人、畜造成严重的病症，甚至死亡。在各种动物中，该病对羊，尤其绵羊的危害最为严重。该病呈世界性分布，导致全球性的公共卫生和经济问题，受到人们的普遍关注。

（一）病原

1. 分类地位 棘球绦虫（*Echinococcu* spp.）在分类上属带科（Taeniidae）、棘球属（*Echinococcus*）。

棘球绦虫的种类较多。目前，世界上公认的有 4 种，为细粒棘球绦虫（*E. granulosus*）、多房棘球绦虫（*E. multilocularis*）、少节棘球绦虫（*E. oligathrus*）和福氏棘球绦虫（*E. vogeli*）。后两种绦虫主要分布于南美洲；我国只有前两种，以细粒棘球绦虫为多见。

2. 形态特征

（1）细粒棘球绦虫成虫 为小型绦虫，长仅 2～7mm，由头节和 3～4 个节片组成。头节上有 4 个吸盘，顶突上有 36～40 个小钩。成节内含有一套雌雄同体的生殖器官，有睾丸 35～55 个，生殖孔位于节片侧缘的后半部。孕节的长度远大于宽度，约占虫体长度的一半，子宫侧枝 12～15 对（图 101-7 和彩图 101-5），内充满虫卵，有 500～800 个或更多。虫卵大小为（32～36）μm×（25～30)μm。

（2）细粒棘球蚴 是细粒棘球绦虫的中绦期虫体，为包囊状构造，内含液体。棘球蚴的形状常因寄生部位不同而有变化，一般近似球形，直径为 5～10 cm。棘球蚴的囊壁分 2 层：外层为乳白色的角质层，内为胚层，又称生发层，前者是由后者分泌而成。胚层向囊腔芽生出成群的细胞，这些细胞空腔化后形成一个小囊，并长出一个小蒂与胚层相连；在囊内壁上生成数量不等的原头蚴，此小囊称为育囊或生发囊。育囊可生长在胚层上或者脱落下来漂浮在囊腔的囊液中。母囊内还可生成与母囊结构相同的子囊，子囊内也可生长出孙囊，与母囊一样亦可生长出育囊和原头蚴。有的棘球蚴还能向外衍生子囊。游离于囊液中的育囊、原头蚴统称为棘球砂

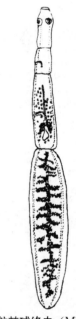

图 101-7 细粒棘球绦虫（Mönnig）

（hydatid sand）。原头蚴上有小钩和吸盘及微细的石灰颗粒，具有感染性。但有的胚层不能长出原头蚴，称为不育囊（图 101-8）。不育囊的出现随中间宿主的种类不同而有差别，据报道猪有 20%，绵羊有 8%，而牛多为不育囊，这表明绵羊是细粒棘球绦虫最适宜的中间宿主。

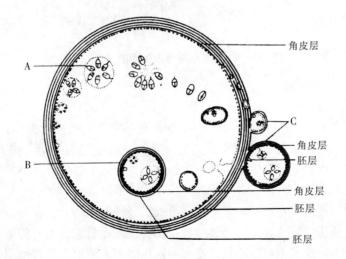

图 101-8 棘球蚴模式构造（Mönnig）

A. 生发囊 B. 内生性子囊 C. 外生性子囊

（3）多房棘球绦虫 虫体很小，与细粒棘球绦虫颇相似，仅1.2～4.5mm长，由2～6个节片组成。头节上有吸盘，顶突上有小钩14～34个。倒数第二节为成节，睾丸14～35个，生殖孔开口于侧缘的前半部。孕节内子宫呈带状，无侧枝。虫卵大小为（30～38）μm×（29～34）μm。

多房棘球绦虫的中绦期为多房棘球蚴，又称泡球蚴（alveococcus），为圆形的小囊泡，大小由豌豆到核桃大，被膜薄，半透明，由角质层和生发层组成，呈灰白色，囊内有原头蚴，含胶状物。实际上泡球蚴是由无数个小的囊泡聚集而成的。

（二）生活史

细粒棘球绦虫寄生于犬、狼、狐狸的小肠，虫卵和孕节随终末宿主的粪便排出体外，中间宿主随污染的草、料和饮水吞食虫卵后而受到感染，虫卵内的六钩蚴在消化道孵出，钻入肠壁，随血流或淋巴散布到体内各处，以肝、肺最常见。经6～12个月的生长可成为具有感染性的棘球蚴。犬等终末宿主吞食了含有棘球蚴的脏器即得到感染，经40～50天发育为细粒棘球绦虫（图101-9）。成虫在犬等体内的寿命为5～6个月。多房棘球蚴寄生于啮齿类动物的肝脏，在肝脏中发育快而凶猛。狐狸、犬等吞食含有棘球蚴的肝脏后经30～33天发育为成虫，成虫的寿命为3～3.5个月。

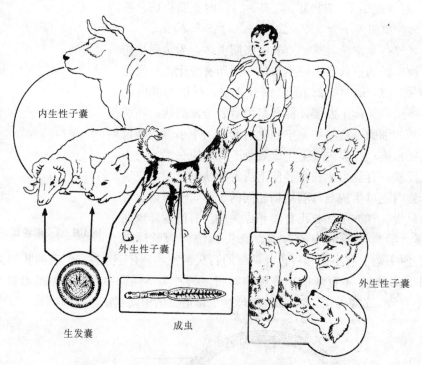

内生性子囊

外生性子囊

外生性子囊

生发囊

成虫

图 101-9 细粒棘球绦虫生活史

（三）流行病学

1. 传染来源与传播途径 中间宿主绵羊、山羊、牛等多种动物和人的感染多因直接接触犬、狐狸，经口感染虫卵，或因吞食被虫卵污染的水、饲草、饲料、食物、蔬菜等而感染；猎人在处理和加工狐狸、狼等的皮毛过程中，易遭受感染。犬或犬科其他动物主要是食入了带有棘球蚴的动物内脏器官和组织而感染棘球绦虫。

人感染包虫主要经消化道传入，在流行病学上意义最大。经呼吸道传入，在流行区虫卵污染尘埃并随风沙飘扬而感染。经皮肤或伤口传入，主要是经过被损伤的皮肤而感染。垂直传播，通过胎盘传给胎儿。经阴道黏膜直接植入感染，在卫生习惯不良的情况下，虫卵带入阴道被分泌物消化，再经细微损伤直接植入阴道黏膜下，逐渐形成阴道包虫病。我国甘肃曾报道此类病例。

2. 易感宿主与寄生部位 绵羊、山羊、牛、猪等多种家畜或野生动物都是较敏感的中间宿主，其中绵羊最为易感，人也是敏感的中间宿主。寄生于动物内脏器官和全身脏器中，尤其多寄生于肝和肺。犬和犬科的多种动物都是其终末宿主，寄生于小肠。

3. 流行与分布　细粒棘球蚴病呈全球性分布。重要流行国家有东亚的中国、蒙古；中亚的土耳其、土库曼斯坦；西亚的伊拉克、叙利亚、黎巴嫩；南美的阿根廷、巴西、智利；大洋洲的澳大利亚、新西兰；以及非洲北部、东部和南部的一些国家。我国是世界上包虫病高发的国家之一，23个省、自治区、直辖市有过报道，其中以新疆、西藏、宁夏、甘肃、青海、内蒙古、四川等7省、自治区、直辖市最为严重。泡型包虫病又被称为"虫癌"，是高度致死的疾病，分布范围多见于青海、西藏、甘肃、四川、新疆的部分地区。在我国以囊型包虫病为主，主要流行于西北的牧区和半农半牧区，家犬是主要的传染源和终宿主（棘球绦虫病）。作为终宿主的家犬在排出成熟节片及大量虫卵时，污染草地、水源、家居环境，或附着在其毛皮上，食草动物和人均因食入虫卵而被感染。作为中间宿主，10种家畜可被感染，其中绵羊的平均感染率约为64％、牛55％、猪13％，对我国畜牧业造成极大的经济损失。终宿主家犬的平均感染率为35％。

多房棘球蚴在新疆、青海、宁夏、甘肃、内蒙古、四川、黑龙江和西藏等地亦有发生，以宁夏为多发区。在我国已证实的终末宿主有沙狐、红狐、狼及犬等，中间宿主有布氏田鼠、长爪沙鼠、黄鼠和中华鼢鼠等啮齿类。在牛、绵羊和猪的肝脏亦可发现有多房棘球蚴寄生，但不能发育至感染阶段。

虫卵对外界环境的抵抗力较强，可以耐低温和高温，对化学物质亦有相当的抵抗力，但直射阳光易使之致死。

（四）对人与动物的致病性

棘球蚴对人和动物的致病作用为机械性压迫、毒素作用及过敏反应等。症状的轻重取决于棘球蚴的大小、寄生的部位及数量。棘球蚴多寄生于动物的肝脏，其次为肺脏，机械性压迫可使寄生部位周围组织发生萎缩和功能严重障碍，代谢产物被吸收后，使周围组织发生炎症和全身过敏反应，严重者可致死。

1. 人棘球蚴　患者早期会有低热、食欲减退、腹泻、过敏性皮疹等现象出现，但是其症状也会因包虫寄生的部位、囊肿大小以及有无并发症而不同。主要有两类表现：①过敏反应，常见的有荨麻疹、血管神经性水肿和过敏性休克，甚至导致死亡；②占位性病变，随着包虫囊的不断生长，被寄生的器官出现压迫性萎缩，影响功能或导致疼痛。根据侵害的器官分类，最常见的有肝包虫病、肺包虫病，其他还有腹腔包虫病、脾包虫病、肾包虫病、骨包虫病、脑包虫病及心脏包虫病等。就对人的危害而言，多房棘球蚴比细粒棘球蚴危害更大。人体棘球蚴病以慢性消耗为主，往往使患者丧失劳动能力，仅新疆县级以上医院有记载的年棘球蚴病手术病例为1 000～2 000例。因此，棘球蚴病对人的危害表现为疾苦和贫困的恶性循环。

2. 绵羊棘球蚴　绵羊对细粒棘球蚴敏感，死亡率较高，严重者表现为消瘦、被毛逆立、脱毛、咳嗽、倒地不起。牛严重感染时，常见消瘦、衰弱、呼吸困难或轻度咳嗽，剧烈运动时症状加重，产奶量下降。各种动物都可因囊泡破裂而产生严重的过敏反应，突然死亡。剖检可见受感染的肝、肺等器官有粟粒大到足球大，甚至更大的棘球蚴寄生。

成虫对犬等的致病作用不明显，一般无明显的临床表现。

鼠多房棘球蚴病变见彩图101-6。

（五）诊断

1. 动物棘球蚴病　生前诊断比较困难。根据流行病学资料和临床症状，采用皮内变态反应、间接血凝试验和（ELISA）等方法对动物和人的棘球蚴病有较高的检出率。对动物尸体剖检时，在肝、肺等处发现棘球蚴可以确诊。可用X射线和超声波诊断本病。

2. 人棘球蚴病　在临床上可通过血清学检测以及X线、B超和CT进行诊断。包虫囊肿的超声图像很具特征性，所以B超的诊断符合率可达98％以上。

3. 犬棘球绦虫病　通过粪便检查，检出孕节及虫卵即可做出诊断。

（六）防制措施

1. 预防　2003 年完成的全国性调查中，对包虫病流行的 12 省、自治开展人群血清抗体检测，平均阳性率为 12.04%，同类地区对人群进行 B 超检查，平均患病率为 1.08%，推算患病人数为 38 万。因此，应加强实施综合性防控措施，具体包括：①禁止用感染棘球蚴的动物肝、肺等组织器官喂犬。②对牧场上的野犬、狼、狐狸进行监控，可以试行定期在野生动物聚居地投药。③对犬应定期驱虫，可用吡喹酮每千克体重 5mg、甲苯咪唑每千克体重 8mg 或氢溴酸槟榔碱每千克体重 2mg，一次口服，以根除传染来源。驱虫后的犬粪，要进行无害化处理，杀灭其中的虫卵。④保持畜舍、饲草、料和饮水卫生，防止犬粪污染。⑤定点屠宰，加强检疫，防止感染有棘球蚴的动物组织和器官流入市场。⑥加强科普宣传，注意个人卫生，在人与犬等动物接触或加工狼、狐狸等毛皮时，防止误食孕节和虫卵。

2. 治疗　目前人包虫病的治疗仍然以外科手术治疗为主，药物治疗为辅。手术是首选治疗方法，对寄生人体各脏器包虫病主要是采取内囊穿刺摘除术、内囊完整摘除术等外科手术治疗。阿苯达唑、吡喹酮和甲苯达唑等药物对于早期体积较小的包虫病均有一定的疗效。近几年研制的阿苯达唑乳剂临床试验证明，在一定程度上可取代手术治疗。

要在早期诊断的基础上尽早用药，方可取得较好的效果。对绵羊棘球蚴病可用丙硫咪唑治疗，剂量为每千克体重 90mg，连服 2 次，对原头蚴的杀虫率为 82%～100%，吡喹酮也有较好的疗效，且无副作用，剂量为每千克体重 25～30mg，每天服 1 次，连用 5 天（总剂量为每千克体重 125～150mg）。

（七）公共卫生影响

棘球蚴病是中间宿主牛、羊、猪、马、骆驼等家畜、多种野生动物以及人经口感染了由犬科动物粪便中排出的孕节或虫卵导致感染发病。高发区内动物和人的感染率和发病率都很高，我国西北牧区即为高发区，对人和动物的危害均很大，重症患者或患畜可发生死亡。该病呈世界性分布，在局部地区流行，是全球性的公共卫生和经济问题，受到人们的普遍关注。

（林青　于三科）

◆ **参考文献**

孔繁瑶.1997.家畜寄生虫学［M］.第 3 版.北京：中国农业大学出版社.

马俊英，马霄，刘培运.2005.湟源县人体包虫病流行情况的调查［J］.中国寄生虫病防治杂志，18（4）：附页 2.

汪明.2003.兽医寄生虫学［M］.第 3 版.北京：中国农业大学出版社.

吴献洪，何多龙.2001.青海省共和县包虫病流行病学调查［J］.地方病通报，16（1）：29-31.

杨光友.2005.动物寄生虫病学［M］.成都：四川科学技术出版社.

赵辉元.1998.人兽共患寄生虫病学［M］.延吉：东北朝鲜民族教育出版社.

赵慰先.1983.人体寄生虫学［M］.北京：人民卫生出版社.

第四节　多头属绦虫所致疾病

多 头 蚴 病

多头蚴病（Coenuriasis）是指寄生于食草动物偶见于人的多头绦虫属（*Multiceps*）幼虫——脑多头蚴引起的人与动物共患寄生虫病。文献报道过的虫种达 20 余种，其中人与动物共患的有 4 种：多头多头绦虫（*M. multiceps*）、布氏多头绦虫（*M. brauni*）、连续多头绦虫（*M. serialis*）、聚团多头绦虫（*M. glomeratus*）的幼虫。

Brumpt（1913）首次报道了巴黎的一位多头蚴病病例，据 Beaver 等（1984）统计，多头蚴病病例已有 88 人，如今各种多头蚴病人近 200 余例。我国尚未发现人体病例，是真正没有，还是对该病的认识不足，或是误诊为脑包虫或脑囊尾蚴及脑脓肿等其他疾病，有待于进一步深入研究。

（一）病原

1. 分类地位　脑多头蚴（*Coenurius cerebralis*）在分类上属带科（Taeniidae）、多头绦虫属

（*Multiceps*）。

2. 形态特征

（1）**多头多头绦虫** 成虫长 40～100 cm，由 200～250 个节片组成，最大宽度为 5mm。头节的顶突上有 22～32 个小钩。孕节子宫侧枝为 14～26 对。虫卵的直径为 29～37 μm。中绦期为多头多头蚴，为乳白色半透明的囊泡，呈圆形或卵圆形，大小不等，大的可达皮球大。囊壁由 2 层膜组成，外膜为角质层，内膜为生发层（germinal layer）。生发层上有许多原头蚴（protoscolex），不均匀分布，数目一般在 100～250 个，多则 600 多个。成虫寄生于犬、狼、狐狸的小肠内，蚴虫寄生于牛、羊等反刍兽的大脑内，有时也能在延脑或脊髓中发现，人也能偶尔感染。其形态结构模式见图 101-10。

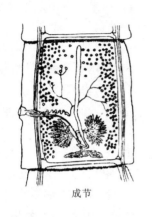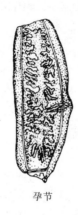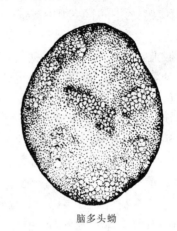

成节　　　　　孕节　　　　　脑多头蚴

图 101-10　多头绦虫（Hall）

（2）**布氏多头绦虫** 成虫体长 30～42 cm，宽度为 4～6mm，头节近球形，顶突上有两圈小钩，26～30 个。孕节子宫侧枝 10～14 对，虫卵为椭圆形，大小为（32～36）μm×（26～30）μm。中绦期虫体为布氏多头蚴（*Coenurus brauni*），囊小而细长，囊壁薄而透明，大小为 1～2 cm，囊内充满透明的液体，头节能向囊内或囊外发育，但以向内发育较为常见，随着多头蚴的发育，囊内头节数目也增加。成虫寄生于犬、胡狼、非洲猎犬等的小肠内，蚴虫寄生于一些鼠类、温和长尾猴以及人的皮下组织、腹腔、胸腔、心脏及脑。

（3）**连续多头绦虫** 成虫体长 10～70 cm，头节的顶突上有两圈小钩，26～32 个。孕节子宫侧枝 20～25 对，虫卵（31～34）μm×（20～30）μm。有人认为连续多头绦虫与多头多头绦虫是同物异名。中绦期虫体为连续多头蚴（*Coenurus serialis*），形似鸡蛋，直径 4 cm 或更大，囊内有液体，壁上有许多原头蚴。成虫寄生于犬科动物的小肠内，蚴虫寄生于兔的肌间和皮下结缔组织中。

（4）**聚团多头绦虫** 成虫体长 25～70 cm，宽度为 3.7～4mm，头节近球形，顶突上有两圈小钩，18～32 个。孕节子宫侧枝 9～13 对，虫卵为椭圆形，大小为（31～35）μm×（28～29）μm。中绦期虫体为聚团多头蚴（*Coenurus glomeratus*），外观多呈粗糙的球状体，直径为 5.5～27mm，囊壁较薄，每个小囊包壁相当结实，在其囊壁内壁生长着许多头节，囊内充满透明液体，随着头节的发育使内腔受压，多头蚴渐变大。寄生于鼠体的多头蚴与寄生于兔体的多头蚴相似，仅仅是兔体内者大一些，寄生于腹腔中的多头蚴派生增殖的小囊充满整个腹腔，头节常向囊内外生发，先后发育为小囊。成虫寄生于犬科动物的小肠内，幼虫寄生于埃及沙土鼠、试验感染的白鼠和家兔及人的皮下组织、腹腔、肋间肌。

（二）生活史

成虫寄生于终末宿主犬等小肠，其孕节和虫卵随宿主粪便排出体外，被牛、羊、鼠等中间宿主随饲草、饮水等吞食虫卵后，六钩蚴在消化道逸出，并钻入肠黏膜血管内，被血流带到脑脊髓中，经 2～3 个月发育为大小不等的脑多头蚴。终末宿主吞食了含有脑多头蚴的病畜脑脊髓时，原头蚴即附着在肠黏膜上，经 40～73 天发育为成虫。

（三）流行病学

1. 传染来源与传播途径　寄生于犬与其他犬科动物肠道的多头绦虫成虫不断地向外排出孕节和虫卵，污染了草场、饲料和饮水，当中间宿主牛、羊、鼠等动物在采食和饮水过程中食入了孕节或虫卵而被感染。当人误食了孕节和虫卵后，同样成为中间宿主。终末宿主犬由于食入带有多头蚴的组织和器官感染多头绦虫。

2. 易感动物与寄生部位　以多头蚴阶段危害中间宿主，食草动物为主要中间宿主，其他动物和人也可被感染。成虫寄生于终末宿主犬以及其他犬科动物的肠道。

3. 分布与流行　该病的动物宿主分布在世界各地，特别是对犬未进行防治的地方，羔羊和牛犊最易患该病，2岁以上的中间宿主很少被感染。本病在我国山东、陕西、甘肃、青海、宁夏、新疆、内蒙古、吉林、江苏、福建、贵州、云南、北京的绵羊、山羊、牛体均有发现。

在许多畜牧业发达的地区多头蚴病流行严重。本虫的终末宿主有近20种，中间宿主40余种，尤其牧区家犬是一种不可缺少的重要帮手。因此，家犬与各类中间宿主密切接触是很自然的，随着犬粪便将病原扩散于牧区，而其中间宿主又通过采食过程中食入被污染的虫卵。当地居民又常在宰杀牛、羊、猪过程中，将有病的脏器随便抛弃使终末宿主有机会捕食病原，如此循环往复在动物群中形成恶性循环。而人体感染多头蚴病，显然因经常接触家犬而被感染。

本病人体病例以布氏多头蚴较为常见，主要分布于乌干达、卢旺达、肯尼亚、扎伊尔、东非、南非、加纳等赤道沿线的一些国家和地区。多头多头蚴人体病例分布最广，见于法国、英国、美国、巴西、非洲、前苏联地区、日本以及其他地区。连续多头蚴的人体病例分布于加拿大、法国、美国、非洲等。聚团多头蚴人体病例分布于西非、尼日利亚、扎伊尔。我国迄今尚无各种多头蚴病的人体病例报道，在棘球蚴病和囊尾蚴病流行区，应予以高度重视。

（四）对动物与人的致病性

脑多头蚴在中间宿主的脑、脊髓内移行及定居后的生长发育过程造成机械性刺激与损伤，从而引起脑及中枢神经系统功能障碍。由于多头蚴侵袭部位不同，临床表现也不同。

1. 对动物的致病性　牛羊的典型表现为运动和姿势异常。如虫体寄生于一侧脑半球颞叶表面，则其头倾向患侧并向患侧作转圈运动（图101-11），对侧眼失明；虫体在额叶时头部低垂于胸前，步行时高举前肢或向前猛冲，遇到障碍时静止不动。寄生于小脑时出现知觉过敏、易惊、走路摇摆、视觉障碍、磨牙、流涎、痉挛。虫体寄生于腰部时引起渐进性后躯体、盆腔脏器麻痹。不思饮食、离群、消瘦、死亡。如果寄生的虫体较多，且位于不同部位时则出现综合性症状。

2. 对人的致病性　寄生在人的脑部可表现为脑膜刺激症状、颅内压增高和占位性病变等症状，如头痛、呕吐、恶心、耳鸣、眩晕、面瘫、偏瘫、截瘫、全瘫、癫痫大发作或小发作、走路慌张、步态蹒跚、有的丧失阅读、书写与计算能力，记忆力明显减退，性格行为异常，有人表现淡漠、暴躁、痴呆、意识障碍、头晕甚至昏迷、项强、视力模糊不清、视乳头水肿、充血、出血，有人失眠，有的人临床表现与脑瘤相似，白蛋白升高、嗜酸性粒细胞升高达12%等。

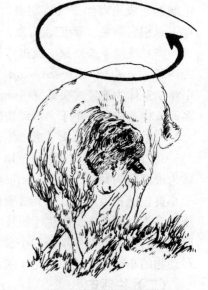

图101-11　回旋症羊正在做转圈运动

（五）诊断

1. 动物多头蚴病　在流行区，可根据本病特异的症状、病史、头部触诊等作出初步诊断，寄生部位与患畜头颈歪斜的方向和转圈运动的方向是一致的；寄生部位与视力障碍和蹄冠反射迟钝的方位是相反的；如果转圈方向不定，双目失明，两前趾的蹄冠反射均迟钝，可能是虫体寄生数量多，两侧都有寄生，或者包囊过大而跨区域寄生。如果条件允许，也可用脑CT、X线或超声波以及手术检查等进行诊断，尸体剖检时发现虫体即可确诊。近年来有采用间接血凝试验、酶联免疫吸附试验和变态反应（眼睑内注射多头蚴囊液）诊断本病的报道。

2. 人多头蚴病　首先应了解病史，了解病人生活习惯。其他方面与动物多头蚴病相似。

（六）防制措施

1. 预防　参见本章第三节棘球蚴病。

2. 治疗

（1）动物　在头部前方大脑表面寄生的脑多头蚴可施行外科手术摘除，而在头的后部及深部寄生者则难以手术治疗。药物治疗可选用吡喹酮，每千克体重 50～70mg，每天 1 次，连服 3 天。也可选用丙硫咪唑等进行治疗。

（2）人　早期可选用药物治疗，严重时需手术摘除。

（七）公共卫生影响

多头蚴病与棘球蚴病类似，也是中间宿主牛、羊、猪、马、骆驼等家畜、多种野生动物以及人经口感染了由犬科动物粪便中排出的孕节或虫卵导致感染发病。由于其特殊的寄生部位，人和动物感染后的危害均很大。但一般感染率没有棘球蚴病高。该病呈世界性分布，是全球性的公共卫生问题。

（林青　于三科）

◆ **参考文献**

陈心陶 . 1965. 医学寄生虫学 ［M］. 北京：人民卫生出版社：315 - 317.

孔繁瑶 . 1997. 家畜寄生虫学 ［M］. 第 2 版 . 北京：中国农业大学出版社 .

汪明 . 2003. 兽医寄生虫学 ［M］. 第 3 版 . 北京：中国农业大学出版社 .

杨光友 . 2005. 动物寄生虫病学 ［M］. 成都：四川科学技术出版社 .

赵辉元 . 1998. 人兽共患寄生虫病学 ［M］. 延吉：东北朝鲜民族教育出版社 .

Becklund W W. Current knowledge of the gid bladder worm, Coennurus cerebralis in North American domestic sheep ovis aris. Proc helm soc wash. 1971，37：200 - 204.

第一〇二章 戴文科寄生虫所致疾病

戴文科（Davaineidae）在分类上隶属扁形动物门（Platyhelminthes）、绦虫纲（Cestoidea）、圆叶目（Cyclophyllidea）。该科绦虫多数为鸟类和哺乳动物寄生虫，个别虫种为人和动物共患病原。

赖利属绦虫所致疾病

一、西里伯赖利绦虫感染

西里伯赖利绦虫感染（Raillietina celebensis infection）是由西里伯赖利绦虫引起的人与动物共患寄生虫病。赖利绦虫属最早由 Grenet 于 1867 年在非洲的科摩罗（Comores）岛发现。此后，在世界其他地区，包括非洲及中、南美洲和东南亚以及中国的台湾、福建等地均有报道。迄今已报道的赖利属绦虫有 200 余种，寄生于鸟类和哺乳类动物，人体偶然受到感染。世界各地报告人体感染的赖利绦虫有 6种，但有学者认为只有西里伯赖利绦虫和德墨拉赖利绦虫是独立的种，其他种为西里伯赖利绦虫的同种异名。我国发现的虫种经鉴定均为西里伯赖利绦虫。

（一）病原

1. 分类地位　西里伯赖利绦虫（*Raillietina celbensis*）在分类上属戴文科（Davaineidae）、赖利属（*Raillietina*）。

2. 形态特征　西里伯赖利绦虫成虫虫体全长 320mm，宽 2mm，头节钝圆形，两侧略为膨大，前端隆起。顶突的前方有两圈小钩，约 72 个，并有杯状吸盘 4 个，吸盘上有小刺。成节似正方形，孕节呈长椭圆形。在虫体后段，它们彼此连接呈念珠状。生殖孔位于节片的同一侧，只有极少数交错排列，开口于每个节片侧缘的前 1/4 处。

（二）生活史

成虫寄生于鼠类或人的肠道，主要是屋顶鼠或黑家鼠、褐家鼠、小板齿鼠和梅氏西里伯鼠。孕卵节片脱落随宿主粪便排出体外。唐仲璋等（1964）试验证明其卵内的六钩蚴能在心结蚁属（*Cardiocondyla*）蚂蚁体内发育为似囊尾蚴，认为该属蚂蚁是本虫的中间宿主和传播媒介。一般从感染到似囊尾蚴成熟需 22～38 天。若以孕节饲养蚂蚁、蚂蚁幼虫也能得到感染。人体感染可能由于误食感染的蚂蚁而致。

（三）流行病学

1. 传染来源与传播途径　寄生于鸟类和哺乳类动物成虫脱落的孕节随粪便排到外界，污染环境。被蚂蚁等中间宿主吞食在其体内发育为似囊尾蚴。其他动物在采食和饮水过程中食入似囊尾蚴而被感染。人体偶可受到感染。

2. 易感动物与寄生部位　成虫寄生于鼠类或人的肠道。中间宿主的种类还不清楚，已有试验证明心结蚁属蚂蚁可作为中间宿主。

3. 分布与流行　西里伯赖利绦虫分布广泛，在国外分布于越南、缅甸、泰国、菲律宾、日本、马达加斯加和澳大利亚。在我国见于台湾、福建、广东、广西、浙江等地。人体感染病例在我国至今发现有 20 余例，病人多为 2~5 岁的幼儿。心结蚁属蚂蚁的巢窝常在人居住附近的疏松土内，它们也常在厨房或居室内营巢和活动，与家鼠接触机会较多。幼儿喜于地上嬉戏、爬走或吃东西，容易误食感染有似囊尾蚴的蚂蚁而导致感染。

（四）对动物与人的致病性

本病致病力轻微，患者可能有腹痛、腹泻、食欲不振、流涎、夜磨牙、俯卧睡觉、肛门痒、荨麻疹、日渐消瘦等。也可出现贫血、白细胞增多、嗜酸性粒细胞增多。每天排稀便2~3次，或时稀时硬，大便常排出白色米粒状物。

（五）诊断

粪检虫卵或节片。孕节白色呈米粒状，常随粪便排出，故询问病史可助诊断。

（六）防制措施

1. 预防 ①积极治疗病人，大力灭鼠，杀灭住室和厨房的蚂蚁，防止鼠类和蚂蚁污染餐具和食物。②注意个人卫生和饮食卫生。教育儿童养成良好的卫生习惯，不要让婴儿在地上玩耍，不要随意拣吃被污染的食物。

2. 治疗 主要是对人的治疗。①槟榔南瓜子煎剂 300mL，空腹顿服或每天 2 次，空腹口服，隔 1h 后服 50％硫酸镁 5mL。连服 2 天，驱虫效果良好。②吡喹酮按每千克体重 25mg，空腹顿服，1h 后服硫酸镁 5g 或 10％硫酸镁 30mL，效果亦佳。

（七）公共卫生影响

该病为鼠类和人的共患病，蚂蚁为中间宿主。由于环境中鼠大量存在且活动范围广，蚂蚁更为常见，因此该病具有较重要的公共卫生意义。尤其在卫生条件差的地区儿童易遭受感染。对该病的防控应考虑灭鼠、控制环境卫生以及对人的科普教育等，采取综合防控措施。

（林青　于三科）

◆ **参考文献**

孔繁瑶 . 1997. 家畜寄生虫学［M］. 第 2 版 . 北京：中国农业大学出版社 .

汪明 . 2003. 兽医寄生虫学［M］. 第 3 版 . 北京：中国农业大学出版社 .

杨光友 . 2005. 动物寄生虫病学［M］. 成都：四川科学技术出版社 .

赵辉元 . 1998. 人兽共患寄生虫病学［M］. 延吉：东北朝鲜民族教育出版社 .

赵慰先 . 1983. 人体寄生虫学［M］. 北京：人民卫生出版社 .

二、德墨拉赖利绦虫感染

德墨拉赖利绦虫感染（Raillietina demerariensis infection）是由德墨拉赖利绦虫寄生于人、野生啮齿类和猴类所引起的人与动物共患寄生虫病。主要分布于西半球。从形态上与东半球的西里伯赖利绦虫较易区别，本种卵巢有 10~15 个瓣，作菊花状排列，睾丸数亦较少。

（一）病原

1. 分类地位 德墨拉赖利绦虫（*Raillietina demerariensis*）在分类上属戴文科（Davaineidae）、赖利属（*Raillietina*）。

2. 形态特征 成虫虫体全长 100mm，体最大宽度 2.72mm。节片宽度大于长度。头节略呈圆形，有顶突，顶突的前方有两圈小钩，约 175 个，有 4 个吸盘，每个吸盘上有 8~10 排小钩。孕节长稍大于宽。生殖孔位于体一侧，开口于每个节片侧缘的前 1/3~1/2 处。

（二）生活史

成虫寄生于人、吕宋鼠（*Carpomys pilorides*）和吼猴（*Alouatta senesulus*）。

（三）流行病学

分布于南美北部、西印度群岛、圭亚那、厄瓜多尔、古巴和巴西。

（林青　于三科）

◆ **参考文献**

赵辉元.1998.人兽共患寄生虫病学［M］.延吉：东北朝鲜民族教育出版社.

Stunkard H W. Raillietina demerariensis（Cestoda），from Proechimys cayennensis trinitatus of venezuela. J Parasit. 1953，
　　39：172－178.

第一〇三章 双壳科寄生虫所致疾病

复孔属绦虫所致疾病

犬复孔绦虫病

犬复孔绦虫病（Dipylidiasis）的病原是犬复孔绦虫，主要寄生于犬、猫、狼、獾和狐的小肠，是犬和猫的常见寄生虫，人体偶尔感染，特别是儿童，引起人的食欲不振、腹部不适、腹泻等，常被临床忽略和误诊。本虫遍及世界各地，在我国各地均有散在人体病例报道。

（一）病原

1. 分类地位 犬复孔绦虫（*Dipylidium caninum*）在分类上属扁形动物门（Platyhelminthes）、绦虫纲（Cestoidea）、圆叶目（Cyclophyllidea）、双壳科（Diploposthidae）、复孔属（*Dipylidium*）。

2. 形态特征 成虫为小型绦虫，长 10~15cm、宽 0.3~0.4cm，有 170~200 个节片（彩图 103-1）。头节近似菱形，横径约 0.4mm，具有 4 个吸盘和 1 个发达的、呈棒状且可伸缩的顶突，其上有约 60 个玫瑰刺状的小钩，常排成 4 圈（1~7 圈），小钩数和圈数可因虫龄和顶突受损伤程度不同而异。颈部细而短，近颈部的幼节较小，外形短而宽，往后节片渐大并接近方形，成节和孕节呈长方形。每个节片都具有雌、雄生殖器官各两套，呈两侧对称排列。两个生殖腔孔对称地分列于节片两侧缘的近中部。成节有睾丸 100~200 个，各经输出管、输精管通入左右两个贮精囊，开口于生殖腔（彩图 103-2）。卵巢 2 个，位于两侧生殖腔后内侧，靠近排泄管，每个卵巢后方各有一个呈分叶状的卵黄腺。孕节子宫呈网状，内含若干个储卵囊，每个储卵囊内含 2~40 个虫卵。犬复孔绦虫成虫形态见图 103-1。

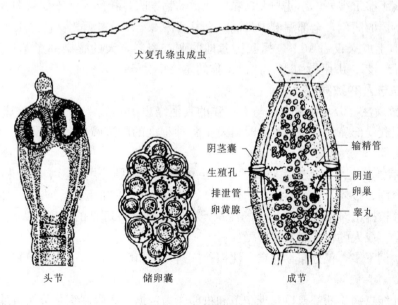

犬复孔绦虫成虫

阴茎囊　　　　　输精管
生殖孔　　　　　阴道
排泄管　　　　　卵巢
卵黄腺　　　　　睾丸

头节　　　　储卵囊　　　　成节

图 103-1 犬复孔绦虫

虫卵呈圆球形，卵壳透明较薄，直径 35～50μm，具有 2 层薄的卵壳，内层为透明的外胚膜，很薄，卵壳与外胚膜间有许多卵黄细胞，内胚膜内含有长度 12～15μm 的 6 个钩，六钩蚴直径为 38～42μm（彩图 103-3）。

（二）生活史

本虫的正常终宿主为犬、猫等，但偶尔可寄生于爬行类或人。成虫寄生于犬、猫的小肠内，其孕节单独或数节相连地从链体脱落，常自动逸出宿主肛门或随粪便排出，并沿地面蠕动。节片破裂后虫卵散出，如被中间宿主蚤类的幼虫食入，则在其肠内孵出六钩蚴，然后钻过肠壁，进入血腔内发育，约在感染后 30 天，当蚤幼虫经蛹羽化为成虫时发育为似囊尾蚴。随着成蚤到终宿主犬、猫体表活动，该处 31～35℃温度有利于似囊尾蚴进一步成熟。一个蚤体内的似囊尾蚴可多达 56 个，受感染的蚤活动迟缓，甚至很快死亡。当终宿主犬、猫舐毛时病蚤中的似囊尾蚴得以进入，然后在其小肠内释出，经 2～3 周，发育为成虫。人体感染常因与猫、犬接触时误食病蚤引起。犬栉首蚤、猫栉首蚤和致痒蚤是重要的中间宿主。

（三）流行病学

1. 传染来源与传播途径 本病属动物疫源性的虫媒性人与动物共患病，但毕竟人误食蚤、虱等昆虫是偶然的，因而世界范围内仅有数百名病例的报告。然而实际病人数大大超过现有的病人数，临床上因不熟悉本病，加上检查粪便中不易查到虫卵而出现漏诊。从蚤幼虫的食性特性来分析，它所栖息的环境中，常摄食谷粉、草屑、宿主脱落的皮屑、蚤成虫的粪便以及宿主的粪渣，这些恰巧为致使蚤幼虫感染本绦虫的生态因素，当人与犬、猫等玩赏动物亲昵相处时，就容易引起感染。犬、猫与蚤关系密切，可以保证犬复孔绦虫生活史得以维持，人由于抚摸犬、猫被毛而感染。

2. 宿主与寄生部位 终末宿主是家养和野生的犬、猫、狐狸和其他野生食肉兽，寄生于终末宿主的小肠中。中间宿主为蚤和虱，包括狗栉首蚤（*Ctenocephalides canis*）、猫栉首蚤（*C. felis*）、致痒蚤（*Pulix irritans*）和狗毛虱（*Trichodectes canis*）。

3. 分布与流行 犬复孔绦虫广泛分布于世界各地，犬和猫的感染率很高，狐和狼等也有感染；但人体复孔绦虫病比较少见。全世界至今报道仅 200 例左右，患者多为婴幼儿，并有一家人同时受感染的报道。我国仅有数例报告，散在北京、辽宁、山西、山东、河南、河北、四川、湖南、福建、广东、广西等地，除 2 例为成人外，其余均为 2～9 岁的婴幼儿，这可能是因为儿童与犬、猫接触机会较多的缘故。迄今病例多分布于欧洲，而其他各洲虽有病例报告，但不多。犬复孔绦虫分布很广，主要原因除可能与临床上对本病不够重视外，小儿与犬、猫等观赏动物亲昵，接触习惯不如欧洲普遍有关。

据统计欧洲各国的病例，全部病例中未满 6 个月者占 2.5%，未满 3 岁者占 65.9%，未满 8 岁者占 75.9%，20 岁者以上成人仅占 10%。据我国各地的调查资料，犬的感染率黑龙江为 25.6%、吉林为 33.8%、四川为 52.3%、山西为 16%，武汉市猫的感染率为 58.77%。

（四）对动物与人的致病性

1. 对动物的致病性 犬复孔绦虫病与犬、猫的其他绦虫病相似，很少出现临床症状，孕节片通过肛门移行时，能引起局部瘙痒，重剧感染时可发生各种程度的肠道障碍，如呕吐、下痢、暴食、痉挛、肠炎、消瘦、衰弱等。

2. 对人的致病性 犬复孔绦虫病经口感染，虫体寄生于小肠，主要影响婴儿和儿童健康，患儿表现消化障碍，如腹泻、腹痛、食欲不振、消化不良、烦躁不安、肛门瘙痒、失眠、体重减轻，腹胀经常可见。活动的节片被排出时总会引起父母的注意，有时这是唯一可见的表现，大约有 25% 的病例可发现 1 条寄生虫寄生。成人的症状通常很轻微。

在我国人体病例不多，仅分布在北京、沈阳、广州、四川、山西、广西和山东。症状表现不一。

（五）诊断

人和动物复孔绦虫病诊断都要以发现孕节和虫卵作为依据，肉眼观察孕节像黄瓜籽，每个节片的两侧各有一个生殖孔，这种节片可在小孩的尿布上发现，通常检查肛门周围比检查粪便更有助于诊断。

粪便检查用显微镜寻找虫卵，虫卵在贮卵囊内为其特征。

（六）防制措施

1. 预防　复孔绦虫病在犬、猫中广泛流行，但在人体感染并不常见，几乎只限于儿童。在无法控制人与犬、猫接触的情况下，预防的重点应放在兽类宿主和昆虫方面。对犬、猫应定期选用适宜的杀虫剂，给犬、猫和圈舍灭蚤，给犬猫驱虫，防止人被感染的主要措施是不要抚摸犬、猫的被毛。

尽管可能有很多未报告或未作出诊断的病例，人体感染犬复孔绦虫毕竟并非普遍，而犬、猫的高度感染，在人体病例幼儿占多数，说明人的特性或生理抵抗力，在防治感染方面有着重要作用。在玩赏动物体的蚤类和该动物体内的犬复孔绦虫消灭之前，人感染该虫的现象会长期存在，今后应多注意发现人体病例，特别是进行家族性调查，发现小儿与成年人间的感染差异原因。

2. 治疗　绦虫病的一般治疗方法都可以用于犬复孔绦虫病的治疗，氯硝柳胺对人具有较好的疗效。对于动物的治疗可采用氢溴槟榔素（将患犬绝食16～20h，按每千克体重1.0mg口服）、吡喹酮（按每千克体重5～10mg口服）、灭绦灵（按每千克体重100～125mg口服）。

（七）公共卫生影响

犬和猫感染犬复孔绦虫较为常见，人偶感，儿童受感染的机会较大。犬、猫的复孔绦虫感染是人感染的重要来源，所以对人复孔绦虫感染的防控应采取控制环境中犬、猫复孔绦虫感染，减少与犬猫的接触，灭蚤以及搞好环境卫生等综合防控措施。

（刘全　张西臣）

◆ **参考文献**

刘桂荣，韩宇，王艳如.2000.犬复孔绦虫病调查与研究［J］.经济动物学报，4（2）：37-39.

尚炜，薛飞群，王权，等.2005.Nitazoxanide（NTZ）干混悬剂驱除犬复孔绦虫作用研究［J］.中国兽医寄生虫病，2：15-16.

殷国荣.2004.医学寄生虫病学［M］.北京：科学出版社：160-161.

张信，李德昌.1993.人兽共患病学：下册［M］.北京：蓝天出版社：115-116.

第一〇四章 膜壳科寄生虫所致疾病

膜壳科（Hymenolipididae）绦虫在分类上属扁形动物门（Platyhelminthes）、绦虫纲（Cestoidea）、圆叶目（Cyclophyllidea）。该科能够感染人和动物的膜壳绦虫种类并不多，本章仅阐述几种能够造成人和动物共患的膜壳科绦虫病。

第一节 膜壳属绦虫所致疾病

一、微小膜壳绦虫病

微小膜壳绦虫病（Hymenolepiasis nana），是由微小膜壳绦虫人引起的人与鼠类共患寄生虫症。微小膜壳绦虫又称短膜壳绦虫。Dujardin（1845）在鼠肠内首次检得该虫，Bilharz（1851）在埃及解剖一儿童尸体时第一次报告人体感染病例。Grassi（1887），Grassi 和 Rovelli（1892）以虫卵直接感染鼠类获得各期发育的虫体，证明本虫发育无需中间宿主。直至 Bacigalupo（1928，1931，1932）在阿根廷进行一系列的昆虫感染试验后，始证实本虫亦可通过昆虫（鼠蚤和面粉甲虫）作为中间宿主。

（一）病原

1. 分类地位 微小膜壳绦虫（*Hymenolepis nana*）在分类上属膜壳科（Hymenolipididae）、膜壳属（*Hymenolepis*）。

2. 形态特征 成虫为小型绦虫，大小为（5～80）mm×（0.5～1）mm，平均长度为 20mm，极少超过 40mm。头节呈球形，直径 0.13～0.4mm，具有 4 个吸盘和一个可自由伸缩的顶突，顶突上有 20～30 个小钩，排成一圈。颈节细长，链体由 100～200 个节片组成，最多者可达 1 000 个节片。所有节片均宽大于长并由前向后逐渐增大，孕节最大，各节片生殖孔都位于虫体同一侧。成节有 3 个较大的椭圆形睾丸，作横线排列，贮精囊较发达，在阴茎囊内的部分称内贮精囊，在阴茎囊外的部分称外贮精囊。卵巢呈分叶状，位于节片中央；卵黄腺呈球形，在卵巢后方的腹面。孕节子宫呈袋状，充满虫卵并占据整个节片（图 104-1）。

虫卵呈椭圆形或圆形，大小为（48～60）μm×（36～48）μm，无色透明，卵壳很薄，胚膜较厚，胚膜两端略凸起并由该处各发出 4～8 根丝状物，亦称极丝，弯曲地延伸在卵壳和胚膜之间，胚膜内含有一个六钩蚴（彩图 104-1）。

（二）生活史

微小膜壳绦虫的发育，既可以不经过中间宿主，也可以经过中间宿主，以 2 种不同方式而完成生活史（图 104-2）。

1. 直接发育 成虫寄生在鼠类或人的小肠内，脱落的孕节或虫卵随宿主粪便排出体外，这些虫卵即具有感染性，若被另一宿主吞食，虫卵在其小肠内经消化液的作用孵出六钩蚴，然后钻入肠绒毛，约经 4 天发育为似囊尾蚴，6 天后似囊尾蚴破肠绒毛回到肠腔，以头节吸盘固着在肠壁上，逐渐发育为成虫，成虫寿命仅数周。完成生活史在人体内需 2～4 周，在鼠体内 11～16 天。若虫卵在宿主肠道停留时间较长，亦可孵出六钩蚴，然后钻入肠绒毛经似囊尾蚴发育为成虫，即在同一宿主肠道内完成其整个

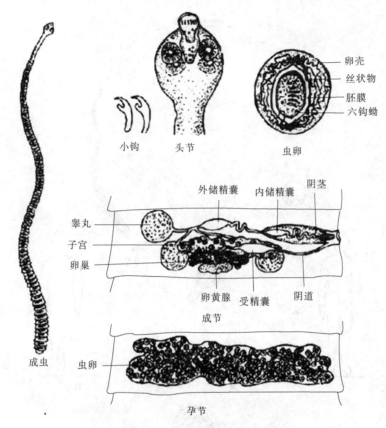

小钩　头节　　　　　　　虫卵

卵壳
丝状物
胚膜
六钩蚴

外储精囊　内储精囊　阴茎

睾丸
子宫
卵巢

卵黄腺　受精囊　阴道

成节

成虫

虫卵

孕节

图 104 - 1　微小膜壳绦虫及各部模式图

生活史，称自体感染，并且可在该宿主肠道内不断繁殖，造成自体内重复感染。我国曾报道一患者经连续三次驱虫共排出成虫 37 982 条。

2. 间接发育　印鼠客蚤、犬蚤、猫蚤和致痒蚤等多种蚤类幼虫及面粉甲虫及拟谷盗等可作为微小膜壳绦虫的中间宿主，虫卵可在昆虫血腔内发育为似囊尾蚴，鼠和人若食入此种昆虫，即可获得感染。

成虫除寄生于鼠和人体外，还可试验感染其他啮齿动物如旱獭、松鼠等；另外，曾有报告在犬粪便中发现过微小膜壳绦虫卵。

（三）流行特点

1. 传染来源与传播途径　带有微小膜壳绦虫的鼠和人不断向外界排出孕节和虫卵，是该病的传染来源。由于其生活史可以不需中间宿主，由虫卵直接感染人体，因此，人的感染主要与个人卫生习惯有关。虫卵自孕节散出后便具有感染性，在粪尿中能存活较长时间，但虫卵对干燥抵抗力较弱，在外环境中不久即丧失感染性。所以，虫卵主要通过直接接触粪便或通过厕所、便盆的污染，再经手到口而进入人体，特别在儿童聚集的场所更易互相传播。偶然误食了含有似囊尾蚴的昆虫也是流行的原因之一。

鼠体的微小膜壳绦虫与人体的微小膜壳绦虫在形态上极为相似，以往学者认为二者是不同的亚种或不同的生理系。但试验证实在改变宿主的情况下，人类和鼠类的微小膜壳绦虫可以改变其生理原型，相互转变。因此，鼠类在本病的流行上对人类来说起着保虫宿主的作用。

2. 宿主与寄生部位　人和鼠是微小膜壳绦虫的适宜终末宿主，寄生于小肠中。中间宿主可以是多种蚤类昆虫。

3. 分布与流行　微小膜壳绦虫呈世界性分布，在温带和热带地区较多见。美洲、大洋洲、非洲、欧洲、亚洲以及太平洋各岛屿都有报道。在我国分布也很广泛，10 岁以下儿童感染率较高。据 1988—1992 年全国人体寄生虫学分布调查结果，共查到感染者 904 例，全国平均感染率为 0.061%，经加权处理，感染率为 0.045%，估计全国感染人数 51 万，有北京、天津、陕西、山西、山东、河南、江苏、

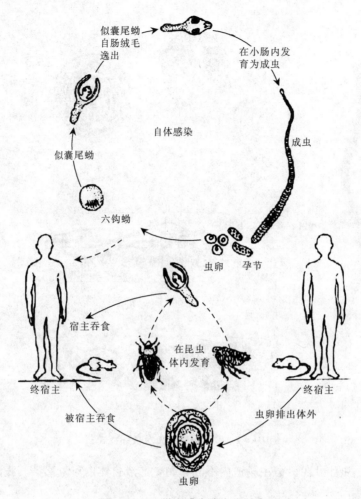

似囊尾蚴
自肠绒毛
逸出

在小肠内发育为成虫

自体感染

成虫

似囊尾蚴

六钩蚴

虫卵 孕节

宿主吞食

在昆虫体内发育

终宿主

被宿主吞食

虫卵排出体外

终宿主

虫卵

图 104-2 微小膜壳绦虫生活史

湖北、辽宁、吉林、青海、广东、新疆、西藏及台湾等 17 省（自治区、直辖市）查到感染者，其中天津、河南、西藏、新疆等 4 个省（自治区、直辖市）的感染率超过全国加权感染率；新疆的感染率为 2.201%（乌鲁木齐为 8.78%，伊宁为 11.38%），最高；其次西藏，为 1.495%。台湾省 1977—1990 年全省小学生调查 21 个县、市，除台北市、南投县未查外，其他 19 个县、市除云林县外都有感染者，感染率 0.13%~18.99%。

（四）对动物与人的致病性

致病作用主要是机械损伤和毒性作用。在虫体附着部位，肠黏膜发生充血、水肿甚至坏死，有的可形成溃疡。

人体感染数量少时，一般无明显症状；感染严重者特别是儿童可出现胃肠道和神经症状，如恶心、呕吐、食欲不振、腹痛、腹泻以及头痛、头晕、烦躁和失眠，甚至惊厥等。少数患者还可出现皮肤瘙痒和荨麻疹等过敏症状。但也有个别患者感染很重却无任何临床表现。患者可出现血内嗜酸性粒细胞增多，血黏度增加，同时也产生特异的 IgM 和 IgG 等。除寄生于肠道外，微小膜壳绦虫还可侵犯其他组织，如曾有在胸部的肿块中检获成虫以及寄生阴道的报道。近年的研究发现，宿主的免疫状态对该虫的感染和发育过程影响很大。由于使用类固醇激素治疗其他疾病时造成的免疫抑制，可引起似囊尾蚴的异常增生和播散。大多数重度感染者都曾有过使用免疫抑制剂的病史，所以在临床进行免疫抑制治疗前应先驱除该虫。

（五）诊断

从患者粪便中查到虫卵或孕节可确诊，水洗沉淀法或浮聚浓集法均可提高检出率。

（六）防制措施

1. 预防 注意环境卫生，消灭鼠类；彻底治愈患者；加强卫生宣传教育，养成良好的个人卫生习惯，饭前便后洗手；增加营养，提高机体抵抗力，是预防本病的重要措施。

2. 治疗 驱虫治疗可用吡喹酮15～25mg一次顿服，治愈率达90%以上；亦可使用阿苯达唑等。

（七）公共卫生影响

该病为鼠类和人的共患病病原的发育有别于其他绦虫，具有直接发育和间接发育2种类型，多种蚤可作为中间宿主，所以该病具有较重要的公共卫生意义。对该病的防控应采取灭鼠、灭蚤、搞好环境卫生以及对人的科普教育等综合措施。

（刘全 张西臣）

◈ **参考文献**

栾希英，刘同慎．2000．阿苯达唑体外对微小膜壳绦虫损伤作用的组织学变化［J］．滨州医学院学报，23
　　（5）：433－435．

余森海，许隆祺，蒋则孝，等．1994．首次全国人体寄生虫分布调查的报告Ⅰ．虫种的地区分布［J］．中国寄生虫学与
　　寄生虫病杂志，12（4）：241－247．

张信，李德昌．1993．人兽共患病学：下册［M］．北京：蓝天出版社：120－124．

二、缩小膜壳绦虫病

缩小膜壳绦虫病（Hymenolepiasis diminuta）是由缩小膜壳绦虫引起的鼠类常见寄生虫病，偶尔可寄生于人体，引起人缩小膜壳绦虫病该虫为世界性分布，被确诊的人体病例有200多，大多数发现于印度、日本、意大利和美国南部的一些地区。

（一）病原

1. 分类地位 缩小膜壳绦虫（*Hymenolepis diminuta*）在分类上属膜壳科（Hymenolipididae）、膜壳属（*Hymenolepis*）。

2. 形态特征 成虫与微小膜壳绦虫基本相同，但较长、较大，大小为（200～600）mm×（3.5～4.0）mm，800～1 000个节片，全部节片都是宽度大于长度。头节呈球形，直径0.2～0.5mm，顶突凹入，不易伸缩，无小钩。吸盘4个，较小。生殖孔开口于链体一侧边缘的中央，大多位于同侧。成熟节片有睾丸3个，偶有2个或多至4个者。孕节内的子宫呈袋状，边缘不整齐，充满虫卵。虫卵圆形或类圆形，黄褐色，大小为（60～79）μm×（72～86）μm，卵壳较厚，胚膜两端无极丝，胚膜与卵壳之间充满透明的胶状物，内含一个六钩蚴（彩图104-2）。

（二）生活史

生活史与微小膜壳绦虫相似，但发育必须经过昆虫中间宿主。中间宿主包括蚤类（如具带病蚤、印鼠客蚤）、甲虫、蟑螂、倍足类和鳞翅目昆虫等20余种，以大黄粉虫、谷蛾多见。孕节或虫卵随终宿主粪便排出体外，被中间宿主吞食，在其消化道内孵出六钩蚴，然后穿过肠壁进入血腔，7～10天后发育为似囊尾蚴。鼠类或人吞食了含有似囊尾蚴的中间宿主，似囊尾蚴在肠腔内经过12～13天，发育为成虫（图104-3）。

成虫的孕卵节片和虫卵随宿主粪便排出体外，中间宿主吞食这些虫卵，虫卵在其消化道内孵化。孵出的六钩蚴穿过肠壁，进入中间宿主体腔内发育。在30℃的情况下，赤拟谷盗感染虫卵1天后，六钩蚴进入血腔，2天后，六钩蚴呈卵圆形，直径46～54μm。3天后在原腔内出现，4天后直径达（169～205）μm×（109～223）μm，原腔也逐渐扩大。感染后5天，六钩蚴呈长圆形，体前端伸长并逐渐形成头节和头囊，后端有原腔并逐渐开成尾部。6天后头节发育完成，尾部的原腔渐被柔软细胞取代。7天后，头节缩入头囊内面，形成初期的似囊尾蚴。8天后，背、腹排泄管出现，纤维组织加密，石灰质颗粒累积增多。感染10天后，似囊尾蚴发育成熟，全长597～832μm，宽208～240μm；外层角质膜

具辐射状细纹，内层囊壁细胞疏松，厚度 28～36μm；纤维层包住头节，厚 14～25μm，颜色深暗。石灰质颗粒见于头节的前方。尾部细长，长 352～567μm，宽 40～112μm。6 只胚钩，其中两对位于尾部上方两侧，一对位于末端中央。人或鼠类若食入带有成熟拟囊尾蚴的中间宿主，便可被感染，并在其体内发育为成虫。从似囊尾蚴感染至成虫排卵，需 12～13 天。

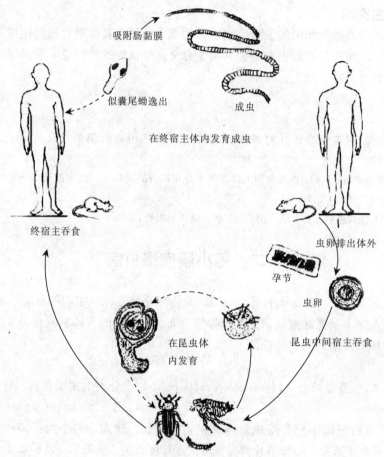

吸附肠黏膜

似囊尾蚴逸出

成虫

在终宿主体内发育成虫

终宿主吞食

虫卵排出体外

孕节

虫卵

在昆虫体内发育

昆虫中间宿主吞食

图 104 - 3   缩小膜壳绦虫的生活史

（三）流行特点

1. 传染来源与传播途径   带虫动物和人不断向外界排出的孕节和虫卵是该病的传染来源。其流行与其具有广泛的中间宿主有重要关系，人主要是因误食了混在粮食中的昆虫而受到感染。据目前资料统计，约有 60 余种节肢动物可作为其中间宿主，它们包括倍足类和多种昆虫（甲虫 31 种、革翅目 2 种、纺足目 2 种、鳞翅目 11 种、直翅目 9 种、蚤目 11 种），其中以鳞翅目蛾类和面粉甲虫等为最适宜的中间宿主。人体感染缩小膜壳绦虫是因误食含似囊尾蚴的中间宿主而引起的，其最适宜的中间宿主鳞翅目蛾类和面粉甲虫都是常见的仓库害虫，它们经常生活在仓库、家庭、商店的粮食和食品中间，人们接触它们的机会较多，很容易被误食而感染。

缩小膜壳绦虫能引起宿主一定的免疫力，试验证明，用缩小膜壳绦虫感染小鼠后 9～14 天绦虫受到排斥，第二次感染时只发现少量虫体，如果用免疫抑制剂处理小鼠，这类作用则不出现或延缓出现。用外科手术将虫体移植到未曾感染过本虫的鼠体内，则虫体存活期明显延长。

2. 宿主与寄生部位   缩小膜壳绦虫主要寄生于鼠类肠道，迄今全世界共发现本虫的终末宿主 99 种，包括啮齿目（家鼠、仓鼠、田鼠、沙鼠等）、食肉目（犬）、食虫目（鼩鼱）、灵长目。人类偶尔感染。中间宿主包括蚤类〔如具带病蚤、印鼠客蚤〕、甲虫、蟑螂、倍足类和鳞翅目昆虫等 20 余种，以大黄粉虫、谷蛾多见。

3. 分布与流行   缩小膜壳绦虫呈世界性分布。多种啮齿目动物、食肉目（犬）、食虫目（鼩鼱）以及灵长目动物都可感染。人体感染偶有发现。国外至今已报道 300 余例，病例散布于美洲、欧洲、亚洲、大洋洲和非洲等地。在我国人体病例报道日渐增多，这些病例多为散发病例，分布在江苏、湖北、广西、云南、浙江、湖南、台湾、广东、四川、上海、山东、安徽、北京、福建、江西、河南、新疆、西藏、宁夏、辽宁、河北、贵州、陕西和海南等 24 个省（自治区、直辖市），其中报道的病例数以江苏、河南最多，其次为湖北、广西等。据 1988—1992 年全国人体寄生虫学分布调查结果，共查到感染者 180 例，全国平均感染率为 0.012%，经加权处理，感染率为 0.013%，估计全国感染人数 15 万，西藏最高，为 0.116%；其次是海南，为 0.088%。我国台湾省 1977—1990 年全省小学生调查 21 个县、市，除台北市和南投县未普查外，其他 19 县、市都有感染者，感染率为 0.13%～3.23%。

（四）对动物与人的致病性

缩小膜壳绦虫对人体的危害较轻，感染者无体内重复感染情况，寄生虫数一般较少，故大多无明显的临床症状，或仅有轻微的神经和胃肠症状，如头痛、失眠、磨牙、恶心、腹胀和腹痛等。严重感染者可出现眩晕、贫血等。

（五）诊断

诊断方法同微小膜壳绦虫。从粪便内检查有无虫卵或孕节即可确诊，虫卵检查方法以沉淀法和离心法为佳。

1. 沉淀法 留取患者多量粪便，将粪便加水稀释，用粗筛或 2～3 层纱布过滤、沉淀，倾去上清液留沉渣，再加水深沉，每次深沉 30min 以上，这样反复数次，直到上清澄清为止。最后倾去上清液，将含虫卵的沉渣放入 5%～10% 福尔马林中固定并涂片检查。

2. 离心法 为了加速沉淀，可用离心沉淀法。取少量粪便，置一容器中，加水调匀，粪筛过滤，弃上清液，将沉渣转入离心管中，加水至管口，以 1 000r/min 离心 1～2min，倾去上清液，再加水调匀，反复离心，最后将深沉的虫卵涂片检查或固定。

（六）防制措施

1. 预防 ①注意个人卫生和环境卫生，饭前便后洗手，特别要使儿童养成良好的卫生习惯。经常保持厨房用具、食具、食物和饮水的清洁。②消灭仓库害虫，大力灭鼠，同时积极治疗病人。③在农村加强卫生宣传教育，要求注意饮食卫生，防止各种带绦蚴的昆虫或甲虫污染饭菜而被人们误食。

2. 治疗 治疗同微小膜壳绦虫。

（七）公共卫生影响

该病为鼠与人共患的寄生虫病，多种昆虫为其中间宿主，最适宜的中间宿主是鳞翅目蛾类和面粉甲虫，人与它们接触机会较多。受感染的人和鼠均为感染来源，人主要误食粮食中的昆虫遭受感染。对该病的控制需采取灭鼠、注意环境卫生以及科普教育等综合措施。

（刘全 张西臣）

◆ **参考文献**

刘影，沈一平.1999.缩小膜壳绦虫病综合防治的效果观察 [J].中国人兽共患病，15（2）：100-101.

杨维平，沈一平，邵靖鸥，等.1998.缩小膜壳绦虫动物模型的建立及其似囊尾蚴的形态观察 [J].中国寄生虫学与寄生虫病，16（1）：16-20.

杨维平，项晓人.1994.寄生人体缩小膜壳绦虫成虫及虫卵的扫描电镜观察 [J].中国人兽共患病，10（1）：25-26.

三、克氏假裸头绦虫病

克氏假裸头绦虫病（Pseudanoplocephaliasis）是由克氏假裸头绦虫寄生于野猪、家猪、褐家鼠和人引起的重要人与动物共患寄生虫病，克氏假裸头绦虫属膜壳科大型绦虫虫种，曾有多种不同的命名（如盛氏许壳绦虫、陕西许壳绦虫、日本假裸头绦虫和盛氏假裸头绦虫等），现已公认它们都是克氏假裸头绦虫的同种异名。最早发现于斯里兰卡的野猪体内，以后在印度、中国和日本的猪体内也有发现。

（一）病原

1. 分类地位 克氏假裸头绦虫（*Pseudanoplocephala crawfordi*）在分类上属膜壳科（Hymenoli-pididae）、膜壳属（*Hymenolepis*）。

2. 形态特征 成虫外形与缩小膜壳绦虫相似，但更长更大。大小为（97～167）cm×（0.31～1.01）cm，约有 2 000 多个节片。头节近圆形，具有 4 个吸盘和不发达的顶突，无小钩；全部节片均为宽大于长，生殖孔开口在虫体的同一侧，偶尔开口于对侧。卵巢呈菜花形，位于成节中央，卵黄腺不规则，位于卵巢后方。睾丸 24～43 个，不均匀地分布在卵巢和卵黄腺的两侧，靠近生殖孔的一侧数目较少。孕节中呈袋形的子宫内充满虫卵，2 000～5 000 个，占据整个节片。虫卵椭圆形，棕黄色，与缩小膜壳绦虫卵较相似，直径为 84～108μm，卵壳较厚而脆弱，易破裂，表面有颗粒状突起，内层为胚膜，胚膜与卵壳内充满胶质体；胚膜内含一个六钩蚴，六钩蚴与胚膜之间有明显的空隙。克氏假裸头绦虫成节、孕节见图 104 - 4。

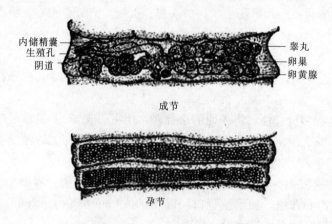

内储精囊　生殖孔　阴道　　　　　　　　睾丸　卵巢　卵黄腺

成节

孕节

图 104 - 4　克氏假裸头绦虫

头节呈球形，大小约 0.35mm × 0.52mm，有清晰可见的吻突和椭圆形的吻囊，大小为（0.12～0.27）mm×（0.07～0.17）mm，发育不全，无角质吻钩，有 4 个吸盘，近圆形不具细棘，肌肉组织发达，吸盘大小为（0.08～0.25）mm×（0.08～0.29）mm。

（二）生活史

克氏假裸头绦虫寄生在猪、野猪和褐家鼠的小肠内，虫卵或孕节随粪便排出后，被中间宿主赤拟谷盗、黑粉虫、黄粉虫等昆虫吞食，经 27～31 天发育为似囊尾蚴，但有试验证明，需经 50 天发育才具感染性。当猪食入带有似囊尾蚴的中间宿主后，经 10 天即可发育为成虫，30 天后虫卵开始成熟。人体感染是因为偶然误食含有似囊尾蚴的赤拟谷盗等昆虫所致。

（三）流行病学

克氏假裸头绦虫分布在日本、印度、斯里兰卡和我国。我国在上海、陕西、甘肃、福建、广东等十多省、直辖市的猪和野猪中有该虫流行；人体感染见于陕西户县，1980 年首次于该县发现 10 例，其中 7 例在同一自然村，感染者年龄 4～48 岁，感染虫数为 1～12 条；辽宁营口也发现 4 例病人。到 20 世纪末我国已报道 25 例感染者。

人常常因误食含有该绦虫幼虫的赤拟谷盗等昆虫而感染。

（四）致病性

一般轻度感染者无明显症状。感染虫数较多时可有胃肠道和神经系统症状，如恶心、呕吐、食欲不振、乏力、消瘦、腹痛、腹泻、失眠和情绪不安等。腹痛多为阵发性隐痛，以脐周围较明显。腹泻一般每天 3～4 次，大便中可见黏液。

（五）诊断

诊断主要依靠从粪便中检获虫卵或孕节，节片与虫卵都与缩小膜壳绦虫相近，唯其虫体和虫卵体积都较大、成节中睾丸数较多可资鉴别。

（六）防制措施

防制原则包括加强卫生宣传教育，注意个人卫生和饮食卫生；大力灭鼠和消灭粮仓及厨房害虫。驱虫可应用巴龙霉素、灭绦灵或甲苯哒唑等。

（七）公共卫生影响

该病主要流行于猪和野猪，人也可感染。感染猪为主要传播来源，昆虫为中间宿主，人主要误食昆虫体内的似囊尾蚴遭受感染。该病具有一定的公共卫生意义。

（刘全　张西臣）

◆ **参考文献**

殷国荣.2004.医学寄生虫学［M］.北京：科学出版社：158-160.

张信，李德昌.1993.人兽共患病学：下册［M］.北京：蓝天出版社：120-124.

第二节　剑带属绦虫所致疾病

矛形剑带绦虫感染

矛形剑带绦虫感染（Drepanidotaenia lanceolata infection）是由矛形剑带绦虫寄生于宿主小肠引起的人与动物共患寄生虫病

矛形剑带绦虫（*Drepanidotaenia lanceolata*）又名枪形绦虫，在分类上属膜壳科（Hymenolipididae）、剑带属（*Drepanidotaenia*）。宿主是野鸭、鹅、鸭、雁鸭、鹳鹭、鹭、猪、灵长类，寄生于小肠。中间宿主是蚤类。有人说此虫见于亚洲，也有人说是世界分布，似囊尾蚴经口感染，其媒介是节肢动物。人的症状尚不明了，可能较轻微。动物主要表现为消化障碍、肝肿大，有时肝硬变。

（刘全　张西臣）

第一〇五章　双叶槽科寄生虫所致疾病

双叶槽科（Diphyllobothriidae）绦虫在分类上属扁形动物门（Platyhelminthes）、绦虫纲（Cestoidea）、假叶目（Pseudophyllidea）。该科的两种重要病原阔节裂头绦虫和曼氏迭宫绦虫均为人和动物的共患病原，对人和动物的危害均较大。

第一节　裂头属绦虫所致疾病

阔节裂头绦虫病

阔节裂头绦虫病（Diphyllobothriasis latum）是由阔节裂头绦虫成虫寄生于人、犬和猫的小肠引起的人与动物共患寄生虫病。该病可引起消化系统症状和贫血等，分布较广。裂头蚴寄生于各种鱼类。

（一）病原

1. 分类地位　阔节裂头绦虫（*Diphyllobothrium latum*）在分类上属双叶槽科（Diphyllobothriidae）、裂头属（*Diphyllobothrium*）。

2. 形态特征　成虫外形和结构均与曼氏迭宫绦虫基本相似，但虫体较大，可长达 10m，最宽处 20mm，具有 3 000～4 000 个节片。头节细小，呈匙形，长 2～3mm，宽0.7～1.0mm，其背、腹侧各有一条较窄而深凹的吸槽，颈部细长（彩图 105 - 1）。成节的宽度显著大于长度，为宽扁的矩形（彩图 105 - 2 A）。睾丸数较多，为 750～800 个，雄生殖孔和阴道外口共同开口于节片前部腹面的生殖腔。子宫盘曲呈玫瑰花状，开口于生殖腔之后，孕节的结构与成节基本相同。

虫卵近卵圆形，长 58～76μm，宽 40～51μm，呈浅灰褐色，卵壳较厚，一端有明显的卵盖，另一端有一小棘，虫卵内含有一个卵细胞和若干卵黄细胞（彩图 105 - 2 B）。排出体外时，卵内胚胎已开始发育（图 105　1）。

（二）生活史

阔节裂头绦虫的生活史也与曼氏迭宫绦虫大致相同。不同点在于其第二中间宿主是鱼类，人是终宿主。成虫寄生在人，以及犬、猫、熊、狐、猪等食肉动物的小肠内，虫卵随宿主粪便排出后，在 15～25℃的水中，经过 7～15 天的发育，孵出钩球蚴。钩球蚴能在水中生存数日并能耐受一定低温。当钩球蚴被剑水蚤吞食后，即在其血腔内经过 2～3 周的发育成为原尾蚴。当感染的剑水蚤被鱼吞食后，原尾蚴即可在鱼的肌肉、性腺、卵及肝等内脏发育为裂头蚴。终宿主食入带裂头蚴的鱼时，裂头蚴在其肠内经 5～6 周发育为成虫寄生。成虫在终宿主体内可活 5～13 年。

（三）流行病学

阔节裂头绦虫主要分布在欧洲、美洲和亚洲的亚寒带和温带地区，俄罗斯病人最多，约占全世界该病人数的 50% 以上。在人群中感染率最高的是北加拿大因纽特摩人（83%），其次是苏联（27%）和芬兰（20%～25%）。中国仅在东北、广东和台湾省有数例报道。

人体感染都是由于误食了生的或未熟的含裂头蚴的鱼所致。喜吃生鱼，或用少量盐腌、烟熏的鱼肉或鱼卵，果汁浸鱼以及在烹制鱼过程中尝味等都易受感染。流行地区人粪污染河、湖等水源而使剑水蚤

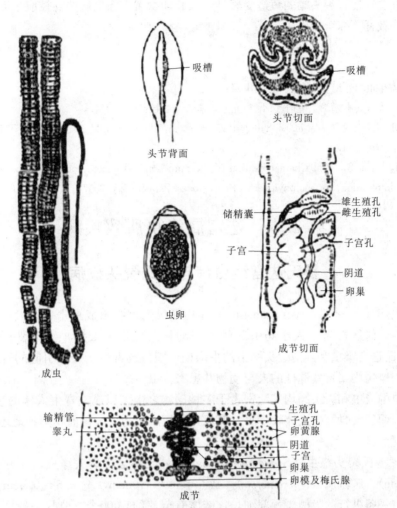

吸槽

头节背面

吸槽

头节切面

储精囊

子宫

虫卵

雄生殖孔
雌生殖孔
子宫孔
阴道
卵巢

成节切面

输精管
睾丸

生殖孔
子宫孔
卵黄腺
阴道
子宫
卵巢
卵模及梅氏腺

成节

成虫

图 105-1 阔节裂头绦虫及各部模式图

受染也是一重要原因。

（四）对动物与人的致病性

成虫在肠内寄生，一般不引起特殊病理变化，多数感染者无明显症状，少数人有疲倦、乏力、四肢麻木、腹泻或便秘以及饥饿感，嗜食盐等较轻微症状。但因虫体长大，有时可扭结成团，导致肠道、胆道阻塞，甚至出现肠穿孔等。另外，还有在人体肺部和腹膜外阔节裂头蚴寄生的报告。

约有 2% 的阔节裂头绦虫病人并发绦虫性贫血，这可能是由于与造血功能有关的维生素 B_{12} 被绦虫大量吸收，如果食物中维生素 B_{12} 供给不足，则可引起维生素 B_{12} 缺乏。另外，绦虫代谢产物可能损害宿主的造血功能。患者除有一般恶性贫血的表现外，常出现感觉异常、运动失调、深部感觉缺失等神经紊乱现象，严重者甚至失去工作能力，驱虫后贫血能很快好转。

（五）诊断

实验室诊断在于从患者粪便中检获虫卵或节片。

（六）防制措施

防治关键在于宣传教育，改变不卫生的食鱼习惯，不吃生鱼或未煮熟的鱼。加强对犬、猫等动物的管理，避免粪便污染河湖水。

驱虫方法同其他绦虫，对并发贫血者还应补充维生素。

（七）公共卫生影响

人和犬、猫均为阔节裂头绦虫的终末宿主，带虫动物和人均为该病传播来源。该病是食源性寄生虫病，人和动物通过食入带有裂头蚴的鱼遭受感染。人和动物裂头绦虫病的防控应采取控制传染源、禁食生鱼、对人的科普教育等综合措施。

（杨举 张西臣）

◆ **参考文献**

殷国荣.2004. 医学寄生虫学［M］.北京：科学出版社：157-158.

张信，李德昌.1993. 人兽共患病学：下册［M］.北京：蓝天出版社：126-127.

Chou H F，Yen C M，Liang W C，et al. Diphyllobothriasis latum：the first child case report in Taiwan. Kaohsiung J Med Sci. 2006，22（7）：346-351.

Park J K，Kim K H，Kang S，et al. Characterization of the mitochondrial genome of Diphyllobothrium latum（Cestoda：Pseudophyllidea）-implications for the phylogeny of eucestodes. Parasitology. 2007，11：1-11.

第二节 迭宫属绦虫所致疾病

曼氏迭宫绦虫病与曼氏裂头蚴病

曼氏迭宫绦虫病（Spirometriosis mansoni）是由曼氏迭宫绦虫成虫寄生于犬、猫、虎、豹、狐狸等食肉动物小肠内，偶然寄生于人小肠引起的人与动物共患寄生虫病。曼氏裂头蚴病（Sparganosis mansoni）是由曼氏迭宫绦虫和其他裂头绦虫的中绦期—裂头蚴寄生于人体引起的寄生虫病。曼氏迭宫绦虫病与曼氏裂头蚴病均属自然源性的人与动物共患寄生虫病。

曼氏迭宫绦虫的成虫和裂头蚴均广泛寄生于多种动物之中，但成虫寄生人体的较少，且致病力弱，一般无明显症状，而裂头蚴寄生人体较多见，其危害远较成虫为大。目前我国各地还常有新病例报道。

（一）病原

1. 分类地位 曼氏裂头绦虫（*Spirometra mansoni*）又称孟氏裂头绦虫，在分类学上属双叶槽科（Diphyllobothriidae）、迭宫属（*Spirometra*）。成虫长60～100cm，宽0.5～0.6cm。头节细小，呈指状，其背腹面各有一条纵行的吸槽。颈部细长，链体有节片约1 000个，节片一般宽度均大于长度，但远端的节片长宽几近相等。成节和孕节，均具有发育成熟的雌雄生殖器官一套，结构基本相似。肉眼即可见到节片中部凸起的子宫，在孕节中更为明显。

2. 形态特征 睾丸呈小泡状，有数百个，散布在节片中部，由睾丸发出的输出管在节片中央汇合成输精管，然后弯曲向前并膨大成储精囊和阴茎，再通入节片前部中央腹面的圆形雄生殖孔。卵巢分两叶，位于节片后部，由卵巢中央伸出短的输卵管，其末端膨大为卵模后连接子宫。卵膜外有梅氏腺包绕。阴道为纵行的小管，其月牙形的外口位于雄性生殖孔之后。卵黄腺散布在实质的表层。子宫位于节片中部，螺旋状盘曲，紧密重叠，基部宽大而顶端窄小，略呈发髻状，子宫孔开口于阴道口之后。

卵呈椭圆形，两端稍尖，长52～76μm，宽31～44μm，呈浅灰褐色，卵壳较薄，一端有盖，内有一个卵细胞和若干个卵黄细胞。

裂头蚴呈长带形，白色，约300mm×0.7mm，头部膨大，末端钝圆，体前端无吸槽，中央有一明显凹陷，是与成虫相似的头节。体不分节但具横皱褶（图105-2、彩图105-3）。

（二）生活史

曼氏迭宫绦虫生活史中需要3个宿主。终宿主主要是猫和犬，此外还有虎、豹、狐等食肉动物。第一中间宿主是剑水蚤，第二中间宿主主要是蛙。蛇、鸟类和猪等多种脊椎动物可作其转续宿主。人可成为它的第二中间宿主、转续宿主甚至终宿主。

成虫寄生在终宿主的小肠内。虫卵自子宫孔产出，随宿主粪便排出体外，在水中适宜的温度下，经过2～5周发育，孵出钩球蚴。钩球蚴椭圆形或圆形，周身被有纤毛，直径80～90μm，常在水中作无定向螺旋式游动，当其主动碰击到剑水蚤时即被吞食，随后脱去纤毛，穿过肠壁入血腔，经3～11天发育

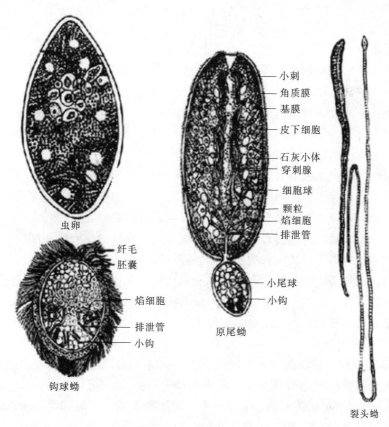

图 105 - 2　曼氏迭宫绦虫

成原尾蚴。一个剑水蚤血腔里的原尾蚴数可达 20～25 个。原尾蚴椭圆形，前端略凹，后端有小尾球，内含 6 个小钩。带有原尾蚴的剑水蚤被蝌蚪吞食后失去小尾球，随着蝌蚪逐渐发育成蛙，原尾蚴也发育成为裂头蚴。裂头蚴具有很强的收缩和移动能力，常迁移到蛙的肌肉、腹腔、皮下或其他组织内，特别好在大腿或小腿的肌肉中寄居。当受染的蛙被蛇、鸟类或猪等非正常宿主吞食后，裂头蚴不能在其肠中发育为成虫，而是穿出肠壁，移居到腹腔、肌肉或皮下等处继续生存，蛇、鸟、猪即成为其转续宿主。猫、犬等终宿主吞食了染有裂头蚴的第二中间宿主蛙或转续宿主后，裂头蚴渐在其肠内发育为成虫。一般在感染约 3 周后，终宿主粪便中开始出现虫卵（图 105 - 3）。成虫在猫体内寿命约 3 年半。

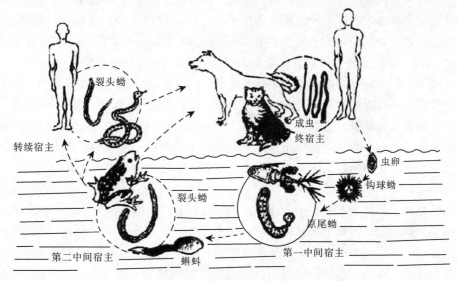

图 105 - 3　曼氏迭宫绦虫生活史

（三）流行病学

曼氏迭宫绦虫分布很广，但成虫在人体感染并不多见，国外仅见于日本、俄罗斯等少数国家。在我国，成虫感染病例报道仅 10 多例，分布在上海、广东、台湾、四川和福建等地。

曼氏裂头蚴病多见于东亚和东南亚各国，欧洲、美洲、非洲和澳洲也有记录。在我国已有数千例报告，来自广东、吉林、福建、四川、广西、湖南、浙江、海南、江西、江苏、贵州、云南、安徽、辽宁、湖北、新疆、河南、河北、台湾、上海和北京共 21 个省、自治区、直辖市，感染者各民族均有。

人体感染的途径有两种，即裂头蚴或原尾蚴经皮肤或黏膜侵入，或误食裂头蚴或原尾蚴。具体方式可归纳为三类。

（1）身体局部贴生蛙肉或蛇肉　为主要感染方式，约占患者半数以上。蛙肉中的裂头蚴经皮肤、黏膜、伤口等处进入人体。在我国某些地区，民间传说蛙有清凉解毒作用，因此常用生蛙肉敷贴伤口，包括眼、口、外阴等部位，若蛙肉中有裂头蚴即可经伤口或正常皮肤、黏膜侵入人体。

（2）生食或半生食蛙、蛇、鸡或猪肉、马肉　民间有吞食活蛙治疗疮疖和疼痛的陋习，或喜食未煮熟的肉类，吞食到的裂头蚴即穿过肠壁入腹腔，然后移行到其他部位。生食蛇肉、生饮蛇血、生吞蛇胆所致感染近几年来有上升均势，生食或食入未煮熟的其他畜、禽和野生动物均可感染。

（3）误食感染的剑水蚤　饮用生水，或游泳时误吞湖、塘水，使受感染的剑水蚤有机会进入人体。据报道原尾蚴有可能直接经皮侵入，或经眼结膜侵入人体。

（四）对动物与人的致病性

1. 致病作用与病理变化　曼氏迭宫绦虫成虫寄生于人体小肠，通过体壁吸收肠道内的营养物，致病力较弱，一般不引起肠壁的明显病理变化。裂头蚴经皮肤或黏膜进入机体后，可移行至各组织内寄生，通常为 1～2 条，但多者可达几十条。感染早期一般症状不明显，局部可有水肿或触痛。肉眼观察一般肿块无包膜，切面呈灰白色或灰红色，内有渗出液或豆渣样物，其中可有出血区，有时有不规则的裂隙、腔穴，穴与穴之间有隧道相通，裂头蚴寄生于穴道内，虫体乳白色，体表多皱褶，头节被包于一端。寄生后期病灶的组织学观察：虫体均无包膜，有出血点或出血区，病灶为炎性肉芽肿，其中为嗜酸性坏死组织所形成的腔穴和不规则的隧道，其间有中性粒细胞、淋巴细胞、单核细胞和浆细胞等浸润；在坏死区还可见少量的夏科-雷登氏晶体；腔道壁为增生的组织细胞和上皮样细胞呈栅状排列；裂头蚴断面除散在的细胞核外，尚可见到圆形或卵圆形的石灰小体。

2. 对人的致病性　曼氏迭宫绦虫成虫偶然寄生于人体，对人的致病力也不大，一般无明显症状，可因虫体机械和化学刺激，引起中、上腹不适、微疼、恶心呕吐等轻微症状，经驱虫后即消失。

裂头蚴寄生人体可引起曼氏裂头蚴病，较为多见，在我国已有数千例报道，危害远较成虫大，其严重性因裂头蚴移行和寄居部位不同而异。常见寄生于人体的部位依次是：眼睑部，四肢，躯体，皮下，口腔颌面部和内脏。被侵袭部位可形成嗜酸性肉芽肿囊包，致使局部肿胀，甚至发生脓肿。囊包直径 1～6cm，具囊腔，腔内盘曲的裂头蚴可从 1 条至 10 余条不等，根据临床表现，可归纳为以下 5 型。

（1）眼裂头蚴病　最常见，多累及单侧眼睑或眼球，表现为眼睑红肿，结膜充血，畏光，流泪，微疼，奇痒或有虫爬感等。有时患者伴有恶心，呕吐及发热等症状。在红肿的眼睑和结膜下，可有游动性、硬度不等的肿块或条索状物，直径约 1cm 左右。偶尔破溃，裂头蚴主动逸出而自愈。若裂头蚴侵入眼球内，可发生眼球凸出，眼球运动障碍，严重者出现角膜溃疡，虹膜睫状体炎，玻璃体混浊，甚至并发白内障而失明。眼裂头蚴病在临床上常误诊为麦粒肿、急性葡萄膜炎、眼眶蜂窝织炎、肿瘤等，往往在手术后才被确诊。

（2）皮下裂头蚴病　多累及四肢躯干表浅部，如胸壁、乳房、腹壁、外生殖器以及全身各处，可能有游走性皮下结节，圆形，柱形或不规则条索状，大小不一，直径长 0.5～5cm，局部可有瘙痒，有虫爬感等，若有炎症时可出现间歇性或持续性疼痛或触痛，或有荨麻疹。常被误诊为肿瘤。

（3）口腔颌面部裂头蚴病　常在口腔黏膜或颊部皮下出现硬结，直径长 0.5～3cm，患处红肿，发痒或有虫爬感，并多有小白虫（裂头蚴）逸出史。

（4）脑裂头蚴病　临床表现酷似脑瘤，常有阵发性头痛史，严重时昏迷或伴喷射状呕吐，视力模糊，间歇性口角抽搐，肢体麻木，抽搐，甚至瘫痪等，极易误诊。

（5）内脏裂头蚴病　罕见，临床表现因裂头蚴移行位置而定，有的可经消化道侵入腹膜，引起炎症反应，有的可经呼吸道咳出，还有见于脊髓、椎管、尿道和膀胱等处，引起较严重后果。

另外，国内外文献均报道了数例人体"增殖型"（proliferative type）裂头蚴病，认为可能是由于曼氏裂头蚴患者免疫功能受抑或并发病毒感染后，裂头蚴分化不全引起。虫体较小而不规则，最长不超过2mm，可广泛侵入各组织芽生增殖。还有一种增殖裂头蚴病（Proliferative sparganosis），经研究认为系由另一种较少见的增殖裂头蚴（*Sparganum proliferum*）引起。虫体是多态形，具不规则的芽和分支，大小约10mm×1mm，最长者24mm，亦可移行到人体各部位组织中进行芽生增殖，预后很差。但有关这两种裂头蚴的生物特性和致病机制仍有待进一步研究。

（五）诊断

由于本病临床表现缺乏特异性，常被忽视或误诊。曼氏迭宫绦虫成虫感染可因在粪便中检出虫体节片或虫卵而确诊。曼氏裂头蚴病则主要靠从局部检出虫体作出诊断，询问病史，了解有无敷贴蛙皮、蛙肉，喝生水及生食蛙、蛇、鸟等动物的生肉或不熟肉类史，或生饮蛇血、生吞蛇胆等情况。有不明原因的眼部、口腔及皮下游走性结节或慢性感染者，就应考虑本病的可能。必要时还可以进行动物感染试验。采用CT等放射影像技术有助于诊断，亦可用裂头蚴抗原进行各种免疫学辅助诊断。

（六）防制措施

1. 预防　不用蛙肉外贴伤口，不食生的或未煮熟的肉类，不饮生水以防感染。

2. 治疗　①成虫感染可用吡喹酮、阿苯哒唑等药驱除。②裂头蚴主要靠手术摘除，术中注意务必将虫体尤其是头部取尽，方能根治，也可用40%酒精和2%普鲁卡因2~4mL局部封闭杀虫。

（七）公共卫生影响

曼氏迭宫绦虫的终末宿主主要是犬、猫以及野生犬科动物等，人偶感，成虫主要危害动物，对人的危害并不大。对人危害较大的是蛙、蛇等第二中间宿主体内的裂头蚴，经皮肤或口腔黏膜侵入人体导致人的裂头蚴病。裂头蚴可侵入人体的多个器官、组织，引发相应部位的严重病变和临床症状。对该病的防控须采取控制传播来源以及改变喝生水、吃生蛙、用生蛙敷面等不良习惯。该病在我国南方地区较为常见，应重点防范。

第三节　其他双叶槽科绦虫

1. 枝形裂头绦虫（*Diphyllobothrium drendriticum*）　宿主为海鸥和人，寄生于小肠。感染阶段为拟囊尾蚴，人生吃鱼而感染，人的症状不明或轻微。见于阿拉斯加、西伯利亚、北海道。

2. 达勒裂头绦虫（*Diphyllobothrium dalliae*）　宿主是海鸥、犬、人，寄生于人的小肠。人生吃鱼而感染，感染阶段为拟囊尾蚴，人的症状不明或轻微。见于阿拉斯加。

3. 阿拉斯加裂头绦虫（*Diphyllobothrium alascensis*）　宿主为犬和人。

4. 心形裂头绦虫（*Diphyllobothrium cordatum*）　宿主为海豹、海象、犬、人，寄生在小肠。人和犬少见。均是因生吃鱼而感染，人无症状，有也轻微。见于丹麦、冰岛、格陵兰和撒哈拉沙漠。

5. 太平洋裂头绦虫（*Diphyllobothrium paciticum*）　宿主为海豹、海狗，寄生于小肠。人和动物生吃海产鱼而感染，人的症状不明或轻微。见于秘鲁、智利和日本。

6. 小裂头绦虫（*Diphyllobothrium minus*）　此虫本来在人发现，试验性感染给犬、猫、鸭也获得成功。寄生于小肠。人和动物生吃淡水鱼而感染。见于贝加尔湖。

7. 熊裂头绦虫（*Diphyllobothrium ursi*）　宿主为棕熊、人，寄生于小肠。人和动物生吃鳟鱼而感染，人的症状不明或轻微。见于阿拉斯加、哥伦比亚。

8. 喀麦隆裂头绦虫（*Diphyllobothrium cameroni*）　人和动物生吃海产鱼而感染，寄生于小肠。

人的症状不明或轻微。见于日本和太平洋地区。

9. 健实裂首绦虫（*Schistocephalus solidus*） 属双叶槽科裂首属。人和鸟生吃含似囊尾蚴的淡水鱼而感染。

10. 肠舌状绦虫（*Ligula intestinalis*） 属双叶槽科舌形属。人和鸟生吃含似囊尾蚴的淡水鱼而感染，人的症状不明或轻微。见于罗马尼亚和法国。

（刘全 张西臣）

◆ **参考文献**

田增民.1990. 脑内孟氏裂头蚴病［J］. 国外医学：神经病学神经外科学分册，2：88-90.

王宏，郭俊成.1994. 孟氏裂头蚴的感染与防制［J］. 辽宁畜牧兽医，4：21-22.

第一〇六章　其他科寄生虫所致疾病

第一节　伯特属绦虫所致疾病

伯 特 绦 虫 病

伯特绦虫病（Bertielliasis）是由伯特绦虫寄生于猴和其他灵长类动物引起的寄生虫病。人罕见感染，至今仅见 50 余病例，见于毛里求斯、菲律宾、东非、印度尼西亚、印度和新加坡等地。

（一）病原

1. 分类地位　病原有两种，即司氏伯特绦虫（*Bertiella studeri* Blanchard，1891）和尖伯特绦虫（*Bertiella mucronata* Meyner，1895），在分类上属绦虫纲（Cestoda）、圆叶目（Cyclophyllidean）、裸头科（Anoplocephalidae）、伯特属（*Bertiella*）。

2. 形态特征　成虫体长 10～30cm，体宽 1cm。妊娠节宽度大于长度，有 20 节之多，并可随灵长类动物的粪便排出体外。

成熟节片大小为（9.80～11.30）mm×（1.43～2.55）mm，未成熟节片大小为（11.25～13.92）mm×（2.72～2.86）mm。纵排泄管成对，背管小于腹管。每个节片后缘与一个宽的横管相连。生殖孔不规则地交替开口于节片两侧，生殖腔位于节片侧缘的中部，在孕前节中可达 0.051mm×0.037mm。阴茎囊大小：（0.28～0.48）mm×（0.08～0.10）mm，囊壁厚，具有内输精囊。睾丸呈泡状，每个节片约 280 个，占据节片的背前方，分布于背腹和前后层，睾丸直径（0.068～0.094）mm×（0.057～0.080）mm。阴道开口于雄性生殖孔后方，周围环绕一层腺体细胞，腺体层为（0.60～0.63）mm×（0.08～0.15）mm，延伸至排泄管。阴道无腺体部分的大小为（0.54～1.11）mm×（0.07～0.09）mm。卵巢大小为（1.24～1.54）mm×（0.37～0.46）mm，位于节片中央的后端，棒状分叶。卵黄腺呈肾性，大小（0.23～0.36）mm×（0.15～0.22）mm。单一子宫，横向。当卵形成时，子宫向前后膨大，在孕卵节片中呈囊状膨大，超越排泄管。卵呈球形，大小（0.037～0.051）mm×（0.037～0.046）mm（图 106-1 和图 106-2）。

区分这两种的主要依据是阴道腺、卵、梨形器的大小和睾丸的数量。有部分专家认为上述分类依据不足以区分此二种，而只承认司氏伯特绦虫一种。也有人将地理和宿主隔离视为附加的鉴定依据。

（二）生活史

司氏伯特绦虫主要寄生于亚洲和非洲猴的肠道。孕节随粪便排出到外界环境中。中间宿主为 5 个属的螨类，即角翼甲螨（*Achipteria* spp.）、腹翼甲螨（*Galumna* spp.）、肋甲螨（*Scheloribates* spp.）和 *Scutovertex* spp.，这些螨虫体长约 0.5mm，生活在土壤环境或寄生于人体，它们以有机质为生，故而也可以食取猴子粪便中的绦虫卵。虫体胚胎穿透螨虫体腔随即发育为拟囊尾蚴。当猴子吃入食物中带绦虫幼体的螨虫时，经消化后释放的拟囊尾蚴最终在猴子的肠道内发育为成虫。

Stunkard（1940）首次在恒河猴发现并描述了该虫，地螨是它的中间宿主，携带拟囊尾蚴。宿主猴有抓食地螨的习惯，故而容易感染此种绦虫。

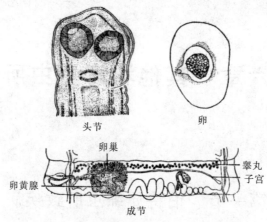

头节　　　　　卵

卵巢

卵黄腺　　　　　　　　　　　睾丸
　　　　　　　　　　　　　　子宫

成节

图 106-1　司氏伯特绦虫的头节、体节和成节

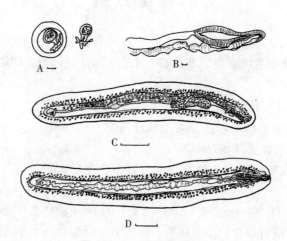

A—　　　　　　　　B—

C——

D——

图 106-2　司氏伯特绦虫

A. 虫卵和梨形器　B~D. 横断面：B. 阴茎囊和阴道　C. 成熟节片　D. 孕卵节片
标尺：A=0.001mm，B=0.1mm，C，D=0.1mm

（三）流行病学

1. 传染来源与传播途径　非人灵长类是伯特绦虫的自然宿主，它们经口摄入带有绦虫幼虫的螨虫（中间宿主）而被感染。人类偶然接触存在此类螨虫的土壤，也可经口感染。此种情况多发生于人们与猴子有密切接触的地方，如动物园。家中饲养有猴子或者附近经常有猴群出入也可被感染。

2. 易感动物与寄生部位　非人灵长类是自然终末宿主，伯特绦虫寄生于肠道。人偶可感染。

3. 分布与流行　在印度、远东和非洲地区，该虫可感染人类。在苏联、英国、西班牙和美国曾有人感染的病例报道。在伯特绦虫属的 29 个种中，只有 2 种即司氏伯特绦虫和尖伯特绦虫能感染人类，特别是儿童。截至 1999 年，共有 56 例人感染伯特绦虫的报道，其中 45 例为感染司氏伯特绦虫，7 例感染尖伯特绦虫，另外有 4 例未能确切定种。感染司氏伯特绦虫的主要区域为加蓬、印度、印度尼西亚、毛里求斯、菲律宾、前苏联地区、小安德列斯群岛的圣基茨、新加坡、西班牙、泰国、美国的明尼苏达州、也门。在司氏伯特绦虫感染的新世界猴中至少 2/3 与旧世界猴之间有着一定的渊源，例如：圣基茨的猴有着非洲起源，西班牙发现的病例很明显是源于肯尼亚。感染尖伯特绦虫的病例，有 3 例来自阿根廷，2 例源于巴西，1 例见于古巴，还有 1 例报道于巴拉圭。感染未定种伯特绦虫的报道则分别来自刚果民主共和国、大不列颠、印度和沙特阿拉伯。司氏伯特绦虫的自然宿主为 *Simya*、*Anthropithecus*、*Hylobates*、*Cercopithecus*、*Troglodytes*、*Macaca*、*Pan* 和 *Papio* 属。而尖伯特绦虫的自然宿主为 *Allouata*、*Callicebus*、*Cebus* 和 *Callithrix* 属。猴感染伯特绦虫很普遍，各类群猴之间也存在一定差别，如恒河猴的感染率是 3.6%～14%，短尾猴为 1.4%～5.3%，日本猕猴为 7.1%，狒狒则为 7.7%。Santa cruz 等（1995）报道：阿根廷灵长类中心的 74 只吼猿中，29.4%感染尖伯特绦虫。而在 30 年前，在阿根廷戈尔利恩提省的贝亚维斯塔，检查 84 只吼猿，7%被尖伯特绦虫感染。

（四）对动物与人的致病性

人及其他非灵长类动物感染伯特绦虫，其症状及伤害程度与猴不同。绝大部分人感染此类寄生虫并无症状表现，少部分人表现腹痛、间歇性腹泻、食欲不振、便秘和体重下降。也有极少数病人表现腹痛伴随间歇性呕吐的症状。儿童感染常出现腹痛、食欲不振和间歇性腹泻。个别病例出现神经症状、高血压、心悸、胃肠不适和肛门瘙痒症等。虫体一旦被驱除，这些症状即消失。

（五）诊断

通过观察粪便中的节片作为初步诊断，进一步通过显微镜检验节片和虫卵的形态进行确诊。孕节的宽度大于长度数倍，通常以 24 个节片为一组随粪便排出体外。卵近似椭圆体，薄壳。胚胎被一层膜或者具 2 钝角的梨形器包裹。司氏伯特绦虫虫卵为（49～60）$\mu m \times$（40～46）μm；尖伯特绦虫卵为（40～46）$\mu m \times$（36～40）μm。虫卵内有明显的梨形器，尖伯特绦虫梨形器（22～24）$\mu m \times$（16～18）μm，司氏伯特绦虫梨形器（25～30）$\mu m \times$（18～28）μm。

（六）防制措施

1. 预防 由于伯特绦虫的中间宿主地螨的分布很广，且人类遭遇感染的概率和频率较低，故而预防工作较为困难。通常，在猴子出入频繁之地，人们应当注意其食物卫生，防止误食中间宿主地螨。

2. 治疗 有几种抗蠕虫药物对伯特绦虫有效。喹纳克林能驱除包括头节的整个虫体。其他用于驱除伯特绦虫的药物还有氯硝柳胺、吡喹酮和丙硫咪唑。

（七）公共卫生影响

该病为灵长类动物和人共患病，在灵长类动物存在的地区、与灵长类动物接触的动物园饲养人员等应加以防范，具有一定的公共卫生意义。

（李安兴）

◆ **参考文献**

Adams A. 1935. A fourth case of human infestation with B. studeri（Cestoda）in Mauritius. Ann. trop. Med. Parasit, 29：361 - 362.

Adams，A，Webb，L. 1933. Two further cases of human infestation with Bertiella studeri（Blanchard，1891）Stiles，Hassall，1902，with some observation on the probable synonymy of specimens previously recorded from man. Ann. trop. Med. Parasit. ，27：471 - 475.

Africa C，Garcia，E. 1935. The occurrence of Bertiella in man，monkey and dog in the Philippines. Philipp. J. Sci. ，56：1 - 11.

Bacigalupo J. 1949. Primer caso humano de Bertiella sp. en Sud América. Rev. Soc. mex. Hist. nat. ，10：177 - 183.

Baer J. 1940. The origin of human tapeworm. J Parasit. ，10：127 - 134.

Bandyopadhyay A，Manna B. 1987. The pathogenic and zoonotic potentiality of Bertiella studeri. Ann. trop. Med. Parasit. ，81：465 - 466.

第二节　马达加斯加属绦虫所致疾病

马达加斯加绦虫病

马达加斯加绦虫病（Inermicapsiferiosis madagascariensis）是由马达加斯加绦虫寄生于啮齿动物和人的肠道引起的人与动物共患寄生虫病。

（一）病原

1. 分类地位 马达加斯加绦虫（*Inermicapsifer madagascariensis*）异名有 *I. cubensis* 和 *I. arvicanthidis*。分类地位尚不明确。

2. 形态特征　虫体长 27～42cm，体最宽处为 2.3mm，全虫共有 350 节片。寄生于啮齿类和人的肠道。无头属（*Inermicapsifer*）绦虫与瑞列属（*Raillierina*）绦虫的主要区别在于前者的头节和吸盘处无小钩。妊娠节与其他节片的长宽比例刚好相反，表现为长度大于宽度。每个妊娠节含有 150～175 个，直径为 49～53μm 的卵包囊，而每个卵包囊中至少含有 6 个卵。对该类寄生虫的生活史尚不清楚。根据对其近源属的研究，我们可以推测该类绦虫以某类节肢动物作为其中间宿主。

（二）生活史

发育过程还不清楚。

中间宿主未知，但依据与此相近属的情况，推断其中间宿主可能是节肢动物类。节肢动物食入终末宿主（啮齿类或人）粪便中的绦虫卵，幼虫阶段在节肢动物体内发育。终末宿主通过食入带有其幼虫的节肢动物遭受感染。

（三）流行病学

1. 传染来源与传播途径　寄生于啮齿类动物和人肠道中的成虫不断随粪便向环境中排出孕节和虫卵是该病的主要传染来源。在非洲，可能的传播模式为：啮齿类→节肢动物→啮齿类，或者极少情况下为：啮齿类→节肢动物→人。而在非洲以外的其他地区，传播模式可能为：人→节肢动物→人。

2. 宿主与寄生部位　终末宿主是啮齿动物和人，寄生于宿主的肠道。

3. 分布与流行　在东非，马达加斯加绦虫是一类寄生在啮齿动物的绦虫，也可感染人，但发生率非常小。而在非洲以外的地区，它可能是人的专性寄生虫。在刚果民主共和国、肯尼亚、马达加斯加、毛里求斯、菲律宾、波多黎各、泰国和委内瑞拉都有人感染该寄生虫的病例报道。在古巴报道的病例最多（截至 1949 年已有超过 100 例），而主要感染者为 1～2 岁的儿童。自 1989 年，在哈瓦那医院又新增两个病例。

（四）诊断

此类寄生虫病的感染往往不表现临床症状。对病原的确切诊断主要是借助显微镜观察其节片。为了区分马达加斯加属绦虫与瑞列属绦虫，必须检查头节，头节可以自行排出体外或在驱虫后排出体外。

（五）防制措施

此类绦虫的生活史和传播模式尚未研究清楚，唯一可以推荐的预防措施就是控制啮齿动物以及注意个人与环境卫生。

（六）公共卫生影响

马达加斯加绦虫是啮齿动物和人的肠道寄生绦虫。节肢动物可能是其中间宿主。发生在人的病例较沙，我国尚未见报道。

（李安兴）

◆ **参考文献**

Guillermo M. 1997. Denegri, Jorge Perez-Serrano Bertiellosis in Man：a Review of Cases. Rev. Inst. Med. trop. S. Paulo.，39.

Santacrta A，Gomez L，Rott M，et al. 1995. El parasitismo en Alouatta carayá y Saimiri boliviensis ingresados al "Centro Argentino de Primates". Rev. Med. vet.（B. Aires）.，76：150－152.

第三节　中殖孔属绦虫所致疾病

中殖孔绦虫病

中殖孔绦虫病（Mesocestoidesiasis）是由中殖孔绦虫的成虫寄生于食肉类哺乳动物及鸟类体内引起的寄生虫病。人偶感，人感染的报道仅 20 余例，在丹麦、非洲、美国、日本、韩国、中国、俄罗斯、印度和巴基斯坦等国家有报道。

（一）病原

1. 分类地位　引发中殖孔绦虫病的病原生物在分类上属扁形动物门（Platyhelminthes）、绦虫纲

(Cestoda)、圆叶目（Cyclophyllidean）、中殖孔科（Mesocestoidae）、中殖孔属（*Mesocestoides*）的线中殖孔绦虫（*Mesocestoides lineatus*）和 *Mesocestoides variabilis*。主要寄生于犬、狐狸、猫等食肉动物小肠内，人亦不例外能偶尔感染。该病主要分布于欧洲、北美洲、非洲。在亚洲，朝鲜、日本和中国有本病的报道，我国北京、长春发现犬有此虫的寄生。

2. 形态特征　成虫长 30～250cm，体宽超过 2mm，节片形如瓜子，头节大，顶端平而稍凹陷，具有 4 个长圆形的吸盘，无顶突和小钩，颈节很短。成节近方形，与犬复孔绦虫（*Dipylidium caninum*）不同的是每个节片拥有一套生殖器官，睾丸 54～58 个，分布于排泄管两侧（彩图 106‑1）。子宫为盲管，位于节片的中央，卵巢与卵黄腺均分两叶，位于节片后部，生殖孔位于腹面正中。孕节似桶状，其内有子宫和一卵圆形的副子宫器，副子宫器内有成熟的卵（彩图 106‑2）。卵长圆形，（40～45）μm×（35～60）μm，有两层薄膜，内含六钩蚴。线中殖绦虫的头节、成节、孕节及四盘蚴形态见图 106‑3。

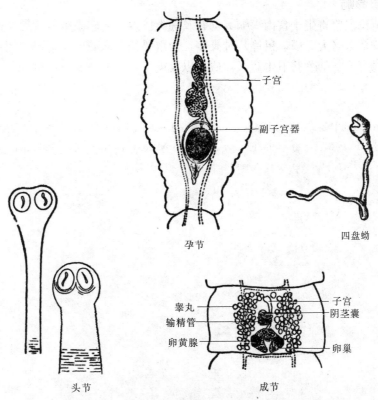

图 106‑3　线中殖孔绦虫的头节、成节、孕节和四盘蚴

（二）生活史

这两种绦虫的生活史尚不完全清楚。该属的命名也尚未确定，因为属内的变异度较大，形态学特征也难以界定。终末宿主有狐狸、犬、老鼠及其他种类的食肉动物。第一中间宿主很可能是食粪类节肢动物，它们摄食由终末宿主粪便中妊娠节中的卵。试验证明了节肢动物可以被感染，而且虫卵发育为拟囊尾蚴。第二中间宿主是蛙、蛇等，所携带的四盘蚴，主要位于胸腔、腹腔、肝脏和肺。四盘蚴与节片类似，较薄且长短不一，但有所不同的是，四盘蚴的头节处有 4 个吸盘或内陷的吸入器（位于较厚端末），而节片则是两块吸槽。四盘蚴可以通过纵向分裂而行无性生殖。中间宿主是啮齿动物，也包括犬、猫、鸟类、两栖动物和爬行类。某些哺乳动物如猫、犬，除了能携带绦虫成虫，也能保藏四盘蚴。终末宿主摄食了携带绦虫幼体的动物后，其幼体将在 2～4 周内于宿主肠道内发育为成虫。

（三）流行病学

Mesocestoides variabilis 流行于中美及北美地区，而线中殖孔绦虫发现于非洲、亚洲和欧洲。线中殖孔绦虫病在人类很少见报道，共有 20 余病例报道，见于欧洲、非洲、北美、朝鲜和日本等地，其中

日本7例，美国2例，卢旺达和布隆迪各2例，格陵兰和朝鲜各1例。而1989年以前只有2例报道，分别来自朝鲜和美国。我国共发现4例感染者，黑龙江1例为20个月女婴，吉林省有3例，1例为8岁儿童，另2例均为女性成人。4例中前3例分别驱出虫体5条、8条和1条，另1例从患者粪便中检出孕节。

（四）诊断

感染本虫的病人腹痛、腹泻、轻微腹胀和脾肿，有的病人有厌食、体重减轻和贫血等症状和体征。检查粪便中有无节片可以确诊。由于在非洲猴体内曾发现四盘蚴，因此认为人体内也可能有四盘蚴寄生而误定为裂头蚴。故在诊断裂头蚴病时需注意与本病的四盘蚴鉴别。后者头节上有吸盘可资鉴别。

（五）防制措施

本病的治疗可用阿的平。预防的关键在于不生食或不食未煮熟的含四盘蚴的第Ⅰ中间宿主。

（六）公共卫生影响

中殖孔绦虫的成虫主要寄生于食肉类哺乳动物及鸟类体内，人感染虽不常见，但近年来国内外均有人感染的报道。动物宿主（犬、猫、鼠等）种类多，为重要传染来源，其第二中间宿主蛙、蛇等是某些地区喜食的食品，具有一定的公共卫生意义，应加以重视。

（李安兴）

◆ **参考文献**

Guillermo M. 1997. Denegri，Jorge Perez-Serrano Bertiellosis in Man：a Review of Cases. Rev. Inst. Med. trop. S. Paulo.，39.

Santa Cruz A，Gomez L，Rott M，et al. 1995. El parasitismo en Alouatta carayá y Saimiri boliviensis ingresados al "Centro Argentino de Primates". Rev. Med. vet. （B. Aires）.，76：150-152.

第一○七章　毛形科寄生虫所致疾病

毛形属线虫所致疾病

旋　毛　虫　病

旋毛虫病（Trichinellosis，Trichinosis）是由旋毛形线虫寄生于猪、野猪、鼠、熊等多种动物及人体内引起的人与动物共患寄生虫病。成虫和幼虫分别寄生于同一宿主的小肠和肌肉内。旋毛虫病主要因生食或半生食含有旋毛虫幼虫囊包的猪肉或其他动物肉类而感染，是重要的人与动物共患寄生虫病之一，严重感染时可引起死亡。

最早由 Peacock 于 1828 年发现于人体。1835 年 Owen 描述了旋毛虫的形态，并命名为旋毛形线虫（*Trichinella spiralis*）。1846 年 Leidy 在猪的肌肉内检获到幼虫。1857 年 Leuckart 在德国将含有旋毛虫幼虫的肌肉喂给小鼠后，发现幼虫可在其小肠中发育为成虫。1859 年 Virchow 发现幼虫在肠道中的早期成熟并在肠系膜淋巴结及肌肉纤维内发现幼虫。同年 Zenker 在人肠道中发现成虫和在人肌肉中发现未成囊的幼虫，并认为幼虫可经淋巴管而输送到肌肉组织。1860 年 Zenker 在德国发现了世界上第一例人体旋毛虫病。1860—1890 年间，仅在德国就发生了 100 多次本病的暴发，每次暴发患者 30 多人，平均病死率为 5％，其中 1865 年一次严重的人体旋毛虫病流行，病死率达 30％。

在我国，Manson 于 1881 年在厦门猪肉中发现此虫，Yugawa（1934）、秦耀庭（1937）分别在东北发现犬和猫的感染；唐仲璋（1939）在福建鼠体内检出此虫。新中国成立后，金大雄等（1950—1951）、武汉医学院（1960）及崔祖让（1962）分别在贵阳、武汉的家猫及黑龙江的猫、熊等动物体内发现此虫，直到 1964 年，西藏自治区首次发现我国人体旋毛虫病。此后，在云南、西藏又相继发现了多起人体旋毛虫病例。1975 年后，在吉林、辽宁、黑龙江、河南、湖北等地也有本病暴发的报告。到 1999 年底，已在我国 17 个省、自治区、直辖市报道了人体旋毛虫病，而猪旋毛虫病则见于我国 26 个省、自治区、直辖市。

目前本病在世界上已是一种较常见的人与动物共患寄生虫病，不仅严重危害人体健康，而且造成养猪业巨大的经济损失。据报道，在美国每例旋毛虫病人的诊断和治疗费用为 3 600 美元。在法国每例病人的诊治费用为 3 000～4 000 美元，而每例患者的经济损失则达 6 000 美元。在前欧共体，法律规定 15 个成员国内饲养的生猪必须进行旋毛虫检查，其费用约为 5.7 亿美元。

（一）病原

1. 分类地位　旋毛形线虫（*Trichinella spiralis*）简称旋毛虫，在分类上属线形动物门（Nematoda）、无尾感器亚纲（Aphasmidia）、毛尾目（Trichurata）、毛形科（Trichinellidae）、毛形属（*Trichinella*）。20 世纪 60 年代以前，人们一直认为毛形属下仅一个种，即旋毛形线虫。但 1963 年 Nelson 和 Mukundi 在东非发现的旋毛虫在感染性方面明显不同于在伦敦和波兰发现的旋毛虫。70 年代初，在苏联等地发现了旋毛虫的其他株。于是，对旋毛虫的分类就有了争论。Britov（1972）将旋毛虫分为旋毛形线虫、本地毛形线虫（*T. nativa*）和尼氏毛形线虫（*T. nelsoni*）；Garkavi（1972）在北高加索地区的浣熊中发现了伪旋毛形线虫（*T. pseudospiralis*）。近年来，根据遗传学、生物学和生物化学研究提示旋毛虫属含有多个虫种。目前，认为旋毛虫属至少存在有 7 个种（即 *T. spiralis* T1，*T. nativa* T2，*T. britovi* T3，*T. pseudospiralis* T4，*T. murrelli* T5，*T. nelsoni* T7，*T. papuae* T10）和 3 个分类地位尚未确定的基因型，即 *Trichinella* T6、T8 和 T9。

我国至少存在有两种旋毛虫，即旋毛形线虫和本地毛形线虫。

2. 形态特征　成虫虫体白色，呈圆柱形，后部较粗占体长的一半以上，内含肠管和生殖器官，前部越向前端越细小，口孔呈缝隙状，内有一个可伸缩的口刺，无乳突（彩图107-1）。虫体前半部主要由食道组成，由口至神经环处的食道为毛细管形，随后略膨大，继又变为毛细管状，其周围无细胞围绕；食道后部的周围，由一列单层珠状食道腺细胞环绕。细胞分泌物有协助消化的作用。

旋毛虫虫体属于双管型，外管为体壁，由角皮、皮下层和肌层组成。由于虫体只有纵肌层，因而只能作螺旋状伸缩前进。内管为虫体的消化道，通过肠管开口于肛门。虫体的体壁和内脏之间的体腔壁上，无上皮细胞衬覆，故称为假体腔，腔壁上衬有一层结缔组织。

雄虫较雌虫小，为 (1.4～1.6) mm×(0.04～0.05) mm，生殖器官为单管型，睾丸为管状。管壁较厚，内壁附有生殖细胞可进行分裂增殖，睾丸内充满精细胞；输精管连于睾丸，连接处无明显界线，可分为管状部与腺质部，管的外周具有肌纤维；贮精管是连于输精管末端的稍膨大部分，贮精管的末端直径缩小，含有肌纤维称为射精管。泄殖腔内有一个交配管，前端连于射精管。尾端泄殖孔外侧有一对呈爪状可活动的交配附器，又名交配叶。交合刺一根，有时伸出至泄殖孔外。雌虫较大，为 (3～4) mm×0.06mm，生殖器官亦为单管型，卵巢较短，位于虫体末端，肛门后方，略呈球形，管壁内侧一边附有原犷细胞，可发育增殖，卵泡发育到适当大小时，被推入短而窄小的输卵管，此处形成卵泡的卵壳。受精管甚短连于输卵管，交配后管内含有大量精子。子宫较长，后部充满未分裂的卵细胞，前部接近阴道处，可见发育的幼虫。阴道后端壁薄较长，前端壁厚较短。阴门开口于虫体前部腹侧，位于虫体前端的近 1/5 处。

新生幼虫甚微小，大小约为 $124\mu m \times 6\mu m$。成熟幼虫具有感染性，长约 1mm，卷曲于横纹肌内的梭形囊包中。囊包大小为 (0.25～0.5) mm×(0.21～0.42) mm，其长轴与横纹肌纤维平行排列。一个囊包内通常含有 1～2 条幼虫，有时可多达 6～7 条（彩图 107-2）。幼虫的咽管结构和成虫的相似。

（二）生活史

旋毛形线虫的发育比较特殊，成虫和幼虫寄生于同一宿主体内，被虫体寄生的动物和人先为终末宿主，后变为中间宿主，虫体不需要在外界发育，但完成其整个生活史则必须更换新的宿主。

旋毛形线虫通常寄生于猪、人和鼠类。当宿主吞食了含有活旋毛形线虫幼虫包囊的肌肉后，即被感染。数小时后，经胃液和肠液的消化作用，幼虫多在十二指肠及空肠前段自囊内逸出，并钻入十二指肠和空肠的上皮黏膜，经 2 昼夜的发育即变成成虫。雌雄虫体即开始在黏膜内进行交配，交配后的雄虫不久即死去，雌虫钻入肠腺或黏膜下的淋巴间隙中发育，一般在感染后的 7～10 天，即开始在黏膜中产幼虫，每条雌虫一生中可以产幼虫 1 500～2 000 条以上，雌虫的寿命为 3～4 周。新产出的幼虫进入血液循环，随血流到全身各处肌肉、组织和器官，但是只有到达横纹肌的幼虫才能继续发育并成长。幼虫多寄生于活动量较大的肋间肌、膈肌、舌肌和嚼肌中。幼虫在感染后第 17～20 天开始蜷曲盘绕起来，其外由被寄生的肌肉细胞形成包囊，常有 2.5 个盘圈，此时即具有感染能力。此类幼虫如被另一宿主食入即再如上所述，开始下个生活史。

肌型旋毛虫的包囊很小，以后可以长至 0.25～0.5mm，在猪肉内多为梭形，其长轴与肌纤维平行，有两层壁，囊内含 1 条幼虫，但也有少数含 6～7 条。6 个月后，包囊增厚，囊内开始钙化，只有当钙化到虫体时虫体才能死亡，否则幼虫可长期生存，寿命由数年至 25 年不等。

（三）流行病学

1. 传染来源　绝大多数哺乳动物及食肉鸟类对旋毛虫均易感，现已发现有 150 多种家畜和野生动物自然感染旋毛虫，这些动物互相残杀吞食或食入含旋毛虫活幼虫的动物尸体而互相传播。但因人多食猪肉，故以猪与人体感染的关系最密切，其次为野猪、熊等。据统计，在我国暴发的 548 次旋毛虫病中，因食猪肉引起者为525次（95.8%），其次为狗肉（8次，占1.5%）。猪的感染主要是由于吞食含有旋毛虫囊包的肉屑或鼠类。我国26个省、自治区、直辖市已发现有猪旋毛虫病，屠宰猪群中旋毛虫检出率在0.1%～34.2%的5个省份分别是：辽宁为0.34%，黑龙江0.12%，湖北2.18%和6.76%，河南34.2%及云南1%和0.31%。其他省、自治区、直辖市的猪群中旋毛虫检出率在0.0001%～0.089%。我国犬的旋毛虫感染率也较高，辽宁省为0.8%～28.6%，吉林为9.8%，黑龙江为4.9%～54.3%，河北为11.3%，甘肃为0.9%～27.2%，河南为7%，湖北为18.6%，广西为33.3%，云南为9.6%～10.4%。在我国因食狗肉引起的旋毛虫病暴发，发生于吉林、辽宁和北京，主要因生食凉拌狗肉或涮狗肉所致。

近年来，因食用动物肉而引起的旋毛虫病暴发在我国及其他国家多有报道，已成为目前旋毛虫病研究方面的热门课题。食草动物由于其食物中通常不含肉类而认为不会感染旋毛虫，但至1999底，仅我国大陆地区已发生7次因食涮羊肉或烤羊肉而引起的旋毛虫病暴发。世界上第1次因食羊肉而引起的旋毛虫病暴发于1979—1980年，发生于我国哈尔滨市。河南省有因食烤牛肉引起本病的报道。山羊和黄牛自然感染旋毛虫在河南和云南均已有记载。绵羊和山羊均可试验感染旋毛虫。1974—1994年间，欧洲已发生了10次因食马肉引起的旋毛虫病暴发，患者达2 600多人，其中法国6次，意大利4次。试验表明马可感染旋毛虫。罗马尼亚和墨西哥马的旋毛虫自然感染率分别为3.6%（1/28）和5%（4/80）。墨西哥147份马血清中，旋毛虫抗体阳性率为7%。食草动物自然感染旋毛虫的原因可能是饲料中掺入了含有旋毛虫的肉屑、泔水或用洗肉水拌草料，或是在放牧时食入了腐烂动物尸体污染的青草所致。虽然食草动物感染旋毛虫的机制尚未完全阐明，但上述事实表明食草动物作为人体旋毛虫病传染来源的重要性却在逐步增加。

国外某些野生动物的旋毛虫感染率相当高，例如，苏联曾报道伏尔加河两岸猎杀的152只狼中，148只（97%）有旋毛虫感染。捷克山猫的感染率为60%，狼为33%，狐为30%。前南斯拉夫、罗马尼亚、美国等国家的动物感染也较普遍，某些动物如狼、狐、豺等感染率颇高。保加利亚野猪的旋毛虫感染率为71%，而家猪仅为24%。芬兰南部地区狐的感染率达80%以上，在被调查的296只山猫中，124只感染有旋毛虫，感染率为42%；芬兰的另一项调查表明，山猫的感染率为40%（132/327），且发现感染率的高低与貉的种群密度有明显关系，提示貉在芬兰是野生动物旋毛虫病的重要保虫宿主。1987—1992年在格陵兰进行的调查发现，1 014只北极熊中237只（23%）感染有旋毛虫，且发现北极熊的感染率随年龄增大而增高，2～10岁的北极熊感染率为25%，10岁以上动物的感染率达62.2%，但不同性别的北极熊中感染率无显著差异；意大利北部高山地区165只红狐中旋毛虫的感染率为20%，而低山地区（426只）和平原地区（683只）红狐旋毛虫的感染率分别为0.7%和0.1%，而被红狐捕食的1 000多只小哺乳动物几乎均为阴性。狼和野猪在意大利也是旋毛虫的重要保虫宿主，感染率分别为4.4%和0.4%；立陶宛野生动物的感染率亦相当高，野生动物旋毛虫感染率分别为野犬18.3%、狐17.8%、狼12.3%，家犬、猫及鼠的感染率为8.8%、6.2%和8.9%。在叙利亚、俄罗斯及独联体一些国家，野猪的旋毛虫感染率为25%，棕熊为39.3%～89.5%，狐、狼分别为36.8%和57.1%；在斯洛伐克，野猪的旋毛虫感染率为0.23%，熊、狼、狐的感染率分别为9%、7%和3.6%。该国已有因刮剥野猪和其他食肉动物及食用其他肉而感染旋毛虫病的报道。在智利，猫、鼠和犬的旋毛虫感染率分别为2%～3%、7%～47%和4%～11%，人体旋毛虫的感染率已从1970年的2.1/10万降为1989年的0.67/10万。海豹、鲸及猫头鹰等动物也有旋毛虫感染的报道。

2. 传播途径和感染方式　人体感染旋毛虫病主要是因为生食或半生食含有旋毛虫的猪肉和其他动物的肉类所致，其感染方式取决于当地居民的饮食习惯。① 吃生肉。云南省等少数民族地区，常将生肉剁碎或切成肉丝，伴以佐料后生食（傣族叫"剁生"，白族叫"生皮"）。我国东北地区则有生吃凉拌狗肉的习惯。② 吃过桥米线。系将生猪肉片浸入热油汤中烫吃，汤的温度不够、烫的时间不长或肉片太厚，则都有可能导致感染。过桥米线为云南著名的地方小吃，现已被全国大多数地区引进，仅郑州市已有数家过桥米线饭馆，就餐时应注意避免感染旋毛虫。③ 吃腌肉、香肠、腊肠或酸肉（生肉发酵）等，在熏烤、腌制、暴晒等方法加工制作肉类食品时，常不足以杀死肉中的幼虫。如果加热烹调时间不足，食后亦可感染。④ 喝生血。有的民族有喝生血的习惯，如血中含有移行期的旋毛虫幼虫，亦有可能引起感染。⑤ 生熟刀砧不分。切生熟食品的刀砧不分开，造成含有旋毛虫幼虫囊包的肉屑污染刀砧，继而又污染熟食或凉拌菜，也可导致感染。

我国北方地区居民一般无吃生肉或半生肉的习惯，旋毛虫病的暴发流行多因聚餐时吃涮猪肉、串白肉、炸春卷、爆炒猪肉片或未煮熟的猪肉水饺所致；散发病例多因家庭生、熟刀砧不分，尝生饺子馅，吃红烧肉或猪头肉等所致。但近年来随着居民生活习惯的改变，亦有因食凉拌生猪肉丝、生猪肉饺子馅而感染者。此外，居民吃火锅和烤羊肉串者日渐增多，若肉片厚或涮、烤的时间短，则不能杀死肉中的旋毛虫也可感染本病（图 107-1）。

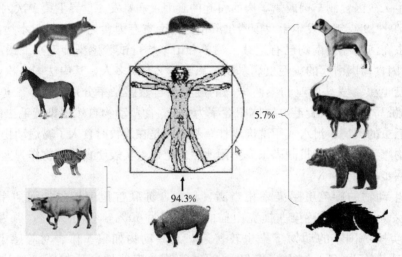

图 107-1　我国人旋毛虫病的主要传播来源
（刘明远供图）

此外，随着近年来旅游事业的发展和流动人口的增加，旋毛虫病非流行区的居民在流行区感染了旋毛虫而返回原籍后发病，因当地医生对本病多不认识，常造成长期误诊。

动物试验证明，旋毛虫病还可通过粪便传播，这是因误食了粪便中的旋毛虫幼虫所致。此种感染方式以感染后 4h 所排出粪便感染力最强，24h 后粪便感染的机会则相当小。在人群中，这种传播方式亦有可能性。此外，给麻蝇蛆喂饲感染旋毛虫的小鼠肌肉，旋毛虫幼虫在蝇蛆中于 8℃ 可存活 5 天，接种小鼠后还可引起旋毛虫感染，提示蝇蛆亦有可能传播旋毛虫病。

3. 宿主和寄生部位　旋毛虫为多宿主寄生虫，除人体感染外，尚有猪、鼠、犬、狐、熊、狼、貂等 150 多种动物可感染本病。旋毛虫成虫寄生于肠道，称肠旋毛虫，幼虫寄生于肌肉，称肌旋毛虫。

4. 分布与流行　旋毛虫病呈世界性分布，以前在欧洲及北美国家发病率较高，以后通过严格肉类检查现已明显下降，但近年来在法国、加拿大、西班牙、意大利及黎巴嫩等地仍有本病暴发。此外，巴布亚新几内亚、澳大利亚的塔斯马尼亚、南美洲的智利和阿根廷及泰国亦发现有本病发生。墨西哥半农村地区，居民的旋毛虫抗体阳性率为 1%～1.9%。在智利，对 300 具尸体的膈肌样本进行旋毛虫镜检和消化法检查时发现，旋毛虫的阳性率为 1.67%。在我国周边国家，如日本、老挝、印度、朝鲜等均已发现有本病存在（图 107-2）。

我国自 1964 年在西藏发现人体旋毛虫病以来，云南、广东、广西、四川、内蒙古、辽宁、吉林、黑龙江、河北、湖北、四川等地均已报道有该病散发或暴发流行，香港也曾暴发两次。目前，云南、湖北和河南等省为我国旋毛虫病的高发区（图 107-3）。

旋毛虫病有两个传播环，即家养动物环和野生动物环，人是作为这两个传播环的旁系，在无人类感

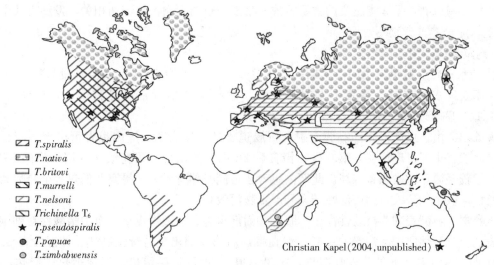

图 107 - 2　旋毛虫病的世界性分布

（刘明远供图）

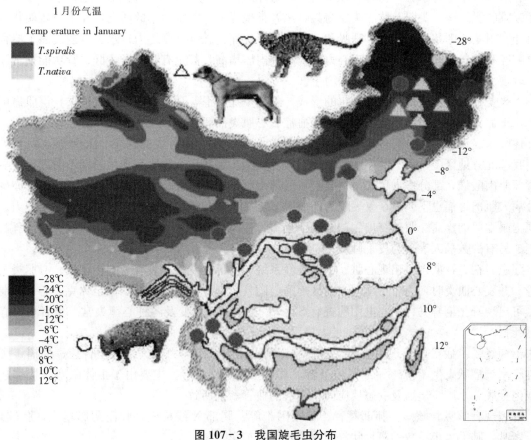

图 107 - 3　我国旋毛虫分布

（刘明远供图）

染的情况下，这两个传播环均能各自运转。我国的散发病例见于一年四季。暴发病例多发生于节假日。不论男女老幼和种族，对旋毛虫均易感。但一般男性患者较多。

　　旋毛虫囊包内的幼虫抵抗力较强，能耐低温。如猪肉囊包内的幼虫在−15℃时贮存近 20 天才死亡，−12℃时可存活 57 天；北极熊肉中的幼虫甚至在−15℃冰冻保存 12 个月以后还能存活，并对实验动物仍具有感染性。囊包在腐肉中也能存活 2～3 个月。熏烤、烙制及曝晒等常不能杀死囊包内的幼虫。但是，旋毛虫幼虫不耐热，在 70℃时囊包内的幼虫即可被杀死。因此，生食或半生食受染的猪肉或其他动物肉类及其制成品，是人类感染的主要方式。暴发流行与食肉习惯密切相关，发病人数中吃生肉者占90％以上，完全熟食者则不发病。

（四）对动物与人的致病性

1. 对人的致病性　旋毛虫病的潜伏期一般为5～15天，平均10天，但也有短为数小时，长达46天者。其临床表现多种多样，轻者可无明显症状，症状不典型者常可导致误诊，重者可于发病后3～7周内死亡。临床表现与致病过程相应地分为3期。

（1）肠道期　由于虫体侵犯肠黏膜而引起胃肠道不适。发病第一周内患者可出现恶心、呕吐、腹痛、腹泻等症状，也可出现便秘。呕吐可在摄食后2h内突然出现并可持续4.5周。除严重感染者外，本期症状一般较轻微，常被患者忽视。此期内患者还可同时伴有乏力、畏寒及低热等全身症状。此期内病人罕见死亡，极个别病人可因广泛性肠炎和严重腹泻致死。

（2）急性期　典型表现为持续性高热、眼睑和面部水肿、过敏性皮疹、血中嗜酸性粒细胞增多等变态反应性表现及全身性肌肉酸痛等。患者一般在发病后第二周出现持续性高热、体温常在38～40℃之间，热型以弛张热为主（下午及夜晚高热，次晨热退），也可呈稽留热、不规则热或低热，一般持续2～4周，重者可达6周，以后热度逐渐下降。发热的同时多数患者出现眼睑、眼眶周围及面部水肿，重者可伴有下肢甚至全身水肿。全身性肌痛是本病最为突出的症状，肌肉肿胀，硬结感，压痛与触痛明显，尤以腓肠肌、肱二头肌及肱三头肌为甚，患者常呈强迫屈曲状而不敢活动，几乎呈瘫痪状态。部分病人可伴有咀嚼吞咽和说话困难，呼吸和动眼时均感疼痛，感觉极度乏力；水肿可遍及多个器官，如肺水肿、胸腔和心包腔积液等，可出现心力衰竭和颅内压增高，甚至有心肌炎、肝、肾功能损害及视网膜出血的表现。少数病人则以呼吸道症状为主。

（3）恢复期　随着肌肉内幼虫囊包的形成，急性炎症消退，全身症状亦随之消失，但肌痛可维持数月之久。重症者可呈恶病质，虚脱，或因毒血症、心肌炎而死亡。

上述临床表现为旋毛虫病典型的病程经过，常见于有食生肉习惯的西藏、云南等地以及严重感染者，而我国北方地区多数病人的症状一般较轻或不典型。多数病人主要表现为长期不明原因发热及四肢和腰背部肌肉酸痛，部分病人伴有早期眼睑或面部水肿，绝大多数病人无胃肠道症状，皮疹亦少见。还有部分病人肌肉疼痛也不明显，仅表现为四肢关节疼痛、颈和腰背部疼痛或仅有四肢酸困乏力。少数病人表现为眼眶肌肉疼痛、眼球突出、球结膜下出血、视网膜静脉曲张、视网膜出血、视力模糊、斜视、复视等。另有少数病人表现为皮下肿块。

重症患者在急性期内可出现心脏、中枢神经系统与肺部并发症。表现为心包积液、心肌炎及支气管肺炎等。并发心肌炎时，患者可出现心前区疼痛、闷气、心悸、血压降低，甚至休克、心音减弱，心动过速，可出现舒张期奔马律；心电图检查有ST-T段和T波改变及各种心律失常。患者可因心力衰竭而突然死亡。

中枢神经系统症状可表现为头痛、脑膜刺激征、谵妄、定向力消失，甚至昏迷、抽搐、瘫痪等症状。神经系统症状发生于10％～24％的患者，常见于严重感染者，主要由于虫体阻塞直接引起的血管紊乱或肉芽肿、水肿、出血及变态反应间接引起的血管紊乱所致。

肺部表现有咳嗽、咳痰、肺部啰音、呼吸困难等，胸部X线检查，肺门阴影增大，肺纹理增粗、增多、紊乱，肺部大小不等的斑片状浸润阴影及细结节影。

2. 对动物的致病性　猪的临床症状基本和人的相似，但抵抗力较强。人大量感染时，初期有呕吐和腹泻，食欲减少。后期出现肌肉疼痛、声音嘶哑、呼吸和咀嚼困难、运动障碍、麻痹、发热、消瘦和水肿等。但自然感染情况下，一般缺乏临床症状，仅在肉品检验时发现阳性。其他动物多半为阴性带虫。

（五）诊断

1. 人的诊断

（1）临床诊断

1）流行病学史　病人常有吃生肉或半生肉的病史，在暴发性流行时同批病人往往能追溯到聚餐史，如有吃剩的余肉，应取材压片镜检。

2）临床表现　典型病例有发热、眼睑水肿、肌肉疼痛与血中嗜酸性粒细胞明显增多，结合流行病学史可以临床拟诊。

（2）实验室诊断

1）病原学检查　患者如有吃剩的残余肉类，可取小块肌肉压片镜检，查找旋毛虫幼虫或囊包，以资佐证。

从病人肌肉组织中查出旋毛虫幼虫是最准确的诊断方法。一般于发病后10天以上从腓肠肌、肱二头肌或三角肌摘取米粒大小的肌肉压片镜检，查到旋毛虫幼虫或梭形囊包即可确诊，检出率为50%左右。为提高检出率，可采用人工胃液消化分离法，先将肌肉消化，然后直接取沉渣检查，或用贝氏法分离幼虫，活虫不被消化，能活动，死虫则被消化。虽然检查肌肉发现幼虫囊包为确诊本病的方法，但因受摘取组织局限性的影响，发病早期和轻度感染者肌肉活检检出率不高。

2）免疫学检查　国内外应用过多种免疫学试验方法，包括皮内试验、皂土絮状试验、对流免疫电泳、微量沉淀试验、间接荧光抗体试验、间接血凝试验 ELISA 以及间接免疫酶染色试验等。国外以 ELISA 的应用最广泛，已被用于人体及猪旋毛虫病血清流行病学调查。对临床可疑为旋毛虫病的患者进行检测时，建议同时应用两种免疫学试验方法，以提高其敏感性和特异性。

（3）鉴别诊断　本病早期应与上呼吸道感染、急性肾炎及食物中毒等相鉴别；在急性期应与伤寒、钩端螺旋体病、风湿病、皮肌炎、亚败血症及变应性血管炎等相鉴别。

2. 动物的诊断　对猪、犬等动物生前诊断旋毛虫病比较困难，由于虫体产生的幼虫绝大部分不随粪便排出，所以实验室不能用粪便检查诊断本病。可以用活体组织（剪一块舌肌）作压片检查，或用皮内反应或沉淀反应检查。

动物旋毛虫病的诊断，主要靠死后剖检肌肉压片法。将动物的膈脚肌肉割取一小块作肉样，撕去肌膜和脂肪，用弯剪剪取 24 个小肉粒（像豆粒大小），用旋毛虫检查玻板作压片镜检或放在旋毛虫投影仪下检查。如果发现有旋毛虫包囊及虫体，即诊断为阳性。还可以用人工胃液消化分离法。

（六）防制措施

1. 预防

（1）加强健康教育　进行卫生宣传和健康教育是预防本病的关键措施。教育居民不生食或半生食猪肉及其他动物肉类和制成品（如腊肠），提倡生、熟食品刀砧分开，防止生肉屑污染餐具。

（2）加强肉类检疫　认真贯彻肉品卫生检查制度，加强食品卫生管理，不准未经检疫的猪肉上市和销售，感染旋毛虫的猪肉要坚决销毁，这是预防工作中的重要环节。

（3）改善养猪方法　猪不要任意放养，应当圈养，管好粪便，保持猪舍清洁卫生。饲料应加热处理，以防猪吃到含有旋毛虫的肉屑。此外，洗肉水或刷锅水拌以草料喂饲牛、羊、马等草食性家畜时，亦应加热处理，否则牛、羊、马等亦可感染旋毛虫。

（4）消灭保虫宿主　结合卫生运动，消灭本病保虫宿主鼠类、野犬及其他野生动物等，以减少传染源。

2. 治疗　目前旋毛虫病的治疗只限于人，对动物旋毛虫病尚没有开展药物疗法。

（1）阿苯达唑（丙硫咪唑）　此药目前为我国治疗旋毛虫病的首选药物，它不仅有驱除肠内早期脱囊幼虫和成虫以及抑制雌虫产幼虫的作用，而且还能杀死移行期幼虫和肌肉中幼虫，其疗效明显优于甲苯达唑与噻苯达唑。剂量为每天每千克体重 20～30mg，每天 2 次口服，连服 5～7 天为一疗程。阿苯达唑杀灭肠内脱囊幼虫、成虫及移行期幼虫的作用优于成囊期幼虫，因此，本病暴发流行时应强调早期诊断和及时治疗，并对可疑病人进行预防性治疗。对于幼虫在肌肉内成囊后才就诊的患者应 给予 2 个以上疗程治疗。

（2）甲苯达唑　剂量为每天 300mg，每天 3 次口服，连服 5～9 天，无明显毒性作用，但疗效较差。

（3）噻苯达唑　是较好的治疗药物，不仅有驱除肠内早期幼虫和抑制雌虫产幼虫的作用，且能杀死肌肉中的幼虫。每天每千克体重 50mg，每天 2～3 次，连续 5～7 天，有显著退热、镇痛和抗炎以及改善症状的作用。

（七）公共卫生影响

旋毛虫病为肉品卫生检验的首检项目，同时也是世界动物卫生组织规定的国际间进出口必须重点检疫的 B 类疫病。目前，旋毛虫病已成为世界性公共卫生重大问题。由于旋毛虫的感染宿主很多，旋毛虫病的流行范围广泛和传播途径复杂，因此使这一严重威胁人类身体健康并对畜牧业（尤其是养猪业）、肉食品工业和外贸出口等造成巨大经济损失的人与动物共患病迄今不仅尚未得到有效控制，反而出现流行范围进一步扩大和发病率逐步升高之趋势。旋毛虫病作为肉类食品安全性的一个重要指标已越来越受到广大人民所关注，因此加强旋毛虫病的检测与防治研究，对于提高我国肉类产品质量及安全性，尤其是提高我国肉类产品的国际形象具有重要的现实意义。

（宋铭忻）

◆ **参考文献**

安春丽，李秉正 . 1994. 旋毛形线虫分类学研究近况 ［J］. 中国人兽共患病，10（1）：52 - 53.

刘明远，宋铭忻，杨瑞馥，等 . 1997. 用随意扩增的 DNA 多态性鉴定中国分离的部分旋毛虫虫株 ［J］. 中国兽医科技，27（2）：18 - 20.

刘明远，徐克诚，宋铭忻，等 . 1998. 中国旋毛虫猫分离株 SW 种类归属的进一步鉴定 ［J］. 中国兽医科技，28（7）：8 - 10.

路义鑫，宋铭忻，周源昌，等 . 1995. 黑龙江省猪犬猫旋毛虫在小鼠体内的分布 ［J］. 中国兽医杂志，21（8）：6 - 7.

宋铭忻，周源昌，李淑声，等 . 1994. 哈尔滨地区猪、犬旋毛虫同工酶电泳比较的研究 ［J］. 东北农业大学学报，25（3）：260 - 265.

王洪法，周源昌，李淑声，等 . 1995. 哈尔滨地区猪、犬旋毛虫扫描电镜比较观察 ［J］. 东北农业大学学报，26（2）：160 - 166.

徐克成，刘明远，宋铭忻，等 . 1997. 应用 PCR 方法对中国旋毛虫虫株的鉴定 ［J］. 中国兽医学报，17（5）：467 - 469.

朱兴全，窦兰清，石磊，等 . 1995. 七株旋毛虫几项生物学特性的比较研究 ［J］. 中国兽医寄生虫病，3（1）：10 - 12.

朱兴全，龚广学，薛富汉，等 . 1993. 旋毛虫病 ［M］. 郑州：河南科学技术出版社：10 - 29.

Pozio E，La Rosa G，Murrell KD. 1992. Lichtenfels JR. Taxonomic revision of the genus Trichinella. J Parasitol. ，78（4）：654 - 659.

第一〇八章　毛细科寄生虫所致疾病

毛细属线虫所致疾病

毛 细 线 虫 病

毛细线虫病（Capillariasis）是由毛细线虫寄生于脊椎动物宿主的肝、肺、肠等组织脏器引起的人与动物共患性寄生虫病。

（一）病原

1. 分类地位　毛细线虫在分类上属线形动物门（Nematoda）、无尾感器亚纲（Aphasmidia）、毛尾目（Trichurata）、毛细科（Capillariidae）、毛细属（*Capillaria*）。人与动物共患性毛细线虫共有 3 种，分别是肝毛细线虫（*C. hepatica*）、肺毛细线虫（*C. aerophila*）和菲律宾毛细线虫（*C. philippinensis*）。在我国已有肝毛细线虫和菲律宾毛细线虫的人感染病例报道。

2. 形态特征　毛细线虫与毛尾线虫很相似，只是更细小一些，呈毛发状，且食道部和体部粗细相差不大。寄生于鼻腔、气管、肠道、肝脏、泌尿系统等处。虫体前部较细，为食道部，短于或等于后部。后部较粗为体部，内包含着肠管和生殖器官。雄虫有一根交合刺及刺鞘；也有的只有鞘而无刺，常见原始型交合伞样构造。雌虫生殖孔在前后部分的交界处。虫卵桶形，两端具塞，色淡。不同种毛细线虫寄生部位各异，可据此对虫种作出初步判断。

（1）肝毛细线虫　雄虫大小为（17.3～37）mm×（0.026～0.078）mm，前端钝圆，后端尖细。有一纤细的交合刺，长 425～550μm，刺鞘无棘。雌虫大小为（20～104）mm×（0.078～0.184）mm，尾端钝锥形，在食道稍后方有膜状隆起的生殖孔，并具一椭圆的阴道盖（图 108-1）。虫卵形态与鞭虫卵相似，较大，为（48～68）μm×（27～35）μm，两端透明塞不突出，卵壳表面有许多细横纹线（彩图 108-1）。

（2）肺毛细线虫　又名肺绳状线虫，虫体前后部狭细。雄虫大小为（15～25）mm×（0.06～0.108）mm，体后端有 2 个乳突，交合刺细长，约 0.55mm，刺鞘长 0.635～0.9mm，刺鞘具棘，雌虫大小为（18～40）mm×（96～180）mm，阴门无突出（图 108-2）。虫卵大小（55～68）μm×（35～40）μm。

（3）菲律宾毛细线虫　虫体很小，雄虫大小为（2.30～3.17）mm×0.023mm。体后部较体前部短。雄虫尾端的腹面隆起，形成两对乳突或称尾翼。交合刺长 0.23～0.3mm；刺鞘特别长，为 0.44mm，刺鞘无棘。雌虫大小为 2.5～4.3mm，阴门具有明显的前唇突出，开口于食道后方（图 108-3）。虫卵大小（36～45）μm×21μm，两端各有一个扁平的透明塞状物，卵壳表面无横纹线。

（二）生活史

肝毛细线虫成虫寄生于多种鼠类、猫、犬、类人猿及人的肝脏，甲虫可作为传播宿主。肺毛细线虫成虫寄生于猫、犬、狐、貂等动物和人的肺组织，蚯蚓可作为传播宿主。菲律宾毛细线虫

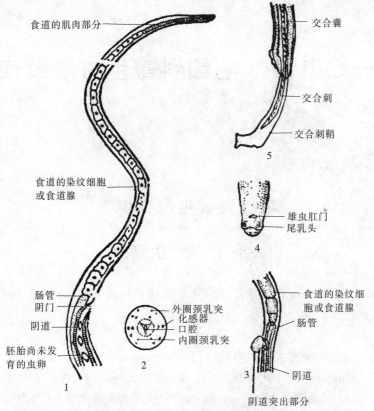

食道的肌肉部分

交合囊

交合刺

交合刺鞘

5

食道的染纹细胞
或食道腺

雄虫肛门
尾乳头

4

肠管

外圈颈乳突
化感器
口腔
内圈颈乳突

食道的染纹细
胞或食道腺

肠管

阴门

阴道

胚胎尚未发
育的虫卵

阴道

阴道突出部分

1

2

3

图108-1 肝毛细线虫

1. 雌虫前部　2. 雌虫头顶面观　3. 雌虫阴门部　4. 雄虫尾部腹面　5. 雄虫交合刺及刺鞘

（赵慰先，1983）

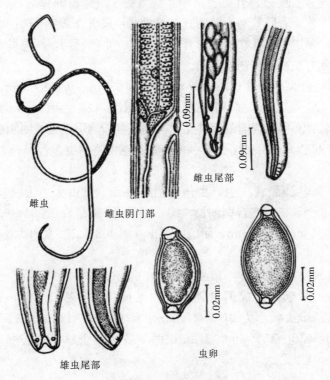

雌虫

雌虫阴门部

0.09mm

雌虫尾部

0.09mm

雄虫尾部

虫卵

0.02mm

0.02mm

图108-2 肺毛细线虫

（仿 Levine，1978）

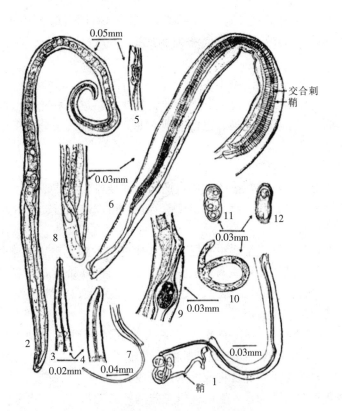

图 108-3　菲律宾毛细线虫

1. 雄虫伸出的刺鞘　2. 第2期幼虫　3、4. 雌虫头部　5. 雌虫体内弯的输卵管　6. 雄虫尾部及交合刺

7. 早期雄虫尾部（不见刺鞘）　8. 雄虫尾部　9. 雌虫阴门部　10. 刚排出的幼虫

11. 刚从输卵管排出的虫卵　12. 两端有塞状物的正常虫卵（内含发育的胚胎）

（仿 Chitwood，1968）

成虫寄生于人、猴、鼠及一些鸟类的肠道，主要是十二指肠和空肠，少数虫体亦可寄生在咽、食道、胃、肝门等处，鱼类可作为传播宿主。

1. 肝毛细线虫　雌虫在宿主肝脏中产卵，卵多数积聚在肝脏内，仅有少数随粪便排出。因此大多数虫卵必须是在宿主死亡或被食肉动物吞食，肝脏被消化后，虫卵才释放出来或随吞食者粪便排出。虫卵在土壤中30℃条件下约经4周发育为感染期虫卵（内含幼虫），被宿主吞食后，经24h，幼虫孵出，在肠中于6h内侵入肠黏膜，经过肠系膜静脉或门静脉，约经52h到达肝脏。在肝脏中生活3～4天蜕皮发育为第2期幼虫。之后2～3天又蜕皮变为第3期幼虫。再经过9～16天进行第3次蜕皮变为第4期幼虫。此后雌雄性发生分化，生殖器官逐渐形成。雄虫性第4期幼虫和雌虫性第4期幼虫分别在感染后第18天和20天时，行第4次蜕皮变为第5期幼虫。在感染后21天时，雌雄性虫体发育成熟。虫卵在肝中出现的最早时间随动物种类而异，小鼠一般在感染后的第18～21天，大鼠则在感染后第21～33天。

肝毛细线虫雄虫寿命约40天，雌虫寿命约59天。虫卵在肝中可存活7个月或更长时间；卵在外界发育需要合适的温度、湿度及足够的氧气。在30℃时约需4周，室温23℃下约需7周；虫卵内的胚胎才完全发育成熟（Freeman，1960）。虫卵在湿润的鼠粪和肝碎片中都能发育。卵对环境有很强的抵抗力，在室温和相对湿度较低（约50％）的条件下可存活1～2周。在－15℃的低温下仍可存活。

2. 菲律宾毛细线虫　终末宿主可通过中间宿主——鱼而造成感染。菲律宾毛细线虫雌虫可产出两端有塞状物、表面覆有黏膜样物质的典型厚壳虫卵、薄壳虫卵以及幼虫。虫卵一般在胚胎发育之前即从终宿主体随粪便排出（偶尔也有带胚胎的卵排出），产出的卵落在水中，经5～10天发育成为含胚胎的卵；这种卵被淡水鱼吞食后在鱼肠中，经3周发育为感染性第3期幼虫；这种幼虫可感染沙鼠，经

10~11天发育为成虫。另外据说宿主体还可自身感染。把幼虫用胃管投服来感染鸟类，在池鹭中经16天便发育为成虫，在苦恶鸟中经过22~30天发育为成虫。

（三）流行病学

肝毛细线虫广泛分布于世界各地，中国广东、日本、印度、菲律宾、土耳其、美国、加拿大、巴西、墨西哥、德国、捷克、斯洛伐克、意大利、南非、赞比亚、尼日利亚等地都有人体的病例报告。肺毛细线虫分布于前苏联地区、法国、美国、巴西等地。菲律宾毛细线虫分布于菲律宾、泰国、日本、伊朗、埃及及中国台湾等地。

1. 肝毛细线虫病

（1）传染来源与传播途径　寄生在鼠体的成虫产卵随粪便排出，或鼠体死亡堆积在肝中的虫卵扩散出来，或鼠类被捕食动物——猫、豹、熊、猫头鹰等吞食，虫卵随捕食动物的粪便排出，再被昆虫传播以感染人体。

（2）易感动物与寄生部位　肝毛细线虫是鼠类及其他许多种哺乳动物的常见寄生虫，偶尔感染人。其成虫寄生于动物肝脏。肝毛细线虫宿主种类比较多，已知有70余种，包括麝香鼠、松鼠、土松鼠、土拨鼠、地鼠（北美产）、旅鼠、褐鼠、河狸、犬、北美大草原犬、欧洲野兔、卷尾猴、蜘蛛猴、黑猩猩、猪、野猪和猫等，其中鼠是主要宿主。

（3）分布与流行　1893年Bancroft首次在一只大家鼠的肝脏内发现了肝毛细线虫病；1924年McArthur在印度1名死于脓毒症的英国士兵肝脏内，发现了大量肝毛细线虫卵而报告了第1例人的感染。人感染是由于食入感染性卵污染的食物或饮水而造成。

肝毛细线虫假性感染病例是因为食入生的或未煮熟的感染动物的肝，虫卵仅通过人体消化道随粪排出，虽可在人粪中查见，但人并未获得真正感染；而真性感染则是吞下被含胚胎的虫卵所污染的食物或尘土而获得感染的病例，一般这种感染在粪中无虫卵排出。有些地方鼠的感染率高达50%～90%；我国鼠的感染率为7.1%～61.9%。Sinnsiah等（1979）在马来西亚的调查表明，成鼠比幼鼠感染率高。检查成鼠1 799只，感染率为18.1%，检查幼鼠469只，感染率为7.7%。不同地区感染率亦不同，城市鼠的感染率为0.7%，农村鼠的感染率为17.7%。鼠的感染与鼠的密度有很大关系。Beckmann（1988）、McCallum（1989）曾报告了澳大利亚东南部家鼠暴发的肝毛细线虫病。

2. 菲律宾毛细线虫病　人的菲律宾毛细线虫病系1963年在菲律宾发现。我国台湾省有5个病例报告，他们是由于嗜食未煮熟的淡水鱼而获得感染。Cross（1972）发现给人吞食含幼虫的卵，并不能使人感染，因此认为在自然界，鱼类是本虫的中间宿主，人类是终末宿主；但也有人认为鱼是转续宿主。多种鱼类都能感染传播菲律宾毛细线虫，在菲律宾已知有黑塘鳢、双边鱼、东坡鱼、天竺鲷等；泰国有鲤鱼、食蚊鱼、渡鱼等，人工试验皆能获得感染。并且有些食鱼的鸟类，如池鹭、夜鹭、牛背鹭、黑水鸡、苦恶鸟等都能充当潜在终末宿主，并可自身感染。鸡、鸭不易感染。犬、猫、小家鼠、兔、仓鼠、豚鼠等不能感染。

（四）对动物与人的致病性

1. 对动物的致病性　主要表现为对肝脏的致病性，其病理变化取决于感染程度，即与肝中虫卵数量多少相一致。肿大的肝重量可超过正常的4倍以上。肉眼可见肝表面有许多珍珠样白色或灰黄色的点状小结节，其大小为1～2mm。重度感染的鼠有时早在潜隐期（感染后约20天）就可出现由几个结节融合成不规则的质硬灰白色区域。

肝脏的病理组织学变化是灶性坏死，然后形成肉芽肿，在虫体移行过程中有时形成管状肉芽肿。肝实质被脓肿样病变及肉芽肿所破坏。脓肿的中心部位由带有成虫和虫卵的坏死细胞所组成，虫体完整或部分崩解，周围有不定形光亮的嗜酸性物质和嗜酸性粒细胞、浆细胞及巨噬细胞包围；有些病灶由不定型的光纤维样物质组成，而没有成虫；偶然也可见到中心干酪样的不带虫卵或成虫的假结节。虫卵通常完好，有时有不同程度的溶解，可见到巨噬细胞通过部分溶解的卵壳或卵塞部位进入卵内。有些肉芽肿几乎完全由多核巨噬细胞将虫卵包住。静脉扩张、充血，可含有纤维块及血栓机化。肉芽肿可以扩展，也可以互相融合，有的肉芽肿中心钙化，在进行性阶段形成含有大量虫卵的广泛的瘢痕区。在肉芽肿之间为肝实质部分，由于许多虫卵肉芽肿的存在导致肝功能极度衰竭。偶尔在肾和肺内见到含有透明物质或钙化物质的成虫或卵的碎片假结节（Zahner，1976；Victor等，1971）。

LAmmnler（1974）观察到在鼠感染的第2~3周，谷酰胺脱氢酶（GLDH）、谷草转氨酶（GOT）、谷丙转氨酶（GPT）、乳酸脱氢酶（LDH）和山梨醇脱氢酶（SDH），尤其是前四者，活力都升高，表明在感染的急性期有明显的病理生理变化。其后又有第2次谷酰胺脱氢酶及其他酶的活性高峰，以后则较低，维持稳定。Vcllerthun（1974）观察到在感染后第3周谷草转氨酶、谷丙转氨酶、乳酸脱氢酶、山梨醇脱氢酶及 B 羟丁酸脱氢酶的值均很高。胆碱酯酶（CHE）活力降低，其活力的降低与山梨醇脱氢酶明显增加相一致。测定山梨醇脱氢酶对是判定肝实质损害的明显指标。胆碱酯酶降低，并伴有碱性磷酸酶（AP）的减少，可持续至12周以上。

中度和重度感染的鼠出现轻度贫血，其机理可能是毒性作用，以及肝合成功能降低。亮氨酸氨酞酶和 γ-谷氨酰转酞酶没有变化，表明本虫对胆道系统没有什么影响（Vollerthun，1974）。

2. 对人的致病性

（1）肝毛细线虫病　成虫产卵于肝实质中，虫卵沉积导致肉芽肿反应和脓肿样病变，其病变表现类似于动物。有肝肿大、充血、硬化并呈现肉芽肿。肉眼可见肝表面有许多点状珍珠样白色或灰色颗粒状小结节，含有该毛细线虫及其变性产物或虫卵团块的肉芽肿可布满肝脏，通常均见于静脉区或中央静脉区。肉芽肿有时也可见于脾脏或肺部。该肉芽肿一般伴有慢性炎症，周围有嗜酸性粒细胞、浆细胞和巨噬细胞浸润。根据纤维化结缔组织反应还表明有肝变性和坏死。

患者可表现为急性或亚急性肝炎，肝脾肿大，腹部膨胀，便秘，腹水。大多数患者临床症状非常严重，病情急，有脱水、营养不良、嗜眠、发热等症状。热度可达39~41℃，主要在傍晚及夜间有盗汗。患者厌食、恶心、呕吐。呕吐物有时带血。此外尚有肝以外的症状，例如肺和肠道的症状，有的便秘，有的腹泻，粪便可带血；有些患者有咳嗽及少量痰。儿童脾气乖张，有的有抽搐发作。严重者可表现为嗜睡、脱水等，大多数引起死亡。本病的特点是伴有嗜酸性粒细胞增多的肝炎。

（2）肺毛细线虫病　虫体寄生于肺中，使肺部发生肺炎。Volkov（1973）报告一例肺毛细线虫病患者，出现气喘和气管炎。Marie-Lanoe（1978）报告一例4岁女孩感染者肺部有黏液，发生咳嗽，痰中含有虫卵和嗜酸性粒细胞。

（3）菲律宾毛细线虫病　菲律宾毛细线虫是肠道寄生虫，虫体钻入肠黏膜，引起肠炎，形成肉芽肿病灶，嗜酸性粒细胞浸润，肠上皮细胞溃疡，导致吸收障碍。在肠腔和肠黏膜中，特别是在空肠发现大量不同发育阶段的虫体，包括成虫、幼虫和虫卵。虫体钻入黏膜，部分埋于黏膜中，但均未超出黏膜肌层；在咽喉、食道和胃也发现少数虫体，但不附着于黏膜上。心包、胸膜和腹腔都有渗出液。

Sun（1974）用光学显微镜和电镜观察了患者和病鼠空肠组织的超微结构变化，显示人体空肠组织上皮细胞广泛分离，丧失粘连，这可能说明了蛋白质、体液及电解质从组织间隙进入肠腔的原因。在沙鼠所见到的微细结构变化不仅是直接的机械性压迫结果，而且也可能是来自虫体的一种溶解物质作用的结果。组织损害是以肠上皮的微小溃疡和细胞的压缩变性为特点。免疫球蛋白测定显示 IgA 值正常，IgM、IgG 下降。活体检查可看到约有半数病人，虫体钻入空肠黏膜。X 线摄影显示吸收不良，其特点为钡剂弥散和黏膜皱襞改变（Paulino，1978）。

（五）诊断

不同虫种的毛细线虫，由于寄生部位不同，因此检查的取材和方法亦不同。

肝毛细线虫寄生于肝中，产出的虫卵多积聚于肝内，因此粪便检查不易发现虫卵。肝组织活检为可靠的诊断方法。肝病患者伴有嗜酸性粒细胞显著增多者，另有肝肿大、肝不适、肝脏嗜酸性细胞增多性肉芽肿病灶等，对诊断有参考意义。

可考虑用免疫学方法作进一步检查。应用间接血凝试验可判定鼠体有无感染，当虫卵肉芽肿形成时有抗原的存在，但有相当数目的假阳性。此外，应用免疫荧光法也可检出感染者（Galvao，1979）。Vellerthun（1976）在虫体的肠管内发现 PAS 染色阳性的液体和颗粒蛋白，这些物质对淀粉酶制剂有抗性。这些颗粒物质在宿主肝中也曾发现，如同排泄物，具有抗原性。Raybourne 等（1975）证实当虫卵肉芽肿形成时有抗体存在，并证明至少有两类抗体，Solomon 等（1994）证实鼠于感染后 21～35 天。在周围循环中有红细胞凝集抗体存在。

由于人类感染本病常与社会经济状况低下地区的家鼠及其他啮齿动物的数量有关，因此研究啮齿动物群中的流行情况，是分析发病趋势的最好方法。对这些地区的犬、猫进行粪检，虽然只能检出通过性虫卵，但也有助于预示可能存在的肝毛细线虫地方性兽疫疫区。

肝毛细线虫病的临床症状和实验室检查与犬弓首线虫所引起的内脏幼虫移行症很相似。须注意与传染性肝炎、化脓性肝炎、嗜酸性粒细胞性白血病、嗜酸性粒细胞肉芽肿、Loeffler 氏综合征（嗜酸细胞性肺病）、旋毛虫病、何杰金氏病、组织胞浆菌病、结核病、热带嗜酸性粒细胞增多症和阿米巴肝脓肿等相鉴别。

肺毛细线虫寄生产卵于肺中，卵可随唾液排出，检查宿主唾液中有无虫卵可进行诊断。菲律宾毛细线虫寄生人肠中，在患者的粪便中可获得虫卵；另据报道可用封闭毛细线虫（*Capillaria obsignata*）制成抗原，作间接血凝试验。

（六）防制措施

1. 预防 儿童感染肝毛细线虫的危险性最大，消灭鼠类，保持居所卫生，防止小孩与土壤和污物接触；避免猫、犬和鼠等宿主吃食可能感染的动物尸体，传播病原，以免虫卵随同粪便排出；另外注意灭蝇，因为蝇类可传播毛细线虫卵；这些都是预防肝毛细线虫病的重要措施。

人感染菲律宾毛细线虫，主要来自嗜食未煮熟的淡水鱼。因此注意不吃半熟的或生的鱼，不生吃动物的肝脏；改善环境卫生，防止粪便污染食物等是该病根本的防治办法。

2. 治疗

（1）肝毛细线虫病 治疗尚未发现特效药物。在肝中虫卵周围的严重纤维化，是使治疗药物难以进入的屏障。治疗药物有甲苯咪唑、丙噻咪唑、噻苯唑、硫苯咪唑、阿苯达唑、锑剂等；丁苯咪唑、四咪唑、左旋咪唑、噻苯咪唑和甲氧嘧啶在大剂量时有良好效果，而其他驱虫药则无效。

Cochrane（1957）、Silverman（1973）使用锑剂后对肝脾肿大病情有所缓解和改善；Galvao（1979）用噻苯唑和甲苯咪唑治疗人肝毛细线虫病有效；Marie-Tanae（1978）用 mintezo，按每天每千克体重 30mg，连续服 3 天进行治疗。

（2）肺毛细线虫病 Caudert（1972）用噻苯唑治疗有效。

（3）菲律宾毛细线虫病 过去由于缺乏有效药物，患者的死亡率很高。近年来随着驱虫药物的发展，找到了治疗本病的有效药物，各地使用的药物有多种。

泰国多数学者用甲苯咪唑，每天用 400mg，分两次服用；Hoghooghi Rod 等（1987）用甲硝咪唑，按成人每次 0.3～0.4g，每天 3 次，连用 5～7 天；Youssef 等（1990）用氟苯咪唑 200mg，每天服用 2 次，共治疗 30 天；Cross 等（1987）用丙硫咪唑，每天服用每千克体重 400mg 治疗，连服 4 天后，粪中无卵，1 周后症状消失；Gabrera 等（1967）用噻唑氰胺和噻苯唑进行治疗。

噻苯咪唑一般采用的剂量为每天每千克体重 25mg，分 2 或 3 次服，连服 3～4 周或 6 周，可使菲律宾毛细线虫病的死亡率由 35% 降至 4% 以下，且不易复发。甲苯咪唑成人剂量一般为 400mg，2 次分服。疗程为 2 周或 1 个月。Tidball（1978）用上述两药治疗 32 例作比较，噻苯咪唑效果较好，但疗程稍长；而甲苯咪唑疗程较短，作用较快（15～20 天），且无副作用，易为病人所接受。但对重症病例还应采取支持疗法。

（七）公共卫生影响

迄今全世界确诊为肝毛细线虫病的患者共 25 例；我国仅发现 1 例人体感染，徐秉锟（1979）在广东从 1 份人体肝组织病例切片中发现虫体。上述患者的年龄，最小为 15 个月，最大为 60 岁，以低龄儿童感染为最多，与个人卫生不良、吃脏东西、居住条件差、屋内有鼠等有关。鼠类是本虫的最主要宿主，因其种类多，繁殖快，多生活在人居住的环境中，故易将本病传染给人，必须引起重视。另外猫、犬也是散布虫卵的重要动物宿主。已知对包括人在内宿主的唯一传播方式为食入孕胚的感染性虫卵。肝毛细线虫病的流行状况呈地区性差异，报告中的大多数人感染病例都分布于美洲和非洲地区。

我国菲律宾毛细线虫病仅在台湾省有病例报道。人的感染主要是由于吃食了未煮熟的含感染性幼虫的淡水鱼而所致。Chitwood 等（1968）在菲律宾的调查表明，人体的感染率达 32%；Gross（1978）报告在吕宋岛西北地区，1967—1969 年间有 1 400 人发病，在 1967—1976 年间，每年有 5～65 个新病例发生。

肝毛细线虫病和菲律宾毛细线虫病对人的致死率都比较高。据 Deteis 等（1969）报告菲律宾毛细线虫病的死亡率，男性为 35%，女性为 19%，男性年龄多在 20～40 岁之间。所以从公共卫生学方面来看，保持居住环境的卫生清洁，定期进行灭鼠，不吃食未煮熟的动物肝脏和鱼类，防止食物污染，饭前洗手，这些措施都有助于预防人感染发生毛细线虫病。

（杨晓野）

◆ **参考文献**

唐仲璋，唐崇惕．1987．人畜线虫学［M］．北京：科学出版社．

魏曦，刘瑞三，范明远．1982．人兽共患病［M］．上海：上海科学技术出版社．

吴淑卿．2001．中国动物志（线虫纲，杆形目，圆线亚目）［M］．北京：科学出版社．

于恩庶，徐秉锟．1988．中国人兽共患病学［M］．福州：福建科学技术出版社．

詹希美．2001．人体寄生虫病［M］．第 5 版．北京：人民卫生出版社．

赵辉元．1998．人兽共患寄生虫病学［M］．延吉：东北朝鲜民族教育出版社．

赵慰先．1983．人体寄生虫学［M］．北京：人民卫生出版社．

中国人民解放军兽医大学．1993．人兽共患病：下册［M］．北京：蓝天出版社．

中国医学百科全书编辑委员会．1983．寄生虫学与寄生虫病学［M］．上海：上海科学技术出版社．

左仰贤．1997．人兽共患寄生虫学［M］．北京：科学出版社．

Marquardt W C，Demaree R S J．1985．Parasitology．New York：Macmillan Publishing Company．

Reperant L A，Deplazes P．2005．Cluster of Capillaria hepatica infections in non-commensal rodents from the canton of Geneva，Switzerland．Parasitology Research．，96（5）：340－342．

第一〇九章　膨结科寄生虫所致疾病

膨结属线虫所致疾病

膨 结 线 虫 病

膨结线虫病（Dioctophymatiasis）是由肾膨结线虫寄生于宿主肾脏引起的人与动物共患寄生虫病。1854 年报道了首例人体病例。

（一）病原

1. 分类地位　肾膨结线虫（*Dioctophyma renale*）的异名有 *Strongylus gigas*、*S. renalis*、*Eustrongylus*、*visceralis* 和 *E. renalis*，在分类学上属线形动物门（Nematoda）、无尾感器亚纲（Aphasmidia）、膨结目（Dioctophymata）、膨结科（Dioetophymatidae）、膨结属（*Dioctophyma*）。

2. 形态特征　肾膨结线虫是已知线虫中的最大线虫。成虫活时呈血红色，固定后呈灰褐色。虫体圆柱形，似蚯蚓，整个虫体前后几乎等粗，仅前端略细，体后端钝圆，体表具有不等距的横纹。虫体两侧各有一行乳突，体中部稍稀疏，越向后乳突排列越紧密。口孔位于体前端呈圆形，周缘围绕着 2 圈乳突，内圈 6 个较小，外圈 6 个较大，呈半球形隆起。内外两圈乳突各位于亚背两个，亚腹两个和侧位两个。口腔浅，直接与食管相连。随宿主不同，肾膨结线虫大小有较大差异。寄生于犬肾、腹腔中的虫体长而粗大，体表横纹极为明显；而鼬、家鼠及人体内的虫体较小；海豹体内的虫体多数细短，个别长而粗，体表横纹不明显，却有大量细纵纹。雌虫长 23~110cm，宽 0.6~1.3cm。阴门开口于体前端腹面中线上，距前端 4~8cm，略突出于体表或稍凹入，呈长椭圆形。虫体末端略膨隆而钝圆，腹侧稍平，背侧略微隆起。肛孔偏腹侧呈卵圆形，肛孔具大小不等皱纹，孔周有不规则花纹，孔直径为 0.71mm。雄虫长 16~49cm，宽 0.4~0.8cm。尾端有钟形无肋的肉质交合伞，向腹侧倾斜开口。交合伞腹侧缘明显短于背侧缘，其边缘和内壁有许多小乳突，中间有 1 个锥状隆起。交合刺 1 根，长 5~8mm，表面光滑，从锥状隆起顶端的泄殖孔伸出。

成熟虫卵椭圆形，两端略凸出，棕黄色，大小为（60~82）$\mu m \times$（38~46）μm。卵壳甚厚，表面密布大小不等的球状突起，卵的两极有明显的透明栓样结构，卵内含 1~2 个细胞。未成熟卵呈椭圆或圆形，不见透明栓样结构。未受精卵多为长椭圆形，卵壳上的突起变化多样，卵内含大量屈光颗粒（图 109-1）。

（二）生活史

成虫主要寄生在宿主的肾脏，虫卵经尿液排出体外，受精卵进入水中，在 14~30℃ 条件下，经 15~102天发育为含有第一期幼虫的卵。含蚴卵被中间宿主蛭蚓科（Branehiobdellidae）和带丝蚓科（Lumbriculidae）的寡毛类环节动物蛭蚓（如 *L. variegatus*）摄食后，在其前肠孵出第一期幼虫。幼虫长 15.7μm，宽 3μm。具有口刺，借此穿过宿主肠壁，侵入腹部血管中进行发育。在 20℃ 时约于感染后 50 天和 100 天虫体进行第一、二次蜕皮。以感染的寡毛环节动物经口感染犬和貂，感染期幼虫在宿主的胃或十二指肠破囊逸出，穿过胃壁或肠壁进入体腔，移行至肾脏或肝组织内寄生，在终宿主体内经 2 次蜕皮，发育成熟。幼虫也常随血液移行至胃壁、肝、体腔、肾。在试验感染中约经 1 个月发育为含

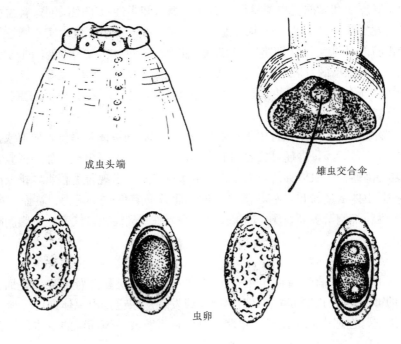

成虫头端　　　　　　　　　雄虫交合伞

虫卵

图 109 - 1　肾膨结线虫

(仿 Woodhead)

蚴卵，经 4.5～5 个月完成在中间宿主体内的发育，经 3 个月在终宿主体内发育成熟，完成一代生活史约需 8.5～9 个月。1 只蛭蚓可感染 1～7 条幼虫，常为 1 条。成虫的寿命约 1～3 年。

（三）流行病学

1. 传染来源和传播途径　体内寄生有膨结线虫的动物和人是感染的来源。动物和人是由于采食了含有感染性幼虫的中间宿主蛭蚓类而遭受感染。多种淡水鱼、蛙是膨结线虫的重要转续宿主，感染期幼虫被包裹在组织内，虽然虫体略增大，但并不进一步发育，因此哺乳动物和人摄食了转续宿主也可以遭受感染。兽类的感染主要是由于生食或半生食含有第四期幼虫的鱼肉或蛙类，食草动物则因吞食了生水中的或水生植物上的寡毛环节动物而感染。人和猪的感染可能兼有上述两种方式。

2. 宿主和寄生部位　肾膨结线虫广泛寄生于多种哺乳类动物，特别是貂和犬。尚有狼、胡狼、丛林狼、巴西狐、貉、赤狐、猎豹、狼獾、石貂、紫貂、松貂、欧洲水貂、美洲水貂、艾虎、水獭、巴西水獭、南美鼬、南美浣熊、棕熊、猿、猫、猪、牛、马等。在我国已经发现的终宿主有犬、水貂、黄鼬、褐家鼠、海豹、牛和人。

主要寄生于貂和犬的肾脏或腹腔内，亦见于其他多种哺乳动物，偶尔可寄生于人体肾脏或其他部位而发病。

3. 分布与流行　肾膨结线虫病呈世界性分布。主要流行于欧洲的意大利、波兰，北美的加拿大、美国，南美的巴西、阿根廷，澳大利亚，以及日本、朝鲜、印度、前苏联地区等。我国先后在南京、杭州、长春、云南、上海、台湾、黑龙江、辽宁、湖北、宁夏等地发现本病。

（四）对动物与人的致病性

1. 对动物的致病性　肾膨结线虫主要寄生于宿主的肾，尤其右肾较常见。亦可寄生于腹腔、肝脏、卵巢、子宫、乳腺、膀胱、心包及心房等。感染性幼虫在终宿主的胃或十二指肠内逸出后，穿过肠壁侵入肾内或腹腔内寄生。由于水貂等动物的十二指肠紧贴于右肾，而犬的右肾距十二指肠较远，故水貂右肾发病率高，而犬的右肾发病率较低。

病肾显著增大，包膜紧张，肾背侧组织增厚，肾与周围组织及大网粘连。病肾有骨质板形成，其边缘有透明软骨样物。骨质板中含有磷酸钙、碳酸钙、磷酸镁以及正常骨质中所含有的成分。肾中胶原纤维和弹性纤维增生。肾皮质和髓质受虫体挤压，有淋巴细胞和中性粒细胞浸润。肾盂腔光滑，肾盏被破坏，肾盂黏膜的乳突发生变性。大部分肾小球透明样变性，许多肾小管成为实心圆柱体，其内被鳞状上皮细胞所充填。肾盂腔内可见大量红细胞、白细胞、虫卵及虫卵块。严重感染的动物，肾实质破坏严重，仅残存一肾包膜。未感染的肾脏常呈代偿性肥大。一般无明显的临床表现。

2. 对人的致病性　人体肾膨结线虫病的病理变化与动物相似。由于寄生的虫体发育差，个体小，被寄生的脏器损害较轻。

在寄生于人体的病例中，大多成虫寄生于肾脏。寄生于肾脏的虫体常移行入尿道或排出。临床常见的症状有腰部不适，钝痛、肾绞痛，疼痛可放射到下腹部及膀胱区。反复出现血尿、尿频、尿急，继发肾盂肾炎、肾结石、肾功能障碍。当虫体移行至输尿管，阻塞尿路时，出现肾盂积水，排尿困难严重时可引起急性尿毒症症状。一旦虫体随尿排出，症状随之缓解。此外尚有低热、乏力、贫血、精神不安、女阴瘙痒、血沉加快、嗜酸性粒细胞增多等表现。如果仅有一侧肾脏受到侵袭，或寄生于腹腔时，可能没有明显的临床表现。

（五）诊断

1. 人的诊断　临床上对于有生食或半生食鱼肉史，反复出现肾盂肾炎症状，而久治不愈的患者，应考虑有感染本虫的可能。在尿液沉渣中检出虫卵，或发现从尿道排出虫体即可确诊。如果仅有雄虫寄生，或输尿管发生阻塞，在尿中就不能检到虫卵。寄生在腹腔或其他部位的虫体，只有在手术探查或活检时才能发现。

2. 动物的诊断　目前，诊断肾膨结线虫病比较困难，虽可通过尿检查获虫卵而确诊，但若只有雄虫寄生或寄生于腹腔和其他部位以及尿道被其阻塞，则难以检出虫卵。

（六）防制措施

1. 预防

（1）人的预防　加强卫生宣传教育，不生食或半生食鱼肉，不饮生水，切断传播途径。在本病呈地方性流行或兽疫流行的地区，尤其要加强本病的预防。在医务工作者中应普及本病的知识，减少误诊、漏诊。

（2）对动物的预防　阻断生活史，不以生鱼作动物性饲料饲喂貂、狐和犬。

2. 治疗

（1）人的治疗　治疗尚无特效药物，只能依靠手术摘除治疗。阿苯达唑、噻嘧啶等药物有一定疗效。

（2）动物的治疗　可参考人的治疗方法。

（七）公共卫生影响

肾膨结线虫主要寄生于犬、貂等犬科动物及多种野生动物，人偶感。被感染动物和人均是感染的来源。动物和人一般通过采食含有感染性幼虫的蚯蚓类而遭受感染，还可通过食入多种淡水鱼、蛙等转续宿主感染。人主要通过食入转续宿主遭受感染，所以该病也是一种食源性寄生虫病，具有一定的公共卫生意义。

（路义鑫）

◆ **参考文献**

崔宁，李薇，李富仁，等.1998.吉林市首次发现肾膨结线虫［J］.北华大学学报：自然科学版，18（1）：61.

崔昱，郑莉莉，戴晓冬，等.2005.大连地区首例人体肾膨结线虫感染及流行病学分析［J］.中国人兽共患病杂志，21（4）：362-363.

刘德祥.2001.黑龙江省首次发现人体感染肾膨结线虫［J］.中国寄生虫病防治，14（1）：801.

满守义.1991.犬肾膨结线虫的病例报告［J］.黑龙江畜牧兽医，1：35-36.

魏兴泉，田玉祥.2005.9例犬肾膨结线虫病的诊治［J］.养殖技术顾问，3：38.

周源昌.1999.黑龙江省犬肾膨结线虫的调查［J］.黑龙江畜牧兽医，2：16-18.

Woodhead A E.1950. Life history cycle of the gigant kidney worm Dioctophyme renale of man, many other mammals. Trans Ammicroseopsoc., 69：21-46.

第一一〇章 蛔科寄生虫所致疾病

蛔科（Ascaridae）线虫在分类上属线形动物门（Nematoda）、尾感器纲（Phasmidia）、蛔目（Ascaridata）。蛔虫（ascaridoids）是人和动物常见的肠道寄生线虫，所引起的蛔虫病主要是儿童及幼年动物的疾病，对人体及各种畜禽的危害十分严重，并严重影响养殖业的发展。蛔科线虫中的猪蛔虫病主要感染猪，但也可感染人，是重要的人与动物共患寄生虫病。猪蛔虫还可引起人体眼幼虫移行症（Ocular larva migrans，OLM）和内脏幼虫移行症（Visceral larva migrans，VLM）。蛔科线虫中的浣熊贝利斯蛔虫（*Baylisascaris procyonis*）成虫寄生于浣熊，其幼虫也可感染人，引起人的眼幼虫移行症、内脏幼虫移行症和脑脊髓性线虫病，但病例报道不多。

蛔属线虫所致疾病

猪 蛔 虫 病

猪蛔虫病（Suine ascariosis）是由猪蛔虫寄生于猪及人体所引起的一种人与动物共患寄生虫病。猪的蛔虫病呈全球性分布，感染普遍，危害十分严重。它主要侵害 2～6 月龄的仔猪，导致其发育不良、生长受阻，是造成"僵猪"的主要原因之一，甚至导致仔猪的大量死亡；是危害养猪业发展、造成严重经济损失的一种主要寄生虫病。

除了感染猪外，猪蛔虫的感染性幼虫可在人体肝脏、肺脏、肌肉等组织中生长，导致眼幼虫移行症和内脏幼虫移行症，引起患者发热、肝大、腹痛、咳嗽、哮喘、惊厥、视力障碍甚至失明等症状；而且猪蛔虫亦可在经肝、肺、气管移行后在人小肠中发育。但猪蛔虫对人的感染较少见，迄今为止报道的病例主要集中于日本。猪蛔虫病主要是猪的寄生虫病。

（一）病原

1. 分类地位 猪蛔虫（*Ascaris suum*）在分类学上属蛔科（Ascaridae）、蛔属（*Ascaris*）。猪蛔虫寄生于猪的小肠，是寄生于猪体的最大线虫。

2. 形态特征 猪蛔虫成虫为长圆柱形，中间稍粗，头尾两端较细，形似蚯蚓。体表光滑而且具有细横纹。新鲜、活的虫体呈淡红色或微黄色，但死后即变为苍白色或灰白色。虫体前端有 3 个呈品字形排列的唇片，其中的一片背唇较大，两片腹唇较小。唇后为一小口腔，与食道相连。食道呈圆筒状，管腔呈三角形。中肠为简单的直管。肠壁由单层圆柱状上皮细胞及基底腺组成。上皮细胞表面有微绒毛，每根微绒毛呈针状，聚集成微绒毛群。直肠短，雄虫开口于泄殖腔，雌虫开口于肛孔。

猪蛔虫雄虫小于雌虫。雄虫长为 15～35cm，宽 2～4mm。其尾端向腹面弯曲，形似鱼钩。生殖器官为单管形，盘绕于雄虫后半部。射精管开口于泄殖腔。射精管的后端部背面有交合刺囊，囊内有 1 对长 2～3.5mm、近等长的交合刺。无引器。泄殖腔开口于近尾端。

雌虫可长达 40.0cm，宽 3～6mm，有可能与寄生于猪小肠的蛭形大棘吻棘头虫发生混淆。虫体较直，尾端稍钝。生殖器官为双管形，由后向前延伸，盘绕虫体后的 2/3 部分。子宫为粗管状，两条子宫合为一个短小的阴道。阴门开口于虫体前 1/3 与中 1/3 交界处附近的腹面中线上。肛门开口于雌虫末端附近。

猪蛔虫虫卵分为受精卵与未受精卵。受精卵呈短椭圆形，黄褐色，大小为（50～75）μm×（40～80）μm。卵壳厚，由4层组成。最外层凹凸不平，有不规则的乳头状突起，为蛋白质膜，常被胆汁染成棕黄色。由外向里依次为受精膜、壳质层及蛔甙层。刚随粪便排出体外的猪蛔虫虫卵内含一个圆形卵细胞，使得卵细胞与卵壳之间的两端形成新月形空隙。未受精卵呈长椭圆形，比受精卵狭长，平均大小约90μm×40μm。多数未受精卵无蛋白质膜，即使有也很薄且极不规则；整个卵壳薄，卵内充满卵黄颗粒和空泡。

猪蛔虫与人蛔虫的形态非常相似，人蛔虫形态见彩图110-1。

（二）生活史

猪蛔虫属于直接发育型，完成生活史不需要中间宿主。虫卵成熟后，经过5期幼虫期，其间经过4次蜕皮，其中前两次蜕皮在外界环境中完成，后两次蜕皮在宿主体内完成。

雌虫在猪小肠内产卵，虫卵随粪便被排出体外，在外界继续发育。虫卵孵化过程受环境的温度、湿度及空气等条件的影响，其生长发育的速度取决于温度的高低。在28～30℃时，只需10天左右即可形成第1期幼虫，再经2～3周的发育，即发育为含第三期幼虫的、具有感染性的虫卵。

较早的文献报道及一些教科书描述的、为大家所普遍接受的猪蛔虫生活史是：含感染性第二期幼虫（L2）的虫卵被猪食入后，在其小肠中孵化出第二期幼虫，然后在肝脏内进行第2次蜕皮，变成第三期幼虫（L3）；进而沿肝-肺-气管路线移行，在肺脏内进行第3次蜕皮，变成第四期幼虫（L4）；在小肠内进行最后一次蜕皮，变成第五期幼虫（L5），最后发育为性成熟的成虫。

近年来的最新研究表明，猪蛔虫幼虫的第1、第2次蜕皮在卵壳内进行，从卵壳中孵化出来的是第三期幼虫，因此感染性幼虫为第三期幼虫。研究表明，在室温（18～22℃）体外培养蛔虫虫卵，发现在孵化的第17～22天出现第一期幼虫，第一期幼虫在第22～27天进行第一次蜕皮发育到第二期幼虫，此时尚无感染能力，还须经过2～6周的成熟过程，才能达到感染阶段，成为感染性虫卵；第3次蜕皮从27天持续到60天；通过对小鼠进行口服接种验证了第三期幼虫对小鼠具有感染性。

猪食入感染性虫卵后，虫卵在小肠内孵化，然后第三期幼虫透过盲肠壁和结肠壁，进入血管，在感染后6h到达肝脏，在肝脏内持续增长但不蜕皮。然后第三期幼虫随血流经肝静脉、后腔静脉进入右心房和肺动脉，再经毛细血管在感染后4～6天到达肺部，在肺部继续发育。第三期幼虫离开肺泡，经细支气管和支气管上行至气管；随黏液到咽部，再经食道、胃，在感染后8～10天到达小肠，在肠道内进行两次蜕皮；最终发育为第五期幼虫。第五期幼虫出现在感染后23～25天，在感染后43天发育成为具有繁殖力的成虫。虫体在猪小肠内以黏膜表层物质及半消化的食物为营养来源。猪蛔虫可在猪体内生存6个月，然后可随粪便自行排出。

近年来，一些学者提出蛔虫还有其他移行路线。有研究表明，刚刚孵化出的感染性幼虫可绕过肝脏，直接到达肺脏，然后进入小肠进一步发育。肝脏可能不是普遍所认为的幼虫移行过程和发育过程中的中枢器官。但绕过肝脏的幼虫虽然发育正常，但发育速度较慢。

猪蛔虫幼虫能在人体内移行，引起内脏幼虫移行症，也可经肝、肺、气管移行后在人体小肠内发育为成虫。

（三）流行病学

1. 传染来源与传播途径 被感染性虫卵污染的泥土、饲料和饮水是猪蛔虫感染的主要来源。经口摄食虫卵是主要的感染途经。如果蚯蚓和粪甲虫吞食感染性虫卵，虫卵孵化之后，感染性幼虫移行到这些保虫宿主的组织器官中并保持很长时间对猪具有感染力，猪摄食了这些保虫宿主也可被感染。

2. 易感动物 猪是最主要的宿主，人偶感。

3. 分布与流行

（1）猪蛔虫病 呈全球性分布。在温暖、潮湿、卫生条件不良的地方，不论是集约化饲养的猪还是农村散养猪都易感染发病，极易造成地方性流行。即使是美国管理良好的现代化猪场，猪的蛔虫感染亦较普遍，是猪最常见的寄生虫之一。据调查，我国猪群猪蛔虫的感染率为17%～80%，平均感染强度为 20～30 条。一般农村散养猪的感染率高于集约化饲养猪。

猪的蛔虫感染率高、流行广是与许多流行因素分不开的。首先，猪蛔虫的生活史很简单，雌虫生殖能力强，每条雌虫平均每天可产卵达 10 万～20 万个。其次，猪蛔虫虫卵对外界环境的不良条件具有很强的抵抗力。由于胚胎发育的过程是在卵壳里进行的，胚胎及幼虫因此受到卵壳的庇护，使得虫卵在外界环境中能长期存活、不断积累，大大增加了猪受到感染的机会。有研究表明，猪蛔虫卵在低温潮湿的土壤里可存活 5～6 年，在粪坑中可存活半年到 1 年。第三，猪蛔虫虫卵具有黏性，可借助粪甲虫、鞋靴等机械地被传播。

猪蛔虫病的发生具有明显的季节性，在温暖、潮湿的地区以及温度较高的夏季发病率高；而在低温、干燥的地区以及温度较低的秋天、冬天、春天，发病率就低。

（2）人的猪蛔虫感染　据报道，由于用猪粪代替化学肥料，日本九州南部地区自 1994 年以来不断有内脏幼虫移行症发生，且病原大多寄生于肝、肺及脑部，对人类健康构成较大危害。北美也有人体感染猪蛔虫，而且猪蛔虫可在人体内发育成熟。有人以 Hae Ⅲ 限制性酶切位点的有无作为猪蛔虫和人蛔虫在核糖体 DNA（rDNA）水平上的差异标记，亦发现北美的 9 个蛔虫病人均为感染猪蛔虫所致。不可思议的是，在加拿大魁北克省，竟发生因食用别人恶作剧地用含有大量猪蛔虫感染性虫卵调制的食品而发生的人体猪蛔虫感染。

（四）对动物与人的致病性

1. 对动物的致病性

（1）猪的临床表现　猪蛔虫病缺少特征性临床症状。对 4 月龄以下的小猪，幼虫在肺移行时引起临床上典型的肺炎；但这种肺炎是暂时性的，可以很快消除。严重患病时，可见病猪精神沉郁、食欲不振、被毛焦枯、形体消瘦、发育不良、贫血，生长缓慢，有时咳嗽、呕吐和下痢；经常磨牙，多在食后腹痛，起卧时呻吟。粪检时，可见虫卵，甚至有虫体随粪便排出。有时蛔虫数量多时，会出现肠梗阻和肠穿孔或常伴随有胆道蛔虫病，引起黄疸、贫血、呕吐、剧烈腹痛等症状，特别严重时可导致患猪死亡。

（2）对猪的致病作用

1）成虫期　成虫在小肠内以宿主黏膜表层物质及半消化的食物为食，不仅直接夺取大量的营养，而且还严重影响蛋白质、脂肪、糖类及维生素的吸收。由于营养物质被大量消耗，可引起患猪营养不良、贫血。成虫寄生于小肠能引起黏膜轻微损伤，可见肠黏膜卡他、出血、溃疡等变化。蛔虫的排泄分泌产物被宿主吸收后，可引起发热、荨麻疹、嗜酸性粒细胞增多及皮肤瘙痒等过敏反应。蛔虫大量寄生时常扭集成团，堵塞肠管而引起肠梗阻、肠穿孔，特别严重时可造成肠管破裂而使患猪死亡。蛔虫成虫在驱虫、饥饿等应激条件下，蛔虫可钻入胆管、胰管等处，引起胆道蛔虫症、胰腺炎等（彩图 110-2）。

2）幼虫期　幼虫侵入肠壁、肝脏以及经肺组织移行和发育时，可释放出免疫原性物质，引起宿主全身的变态反应，并造成各有关器官和组织的出血、变性和坏死，尤以对肝和肺的损害较大，在肝脏表面形成直径达 1.0cm 左右的混浊白色的蛔虫斑，又称"乳斑"，"乳斑"肝由此而得名（彩图 110-3）。大量的幼虫移行至肺能引起暂时性肺炎，剖检可见肺炎变化，肺脏表面呈斑点状，肺内有大量幼虫。给猪一次性试验感染大剂量感染性虫卵时，可在幼虫移行到肝、肺期时导致猪只死亡。

2. 对人的致病性

猪蛔虫的感染性幼虫可在人体肝脏、肺脏、肌肉等组织中生长，导致眼幼虫移行症和内脏幼虫移行症，甚至可以在粪便中排出发育成熟的或不成熟的成虫；可引起患者食欲废绝，发热，肝肿大，腹痛，咳嗽，哮喘，呼吸困难；还可见全身性荨麻疹、惊厥、骨髓炎、视力障碍甚至失明等症状，严重感染时可导致呼吸衰竭。在有些病例，可在痰液、胃冲洗物及/或粪便中找到幼虫或未成熟成虫。

显而易见，由于人体感染猪蛔虫既可导致眼幼虫移行症、内脏幼虫移行症，也可经肝、肺、气管移行后在人体肠道发育为成熟或不成熟的成虫，因此猪蛔虫对人体的危害与对猪的危害相似。有研究表明，人一次性大量食入猪蛔虫感染性虫卵后，可发生肠炎，导致广泛的肺嗜酸性粒细胞浸润、炎症、结节形成，肝肿大、形成结节、肝嗜酸性粒细胞性假瘤，骨髓炎、骨髓神经根炎、嗜酸性粒细胞增多等。

（五）诊断

1. 动物的诊断 猪若出现上述临床症状，可怀疑为猪蛔虫病。但由于猪蛔虫病缺乏特征性临床症状，确诊需进行实验室粪检、尸体解剖。粪检时可采用粪便饱和盐水漂浮法或生理盐水直接涂片法发现虫卵。尸检在猪小肠内找到成虫体，即可确诊。

对幼虫寄生期的诊断可采用免疫血清学方法，如酶联免疫吸附试验（ELISA）；亦可采用尸体剖检的方法，发现肝脏及肺脏的典型病变有助于诊断，但确诊需取肝、肺组织，采用贝尔曼氏幼虫检查法分离、鉴定幼虫。

2. 人的诊断 对人的猪蛔虫感染，特别是对眼幼虫移行症及内脏幼虫移行症，诊断较为困难，因为临床症状不具有特征性。如出现如上所述的临床症状，病例又来自猪蛔虫流行区而非人蛔虫流行区时，应怀疑可能感染了猪蛔虫；可采用免疫血清学方法如 ELISA 等进行诊断，也可检查血液中嗜酸性粒细胞是否明显增多。如能从病人的痰液、胃冲洗物及/或粪便中找到幼虫或未成熟成虫，可利用 rDNA 的第一内转录间隔区（ITS-1）作为遗传标记，采用聚合酶链反应连接的限制性片段长度多态性分析（PCR-RFLP）或 PCR 连接的单链构象多态性（PCR-SSCP）来鉴别猪蛔虫和人蛔虫。

（六）防制措施

1. 预防

（1）搞好圈舍和运动场等饲养环境的卫生清洁 对于圈养猪，要对产房和猪舍在进猪前进行彻底清洗和消毒。在转入产房之前，要用温肥皂水清洗母猪全身。要保持饲料和饮水的清洁卫生，防止被粪便污染蛔虫卵。

（2）猪粪的无害化处理 为减少猪蛔虫虫卵对环境的污染，要及时清扫猪粪和褥草进行堆积发酵来杀死虫卵。

（3）预防性驱虫 对集约化饲养的猪，特别是猪蛔虫病流行的猪场，可使用"虫力黑"采用"四加一"驱虫模式进行预防性驱虫：即对空怀母猪、妊娠母猪、哺乳母猪、种公猪，每隔 3 个月用"虫力黑"拌料驱虫 1 次，即 1 年共驱虫 4 次；新生仔猪在保育阶段后期或生长舍阶段用"虫力黑"拌料驱虫 1 次；对引进种猪在并群前 10 天，用"虫力黑"拌料驱虫 1 次。也可选用上述其他驱虫药物进行有计划的预防性驱虫。对散养猪，也可用"虫力黑"或选用上述其他驱虫药物在 3 月龄及 6 月龄各驱虫一次。

2. 治疗

（1）猪的治疗 猪的蛔虫病较容易治疗，因为常用的驱线虫药均可驱除猪蛔虫。①左旋咪唑，按每千克体重 800mg，一次混料喂服。②丙硫苯咪唑，按每千克体重 10～20mg，一次混料喂服。③阿维菌素，按每千克体重 0.3mg，一次皮下注射或口服。④伊维菌素，按每千克体重 0.3mg，一次皮下注射或口服。⑤"虫力黑"，为我国新近研制的复方伊维菌素预混剂，按 0.1% 添加于饲料中，连喂 5 天。

（2）人的治疗 可用丙硫苯咪唑进行驱（杀）虫，并结合对症治疗。

（七）公共卫生影响

由于猪蛔虫可以感染人，因此做好猪蛔虫病防制工作在公共卫生上具有重要意义。随着人们生活水平的提高和对绿色食品的青睐，采用有机粪肥替代化学肥料是目前大力提倡的作物和蔬菜种植方式。在采用猪粪作为有机肥料时，因感染猪蛔虫而引起人的眼幼虫移行症和内脏幼虫移行症的潜在威胁不容忽视。

（朱兴全）

◆ **参考文献**

汪明. 2003. 兽医寄生虫学 [M]. 第 3 版. 北京：中国农业出版社.

赵辉元. 1998. 人兽共患寄生虫病学 [M]. 延吉：东北朝鲜民族教育出版社.

Urquhart G M, Armour J, Duncan J L, et al. 1996. Veterinary Parasitology. Second edition. Oxford.

Zhu X Q, Gasser R B, Podolska M, et al. 1998. Characterisation of anisakid nematodes with Zoonotic potential by nuclear ribosomal DNA sequences. International Journal for Parasitology. , 28 (12)：1911-1921.

第一一一章　弓首科寄生虫所致疾病

弓首属线虫所致疾病

一、弓首蛔虫病

弓首蛔虫病（Toxocariosis）主要是由犬弓首蛔虫和猫弓首蛔虫寄生于犬科和猫科动物小肠所引起的一种寄生虫病，广泛分布于世界各地。据调查，世界各地犬的弓首蛔虫感染率为 5.5%～64.7%，猫的弓首蛔虫感染率在 25.2%～66.2%。弓首蛔虫感染可使幼犬和小猫生长缓慢、发育不良，严重时甚至引起犬和猫的死亡。犬弓首蛔虫和猫弓首蛔虫还可感染其他多种动物和人，引起幼虫移行症（Larva migrans）。人弓首蛔虫病以儿童多见，都是因为吞食了感染性虫卵而致。内脏幼虫移行症（Visceral larva migrans，VLM）和眼幼虫移行症（ocular larva migrans，OLM）是人弓首蛔虫病的主要表现，严重者多个器官受损、眼睛失明等。调查显示，人血清中抗弓首蛔虫抗体阳性率在 1.6%～37%。因此该病在公共卫生学上具有重要的意义，是一种重要的人与动物共患寄生虫病。

（一）病原

1. 分类地位　犬弓首蛔虫（*Toxocara canis*）和猫弓首蛔虫（*Toxocara fanis*）在分类上属线形动物门（Nematoda）、尾感器纲（Phasmidia）、蛔目（Ascaridea）、弓首科（Toxocaridae）、弓首属（*Toxocara*）。弓首属目前已知约有 20 余种，大多数都寄生于犬科和猫科动物。犬弓首蛔虫、猫弓首蛔虫是最为常见的种类。近年来从马来西亚吉隆坡及我国广州的猫体新发现了马来西亚弓首蛔虫。

2. 形态特征

（1）犬弓首蛔虫　虫体为大型线虫，呈浅黄色或黄白色。头端有 3 片唇，无口囊，虫体前端两侧有向后延伸的颈翼膜，呈刀片状。食道和肠道之间有一小胃。雄虫长 40～60mm，尾端弯曲，有尾翼膜，肛门前后有若干对无柄乳突和 3 对有柄乳突，尾尖有 1 小圆锥状突起，交合刺一对，不等长。雌虫长 65～100mm，尾直，阴门开口于虫体前半部。虫卵呈黄褐色或黑褐色，亚球形，卵壳厚，不光滑，表面有明显的小凹痕，大小为（68～85）μm×（64～72）μm。

（2）猫弓首蛔虫　寄生于猫的大型虫体，呈黄白或乳白色。虫体外型与犬弓首蛔虫相似。前端颈翼膜呈箭头状。雄虫长 30～60mm，尾部有一小的指状突起。交合刺一对，不等长。雌虫长 40～120mm，虫卵几近透明无色，呈亚球形，卵壳厚，表面凹凸不平，大小为 65μm×70μm（彩图 111-1）。

在犬体小肠内，犬弓首蛔虫易与狮弓蛔虫相混。在放大镜下，可通过比较 2 个种雄虫的尾部来区分，犬弓首蛔虫雄虫的尾部有一小的指状突起，而狮弓蛔虫雄虫尾部则没有。在猫体内，狮弓蛔虫易与猫弓首蛔虫相混，两者的区别在于颈翼；狮弓蛔虫的颈翼呈柳叶刀形，而猫弓首蛔虫的颈翼呈箭头状。

（二）生活史

犬弓首蛔虫的生活史是非常复杂的，具有几种可能的生活史模式。最基本的模式是典型的蛔虫模式。虫卵从犬等终末宿主体内排出后，在外界适当的温度下，经 1～4 周发育成含有第二期幼虫（L2）的感染性虫卵。感染性虫卵被犬等终末宿主吞食后，卵壳被胃肠消化液消化，第二期幼虫在小肠孵化，然后通过血液循环经肝脏到达肺部。在肺部进行第二次蜕皮发育为第三期幼虫。第三期幼虫经支气管、气管、食道返回小肠，在小肠经两次蜕皮，逐渐发育为成虫。从感染性虫卵被摄食，到发育为成虫需4～5周时间。这种模式一般只发生于3月龄以内的幼犬。

在3月龄以上的犬，虫体很少发生上述"小肠→肝→肺→气管→小肠"移行，6月龄以上犬中则几乎没有这种移行模式。3月龄以上的犬感染后，第2期幼虫移行到各种组织器官，主要是肝、肺、脑、心、骨骼肌、消化道管壁等，在这些器官或组织中，幼虫不再发育，而是潜伏下来，其他动物如果吞食了这些含幼虫的器官则会发生感染。

母犬在妊娠时，如体内组织器官有潜伏的第二期幼虫，胎儿就可发生胎盘感染。第二期幼虫在犬分娩前3周开始活动，从组织中移行到胎儿的肺部并蜕皮发育为第三期幼虫。幼犬出生后，肺部的幼虫经气管、喉转入小肠，蜕皮两次发育为成虫。幼犬出生后约3周，小肠内即有成虫寄生。另外在母犬妊娠时，有一小部分活动性幼虫并没有进入子宫，而是在母犬体内完成正常移行，变为成虫，因此在母犬分娩后数周内，其粪便中的虫卵会明显增加。所以，受感染的母犬，不仅体内潜藏的第二期幼虫经胎盘感染胎儿，而且粪便中的虫卵也能使幼犬发生感染。

在泌乳开始后的前3周，乳汁中含有第三期幼虫，幼犬在吸食母乳时受到感染。经此途径感染的犬，幼虫在其体内不发生移行，而是在小肠中直接发育为成虫。

多种哺乳类、鸟类动物可成为犬弓首蛔虫的贮藏宿主，这些动物吞食了感染性虫卵后，体内第二期幼虫并不能发育为成虫，而是移行到体内各种组织器官中潜伏下来，但一直保持着对终末宿主犬的感染力。犬摄食了这些贮藏宿主后也可发生感染，感染后幼虫经4～5周发育为成虫。

最近发现，在妊娠后期和泌乳期，母犬可再次受到感染，一方面使乳汁中幼虫增加，直接引起幼犬经乳汁感染，另一方面母犬体内幼虫经蛔虫模式发育成熟，排出虫卵污染环境，使幼犬发生感染。

人是犬弓首蛔虫的非特异性宿主，在吞了弓首蛔虫感染性虫卵后，幼虫从小肠逸出后，随血液循环进入身体的各个器官和组织中四处移行几个月到几年，形成幼虫移行症。在卫生条件差的地区以及儿童更容易发生这种感染。

猫弓首蛔虫的生活史与犬弓首蛔虫相似，但相对简单一些。当猫吞食了含有第二期幼虫的感染性虫卵时，幼虫要发生类似蛔虫的移行。但如果猫是经乳汁感染第三期幼虫或吞食了含有第三期幼虫的贮藏宿主，幼虫则不发生移行，直接在小肠发育为成虫。与犬弓首蛔虫不同的是，猫弓首蛔虫幼虫不能经胎盘感染胎儿。猫感染虫卵后到成虫发育成熟大约需要8周时间。

（三）流行病学

1. 传染来源和传播途径 弓首蛔虫病之所以广泛流行，主要是因为弓首蛔虫生活史简单、成虫产卵量大、贮藏宿主广泛和虫卵抵抗力强等因素所致。①弓首蛔虫生活史简单，外界发育条件与猪蛔虫相似。②雌虫产卵量大，幼犬的每克粪便中发现15 000个虫卵很常见。③虫卵对外界环境的抵抗力极强，在地面能存活数年，一般消毒药品对其无效，抵抗力类似猪蛔虫。④贮藏宿主广泛，弓首蛔虫感染性虫卵可以感染多种动物，在这些非特异宿主体内，幼虫在组织中长期保持其感染力，尤其是鼠类、鸟类和一些无脊椎动物（如蚯蚓）在传染来源的携带和保存中起着非常重要的作用。犬和猫都有较强的捕食能力，在野外很容易吃到这些贮藏宿主。⑤幼虫在母犬的机体组织中长期存在，也是一个持续感染的来源。因为这些幼虫对大多数抗蠕虫药不敏感。它们可以通过胎盘或乳汁感染幼龄动物。

2. 分布与流行 犬、猫弓首蛔虫是世界性分布的寄生虫。其感染率随犬和猫生活环境而有变化。如流浪犬和猫的感染率一般较高，可达60%以上，家养和圈养的动物感染率相对较低。据报道，我国辽宁省盘山县幼犬暴发犬弓首蛔虫病，感染率高达96%，死亡率达60%。6月龄以下的犬和猫感染率最高，而成年动物感染率较低。

3. 人弓首蛔虫病 人的弓首蛔虫病最早发现于20世纪50年代。该病的发生与年龄、卫生条件和生活习惯有关，一般常见于5岁以下的儿童。儿童由于经常与猫、犬玩耍，或不讲卫生，或有异嗜癖，都很容易吞下虫卵发生感染，所以卫生条件不好的地区或经济欠发达地区人弓首蛔虫病感染率是较高的。另外，人吞食了贮藏宿主体的虫卵或幼虫同样受到感染。调查显示，在流行地区，人血清中抗弓首蛔虫抗体阳性率在 1.6%～37%。

（四）对动物与人的致病性

1. 对动物的致病作用 犬一般感染时，移行的幼虫对组织器官没有明显的损害；小肠中的成虫也不引起明显的反应。但感染严重时，幼虫在肺部移行可引起蛔虫性肺炎，有时伴发肺水肿；成虫在小肠引起卡他性肠炎、出血或溃疡；虫体部分或完全阻塞肠道、胆管，导致肠穿孔、胆管化脓和破裂，继发腹膜炎；肝脏黄染、变硬。

猫的大部分感染是通过乳汁或摄食了贮藏宿主体内的第三期幼虫，因此猫弓首蛔虫病少见移行期的危害，病变仅局限于小肠，表现为卡他性炎症、肠黏膜出血，严重感染时成虫可引肠道阻塞、肠穿孔并继发腹膜炎；虫体也可钻入胆囊导致胆囊炎。

2. 对人的致病作用 处于移行时的幼虫不引起明显的症状。当幼虫濒临死亡或死亡的幼虫则引起机体过敏反应，产生幼虫移行症。幼虫最常侵入的器官有肝脏、肺脏和中枢神经系统（包括眼睛）。感染幼虫的数量和人年龄也是是否发病的因素。人的弓首蛔虫病常见于儿童。

内脏幼虫移行症常见于 5 岁以下儿童，表现为发热，肝肿大和坏死，脾肿大，有轻微的呼吸道症状。嗜酸性粒细胞上升近 70%，IgM、IgG 和 IgE 等过多。在病程的后期，症状会更加明显，IgE 和抗 IgE 复合物明显上升；出现心肌炎、肾炎和神经症状。中枢神经受影响可导致癫痫发作、神经性精神障碍或者脑退行性病变。

眼幼虫移行症一般发生于 5～10 岁儿童，典型表现为单侧视力受损，有时还伴有斜视。虫体侵入视网膜，在视网膜四周和后轴线上形成肉芽肿，这些肉芽肿组织牵动视网膜，使视网膜变形、脱落。视力受损程度取决于受影响的区域，严重时往往引起失明。眼幼虫移行症还可导致眼睛弥漫性炎症或者视神经乳头炎，继发青光眼。

（五）诊断

1. 犬猫的诊断 犬和猫的弓首蛔虫病没有典型的临床症状，所以单凭症状难以确诊。幼犬在出生后两周内出现肺炎、生长发育迟缓、肚腹膨大可以疑为弓首蛔虫病。确诊需在粪便中发现特征性的虫卵，或尸体剖检时在小肠内发现成虫。

粪便检查可采用直接涂片法或漂浮法查虫卵。虫卵为黄褐色、黑褐色或近无色（猫弓首蛔虫），亚球形，卵壳厚，表面凹凸不平。因为犬和猫的弓首蛔虫少有交叉感染，所以犬粪或猫粪中查到特征性虫卵就可以确诊。

2. 人的诊断 人体弓首蛔虫病的诊断比较困难。对任何有不明原因发热、嗜酸性粒细胞增多、肝脾肿大、多系统疾患以及有异嗜史的儿童均可初步诊断为内脏幼虫移行症。由于幼虫寄生于机体内脏组织，难以找到虫体进行确诊，因此对内脏幼虫移行症的诊断主要靠免疫学方法。用酶联免疫吸附试验、幼虫孔穴沉淀试验检测第二期幼虫分泌抗原，具有高度的特异性和敏感性，是诊断该病最适合的免疫学方法。所以，根据临床症状表现、有异嗜史、嗜酸性粒细胞增多和血清学试验阳性，就可以确诊内脏幼虫移行症。

任何有单侧视力丧失和斜视的儿童均可怀疑患有眼幼虫移行症。对眼幼虫移行症的诊断主要依据眼科检查时的临床判断，要注意与眼癌相区别。用于内脏幼虫移行症的免疫学诊断方法对诊断眼幼虫移行症不可靠。

近年来有研究报道，采用犬和猫弓首蛔虫核糖体 DNA（rDNA）内转录间隔区（ITS）作为遗传标记，通过种特异 PCR 方法或 PCR 连接的单链构象多态性（PCR-SSCP）分析对犬弓首蛔虫、猫弓首蛔虫和马来西亚弓首蛔虫可以进行虫种鉴定。该方法可以应用于组织中弓首蛔虫幼虫的诊断和鉴别，在临床上有诊断意义，值得进一步深入研究。

（六）防制措施

1. 预防 犬、猫弓首蛔虫病的预防要根据弓首蛔虫生活史以及流行病学特征，采取综合性预防措施。

（1）犬的预防　①对幼犬进行驱虫，幼犬在2周龄、4周龄和2月龄时分别进行一次驱虫。哺乳期最好是母犬和幼犬同时给药。②对成年犬，最好每个季度驱虫一次。③新购进的幼犬要隔离驱虫，两周一次，连续两次。④要注意养犬和猫的食具及食物的清洁，不要随便给犬和猫喂食生食。⑤对犬和猫的圈舍、生活环境要经常清洁消毒；及时清除犬和猫的粪便。由于虫卵对消毒剂及外界自然环境抵抗力很强，所以，消灭虫卵的最好方法就是对粪便进行堆肥无害化处理。

（2）猫的预防　猫弓首蛔虫病的综合性预防措施可以参照犬弓首蛔虫病。由于猫弓首蛔虫病主要是通过乳汁感染，因此应尽早给小猫断奶或进行人工饲养并进行定期驱虫，可以取得满意的效果。

（3）人的预防　人的弓首蛔虫病主要是发生于儿童，因此如何防止幼儿食入感染性虫卵或吃到贮藏宿主体内的幼虫是预防人弓首蛔虫病的关键。禁止犬和猫等动物的粪便随意散落在公共区域是控制易感人群感染的最好措施。将粪便进行发酵处理以杀死其中的虫卵；定期使用伊维菌素、甲苯咪唑、左咪唑等药物对犬和猫进行驱虫治疗；经常接触犬和猫的兽医人员，要用丙硫咪唑等药物进行治疗或化学预防也是预防人弓首蛔虫病的关键措施。至于弓首蛔虫病免疫疫苗，至今还没有应用的报道，但已经证明分子疫苗在控制犬和猫的弓首蛔虫感染方面是有效的，其中肌球蛋白是有用的候选分子疫苗。

2. 治疗

（1）犬、猫的治疗　对犬和猫弓首蛔虫成虫的治疗比较容易，因为常用的驱线虫药物均可驱除犬和猫的弓首蛔虫。①丙硫咪唑，幼犬每只50mg，一次口服。7天后再重复1次。②左咪唑，每千克体重10mg，一次口服。③芬苯达唑，每千克体重50mg，连喂3天。少数病例在用药后可能出现呕吐。④双羟萘酸噻嘧啶，每千克体重5mg，一次口服。⑤伊维菌素，每千克体重0.2～0.3mg，皮下注射或口服。注意，柯利犬及有柯利犬血统的犬禁用该药。

（2）人的治疗　人体弓首蛔虫病治疗较困难。可试用丙硫咪唑，按每天每千克体重10mg，分两次内服，连用5天为一个疗程。肠道难以吸收的药物如甲苯咪唑、苯并咪唑等对人弓首蛔虫病的疗效均不太理想。辅助治疗主要是应用皮质类固醇类药物，它有助于抑制由感染引起的强烈的变态反应。眼幼虫移行症可以通过手术去除肉芽肿、应用抗蠕虫药物和皮质类固醇药物来治疗。

（七）公共卫生影响

犬弓首蛔虫、猫弓首蛔虫是感染犬和猫的常见寄生虫，成年人较少感染，主要感染儿童。儿童与犬、猫密切接触，感染机会较多，因此应特别注意避免儿童遭受感染。该病具有较大的公共卫生意义，已引起人们的关注

二、马来西亚弓首蛔虫和狮弓蛔虫

1. 马来西亚弓首蛔虫（*Toxocara malayasiensis*）　该蛔虫1998年在马来西亚吉隆坡的猫中发现，2001年定种。2005年首次在我国广州猫体发现。其形态特征与犬弓首蛔虫非常相似，但它寄生于猫小肠，有时也把它误认为是猫弓首蛔虫。对猫的危害类似猫弓首蛔虫。马来西亚弓首蛔虫对人有何危害现在尚不清楚。

2. 狮弓蛔虫（*Toxocara leonina*）　为犬和猫常见蛔虫。虫体外形与犬弓首蛔虫相似。生活史中没有犬弓首蛔虫那样复杂的移行过程，一般在感染后直接在小肠发育为成虫。对人的危害也不甚了解。

（朱兴全）

◆ **参考文献**

李明伟，林瑞庆，朱兴全.2005.弓首蛔虫病研究进展［J］.中国人兽共患病，21（11）：1007-1010.

汪明.2003.兽医寄生虫学［M］.第3版.北京：中国农业出版社.

赵辉元 . 1998. 人兽共患寄生虫病学［M］. 延吉：东北朝鲜民族教育出版社 .

朱兴全，龚广学，薛富汉，等 . 1993. 旋毛虫病［M］. 郑州：河南科学技术出版社 .

Bowman D D，Hendrix C M，Lindsay D S，et al. 2002. Feline Clinical Parasitology. Ames：Iowa State University Press.

Fisher M. 2005. Power Over Parasites：A Reference Manual for Small Animal Veterinary Surgeons. Newbury：Bayer plc.

Urquhart G M，Armour J，Duncan J L，et al. 1996. Veterinary Parasitology . Second edition. Oxford.

第一一二章　异尖科寄生虫所致疾病

异尖属线虫所致疾病

异尖线虫病

异尖线虫病（Anisakiasis）是由异尖科线虫的某些种寄生于动物和人体而引起的一种人与动物共患病。异尖线虫成虫寄生于海洋哺乳类动物（海豚、鲸类）或鳍足类动物（海狮、海豹）消化道中，对这些动物的危害不大。幼虫主要寄生于多种海鱼体内，感染率可高达100%，而且近年来在淡水鱼中也发现异尖线虫幼虫，但异尖线虫对鱼的直接危害不很严重。人食入寄生在鱼体内的活的异尖线虫第三期幼虫后，被吞食的幼虫能钻入消化道壁内，或移行到其他脏器或组织内，从而引起人的急腹症症状，如剧烈腹痛，恶心，呕吐，腹泻等。钻入器官组织内的虫体逐渐死亡，被机体产生的反应包埋形成嗜酸性粒细胞肉芽肿；此外还可以引起人的过敏性反应。我国于1993年将水生动物异尖线虫病列入了《中华人民共和国禁止进境的动物传染病、寄生虫病名录》。异尖线虫病主要是人的疾病，本节主要介绍人体异尖线虫病。

异尖线虫病最早于1955年在荷兰报道，而后大量病例在日本、韩国、法国等国家发现。随着异尖线虫对海鱼感染率的升高和鲜食生鱼饮食时尚的兴起，全球的人感染呈上升趋势，病例已达数万例。我国近年来也有人体异尖线虫病的报道。随着吃海鲜、生鱼片等饮食时尚的兴起，我国的人体异尖线虫病有可能会逐年增多。异尖线虫病已成为重要的食源性人与动物共患寄生虫病，严重威胁人类的健康。

（一）病原

1. 分类地位　异尖线虫在分类上属线形动物门（Nematoda）、尾感器纲（Phasmidia）、蛔目（Ascaridata）、异尖科（Anisakidae）的异尖线虫属（*Anisakis*）、伪地新蛔线虫属（*Pseudoterranova*）、对盲囊线虫属（*Contracaccum*）及宫脂线虫属（*Hysterothylacium*）。到目前为止，已报道可引起人体异尖线虫病的主要有6种异尖线虫，即简单异尖线虫（*Anisakis simplex*）、典型异尖线虫（*A. typica*）、抹香鲸异尖线虫（*A. physeteris*）、伪地新蛔线虫（*Pseudoterranova* spp.）、对盲囊线虫（*Contracaccum* spp.）和宫脂线虫（*Hysterothylacium* spp.）。

2. 形态特征　异尖线虫成虫长30～150mm，寄生于海洋哺乳类动物（海豚、鲸类）或鳍足类动物（海狮、海豹）消化道中。头端唇瓣前区具中等略为分叉齿状嵴，间唇付缺，食道长方形，腺质部之后膨大。雄虫尾部钝圆，锥形，有许多肛前乳突和数对肛后乳突。交合刺等长或不等长。雌虫阴门位于体前部，卵较小，大小为40μm×50μm。

各种异尖线虫幼虫颜色多为黄白色，微透明；胃部呈白色，在水中蠕动如蚯蚓状；体长在12.5～30mm，中肠部体宽为430～550μm。虫体两端较细尤以头端为甚，无侧翼。头部为融合的唇块，唇瓣尚未分化，腹侧有一明显的钻齿，其腹侧稍后二亚腹唇之间为排泄管开口。表皮3层，无翼，体壁肌层较厚，食管和肠管之间有一胃室。肠管为发达而厚的圆柱状上皮构成，细胞核规则而整齐地排列于基底部，内腔呈Y形。根据表112-1所列出的特征可将导致人体异尖线虫的4个属（异尖线虫属、伪地新蛔线虫属、对盲囊线虫属和宫脂线虫属）幼虫加以区分。

表 112-1　异尖科 4 个属线虫的 L3 幼虫的鉴别要点

特　征	异尖线虫	伪地新蛔线虫	对盲囊线虫	宫脂线虫
颜色	黄白	橘红至深红	黄白	黄白
长度（mm）	14～30	20～50	14	1.5～25
宽度（mm）	0.2～0.5	0.8～1.2	0.5	0.05～0.3
排泄孔位置	前端唇下	同前	同前	神经环附近
颈乳突	无	有	有	无
肠盲囊	无	有	有	有
胃盲囊	无	无	有	有
小胃形状	长	圆	圆	圆
尾突	有	有	无	有*
生殖器雏型	无	无		无

　*　是指鞘内虫体尾端有小棘或小瘤状突起。

　注：对盲囊线虫属与宫脂线虫属幼虫的区别要点在于排泄孔位置及有无生殖器雏形；宫脂线虫在 37℃生理盐水中立即死亡，而其他致病虫体则更加活跃。

　（引自黄维义，1998）

（二）生活史

异尖线虫成虫寄生于海洋哺乳类动物（海豚、鲸类）或鳍足类动物（海狮、海豹）消化道中，受精后，雌虫便排卵在海水中；在 5～7℃的温度下，虫卵孵化并发育成自由生活的第一期幼虫（L1）。L1被第一中间宿主（例如磷虾）吞入后，在其体内发育为第三期幼虫（L3）。此时幼虫并不能感染终末宿主，而是被第二中间宿主（海鱼及某些软体动物如乌贼鱼）食入带虫的第一中间宿主后，这些非感染性第三期幼虫就在第二中间宿主体腔、脏器表面或肌肉中转化为感染性幼虫（包囊）；终末宿主若吞食含有感染性幼虫（包囊）的第二中间宿主，即在其胃黏膜上逐渐发育成第四期幼虫（L4）和成虫。

在试验研究中，用异尖线虫幼虫经口感染小鼠、兔、犬和猪等均获得成功。人在生食或半生食含有感染性幼虫的海鱼等第二中间宿主时被感染，误入人体的幼虫一般不能发育到成虫期，但有报道在夏威夷发现一例十二指肠异尖线虫病并通过内窥镜取出一条简单异尖线虫成虫。在日本金泽（Kanazawa）市也发现一位病人排出一条正在经历最后一次脱皮的未成熟伪地新蛔线虫雌虫，这表明人有可能成为该虫潜在的终末宿主。

（三）流行病学

1. 传染来源和传播途径　海洋哺乳类动物（海豚、鲸类）或鳍足类动物（海狮、海豹）肠道内成虫是主要传染源。人由于生食或半生食含有感染性幼虫的海鱼等第二中间宿主时感染异尖线虫。如吃腌海鱼、生拌海鱼片、鱼肝、鱼子或乌贼等，均可引起胃异尖线虫病、肠异尖线虫病或胃肠外异尖线虫病。

2. 易感动物与寄生部位　其终末宿主是海洋哺乳类动物（海豚、鲸类）或鳍足类动物（海狮、海豹），某些淡水鱼也可感染，人也可感染。寄生于人和这些动物的消化道中。而某些海鱼及软体动物如乌贼鱼作为第二中间宿主，幼虫包囊寄生于其组织和体腔中。

3. 分布与流行　异尖线虫呈全球性分布，不论是其终末宿主（鲸类、鳍足类）的感染还是中间宿主（鱼类、头足类）的感染在世界各大水域均存在，但主要集中分布在北太平洋和北大西洋沿岸及其岛屿。

已有几十个国家或地区报道数百种鱼寄生异尖线虫，鲐鱼、马鲛鱼、带鱼、大黄鱼、小黄鱼、竹鱼、鳕鱼、鲇鱼、鲭鱼、海鳗、黄姑鱼、叫姑鱼、细纹狮子鱼、长蛇鲻、狗母鱼、金线鱼、鳓鱼、鳞鱼、牙鲆、斑鱼、鲱鱼、鳟鱼、鲈鱼、鲅鱼、刺鱼、鲷、金梭鱼、踏板鱼、鲑鱼、乌贼等动物的异尖线虫感染率较高。

我国东海、南海、黄海、渤海、台湾海峡等海域有数十种海鱼感染异尖线虫，感染鱼种数占被检鱼种数的 53.8%，单一鱼种感染率可高达 100%，例如人们喜爱吃的海鱼脂眼凹肩鲹及金线鱼，其异尖线虫感染率可高达 100%。此外，鲐鱼、带鱼、大黄鱼及小黄鱼的异尖线虫感染率亦很高。值得注意的是，淡水鱼也可能感染异尖线虫，这表明在生态环境改变的压力下，使得海洋动物寄生虫在淡水动物中出现，这必将增加防治的难度。

人体异尖线虫病例见于 20 多个国家，总病例已达数万例。其中日本病例最多，至 1996 年已达 3 万余例；其次为韩国、荷兰、法国、德国，其他国家如美国、英国、挪威等均有报道。但源于各方面的原因，实际病例数应大于统计数据。我国已于近年报道人体异尖线虫病，但病例很少，原因可能与生吃海鱼少和误诊、漏诊有关。随着生吃海鲜、生鱼片等饮食时尚的兴起和渔业、旅游业的发展，异尖线虫病可能出现在生食海鱼的人群中，异尖线虫病正在成为威胁公众健康的世界性疾病，因此应引起高度的重视。

异尖线虫对各种理化因素有一定的抵抗力，胃酸能增强虫体活动性；对酒精、盐、放射线等有一定抵抗力，但对温度的抵抗性极弱。一般在 -20℃ 仅存活 3h，-10℃ 下存活 4 天，2℃ 50 天即死亡，60℃ 1s 虫体即刻死亡；30° 白酒中存活 25~48h，60° 白酒中可存活 20min 至 2h，30% 醋酸可存活 1~3h。异尖线虫在蒜汁、生姜汁、紫兰液、花椒液、韭菜汁、茴香液、辣椒液和各种调味料混合液中存活时间分别为 7、10、15、52、61、69、148 和 169h。

（四）对动物与人的致病性

1. 对动物的致病性 异尖线虫成虫寄生于其终末宿主体内时，轻度或中度感染对终末宿主消化道不造成明显的损伤；只有当感染强度很大时才会对终末宿主消化道造成明显的损伤，主要表现为炎症。

异尖线虫成虫寄生于海鱼等第二中间宿主体内时，特别是寄生于肝脏时，可导致较严重的病变，鱼体剖检可见器官、组织或腹腔内有虫体存在，虫体钻入部位明显肿胀、出血，消化管黏膜水肿、增厚，腹腔的浆膜可充血、出血和浮肿或有纤维素渗出，严重时可见腹膜炎、腹水潴留、组织发炎或糜烂，有的形成肉芽肿。

大鼠感染异尖线虫后第 7 天，嗜酸性粒细胞数明显升高，再次感染后 48h 形成蜂窝织炎。研究表明，异尖线虫幼虫体内含有嗜酸性趋化因子，它是一种非渗透性的、对热不稳定的物质，可引起机体产生嗜酸性粒细胞炎症。

2. 对人的危害 在人体，异尖线虫幼虫主要引起胃异尖线虫病和肠异尖线虫病，根据不同的感染部位表现出不同的临床症状。急性胃部感染主要表现为胃痛、恶心和呕吐，通常在吃了含幼虫的生鱼后 4~6h 发病。在慢性病例，则表现为顽固的上腹部疼痛、恶心和呕吐，可持续几周甚至 2 年。超过 50% 的病例出现嗜酸性粒细胞增多。在胃液或粪便中可检测到潜血。肠异尖线虫病多发生在食入含幼虫的生鱼后 1~5 天，表现为下腹部剧痛、恶心、呕吐和腹胀，但与急性阑尾炎不同，压痛范围广但无肌紧张，白细胞明显升高，但很少嗜酸性粒细胞增多，有时可见到浅黄色的腹水。如果人体再次受异尖线虫幼虫侵入原寄生部位时，可能发生强烈的变态反应即"Arthus"现象。异尖线虫幼虫还偶可引起人体食道异尖线虫病，消化道外异尖线虫病（异位性异尖线虫病）和异尖线虫过敏症。

异尖线虫对人的致病作用主要是虫体本身的机械性刺激、虫体的排泄分泌（ES）产物所引起的宿主免疫病理反应。异尖线虫幼虫的排泄分泌产物为一种复杂的蛋白质混合物，研究表明，该产物在体外可以降解细胞外基质，说明异尖线虫可能通过分泌这些物质破坏宿主组织。

人的异尖线虫病的病变表现为在幼虫寄生部位形成肉芽肿，主要是在胃、小肠和大肠等，其中胃部是最为常见的病变部位。纤维胃镜观察可见胃黏膜水肿、出血、糜烂、溃疡，晚期患者可见胃肠壁上有肿瘤样物，肿物内可见虫体断片、角皮或肠管等。病理特点是以黏膜下层为中心的伴有大量嗜酸性粒细胞浸润的脓肿。除在胃肠外，虫体可在腹腔、泌尿系统、皮下组织等处形成肿块。根据病理的损害程度，可将病理组织像分为 5 个型：Ⅰ型为异物性蜂窝织炎型、Ⅱ型为脓肿型、Ⅲ型为脓肿肉芽型、Ⅳ型为肉芽肿型、Ⅴ型为异物应答型。

（五）诊断

1. 鱼的诊断　当鱼轻度或中度感染异尖线虫幼虫时，一般不出现临床症状；即使鱼严重感染异尖线虫幼虫时，其临床症状亦不具有特征性，因此鱼异尖线虫病的生前诊断比较困难。可采用病原检查的方法剖检鱼，检查其各种组织器官如结缔组织、体腔（包括腹腔、头和胸部）、呼吸器官、消化道（包括肝脏）、生殖器官、肌组织等。肉眼仔细观察有无虫体或包囊存在，可疑时用解剖镜证实。找到虫体或包囊时，则用眼科镊子、竹针或湿毛笔轻轻挑出，置生理盐水中冲洗。或在解剖镜下将虫体从包囊内分离出来，去除黏附于虫体的组织碎片及污物，然后将虫体置于 0.9% 生理盐水中 4℃ 保存，以备进行活体形态学鉴定。虫体死亡前能清楚地看到内部器官的活动情况及各结构的自然形态。活体形态学鉴定后虫体用 70% 酒精固定保存。根据异尖线虫幼虫的形态学特征（表 112-1），可将检获的幼虫鉴定到属，但要鉴定到种十分困难。

2. 人的诊断

（1）常规诊断　最近有食生海鱼史、腹部疼痛时，应怀疑为人体异尖线虫病。若疼痛部位在胃部，应怀疑为胃异尖线虫病。诊断人体胃异尖线虫病最有效的方法是应用纤维内窥镜，虫体多在胃大弯侧。而诊断人体肠异尖线虫病主要依靠临床症状、有无食生鱼习惯或最近有无食生鱼病史，再结合钡餐后肠 X 线透视、免疫血清学方法等。超声影像也可用以辅助诊断肠异尖线虫病。

（2）血清学诊断　可用于诊断人体异尖线虫病的血清学试验有皮内试验、间接血凝试验、荧光抗体试验及酶联免疫吸附试验等。异尖线虫病与其他寄生虫病一样，相近虫种间的交叉反应是人体异尖线虫病血清学诊断所面临的一大问题。

（3）分子鉴定　已用于各种异尖线虫的分子鉴定方法有利用同位素标记的 25S 核糖体 DNA 作为特异性探针、对整个基因组的 DNA 的限制性片段长度多态性（RFLPs）分析；利用核糖体 DNA 第一及第二内转录间隔区（ITS-1 及 ITS-2）序列作为遗传标志的基于 PCR 的限制性酶切片段长度多态性（PCR-RFLP）和单链构象多态性（PCR-SSCP）方法。我国近来已建立不用同位素标记的"Cold-SS-CP"方法用于各种异尖线虫的分子鉴定。这些方法都可以用于鉴定从人和动物体内采集的异尖线虫，并为其生活史、传播方式和种群遗传结构的研究提供有效工具。

（六）防制措施

1. 预防

（1）动物的预防　切断传播途径是预防动物和人体异尖线虫病的关键措施。很显然，由于动物异尖线虫病具有海洋自然疫源性，要切断异尖线虫在终末宿主（鲸类、鳍足类）及中间宿主（海鱼类、头足类）之间的传播是不现实的。

（2）人的预防

1）改变不良的饮食习惯，不生吃或半生吃海鱼和淡水鱼，杜绝感染机会。研究表明，异尖线虫幼虫在 55℃，10s 内可以死亡。

2）要对海鱼作冷冻、盐渍等无害化处理。研究表明，在 -20℃ 冷冻 24h 后异尖线虫便可全部死亡。亦有学者建议 -20℃ 冷冻 52～72h。另外还可以对海产品进行盐、醋等腌泡或烟熏等加工以减少感染的机会。在 22% 食盐水中浸泡 10 天幼虫便可被杀死；15% 食盐水加 7% 醋酸浸泡 30 天内 97% 的幼虫亦会死亡。荷兰立法规定海鱼必须在 -20℃ 冷冻 24h 后才允许进入市场，人体异尖线虫病已几乎绝迹。

3）应当加强宣传异尖线虫病的防范知识，对海产品进行严格检疫，对感染的海产品进行冷冻无害化处理，防止感染的海产品产品进入市场，以保障人民身体健康。

2. 治疗　显而易见，对终末宿主和海鱼异尖线虫病的治疗是难以实现的、非常困难的。

对人体异尖线虫病的治疗，可根据其具体病情采取相应有效的办法。对于胃或食道异尖线虫病应立即做纤维内镜检查，尽快取出虫体。对于肠异尖线虫病，在依靠病史、X 线透视和免疫血清学等方法确诊后，也应尽快取出虫体。对于难以找到虫体或取虫困难时，可用阿苯哒唑保守治疗并辅以抗感染、抗过敏药物。由于组织内的死虫可作为致敏原，在再次感染时引起严重过敏反应，因此有人主张手术取出全部虫体。

（七）公共卫生影响

异尖线虫成虫寄生于海洋哺乳类动物或鳍足类动物消化道中，对这些动物的危害不大。幼虫寄生于多种海鱼体内，感染率高达100%，近年来淡水鱼中也发现异尖线虫幼虫，但对鱼的直接危害不太严重。人通过食入寄生鱼体内的异尖线虫幼虫遭受感染，出现明显临床症状和病理变化。对于人来说，异尖线虫病是重要的食源性寄生虫病，具有一定的公共卫生意义。1993年我国将水生动物异尖线虫病列入了《中华人民共和国禁止进境的动物传染病、寄生虫病名录》。

（朱兴全）

◆ **参考文献**

曹湛，刘劲松，朱兴全，等.2004.异尖线虫病概述［J］.热带医学，4（4）：494-497.

黄维义.1998.摄取海鱼与异尖线虫病［J］.中国寄生虫学与寄生虫病，16（4）：300-303.

李明伟，林瑞庆，朱兴全.2005.弓首蛔虫病研究进展［J］.中国人兽共患病，21（11）：1007-1010.

汪明.2003.兽医寄生虫学［M］.第3版.北京：中国农业出版社.

赵辉元.1998.人兽共患寄生虫病学［M］.延吉：东北朝鲜民族教育出版社.

朱兴全，龚广学，薛富汉，等.1993.旋毛虫病［M］.郑州：河南科学技术出版社.

Bowman D D，Hendrix C M，Lindsay D S，et al. 2002. Feline Clinical Parasitology. Ames：Iowa State University Press.

Fisher M. 2005. Power Over Parasites：A Reference Manual for Small Animal Veterinary Surgeons. Newbury：Bayer plc.

Urquhart G M，Armour J，Duncan J L，et al. 1996. Veterinary Parasitology. Second edition. Oxford.

Zhu X Q，Gasser R B，Podolska M，et al. 1998. Characterisation of anisakid nematodes with Zoonotic potential by nuclear ribosomal DNA sequences. International Journal for Parasitology.，28（12）：1911-1921.

第一一三章　类圆科寄生虫所致疾病

类圆属线虫所致疾病

粪类圆线虫病

粪类圆线虫病（Strongyloidiasis）是由粪类圆线虫的感染性丝状蚴经皮肤或黏膜入侵引起的一种人与动物共患肠道线虫病。

1876 年，Normand 从驻在印度支那的法国殖民军下痢患者的粪中发现了类圆线虫病的病原体——粪类圆线虫；同年，Bavey 又将该虫描述为粪鳗线虫（*Anquillula stercoralis*）。

本病分布在热带和亚热带，温带也较常见。我国广西、广东、福建、贵州、江苏、辽宁、安徽、北京、上海、四川、甘肃、湖南、湖北和河北等十多个省、自治区、直辖市有人体感染的报告。当患者免疫功能正常，症状较轻或表现为慢性病程，一旦患者免疫功能受损，可呈全身播散性感染，导致病情加重，甚至死亡。近年来重型粪类圆线虫病的报告日益增多。

（一）病原

1. 分类地位　粪类圆线虫（*Strongyloides stercoralis*）在分类上属线形动物门（Nematoda）、尾感器纲（Phasmidia）、小杆总科（Rhabditoidea）、类圆科（Strongyloididae）、类圆属（*Strongyloides*）。多种动物和人都有类圆线虫寄生，其中粪类圆线虫是人和动物共患病原。该虫是一种兼性寄生虫，生活史较复杂，有自生世代和寄生世代两个世代。

2. 形态特征　第一期杆状幼虫长 0.20～0.25mm，头端隆起分为两侧叶，口孔卵圆形，口腔圆柱形，后壁较前壁稍厚，食道长度为体长的 1/3，初孵出时神经环位于管腰后部，排泄细胞一个位于食道基部后，排泄孔位于神经后缘。肠管占体长 2/3，肠细胞 22 个，排成背腹二列，直肠短，生殖原基位于肠后部腹面，具有 6～9 个大核。

第二期杆状幼虫形态与第一期幼虫相似，体长 0.353mm，头端和食道腺都较明显，在较低的温度下，发育为自由生活型的第三期杆状幼虫，在高温 30～35℃下发育为第三期丝状幼虫。

第三期丝状幼虫长 0.49～0.63mm，角皮具有细横纹。口孔小，口腔浅，食道丝状，约为体长 40%，排泄孔位于神经环后，颈乳突接近排泄孔的侧翼间，肠细胞 22 个排成背腹二列，除第一对和最后一对无核外，其余每个细胞有 2 个核。尾部扭曲，常呈现为三叉形。形态见彩图 113-1。

自生世代成虫虫体细长，体壁薄，角皮有细横纹。头端具有 2 个侧叶，每唇在亚背、亚腹和两侧各有一个不明显的头端乳突，左右侧各有一个化感器。口腔亚球形，两侧径较狭。食道杆状，前端稍缩小，后食道球有发达的食道瓣。颈乳突不显著。肠管由 22 个细胞组成，排成背腹二列。直肠短，肛门位于体亚末端，肛孔横裂状。尾部尖细，在尾中部的两侧各有一个尾感器。雌虫长为 1.0～1.7mm，宽 0.05～0.075mm，生殖系统为双管型。成熟成虫子宫内有呈单行排列的各发育期虫卵，阴门位于体腹面中部略后。雄虫长 0.7～1.0mm，宽 0.04～0.05mm，尾端向腹面卷曲。

寄生世代雌虫长约 2.2mm，宽 0.04～0.06mm，虫体半透明，体表具细横纹，尾尖细，末端略呈锥形，口腔短，咽管细长，约为体长的 1/3～2/5。生殖器官为双管型，子宫前后排列，各含虫卵 8～12

个，单行排列。阴门位于距尾端1/3处的腹面。

虫卵形似钩虫卵，但较小，部分卵内含胚幼。

（二）生活史

粪类圆线虫的生活史复杂，包括在土壤中完成的自生世代和在宿主体内完成的寄生世代（图113-1）。

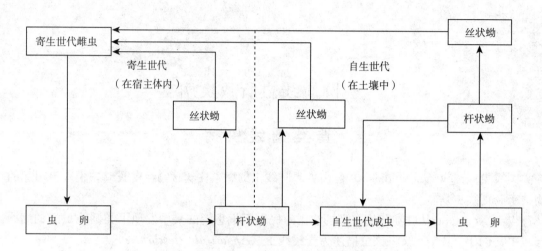

图 113-1 粪类圆线虫生活史示意图

1. 自生世代 外界生活的成虫在温暖、潮湿的土壤中产卵，数小时内虫卵孵出杆状蚴，1~2天内经4次蜕皮后发育为自生世代的成虫。在外界环境条件适宜时，自生世代可多次进行，此过程称为间接发育。当外界环境不利于虫体发育时，从卵内孵出的杆状蚴蜕皮2次，发育为丝状蚴。此期幼虫对宿主具有感染性，可经皮肤或黏膜侵入宿主，开始寄生世代，此过程称为直接发育。

2. 寄生世代 丝状蚴侵入宿主皮肤后，经静脉系统、右心至肺，穿过肺毛细血管进入肺泡后，大部分幼虫沿支气管、气管逆行至咽部，随宿主的吞咽动作进入消化道，钻入小肠黏膜，蜕皮2次，发育为成虫。少数幼虫在肺部和支气管也可发育成熟。寄生在小肠的雌虫多埋藏于肠黏膜内，并在此产卵。虫卵发育很快，数小时后即可孵化出杆状蚴，并自黏膜内逸出，进入肠腔，随粪便排出体外。自丝状蚴感染宿主至杆状蚴排出，至少需要17天。被排出的杆状蚴，既可经2次蜕皮直接发育为丝状蚴感染宿主，也可在外界进行间接发育为自生世代的成虫。

当宿主机体免疫力低下或发生便秘时，寄生于肠道中的杆状蚴可迅速发育为具感染性的丝状蚴，这些丝状蚴可在小肠下段或结肠经黏膜侵入血循环，引起体内自身感染。当排出的丝状蚴附着在肛周，则可钻入皮肤，导致体外自身感染。

有的虫体可寄生在肺或泌尿生殖系统，随痰排出的多为丝状蚴，随尿排出的多为杆状蚴。

在人体内有无寄生性雄虫，目前尚无定论，但在动物体内发现有寄生世代雄虫的报道。

（三）流行病学

1. 传染来源和传播途径 类圆线虫病的流行，病原主要由动物传播到人，或由人传播到人，或由动物传播给动物。粪类圆线虫病的传染源为患病动物和人以及无症状带虫动物和人。患者离开流行区后，其体内感染可持续多年，甚至可长达数十年。在美洲和非洲曾有犬和猴传染给人的报告。感染途径主要为与土壤中的丝状蚴接触经皮肤或口腔黏膜感染，患者体内也可自体感染。在外界环境中的病原除由患者的粪便排出虫卵和幼虫外，其他如尿、痰亦可排出幼虫。

2. 宿主和寄生部位 主要寄生于人体，也可寄生于犬、猫、黑猩猩、长臂猿、猩猩、狐和浣熊等动物的小肠黏膜中。

3. 分布与流行 粪类圆线虫主要分布于热带和亚热带地区，温带及寒带地区则多为散发感染，雨量多的潮湿地区和卫生条件差的地区感染率较高。该病已被世界卫生组织列为重要的人类肠道寄生虫病之一。国外一些国家的人群感染率达 30％左右。在我国，1996 年调查显示，有 26 个省（自治区、直辖市）查到粪类圆线虫感染者，全国平均感染率为 0.122％，主要流行于南部地区，感染率最高的是海南省（1.709％）。局部地区，如广西的东南地区，人群感染率可达 11％～14％，在个别山区 20 岁以上的人群感染率高达 88.2％。慢性病患者，免疫缺陷者（原发性或继发性）易致重度感染，预后不良。对此应引起足够重视。

（四）对动物与人的致病性

1. 对动物的致病性　对动物的危害和症状与人相似，感染早期出现皮肤瘙痒和红斑、秃毛及呼吸道症状如咳嗽等。也可出现腹痛、腹泻及呕吐等。动物消瘦、严重脱水可致恶病质而死亡。对幼龄动物，特别是哺乳期动物危害最为严重。

2. 对人的致病性　粪类圆线虫的致病作用与其感染程度、侵袭部位及人体健康，特别是机体免疫功能状态有密切关系。在流行区，人感染粪类圆线虫后可表现出三类病型：第一类由于有效的免疫应答，轻度感染无临床症状；第二类为持续存在的慢性自身感染（可长达数十年），可间歇出现胃肠症状；第三类为播散性超度感染，在长期使用激素、免疫抑制剂或艾滋病病人中可引发播散性超度感染，幼虫可进入脑、肝、肺、肾及泌尿系统等器官，导致弥漫性的组织损伤，患者可出现腹泻、肺炎、出血、脑膜炎及败血症等，甚至因严重衰竭而死亡，其致病性已愈来愈引起关注。故有人认为粪类圆线虫是一种机会性致病寄生虫。

（1）皮肤损伤　丝状蚴侵入皮肤后，可引起小出血点、斑丘疹、水肿，并伴有刺痛和痒感，搔破后致继发性感染。还可出现移行性线状荨麻疹，并可持续数周，由于自身感染的原因，病变常可反复出现在肛周、腹股沟、臀部等处皮肤。因幼虫在皮肤内移行较快，故引起的荨麻疹蔓延速度也很快，每小时可达 10cm 以上。荨麻疹出现的部位及快速蔓延的特点是粪类圆线虫幼虫在皮肤移行的重要诊断依据。

（2）肺部病变　丝状蚴在肺部移行时，穿破毛细血管，引起肺泡出血，细支气管炎性细胞浸润。X线检查呈粟粒状或网状结节样阴影。患者出现咳嗽、多痰、哮喘、呼吸困难、发绀、嗜酸性粒细胞增多等，如虫体定居于肺、支气管时，继续产卵、孵出幼虫，则肺部症状更加严重，持续时间也长。

（3）消化道病变　病变分为轻度、中度、重度三期。轻度是以黏膜充血为主的卡他性肠炎，腺窝中有粪类圆线虫存在；中度是水肿性肠炎，肠壁增厚、水肿、黏膜皱襞减少，镜下可见绒毛扩大，黏膜萎缩，黏膜下水肿，肠壁各层都可见虫体；重度是溃疡性肠炎，肠壁增厚、变硬或有多发性溃疡，甚至肠穿孔，整个肠壁内都可发现虫体。患者有上腹部烧灼感，恶心呕吐，间歇性反复性腹泻，粪便呈水样或黏液血便，重症感染，可出现全腹痛，麻痹性肠梗阻，腹胀，脱水，循环衰竭等。患者可伴有发热、贫血、周身不适及嗜酸性粒细胞增多等毒性反应。若寄生于胆管或肝内，则可引起肝肿大、右上腹痛、发热等类似胆管感染的表现。我国报道有重症粪类圆线虫并发消化道大出血和死于以慢性肠梗阻为主要表现的粪类圆线虫病例。

（4）弥漫性类圆线虫病　丝状蚴在自身超度感染者体内，还可移行扩散到心、脑、肺、胰、卵巢、肾、淋巴结、甲状腺等处引起广泛性的损伤，形成肉芽肿病变，导致弥漫性类圆线虫病发生。这种病例常出现在长期使用免疫抑制剂、细胞毒药物或患各种消耗性疾病（如恶性肿瘤、白血病、结核病等）以及先天性免疫缺陷和艾滋病患者中。组织学研究证实，重度感染病例淋巴结和脾脏的胸腺依赖区均缺乏淋巴细胞，宿主对幼虫缺少炎症反应和免疫应答。由于大量幼虫在体内移行，可将肠道细菌带入血流引起败血症；造成各种器官的严重损害；出现强烈的超敏反应，如过敏性肺炎、过敏性关节炎、化脓性脑膜炎等。

（五）诊断

1. 临床诊断　粪类圆线虫病由于缺乏特有的临床表现，故常致临床误诊。凡生活在流行区或与土壤有接触史，出现咳嗽、咳痰、咯血、食欲减退、腹部胀痛、腹泻、恶心呕吐、血中嗜酸性粒细胞增多、X 线胸片显示片状浸润阴影或肺纹理增强紊乱者，消化道钡餐检查提示小肠黏膜水肿增厚者，均应考虑本病的可能，应进一步进行病原学检查。

2. 实验室诊断

（1）病原学诊断 粪类圆线虫病的确诊依靠从粪便、痰液、尿或脑脊液中查获幼虫、成虫或培养出丝状蚴。

1）直接涂片法和沉淀法 此项方法简单、易行，但检出率低，不适用于轻度感染的病例。且由于患者有间歇性排虫现象，故应在新鲜粪便中反复多次检查，才能发现活幼虫。

2）贝尔曼法 检出率多于直接涂片法，比培养法操作简单、省时。何登贤（1986）报道50份阳性粪便中同时用直接涂片法、沉淀法、贝尔曼法检查，检出率分别为63％、74％和98％。

3）粪便直接培养法或活性炭平皿培养法 取5～10mg粪便放入垫有滤纸的平皿，加清水，或与活性炭以2：3比例加少许清水混合，然后放入平皿内，放置室温（20～27℃）或温箱（25℃），24～28h后用解剖镜检查液体中呈蛇行游动的丝状蚴。文继祖（1981）认为培养法检出率最高，贝尔曼法次之，涂片法最低。

4）改良琼脂板法 在消毒塑料平皿内加入高压消毒的琼脂液（1.5％琼脂，0.5％肉浸膏，1％蛋白胨和0.5％氯化钠），平皿于室温蒸发4～5天，取2g粪便放在琼脂板中央，26～33℃孵育48h，用肉眼和光镜观察。琼脂板法检出率高（96.8％），且操作安全方便无污染。

5）醛醚离心法 效果较好，若在24h内的新鲜粪便中同时查见杆状蚴和丝状蚴，可确认是自身感染。

此外，还可以查痰液、胃液和十二指肠液；有人曾在播散性重型患者的支气管灌洗液、脑脊液、尿和腹水中查找到幼虫。

（2）免疫学诊断

1）皮内试验 以鼠粪类圆线虫丝状蚴脱脂作为抗原，进行人体皮内试验。但特异性和敏感性稍差。

2）间接免疫荧光试验 据报道用幼虫冷冻切片作为抗原，但与丝虫病有交叉反应。

3）ELISA 采用粪类圆线虫第3期幼虫制成抗原，检测血清1：100稀释。

（3）诊断性治疗 对临床表现高度可疑，伴有嗜酸性粒细胞增多（重型可不增高），若在分泌物或排泄物中查不到幼虫或成虫，在病情危重时可试用噻苯达唑治疗。

本病的症状和体征缺乏特异性，应与有关疾病进行鉴别。粪类圆线虫病应与钩虫病鉴别。

（六）防制措施

1. 预防

（1）人的预防 预防原则与钩虫病基本相同。除加强粪便管理及个人防护外，尚须避免发生自身感染，临床使用激素治疗前，抗代谢治疗或手术前，应做粪类圆线虫常规检查，发现有感染，需给予彻底治疗。在流行区可用噻苯达唑进行群众性防治。

（2）动物的预防 对犬、猫等动物加强管理，定期进行检查和治疗，保证其不被感染，以防止其将疾病传播给人类。

2. 治疗

（1）人的治疗 重症患者除支持疗法和对症处理外，如抗休克、纠正水电解质紊乱、防止呼吸衰竭、采用抗生素控制细菌感染，根本的治疗方法是杀虫治疗。

1）噻苯达唑 是首选药物，一般每千克体重25mg，每天2次，连服2～3天，单剂不得超过1.5g，重型或有并发症患者应延长疗程5～7天或重复2～3个疗程。副作用较大，5％病例不能耐受。常见的有头晕、皮疹、恶心呕吐、心律异常、意识紊乱、血清谷丙转氨酶增高、粒细胞减少等，噻苯达唑从肾脏排出，因此有肝、肾功能不全者忌用。

2）甲苯达唑 剂量为成人每次100mg，每天2次，连服3天。副作用较轻微，孕妇不宜服用。对顽固性粪类圆线虫应加大剂量，延长疗程，总剂量可达11g。

3）阿苯达唑 剂量为每天400mg或每天800mg，3天为一个疗程，1～2周重复1次。

4）坎苯达唑　剂量为每千克体重5mg，顿服，3天为一个疗程，15天后，重复1次。该药对心血管、肝、肾功能无影响。少数患者诉头痛、眩晕、恶心、呕吐、腹痛、腹泻。

5）噻咪青胺　成人剂量每次100～200mg，每天3次；隔天用药，共服1～3周，消化道反应较大，主要用于重度感染。

6）其他　氟苯咪唑、左旋达唑、龙胆紫、伊维菌素均有一些治疗效果，其他药物无效时，可改用这些药。

（2）动物的治疗　可参考人的治疗方法，但应注意选用兽用药物，人用药物不能直接用于动物。

（七）公共卫生影响

人对本病完全没有免疫力，因此感染可持续终身，并且随时都可发生自体感染。而动物如犬类，进入成年期就能自行肃清感染。人，可能还有动物，发生类圆线虫感染时，有可能在该寄生虫与宿主之间持续对抗，而达到一种完美的平衡状态，当有其他疾病存在、营养不良或施行皮质类固醇治疗时，寄生虫就会占上风。在卫生状况不佳，公共卫生标准不高的地区应特别防止本病的发生。

（路义鑫）

◆ **参考文献**

W. T. 休伯特，W. F. 麦卡洛克. 1985. 人兽共患病［M］. 上海：上海科学技术出版社：385 - 388.

邓艳琴. 2003. 犬粪类圆线虫经乳汁传播［J］. 国外医学：寄生虫病分册，30（4）：190.

郭建东，赵玲玲. 2005. 黄河下游黄泛区人群粪类圆线虫感染调查［J］. 中国寄生虫病防治，18（3）：附页2.

李雍龙. 2004. 人体寄生虫学［M］. 北京：人民卫生出版社：184 - 188.

李友松，张芝平，许龙善，等. 2003. 粪类圆线虫重症感染者的虫卵与虫体的检测［J］. 热带医学，3：311 - 315.

牟海燕，张云卿，黄淑英，等. 2001. 粪类圆线虫与粪类圆线虫病［J］. 江西医学检验，19（6）：381

肖映珍，鲁清桃，刘毅. 2001. 长沙动物园野生动物肠道寄生虫的调查［J］. 湖南畜牧兽医，1：26.

于恩蔗，徐秉锟. 1988. 中国人兽共患病学［M］. 福州：福建科学技术出版社：819 - 822.

张川秀. 2005. 粪类圆线虫病40例临床报告［J］. 中国血吸虫病防治，17（3）：165.

第一一四章　钩口科寄生虫所致疾病

钩口属等线虫所致疾病

钩 虫 病

钩虫病（Ancyloastomiasis）为由钩口科线虫（统称钩虫）引起疾病的通称。钩虫病在临床上以贫血、营养不良、胃肠功能失调为主要表现，可减弱患者体力，降低其工作效能，严重者可导致发育障碍及心功能不全，甚至危及生命。钩虫病呈世界性分布，尤以热带及亚热带地区的国家流行更为严重，据估计目前全世界钩虫感染人数已超过 9 亿（Rogers，1986），其中有临床表现的约有 8 000 万。在我国，除少数高原地区外，大部分省、自治区、直辖市皆有本病存在和流行，全国钩虫感染者约 2 亿，出现严重或比较严重临床症状的患者有数百万之多。因此，防治以及消灭钩虫病仍是我国目前的一项艰巨任务。

有关钩虫病临床征象的记载，历史悠久，公元前 1553 年埃及草纸书（Ebers papyrus）就有类似钩虫病的记载；古希腊医学家 Hippocarates 于公元前 440 年亦有异嗜性的记述。我国最早于秦汉以前（公元前 3 世纪）史记扁鹊仓公列传中记载为"蛲瘕病"。长江中下游民间流传的"桑叶黄"或"懒黄病"，最早见于清代同治年间的记载，说明当时那里钩虫病的流行已相当普遍。近代的钩口线虫虫体首先由 Goeze（1882）在獾体内检得狭头弯口线虫（Uncinaria stenocephala），并进行描述，当时称为毛状蛔虫（Ascaris criniformis）。意大利医生 Dubini（1838）首先在意大利米兰市一具农村女尸的十二指肠中发现了钩虫成虫，并命名为十二指肠钩口线虫。但直至 1853—1854 年由 Bilharz 及 Griesinger 先后发现埃及贫血症（Egyptian chlorosis）与钩虫的寄生有关；由 Grassi 和 Parona（1878）和 Perroncito（1880）先后在贫血患者的粪便中发现钩虫卵后，才确认该病系由钩虫所致。同年，Perroneito 又报告了钩虫卵在土壤中孵化为杆状蚴和丝状蚴的发育过程。德国蠕虫学家 Looss 于 1898 年在开罗的试验过程中不慎沾到含有钩虫丝状蚴的水滴，初觉局部灼痒，继而罹患典型的钩虫病，并从其粪便中查得了钩虫卵，从而发现了十二指肠钩口线虫从皮肤侵入机体和发育为成虫的整个发育过程。美洲板口线虫，首先由 Stiles 于 1902 年发现于美洲。在我国首先由 Maxwell（1908）于台湾在粪检中找到钩虫卵，并证实我国有此种钩虫病的流行。颜福庆（1919）在江西萍乡煤矿钩虫病调查中，证实了我国大陆有钩虫病流行。其后很多学者在我国各地，对钩虫病的分布和影响因素进行了系统的调查和分析，为全国大规模防治和研究奠定了基础。

（一）病原

1. 分类地位　钩虫在分类上属线形动物门（Nematoda）、尾感器纲（Phasmidia）、圆线目（Strongylata）、钩口科（Ancylostomatidae）的多个属，至少包括 17 个属约 100 个种，其中引起人与动物共患的钩虫有 9 种。我国已报告的钩虫有 7 个属，大多数寄生于哺乳动物。寄生于人体的钩虫主要为钩口属（Ancylostoma）的十二指肠钩口线虫（Ancylostoma duodenale）和板口属（Necator）的美洲板口线虫（Necator americanus）。偶可寄生于人体（指在人体可发育为成虫）的还有钩口属的锡兰钩口线虫（Ancylostoma ceylanicum）、犬钩口线虫（A. caninum）、马来钩口线虫（A. malayanum）及弯口属（Uncinaria）的狭头弯口线虫（Uncinaria stenocephala）等。巴西钩口线虫（A. braziliense）的感染期幼虫虽可侵入人体，引起局部匐行疹，但一般不能发育为成虫。

2. 形态特征

（1）十二指肠钩口线虫　十二指肠钩虫是人体正常的寄生虫，亦寄生于猪、猴、猫、黑猩猩、大猩猩、长臂猿、狮、虎等肠中，人工试验可以感染幼犬。分布于世界各地，我国除西北一些高原地区未见报告外，各省都很流行，常与美洲板口线虫混合感染。

虫体乳白色，圆柱形，两端稍细呈针状。头端微向体背面弯曲，颈部有乳突。口孔圆柱形，口缘有一对侧乳突，一对背乳突，一对腹乳突和一侧化感器。口囊发达呈椭圆形，腹侧有钩齿二对，其外侧一对较长，内侧一对较短，内侧齿根部还有一对小型副齿。口囊背侧有短背齿一对，一个呈三角形而中央有纵裂的背锥，口囊底部腹面中线两侧各有一对扁平齿。食道圆柱形，后部稍粗呈棒状。具有三叶状的食道肠瓣。食道前部有3对食道腺。背腺1对，腺管开口于背齿末端。腹腺两个，腺管开口于食道腔，其分泌液具有消化的作用。在体前部背侧有一对纺锤形的单细胞头腺，腺管口于钩齿基底部，以分泌溶血抗凝素。神经环位于食道的中部，排泄孔位于神经环后方，排泄窦后有一对颈腺，游离于体腹面体腔中。

雄虫体长 6.76～11.0mm，最大体宽 0.36～0.45mm，食道长 1.04～1.35mm，宽0.16～0.18mm，神经环距头端0.48～0.64mm，排泄孔距头端 0.510～0.700mm，颈乳突距头端 0.520～0.780mm。交合伞由 3 叶组成，背叶小，两侧叶发达，宽度略大于长度，两腹肋基部合并，后部呈裂状并行，末端达伞缘。侧肋起于共同主干，前、中、后三肋彼此等距离分开，末端达伞缘。外背肋自背肋的基部分出，伸入侧叶，末端不达伞缘。背肋亚末端分为两枝，每枝末端再分为内外两支，其内支较长又分为两个指状小枝。交合刺一对呈丝状黄色，长 1.68～2.20mm，表面有环纹，位于肠末端背面或伸出泄殖腔，引带大小（0.135～0.150）mm×（0.19～0.024）mm。生殖锥的腹叶分为 3 瓣，其中央瓣较大，前缘有一个中央乳突。背叶为泄殖孔背壁，两侧各有一个长的指突；两侧叶小各有一个指状突。雌虫体长 8.96～12.4mm，最大体宽 0.52～0.73mm，食道长 1.38m～1.60mm，宽 0.186～0.267mm，神经环距头端0.615～0.824mm，排泄孔距头端 0.67～0.90mm，颈乳突距头端 0.730～0.940mm。尾部圆锥形，具有尾刺，尾侧有一对尾感器，阴门位于体后部，距尾端3.24～4.98mm，排卵器发达。虫卵椭圆形，大小（60～64）μm×（38～43）μm，壳薄而透明，内含 2～4 个胚胞。

图 114-1 为钩口线虫成虫头端和雄虫交合伞的模式图。

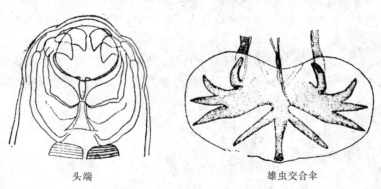

头端　　　　　　　　　　　　　雄虫交合伞

图 114-1　十二指肠钩口线虫

（引自赵辉元）

（2）美洲板口线虫　是人体正常的寄生虫，宿主尚有家犬、大猩猩、狮、虎、豹、卷尾豪猪、双角犀、独角犀、猪等，分布于世界各地。热带和亚热带地区尤为流行。

虫体体壁的角皮层透明而光滑，其中有许多间距相等的横纹，皮下层无核结构。体肌由两种走向肌纤维组成，体索为不规则的柱状结构，内含胶原及网状纤维与假体腔的脏器相连。口囊呈圆形或椭圆形，在口囊腹面有一对较大的半月形切片。其基部厚实，边缘扁薄，左侧切板表而为锯齿样，或沟隙较深的纵向皱褶，高低不平，而右侧切板较低平且边缘扁平锐利，在腹面切板的下方为一对小的背板齿。口囊的后壁呈海绵样结构，口囊内缘为一表面较光滑的环形角皮，其外侧为一圈环绕口囊的呈放射状排列的角皮皱褶，在口囊外侧有一小的裂缝，左右对称。颈乳突位于口囊下方两侧，自皮内伸出，呈三角形或圆锥形，末端向后，伸出处周围的角皮呈数层环形皮纹。雌虫的阴门横向开口于体腹中央，由前后两片半圆形的角皮唇瓣构成，角皮唇瓣表面为浅平的斜纹皱褶。有的虫体尾端可见到尾刺。雄虫的交合伞背腹叶近末端中线各有一个外侧肋，在交合伞叶起始的背腹侧各有一个乳突。而交合伞上端内腹侧则各有一个尾感器，呈球状突起，其中央有一感觉纤毛。尾感器周围有角皮皱褶，使呈螺旋状，伸出的交合刺末端呈箭形倒钩。

（3）锡兰钩口线虫　是人体和猫类寄生虫，宿主有家犬、浣熊、豹猫、原猫、狮、豹、渔猫、虎、斑灵猫、麂猫等。分布于亚洲各国，非洲、美洲亦有报告，我国贵州、福建、台湾均有报告。

虫体形态与巴西钩口线虫相似，Lane（1922）认为是巴西钩虫的同种异名。Biocca（1951）详细研究这两种线虫形态后，才再分为两个种。巴西钩口线虫具有口缘腹齿较小，交合伞侧叶较长，侧肋短，中侧肋与后侧肋显著分开，外背肋细长从背肋的基部分出等不同（图114-2）。

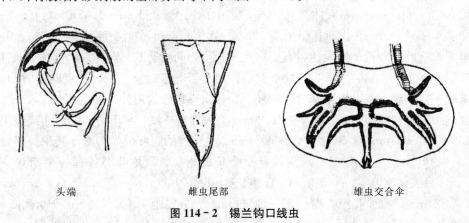

头端　　　　　　　　雌虫尾部　　　　　　　雄虫交合伞

图114-2　锡兰钩口线虫
（引自赵辉元）

（4）犬钩口线虫　简称犬钩虫，犬为其正常宿主，食肉兽类自然感染的宿主有大熊猫、北极狐、狼、亚洲狼、家犬、豺、家猫、豹、虎，渔猫、懒熊、斑鬣狗、金钱豹、狐、灰狐、孟加拉狐、赤狐、猪、*Canis pallipes*、*Chaetophractus cynaelurus*。人体感染后，幼虫在皮下移行导致幼虫移行症。分布于世界各地。

虫体粗壮，口孔圆形，口囊宽大（彩图114-1），腹侧缘有3对发达的钩状尖齿，其中外侧齿一对最大，向内依次渐小，背侧有一对圆形背齿和近三角形的背锥。交合伞侧叶长宽相等，腹肋细长，背肋分3支（图114-3）。虫卵形态见彩图114-2。

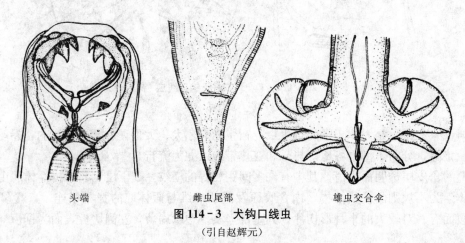

头端　　　　　　　　雌虫尾部　　　　　　　雄虫交合伞

图114-3　犬钩口线虫
（引自赵辉元）

(5) 巴西钩口线虫　是食肉动物的寄生虫，宿主有家犬、狼、猞猁、猫、狮、虎、豹、貉、大灵猫、小灵猫、猎犬、胡狼、树懒、簸猫、浣熊，亦寄生于人体。主要分布于南美洲，圭亚那、巴西、墨西哥、南非、索马里等均有报道。

虫体细长，口囊呈长卵形、其腹侧缘有一对钩状齿，在其内侧上方又有一个小齿（称为小副齿）。在口囊背侧具有短背锥，底部有一对三角形齿板（图114-4）。

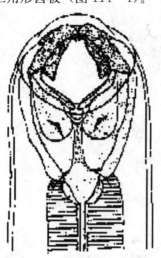

图 114 - 4　巴西钩口线虫头端
（引自赵辉元）

(6) 马来钩口线虫　寄生于人、棕熊、蜂猴。分布于马来西亚和我国四川。虫体较细长，口囊较小，口囊腹缘具 2 对钩状尖齿，无副齿，外侧一对齿较细长。交合伞的侧叶不显著。雄虫体大小（12～15）mm×0.6mm，雌虫体为（15～19）mm×0.6mm。

(7) 牛仰口线虫　是牛、羊的寄生虫，宿主有水牛、黄牛、山羊、绵羊，分布于亚洲、美洲、欧洲。我国北方的河北、甘肃、新疆等地颇为流行。

成虫口囊漏斗状，腹侧有 2 对刀状切板，背侧有一个大背槽，背沟由此穿出，雄虫体长 10～12mm，最大体宽 0.470～0.475mm，交合伞两侧叶发达，背叶小而不对称，交合刺细长 3.5～4.0mm。雌虫体长 16～19mm，最大体宽 0.50～0.60mm。虫卵大小（0.69～120）μm×（31～73）μm（图114-5）。

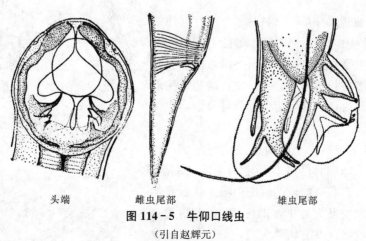

头端　　　　　　雌虫尾部　　　　　　　　雄虫尾部
图 114 - 5　牛仰口线虫
（引自赵辉元）

(8) 羊仰口线虫　寄生于黄牛、山羊、绵羊、东方羊、岩羚羊、麋，分布世界各地。幼虫侵入人体可引起皮下移行症。

成虫粗壮，口囊大呈漏斗状；腹面有1对半月形切板，背面有一个背锥和2个短的亚腹齿，雄虫交合伞背叶小而不对称，两侧叶发达。雄虫体长12～0.15mm，最大体宽0.415～0.448mm，交合刺长0.614～0.664mm，近端宽30μm，末端细，弯曲有小钩。雌虫体长17～22mm，最大体宽0.514～0.597mm，尾部长0.265～0.298mm。虫卵大小（72～75）μm×（42～49）μm（图114-6）。

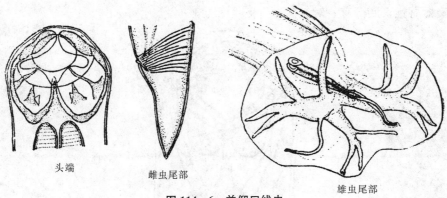

头端　　　　　雌虫尾部　　　　　　雄虫尾部

图114-6　羊仰口线虫

（引自赵辉元）

（9）狭头钩刺线虫　寄生于北极狐、家犬、狼、獾、浣熊、猪，偶见于人体，分布世界各地。

成虫虫体小，乳白色或淡红色，口囊狭小呈漏斗状，腹缘有一对大的角质板，腹侧基部有一对亚腹齿，背壁有一个短的背沟。雄虫体长5.4～7.0mm，最大体宽0.170～0.223mm。食道长0.466～0.866mm，神经环距头端0.426～0.48mm，排泄孔距头端0.440～0.446mm。交合伞背叶小，侧叶发达，长度大于宽度，背肋后部分为2支，每支又分为3支。交合刺长0.580～0.726mm，引带长90～105μm。雌虫体长5.5～11.2mm，最大体宽0.198～0.483mm。食道长0.700～0.850mm，神经环距头端0.440～10.696mm，排泄孔距头端0.453～0.466mm，尾部长0.129～0.195mm，阴门距尾端2.230～4.11mm。虫卵大小（69～75）μm×32μm。

（二）生活史

各种钩虫的生活史基本相似。钩口线虫为土源性线虫，虫卵在阴湿的土壤中，在适当温度、湿度下便可发育到感染期幼虫。成虫主要寄生在宿主小肠上段，以口囊吸附于肠黏膜。吸附点多在肠系膜对面及其左右两侧，摄取宿主血液及肠黏膜组织为食。其生活史过程可分为宿主体外和体内两个发育阶段（图114-7）。

1. 体外发育　寄生于宿主小肠内成虫交配产卵，虫卵随粪便排出体外。虫卵发育的适宜环境为温暖、潮湿、充分的氧气、荫蔽和富含有机物质的疏松土壤。在适宜的环境中，虫卵内胚胎很快发育，并于24～48h内孵出第一期杆状蚴，以土壤中的细菌及有机物为食，48h内蜕皮发育为第二期杆状蚴。虫体继续摄食生长，并可将摄取的食物贮存于肠细胞内，再经5～6天口腔封闭，停止摄食，咽管变长，经第二次蜕皮后发育为丝状蚴，丝状蚴具有感

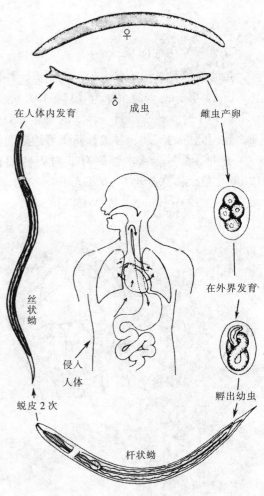

在人体内发育　　成虫　　雌虫产卵

丝状蚴

侵入人体

蜕皮2次

杆状蚴

在外界发育

孵出幼虫

图114-7　钩虫生活史

（引自李雍龙）

染宿主的能力，又称感染期蚴。

2. 幼虫侵入及体内发育 感染性丝状蚴与人体皮肤接触后，经毛囊、汗腺口或皮肤破损处主动钻入人体，需 30～60s 时间。丝状蚴侵入皮肤，除主要依靠虫体活跃的穿刺能力外，可能也与咽腺分泌的胶原酶的化学作用有关。在侵入后的 24h 是"潜移期"，95％以上的幼虫尚在侵入的局部皮下组织内移行，24h 后进入"活跃期"，即以较快的速度离开局部进行移行。进入血管和淋巴管内的幼虫，可随循环至右心，经肺动脉而至肺微血管，并可穿过微血管壁到达肺泡。此时幼虫的穿刺能力逐渐消失，只能沿湿润的泡膜表面，向阻力最小的方向移行，借助宿主呼吸道上皮细胞纤毛的运动，循支气管、气管上行至咽，再随宿主的吞咽活动，经食管、胃而到达小肠。幼虫在小肠内迅速发育，并在感染后的第 3～4 天进行第三次蜕皮，形成口囊，咬附肠壁，摄取营养，再经 10 天左右，进行第四次蜕皮后逐渐发育为成虫。自幼虫侵入至发育为成虫产卵，十二指肠钩虫约需 5 周，美洲钩虫为 8 周左右。成虫借口囊内齿或切板咬附在肠黏膜上，以血液、组织液、肠黏膜为食。雌虫产卵数因虫种、虫数、虫龄而不同，十二指肠钩虫每条日产卵 1 万～3 万个，美洲钩虫为 0.5 万～1 万个。成虫在人体内的寿命，一般认为 70％成虫在感染后 1 年内被清除，余者多可存活 3 年左右，也有十二指肠钩虫可活 7 年，美洲钩虫可活 15 年的报道。

犬钩口线虫生活史初期与十二指肠钩口线虫相同，感染期幼虫侵入终宿主的活动有些不同，幼犬经口感染后，一部分幼虫侵入宿主胃腺或小肠的李氏腺（Lieberkuhn's gland），经 3 天后返回肠腔行第三次蜕皮为第四期幼虫，在肠腔中再行一次蜕皮，经 15～18 天发育为成虫。一部分侵入组织，经血流至胎盘，侵入胎儿，待犬出生 10～12 天发育为成虫。母犬感染后可有一部分幼虫移行至乳腺，当幼犬出生后，通过吮乳获得感染。幼虫侵入非正常宿主，常在宿主的皮下或内脏器官移行，不进入肠管发育为成虫。人体皮肤接触感染可在皮下移行产生幼虫移行症。

（三）流行病学

1. 传染来源和传播途径 感染钩虫的人、动物是本病的传染来源，动物试验证明可经转续宿主感染，但尚未见有实例报告。

钩虫主要通过皮肤感染人和动物，但也存在经口感染的可能性，尤以十二指肠钩虫为多见。被吞食而未被胃酸杀死的丝状蚴，在小肠内有可能直接发育为成虫。若自口腔或食道黏膜侵入，丝状蚴仍需经由皮肤感染相似的途径移行。此外，胎儿可经胎盘感染。国内外已有多例出生后 5～10 天的新生儿发病的报道，他们均无接触感染的可能性，可能是由于母体内的钩蚴经胎盘侵入胎儿体内所致。Nwosu ABC（1981）从非洲一产妇乳汁中检获美洲钩虫丝状蚴，说明通过母乳也有受感染的可能。

2. 宿主与寄生部位 不同钩虫主要的寄生宿主不同。十二指肠钩虫除人体外，偶可寄生于猪、狮、虎、犬、灵猫、斑灵猫及猴等动物。美洲钩虫亦可寄生于猩猩、猴及犀牛等动物；Schad 等（1984）曾用十二指肠钩虫丝状蚴人工感染兔、小牛、小羊、猪等动物，经24～36天后，在其肌肉内均能检到活的同期幼虫。提示某些动物有可能作为钩虫的转续宿主。所有钩虫均寄生于宿主的小肠。

3. 分布及流行 钩虫病分布极为广泛，从北纬 36°到南纬 30°都有钩虫感染存在，在欧、美、非、亚洲均有流行。最新数据显示，全球钩虫感染人数约 13 亿，其中 9 600 万感染者存在不同程度的临床表现。热带和亚热带地区流行尤为普遍和严重，流行较严重的国家有亚洲的泰国、马来西亚、印度尼西亚、菲律宾、越南、缅甸、印度、日本、朝鲜和中国；非洲的埃及、尼日利亚、乌干达；美洲的墨西哥、哥伦比亚、巴西、波多黎各、美国南部等。

不同种钩虫在世界各地的分布有所不同，十二指肠钩虫主要分布于南欧、北非、东非、印度、中国、日本、东南亚、秘鲁、智利等地，美洲钩虫主要分布于美国南部、中美洲和南美洲、中非和南非、印度、中国、东南亚和西南太平洋岛屿等国家和地区。

在我国，绝大多数流行区都同时存在两种钩虫，但北方以十二指肠钩虫为主，南方则是美洲钩虫占优势，长江流域是以十二指肠钩虫为主的混合感染区。如长春郊区农民中钩虫感染者被驱出的全部为十二指肠钩虫；而海南省的调查表明美洲钩虫和十二指肠钩虫之比为 18.6∶1，单纯美洲钩虫感染者占

63.3％，单纯感染十二指肠钩虫者仅为个别病例。贵州省绥阳县已作虫种鉴定的患者 100％为美洲钩虫；云南省美洲钩虫占 71.7％～91.9％。秦岭以北已不适宜美洲钩虫流行，可能与两种钩蚴发育生存所需的温度不同有关。

我国钩虫病的分布极为广泛，全国除黑龙江、青海两省外均有报告，淮河及黄河一线以南地区流行广泛和严重，其中又以四川、广东、广西、福建、江苏、浙江、江西、湖南、安徽、云南、海南及台湾等省、自治区、直辖市流行更为严重。据 1988—1992 年人体钩虫病调查显示，全国约有 1.94 亿人感染钩虫。在 1997—1999 年对江苏、安徽、湘北、四川、云南及海南等省的抽样调查显示，除江苏省钩虫感染率明显降低外，其余省份人群钩虫感染率未见明显变化，仍达 20％～60％。随着防治工作的开展，各地有临床症状的病人数较过去大为减少，大多数地区感染率也有所下降，但当防治工作放松后则又回升。1989 年余海森等在全国选点调查人体肠道寄生虫感染情况中发现，人群钩虫感染率大多数省份为 30％～50％；在海南、四川和云南三省分别高达 84％、72％和 60.7％，调查中发现自南向北其感染率呈下降趋势，如山西和吉林钩虫的感染率各为 4.4％和 6.9％；西藏的感染率很低，但在其东南部的一个试点却为 14.4％，因该地气候类似长江南部。另外，调查中还显示，虽然大多数流行区钩虫感染率仍较高，但感染度却有明显下降趋势，90％以上感染者的虫荷为轻度或中等度（EGP＜4 000），而较重和重度者仅为 1.4％～7.6％和 0.3％～1.7％。进入 20 世纪 90 年代后，很多地区钩虫的感染率又有进一步下降，如河南省 1995 年调查结果为 20.8％，湖北 39 个县、市 1996 年为 9.49％。但有些地区由于没有重视防治工作，则钩虫的感染率仍然居高不下，如江苏六合县（1995）为 36.5％，浙江义乌地区（1995）为 40.87％，河南淮阳县（1996）为 58.0％，四川宜宾地区（1991）为 62.5％～81.3％。

易感人群：不同职业、性别、年龄人群的钩虫感染率有明显差异。主要取决于是否暴露于钩虫幼虫污染的土壤及其暴露的频率。一般说来，农村居民感染率高于城镇居民，大中城市居民中虽偶可发现钩虫病人，一般不会出现钩虫病流行的情况。钩虫流行区居民的感染率随年龄增长而增高，其分布特点为 6 岁以下儿童感染率较低，6 岁以上急剧上升，15～50 岁达到高峰，而后略有下降趋势。

导致婴儿严重感染的多是十二指肠钩虫。丝状蚴进入人体或动物体内后发育速度可有很大的差异，有的还可停止发育以"潜伏"状态留在宿主组织内，直至得到合适的刺激，才恢复发育进程，这种现象被称为迁延移行。钩虫在冬季可有暂停排卵现象。

钩虫病有时可引起暴发流行。在流行区，有时可有大量人群（或一家人）在短时期内同时出现气喘，继而出现严重贫血，病例高度集中，经历、症状相似，称为暴发流行。其原因主要是：①农民集体参加某一个被钩蚴严重污染的地方劳动而感染；②人群同时生吃了被钩蚴严重污染的蔬菜。

4. 流行要素 钩虫病在一个地区的传播和流行，与当地的自然条件和诸多社会因素均有密切关系，并有一定的流行特点。

（1）温度和湿度 温度是影响钩虫在外界发育和传播的主要因素。适宜于十二指肠钩虫和美洲钩虫虫卵发育的温度分别为 22～26℃和 31～34.5℃。感染性钩蚴在土壤中生存的时间与温度呈负相关，当气温在 35℃左右时，钩蚴可存活约 4 周；在 27℃时，一般可存活 9 周，也有少数钩蚴可存活 15 周；在 8～15℃时，钩蚴活动迟缓，但寿命却可延长到 113～147 天。

虫卵发育适宜的相对湿度为 60％～80％，干燥或较多的积水，都不利于虫卵的发育和孵化。干燥土壤不利于钩虫卵发育和钩蚴生存，美洲钩蚴在干燥土壤中仅能存活 9 天，十二指肠钩蚴最多也只能存活 20 天。土壤中含水量 30％～50％是其发育、生存的适宜条件。潮湿、疏松、含氧充足而又有丰富腐败有机物的沃土是虫卵发育和钩蚴生长发育的最适条件。沙土、黏土、盐碱地等都不利钩虫传播。土质偏酸（pH 4.8～5.0）钩虫卵不易发育，pH 6.0～9.4 是虫卵发育和幼虫生长的适宜条件。

（2）施肥及耕作方式 人粪管理不当，用新鲜粪便施肥或污染周围环境；不同地区种植农作物的种类及方法的不同；徒手赤足操作农活等均对钩虫病的流行有直接影响。过去认为钩虫卵在深水中不易孵化并发育为丝状蚴，但上海寄生虫病研究所（1976）发现钩虫卵不仅能在水中发育至感染期蚴，且污染秧田土壤相当严重，故栽种水稻也不能完全排除钩虫病传播的可能。

（3）采矿与钩虫病的流行　矿井内气温较高，湿度较大，有利于钩虫病的传播。鲁乐咏等（1985）报告1957年和1982年分别对同一矿井，采用同样的随机抽样及检查方法，对井下工人进行调查，其结果1957年钩虫感染率为71.7%，1982年为15.5%，随着工作条件的改善等井下工人感染率大大下降。

（4）社会因素　社会因素起着十分重要的作用。河南商丘地区属两种钩虫混合感染区，随着生活水平的提高，社会环境的改善，钩虫感染率却持续下降。在20世纪1959—1962年感染率为20.99%，70年代为6.09%，80年代为2.40%，90年代为0.76%。感染率与人均收入、初中毕业以上人数和乡村医生人数呈负相关。说明人民的经济收入、文化水平、医药卫生制度及条件、防治知识的普及和自我保健能力的增强等社会因素，在钩虫病的流行中发挥着重要作用。

（5）家庭聚集现象　王珍等（1994）、邵声洲等（1995）及胡正家等（1997）相继报告钩虫感染具有家庭聚集现象。这与受检对象从事的职业、卫生习惯及劳动方式有关。

（四）对动物与人的致病性

1. 对人的致病性　钩虫蚴侵入皮肤可引起钩蚴性皮炎，其致病机制为I型变态反应所致。轻重程度与侵入的幼虫数量、虫种和患者的年龄有关。美洲钩虫蚴引起的皮炎远较十二指肠钩虫蚴所致皮炎多见，反应也更重；成人由于以往有过感染，存在过敏反应，故皮炎较重。钩虫蚴分泌物在致病过程中起重要作用。当钩虫蚴在体内移行至肺，穿破肺微血管进入肺泡时，可引起肺部病变。钩虫寄生引起宿主贫血一方面是钩虫吸血活动所致的慢性失血，患者可成年累月地丧失血液。另一方面为宿主的营养状况，尤其与造血物质供应是否充足，肠道吸收功能及造血器官的功能是否正常等有关。病变主要发生于皮肤、肺组织、肠组织等，引起的原因有：①钩虫蚴侵入皮肤及移行所致；②成虫寄生于肠道所致；③慢性失血、贫血所致各脏器组织的损害；④虫体分泌物和排泄物被吸收后所致组织损害。

人感染钩虫后是否出现临床症状，除与感染数量有关外，也与人体的营养条件、健康状况及免疫力有密切关系。

钩虫的幼虫侵入、移行和成虫寄生阶段均可引起临床症状，主要表现为以下几种。

（1）钩虫蚴性皮炎　是最常见的早期临床症状。当丝状蚴侵入皮肤后数分钟，皮肤可发生烧灼、针刺样或奇痒等感觉，继而出现充血性的小斑点和丘疹，1~2天后变成水疱。3~5天内局部症状消失后自愈。但如果抓破皮肤，或因幼虫带入细菌，可造成局部继发感染，使病情加重，病情延长。皮炎的发生部位多位于手指、脚趾之间，掌缘、手脚背面以及腕、肩、膝、臀等部位。

（2）呼吸系统症状　丝状蚴侵入皮肤后3~7天，幼虫随血流移行至肺泡，出现咽痒咳嗽、咳痰、声嘶等呼吸系统症状；重者呈剧烈干咳和哮喘发作，表现为嗜酸性粒细胞增多性哮喘，有时有畏寒发热，痰中带血。X线检查可见肺纹理增加或肺门阴影增生，偶可发现短暂性肺浸润性病变。呼吸系统症状可持续数日至1个月然后消失。

（3）消化系统症状　初期病人先有食欲亢进，好食易饿，劳动力反而下降，故有"懒黄病"之称。并伴有上腹闷重、隐痛和食后腹胀等症状。有的患者表现为阵发性上腹疼痛，类似溃疡病或胃炎，疼痛无规律，服用制酸剂无效。后期则有食欲减退、恶心、呕吐、腹泻等消化道功能失调的症状，大便隐血试验可呈阳性反应。还有些患者呈急腹症的表现，疼痛性质有上腹胀痛，阵发性加剧，也可呈刀割样痛、钻痛或绞痛，有的放射至腰背部。

（4）贫血及相关症状　患者都在感染后10~20周出现贫血。临床上表现为不同程度的头昏、耳鸣、心悸、气促、乏力和劳动力降低等症状。体检可见面色苍白，有时为草黄色，面颊及眼周浮肿，皮肤无光泽。指甲有扁平甲及反甲现象。球结膜显著苍白，舌炎也较常见，心脏扩大，心搏加快，心尖可闻收缩期杂音，肝脾肿大，四肢肌肉松弛无力及下肢浮肿等。

（5）神经系统症状　智力减退，意识迟钝，知觉异常，注意力不集中，视力模糊，膝反射降低等，在中、重度钩虫病人中较为常见。异嗜症，表现为食欲增进，嗜食生米、生豆、茶叶等，严重者常有喜吃泥土、墙灰、破布、碎纸等现象。

儿童如长期患钩虫病，可有生长发育障碍、智力减退、性发育不全、侏儒症等表现。成人则常有闭经、阳痿、性欲减退、不育等。孕妇贫血严重易引起妊娠中毒症、早产、死胎等。

（6）**婴儿钩虫病** 婴儿钩虫病与儿童或成人钩虫病有很大不同，主要临床表现为黑便、贫血、消化功能紊乱、生长发育迟缓及营养不良等。主要特征是突发的急性便血性腹泻，大便呈黑色或柏油状，面色很快变得苍白。还可出现精神不振甚至萎靡，食欲减退，呕吐，腹胀等症状，可出现发热。粪检钩虫卵大多阳性，但有时也可阴性，应间隔 1～2 周后进行多次复查。严重者预后较差，病死率可高达 3.6%～12%。

2. 对动物的致病性 动物钩虫病的症状和人的相似。生产中犬、牛和羊存在严重的钩虫病。幼虫引起的症状往往不被注意；成虫所致主要症状，可表现消瘦、贫血、下痢、便血等。

（五）诊断

1. 人的诊断

（1）**临床诊断** 在流行区，有接触史，钩蚴性皮炎和轻重不一的贫血、营养不良、胃肠功能紊乱、上腹隐痛、闷胀，有异嗜症等临床表现。在婴幼儿，有消化道出血及贫血症状者，钩虫病是主要应予考虑的。

（2）**病原学诊断** 要确诊钩虫病必须找到病原体。

1）**虫卵检查**

直接涂片法：简便易行，适用于感染率较高的地区，但对于轻度感染易漏诊。

浮聚法：较常用的为饱和盐水或 33% 硫酸锌浮聚法，可使钩虫卵检出率比直接涂片法提高 5～6 倍。

虫卵计数法：用于感染度测定，适用于流行病学调查及疗效考核。每克粪便的虫卵在 400～3 000 个者（约相当于成虫 25 条以下）为轻度感染，3 000～10 000 个者（成虫 25～100 条）为中度感染，10 000 个以上者为重度感染。但儿童粪便总量比成人少，单位体积粪便中含虫卵数比成人多，因此计算每克粪中虫卵数时应按一定比例减少。1～2 岁减少 75%；3～4 岁减少 50%；5～10 岁减少 25%；11 岁以上不减。

2）**钩蚴培养和分离** 根据虫卵在一定温湿条件下孵出钩蚴的原理，可用幼虫培养法检查钩蚴。一般用肉眼或放大镜即可判断结果，其检出率可高于浮聚法 12.1%～18.4%，但需培养 3～5 天，时间较长。常用的方法有试管滤纸培养法和试管滤纸培养计数法。

（3）**免疫学诊断** 一般用于钩虫产卵前，可结合病史等进行早期诊断。可用皮内试验、间接免疫荧光试验、酶联免疫吸附试验等。

（4）**X 线胸片检查** 对早期钩虫病诊断可有帮助。一般而言，早期 X 线透视不易发现肺部病变，但摄片可证实。

（5）**鉴别诊断** 单纯钩虫感染的典型病人诊断不难，但应与其他原因引起的皮炎、缺铁性贫血、慢性失血性贫血、溃疡病、胃癌、痔疮以及再生障碍性贫血、溶血性贫血、恶性贫血等相鉴别。也应与其他消化道疾病如慢性胃炎、慢性胆囊炎等鉴别。

2. 动物的诊断

对动物的诊断也采取直接涂片法、浮聚法、虫卵计数法等病原学诊断方法。结合临床症状和流行病学资料进行综合判断。

（六）防制措施

1. 预防

（1）**人的预防** 预防钩虫感染包括粪便管理和个人防护等措施。对粪便应采取无害化处理，以杀灭虫卵；夏秋季钩蚴易感季节，不在旱地作物施用未经处理的人粪，以减少作业时接触感染的机会。

个人防护包括不赤足下地作业，在手足等皮肤暴露处涂抹 1.5% 左旋咪唑硼酸酒精或 15% 噻苯咪唑软膏等，可显著减少感染机会。

（2）**动物的预防** 严格搞好动物粪便的无害化处理。保持圈舍的干燥和通风，降低幼虫的发育和存活时间。加强饲养管理，给动物全价的营养。

2. 治疗

（1）人的治疗　钩虫病人如无严重贫血或营养不良，即可进行驱虫。如果贫血严重，则应首先纠正贫血，然后进行驱虫治疗。

1）驱虫治疗　常用驱虫药物有甲苯达唑和阿苯达唑。此外，三苯双咪、噻嘧啶及伊维菌素也均具有较好的驱虫效果，但噻嘧啶对美洲钩虫的效果较差。

2）钩蚴性皮炎的治疗　钩蚴钻入皮肤后的 24h 内，大部分均停留在局部皮下，此时可采用皮肤透热疗法，左旋咪唑涂剂或 15％噻苯哒唑软膏涂于皮炎处，连用 2 天，能快速止痒消肿。

（2）动物的治疗　①对动物的治疗也采用甲苯达唑、阿苯达唑及伊维菌素等驱虫药物。②严重的动物钩虫病必须根据临床症状进行对症治疗，方可取得较好的效果。

（七）公共卫生影响

钩虫病呈世界性分布，尤以热带及亚热带地区的国家流行更为严重。我国各地普遍流行，全国钩虫感染者约 2 亿人，出现严重或比较严重临床症状的患者有数百万之多。钩虫病在人和动物的疾病预防中占有重要地位，由于人与家畜和宠物的密切接触，人与动物共患病原得以在人、畜间广泛传播。而钩虫病是土源传播线虫，感染和流行主要是粪便管理不当，环境卫生以及个人卫生没有得到有效控制，所以防治钩虫病也必须从上述两方面着手，同时加强对人和动物饲养者的管理和教育。

（宋铭忻　路义鑫）

◆ **参考文献**

耿贯一 . 1996. 流行病学：第二卷［M］. 第 2 版 . 北京：人民卫生出版社：291 - 308.

许隆祺，余森海，徐淑惠 . 2000. 中国寄生虫分布与危害［M］. 北京：人民卫生出版社：740.

詹斌，肖树华，李铁华，等 . 2000. 钩虫流行现状及疫苗研制进展［J］. 中国寄生虫学与寄生虫病学，18（3）：182.

赵慰先 . 1994. 人体寄生虫学［M］. 第 2 版 . 北京：人民卫生出版社：741.

第一一五章 毛圆科寄生虫所致疾病

毛圆属线虫所致疾病

毛圆线虫病

毛圆线虫病（Trichostrongyliasis）是由毛圆科的多种线虫寄生于宿主胃和十二指肠引起的人与动物共患寄生虫病。病原有 7 种：东方毛圆线虫（*Trichostrongylus orientalis*）、蛇形毛圆线虫（*T. colubriformis*）、枪形毛圆线虫（*T. probolurus*）、艾氏毛圆线虫（*T. axei*）、短毛圆线虫（*T. brevis*）、透明毛圆线虫（*T. vitrinus*）和斯氏毛圆线虫（*T. skrjabini*）。其中以东方毛圆线虫及蛇形毛圆线虫最为重要。

本虫除寄生于人外，也可寄生于绵羊、山羊及骆驼。我国四川一带引起人体感染较多，四川涪江下游数县，感染率为 28.1%～50%；其他地区也有散发报道。毛圆线虫可引起贫血、腹痛及嗜酸性粒细胞增多，常与钩虫混合感染。

（一）病原

1. 分类地位　毛圆线虫在分类上属线形动物门（Nematoda）、尾感器纲（Phasmidia）、圆线目（Strongylata）、毛圆科（Trichosngylidae）、毛圆属（*Trichostrongylus*），均寄生于消化道。

2. 形态特征　毛圆线虫成虫纤细，呈线状，白色透明，大小为（4.3～6.5）mm×（0.072～0.079）mm。

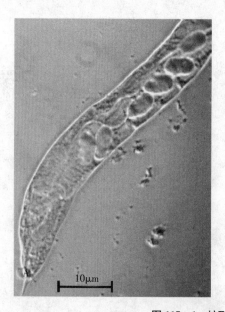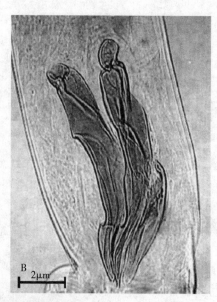

图 115－1　蛇形毛圆线虫成虫

A. 雌虫子宫内的一排虫卵　B. 雄虫交合刺

（引自 Korean Journal of Parasitology，经 Jong-Yil Chai 授权）

无口囊和口齿。雄虫交合伞对称，背叶小（图115-1）。不同种毛圆线虫的形态区别主要在于其交合伞、交合刺和引带，几种毛圆线虫的交合刺、引带和交合伞形态特征见表115-1和图115-2所示。

虫卵为长椭圆形，一端钝圆，另一端稍尖，大小为（80～100）μm×（40～47）μm。其中含有12～20个细胞。虫卵形态见彩图115-1。

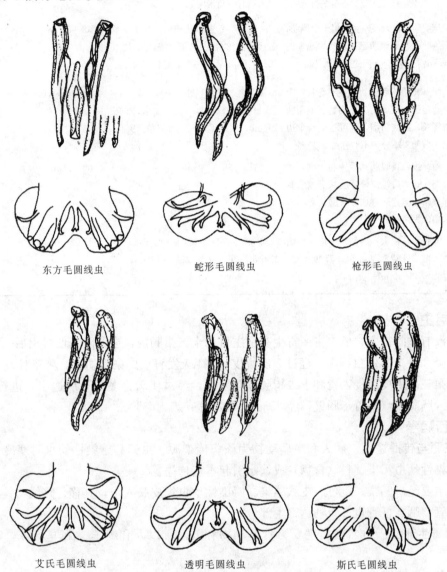

图 115-2　几种毛圆线虫交合刺、引带和交合伞

（仿余森海等）

表 115-1　重要毛圆线虫交合刺、引带和交合伞特征

虫　种	交　合　伞	交　合　刺	引　带
东方毛圆线虫	侧腹肋最大，和后侧肋均向后腹面弯曲，外背肋作S形，背肋末端分2支，小支长11μm，背肋全长32～48μm	长133～140μm，宽17～21μm，鲜黄色，上端粗厚，末端呈钩状，在腹面远端无三角形突起物	长65～85μm，最宽处18μm，形似小舟

（续）

虫种	交 合 伞	交 合 刺	引 带
蛇形毛圆线虫	外侧肋最大，后侧肋最小，背肋末端分2支，每支又分2不等的侧支	略不等长，长118～148μm，在腹面远端有三角形突起，长33～44μm	65～78μm
枪形毛圆线虫	侧腹肋最粗大，外侧肋粗于中侧肋，后侧肋较其他侧肋都细，其尖端弯向外背肋。背肋分支同蛇形毛圆线虫	鲜黄色，2支形状相似，颇大，腹面远端有2个三角形突起，一支长125～128μm，另一支长129～134μm	72～80μm
艾氏毛圆线虫	两外背肋较后侧肋细，不等长；腹腹肋很细，腹侧肋、外侧肋、中侧肋略等长，后侧肋细，长可达交合伞边缘。背肋末端分为不对称的2支	棕黄色，2支不等长不同形，一支长110～128μm，另一支长85～104μm，腹面远端有2个三角形突起	淡黄色，50～60μm
透明毛圆线虫	肋纤细，腹腹肋和后侧肋等细，两者都几达伞边缘。外背肋从后侧肋基部开始，向背肋弯曲，背肋长70μm，末端分为简单的2支	等长，160～178μm	80～95μm
斯氏毛圆线虫	侧腹肋最粗大，外侧、中侧、后侧肋次之，外背肋基部和外背肋等宽。背肋长38～44μm，宽14～18μm	鲜黄色，不等长，一支长111～114μm，另一支长122～125μm，宽18～25μm	长62～66μm，宽17μm

（二）生活史

毛圆线虫没有中间宿主，成虫主要寄生在宿主胃和十二指肠内，虫卵随粪便排出后，在温暖潮湿的土壤中发育，经24～36h幼虫孵出，经过2次蜕皮后，4天发育成感染性幼虫，感染性幼虫随食物进入宿主消化道，第三次蜕皮后侵入胃和十二指肠黏膜发育，经过4天自黏膜下层逸出，进行第四次蜕皮，然后以前端插入肠黏膜，附着于肠壁，经25～30天发育成熟、产卵。

（三）流行病学

1. 传染来源与传播途径 病人和患病动物为该病传染源。虫卵和感染性幼虫对寒冷和干燥有较强的抵抗力。感染性幼虫污染饲料（食物）或饮水引起本病传播。

人和动物主要经口感染，也可经皮肤感染。感染性幼虫经皮肤入侵，其移行路线与钩虫相似，随血液至肺，经气管、咽、食管道、胃到达寄生部位。

2. 宿主和寄生部位 自然宿主主要为食草动物和人，所以人和绵羊、山羊及骆驼等都是其天然宿主。

寄生于胃和十二指肠内。

3. 分布与流行 动物感染普遍，世界性分布。人感染多见于亚洲和前苏联地区。在养牛的国家包括中东、印度、东南亚部分地区和远东地区也有人体感染。

（四）对动物与人的致病性

1. 对动物的致病性 寄生肠道内的毛圆线虫能钻入肠黏膜，引起上皮细胞的脱落。动物感染多无明显表现，仅少数严重感染的，表现消化不良，黏液便，消瘦等。

2. 对人的致病性 人感染虫数轻度者，常无任何症状；感染严重者，可出现胃肠道症状，表现恶心，呕吐，食欲不振，腹部不适，腹泻，头痛，乏力，易疲劳，贫血（血红蛋白低）等。

（五）诊断

诊断依靠粪便中检得虫卵。其虫卵与钩虫卵的鉴别如下：东方毛圆线虫卵较钩虫卵大，约为90.94μm×45.12μm，为长卵圆形，两端大小相等，长径为横径的2倍以上，内含卵细胞12～20个。钩虫卵约为64.89μm×40.46μm，为椭圆形，两端大小大致相等，长径不及横径的2倍，内含卵细胞

2～8个。

（六）防制措施

1. 预防 该虫不需要中间宿主或媒介昆虫传播，即可直接经口或皮肤感染。广泛施用生粪肥地区易流行。

动物毛圆线虫病的预防包括计划性驱虫、注意放牧和饮水卫生、加强饲养、增强抗病力及粪便管理等。

预防人毛圆线虫病主要是注意个人和环境卫生，饭前洗手，特别是施用生粪肥地区，更应注意防护，施粪后彻底消毒，或戴防护手套等。彻底治疗病人和带虫动物，减少传染源，有助于减少感染。

2. 治疗 治疗药物同钩虫病，可选用丙硫咪唑、甲苯咪唑、噻嘧啶、伊维菌素等。

（七）公共卫生影响

毛圆线虫为土源性寄生虫，多种毛圆科线虫可寄生于动物和人。受感染的动物和人均为感染来源，在防控动物毛圆线虫病的同时应充分注意防止儿童遭受感染该病具有一定的公共卫生意义。

（严若峰 李祥瑞）

◆ **参考文献**

唐仲璋，唐崇惕.1987.人畜线虫学［M］.北京：科学出版社：319-323.

吴观陵.2004.人体寄生虫学［M］.第3版.北京：人民卫生出版社：633-637.

赵慰先.1994.人体寄生虫学［M］.第2版.北京：人民卫生出版社：770-771.

左仰贤.1997.人兽共患寄生虫学［M］.北京：科学出版社：159-162.

第一一六章　管圆科寄生虫所致疾病

管圆属线虫所致疾病

广州管圆线虫病

广州管圆线虫病（Angiostrongyliasis cantonensis）是由广州管圆线虫引起的人与鼠类共患疾病。广州管圆线虫最早是我国学者陈心陶在广东家鼠及褐家鼠体内发现，主要寄生于鼠肺部血管，为动物寄生虫，但也可侵入人体，引起嗜酸性粒细胞增多性脑膜脑炎和脑膜炎。1945 年首例广州管圆线虫病在我国台湾省发现。世界各地有陆续报道，目前主要见于亚太地区及我国台湾省，在内陆只有为数不多的成人病例。2006 年夏，北京地区发生的"福寿螺事件"即是人体感染广州管圆线虫引起的疾病，引起了全社会的广泛关注。

（一）病原

1. 分类地位　广州管圆线虫（Angiostrongylus cantonensis）在分类上属线形动物门（Nematoda）、尾感器纲（Phasmidia）、圆线目（Strongylata）、管圆科（Angiostrongylidae）、管圆属（Angiostrongylus）。

2. 形态特征　成虫线状，两端略细，角皮透明光滑，具微细环状横纹。头端钝圆，头顶中央有一小圆口，口周有环状的唇，外有感觉乳突两圈，每圈 6 个。在内圈 2 个侧乳突外缘各有一个头感器开口。食管棍棒状，肛孔开口于虫体末端。雄虫体长 11～26mm，宽 0.21～0.53mm，尾端略向腹面弯曲。交合伞对称，肾形，内有辐肋支撑。背肋甚短小，外背肋、3 支侧肋及腹肋较发达，腹肋先为 1 支，到末端 1/3 处才分为侧腹肋及腹腹肋。泄殖腔开口位于交合伞内面中央，交合刺 2 根，等长，具横纹。雌虫体长 17～45mm，宽 0.3～0.66mm，尾端呈斜锥形，阴门开口于肛孔之前。子宫双管型，白色，与充满血液的肠管缠绕成红（或黑褐）白相间，颇为醒目。在镜下，可见到子宫内的单细胞虫卵。

第三期幼虫为无色透明，大小（28～449）μm×（3～40）μm，头部稍圆，尾部末端骤然变细，食管、肠管、排泄孔、生殖原基及肛孔均易看到。

虫卵为无色透明，椭圆形，大小为（64.2～82.1）μm×（33.8～48.3）μm，从鼠肺血液中收集的虫卵，可见卵内从单细胞至幼虫的各个发育阶段。

广州管圆线虫形态见图 116-1，彩图 116-1。

（二）生活史

成虫寄生于终宿主黑家鼠、褐家鼠及多种野鼠等动物肺内，偶见于右心。虫卵产出后在肺毛细血管内发育成熟，并孵出第一期幼虫，幼虫穿破毛细血管进入肺泡，沿呼吸道移行至咽喉部，再吞入消化道，然后随宿主粪便排出体外。第一期幼虫在体外潮湿或有水的环境中可活 3 周，但不耐干燥。当它被吞入或主动侵入中间宿主螺蛳或蛞蝓体内后，幼虫即可进入宿主肺及其他内脏、肌肉等处，在适宜温度（25～26℃），约经 1 周蜕化为第二期幼虫，2 周后经第 2 次蜕皮，发育成第三期（感染期）幼虫。鼠类等终宿主因吞入含有第三期幼虫的中间宿主、转续宿主以及被幼虫污染的食物而感染。第三期幼虫在终

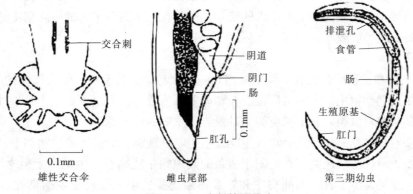

图 116-1　广州管圆线虫

（许世谔．2000）

宿主的消化道内，穿肠壁进入血液循环，经肝、肺、左心至身体各部器官，但多数幼虫沿颈总动脉到达脑部。感染 4～6 天和 7～9 天后在脑部经 2 次蜕皮发育为幼龄成虫。幼龄成虫大多于感染后 24～30 天经静脉回到肺动脉，继续发育至成虫。雌虫多在感染后 35 天才能成熟。雌虫产卵随血流到肺部小血管，并在血管中孵化为第一期幼虫，然后穿过微血管进入肺泡，再移行至气管、咽喉，经吞咽进入胃肠，随粪便排出。一般在感染后 42～45 天在粪便内即可找到第一期幼虫。一条雌虫平均每天可产卵约15 000 个。图 116-2 为虫体发育过程示意图。

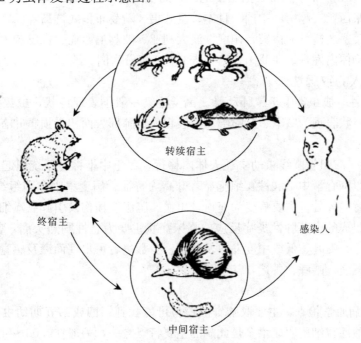

图 116-2　广州管圆线虫生活史

（许世谔．2000）

　　在我国广东、海南、云南、台湾以及香港等地已发现的中间宿主褐云玛瑙螺、皱疤坚螺、短梨巴蜗牛、同型巴蜗牛、中华圆日螺、方形环棱螺及三种蛞蝓。主要中间宿主是褐云玛瑙螺，其体内三期幼虫感染率和感染度均较高，如云南省报道高达 37.21%，广东省徐闻县的一只褐云玛瑙螺含幼虫多达13 565 条。转续宿主在广州有黑眶蟾蜍、台湾有虎皮蛙和金线蛙及涡虫；国外报道还有鱼、虾、蟹等。终宿主以褐家鼠和家鼠较普遍，此外有白腹巨鼠、黄毛鼠、屋顶鼠、板齿鼠和蛛猴等。

　　人是广州管圆线虫的非正常宿主，幼虫侵入后主要停留在中枢神经系统，自患者的大脑髓质、脑桥、小脑和软脑膜曾发现幼虫。但如幼虫进入肺部，也可在肺血管内完成发育。我国台湾省曾报告从人肺检获成虫，而且雌虫子宫内已含虫卵。人的感染是由于食入生的或半生的中间宿主螺类、蛞蝓或转续宿主蛙类、鱼、虾、蟹等所致。

（三）流行病学

1. 传染来源与传播途径　广州管圆线虫虽然是一种人与动物共患病，但人作为传染源的意义不大，人是广州管圆线虫的偶然宿主，人感染后很少在肺内发育为成虫。本虫可寄生于几十种哺乳动物，包括啮齿类、犬类、猫类与食虫类，其中啮齿类尤其鼠类是重要的传染源。

传播途径主要经口，其感染方式有：人生吃或半生吃陆地螺；幼虫污染食物和手，常见于用螺类喂养家禽或螺类加工人员；生吃蔬菜，吞食附于蔬菜的陆地蜗牛或蛞蝓；生吃或半生吃转继宿主淡水虾、鱼等；饮水污染。鼠类是由于食入中间宿主和转续宿主遭受感染。试验发现感染性幼虫可以经过皮肤（完好或损伤）侵入大鼠。

2. 传播媒介　传播媒介有两类，一类是作为本虫中间宿主的软体动物，有褐云玛瑙螺、皱疤坚螺、短梨巴蜗牛、同型巴蜗牛、中华圆日螺、方形环棱螺及蛞蝓等。另一类是本虫的转继宿主，有蛙、蟾蜍、咸水鱼、淡水鱼、鳖、淡水虾、陆栖蜗牛和海蛇等。

3. 宿主与寄生部位　宿主范围广泛，啮齿类、犬类、猫类与食虫类等多种动物都可感染；人不是它的固需宿主，在人体内一般停留于幼虫阶段，少有发育到成虫的报道。

在固需宿主体内寄生于肺内，偶见于右心。在人体内主要侵入中枢神经系统。

4. 分布与流行　本虫分布于热带、亚热带地区，约从南纬23°到北纬23°。已有确诊病例报告的国家和地区有泰国、马来西亚、越南、中国、日本、夏威夷、新赫布里底群岛等。曾报告发现病例但未经病原确诊的有：柬埔寨、老挝、菲律宾、印度、澳大利亚、波利尼西亚、古巴和太平洋8个岛屿。此外还有几个国家仅从动物体内发现。在我国，已报告3 000多份病例。

（四）对动物与人的致病性

1. 对动物的致病性　成虫寄生于鼠肺动脉。鼠类感染一般不表现症状，虫数多时会发生下肢瘫痪或做回旋转动。肺部症状表现为咳嗽、打喷嚏和呼吸粗大。肺部大面积受损害并有肺动脉堵塞时会致动物死亡。

2. 对人的致病性　广州管圆线虫幼虫在人体内移行，侵犯中枢神经系统引起嗜酸性粒细胞增多性脑膜脑炎或脑膜炎，以脑脊液中嗜酸性粒细胞显著升高为特征。病变集中在脑组织，除大脑及脑膜外，还包括小脑、脑干及脊髓等处。主要病变为充血、出血、脑组织损伤及引起巨噬细胞、淋巴细胞、浆细胞和嗜酸性粒细胞所组成的肉芽肿性炎症反应。临床症状主要为急性剧烈头痛，曾报道约99％的患者因此入院；其次为恶心、呕吐、低或中度发热及颈硬。少数患者可出现面瘫及感觉异常，如麻木、烧灼感等。严重病例可有瘫痪、嗜睡、昏迷，甚至死亡。

（五）诊断

1. 病原学诊断　病原学检查，主要取脑脊液镜检可能找到第四或第五期幼虫。同时进行一些辅助检查。血液：血中嗜酸性粒细胞明显增多是此病的主要特点之一，一般在0.08～0.37，白细胞总数一般无异常。脑脊液：脑脊液中嗜酸性粒细胞增多更要考虑此病的可能，一般达到0.10～0.62，白细胞总数略有增高，蛋白、糖、氯化物多在正常范围。头部CT及核磁共振可发现组织中有斑片状改变，有人认为核磁共振发现长条形强化病灶是本病的特征。胸部CT检查肺组织中常有小结节病灶，周围呈玻璃样浸润性改变，此检查无特异性。脑电图检查基本节律α波变慢，脑电图异常程度与颅压及血嗜酸性粒细胞升高的程度呈正相关。

2. 免疫学诊断

（1）免疫荧光检测　包括间接免疫荧光试验、溴化氰间接荧光抗体检测试验（CNBr - IFAT）和直接荧光抗体试验。梁浩昆等应用间接免疫荧光法检测广州管圆线虫感染大鼠血清50份，阳性率94.5％，对照健康鼠血清及盐水均呈阴性反应，具有较高特异性和敏感性。

（2）酶联免疫吸附试验　Cross 等用鼠脑获得的第四期幼虫制备的抗原检测 16 例子宫内膜异位症（EM）病人（4 例经病原学确诊）的血清，均呈阳性反应。Chen 的试验也证实病人与感染大鼠血清，ELISA 效价与对照组效价有明显差别，但动物试验发现与犬弓蛔虫抗原有交叉反应。如果使用更纯化的抗原，加上微量测定法和自动分析仪，ELISA 对诊断本病将有较大价值，特别是在流行区的应用。Eamsobhana 等用单克隆抗体 AW－3C2 使用夹心 ELISA 检测了广州管圆线虫病、囊尾蚴病、丝虫病、颚口线虫病、疟疾和弓蛔虫病患者各 10 例以及健康对照组 53 例。结果管圆线虫病患者有 5 例呈阳性反应，而健康对照组及其他寄生虫感染病人均呈阴性反应。

（3）免疫酶染色试验　梁浩昆等用广州管圆线虫成虫冰冻切片免疫酶染色法检测感染广州管圆线虫的大鼠血清抗体，阳性率达 84％，对照健康鼠血清为阴性，表明此法具有较高敏感性。黄绪强等也应用免疫酶染色试验以广州管圆线虫不同发育期虫体制成抗原片（肺组织成虫、未成熟成虫和第三期幼虫）检测广州管圆线虫感染大鼠血清抗体，敏感性为 60％～100％，且在大鼠感染后第三周检测血清特异性抗体已全部呈阳性反应。免疫酶染色试验方法由于抗原制备方法简单，抗原较稳定，结果易观察，可较长期保存，并且在感染早期就能测出抗体，因此，免疫酶染色试验可作为辅助诊断法。

3. 分子生物学诊断　陈代雄等根据 Genebank 公布的广州管圆线虫成虫特异性肌蛋白基因的序列，设计半嵌套式 PCR 引物，引物 1：5′ACGGACGATTTGAAGAGTGC－3′，引物 2：5′－TTTCAT-CACGCAGTTCGTCGC－3′，引物 3：5′－GCTCGTTTGGAGTTGGATATC－3′；以广州管圆线虫 DNA 为模板，扩增 30 个循环，用引物 1 和引物 2 扩增后获得大小约 480bp 的特异性片段，而用引物 3 和引物 2 扩增后获得大小约 380bp 的片段。

（六）防制措施

1. 预防　预防措施主要为不吃生的或半生的中间宿主，不吃生菜，不喝生水。灭鼠以消灭传染源对预防本病有重要意义。试验证明，幼虫可经损伤或完整皮肤侵入动物，为此，应预防在加工螺蛳过程中受感染。

2. 治疗　迄今尚未见到临床治疗特效药的报道，一般采用对症及支持疗法。试验证明给感染了广州管圆线虫的鼠服用甲苯咪唑每千克体重 3mg 或较大剂量，可使成虫减少 90％以上。

（七）公共卫生影响

人的广州管圆线虫病是典型的食源性寄生虫病，通过食入螺蛳体内的幼虫遭受感染，具有重要的公共卫生意义。餐饮行业的不当烹调易引起人群发病。环境中鼠类体内排出的虫卵是感染来源，应注意对鼠类的控制。

（严若峰　李祥瑞）

◆ **参考文献**

陈代雄，沈浩贤，李小敏，等 . 2003. 广州管圆线虫感染的观察与成虫特异性肌蛋白基因的扩增 [J]. 现代临床医学生物工程学，9（3）：244 - 247.

李华，陈晓光，沈浩贤，等 . 2005. 不同发育阶段广州管圆线虫的抗原分析 [J]. 中国寄生虫学与寄生虫病，23（1）：36 - 39.

梁浩昆，晋雪香，冯祖梅，等 . 1993. 间接荧光抗体试验检测感染广州血管圆线虫大鼠血清抗体的观察 [J]. 中国寄生虫学与寄生虫病，11（4）：286.

梁浩昆，王梅英，冯祖梅，等 . 1992. 广州管圆线虫成虫冰冻切片免疫酶染色法检测血清抗体的实验研究 [J]. 中国寄生虫学与寄生虫病，10（3）：227.

潘长旺，凌洪博，梁韶晖，等 . 2000. 温州地区广州管圆线虫病的临床及流行病学研究 [J]. 中华医学，80（3）：205 - 205.

唐家琪 . 2005. 自然疫源性疾病 [M]. 北京：科学出版社：1182 - 1189.

赵慰先 . 1994. 人体寄生虫学 [M]. 第 2 版 . 北京：人民卫生出版社：777 - 788.

左仰贤 . 1997. 人兽共患寄生虫学 [M]. 北京：科学出版社：156 - 158.

Chen SN. 1986. Enzyme-linked innunosorbent assay for the detection of antibodies to A ngiost rongyl us cantonensis. Trans RSoc Trop Med Hyg., 80: 398.

Cross J H, Chi J C H. 1982. ELISA for the detection of A ngiost rongyl us cantonensis antibodies in patients with eosinophilic meningitis. Southeast Asian J Trop Med Pub Hlth., 13 (1): 73.

Eamsobhana P, Mak JW, Yong HS. 1997. Detection of circulating antigensof Parast rongyl us cantonensis in human sera. Southeast Asian J Trop Med Pub Hlth., 28 (Suppl): 139.

第一一七章　后圆科寄生虫所致疾病

后圆属线虫所致疾病

后圆线虫病

后圆线虫主要寄生于猪的支气管和细支气管，虫体呈丝状，故又称猪肺线虫；本病分布广，呈地方性流行，对幼猪危害很大。其中长刺后圆线虫偶可感染人体，引起人与动物共患性后圆线虫病（Metastromgylosis）。

（一）病原

1. 分类地位　后圆线虫在分类上属线形动物门（Nematoda）、尾感器纲（Phasmidia）、圆线目（Strongylata）、后圆科（Metastrongylidae）、后圆属（*Metastrongylus*）。主要寄生虫种有长刺后圆线虫（*M. elongatus*）、复阴后圆线虫（*M. pudendotectus*）和萨氏后圆线虫（*M. salmi*）三种。

2. 形态特征　后圆线虫均寄生于支气管，但通常多在细支气管第 2 次分枝的远端部分。我国常见的是前 2 种，其中野猪后圆线虫除寄生于猪和野猪外，偶见于羊、鹿、牛和其他反刍兽及人。

后圆线虫呈乳白色或灰白色，细线状，口囊小，口缘有 1 对分三叶的侧唇，食道略呈棍棒状。雄虫交合伞稍退化，背叶小，肋有某种程度的融合；交合刺 1 对细长，末端有单钩或双钩。雌虫两条子宫并列，至后部合为一阴道；阴门紧靠肛门，覆一角质瓣膜盖（复阴后圆线虫的最大，长刺后圆线虫的中等，萨氏后圆线虫的最小）；后端有时弯向腹侧。卵胎生。

长刺后圆线虫又称野猪后圆线虫或阿氏后圆线虫（*M. apri*）。雄虫长 11～25mm，交合伞小，前侧肋粗，顶端膨大，中侧肋和后侧肋融合在一起，背肋很小。交合刺末端单钩形。无引器（导刺带）。雌虫长 20～50mm，阴门瓣膜盖中等大小。随粪便排出的虫卵大小为（51～54）μm×（33～36）μm，卵壳厚，表面有细小的乳突状突起，稍带暗灰色。卵内含有卷曲幼虫（图 117-1）。

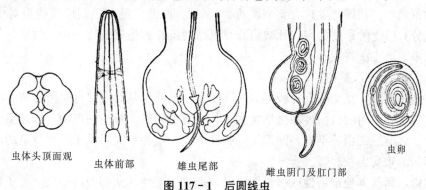

虫体头顶面观　　虫体前部　　雄虫尾部　　雌虫阴门及肛门部　　虫卵

图 117-1　后圆线虫

（二）生活史

雌虫在宿主支气管内产卵，卵和痰液随咳嗽至口腔后被咽下，再随粪便排到外界。卵在潮湿的土壤中，可因吸收水分，卵壳膨大而破裂，孵出第 1 期幼虫。蚯蚓吞食了第 1 期幼虫或虫卵（虫卵被吞食后，在蚯蚓体内孵化）而受感染。第 1 期幼虫多数寄生于蚯蚓的胃壁和食道壁，少数在血管和心脏中；经 2 次蜕皮发育为感染性幼虫。之后入消化道随粪便排至土壤中；当蚯蚓受伤时也可从其伤口逸出而进入土壤。猪吞食了土壤中的感染性幼虫或有感染性幼虫的蚯蚓而遭受感染。感染性幼虫然后钻入猪的盲肠壁、大肠前段肠壁或肠淋巴结中，经 1～5 天的发育，进行第 3、4 次蜕皮，然后经肠壁淋巴系统到静脉，之后到肺，钻出毛细血管，进入肺泡，再到细支气管、支气管寄生。约在感染后第 23 天发育为成虫，开始排卵。感染后 5～9 周产卵最多，以后逐渐减少。其发育过程见图 117－2。

（三）流行病学

1. 传染来源与传播途径 带虫猪和患猪是主要传染来源，其他动物和人感染后也成为传染来源。动物和人均是由于误食了带有感染性幼虫的蚯蚓而遭受感染。

2. 易感动物与寄生部位 长刺后圆线虫主要寄生于猪和野猪，偶见于羊、鹿、牛和其他反刍兽及人。寄生于宿主的支气管内。

3. 分布与流行 长刺后圆线虫在我国发现于华南、华东、华北及东北的 25 个省、自治区、直辖市。据试验，如长刺后圆线虫和复阴后圆线虫可同时感染猪，各有 35% 的幼虫发育成熟；长刺后圆线虫单独感染猪，幼虫发育成熟的约占 4%；复阴后圆线虫单独感染猪，幼虫发育成熟的只有 1%。所以，长刺后圆线虫和复阴后圆线虫同时寄生时，二者可能有协同作用，这两种虫体常为混合感染。

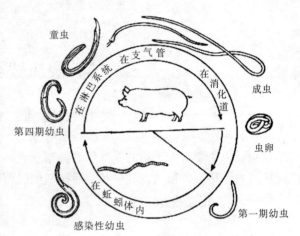

图 117－2 长刺后圆线虫生活史

长刺后圆线虫是猪肺线虫病的主要病原体，流行广泛。其原因与下列因素有关：①虫卵的生存时间长。据研究在运动场上的粪便中的虫卵可存活 6～8 个月；秋季在牧场上产下的虫卵，可度过结冰的冬季，生存 5 个月以上。②第一期幼虫的存活力强。在水中可以生存 6 个月以上，在潮湿的土壤中达 4 个月以上。③虫卵自感染蚯蚓到发育至感染阶段所需时间。14～21℃时需 1 个月，24～30℃时需 8 天，但在月平均气温 10.6～13.8℃时不发育。④蚯蚓的感染率在夏秋季节有时高达 71.9%，感染强度最高达 208，其中几乎都是感染性阶段的幼虫。⑤蚯蚓体内的感染性幼虫保持感染力的时间，可能和蚯蚓的寿命一样长。蚯蚓的寿命随种类而异，为 1.5～4 年不等。有些种类可活 4～10 年。但据 Rose（1959）对被幼虫感染的蚯蚓观察，一般寿命不超过 15 个月。游离于自然界的幼虫，在潮湿的土壤中，可存活 2～4 周；在 6～16℃的水中存活 5～6 周；冬季存活 4 个月； 5～ 8℃为 2 周。可以作为长刺后圆线虫之中间宿主的蚯蚓，在我国已发现有 6 个属的 20 多种。由此可见，长刺后圆线虫对中间宿主的选择性不强，这也是分布广泛的重要原因。凡被猪肺线卵污染并有蚯蚓的牧场，放牧猪一年可发生两次感染，第一次在夏季，第二次在秋季。

（四）对动物与人的致病性

幼虫移行主要损害肺，呈支气管性肺炎的病理变化。其原因是幼虫移行时所造成的肺泡损伤，成虫在细支气管和支气管寄生时的机械性和化学性刺激，大量虫卵进入肺泡的影响，以及虫体代谢产物吸收后的毒素作用等。如继发细菌感染时，则发生化脓性肺炎，这种情况多见于严重感染的幼年猪，且死亡率甚高。对成年猪的致病力较轻微。

肺线虫还可以给肺部其他细菌性或病毒性疾病创造有利条件，从而使这些疾病易于发生或加重。有肺线虫时，易并发猪肺疫；猪流感病毒可感染肺线虫卵，这种虫卵在蚯蚓体内发育为感染幼虫时，病毒仍保留在幼虫体内，并能保持活力达 32 个月之久；猪感染这种幼虫时，即同时感染流感病毒。肺线虫幼虫还可以传播猪瘟病毒和蒂申病毒，传播机制和猪流感病毒相似。猪肺线虫感染还可加剧猪支原体性肺炎（猪气喘病）。

　　猪在感染后几周内可能使大量虫体被排除，其免疫过程和牛感染胎生网尾线虫后的"自愈"机制相似。猪血液中的抗体可以和幼虫天然孔的分泌物或排泄物形成免疫复合物而使虫体天然孔堵塞。

　　肉眼病变常不甚显著。肺膈叶腹面边缘有楔状肺气肿区。支气管增厚，扩张，靠近气肿区有坚实的灰色小结；小支气管周围呈现淋巴样组织增生和肌纤维肥大；支气管内有虫体和黏液。

　　轻度感染时症状不明显，但影响生长发育。严重感染时，有强力的阵咳，呼吸困难（特别在运动或采食后加剧），贫血，食欲丧失。即使病愈，生长仍缓慢。

（五）诊断

　　根据临床症状和粪便中发现大量虫卵或剖检病尸发现虫体而确诊。检查粪便用饱和硫酸镁溶液作为漂浮液，检出率较高。此外也有用皮内变态反应等免疫学方法诊断本病的报道。

　　人的后圆线虫病可向患者询问有无吃蚯蚓的病史，对疾病诊断具有重要参考价值。

（六）防制措施

　　1. 预防　主要是保持猪舍和运动场干燥清洁；猪舍内最好铺设硬固地面；及时清除粪便，设固定场所发酵；不要饲喂或让猪吃到蚯蚓；对放牧猪应定期严格检查，一经发现，立即驱虫，并尽可能改放牧为舍饲。人主要是不要用所谓"生吞活蚯蚓"的偏方进行治病是预防该人与动物共患病的重要措施。

　　2. 治疗　可用左咪唑、丙硫苯咪唑、苯硫咪唑、伊维菌素、氰乙酰肼、海群生等药物驱虫。

（七）公共卫生影响

　　到目前为止，人的后圆线虫病国内外仅有数例报道。我国刘新民等（1982）报告1例。据记载病人是由于生吃蚯蚓而遭受感染。临床上初期有腹痛、腹泻、发热、尿痛、血尿、过敏等幼虫移行期症状。之后则出现呼吸系统症状，如剧烈咳嗽、胸闷气短。病变可见肺纹理粗乱、有散在点状阴影、嗜酸性粒细胞数明显增高等。

　　后圆线虫病主要是猪的一种寄生虫病，人的感染非常少见，实属偶然，因此该病的公共卫生学意义并不是很大。人的预防主要是不要生吃蚯蚓；另外，在接触土壤或蚯蚓后，一定要注意洗手消毒，防止经口摄入感染性幼虫。

（杨晓野）

◆ 参考文献

李国清. 2006. 兽医寄生虫学：双语版［M］. 北京：中国农业大学出版社.

刘新民，李春光，李润泽. 1982. 人体感染猪后圆线虫一例报告［J］. 中华内科，21（5）：303-304.

索勋，杨晓野. 2005. 高级寄生虫学实验指导［M］. 北京：中国农业科学技术出版社.

唐仲璋，唐崇惕. 1987. 人畜线虫学［M］. 北京：科学出版社.

汪明. 2003. 兽医寄生虫学［M］. 第3版. 北京：中国农业出版社.

吴淑卿. 2001. 中国动物志（线虫纲，杆形目，圆线亚目）［M］. 北京：科学出版社.

于恩庶，徐秉锟. 1988. 中国人兽共患病学［M］. 福州：福建科学技术出版社.

赵辉元. 1991. 家畜寄生虫病学［M］. 长春：吉林科学技术出版社.

中国人民解放军兽医大学. 1993. 人兽共患病：下册［M］. 北京：蓝天出版社.

中国医学百科全书编辑委员会. 1983. 中国医学百科全书：寄生虫学与寄生虫病学［M］. 上海：上海科学技术出版社.

中央农业广播电视学校组编. 2004. 动物疫病防治［M］. 北京：中国农业大学出版社.

左仰贤. 1997. 人兽共患寄生虫学［M］. 北京：科学出版社.

Fernandez-de-Mera I，Vicente J，Gortazar C，et al. 2004. Efficacy of an in-feed preparation of ivermectin against helminths in the European wild boar. Parasitology Research. ，92（2）：133-136.

Marquardt W C，Demaree R S. J. 1985. Parasitology. New York：Macmillan Publishing Company.

第一一八章　食道口科寄生虫所致疾病

食道口属线虫所致疾病

食道口线虫病

食道口线虫病（Oesophagostomiasis）是由食道口线虫寄生在宿主的大肠、主要是结肠引起的人与动物共患寄生虫病。其中某些食道口线虫幼虫可导致一些宿主肠壁形成结节，因此食道口线虫又叫结节虫。世界性分布，种类很多，宿主范围比较广，可寄生在牛、羊、猪等家畜；猴、猿和其他哺乳类动物也可被感染；人偶被感染。

（一）病原

1. 分类地位　食道口线虫在分类上属线形动物门（Nematoda）、尾感器纲（Phasmidia）、圆线目（Strongylata）、食道口科（Oesophagostomatidae）、食道口属（*Oesophagostomum*）。引起疾病的虫种主要有4种，即冠口食道口线虫（*O. stephanostomum*）、双叉食道口线虫（*O. bifurcum*）、梨口食道口线虫（*O. apiostomum*）和有刺食道口线虫（*O. aculeatumm*）。

2. 形态特征　食道口属的形态特征：虫体长 8～30mm。口囊圆柱形，较浅或环状；口孔周围有1～2圈叶冠；有的尚有头泡、颈沟、颈乳突，有的还有侧翼膜。雄虫交合伞较发达，有一对等长的交合刺。雌虫生殖孔位于肛门前方不远处，排卵器呈肾形。各虫种的区别主要是：叶冠的圈数；头泡、侧翼膜的有无；颈乳突的位置、形状及神经环的位置等。

（1）**冠口食道口线虫**　又叫猩猩结节虫，主要寄生于大猩猩和黑猩猩。虫体圆柱形，两端稍狭窄，长 0.32～0.50mm。头泡发达，外叶冠30～38枚；内叶冠小，数量是外叶冠的2～3倍。食道长 1.1～1.3mm，具有 4 个齿突。神经环距头端 0.32～0.42mm。

雄虫体长 18.0～24.0mm；具有宽的侧翼；交合刺长 1.3～1.4mm，引带呈长梭状。雌虫体长 18.0～30.0mm；尾部圆锥形，长 0.28～0.30mm；阴门距尾端 0.62～0.65mm（图 118-1）。

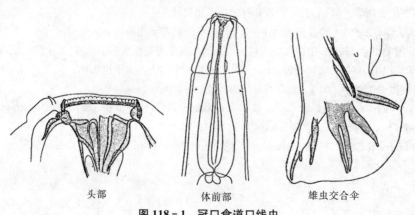

头部　　　　　　　体前部　　　　　雄虫交合伞

图 118-1　冠口食道口线虫

（仿 Travassos et al，1932）

（2）双叉食道口线虫 又叫二叉结节虫，主要寄生于猴、猿、狒狒等。有头泡和颈沟；角质叶冠10个；颈乳突位于食道两侧，距头端0.30～0.44mm；食道长0.44～0.58mm；神经环距头端0.12～0.14mm；排泄孔距头端0.16～0.22mm，与颈沟在同一水平。

雄虫体长8.0～13.0mm；腹肋一对并行，末端达伞缘；三侧肋起于共同的主干；前侧肋自主干中部分出，弯向前方；中、后侧肋并行向后伸达伞缘；外背肋自背肋基部分出，伸入侧叶；背肋的后部分为2支，各分支的基部外侧又各分出一小支；交合刺一对细长，为0.843～1.140mm，具有横纹；引带掌状，角质弱；生殖锥的腹叶近三角形；交合伞背叶有两个小突起。雌虫体长11.5～14mm；尾部长0.15～0.28mm，尾端尖；阴门位于体后部，稍突起，距尾端0.38～0.61mm；虫卵大小为（51～72）μm×（29～30）μm。图118-2为该虫体特征性结构模式图。

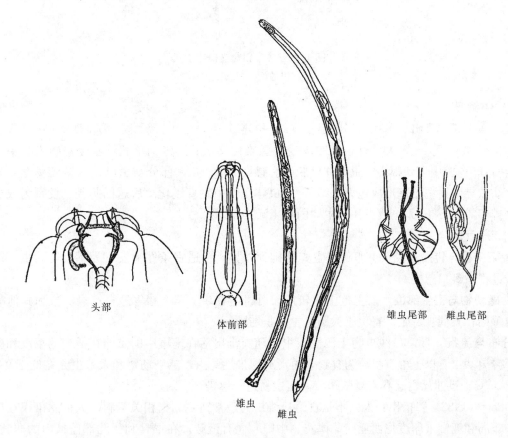

头部　　体前部　　雄虫　　雌虫　　雄虫尾部　雌虫尾部

图118-2 双叉食道口线虫
（仿 Travassos et al, 1932）

（3）梨口食道口线虫 又称猴结节虫，主要寄生于猴、猩猩、狒狒等。虫体圆锥形；口孔圆形，围有10～12个外叶冠和10对极小的内叶冠；口周围有6个乳突，2个侧乳突，4个亚中乳突；口囊浅，长15μm；食道长0.47～0.50mm，前端漏斗处有3个齿板，后端有食道肠瓣；颈乳突距头端0.32～0.37mm。

雄虫大小为（8～13）mm×（0.3～0.35）mm；交合伞钟形，分为3叶，伞肋典型；交合刺长0.80～1.00mm，末端稍弯曲。雌虫大小为（8.5～15）mm×（0.29～0.33）mm；尾部长0.17～0.20mm，末端圆锥形；阴门紧靠肛门，距尾端0.350～0.475mm；虫卵大小为（57～45）μm×（39～43）μm（图118-3）。

（4）有刺食道口线虫 又称尖形结节虫，主要寄生于猴、黑猩猩及其他哺乳动物。虫卵大小为（60～80）μm×（27～55）μm。

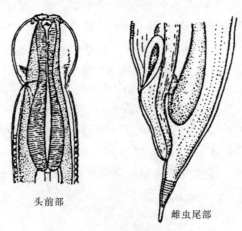

头前部   雌虫尾部

图 118－3 梨口食道口线虫

（仿赵辉元，1998）

（二）生活史

虫卵随宿主粪便排出后，在适当的温度（20～30℃）下，经 1 天孵化出第 1 期幼虫；3 天后蜕皮发育为第 2 期幼虫。经 4～5 天再行一次蜕皮变为感染性幼虫。通过饲草和饮水经口感染宿主。感染后 12h，可在胃肠内腔中见到很多幼虫，并已脱鞘。感染后 36h，大部分幼虫已钻入结肠肠壁，某些种类的结节虫幼虫导致宿主肠壁形成包囊（结节），虫体在其中发育蜕化。后返回肠腔，发育为成虫。从感染到成虫排卵需 30～40 天。成虫在宿主体内可生活一年。

（三）流行病学

1. 传染来源与传播途径 虫卵随宿主粪便排到外界，在适宜条件下发育为感染性幼虫。宿主在采食、饮水过程中经口感染。

2. 易感动物与寄生部位 宿主范围比较广，可寄生在牛、羊、猪等家畜；猴、猿和其他哺乳类动物也可被感染；人偶被寄生。寄生于大肠，主要是结肠。

3. 分布与流行 食道口线虫为土源性线虫，随粪排出落在土壤中的虫卵在适当的温度和湿度条件下，发育孵出幼虫。以土壤有机质为食料，再形成感染性幼虫，感染动物和人。虫卵在低于 9℃ 时不发育，高于 35℃ 则迅速死亡。春末夏秋季节，宿主易遭受感染。

Hubbert（1982）曾指出：人并不是食道口线虫的正常宿主。据相关资料，人体感染仅在拉丁美洲（巴西）、非洲和亚洲（印度尼西亚、菲律宾、中国）偶有记载。在尼日利亚北部监狱内的非洲犯人中，曾发现食道口线虫的感染率达 4%。

（四）对动物与人的致病性

对动物和人的致病性较为一致。

食道口线虫幼虫钻入肠壁引起炎症，机体免疫反应导致寄生局部形成结节，进而钙化，使宿主肠壁肿胀变硬，肠蠕动减弱，消化吸收受到影响。一般认为结节主要是在成年宿主体内形成，幼龄动物有时不能形成，如 6 个月以下的羔羊多数没有结节。在幼虫移行过程中，一部分幼虫还可误入腹腔，引起腹膜炎。

成虫寄生于肠道，分泌毒素，可加重结节性肠炎的发生。机械损伤使肠黏膜发生出血、炎症、溃疡，肠壁的完整性受到破坏，可引起下痢。患畜表现为嗜酸性粒细胞增加，体温增高，体重减轻，体质衰弱等症状。

重度感染可使羔羊发生持续性腹泻，粪便呈暗绿色，含有多量黏液，有时带血，严重时引起死亡。慢性病例表现为腹泻便秘相交替，渐进性消瘦。猴类重度感染食道口线虫时，也可发生下痢，在囚禁条件下特别常见。据报道，冠口食道口线虫是关养大猩猩发生死亡的常见原因。

Gigase 等（1987）曾报告于 1980 年 11 月至 1984 年 7 月间，在非洲多哥北部，接近加纳边界处，有 51 人因寄生有双叉食道口线虫住院，其中 30 人是 10 岁以下儿童，男女比例为 1：1.1。腹部有特殊的瘤状肿大，有时出现肠闭塞，经外科手术检查，大肠有多数结节和肠坏疽，共检获 24 个虫体。

（五）诊断

主要方法有：①生前诊断可粪检虫卵，鉴别则需进行幼虫培养。②对动物宿主进行剖检诊断时可检查成虫和幼虫及肠壁上的结节，在镜下进行观察鉴定。③对人的疑似病例，可用肠镜和手术方法进行诊断。

（六）防制措施

1. 预防　预防措施主要是注意环境卫生，圈舍、笼具等必须严格保持清洁，经常消毒。要定期驱虫，并避免食道口线虫传播到人体。

2. 治疗　对于家畜宿主的食道口线虫，通常可用左咪唑、噻嘧啶和噻苯唑、阿维菌素或伊维菌素等药物进行治疗。对猴按每千克体重 50～100mg 剂量投服噻苯唑，连用 5 天，隔 10～14 天再重复使用一次，疗效显著。

（七）公共卫生影响

食道口线虫主要的宿主是动物，人系偶然感染，因此公共卫生影响并不是很大。在几种人与动物共患性结节虫中，冠口食道口线虫可寄生于猿、黑猩猩、大猩猩、人，动物宿主常见感染；巴西有人的病例报告，人也可通过试验感染。双叉食道口线虫可感染猿和人，猿常见此寄生虫，主要分布于亚洲、非洲和拉丁美洲，国外曾报道过人的相关病例。梨口食道口线虫寄于猪、人、猿、猴，多见于动物宿主；人的病例报告较多，实验室也能引起人体感染；分布于印度尼西亚、菲律宾、中国及非洲一些国家和地区。有刺食道口线虫报道不多，分布于亚洲和美洲。

食道口线虫在宿主寄生部位，可刺激机体发生免疫反应，导致肠壁形成结节，临床上有下痢和衰弱表现。人的预防主要是要避免接触到感染性幼虫。

（杨晓野）

◆ **参考文献**

唐仲璋，唐崇惕．1987．人畜线虫学［M］．北京：科学出版社．

汪明．2003．兽医寄生虫学［M］．第 3 版．北京：中国农业出版社．

魏曦，刘瑞三，范明远．1982．人兽共患病［M］．上海：上海科学技术出版社．

吴淑卿．2001．中国动物志（线虫纲，杆形目，圆线亚目）［M］．北京：科学出版社．

于恩庶，徐秉锟．1988．中国人兽共患病学［M］．福州：福建科学技术出版社．

詹希美．2001．人体寄生虫病［M］．第 5 版．北京：人民卫生出版社．

赵辉元．1998．人兽共患寄生虫病学［M］．延吉：东北朝鲜民族教育出版社．

中国人民解放军兽医大学．199．人兽共患病：下册［M］．北京：蓝天出版社．

左仰贤．1997．人兽共患寄生虫学［M］．北京：科学出版社．

Schmidt G D，Roberts L S．1985．Foundations of Parasitology．Times Mirror / Mosby College Publishing：USA．

第一一九章　比翼科寄生虫所致疾病

比翼属线虫所致疾病

比翼线虫病

比翼线虫病（Mammomonogamosis）是由兽比翼线虫寄生于宿主呼吸道引起的人与动物共患寄生虫病。兽比翼线虫通常寄生于牛、羊等哺乳动物呼吸道中。现已知本属虫种共十余种，其中只有喉兽比翼线虫和港归兽比翼线虫偶可在人体咽喉、气管、支气管等部位寄生，引起人的兽比翼线虫病。

（一）病原

1. 分类地位　比翼线虫在分类上属线形动物门（Nematoda）、尾感器纲（Phasmidia）、圆线目（Strongylata）、比翼科（Syngamidae）、兽比翼属（哺乳类比翼属，*Mammomonogamus*）。其中喉兽比翼线虫（*M. laryngeus*）和港归兽比翼线虫（*M. gangguiensis*）为人与动物共患虫种。

2. 形态特征

（1）兽比翼线虫　成虫血红色；口囊向前，壁厚，口囊内壁具嵴；有颈乳突；雄虫较雌虫小，永久性地以交合伞牢固抱合于雌虫阴门处，呈Y形；寄生于哺乳动物呼吸道中。

（2）喉兽比翼线虫　雌虫体长 8.7～23.5mm；口囊内具脊状齿 8 个，尾端尖，阴门位于虫体中部稍前。雄虫大小为（2.6～3.6）mm×（0.07～0.25）mm；交合伞宽短，半圆形，伞肋左右不对称；背肋分 2 支，与外背肋在基部相连；交合刺极小，短粗，长约 25μm。图 119-1 为雌雄虫合抱状态。

（3）港归兽比翼线虫　与喉兽比翼线虫的不同之处是：虫体前端具唇瓣 6 片；雄虫具交合伞外边缘带，缺交合刺。

两种兽比翼线虫卵相似，呈长椭圆形，无色透明，大小为（75～80）μm×（45～60）μm，内含多个胚细胞或幼胚。

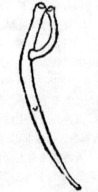

图 119-1　喉兽比翼线虫
（雌雄抱合状态）

（二）生活史

生活史尚未完全清楚，根据已报道的临床病例并结合同类寄生虫的生物学资料分析，一般认为兽比翼线虫成虫寄生在终末宿主的气管内，虫卵通过宿主咳嗽进入口腔，随分泌物或粪便排出体外，发育为感染性虫卵，当人和动物误食被此期虫卵污染的水或食物时而获得感染。被食入的感染性虫卵内的幼虫在消化道孵出，继而侵入肠黏膜，穿过肠壁，经血流到达肺部，穿过肺泡，上行至支气管、气管和咽喉部，寄生发育为成虫。据分析，自感染至发育成熟约需 70 天。龟和鳖可能是其转续宿主或中间宿主，幼虫寄生在其肝胆或肌肉等部位。当人生食或半生食龟或鳖的蛋、肝、胆和血时也可获得感染。

（三）流行病学

Leiper（1913）叙述了寄生于人体的比翼线虫，当时称为金氏比翼线虫（*Syngamus kingi*），虫体来自于西印度圣路西亚岛的一爱尔兰妇女的唾液中。据后来学者推测，金氏比翼线虫可能就是喉兽比翼线虫或称咽兽比翼线虫；但也有的学者认为是其他种类，如寄生于猫体的野猫兽比翼线虫（*M. dispar*）；Buckley 则推测系鼻腔兽比翼线虫（*M. nasicola*）。

食草动物是兽比翼线虫的保虫宿主，在印度、马来西亚、菲律宾、越南、西印度群岛和南美洲的巴西及波多黎各等地区的牛、水牛、山羊和绵羊中，都有该寄生虫的发现。人系偶发性感染，全世界已有100 多个病例报道，大多发现于南美及加勒比地区，如巴西、西印度群岛、圭亚那和菲律宾等。我国瞿逢伊于 1975 年，在上海首次报道发现人体喉兽比翼线虫病，此后又陆续报道了 11 例；另一例为港归兽比翼线虫，是首次确认的新种。这 13 个病例分别分布在广州、吉林和上海。患者中 3 例因食入未煮熟的龟血而感染；3 例在发病前 20 天曾生吃过鳖的肝或胆。

（四）对动物与人的致病性

1. 对动物的致病性　动物轻度感染时不易察觉，也不引起损害。大量虫体在喉部可引起咳嗽、支气管炎和体重下降。

2. 对人的致病性　人兽比翼线虫病的早期，肺部可有短暂的浸润性炎症，随后发展为气管炎样表现。本病的临床表现主要为发热、咳嗽、哮喘及咯血，伴有血中嗜酸性粒细胞增多。虫体寄生在咽喉部时，可出现搔爬刺激感和阵发性干咳。用抗生素药物治疗，症状不能得到明显改善。有的患者可咳出带有红色条状血样物（虫体）的痰，有的经支气管内窥镜检查，可发现支气管壁上附有活动的血红色虫体或包囊块。

鉴于本病的临床表现与一般呼吸道疾病症状极易混淆，轻度感染又可自行排出虫体而痊愈，可能导致临床有不少漏诊或误诊，在有不良饮食习惯或处在不良生活环境的情况下，对本病的流行与扩散应予以重视。

（五）诊断

粪便中检出虫卵或动物宿主剖检发现成虫，均可作出确诊。人诊断本病依据是从患者痰液中或支气管镜检物或肺泡灌洗液中发现虫体或虫卵；偶有咳嗽排出虫体者。

（六）防制措施

尚无特异疗法。虫体排出或摘除后，病可自愈，重感染病例应及时确诊并用阿苯达唑或甲苯咪唑进行治疗。

（七）公共卫生影响

喉兽比翼线虫据目前资料来看，主要是寄生于牛、羊等哺乳动物的寄生虫；龟和鳖可能是其转续宿主或中间宿主。人往往是偶然发生感染。从公共卫生学角度及目前人的传播途径来看，预防该病首先要改变一些不良的饮食卫生习惯，不生食或半生食龟或鳖的蛋、肝、胆和血等；另外，注意防止食物和饮水被动物宿主粪便污染；加强对动物宿主感染情况的监测。

（杨晓野）

◆ **参考文献**

唐仲璋，唐崇惕.1987. 人畜线虫学［M］. 北京：科学出版社.

汪明.2003. 兽医寄生虫学［M］. 第 3 版. 北京：中国农业出版社.

魏曦，刘瑞三，范明远.1982. 人兽共患病［M］. 上海：上海科学技术出版社.

吴淑卿.2001. 中国动物志（线虫纲，杆形目，圆线亚目）［M］. 北京：科学出版社.

于恩庶，徐秉锟.1988. 中国人兽共患病学［M］. 福州：福建科学技术出版社.

詹希美.2001. 人体寄生虫病［M］. 第 5 版. 北京：人民卫生出版社.

赵辉元.1998. 人兽共患寄生虫病学［M］. 延吉：东北朝鲜民族教育出版社.

中国人民解放军兽医大学.1993. 人兽共患病：下册［M］. 北京：蓝天出版社.

中国医学百科全书编辑委员会.1983. 中国医学百科全书：寄生虫学与寄生虫病学［M］. 上海：上海科学技术出版社.

左仰贤.1997. 人兽共患寄生虫学［M］. 北京：科学出版社.

Levine N D. 1978. Textbook of Veterinary Parasitology，Minneapolis，Minnesota：Burgess Publishing Company.

Marquardt W C，Demaree R S. J. 1985. Parasitology. New York：Macmillan Publishing Company.

第一二〇章　丝虫科寄生虫所致疾病

丝虫科（Filariidae）在分类上属线形动物门（Nematoda）、尾感器纲（Secernentea）、丝虫目（Filariata）。该科多种丝虫由节肢动物传播，在组织内寄生，引起动物丝虫病。有部分丝虫既可以感染人，也可以感染动物，为人与动物共患病。丝虫在其生活史过程中需要2个宿主，终末宿主为脊椎动物，中间宿主为节肢动物。丝虫一般为胎生，产出的幼虫称为微丝蚴（microfilaria）。在我国，人与动物共患的丝虫病主要有马来丝虫病和犬恶丝虫病，国外报道还有罗阿丝虫等多种丝虫引起的疾病。

第一节　恶丝虫属线虫所致疾病

犬 恶 丝 虫 病

犬恶丝虫病（Dirofilariasis）是由犬恶丝虫寄生于犬的右心室及肺动脉（偶见于胸腔、支气管）引起循环障碍、呼吸困难及贫血等症状的一种丝虫病。除犬以外，狼、猫、狐、貉、豺、浣熊、水獭等食肉动物也可被感染；人不是其适宜宿主，但可被感染引起人体恶丝虫病。犬恶丝虫病呈世界性分布，近年来在欧洲、美国、加拿大等国家和地区感染率逐渐增高。犬恶丝虫病在我国分布甚广，北至沈阳，南至广州均有发现。

（一）病原

1. 分类地位　犬恶丝虫（*Dirofilaria immitis*）在分类上属丝虫科（Filariidae）、恶丝虫属（*Dirofilaria*）。也有分类学家将其划归双瓣科（Dipetalonematidae）。

2. 形态特征　成虫细长，呈丝线状。口无唇瓣，头部乳突不明显，食道长 1.25～1.5mm，分为前后两段，前为肌质部，后为腺质部。雄虫大小为（12～200）mm×0.8mm，后端呈螺旋形卷曲，尾部具有小的侧翼。虫体尾部有 11 对乳突，泄殖孔前 5 对，泄殖孔后 6 对。两根交合刺不等长，左侧交合刺长 0.32～0.38mm，末端尖细；右侧交合刺长 0.19～0.23mm，末端较钝。雌虫大小为（250～310）mm×1mm，尾部直，阴门紧靠食管之后。

微丝蚴无鞘膜，大小为 298.1μm×7.4μm，尾部细长，体内含有体核，还具有神经环、肛孔及尾核等结构。

（二）生活史

成虫寄生于犬等终末宿主的右心室和肺动脉内，雌虫在心脏和肺动脉内产微丝蚴并随血液循环分布到身体各部。当蚊虫叮咬终末宿主时，微丝蚴随血液进入蚊胃，并在蚊胃内停留 24h，然后移行到马氏管内，在此变短变粗，发育为腊肠期幼虫。大约在感染蚊子后 10 天，幼虫蜕皮成为第 2 期幼虫；感染后第 13 天，开始第 2 次蜕皮，感染后第 17 天发育为具有感染性的第 3 期幼虫。感染期幼虫钻出马氏管，经血腔移行至喙。微丝蚴在蚊体内发育至感染性幼虫需要 10 天，在蚤体内需要 5 天。当蚊虫叮咬新宿主吸血时，幼虫从喙逸出至宿主皮肤上，再经蚊虫叮刺的皮肤伤口进入宿主体内。感染早期，可在食肉动物宿主的皮下肌肉和脂肪组织内发现幼虫。幼虫然后进入静脉，移行到心脏发育为成虫。

微丝蚴在外周血液中 24h 均可查到，但以夜间较多，具有夜现周期性。从终末宿主被感染至外周血液中出现微丝蚴的时间大约为 8～9 个月，但也有人报道感染后 191～197 天即可在外周血液中查到微丝蚴，成虫在终末宿主体内可存活数年。

人体被带有感染性幼虫的蚊虫叮咬后，幼虫进入皮下组织，形成皮下结节，或随血液移行至肺脏、心脏或其他部位寄居。幼虫在人体内很难发育到性成熟，在人体外周血液中不出现微丝蚴。

（三）流行病学

1. 传染来源和传播途径　被犬恶丝虫感染的食肉动物（包括犬、狼、猫、狐、貉、豺、浣熊、水獭等）是人和动物犬恶丝虫病的传染来源，其中被感染的犬是人体犬恶丝虫病的主要传染来源。人是恶丝虫的非正常宿主，幼虫在人体内很难发育到性成熟，在人体外周血液中查不到微丝蚴，因此恶丝虫病患者作为传染来源在流行病学上的意义不大。人和动物主要是通过被带有感染性犬恶丝虫幼虫的雌蚊吸血而被感染的，此外，带有感染性幼虫的犬栉首蚤、猫栉首蚤及人致痒蚤在吸血时也可传播本病。

2. 易感动物与寄生部位　犬恶丝虫成虫主要寄生于动物的右心和肺动脉内，主要寄生于犬，但也可寄生于狼、猫、狐、貉、豺、浣熊、水獭等食肉动物体内（彩图 120 - 1）。人不是其适宜宿主，但当人被带有恶丝虫感染期幼虫的蚊虫叮咬后，亦可受到感染，感染后可在体内多处组织器官中发现。犬恶丝虫的主要中间宿主（传播媒介）是库蚊、伊蚊、按蚊及吻蚊；犬栉首蚤、猫栉首蚤和人致痒蚤也可作为中间宿主传播犬恶丝虫。

3. 分布与流行　动物的犬恶丝虫病呈世界性分布。人体犬恶丝虫病在美国、欧盟、苏联、意大利、澳大利亚、斯里兰卡、日本等曾有报道。近年来在中美洲的萨尔瓦多、朝鲜和哥斯达黎加等国也开始有犬恶丝虫感染的病人。动物犬恶丝虫病在我国分布广泛，北至沈阳，南至广州均有报道。被犬恶丝虫感染的动物是人体恶丝虫病的主要来源，其中，犬与人类关系密切，是人感染恶丝虫的重要来源，因此人体恶丝虫病的分布与犬的犬恶丝虫病的分布密切相关。

（四）对动物与人的致病性

1. 对动物的致病性　多见于犬。感染少量虫体，一般不出现临床症状；重度感染犬主要表现为咳嗽，心悸，脉细而弱，心内有杂音，腹围增大，呼吸困难，运动后症状加剧，末期贫血明显，逐渐消瘦衰竭至死。患犬恶丝虫病的犬常伴发结节性皮肤病，以瘙痒和倾向破溃的多发性灶状结节为特征，皮肤结节显示血管中心的化脓性肉芽肿，在化脓性肉芽肿周围的血管内常见有微丝蚴，对恶丝虫病治疗后，皮肤病变亦随之消失。由于虫体活动和分泌物刺激，患犬常出现心内膜炎和增生性动脉炎，死亡虫体还可引起肺动脉栓塞。另外，由于肺动脉压过高造成右心室肥大，导致充血性心力衰竭，伴发水肿和腹水增多，患犬精神不振、衰弱。

2. 对人的致病性　根据犬恶丝虫在人体的寄生部位，可将人体犬恶丝虫病分为以下几种临床类型。

（1）肺部恶丝虫病　是人体犬恶丝虫病最常见的临床类型，发病年龄为 28～75 岁。较常见的临床症状为咳嗽、咯血或咯血痰、哮喘、胸痛及呼吸困难。全身症状包括发热、乏力、出汗及食欲减退。肺部出现结节，直径为 1～3cm，多见于肺下叶，右肺常见。少数患者出现胸腔积液。但嗜酸性粒细胞增多并不多见。

（2）皮下恶丝虫病　可发生于身体任何部位，表现为浅表的皮下结节，部位固定，局部无痛痒感。病理检查时可在结节肉芽肿内发现虫体断面，周围有嗜酸性粒细胞浸润，但外周血液嗜酸性粒细胞增多并不多见。

（3）眼部恶丝虫病　虫体可寄生于眼结膜下、眼前房、玻璃体及泪腺内，表现为眼睑肿胀、结膜充血、眼痛、视力障碍及泪腺肿块等，有时可发现结膜下有虫体蠕动；虫体位于眼前房内时，在裂隙灯下可见虫体呈丝线样，在房水中卷曲扭动，手术取出虫体后上述症状可逐渐消失。

（4）心血管恶丝虫病　很少见，世界上仅有 4 例报道。虫体位于心脏、上下腔静脉或肺动脉内，均为尸检时偶然发现的，患者生前均无明显的临床症状。

其他部位的犬恶丝虫病：犬恶丝虫除可寄生于人体上述部位外，亦可见于腹腔、大血管、腹壁、肠系膜及子宫等处，但临床上甚为罕见，多因进行腹部手术或尸检时偶然发现。

（五）诊断

1. 动物的诊断

（1）临床诊断 本病主要临床表现为心血管功能下降，出现咳嗽、心悸、心内有杂音、呼吸困难等症状，多发生于 2 岁以上的犬，少见于 1 岁以内的犬。

（2）病原学诊断 检查血液中的微丝蚴，用全血涂片在显微镜下检查，但要注意与隐匿双瓣线虫（*Dipetalonema reconditum*）微丝蚴的鉴别诊断。前者一般长于 300μm，尾端尖而直，后者多短于 300μm，尾端钝并呈钩状。

（3）血清学诊断 有条件的可进行血清学诊断，ELISA 试剂盒已经用于临床诊断。

2. 人的诊断

（1）X 线检查 可以用 X 线对犬恶丝虫病患者肺部的结节进行检查，但约有 60％的肺部犬恶丝虫病患者无任何临床症状，只是在常规胸部 X 线检查时偶然发现。X 线检查时可见肺部有圆形孤立的硬币样阴影，直径 1～3cm，病变部位多见于右肺，两肺均有好发于下叶的倾向。肺部犬恶丝虫病的结节一般不发生钙化，但结节中心可伴有凝固性坏死和空洞形成。少数患者表现为胸腔积液。

（2）CT 检查 可用 CT 检查肺部犬恶丝虫病的结节。所有结节多见于右肺下叶，多与胸膜相连。结节呈圆球形或卵圆形，最大直径 11～22mm。在 CT 薄层扫描时，结节边缘光滑，无或伴有浅的凹陷，结节与肺动脉分支相连，偶尔与静脉相连。在 CT 增强扫描时，所有的结节均含有均匀的低信号区，与组织病理检查时的凝固性坏死区相对应。肺部犬恶丝虫病结节的 CT 检查结果是非特异性的，但有助于与恶性肿瘤结节的鉴别诊断。

（3）血清学检查 用犬恶丝虫成虫体抗原或排泄分泌抗原进行血清学检查可作为犬恶丝虫病的辅助诊断和流行病学调查。目前比较成熟的是 ELISA 方法。

（4）活检与病理学检查 通过外科手术或活检获得虫体进行形态学鉴定可以确诊。活检多检查皮下结节，1 个皮下结节内常含有 1 条虫体，活检时多数虫体已死亡和退化，常伴有大量炎性细胞浸润。绝大多数患者均未作出正确的术前诊断，术后病理检查时在坏死组织的小动脉内，可发现退化死亡的虫体；不含虫体的其他肺动脉分支，表现为动脉内膜炎、内膜纤维化或有血管炎的改变。病理检查时如遇到小范围的肺梗塞、动脉内膜炎和肉芽肿形成同时存在，本病高度可疑。术后对组织切片标本进行银染色，可清楚地观察到结节中的虫体结构，约有 30 个银染色细胞；进行免疫组化时虫体的体壁肌肉可被抗犬恶丝虫抗体染色。

（5）分子生物学检查 用 PCR 方法扩增出特异性片断可诊断犬恶丝虫病。

（6）超声波检查 乳房部位的皮下恶丝虫结节进行超声波检查时，在低回声的结节内可见短棒状结构的虫体。

（六）防制措施

1. 预防

（1）人的预防 预防人体犬恶丝虫感染依赖于防蚊、灭蚊和防治犬、猫恶丝虫病。

（2）动物的预防 本病最有效的预防措施为药物预防，主要的药物有：

1）莫西菌素 在恶丝虫病流行区的蚊虫活动季节及活动季节过后，给犬肌内注射莫西菌素缓释剂（每千克体重 0.17mg）进行预防，即可对犬恶丝虫感染期幼虫的攻击感染产生完全的保护作用，且保护作用至少可持续 180 天。

2）海群生 每千克体重 6.6mg，在蚊虫季节开始到蚊活动季节结束后 2 个月内用药。在蚊虫常年活动的地方要全年给药。用药开始后 3 个月时检查一次微丝蚴，以后每 6 个月查 1 次。对已经感染了心丝虫，在血中检出微丝蚴的犬禁用。

3）苯乙烯吡啶海群生合剂 每千克体重 6.6mg，每天 1 次，连续应用可起到预防效果。

4）硫乙砷胺钠 每次量为每千克体重 0.22mL，每天 2 次，连用 2 天，间隔 6 个月重复用药 1 次。如果某些犬不能耐受海群生，可用该药进行预防，一年用药 2 次，这样可以在临床症状出现前把心脏内虫体驱除。

5）伊维菌素　低剂量至少使用 1 个月可以达到有效的预防作用。有柯利血统的犬对伊维菌素敏感，慎用。

此外，防蚊、灭蚊，及时杀灭犬猫身上的跳蚤也可有效减少犬猫犬恶丝虫的感染。

2. 治疗

（1）人的治疗　肺部犬恶丝虫病是人体犬恶丝虫病最常见的临床类型。由于人体的肺部恶丝虫病很难与原发性或转移性肺癌相区别，且结节周围伴有炎症，故应将结节手术切除。目前已报道的绝大多数人体犬恶丝虫病患者均是实施手术取出虫体，术后亦可按常规剂量口服伊维菌素（每千克体重 150mg）和乙胺嗪（每千克体重 2mg，每天 3 次，连服 4 周）进行治疗，以杀死体内未被发现的虫体。

（2）动物的治疗　在确诊本病的同时，应对患犬进行全面检查，对于心脏功能障碍的病犬应先给予对症治疗，然后分别针对寄生成虫和微丝蚴进行治疗，同时对患犬进行严格的监护，如驱虫后不要让犬剧烈运动。因为本虫寄生于心血管内，药物驱虫具有一定的危险性，用药后可导致血管栓塞。

1）驱除成虫　①硫乙砷胺钠每千克体重 0.22mL，静脉注射，每天 2 次，连用 2 天。注射时严防药物漏出静脉。该药对患严重心丝虫病的犬是较危险的，可引起肝中毒和肾中毒。②菲拉松每千克体重1.0mg，每天 3 次，连用 10 天。③酒石酸锑钾每千克体重 2～4mg，溶于生理盐水静脉注射，每天1 次，连用 3 次。④伊维菌素每千克体重 0.05～0.1mg，一次皮下注射。

2）驱除微丝蚴

①碘化噻唑氰胺：每天每千克体重 6.6～11.0mg，口服连用 7 天。如果微丝蚴检查仍为阳性，则可增大剂量到每千克体重 13.2～15.4mg，直至微丝蚴检查阴性。用药后可能出现呕吐和腹泻的副作用，因此要尽量减小剂量来减少其副作用。如果微丝蚴血症在治疗后 20 天仍不见效，宜改换另一种驱虫药。如果应用另一种药治疗后，仍有虫血症，并还有成虫存在，应进行第二次治疗以驱除成虫。

②左咪唑：每千克体重 11.0mg，每天 1 次口服，连用 6～12 天。治疗后第 6 天开始检查血液，当血液中微丝蚴转为阴性时停止用药。用药后，可能出现呕吐、神经症状、严重的行为改变和甚至死亡；治疗超过 15 天，有中毒的危险性；该药不能和有机磷酸盐或氨基甲酸酯合用，也不能用于患有慢性肾病和肝病的犬。

（七）公共卫生影响

该病主要危害犬、猫，人偶感。在夏季、周围环境中有犬和猫的时候，需要注意防控人的恶丝虫病。

（潘宝良）

◆ **参考文献**

邓定华，刘作臣，郭分 . 1993. 人兽共患病学［M］. 北京：蓝天出版社：173 - 178.

赵辉元 . 1998. 人兽共患寄生虫病学［M］. 延吉：东北朝鲜民族教育出版社：563 - 577.

孔繁瑶 . 1997. 家畜寄生虫学［M］. 第 2 版 . 北京：中国农业大学出版社：225.

Sano Y，Aoki M，Takahshi H，et al. 2005. The first record of Dirofilaria immitis infection in a Humboldt penguin, Spheniscus humboldti. J Parasitol. , 91（5）：1235 - 1237.

Uchide T，Saida K. 2005. Elevated endothelin-1 expression in dogs with heartworm disease. J Vet Med Sci. , 67（11）：1155 - 1161.

Rishniw M，Barr SC，Simpson KW，et al. 2006. Discrimination between six species of canine microfilariae by a single polymerase chain reaction. Vet Parasitol. , 135（3 - 4）：303 - 314.

Nelson CT，McCall JW，Rubin SB，et al. 2005. Executive Board of the American Heartworm Society. Guidelines for the diagnosis，prevention and management of heartworm（Dirofilaria immitis）infection in cats. Vet Parasitol. , 133（2 - 3）：255 - 266，267 - 275.

第二节　布鲁丝虫属线虫所致疾病

马 来 丝 虫 病

马来丝虫病（Malayan filariasis）是马来布鲁丝虫（简称马来丝虫）寄生于人或动物引起的人与动物共患线虫病。马来丝虫病主要分布于亚洲各地，据世界卫生组织（WHO）估计，1974 年马来丝虫的感染人数为 2.5 亿。

（一）病原

1. 分类地位　马来丝虫（*Brugia malayi*）在分类上属丝虫科（Filariidae）、布鲁丝虫属（*Brugia*）。

2. 形态特征　成虫细长丝状，乳白色，半透明。体表角皮层有纤细环状横纹。两端渐细，头端钝圆。颈部稍细。口孔近三角形，口唇薄而扁平。口周围有内外两圈乳突，内圈 6 个，背侧、腹侧和两侧各 1 对；外圈 4 个，背侧、腹侧各 2 个。口腔短浅，食道长，壁厚，前 1/3 为肌质部，后 2/3 为腺质部，与肠管交界处有瓣膜。虫体尾部向腹面弯曲。肛门开口于腹面。

（1）雄虫　显著小于雌虫，长 13.5～28.1mm，宽 70～110μm。泄殖腔内具交合刺一对，呈淡黄褐色，分为角质的基部和膜质的末梢部。左右交合刺的长度与形状各异，左交合刺较长，长 268～401μm，外被鞘膜，基部棕色，呈圆锥形，末端稍弯曲，全形似一支裂开的管；右交合刺较短，长 104～136μm，全形为向腹面弯曲的槽状物，其基质部呈半透明的药瓶状，末端稍长与基质部等长或稍短，呈长片形，两缘向腹面折叠成槽，近末端 1/3 处具粗大的锯齿状螺旋，末端截形，有小刺。引带新月形，位于泄殖腔后壁。雄虫后部约在尾长的 2～3 倍处开始向腹面作螺旋状卷曲。泄殖孔前腹侧面角皮形成众多有规则排列的棒状小体。泄殖孔呈新月形，背侧面有一圈环状的唇环绕，腹面有一个舌状的唇，周围通常有 11 个肛周乳突。

（2）雌虫　长 40～69mm，宽 120～220μm。阴门位于虫体腹面，距头端 0.53～1.04mm。尾长 138～280μm，尾宽平均为 31μm。尾略弯向腹面。雌虫角皮层表面有无数的小突起，自尾端向前分布至食道附近，以尾端前 3～4mm 处最为密集，食道处向前逐渐稀疏并消失。

（3）微丝蚴　活动能力强，活时作蛇形运动。虫体细长，长 177～230μm，宽 5～6μm，外被鞘膜。虫体头端钝圆，头部顶端有 8 个头乳突，背腹各 4 个。虫体尾部自肛门后突然变细，在两尾核处角皮略膨大。体内有圆形或椭圆形的体核，排列较整齐疏松，大小一致且清晰可见。

（二）生活史

马来丝虫的生活史，包括在中间宿主（蚊）体内和终末宿主体内两个发育阶段。终末宿主体内的成虫产下微丝蚴，进入外周血液，被蚊虫叮吸进入蚊体内发育至感染期。当蚊虫再次叮吸时，感染期幼虫便进入人或动物体内逐渐发育为成虫。

微丝幼在蚊体内发育为感染期幼虫所需的时间受到环境温度、湿度等条件的影响。一般以气温 25～30℃，相对湿度在 80% 以上最为适宜，在这种条件下，微丝蚴在最适宜的蚊体内可于 1 周内发育成熟。

马来丝虫微丝蚴在终末宿主外周血液出现的昼夜周期性有 4 种类型：夜现周期型、夜现亚周期型、昼现亚周期型和无周期型。宿主外周血液中微丝蚴密度在夜间达到高峰，而在白昼几乎消失，这种规律性称为夜现周期型，夜现型马来丝虫微丝蚴出现的时间多在晚上 8 点至次晨 4 点。Turner Edeson（1975）提出马来丝虫有另一种周期型，即夜现亚周期型。Donder 等（1971）发现高峰期在白昼的昼现亚周期型马来丝虫。Kanda 等（1979）对印度尼西亚患者血液中的微丝蚴密度作统计学分析后，除发现昼现亚周期型马来丝虫外，还发现一些患者体内微丝蚴的周期性指数很低，将这后一类型称作无周期型马来丝虫。

（三）流行病学

1. 传染来源和传播途径　马来丝虫病的传染来源是带有微丝蚴的人或其他动物。有症状或体征的病人并非都是传染来源，病人一般只占感染人数中的一小部分（约10%），而且，病人往往由于淋巴管阻塞，血液中微丝蚴数量很少。尤其是慢性期病人，其血液中几乎查不到微丝蚴，因此此期病人不是主要的传染来源；而没有症状或体征的马来丝虫微丝蚴血症者的血液里不仅都带有微丝蚴，而且一些人的微丝蚴密度相当高，是重要的传染来源。宿主血液中微丝蚴的密度决定了宿主在流行病学上作为传染来源所起的作用。在一定范围内，血液内微丝蚴密度越高，蚊虫感染率与感染强度也越高，人群受到感染的可能性越大。一般认为，血中微丝蚴密度为 $2\sim3$ 条/μL 者，所起的传染来源作用最强。

马来丝虫病的传染来源除人外，还有数十种兽类可以成为马来丝虫的传染来源，包括灵长目、食肉目、啮齿目和鳞甲目的十多个科，其中猴类最为重要。在马来西亚沼泽地区，叶猴的感染率高达70%，是主要的传染来源之一，也是当地马来丝虫病防治的主要障碍。

本病主要经蚊虫吸血传播，微丝蚴在蚊子吸血时经伤口入侵终末宿主体内是主要的传播途径。此外，终末宿主也可经皮肤接种而被感染；动物模型研究证实，经口接种同样也能成功。

2. 宿主与寄生部位　马来丝虫的终末宿主非常广泛，除人外，自然感染的动物有灵长目的长尾猕猴（食蟹猴）、暗色叶猴、黑脊叶猴、银叶猴；食肉目的豹猫、山猫、家猫、麝猫、棕猫（椰子猫）和鳞甲目的马来穿山甲等；人工感染成功的动物有恒河猴（猕猴）、绢毛猴、蜂猴（懒猴）、家犬、灵猫、欧洲艾鼬（雪豹）、大鼠、小鼠、纳塔尔多乳鼠、长爪沙鼠、棉鼠、金黄地鼠等。马来丝虫成虫多寄生于终末宿主（包括人和动物）的上下肢浅部淋巴系统。

马来丝虫的中间宿主为蚊类，主要有按蚊属的中华按蚊、雷氏按蚊嗜人亚种，曼蚊属的常型曼蚊、波氏曼蚊等。

3. 分布与流行　马来丝虫的分布局限于亚洲，主要流行于东南亚，如马来西亚、印度尼西亚、泰国、越南、印度、孟加拉国、韩国等。马来丝虫在我国分布很广，主要流行于南方农村山区，海拔多在400m以上，气候较为温和、空气湿润、有较充沛的降水量、水源丰富、水体流动、水质清澈，多为水稻耕作区。在1956年大规模丝虫病防治工作开始以前，流行区遍及中部及南部的13个省、自治区、直辖市的403个县（市），如山东、河南、上海、湖南、广西、贵州、四川、台湾等。当时全国估计有马来丝虫微丝蚴血症者达819.6万，有症状体征人数为83.6万。

（四）对动物与人的致病性

1. 对人的致病性　人体被感染性幼虫感染到可发现微丝蚴的时间为 $2.5\sim3$ 个月，此期为潜在期。此后血液中开始出现微丝蚴，血虫症期持续时间不等。许多微丝蚴血症者可终身不出现丝虫病的症状而保留在血虫症期或转阴；有些则经过或长或短的时间（一般 $7\sim10$ 年），进入急性炎症期。

（1）生物性潜伏期　为自第三期幼虫进入人体至丝虫成熟产出微丝蚴所需时间为 $2.5\sim3$ 个月。无明显症状，也可出现淋巴系统炎症、发热等全身症状，血内嗜酸性粒细胞增多。

（2）微丝蚴血症期　血液内出现微丝蚴，其数量逐渐增多并保持一定密度。大多无明显症状或有淋巴系统急性炎症，嗜酸性粒细胞逐渐恢复至正常，此期可持续数年至数十年。

（3）急性炎症期　表现为淋巴系统急性炎症，有反复发作的特点。主要为四肢，特别是下肢的淋巴结、淋巴管炎，但班氏丝虫病尚可引起精索炎、附睾炎和睾丸炎，以及深部淋巴系统的炎症。丝虫性淋巴系统炎症常起自淋巴结，然后沿淋巴管向远端呈离心性蔓延，与细菌性淋巴系统急性炎症呈向心性蔓延者迥异。

（4）慢性期　由于淋巴系统阻塞和淋巴循环动力学改变所致。

1）淋巴液肿和象皮肿　马来丝虫病淋巴液肿和象皮肿常局限于下肢膝以下。淋巴液肿局部皮肤紧张，按之凹陷，有坚实感。含蛋白量较高的淋巴液长期潴留于组织内可刺激纤维组织增生而形成象皮肿。象皮肿患部呈肿大畸形，皮肤粗厚，肤色深暗，甚至出现苔藓样变、棘刺和疣状增生，继发感染则形成难愈的溃疡。

2）鞘膜积液 多局限于一侧，亦可双侧。阴囊增大，不对称；皮肤紧张、光滑；阴茎内缩。肿物卵圆形、囊样，无压痛，睾丸不易触及。

3）乳糜尿 尿液呈乳白色，如混有血液，则呈粉红色。乳糜尿常间歇发生，间歇期短仅数日，长至数年，或长期持续不愈。因尿液含脂肪及蛋白量较高，常结成小凝块，堵塞尿道，使排尿不畅，有时出现排尿中断，伴尿道剧痛，至凝块排出后方可缓解。

2. 对动物的致病性 动物一般为隐性感染，一般不出现明显的临床症状，但能出现微丝蚴血症，是重要的传染来源。

（五）诊断

1. 人的诊断 通过病史调查、临床症状检查，可对急性期或慢性期的患者作出初步诊断。马来丝虫感染的确诊主要靠病原学和免疫学等方面的实验室诊断，尤以从血液中查到微丝蚴，或在淋巴结、淋巴管中找到成虫为最可靠的确诊依据。

（1）病原学诊断

1）厚血涂片法 用于检查微丝蚴。于夜间（21：00至翌日2：00）自受试者指尖或耳垂（后者检出率显著高于前者）采血3大滴，置于洁净载玻片上，涂布成约2cm×3cm长方形、厚薄均匀、边缘整齐的厚血膜，平放，隔夜自然干燥后染色镜检。染色的方法有多种，常用的有姬姆萨染色、硼砂美蓝染色法。厚血涂片法主要缺点是夜间采血不方便，且对低密度者易漏检。据估计，漏检率可达39.3%～87.5%。增加每次采血量与涂片数，增加血检次数，使用洁净载片等措施可以提高检出率。厚血涂片法设备简单，方法容易，是可靠的确诊依据，是丝虫病诊断中最常用的方法。

2）离心浓集法 从静脉采血1～3mL，抗凝溶血后，离心沉淀，吸取沉渣，镜检。此法检出率高于厚血涂片法，但需静脉采血，不宜于普查。

3）新鲜血滴检查法 从耳垂采血1滴，置于载玻片上（或滴加1滴生理盐水稀释），直接加盖盖玻片，镜检观察微丝蚴的运动。此法采血后需立即检查，检出率低，不宜于普查。

4）活体组织检查法 主要用于检查成虫。对出现囊肿或结节的可疑部位，可以用大号针头抽取活成虫，或以手术切取结节，仔细将病变淋巴管壁切开，分离出其中的成虫。此法应在结节刚出现时进行，此时常可获得活虫，结节出现1～2周以后，虫体多已死亡，不易取得完整成虫。对于难以剥离的淋巴管结节或淋巴结，则可经4%中性甲醛固定1～2天后，按常规制作病理切片。丝虫性结节的特点是中心有丝虫，周围有典型的丝虫性病变。

病原学检查常作为马来丝虫病的确诊依据。但对于潜在期、低密度微丝蚴血症者，一些急性期、大部分慢性期及潜隐期感染者，病原学检查法有其局限性。

（2）免疫学诊断

1）皮内试验 目前常用的抗原为犬恶丝虫提纯的多肽抗原。其皮试结果与马来丝虫微丝蚴血症者符合率为85.4%～94.2%，假阳性反应为4.5%～4.8%，由于使用动物丝虫，抗原能够大量供应。

2）其他免疫学方法 间接荧光抗体试验、ELISA等免疫学方法。

（3）其他诊断方法 除了病原学、免疫学检测外，国内外许多研究人员还研究了生化技术、遗传学技术和细胞学技术在丝虫病检测中的应用。Sim等（1986）用亚周期马来丝虫的DNA探针鉴别蚊媒体内的马来丝虫幼虫，具有高度的特异性和敏感性。

2. 人马来丝虫病的诊断标准

（1）微丝蚴血症 ①流行季节流行区居住史；②夜间（21：00至翌日2：00）采血检查微丝蚴阳性。

（2）急性丝虫病 ①流行季节流行区居住史；②急性丝虫病临床表现；③血检微丝蚴阳性或丝虫病免疫诊断试验（间接荧光抗体试验、酶联免疫吸附试验检测抗体或快速免疫色谱技术检测抗原）阳性。

（3）慢性丝虫病 ①较长期流行区居住史；②慢性丝虫病临床表现；③血检微丝蚴或丝虫病免疫诊断试验可能阳性；④病理组织检查可能发现丝虫断面。

3. 动物的诊断　动物马来丝虫病的实验室诊断方法与人的相似，但动物多呈隐性感染，不宜采用活体组织检查法。

（六）防制措施

1. 预防

（1）人的预防

1）消除传染来源　在流行区内对易感的宿主（包括人和动物）进行普查普治，使用药物杀灭微丝蚴，此项措施如认真执行，长期坚持即可逐渐减少传染来源。

2）药物预防　在流行地区，在人或家畜的食物中添加抗丝虫药物，如在食盐中添加海群生，连续用药半年可有效减少马来丝虫病。

3）消灭中间宿主　如改变居住点附近蚊虫滋生的生态环境，或以药物灭蚊，消除中间宿主，切断传播途径。采用蚊帐、蚊香等驱蚊防蚊措施，能有效地降低蚊虫叮咬率，减少丝虫病的发生。

（2）动物的预防　动物马来丝虫病多见于野生动物，除可采取消灭中间宿主的措施外，其他预防措施难以实施。

2. 治疗

（1）人的治疗　对人的马来丝虫病的治疗药物，早期曾使用锑剂苏拉明等治疗，但有严重的毒性反应。现多采用乙胺嗪枸橼酸盐（海群生），毒性低，在体外对丝虫无作用，在体内可转变为氮氧化物而发挥效果。能迅速清除血中的微丝蚴，也能有效杀灭成虫。

治疗马来丝虫病所用的海群生剂量较小，目前一般成人每个疗程用量为 $1.5\sim2.0g$。主要采用以下 3 种疗法。①短程疗法。成人每次 $0.5g$，每天 1 次，连用 $3\sim4$ 天。②间歇疗法。成人每次 $0.3g$，每周 1 次，连用 $5\sim6$ 周。③递增疗法。从第 1 天至第 10 天，成人每天依次按以下剂量服用，$12.5mg$、$12.5mg$、$25mg$、$25mg$、$50mg$、$75mg$、$150mg$、$250mg$、$400mg$ 和 $500mg$。

对于微丝蚴血症者和仅有体征的病人均给予 $2\sim3$ 个疗程的治疗。

马来丝虫病患者对小剂量（单次口服 $25mg$）海群生即可产生很重的毒副反应。最常见的反应是，在服药 $3\sim24h$ 内发热，第 2 天热度达高峰，最高者可达 $30\sim40℃$，热程 $3\sim5$ 天。可给予扑热息痛减轻发热反应。其他常见的反应还有头痛，食欲不佳等。肌肉关节酸痛、皮疹、皮肤瘙痒、恶心、呕吐、腹泻等也较常见。偶尔还可出现眼睑、唇部、喉头水肿及支气管痉挛。对于后两种情况应立即皮下注射 $1:1000$ 肾上腺素 $0.5\sim1.0mL$，使呼吸困难迅速缓解。上述反应的原因主要是由于微丝蚴被大量消灭而释放出异性蛋白质所致的过敏反应，以及药物对胃肠道刺激所致消化系统反应。全身性反应的轻重与单次口服剂量、血中微丝蚴密度及机体反应性有关，尤其是微丝蚴密度大于 90 条$/60\mu L$，服药起始剂量大者反应较强，递增疗法因起始剂量小，可避免出现较重的治疗反应。

海群生作用于成虫时亦可引起淋巴系统的反应。采用大剂量短程疗法，服药后 $2\sim14$ 天内可出现淋巴管炎、淋巴结肿痛、淋巴管扩张和淋巴管结节。由于马来丝虫成虫多寄生于四肢浅表淋巴管，淋巴管结节常造成明显的皮下结节。多数结节在 1 周内其中的虫体死亡，结节变小。皮下结节可在 $1\sim3$ 个月内消失。

对症治疗：急性丝虫病可给予消炎镇痛药治疗；合并细菌感染者需给予抗菌治疗；淋巴液肿和象皮肿可采用辐射热或微波透热烘疗后用弹性绷带包扎患肢；鞘膜积液量多者采用鞘膜翻转手术治疗。乳糜尿发作期间注意休息，忌食油类及含脂肪食物，或用中链油代替普通食用油脂。

（2）动物的治疗　动物体内的马来丝虫也可被海群生杀灭。家猫经口或肠外每天、每周或每月间歇给药至总剂量达每千克体重 $100mg$ 以上时，体内丝虫成虫均死亡。还可将海群生擦剂涂抹于皮肤表面。

3. 监测

（1）纵向监测　流行区每地、市以行政村为单位（$1000\sim2000$ 人）选择 1 个末次调查人群微丝蚴率较高的村为纵向监测点。定点、定时（即同一季节）进行人群病原学监测（血检微丝蚴）和蚊媒监测

（幼丝虫感染调查），一般每2年1次。对发现的微丝蚴血症者进行追踪，但不给予病原治疗。

（2）横向监测　以县、市为单位，根据不同方位和点多面广的原则，以村为单位（不少于1 000人）进行分层整群抽样选点，并注意对存在薄弱环节地区进行重点监测。要求对人群作病原学监测，对发现的微丝蚴血症者应给予病原治疗。要注意发现和消除残留疫点（微丝蚴率高于1‰的村）。

（3）流动人口监测　对象为来自丝虫病流行区在当地居住满1个流行季节者，进行病原学检查或免疫诊断试验调查。

（七）公共卫生影响

马来丝虫主要危害人，受感染的人和动物斗是传染来源，具有一定的公共卫生意义。

（潘宝良）

◆ 参考文献

邓定华，刘作臣.1993. 人兽共患病学［M］. 北京：蓝天出版社：179-180.

詹希美.2002. 人体寄生虫学［M］. 第5版. 北京：人民卫生出版社：220-225.

赵辉元.1998. 人兽共患寄生虫病学［M］. 延吉：东北朝鲜民族教育出版社：549-562.

Samuel PP，Arunachalam N，Hiriyan J，et al. 2004. Host-feeding pattern of Culex quinquefasciatus Say and Mansonia annulifera（Theobald）（Diptera：Culicidae），the major vectors of filariasis in a rural area of south India. J Med Entomol.，41（3）：442-446.

Kim HK，Seo BS. 1968. Studies on filariasis in Korea：On the morphology and development of larvae of Brugia malayi in Aedes togoi. Kisaengchunghak Chapchi.，6（1）：1-13.

Seo BS，Lee WJ. 1973. Effectiveness Of Diethylcarbamazine In The Mass Treatment Of Malayan Filariasis With Low Dosage Schedule. Kisaengchunghak Chapchi.，11（2）：61-69.

Seo BS. 1978. Malayan filariasis in Korea. Kisaengchunghak Chapchi.，16（Suppl）：5-108.

第三节　罗阿属线虫所致疾病

罗 阿 丝 虫 病

罗阿丝虫病（Loasis）是由罗阿罗阿丝虫（简称罗阿丝虫）引起的，主要流行于非洲热带雨林地区的一种人与动物共患线虫病。我国尚未报道，但赴非洲援外人员和留学生屡见此病发生。罗阿罗阿丝虫常见于病人的眼球内，所以曾被称之为眼虫症（eye worm）、人眼线虫症。本病成虫可寄生于皮下组织和眼内，也可侵袭脑、肾脏和心脏。

（一）病原

1. 分类地位　罗阿丝虫（*Loa loa*）在分类上属丝虫科（Filariidae）、罗阿属（*Loa*）。

2. 形态特征　成虫为白色线状，雄虫大小为（30～34）mm×（0.35～0.43）mm，雌虫大小为57mm×0.5mm。成虫头端较细，口周围有1对侧乳突和2对亚中线乳突；体中部角皮层有小圆顶状突起，雄虫多见；雄虫有狭长的尾翼，两交合刺不等长，左0.22mm，右0.12mm。

微丝蚴大小为298μm×7.5μm，有鞘，头间隙长宽相等，体核分布至尾端，尾尖有一较大的尾核。

3. 宿主与寄生部位　终末宿主为人和狒狒、大猩猩、黑猩猩、白脸猴、长尾猴、疣猴、蜘蛛猴等动物。成虫寄生于人体背、胸、腋、腹股沟、阴茎、头皮及眼等处的皮下组织，经常周期性地在眼结膜下移动。中间宿主为双翅目短角亚目的斑虻（包括静斑虻和分斑虻），喜在白天低空飞行追咬人和动物，或跟随人和动物盘旋飞行，伺机叮咬。

（二）生活史

罗阿丝虫成虫寄生于人体和动物的皮下组织和眼内。雄虫和雌虫交配后，雌虫在体内移行过程中，间歇性产出微丝蚴。微丝蚴出现在外周血液中，呈昼现周期性。白昼吸血的中间宿主斑虻在吸血时将微丝蚴吸入体内，微丝蚴在虻肠脱鞘后移行至虻腹部脂肪，经 2 次蜕皮，发育为感染性幼虫移行至头部。当虻再次吸血时，感染性幼虫从虻口器逸出，经皮肤创口侵入人和动物体内。微丝蚴在虻体内的发育过程需 7～10 天。感染性幼虫感染终末宿主后发育缓慢，发育为成虫的时间大约为 1 年。

（三）流行病学

1. 传染来源和传播途径 被罗阿丝虫感染的人或动物是本病的传染来源。人与动物是否交叉感染尚存争议，有人认为，人和动物的罗阿丝虫可以相互感染；但也有研究表明，人是人体罗阿丝虫病唯一的传染来源，虽然多种猴和部分狒狒可自然感染一种与罗阿丝虫形态难以鉴别的丝虫，但它们是不同的生理株，不会交叉感染。人或动物通过被带有感染性幼虫的斑虻叮咬而感染。

2. 分布与流行 主要流行于非洲热带雨林地区，据估计，患者约有 200 万～300 万人。我国尚未报道，但赴非洲援外人员和非洲留学生屡有发生。

（四）对动物与人的致病性

1. 对人的致病性 主要由成虫移行及其代谢产物引起皮下结缔组织的炎症反应。出现移行性肿块（又名包状肿块，Calabar 肿），肿块多出现于四肢。肿块在虫体移行处出现，大小不定，如面团样柔软，有红晕，自觉灼热发痒，虫体离去，肿块消失。成虫也常侵犯眼球前房，并在结膜下移行或横过鼻梁，引起严重的结膜炎，也可导致球结膜肉芽肿、眼睑水肿及眼球突出，患者自觉眼睛有异物，奇痒。成虫也可从皮下爬出体外，也可侵入胃、肾、膀胱、脑、心等，引起相应的症状，如寄生虫性脑膜炎、心肌纤维病变和蛋白尿等。

2. 对动物的致病性 与人罗阿丝虫病相似。

（五）诊断

1. 人的诊断 患者有在流行地区生活的历史，如来自非洲或到过非洲；眼部奇痒，球结膜下可见虫体蠕动；游走性皮下肿块并伴有瘙痒等症状，皮下可见虫体蠕动。在血液中检出微丝蚴、在眼部或皮下包块中检出成虫是确诊本病的依据。

2. 动物的诊断 与人罗阿丝虫病的诊断相似。

（六）防制措施

1. 预防 人和动物罗阿丝虫病的预防措施主要有：消灭中间宿主斑虻，防止斑虻叮咬，一旦发现斑虻追人时，应及时避开或驱逐，或皮肤上涂驱避药物（如邻苯二甲酸二甲酯）；在流行地区避免到森林周围或河、湖、沼泽等斑虻滋生的地区活动以防叮咬。据报道，口服海群生 0.1mg，每天 3 次，连用 8 天，可在 1 个月内有效预防罗阿丝虫病。

2. 治疗

（1）人的治疗 ①海群生，成人用量 0.28mg，每天 3 次，一个疗程 20 天。②呋喃嘧酮，成人用量 50mg，每天 3 次，一个疗程 10 天。③伊维菌素，每千克体重 0.1～0.4mg，一次口服，可清除体内微丝蚴，对成虫无作用。④甲苯咪唑，可清除体内微丝蚴，对成虫无作用。

（2）动物的治疗 治疗药物与人相似。

（七）公共卫生影响

该病主要感染人和灵长类动物，被感染动物和人均是感染来源，具有一定的公共卫生意义。

（潘宝良）

◆ **参考文献**

邓定华，刘作臣. 1993. 人兽共患病学［M］. 北京：蓝天出版社：178 - 179.

詹希美. 2002. 人体寄生虫学［M］. 第 5 版. 北京：人民卫生出版社：227.

Buttner DW，Wanji S，Bazzocchi C，et al. 2003. Obligatory symbiotic Wolbachia endobacteria are absent from Loa loa. Filaria J.，2（1）：10.

Pion SD，Demanou M，Oudin B，Boussinesq M. 2005. Loiasis：the individual factors associated with the presence of microfilaraemia. Ann Trop Med Parasitol.，99（5）：491 - 500.

Pion DS，Gardon J，Kamgno J，et al. 2004. Structure of the microfilarial reservoir of Loa loa in the human host and its implications for monitoring the progr，ammes of Community-Directed Treatment with Ivermectin carried out in Africa. Parasitology.，129 (Pt 5)：613 - 626.

Tabi TE，Befidi-Mengue R，Nutman TB，et al. 2004. Human loiasis in a cameroonian village：a double-blind，placebo-controlled，crossover clinical trial of a three-day albendazole regimen. Am J Trop Med Hyg.，71 (2)：211 - 215.

第一二一章　丝状科寄生虫所致疾病

丝状属线虫所致疾病

马脑脊髓丝虫病

马脑脊髓丝虫病（Equine cerebrospinal setariasis）又称腰萎病，主要是牛腹腔的指形丝状线虫晚期幼虫（童虫）侵入马、羊脑或脊髓的硬膜下或实质中而引起的疾病。脑脊髓丝虫病多见于马，羊较少发病，偶发于人。被感染的家畜患病后，逐渐丧失运动能力，重症者长期卧地不起，发生褥疮，常继发败血症而死。

（一）病原

1. 分类地位　指形丝状线虫（Setaria equina）在分类上属线形动物门（Nematoda）、尾感器纲（Secernentea）、丝虫目（Filariata）、丝状科（Setariidae）、丝状属（Setaria）。

2. 形态特征　成虫为寄生于黄牛、水牛和牦牛腹腔的指形丝状线虫，口孔呈圆形，口环的侧突起为三角形，背、腹面突起的顶部中央有一凹陷，略似墙垛口（颇狭窄）。雄虫长 40～50mm，两交合刺不等长，分别为 130～140μm 和 250～270μm。雌虫长 60～80mm，尾末端为一小的球形膨大，其表面光滑或稍粗糙。

在非固有宿主（马、羊等）体内的指形丝状线虫幼虫长 1.5～4.5cm，形状结构类似成虫，但不能发育为成虫。

微丝蚴长 210～260μm，最大宽度为 7.5～8μm，外被囊鞘。体态弯曲自然，多呈 S 形、C 形或其他弯曲形状。体内有椭圆形或圆形的体核，排列不甚整齐，疏松或致密，但致密者多见。排泄孔距头端 63～75μm，肛孔距头端的距离为 160～180μm，尾部有 5～6 个尾核。

（二）生活史

指形丝状线虫（成虫）寄生于黄牛、水牛和牦牛等终末宿主的腹腔内，雌虫产微丝蚴进入外周血液，带虫牛被中华按蚊、骚扰阿蚊和雷氏按蚊等传播媒介叮咬后，微丝蚴进入蚊胃内，经 1～2h 后脱鞘，幼虫进入蚊胸肌内，又经 1～2 天后脱去外鞘膜，发育为第 1 期幼虫。又经 6～7 天后，进行第 1 次蜕皮，发育为第 2 期幼虫。再经 7～8 天后，进行第 2 次蜕皮，发育为第 3 期幼虫（又称感染性幼虫），虫体离开胸肌，分布于蚊体各部，最后集中于口器。

蚊叮咬牛时（主要是 1～3 岁牛），感染性幼虫进入牛体内，经淋巴或血液系统到达腹腔，一般经 8～10 个月发育为成虫。牛是本虫的主要带虫宿主，对牛的危害性较小。

蚊叮咬马时，经 5～30 天左右发生马的马脑脊髓丝虫病。幼虫在马体内的移行途径主要是组织间直接移行到脊髓腔，其次是经淋巴系统移行到脊髓腔。亦有经 2～3 个月后，移行到马眼房内引起浑睛虫病。

蚊叮咬羊时，经 7～32 天左右发生羊的脑脊髓丝虫病。

（三）流行病学

1. 传染来源和传播途径　被牛指形丝状线虫感染的黄牛、水牛和牦牛是本病的传染来源。马、羊及人等非固有宿主主要通过被带有感染性幼虫的蚊子叮咬而感染，发生脑脊髓丝虫病或浑睛虫病。

2. 宿主与寄生部位　成虫为牛指形丝状线虫，寄生于黄牛、水牛和牦牛等终末宿主的腹腔内。中间宿主（传播媒介）为中华按蚊、东乡伊蚊、淡色库蚊、骚扰阿蚊和雷氏按蚊。当这些带有感染性幼虫的传播媒介叮咬非固有宿主——马或羊及人时，幼虫即进入这些宿主体内，引起宿主不适，它们常经淋巴系统或血液循环系统进入脑脊髓或眼房前，引起脑脊髓丝虫病或浑睛虫病。此外，人工感染证实幼虫也可感染恒河猴、家兔、豚鼠、大鼠、小鼠和沙鼠等。

3. 分布与流行　本病在日本、以色列、印度、斯里兰卡和美国等许多国家都有报道。我国多发于长江流域和华东沿海地区，东北和华北等地亦有发生。

马比骡多发，山羊、绵羊也常发生，驴未见报道。国外，有发生于人的病例报道。本病的发生无年龄、性别、营养状况、马匹来源的区别。且往往那些训练良好、秉性温顺的辕马及新到疫区的马匹和幼龄马多发。本病的出现时间常比蚊虫出现约晚1个月，一般为7～9月份，而以8月份发病率最高。本病的发生与蚊虫的滋生环境有一定的关系，凡低湿、沼泽、水网、稻田地区多发；洪水、台风、大潮后多发。本病流行于牛多、蚊多的地区。

（四）对动物与人的致病性

1. 对动物的致病性　主要见于马、骡、山羊和绵羊，主要表现为腰髓所支配的后躯运动神经障碍，呈现萎弱和共济失调，通常称为"腰萎"或"腰麻痹"。幼虫在脑、脊髓等处移行而无特定寄生部位，引起脑脊髓炎的症状和病情轻重及潜在期并不一致。

（1）马　马的症状大体可分为早期症状及中晚期症状。早期症状主要表现为腰髓支配的后躯运动神经障碍；后期才出现脑髓受损的神经症状，但并不严重。

1）早期症状　主要表现为一后肢或两后肢提举不充分，后躯无力，后肢强拘。久立后牵引时，后肢出现鸡伸腿样动作。从腰荐部开始，出现知觉迟钝或消失。此时病马低头无神，行动缓慢，对外界反应降低，有时耳根、额部出汗。

2）中晚期症状　精神沉郁，有的患马意识障碍，出现痴呆样，磨牙、凝视、易惊、采食异常。腰、臀、内股部针刺反应迟钝或消失。弓腰、腰硬，突然高度跛行。运步中两后肢外张、斜行，或后肢出现木脚步样。强制小跑，步幅缩短，后躯摇摆。转弯，后退少步，甚至前蹄践踏后蹄。急退易坐倒，起立困难。站立时后坐瞌睡，后坐到一定程度猛然立起；后坐时如臀端依靠墙柱，便导致上下反复磨损尾根，导致尾根被毛脱落。随着病情加重，病马阴茎脱出下垂，尿淋漓或尿频，尿色呈乳状，重症者甚至尿闭、粪闭。

病马体温、呼吸、脉搏和食欲均无明显变化。血液检查常见嗜酸性粒细胞增多。有时幼虫也可移行至马的眼房内，潜伏2～3个月后，引起浑睛虫病。

（2）羊　绵羊和山羊脑脊髓丝虫病的症状也可分为急性型和慢性型，其中以慢性型多见。

1）急性型　羊突然倒地不起，颈部肌肉痉挛或强直，有时出现颈部歪斜，眼球上旋，出现兴奋、骚乱、空嚼、鸣叫等神经症状。急性抽搐期过后，如使羊站立，可见四肢强直，向两侧叉开，步态不稳，共济失调。如病羊颈部痉挛严重，可向歪斜侧转圈。急性型病羊可在数天内死亡。

2）慢性型　多见，病初患羊无力，步态不稳，多发生于一侧后肢。此时，呼吸、体温、脉搏均正常，患羊可正常存活，但多可见臀部歪斜、斜尾等症状；运动时步履不平，易跌倒，但可自行站起和行走，患羊仍可随群放牧，患病的母羊产奶量正常。后期病情逐渐加重，两后肢完全麻痹，患羊呈犬坐状，不能起立，但食欲和精神仍正常。病羊如长期卧地，会发生褥疮，食欲下降，逐渐消瘦，直至死亡。

病变主要表现为浆液性、纤维素性脑脊髓膜炎和寄生性、出血性、液化坏死性脑脊髓炎。病变主要在脑脊髓硬膜，蛛网膜，有浆液性、纤维素性炎症和胶样浸润灶，以及大小不等的红褐色、暗红色或绛红色出血灶，在其附近的病理组织切片中有时可见虫体的断面。脑脊髓实质病变明显，多见于白质区，可见由虫体引起的大小不等的斑点状、线条状的黄褐色破坏性病灶，以及空洞和液化灶。组织学检查表明，发病部位的脑脊髓呈现非化脓性炎症，神经细胞变性坏死，血管周围出血、水肿，并形成管套状变化。在脑脊髓神经组织的虫损性液化坏死灶内，往往可见大型的色素性细胞，经铁染色，可证实为吞铁细胞，是本病的一个特征性病理变化。此外，可见膀胱壁增厚，内充满絮状尿液，如膀胱麻痹，尿酸盐沉积呈泥状。

2. 对人的致病性 主要症状表现为下肢运动不灵活，有突然摔倒历史，严重者下肢麻痹、瘫痪。病人精神不振，发呆，嗜睡。有的病人可发生丝虫性结膜炎，出现羞明、流泪甚至失明等症状。

（五）诊断

1. 动物的诊断 当病马、病羊出现临床症状时做出诊断，为时已晚，难以治愈。因此早期诊断尤为重要。可用免疫学方法，用牛腹腔指形丝状线虫提纯抗原，进行皮内反应试验。其方法是每匹马注射抗原 0.1mL，注射后 30min，测量其丘疹直径，1.5cm 以上判为阳性，不足 1.5cm 为阴性。此外，还有免疫荧光技术、直接血凝试验、补体结合试验、琼脂凝胶免疫双向扩散试验等免疫检测方法和 PCR、DNA 杂交等分子生物学检测方法。

2. 人的诊断 在临床症状观察、病史和流行病学调查的基础上，结合免疫学方法（如琼脂凝胶免疫双向扩散试验）进行诊断。

（六）防制措施

1. 预防

（1）动物的预防 本病治疗困难，预防为主对于本病具有突出意义。

1）控制传染来源 马厩、羊圈应设置在干燥、通风、远离牛舍 1～1.5km 处；在蚊虫出现季节尽量避免马、羊与牛接触。在流行地区对牛进行普查，对被感染牛及时治疗。

2）切断传播途径 搞好马舍、羊圈卫生，铲除蚊虫滋生地，用药物驱蚊灭蚊。

3）药物预防 对新引进马及幼龄马、新引入的羊及羔羊在发病季节应用海群生进行预防注射，每月 1 次，连用 4 个月。绵羊按每千克体重 20～40mg 剂量隔 2 周连服 2 天。

加强饲养管理，增强机体抗病能力。

（2）人的预防 严防蚊虫叮咬，筛查疫区内牛只感染情况、及时驱杀牛体内的虫体。

2. 治疗

（1）动物的治疗 采用海群生，按每千克体重 50～100mg 内服和制成 20%～30% 注射液作肌内多点注射，连续用药 4 天为一疗程。

（2）人的治疗 早期病人可以用海群生进行治疗。

（七）公共卫生影响

脑脊髓丝虫病多发于马，也见于羊，人偶感。感染来源为寄生于牛腹腔的指形丝状线虫微丝蚴，传播媒介为吸血昆虫。在养牛区内流行季节需注意防控，防止昆虫吸血传播微丝蚴。该病具有一定的公共卫生意义。

（潘宝良）

◆ **参考文献**

邓定华，刘作臣 . 1993. 人兽共患病学［M］. 北京：蓝天出版社：168 - 173.

孔繁瑶 . 1997. 家畜寄生虫学［M］. 第 2 版 . 北京：中国农业大学出版社：220 - 222.

Wijesundera W S, Chandrasekharan N V, Karunanayake E H. 1999. A sensitive polymerase chain reaction based assay for the detection of Setaria digitata：the causative organism of cerebrospinal nematodiasis in goats, sheep and horses. Vet Parasitol., 81 (3)：225 - 233.

Wijesundera W S, Chandrasekharan N V, Karunanayake E H, et al. 1996. Development of a diagnostic DNA probe to detect Setaria digitata：the causative parasite of cerebrospinal nematodiasis in goats, sheep and horses. Br Vet J., 152 (5)：561 - 571.

第一二二章 吸吮科寄生虫所致疾病

吸吮属线虫所致疾病

吸 吮 线 虫 病

吸吮线虫病（Thelaziasis）是由吸吮线虫寄生于宿主眼部引起的人与动物共患寄生虫病。吸吮线虫最初由 Railliet 和 Henry（1910）在印度旁遮普地区犬眼结膜囊内发现。Fischer（1917）在我国重庆首次发现寄生于犬的结膜囊内。此后，国内外陆续有寄生于人眼和犬、猫等眼内的报告。因为多分布于亚洲地区，故又称东方眼虫，其引起的病又称东方眼虫病。另一种可寄生于人眼的是加利福尼亚吸吮线虫，主要见于美国西部的加利福尼亚州，少量病例也见于西雅图。

（一）病原

1. 分类地位 结膜吸吮线虫（*Thelazia callipaeda*）在分类上属线形动物门（Nematoda）、尾感器亚纲（Phasmidea）、旋尾目（Spirunata）、吸吮科（Thelaziidae）、吸吮属（*Thelazia*）。该类虫种较多，据苏联学者斯克鲁亚宾（1949）的描述已有 33 种，以后陆续有新种报道，在我国报道的已达 13 种。大部分为动物寄生虫，寄生于鸟类和哺乳类的泪管、瞬膜或结膜囊内的一类线虫。其中结膜吸吮线虫和加利福尼亚吸吮线虫（*T. callipaeda*）有人体寄生的报告，我国人体病例中报道的皆为结膜吸吮线虫。

2. 形态特征 虫体细长，白色半透明，好像一段白线，有时虫体可从宿主的眼球表面一过性蠕动爬行。虫体经固定变成乳白色。体表除头部和尾部外，均具有粗横纹，致使边缘呈锯齿样。头端钝圆，具有内外 2 环乳突，内环乳突 6 个，外环在亚腹和亚背各有 1 对乳突；两侧各有 1 个化感器。口无唇，具角须的口腔，食道圆柱形，神经环位于食道的中部（图 122-1）。

雄虫长 4.5～17.0mm，宽 0.2～0.8mm，尾端向腹面卷曲。肛门周围有不带蒂的形似乳房状乳突 12～14 对。其中肛前 8～10 对（含肛旁 1 对），于左亚腹侧及右亚腹侧排列成两行。肛后乳突为 4 对是恒定的，有鉴定虫种的意义。雄虫有交合刺 2 根，长短、形状各异，短交合刺粗短而宽，在腹面有明显的纵行凹槽，呈长匙状；长交合刺细长，从短交合刺的凹槽内伸出。

雌虫长 6.2～23.0mm，宽 0.3～0.85mm。肛门靠近尾端的腹面，如半开口的二片蚌壳，横向排列。肛门前后无乳突。尾感器 1 对，位于尾端腹面的两侧，较大。阴门位于虫体前端食管与肠管连接处之前的腹面。30 天左右龄的雌虫子宫内充满着卵，卵大小为（44～60）μm×（30～

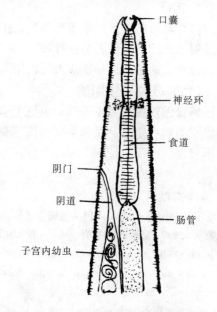

口囊

神经环

食道

阴门

阴道

肠管

子宫内幼虫

图 122-1 结膜吸吮线虫雌虫头部
（引自王增贤）

40）μm。35 天龄的雌虫近阴道处子宫内卵已变形失去椭圆形，此时幼虫较长呈盘曲状，原来的卵壳已演变为鞘膜，多余鞘形成一个较大的鞘膜囊，拖挂在幼虫尾部。产出来的幼虫叫做初产蚴，体被鞘膜，尾部拖连一个膜囊。产出幼虫的大小为（350～414）μm×（13～19）μm。

（二）生活史

结膜吸吮线虫的中间宿主为冈田绕眼果蝇。虫卵被果蝇吞食后，经过 27～31 天的发育为第三期幼虫，具有感染终末宿主的能力。当阳性的果蝇接触终宿主的眼睛分泌物时，幼虫穿出蝇的唇瓣，移到终宿主的眼睑上寄生。经 30～32 天发育成熟，雌虫子宫中开始形成虫卵，经 29～32 天的发育，虫卵内含有幼虫。在犬眼内成虫多数寄生在瞬膜囊内，在人眼内成虫多数寄生在结膜囊内，亦有寄生于眼前房及眼睑乳突状瘤内、泪腺、结膜下及皮脂腺管内等。

虫体的生命力很强，寿命达 2 年以上，直接接触也可获得感染。

（三）流行病学

1. 传染来源和传播途径　本病传染来源主要为犬，其次为猫、兔等动物。已经证明冈田绕眼果蝇为结膜吸吮线虫的传播媒介。该种果蝇除喜食一些水果肉汁外，对犬等动物眼及人眼具有明显的趋向性而食取泪液及分泌物。当犬眼分泌物中有结膜吸吮线虫的初产蚴被冈田绕眼果蝇食入，在果蝇体内经发育为感染期蚴后，当果蝇再次吸取泪液时，感染期蚴便从口器中逸出，而进入其他犬等动物或人眼内导致感染。值得指出的雌、雄两性冈田绕眼果蝇，皆可以生物性传播方式进行本病的传播。

2. 宿主和寄生部位　吸吮线虫主要寄生在犬、猫和兔等的眼部，同时也寄生于人眼。

3. 分布与流行　结膜吸吮线虫病在亚洲分布范围很广，北起自俄罗斯的伯力，南至印度尼西亚，东自日本，西至印度。在印度、缅甸、菲律宾、泰国、日本、朝鲜、俄罗斯的远东地区及我国均有人体病例报告，并且病例数仍在不断增多。据 Yamaguti（1961）的记载，北美也有本虫的分布。我国的人体病例报告于 1917 年，为世界最早发现，其后我国和亚洲其他一些国家陆续出现较多病例报道。山东、江苏、湖北、安徽、河南、云南、河北、四川、重庆、贵州、辽宁、北京、广西、陕西、广东、天津、黑龙江、江西、浙江、上海、湖南、福建、吉林、山西、内蒙古 25 个省、自治区、直辖市都有报道。尤其前 4 个省的病例数较多，都在 40 例以上。结膜吸吮线虫病不仅散布全国各地，并存在着相对病例较集中的局部流行区。

冈田绕眼果蝇在我国分布广泛，除安徽淮北地区、江淮地区及大别山区有分布外，王增贤等于 1998 年、1999 年分别在河北省廊坊地区和河南省固始县的农村皆捕获大量该种果蝇。该种果蝇出现的季节为 5～11 月，出现的季节高峰为 6～10 月，这与吸吮线虫在幼犬眼内感染的季节高峰相一致。该种果蝇活动在村周树林、作物间及庭院等各处，但不进入室内活动，所以说结膜吸吮线虫感染是在室外。

根据国内外人体病例资料，年龄最小者 3 个月，最大者 88 岁。人群不分年龄、性别皆可感染，农村多于城镇，农村儿童尤其幼小少儿较为多见。可能由于年龄小，不注意面部清洁，加上该种果蝇叮眼时，幼儿防御能力较弱有关。尤其在室外玩耍或在室外睡觉时，容易被果蝇叮眼而感染。

（四）对动物与人的致病性

1. 对动物的致病性　致病作用主要表现为机械性损伤结膜和角膜，引起结膜角膜炎，如继发细菌感染时，最终可使眼睛失明。患病动物由于虫体的刺激而眼部发炎、发痒，常摇头、不安或将患部抵于物体上摩擦，或用脚爪挠眼。患眼眼睑水肿，结膜充血，发红，怕光，流泪，眼分泌物增多，呈浆液性、黏液性或有淡黄白色黏脓性眼屎黏附于患眼角处。严重病例，可见角膜混浊。

2. 对人的致病性　当含有结膜吸吮线虫感染期蚴的果蝇叮附人眼后，症状随之出现并逐渐加重。致病作用与虫体数量和发育阶段有关，当虫体进入眼部的初期，即是发育早期的小童虫，如果数量多达 20 条以上时，可见搔痒、眼结膜轻度充血等症状。当感染虫数少时，早期的症状体征轻微。进入眼内的虫体，经 5 周发育为成虫，成虫体表环纹游离缘锐利，当虫体蠕动时可产生刺激或划伤结膜、角膜组织。虫体口囊发达，吸吮力强，虫体吸附所产生的机械性刺激是导致炎症的一个因素。易合并继发性细菌感染，可加剧炎症发展的程度。虫体产生的分泌物及代谢产物，形成化学性刺激，是导致眼部损伤的原因之一。患者一般都有异物感，还有痒感、刺痛、畏光、流泪、眼部分泌物增多等症状。如果寄生于眼前房，眼前可见丝状物飘动，并有眼睑水肿，结膜充血、发炎或形成小溃疡面。还可致睫状体充血，房水混浊，瞳孔散大，视力下降，眼压增高，也可引起继发性青光眼等。在泪小管内寄生时，可引起泪点外翻。虫体若达球结膜或睑结膜下，可导致肉芽肿，也有在眼睑乳头状肉芽肿内发现幼虫的报道。

（五）诊断

1. 人的诊断 根据病史，对于眼部具有异物感等刺激症状长达 40 天或以上者，可先取其眼内眦处分泌物，压片镜检发现有卷曲的幼虫——初产蚴，即可诊断为结膜吸吮线虫感染。还可采取提起上眼皮暴露结膜囊上侧、外侧腔隙，仔细观察结膜囊内有无活动的或卷曲成团的虫体，用小镊子将可疑物取出，置入有生理盐水的平皿中，使虫体即可蠕动，用显微镜可明确诊断。对于幼小儿童难于合作又是可疑病人，眼皮又紧，不能提起上眼皮暴露囊腔者，用 2% 可卡因或 1% 丁卡因药水，滴入眼内 2～3 滴，5min 左右，虫体受药水作用后，可随药水及泪液的溢出而外露，用镊子取下虫体镜检即可诊断。

2. 动物的诊断 在眼内发现虫体即能确诊。虫体爬至眼球表面时，很容易被发现，检查的方法同人。

（六）防制措施

1. 预防

（1）人的预防 加强健康教育，注意个人卫生，特别对幼儿，使其养成爱清洁讲卫生的良好习惯，保持面部清洁，以防止果蝇叮附眼部而感染本虫。

结合搞好环境卫生，消除果蝇的滋生地，减少其密度，对降低传播有一定作用。

（2）动物的预防 结膜吸吮线虫病的最重要的传染源为家养犬，在流行区它们感染率高，感染强度大。所以控制犬的数量或将犬拴养于室内，即可控制犬的感染。尤其在冬春季节，对犬进行全面普查，积极对病犬进行治疗，以减少或杜绝本病在犬中的流行，更可防止人体感染。

2. 治疗

（1）人的治疗 充分暴露上结膜囊，用消毒的眼科小镊子，取出虫体即可治愈。还可用 1% 的可卡因或丁卡因 2～3 滴滴入眼内，虫体即可随药液溢出而外露，用眼科小镊子取出虫体。也可用无菌生理盐水及洗涤橡皮球，冲洗眼结膜囊。收集洗眼液，从其沉淀中找出虫体，既是诊断又是治疗。给以抗菌眼药水滴眼，以防并发细菌感染。如果虫体钻进眼前房，需手术取出，以达治愈。

（2）动物的治疗 可参考人的治疗方法。

（七）公共卫生影响

结膜吸吮线虫主要危害犬、猫等动物，人偶感。受感染的人和动物均为传播来源，传播媒介为冈田绕眼果蝇。对该病需进行有效的综合防控，具有一定的公共卫生意义。

（路义鑫）

◆ **参考文献**

孔繁瑶 . 2000 . 家畜寄生虫学［M］. 北京：中国农业大学出版社：214 - 215.

李雍龙 . 2004 . 人体寄生虫学［M］. 北京：人民卫生出版社：202 - 204.

宁长申，张龙现，李玉伟，等 . 1997 . 犬、猫结膜吸吮线虫病的诊治［J］. 河南畜牧兽医，18（1）：47.

王增贤，杜继双，杨兆莘，等 . 1998 . 我国结膜吸吮线虫病流行因素及传播机制的研究［J］. 中国人兽共患病，14（4）：30.

王增贤，杨兆莘 . 1985 . 结膜吸吮线虫成虫和初产蚴扫描电镜的观察［J］. 安徽医学院学报，20（3）：1.

王增贤，杨兆莘 . 1995 . 我国结膜吸吮线虫生活史研究成果报告［J］. 生命科学，7（2）：30.

于恩庶，徐秉锟 . 1988 . 中国人兽共患病学［M］. 福州：福建科学技术出版社：826 - 829.

第一二三章　颚口科寄生虫所致疾病

颚口属线虫所致疾病

颚 口 线 虫 病

颚口线虫病（Gnathostomiasis）是由颚口线虫成虫寄生在哺乳动物、鸟类及爬行类等终末宿主的胃壁或其他组织器官引发的疾病。颚口线虫的种类很多，其中某些种类为人与动物共患性寄生虫，其幼虫偶可感染人体，引起人内脏和皮肤的幼虫移行症。

（一）病原

1. 分类地位　颚口线虫在分类上属线形动物门（Nematoda）、尾感器纲（Phasmidia）、旋尾目（Spirurata）、颚口科（Gnathostomatiidae）、颚口属（*Gnathostoma*）。主要虫种有棘颚口线虫（*G. spinigerum*）、刚刺颚口线虫（*G. hispidum*）和杜氏颚口线虫（*G. doloresi*）。

国外已报道的人与动物共患性颚口线虫种类主要有棘颚口线虫，成虫寄生于犬、猫、虎、狮、豹、貂、浣熊等食肉动物；刚刺颚口线虫和杜氏颚口线虫，成虫见于猪，包括家猪和野猪。这 3 种颚口线虫在我国都有存在（图 123 - 1）。

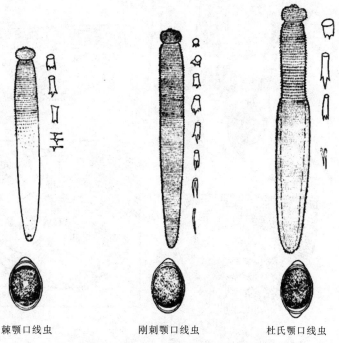

棘颚口线虫　　　　刚刺颚口线虫　　　　杜氏颚口线虫

图 123 - 1　三种颚口线虫雌虫及虫卵比较

（仿 Miyazaki，1966）

2. 形态特征　颚口线虫成虫常一至数条盘绕在宿主胃壁的瘤块内。虫体呈鲜红色，圆柱形，较粗大，壁半透明。头部与尾部均弯向腹面，以尾端的卷曲更为明显。其形态特征是头部略膨大成球形，上有许多环绕排列的倒钩或棘；身体全部或部分披棘，体棘的形状与大小因部位而异，在分类上甚为重要。口由1对肉质的唇围绕，每个唇上有一对下中乳突和一个侧乳突。颈腺2对，对称地排列在食道两侧。体前部的棘呈鳞片状，游离端有齿状缺刻，其形状和数目随种类不同而异。雄虫有尾翼和乳突，1对交合刺长短不等，有4对大的侧尾乳突和2对小的腹尾乳突。雌虫生殖孔位于体中部之后，阴道长。虫卵壳薄无色，一端或二端明显变细，似帽状突起。

颚口线虫第3期幼虫长0.36～3.2mm，不同种类长度各异，其中棘颚口线虫较大，另外两种较小。虫体含有血红色的体腔液。头球上有4环列小钩。每环列小钩数目在36个以上，环列愈往后则小钩数目愈多。幼虫全身披有许多单齿皮棘，约200环列以上。

（1）棘颚口线虫　雄虫长11～25mm，雌虫长18～27mm。头球上有8～11圈环列小钩。虫体前半部和尾部的体表披有角质小棘，棘的大小和形状随分布部位的不同而异。体前端的棘短宽，密集排列，尖端为3～4个小齿；食道中部体表的棘较细长，尖端为3个齿，且中齿较长；食道后方体表的棘细长，尖端为2～3个齿；体中前部体表的棘短小，呈三角形稀疏排列；体亚末端的棘小而尖（图123-2）。雄虫泄殖孔周围有一个Y形的无棘区。棘颚口线虫第二期及第三期幼虫形态见图123-3和彩图123-1。

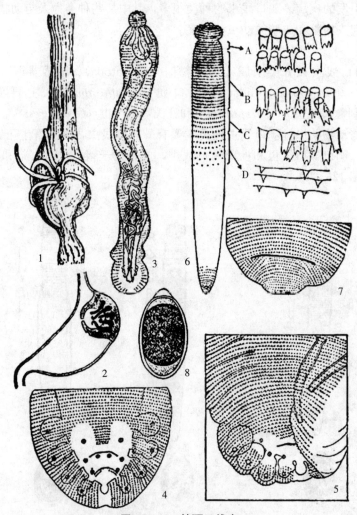

图123-2　棘颚口线虫

1. 寄生在鼬鼠食道壁的成虫　2. 成虫在猫胃中的寄生部位　3. 雄虫

4. 雄虫尾部腹面　5. 雄虫尾部及交合刺　6. 雌虫及体表小棘形态　7. 雌虫尾部腹面　8. 虫卵

（仿Miyazaki，1966）

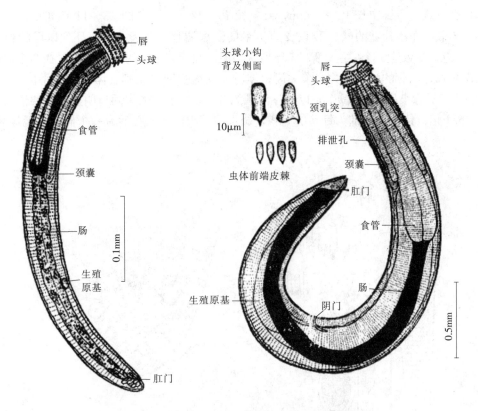

图 123-3 棘颚口线虫第 2 期幼虫及第 3 期幼虫

（仿 Miyazaki，1966）

（2）刚刺颚口线虫 雄虫长 15～25mm，雌虫长 22～45mm。头球上小钩 9～12 环列。第 1 环列小钩较尖细；第 2～8 环列小钩粗大，根部近长方形；后部 3 环列小钩又较细小。虫体全身布满小棘。体前 1/4 部体表棘呈鳞片状，棘的游离缘有大小和数目不同的小齿。体前端的棘较短小，游离缘为 3～5 个小齿；其后各环列的棘逐渐增大，齿数增多为 6～9 个齿；再后各环列的棘逐渐增长，而齿数减少为 2～3 个；最后棘尖细如针状（图 123-4）。

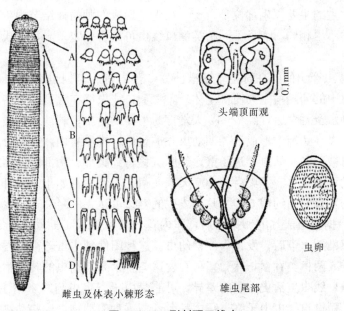

图 123-4 刚刺颚口线虫

（仿 Miyazaki，1960）

（3）杜氏颚口线虫 雄虫长 16～28mm，雌虫长 20～42mm。头球具 8～11 环列小钩，小钩基部膨大，尖端小。体表密布鳞片状的棘。第 1、2 环列棘的游离端有 3 个齿；第 4 环列以后的棘尖端齿数增多，为 5～6 个齿，少数达 7 个尖齿；第 16 环列后，尖齿逐渐减少，为 3～4 个齿，在 3 个齿的棘中，中央齿较边缘齿粗长；以后的棘末端为 2 个尖齿；体后部的棘呈针状无刺。体棘后缘小齿 1～7 个，体前1～18 环列的体棘后缘小齿数 3～7 个，以后逐渐减为 3 个，3 个齿的中间齿明显长于两侧齿，中齿约为侧齿的 4.4～5.1 倍。体的后半部为针状的单棘。雄虫尾部腹面泄殖孔后有一个椭圆形无棘区（图 123 - 5）。

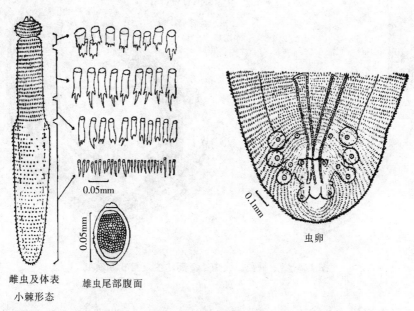

图 123 - 5　杜氏颚口线虫

（仿 Miyazaki，1960）

（二）生活史

棘颚口线虫为感染人的主要种，其次是刚刺颚口线虫。前者的终末宿主为犬、猫等，第 1 中间宿主是剑水蚤，第 2 中间宿主是淡水鱼类、蛇、蛙等；后者的终末宿主为猪，其中间宿主是剑水蚤。

颚口线虫在终末宿主的主要寄生部位是胃壁，在胃壁形成的肿瘤样结节内生活。关于颚口线虫的发育过程，各种专著叙述不尽相同，而且不同种类颚口线虫可能有一定差异，杜氏颚口线虫生活史至今尚未彻底阐明。

1. 棘颚口线虫 雌虫产出的卵在寄生结节破溃后，落入胃腔。但也有人认为虫卵是从结节中央的小孔进入胃腔，进入胃中的卵随宿主粪便排至体外。棘颚口线虫卵在温度为 27～31℃的水中，约经 1 周孵出第 1 期幼虫；被剑水蚤吞食后，经 7～10 天发育为第 2 期幼虫；若淡水鱼类吞食了含有第 2 期幼虫的剑水蚤后，大部分幼虫在鱼肉中形成第 3 期幼虫并被包于纤维质囊内，少部分进入肝脏被透明质膜囊包裹。犬、猫等吃鱼时被感染。幼虫穿过肠壁，经肝脏移行到腹部、胸部的各器官及肌肉和组织间或体壁等处，最后到胃壁发育为成虫。感染后约 100 天，在宿主粪便中开始出现虫卵（图 123 - 6）。也有认为虫体在终末宿主内的发育时间约需 6.5 个月。成虫的寿命可达 10 多年。

2. 刚刺颚口线虫 据报道成熟的卵排出后，卵内首先发育形成 1 期幼虫，之后再变成带鞘的 2 期幼虫，从卵中逸出；感染剑水蚤后，发育为 3 期幼虫。这种阳性剑水蚤若被猪吞食，即感染猪；但这种剑水蚤，如若先被鱼类或两栖类吞食，然后猪再吞食这些含第 3 期幼虫的转续宿主，同样可被感染。

有学者认为两种颚口线虫生活史方式的差异，可能是由于寄生虫与终末宿主之间的接触关系不同，经过长期适应而形成。棘颚口线虫由于终末宿主是犬、猫等食肉动物，这些动物往往通过食生肉，即生食鱼或其他一些转续宿主而获得感染；而刚刺颚口线虫的终末宿主是猪，猪是杂食动物，以食青饲料为

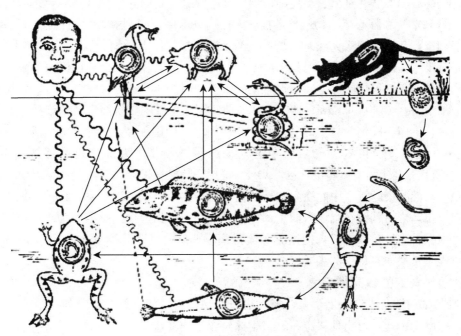

图 123 - 6 棘颚口线虫生活史

（仿 Miyazaki，1966）

主，生食鱼肉的机会极少，而含有幼虫的剑水蚤却易随青饲料和饮水进入其体内。因此，在长期适应过程中，逐渐形成了直接从剑水蚤获得感染的特性。

蝲蛄、蟹、蛙、蛇、龟、鸡、鸭和多种哺乳动物等可作为颚口线虫的转续宿主，幼虫在它们体内一般不发育，停留在第3期幼虫阶段，长期存在于这些动物的组织内，一旦被犬、猫吃入，也可造成感染。

人并非本虫的适宜宿主，常通过生食或半生食含第3期幼虫的淡水鱼类或转续宿主而遭受感染。第3期幼虫在人体内可以移行，但通常不能发育为成虫。

（三）流行特点

1. 棘颚口线虫 棘颚口线虫是人体的主要致病虫种，为 Owen（1836）在伦敦动物园虎胃壁肿瘤内首次检得并命名。Deuntzer 于 1887 年首次在泰国一名妇女的胸部瘤肿内也发现了该种寄生虫，之后相继在许多国家都有人类感染的报告。我国本土最早的病例是 Famura 于 1919 年在我国居住的一位日本妇女体内发现。棘颚口线虫广泛分布于 20 多个国家和地区，包括巴基斯坦、巴勒斯坦、以色列、尼泊尔、印度、孟加拉国、泰国、缅甸、柬埔寨、老挝、日本、菲律宾、印度尼西亚、马来西亚、斯里兰卡、美国、厄瓜多尔、赞比亚、俄罗斯、澳大利亚、朝鲜、中国、欧洲等。

人的感染在泰国、日本、越南、中国、印度尼西亚、马来西亚、菲律宾、澳大利亚、以色列、缅甸、柬埔寨、印度、孟加拉国和巴基斯坦等国家都有报告。棘颚口线虫病以东南亚地区为主。人体感染以泰国和日本多见，可能与这两国人皆有食生鱼的嗜好有关。而近十年来文献报告的病例以泰国居首位。世界各地报道可作为棘颚口线虫第2中间宿主和转续宿主的动物有 100 多种，包括鱼类、两栖类、爬行类、鸟类和哺乳类等。与人感染关系最为密切的鳢属（*Ophiocephalus* spp.）淡水鱼，无论在日本或泰国感染都是很严重的，在日本，某些地区乌鳢的感染率可高达 80.4%，人的感染率可占整个人口的 3.2%。在我国此属淡水鱼感染率亦颇高，唯幼虫进入鱼体后的情况与日本不同，虫体多在肝脏寄居，在肌肉中发现者极少。

2. 刚刺颚口线虫 是 Fedechenke（1872）首次在土耳其的野猪和匈牙利家猪胃中发现并命名。后来在亚洲、非洲、欧洲和大洋洲相继发现，如印度、越南、缅甸、泰国、柬埔寨、斯里兰卡、马来西亚、菲律宾、土耳其、苏联、刚果、奥地利、匈牙利等国家；我国陈心陶（1936）在广州首次发现于家猪。Morishita（1923）和陈心陶（1949）各报告人体病例1例。刚刺颚口线虫在我国家猪感染很普遍，根据陈清泉等调查，其流行地区大致有两类：一类是湖区型，如洪泽湖、洞庭湖和安徽地区的湖泊等，其流行特点是感染率高而密集；另一类是山区型，如福建、广东和江西等地山区，其流行特点是感染率低且散发。剑水蚤和鱼、鼠、蛇等是猪获得感染的重要来源。

3. 杜氏颚口线虫 是 Tubangui（1925）从菲律宾野猪胃壁中获得而定名。该种寄生虫分布于菲律宾、印度、日本、泰国、缅甸、越南、马来西亚、新加坡、中国、新几内亚和苏联远东地区。Koga 等（1981）报道了杜氏颚口线虫3期幼虫对哺乳动物的易感性，认为这种线虫可能感染人体。Nawa（1988）在日本首次报告1例人体病例，接着 Ogata（1988）又报道3例。本虫的第1中间宿主种类基本同棘颚口线虫。自然感染的第2中间宿主和转续宿主已报告12种。Chiu（1959）在我国台湾野猪体内检获杜氏颚口线虫，之后陆续在福建、四川、广东等地发现。我国猪的感染率为 $1\% \sim 20.7\%$，感染强度 $1 \sim 48$ 条。根据林秀敏等（1987）的试验和流行病学调查，发现我国蛙类杜氏颚口线虫的感染率很高，推测蛙可能是传播本寄生虫的主要媒介。

（四）对动物与人的致病性

1. 对动物的致病性 成虫寄生于犬、猫、猪等动物胃内，使胃壁产生瘤肿或结节。犬、猫的症状表现为厌食，呕吐和消瘦，可出现胃穿孔。寄生部位亚黏膜纤维增生，血管增粗，结节周围充血发炎，黏膜和结节表面呈干酪样坏死。周围胃腺肿胀，充满黏液，近胃腺开口处，呈压迫性萎缩，黏膜肌层由于结缔组织的纤维化增生而变厚。当幼虫移行至肝脏，其表面出现斑痕，肝组织被穿成隧道，影响肝的功能。猪的颚口线虫病，在受侵袭的初期 $7 \sim 21$ 天内，幼虫移行于肝脏，由于虫体的机械损伤和毒素作用，破坏组织，引起炎症，肝小叶结缔组织增生，严重者肝肿大或硬化。血象检查显示嗜酸性粒细胞增多，有时因虫体穿破门静脉造成内出血，常使小猪致死。后期虫体寄生于胃内，头球钻入胃黏膜。严重感染时，使胃壁形成众多瘤肿和腔窦，多者在1个胃底部有380多个虫洞。胃底大面积发炎，引起溃疡或穿孔。临床表现为食欲减退，时常出现呕吐或厌食，严重影响猪的生长和发育。

2. 对人的致病性 人颚口线虫病一般由第3期幼虫或未性成熟的早期成虫引起，分为皮肤型和内脏型两类。所致的病害部位极为广泛，几乎在全身各处，包括额、耳、眼、面、咽喉、颈、手、胸、腹、阴茎和子宫等处。可在脑脊髓和消化、呼吸、泌尿、皮肤等系统组织移行，导致内脏和皮肤的幼虫移行症。损害表现为机械性损伤以及虫体周围的炎症、毒性和变态反应。Miyazaki（1966）研究证明颚口线虫的毒素是由食道腺分泌的，其成分含有类乙酰胆碱（acetylcholine-like）、透明质酸酶（hyaluronidase）和蛋白水解酶（proteolytic activities）等物质。由于虫体寄生部位的不同，可产生不同的症状。

皮肤型颚口线虫病显示在人的胸、腹部、四肢和脸部的皮肤或黏膜上，出现间歇性大小不一（豌豆到鸡蛋大小）的移行肿胀，即"长江浮肿症"。肿胀处手压不凹陷，持续时间 $1 \sim 2$ 周，少数病例出现线状匐行疹肿块及炎症反应；发痒或刺激性痛，有些病例痒而不痛，少数病例肿块不痒不痛；有时虫体会自动从皮肤脓肿逸出；血检有嗜酸性粒细胞增多。内脏型颚口线虫病在各内脏器官均有报告，包括肺、气管、咽喉、胃肠道、尿道、子宫、阴茎、眼、耳、脑和脊髓等。其病害随寄生部位而异，一般损害部位出现急性或慢性炎症并发出血、组织坏死和纤维化形成，肿块具有或不具有压迫性症状和刺激性痛。幼虫在腹腔内移行到肝脏时，患者可有恶心呕吐，上腹疼痛等；波及眼部可导致失明；出现于眼前房而引起疼痛、羞明和流泪；在肺部和支气管内出现时，引起咳嗽、肺萎陷和肺实变。在人体，幼虫进入眼、脑的比例相当惊人，并以嗜酸性粒细胞增多性脑脊髓炎的后果最为严重，甚至可导致患者死亡。临床表现有严重的神经根痛，四肢麻痹，突发的嗜睡到深度昏迷，脑脊液大多为血性或黄色，在脊髓可找到虫体。Punyagupta 等（1975）对泰国 646 名从 1905—1968 年的脑脊液嗜酸性粒细胞增多患者进行了分析研究，发现 484 名患者的典型嗜酸性粒细胞增多性脑脊髓炎是由颚口线虫引起。

（五）诊断

1. 临床诊断　目前尚无一有效临床诊断方法，下列内容可作为临床诊断参考依据：具有皮肤或内脏颚口线虫病临床症状和体征；曾吃过生的或未经煮熟的鱼、蛙、鸡及其他转续宿主的肉；或长期与可能带有传染来源的肉类接触，因为通过皮肤亦可遭受感染。另外，血液学检查显示颚口线虫病病人通常嗜酸性粒细胞增多，范围在10%～96%之间。

2. 病原学诊断　动物颚口线虫感染一般采用粪检，查到虫卵即可确诊。人颚口线虫病皮肤型通过体表病变组织检获虫体而确诊。有的病例也可在眼、子宫颈部、尿或痰中发现虫体。但由于取得的虫数往往只有一条，而且多为幼虫或未成熟的成虫，鉴别虫种较为困难。Akahane（1986）应用组织学方法研究了棘颚口线虫、刚刺颚口线虫和杜氏颚口线虫的第3期幼虫肠上皮细胞形态，发现这三种线虫的第3期幼虫肠上皮细胞的细胞核数目有显著不同，可作为鉴别虫种的依据，这个发现在临床实践上具有重要性。

3. 免疫学诊断　免疫诊断有皮内反应、血清沉淀和尿沉淀方法等。据报道对早期诊断及疗效考核有一定意义。据Omeno（1960）报告，血清沉淀及尿沉淀反应似乎较皮内试验为佳，它们不仅能早期发现患者，而且在摘除虫体后反应迅速转阴，因此还可用以考核疗效。Sasada等（1979）用棘颚口线虫患者的血清与棘颚口线虫的成虫和幼虫抗原作对流免疫电泳试验，也显示阳性反应，但与杜氏颚口线虫抗原不起作用。Tada等（1987）用杜氏颚口线虫成虫抗原，以酶联免疫吸附试验和琼脂糖双扩散试验分别检测30和50名临床诊断为颚口线虫感染的病人，结果酶联免疫吸附试验的阳性率为73%，双扩散方法为64%，双扩散方法检出率虽然比酶联免疫吸附试验低，但特异性比酶联免疫吸附试验高。

4. 鉴别诊断　对非移行型的感染，必须注意与疖肿或其他局部细菌性病变相鉴别。对移行型的必须与钩蚴移行症、皮肤型并殖吸虫病和皮肤蝇蛆病相鉴别。

（六）防制措施

1. 预防

（1）加强宣传教育　使人们认识到防止动物和人受虫体感染是防制颚口线虫病流行的重要环节，要做到不吃生的或未煮熟的鱼或其他肉类。据报道鱼体内的颚口线虫幼虫70℃ 5min就可被杀死；也可将鱼用浓醋浸渍5.5h后再食用。另外，经常与易带虫鱼肉接触的人员，操作时应携带橡皮手套，养成良好的个人卫生习惯，以防经皮肤感染。

（2）加强对犬、猫、猪的饲养管理　防止犬、猫、猪的粪便污染环境。特别对猪来说，不要用含传染来源的池水或含有本病原的动物下脚料喂猪，必要时需经煮沸以杀灭虫体。要加强屠宰场和猪舍的粪便管理，屠宰场清洗猪胃肠道的污水和猪粪下田前，必须经过无害化处理。

2. 治疗

（1）人的治疗　目前尚无特效药物，可采取手术摘除。但Brumpt等（1973）、Oshima等（1977）和Daengsvang（1981）曾先后应用噻苯咪唑治疗颚口线虫病或疑似颚口线虫病的患者，收到一定效果。1973年Jaroonvesama等给患者服用强的松或硫酸奎宁后，均使移行性肿块发生消退。1975年Nitidandhaprabhas等给累及泌尿系统的患者试服噻苯咪唑和甲硝哒唑，2个月后尿内出现一条活的雄虫。

（2）动物的治疗　对猫、犬、猪等动物，应以预防感染为主。陈清泉等（1990）报告用丙硫苯咪唑按每千克体重20mg一次给猪口服，可杀灭移行于肝脏的幼虫；用丙硫苯咪唑或磷酸左咪唑按每千克体重10～15mg，一次口服可取得对成虫的最佳驱虫效果。1971年Daengsvang等对试验或自然感染的猫进行了治疗试验，发现注射2，6-双碘-4-硝基酚3天后，胃肠道内的成虫几乎全部死亡；如果以较小的剂量，每隔10天注射1次，共注射12次，则对移行期的幼虫也有很好的治疗效果。

（七）公共卫生影响

棘颚口线虫、刚刺颚口线虫和杜氏颚口线虫在我国都有存在，其中棘颚口线虫的终末宿主是犬、猫等食肉动物；而刚刺颚口线虫和杜氏颚口线虫的终末宿主则是猪；这些宿主与人关系非常密切，人体感染多呈散在分布。人并非是颚口线虫的适宜宿主，从人体获得的虫体绝大多数为第3期幼虫或未性成熟的早期成虫，它们能引起人内脏和皮肤的幼虫移行症。

棘颚口线虫是人体的主要致病种，分布于我国北京、上海、河南、浙江、江苏、湖北、山东、湖南、福建和广东等10多个省和直辖市。我国人的感染见于广东和浙江等地，已发现30余例。犬猫等终末宿主是本病的主要传染源，国内对猫的调查结果表明，感染率为1.5%～40%；鸡、鸭可能也是最重要的传染来源。人感染主要是食入了含有感染性幼虫的生的或未煮熟的淡水鱼、蛙、蛇、禽类等肉食所致。我国江苏洪泽湖地区几种食用鱼感染率高达37.5%～68.4%。因此在调制生鱼或生肉食品时，以及敷贴蛙、蛇等的生肉膏药治疗某些疾病时，都可能发生传播。据国外报道，感染的趋势是女性多于男性。除上述感染方式，还可经皮肤或经胎盘得到感染。泰国曾报道2个婴儿胎内感染病例。

刚刺颚口线虫在我国北京、新疆、河南、浙江、江苏、安徽、湖北、云南、江西、湖南、福建、广东、广西和台湾均有报告；而鳝、鳜、乌鳢和泥鳅是我国人体感染该种寄生虫的主要疫源动物。杜氏颚口线虫在我国见于四川、云南、福建、广东、广西和台湾等地，推测蛙可能是传播本寄生虫的主要媒介。因此生吃或吃未煮熟的水产品是造成感染这些寄生虫的重要原因。

控制人感染颚口线虫，主要是要加强科普宣传教育，改变不良的卫生和饮食习惯，不要吃生的或未煮熟的鱼或其他水产品及肉类。加工鱼类的人员操作时应注意防护，以防经皮肤感染。另外，与上述3种颚口线虫终末宿主接触时，也要加以注意。

（杨晓野）

◆ **参考文献**

孔繁瑶.1997.家畜寄生虫学［M］.第2版.北京：中国农业大学出版社.

唐仲璋，唐崇惕.1987.人畜线虫学［M］.北京：科学出版社.

魏曦，刘瑞三，范明远.1982.人兽共患病［M］.上海：上海科学技术出版社.

于恩庶，徐秉锟.1988.中国人兽共患病［M］.福州：福建科学技术出版社.

詹希美.2001.人体寄生虫病［M］.第5版.北京：人民卫生出版社.

赵辉元.1998.人兽共患寄生虫病学［M］.延吉：东北朝鲜民族教育出版社.

中国人民解放军兽医大学.1993.人兽共患病：下册［M］.北京：蓝天出版社.

中国医学百科全书编辑委员会.1983.寄生虫学与寄生虫病学［M］.上海：上海科学技术出版社.

左仰贤.1997.人兽共患寄生虫学［M］.北京：科学出版社.

Marquardt W. C.，Demaree R. S. J. 1985. Parasitology. New York：Macmillan Publishing Company.

Sylvia P，Diaz Camacho，Kaethe Willms，et al. Morphology of Gnathostoma spp. isolated from natural hosts in Sinaloa，Mexico. 2002. Parasitology Research.，88（7）：639-645.

第一二四章　筒线科寄生虫所致疾病

筒线属线虫所致疾病

筒 线 虫 病

筒线虫是寄生于哺乳动物和鸟类消化道的一类线虫呈世界性分布。其中美丽筒线虫成虫主要寄生于牛、羊等反刍动物和猪，马属动物、猴、熊、鼠和刺猬等也可被寄生，偶可感染人体，引起人与动物共患性筒线虫病（Gongylonemiasis）。

（一）病原

1. 分类地位　筒线虫在分类上属线形动物门（Nematoda）、尾感器纲（Phasmidia）、旋尾目（Spirurata）、筒线科（Gongylonematidae）、筒线属（*Gongylonema*）。能引起人与动物共患的虫种是美丽筒线虫（*G. pulchrum*）。按照 Yamaguti（1991）的描述，筒线属共有 34 个种。Baylis（1925）指出：其中包括癌筒线虫（*G. neoplasticum*）在内的 8 个种是美丽筒线虫的同种异名。癌筒线虫寄生于鼠食管，据认为经常刺激寄生部位，可引起食管癌变。

2. 形态特征　美丽筒线虫成虫细长，乳白色，寄生于反刍动物者较寄生于其他动物及人体者为大。在寄生部位，时常回旋弯曲呈城墙垛状或锯刃状。虫体前部有许多大小不同的圆形或卵圆形表皮隆起。虫体口孔细小，漏斗形，围有 2 个前缘各分为 3 叶的侧唇，每叶上各有 1 个小乳突。在两侧唇间尚有狭小的背唇和腹唇，其上有同样大小的乳突各 1 个。唇外围有一环领，其上有 4 个亚中双乳突及 2 个侧感

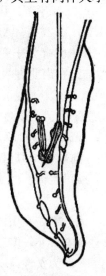

雄虫尾部

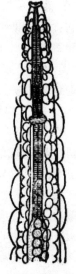

雄虫前部

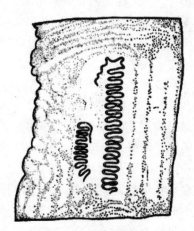

宿主食道黏膜上的雌雄成虫

图 124 - 1　美丽筒线虫

（仿冯兰州，1935）

器。颈乳突呈纽扣状，表面内陷，位于神经环前缘两体侧。颈翼发达。食道分为前肌质部和后腺体部，排泄孔开口于食道两部连接处腹面（图124-1）。

雄虫大小为（21.5～62）mm×（0.1～0.36）mm。雄虫尾部有明显的尾翼，稍不对称，其上有许多排列不对称的尾乳突。交合刺2根，长短和形状各异，有引器（导刺带）。

雌虫大小为（51.2～150）mm×（0.2～0.53）mm。雌虫尾端钝锥状，不对称。阴门位于肛门的稍前方，略隆起。阴道甚长，由后端伸至虫体中部。虫卵椭圆形，大小为（50～70）μm×（25～42）μm。卵壳厚而透明，从虫体产出时其内已含有发育的幼虫。

（二）生活史

成虫寄生在终末宿主的食道、口腔、咽、瘤胃等部位的黏膜中或黏膜下层。雌虫产出的虫卵（含第1期幼虫）可由寄生部位黏膜的破损处落入消化道并随粪便排出。若被甲虫或蜚蠊吞入，卵内幼虫在昆虫体内孵出，穿过肠壁进入血腔。感染试验表明：幼虫的第1次及第2次蜕皮于感染后第17～18天和第27～30天进行，至第30～32天发育成囊状的感染性幼虫。终末宿主吞食含此期幼虫的昆虫后，即遭受感染。感染性幼虫自宿主胃内释出，向前移行至食道、咽、口腔或其他邻近器官黏膜内或黏膜下层寄生，约2个月发育为成虫。

成虫在家畜等动物宿主体一般多在食道及咽部黏膜见到，在人口腔内的寄生部位依次为上下唇、颊部、舌部、硬软腭、齿龈、扁桃体附近等。成虫在人体寄居一般不产卵。虫体常在黏膜下的疏松结缔组织内游走，寄生部位不固定，移动速度较快（约1cm/2h），路线呈之字形，且可时隐时现。寄生数量为1条至数十条不等，在人体存活时间多为1.5年左右，也有5年以上的记录，甚至可长达10年。

（三）流行病学

1. 传染来源与传播途径 本病的主要传染源是牛、羊和猪等家畜，人体感染并不常见。人感染的传播途径可能是通过误食本虫的中间宿主如蜚蠊、甲虫、螳螂、蝗虫、天牛或蝈蝈等；或饮用被本虫感染期幼虫所污染的食物和水。

2. 易感动物与寄生部位 牛羊等反刍动物和猪是主要宿主，马属动物、猴、熊、鼠和刺猬等也可被寄生，偶可感染人体，引起人与动物共患性筒线虫病。寄生于宿主的消化道，主要是消化道的上部，食道和反刍动物的瘤胃。

3. 分布与流行 家畜寄生有美丽筒线虫的报道已有不少，如 Zinter（1971）在美国某屠宰场共检查1 518个猪舌，检获阳性80只；苏联（1972，1973）曾报告猪的感染率为14%和18.7%；波兰、美国、意大利、苏联在1966—1988年，分别报道了牛的感染率0.45%～97.5%不等；Ramishvili（1973）在苏联和 Acevedo（1989）在墨西哥分别报道了羊的食道感染率为41.3%和26%。Azimow等（1972）在苏联报道的山羊和绵羊的感染率分别是35.8%和87.5%。另外，国外也有关于鹿和兔被寄生的报道。我国最早在1925年，于台湾羊的食道壁上发现美丽筒线虫，此后陆续在南北方的许多省、自治区、直辖市的黄牛、水牛、牦牛、羊、猪、马、骡等家畜体发现美丽筒线虫，感染率从0.5%到66%不等。陕西曾报道（1978）陕西北部8个县的马属动物（马、骡、驴）平均感染率为18.3%，动物食道内壁密布虫体，多达80条。浙江报告（1986）11个县、市牛的感染率为1.5%，羊为4.7%。

人体寄生的最早病例是由 Leidy（1850）在美国费城发现的。此后世界各地陆续有散在的病例报道，如意大利、美国、西班牙、苏联、新西兰、保加利亚、罗马尼亚、斯里兰卡、摩洛哥、奥地利、土耳其、匈牙利、中国、德国及澳大利亚等。

感染本虫与性别和年龄无显著关系，主要可能取决于饮食或饮水习惯。例如在山西有些地区的儿童喜烧食粪甲虫，因此儿童感染率较高；此外喝过坑水的野外作业工人感染本虫亦较多。我国病例的最小年龄为6岁，最大年龄为62岁。山东牟平县的26例中，8例为男性，18例为女性。

美丽筒线虫的终宿主和中间宿主的范围非常广泛。终末宿主包括黄牛、水牛、瘤牛、山羊、绵羊、马、驴、骡、骆驼、鹿、家猪、野猪、猴、熊、鼠、兔、刺猬、臭鼬、犬、白尾鹿、灰松鼠、河狸、瞪羚等动物。猪、鼠、豚鼠、兔、小鸡和火鸡可作实验动物宿主。牛、山羊、绵羊和猪为本虫的专性宿主，而人偶可被寄生。中间宿主根据各国的记录，为鞘翅目（Coleototera）金龟子科（Scarabaeidae）、拟步行虫科（Tenebrionidae）和水龟虫科（Hydrophilidae）的多种甲虫。Gafurov（1971）列出了金龟子科中71种中间宿主的名称；Melikow（1984）报道有的金龟子种类的感染率可达49.8％。与人体美丽筒线虫感染有关的中间宿主主要为粪甲虫和蜚蠊；亦有报道根据患者喜食螳螂、蝗虫、天牛、蝈蝈、豆虫等的病史，推测这些昆虫可能也是美丽筒线虫的中间宿主。

（四）对动物与人的致病性

一般认为筒线虫对家畜和动物的致病力不强或几乎无致病力，但该种线虫寄生在人体时，可产生一定的临床症状和危害。

在成虫寄生部位黏膜上可出现乳白色的线形弯曲隆起及小白泡。由于虫体在黏膜和黏膜下层的移行刺激，可使患者出现轻重不等的症状。轻者口腔内有虫样蠕动感、异物感或发痒，也可有麻木、肿胀、疼痛、黏膜粗糙、唾液增多等；重者舌颊麻木僵硬，活动不便，影响说话，声音嘶哑，吞咽困难等。虫体反复出现的病人往往伴有精神不安、神经过敏、恶梦、失眠、头痛、头晕、恶心、厌食、出冷汗等。

寄生部位可出现鳞状上皮细胞增生，淋巴细胞及浆细胞浸润，虫体周围黏膜水肿，出现水泡甚至血疱，穿破后可拽出虫体。若在食道黏膜下层寄生，可造成黏膜浅表溃疡、出血，嗜酸性粒细胞增高。取出虫体后，症状立即消失。有些在口腔寄生的病例出现无症状的间隔期，可能此时虫体寄生在食道黏膜。还有的病人伴有呼吸道症状，如咳嗽、憋气、发热（38～39℃）、脓血痰等。Weber等（1973）甚至报道德国一位患者，在膝盖关节处产生冻疮样症状。

（五）诊断

美丽筒线虫多数寄生在食道黏膜或口腔和舌黏膜下，在屠宰剖解家畜等动物宿主时，可在食道或其他寄生部位黏膜面上透视到呈锯刃状弯曲或盘曲的白色线状虫体，用针挑破该处黏膜，用镊取出虫体，显微镜下观察，根据形态特征即可确诊。

人体感染者的唾液和粪便中一般找不到虫卵，故查卵无诊断意义。可根据病人自诉症状和相关病史，观察口腔、咽部、腭部、颈部等有无水疱、肿胀等，检查局部黏膜的线条状隆起，取出虫体作种类鉴定进行诊断。

（六）防制措施

预防美丽筒线虫病的主要措施包括消灭蜚蠊及有关昆虫；注意个人饮食卫生和饮食习惯，不喝生水和不吃不洁的生菜等；禁止儿童吃蝗虫、甲虫、螳螂等。在家畜方面应加强饲养管理，改善饲料与饮水的卫生；防止家畜摄食昆虫等中间宿主；猪常掘土，易吞食甲虫，因此以舍饲为宜；在虫体流行地区应注意积极防治，以杜绝传染来源。

主要治疗方法是挑破寄生部位黏膜，采用手术取出虫体，取虫前可在成虫寄生部位涂以奴夫卡因等麻醉剂，使虫体易于从黏膜内取出，之后在患处涂擦消毒药物。家畜等动物与人的治疗方法相同，也可试用哌嗪类药物。

（七）公共卫生影响

我国自1955年在河南发现第1例美丽筒线虫病人后，迄今已报道百余例，分布于山东、黑龙江、辽宁、内蒙古、甘肃、陕西、青海、四川、北京、河北、天津、河南、山西、上海、江苏、湖北、湖南、福建、广东、贵州等20个省自治区、直辖市，其中山东报告的病例最多，山西本病分布较广，各地区皆有，有局部散在流行的迹象。

美丽筒线虫成虫虽然主要寄生于牛羊等反刍动物和猪等动物体，但其对这些宿主的致病性据文献来看，并不是很强。对人来说，尽管是偶然寄生，但临床上可引起症状，给病人造成一定痛苦。据认为是美丽筒线虫同种异名的癌筒线虫可引起宿主食管癌变，因此必须加以注意，发现后及时治疗，取出虫体。

主要预防措施应该是从控制中间宿主入手，注意居所环境清洁和个人饮食卫生习惯，不喝生水和不吃不洁的生菜，禁食和消灭蜚蠊（蟑螂）及有关昆虫。

（杨晓野）

◆ **参考文献**

孔繁瑶 . 1997. 家畜寄生虫学［M］. 第 2 版 . 北京：中国农业大学出版社 .

汪明 . 2003. 兽医寄生虫学［M］. 第 3 版 . 北京：中国农业出版社 .

吴淑卿 . 2001. 中国动物志（线虫纲，杆形目，圆线亚目）［M］. 北京：科学出版社 .

赵辉元 . 1991. 家畜寄生虫病学［M］. 长春：吉林科学技术出版社 .

赵辉元 . 1998. 人兽共患寄生虫病学［M］. 延吉：东北朝鲜民族教育出版社 .

赵慰先 . 1983. 人体寄生虫学［M］. 北京：人民卫生出版社 .

中国科学院动物所 . 1979. 家畜家禽的寄生线虫［M］. 北京：科学出版社 .

中国人民解放军兽医大学 . 1993. 人兽共患病：下册［M］. 北京：蓝天出版社 .

中国医学百科全书编辑委员会 . 1983. 寄生虫学与寄生虫病学［M］. 上海：上海科学技术出版社 .

中央农业广播电视学校组编 . 2004. 动物疫病防治［M］. 北京：中国农业大学出版社 .

左仰贤 . 1997. 人兽共患寄生虫学［M］. 北京：科学出版社 .

Levine N D. 1978. Textbook of Veterinary Parasitology, Minneapolis, Minnesota：Burgess Publishing Company.

Marquardt W C，Demaree R S J. 1985. Parasitology. New York：Macmillan Publishing Company.

第一二五章　龙线科寄生虫所致疾病

龙线虫属线虫所致疾病

麦地那龙线虫病

麦地那龙线虫病（Dracontiasis）是由麦地那龙线虫寄生于人和多种哺乳动物引起的人与动物共患寄生虫病。麦地那龙线虫对人体造成的损害，在人类疾病的病原中，被人们了解的时代可谓久远而古老。在古罗马和希腊时代，埃及的牧师们就注意到该虫感染是重要的疾病。红海区域的犹太人曾将该虫想像为火样的巨蛇给人类带来瘟疫，由于其病因被草药医生们所认识，因而给了龙线虫的命名。据记载早 1870 年 Fedtschenko 对该种线虫首次进行了细致研究。

人或动物因误食含麦地那龙线虫感染期幼虫的剑水蚤而感染。成虫寄生在人和多种哺乳动物组织内，引起疾病。据估计全世界每年有 500 万～1 000 万病人，约有 1.2 亿人受到威胁。

（一）病原

1. 分类地位　麦地那龙线虫（*Dracunculus medinensis*）在分类上属线形动物门（Nematoda）、尾感器纲（Phasmidia）、旋尾目（Spirurida）、驼形亚目（Camallanina）、龙线总科（Dracunculoidea）、龙线科（Dracunculidae，又称龙线虫科）、龙线虫属（*Dracunculus*）。

2. 形态特征　麦地那龙线虫为大型线虫，雌虫发育成熟的体长为 70～120cm，宽为 0.7～1.70mm。头端钝圆，尾端略向腹面弯曲，体表光滑布有细环纹，乳白色。雌虫生殖系统为双管型。妊娠后期雌虫阴门萎缩，卵巢退化，假体腔被子宫所充满，子宫内含有大量第一期幼虫。

雄虫（12～40）mm×0.4mm。交合刺 2 根近等长。肛前生殖乳突 4 对，肛后为 6 对，另在肛后两侧有 1 对尾感器，尾部向腹面卷曲 1 至数圈。

第一期幼虫在雌虫子宫内发育形成，产出即为活动的幼虫。大小为（625～670）μm×（14.9～22.3）μm。体表具明显的纤细环纹。头端钝圆，尾部细长，消化道具口和肛孔，但尚不具消化功能。尾感器 1 对，位于肛孔略后之两侧，高倍镜下可见。尾部较长由粗渐变细，后端呈长鬃状，尾部约占幼虫全长的 1/3。

第三期幼虫，即感染期蚴，体长 240～608μm，宽 12～23μm。尾端可有 2～4 个小突起而形成的分叉。

（二）生活史

雌虫交配后在人等终宿主腹股沟或腋窝等处组织内发育成熟后，移行到四肢、腹部、背部等皮下组织，头端伸向皮肤。此时子宫内由于大量幼虫，孕虫体内压力增高，加上虫体成熟后其头端体壁衰老退化，发生自溶，导致孕虫前端体壁和子宫破裂，释放出大量的第一期幼虫，导致宿主皮肤表面形成水疱，水疱最后破溃。当宿主皮肤破溃处与冷水接触时，虫体自破溃处伸出，而子宫可从虫体前端破裂口处脱垂，排出数以万计活泼的第一期幼虫。间歇性地将幼虫产入水中，每次产出的幼虫可多达 50 万条以上。当幼虫全部产出后，这部分虫体崩解，剩余部分虫体可从伤口缩回皮下。当患者再次接触冷水，又重复上述过程。直至虫体内幼虫全部产出后，虫体不断从伤口排出，最后伤口愈合。

杆状蚴在水中不停地活动，可存活 4～7 天，但经 3 天后其感染力下降。若被中间宿主剑水蚤吞食，在其体内发育为感染性幼虫。当含感染期幼虫的剑水蚤，被终宿主（人、犬、猫等）饮水食入后，幼虫在十二指肠逸出。逸出的幼虫于 13h 后钻入肠壁，10～12 天到达肠系膜，15 天到达胸腹肌肉，21 天移行至皮下结缔组织。第 3 次和最后一次蜕皮约在感染后的第 20 天和第 43 天。雌、雄虫于感染后的 3 个半月之内达腋窝和腹股沟部位。雌虫受精时间约在感染后第 3 个月。雄虫于感染后 3～7 个月死亡，或被吸收或留下纤维化。成熟的孕虫于感染后第 8～10 个月移行至终宿主肢端的皮肤，此时孕虫子宫内的幼虫有的已发育成熟。雌虫即从宿主皮肤溃破处暴露，遇水产出幼虫。根据流行病学的证据，人体感染后第 10～14 个月，皮肤上出现水疱，接着破溃。这时雌虫即可从溃疡处钻出，产幼虫入水。

成虫除寄生于人体外，还可寄生于犬、猫、马、牛、狼、豹、猴、狒狒和狐等多种动物贮存宿主。

（三）流行病学

1. 传染来源和传播途径　感染龙线虫的人和动物都是该病的传染来源。人们在水潭等不流动的水内洗澡、洗衣、提水等活动，或者动物在放牧以及玩耍过程中，受感染者的伤口与水接触，雌虫便逸出大量幼虫入水。幼虫被剑水蚤吞食后，在蚤体内约经 2 周发育为感染期幼虫。当人和动物再次饮水而食入含有感染性幼虫的剑水蚤，遭受感染。在一些沙漠地区，村民常用雨季后池塘中的积水，也常遭受感染。

2. 宿主和寄生部位　寄生于人和犬、猫、马、牛等家畜及狼、狐、猴、水貂等动物的皮下结缔组织内。

3. 分布与流行　麦地那龙线虫病广泛分布于世界各地，主要流行于热带、亚热带地区，如非洲和西亚南部许多国家，印度、巴基斯坦及美洲的加勒比地区。20 世纪初还流行于苏联南部、埃及、伊朗等国家的一些地区。据记载，1976 年估计世界发病总人数约为 1 000 万。

在干旱地区流行较雨量充足地区为严重。例如非洲某些地区人们生活常用河水，河内水流正常时很少有新病例发生，但在干旱季节，河水出现断流，常形成零星的水潭，人们常将水潭挖大挖深，增加供生活用的蓄水，这时水不流动，浮游生物和剑水蚤大量繁殖。在印度人们常到阶梯井内浸胫处取水，水中存在大量剑水蚤。流行区的居民取水、用水、饮用水的方式与本病的传播流行有着密切关系。

本病感染多在农村，尤其经济欠发达地区。感染者年龄多在 14～40 岁之间，发病季节以 5～9 月份为高。人体感染虫数多为 1～2 条，少数超过 6 条。

（四）对动物与人的致病性

1. 对人的致病性　主要致病作用是由成熟后的孕虫所引起。当成熟后的孕虫移行至皮下时，由于虫体前端体壁组织衰退或溶解，释放出大量的代谢物进入宿主组织内，可引起宿主强烈的变态反应。患者可出现皮疹、红斑、瘙痒、腹泻、恶心、呕吐、呼吸困难、头晕、晕厥及局部水肿等症状。当大量幼虫即从虫体前端破裂处逸出时，局部皮肤表面出现 1 个微红色丘疹，继而发展成水泡，水泡可大至数厘米。最常见的部位多在腿的下端和足部，身体其他各部皮肤也可发生。水泡形成时，常伴局部瘙痒和剧烈的灼痛。水泡一旦破裂，变态反应随即减退，继而脓肿形成。若无继发细菌感染，脓肿逐渐缩小，留下一个雌虫伸出缩回的小孔。当雌虫被取出或全部排出后，伤口即可完全愈合。发病期可使农民劳动力丧失 50～100 天不等。虫体若在组织内破裂则能引起严重蜂窝织炎或局部脓肿。

常见的并发症有急性脓肿、蜂窝织炎、滑膜炎、关节炎、淋巴结炎、患肢挛缩及其他感染。不能达到皮肤的雌虫最后死亡，崩解，逐渐被吸收或钙化，对宿主一般不产生显著的影响。但虫体若侵犯中枢神经系统，可引起截瘫。寄生在子宫胎盘后可致大出血。还曾有在眼部、心脏及泌尿生殖系统发现成虫及其所引起的有关病变。不能到皮肤而显露的雌孕虫，在退化过程中常释放大量抗原性物质，由此亦可导致无菌脓肿，而诱致关节炎。脓肿有的可大至容纳 0.5L 液体，内含大量幼虫及炎细胞。雄虫感染后多在 3～7 个月，在皮下组织内死亡和被包围，除虫体周围出现纤维变性外，并不引起其他病变。感染后，宿主所产生的免疫力一般不强，常可重复感染。

2. 对动物的致病性 本病主要危害人，动物感染后的症状与人相似。

（五）诊断

1. 人的诊断 虫体感染后的潜伏期相当长，一般为 8~12 个月。潜伏期内诊断该病较为困难，用免疫学试验诊断是有希望的，但尚处在探索阶段。

对可疑病例诊断时，注意检查皮肤上的典型水泡。水泡破后，从伤口上检出第一期幼虫即可确诊。如果见到雌虫从皮肤溃疡处显露，也是确诊的依据。再从雌虫伸出端涂片检出杆状蚴即可确诊。对皮下肿块或深部脓肿可行试验性穿刺，涂片检出幼虫也可确诊。有的患者在潜伏期最后阶段丘疹形成之前，可触摸到皮下细绳样虫体或见到皮肤内的条索状虫体，但要注意与皮下寄生的裂头蚴加以区别。

2. 动物的诊断 在动物的背侧、腹部、四肢见有蚕豆、鹌鹑蛋、鸽蛋或核桃样大小的圆形、椭圆形或长柱形肿瘤样结节，触摸有弹性，指推可滑动，小的结节较硬，大的结节较软并时大时小变动，亦可在皮下缓慢蠕动或转移部位，可怀疑本病。若切开结节，见卷缩缠绕呈白线团状的细长虫体或结节自行破溃，部分虫体露出于创口外即可确诊。

（六）防制措施

1. 预防

（1）人的预防 ①增强公众对龙线虫病控制与消灭的意识，提高病例检测水平。特别是在偏僻地区，要定期了解健康教育覆盖率及公众对该病的熟知程度，以期克服不良生活习惯起到预防作用。②保证全国整个疾病监测网络的畅通，使其能正常开展工作。建立龙线虫病疫情报告制度。③建立以乡村为基本单位的监测点，保证龙线虫病控制措施的实施。④认真、准确做好龙线虫病感染流行状况记录，确诊病例，探索传染来源。⑤结合其他卫生疾病控制和监测项目主动开展龙线虫病监测。

.（2）动物的预防 禁止动物饮用沟、塘、坑井中生水，防止食入中间宿主剑水蚤。

麦地那龙线虫病在我国流行状况还不清楚，需要医务和兽医工作者们在实际工作中，尽可能注意监测。发现人、畜可疑病例，医务、兽医人员要及时向上级主管业务部门报告。多加收集该种虫体感染病例，扩大群体资料，深入开展流行病学调查，在查清我国的流行特征基础上，以便制定出结合我国实际的防治和消灭本寄生虫病的具体措施。

2. 治疗

（1）人的治疗 本病的治疗，在古代人们即知采用小棒卷虫法，逐日将虫卷出。其作法是：让伤口每天与冷水接触一次，当雌虫伸出时，用小棒卷虫一次约卷出 5cm 虫体，每天 1 次，约 3 周可将全虫卷出。亦可采用线拉法，用长约 50cm 的棉线，一端系住虫头，另一端顺势牵引慢拉，逐日进行直到全虫拉出，伤口即渐愈合。

若虫体在深部的肿块或脓肿内，需手术取虫。由于成熟后的虫体，体壁渐衰退、自溶，虫体常成片断。

近年来有人试用化学疗法。口服甲硝唑、噻苯达唑等药后，虫体较快排出或易于拉出。据研究认为药物的抗炎作用，使虫体易于拉出，而并非杀虫作用。甲苯达唑有杀虫作用，可破坏虫体组织，虫体变为片断被排出。

（2）动物的治疗 与人的治疗方法相同。

（七）公共卫生影响

由于该病在一些国家流行严重，危害人体健康，同时影响农业生产和青少年的学习。因此，引起世界卫生组织对该病的重视，于 1986 年提出到 1995 年在全球消灭麦地那龙线虫病。其后又提出要求至 2000 年各国均需经过验收达标。世界卫生组织提出此项目标后，得到各流行国卫生部的支持，国际上提供一些相应的经济技术援助，采取有效的查治病人和预防措施，各流行国组织了灭病运动，开展了逐村调查病例，进行了严格控制管理病例并予免费治疗，采取安全用水措施。结果世界发病总人数迅速下降，据世界卫生组织 1992 年的报告其发病人数降至 300 万人。而截止

1996 年病人总数仅为 15.28 万多人。像巴基斯坦、印度、缅甸、沙特阿拉伯、肯尼亚、喀麦隆等一些国家已经接近或达到消灭。唯有苏丹病例尚较多，仍有 11 万多人。据 1998 年文献记载，病例仅存在于非洲 13 个国家，病例数为 7.8 万多例。由此而见，消灭龙线虫病暂时存在着一定的困难。

尽管世界各地曾报道动物感染龙线虫病，但迄今为止尚未发现自然感染龙线虫病的动物宿主，人工感染的动物缺乏再感染人类宿主的能力。该病无隐性感染，潜伏期在一年以内，所以消灭龙线虫病是可能的。

（路义鑫）

◆ **参考文献**

符敖齐，陶建平，王增贤，等 . 1999. 我国猫体内麦地那龙线虫形态学的观察 ［J］. 中国人兽共患，15（1）：35 - 38.

林有坤 . 1999. 麦地那龙线虫病 5 例及生态学调查 ［J］. 中国皮肤性病学，13（1）：34 - 35.

刘秀兰，吴志明，马子俊，等 . 2000. 猫麦地那龙线虫的诊断和治疗 ［J］. 中国兽医科技，30（7）：37.

孙德建，译 . 1991. WHO、CTD 消灭麦地那龙线虫病标准 ［J］. 国外医学：寄生虫病分册（5）：201.

王增贤，杜继双，王兴和，等 . 1995. 麦地那龙线虫病在我国首次发现 ［J］. 中国人兽共患病，11（1）：16.

张庆军 . 1999. 消灭麦地那龙线虫病控制策略、消灭标准及程序 ［J］. 中国公共卫生，15（10）：941 - 942.

第一二六章　铁线虫科寄生虫所致疾病

铁线虫属等线虫所致疾病

铁 线 虫 病

铁线虫（Hairworms）又名发形蛇（Hair snake）、马鬃虫（Horsehair worms），是类似于线虫（Nematodes）的一类蠕虫。铁线虫分布很广，见于热带和温带地区，成虫在水中营自由生活。偶可感染人，一般见于人的消化道、泌尿道，偶见于咽喉部、耳眶或外耳道，引起铁线虫病（Nematomorphiasis）。

（一）病原

1. 分类地位　铁线虫在分类上属线形动物门（Nematoda）、铁线虫纲（Gordiacea）、铁线虫目（Gordioidea），与医学有关的虫种分属于铁线虫科（Gordiidae）的铁线虫属（*Gordius*）和索虫科的 *Chordodes*，*Paragordius* 和 *Parachordodes* 等属。我国报告的铁线虫种类有绒毛铁线虫（*Gordius villoti*）、*Parachordodes* sp. 等。

2. 形态特征　虫体细长，圆线形，黑褐色或黄褐色或淡黄色，似生锈的铁丝，较硬；雌雄异体，雌虫大于雄虫；长 10～50cm，多数在 15cm 左右；宽 0.5～3mm，多数在 0.7mm 左右；除索虫科的虫体前端为带状稍细外，其他虫体前后等粗（包括头尾）；黑褐色虫体有时具有 0.5～1mm 长的淡黄色区域；口位于头部顶端或前端腹面；体壁粗糙，表面有乳突、毛和小孔，突起上附着有不规划的白色鳞状物；消化系统退化，生殖系统有多个睾丸或卵巢。若将虫体置于盘中常有自行打结，卷曲缠绕的习性（图 126-1）。

雄虫尾部卷曲，末端分叉，无交合刺；雌虫尾部钝圆或分 3 叶，腹面见一较短的槽状小沟，肛门位于沟底末端处。幼虫很小，约 0.25mm，其体中前部有一横隔，将虫体分为两部分，前部有一能伸缩的吻和多个向后突出的棘，后部有横纹。

（二）生活史和流行病学

铁线虫成虫生活于沼泽、池塘、溪流、沟渠等水体中。雌雄交配后，雄虫死亡；雌虫在水边产卵，一次可产 150 万～600 万粒，卵可呈绳索状黏着在一起，形成长达 15～20cm 的卵索后卵内幼虫孵出，经口或昆虫外皮进入昆虫（主要是鞘翅目昆虫，如蝗虫、蟋蟀、螳螂、甲虫等）体内，渐发育为稚虫，有时也可偶然进入蜈蚣、马陆、蜘蛛、螺蛳、蚯蚓、鱼类等其他动物体寄生，之后

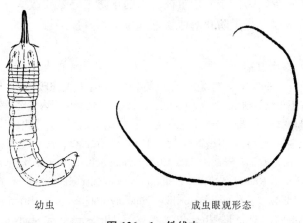

幼虫　　　　　　　成虫眼观形态

图 126-1　铁线虫
（引自 Pennak，1978）

稚虫离开中间宿主在水中或草丛湿地等处营自由生活，渐发育为成虫。一般雄虫活跃，除在水边湿地活动外，常在水中游动，有时还在水底爬行；而雌虫多在水边湿地上生活，很少在水中游动。

人系偶然接触感染。消化道感染可能是饮用或误食含有铁线虫稚虫的水、昆虫、食物等，虫体由口腔进入所致；尿路感染是由于人体会阴部接触有铁线虫的水体，经尿道侵入，上行至膀胱内寄生的结果，因此，女性患者较多。另外虫体还可经外耳道、肛门进入。稚虫侵入人体后可进一步发育至成虫，并可存活数年。大多数虫体可随粪便或尿液排出体外，少数经口腔等部位排出。在外界生理盐水中，铁线虫曾有存活到 27 天多的报道。

铁线虫尽管是一种较为罕见的寄生虫病，全世界只有 14 个国家有病例报道，如英国、法国、意大利、日本、中国、智利、南非、巴西、坦桑尼亚、哥伦比亚、墨西哥和美国等。但各地（特别是农村）因生产、生活接触自然水体的人群甚多，其实际感染人数可能远比已报告的例数要多。铁线虫寄生于人体的病例，我国大陆到 2003 年为止共报道 21 例，其中寄生于消化道 8 例（包括 7 例从肛门排出、1 例从口中吐出）；寄生于泌尿道有 12 例，其他部位 1 例。21 例患者分布在 9 个省份，其中新疆 4 例，山东、湖北各 3 例，河南 4 例，四川、云南各 2 例，广东、陕西、安徽各 1 例。患者年龄最小者 11 个月，最大者 74 岁。在人体内寄生时间最长 10 年以上，最短 3 个月。本病女性多于男性。

（三）对动物与人的致病性

寄生泌尿道的患者以女性为多，均有明显的泌尿道刺激症状，如下腹部疼痛、尿频、尿急、尿痛、血尿、放射性腰痛、会阴和阴道炎等。虫体排出后，症状缓解。铁线虫寄生于消化道所引起的症状一般不明显，可有消化不良、腹痛、腹泻等表现。亦见有从眼眶肿物或耳道检出虫体的报告。

（四）诊断

诊断本病的依据是从尿中或粪便检获虫体。在临床上若遇到有尿道刺激症状，久治不愈、而又有生饮或吃食昆虫史；或会阴部接触过塘、沟水或潮湿草地的患者；在排除其他疾病的情况下，应考虑铁线虫寄生的可能，可作膀胱镜检。

（五）防制措施

疑有感染者可试用驱虫药或解痉药促虫排出，寄生于组织内者应手术取虫。预防本病的关键是不饮不洁之水；不生吃昆虫、鱼类和螺类等食物；下水时避免口腔或会阴部与不洁水体直接接触而造成感染。

（六）公共卫生影响

铁线虫目前只见有人感染的报道，尚未见有该类寄生虫寄生于家畜的报道。但根据推测，动物似乎也应能发生感染，只不过是临床上可能未加以注意而已。人的铁线虫病虽然是偶发，但分布的国家和地区不少，需给予一定重视。人的预防主要是要改变一些不良的饮食和卫生习惯，不到不洁的水中游泳，下水作业尽量防止身体易感部位与水直接接触。

（杨晓野）

◆ **参考文献**

黄健 . 1996. 人体铁线虫感染一例报告［J］. 广西预防医学，2（6）：381.

寄生虫学教研室 . 1979. 铁线虫人体尿路感染一例国内首次报告［J］. 武汉医学院学报（3）：56-58.

唐仲璋，唐崇惕 . 1987. 人畜线虫学［M］. 北京：科学出版社 .

中国医学百科全书编辑委员会 . 1983. 中国医学百科全书：寄生虫学与寄生虫病学［M］. 上海：上海科学技术出版社 .

Schmidt G D, Roberts L S. 1985. Foundations of Parasitology. Times Mirror / Mosby College Publishing：USA.

Schmidt-Rhaesa A. 2001. Variation of cuticular characters in the Nematomorpha：studies on Gordionus violaceus（Baird，1853）and G. wolterstorffii（Camerano，1888）from Britain and Ireland. Systematic Parasitology. ，49（1）：41-57.

Villalobos C L de, Restelli M A. 2005. Ultrastructural study of the cuticle and epidermis in Pseudochordodes bedriagae. Cell and Tissue Research. ，305（1）：129-134.

第一二七章　棘头虫所致疾病

巨吻属、念珠棘头虫属、棘头虫属寄生虫所致疾病

棘头虫病

棘头虫病（Acanthocephaliasis）是由多种棘头虫寄生于人和动物引起的人与动物共患寄生虫病。自 Redi 于 1684 年首次在鳝鱼体内发现棘头虫以来，已报告棘头动物门的棘头虫有 1 000 多个种。棘头虫的发育至少需要 2 个宿主，其成虫寄生于鱼类、两栖类、爬行类、鸟类和哺乳类动物的肠道，幼虫一般寄生在昆虫、甲壳动物或多足类动物体内。在我国已报道寄生于家畜、家禽、犬的棘头虫仅 10 个种。

（一）病原

1. 分类地位　寄生于动物和人体内的棘头虫在分类上属棘头动物门（Acanthocephala）的原棘头虫纲（Archiacanthorhycephala）和古棘头虫纲（Palaeacanthocephala）。人和动物共患的棘头虫病病原包括少棘吻科（Oligacanthorhynchidae）、巨吻属（*Macracanthorhynchus*）的蛭形巨吻棘头虫（*M. hirudinaceus*），念珠棘头虫科（Moniliformidae），念珠棘头虫属（*Moniliformis*）的念珠念珠棘头虫（*M. moniliformis*）和犹疑念珠棘头虫（*M. dubius*），多形棘头虫科（Polymorphidae）、棒状棘头虫属（*Corynosoma*）的肿大棒状棘头虫（*C. strumosum*），棘吻棘头虫科（Echinorhynchidae）、棘头虫属（*Acanthocephalus*）的蟾蜍棘头虫（*A. bufonis*）和饶氏棘头虫（*A. raushi*）。其中，蛭形巨吻棘头虫主要感染猪等动物，其次是人；念珠棘头虫主要感染鼠类动物，其次感染人；肿大棒状棘头虫主要感染海豹、海狮等动物，人感染少见；蟾蜍棘头虫是蛙类的寄生虫，人感染仅有 1 例报告；饶氏棘头虫是鱼类寄生虫，人感染仅有 1 例报告。

2. 基本形态和结构

（1）外形　虫体呈线棒状，大小差异很大，大的虫体如蛭形巨吻棘头虫，雌虫的体长可达 692mm，小的虫体如微小多形棘头虫，雄虫的体长仅 3mm。棘头虫是雌雄异体，两侧对称，有假体腔，无消化系统和循环系统。虫体分为前体部和躯干部。前体部细而短，由能伸缩的吻突（proboscis）和颈部（neck）组成。吻突呈椭圆形、圆球形或圆柱形，可以伸出或缩入吻囊（proboscis sac）内，吻突上有成排的吻钩或棘，其钩的形状、数量、排列情况等均是虫种的分类依据，吻突是虫体的附着器官，钻入宿主肠壁内。吻突后面是较短的颈部，颈部上无钩或棘。躯干呈柱状或棒状，体表光滑或有不规则的皱纹或环纹，其内有假体腔，假体腔内有神经系统、生殖器官、排泄器官等。

（2）内部结构　吻囊是由单层或多层肌肉构成的肌质束，它借助肌鞘与吻突相连。吻腺（lemniscus）呈长椭圆形，附着于吻囊两侧的体壁上，但有的种其吻腺游离于假体腔内。韧带束（lifament asc）是由结缔组织构成的空管状构造，隔离假体腔，前起于吻囊，沿整个虫体内部包裹生殖器官，雌虫成虫的韧带束退化成一个带状物。韧带索（lifamment strand）是一个有核的索状物，位于两韧带之间或只一个韧带束的腹面，其前端起于吻囊后部，后端与雄虫的生殖鞘（gonotheca）或雌虫的子宫钟（uterine bell）相连。

（3）神经系统　棘头虫的神经系统是由脑神经节（cerebralganglion）及神经分支（nervous ramification）组成。脑神经节是一个大的细胞团块，位于吻鞘顶部腹侧壁的正中间。脑神经分出神经分支，分布于吻突、颈部的肌肉等。在颈部的两侧有一对颈乳突（cervical papilla），即感觉器官。雄虫有一对性神经节及神经分支，分布于雄茎和交合伞内。雌虫没有性神经节。

（4）生殖系统　雄虫有2个睾丸，呈圆形、椭圆形或卵圆形，前后排列。每个睾丸有1条输精管，2条输精管汇合成一条射精管或形成一个袋状的精囊，精囊与交配器相连。交配器位于虫体后端，呈囊状，内有阴茎和能够伸缩的交合伞。交合伞是虫体体壁内翻形成的一个半圆形或长圆形腔，可以后外翻。射精管与黏液腺均位于生殖鞘内。雌虫的生殖器官由卵巢、子宫、子宫钟、阴道和阴门组成，成虫的卵巢呈卵球形或是浮游卵巢，子宫钟是一个呈漏斗形的管，前端有大的开口，后端以输卵管与子宫相连。子宫是肌质管，其后端与非肌质的阴道相连，最末端为阴户。

（5）排泄系统　排泄系统是由一对原肾及排泄囊组成，原肾位于生殖系统的两侧，原肾是由焰细胞和收集管组成，收集管通过左右原肾管汇合成一个单管通入排泄囊，再连接于雄虫的总精管或雌虫的子宫。

3. 人和动物共患棘头虫的形态特征

（1）蛭形巨吻棘头虫（*Macracanthorhynchus hirudinaceus*）　虫体是一种大型寄生虫，呈乳白色或淡黄色的圆柱形，前面部分粗，后面部分细，虫体表面有环皱纹。虫体前端有一个比菜籽粒大的吻突，呈球形，吻突上有5～6列呈螺旋形排列的吻钩，每列6个，共计30～36个。吻腺发达呈带状。

1）雄虫　体长50～113mm，平均为85mm，体宽平均为45mm。睾丸2个，呈圆柱形，前后排列于虫体的中部。黏液腺8个，呈长椭圆形，左右排列。交合伞呈钟罩状。

2）雌虫　体长310～692mm，平均为449mm，体宽平均为60mm。吻腺长34～38μm。体内充满不同发育期的虫卵。

3）虫卵　大小为（68～109）μm×（40～46）μm，呈椭圆形，深褐色。卵壳壁厚，有3层卵膜，外层薄而透明，易破裂；中层较厚，呈褐色，有不规则的钩纹；内层薄。成熟虫卵内已有一个幼虫，称为棘球蚴。虫卵在饱和盐水中不能漂浮，即使在饱和铅盐水中也难漂浮。

虫体及虫卵形态见彩图127-1，彩图127-2，彩图127-3，彩图127-4和彩图127-5。

（2）念珠念珠棘头虫（*Moniliformis moniliformis*）　虫体呈圆柱形，乳白色。前端和后端的体表光滑，中间部分体表呈念珠状伪节，有88～100个伪节。虫体前端有一个吻突，吻突上有12列吻钩，每列9～11个（图127-1、彩图127-6）。

1）雄虫　体长60～80mm，体中部宽1.0～1.5mm；吻突长0.36～0.56mm，宽0.15～0.19mm。睾丸2个，呈椭圆形，前后排列于虫体的亚末端，大小为（2.1～2.8）mm×（0.75～0.79）mm。黏液腺8个，位于睾丸后端，伸出体外的交合伞呈钟罩状。

2）雌虫　体长98～183mm，体中部宽1.4～2.1mm，吻突长0.49～0.61mm，虫体内充满不同发育期的虫卵。

3）虫卵　大小为（114～128）μm×（56～67）μm，有4层卵膜，卵内有棘头蚴。

（3）犹疑念珠棘头虫（*Moniliformis dubius*）　虫体呈圆柱形，乳白色。前后端体表光滑，中间部

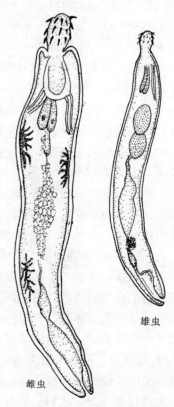

雄虫

雌虫

图127-1　念珠念珠棘头虫

分体表呈念珠状伪节（图 127-2）。

1）雄虫　虫体大小为 83.2mm×2.50mm，吻突呈圆柱形，吻腺带状长 11.5mm，睾丸 2 个，黏液腺 8 个。

2）雌虫　虫体大小为 (114～273) mm×(1.6～2.2) mm。

3）虫卵　大小为 65μm×32μm。

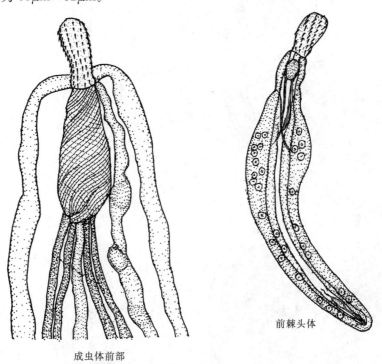

成虫体前部　　　　　　　　前棘头体

图 127-2　犹疑念珠棘头虫

（仿赵辉元）

（4）肿大棒状棘头虫（*Corynosoma strumosum*）　体前部大，体表有棘，体后部小，呈纺锤形。体长 5～7mm，最宽处为 1.0mm，吻突长 0.50～0.68mm，宽 0.20～0.25mm，有 18 纵列吻钩，每列 10～11 个。

（二）发育史

1. 蛭形巨吻棘头虫　成虫寄生于猪等终末宿主的小肠，雌虫产出虫卵后，虫卵随猪粪便排出体外。成虫的繁殖能力很强，每条雌虫每天可产 250 000 个虫卵以上，最高可达 680 000 个，虫卵对外界环境的抵抗力较强。中间宿主为金龟子、牵牛子等甲虫，虫卵被中间宿主吞食后，释放出幼虫即棘头蚴（acanthor），棘头蚴穿过肠壁进入体腔，发育至棘头体（acanthella）。棘头体呈圆柱形，大小为 (4.2～5.4) mm×(1.68～1.92) mm，吻突上有 6 列呈螺旋形排列的吻钩，每列 6 个。从虫卵进入中间宿主发育至棘头体，需 1.5～2 个月，再经 2～3 个月棘头体发育至棘头囊（cystacanth）。棘头囊呈椭圆形的乳白色囊状体，大小为 (2.61～2.8) mm×(1.53～1.61) mm，又称为感染性幼虫。因中间宿主感染虫卵的季节不同，虫卵发育至棘头囊所需要的时间长短不一，如果在 6 月份以前感染，需要 3.5～4.0 个月，最短的为 35 天；如果在 7 月份以后感染，需要 12～13 个月。在放牧时，猪拱土吃到含棘头囊的中间宿主的成虫、蛹或幼虫而感染，在猪的消化道棘头囊破囊而出，以其吻突固定在小肠壁上，经 3～4 个月发育至成虫（图 127-3）。

2. 念珠棘头虫　成虫寄生于鼠的小肠，虫体以吻突固着在鼠的小肠壁上。雌虫产出虫卵后，成熟虫卵随鼠的粪便排出体外，虫卵被中间宿主甲虫或蜚蠊吃到后，在肠液等的作用下，卵壳破裂，棘头蚴逸出。棘头蚴借助小钩穿出肠壁进入中间宿主的血腔，发育成为棘头体。经 4～6 周发育成感染性棘头体。鼠吃到有感染性棘头体的中间宿主后，棘头体以其吻突固着在鼠小肠壁上，经约 6 周发育至成虫。

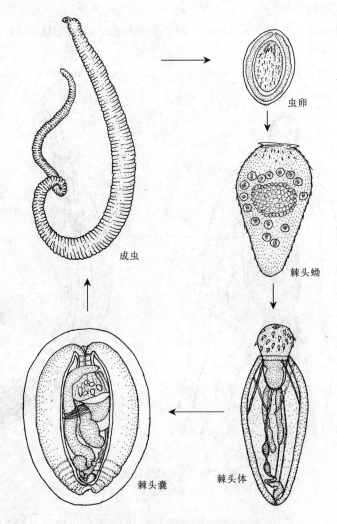

成虫

虫卵

棘头蚴

棘头囊　棘头体

图 127 - 3　蛭形巨吻棘头虫发育史

（三）流行病学

1. 蛭形巨吻棘头虫病　蛭形巨吻棘头虫病呈地方性流行，遍布世界各地，如美国、俄罗斯、意大利、罗马尼亚、阿根廷、菲律宾等；在我国，四川、黑龙江、吉林、辽宁、内蒙古、河北、北京、天津、山西、陕西、甘肃、新疆、西藏、重庆、湖北、河南、山东、江苏、安徽、上海、浙江、江西、湖南、福建、广东、广西、海南、贵州、云南、台湾均有流行。猪对棘头虫病的感染率可达到 82.2%，感染强度高的可达 100 多条虫体。

蛭形巨吻棘头虫的中间宿主种类多、分布广，它们既是中间宿主，又是传播媒介。Schneider（1871）首先报告大绒栗色金龟子（*Melolontha melontha*）是蛭形巨吻棘头虫的中间宿主，目前已报告的中间宿主有 130 多个种，我国有金龟子、甲虫等 30 多个种。蛭形巨吻棘头虫除感染人外，还感染犬、黄鼠、麝鼠、鬣狗、松鼠、金花鼠、美洲鼹鼠、猴等。

猪是本病的主要传染源。猪感染棘头虫病有明显的季节性，这主要与中间宿主的生活习性有关，夏季气温较高，中间宿主的幼虫一般生活在土壤的上层，容易被猪吞吃，另外金龟子在夏季羽化，飞翔于有灯光的猪舍，落地易被猪吞食，故夏季猪感染棘头虫病的机会较多。冬季气温较低，中间宿主的幼虫一般生活在土壤的深层，猪不易吞吃，故感染机会较少。

自 1964 年我国首次报告人感染蛭形巨吻棘头虫病以来，迄今共报道 300 多例，主要分布于吉林、辽宁、内蒙古、河北、河南、山东、安徽、海南、西藏等 16 个省、自治区、直辖市。猪是本病的主要传染源。人感染蛭形巨吻棘头虫病与生食或半生食甲虫的习惯有密切关系，尤其是小孩贪玩吃未烧熟的蛭形巨吻棘头虫病阳性甲虫而感染。在流行区，人们习惯在高峰季节将天牛或某些金龟子捕获后用沸水烫过，去翅，用食油烹炒食用，因食入未熟的含有棘头体的甲虫而感染。

2. 念珠棘头虫病　念珠棘头虫病在欧洲、亚洲、非洲、美洲都有流行，在意大利、英国、苏丹、洪都拉斯、日本等有病例报告；在我国，福建、新疆、海南、广东、贵州等地发现该虫体。念珠棘头虫的中间宿主为甲虫类和蜚蠊；终末宿主除鼠类外，还有树鼩、赤狐、犬、刺猬等。

3. 肿大棒状棘头虫病　肿大棒状棘头虫病在亚洲的日本、欧洲的苏联、美洲曾有报告；人感染蟾蜍棘头虫病和饶氏棘头虫病分别在印度尼西亚和阿拉斯加有报道。

（四）对动物与人的致病性

1. 致病作用　蛭形巨吻棘头虫对猪的致病作用主要是虫体吻突固定在猪肠壁上引起的机械损伤和虫体的毒素作用。虫体的吻突钻入肠黏膜并深入到浆膜形成结节，引起肠黏膜发炎，肠壁组织的严重机械损伤，附着部位发生坏死、溃疡，在肠外壁上形成绿豆到黄豆大小的黄色结节。有时虫体穿过肠壁进入腹腔，引起炎症、肠粘连或腹膜炎。蛭形巨吻棘头虫是大型寄生虫，寄生数量多时，可引起肠梗阻。

蛭形巨吻棘头虫对人的致病作用为引起患者消化不良、腹痛等症状，并进一步引起肠穿孔等。

2. 对动物的致病性　感染轻微时一般不表现出临床症状。感染严重后，病猪表现为食欲减退、排稀便、粪便带血、腹痛。当虫体固定部位穿孔时，体温升高到41℃，食欲废绝，剧烈腹痛，卧地。

病死猪消瘦、贫血、黏膜苍白，在虫体吻突固定部位，肠黏膜上可见豌豆大小的红色或淡黄色结节，结节周围有鲜红色的充血带。在显微镜下呈肉芽肿病变，其病理形态可分为中心的坏死区和周边的肉芽组织带，吻突侵入部位的周围肠组织发生凝固性坏死，组织细胞消失，坏死周边可见大量的嗜酸性粒细胞、嗜中性粒细胞和单核细胞。坏死区周围可见大量的结缔组织、成纤维细胞及毛细血管增生，在肉芽组织中尚有大量的嗜酸性粒细胞或浆细胞浸润。

3. 对人的致病性　人感染蛭形巨吻棘头虫病后，表现为食欲不振，消化不良等。主要症状为腹痛、恶心、呕吐等。随着病情发展，进一步表现为烦躁不安、无食欲、高热、腹胀、肠穿孔、肠出血，有时出现肠梗阻。

人感染念珠棘头虫病3～6周后，出现腹泻、腹痛、乏力等症状，感染严重者可能表现出嗜睡、头痛、耳鸣等症状。

（五）诊断

虽然有以上症状的猪或人可怀疑为蛭形巨吻棘头虫病，但确诊需要作病原检测。在人或猪等动物粪便中，检查出以上形态的虫体，即可确诊。对人或动物的棘头虫病免疫和分子检测技术研究报告较少，更没有较成熟的方法。

1. 人蛭形巨吻棘头虫病检测方法　寄生于人的蛭形巨吻棘头虫一般不能发育为成虫，因此，不能通过人粪便检测其虫卵。

（1）血液检测　白细胞总数升高，每立方厘米血液中的白细胞数为17 000～29 000个。白细胞分类计数，嗜酸性粒细胞比例增加18%～40%。每立方厘米血液中的红细胞数为400万～410万个。血红蛋白偏低。

（2）皮内试验　采用新鲜虫卵冻融丙酮脱脂法制作冷浸抗原，作皮内试验，阳性率达90%。

2. 猪蛭形巨吻棘头虫病的虫卵检测方法

（1）水洗沉淀法　采集被检猪粪便5g左右，置一个小杯中，用水混匀，用孔径216μm的铜筛网过滤，将液体静止25min后，弃上清液，再加水沉淀，重复3次。第3次弃上清液后，将沉淀物涂片镜检。

（2）虫卵计数法　操作程序为：①采集被检猪粪便，用天平将粪便定量为Xg（3～5g），然后用3～5倍体积水调成羹。②用孔径216μm铜筛网过滤，并用适量水边冲洗边过滤。③将滤液静止沉淀25min；弃上清液，再加水沉淀，重复三次。检测单个样品时，建议将沉淀改为离心，以便缩短操作时间。④弃适量上清液，用量筒对第3次的沉淀液定量为YmL（50mL左右）。⑤充分摇匀沉淀液后，用移液管迅速将部分沉淀液移至"计数器"的两计数室内。⑥在显微镜下，观察计数器两计数室内的蛭形巨吻棘头虫虫卵，并计数。⑦按以下公式计算EPG值，即每克粪便中的蛭形巨吻棘头虫虫卵数量。

$$EPG=\frac{计数器的两小方格内蛭形巨吻棘头虫卵数 \times Y}{X（粪便重量）\times 0.2}$$

（六）防制措施

1. 预防 在流行区，猪不宜放牧，改为舍养。猪粪便入粪坑，集中发酵后方可作为粪肥使用。预防本病首先要加强宣传教育，特别要教育儿童不要捕食甲虫，出现并发症者，应及时手术治疗。

2. 治疗 尚无特效治疗药物，但硝硫氰醚对蛭形巨吻棘头虫的特异乳酸脱氢酶同工酶有抑制作用，临床试验表明该药物对猪蛭形巨吻棘头虫病有一定效果，硝硫氰醚按每千克体重80mg一次口服，间隔2天重复喂一次，连续喂3次。也可试用丙硫咪唑和吡喹酮合剂，按每千克体重50mg一次口服。

（七）公共卫生影响

我国报告人感染的棘头虫病主要是蛭形巨吻棘头虫病，已报告300余例，主要分布在东北、中原和华南地区。人感染念珠棘头虫病的病例，国外报告不多，我国仅新疆有2例报告。一般念珠棘头虫虫体在发育成熟前即被排出人体体外。人感染肿大棒状棘头虫的病例，国外报告少，我国未见报告。

（廖党金 王晓佳）

◆ **参考文献**

刘廖党金，官国均，周登钊，等.1993.硝硫氰醚治疗猪棘头虫病试验［J］.中国兽医科技，23（12）：38-39.

廖党金，官国均.1991.猪蛭形巨吻棘头虫病的研究进展［J］.四川畜牧兽医（12）：56-57.

廖党金，官国均.1993.四川猪棘头虫病的调查［J］.四川畜牧兽医（1）：25-26.

廖党金，官国均.1996.三种药物对猪棘头虫LDH同工酶的抑制试验［J］.畜牧兽医学报，27（4）：348-354.

廖党金.2005.诊断家畜寄生虫病的一种新技术［J］.中国兽医寄生虫病，13（1）：8-9.

汪溥清.1964.犹疑念珠棘头虫的形态学和生活史研究［J］.寄生虫学报，1（2）：168-174.

王翠霞，1981.人体棘头虫病皮内试验初步观察［J］.中国医科大学学报（1）：22.

于恩庶，林继煌，陈观今，等.1996.中国人兽共患病学［M］.第2版.福州：福建省科学技术出版社：1230-1238.

赵辉元，汪溥清，姜泰京，等.1998.人兽共患寄生虫病［M］.延吉：东北朝鲜民族教育出版社：278-292.

赵慰先，陈祐鑫，苏寿泩，等.1983.人体寄生虫学［M］.北京：人民卫生出版社：556-562.

Counsrlmann K. 1989. Moniliformjs moniliformis from a child in Florida. J Tropl Med. Hyg.，41（1）：80-89.

Gerald DS，Larry SR. 1981. oundations of Parasitology（3th）. C. V. Mosby Cmpany.，542-560.

Liao D. J. 1996. Study on the new egg count technique for M. hirudinaceus and A. suum. Veterinary Parasitology.，61：113-117.

第一二八章 疥螨科寄生虫所致疾病

疥螨属螨虫所致疾病

疥 螨 病

疥螨病（Sarcoptidosis）又称疥疮，是由疥螨寄生于人和其他哺乳动物皮肤表皮层内，引起的一种顽固、接触性、传染性人与动物共患皮肤病。以剧痒、结痂、湿疹性皮炎、脱毛、皮肤增厚以及患部逐渐向周围扩展和具有高度传染性为特征。该病分布于世界各地，流行于卫生条件较差的地区。家畜、犬、猫以及某些经济动物的发病率都相当高。

（一）病原

1. 分类地位 疥螨在分类上属节肢动物门（Arthropoda）、蛛形纲（Arachnida）、蜱螨目（Acarina）、疥螨亚目（Sarcoptiformes）、疥螨科（Sarcoptidae）、疥螨属（Sarcoptes）。

Fain（1968）曾记述疥螨约有 30 个种和 15 个变种。但近年来，研究倾向于单种说，认为疥螨只有一个种，起源于灵长类动物，后来经演化变异传染到驯养的动物体上，并最终传染到野生动物。寄生于人体的疥螨为人疥螨（Sarcoptes scabiei），其他动物寄生的疥螨均为人疥螨的变种。

2. 形态特征 疥螨体型很小。成虫为卵圆形，呈乳白或浅黄色，背面隆起，腹面扁平（彩图 128-1）。雌螨体长 0.3～0.47mm，雄螨体长 0.19～0.24mm。颚体短小，位于前端。螯肢如钳状，尖端有小齿，适于寄生在啮食宿主皮肤的角质层组织。须肢分三节。无眼和气门。体背面有细横纹、锥突、圆锥形鳞片和刚毛；腹面光滑，仅有少数刚毛和 4 对足。足较短而粗，分 5 节，呈圆锥形。前 2 对足与后 2 对足之间的距离较大，足的基部有角质内突。雌、雄螨前 2 对足的末端均有具长柄的爪垫，称吸盘，为感觉灵敏部位；后 2 对足的末端雌、雄不同，雌虫均为长刚毛，而雄虫的第 4 对足末端具吸垫。雌螨的产卵孔位于后 2 对足之前的中央，呈横裂缝状，形成一横沟，横沟上方有一颜色较深的生殖吸盘。雄螨的外生殖器位于第 4 对足之间略后处。两者的肛门都位于躯体后缘正中。幼螨仅有 3 对足；若螨具有 4 对足，但无生殖孔。螨卵为圆形或椭圆形，呈淡黄色，壳薄，大小约 $80\mu m \times 180\mu m$。

（二）生活史和习性

1. 生活史 疥螨生活史包括卵、幼螨。若螨、成螨 4 个阶段。卵产出后经 3～5 天孵化成幼螨。幼螨阶段致病力最强，幼螨发育时其背脊位于卵壳与穴底紧密黏附的部位。螨卵孵化发育成熟后，幼螨自动用足推动卵壳。幼螨有 3 对足，2 对在体前部，1 对近体后端，待卵壳破裂后幼螨即从卵壳中爬出，离开皱褶到达表皮，然后再钻入皮内，造成新的隧道，经 3～4 天变为若螨。若螨似成虫，有 4 对足，可分辨出雌、雄。雌若螨和雄成螨于表皮进行交配，雄虫大多在交配后不久即死亡，雌若螨在交配后 20～30min 内钻入宿主角质层内，蜕皮为成螨。通常从卵发育至成螨需要 10～13 天，而后成螨在体内进行卵细胞受精，经 2～3 天后即在隧道内产卵。每只螨每天可产 2～4 枚卵，一生可产卵 40～50 枚，雌螨寿命 5～6 个月。

2. 生活习性 雌螨离开宿主后的活动、寿命及感染人的能力与所处环境的温度和相对湿度有关。

温度较低、湿度较大时寿命较长，而高温低湿则对其生存不利。雌螨最适扩散温度为 15～31℃，有效扩散时限为 1～7 天，在此时限内活动正常并具感染能力。疥螨有强烈的热趋向性，能感知宿主体温及气味，脱离宿主后在一定范围内可再次移向宿主。试验表明 63％的疥螨在距离小于 5.6cm 时可移向宿主，随着距离的加大其百分率降低。各发育阶段的疥螨经常钻出隧道滞留在皮肤表面，并可脱离宿主。脱离后一部分仍具有感染能力，可成为圈舍等处的潜在传染源。疥螨离开宿主后在高湿低温的环境中更易存活。各发育阶段的疥螨钻入宿主表皮内至少需要 30min，其钻入皮内的主要方式是通过其分泌物溶解宿主组织。

疥螨寄生在宿主表皮角质层的深处，以角质组织和淋巴液为食，并以螯肢和前跗爪挖掘，逐渐形成一条与皮肤平行的蜿蜒隧道。隧道最长可达 10～15mm。以雌螨所挖的隧道最长，每隔一段距离有小纵向通道通至表皮。雄螨与后若虫亦可单独挖掘，但极短，前若虫与幼虫不能挖掘隧道，只生活在雌螨所挖的隧道中。雌螨每天能挖 0.5～5mm，一般不深入到角质层的下面。交配受精后的雌螨最为活跃，每分钟可爬行 2.5cm，此时也是最易感染新宿主的时期。

（三）流行病学

1. 传染来源和传播途径　传染来源是感染疥螨的动物和人。健康动物或人通过与患畜或被污染的物体直接接触而感染疥螨。被疥螨污染的环境在其传播与流行中也起着重要作用，当宿主接触被疥螨污染的环境时，极易被感染。将小猪暴露于被疥螨污染的环境中，24h 后小猪即感染疥螨。

2. 宿主与寄生部位　疥螨除寄生于人体外，还寄生于 7 目、17 科、40 多种哺乳动物。各种家畜都有疥螨寄生，多种野生动物，如郊狼、红狐、狼、家犬、野犬、鼠、野猪、貘、羚羊、骆驼、小熊猫、苏门羚、猬、豚鼠等都有疥螨感染的报道。

各种动物和人的疥螨均寄生于皮肤内。

3. 分布与流行　疥螨为世界性分布，疥螨病流行于卫生条件较差的地区。人和动物普遍感染。

疥螨病在春、冬季发病率明显比夏、秋季高，流行季节明显。疥螨病的流行还具有周期性。历史上人疥螨曾呈世界性流行，一般认为 30 年为一周期，在一次流行的末尾至下一次流行的时间间隔为 15 年，而每次流行的时间约为 15 年。疥螨在传播感染的过程中能感知宿主的体温、气味，成螨在这方面表现尤为显著。其活动范围与可见光和紫外光也有直接联系，当光线有一定倾斜度时，疥螨就寻找皮肤最暴露的部位并寄生于皮下。在疥螨感染宿主的过程中，疥螨与宿主之间的距离起着重要作用，随着距离的增加其对宿主体温和气味的敏感性均降低。

疥螨发病的最适宜条件是阳光不足和潮湿。该病感染开始于动物的头、颈、背部、四肢及尾根等被毛较短部位，严重时可波及全身。

4. 人疥螨病　人的疥螨病较多发生于学龄前儿童及青年。其感染方式主要是通过直接接触，如与患者握手、同床睡眠等，特别是在夜间睡眠时，疥螨在宿主皮肤上爬行和交配，传播机会更多。疥螨离开宿主后可生存 3～10 天，并仍可产卵和孵化，因此也可通过患者的被服、手套、鞋袜等间接传播。公共浴室的更衣间是重要的社会传播场所。

（四）对动物与人的致病性

1. 对动物的致病性　疥螨寄生于牛、马、羊、猪、犬、猫、兔和骆驼等 40 多种家畜和野生动物。牛、羊发病率相当高。集约化猪场疥螨感染率和发病率都非常高。据临床调查，30％～40％的犬都患有不同程度的疥螨病。

疥螨在感染动物时有一定的潜伏期，且感染方式不同其潜伏期也不同。人工感染犬的潜伏期为 6～12 天，待临床症状消失后 2 个月进行第二次人工感染，其潜伏期仅 3 天。人疥螨的潜伏期为 9～10 天，最长可达 4～6 周。

疥螨病的最常见症状是瘙痒，整个致病过程可分为出血、红斑、渗出、结痂 4 个时期。各种动物疥螨病症状相似，感染初期在皮肤表面可见有鲜红色或淡红色针尖大小至粟粒大小的出血点，此期主要表现为剧痒或瘙痒，并将贯穿于整个感染期；后期出现红斑、皮肤损伤，进而出现结痂、脱毛和皮肤增厚甚至出现出血、坏死等临床症状。轻微感染时通常不表现明显症状，慢性或严重感染时由于整个感染期均伴有剧痒或瘙痒，进而使得病畜终日啃咬、摩擦患部和烦躁不安，影响正常的采食和休息，并使消化吸收功能降低而日渐消瘦，严重影响生长发育；当继发感染严重时最终可导致死亡。

2. 对人的致病性 人感染疥螨多发生于人体皮肤嫩薄皱褶处，如手指缝、手腕曲面、肘窝、腋窝前后、腹股沟、外生殖器；女性还可发生于乳房下；儿童则全身皮肤均可被侵犯。

人感染疥螨初期寄生部位有淡红色、针头大小的小丘疹和发亮的小疱。由于雌螨挖掘隧道时的机械性刺激及生活中产生的排泄物、分泌物以及死亡虫体的崩解物引起剧烈瘙痒反应，白天较轻，夜晚加剧，睡后更甚，患者睡眠常受影响。由于剧痒，皮肤搔抓破后，可引起继发性感染，发生脓疱、毛囊炎或疖肿。

（五）诊断

1. 临床诊断 根据接触史及临床症状可作出初步诊断。在寄生部位检出疥螨可确诊。

2. 动物的诊断 动物疥螨病一般是在病变皮肤与健康皮肤交界处刮取皮肤组织或结痂（猪疥螨的检查一般取耳郭内侧病理痂皮或耳垢）进行检查，查到螨虫或螨卵即可确诊。

3. 人的诊断 人疥螨病的检查是用消毒针尖挑破隧道的尽端，取出疥螨，镜检；或将消毒的矿物油滴于皮肤患处，再用刀片轻刮局部，刮取物镜检，这是常用的检查疥螨的方法。我国也有学者报告采用解剖镜直接检查皮损部位，发现有隧道和其盲端的疥螨轮廓后，用手术刀尖端挑出疥螨。

（六）防制措施

1. 预防

（1）动物的预防 ①定期按计划用治螨药物驱虫。②定期检查动物群，隔离受感染动物，避免传染源扩大。③注意畜舍的清洁卫生，保持畜舍宽敞、干燥、通风和透光。

（2）人的预防 ①加强卫生宣传，注意个人卫生。②避免与患者接触及使用患者的衣被。养殖场工作人员与患畜接触要注意个人防护，如有感染应及时治疗，以防止人与动物间传播。③发现感染应及时治疗，病人的衣服沸煮或药物消毒处理。

2. 治疗 治疗疥螨病的常用药物有10％硫黄软膏，10％苯甲酸苄酯搽剂，10％优力肤霜及伊维菌素等。无论选用何种药物，患者均需先用温水洗净患处，除去脓痂，待干后用药涂搽。一般应连续治疗2个疗程，因为药物对卵的杀死效果差，重复1个疗程才能消灭初孵幼虫。

（七）公共卫生影响

疥螨病是一种接触性传染病，具有高度传染性，流行于卫生条件较差的地区。人和动物的疥螨病一般不交互感染，各种动物和人都有自己的疥螨病原，但动物疥螨可以暂时性感染人。人与人之间的感染多发生于学龄前儿童及青年，通过患者的被服、手套、鞋袜等间接传播，因此，在幼托机构、学校等场所要重视清洁卫生工作，搞好环境卫生、注意个人卫生是预防人疥螨病传播的关键。

疥螨除寄生于人体外，还寄生于多种哺乳动物，被疥螨污染的环境在其传播与流行中起着重要作用。在人们的日常生活中经宠物，如犬、猫传播疾病也不容忽视，应警惕人与动物间的传播。

（邵兆霞 张龙现）

◆ **参考文献**

汪明.2003.兽医寄生虫学［M］.第3版.北京：中国农业出版社：11-19.

吴观陵.2005.人体寄生虫学［M］.第3版.北京：人民卫生出版社：1028-1034.

曾智勇，杨光友，梁海英.2004.疥螨与疥螨病研究进展［J］.中国兽医杂志，40（11）：36-39.

赵辉元.1998.人兽共患寄生虫病学［M］.延吉：东北朝鲜民族教育出版社：625-626.

左仰贤.1997.人兽共患寄生虫学［M］.北京：科学出版社：198-200.

第一二九章　皮刺螨科寄生虫所致疾病

皮刺螨属螨虫所致疾病

鸡皮刺螨感染

鸡皮刺螨感染（Dermanyssus gallinae infection）是由鸡皮刺螨寄生于鸡、鸽、家雀等禽类体外引起的禽类寄生虫病，流行十分广泛，对养殖业发展有严重影响。鸡皮刺螨白天寄居于鸡舍的墙缝、栖架等周围环境中，夜间侵袭鸡只吸血。鸡只遭受侵袭后日渐消瘦，贫血，产蛋力下降，造成巨大的经济损失。鸡皮刺螨也可侵袭人，吸食人血，被叮咬的部位出现红疹、奇痒。

（一）病原

1. 分类地位　鸡皮刺螨（*Dermanyssus gallinae*）在分类上属节肢动物门（Arthropoda）、蛛形纲（Arachnida）、蜱螨目（Acarina）、中（气）门亚目（Mesostigmata）、皮刺螨科（Dermanyssidae）、皮刺螨属（*Dermanyssus*）。

2. 形态特征　鸡皮刺螨为长椭圆形，后部略宽，体表密生短绒毛。饱血后虫体由灰白色转为淡红色或棕灰色。雌虫体长 0.72～0.75mm，宽 0.4mm（饱血雌虫可达 1.5mm）；雄虫体长 0.6mm，宽 0.32mm。体表有细纹与短毛。假头长，螯肢 1 对，呈细长的针状，用以穿刺宿主皮肤而吸取血液。足很长，有吸盘。背板为一整块，后部较窄，背板比其他角质部分显得明亮。雌虫腹面的胸板非常扁，前缘呈弓形，后缘浅凹，有刚毛 2 对；生殖腹板前宽后窄，后端钝圆，有刚毛 1 对；肛板较小，与腹板分离，呈三角形，前缘宽阔，有刚毛 3 根，肛门偏后端。雄虫胸板与生殖板愈合为胸殖板，腹板与肛板愈合成腹肛板，两板相接。腹面偏前方有 4 对较长的肢。其形态见彩图 129 - 1。

（二）生活史

鸡皮刺螨的发育包括卵、幼虫、第一期若虫、第二期若虫和成虫 5 个阶段。一般雌螨在每次吸饱血后 12～24h 内产卵 10 多粒，卵为椭圆形，呈乳白色或淡黄色，直径 0.1～0.35mm。在 20～25℃ 条件下，卵经 48～72h 孵出幼虫。幼虫体呈白色，毛少，有 3 对足，无气门，不摄食，在 24～48h 内蜕皮为第一期若虫。第一期若虫体呈淡黄色，具 4 对足，气门沟很短，雌性吸血 2 次，雄性吸血 1 次，经 24～28h 蜕化为第二期若虫。第二期若虫的背板和气门沟及气门板与成虫相似，但无生殖孔和生殖板；第二期若虫吸血后经 24～48h 内蜕化为成虫。在条件适宜时，可在 1～2 周内完成生活史。成虫和若虫在夜间吸血，白天隐匿于圈舍的隙缝、垫料和尘土中。成虫耐饥能力较强，4～5 个月不吸血仍能生存。

（三）流行病学

1. 传染来源和传播途径　患病鸡群是传播该病的源头，在病鸡舍内，鸡笼空隙、鸡槽接缝处、甚至饮水管中可见虫体大量聚集成球状，也有的散在。通过直接接触或间接接触患病鸡群及其用具、鸡粪、羽毛和尘土而感染。鸟类和老鼠也能传播本病。

2. 分布和流行特征　鸡皮刺螨感染广泛分布于世界各地，我国多数省份均有报道。鸡皮刺螨寄生于家鸡和其他禽类，常自禽窝中爬至人体叮咬。鸡皮刺螨整年活动，但有明显的繁殖高峰。其季节消长取决于宿主活动的季节变化，宿主圈舍内小气候条件及宿主居留在圈舍的时间长短等。一般鸡皮刺螨在夏、秋季大量繁殖。

3. 人鸡皮刺螨感染 人的鸡皮刺螨感染主要是通过直接接触病鸡群引起，各种年龄的人均易感。当人接近有鸡皮刺螨的鸡、鸽等禽类及其窝巢时，螨虫便乘机爬上人体吸血，被咬部位皮肤红、肿、痒，有刺痛感。大多数报告的病例多为家中养鸡、鸽的人群和家禽养殖场的饲养员，也有因动物饲养工作人员将螨带到家中，致使家人被螨虫刺咬。

此外，刺螨中的另一些种类，如分布于较温暖地区鸡窝的囊禽刺螨，寄生于鸽窝的林禽刺螨及寄生于鼠洞的柏氏禽刺螨（*Ornithonyssus bacoti*）等均可侵袭人，叮咬人体，引起革螨性皮炎。刺螨在传播疾病上有直接的流行病学意义，可传播森林脑炎、流行性出血热、鼠型斑疹伤寒、鼠疫、钩端螺旋体病等，对一些动物源性疾病起着保存和扩大疫区的作用。

（四）对动物与人的致病性

1. 对禽类的致病性 鸡皮刺螨寄生于家鸡、鸽和其他禽类，是一种外寄生虫，白天寄居于鸡舍的栖架及墙壁缝隙、水槽、食槽下，主要在夜间侵袭鸡，吸食血液。是家禽养殖业的重要害虫，除夜间侵袭吸血，皮刺螨还能在鸡窝附近爬行活动，爬行较快，鸡白天留居舍内或母鸡孵卵时，亦能遭受侵袭。可引起被侵袭鸡群贫血、消瘦及雏鸡生长发育迟缓，产蛋鸡产蛋率明显下降，严重者可引起死亡，危害十分严重。另外它还可传播禽霍乱和螺旋体病。

遭螨虫侵袭鸡群主要表现为消瘦、贫血、产蛋下降，偶有夜间惊叫，个别鸡死亡。死亡鸡局部皮肤破溃、出血、尸体消瘦，内脏器官未见主要病理变化。

2. 对人的致病性 人接触患有鸡皮刺螨的禽类或其窝巢，虫可爬到人身上刺咬，因刺螨唾液注入皮肤在叮刺处产生红色丘疹，有奇痒感，常因搔破皮肤引起细菌继发感染形成严重皮炎。

王文元等（1964）、吴颖（1964）曾报告鸡皮刺螨侵袭人的病例，患者家中养有感染鸡皮刺螨鸡只，遭螨侵袭者全身发痒，夜间加剧，剧痒处有红色丘疹出现。廖峰等（2000）报告1例养鸡场工人，从事清理、运输鸡粪工作后，因全身皮肤出现丘疹、瘙痒难忍，直至以手抓破皮肤，以疼代痒为止，有时在抓痒处可见针尖大小红色小虫，经确诊为鸡皮刺螨。鸡皮刺螨还能传播世界性流行的森林脑炎和圣路易脑炎等病毒。

（五）诊断

1. 动物的诊断 禽类寄生鸡皮刺螨后，可依据临床症状作出初步诊断。鸡皮刺螨感染一般不会引起鸡只死亡，但能严重影响肉鸡的生长速度及料肉比；蛋鸡因其生长期较长，比肉鸡多发，表现为产蛋率不高或达不到产蛋高峰。对病鸡进行剖检鸡体消瘦，胸肌不丰满，在皮肤表面能找到大小不一、形态各异的红斑及结节凸起，在羽毛丛中找到小红点，其他未见异常变化。

2. 人的诊断 人的鸡皮刺螨感染，可询问是否有与鸡等禽类及其窝巢的接触史，临床上遭鸡皮刺螨侵袭的患者表现全身发痒，夜间加剧，剧痒处有红色丘疹出现。

3. 实验室诊断 可采集虫体进行实验室检查，鸡皮刺螨为红色，易在鸡舍中发现，找到虫体后根据虫体形态和特征可确诊。

（六）防制措施

1. 预防

（1）禽类的预防 ①搞好禽舍内的清洁卫生，定期消毒。全群鸡淘汰后，对鸡舍进行彻底消毒。②将粪便集中堆积发酵，以免成为传染源。③对患病鸡舍内的全部用具用杀虫剂彻底浸泡后，放在阳光下晾晒；对鸡舍的墙壁、地面进行彻底消毒。④在鸡皮刺螨病流行季节，要避免鸡场间的人员流动，并防止鸟类和鼠传播病原。

（2）人的预防 ①搞好环境卫生，清理禽舍和鸽巢，清除杂草，灭鼠，消除滋生地，保持室内清洁。②鸡舍不应设置在人们经常活动的地方。③做好个人防护，经常接触禽类的人员于裸露部位涂擦避蚊胺，有3~7h驱避效果；亦可将浸泡驱避剂的布带系于手腕、脚腕，防止螨虫侵袭。同时注意个人卫生，避免相互感染。

2. 治疗　目前的治疗方法主要是杀灭寄生场所的螨。

（1）禽的治疗

1）蝇毒磷、溴氰菊酯等杀螨药　除虫菊酯，含有氟元素和溴元素的药物，对螨虫均有较好的杀灭效果。如氟氯氰菊酯、三氟氯氰菊酯、溴氟菊酯等制成不同剂型，因种因地制宜杀灭螨虫。0.001%～0.002%杀灭菌菊酯药液，用喷雾法喷洒鸡舍墙壁等各个部位，夏季还可直接喷鸡。

2）伊维菌素　伊维菌素是一种安全、广谱、高效的抗寄生虫药，对治疗鸡皮刺螨病有良好疗效，但其价格比较昂贵，杀虫成本较高。治疗蛋鸡鸡皮刺螨病，可配成每千克饲料含 1mg 伊维菌素的蛋鸡全价料，连续饲喂 14 天。也可用伊维菌素按每千克体重 $200\mu m$，一次性皮下注射。

3）阿维菌素　是伊维菌素的同类产品，价格较伊维菌素低，对鸡皮刺螨也有较好驱虫效果。

（2）人的治疗　感染鸡皮刺螨患者可外用炉甘石洗剂涂搽皮疹处，涂四环素软膏抗感染；衣物及床上用品以沸水烫洗、曝晒，室内地面及家具用"灭螨灵"水溶液喷洒。

（七）公共卫生影响

鸡皮刺螨叮咬人体可引起剧痒性皮炎。同时，其在传播疾病上有直接的流行病学意义，可传播森林脑炎、流行性出血热、鼠型斑疹伤寒、鼠疫、钩端螺旋体病等，对一些动物源性疾病起着保存和扩大疫区的作用，应引起我们的重视。

对于城市居民，不要养鸡、鸽及观赏鸟类，清除家居周围的麻雀穴、雀巢和鸽巢，可杜绝发生鸡皮刺螨皮疹。除了寄生于鸟类的鸡皮刺螨之外，还有其他多种皮刺螨寄生于老鼠身上，灭鼠也是消灭皮刺螨的重要措施。

（邵兆霞　张龙现）

◆ **参考文献**

安健，李建成，汪明，等.2003.阿维菌素对蛋鸡皮刺螨的驱杀试验［J］.动物医学进展，24（1）：97-99.

孟阳春，李朝品，梁国光.1995.蜱螨与人类疾病［M］.合肥：中国科技大学出版社：120-202.

汪明.2003.兽医寄生虫学［M］.第3版.北京：中国农业出版社：11-19.

王延军，方廷松.2002.伊维菌素预混剂治疗蛋鸡皮刺螨效果观察［J］.中国兽医杂志，38（6）：24.

中国人民解放军兽医大学.1993.人兽共患病学：下册［M］.北京：蓝天出版社：347.

第一三〇章 蠕形螨科寄生虫所致疾病

蠕形螨属螨虫所致疾病

蠕 形 螨 病

蠕形螨病（Demodicidosis）是由蠕形螨寄生于人体或哺乳动物的毛囊和皮脂腺内及与毛囊相关的皮肤附器内引起的人与动物共患螨病蠕形螨为一种永久性寄生螨，也可寄生在腔道和组织内，是皮肤发痒、酒糟鼻、毛囊炎、脱发、溢脂性皮炎等的主要病因之一。

（一）病原

1. 分类　蠕形螨又称脂螨或毛囊螨，在分类上属节肢动物门（Arthropoda）、蛛形纲（Arachnida）、蜱螨目（Acarina）、恙螨亚目（Trombiculidae）、蠕形螨科（Demodicidae）、蠕形螨属（Demodex），是一类永久性寄生螨，寄生于多种哺乳动物的毛囊、皮脂腺或内脏中，对宿主的特异性较强。已知约有 140 余种（亚种）分别寄生于不同的宿主。寄生于人体的有毛囊蠕形螨（D. folliculorum）和皮脂蠕形螨（D. brevis）。此外，犬蠕形螨（D. canis）、羊蠕形螨（D. caprae）和猪蠕形螨（D. phylloides）等是常见的螨种。

2. 形态特征　成虫体细长，蠕虫状，呈乳白色、半透明，体长 0.15～0.30mm，雌螨略大于雄螨（彩图 130-1）。颚体宽短，呈梯形，位于躯体前端，螯肢针状。须肢分 3 节，端节有倒生的须爪。足粗短，呈芽突状，足基节与躯体愈合成基节板，其余各节均很短，呈套筒状。跗节上有 1 对锚叉形爪，每爪分 3 叉。雄螨的生殖孔位于足体背面前半部第 1～2 对背毛之间。雌螨的生殖孔位于腹面第 4 对足基节板之间的后方。末体细长如指状，体表有环形皮纹。

（二）生活史与习性

发育过程包括卵、幼虫、前若虫、若虫和成虫 5 期。雌虫产卵于毛囊或皮脂腺内，约经 60h 孵出幼虫，幼虫约经 36h 蜕皮为前若虫。幼虫和前若虫有足 3 对，经 72h 发育蜕皮为若虫。若虫形似成虫，但生殖器官尚未发育成熟，经 2～3 天发育蜕皮为成虫。成虫约经 5 天左右发育成熟，于毛囊口处交配后，雌螨即进入毛囊或皮脂腺内产卵，雄螨在交配后即死亡。螨虫从卵孵化后，由幼虫长至成虫完成一代生活史约需半个月。雌螨寿命可达 4 个月以上。犬蠕形螨生活史见图 130-1。

对于它的活动与传播，国内外学者做了很多研究。蠕形螨对温度较敏感，发育最适宜的温度为 37℃。当宿主体温升高或降低时，蠕形螨爬出，在体表爬行。蠕形螨生活力较强，对温、湿度、pH 和某些药物均有一定的抵抗力。5℃时可活 1 周左右，而在干燥空气中可活 1～2 天，对酸性环境的耐受力强于碱性环境，尤以皮脂蠕形螨为明显。75% 酒精和 3% 来苏儿 15min 可杀死蠕形螨。

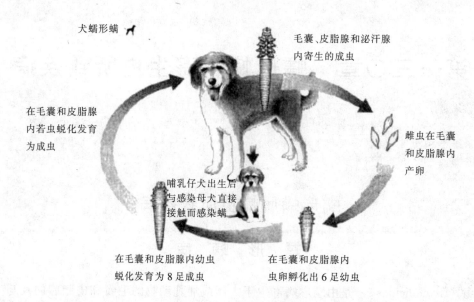

犬蠕形螨

毛囊、皮脂腺和泌汗腺
内寄生的成虫

在毛囊和皮脂腺
内若虫蜕化发育
为成虫

雌虫在毛囊
和皮脂腺内
产卵

哺乳仔犬出生后
与感染母犬直接
接触而感染螨

在毛囊和皮脂腺内幼虫
蜕化发育为 8 足成虫

在毛囊和皮脂腺内
虫卵孵化出 6 足幼虫

图 130 - 1　犬蠕形螨生活史

（三）流行病学

1. 传染来源与传播途径　发病和受感染的动物及人都是传染来源。人和动物通过与带虫的动物、人直接接触遭受感染。蠕形螨是条件性病原，动物和人正常状态下也可带有少量蠕形螨，但无明显临床症状，而当机体抵抗力下降或应激时，可发生严重的蠕形螨病。

2. 分布与流行　蠕形螨的分布遍及世界各地，人群感染率国外报道为 $27\%\sim100\%$，国内 $4.43\%\sim86.6\%$，凡经调查的省市均发现蠕形螨的感染。一般各年龄组的感染率随年龄增长而增高。一般认为成虫期才具有传播力。人体蠕形螨的传播途径是直接接触传播，蠕形螨可昼夜出现在皮肤表面。

犬蠕形螨多因健康犬和病犬（或被病犬污染的物体）相接触。正常幼犬身上，常有蠕形螨存在，但不发病，当虫体遇到发炎的皮肤或机体处于应激状态，并有丰富的营养物质时，即大量繁殖并引起发病，多发于 5～6 月龄的幼犬。犬蠕形螨寄生于面部与耳部最为常见，严重时可蔓延到全身。

（四）对动物与人的致病性

1. 对动物的致病性　犬蠕形螨感染主要见于面耳部，重症时躯体各部均受感染。初期患部脱毛，皮肤发红、变厚多皱纹，覆盖有银白色黏性的糠皮样鳞屑，稍后皮肤变成淡蓝色或红铜色。伴随化脓菌侵入发展为脓疱，流出淋巴干燥而成痂皮，发出难闻的臭味。痒觉轻微。羊蠕形螨寄生在胸腹部和背部较多。在鲜板皮上出现圆形或椭圆形凸出的白色结节，小者如针尖大，大者直径可达 1cm，一般凸出板皮 0.1～0.5cm，一张羊皮上寄生几个至几千个结节，0.1cm 结节内虫体数可达 2 000 多条。猪蠕形螨病先发生于眼周围，鼻部及耳根部，逐渐向其他部位蔓延。呈砂砾样、米粒大甚至胡桃大的脓疱。也有鳞屑型，患猪皮肤增厚、不洁、凸凹不平、覆盖鳞屑、龟裂。

2. 对人的致病性　其主要致病作用是引起皮脂分泌受阻；螨寄生吸食细胞内容物、取食皮脂分泌物，可引起毛囊扩张、上皮变性；虫体的螯肢、足爪活动的机械刺激、出入毛囊携带病原微生物，其次代谢、排泄物的化学性及抗原性刺激，可导致局部组织出现炎症反应。引起相应的临床症状，表现为螨性酒渣鼻、眼睑缘炎、外耳道瘙痒、溢脂性脱发、局部皮肤红斑丘疹等。寄生量多时可引起角化过度或角化不全，棘细胞增生，真皮层毛细血管增生并扩张。角化过度可填塞囊口妨碍皮脂外溢。并发细菌感染时，引起毛囊周围细胞浸润，纤维组织增生。当蠕形螨穿到毛囊和皮脂腺外时，可引起肉芽肿样反应。皮损的表现为局部皮肤弥漫性潮红、充血、散在的针尖至粟粒大的红色丘疹、小结节、脓疱、结痂、脱屑、肉芽肿、皮脂异常渗出、毛囊口显著扩大，表面粗糙，甚至凸凹不平。

（五）诊断

1. 动物的诊断　具体方法是切破或刮取皮肤结节和脓疱，将内容物置于载玻片上，加50％甘油水，经显微镜检查，发现蠕形螨即可确诊。

2. 人的诊断

（1）透明胶纸粘贴法　用透明胶纸于晚上睡前，粘贴于面部的鼻、鼻沟、额、颧及颏部等处，至次晨取下贴于载玻片上镜检。检出率与胶纸的黏性，粘贴的部位、面积和时间有关。

（2）挤刮涂片法　通常采用痤疮压迫器刮取，或用手挤压，或用沾水笔尖后端等器材刮取受检部位皮肤，将刮出物置于载玻片上，加1滴甘油，铺开，加盖玻片镜检。

（3）挤粘结合法　在检查部位粘贴透明胶纸后，再用拇指挤压胶纸粘贴部位，取下胶带镜检。此法检出率较高。

（六）防制措施

1. 预防　对动物圈舍及用具用杀螨剂进行消毒；减少动物的应激因素。

2. 治疗

（1）动物的治疗　犬蠕形螨病的治疗：用苯甲酸苄酯、5％碘酊以及大剂量伊维菌素治疗有一定效果，每千克体重1mg皮下注射，间隔10天左右，再注射1次。对重症病犬除局部应用杀虫剂外，还应全身应用抗生素，防止细菌继发感染。为杀死淋巴结内的虫体可静脉注射1％台盼蓝溶液，剂量为每千克体重0.5~1.0mL，共注射2或3次，各间隔6天。

（2）人的治疗　目前尚缺少治疗人蠕形螨病的理想药物，外用药有10％硫黄软膏、20％苯甲酸苄酯乳剂、毛囊虫糊剂、灭滴灵冷霜等，用药后可使症状减轻，但不能根治，需要时兼用内服灭滴灵、维生素 B_6 及复合维生素 B 等可获理想效果。中西药物结合配制的肤螨杀定（新肤美灵霜）和伊维菌素治疗蠕形螨病效果较好。

（七）公共卫生影响

蠕形螨种类众多，一般情况下感染人和动物的虫属于不同虫种，但当机体抵抗力下降时动物和人的蠕形螨有可能感染其他宿主。在对人和动物蠕形螨病的防控中应考虑人和动物共患的可能，进行综合防控。该病具有一定的公共卫生意义。

（菅复春　张龙现）

◆ **参考文献**

姜淑芳，董丽娟，杜云静 . 2001. 人体蠕形螨研究进展 ［J］. 医学动物防制，17（10）：552 - 555.

汪明 . 2003. 兽医寄生虫学 ［M］. 第 3 版 . 北京：中国农业出版社：218 - 219.

王成洲，邱雄东，黄平益 . 1994. 人体蠕形螨感染现状的研究进展 ［J］. 海军医高专学报，16（2）：129 - 131.

王亚辉 . 2002. 人体蠕形螨病的病原学研究 ［J］. 医学动物防制，18（2）：72 - 74.

吴观陵 . 2005. 人体寄生虫学 ［M］. 第 3 版 . 北京：人民卫生出版社：1034 - 1039.

赵辉元 . 1996. 畜禽寄生虫与防制学 ［M］. 长春：吉林科学技术出版社：920 - 921.

赵瑞君，侯玉英，梁玉萍 . 1999. 蠕形螨寄生与人群年龄和某些皮肤病的关系 ［J］. 中国媒介生物学及控制杂志，10（1）：50 - 52.

第一三一章　恙螨科寄生虫所致疾病

恙螨属螨虫所致疾病

恙螨病

恙螨病（Chigger disease）是由恙螨寄生于人和动物引起的人与动物共患处寄生虫病。螨是小型螨类，种类很多，只有少数在其生活史中幼虫阶段必须叮咬人或其他脊椎动物。螨叮咬人可引起螨性皮炎，叮咬其他动物如鸡等亦可致病。螨致病呈季节性消长，呈世界性分布。在我国以东南沿海至西南边境地区为多。

螨的主要危害是有些种类能传播烈性传染病灌丛斑疹热（Scrub typhus），古时称沙虱毒，亦称恙虫病（Tsutsugamushi disease）。传播虫病的螨以螨科螨属为主，目前已证实德里纤恙螨 [*Leptotrombidium（L.）deliense*]、小盾纤恙螨 [*L.（L.）scutellare*]、微红纤螨（*L. rubellum*）、红纤螨（*L. akamushi*）、苍白纤螨（*L. pallidum*）、海岛纤螨（*L. insulare*）及高胡纤螨（*L. kaohuense*）7 种螨为我国虫病的传播媒介。其中，德里纤恙螨和小盾纤恙螨分别为我国南方和北方的主要传播媒介。螨传播虫病主要通过幼虫叮咬把虫病东方体传给人或动物宿主。近年来，新、旧流行区的恙虫病陆续发生，疫情有上升趋势。另外，根据国内外研究报道，螨可能是流行性出血热、Q 热、鼠型斑疹伤寒、弓形虫病的传播媒介。

（一）病原

1. 分类地位　恙螨分类依据幼螨形态特征，若虫和成虫常常在土壤内或其表面营自由生活。恙螨在分类上属节肢动物门（Arthropoda）、蛛形纲（Arachnida）、蜱螨目（Acarida）、恙螨亚目（Trombidiformes）、恙螨科（Trombiculidae）、恙螨属（*Trombocula*）。已知约 3 000 个种和亚种，我国已记录有 500 余种（亚种）。由于对多数恙螨种类的若虫和成虫的了解不多，目前恙螨的分类仍以幼虫为依据。

2. 形态特征　幼虫躯体呈囊状，红色、橙色或土黄色。幼虫体毛稀疏可数，而成虫和若虫体毛长而稠密，状如绒球。口器刺吸式，须跗节着生于须胫节腹面，呈拇指状，可与须爪对握夹持食物。躯体背面前部中央有盾板，板中央有一对感器；幼虫盾板大，外围有盾板毛；而成虫盾板小呈心状，外围无毛。幼虫营寄生生活，而成虫和若虫营自由生活。

（二）生活史

恙螨属于不完全变态类，其发育过程包括卵、前幼虫、幼虫、若蛹、若虫、成蛹和成虫等 7 期。成螨营自由生活。雌螨和雄螨不直接交配，一般雄螨在孵化出后 2～7 天开始产出精胞。精胞由精胞体和精丝两部分组成。雄螨一生可产精胞近 100 个。精丝埋入土壤裂缝中。雌螨如遇精胞，可由外生殖器将精胞摘去。雌螨产下的卵，可用须肢端部的对握构造将卵钳送到隐蔽的缝隙中。卵呈球形，淡黄色，直径约 0.2mm。经 2～8 天卵内幼虫发育成熟，卵壳破裂，逸出包有薄膜的前幼虫。经 7～14 天的发育，幼虫破膜而出，遇宿主即攀附寄生，经 3～5 天饱食后，坠落地面缝隙中，3～7 天后静止不动形成若蛹，蛹内若虫经 10～16 天发育成熟后，从蛹背逸出。若虫形态与成虫相似，经 10～35 天发育为成蛹，经 7～15 天蜕皮为成虫。

（三）流行病学

1. 易感宿主 恙螨幼虫的宿主范围很广泛，包括哺乳类（主要是鼠类）、鸟类、爬行类、两栖类以及无脊椎动物，有些种类也可侵袭人体。多数种类的恙螨对宿主选择性不强。恙螨幼虫寄生在宿主体表，多在皮薄而湿润处。

2. 生活习性 成虫和若虫主要以土壤中的小节肢动物和昆虫卵为食，幼虫则以宿主被分解的组织和淋巴液为食。幼虫只饱食 1 次，在刺吸过程中，一般不更换部位或转换宿主。

恙螨幼虫活动范围很小，一般不超过 1～2m，垂直距离 10～20cm，常聚集在一起呈点状分布，称为螨岛（mite island）。幼虫喜群集于草树叶、石头或地面物体尖端，有利于攀登宿主。恙螨的活动受温度、湿度、光照及气流等因素影响。多数种类需要温暖潮湿的环境。幼虫对宿主的呼吸、气味、体温和颜色等很敏感。

3. 分布 世界性分布，以温暖潮湿的东南亚地区和热带雨林为主。中国东南沿海至西南边境省份最多。滋生地为温暖潮湿地区，尤其是隐蔽、潮湿、多草、多鼠等场所。

4. 流行季节 恙螨的季节消长除其本身的生物学特点外，还受温、湿度和雨量的影响，各地区恙螨幼虫在宿主体表有季节消长规律，一般可分为 3 型：①夏季型。每年夏季出现一次高峰，如地里纤恙螨。②春秋型。有春秋两个季节高峰，如苍白纤恙螨。③秋冬型。出现在 10 月以后至次年 2 月，呈现 1 个高峰，如小盾纤恙螨。夏季型和春秋型的恙螨多以若虫和成虫越冬，秋冬型无越冬现象。

（四）对动物与人的致病性

1. 对动物的致病性 对鸡的危害主要是鸡新棒螨，在鸡体上寄生的时间可达 5 周以上。由于幼螨的叮咬，患部奇痒，呈现周围隆起，中间凹陷痘脐形的病灶，中央可见一小红点，即恙螨幼虫。幼禽，尤其是鹌鹑受侵袭后出现死亡的事例表明叮咬可能出现了毒血症。

2. 对人的致病性 人体被恙螨寄生，可引起恙螨皮炎。恙螨皮炎是由于恙螨幼虫的唾液溶解宿主皮下组织，被叮刺处有痒感并出现红色丘疹，继而形成水疱，之后形成黑褐色焦痂，焦痂脱落后形成浅在性溃疡。

3. 恙螨传播的虫媒病 主要引起恙虫病立克次体。在我国黑线姬鼠、黄毛鼠、黄胸鼠等是主要贮存宿主。南方主要传播媒介为德里纤恙螨，北方主要为小盾纤恙螨；我国台湾为红恙螨；病原体为恙虫病立克次体，或称恙虫病东方体。立克次体在恙螨体内经卵传递至子代，人因被感染性恙螨幼虫叮咬，病原体随唾液侵入宿主而获感染。恙虫病除北纬 31°～28° 以南地区普遍存在外，尚流行于江苏、山东、山西、河北、天津、黑龙江、吉林和辽宁等地。

此外，还有肾综合征出血热病原体，属于汉坦病毒（*Hanta virus*），在我国以黑线姬鼠为主要贮存宿主，小盾纤恙螨是其体外优势螨种，可经叮咬传播和经卵传递。

（五）诊断

用小镊子取出病灶中央的小红点，在显微镜下观察，见到恙螨幼虫即可确诊。

（六）防制措施

在恙虫发生高峰期（每年 5～10 月份），旅游及野外作业者，用驱避剂涂在衣领、袖口和裤脚上，可以防止幼螨上身。再在裸露的皮肤上抹上硫化钾溶液，是防止幼螨叮咬的最好办法。于恙螨发生高峰期在野外活动时不要在草地上坐卧，也不要在老鼠频繁出没的地方久留，谨防幼螨叮咬。

1. 消除滋生场所 灭鼠，堵塞鼠洞，填平坑洼，保持干燥，定期铲除住地杂草与灌丛。

2. 药物杀螨 在人、鼠经常活动的地方及恙螨滋生地，可喷洒敌敌畏、倍硫磷、氯氰菊酯、溴氰菊酯和残杀威等。

3. 个人防护 不要在溪沟边草地上坐卧休息。野外工作时要扎紧衣裤口，外露皮肤可涂避蚊胺、避蚊酮、香茅油、玉桂油等，或将衣服用驱避剂浸泡。工作后及时换衣、洗澡可减少被叮咬机会。

（七）公共卫生影响

多种恙螨可以叮咬人和动物，可造成吸血、烦扰宿主等直接危害，更重要的危害是传播其他病原，如出血热、Q热、斑疹伤寒等疾病病原，引起更严重的疾病。因此，恙螨感染具有重要的公共卫生意义。

（菅复春　张龙现）

◆ **参考文献**

李朝品.2006.医学蜱螨学［M］.北京：人民军医出版社：214-218.

吴观陵.2005.人体寄生虫学［M］.第3版.北京：人民卫生出版社：1011-1028.

吴光华.2000.华东地区三种类型恙虫病自然疫源地调查［J］.中华流行病学杂志，21（1）：34-36.

张财兴.1994.厦门地区恙螨种类与季节分布及一只畸形螨的记述［J］.厦门大学学报：自然科学版，33（5）：716-721.

张金桐.1999.晋南地区恙虫疾疫源地的发现及其动物流行病学特点［J］.寄生虫与医学昆虫学报，6（3）：172-177.

张咏梅.2002.我国媒介螨虫的研究现状［J］.医学动物防制，18（11）：594-597.

第一三二章 其他螨科寄生虫所致疾病

多种属螨虫所致疾病

一、肺螨病

肺螨病（Pulmonary aeariasis）是由多种自由生活的粉螨侵入呼吸系统引起的非特异性肺螨症（Non-specific pulmonary acariasis），这与动物肺内专性寄生螨，如猕猴肺刺螨（*Pneumonyssus simicola* spp.）、蛇肺螨（*Ophiopneumicola* spp.）、肺疥螨（*Pneumocoptes* spp.）寄生所称的肺螨症（Pulmonary acariasis）有着本质的不同。在20世纪30年代，日本报道有患者痰中检获螨，后在斯里兰卡热带嗜酸性粒细胞增多症或吕弗勒综合征（Löffler's syndrome）的患者痰中发现多种自由生活的螨种。我国对该病的报道始于1956年高景铭等从1例支气管扩张的患者痰中检获2种螨。直至1983年黑龙江省报道有41例肺螨症，20世纪90年代有许多肺螨症病例相继报道。引起肺螨病的螨虫躯体细微，常滋生于粮食、药材等物中，所以该病在特定的人群中感染率较高。由于该病无特异的临床表现，常因未引起足够的重视而被误诊。

（一）病原

1. 分类地位 肺螨病的主要病原螨在分类上属节肢动物门（Arthropoda）、蛛形纲（Arachnida）、蜱螨目（Acarina）的中粉螨科（Acaridae）、麦食螨科（Phrolyphidae）、跗线螨科（qarstmemidae）、嗜渣螨科（Chortoglyphidae）、肉食螨科（Cheyletidae）和甜食螨科（Clycyphagidae）等7科、14属、17种（表132-1）。

表 132-1 肺螨病的主要病原螨

科	属	种
粉螨科（Acaridae）	粉螨属（*Acarus*）	粗脚粉螨（*A. siro*）
	食酪螨属（*Tyrophagus*）	腐食酪螨（*T. putruscentiae*）
	食粉螨属（*Aeuroglyphus*）	椭圆食粉螨（*A. ovatus*）
	嗜木螨属（*Caloglyphus*）	伯氏嗜木螨（*C. berlesei*）
		食菌嗜木螨（*C. mycophagus*）
	狭螨属（*Thyreophagus*）	食虫狭螨（*T. entomophagus*）
	皱皮螨属（*Suidasia*）	纳氏皱皮螨（*S. nesbitti*）
麦食螨科（Phrolyphidae）	尘螨属（*Dermatophagoides*）	粉尘螨（*D. farinae*）
		户尘螨（*D. pteronyssinus*）
	嗜霉螨属（*Euroglyphus*）	梅氏嗜霉螨，又称埋内欧尘螨（*Euroglyphus maynei*）
跗线螨科（Tarsonemus）	跗线螨属（*Tarsonemidae*）	谷跗线螨（*T. granaries*）

（续）

科	属	种
跗线螨科（Tarsonemidae）	狭跗线螨属（*Steneotarsonemus*）	斯氏狭跗线螨（*S. spirifer*）
嗜渣螨科（Chortoglyphidae）	嗜渣螨属（*Chortoglyphus*）	拱殖嗜渣螨（*C. rcuatus*）
肉食螨科（Cheyletidae）	肉食螨属（*Cheyletus*）	马六甲肉食螨（*C. malaccensis*）
		普通肉食螨（*C. eruditus*）
甜食螨科（Clycyphagidae）	食甜螨属（*Glycyphagus*）	家食甜螨（*G. domesticus*）
	脊足螨属（*Gohieria*）	棕脊足螨（*G. fusca*）

到目前为止，已知检出十余种螨虫引起肺螨病，主要是粉螨科、麦食螨科和肉食螨科内的螨类。王洪慧等（2003）对粮库、粮食加工厂、农村磨坊、中药房（库）、中药厂、卷烟厂和图书馆（室）等场所的相关人群进行了肺螨病的病原学调查，阳性痰内检出螨类经制片鉴定隶属 5 科 10 属 12 种，其中以粗脚粉螨、粉尘螨、椭圆食粉螨、腐食酪螨等在痰液中出现率较高，可能是本病的常见病原螨。

2. 形态特征 寄生于肺部螨虫的成虫其共同形态特征是：虫体呈椭圆形或卵圆形，大小为（240～400）μm×（150～220）μm，其腹面具有 4 对足，背面具有或长或短的棕毛。虫体多为透明或半透明状；若虫小于成虫，有 4 对足，其体内生殖器官不成熟；幼虫较成虫小，具 3 对足（图 132 - 1）。

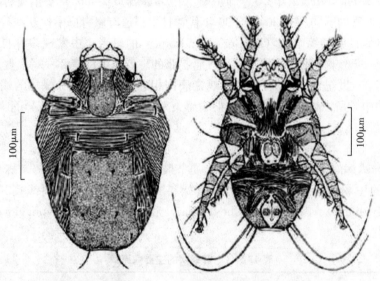

图 132 - 1　屋尘螨雄虫背腹面

（二）生活史

肺螨病原螨类的生活史一般分卵、幼虫、第一期若虫、第二期若虫和成虫 5 个时期。幼虫有足 3 对。第一若虫足 4 对，具生殖乳突 1 对。第二若虫足 4 对，具生殖乳突 2 对，生殖器官尚未发育成熟，其他特征基本与成虫相同。成虫 1～3 天内进行交配。雌虫一生产卵20～40个，产卵期为一个月左右。雄螨存活 60 天左右，雌螨存活可长达 150 天。

（三）流行病学

1. 传染来源和传播途径 肺螨病的病原螨常大量出现于各种中药材内及贮藏的食物内，包括谷物、面粉、干果、花生、干肉、干鱼和干酪类制品。它们的滋生与中药材及食物的贮藏有密切关系，贮存较久而其中部分变质者，则螨虫迅速大量繁殖。

肺螨病的传播途径主要是通过呼吸道直接吸入螨虫，而其他途径引起螨虫在肺部寄生的可能性不大。因螨虫虫体极小而轻微，可在短期内悬浮于空气中，易被吸入肺内而感染。螨虫侵入人体肺脏以后，可在肺内存活，个别虫体还能发育、繁殖。

2. 分布与流行 肺螨病广泛分布于世界各地，自 Carter 等在锡兰首次报道 17 例病后，在日本、委内瑞拉、西班牙和朝鲜等都有报道。我国分布也极为广泛，海南、广东、广西、四川、安徽、江苏、山东、黑龙江等省、自治区均有报道，从 1956 年发现人体肺螨病至今，报道病例约 400 多例。

肺螨病的流行与特定的职业人群有关。从事药材、粮食行业、饲料加工、养鸡场的人群感染率普遍较高。如陈兴保等（1989）对重点人群的调查显示，感染率最高的是从事粮食工作的人员，为 20.00%～48.61%；其次与中药材密切接触人员为 14.81%～37.04%；而从事其他职业的人员感染率仅为 1.33%。

肺螨病还与年龄和工龄有关。农子军等（1996）的调查表明，30～39 岁青壮年感染率较高。在王洪慧等的调查中，16～45 岁患病率 87.85%。从不同年龄组人群患病率看，患病率最高的为 45 岁以上年龄组，其次为 36～45 岁组，16～25 岁组最低。肺螨病的发生与患者接触粉尘的时间长短有关，即与工作年限有着密切的关系，工龄越长患病率越高。农子军等调查表明随着工龄越长，感染率和发病率越高，如工作 10 年者患病率为 8.92%，工作 20 年者患病率 18.18%。调查显示男、女发病无明显差异，认为螨感染与性别的易感性无关。

目前人们对人肺螨病的认识不多，还未得到足够重视，本病无特异性症状，常被误诊为支气管炎、肺结核及其他呼吸道疾病。因此调查本病在不同行业人群中的流行状况及分布特征，能为防治肺螨病提供科学的理论依据。

此外，儿童肺螨病例报道显示，多数患儿与家住棉麻厂或常年生活在潮湿飞扬的弹花棉絮中有关。因此提高环境意识，注意居住卫生，对于控制肺螨病的感染流行十分重要。

3. 生态习性 肺螨病的致病螨类广泛存在于日常生活环境中，从患者痰内检出的螨类与患者周围环境中检出的螨种相一致。这些螨类通常滋生在各种植物体、粮食、食品、药材及室内尘埃中，有些螨类生存于含脂肪和蛋白质丰富的食物中，如腐食酪螨在蛋粉、乳粉、火腿、肉干、椰子、干酪、棉子粉、瓜子仁、杏仁、花生、稻谷、大米、小麦、面粉、糠和黄豆中均有发现，在砂糖、红枣、柿饼上也有发现。此外，还可寄生于昆虫上。螨在自然界适应性非常强，食性也广，既可自由生活，又能在动物和人体上生存。

（四）对动物与人的致病性

1. 对动物的致病性 动物感染病例报道较少，猴感染肺螨病时主要表现咳嗽、喷嚏等呼吸道症状，严重时哮喘、气急、乏力、低热，甚至可致死亡。

小鼠动物肺螨病模型示两肺有散在的圆锥形结节状、直径 1～5mm 的隆起于胸膜表面的病灶。深部肺组织内也有散在病灶。病灶多孤立，少数可彼此接近或相互融合，镜下病变主要为细支气管及其周围肺实质呈现炎症改变。除少数细支气管黏膜上皮呈腺样增生外，大部分呈不同程度的坏死脱落，因而导致管腔狭窄或闭塞，其周围肺实质内有异物性肉芽肿形成，内含有 PAS 阳性物质。

2. 对人的致病性 人肺螨病临床表现不一，最常见的肺部非特异性侵染的螨是腐食酪螨。患者无特殊的临床表现，轻者似感冒和支气管炎，重者类似肺结核、胸膜炎和哮喘等肺部疾病。主要表现为咳嗽、胸闷、胸痛、气短、乏力、痰中带血和咯血等。可终年咳嗽，痰呈白色，黏液泡沫状，秋冬加剧。少数患者伴有低热、盗汗，尚有头痛、背痛等症状。亦可表现为频繁的干咳，或兼喘息，或有哮喘样发作，端坐呼吸。所有症状是由于粉螨在肺部生存活动包括爬行和取食所引起的机械性损伤，以及其代谢物抗原和致敏原引起的免疫病理反应。

螨虫寄生在肺脏，除其本身对局部组织造成机械性损伤以外，它们的分泌物、代谢物及分解的虫体均可成为过敏源，使机体过敏，引起呼吸系统症状。由于本病的临床症状均为非特异性，常被医生忽视，故常漏诊或误诊为肺结核、支气管炎或胸膜炎等，误诊率高达 35.7%～69.2%。另外，本病常与其他呼吸系统疾病并存或在其他原发病的基础上继发感染，从而使病情复杂，诊断难度增大。

患者肺部形成大小不等的结节样病灶，可见于肺的任何部位，数量多少不一。大部分病灶可累及细支气管，导致细支气管及其周围呈炎性浸润和肺小叶萎缩、管壁上皮细胞坏死及反应性增生，引起管壁增厚、管腔变窄。

（五）诊断

1. 临床诊断　肺螨症在临床上常被误诊为支气管炎、肺门淋巴结核、肺结核、并殖吸虫病、胸膜炎、肺部感染和支气管哮喘等，误诊率为44%～77%。

肺螨病临床诊断中有如下特点：①肺螨病与职业密切相关，从事粮食和中草药加工等职业人群发病率较高。②具有呼吸道症状，经长期抗生素治疗后，症状时轻时重，或经久不愈。③X线胸片显示肺门影增宽，纹理增粗，并常见有云雾状阴影，尤肺下叶显著。在肺门和肺下叶可见散在大小不等直径为1～5mm的小结节状阴影。

2. 血液学检查　粉尘螨渗液皮试阳性或血清特异性抗体阳性，肺螨症患者的血液学检查嗜酸性粒细胞升高（绝对计数在 $360×10^6/L～828×10^6/L$ 之间）。此外，血清免疫球蛋白有不同程度升高，IgG、IgA、IgM 明显升高等现象对本病的辅助诊断亦有一定参考价值。

3. 病原学诊断　本病确诊的依据是痰检螨阳性。根据不同的标本以适当的方法浓集，可提高检出率。对患者痰液的检查，通常是取晨痰或24h痰液加5%氢氧化钠或氢氧化钾消化2～3h，以离心沉淀或盐水漂浮等方法制片镜检。由于受取痰时间、取痰量、痰液消化方法及时间等因素影响，根据1次痰检结果定性，易出现假阴性而造成肺螨病的漏诊。故建议对慢性呼吸道疾病患者至少要连续进行3次痰检，痰内查见螨类是本病确诊的依据。

4. 免疫学诊断　随着免疫学的飞速发展，不少新的免疫诊断技术应用于肺螨病的诊断。如间接血凝试验、ELISA、间接免疫荧光试验等已广泛用于肺螨病的诊断。

（六）防制措施

1. 预防　肺螨病的病原螨类分布广泛，对肺螨病的预防除灭螨外，还要注意：①提高人们的环境意识，搞好居室的消毒，并保持干燥。儿童不要在有污染的地方玩耍。有污染环境的工作场所要远离居住人群。②注意清洁卫生，经常清除室内尘埃，勤洗衣被、床单，勤晒被褥床垫；卧室要保持通风、干燥、少尘。③仓库、房舍通风良好，降低湿度，保持干燥。④粉尘浓度较高场所，工作人员应戴口罩，做好自身防护，防止螨类感染。⑤灭螨可采用价廉、对人体无害的杀螨剂，如倍硫磷、虫螨磷、杀螟松、消螨酚、消螨脒、杀螨霉素等。

2. 治疗　从40年代开始探讨肺螨病的有效疗法，目前已发现不少疗效较好的药物。

（1）甲硝唑　成人每次0.4g，每天3次，儿童酌减。7天为一个疗程，连服3疗程，每疗程间隔7～10天，该药效果确实，有一定副反应，但停药即可消失。

（2）卡巴胂　每天2次，每次0.2g，10天为一个疗程，连服3个疗程，每疗程间隔10天，有副反应，停药即可消失。

（3）海群生　每次0.1g，每天3次，7天为一个疗程，每疗程间隔7天，3个疗程痰螨阴转。

（七）公共卫生影响

目前人们对肺螨病还未有足够的重视，由于部分医务人员对本病的认识不足，本病又无特异性症状，常致误诊、漏诊而延误治疗。

引起肺螨病的螨虫广泛存在于人们的生活环境中，与人们的生活关系密切，尤其在有大量螨虫滋生场所工作的职工，如从事粮食、中药材及养鸡等工作者则更易感染。部分人感染螨虫后无临床症状与体征，此为带虫者，这部分人随时都有可能发病。肺螨病流行与职业有密切关系，工作年限越长，工龄越长，患病率越高。对特定人群要加强个人劳动保护。

（邵兆霞　张龙现）

◆ **参考文献**

陈仲全，刘永贵．肺螨病研究进展［J］．中国寄生虫病防治杂志．1999，12（4）：307 - 309.

韩梅，吴玉刚．1997．人体肺螨及肺螨病的研究现状［J］．医学动物防制，13（4）：246 - 247.

李安萍．2000．螨类与人体肺螨病的关系［J］．医学动物防制，16（1）：55 - 56.

刘永春，郭永和.1997.肺螨病的研究进展 [J].中国寄生虫病防治杂志，10（4）：307-308.

王洪慧，赵福河，王德泉.2003.不同行业人群中肺螨病流行情况的调查研究 [J].中国寄生虫病防治杂志，16（4）：238-240.

王慧勇，崔玉宝，李朝品.2004.SPA-ELISA 和 Map-IFAT 诊断肺螨病的研究 [J].医学检验，2（6）：562-563.

温廷恒.2005.螨非特异性侵染 [J].中国寄生虫学与寄生虫病学杂志，23（5，增刊）：374-378.

吴观陵.2005.人体寄生虫学 [M].第3版.北京：人民卫生出版社：1045-1057.

中国人民解放军兽医大学.1993.人兽共患病学：下册 [M].北京：蓝天出版社：347-348.

二、尿路螨病

尿路螨病（Urinary acariasis）是由寄生性螨浸入人和动物泌尿系统引起的人与动物共患寄生虫病。泌尿系统发生非特异性螨侵入称尿路螨症。尿检时发现有螨，尿螨阳性症状应出现在肾或膀胱，或尿路的其他部位。将尿螨阳性称"尿螨病"并不合适，正如在痰中检获螨不应称"痰螨病"一样。患者主要表现为尿路刺激症状，夜间遗尿和尿频，少数患者可出现尿痛、血尿、脓尿、蛋白尿、大片脱落上皮细胞及其碎片。症状持续时间可达10余年。尿路非特异性螨侵染可引起继发感染，破坏尿路黏膜上皮组织或更深层的组织，引起局部小溃疡；螨的代谢物可引起组织炎症反应。肾炎病例中有尿路螨症，1962年我国已有从肾炎患儿的尿中检获螨类的报道，以后相继有同类的报道。

尿路螨症的诊断主要依据尿液沉淀物中检获的各期螨虫及其碎片、体毛等，经鉴定而确诊。未经离心沉淀的尿液标本常不易检获螨虫。此外，尿液常规检查、膀胱镜观察受累组织的损害状况等也可作为辅助诊断。

尚无特异治疗方法，可试用甲硝唑或伊维菌素治疗，同时采取防螨侵染的措施。

（邵兆霞　张龙现）

三、肠 螨 病

肠螨病（Intestinal acariasis）是由自由生活的螨类侵入人体肠腔或肠壁引起的以腹痛、腹泻为主的疾病。如持续时间较长，成为肠螨症，患病率仅次于非特异性肺螨症。在一般情况下，最多见的侵染螨种为腐食酪螨。肠螨症首先表现腹痛、腹泻，腹痛可阵发性加剧或阵发性绞痛，腹泻3～4次/天或以上，稀便且有时带黏液，粪检可查获螨或螨卵。症状可为一过性的，1～2天即愈。严重病例出现腹痛、腹泻、腹胀、恶心、呕吐、食欲减退、腹部不适、脓血便、精神不振、乏力、消瘦、低热、肛门灼感等症状。有些腹泻病程长者可持续数月或数年，反复发作，此类患者可能与螨类反复感染有关。也有病例是螨侵入了肠壁黏膜层，甚至更深层，形成溃疡。

粪便直接涂片或沉淀浓集法能检出活螨和卵。血检可出现嗜酸性粒细胞增多。直肠镜检见肠壁苍白，有点状的溃疡，肠壁组织脱落，活检组织中尤其在溃疡边缘可获活螨及卵。肠螨症多见于热带和温带的夏秋季，中草药和粮食加工人员中粪螨检出率可达6%。曾报道福建有病例因食用被粉螨污染的糕点而发病。肠螨症易被误诊为过敏性肠炎、神经性肠炎、阿米巴痢疾，亦可因其卵和肠部病变似日本血吸虫病而误诊。

治疗有以下药物和方法可选择：①氯喹60mg，每天1次，连服4天；②驱虫净150mg，每晚1次，连服2天；③伊维菌素每天每千克体重0.1mg，一次顿服，7天为一个疗程，共服三个疗程，每疗程间隔7天。

肠螨症的预防最主要是禁生食，同时注意餐具和熟食勿被螨污染。

（邵兆霞　张龙现）

四、螨性皮炎

　　螨性皮炎（Acarodemermatitis）是由仓螨侵染皮肤引起的皮肤病。但其与专性寄生的沙螨、吸血革螨或疥螨、蠕形螨引起的螨性皮炎性质不同。以前所谓谷痒症、杂货痒症等，因与谷物接触或发生场所在杂货店，都属非特异性螨侵染皮炎。引起螨性皮炎的种类较多，包括粗足粉螨、腐食酪螨、奈氏粟螨、乳果嗜螨、家甘食螨、害鳞嗜螨，还有多种蒲螨。患螨性皮炎者以仓储工作人员较多，因常暴露于大量仓尘螨及其代谢物有关。仓尘螨也出现在谷物和草料中，农民常受其累，尤其作物收割期间，有时出现暴发流行，如蒲螨皮炎，不与螨接触后，皮炎流行即可停止。近年城市居民夏季因睡草席引起螨性皮炎在全国多地发生，如上海、南京等，调查结果与暴露于螨有关。

　　人体螨性皮炎出现在暴露于螨及螨性物质的部位，表现为红斑，并混杂小丘疹、疱疹和脓疱，可继发表皮脱落、湿疹化，甚至偶然出现脓皮症。各种仓尘螨所引起的皮炎症状基本上属同一类型，既可表现为急性，也可能表现为慢性。皮损局限成堆，亦可播散融成一片；皮炎发生可能与螨叮咬及其唾液成分有关，咬痕多时有几百处，也可能对螨性代谢物过敏。

　　螨性皮炎的治疗可采用 10％硫黄软膏，或萘酚 2g 加沉降硫 2.66g，再加上凡士林 30g 调成油膏，局部涂擦。为预防粉螨叮咬，可用 7％萘酚加 9％硫黄软膏，或 15％苯二甲酸二丁酯涂抹于暴露部位；仓储物灭螨、回避暴露仓尘螨、清除螨性物质；席螨可将草席置于密封塑料薄膜袋中，袋中放一团蘸有杀虫剂的棉花或吸湿物，随其挥发杀螨。

（邵兆霞　张龙现）

◆ **参考文献**

温廷恒 . 2005. 螨非特异性侵染［J］. 中国寄生虫学与寄生虫病学杂志，23（5 增刊）：374 - 378.

吴观陵 . 2005. 人体寄生虫学［M］. 第 3 版 . 北京：人民卫生出版社：1045 - 1057.

中国人民解放军兽医大学 . 1993. 人兽共患病学：下册［M］. 北京：蓝天出版社：347 - 348.

第一三三章　硬蜱科、软蜱科寄生虫所致疾病

多属蜱所致疾病

蜱 与 蜱 瘫 痪

蜱（Tick）是能够致病和传播疾病的一类节肢动物，躯体微小，呈圆形或椭圆形，体长 2～15mm。其中的硬蜱俗称壁虱、扁虱、草爬子、狗豆子等。蜱类能够叮咬吸血，使宿主皮肤产生水肿、发炎、溃疡等一系列反应。蜱类除吸血外还能传播多种病原体，是节肢动物中传播疾病最多的一个类群，也是重要的人与动物共患外寄生虫病的病原。

蜱瘫痪（Tick paralysis）是被特定的蜱叮咬而引起人和某些动物的上行性肌萎缩性瘫痪或麻痹的毒素类中毒症。蜱瘫痪通常与宿主开始被蜱叮咬同步发生，本症所固有的原发症状始于下肢。首先表现于腿软弱无力，随蜱叮咬时间的延长，向上发生麻痹或瘫痪。儿童最为敏感，特别是 10 岁以下的女孩更易患此症。家养动物中牛、绵羊、山羊、马、猪、犬、猫等，尤其是幼畜更易受侵害和发病。野生动物虽经常受到蜱的侵害，但往往不被发现或因抵抗力强，反应轻微。

早在 19 世纪初，澳大利亚已有牛犊蜱瘫痪的报道，其后在北美、南非和欧洲也陆续有报道。绵羊蜱瘫痪首次报道于希腊克里特岛（1924）。在北美，蜱瘫痪最常见于洛杉矶山脉，美国西北部和加拿大西部，大多数病例是 10 岁以下的女孩，发病时间在 4～6 月份，据不完全统计，1987—1995 年报道的病例有 10 例。1997 年美国北卡罗来纳州报道 1 例野生赤狼患蜱瘫痪病例。我国山东省曾发现患急性麻痹症的老人，头部被蜱叮咬，但蜱种不明。

蜱不仅是重要的人与动物共患外寄生虫病的病原，而且也是重要的人与动物共患病的传播媒介。在虫媒病中，由蜱传播的病原体种类最多，其中包括病毒病（如森林脑炎、苏格兰脑炎、波瓦桑脑炎、鄂木斯克出血热、克里米亚-刚果出血热）、细菌病（如洛基山斑点热、北亚蜱传斑点热、纽扣热、昆士兰斑点热、蜱传回归热、莱姆病、斑疹伤寒、Q 热、埃里克体病、土拉热、布鲁菌病）和寄生虫病（如巴贝斯虫病）等。因此，蜱在自然疫源性疾病的传播上起着非常重要的作用。

（一）病原

1. 分类地位　蜱在分类上属节肢动物门（Arthropoda）、蛛形纲（Arachnida）、蜱螨目（Acarida）、蜱亚目（Ixodides）的硬蜱科（Ixodidea）、软蜱科（Argasidea）和纳蜱科（Nuttaliellidea）。蜱种类繁多，已知有 800 余种，其中硬蜱约有 700 种、软蜱约有 100 种，纳蜱科仅有 1 种。我国已记载 110 种蜱，其中硬蜱 104 种、软蜱 6 种。其中最常见的、危害最大的是硬蜱科，其次为软蜱科。

可致瘫的蜱种有血红扇头蜱（*Rhipicephalus sanguineus*）、红润硬蜱（*Ixodes rubicundus*）、篦子硬蜱（*I. ricinus*）、草原硬蜱（*I. crenulatus*）、肩突硬蜱（*I. scapularis*）、缺角血蜱（*Haemaphysalis inermis*）、刻点血蜱（*H. punctata*）、埃及璃眼蜱（*Hyalomma aegyptium*）、拉合尔钝缘蜱（*Ornithodoros lahorensis*）、安氏革蜱（*Dermacentor andersoni*）、变异革蜱（*D. variabilis*）、有斑花蜱（*Amblyyomma maculatum*）和美洲花蜱（*A. americanum*）。

2. 形态特征　硬蜱呈红褐色，背腹扁平，躯体呈卵圆形，背面有几丁质盾板，眼 1 对或缺。气门板 1 对，发达，位于足基节Ⅳ后外侧，性的二态性明显。虫体芝麻至米粒大，雌虫吸饱血后可膨胀到蓖麻籽大。硬蜱头、胸、腹融合在一起，不可分辨，仅按其外部器官的功能与位置区分为假头与躯体两部分（图 133-1）。

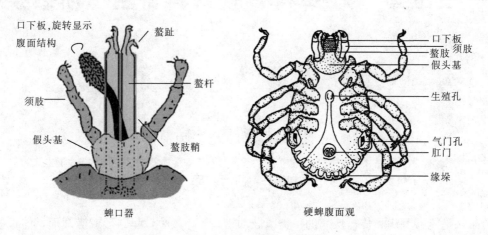

图 133-1　蜱及口器

（1）假头　位于躯体前端，由假头基和口器组成，口器由 1 对须肢、1 对螯肢和 1 个口下板组成。假头基呈矩形、六角形、三角形或梯形。1 对须肢位于假头基前方两侧，长短与形状因属或种的不同而异，每肢分 4 节，第 1 节较短小，第 2、3 节较长，外侧缘直或凸出，第 4 节短小，嵌在第 3 节腹面的前端，其端部具感毛，称须肢器。须肢在吸血时起固定和支撑蜱体的作用。螯肢位于须肢之间，可从背面看到，螯肢分为螯杆和螯趾，螯杆包在螯鞘内；螯趾分为内侧的动趾和外侧的定趾，为切割宿主皮肤之用。口下板位于螯肢的腹方，与螯肢合拢形成口腔。腹面有成纵列的逆齿，为吸血时穿刺与附着的重要器官。端部的齿细小，称齿冠，主部的齿较大。

（2）躯体　连接在假头基的后缘，扁平，呈卵圆形，体壁革质。硬蜱饱血后的雌、雄虫体的大小相差悬殊。

躯体背面最明显的构造为盾板。雄蜱的盾板大，几乎覆盖躯体整个背面；雌蜱的盾板小，仅占躯体背面前部的小部分。有的具眼，位于盾板的侧缘。盾板上有沟。多数硬蜱在盾板或躯体的后缘具有方块状的结构，称缘垛，通常有 11 块；正中的 1 块有时较大，色泽较淡，称为中垛。有的种类末端突出，形成尾突。

躯体腹面有足、生殖孔、肛门、气门和几丁质板等。腹侧面有气门板 1 对，位于第 4 对足基节的后外侧。气门板形状因种类而异，呈圆形、卵圆形、逗点状或其他形状，有的向后延伸成背突，是分类的重要依据。

有 4 对足，着生于腹面两侧。每足由 6 节组成，由体侧向外为基节、转节、股节、胫节、后跗节和跗节；也有学者称其为基节、转节、股节、膝节、胫节和跗节。第 1 对足跗节接近端部的背缘有哈氏器，为嗅觉器官，可作为蜱种鉴别的特征。

幼蜱和若蜱的形态与成蜱相似，其不同点为：幼蜱有 3 对足，无气门板，无生殖孔，无孔区，肛毛只有 1 对，盾板只覆盖于体背前部，其上无花斑。若蜱有 4 对足，有气门板，无生殖孔和孔区，肛毛 1～3 对，盾板只覆盖于体背前部，其上也无花斑。

不同的硬蜱形态见彩图 133-1、彩图 133-2 和彩图 133-3。

（二）生活史

发育过程分卵、幼虫、若虫和成虫 4 个阶段。成虫吸血后交配落地，爬行在草根、树根、畜舍等处，在地面表层缝隙中产卵。硬蜱一生产卵一次，可产卵数百至数千个。软蜱一生可产卵多次，一次产卵 50～200 个，总数可达千个。产卵后雌蜱即死亡，雄蜱一生可交配数次。卵呈球形或椭圆形，大小为 0.5～1mm，呈淡黄色至褐色。在适宜条件下，卵可在 2～4 周内孵出幼虫。幼虫形似若虫，体小，足 3 对，经 1～4 周蜕化为若虫。硬蜱的若虫只一期，有足 4 对，无生殖孔，到宿主身上吸血，落地后经 1～4 周蜕皮为成虫（图 133 - 2）。软蜱若虫经过 1～6 期不等。

蜱在生活史中有更换宿主的现象，可分为 4 种类型：①单宿主蜱。发育各期都在一个宿主体上，雌虫饱血后落地产卵。②二宿主蜱。幼虫与若虫同一宿主，成虫寄生于另一宿主。③三宿主蜱。幼虫、若虫、成虫分别在 3 个宿主体上寄生，90% 以上的硬蜱为三宿主蜱。④多宿主蜱。幼虫、各龄若虫和成虫以及雌蜱每次产卵前都需寻找不同宿主寄生吸血，每次饱血后离去。软蜱多为多宿主蜱。

（三）流行病学

1. 生活习性

（1）滋生地　硬蜱多生活在森林、灌木丛、开阔的牧场、草原、山地的泥土中、半荒漠地带等。软蜱多栖息于家畜的圈舍、野生动物的洞穴、鸟巢及房舍的缝隙中。蜱的活动范围不大，一般为数十米。宿主的活动，特别是候鸟的季节迁移，对蜱类的散播起着重要作用。

（2）吸血习性　蜱的幼虫、若虫、雌雄成虫都吸血。有些蜱对宿主有严格的选择性，有些蜱则宿主广泛。例如，全沟硬蜱的宿主包括哺乳类 200 种、鸟类 120 种和少数爬行类，并可侵袭人体。这在流行病学上有重要意义。硬蜱多在白天侵袭宿主，吸血时间较长，一般需要数天。软蜱多在夜间侵袭宿主，吸血时间较短，一般数分钟到 1h。蜱的吸血量很大，各发育期蜱饱血后可胀大几倍至几十倍，雌硬蜱甚至可达 100 多倍。

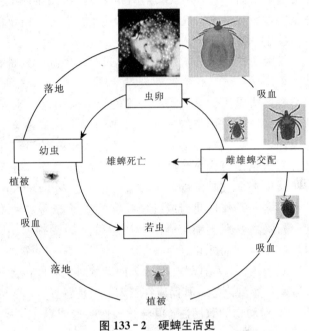

图 133 - 2　硬蜱生活史
（篦子硬蜱）

2. 寄生部位　蜱在宿主的寄生部位常有一定的选择性，一般在皮肤较薄、不易被扰动的部位。例如，全沟硬蜱寄生在动物或人的颈部、耳后、腋窝、大腿内侧、阴部和腹股沟等处。微小牛蜱多寄生于牛的颈部肉垂和乳房，其次为肩胛部。波斯锐缘蜱多寄生在家禽翅下和腿内侧。

3. 觅食方式　蜱类寻找宿主和叮咬吸血是依靠化学感觉，对人和动物的皮肤分泌物如汗臭和呼出的二氧化碳很敏感，当与宿主相距 15m 时，即可感知，由被动等待到活动等待，一旦接触宿主即攀爬而上。例如，栖息在森林地带的全沟硬蜱，成虫寻觅宿主时，多聚集在小路两旁的草尖及灌木枝叶的顶端等候，当宿主经过并与之接触时即爬附宿主。蜱类的交配和聚集行为也依靠化学感觉，它们靠蜱类分泌的信息素和外激素进行。栖息在荒漠地带的亚东璃眼蜱，多在地面活动，主动寻觅宿主；栖息在牲畜圈舍的蜱种，多在地面或爬上墙壁、木柱寻觅宿主。

4. 流行季节　蜱与蜱致疾病的消长和蜱的活动密切相关，春、夏、秋三季是蜱活动频繁的季节，因此发生蜱致疾病的病例也较多。气温、湿度、土壤、光周期、植被、宿主等都可影响蜱类的季节消长及活动。在温暖地区，多数种类的蜱在春、夏、秋季活动。在炎热地区有些种类在秋、冬、春季活动，如残缘璃眼蜱。软蜱因多在宿主洞巢内，故终年都可活动。蜱多数在栖息场所越冬，硬蜱可在洞穴、土块、枯枝落叶层中或宿主体上越冬；软蜱主要在宿主住处附近越冬。有的各虫期均可越冬，如硬蜱属中的多数种类；有的以成虫越冬，如革蜱属中的所有种类；有的以若虫和成虫越冬，如血蜱属和软蜱中的一些种；有的以若虫越冬，如残缘璃眼蜱；有的以幼虫越冬，如微小牛蜱。软蜱对干燥环境有较强的适应能力，在相对湿度为20%～40%的条件下，能够存活很长时间。软蜱的另一显著特点是有惊人的耐受能力和较长的存活寿命，寿命达5～7年，甚至15～25年。拉合尔钝缘蜱的Ⅰ期若蜱可耐饥饿2年，Ⅱ期若蜱为4年，Ⅲ期若蜱和成蜱能够不取食存活5～10年，个别蜱长达10～14年。蜱作为某些疾病的传染源或媒介，必须有较高的密度和叮咬人或动物的习性及能力，人或动物的发病情况和致病蜱的季节消长相一致。

5. 主要致瘫蜱种与易感宿主　血红扇头蜱、草原硬蜱、刻点血蜱和拉合尔钝缘蜱在我国有分布。人普遍易感，但多发于儿童，这可能与儿童常在户外蜱生活环境中活动或接触犬、猫等带蜱的动物较多或免疫力较弱有关。易感动物主要是牛、马、羊、猪、犬和猫等，幼畜易感性高。我国新疆东部地区从托克逊至哈密一带，发现农户圈养的绵羊和山羊体上寄生大量的拉合尔钝缘蜱的1～3龄若蜱。每只羊体上的寄生数量少者数十只，多者达千只以上。由于该蜱的大量寄生，导致羊只贫血消瘦，甚至死亡。

（四）对动物与人的致病性

蜱吸血造成的机体失血和寄生过程产生的毒素是直接的致病因素，另外不同蜱种可传播多种病原导致严重疾病。

蜱瘫痪是因为某些蜱种分泌的毒素所引起。对毒素产生机理及其化学结构目前尚不清楚。有人认为蜱瘫毒素是由雌蜱唾液腺分泌的一种神经毒素；也有人认为，蜱瘫毒素来自蜱卵并大量蓄积于卵巢内，只有当蜱吸血时，毒素才进入到蜱的涎液中。通过提纯蜱涎液悬液接种啮齿动物可引起蜱瘫。有人指出，由紫环硬蜱幼虫引起的蜱瘫痪，在毒素最多时，蜱涎腺大而卵巢却小；也有从蜱类分泌研究方面支持涎腺分泌毒素的推论。Murnaghan（1960）指出，蜱瘫毒素是雌蜱涎腺分泌的一种神经毒素，其作用是造成神经纤维的传导障碍。致瘫机制是抑制肌神经接头处乙酰胆碱的释放，引起上行性急性肌萎缩与麻痹，严重者延髓受损，出现颈部及咽部肌肉麻痹，不能发声和吞咽困难，最后呼吸麻痹而死亡。

一般认为，由于蜱在叮咬人或动物时，先吐出涎液，以软化人或动物的皮肤，并起到麻醉作用，使被咬者不感到疼痛，其反应在临床上表现各异。

1. 对动物的致病性　蜱连续吸血会造成宿主消瘦、贫血，幼畜发育不良，导致蜱瘫痪，还可传播很多疾病。

在鸟体上，软蜱比硬蜱多，最常见的是鸡蜱（波斯锐缘蜱）和翅缘锐缘蜱（鸽锐缘蜱）。笼养鸟的感染主要呈散发性，传染来源是野鸟、哺乳动物等。可在病鸟的头部、颈、肛门周围及羽毛稀少的地方见到成熟的蜱。病鸟严重贫血，瘦弱，发育减慢，食欲下降，羽毛松乱。

硬蜱大量寄生时可引起宿主贫血、消瘦、发育不良、皮毛质量降低以及产乳量下降等，同时出现宿主皮肤水肿、出血、胶原纤维溶解和中性粒细胞浸润的急性炎性反应。在恢复期，巨噬细胞、纤维母细胞逐渐代替粒细胞。对蜱有免疫性的宿主，其真皮处有明显的嗜碱性细胞的浸润。某些宿主由于蜱的寄生造成运动性纤维的传导障碍，引起急性上行性的肌萎缩性麻痹，即蜱瘫痪。

2. 对人的致病性　人被蜱叮咬后的开始两天可能不表现异常现象，有时也可出现过敏或非特异性钝麻感。该病固有的症状为发病初期表现为下肢软弱无力、腱反射减弱乃至消失、并足、闭目、直立困难、Romberg's征阳性，逐渐出现上行性运动困难，直到完全丧失活动能力。严重者累及躯干和上肢及颈部，一昼夜之间，全身整个运动系统被麻痹致瘫，出现语言障碍及吞咽困难，而患者意识却始终清楚。最终因延髓受损，呼吸麻痹导致心肺衰竭而死亡。也有报道蜱瘫痪的症状常发生在24～48h之内，随着蜱被清除而恢复。在此期间必须仔细观察患者、特别是儿童的各种变化。因呼吸衰竭而死亡较普遍，因此蜱瘫痪始终是一个潜在的致命因素。

蜱传播的其他疾病，由于其病原不同而表现不同的临床症状。

（五）诊断

1. 动物的诊断　根据蜱寄生的特点，动物有到野外活动的经历或在动物圈舍附近有蜱类生存和活动，动物有不安、消瘦或发热等症状，畜主需要仔细查看家畜的体表是否有蜱叮咬的创口，或用手触摸畜体表面少毛部位（唇、眼周围、耳壳内外、胸腹下部、四肢内侧及尾根下凹陷处等），发现虫体即可确诊。

2. 人的诊断　大多数蜱咬伤由硬蜱科中的各种硬蜱所致，蜱可吸附在宿主身上吸血数日，因此首先可通过查找病原体进行诊断；由于蜱对人的叮咬常发生在夜间，被咬时多无痛感，受害者不知道被咬伤，但咬伤所致创口的充血、水肿、急性炎症反应为诊断提供了依据。

因蜱瘫痪的临床表现易与其他疾病混淆，故应考虑与脊髓灰质炎、感染性急性多发性神经炎、横突脊髓炎、白喉性多发性神经症、其他急性神经症以及肉毒中毒等相鉴别。蜱瘫痪尤应与蜱中毒相区别。新疆喀什等地农村居民被拉合尔钝缘蜱叮咬后引起中毒性反应20余例，发病季节为3~10月，人被蜱叮咬后，多数仅局部出现特异性的蜱叮咬反应，少数人局部出现明显的灼热和痒感，并向全身扩散，重者内脏亦感灼热，迅即头晕乏力，常伴心慌、气短、恶心、呕吐，约半小时内舌渐感麻木、言语不清、口唇及眼睑水肿等。特别重的患者可在1~2天内死亡。

还应注意其他蜱媒性疾病的诊断，如森林脑炎、蜱媒出血热、蜱媒回归热和莱姆病等多种蜱传播疾病。

（六）防制措施

1. 预防

（1）环境控制　目前在畜牧业发达的国家采用对草地管理与栖息地改良来减少蜱的发生，如轮换放牧，破坏蜱的生态环境，消灭鼠类等野生动物。结合垦荒，清除灌木杂草，清理禽畜圈舍，堵洞嵌缝以防蜱类滋生；对于人居住区，环境的防治同样重要。

（2）化学防治　利用药物灭蜱一直是控制蜱的主要途径。最早广泛应用的杀虫剂是砷制剂，通过阻断ATP的合成和细胞呼吸杀死蜱。目前多采用拟除虫菊酯类化合物（如灭净菊酯类）和毒素类药物（如伊维菌素）。现场使用0.5%毒死蜱和0.045%高效氯氰菊酯喷洒，可将蜱杀灭，持效在30天以上，用同样药物对动物及圈舍喷洒，24h可杀灭所有的蜱。选择10%避蚊胺酊剂作驱避蜱试验，实验室效果在4h以上，现场效果达3h。从蜱类化学防治的历史看，杀蜱药剂的使用多借鉴了有害昆虫的防治方法，而专门针对蜱的化学杀虫剂还没有，有待于深入研究。

（3）生物防治　生物防治是利用蜱的捕食性天敌及其病原体对其防治，已广泛应用于有害昆虫的防治中，并取得了很大成绩，但在蜱类防治中的应用很少。有关蜱类生物防治的研究主要有下列方面：

1）寄生蜂　最典型的实例是在马萨诸塞州西部利用寄生蜂胡氏小猎蜂（*Hunterllushooheri*）防治变异革蜱。

2）病原真菌　真菌是蜱类的主要病原体，它具有分布广、寄主范围宽、能穿过角质层进入寄主体内等特点。真菌的感染会导致革蜱属、硬蜱属和其他蜱50%以上的死亡率。

3）昆虫致病线虫　寄生线虫具有寄主范围广，易大量繁殖，对环境安全等优点。在昆虫病原线虫（斯氏线虫属和异小杆线虫属）的侵染期，线虫体内携带有共生菌，线虫进入寄主体内后，将共生菌释放到寄主血腔中而杀死蜱，昆虫病原线虫对蜱也有一定的致死效应。

4）捕食性天敌　自然界某些动物能捕食蜱，如一些鸟类、啮齿类、蜥蜴、蚂蚁等。

5）植物驱蜱　有些植物能有效地杀死幼蜱，如糖蜜草和热带豆能捕杀微小牛蜱的幼虫。热带豆能分泌一种黏性物质，将幼蜱黏住，散发一种有毒气体将蜱毒死。

利用蜱不育技术进行防治是当前的研究热点。

（4）免疫学防治　宿主能抵抗蜱的感染是免疫学防治和疫苗开发的基础。试验研究表明，注射蜱的唾液或唾液腺抗原可引发宿主的免疫反应；蜱中肠、卵巢等组织的提取物能诱发寄主的抵抗力，有效抑制蜱的重感染。目前由澳大利亚和古巴分别生产的以蜱肠抗原Bm86体外重组疫苗Tick-GARD™和Gavac™已经上市，在部分国家和地区得到了较好的应用，市场认可度较高。

（5）个人防护　进入有蜱地区要穿五紧服，长裤长靴，戴防护帽。外露部位要涂布驱避剂，离开时应相互检查，勿将蜱带出疫区。

2. 治疗

（1）在发现被蜱叮咬时，应尽快去除　最好的办法是把乙醚、煤油、氯仿等涂在蜱头部或在蜱旁点蚊香，数分钟后蜱可自行脱落；或用镊子、弯头钳慢慢地将整个虫体和头部从皮肤取出。蜱的头部若未随体部退出，必须彻底清除，否则可能引起长期慢性炎症或向深部组织移动。

（2）蜱摘除后应敷以药物　蜱的吸血程度可表明蜱的叮咬时间。若局部肿胀和变色，则应敷以抗组胺药物。被钝缘蜱咬伤，应清洁伤口并把伤口浸泡在清洗液中，如有必要应清除坏死皮肤；也有人用 2 000IU 胰蛋白酶加生理盐水 100mL 湿敷伤口，可以加速伤口的愈合。严重时用皮质类固醇减轻炎症。溃疡病灶用抗生素油膏可以治愈。

（3）出现蜱咬热及蜱瘫痪症状要及时进行抢救　蜱瘫痪不一定需要特殊治疗，但如果危及呼吸，则需要输氧或用呼吸机。如果怀疑有莱姆病和其他蜱传疾病，应作进一步检查，一旦确诊，必须及时治疗。

（七）公共卫生影响

蜱的种类较多，生活范围广泛，宿主种类也很多，虽然有些蜱有宿主专一性，但多数蜱能够袭击人，除了吸血造成的直接危害外，还传播多种疾病，属于重要的人与动物共患寄生虫病。以往，蜱类的危害多发生在农村，特别是牧区、林区；在城市环境危害较小，但近年来的"宠物热"加剧了其危害，加之人们现在崇尚回归自然，野外旅游和考察的机会增多，使本病和蜱传疾病的发病率有升高的趋势。例如，我国报道的对从印度尼西亚海啸灾区回国的 39 名人员进行的例行体检中，发现 6 人头面部皮肤被蜱叮咬。郑梅荣等（2005）对山区 514 名儿童中莱姆病流行状况及传播媒介等进行检查，结果传播媒介为长角血蜱，蜱的带菌率为 30％；抗莱姆病螺旋体 IgG 抗体阳性率 8.17％，IgM 抗体阳性率 2.14％，约 50％的感染儿童为无症状隐性感染。因此，人们应当提高对蜱及蜱传疾病危害的认识，外出工作和旅游采取相应的措施防止该病的发生。

（菅复春　张龙现）

◆ **参考文献**

陈灵芝，胡守奎．2005. 抗蜱免疫研究进展综述［J］．安徽预防医学杂志，11（3）：167 - 170.

陈兴保，吴观陵，孙新，等．2002. 现代寄生虫病学［M］．北京：人民军医出版社：939 - 942.

高志华，刘敬泽．2003. 蜱类防治研究进展［J］．寄生虫与医学昆虫学报，10（4）：251 - 256.

李朝品．2006. 医学蜱螨学［M］．北京：人民军医出版社：83 - 98.

孙俊，章进宝，石健峰．2000.江苏省蜱防制的试验研究［J］．医学动物防制，16（9）：452 - 454.

汪明．2003. 兽医寄生虫学［M］．北京：中国农业出版社．

吴观陵．2005. 人体寄生虫学［M］．第 3 版．北京：人民卫生出版社：985 - 1002.

Foley JE.，Foley P. 2004. Ecology of Anaplasma phagocytophilum and Borrelia burgdorferi in the Western United States. J Vector Ecol.，29：41 - 50

Greenstein P. 2002. Tick paralysis. Med Clin North Am.，86（2）：441 - 446.

第一三四章 舌形虫科寄生虫所致疾病

舌 形 虫 病

舌形虫病（Linguatuliasis）又称五口虫病（Pentastomiasis），是由舌形虫科的舌形虫（Linguatula，又称五口虫 Pentastomids）成虫寄生于终宿主的呼吸器官，幼虫、若虫寄生于中间宿主内脏所引起的一种人与动物共患寄生虫病。舌形虫是一类专性体内寄生虫，其成虫主要寄生于犬、猫、狼、狐等食肉动物和爬行动物的鼻道和上呼吸道中，偶尔也寄生于绵羊，幼虫和若虫可见于多种脊椎动物的内脏器官。动物感染寄生一般很少或没有症状，严重的可出现咳嗽、喷嚏、呼吸困难、坐立不安及流鼻涕。人感染主要是由于生食了被虫卵污染的水、蔬菜或感染有幼虫或若虫的野兔肉、蛇肉等引起。人感染舌形虫时，可表现一系列的临床症状，如鼻塞、头晕、头痛发热、剧烈咳嗽及痰中带血丝等。人舌形虫病可分为两种类型：一是内脏舌形虫病或内脏幼虫移行症。主要是幼虫入侵脏器，若虫形成并发育导致舌形虫性肉芽肿病变和相应的临床表现。二是鼻咽舌形虫病。主要是锯齿舌形虫（*Linguatula serrata*）的若虫或成虫寄生在鼻咽部引起。舌形虫病分布于世界各地，以非洲、亚洲和欧洲较多。我国广东、山东、广西和浙江等地都曾有病例报道。

（一）病原

1. 分类地位 目前已经发现的舌形虫有 100 余种（分属 9 科 18 属），分类位置尚有争议。通常认为舌形虫属于节肢动物门（Arthropoda）、五口虫纲（Pentastomida）、舌形虫科（Linguatulidae）。研究专家们通过从形态学、生殖生物学和分子生物学等方法，将舌形虫与节肢动物和甲壳动物作深入比较的综合分类，主张舌形虫应归于节肢动物门的甲壳纲。分成两目：①头走舌形虫目（Cephalobaenida）的头走舌虫科（Cephalobaenidae）和雷哈舌虫科（Reighardiidae）的头走舌虫属（*Cephalobaena*）、赖利舌虫属（*Raillietiella*）和雷哈舌虫属（*Reighardia*）；②孔头舌虫目（Porocephalida）的瑟皮舌虫科（Sebekidae）、亚三舌虫科（Subtriquetridae）、萨姆舌虫科（Sambonidae）、孔头舌虫科（Porocephalidae）、蛇舌状虫科（Armilliferidae）和舌形虫科（Linguatulidae）的瑟皮舌虫属（*Sebekia*）、爱洛舌虫属（*Alofia*）、莱佩舌虫属（*Leiperia*）、达辛舌虫属（*Diesingia*）、塞尔舌虫属（*Selfia*）、泽林舌虫属（*Agema*）、亚三舌虫属（*Subtriquetra*）、萨姆舌虫属（*Sambonia*）、埃里舌虫属（*Elenia*）、瓦头舌虫属（*Waddycephalus*）、拟萨姆舌虫属（*Parasambonia*）、孔头舌虫属（*Porocephalus*）、吉头舌虫属（*Kiriceohalus*）、蛇状舌虫属（*Armillifer*）、柯比舌虫属（*Cubirea*）、吉利舌虫属（*Gigliolella*）和舌形虫属（*Linguatula*）。

全球已知舌形虫约 118 种。种的鉴定一般根据外形、钩的形态和大小量度、腹环数、雄虫交合刺形状、雌虫生殖孔位置、宿主种类和地理分布、生活史以及基因和生化技术。

寄生于人体的舌形虫有 8 种：大蛇舌形虫（*Armilliferiasis grandis*）、串珠蛇舌形虫（*Armilliferiasis moniliformis*）、腕带蛇舌形虫（*A. armillatus*）、尖吻蝮蛇舌形虫（*A. agkistrodontis*）、蜥虎赖利舌虫（*Raillietiella hemidactyli*）、响尾蛇孔头舌虫（*Porocephalus crotali*）、锯齿状舌形虫（*Linguatula serrata*）和辛辛那体莱佩舌虫（*Leiperia cincinnali*）。人体舌形虫病 99% 以上是由锯齿状舌形

虫和腕带蛇舌形虫引起的。我国已报道病例中的虫种有锯齿状舌形虫、尖吻蝮蛇舌形虫和串珠蛇形虫。裘明华等（2005）发现一个新致病种，即台湾孔头舌虫（*Porocephalus taiwana* sp. nov.）。

2. 形态特征 舌形虫的成虫，整体类似舌形或圆柱形，体表具有很厚的角质层，形成环状，一般腹部生 7～105 个腹环，头胸部腹面有口，背侧面稍隆起，腹面扁平，前端口孔周围有两对能收缩的钩。虫体存活时呈乳白色透明，柔软，固定后乳白色变深，形态固定。一般雄虫呈白色，长 1.8～2cm，雌虫呈灰黄色，长 8～13cm。虫卵呈椭圆形、棕褐色，卵壳厚，有两层卵膜，内含一四足幼虫，卵平均大小为 138.1μm×98.8μm。幼虫卵圆形，有尾和 2 对足，幼虫具有足和钩，体表光滑。若虫形状与成虫相似，死后呈灰白色，体长 4～50mm，有钩两对，腹部环数较少（图 134-1、图 134-2 和彩图 134-1）。

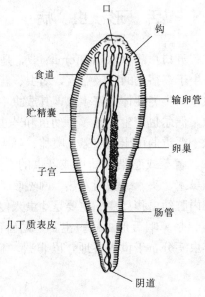

图 134-1 舌形虫结构图

两目成虫的主要特征区别：①头走舌虫目的口几乎位于头胸部的顶端，在钩的前方，呈梯形。腹部末端分叉。肛门位于分叉的尾叶之间。两性生殖孔均位于腹部前端与头胸部相接处。②孔头舌虫目的口位于头胸部的亚顶端，在成对的内钩之间。腹部末端呈尖形、圆形或扁平。雌性生殖孔位于腹部末端。

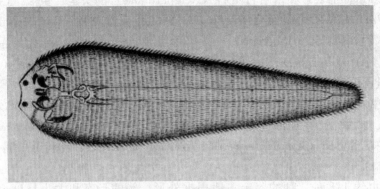

图 134-2 舌形虫模式图

（二）生活史

舌形虫的生活史较为复杂，如图 134-3 所示。卵被终末宿主从呼吸道、唾液排出体外，或被咽下后随粪便排至体外，由中间宿主吞食，在胃肠道内孵出幼虫（长约 75μm），幼虫穿过肠壁移行至肝、脾、肾和淋巴结等处，被包囊围绕，经 6～9 次蜕化后，发育成感染性若虫。终末宿主嗅触或吞食了含有感染性若虫的内脏而被感染。若虫通过何种途径到达鼻腔还不清楚，一般认为若虫可直接通过鼻孔进入鼻道，也可从咽和胃进入鼻道。若虫在鼻腔内经一次蜕皮变为成虫，成虫在终宿主体内可存活两年之久。舌形虫的中间宿主包括爬行动物蛇、蜥蜴或犬、猫、虎等，终末宿主主要是食肉动物，常见于犬、狼、狐狸等，偶见于马、羊、人等。主要在兽类中传播流行。

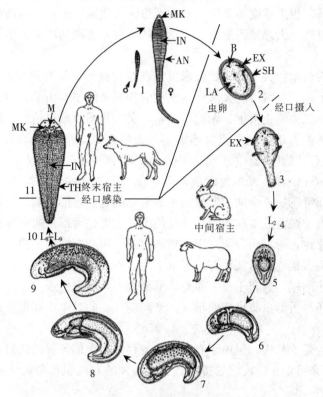

图 134-3　锯齿状舌形虫生活史
1. 成虫寄生在犬的鼻内（罕见于人）　2. 胚胎化虫卵随鼻液或粪便排出　3. 如果中间宿主吞入虫卵，
孵化出四足幼虫并随血流到内脏器官。人也可能成为偶然中间宿主　4~11. 幼虫期 2~11. 包裹在起源于宿主的囊中，
皮生长。终末宿主吞入生的（或加工不当的）中间宿主的肉，成虫期在鼻道中发育　AN. 轮状腹环　B. 孔器（bore organ）
EX. 有爪末端　MK. 口钩　IN. 肠　LA. 初级幼虫　M. 口　SH. 卵壳内层　TH. 刺

（三）流行特点

1. 传染来源　感染舌形虫的终末宿主如爬行类动物和一些食肉动物均可能是本病的传染源，如蛇、犬和狐等是人类舌形虫病的贮存宿主，也是主要的传染源。蛇舌形虫在蛇鼠间、蛇与其他哺乳动物间循环传播，蛇也是人类蛇舌形虫病主要的传染源。

2. 传播途径　主要是中间宿主通过吞食虫卵污染的水源和食物而感染，终宿主嗅触或吞食了含有感染性若虫的内脏而被感染。人主要是通过食用虫体污染的生水，或感染若虫的动物内脏等感染。

3. 感染方式　主要与民间有吃蛇的习俗有关。如在浙江民间有生喝蛇血和蛇胆汁的习俗。宰蛇放血时，感染性卵从呼吸道随血流入酒杯，以及被卵污染的新鲜蛇血酒做饮料；吃未煮熟的蛇肉和蜥蜴也可能发生感染。

含感染性卵的蛇鼻腔分泌物和蛇粪污染水体、蔬菜和草丛等而被饮用或摄入。还可能经胎盘感染或垂直传播。

4. 易感宿主　成虫寄生于爬行动物蛇、蜥蜴或犬、猫、虎等。人主要通过食用虫体污染的生水，或感染若虫的野兔肉、蛇肉等感染。成虫寄生于终宿主的呼吸器官。爬行动物蛇、蜥蜴或犬、猫、虎等可作为中间宿主，幼虫、若虫寄生于中间宿主内脏。

5. 分布与流行　自从 1847 年在开罗首次报道人舌形虫病以来，距今已近 160 年。

人类舌形虫病呈世界性分布，主要在热带、亚热带地区流行，在非洲、中东和东南亚报道较多，在美洲和欧洲较少。人可感染舌形虫的幼虫、若虫及成虫。感染后可表现一系列的临床症状，各种年龄的人均可感染。自 Faust（1927）在我国报道首例舌形虫感染病人以来，到 20 世纪 90 年代初期在全国各地已发生 14 例，是近 20 年来全球报告病例最多的国家。裘明华等（2005）发现中国台湾孔头舌形虫新种，以及潘存姆等（2005）报道重度感染串珠蛇舌形虫病为我国首例，表明新疫源地的存在和流行区的扩大，应引起医学界的重视。人感染舌形虫与人特殊的饮食习俗密切相关，多数病患者有嗜好生食蔬菜及肉类的习惯。

舌形虫是动物源性人与动物共患病。蛇舌形虫病在蛇与鼠间、蛇与猴（野生或家养）间循环传播。锯齿舌形虫引起的舌形虫病，在城市的犬鼠间、农村的牧犬、绵羊、山羊、牛及野生狐啮齿动物间循环传播。人感染后发病，但成为终止宿主，无流行病学意义。我国西藏自治区犬的锯齿状舌形虫感染率达 33.3%～72.7%；贵州省锯齿状舌形虫若虫感染率，黄牛为 20.0%、绵羊为 1.2%～40.7%、山羊为 5.8%；西北地区也发现有动物感染，在广东、山东、广西和浙江等地有人体病例报道。舌形虫是一种多宿主寄生虫，现已知 100 余种，大多数成虫寄生于爬行动物如蛇、蜥蜴等，也可寄生于食肉动物如犬、猫、狐和狼等，人偶见感染。全球舌形虫病中最常见的是蛇舌形虫病。蛇舌形虫病有 4 种，即尖吻蝮蛇舌形虫病在中国，腕带蛇舌形虫在非洲和阿拉伯半岛，大蛇舌形虫病在非洲，串珠蛇舌形虫病在东南亚。我国的 2 例尖吻蝮蛇舌形虫病分别见于台湾和杭州。尖吻蝮蛇舌形虫的终宿主为尖吻蝮蛇，俗称五步蛇，分布于我国台湾、福建、浙江等省，且从上述 3 省均已查见虫体。串珠蛇舌形虫的终宿主一般认为是亚洲蚺（蟒）和非洲蚺，分布于马来西亚、菲律宾、印度尼西亚。

舌形虫病的流行，还与舌形虫雌虫产卵量多、产卵期长、卵在水中和泥土能长期存活以及耐酸和防腐有关。

尽管舌形虫病被认为是少见病，但由于有疫源地的存在，人们各异的进食习惯，构成了本病发生的自然条件。加上近 10 年来舌形虫病疫区的扩大，新致病种的发现和致命病例的增加等，其在人类疾病中的意义不容忽视。

我国锯齿状舌形虫成虫见于甘肃兰州、陕西西安。若虫感染见于北京兔、北京顺义县和青海湟源县的山羊、西北部地区的绵羊、西藏的牛和羊、青海牦牛等。家畜感染锯齿状舌形虫若虫有明显的季节性，西藏黄牛 2 月份和 7 月份为感染高峰；绵羊感染高峰则在 4 月和 7 月。

（四）对动物与人的致病性

1. 致病作用和病理变化

（1）致病作用 动物感染舌形虫种主要是锯齿状舌形虫，其终末宿主主要是食肉动物，常见于犬、狼、狐狸等，也有感染马、羊、人等的报道，绵羊、猫一般为其中间宿土。犬感染后一般很少或没有症状，严重的可出现坐立不安、咳嗽、喷嚏、呼吸困难及流鼻涕。有报道牧区绵羊感染成虫病例，舌形虫的感染不仅影响羊只的正常生长发育，给畜牧业生产带来一定的经济损失，同时该病也是一种非常重要的人与动物共患寄生虫病。

人吞食含有成虫或若虫的动物内脏或污染食物遭受感染，表现一系列的临床症状。患者鼻塞、头晕、头痛发热、剧烈咳嗽及痰中带血丝。邱持平等（2004）报道一例念珠蛇舌形虫病，患儿吞食的虫体进入体内后，穿过肠壁进入腹腔，引起广泛的腹腔内淋巴结炎症，最终到达肝脏，引起肝内占位性病变。

（2）病理变化 实验动物感染舌形虫，在嗜酸性肉芽肿形成和发展过程中，表现为由纤维性囊演化成钙化结节。舌形虫若虫在病变组织内的变化过程，从活体至死亡、坏死、变性至早期钙化、钙化至在囊内留存虫体残迹，包括舌形虫表皮的碎片。

自然中间宿主（哺乳动物）感染舌形虫后，一般不引起或只引发极轻度的炎症反应，且能大量存在而无明显伤害。

内脏舌形虫病的病理变化，可概括为从急性以嗜酸性粒细胞为主的炎症向以慢性肉芽肿为主的演化，有时可见夏科莱登结晶体，最后形成纤维玻璃样化和纤维钙化的愈合过程。纤维性囊或硬结节多数见于肝的浅表层或肝被膜的下方，也常见于网膜、肠系膜、肠壁和其他腹部的脏器。随着肉芽肿的形成和发展，组织病变可分为4型：①包囊舌形虫若虫，仅见于早期感染者；②坏死性舌形虫肉芽肿，在病例中最常见；③表皮肉芽肿，较少见，是若虫脱囊后遗留的表皮残片；④钙化囊或钙化结节，为硬结节，仅见于晚期感染者。

2. 对人的致病性

（1）内脏舌形虫病 主要由蛇舌形虫引起，以腕带蛇舌形虫感染为多，人摄入卵后成为中间宿主。幼虫或脱囊若虫在体内移行产生内脏幼虫移行症。临床表现主要与幼虫游走、既往感染致敏、寄生部位和感染强度有关。舌形虫感染可以是单脏器寄生于肝或眼内，引起肝舌形虫病或眼舌形虫病等。还可寄生于肝和空肠或肝和结肠、肠系膜等多脏器。有的普遍寄生于全身各脏器中。因寄生部位的差异，其临床表现大不相同。轻度感染的病例，多数为无症状或有轻微的症状。当大量虫体包括活若虫的重度感染或一条若虫成囊于要害部位时，可引起严重的症状及严重的外科并发症。如发热数月、剧烈和持续腹泻、弥散或剧烈腹痛，还有腹水、阻塞性黄疸、淋巴管梗阻、气胸等。此外，由腕带蛇舌形虫引起的急腹症为剧烈腹痛、腹胀、呕吐、便秘，最终导致严重脱水休克。锯齿状舌形虫引起的内脏舌形虫病，若虫多发生于肝、淋巴结和眼。重者因淋巴结发炎肿大与肠壁粘连而致腹绞痛、恶心和呕吐等。

（2）鼻咽舌形虫病 摄入锯齿状舌形虫感染性若虫后所致。在极少数患者体内可查见成虫，人是本虫的异常终宿主。严重病例可出现咳嗽、喷嚏、呼吸困难、坐立不安及流鼻涕。中间宿主感染时不呈现症状，仅在剖检时发现肠系膜淋巴结肿大，有时为硬化的结核样病灶，偶尔并发白血病及鼻纤维肉瘤。

人感染舌形虫时，可表现一系列的临床症状。蛇舌形虫感染人体，患者鼻塞、头晕、头痛发热、剧烈咳嗽及痰中带血丝。最近报道一例儿童因吞食舌形虫成虫而感染病例，患儿腹胀、腹痛、腹泻，并伴有咳嗽、发热等症状，最终确诊为念珠蛇舌形虫病，在我国尚属首例。

（五）诊断

1. 临床诊断 舌形虫病的诊断可参考临床症状及询问患者是否有吞食或接触虫体及其污染的食物。

2. 虫体检查 检查鼻涕、咳痰物或粪检虫卵。由于虫卵外囊有黏着性，易附着于其他物体上，致使浮集法检出率不高，因此，检查前可用5%左右的氢氧化钠溶液适量，加入少量的待检物，静置后过滤，然后检查。发现虫体或虫卵即可确诊。

3. 免疫学诊断 酶联免疫吸附试验：从响尾蛇孔头舌虫额腺分离到相对分子质量为48 000的额腺金属蛋白酶（FGMP），是一种易于纯化的抗原。此法用于舌形虫病的检测，有良好的前景。

（六）防制措施

1. 预防 ①注意饮食卫生，不饮生水，不要生食蔬菜及肉类。②在有特殊饮食习惯的地区，如烹食蛇类的地区，要避免喝已污染虫卵的新鲜蛇血酒、蛇血饮料或生水；减少生食或食用未煮熟、未将充满虫卵的肺去除或未清洗体腔的蛇肉。③在牧区，加强对绵羊和山羊的肝、肺等内脏的检验，注意熟食。④禁止以肝、肺、淋巴结等绵羊、山羊内脏生喂犬、猫、狐等。

2. 治疗 尚无特效的治疗药物。临床上一般采用驱虫、杀虫药局部灌注，杀灭成虫。如穿刺鼻腔或额窦，或进行外科手术摘除虫体，清除创伤部位，局部用生理盐水及1%双氧水冲洗处理。对于后期合并感染患者，表现出上呼吸道症状，驱虫后进行抗感染治疗，也能使患者痊愈。

邱持平等（2004）以服用含有川楝子、大腹皮和地骷髅的中草药驱虫后，又用吡喹酮治疗，并继续服用原中草药成功治愈一例念珠蛇舌形虫病人。

（七）公共卫生影响

我国是近20年来全球报告病例最多的国家之一。人主要是通过饮用虫体污染的生水，或食入感染若虫的动物内脏等感染。在我国蛇舌形虫病例较多，这与蛇的活动范围和一些地区的人们特殊的饮食习俗，如喝新鲜蛇血酒、蛇血饮料或生水，生食或食用未煮熟及未清洗体腔的蛇肉等有关。在这些地区，要注意宣传倡导良好的饮食卫生习惯。

舌形虫是一种多宿主寄生虫，终末宿主主要是食肉动物，常见于犬、狼、狐狸等，绵羊、猫一般为其中间宿主，因此在牧区，加强对绵羊和山羊肝、肺等内脏的检验，注意熟食，禁止以肝、肺、淋巴结等生的羊内脏喂犬、猫、狐等，对于控制本病在牧区的流行非常必要。

（邵兆霞　张龙现）

◆ **参考文献**

陈兴保，吴观陵，孙新，等.2002. 现代寄生虫病学［M］. 北京：人民军医出版社：943-957.

潘存姆，汤宏峰，裘明华，等.2005. 重度感染串珠蛇舌状虫病一例［J］. 中华儿科杂志，43（1）：73-74.

裘明华，马国钧，范秉真，等.2005. 中国台湾孔头舌虫新种的发现及其致病特征［J］. 中国寄生虫学与寄生虫病杂志，23（2）：69-72.

吴观陵.2005. 人体寄生虫学［M］. 第3版. 北京：人民卫生出版社：1058-1064.

赵辉元.1998. 人兽共患寄生虫病学［M］. 延吉：东北朝鲜民族教育出版社：438-440.

中国人民解放军兽医大学.1993. 人兽共患病学：下册［M］. 北京：蓝天出版社：343-344.

左仰贤.1997. 人兽共患寄生虫学［M］. 北京：科学出版社：203-205.

Drabick J. J. 1987. Pentastomiasis. J Infect Dis. , 9（6）：1087-1094.

第一三五章　蚤科、蠕形蚤科寄生虫所致疾病

蚤　病

蚤病（Pulicosis）是由不同种属的蚤寄生于宿主体内或体外引起的各种病症的统称。

蚤是许多自然疫源性疾病的重要传播媒介。自从 Yersin（1894）与 Ogata（1897）等首先确立蚤是烈性传染病鼠疫的传播媒介以来，陆续发现蚤还能传播其他重要疫病，包括鼠型斑疹伤寒、蚤媒斑点热、土拉热等，是人与动物的重要害虫。

（一）病原

1. 分类地位　蚤类在分类上属节肢动物门（Arthropoda）、昆虫纲（Insecta）、蚤目（Siphonaptera）的蚤科（Pulicidae）和蠕形蚤科（Vermipsylla）。蚤类是昆虫纲中独立的 1 个目，也是一个小而较特化的昆虫类群，迄今全世界共发现 2 600 多种，我国近 600 种。约有 94% 寄生于哺乳类，6% 寄生于鸟类，危害人类的约 20 种。

寄生于动物的重要蚤类有蠕形蚤科（Vermipsylla）的花蠕形蚤（*Vermipsylla alacurt*）和尤氏羚蚤（*Dorcadia ioffi*），此类蚤多数具有很强的跳跃能力，广泛寄生于山羊、绵羊、马、骡和牦牛体表。引起人与动物共患的约有 9 种，主要分两类：一类为内寄生蚤，寄生于宿主皮下，严重地危害人、畜，主要有钻潜蚤（*Tunga penetrans*）；另一类为外寄生蚤，寄生在体外，是蜇叮人动物、传播疫病的媒介，有致痒蚤、猫首蚤、犬首蚤、不等单蚤、具带病蚤、谢氏山蚤和缓慢细蚤等。致痒蚤也称人蚤（*Pulex irritans*），是常见种，主要栖息在居室、交通工具、人和犬活动场所、帐篷、基地和海滩，与人类关系较为密切。

2. 形态特征　蚤为小型无翅昆虫，虫体左右扁平，体表覆盖有较厚的几丁质，体呈棕黄至深褐色。头部三角形，侧方有 1 对单眼，触角 3 节，收于触角沟内，口器为刺吸式；胸部小，三节，有 3 对粗大的肢；腹部有 10 节，前 7 节称正常腹节，每节背板两侧各有气门 1 对，雄蚤 8～9 腹节、雌蚤 7～9 腹节变形为外生殖器，第 10 腹节为肛节。蠕形蚤吸血后雌虫腹部显著增大，呈长卵形。雌蚤长 3mm 左右，雄蚤稍短，有眼或无眼，全身多刚劲的刺称为鬃（图 135 - 1）。

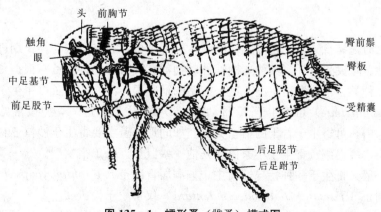

图 135 - 1　蠕形蚤（雌蚤）模式图

我国重要的传病蚤有以下两种：

（1）致痒蚤（*Pulex irritans*）　亦称人蚤，在眼下方有眼鬃毛1根；受精囊的头部圆形，尾部细长弯曲，呈世界性分布，我国各地均可见，也是人体最常见的蚤。嗜吸犬、猪和人血，对人骚扰性较大，尤以儿童为甚。可传播鼠疫，也是犬复孔绦虫、缩小膜壳绦虫的中间宿主。

（2）印鼠客蚤　也称开皇客蚤（*Xenopsylla cheopis*），眼鬃毛1根，位于眼的前方；受精囊的头部与尾部宽度相近，且大部分呈暗色，在我国沿海省市多见，主要宿主是家栖鼠类如小家鼠、褐家鼠和黄胸鼠等。亦吸人血。是人间鼠疫的重要媒介，也传播鼠型斑疹伤寒和缩小膜壳绦虫。

（二）生活史与生活习性

1. 生活史　蚤的生活史为全变态，包括卵、幼虫、蛹和成虫4个时期（图135-2）。

（1）卵　呈椭圆形，长0.4～1.0mm，初产时白色、有光泽，以后逐渐变成暗黄色。卵在适宜的温、湿条件下，经5天左右即可孵出幼虫。

（2）幼虫　形似蛆而小，有三龄期。体白色或淡黄色，连头共14节，头部有咀嚼式口器和1对触角，无眼、无足，每个体节上均有1～2对鬃。幼虫甚活泼，爬行敏捷，在适宜条件下经2～3周成熟，蜕皮2次即变为成熟幼虫，体长可达4～6mm。

（3）蛹　成熟幼虫吐丝作茧，在茧内作第三次蜕皮，然后化蛹。茧呈黄白色，外面常黏着一些灰尘或碎屑，有伪装作用。发育的蛹已具成虫雏形，头、胸、腹及足均已形成，并逐渐变为淡

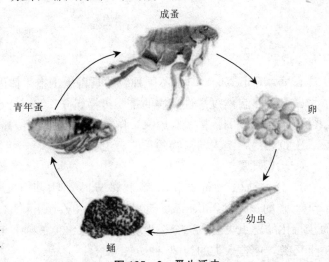

图135-2　蚤生活史

棕色。蛹期一般为1～2周，有时可长达1年，其长短取决于温度与湿度是否适宜。茧内的蛹羽化时需要外界的刺激。如空气的震动，动物走近的扰动和接触压力以及温度的升高等，都可诱使成虫破茧而出。这一特性可解释为什么人进入久无人住的房舍时会被大量蚤袭击。

（4）成虫　成虫羽化后可立即交配，然后开始吸血，并在1～2天后产卵。雌蚤一生可产卵数百个。蚤的寿命1～2年。

大多数蚤类的雌蚤将卵产在宿主动物的栖息和活动场所，主要在鸟兽的洞穴（巢穴），这些场所温湿度适宜于生存和发育，另外这些场所有机物碎屑较多，成虫吸血时，边吸边拉，也为后代储藏了大量的营养，卵孵化后，幼虫食物丰富。幼虫通常为3龄，营自由生活。幼虫和蛹发育时间的长短主要和小环境的温湿度有关。蚤类每年发生的代数即世代，北方的种类通常1年1～2个世代，南方种类的世代明显多于北方。

2. 生活习性

（1）蚤类对宿主的选择性　蚤类是温血动物的体外寄生虫，它与宿主动物长期进化和适应，形成了对宿主动物的选择性。除灵长目外，其他陆栖哺乳动物都有其特异的寄生蚤。根据蚤类对宿主选择的严格程度，可以分为3种类型：①多宿主型。这一类型的宿主很广泛。如人蚤可寄生130多种动物；禽角叶蚤（*Ceratophyllus gallinae*）可寄生于75种动物。②寡宿主型。这一类型最常见，在一定范围内的地理景观和气候条件内，可寄生于若干的宿主类群。如同形客蚤主要寄生于沙鼠亚科的动物外，也寄生于同生境的其他鼠类；缓慢细蚤寄生于小家鼠和其他一些鼠类。③单宿主型。这一类型少见，对宿主有较严格的选择性，一般只寄生于一种特异性宿主。如洞居盲鼠蚤（*Typhlomyoopsyllus cavaticus*）仅寄生于猪尾鼠；松鼠跗蚤（*Tarsopsylla octodecimdentata*）仅寄生于松鼠。

（2）蚤类的寄生方式　蚤类寄生宿主动物的方式基本上可分为3种类型：一是游离型，成蚤自由上

下于宿主体表，吸血时间短，但次数频繁。二是半固定型，如蠕形蚤属的种类，雌蚤将口器固定于宿主皮下长时间吸血，达1~2周或更长的时间。三是固定型，如潜蚤属的种类，雌蚤整个身体钻入宿主皮下，仅留一个小孔呼吸、排泄和产卵，营永久性固定生活，雄蚤自由生活。多数蚤种采用第一种寄生方式，这种寄生方式有利于疾病的传播。

（3）蚤类对温度的依赖性　蚤各期发育和繁殖对温度的依赖都很大，温度低时卵的孵化、幼虫蜕皮化蛹都大大延迟。各种蚤发育所需的有效温度不同，可反应在其地理分布上。致痒蚤发育需较高温度，成为温暖地带常见蚤种。印鼠客蚤需要更高温度，该蚤则只在我国南方各省多见。蚤成虫也对宿主体温有敏感的反应，当宿主因发病而体温升高或在死亡后体温下降时，蚤都会很快离开，去寻找新的宿主。

（三）流行病学

1. 传染来源和传播途径　雌蚤通常在宿主皮毛上和窝巢中产卵，由于卵壳缺乏黏性，宿主身上的卵最终都散落到其窝巢及活动场所，这些地方成为传染源，也就是幼虫的滋生地，如鼠洞、畜禽舍、屋角、墙缝、床下以及土坑等，幼虫以尘土中宿主脱落的皮屑、成虫排出的粪便及未消化的血块等有机物为食；而阴暗、温湿的周围环境很适合幼虫和蛹发育。蚤由于善跳跃，可在宿主体表和窝巢内外自由活动，其传播可通过直接接触患病动物及其周边环境而感染，此外鼠类在其传播中起着重要的传播媒介作用。

2. 分布与流行　蚤目昆虫广泛分布于世界各地。蚤的宿主范围很广，包括兽类和鸟类，但主要是小型哺乳动物，尤以啮齿目（鼠）为多。不同种的蚤因生态习性的不同，决定着蚤类的分布。如不等单蚤主要寄生于各种家栖和野生的鼠类、鼩鼱和树鼩等食虫动物，亦可寄生于食肉兽和人，此蚤适应于寒冷季节，故在我国东北、华北、华东和西南各地多见。

蚤对人不仅可骚扰吸血、传播疾病，而且可寄生于人体，危害人体健康。如钻潜蚤雌虫寄生于人体皮下引起潜蚤病，该病见于中南美洲及热带非洲，我国尚无记录。人蚤还是多宿主蚤，其主要宿主是家犬、猪、鸡等家畜（禽），黄胸鼠偶感。人蚤繁殖力强、分布广、数量多，人们在生产生活中可与其接触，人也是该蚤的主要叮咬吸血对象，同时传播疾病如鼠疫。当鼠疫在啮齿动物中发生流行时，鼠死后蚤游离于地面，特别是地面人蚤指数增高时，染疫人蚤也能参与鼠疫的流行，在人类鼠疫流行过程中可能起重要的媒介作用，特别是发生败血症鼠疫时，人蚤可能直接参与人传人的传播过程。

（四）对动物与人的致病性

1. 对动物的致病性　蚤类对动物的危害主要有寄生、吸血骚扰和传播疾病。钻潜蚤常钻入猪、猴和几种啮齿类动物的皮下营固着寄生，引起似线状排列的痒疹，常引起宿主的继发性感染，形成溃疡，甚至使足趾坏死脱落，严重时引起败血症或破伤风。在牛羊养殖场和牧区，蠕形蚤危害也十分严重。如花蠕形蚤是一种体外寄生虫，寄生在家畜体表，绵羊的感染率可达80%，感染强度为每只羊15~500只/蚤。该蚤的寄生可引起牲畜消瘦、贫血、水肿，甚至死亡，对畜牧业发展危害极大。在新疆，该蚤广泛分布于昆仑山山地牧场和天山山地牧场，主要宿主为绵羊，次要宿主为山羊、牛、牦牛、马和马鹿等。

2. 对人的致病性　蚤对人的危害可分为骚扰吸血，寄生和传播疾病3个方面。

（1）蚤类叮刺症　人进入有蚤的场所或蚤随家畜或鼠类活动侵入居室，蚤均可到人身上骚扰并吸血。人的反应各不相同，严重者影响休息或因抓搔致感染。

（2）潜蚤寄生症　钻潜蚤雌虫寄生于宿主皮下。在人体是因钻潜蚤寄生引起潜蚤病（Tungosis）。该病见于中南美洲及非洲的热带、亚热带地区，现已传入印度和巴基斯坦，我国尚无记录，但随着国际贸易往来的全球化，我国应该引起重视，防止该病的传入。

（3）传播疾病　蚤主要通过生物性方式传播疾病。最重要的是鼠疫，其次是鼠型斑疹伤寒（地方性斑疹伤寒）；还能传播犬复孔绦虫、缩小膜壳绦虫和微小膜壳绦虫病。

1）鼠疫　是鼠疫杆菌所致的烈性传染病。其自然宿主在我国是旱獭（*Marmota* spp.）、黄鼠（*Citellus* spp.）和沙鼠（*Meriones* spp.），蚤是重要的传播媒介。当蚤吸食病鼠血后，鼠疫杆菌在蚤的前胃棘间增殖，形成菌栓，造成前胃堵塞。再次吸血时血液不能到达胃内，反而携带杆菌回流到宿主体内致使宿主感染。受染的蚤由于饥饿，吸血频繁，因而更多地感染宿主动物。该习性在鼠疫的传播上具有重要意义。

病原体通过蚤在野栖啮齿动物中传播，构成鼠疫自然疫源地，当人或家栖鼠类进入疫源地感染了鼠疫，可引起家鼠和人鼠疫流行。

2）鼠型斑疹伤寒　由蚤传播莫氏立克次体引起的急性传染病。原是热带和温带鼠类特别是家栖鼠类的传染病。在人群中仅为散发，偶尔也暴发流行。蚤吸血感染后，立克次体在其胃和马氏管上皮细胞内繁殖，细胞破裂后随粪排出。一般认为人是在被蚤叮咬后蚤粪污染伤口而致感染。立克次体在蚤粪中可保持传染性长达 9 年。

3）绦虫病　蚤是犬复孔绦虫、缩小膜壳绦虫和微小膜壳绦虫的中间宿主，人体感染主要是误食了含似囊尾蚴的蚤而致。

（五）防制措施

1. 清除滋生地　宜在平时结合灭鼠、防鼠进行，包括清除鼠窝、堵塞鼠洞、清扫禽畜棚圈、室内暗角等，并用各种杀虫剂杀灭残留的成蚤及其幼虫。

2. 灭蚤防蚤　目前多用低毒高效速杀的拟除虫菊酯类，如溴氰菊酯和氯氰菊酯等；同时某些有机磷药物如敌敌畏，由于其杀虫效果好，仍然在某些环境中应用。第三代杀虫剂（昆虫生长调节剂），对人、畜无毒无害，已有在灭蚤中使用的报道。对家畜多用伊维菌素和阿维菌素注射或拌料杀灭畜体蚤类和其他外寄生虫。同时，注意对犬、猫等家畜的管理，如定期用含毒鱼藤酮或除虫菊酯的药液给犬、猫洗澡。在鼠疫流行时应采取紧急灭蚤措施并加强个人防护。

（六）公共卫生影响

蚤感染引起的直接危害有吸血、骚扰宿主等，间接危害为传播其他病毒、细菌以及寄生虫病，引起更严重的危害。蚤感染具有重要的公共卫生意义。

（邵兆霞　张龙现）

◆ **参考文献**

郭天宇 . 2002. 蚤类生物学与鼠疫［J］. 生物学通报，37（1）：26 - 27.

李朝品 . 2009. 医学节肢动物学［M］. 北京：人民军医出版社：703 - 710.

王光雷，席耐，沙吾列・阿地力，等 . 2004. 花蠕形蚤若干生物生态学和形态特性研究［J］. 地方病通报，19（3）：25 - 27.

吴观陵 . 2005. 人体寄生虫学［M］. 第 3 版 . 北京：人民卫生出版社：936 - 956.

吴厚永，刘泉，鲁亮 . 1999. 新中国建国五十年来蚤类研究概况［J］. 寄生虫与医学昆虫学报，6（3）：129 - 141.

中国人民解放军兽医大学 . 1993. 人兽共患病学：下册［M］. 北京：蓝天出版社：348 - 349.

第一三六章 蝇 蛆 病

第一节 蝇蛆病类型

蝇蛆病（Myiasis）是由节肢动物门（Arthropoda）、昆虫纲（Insecta）、双翅目（Diptera）蝇类的幼虫寄生于人或动物的组织或腔道内而导致的病害。有关的蝇蛆病病原主要属于皮蝇科、狂蝇科、胃蝇科、麻蝇科、丽蝇科及蝇科等。

蝇种类繁多，据统计世界上共有蝇类64科34 000种，我国有4 209种，其中我国已报道近2 000种蝇类与医学有关。蝇不仅能直接危害人类，而且也能间接传播许多疾病，包括锥虫病、结膜吸吮线虫病等。另外，蝇可以携带多种病原体，包括细菌100多种，原虫30多种及病毒20多种，从而造成疾病的机械性传播，危害极大。

（一）生物学类型

根据病原的生物学特性或寄生程度可分为三种类型。

1. 专性蝇蛆病（Specificmyiasis） 其蝇蛆病原完全营寄生生活，虫体以动物或人的活组织为食，一般需在特定的宿主和寄生部位才能发育并完成生活史。它们主要寄生于家畜，少数寄生于野生动物，偶然侵入人体，这类蝇蛆在人体内寄生一般是一龄幼虫时期。

2. 半专性蝇蛆病（Hemispecificmyiasis） 也称为兼性蝇蛆病。其蝇蛆病原大多为食粪性与食尸性，通常是在腐败的动物尸体或腐败的植物等有机物中生活发育；在某些情况下也可在人或动物的组织或脏器中存在，但多聚集在坏死组织中。

3. 偶然蝇蛆病（Accidentalmyiasis） 其蝇蛆病原一般是在腐败有机物、动物排泄物或食物中生活，其虫卵或幼虫偶然进入宿主的某些腔道或组织内，如消化道、尿道，很少在伤口。

（二）临床类型

1. 头部组织器官蝇蛆病 包括口、眼、耳、鼻及其附近组织器官的蝇蛆病。有的是由专性寄生蝇蛆引起；有的是由于这些组织器官分泌物的气味或发生炎症时，一些蝇类被吸引而来产卵排蛆而导致蝇蛆病。

2. 腔道蝇蛆病 这类蝇蛆病是由于一些蝇类幼虫在动物或人的肛门、阴门及其附近产卵或产幼虫，幼虫进入肛门、阴道或尿道所致。

3. 胃肠道蝇蛆病 胃肠消化道蝇蛆病有的是由专性寄生蝇蛆引起；有的是由于食物或饮水被蝇卵或蛆污染，后被动物或人误食所致。

4. 皮蝇蛆病 一些是由专性寄生蝇蛆引起；另一些是蝇蛆偶然进入人或动物体的皮内或皮下造成。后一类蝇蛆病由于寄生表现情况不同，可分为疖肿型和匍行型：前者是在动物皮肤的上层组织形成疖肿；后者是在皮下结缔组织中形成隧道，虫体在其中爬行活动。

5. 伤口蝇蛆病 蝇蛆发生在创伤处，以伤口腐烂组织为食而生长发育，一般危害不大，但若幼虫深入正常组织，病情就比较严重。

第二节 主要蝇蛆病

一、皮蝇蛆病

皮蝇蛆病（Cutaneous myiasis）是由皮蝇幼虫寄生于人和动物引起的人与动物共患寄生虫病。有些是由专性寄生蝇蛆引起，另一些是蝇蛆偶然进入人或动物体的皮内或皮下造成。后一类蝇蛆病由于寄生表现情况不同，可分为疖肿型和匐行型：前者是在动物皮肤的上层组织形成疖肿；后者是在皮下结缔组织中形成隧道，虫体在其中爬行活动。

（一）病原

1. 分类地位 皮蝇在分类上属皮蝇科（Hypodermatidae）、皮蝇属（*Hypoderma*），其幼虫俗称蹦虫，已发现的皮蝇种类有纹皮蝇（*H. lineatum*）、牛皮蝇（*H. bovis*）、中华皮蝇（*H. sinensis*）、鹿皮蝇（*H. diana*）和麝皮蝇（*H. moschiferi*，又称莫氏皮蝇）5 个种。其中前两种常见于牛体，特别是纹皮蝇是我国的优势种，大约占 70%～85%；在青海等地存在有中华皮蝇；鹿皮蝇在某些有鹿的地区可以发现。皮蝇三龄幼虫主要寄生于专性宿主的背部皮下；皮蝇蛆可偶致人的皮肤和眼的蝇蛆病。

2. 形态特征 皮蝇虫卵呈长椭圆形，淡黄色，表面光滑。第 1 龄幼虫呈白色或黄白色；刚孵出时，体长约 0.6mm；各节前缘具多圈小刺。虫体前端有 1 对黑色口钩，形状随种类不同而异。虫体后端有一后气门，其上具有许多小孔状的气门裂。第 2 龄幼虫为白色或黄白色，长椭圆形，口钩退化，虫体腹面稍隆起，背面较平。各节腹面的前后缘均有较宽的棘刺带区域，棘刺顶端有 2～6 个尖的分支。虫体后端有 1 对后气门，呈肾形，气门板棕黄色或棕黑色，孔状气门裂约为 18～40 个，其排列不围绕钮孔。第 3 龄幼虫体肥大，棕褐色，背平腹凸，上着生有许多明显的结节。各节的背腹面都生有小刺，前缘刺大成排；后缘刺小，密集成若干排。体前端口钩退化；体后端有 1 对后气门，上有许多气孔。

其中纹皮蝇 3 龄蛆腹部最后一节腹面无刺，后气门凹陷浅，较平坦；而牛皮蝇 3 龄蛆腹部最后二节腹面无刺，后气门凹陷深，呈漏斗状（图 136 - 1、图 136 - 2）。

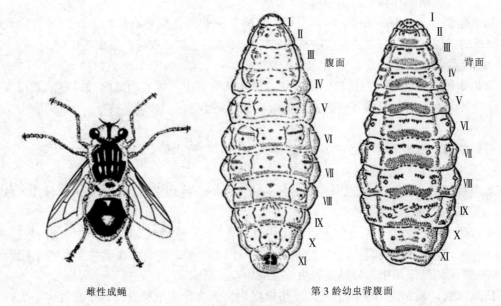

腹面　　　　　　背面

雌性成蝇　　　　　　　　　　第 3 龄幼虫背腹面

图 136 - 1　纹皮蝇蛆及成蝇

（二）生活史

属于完全变态。雌蝇待体内虫卵成熟后，开始侵袭宿主，将卵产于动物被毛上；经过4～7天卵内孵出第1龄幼虫，经毛囊钻入皮下。其中牛皮蝇幼虫沿外围神经的外膜组织移行到腰椎管硬膜的脂肪组织中，停留约5个月，然后从椎间孔爬出，到腰背部皮下，个别到臀部和肩部皮下，整个移行时间从6月开始至翌年1月完成；而纹皮蝇和中华皮蝇的幼虫钻入皮下后，沿疏松结缔组织移向胸腹腔，后到咽、食道、瘤胃等周围结缔组织中，据研

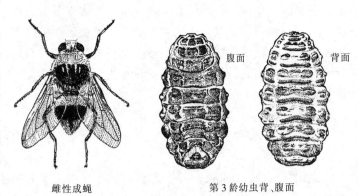

腹面　　背面

雌性成蝇　　　　　　　　第3龄幼虫背、腹面

图136-2　牛皮蝇蛆及成蝇

究其可在食道黏膜下停留约5个月，然后移向背部前端皮下；整个移行从5月开始至12月完成。从椎管或食道移行到宿主背部皮下的幼虫为第2龄幼虫，它们到达背部皮下后，动物皮肤上出现瘤状隆起，其顶端出现直径0.1～0.2mm的小孔，幼虫以其尾端朝向小孔；以后，第2龄幼虫经蜕化变为第3龄幼虫，虫体不断发育生长，体积增大，体色变深，小孔的直径也伴随着显著变大；牛皮蝇第3龄幼虫在背部皮下停留约两个半月，纹皮蝇第3龄幼虫在背部皮下停留约2个月。待第3龄幼虫成熟后，则由宿主皮孔蹦出，落于地面后，缓慢移动，钻入松土或厩肥内变为蛹；蛹期1～2个月，之后羽化为成蝇。幼虫在牛体内寄生10～11个月。整个发育过程需1年左右。

（三）流行病学

1. 生活习性　成蝇羽化后，既不采食，也不叮咬动物。成蝇一般多在夏季晴朗炎热无风的白天活动，阴雨天则隐蔽在草丛树木中。雌雄蝇飞翔交配后，雌蝇体内开始发育形成虫卵。雌蝇一般只能生活5～6天，产完卵后死亡。雄蝇交配完后死亡。

雌蝇产卵的部位随皮蝇种类不同而异。牛皮蝇多产卵于牛的四肢上部、腹部、乳房和体侧的被毛根部，1根毛上只黏附1个卵，一生可产卵500～800个；纹皮蝇多产卵于牛的后腿球节附近、前胸和前腿的被毛上，1根毛上可黏附几个至20多个卵，一生可产卵400多个。卵的孵化取决于动物体表的温度和自然界的气候条件。

2. 分布与流行　皮蝇蛆病为地方流行性，牛皮蝇和纹皮蝇主要侵袭牛；中华皮蝇主要侵袭牦牛；鹿皮蝇主要侵袭鹿；皮蝇幼虫也偶然寄生于马、绵羊和人的皮下。牛皮蝇蛆病在世界上分布极广，蒙古、苏联、日本、印度、巴基斯坦、埃及、土耳其、比利时、阿尔及利亚、摩洛哥、美国、加拿大、英国、法国、德国、丹麦、挪威、澳大利亚等都曾有报道；本病在我国西北、西南、东北和内蒙古牧区流行甚为严重。

3. 流行季节　成蝇出现的季节随皮蝇的种类和各地气候条件不同而有差异，在同一地区纹皮蝇出现的季节比牛皮蝇和中华皮蝇为早，纹皮蝇一般出现在每年4～6月间；而牛皮蝇和中华皮蝇在6～8月间；中华皮蝇在7月中下旬羽化最多。

（四）对动物与人的致病性

1. 对动物的致病性　雌蝇飞翔产卵时，可引起宿主极度不安，严重影响动物的采食、饮水和休息；牛因惊慌奔跑（跑蜂）造成跌伤、流产或死亡。当幼虫从卵中孵出，在宿主体表爬行和钻入皮肤时，引起动物皮肤痛痒，精神不安，患部生痂。幼虫在深层组织内移行时，造成组织损伤，可导致食道壁炎症，甚至坏死；当幼虫在椎管内移行而误入脊髓时，能引起明显的神经症状。在皮下寄生部位时，则形成瘤状隆起并穿孔，造成皮张利用率和价格降低30%～50%。有时感染细菌后导致化脓性瘘管。皮蝇蛆病引起患畜消瘦、贫血、发育不良、产乳量下降、体重减轻和使役力降低。

2. 对人的致病性　牛皮蝇、纹皮蝇和鹿皮蝇的幼虫偶可导致人的皮肤和眼的蝇蛆病。人的感染主

要是由于接触了牛体上孵出的幼虫，其钻入人体皮下所造成，曾有在阴茎、肩部、腋部，甚至眼结膜内发现幼虫的病例。幼虫在人体内多为第 1 龄幼虫，少数为第 2 龄幼虫。幼虫多半在皮下移行，引起匍行性蝇蛆症或疖子样蝇蛆症。患者一般多出现头、面部、耳道、颈、肩、背、肋下、臀部等处奇痒，并有爬行感及刺性疼痛；局部红肿，有的患者还可出现疲乏无力、低热及烦躁不安；最后幼虫可自红肿疼痛处顶起皮肤，由顶端破溃而出。

二、胃蝇蛆病

胃蝇蛆病（Gasteric myiasis）是由胃蝇幼虫寄生于人和动物引起的人与动物共患寄生虫病。蝇蛆病有的是由专性寄生蝇蛆引起，有的是由于食物或饮水被蝇卵或蛆污染，后被动物或人误食所致。

（一）病原

1. 分类地位　胃蝇在分类上属胃蝇科（Gasterophilidae）、胃蝇属（Gasterophilus），俗称瘦虫，即马胃蝇蛆。已发现的马胃蝇种类主要有 6 种，即肠胃蝇（G. intestinalis）、红尾胃蝇（G. haemorrhoidalis，又称赤尾胃蝇或痔胃蝇）、兽胃蝇（G. pecorum，又称黑腹胃蝇或东方胃蝇）、鼻胃蝇（G. nasalis，又称喉胃蝇或烦扰胃蝇 G. veterinus）、黑角胃蝇（G. nigricornis）及红小胃蝇（G. inermis，又称无刺胃蝇）。其中以前 4 种较为常见。马胃蝇蛆主要寄生于马、驴、骡等马属动物的胃肠道，主要是胃部。

2. 形态特征　卵呈淡黄色，长椭圆形，顶端有卵盖。第 1 龄幼虫体长约 1mm，纺锤形。头极小缩入胸节内，虫体前端有 1 对口钩，口孔周围有钩爪状的刺。各节前缘均有小刺。第 1 胸节的刺很特异，刺多而细长，形成刺帷，其腹侧的刺发达。各节刺的数量和形状随种而异。腹节末端左右后气门上各有 1 个气门裂。第 2 龄幼虫体长 1.5～7mm，虫体形态随种类不同，稍有差异。兽胃蝇蛆前部呈圆柱形，后部略膨大；红尾胃蝇蛆呈纺锤状，两端尖细；红小胃蝇蛆后部呈球状。各种 2 龄胃蝇蛆假头上有 1 对口钩和 2 对感觉器，并有 2 组或 3 组刺（兽胃蝇蛆 3 组，其他种类 2 组）；第 1 胸节腹侧有 10 排不规则的小刺，其他各节均有 3～5 排刺。后气门上左右各有 2 个气门裂。第 3 龄幼虫形态与 2 龄幼虫相似，体长 7～20mm。红色或淡黄色，近竹筒状，分节明显。前端锐，后端钝圆或齐平。虫体前端有一对黑色锐利的口钩。后气门位于末端窝内，其上左右各有 3 个气门裂，呈弓形排列。虫体各节前缘均有 1～2 排小刺，刺的大小、形状和分布情况随种类而异，可据此进行种类鉴定（图 136 - 3）。

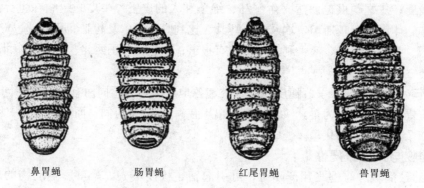

鼻胃蝇　　　　肠胃蝇　　　　红尾胃蝇　　　　兽胃蝇

图 136 - 3　四种马胃蝇第 3 龄幼虫腹面

（二）生活史

马胃蝇的发育属完全变态，要经过卵、幼虫、蛹和成虫 4 个阶段。各种马胃蝇的生活史大致相同，整个发育期约需 1 年（图 136 - 4）。

以肠胃蝇为例：成蝇一般在5～9月份出现，以8～9月份最多。雌雄交配后，雄蝇很快死去。雌蝇于炎热无风的白天飞近马匹，将虫卵产于马的肩部、背鬃、胸、腹及腿部的被毛上，一生能产卵700个左右，产完卵后死亡。卵经1～2周后，其内发育形成幼虫，幼虫并不自然孵化，需通过外力的作用如摩擦等，使卵盖打开，幼虫爬出。第1龄幼虫爬到皮肤上移行，引起痒感，马啃咬时，幼虫即黏附在马的牙齿、嘴唇或舌上，进入口腔。第1龄幼虫在口腔黏膜下或舌表层组织内移行3～4周，经第1次蜕化后变为第2龄幼虫，第2龄幼虫随着吞咽进入胃肠道，以口前钩固着在胃的贲门部或腺体部吸血，继续生长，幼虫在胃壁上的寄生9～10个月。第2龄幼虫在胃内再经一次蜕化变为第3龄幼虫，第3龄幼虫到第2年春天（3～4月份）发育成熟后，自动脱离胃壁，随粪便排到外界。有的种类幼虫在排出体外之前，还要在直肠壁附着数日。成熟的第3龄幼虫落地后，可钻入表层土壤或马粪中变为蛹，经过1～2个月的蛹期，羽化为成蝇，雌雄蝇再进行交配。

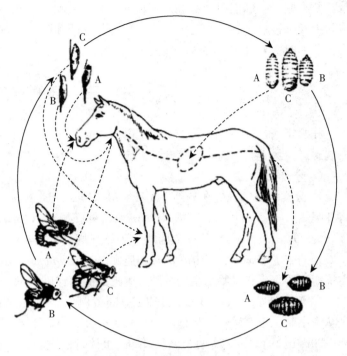

图136-4　马胃蝇生活史（板垣）

A. 红尾胃蝇　B. 肠胃蝇　C. 鼻胃蝇

（三）流行病学

1. 分布与流行　马胃蝇蛆病主要流行于马属动物存在的一些地区，如蒙古、哈萨克斯坦、印度、南美、前苏联地区、西班牙、意大利、东非和南非的一些国家；我国各地均有存在，但主要流行于西北、东北和内蒙古等地区。

从世界范围来说，6种胃蝇属蝇蛆中，以黑角胃蝇分布比较局限；而肠胃蝇则是广泛性分布种类。从宿主体发现的胃蝇蛆比例来看，其中肠胃蝇占40%；红尾胃蝇占20%；鼻胃蝇和兽胃蝇占10%～15%；红小胃蝇和黑角胃蝇占5%～8%。

2. 流行季节　成蝇主要在夏季干热的时候出现，雌蝇只在强烈日光下飞翔产卵，不在浓荫下活动，阴雨天多栖息于野外的草丛林木中。雌蝇产卵量很大，一生可产卵200～1 000粒，卵黏附在马被毛上。不同的胃蝇产卵部位不太一样。红尾胃蝇是在马的口唇和颊部产卵；兽胃蝇的卵则产于马蹄上或地面的植物和石头上；鼻胃蝇产卵于马下颌间隙和上颈部；黑角胃蝇产卵于马的颊部，偶尔在鼻孔；红小胃蝇产卵于马的颊部。卵内幼虫成熟后，有的种类需要在外力作用下，打开卵盖，幼虫爬出；有的则不需要，可自动孵出，如红尾胃蝇和鼻胃蝇。卵在马的被毛上可存活3个月。

（四）对动物与人的致病性

初期幼虫进入口腔，虫体口钩和体表小刺的机械性刺激，引起齿龈、舌和咽喉部黏膜水肿、炎症和溃疡；幼虫在胃黏膜寄生时，导致宿主胃的消化、分泌、运动和吸收机能障碍，再加上幼虫的毒素作用，致使患马表现消瘦、营养障碍、贫血、肠胃炎和全身性中毒等症状，有时出现周期性疝痛；有的胃蝇幼虫在排出宿主体外之前，还要在直肠壁附着数日，能引起直肠黏膜充血、发炎；严重胃蝇蛆病例，可引起衰竭死亡。

马胃蝇蛆也偶尔寄生于兔和犬，人也有被寄生的报道，如肠胃蝇、红尾胃蝇和黑角胃蝇在我国已有报道。人的感染多发生在经常与马属动物接触的个体，幼虫经口腔进入胃内寄生的情况极为少见，多数病例为皮下移行型，引起的症状与皮肤幼虫移行症相似，有表层匍行性隧道，凸出于皮肤表面，呈红条状，常有剧痒。偶然当幼虫进入胃内时，由于虫体的刺激和毒素作用，引起胃炎。临床表现为食欲减退、上腹部钝痛、饱胀和乏力，时有恶心、呕吐和腹泻，在呕吐物中混有咖啡样物，大便常呈不消化状态，工作时头昏耳鸣、心悸和气促。

三、狂蝇蛆病

狂蝇蛆病（Oestriasis）是由狂蝇幼虫寄生于羊或其他动物的鼻腔或其附近的腔窦中引起的疾病，人偶感。

（一）病原

1. 分类地位　狂蝇在分类上属狂蝇科（Oestridae），该科多种蝇类幼虫可致病，我国已发现的种类有狂蝇属（Oestrus）的羊狂蝇（O. ovis），鼻狂蝇属（Rhinoestrus）的紫鼻狂蝇（R. purpureus）和阔鼻狂蝇（R. latifrons）及较少见的少刺鼻狂蝇（R. usbekistanieus），喉蝇属（Cephalopina，又称头狂蝇属）的骆驼喉蝇（C. titillator）和鹿蝇属（Cephenemyia）的驯鹿狂蝇（C. trompe）5 个种。上述种类蝇蛆主要寄生在动物宿主的鼻腔及附近的腔窦或咽喉部。

2. 形态特征　羊狂蝇第 1 龄幼虫呈淡黄白色，长约 1mm。前端有两个黑色的口钩，呈镰刀状。体表丛生小刺。第 2 龄幼虫呈椭圆形，长 20～25mm，体表的刺不明显。成熟的第 3 龄幼虫呈棕褐色，长 28～30mm。前端锐，有两个黑色口钩。虫体背面拱起，各节上具有深棕色的横带。腹面扁平，各节前缘具有数排小刺。前气门不明显，气管末端膨大呈漏斗状。体后端齐平，有两个明显黑色的 D 形后气门板，后气门中央为钮孔，其周围有很多孔状的气门裂（图 136-5）。

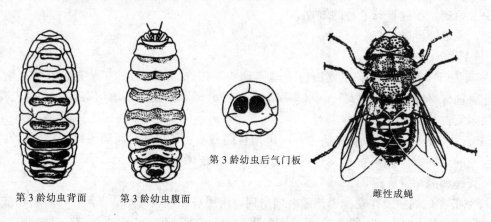

第 3 龄幼虫背面　　第 3 龄幼虫腹面　　第 3 龄幼虫后气门板　　雌性成蝇

图 136-5　羊鼻狂蝇第 3 龄幼虫及成蝇

鼻狂蝇的第 3 龄幼虫呈长梭形，白色，背面无深色横带纹。其中紫鼻狂蝇 3 龄幼虫前气门呈小漏斗状；后气门呈肾形；阔额鼻狂蝇 3 龄幼虫后气门内缘有凹口，凹口下角的距离比上角距离宽 1 倍（图 136-6）。骆驼喉蝇的第 3 龄幼虫较长，呈白色，梭形，虫体背面也无深色横带，各节的背腹面和侧面均有扁平而较大的锥状突。驯鹿狂蝇的第 3 龄幼虫背腹面均具相同排列的小刺，眼观呈众多黑点状，腹面的刺小，但数量较多。

（二）生活史

以羊狂蝇为例，成蝇出现于每年 5～9 月间，尤以 7～9 月间为多。雌蝇为胎生，待体内幼虫发育成熟后开始飞翔。遇羊时即突然冲向羊鼻孔，将幼虫产在鼻孔内或鼻孔周围，然后迅速飞去。刚产下的第 1 龄幼虫活动力很强，爬入鼻腔，以口钩固着于鼻黏膜上，并渐向鼻腔深部移行，在鼻腔、额窦或鼻窦内（少数能进入颅腔内），经两次蜕化变为第 3 龄幼虫。幼虫在鼻腔和额窦等处寄生 9～10 个月。到翌年春天，发育成熟的第 3 龄幼虫由深部向浅部移行，当患羊打喷嚏时，成熟幼虫即被喷落地面，钻入土内或羊粪内变蛹。蛹期 1～2 个月，其后羽化为成蝇。

（三）流行病学

1. 分布与流行 狂蝇属的羊鼻蝇蛆分布很广，世界上养羊地区几乎都有存在，寄生于绵羊和山羊。我国西北、东北、华北及内蒙古等地较为常见，流行严重地区感染率高达 80％。羊鼻蝇在温暖地区一年可繁殖两代，在寒冷地区每年一代。

鼻狂蝇属的幼虫寄生于马属动物的鼻腔、额窦及鼻窦内，能引起马的鼻狂蝇蛆病；其主要的马属动物种类从地理分布区域上看，主要发生在埃塞俄比亚区和东方，还有前苏联的欧洲部分及哈萨克斯坦、乌兹别克斯坦和蒙古；在我国主要流行于内蒙古、西北、东北和江苏等地。喉蝇属的骆驼喉蝇幼虫寄生于骆驼的鼻腔、鼻窦和咽喉部，引起骆驼慢性喉蝇蛆病，主要存在于世界上的一些养驼地区。鹿蝇属的驯鹿狂蝇寄生于驯鹿的鼻腔和咽喉内，能引起鹿的慢性鼻炎和咽喉炎；分布于欧亚大陆和北美洲大陆北纬 48°以北的地区，包括

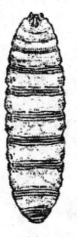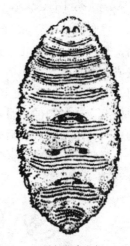

马紫鼻狂蝇　　　马阔额鼻狂蝇

图 136 - 6 马鼻狂蝇第 3 龄幼虫腹面

斯堪的纳维亚半岛、新地岛、格陵兰岛等大型岛屿；在我国主要存在于内蒙古大兴安岭西北部的敖鲁古雅地区的驯鹿中。

2. 生活习性 成蝇野居，寿命 2～3 周，不营寄生生活，不采食。雄蝇交配后死亡。雌蝇生活至体内幼虫形成后，择晴朗炎热的无风天气，进行生育。一只雌蝇一次能产下 20～40 个幼虫，在数日内能产出 500～600 个幼虫，产完后雌蝇死亡。刚产下的第一龄幼虫其活动能力很强，能迅速爬入宿主鼻腔内，若有迟缓即发生死亡，因此产出的幼虫仅有 20％左右能发育成长。

（四）对动物与人的致病性

1. 对动物的致病性 当雌蝇侵袭动物产幼虫时，引起畜群骚动不安，影响正常采食和休息；虫体在寄生部位移行发育时，造成黏膜损伤、出血、炎症、溃疡，发生慢性鼻炎和咽喉炎，表现为流鼻涕、咳嗽、打喷嚏、吞咽或呼吸困难等，导致患畜消瘦衰弱。

2. 对人的致病性 人的眼和鼻腔有被羊狂蝇蛆、阔鼻狂蝇和紫鼻狂蝇蛆偶然寄生的报道，其中以阔鼻狂蝇蛆所致病例较多；羊狂蝇蛆引起的病例虽少，但分布却很广。人是这些蝇蛆误行的宿主，侵入的幼虫只停留在第一期幼虫阶段，但也有在人体内发育为第二期幼虫的报道。人的感染多是在牧区或半牧区进行户外活动时，雌蝇突然飞来触及眼部而产下幼虫，经数小时后有剧痛，虫体常寄生于人的眼结膜囊内，如幼虫侵入喉部或鼻腔内，可引起局部疼痛、失眠，尚有侵入外耳道的报道。

四、伤口蝇蛆病

伤口蝇蛆病（Myiasis in tresis vulnus）是由蝇类幼虫寄生于动物和人的伤口引起的疾病。

（一）病原

1. 分类地位 伤口蛆是指寄生于家畜和人伤口的蝇类幼虫，这些蝇类主要有麻蝇科（Sarcophagidae）、污蝇属（*Wohlfahrtia*）的黑须污蝇（*W. magnifica*），丽蝇科（Calliphoridae）、丽蝇属（*Calliphora*）的红头丽蝇（*C. vicina*）和巨尾阿丽蝇（*C. grahami*），金蝇属（*Chrysomyia*）的大头金蝇（*Ch. megacephala*）和蛆症金蝇（*Ch. bezziana*）及绿蝇属（*Lucilia*）的丝光绿蝇（*L. sericata*）和铜绿蝇（*L. cuprina*）等。

2. 形态特征 伤口蛆形态学特征与其他蝇蛆基本相似。一般为乳白色、淡黄色或棕褐色，虫体呈

圆柱状，前端锐细，后端钝圆呈截断状。体分为14节，其中头部1节、胸部3节、腹部10节。头部退化，有1对口钩；胸、腹节相似；腹部通常明显易见的仅有8节；第9、10两腹节很小，位于第8腹节的腹侧；第10腹节为光滑状结构的肛板。

在胸腹节的背面、腹面或侧面可生有一些刺状突和小棘，其形状、数量、位置随种类和发育阶段不同，表现各异。第1与第2胸节之间有1对前气门，前气门由小室和呈小球状、指状或分枝状的乳突所组成，但1龄幼虫无前气门。各龄幼虫第8腹节后面中央有1对后气门。后气门由气门环、气门裂和气门钮三部分组成。气门环为几丁质构造，围绕着气门板的边缘。气门钮位于后气门内侧。气门裂位于气门板上，气门裂的数目随着幼虫的龄期而不同，一龄幼虫有1个气门裂，二龄幼虫有2个气门裂，三龄幼虫有3个气门裂。后气门形态是幼虫分类的主要依据。麻蝇科三龄幼虫后气门位于虫体末端的凹陷处，气门环不完整，无气门钮，气门裂较直（图136-7）。

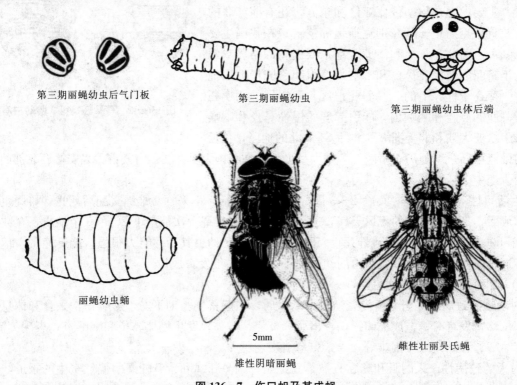

第三期丽蝇幼虫后气门板　　第三期丽蝇幼虫　　第三期丽蝇幼虫体后端

丽蝇幼虫蛹

5mm

雄性阴暗丽蝇　　雌性壮丽吴氏蝇

图136-7　伤口蛆及其成蝇

（二）生活史

发育也同一般蝇类，分为卵、幼虫、蛹和成蝇几个阶段。在伤口蛆病原中，麻蝇科的雌蝇是直接产幼虫；而丽蝇科雌蝇是产卵；它们把幼虫或卵产于家畜或人流血的皮肤伤口和天然腔道中，然后虫体逐渐发育为第3龄幼虫，成熟后，移行到松干的土壤内，化为蛹，最后变为成蝇。

（三）流行病学

伤口蛆蝇类在世界上分布很广，各地几乎都有存在。它们的生活史完成需时较短，为10天至1个月，1年中可繁殖数代，不同的种类发育过程稍有差异。

（四）对动物与人的致病性

上述种类蝇蛆可在人和动物的伤口产幼虫，引起伤口蛆病。虫体不仅能寄生于家畜因鞍伤、擦伤、腐蹄，烧伤以及因去势消毒不好等所造成的创伤口内；还可以寄生于肮脏的耳、鼻、眼、阴道或尿道内；动物体表不洁且具有臭味的部位也能招来这些蝇类产卵或产幼虫。由于蝇蛆在创伤口组织中生长、活动，并且有向深层组织内移行的特性，引起伤口局部组织发炎、化脓及坏死，导致人和家畜的伤口蛆病。

第三节 蝇蛆病的诊断与防治

一、诊 断

（一）病原分离

不同种类或不同发育阶段的蝇蛆存在于宿主的不同部位。分离时可用镊子小心夹出，对于小的 1 龄幼虫，可用挑虫针检出。病原分离到以后，可立即观察，也可放于 75％酒精或巴氏液中留待以后观察。

人与动物共患性蝇蛆不同龄期幼虫可从专性宿主体不同部位分离：如皮蝇蛆 1 龄幼虫可从宿主的皮肤、食道组织检获；2 龄幼虫可从宿主椎管或食道黏膜检获；3 龄幼虫可从宿主背部皮下或地面检获。胃蝇蛆 1 龄幼虫可从宿主皮肤上或口腔内检获；2 龄幼虫可从宿主口腔组织中或胃内检获；3 龄幼虫可从宿主胃内、直肠或粪便中检获。狂蝇蛆 1 龄幼虫可从宿主鼻孔或鼻甲骨中检获；2 龄幼虫可从宿主鼻腔及其附近组织或咽喉部检获；3 龄幼虫可从宿主鼻孔、咽喉部或外界地面检获。伤口蛆可从宿主伤口或天然腔道中检获。

人作为上述蝇蛆的兼性宿主或偶然性宿主，可从眼部、口腔、鼻腔、耳部、皮内或皮下、胃肠道、尿道、阴道、肛门等处发现和检获不同发育阶段的蝇蛆。但一般来说，皮蝇蛆、胃蝇蛆和狂蝇蛆这些通常以动物为专性宿主的蝇蛆，从人体检获的虫体多数为第 1 龄幼虫。

分离虫体时，对于存在于人体某些精细组织部位，如眼部的蝇蛆，可用生理盐水冲洗，托盘接取。对于皮下部位的蝇蛆，顶端可见小孔时，可用手在皮肤肿块周围挤压，溢出少量液体后，幼虫即可出来；或先在病变部滴上清洁的油，使皮肤透明后，再用针将隧道中的虫体挑出。

（二）形态学鉴定

可直接利用眼观及生物解剖镜对蝇蛆的形态学特征进行观察后，做种类鉴定；还可对成熟的 3 龄幼虫进行人工孵化，之后再根据成蝇的特点来确定或验证其种属。

由于 1、2 龄幼虫的构造还不太完善，加之其分类资料尚不充分，蝇蛆的鉴定一般用 3 龄幼虫，即成熟幼虫来进行。鉴定时所依据的主要形态构造是后气门，要观察整个后气门的形状，气门环是否完整，气门钮的发育程度和位置，气门板上是气门裂还是气孔，气门裂的形状、位置和排列，两个后气门的间距等。此外，3 龄幼虫的整体形状，头咽骨（口咽器）的形态，体节上有无刺棘、锥突及其大小和位置等，围绕后气门的后突起群的分布情况，前气门的形态特征等也是鉴定的重要依据。在观察鉴定时，对蝇蛆的某些微小部位，如口钩、体表的小刺、前后气门等，可制成玻片标本后，再进行显微镜下的详细形态结构观察。

人体内部组织器官感染蝇蛆病时，诊断较为困难，可根据症状及仪器检查判定。如胃蝇蛆病，患者常表现为慢性胃炎症状，因此在马胃蝇蛆病流行季节，如有消化道不适症状，可采用 X 线或胃镜检查，若发现小结节或虫体，进行形态学观察后，可根据患者的职业、活动及相关流行病学资料做出诊断。

（三）免疫学检测

国外报道的血清学方法有皮内变态反应试验、转移电泳试验、间接血凝试验、酶联免疫吸附试验（间接法、双抗体夹心法、竞争法）等。我国报道的免疫检测技术有间接 ELISA 法（关贵全等，2004）。

Jagannath 等（1989）用间接血凝试验和皮内变态反应试验对羊鼻蝇蛆感染进行了诊断研究，认为后者敏感性较低，难以用于临床诊断；而 IHA 试验可检出曾被感染但体内已没有蝇蛆的动物，并且研究证实 2 龄幼虫抗原比 3 龄幼虫抗原有较好的免疫原性。Webster 等（1997）研究用竞争酶联免疫吸附试验（C-ELISA）对牛皮蝇蛆病血清抗体进行了检测，敏感性和特异性都比较好，前者平均达到 97.5％，后者平均达到 95.5％。认为该方法与 ELISA 夹心法相比，突出优点是特异性较强。但具体检测时间要根据各地气候条件和流行病学情况而定。

（四）分子生物学检测

蝇蛆病分子基因检测技术国内外报道的不多。Otranto 等（2004）用 PCR‐RFLP 技术对胃蝇蛆（*Gasterophilus* spp.）、牛皮蝇蛆（*Hypoderma bovis*）、纹皮蝇蛆（*H. lineatum*）、隧皮蝇蛆（*Przhevalskiana silenus*）和羊狂蝇蛆（*Oestrus ovis*）的线粒体 COI 基因进行了分析，表明 PCR‐RFLP 对 COI 基因的检测，是区别不同属蝇蛆的有效方法。Boldbaatar 等（2001）研究利用基因重组的皮蝇素（hypodermin C，HC）蛋白作为纹皮蝇蛆感染诊断的抗原，提高了免疫学诊断的特异性和敏感性。

二、预　　防

（一）预防原则

1. 专性蝇蛆病病原的控制　对家畜的皮蝇蛆、胃蝇蛆、鼻蝇蛆、喉蝇蛆等专性蝇蛆病病原，在流行地区，首先需要了解和掌握它们的生物学特性及其蝇蛆病的流行规律，如成蝇活动和雌蝇产卵或产幼虫的季节，各龄期幼虫在宿主体寄生的时间等。然后据此采取包括化学防控技术在内的一些有效防治措施。在比较大的地区流行范围内，依靠兽医行政法规和政府行为，连续几年进行大面积的病原防控，将这些蝇蛆病病原的密度降到一个相对低的水平，甚至灭绝，以达到控制目的。

对人偶然感染这些动物专性蝇蛆病病原的防控，主要是在上述蝇类的活动和产卵或产幼虫季节，户外或野外活动时，注意做好防护工作，如戴眼镜和口罩，勤洗手，不用牧草剔牙等。发现不适后，及早到医院进行检查处理。

2. 非专性蝇蛆病病原的控制　包括半专性蝇蛆病病原和偶然蝇蛆病病原，如伤口蛆等。对这些蝇蛆病原采取的防控原则主要是要创造不利于它们生存的环境。一般来说非专性蝇蛆病蝇类可利用多种物质滋生繁殖，如大头金蝇的主要滋生物是新鲜的稀人粪；绿蝇和丽蝇的主要滋生物是腐败的动物尸体组织及污秽的天然组织腔道；污蝇则滋生于动物流血的创伤组织中。所以要减少或杜绝这些蝇类的滋生，就必须注意搞好动物体及周围环境的卫生，去除蝇类的滋生物和滋生场所，使蝇蛆无处滋生，这是非专性蝇蛆病病原控制工作中最根本的措施。

（二）预防措施

1. 化学药物防治　对主要发生于家畜的专性蝇蛆病，如牛皮蝇蛆病、马胃蝇蛆病、羊鼻蝇蛆病、骆驼喉蝇蛆病，一般来说，应以消灭第 1 龄幼虫为主，通常采用伊维菌素、阿维菌素、有机磷类药物（倍硫磷、皮蝇磷、蝇毒磷、敌百虫、敌敌畏等）、拟除虫菊酯类药物（溴氰菊酯、氰戊菊酯等）和氨基甲酸酯类药物等给宿主进行口服、注射、浇泼、喷洒、涂擦、喷雾，效果较好。还可以在成蝇活动季节，给动物体喷洒拟除虫菊酯类药物或敌百虫，或者局部（鼻孔等处）涂抹一些杀虫药膏，以杀死雌蝇、产出的幼虫及由卵孵化出的幼虫，或驱避雌蝇飞近畜体。

对于非专性蝇蛆病，如伤口蛆病，可用化学杀虫药进行动物体伤口局部或环境的喷洒，以达到灭蝇的目的。这方面的药物有敌百虫、敌敌畏等有机磷类杀虫药；溴氰菊酯、氯氰菊酯等拟除虫菊酯类杀虫药；氨基甲酸酯类杀虫药及某些中草药，如鱼藤酮、闹羊花、百部、马蓼草以及茶子饼等的浸泡液，它们都可起到杀灭蝇蛆及成蝇的作用。

还可利用抗蜕皮激素、保幼激素、性信息素等一些昆虫生长调节剂或激素来控制蝇类的繁殖和发育生长，如敌灭灵（dimilin）具抗蜕皮激素生物活性，可抑制蝇蛆体内几丁质的合成，而使其变态过程受阻，主要作用于 2 龄幼虫，持效达 1 个月。蝇类的性信息素可用来引诱异性蝇类，有雄蝇引诱雌蝇和雌蝇诱引雄蝇的性信息素。

2. 环境防治　主要是去除蝇类的滋生物，不给蝇类创造滋生场所，这点对于非专性蝇蛆病的控制特别重要。要将可能性的滋生物质加工利用，如对人、畜粪便及其他有机物进行发酵，产生沼气；将垃圾加工成颗粒肥料；动物尸体或兽骨及时炼油或加工成骨粉和饲料；不能食用的蔬菜和厨房余泔收集起来加工后喂猪；畜禽的皮毛或羽毛要及时加工处理等。

要改变可能性滋生场所的环境卫生。畜禽舍要保持清洁卫生，畜粪要及时收集，堆积发酵，经20天左右，粪堆内的温度可达50～60℃，能杀灭粪堆内的蝇卵和蝇蛆；粪坑及其周围要用水泥铺地或用砖砌，缝隙要用水泥抹平，以免蝇蛆钻入土中化蛹。粪缸和粪坑要严密加盖，以防雌蝇飞入产卵。在可能的情况下，建立化粪池、防蝇厕所、下水道、焚尸场等，减少或杜绝蝇类滋生的条件。对特种行业，其中包括皮毛收购站、屠宰场、肉类联合加工厂、肠衣加工厂、饲料加工厂、豆腐作坊、酱菜加工厂、垃圾处理场、鸡鸭加工厂和水产品加工处理部门等，都要落实卫生管理制度，确保环境卫生。

蝇蛹主要是躲藏在幼虫滋生地附近的土壤表层中，如用药物灭蛹，其效果不太理想。因此灭蛹多采用物理方法，如在滋生地附近，不间断地挖蛹或压实土面，则可防止蛹羽化成蝇；或在地面上加盖一层2～4cm厚的新土，然后压实，其效果更佳。

3. 生物防治 利用自然界的一些蝇类天敌，对某些致病性蝇类进行控制即为生物防治。已经报道的蝇类自然天敌包括病毒、细菌、放线菌、真菌、寄生蜂、寄生螨等。如核型多角体病毒（*Nuclear polyhedrosis virus*，NPV）、苏云金杆菌（*Bacillus thuringiensis*）、阿维链霉菌（*Streptomyces avermitilis*）、绿僵菌（*Metarhizium*）及虫霉菌（*Entomophthorus*）等。

其中苏云金杆菌已发展成为最有希望的杀虫剂之一。该菌具有多种杀虫毒素，但基本上分为2类：一类是δ-内毒素，研究时间较早，我国也已进行了多方面工作，并在许多地区广泛应用。另一类是f-外毒素，它是一种杀虫谱很广的毒素，对蝇类有明显的毒素作用。国外已利用苏云金杆菌防治家蝇，将菌剂拌入家畜饲料中饲喂，排出的粪便中即含有该菌的毒素，蝇蛆吞食后，致蛹死亡。

蝇蛹寄生蜂属于膜翅目，已报道的约70余种，目前认为比较重要的属有 *Spalangia*、*Muscidifurax* 和 *Nasonia* 等。我国已发现20多种蝇蛹寄生蜂，其中 *S. endius* 和 *N. vitripennis* 是优势种类。美国 Greene 等（1993）和我国王善青等（1993）曾分别在试验点，利用释放蝇蛹寄生蜂对厩腐蝇和家蝇进行作用研究，结果表明：厩腐蝇的种群密度降低了32%～48%，家蝇的种群密度降低了56%～60%，而且寄生蜂的羽化率提高了21%。

4. 遗传防治 即利用理化或遗传工程的手段对蝇进行处理，改变或替代其原有遗传物质，以求降低其生殖力，达到防治目的。如采用物理或杂交绝育的技术处理雄蝇后，释放到外界和自然种群的雌蝇进行交配，使其不能产生后代，导致自然种群数量逐渐递减乃至灭绝。另外，还可以通过胞质不育、染色体异位、性畸变等方法造成其遗传物质发生改变，而达到绝育或半绝育目的。但上述手段由于实施过程复杂，且化学不育剂对人体和环境具有危害性，因而使其应用受到一定限制。目前基因工程技术正在逐步取代传统的遗传方法，如采用基因工程技术控制蝇的性别；导入有害基因，进行种系转化；实施基因整合等，但大部分还处于试验研究阶段。

三、治　疗

（一）皮蝇蛆病

可用伊维菌素或阿维菌素类药物口服或皮下注射，剂量为每千克体重0.2mg；或用1%伊维菌素微量注射法治疗。也可以用有机磷制剂，如倍硫磷针剂或浇泼剂给牛臀部肌内注射或背部浇注，剂量为每千克体重6～7mg。但注意给药时间要根据当地的流行病学资料确定，一般是在11月左右进行。当幼虫在食道或脊椎部位移行停留期间，不宜用药，以避免幼虫死亡后导致的局部严重反应。

（二）狂蝇蛆病

羊狂蝇蛆病治疗可用每千克体重0.2mg的伊维菌素或阿维菌素类药物，口服或皮下注射，疗效较好。也可用精制敌百虫每千克体重75～120mg，加水口服；或以5%溶液肌内注射；或以2%溶液喷入鼻腔或采用气雾法（在密室中）给药，均可收到良好驱虫效果，特别是对1龄幼虫效果较理想。还可用氯氰柳胺，每千克体重5mg口服，或每千克体重2.5mg皮下注射，可杀死各期幼虫。

马的鼻狂蝇蛆病、骆驼的喉狂蝇蛆病、驯鹿的狂蝇蛆病的治疗可参照羊狂蝇蛆病的方法进行。

（三）胃蝇蛆病

伊维菌素或阿维菌素类药物按每千克体重 0.2mg，口服或皮下注射。精制敌百虫按每千克体重 30～40mg，口服；或可采用饮水驱虫的方法给药。敌敌畏按每千克体重 40mg，一次投服。氯氰柳胺按每千克体重 20mg，灌服。效果都比较好。

（四）伤口蛆病

在腐败的创伤内发现蝇蛆时，先将伤口内的蝇蛆除尽，并将腐败组织刮除；然后用 30％来苏儿溶液或 0.1％高锰酸钾溶液或 1∶2 000 的舒利保（内含 40％的巴胺磷）稀释液冲洗患部；再涂以鱼石脂、松馏油或碘软膏，或以 5％蝇毒磷粉撒布于创口，并防治蝇类继续产卵生蛆。

（五）人蝇蛆病

对寄生于眼部的蝇蛆，可用生理盐水冲洗；有时常因患者挤擦眼部，使一部分幼虫死亡，随泪液排出，数日后常不治而愈。对其他部位寄生的蝇蛆，可采用相应的手术方法，取出虫体后，进行消毒处理。

四、公共卫生影响

皮蝇科、胃蝇科和狂蝇科的蝇蛆主要以家畜和其他一些动物为专性宿主，它们在这些正常宿主内寄生发育，完成生活史延续。偶然错误进入人体不同部位，但不能完成发育，只能到第 1 龄幼虫，最多到第 2 龄幼虫阶段。因此，从公共卫生学意义来看，这类蝇蛆病给人造成的危害，就普遍性而言是有限的。据资料介绍：我国在青海、辽宁、内蒙古等地，已有若干例人皮下蝇蛆病报道；狂蝇蛆感染较多一些，病例超过 300 例，其中以羊狂蝇蛆和阔鼻狂蝇蛆为主；吉林、内蒙古等地报道过胃蝇蛆的感染病例，虫体寄生于胃肠道、皮内，此外亦有记述人因口含带卵的牧草或用牧草剔牙而导致感染。

其他蝇蛆可引起兼性蝇蛆病和偶然蝇蛆病。如伤口蛆病多由丝光绿蝇（*Lucilia sericata*）、蛆症铜绿蝇（*L. cuprina*）、大头金蝇（*Chrysomyia megacephala*）、蛆症金蝇（*Ch. bezziana*）、红头丽蝇（*Calliphora vicina*）、巨尾阿丽蝇（*C. grahami*）、黑须污蝇（*Wohlfahrtia magnifica*）和棕尾别麻蝇（*Boettcherisca peregrina*）等蝇蛆引起；耳鼻蝇蛆病由金蝇或绿蝇等蝇蛆引起；眼蝇蛆病多数由蛆症金蝇、大头金蝇、丝光绿蝇蝇蛆引起；皮肤被毛蝇蛆病一般由丝光绿蝇、铜绿蝇、丽蝇等幼虫引起。这些蝇蛆寄生的宿主为非专性宿主，一般是非特异性的，因此其宿主范围比较广泛，人和家畜及其他一些动物都能感染，可给人、畜造成一定危害。但它们的感染多与宿主及环境卫生有关，因此，注意人、畜所处环境的卫生，及时处理创伤部位，对于控制这类病的发生有重要意义。

另外，某些种类蝇蛆的成蝇可机械地传播疾病。它们一般体表多毛，腿和爪垫具有分泌黏液的微毛，更增加了携带细菌、病毒、原虫、蠕虫卵及其他病原体的能力；其体内消化道还能贮藏大量病原菌，又有边吃边排粪的习性，这样大大地有利于其携带病原体，在人、畜间传播疾病。如家蝇、大头金蝇、绿蝇及丽蝇等。但在不同地区、不同季节和不同环境中，各蝇种对公共卫生影响的重要性有所不同。

（杨晓野）

◆ **参考文献**

陈天铎.1996.实用兽医昆虫学［M］.第 4 版.北京：中国农业出版社.

范兹德.1992.中国常见蝇类检索表［M］.第 2 版.北京：科学出版社.

关贵全，罗建勋，马米玲，等.2004.牛皮蝇蛆病 ELISA 诊断方法的建立及应用［J］.中国兽医寄生虫病，12（增刊）：132－137.

孔繁瑶.1997.家畜寄生虫学［M］.第 2 版.北京：中国农业大学出版社.

李朝品.2009.医学节肢动物学［M］.北京：人民军医出版社：246－255.

杨晓野，李云章，朱永旺，等.1999.骆驼喉蝇蛆形态结构及寄生特性的观察［J］.中国兽医科技，29（9）：6－9.

姚永政，许先典.1980.实用医学昆虫学［M］.北京：人民卫生出版社.

Boldbaatar D，Xuan X，Kimbita E，et al. 2001. Detection of Antibodies to Hypoderma lineatum in Cattle by Western Blotting with Recombinant Hypodermin C Antigen. Veterinary Parasitology. ，99：147－154.

Jagannath M S，Cozab N，Rahman S A，et al. 1989. Serodiagnosis of Oestrus ovis infestation in sheep and goats. Indian Journal of Animal Sciences. ，59（10）：1220－1224

Otranto D，Giangaspero A，Traversa D et al. 2004. Goat Warble Fly Infestation by Przhevalskiana silenus（Diptera，Oestridae）：Recent Advances on Life Cycle，Immune and Molecular Diagnosis. Chinese Journal of Veterinary Parasitology. ，12（supplement）：44－53.

Webster K A，Giles M，Dawson C. 1997. A Competitive ELISA for the Serodiagnosis of Hypodermosis. Veterinary Parasitology. ，68：155－164.

Zumpt F. 1965. Myiasis in Man and Animals in the Old World. London：Butterworths.

第一三七章　其他外寄生虫所致疾病

第一节　水　蛭　病

水蛭（leeches）又称蚂蟥，虫体长形稍扁，前后端有吸盘，雌雄同体。可水栖、陆栖，或水陆两栖，大部分栖息在淡水沟渠、稻田、湖沼中，耐饥力极强，是一类营自生生活的、有强烈吸血习性的环节动物。当与人或动物接触时可吸附在皮肤上吸血，引起动物和人的水蛭病（Hirudiniasis, Leech bite）。在动物中，常见的是龟鳖、黄鳝的水蛭病。人见于对皮肤的叮咬吸血，以及经人体的天然孔（鼻孔、口腔、阴道口或尿道口等）而感染，引起鼻咽喉部水蛭病、生殖泌尿道水蛭病和消化道水蛭病。

（一）病原

1. 分类地位　水蛭在分类上属于环节动物门（Annelida）、蛭纲（Hirudinea）。世界上有400～500种，我国约有100种，已发现89种。

2. 形态特征　在人与动物寄生的水蛭分为内寄生的蛭和外寄生蛭（彩图137-1）。内寄生蛭主要寄生于人和动物的鼻腔、咽喉、呼吸道、消化道、尿道和阴道；外寄生蛭，多营暂时性寄生生活，吸食人与动物血液。水蛭发育过程中历经虫卵袋、童虫及成虫3个阶段（图137-1）。

蛭的常见种类有以下几种。

（1）宽体金线蛭（*Whitmania pigra*）　俗称蚂蟥，是我国常见的种类。长纺锤形，100mm×17mm，背面暗绿色有5条黑色间杂淡黄的纵线。腹面淡色，有小暗斑，侧缘淡黄色。眼5对。前吸盘小，口内有齿，可咬伤人与动物皮肤吸血。后吸盘圆形，吸附力强。生活于水田、池沼、洼地等处。产卵繁殖。冬季在底泥中缩成坚硬圆团越冬。

（2）日本水蛭（*Hirudo nipponica*）　体长40～50mm。背面有6条灰绿色纵线，中央有1条白色宽带。腹面有暗灰色斑纹。眼5对。前吸盘较大，有细齿。后吸盘圆碗形。常见于池沼、水田中。吸食人与动物血液。人下水时，常遭侵袭，伤口流血不止。

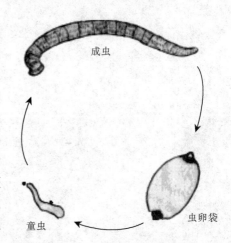

成虫

童虫

虫卵袋

图137-1　水蛭发育过程

（3）日本山蛭（*Haemadipsa japonica*）　又称草蛭或山蚂蟥。体略呈圆柱形，两端稍细。体长20～30mm。眼5对，背面有细疣状突起。营陆地生活，多见于深山、草泽。运动活泼，雨露之后更甚。人与动物经过时常遭侵袭，附着于胫股、足踝、臂膀、颈项上，甚或在腋下、鼻孔、阴道吸血，被损害处易成肿块。

（4）扁平舌蛭（*Glossiphonia complanata*）　体扁平，卵圆形，体长20mm。被稍圆、淡棕色，中央有2条纵线斑纹。腹稍平，白色。眼3对。生活于池塘、水潭内，栖息于沟渠丛草中。

（5）马蛭（*Limnatis nilotica*）　又称尼罗软水蛭。

（6）凶恶怖蛭（*Dinobodella ferox*）　又称鼻蛭或凶猛巨蛭。

（二）生活习性

蚂蟥多生活在淡水中，少数生活在海水或咸水中，还有一些陆生和两栖的水蛭，广泛分布于稻田、沟渠、洼地、池塘中，尤其喜欢生活在有机质含量丰富的池塘和水流缓慢的小溪以及庭院的坑塘中。营自生生活，水蛭以吸血或吸体腔液为生，是有强烈吸血习性的环节动物，吸一次血能生活 0.5 天以上，主要吸食水中浮游生物、小昆虫、软体动物等。

水蛭的再生能力强。患者清除水蛭时如有部分虫体残留在患处，残余虫体部分可再生。寄生性水蛭病常见于尿道、阴道等处。

（三）流行病学

1. 传染来源和传播途径　水蛭是有强烈嗜血性的环节软体动物。任何沟溪塘水均为水蛭出没场所。水蛭感染人体一般乘人下水游泳、捕鱼、洗脸之机而入侵，或通过人喝入含水蛭的溪水、池塘生水而引起。

2. 分布及流行　世界各地均有水蛭病的报道。迄今我国有 12 个省、自治区（贵州、云南、四川、广东、广西、福建、江苏、山东、江西、湖南、湖北和河南）有人体寄生蛭病例的报道。

水蛭为偶然性寄生虫，感染多发生在夏秋季节，此时也是水蛭繁殖和活动频繁的季节。患者性别男多于女，以青年居多，乳幼儿发病系由其周围人喂饮所致。病例多见于我国南方地区，北方地区较少见。

3. 人的水蛭病　人的水蛭病在水蛭繁殖和活动增加的夏秋二季多发。水蛭借水经人体的天然孔（鼻孔、口腔、阴道口或尿道口等）而感染。因而引发鼻咽喉部水蛭病、生殖泌尿道水蛭病。

虫体从鼻孔或口腔经鼻咽部进入鼻腔或喉部，甚至气管或支气管，当人下水时，水蛭经阴道口或尿道口侵入。阴道内或外阴部常被水蛭咬伤后导致大出血。水蛭侵入其他部位，也可引起相应的临床症状和出血现象。

（四）对动物与人的致病性

1. 对动物的致病性　水蛭病在水产养殖业中，是黄鳝、龟鳖的常见病。水蛭寄生在黄鳝的体表，吸取黄鳝的血液，造成黄鳝贫血，导致体表皮肤受损，引起细菌感染发炎，病鳝食欲减退，生长缓慢，严重时会引起全池死亡，多流行于 4～6 月份。龟体上寄生的水蛭，颜色与龟体接近，不易被发现，能引起龟体消瘦，食欲减退，继而瘦弱而亡，对稚龟和幼龟危害极大。

2. 对人的致病性　人的水蛭病常见的主要是鼻水蛭病和生殖泌尿道水蛭病。水蛭可寄生在人体的鼻腔、鼻咽部、口咽部、喉部、声门下、气管等上呼吸道，造成呼吸道阻塞、失血、鼻痒、夜间易醒、注意力不集中、烦躁等症状，严重影响患者的健康和工作学习。虫体从鼻孔或口腔经鼻咽部进入鼻腔或喉部，甚至气管或支气管。在鼻咽部寄生的水蛭，后吸盘附着在鼻腔顶部吸食血液，常引起鼻衄、贫血等症状，轻者仅有鼻部不适、鼻痒、鼻塞、异物感等表现，重者可出现鼻痛、头痛、紧张甚至休克；喉部水蛭寄生，有喉痒、异物爬动感、剧咳、咯血及声嘶等症状。多数病人有喝溪沟生水史。

当人下水时，水蛭经阴道口或尿道口侵入。阴道内或外阴部常被水蛭咬伤后导致大出血。患者常在发病前 1 至数小时有下水史，此类病人多为 10 岁以下的女孩，患者除表现为阴道出血外，可有头晕、面色苍白、出冷汗、血压下降等临床表现。查外阴处和阴道壁可见出血点或溃疡面。韩赛平等报道男性尿道日本水蛭寄生，患者无痛性血尿 5 个月，双肾区无叩痛，挤压尿道可见尿道外口有少许鲜红色血液溢出。

此外，茶国铭报道 2 例儿童游泳时水蛭咬伤眼结膜，结膜可见不规则裂口，结膜充血，结膜下出血，裂口渗血。韦永彪报道左外耳道水蛭寄生，左耳间歇性流血，耳道下部皮肤近鼓膜外溃烂，鼓膜下部边缘穿孔如绿豆大。

（五）诊断

1. 临床诊断　水蛭病的诊断根据病人主诉发病史。水蛭为偶然性寄生虫，人的感染多发生在水蛭繁殖和活动频繁的夏秋季节，在这个季节若遇到有鼻出血或阴道出血的患者，并在发病前数日内有下水或喝生水史者，则应考虑水蛭病。

2. 虫体检查　在出血部位发现虫体是确诊本病的依据。鼻水蛭病患者如果未看到水蛭，应使用 1%

麻黄素充分收缩病人鼻腔黏膜进行仔细检查，鼻镜检查可见鼻腔深处褐色猫眼样波动性反光。生殖泌尿道水蛭病，常运用腹部B超技术诊断。张书予等用阴部B超诊断女童阴道内水蛭病，准确率高，操作简便，无痛苦，克服了腹部B超对阴道中下部显示不够理想甚至难于显示的不足。

（六）防制措施

1. 预防

（1）动物的预防　①改良水质：水蛭在碱性水体中易死亡，将水体pH保持在7.2～8.1，维持7h，全池遍洒15×10^{-6}生石灰。②用敌百虫0.5×10^{-6}全池泼洒，24h后更换池水，再用药一次，第3天再彻底换水。③将干枯的丝瓜浸上鲜猪血，放入患病池中，水蛭会钻入丝瓜中，捞出丝瓜，即可以捕获水蛭。反复数次，可捕尽池中水蛭。

（2）人的预防　①医生应提高对本病的认识，并加强卫生宣传教育。②禁止喝沟渠等处的生水，若喝，要经过过滤和煮沸。③下溪水、池塘游泳和捕鱼时，要做好个人防护措施，有出血、渗血外伤时，及时就医。④儿童夏季游泳和下水时应进行眼部防护，外伤后及时诊治，以免发生不良后果。

2. 治疗

（1）动物的治疗　黄鳝水蛭病可用晶体敌百虫2%的溶液浸洗10～15min或用7mg/kg的硫酸铜浸洗病鳝10min。乌龟水蛭病，可在30～32℃水温条件下，用2.5%食盐水浸洗病龟15～20min，可杀死水蛭。或用碘酊涂于水蛭体上，水蛭马上松口脱落，但要防止滴入龟眼、龟口中。

（2）人的治疗　对皮肤叮着的蛭，用食盐、米醋、酒精或烟草汁等刺激剂涂擦蛭体表，很易除掉，也可用手拍、烟头烫，使其自动脱落，切不可强拉，以免拉断。伤口应做抗感染处理。

对寄生在鼻咽、上呼吸道、尿道和消化道的蛭的治疗，主要靠取出完整水蛭和止血处理。为确保虫体完整取出，可用含2%地卡因溶液加少量0.1%肾上腺素或麻黄素的棉球填塞有虫部位，5min后用钳取虫。若取虫困难，在鼻咽部可用安冰合剂（复方安息酊10mL，冰片0.5g，蒸馏水90mL）蒸气吸入驱虫；在消化道可用阿苯哒唑等驱虫药促其随粪便排出。还可用高浓度盐水或稀盐酸等涂抹法，民间还有用蜂蜜、香油等法。

取出全部水蛭后，病人的症状应全部消失，否则应继续观察是否尚有水蛭残留或其他情况。由于水蛭能分泌水蛭素，使凝血时间延长，导致寄居部位的黏膜创伤经久不愈和出血，如水蛭的头部还含有一种能扩张血管的类组胺化合物，使伤口出血多及出血时间长，对此病人在抗感染、止血的同时应使用抗组胺类药物，以防血管扩张。

（七）公共卫生影响

水蛭多分布于我国南方亚热带地区，雨量较高的低洼地带，栖息于灌木或浅水沟中，高发地区包括我国云南、贵州、湖南、湖北、四川、广东、广西、福建等地。

水蛭感染人体一般乘人下水游泳、捕鱼、洗脸之机或从事稻田等农业生产时侵袭人体，或通过喝入含水蛭的溪水、池塘生水而引起。因此提高对本病的认识，并加强卫生宣传教育，禁喝沟渠生水，从事渔业和农业生产时做好个人防护措施对本病的预防十分必要。

近年来，仍有不少病例的报道。少年儿童在池塘、河渠游泳时引发的水蛭病例多有发生，夏季游泳和下水时应进行必要防护，外伤后及时诊治。迄今，我国贵州、云南、四川、广东、广西、福建、江苏、山东、江西、湖南、湖北和河南等省、自治区都有人水蛭病的报道。此外，陈丽艳等（2005）报道一例北方鼻水蛭病患者，有在云南旅游居住史。提示在目前旅游业繁荣发展的同时，也要警惕一些区域多发、常见病的新的发病趋势。

（邵兆霞　张龙现）

◆ 参考文献

刘陈兴保，吴观陵，孙新，等．2002．现代寄生虫病学［M］．北京：人民军医出版社：817-819.

黄秀荣．1997．幼女被水蛭咬伤阴道出血21例报告［J］．右江民族医学院学报，19（1）：155.

刘建雄，郭琼林．2002．黄鳝（缘拟扁蛭）水蛭病的首次报道［J］．水生生物学报，26（5）：571-573.

中国人民解放军兽医大学．1993．人兽共患病学：下册［M］．北京：蓝天出版社：349－351．

第二节　蚊　咬

蚊类（Mosquito）是一种暂时性寄生昆虫。目前，世界上蚊类分 3 个亚科 38 个属 3 357 种和亚种，我国已知蚊类 18 个属 48 亚属 371 种或亚种。其中按纹、库蚊及伊蚊三属的蚊种占半数以上。蚊类主要分布在热带、亚热带及温带，蚊咬（Mosquito bite）时不仅吸食人和动物的血液、骚扰人们的工作与生活、影响休息和睡眠，还可以传播某些病毒、细菌以及寄生虫病。主要的蚊媒病包括病毒病（如登革热和登革出血热、东方马脑炎、西方马脑炎、西尼罗脑炎、流行性乙型脑炎、罗斯河病毒病、圣路易脑炎）与寄生虫病（如疟疾、丝虫病）等，对人和动物的健康危害较大。

（一）病原

1. 分类地位　蚊在分类上属节肢动物门（Arthropoda）、昆虫纲（Insecta）、双翅目（Diptera）、蚊科（Culicidae），是最重要的医学昆虫类群。蚊分布很广，种类很多，迄今为止全世界已记录蚊虫共分 3 亚科、38 属、3 357 种和亚种。我国已发现蚊 18 属 374 种（亚种）。在我国危害较大的有中华按蚊（*Anopheles sinensis*）、微小按蚊（*A. minimus*）、致倦库蚊（*Culex fatigans*）、淡色库蚊（*C. pallens*）、三带喙库蚊（*C. tritaeniorhynchus*）、白纹伊蚊（*Aedes albopictus*）、埃及伊蚊（*A. aegypti*）等。

2. 形态特征　蚊是小型昆虫，成蚊体长 1.6～12.6mm，呈灰褐色、棕褐色或黑色，分头、胸、腹 3 部分（图 137－2）。

（1）头部　略成球形，两侧有发达的复眼一对，主要的附器有触角、口器和触须。蚊的口器常称为喙，属刺吸式口器，由上内唇、舌各 1 个，上、下颚各 1 对，共同组成细长的针状结构，包藏在鞘状下唇之内。当雌蚊吸血时，针状结构刺入皮肤，而唇瓣在皮肤外挟住所有刺吸器官，下唇则向后弯曲而留在皮外，具有保护与支持刺吸器的作用。雄蚊的上、下颚退化或几乎消失，不能刺入皮肤，因而不适于吸血。

（2）胸部　分前胸、中胸和后胸。每胸节各有足 1 对，中胸有翅 1 对，后胸有 1 对平衡棒，是双翅目昆虫的特征。中胸、后胸各有气门 1 对。中胸特别发达，其背板几乎占据全胸背，由前而后依次为盾片、小盾片及后背片。蚊足细长，自前而后分别称前足、中足和后足。

（3）腹部　分 11 节，第 1 节不易察见。第 2～8 节明显可见，在其背面，有的蚊种具有由鳞

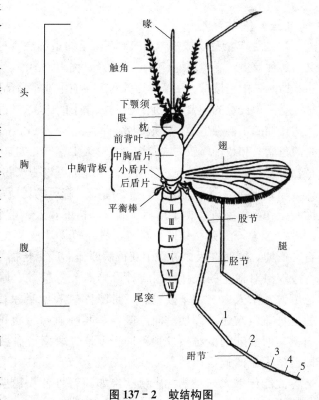

图 137－2　蚊结构图

片组成的淡色横带、纵条或斑。最末 3 节变为外生殖器；雌蚊腹部末端有尾须 1 对，雄蚊则为钳状的抱器，构造复杂，是鉴别蚊种的重要依据。

（二）生活史

生活史属完全变态，可分为卵、幼虫、蛹、成虫 4 个时期（图 137－3）。整个生活史需水、陆两种生态环境，幼期在水中生活，成虫在陆地生活。雌蚊与雄蚊交配后吸血产卵，所产卵的形态、数量和产卵的场所均因种而异。自卵内孵出的第一龄幼虫体形很小，幼虫以滤食的方式获取水中的营养而生长发育，经三次蜕皮后成长为第四龄幼虫（即成熟幼虫），然后化蛹，蚊蛹不食，浮于水面，受惊吓时，在

水中翻滚活动或潜入水中，不久仍上浮水面呼吸空气，蛹2～3天即羽化为成蚊。蚊生活史所需时间，随蚊种、营养、气温等多种因素影响而长短不一。雌蚊寿命为1～3周，条件适宜时可活1个月左右，越冬时甚至可活5～6个月。雄蚊寿命比雌蚊短，在自然条件下，雄蚊在交配后几天内死亡，其寿命最多不超过3周。但在整个群体中，龄期较大的个体数一般是依次递减，完成4个以上生理龄期的比例很小。种群生理龄期的变动，主要取决于滋生强度、雌蚊生理龄期的增长速度和不同龄期的死亡率。

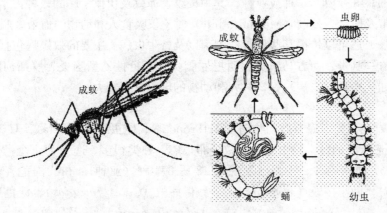

图137-3 疟蚊生活史

（三）生活习性

1. 滋生与栖息 成蚊产卵的地点就是幼虫的滋生地，蚊虫滋生地的区分在调查和防治上有重要的意义。各种蚊虫对滋生环境有一定的选择，稻田、沼泽、芦苇塘、各类池塘、草塘、人工湖等大型或较大积水场所，是中华按蚊、三带喙库蚊的主要滋生地；清洁的小溪、灌溉沟渠、溪床、积水梯田、渗水坑岸边等，是微小按蚊的主要滋生地；丛林浓荫下的山溪、庇荫的山洞溪床、石穴、泉潭等小型清洁积水体，是大劣按蚊的主要滋生地；洼地积水、阴沟、下水道、污水坑、沙井、浅潭、清水粪缸、积肥坑、污水池，是淡色库蚊和致倦库蚊的主要滋生地；人工容器（如缸、罐、坛、桶、盆、碗、瓶、盒、废旧轮胎等）和植物容器（如树洞、竹筒、叶腋、椰子壳等可以积水的部分），是埃及伊蚊和白纹伊蚊的主要滋生地。

雌蚊吸血后即寻找比较阴暗、潮湿、避风的场所栖息。室内多栖于蚊帐内、床下、屋角、门后、墙面及杂物上。室外多栖于草丛、洞穴、树下及人、畜房舍附近的农作物中。

2. 采食与繁殖 雄蚊不吸血，只吸植物汁液及花蜜。雌蚊必须吸食人或动物的血液，卵巢才能发育、产卵，同时在吸血过程中获得病原体而成为传播媒介。

蚊虫对宿主的选择性因蚊种而异。大劣按蚊、嗜人按蚊、白纹伊蚊、埃及伊蚊、致倦库蚊、淡色库蚊等嗜人血；中华按蚊、三带喙库蚊等偏嗜家畜血。偏嗜人血的蚊可兼吸动物血，嗜吸动物血的也可兼吸人血。即使是同一蚊种，其吸血习性也可发生变化，如在海南岛的微小按蚊主吸人血并内栖，而大陆的微小按蚊则不同程度地吸取家畜血液并外栖。这种差别也反映在它们的媒介效能上，即偏嗜人血的蚊，传播人体疾病的机会较多，往往是蚊媒疾病的主要媒介。因蚊能兼吸人和动物的血，故能传播人与动物共患疾病，如流行性乙型脑炎和黄热病。蚊吸血习性是判断蚊与疾病关系的一项重要内容。

蚊羽化后1～2天便可交配，交配常在未吸血之前。交配是在群舞时进行的，群舞是几个乃至几百、数千个雄蚊成群地在草地上空、屋檐下或人、畜上空飞舞的一种性行为。雌蚊飞入舞群即与雄蚊完成交配，然后离去。通常雌蚊一生只需交配一次。

3. 流行季节 蚊的季节消长与温度、湿度和雨量等密切相关。我国气候南北悬殊，各蚊种季节消长亦不同。即使在同一地区的不同蚊种，或不同地区的同一蚊种，也因蚊本身的习性和环境因素的影响而有不同的季节消长情况。

越冬是蚊对气候季节性变化而产生的一种生理适应现象。蚊本身规律性生理状态受到阻抑，进入休眠或滞育状态。以成蚊越冬的雌蚊表现为不吸血，卵巢停止发育，脂肪体增大，隐匿于山洞、地窖、墙缝、暖房、地下室等阴暗、温暖、潮湿、不通风的地方，不食不动，新陈代谢降至最低点；到次年春暖时，蚊始复苏，飞出吸血产卵。以成蚊越冬的有致倦库蚊、淡色库蚊、中华按蚊等；以卵越冬的多见于伊蚊，嗜人按蚊也可以卵越冬；以幼虫越冬的多见于清洁水体滋生的蚊种，如微小按蚊、骚扰阿蚊的幼虫也能越冬。在热带及亚热带地区，全年平均温度均达 10℃ 上，蚊虫无越冬现象。越冬机制复杂，受外界因素如温度、光照、内分泌调节、种的遗传性等各种因素的影响。

（四）致病性与危害

蚊虫的直接危害是侵袭、刺叮、吸血、骚扰，降低宿主体力，影响正常生活和生长。间接危害则是传播多种病原体，严重危害畜禽健康，甚至可造成大批死亡。蚊虫传播畜禽疾病主要有 3 类：疟疾、丝虫病和虫媒病毒病。全世界已注册的虫媒病毒达 490 种，其中不下 2/3 是由蚊传播或由蚊体分离到的，包括按蚊、伊蚊、阿蚊、库蚊、脉毛蚊和曼蚊等。可引起畜禽疾病的蚊媒病毒不下 100 种，如禽痘、鸭瘟、登革热、流行性乙型脑炎以及家畜的黄热病、非洲的裂谷热等，均系由相应的病毒引起的蚊媒病毒病。

（五）防制措施

由于蚊虫的抗药性愈来愈严重，加之杀虫剂对环境的污染及对生态平衡的影响，单纯依赖化学灭蚊的做法已不可取，当前多采用综合治理的办法，包括环境治理、化学防治、生物防治及制订相应的法规等。

1. 环境治理 通过环境处理和环境改造改变滋生环境。

2. 化学防治 双硫磷、倍硫磷、杀螟松和辛硫磷等是杀灭蚊幼虫的主要药物。灭成蚊有下列方法。

（1）室内速杀 通常采用化学药物复合配合剂，用喷雾器、气雾罐等器械喷洒室内或蚊虫栖息场所。气雾罐的复合剂配方通常由击倒剂、致死剂、增效剂以及香精、去臭煤油和抛射剂等组成。

（2）室内滞留喷洒灭蚊 多用于媒介按蚊的防治，是防治疟疾的主要措施之一，对家栖蚊类有明显效果。可湿性粉剂配制的水悬剂适于喷洒吸水性强的泥墙、砖墙，乳剂适用于木板、水泥等表面光滑的墙面。20 世纪 80 年代以来使用溴氰菊酯或其他拟菊酯类杀虫剂浸泡蚊帐或喷洒蚊帐，经现场试验，对降低嗜人按蚊、中华按蚊及大劣按蚊密度和控制疟疾发病率效果明显，是近年抗疟工作中媒介防治的重要进展。

（3）室外灭蚊 一般用于某些蚊媒病，如登革热或乙型脑炎流行时，进行区域性或病家室内外及其周围处理。在疫区大面积采用超低容量喷洒法快速灭蚊，在居民点一般用辛硫磷及马拉硫磷合剂，在村庄周围可用马拉硫磷乳油。

3. 生物防治 生物防治包括放养食蚊鱼类和施放生物杀虫剂。对一时不能改造的污水池、蓄水池、消防池以及城市的一般水池可采用投入化学杀虫剂或生物杀虫剂如苏云金杆菌 Bti－14 株或球形芽孢杆菌制剂的方法。蚊体寄生的索科线虫在自然情况下感染蚊类幼虫，其中食蚊罗索虫已被用于蚊虫防治。真菌类，如大链壶菌（*Lagenidium giganteum*）是一种兼性寄生真菌，可引起蚊幼虫大量死亡。寄生原虫类，目前已发现 83 种原生动物如鞭毛虫、纤毛虫、簇虫等，多数与蚊营共生生活，其中小孢子虫是对蚊虫致病最常见的原虫。其他尚有立克次体、寄生螨类。遗传防治也是最近几年开辟的一条新的途径，如雄性不育技术、胞质不亲和、杂交不育、染色体易位等。

（六）公共卫生影响

蚊的种类繁多，且其宿主特异性不强，几乎能够感染所有动物和人。不仅造成直接危害，且能够传播多种疾病，具有重要的公共卫生意义。

（赵金凤　菅复春　张龙现）

◆ **参考文献**

李朝品．2009．医学节肢动物学［M］．北京：人民军医出版社：360-384.

陆宝麟，吴厚永．2003．中国重要医学昆虫分类与鉴别［M］．郑州：河南科学技术出版社：1-67.

陆宝麟，赵彤言．2000.50 年来我国蚊类研究［J］．昆虫学报，43（增刊）：1-7.

陆宝麟．1997．蚊虫防治方法的思考［J］．中国媒介生物学及控制杂志，8（1）：1-5.

吴观陵.2005，人体寄生虫学［M］.第3版.北京：人民卫生出版社：811-870.

杨永茂，李付业，蔡东，等.蚊媒传染病与卫生检疫对策［J］.口岸卫生控制.10（1）：23-25.

第三节　白蛉叮咬

白蛉（Phlebotomus sandfly，sand fly；sandfly）是小型吸血双翅目昆虫。迄今全球约有600个种和亚种的描述。我国已发现的蛉种类约有40多个，分属于5个属：秦蛉属（Chinius）、异蛉属（Idiophlebotomus）、白蛉属（Phlebotomus）、司蛉属（Sergentomyia）和格蛉属（Grassomyia）。Bolt（1915）在中国首先报道了本亚科昆虫，中文学名是依据冀东民间俗名"白蛉子"而来。本亚科某些种类是人和动物某些病原的传播媒介。

白蛉叮咬（Sandfly bite）可以传播多种人与动物疾病，包括白蛉热、利什曼原虫病、巴通体病及某些动物锥虫病等。不同疾病有不同的白蛉传播，其中以传播利什曼原虫病的危害最大。

（一）病原

1. 分类地位　白蛉在分类上属节肢动物门（Arthropoda）、昆虫纲（Insecta）、双翅目（Diptera）、丝角亚目（Nematocera）、毛蠓科（Psychodidae）、白蛉属（Phlebotomus）。

2. 形态特征　成虫体呈灰黄色或浅灰色，体长1.5～4.0mm，全身密被细毛。头部呈球形。复眼大而黑，无单眼。触角细长，分为16节。口器较粗短，约与头等长，为刺吸式。触须5节，向下后方弯曲（图137-4、彩图137-2）。

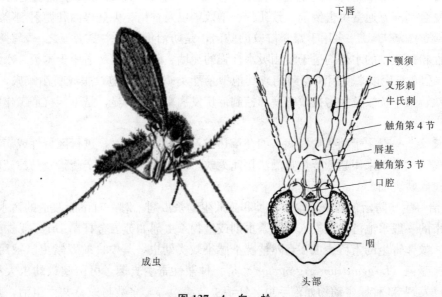

成虫

下唇
下颚须
叉形刺
牛氏刺
触角第4节
唇基
触角第3节
口腔
咽
头部

图137-4　白　蛉

口腔内有口甲和色板，咽内有咽甲。胸背隆起呈驼背状。翅和平衡棒各一对。翅狭长，末端尖，被有细毛。停息时两翅向上竖立且左右分开，与躯体约呈45°角。足细长。腹部第2～6节背面的毛多为竖立（白蛉属）或多为平卧（司蛉属）。腹部后端，雌蛉有1对尾须，腹内有受精囊；雄蛉形成复杂的外生殖器。成虫的口甲、色板和咽甲以及雄性外生殖器与雌性受精囊的形态为分类的重要依据。在我国重要传病种类为中华白蛉指名亚种（Phlebotomus chinensis subsp. chinensis），是黑热病的重要传播媒介。中华白蛉长管亚种（P. c. longiductus）形似指名亚种，仅分布于我国新疆。

（二）生活史

白蛉为完全变态昆虫。生活史有卵、幼虫、蛹和成虫四期（图137-5）。卵呈长椭圆形，卵壳具纹迹，长约0.4mm，棕褐色。在适宜条件下，6～12天孵化出幼虫。幼虫呈小毛虫状，白色。分为4龄。幼虫以土壤中有机物为食，一般25～30天化蛹。蛹体外无茧，尾端连附有4龄幼虫蜕下的皮，淡黄色，长约

4mm。蛹不食不动，经 6～12 天后羽化为成虫。成虫羽化后 12～13h 内即可交配。雄蛉可交配 2～3 次，雌蛉通常一生交配一次，多在吸血前进行，吸血后 3～4 天产卵，可产卵多次，一生产卵 60～80 个。

　　整个生活史所需时间与蛉种、温度、湿度以及食物充足与否有关。21～28℃是白蛉发育的适宜温度，从卵发育至成虫需 6～8 周。中华白蛉有 68％的 4 龄幼虫产生滞育至翌年春化蛹。雌蛉可存活 1 个月左右。

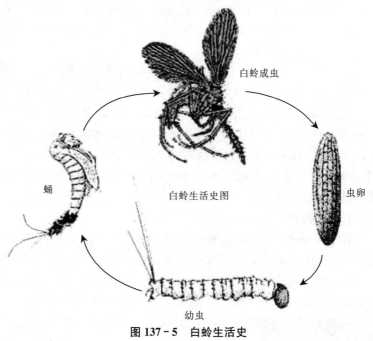

图 137-5　白蛉生活史

（三）生活习性

　　1. 滋生与栖息　白蛉各期幼虫均生活在土壤中，以地面下 10～12cm 处为多见。隐蔽、温湿度适宜、土质疏松且富含有机物的场所，如人房、畜舍、厕所、窑洞、墙缝或洞穴等，均适于白蛉幼虫滋生。

　　成虫通常栖息于室内外阴暗、潮湿、避风的场所，如屋角、墙缝、畜舍、地窖、窑洞、桥洞、洞穴等处。白蛉的飞翔能力弱，一般为跳跃式短距离飞翔，活动范围一般在直径 30m 以内，活动时间通常于黄昏开始至黎明前停止。家栖种类主要在室内活动。栖息于荒漠鼠洞的种类，黄昏时飞出，子夜后逐渐飞回洞内。

　　白蛉的飞行能力很弱，飞行范围一般不超过 12～15m，但在荒野缺少吸血对象的情况下，可飞行 1.5km。白蛉对人工光源有一定的趋光性，当夜晚捕集时常飞向电筒照射的墙面。白蛉对不同光源的趋光性不一致。

　　2. 采食与繁殖　雄蛉不吸血，以植物汁液为食，雌蛉羽化 24h 后开始吸血活动，多在黄昏与黎明前进行。吸血对象可有人及哺乳动物、鸟类、爬行类和两栖类等动物。

　　一年多数繁殖 1 代，少数为 2 代。白蛉多以 4 龄幼虫潜藏于地表浅土内越冬。

　　3. 流行季节　白蛉的季节分布与当地的温度变化有关，通常 1 年出现 3～5 个月。

（四）致病性与危害

　　雄蛉吃植物的液汁，雌蛉吸人和动物的血，并传播疾病。我国常见的有中华白蛉和蒙古白蛉，它们都叮咬人，吸取血液，传播黑热病。黑热病又称内脏利什曼病，病原体为杜氏利什曼原虫。除此之外，白蛉还能传播皮肤利什曼病、皮肤黏膜利什曼病、白蛉热和巴尔通体病等。

（五）防制措施

　　白蛉活动范围小（一般在 30m 内），飞行能力弱，以药物杀灭成蛉为主要防治措施，结合环境治理和个人防护可较好地达到防治目的。杀灭成蛉的药剂有溴氰菊酯、氯氰菊酯和马拉硫磷、杀螟松等，用以进行室内滞留喷洒，也可用敌敌畏熏杀。

　　环境治理措施包括保持室内、畜舍及禽圈卫生，清除周围环境内的垃圾，以消除幼虫滋生地。用苏云金杆菌（H-14）杀灭幼虫有速效。

　　个人防护可使用细孔蚊帐、纱窗、涂擦驱避剂（避蚊胺、驱蚊露）或用艾蒿烟熏。进入荒漠疫区的野外工作人员，夜间可在身体暴露部位涂擦驱避剂以减少白蛉叮咬。

（六）公共卫生影响

　　危害及公共卫生意义与蚊类似，但没有蚊的滋生范围广，亦没有蚊传播的疾病多。

（赵金凤　菅复春　张龙现）

◆ **参考文献**

李朝品．2009．医学节肢动物学［M］．北京：人民军医出版社：455．

陆宝麟，吴厚永．2003．中国重要医学昆虫分类与鉴别［M］．郑州：河南科学技术出版社：229-257．

吴观陵．2005．人体寄生虫学［M］．第3版．北京：人民卫生出版社：903-919．

第四节　蠓　　咬

　　蠓（Biting midge）俗名小咬、墨墨蚊、糠蚊，是一类很小的双翅目昆虫，身长仅2~5mm，呈黑色或深褐色，种类多，分布甚广，遍及全球，尤以库蠓属的种类最多。蠓咬（Biting midge bite）不但骚扰人、畜，而且还能吸血传病，包括病毒病（东方马脑炎、委内瑞拉马脑炎、蓝舌病、马疫、牛三日热、禽痘、阿卡斑病）、寄生虫病（丝虫病、原虫病）与细菌病（土拉热）等，在一些地区危害甚大。因此在公共卫生上具有重要意义。

（一）病原

1. 分类地位　蠓属于节肢动物门（Arthropoda）、昆虫纲（Insecta）、双翅目（Diptera）、蠓科（Ceratopogouidae）。具有重要意义的是吸血蠓类，它们吸食人与动物血液，传播疾病，在一些地区危害甚大。蠓类在全国各地均有分布，但在东北林区、草原中数量尤其多。目前全世界已知蠓科约有90个属5 360多个种，其中吸食人和温血动物血液的种类已知有6个属1 000多个种，我国已知近320种。我国的吸血蠓有库蠓属（Culicoides）、细蠓属（Leptoconops）及拉蠓属（Lasiohelea）或铗蠓属（Foricipomyia）。

2. 形态特征　成虫头部近球形，复眼发达，呈肾形。雄蠓两眼相近，雌蠓两眼相距较远。触角丝状，分15节。在触角基部之后有单眼1对，口器为刺吸式。中胸发达，前后胸较小，胸部背面呈圆形隆起。翅短宽，翅上常有斑和微毛，其大小、颜色和位置等为分类的依据。足细长，腹部10节，雌蠓有尾须1对，雄蠓的第9、10腹节转化为生殖器。其形态见彩图137-3。

（二）生活史

　　蠓在发育过程中有卵、幼虫、蛹和成虫4个阶段（图137-6）。卵呈香蕉、雪茄或舟状，大小（0.35~0.65）mm×（0.02~0.07）mm。卵在适宜的温度下，约经5天幼虫即可孵出。同日所产的卵大都同时孵化，相差不超过半天。

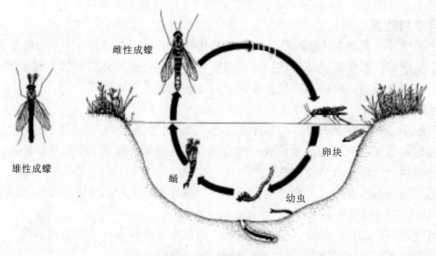

雌性成蠓

雄性成蠓

卵块

蛹

幼虫

图137-6　蠓生活史

　　幼虫发育经历4个龄期，共蜕皮4次，第4次蜕皮即化为蛹。幼虫发育所需的时间，取决于温度和食物，如在室内培养，在（27±1）℃需要22~38天化蛹；温度在16~19℃时，幼虫需经5个月成蛹。

蛹一般在 5～7 天内羽化为成蠓。温度 16～19℃时，成虫一般可活月余。雄蠓交配后 1～2 天死去。

（三）生活习性

蠓在一年中发生的代数，因种、气候和环境而异，有的种类可繁殖 1～2 代，也有的 3～4 代不等。雌蠓将卵产于有机物质丰富的阴凉、潮湿的处所，卵在干燥环境中极易干瘪而不能孵化。幼虫生活在荷花田、稻田、水塘、水沟、树洞等处的积水中，有的生活在腐败有机物或被粪便污染的土中、腐败的树叶中。另外，在稍碱性的水内常可发现明斑库蠓和里库蠓，一般在急流、干燥和日光曝晒处无蠓滋生。幼虫在水中的运动很特殊，像蛇形活动。其在水面受惊动后，会迅速沉入水底，钻入泥中。4 龄幼虫一般是蠓的越冬虫态。但是有的种类如渐灰库蠓则以卵越冬。蠓蛹有外壳，依靠呼吸管与外界交换气体。同时羽化的蛹中，雄虫的羽化稍早于雌虫。

雌蠓吸血，而雄蠓只吸食植物汁液为营养。勒蠓属、库蠓属和拉蠓属均以刺吸哺乳类动物的血液为主。蠓吸血一般没有严格的选择性，这些吸血雌蠓须吸足血后，卵巢方能充分发育。交配时，雄蠓成群飞舞，雌蠓加入婚舞求偶结对后，离群完成交配。在库蠓中有些种不群舞，是在地面或植物上相互追逐而后交配，有些种两性成虫是在供血宿主体表进行交配。雌蠓受精吸血后 3 天左右卵子发育成熟。1 个雌虫一生可产卵 2～4 次。

成蠓平时多栖息于以草坪、树林、竹林、杂草、洞穴等避风和避光处，当温度、光线适宜，无风晴天，在草坪、田野、树林、溪边常有成群的蠓群舞。在四川，拉蠓 3 月就有活动，7～10 月中旬都是高峰；东北地区一般在 4～10 月均有发生，以 7～8 月较多，在海南岛则终年可发生。不同强度的光对不同种类的蠓活动有着明显的影响。蠓的飞翔力很弱，大多不超过 0.5km，一般飞行半径为 100～300m。

（四）致病性与危害

1. 直接危害 引起虫咬皮炎及过敏性休克。蠓类虽然体小而不善飞但吸血凶恶。由于其叮咬时分泌的酸性液体具有刺激性，对某些反应过敏的人来说更是奇痒难熬，妇女和儿童以及非本地居民尤其反应更强烈，往往由于搔破皮肤引起感染，形成溃疡、红肿，发生蜂窝织炎、淋巴结炎、淋巴节肿大等，甚至引起全身性过敏反应等。

畜禽是大多数吸血蠓类的供血宿主，因而最直接的畜禽疾病，就是由吸血蠓刺叮引起的变态反应。我国南方常见马因受到大量的尖喙库蠓为主的吸血蠓类刺叮而引起皮炎。吸血蠓高密度地区，家畜因刺叮骚扰而造成掉膘、瘦弱。

2. 传播疾病

（1）传播病毒病 蠓传病毒病共约 22 种，如乙型脑炎、鸡痘、牛流行热、非洲马瘟、牛出血热、马脑炎、蓝舌病、卡他性绵羊热等。有些是人、畜共患的疾病。

（2）传播寄生虫病 从野外捕获的蠓类中，曾检出多种蠕虫（如丝虫）、鞭毛虫、纤毛虫、球虫等。目前已知有 18 种寄生虫是以蠓为媒介的，如住白细胞虫（*Leucocytzoon* spp.）、血变原虫（*Haemoproteus* spp.）、肝囊原虫（*Hepatocytis* spp.）

（五）防制措施

蠓的种类多，数量大，滋生地广，要全面消灭和控制其滋生环境比较困难。因此，在防治措施上，必须结合实际情况和具体条件综合防治。改善环境卫生，消除滋生条件，消灭蠓的滋生场所，同时采取物理或化学的防治方法杀灭成蠓和幼虫，可以取得较好的防治效果。

（六）公共卫生影响

危害及公共卫生意义与蚊类似，但没有蚊的滋生范围广，亦没有蚊传播的疾病多。

（赵金凤 菅复春 张龙现）

◆ **参考文献**

李朝品 . 2009. 医学节肢动物学 ［M］. 北京：人民军医出版社：596 - 599.

陆宝麟，吴厚永 . 2003. 中国重要医学昆虫分类与鉴别 ［M］. 郑州：河南科学技术出版社 .

吴观陵 . 2005. 人体寄生虫学 ［M］. 第 3 版 . 北京：人民卫生出版社：918 - 924.

颜忠诚，虞以新.1996.中国吸血螺类群组成及结构的初步研究［J］.寄生虫与医学昆虫学报，3（4）：240.

第五节　蚋　咬

蚋（Black fly）为一类体长 1～5mm 的小型昆虫，成虫深褐色或黑色，又称黑蝇，在我国东北地区俗称刨锛或佗背，也称小咬。世界性分布。多数种类雌性成虫为血食性，白天活动，蚋咬（Gant bite）对象包括人、畜以及野生动物和鸟类等，严重影响人们的野外作业，对家畜的危害也很大。蚋还是某些寄生虫病（如盘尾丝虫病、欧氏曼森丝虫病等）的传播媒介。

（一）病原

1. 分类地位　蚋在分类上属节肢动物门（Arthropoda）、昆虫纲（Insecta）、双翅目（Diptera）、蚋科（Simuliidae）。全世界已知有 24 属 1 660 余种，我国已知有 5 属、19 亚属、209 种蚋类（2002）。我国东北主要分布有布蚋亚属（*Byssodon*）、纺蚋亚属（*Nevermannia*）、真蚋亚属（*Eusimulium*）和蚋亚属（*Simulium*）；华北主要有蚋属的维蚋亚属（*Wilhelmia enderlein*）和特蚋亚属（*Tetisimulium*）；内蒙古和新疆主要有后克蚋属（*Simulium*）（*Metacnephia*）、畦克蚋属（*Sulcicnephia*）、原蚋属（*Prosimulium*）和蚋属（*Simulium*）的厌蚋亚属（*Boophthora enderlein*）、维蚋亚属和特蚋亚属，常见种类有斑大蚋（*Titanoptery xmaculata*）、亮胸吉蚋（*Gnus jacuticum*）、褐足维蚋（*Wilhelmia turgaica*）、巨特蚋（*Tetisimulium alagensis*）等。我国的主要种类是北蚋（*Simulium subvariegatum*）和毛足原蚋（*Prosimulium hirtipes*）。

2. 形态特征　成虫较短粗，体长 1.5～5mm，通常呈黑色或黑棕色（图 137-7、图137-8）。头部复眼明显，雄蚋复眼较大，与胸背约等宽，两眼沿额缝处几乎相连；雌蚋的复眼略窄于胸部，两复眼被额明显分开，无单眼。触角较粗短，如牛角状，具 9～12 节，各节形状相似。触须分 5 节。口器粗短，为刺吸式。雌蚋吸血，上下颚的末端具锯齿，雄蚋不吸血，上下颚的末端仅具软毛。蚋的中胸特别发达，背面常隆起如驼背，故东北俗称它为佗背。翅和平衡棒各一对，翅宽短，末端圆，膜质透明，无色斑和细毛，仅翅前部的纵脉发达。足短，较粗壮，跗节分 5 节，末节具爪 1 对。雌、雄性外生殖器为重要的分类依据。有的种类腹部背面有银色闪光斑点。口器为刺吸式。

（二）生活史

蚋的生长发育分卵、幼虫、蛹和成虫 4 个阶段。

卵呈圆三角形，大小为 0.1～0.4mm，因种类不同翅呈淡黄色或褐色，通常 150～500 粒排列成鳞状或成堆，见于清净流水中的水草与树的枝叶上，在 20～25℃的水中，约 5 天孵化。

幼虫呈圆柱形，后端膨大。刚孵出的幼虫长约 0.2mm，淡黄色，以后颜色变暗，成熟幼虫 4～15mm。头部前端有 1 对放射状排列的刚毛，称口扇；前胸腹面中部有一只具小钩的胸足；腹部尾端有一个具小钩的吸盘和一个可伸缩的肛鳃。幼虫以水中微小生物为食，3～10周发育成熟。成熟幼虫在茧内化蛹。蛹形似成虫，前端两侧有一些丝状物组成的呼吸鳃。茧体的后端黏附于水中石块或植物上，2～6周羽化。整个生活史 2～3.5 个月。1 年发育 1 代或 2～3 代。雌蚋寿命 1～2 个月。

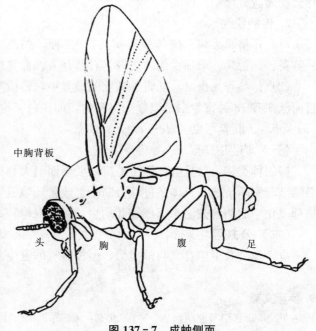

中胸背板

头　　胸　　腹　　足

图 137-7　成蚋侧面

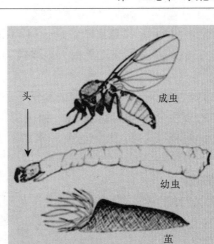

成虫侧面　　　　　　各期虫体形态模式图

图 137-8　蚋

（引自 http://phil.cdc.gov）

（三）生活习性

成虫在春末和夏季常大量出现在山区、林区、森林草原等有泉水、溪流或河流的地方。雄蚋不吸血，雌蚋吸血，蚋嗜吸畜、禽血，兼吸人血。交配后大量出现在人与动物周围，侵袭人与动物。雌蚋产卵在山泉、溪流、河水以及路旁清洁流水沟内的水草、树枝、叶片或石块上。卵在流水中获得氧气，才能生长发育。幼虫可生长在涓涓流水中，也可滋生在涛涛大河里。幼虫喜欢生长在浸没于水中的植物茎叶及石块、砖头等杂物上。成虫飞行力强，飞行距离一般可达 5km，白天活动。蚋出现于春、夏、秋三季，以 6～7 月为活动高峰。以卵或幼虫在水下越冬。

（四）致病性与危害

1. 直接危害　蚋在世界许多地区是危害人和动物较严重的害虫，能大幅降低畜类的体重，减少肉的产量，甚至引起动物死亡，并对动物皮毛制品产生严重的影响。蚋刺叮人吸血时，初时不觉疼痛，稍后渐感痛痒，严重者可有强烈的超敏反应，还会并发"蚋热病"和过敏性哮喘。刺叮处有出血点，随后出现小疱红肿，局部温度升高，甚至发炎和溃烂。蚋类大量发生季节，由于它们的刺叮骚扰，人们的野外活动受阻。蚋的体型很小，但叮起来很凶猛，往往大群出动，攻击家畜，几小时就叮死家畜。若干种蚋吸取鸟血，也有一些种类叮人并传播疾病。

2. 传播疾病　有些种类的蚋可传播人的盘尾丝虫病（分布于非洲、拉丁美洲和亚洲西部）、欧氏曼森线虫病（分布于拉丁美洲和西印度群岛）以及马、骡蟠尾丝虫病、鸡沙氏住白虫病、西氏住白虫病和犬丝虫病。如毛足原蚋在北美传播人的蟠尾丝虫病；恶蚋和蟹蚋在非洲是传播人的蟠尾丝虫病的重要种类；饰蚋在大洋洲传播牛的蟠尾丝虫病。在我国蚋类是否传播人的疾病，缺少研究报道。

（五）防制措施

1. 环境控制　清除有幼虫和蛹的水草、树叶、石块等滋生地。

2. 化学防治　用药物喷洒畜禽圈舍消灭成虫，舍饲畜禽的门窗装细眼网纱对防蚋蠓侵袭有效。使用双硫磷、辛硫磷、吡唑硫磷、丁硫克百威和二氯苯醚菊酯。以双硫磷和吡唑硫磷最为有效。杀虫剂轮用以防止抗性，并以苏云金杆菌以色列变种血清 14 型，为杀虫剂轮用的基础保持有效防治。成虫杀灭用杀虫剂地面喷洒。

3. 防蚋叮咬 避蚊胺（Deet）涂擦皮肤，10～14h 保护有效（可使用低浓度）。用后用软性肥皂冲洗，也可涂于家畜体。二氯苯醚菊酯在近年极大地取代避蚊胺防虫，穿戴用本剂浸泡的衣服和头网，有良好效果。

4. 诱捕 光诱器每晚可捕获 3 600 只产卵的鳞蚋，还有二氧化碳诱器、胶黏诱器和吸诱器等。

5. 生物防治 蚋的寄生物有病毒、真菌、细菌、原虫、线虫、索科线虫和螨等。蚋的捕食性动物有哺乳类、鸟类、两栖类、鱼类、昆虫、水螅、蚂蟥、蜘蛛和蝲蛄，因此可探索生物防治方法。

（六）公共卫生影响

危害及公共卫生意义与蚊类似，但没有蚊的滋生范围广，亦没有蚊传播的疾病多。

（赵金凤 菅复春 张龙现）

◆ **参考文献**

陆宝麟，吴厚永 . 2003. 中国重要医学昆虫分类与鉴别 ［M］. 郑州：河南科学技术出版社 .

吴观陵 . 2005. 人体寄生虫学 ［M］. 第 3 版 . 北京：人民卫生出版社：918-924.

颜忠诚，虞以新 . 1996. 中国吸血蠓类群组成及结构的初步研究 ［J］. 寄生虫与医学昆虫学报，3（4）：240.

第六节 虻 咬

　　虻（Tabanid fly, cleg）俗称牛虻或瞎虻，是一类大型的吸血昆虫，主要危害家畜，也叮咬人类，传播疾病。虻除南极洲、夏威夷、格陵兰和冰岛外，几乎分布全球。在我国虻类分布广泛，除平原地区外甚至可见于海拔 5 000m 的西藏曲松。

　　虻咬（Tabanid bite）能通过机械吸血传播多种疾病，包括细菌病（如野兔热、炭疽）、病毒病（如马传染性贫血、牛白血病）与寄生虫病（如罗阿丝虫病）等，危害人类与动物的健康。

（一）病原

1. 分类地位 虻在分类上属节肢动物门（Arthropoda）、昆虫纲（Insecta）、双翅目（Diptera）、短角亚目（Brachycera）、虻科（Tabanidae）。全世界已知 137 个属 4 300 多种。我国已记录 12 个属 440 多种。我国常见种类有四裂斑虻（*Chrysops vanderwulpi*）、中华斑虻（*C. sinensis*）、华广原虻（*Tabanus signatipennis*）、三重原虻（*T. trigeminus*）、江苏原虻（*T. kiangsuensis*）、土灰原虻（*T. amaenus*）、骚扰黄虻（*Atylotus miser*）、中华麻虻（*Haematopoata sinesis*）等。重要吸血种类有江苏原虻（*T. kiangsuensis*）、土灰虻（*T. pallideventris*）、膨条瘤虻（*Hybomitra expollicata*）、土耳其麻虻（*Haematopota turkestanica*）、范氏斑虻［*Chrysops*（*Heterochrysops*）*venderwulpi*］和骚扰黄虻（*Atylotusmiser*）。

2. 形态特征 成虫体粗壮，呈棕褐色或黑色，多数有鲜艳色斑和光泽，体长 5～26mm，体表多软毛（图 137-9）。头部宽大，复眼明显，多具金属光泽。雄虻两眼相接；雌虻两眼分离，单眼有或无。头部一般有称为胛的瘤状物，其位置、形状、数目等因种而异。触角短，分 3 节，第 3 节端部有 2～7 个小环节，其形态变化很大。雌虻口器较短，为刮舐式（具有刺吸和舐吸式口器的综合特征），取食时刺破皮肤由唇瓣上的拟气管吸血。触须分 2 节。翅和平衡棒各一对；翅较宽，透明或具横带、云雾斑或暗斑，在翅上有 5 个后室，中央有长六边形的中室。足粗壮，跗节分 5 节，末节具爪、爪垫各 1 对和垫状爪间突 1 个。腹部背面颜色和纹饰是分类特征。腹部外观 7 节，第 8 节起特化为外生殖器。

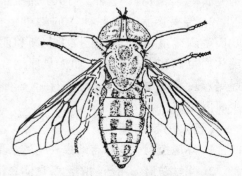

图 137-9 成虻背面观

不同种虻的幼虫形态有一定的差异。一般呈圆筒形和纺锤形，两端呈锥状，或前后端略大，颜色呈白色、黄白、黄褐色不等，前端背面有一深黑色孵化刺，孵化后很快消失。

（二）生活史

虻的发育为完全变态。生活史有卵、幼虫、蛹和成虫4期（图137-10）。卵呈纺锤形，大型虻大小为（1.8~2.5）mm×（0.4~0.5）mm，小型虻为（1.5~2.0）mm×（0.2~0.3）mm，一批产卵百粒至千粒，聚集成堆或成块，初产的卵呈白色，2~5h后变黑。不同地带的和不同品种的虻的孵化时间有差异，最快的一天可孵出，多数孵化时间在4~22天。

幼虫有6~13龄，成熟幼虫体长1~6cm。发育时间一般为2~3个月至1年左右，条件不适宜时延长至2~7年。

（三）生活习性

成虫栖息于草丛树林中，多见于河边植被上。成虻活动可分为上、中、下午和黄昏、黎明等。

根据其滋生习性可分为：①水生型。幼虫栖居在河流、溪水、水库等的沉积物和腐烂碎片中。②半水生型。稻田、水池的渗漏带、滩涂地等处滋生；在不流动的积水区、溪流、潮湿的苔藓、草地及林地滋生，但以潮湿泥土中为主。③陆生型。幼虫栖居在土壤、石块下和腐烂的木头、花园林地的枯枝败叶中。

雄虫以植物汁液为食，雌虻吸血，通常嗜吸牛、马、骆驼等大型家畜的血，有时也侵袭其他动物和人。虻的动物宿主要包括哺乳类、鸟类、啮齿类、爬行类、两栖类。虻吸血需要1~20min，平均5min。吸血量可为体重的几倍。多

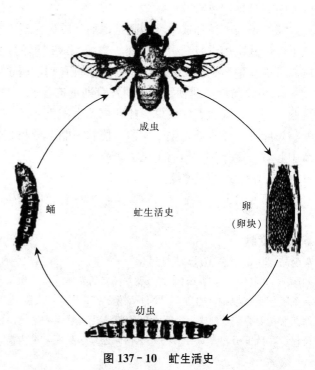

图137-10　虻生活史

数种类在交配后经吸血才能产卵，少数种类不经吸血可产卵。虻多产卵于植物茎、叶上。虻的飞翔能力很强，每小时可飞行45~60km。

我国北方虻的活动季节在5月中旬至8月下旬之间，以7月份为高峰。一般雄虻的寿命仅几天，雌虻可存活2~3个月。虻以幼虫越冬，常在堤岸3~25cm深的土层中。

（四）致病性与危害

1. 直接危害　由于虻的个体较大，吸血量和所含毒素也多，使家畜造成失血和不良的生理反应。如因痛苦或逃避刺叮而奔跑，或不能休息，或过敏等，主要表现为延缓发育，影响体重增长和减少产乳量等。日本、美国的试验表明，大量虻的刺叮可使体重降低37%~45%。产奶量可减少5.7%~10.5%。Steelman（1976）报道在1965年因虻的吸血骚扰使美国家畜生产损失高达4千万美元。

在稻田区，虻幼虫叮咬人的手脚，轻者可产生伤口或肿块，重则引起继发感染；成虫叮咬人体可引起荨麻疹样皮炎，我国曾有几例虻叮咬引起休克的报道。

2. 传播疾病

（1）传播寄生虫病　虻传播家畜的锥虫、梨形虫等原虫病以及丝虫类疾病。此外，可传播流行于非洲的人猴共患罗阿丝虫病。

（2）传播病毒病　如马传染性贫血、水泡性口炎、牛瘟、森林脑炎等。

（3）传播细菌病　如炭疽、布鲁菌、李氏杆菌等。

（五）防制措施

1. 环境控制　在虻类多发区进行林地改造、对洼地及时排水、清除杂草等措施可取得一定成效。迅速改变水位和控制水位防治虻斑，可取得相当的成效。

2. 化学防治

（1）杀灭幼虫和成虫　在虻的栖息场所喷洒杀虫剂。常用的杀虫剂主要有敌百虫、螨虫净、双甲脒、杀灭菊酯、马拉硫磷等。用狄氏剂喷洒杀虻幼虫，有效期达 2.5 年。

（2）防虻刺叮　DEET33％涂擦皮肤可有效保护 10～14h，使用后用软皂冲洗。用二氯苯醚菊酯涂擦或喷洒马体，可有效防虻 7～10 天。

（3）诱捕　诱捕成虫可用嗅觉诱捕，首先用活的脊椎动物为诱饵，或以虻比较敏感的瓶装二氧化碳或干冰，其次用继发诱引物乳酸、辛醇，或产卵的刺激物。因虻对黑白颜色有趋向性，也可用视觉诱捕。可以在住房、畜舍的外墙刷白色涂料有利于诱杀虻虫。

3. 生物防治　捕食虻类不同发育期的有昆虫、蜘蛛、叶螨、蜥蜴、鸟类和鱼类。虻类的寄生物有真菌、原虫、线虫、铁线虫。虻幼虫感染密氏虻菌或雕饰菌后引起死亡。索虫寄生后幼虫不能化蛹并致死。黑卵蜂、赤眼蜂寄生于虻卵，使它不能发育和孵化，寄生率可高达 100％。上述天敌在自然种群调节中起着一定作用，但尚未试验研究。

（六）公共卫生影响

危害及公共卫生意义与蚊类似，但没有蚊的滋生范围广，亦没有蚊传播的疾病多。

（菅复春　张龙现）

◆ **参考文献**

李朝品 . 2009. 医学节肢动物学 ［M］. 北京：人民军医出版社：626 - 628.

刘国平，李东力，陈春田 . 2002. 黑龙江省的虻类 ［J］. 医学动物防制，18（7）：349 - 352.

吴观陵 . 2005. 人体寄生虫学 ［M］. 第 3 版 . 北京：人民卫生出版社：924 - 930.

徐保海，姜法荣，刘庆生，等 . 1995. 武夷山自然保护区吸血虻类调查 ［J］. 华东昆虫学报，4（1）：104 - 106.

杨建设，吕玉田，曹安猛 . 1995. 云南昭通地区吸血虻类调查 ［J］. 医学动物防制，11（4）：365 - 368.

第七节　虱　病

虱类（Lice）俗称虱子，是一类寄生于鸟类、哺乳类动物和人体表的专性寄生虫。各种家畜几乎都有 1～2 种虱寄生，有的种类更多。在温带地区，虱在家畜体上大量寄生和繁殖，其发育过程的各个时期均不能离开宿主。虱不但能够叮刺吸血骚扰人、畜，引起虱病（Lousinesis），危害人、畜健康，甚至会造成严重的经济损失，还是重要的人与动物共患病的传播媒介。它能传播流行性斑疹伤寒、鼠型斑疹伤寒、虱传回归热、土拉热甚至鼠疫等，具有一定的公共卫生学意义。

（一）病　原

1. 分类地位　虱在分类上属虱目（Phthiraptera）的 4 个亚目，分别是：① 钝角亚目（Amblycera）和② 细角亚目（Lschnoptera），这两目的虱均具咀嚼式口器，故称啮虱（Mallophaga），主要寄生于鸟类；③ 喙虱亚目（Rhinophthirina），具长喙，口器具齿，以吸血为食，寄生于象及疣猪；④ 吸虱亚目（Anoplura），具刺吸式口器，寄生于哺乳动物和人。

寄生于人体的虱有两种，即人虱（*Pediculus humanus*）和耻阴虱（*Pthirus pubis*），分属于虱科（Pediculidae）的虱属（*Pediculus*）和阴虱科（Pthiridae）的阴虱属（*Pthirus*）。人虱又分为两个亚种，即人体虱（*P. h. humanus*）和人头虱（*P. h. capitis*）。我国家畜、家禽体上的虱已发现有 3 个科，即血虱科（Haematopinidae）、颚虱科（Linognathidae）和毛虱科（Trichodectidae），共 4 属 13 种。重要的种类有猪血虱（*Haematopinus suis*）、驴血虱（*H. asini*）、阔胸血虱（*H. eurysternus*）、四孔血虱（*H. quadripertusus*）、棘颚虱（*Linognathus setosus*）、非洲颚虱（*L. africanus*）、绵羊颚虱

（*L. ovillus*）、足颚虱（*L. pedalis*）、狭颚虱（*L. stenopsis*）、牛颚虱（*L. vituli*）、侧管管虱（*Solenopotes capillatus*）、鸡体虱（*Menacanthus stramineum*）和鸡羽虱（*Menopon gallinae*）。

2. 形态特征　虱体扁平，无翅，呈白色或灰黑色。头、胸、腹分界明显，触角3～5节。胸部有足3对，粗短。吸血昆虫口器呈刺吸式，不吸血时缩入咽下的刺器囊内。以羽、毛及皮屑为生，体小，咀嚼式口器。其形态见图137-11、彩图137-4和彩图137-5。

（二）生活史

虱的发育为不完全变态，生活史有卵、若虫和成虫3期（图137-12）。

卵白色，俗称虮子，椭圆形，长0.8mm，乳白色。黏附在毛发或衣物纤维上，其游离端有盖，盖上有一些气室及小孔。卵经7～8天孵化。若虫外形与成虫相似，体较小，色淡，尤以腹部较短，生殖器官未发育成熟。若虫分3龄，每隔3～5天蜕皮一次。在人体由卵发育到成虫需18～25天。成虫羽化后12h即可交配，1～3天内即可产卵。人虱一生平均产卵230个，耻阴虱约30个。人虱寿命为20～30天，阴虱不到30天；所有种类的虱雄性寿命均较短。

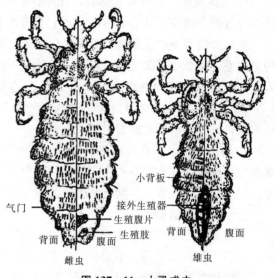

图 137-11　人虱成虫

（三）生活习性

虱是已经完全适应宿主体表环境的寄生昆虫，对寄生环境要求比较恒定、专一，喜黑暗，有群集的习性。人头虱寄生在人头上长有毛发的部分，产卵于发根。人体虱主要生活在贴身衣裤的衣缝、皱褶处，衣领和裤腰等处也较多，卵多产于衣服皱褶的纤维上。耻阴虱寄生于体毛较粗而稀疏之处，主要在阴部及肛周围等处，也可寄生在眼睫毛上。足颚虱寄生在绵羊足上，四孔血虱寄生在黄牛尾部，产卵也多在相应的部位。虱一般有较强的宿主特异性，即一种虱只能寄生于一种宿主动物，或几种近缘的宿主上。它们不吸食非正常宿主的血，或吸血后导致死亡。

虱类若虫和成虫均嗜吸血，若虫每天至少需吸血一次，成虫则需吸血数次，雌虱吸血量和频度均较雄虱多，每次需3～10min，常边吸血、边排粪。虱类不耐饥，吸不到血时，最多能活10天。虱类对温

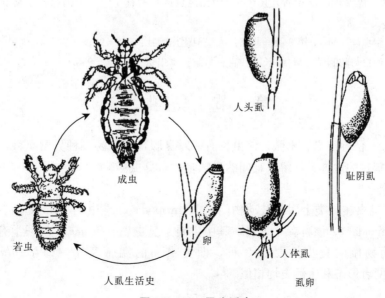

图 137-12　虱生活史

度和湿度都极为敏感，既怕湿、怕热，又怕冷，0℃以下不活动，10℃时慢慢爬行，30℃时非常活跃，44℃则很快死亡。由于正常人体表的温、湿度是虱活动的最适温、湿度，虱通常不会离开人体。

虱多通过直接或间接接触传播。阴虱主要通过性接触传播，世界卫生组织已将耻阴虱感染列为性病。

（四）致病性与危害

1. 直接危害 虱叮咬人体时，分泌的唾液进入人体皮肤内使皮肤发痒，用手搔、抓可使皮肤破损，进而导致继发感染，并形成脓疮。寄生于睫毛上的耻阴虱多见于婴幼儿，引起眼睑奇痒、睑缘充血等。

虱吸血使家畜皮肤瘙痒，不安，影响休息和食欲，从而消瘦、贫血，减少产肉及产奶量。其粪便会污染皮毛，降低皮毛的质量。此外，虱还能在动物间传播疾病，并在一定的自然疫源地中起着保存某些人与动物共患病病原的作用。在过去统计的数据中，因虱寄生造成牛年损失 4 700 万美元、绵羊为 4 700万美元、猪为 300 万美元、山羊为 80 万美元。随着家畜集约化饲养程度的提高，卫生环境状况的极大改善，此类损失目前相对比较小。

2. 传播疾病 人虱传播的疾病包括斑疹伤寒、战壕热、回归热。在家畜和野生兽类体表有大量的虱寄生，这些虱除对家畜产生直接危害以外，还可以在近缘动物宿主之间传播和保存诸如鼠型斑疹伤寒、野兔热和鼠疫等人与动物共患病的病原体，在流行病学上具有不可忽视的作用。

（五）防制措施

注意个人卫生，勤换洗衣服、被褥，勤洗发等，以防止虱寄生。洁身自好，预防耻阴虱感染。衣物可蒸煮、干热、熨烫等，不耐高温的衣物可在 −20℃ 冷冻一夜灭虱，也可用敌敌畏乳剂、倍硫磷粉剂、二氯苯醚菊酯乳剂喷洒、浸泡，或用环氧乙烷熏蒸灭虱。对人头虱和耻阴虱可剃去毛发，用二氯苯醚菊酯、百部酊、凯素灵等涂擦毛发灭虱。

（六）公共卫生影响

危害及公共卫生意义与蚊类似，但没有蚊的滋生范围广，亦没有蚊传播的疾病多。

（菅复春　赵金凤　张龙现）

◆ **参考文献**

李朝品 . 2009. 医学节肢动物学［M］. 北京：人民军医出版社：731 - 736.

裘明华，高劲松，陈茂梁，等 . 1995. 人体体虱与头虱成虫形态的区别［D］. 中国动物学会寄生虫专业委员会成立 10 周年纪念论文集：309 - 317.

王晶，郭宪国，钱体军，等 . 2005. 云南省九县（市）吸虱昆虫区系调查［J］. 中国媒介生物学及控制杂志，16（1）：37 - 40.

吴观陵 . 2005. 人体寄生虫学［M］. 第 3 版 . 北京：人民卫生出版社：956 - 961.

赵辉元 . 1996. 畜禽寄生虫与防制学［M］. 长春：吉林科学技术出版社：930 - 945.

第八节　臭　虫　咬

臭虫（Bed bug）俗称壁虱、木虱，该虫长有一对臭腺，能分泌一种异常臭液，有防御天敌和促进交配的作用，臭虫爬过的地方，可留下难闻的臭味，故名臭虫。

（一）病　原

1. 分类地位 臭虫在分类上属节肢动物门（Arthropoda）、昆虫纲（Insecta）、半翅目（Hemiptera）的臭虫科（Cimicidae）。该科有 6 个属，其中主要是臭虫属（*Cimex*）与医学有关。臭虫的种类很多，但嗜吸人和动物血的臭虫主要有 2 种，即臭虫属的温带臭虫（*C. lectularius*）和热带臭虫（*C. hemipterus*）。两者形态和生活史均相似。

2. 形态特征

（1）成虫　背腹扁平，呈卵圆形，红褐色，大小为（4～5）mm×3mm，遍体生有短毛。头部两侧有1对突出的复眼。触角1对，分4节，能弯曲，末2节细长。喙较粗，分3节，由头部前下端发出，为刺吸式口器，不吸血时向后弯折在头、胸部腹面的纵沟内，吸血时前伸与体约成直角。胸分前、中、后三部分，背板中部有显著的隆起，前缘有不同程度的凹入。腹部宽阔，由10节组成，但只能见到8节，最后2节变为外生殖器官（图137-13和彩图137-6）。

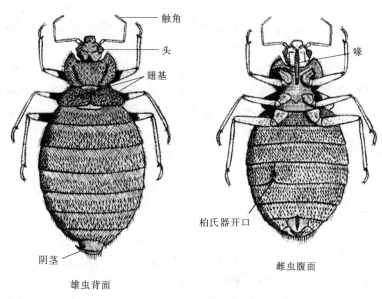

图 137-13　热带臭虫

（2）若虫　与成虫外形相似，体较小，生殖器官尚未成熟，缺翅基。

（3）卵　臭虫卵为白色长圆形，大小（0.8～1.3）mm×（0.4～0.6）mm，一端有略偏的小盖，卵壳上有网状纹。

（二）生活史

臭虫为不完全变态发育，发育过程包括卵、若虫和成虫3个阶段（图137-14）。卵常黏附在成虫活动和隐匿处，如床板、蚊帐、家具、墙壁的缝隙处等。若虫分5龄，在末次蜕皮后翅基出现，变为成虫。整个生活史需6～8周，如环境不适，亦可延至330天。在温暖地区适宜条件下臭虫每年可繁殖六七代，成虫寿命达9～18个月。成虫在隐蔽的场所交配后，把卵产在墙壁、床板等缝隙中。通常每次产卵一至数个，总数可达100～200个。

（三）生活习性

臭虫生活在人居室及木质床榻的各种缝隙中，白天藏匿，夜晚活动吸血，行动敏捷，不易捕捉。

有群居习性，在隐匿处常见臭虫聚集。吸血时通常停留在紧靠人体皮肤的衣被或家具上，成虫每次吸血需10～15min，若虫需6～9min。若虫和成虫都嗜吸人血。成虫耐饥力很强，一般可耐饥6～7个月，甚至长达1年，若虫耐饥力稍弱。

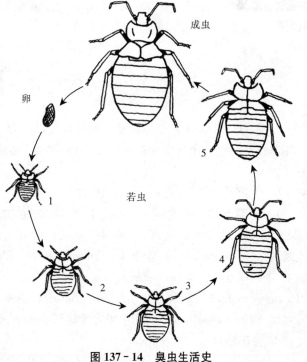

图 137-14　臭虫生活史

（四）致病性与危害

臭虫分布广泛，雌、雄成虫及若虫都吸血，臭虫咬（Bed bug bite）时吸血对象并不严格，除人外，还有鼠类、蝙蝠、麻雀或猪、牛、羊、兔等家畜。

1. 直接危害　臭虫吸血很快，5～10min 就能吸饱。臭虫吸血时，能分泌一种碱性唾液，防止血液凝固以便于吸血，同时可起到麻醉作用，使叮咬者无感觉，过后则引起叮咬部位发红、发痒、渗出液体，敏感者引起红肿、奇痒，个别抓破会引起感染，影响工作和学习。吸血量可超过虫体的 1～2 倍，因此臭虫危害严重时，可引起儿童缺铁性贫血。

2. 传播疾病　臭虫长期被人疑为有传播疾病的可能。臭虫在传播以下几种疾病中可能起一定作用，如回归热、腺鼠疫、锥虫病、黑热病、小儿麻痹、结核病等。已知用试验方法可使臭虫感染多种病原，但至今尚没有在自然条件下臭虫能够传播疾病的报道。

（五）防制措施

防制原则是严密组织，统一行动；连续处理，反复杀灭；防止外来臭虫侵入。

1. 物理除虫　控制臭虫滋生栖息场所，提高环境质量，保持室内整洁卫生，使臭虫无滋生栖息条件。

人工捕杀臭虫。敲击居住环境内可能藏匿臭虫的地方和物品，将臭虫震下处死。用长针或线将缝隙中的臭虫挑出，予以杀死。用沸水烧烫或蒸汽喷扫床板、棕垫和家具等缝隙，可迅速杀死臭虫及虫卵。

2. 化学除虫　使用 0.5%～1% 的倍硫磷乳剂，喷洒或涂刷床、家具、墙壁的表面及缝隙。溴氰菊酯、灭臭虫药纸或倍硫磷微胶囊使用方便，有效期长，杀虫效果好。

3. 生物防治　利用捕食臭虫的天敌蜘蛛、蝇虎、螨类、锥蝽和蚂蚁等除虫是较为经济和环保的手段。在我国古代就有红蚁食臭虫的记录。但作为生物防治手段，对这些食虫天敌还有待于进一步的研究和开发。

（六）公共卫生影响

危害及公共卫生意义与蚊类似，但没有蚊的滋生范围广，亦没有蚊传播的疾病多。

（菅复春　赵金凤　张龙现）

◆ **参考文献**

邓小如，温卫珊，何春荣. 2002. 一起臭虫暴发流行的控制 [J]. 医学动物防制，18（1）：682-683.

陆宝麟，吴厚永. 2003. 中国重要医学昆虫分类与鉴别 [M]. 郑州：河南科学技术出版社：618-620.

吴观陵. 2005. 人体寄生虫学 [M]. 第3版. 北京：人民卫生出版社：961-965.

第九节　蜚　蠊　咬

蜚蠊（Cockroach）俗称蟑螂，民间有石姜、滑虫、茶婆虫、香娘子、偷油婆之称，能携带多种病原体，也是某些蠕虫的中间宿主，既传播疾病，又损害多种物品，所以在医学上和经济上都具有重要意义。

（一）病原

1. 分类地位　蜚蠊在分类上属节肢动物门（Arthropoda）、昆虫纲（Insecta）、蜚蠊目（Blattaria）。已知全球约有 5 000 种，常见蜚蠊有 8 科、20 属、54 种，主要的科为蜚蠊科（Blattidae）、光蠊科（Epilampridae）、地鳖科（Polyphagidae）和折翅蠊科（Blaberidae）。我国记录蜚蠊 253 种，主要有德国小蠊（*Blattella germanica*）、美洲大蠊（*Periplaneta americana*）、澳洲大蠊（*P. australasiae*）、黑胸大蠊（*P. fuliginosa*）、日本大蠊（*P. japonica*）、褐斑大蠊（*P. brunnea*）、东方蜚蠊（*Blatta orientalis*）和中华地鳖（*Eupolyphata sinensis*）等。

2. 形态特征

（1）成虫　为椭圆形，背腹扁平，体长者可达 100mm，小者仅 2mm，一般为 10～30mm，体呈黄褐色或深褐色，因种而异，体表具油亮光泽。同一虫种，因生活环境不同，体色有变化。体分头、胸、腹三部分。

头部小且向下弯曲，活动自如，Y 形头盖缝明显，大部分为前胸覆盖。复眼大，围绕触角基部；有单眼 2 个。触角细长、呈鞭状，可达 100 余节。口器为咀嚼式。前胸发达，背板略呈圆形，有的种类表面具有斑纹；中、后胸较小，不能明显区分。前翅革质，后翅膜质。少数种类无翅。翅的有无及大小、形状是蜚蠊分类依据之一。足粗大、多毛，基节扁平而阔大，几乎覆盖腹板全部，适于疾走。腹部扁阔，分为 10 节。第 6、7 节背面有臭腺开口，第 10 节背板上着生 1 对分节的尾须。尾须的节数、长短及形状为重要的分类依据。雄虫的最末腹板着生 1 对腹刺，雌虫无腹刺，据此可分辨雌雄。雌虫的最末腹板为分叶状构造，具有夹持卵鞘的作用。其形态见彩图 137 - 7。

（2）若虫　较小，色淡，无翅，生殖器官尚未成熟，各龄若虫的形态有差异，如虫体大小、体色、触角和尾须的节数等不同，较为特殊的是雌虫若虫第 1～6 龄前期，可长出腹刺，但 6 龄后腹刺消失。

（3）卵及卵荚　雌虫产卵前先排泄一种物质，形成坚硬、暗褐色的长约 1cm 卵荚（卵鞘）。卵荚呈钱袋状，卵成对排列贮于其内。雌虫排出卵荚后常挂于腹部末端，再分泌黏性物质使卵荚能黏附于物体上，少数种类卵荚一直附在雌虫腹部末端直至孵化。每个卵荚含卵 16～48 粒。卵荚形态及其内含卵数为蜚蠊分类的重要依据。卵产出至孵化通常需 1～2 个月。

（二）生活史

蜚蠊发育为渐变态昆虫，生活史有卵、若虫和成虫 3 个阶段。

成虫白天藏在隐蔽场所，夜晚出来活动，进行取食和交配，交配时间 15min 至 2h。雌雄交配后 10 天卵可成熟。即交配 10 天后雌虫开始产卵。一只雌虫一生可产卵荚数个或数十个不等。

蜚蠊有一个预若虫期，即在刚孵出时，触角、口器及足均集结在腹面，需经一次蜕皮才发育为活动态的若虫。生活习性与成虫相似。若虫经 5～7 个龄期发育才羽化为成虫。每个龄期约为 1 个月。

整个生活史所需时间因虫种、温度、营养等不同而异，一般需数月或 1 年以上。雌虫寿命约半年，雄虫寿命较短。

（三）生活习性

1. 分布　温度、湿度、食物和水是蜚蠊生存的必要条件，凡具备这些条件的地方蜚蠊均能生存繁殖。因此，蜚蠊几乎可侵入到人类的一切活动领域。城市蜚蠊侵害远高于农村。不同种类的蜚蠊由于对外界环境条件适应能力不同，其分布也不同。

大多数种类的蜚蠊栖居野外，仅少数种类栖息室内。后者与人类的关系密切。这些种类尤其喜栖息于室内温暖且与食物、水分靠近的场所。

2. 采食与活动　蜚蠊为杂食性昆虫，人和动物的各种食物、排泄物和分泌物以及垃圾均可作为其食物，尤以糖类和肉类为最，并需经常饮水。蜚蠊的耐饥力较强，德国小蠊在无水、无食的条件下可存活 1 周。蜚蠊过度饥饿时，会残食其同类及卵荚。

蜚蠊昼伏夜行，白天隐匿在阴暗隐蔽处；夜间四处活动，夜晚 9 时至凌晨 2 时为其活动高峰。蜚蠊运动以足为主。有翅种类的飞翔力不强，活动范围一般仅限于室内。蜚蠊活动的适宜温度为 20～30℃。气温低于 15℃时，绝大多数不动或微动；高于 37℃时呈兴奋状态。蜚蠊的臭腺能分泌一种气味特殊的棕黄色油状物质，具有驱避敌害的功能，通常称为蟑螂臭。

3. 季节性　蜚蠊的季节消长受温度的影响较大，同一虫种在不同地区可表现不同的季节分布。在我国的大部分地区，蜚蠊通常始见于 4 月份，7～9 月份达高峰，10 月份以后逐渐减少。当温度低于 12℃时，便以成虫、若虫或卵在黑暗、无风的隐蔽场所越冬。

（四）致病性与危害

蜚蠊对人们的生活危害很大，蜚蠊咬（Cockroach bite）时会可污染食品、毁坏物品与消耗原料，分泌的臭味使人们厌弃其沾染的物品。更主要的是蜚蠊可作为很多疾病的传播媒介，在公共卫生上有重要意义。已证明蜚蠊能携带约 40 种对脊椎动物致病的细菌，主要是通过体内和体表的机械性方式传播。

如麻风分支杆菌、鼠疫杆菌、志贺氏副痢疾杆菌、金黄色葡萄球菌、绿脓杆菌、大肠杆菌、沙门菌、产气荚膜梭菌、粪链球菌等。携带多种致病原虫，如溶组织内阿米巴、蓝氏贾地鞭毛虫。在其体内外检出多种蠕虫卵，如钩虫、蛔虫、蛲虫、鞭虫、牛带绦虫卵等。蜚蠊还可作为美丽筒线虫、东方筒线虫、念珠棘头虫、缩小膜壳绦虫的中间宿主。此外，国外报道蜚蠊的体液和粪便可引起变态反应性疾病。

（五）防制措施

1. 环境控制 ①保持室内清洁卫生，妥善贮藏食品，及时清除垃圾是防治蜚蠊的根本措施。②人工清除柜、箱、橱等缝隙内的卵鞘，予以焚烧或烫杀。防止交通工具传入和散布蜚蠊，加强车站、码头的卫生检查工作。

2. 诱捕 用诱捕器或诱捕盒捕杀。家庭诱捕可利用各种器具，如广口瓶、竹筒等，内放一些红糖、饼干屑作诱饵，提高捕杀功效。使用黏胶制剂制成粘板捕捉效果良好。

3. 化学防治 近年来，以二氯苯醚菊酯、溴氰菊酯、顺式氯氰菊酯等拟除虫菊酯类杀虫剂制成"蟑螂笔"在蜚蠊活动的地方涂划，或制成药片、药纸、药板等放置于其活动场所，或制成涂料喷于室内墙面，均有较好的杀灭效果。

4. 生物防治 用以虫治虫或用性引诱剂、绝育剂等诱杀。发现 10 余种寄生性昆虫可寄生在各个时期的蜚蠊。它们是否食用卵和若虫，有待进一步研究。人工合成的蟑螂素-B 对雄蜚蠊有吸引作用，叫做诱歼灭。还可用电离辐射使雄性虫不育，控制自然界蜚蠊的种群密度。

（六）公共卫生影响

蜚蠊不会直接侵害人和动物，但人和动物的食物、排泄物、分泌物等均可作为蜚蠊的食物，而且其活动范围广，携带的病原可通过其采食及其他活动传播给人或动物，具有较重要的公共卫生意义。

（菅复春 赵金凤 张龙现）

◆ **参考文献**

刘陆宝麟，吴厚永 . 2003. 中国重要医学昆虫分类与鉴别 [M]. 郑州：河南科学技术出版社：621 - 651.

沈培谊，俞松青，蔡昌曜，等 . 2001. 浙江省蜚蠊种群、地理分布特点及防治技术研究 [J]. 中国媒介生物学及控制杂志，12（4）：275 - 281.

吴观陵 . 2005. 人体寄生虫学 [M]. 第 3 版 . 北京：人民卫生出版社：965 - 970.

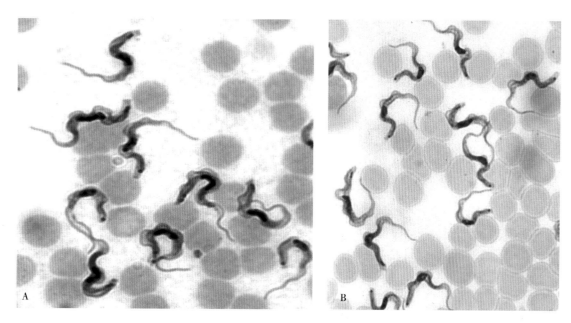

彩图 78-1　非洲锥虫形态

A. 非洲锥虫冈比亚亚种　B. 非洲锥虫罗德西亚亚种

（引自 www.k-state.edu，经 Scott Smith 授权）

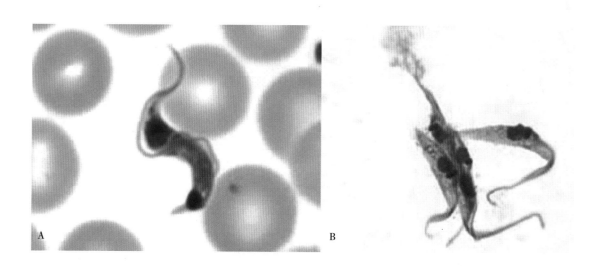

彩图 78-2　枯氏锥虫形态

A. 血液中枯氏锥虫　B. 枯氏锥虫的上鞭毛体

（引自 www.dpd.cdc.gov，经 DPDx Team 授权）

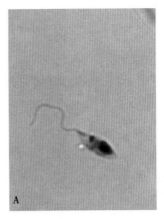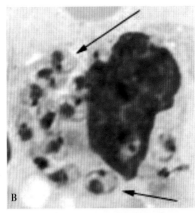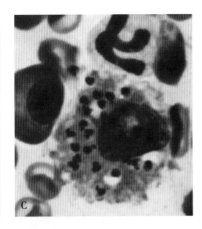

彩图 78-3 热带利什曼原虫

A. 前鞭毛体 B. 巨噬细胞内的无鞭毛体 C. 骨髓组织细胞内的无鞭毛体

（引自 phil.cdc.gov，图 A Dr.L.L.A.Moore.Jr 供图，图 B CDC/NCID/DPDx 供图，图 C Dr.Francis W.Chandler 供图）

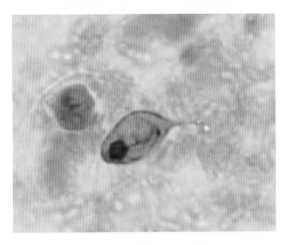

彩图 81-1 迈氏唇鞭毛虫滋养体

（引自 www.dpd.cdc.gov，经 DPDx Team 授权）

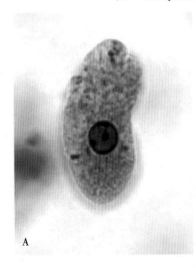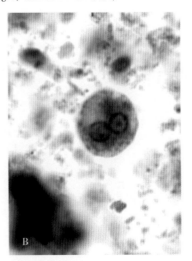

彩图 82-1 粪便中溶组织内阿米巴

A. 滋养体 B. 包囊

（引自 www.k-state.edu，经 Scott Smith 授权）

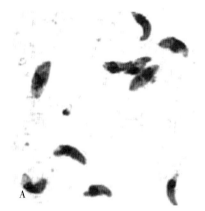 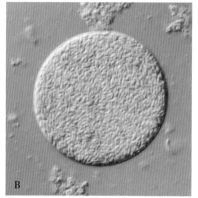 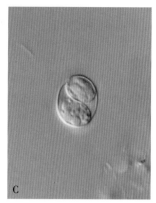

彩图 83-1 弓形虫

A. 弓形虫速殖子 B. 弓形虫包囊 C. 弓形虫孢子化卵囊

（A 引自 www.dpd.cdc.gov，经 DPDx Team 授权；B 和 C 引自 www.k-state.edu，经 Steve J.Upton 授权）

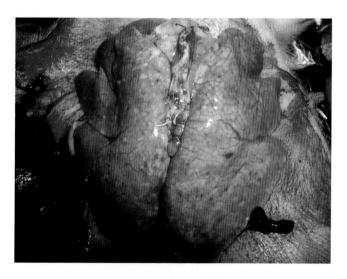

彩图 83-2 弓形虫病猪的肺

（遇秀玲供图）

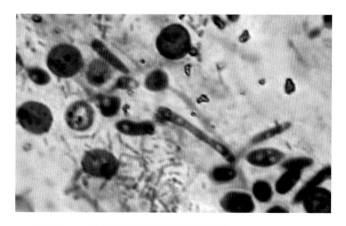

彩图 84-1 油镜下粪便中隐孢子虫卵囊（改良抗酸染色。

红色为卵囊，绿色为酵母细胞）

（引自 phil.cdc.gov，Dr.Pearl.Ma 供图）

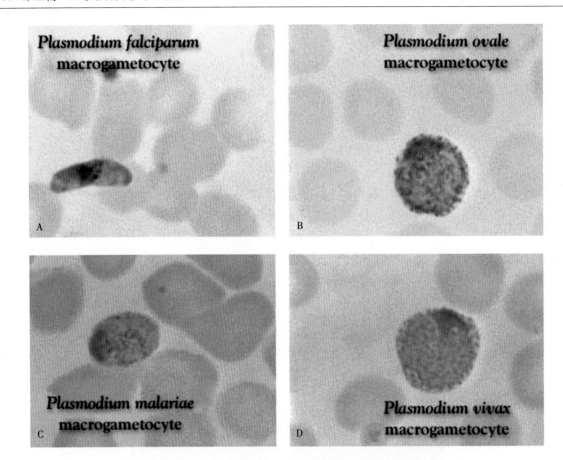

彩图 85-1 恶性疟原虫

A. 恶性疟原虫 B. 卵形疟原虫 C. 三日疟原虫 D. 间日疟原虫的配子母细胞（姬姆萨染色）

（引自 phil.cdc.gov，Steven Glenn 供图）

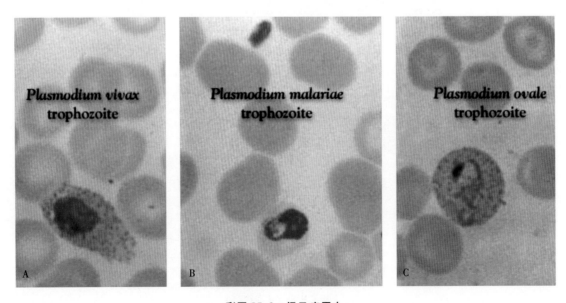

彩图 85-2 间日疟原虫

A. 间日疟原虫 B. 三日疟原虫 C. 卵形疟原虫的滋养体（姬姆萨染色）

（引自 phil.cdc.gov，Steven Glenn 供图）

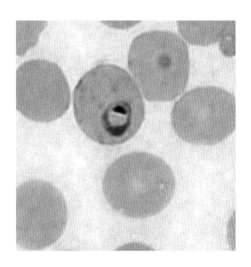

**彩图 85-3 寄生于红细胞内的恶性
疟原虫环状体**

（引自 www.k-state.edu，经 Steve J.
Upton 授权）

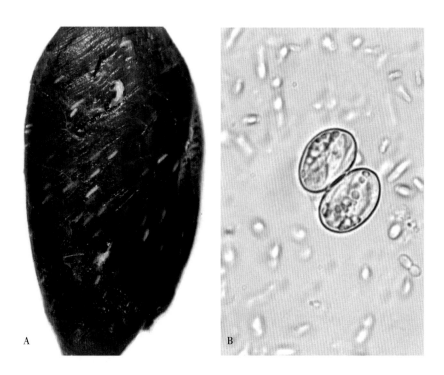

彩图 86-1 住肉孢子虫
A. 肌肉中住肉孢子虫包囊 B. 粪便中住肉孢子虫卵囊
（图 A 引自 www.k-state.edu，经 Steve J.Upton 授权；图 B 引自 www.dpd.cdc.gov，经
DPDx Team 授权）

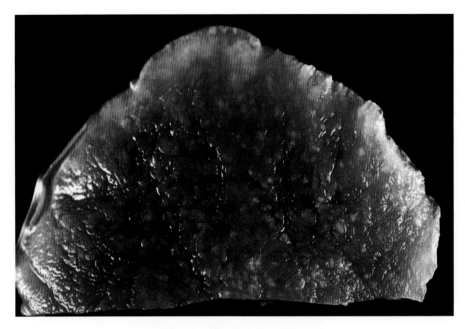

彩图 87-1 枭猴的肺孢子虫病肺断面

（引自 phil.cdc.gov，Francis Chandler 供图）

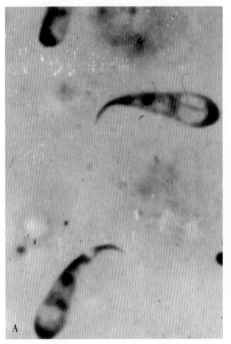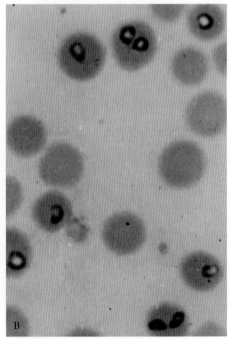

彩图 88-1 牛巴贝斯虫

A. 哺乳动物红细胞内虫体　B. 蜱血淋巴中虫体

（中国农业大学寄生虫学教研组供图）

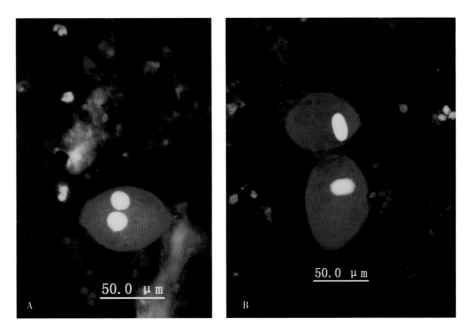

彩图 90-1 结肠小袋纤毛虫包囊

A. 囊内一个虫体 B. 囊内两个虫体 (吖啶橙染色)

(闫文朝、索勋供图)

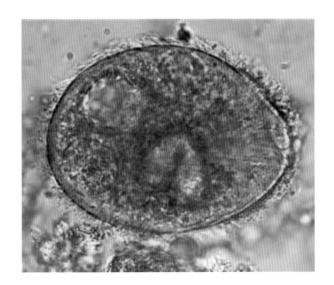

彩图 90-2 结肠小袋纤毛虫滋养体

(引自 www.dpd.cdc.gov，经 DPDx Team 授权)

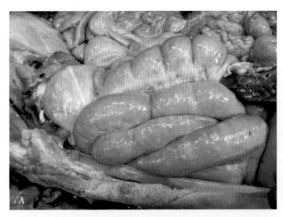
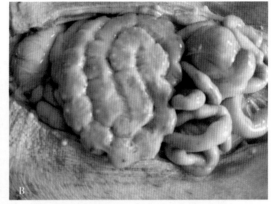

彩图 90-3 结肠小袋纤毛虫感染猪大体剖检，猪结肠浆膜面可见高粱米大小的白色小结节，质地坚实（A、B）

(遇秀玲供图)

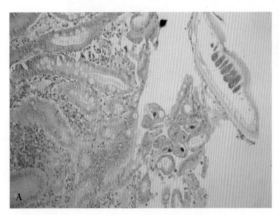
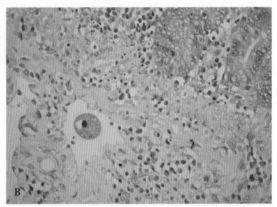

彩图 90-4 结肠小袋纤毛虫滋养体在结肠黏膜表面或肠内容物中，呈圆形、椭圆形或不规则形，红染，部分切面中可见蓝染的小体和不着染的空泡（A、B）（HE 染色，×400）

(遇秀玲供图)

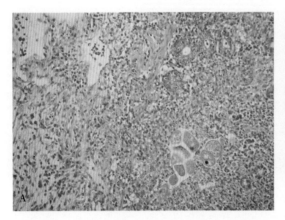
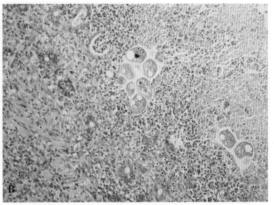

彩图 90-5 当机体免疫力低下时结肠小袋纤毛虫滋养体出现在变性、坏死的结肠黏膜层内甚至在黏膜下层，呈圆形、椭圆形或不规则形，红染，部分切面可见蓝染的小体和不着染的空泡（A、B）（H E 染色，×400）

(遇秀玲供图)

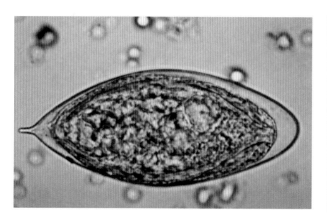

彩图 92-1 埃及血吸虫虫卵

（引自 phil.cdc.gov）

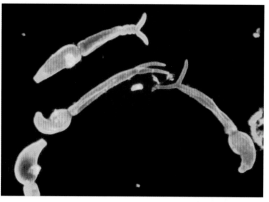

彩图 92-2 曼森血吸虫尾蚴（间接荧光抗体染色）

（引自 phil.cdc.gov，Sulzer 供图）

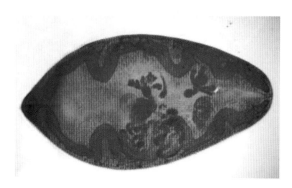

彩图 93-1 卫氏并殖吸虫

（引自 www.dpd.cdc.gov，经 DPDx Team 授权）

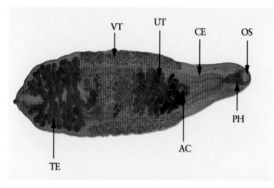

彩图 94-1 中华支睾吸虫（洋红染色）

口吸盘（OS）、咽（PH）、盲肠（CE）、腹吸盘（AC）、

子宫（UT）、卵黄腺（VT）、睾丸（TE）

（引自 www.dpd.cdc.gov，经 DPDx Team 授权）

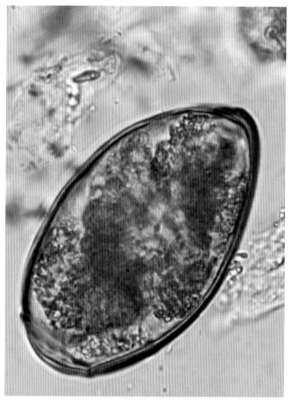

彩图 93-2 卫氏并殖吸虫虫卵

（引自 phil.cdc.gov，Mae Melvin 供图）

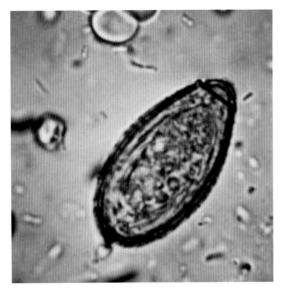

彩图 94-2 华支睾吸虫虫卵

（引自 phil.cdc.gov）

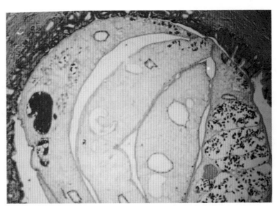

彩图 94-3 胆管内华支睾吸虫

（遇秀玲供图）

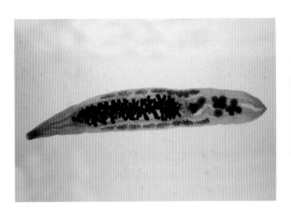

彩图 94-4 麝猫后睾吸虫

（引自 www.dpd.cdc.gov，经 DPDx Team 授权）

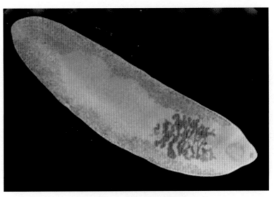

彩图 95-1 布氏姜片吸虫

（引自 www.dpd.cdc.gov，经 DPDx Team 授权）

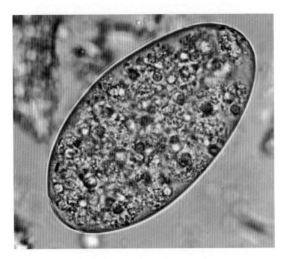

彩图 95-2 布氏姜片吸虫虫卵

（引自 phil.cdc.gov，Mae Melvin 供图）

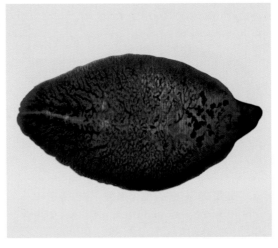

彩图 95-3 肝片吸虫（卡红染色）

（引自 www.dpd.cdc.gov，经 DPDx Team 授权）

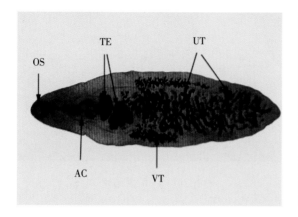

彩图 96-1 矛形双腔吸虫（洋红染色）

口吸盘（OS）、腹吸盘（AC）、子宫（UT）、睾丸（TE）、卵黄腺（VT）

（引自 www.dpd.cdc.gov，经 DPDx Team 授权）

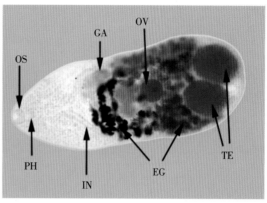

彩图 97-1 横川后殖吸虫（洋红染色）

口吸盘（OS）、咽（PH）、肠（IN）、腹吸盘（GA）、卵巢（OV）、成对的睾丸（TE）、子宫内的卵（EG）

（引自 www.dpd.cdc.gov，经 DPDx Team 授权）

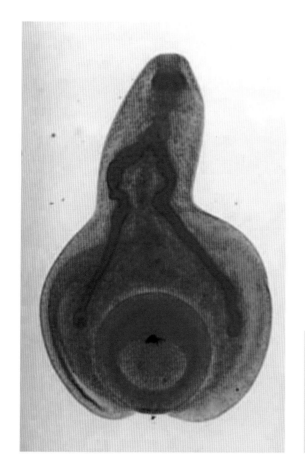

彩图 98-1 拟腹盘吸虫

（引自 www.stanford.edu，经 SarahScheller 授权）

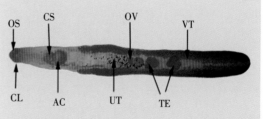

彩图 99-1 卷棘口吸虫（洋红染色）

口吸盘（OS）、头冠（CL）、阴茎囊（CS）、腹吸盘（AC）、含有虫卵的子宫（UT）、卵巢（OV）、成对的睾丸（TE）、卵黄腺（VT）

（引自 www.dpd.cdc.gov，经 DPDx Team 授权）

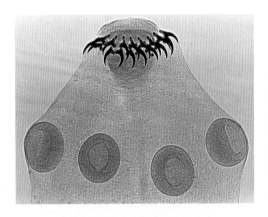

彩图 101-1 猪带绦虫头节

（引自 www.k-state.edu/parasitology，经 Steve J. Upton 授权）

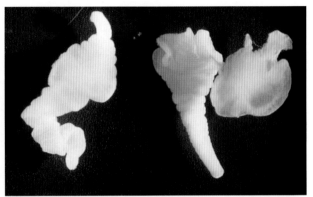

彩图 101-2 猪囊尾蚴

（引自 phil.cdc.gov，George R.Healy 供图）

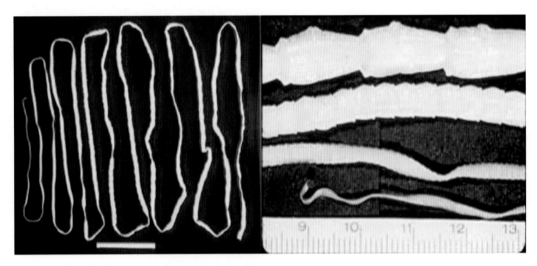

彩图 101-3 牛带绦虫成虫（右图为放大图片）

（引自 www.dpd.cdc.gov，经 DPDx Team 授权）

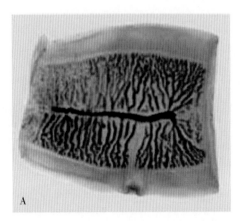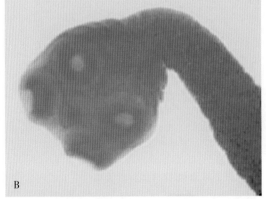

彩图 101-4 牛带绦虫

A. 孕节 B. 头节

（引自 www.dpd.cdc.gov，经 DPDx Team 授权）

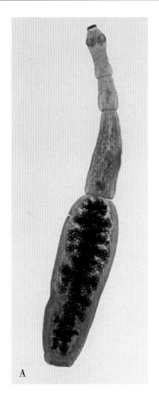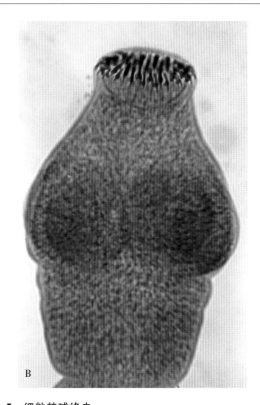

彩图 101-5 细粒棘球绦虫

A. 成虫 B. 头节

（图 A 引自 phil.cdc.gov，Peter M.Schantz 供图；图 B 引自 www.k-state.edu，经 Steve J.Upton 授权）

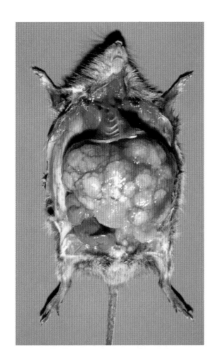

彩图 101-6 感染多房棘球绦
虫 45 天后的小鼠

（引自 phil.cdc.gov，Lrving Kagan 供图）

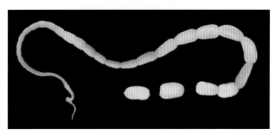

彩图 103-1 犬复孔绦虫成虫

（引自 www.dpd.cdc.gov，经 DPDx Team 授权）

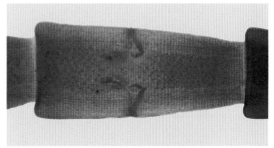

彩图 103-2 犬复孔绦虫成节

（引自 www.k-state.edu/parasitology，Steve J.Upton 授权）

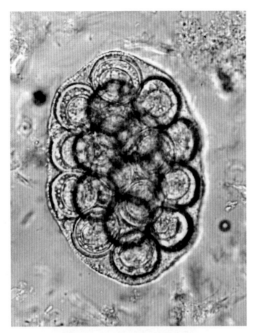

彩图 103-3 犬复孔绦虫虫卵

（引自 www.k-state.edu，经 Steve J.Upton 授权）

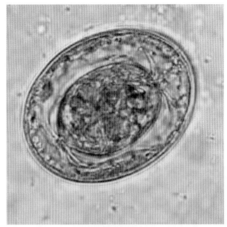

彩图 104-1 微小膜壳绦虫虫卵

（引自 www.dpd.cdc.gov，经 DPDx Team 授权）

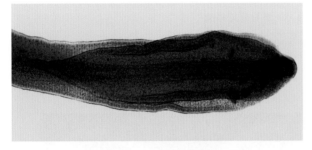

彩图 105-1 阔节裂头绦虫头节

（引自 www.dpd.cdc.gov，经 DPDx Team 授权）

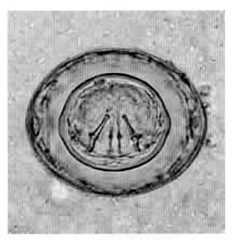

彩图 104-2 缩小膜壳绦虫虫卵

（引自 www.dpd.cdc.gov，经 DPDx Team 授权）

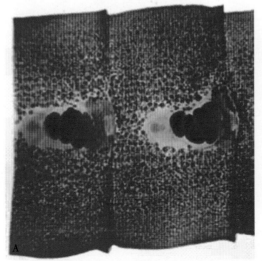
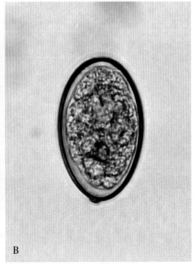

彩图 105-2 阔节裂头绦虫

A. 成节 B. 虫卵

（图 A 引自 www.dpd.cdc.gov，经 DPDx Team 授权；图 B 引自 www.k-state.edu，经 Steve J.Upton 授权）

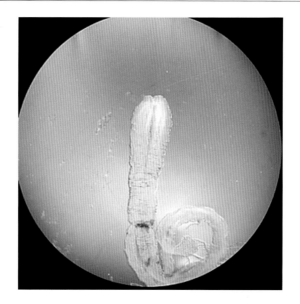

彩图 105-3 曼氏迭宫绦虫裂头蚴

（引自 www.dpd.cdc.gov，经 DPDx Team 授权）

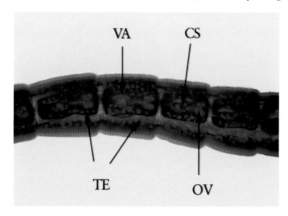

彩图 106-1 中殖孔绦虫成节（洋红染色）

阴道 (VA)、阴茎囊 (CS)、卵巢 (OV)、睾丸 (TE)

（引自 www.dpd.cdc.gov，经 DPDx Team 授权）

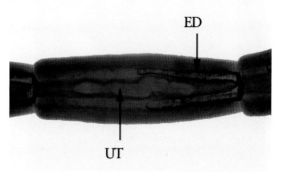

彩图 106-2 中殖孔绦虫孕节（洋红染色）

子宫 (UT) 和排泄管 (ED)

（引自 www.dpd.cdc.gov，经 DPDx Team 授权）

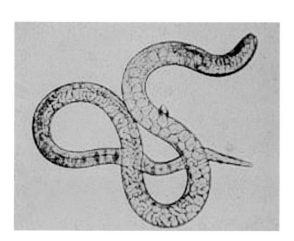

彩图 107-1 旋毛虫成虫

（MacLean,J.D.,Centre for Tropical Diseases at McGill University 供图）

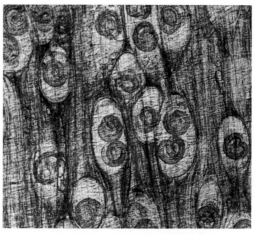

彩图 107-2 肌肉中旋毛虫包囊

（引自 phil.cdc.gov）

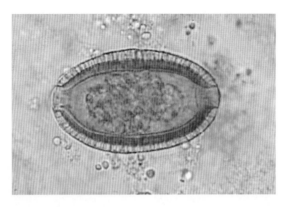

彩图 108-1　毛细线虫虫卵

（引自 phil.cdc.gov，Melvin 供图）

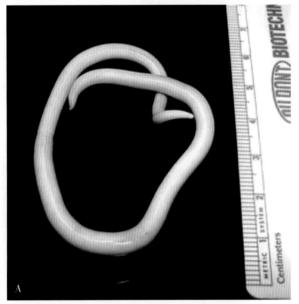

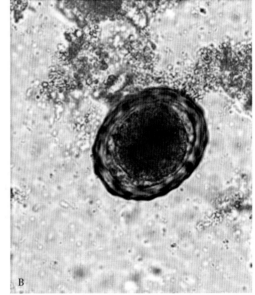

彩图 110-1　人蛔虫

A. 成虫　B. 虫卵

（引自 www.dpd.cdc.gov，经 DPDx Team 授权）

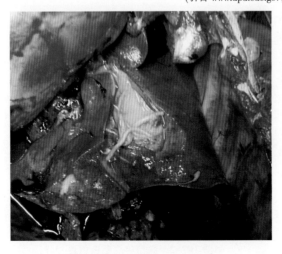

彩图 110-2　猪蛔虫钻入胆管

（遇秀玲供图）

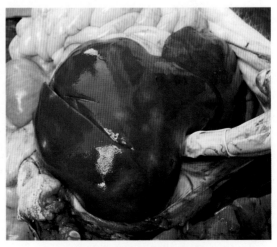

彩图 110-3　蛔虫引起的肝病变

（遇秀玲供图）

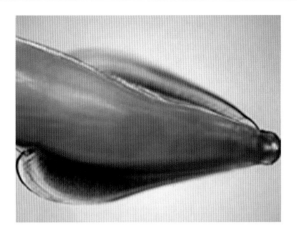

彩图 111-1 猫弓首蛔虫：颈翼宽,呈箭头样

（引自 www.dpd.cdc.gov，经 DPDx Team 授权）

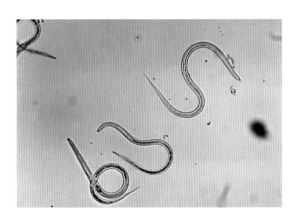

彩图 113-1 粪类圆线虫丝状蚴

（引自 phil.cdc.gov，Mae Melvin 供图）

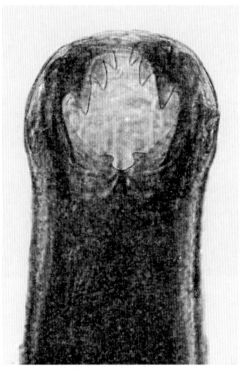

彩图 114-1 犬钩虫的口囊

（引自 www.k-state.edu，经 Steve J.Upton 授权）

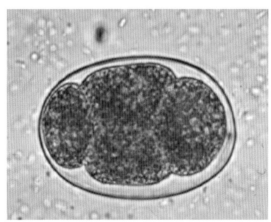

彩图 114-2 犬钩虫虫卵

（引自 www.dpd.cdc.gov，经 DPDx Team 授权）

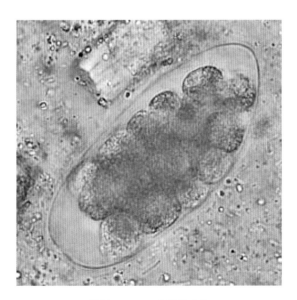

彩图 115-1 毛圆线虫卵

（引自 www.dpd.cdc.gov，经 DPDx Team 授权）

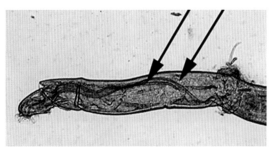

彩图 116-1 广州管圆线虫雄虫，箭头指向交合刺

（引自 www.dpd.cdc.gov，经 DPDx Team 授权）

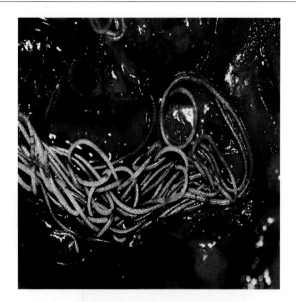

彩图 120-1　心脏中的犬恶丝虫

（引自 www.answers.com，经 Kayleigh Harris 授权）

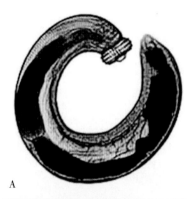

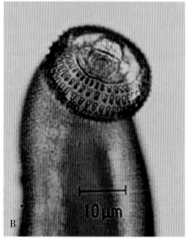

彩图 123-1　棘颚口线虫第三期
幼虫

A. 全虫　B. 头部

（引自 www.dpd.cdc.gov，经 DPDx
Team 授权)

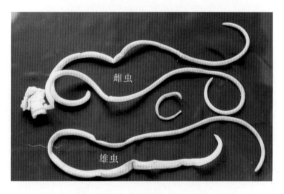

彩图 127-1　蛭形巨吻棘头虫

(廖党金供图)

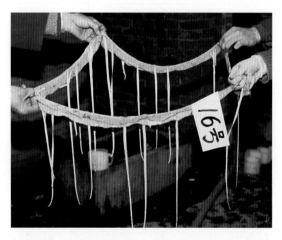

彩图 127-2　蛭形巨吻棘头虫以吻突固定在猪小肠壁

(廖党金供图)

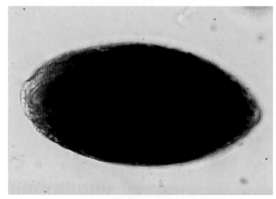

彩图 127-3　蛭形巨吻棘头虫虫卵

(廖党金供图)

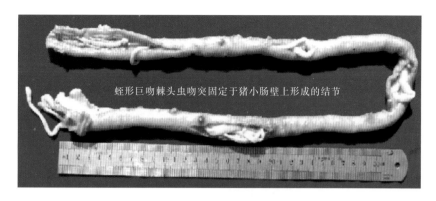

彩图 127-4　寄生于猪小肠内的蛭形巨吻棘头虫

(廖党金供图)

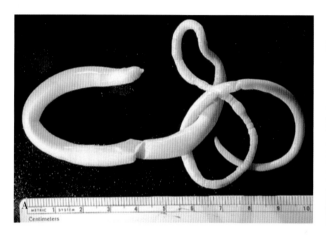 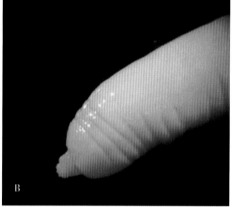

彩图 127-5　蛭形巨吻棘头虫

A. 全虫　B. 头部

（引自 www.dpd.cdc.gov，经 DPDx Team 授权）

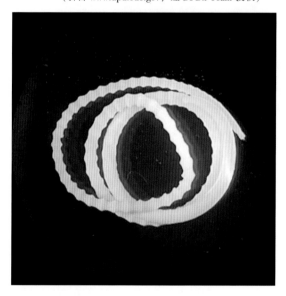

彩图 127-6　念珠棘头虫成虫

（引自 www.dpd.cdc.gov，经 DPDx Team 授权）

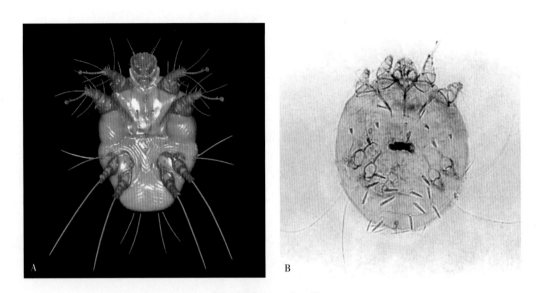

彩图 128-1 疥 螨

A. 腹面表面结构　B. 透明处理后腹面结构

（图 A 引自 www.abdn.ac.uk，经 Martyn Gorman 授权；图 B 引自 www.k-state.edu，经 Steve J.Upton 授权）

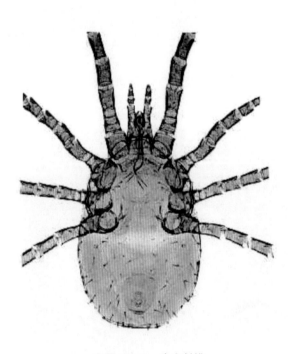

彩图 129-1 鸡皮刺螨

（引自 www.pherosynthese.com/）

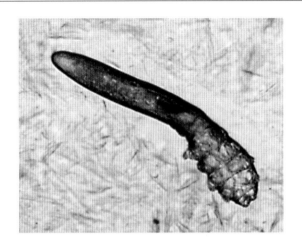

彩图 130-1 蠕形螨

（引自 www.herballuxuries.com，经 Mathison Blaine 授权）

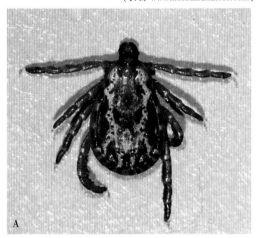 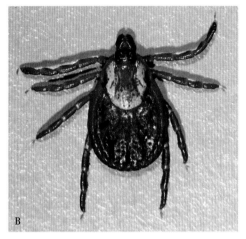

彩图 133-1 变异革蜱

A. 雄蜱 B. 雌蜱

（引自 www.k-state.edu，经 Steve J.Upton 授权）

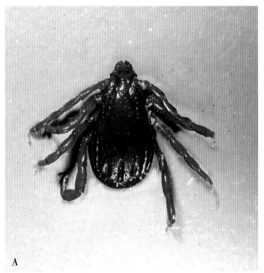 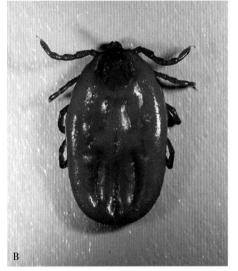

彩图 133-2 血红扇头蜱

A. 雄蜱 B. 饱血雌蜱

（引自 www.k-state.edu，经 Steve J.Upton 授权）

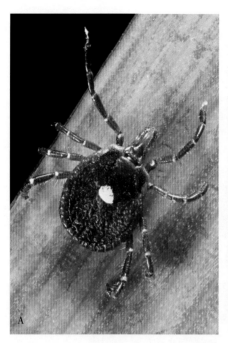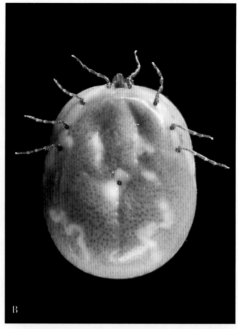

彩图 133-3 美洲花蜱

A. 雌蜱饿蜱的背面 B. 饱血雌蜱腹面

（引自 phil.cdc.gov，Amanda Loftis、William Nicholson、Will Reeves 与 Chris Paddock 供图）

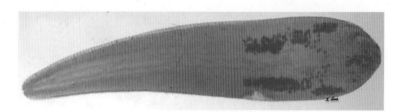

彩图 134-1 舌形虫

（索勋供图）

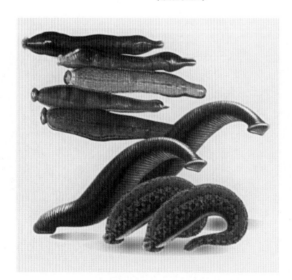

彩图 137-1 水 蛭

（引自 www.zgycsc.com/，经刀东良授权）

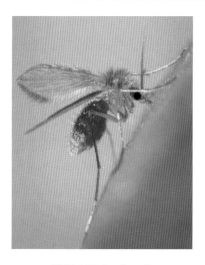

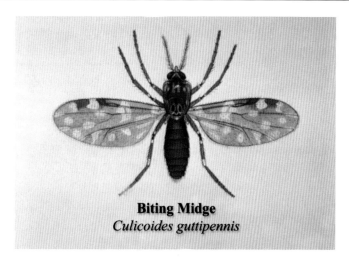

彩图 137-2 白 蛉

（引自 phil.cdc.gov，Frank Collins 供图）

彩图 137-3 库 蠓

（引自 phil.cdc.gov，Richard Darsie 供图）

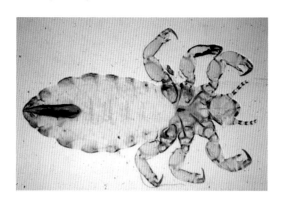

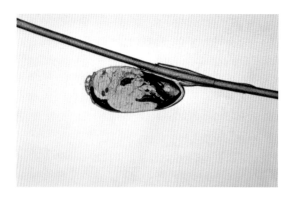

彩图 137-4 人体虱

（引自 www.dpd.cdc.gov，经 DPDx Team 授权）

彩图 137-5 人体虱卵

（引自 phil.cdc.gov，Dennis D.Juranek 供图）

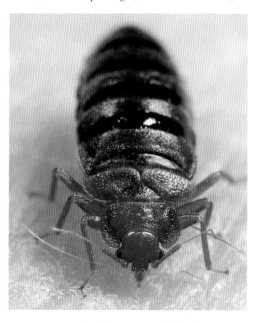

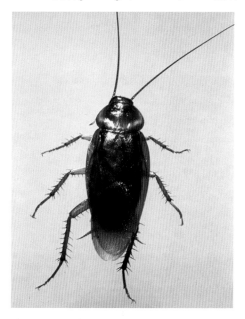

彩图 137-6 温带臭虫

（引自 phil.cdc.gov，Gary Alpert、Harold Harlan 与
Richard Pollack 供图）

彩图 137-7 美洲大蠊背面

（引自 phil.cdc.gov）

拉汉病原索引

编者注：1. 为了避免缩写相同的病原混淆，索引中统一用病原的全名，相应正文中可能为缩写。2. 有些病原尚无合适的中文译名，索引中仅保留其学名。3. 病毒名称虽未按拉丁命名法命名，但其为病原学名，统一排入索引。

E

I

汉拉病原索引

H

M

X

英汉病名索引

汉英病名索引

编者注：有些中文病名为异名或俗称，无相应英文，索引中仅保留中文。

图片致谢

本书力求做到图文并茂、形象直观，共引用国内外授权图片 1 200 余幅，每一幅图均逐一向版权持有者联系并最终获取了授权。搜索图片并联系授权的过程历时半年之久。这些图片由 Elsevier 和 Springer Science＋Businessmedia 出版商，Emerging Infectious Diseases 和 BioMed Central 等杂志，phil. cdc. gov、www. doctorfungus. org 和 www. mycology. adelaide. edu. au 等网站，以及 Fredmurphy 博士、徐在海研究员和遇秀玲博士等学者提供，包括：

出版商

Elsevier

Springer Science＋Business Media；

杂志社

Ann Hematology

American Journal of Tropical Medicine and Hygiene

BioMed Central

Clinical Infectious Diseases

Der Hautarzt

Emerging Infectious Diseases

Indian Journal of Dermatology Venereol Leprol

International Journal of Food Microbiology

International Journal of Molecular Sciences

Journal of Wildlife Diseases

Journal of Veterinary Science

Journal of Veterinary Diagnostic Investigation

Microbes and Infection

PLOS ONE

PNAS（Copyright National Academy of Sciences，USA）

Parasites & Vectors

Revista do Instituto de Medicina Tropical de São Paulo

Seminars in Pediatric Infectious Diseases

Veterinary Pathology

Virchows Archiv；

网站

commons. wikimedia. org

labmed. ucsf. edu

phil. cdc. gov

United States Department of Agriculture Online Photography Center

web. indstate. edu

www. answers. com

www. asylumresearch. com

www. britannica. com

www. cdc. gov

www. doctorfungus. org

www. dpd. cdc. gov

www. fao. org

www. fda. gov

www. foodmate. net

www. herballuxuries. com

www. k-state. edu

www. lib. noaa. gov

www. michigan. gov

www. mycology. adelaide. edu. au

www. octagon-services. co. uk

www. pherosynthese. com

www. poultryhub. org

www. stanford. edu

www. unbc. ca

www. zgycsc. com;

个人

A. Likos

Betty Partin

Charles D. Humphrey

Cheryl Tyron

Cynthia Goldsmith

E. Palmer

F. A. Murphy

Jong-Yil Chai

Joelmills

Luanne Elliott

MacLean J. D.

Manbir Singh

Michael Nalesnik

R. E. Bates

Sylvia Whitfield

刁东良

黎诚耀

廖党金

刘群

索勋

徐在海

闫文朝

遇秀玲

单位

University of Missouri，Research Animal Diagnostic Laboratory，USA

中国动物卫生与流行病学中心

中国农业大学寄生虫学教研组

中国动物疫病预防控制中心

在此，谨向所有为本书提供图片或给予授权的单位和个人，表示崇高的敬意和由衷的感谢！

田克恭

2010 年 6 月于北京

主要参考文献

白文彬，于康震. 2002. 动物传染病诊断学 [M]. 北京：中国农业出版社.

陈继明，黄保续. 2009. 重大动物疫病流行病学调查指南 [M]. 北京：中国农业科学技术出版社.

陈世平. 2000. 真菌感染学 [M]. 沈阳：辽宁科学技术出版社.

陈为民，唐利军，高忠明. 2006. 人兽共患病 [M]. 武汉：湖北科学技术出版社.

崔言顺，焦新安. 2008. 人畜共患病 [M]. 北京：中国农业出版社.

杜巍. 2007. 食品安全与疾病 [M]. 北京：人民军医出版社.

段恕诚，刘湘云，朱启镕. 2003. 儿科感染病学 [M]. 上海：上海科学技术出版社.

范春. 2009. 公共卫生学 [M]. 厦门：厦门大学出版社.

范学工. 2007. 新发传染病学 [M]. 长沙：中南大学出版社.

方美玉，林立辉，刘建伟. 2005. 虫媒传染病 [M]. 北京：军事医学科学出版社.

房海，陈翠珍，张晓君. 2010. 水产养殖动物病原细菌学 [M]. 北京：中国农业出版社.

费恩阁，李德昌，丁壮. 2004. 动物疫病学 [M]. 北京：中国农业出版社.

郭媛华，蓝乾福. 1994. 人兽互传寄生虫病 [M]. 北京：中国农业出版社.

侯云德. 1990. 分子病毒学 [M]. 北京：学苑出版社.

扈荣良. 2007. 狂犬病理论、技术与防治 [M]. 北京：科学出版社.

贾辅忠，李兰娟. 2009. 感染病学 [M]. 南京：江苏科学技术出版社.

姜培珍. 2006. 食源性疾病与健康 [M]. 北京：化学工业出版社.

金宁一，胡仲明，冯书章. 2007. 新编人兽共患病学 [M]. 北京：科学出版社.

金奇. 2001. 医学分子病毒学 [M]. 北京：科学出版社.

科学技术部中国农村技术开发中心. 2006. 人和动物共患病防治 [M]. 北京：中国农业科学技术出版社.

李朝品. 2006. 医学蜱螨学 [M]. 北京：人民军医出版社.

李朝品. 2007. 医学昆虫学 [M]. 北京：人民军医出版社.

李朝品. 2009. 医学节肢动物学 [M]. 北京：人民军医出版社.

李梦东，王宇明. 2004. 实用传染病学 [M]. 第3版. 北京：人民卫生出版社.

李铁栓，韩庆安. 2004. 人类如何预防人和动物共患病 [M]. 北京：中国农业科学技术出版社.

李钟铎. 2002. 生物战剂检验鉴定手册 [M]. 北京：军事医学科学出版社.

李仲兴，赵建宏，杨敬芳. 2007. 革兰阳性球菌与临床感染 [M]. 北京：科学出版社.

林瑞炮，林冰影. 2007. 人畜（兽）共患性疾病 [M]. 杭州：浙江大学出版社.

刘光清. 2009. 动物病毒反向遗传学 [M]. 北京：科学出版社.

刘克洲，陈智. 2002. 人类病毒性疾病 [M]. 北京：人民卫生出版社.

柳增善. 2010. 兽医公共卫生学 [M]. 北京：中国轻工业出版社.

陆承平. 2007. 兽医微生物学 [M]. 第4版. 北京：中国农业出版社.

陆家海，栾玉明. 2009. 影响人类健康的常见人兽共患病 [M]. 广州：中山大学出版社.

马宏博. 2006. 人畜共患病 [M]. 北京：中国中医药出版社.

马亦林. 2005. 传染病学 [M]. 第4版. 上海：上海科学技术出版社.

宁宜宝. 2008. 兽用疫苗学 [M]. 北京：中国农业出版社.

农业部兽医局，中国动物疫病预防控制中心. 2009. 人畜共患传染病释义 [M]. 北京：中国农业出版社.

彭文伟. 2004. 传染病学 [M]. 第6版. 北京：人民卫生出版社.

世界卫生组织. 2005. 食源性疾病暴发：调查和控制指南 [M]. 周祖木. 北京：人民卫生出版社.

斯崇文，贾辅忠，李家泰. 2004. 感染病学 [M]. 北京：人民卫生出版社.

唐家琪. 2005. 自然疫源性疾病 [M]. 北京：科学出版社.

唐仲璋，唐崇惕．2009．人兽线虫学［M］．北京：中国科学出版社．

田克恭．1992．实验动物病毒性疾病［M］．北京：农业出版社．

汪昭贤．2005．兽医真菌学［M］．杨凌：西北农林科技大学出版社．

王长安．1987．人与动物共患传染病［M］．北京：人民卫生出版社．

王德文．2002．现代军事病理学［M］．北京：军事医学科学出版社．

王端礼．2005．医学真菌学——实验室检验指南［M］．北京：人民卫生出版社．

王建华．2002．流行病学［M］．第5版．北京：人民卫生出版社．

王君玮，王志亮，吕京．2009．二级生物安全实验室建设与运行控制指南［M］．北京：中国农业出版社．

王君玮，王志亮．2009．生物安全实验室——兽医病原微生物操作技术规范［M］．北京：中国农业出版社．

王明俊．1997．兽医生物制品学［M］．北京：中国农业出版社．

王宇．2007．实验室感染事件案例集［M］．北京：北京大学医学出版社．

韦平，秦爱建．2008．重要动物病毒分子生物学［M］．北京：科学出版社．

卫生部疾病预防控制局．2008．布鲁氏菌病防治手册［M］．北京：人民卫生出版社．

魏曦，刘瑞三，范明远．1985．人兽共患病［M］．上海：上海科学技术出版社．

吴清民．2002．兽医传染病学［M］．北京：中国农业大学出版社．

吴绍熙，廖万青．1999．临床真菌病学彩色图谱［M］．广州：广东科技出版社．

吴梧桐．2007．实用生物制药学［M］．北京：人民卫生出版社．

吴移谋，叶元康．2008．支原体学［M］．第2版．北京：人民卫生出版社．

谢明权，李国清．2003．现代寄生虫学［M］．广州：广东科技出版社．

谢元林，常伟宏，喻友军．2007．实用人畜共患传染病学［M］．北京：科学技术文献出版社．

徐百万，田克恭．2009．猪流感［M］．北京：中国农业出版社．

许隆祺，余森海，徐淑惠．2000．中国人体寄生虫分布与危害［M］．北京：人民卫生出版社．

薛广波．2008．灭菌消毒防腐保藏［M］．第2版．北京：人民卫生出版社．

严杰，戴保民，于恩庶．2006．钩端螺旋体病学［M］．第3版．北京：人民卫生出版社．

严杰，钱利生，余传霖．2005．临床医学分子细菌学［M］．北京：人民卫生出版社．

杨怀柯．1998．常见人兽共患病［M］．北京：中国农业出版社．

杨慧兰．2008．病毒性皮肤病学［M］．北京：人民军医出版社．

杨瑞馥，王松俊．2001．生物威胁与核查［M］．北京：军事医学科学出版社．

杨绍基，任红．2008．传染病学［M］．第7版．北京：人民卫生出版社．

殷震，刘景华．1997．动物病毒学［M］．第2版．北京：科学出版社．

于恩庶，徐秉锟．1988．中国人兽共患病学［M］．福州：福建科学技术出版社．

于恩庶，徐秉锟．1996．中国人兽共患病学［M］．第2版．福州：福建科学技术出版社．

于力，张秀芳．1996．慢病毒和相关疾病［M］．北京：中国农业科技出版社．

俞东征，梁国栋．2009．人兽共患传染病学［M］．北京：科学出版社．

俞乃胜，杨月中，庞仕龙．2000．山羊疾病学［M］．昆明：云南科技出版社．

张弘，徐百万．2006．兽医实验室生物安全指南［M］．北京：中国农业出版社．

张启恩，鲁志新，韩光红．2003．我国重要自然疫源地与自然疫源性疾病［M］．沈阳：辽宁科学技术出版社．

张守发，宋建臣．2007．人兽共患病防治［M］．北京：中国农业出版社．

张彦明，邹世品．1994．人兽共患病［M］．西安：西北大学出版社．

张忠信．2006．病毒分类学［M］．北京：高等教育出版社．

张卓然，倪语星，尚红．2009．病毒性疾病诊断与治疗［M］．北京：科学出版社．

赵德明．2005．动物传染性海绵状脑病［M］．北京：中国农业出版社．

赵虎．2005．厌氧菌和微需氧菌感染与实验诊断［M］．上海：上海科学技术出版社．

赵铠，章以浩，李河民．2007．医学生物制品学［M］．第2版．北京：人民卫生出版社．

中国农业科学院哈尔滨兽医研究所．2008．动物传染病学［M］．北京：中国农业出版社．

中国兽医药品监察所，中国兽医微生物菌种保藏管理中心．2008．中国兽医菌种目录［M］．北京：中国农业科学技术出版社．

周庭银.2007.临床微生物诊断与图解［M］.第2版.上海：上海科学技术出版社.

左仰贤.1997.人兽共患寄生虫学［M］.北京：科学出版社.

A.J.布里特.2008.瘟疫与苦难——人类历史对流行性疾病的影响［M］.周娜，朱连成，刘沛，译.北京：化学工业出版社.

S.M.莱蒙，P.F.斯帕林，M.A汉堡，等.2010.虫媒传染病流行病学研究进展［M］.吕志平，徐云庆，顾大勇，译北京：科学出版社.

Y.M.Saif.2005.禽病学［M］.苏敬良，高福，索勋，译.第11版.北京：中国农业出版社.

Acha Pedro N.，Szyfres Boris.2003.Zoonoses and communicable diseases common to man and animals.Volume 1.Bacterioses and mycoses［M］.Third edition.Pan American Health Organization.

Acha Pedro N.，Szyfres Boris.2003.Zoonoses and communicable diseases common to man and animals.Volume 2.Chlamydioses，rickettsioses and viroses［M］.Third edition.Pan American Health Organization.

Acha Pedro N.，Szyfres Boris.2003.Zoonoses and communicable diseases common to man and animals.Volume 3.Parasitoses［M］.Third edition.Pan American Health Organization.

Brenner Don J.，Krieg Noel R.，Staley James T.2005.Bergey's Manual of Systematic Bacteriology.volume 2［M］.Second edition.Springer.

Cannon Paul F.，Kirk Paul M.2007.Fungal families of the world［M］.UK：CAB International.

Diane O Fleming.2010.生物安全——原理与准则［M］.中国动物疫病预防控制中心译.第4版.北京：中国轻工业出版社.

Glenn S.Bulmer，郑岳臣.2005.医学真菌学［M］.上海：上海科学技术出版社.

J.M.让达，S.L.阿博特.2008.肠杆菌科［M］.曾明，王斌，李凤祥，等译.第2版.北京：化学工业出版社.

Kirk P.M.，Cannon P.F.，Minter D.W.，et al.2008.Ainsworth & Bisby's Dictionary of the Fungi［M］.10th edn.UK：CAB International.

Koneman Elmer W.，Allen Stephen D.，Janda William M.，Schreckenberger Paul C.，Winn.

Washington C.，Jr..1992.Color atlas textbook of diagnostic microbiology［M］.Fourth edition.J.B.Lippincott Company.

Lennette Edwin H..1992.Laboratory diagnosis of viral infections［M］.2th Edition.USA：Marcel Dekker，INC.

Mandell Gerald L.，Bennett John E.，Dolin Raphael.2000.Principles and practice of infectious diseases［M］.Fifth edition.Churchill Livingstone.

W.T.休伯特，W.F.麦卡洛克，P.R.施努伦贝格尔.1985.人兽共患病［M］.魏曦，刘瑞三，范明远，译.上海：上海科学技术出版社.

W.A.黑根，D.W.布隆纳尔原著.J.H.吉莱斯皮，J.F.蒂蒙乃著.1988.家畜传染病［M］.胡祥壁，等，译.第7版.北京：农业出版社.